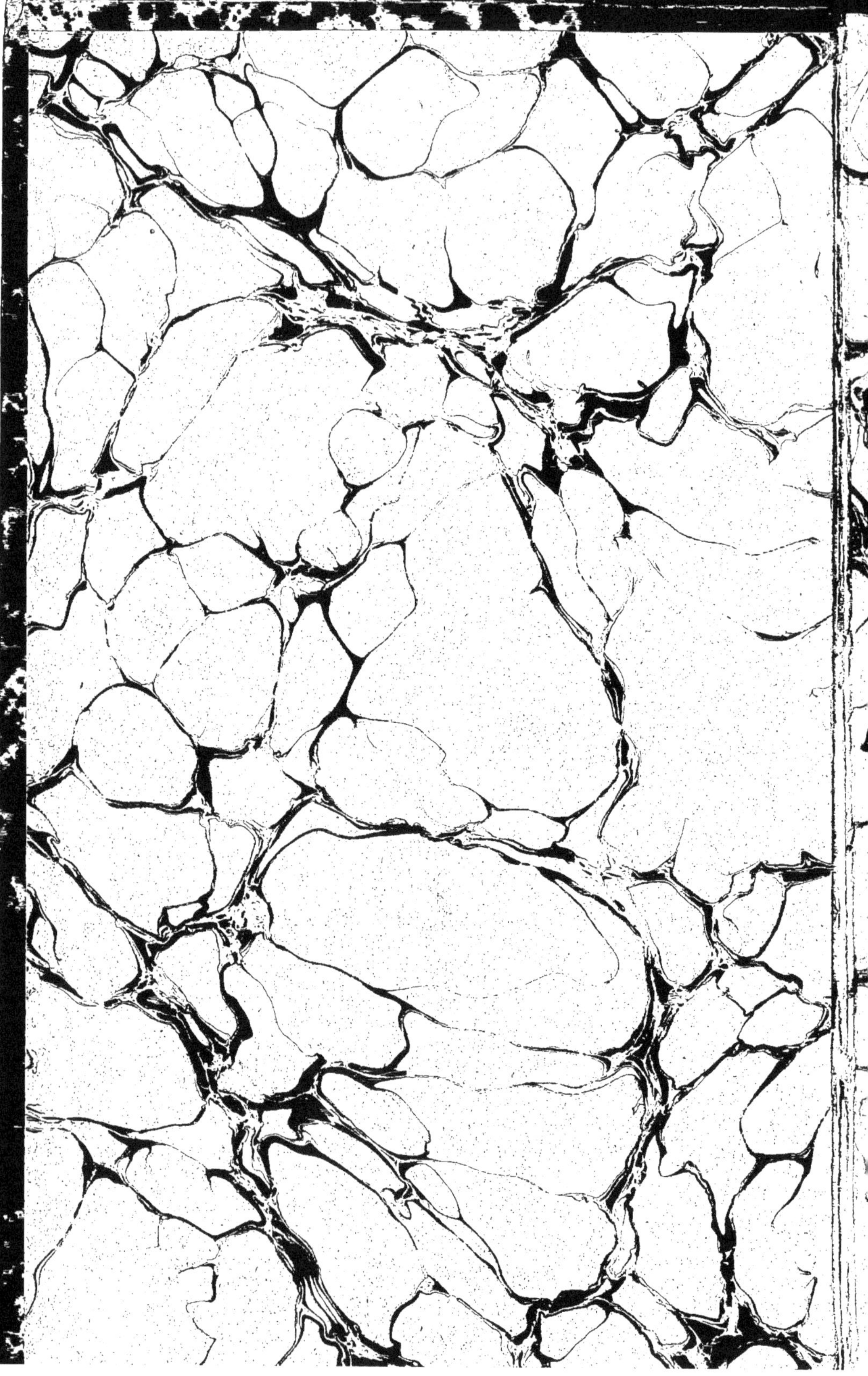

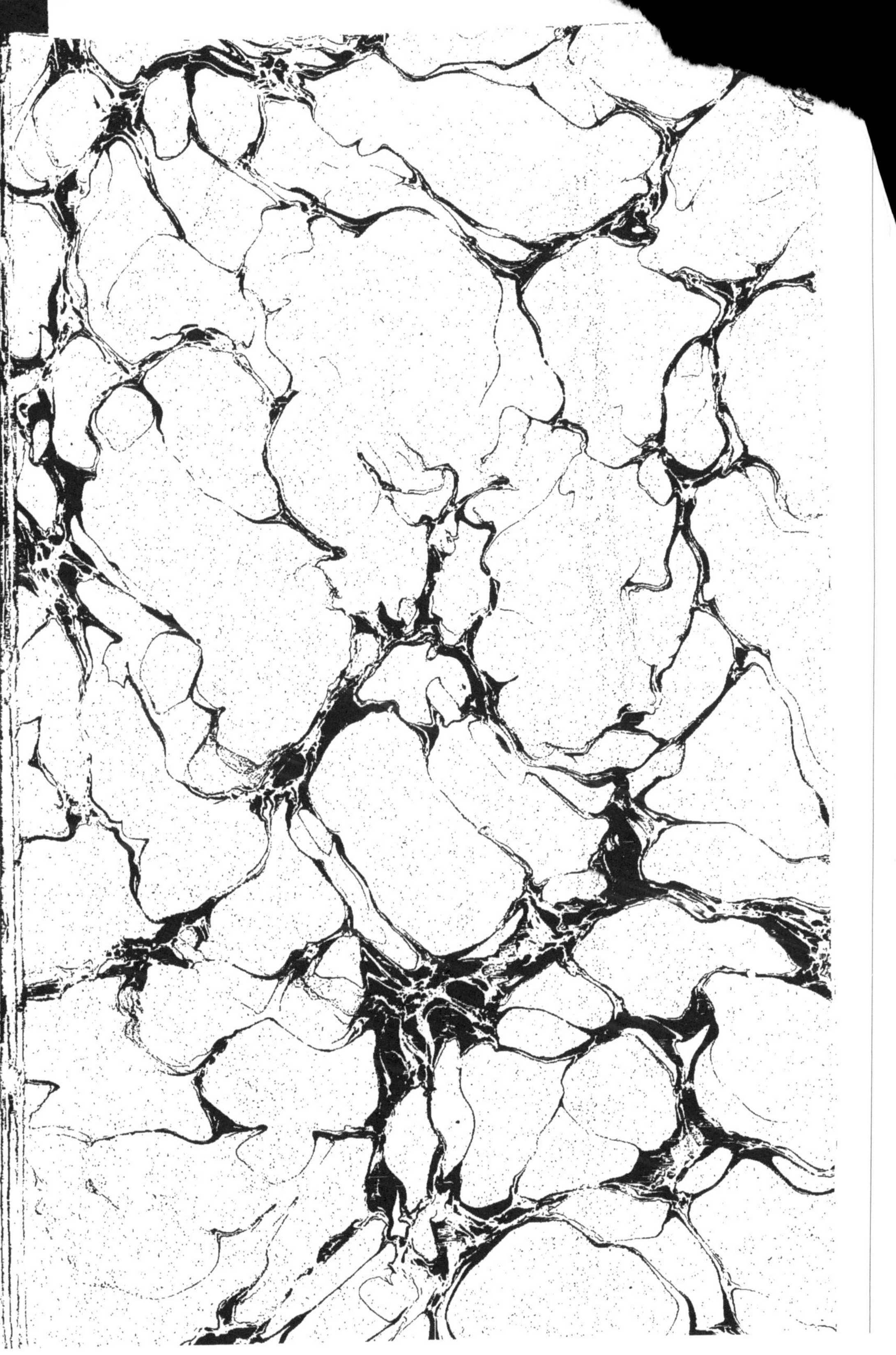

ANATOMIE DESCRIPTIVE

ET

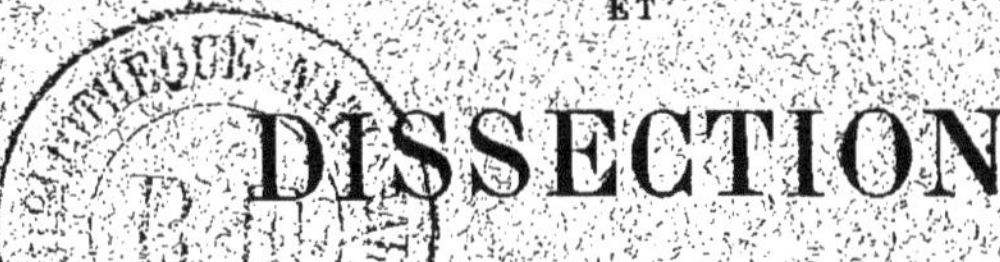

DISSECTION

CONTENANT

**L'embryologie, la Structure microscopique des organes
et celle des tissus
Avec des aperçus physiologiques et pathologiques
Et une histoire de l'Anatomie**

PAR

J.-A. FORT

Docteur en médecine des Facultés de Paris, de Montevideo
et de Santiago du Chili,
Professeur libre d'anatomie et d'opérations chirurgicales à l'École pratique de la Faculté
de médecine de Paris,
Directeur de la *Revue chirurgicale des maladies des voies urinaires.*

Sixième édition entièrement refondue

TOME II

MANUEL DE L'AMPHITHÉATRE

DISSECTION, PRÉPARATION DES PIÈCES SÈCHES POUR LES MUSÉES ET LES CONCOURS
MYOLOGIE, ARTHROLOGIE, NÉVROLOGIE ET ANGÉIOLOGIE

**Avec 2228 figures intercalées dans le texte
et 10 planches coloriées**

PARIS
VIGOT FRÈRES, ÉDITEURS
23, PLACE DE L'ÉCOLE DE MÉDECINE, 23

1902

ANATOMIE DESCRIPTIVE

ET

DISSECTION

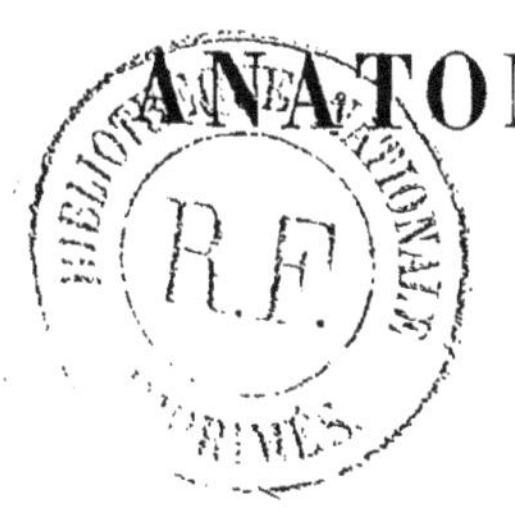

ANATOMIE DESCRIPTIVE

ET

DISSECTION

CONTENANT

L'Embryologie, la Structure microscopique des organes et celle des tissus
Avec des aperçus physiologiques et pathologiques
Et une histoire de l'Anatomie.

PAR

J.-A. FORT

Docteur en médecine des Facultés de Paris, de Montevideo
et de Santiago du Chili,
Professeur libre d'anatomie et d'opérations chirurgicales à l'École pratique de la Faculté
de médecine de Paris,
Directeur de la *Revue chirurgicale des maladies des voies urinaires*.

SIXIÈME ÉDITION ENTIÈREMENT REFONDUE

TOME II

MANUEL DE L'AMPHITHÉATRE

DISSECTION, PRÉPARATION DES PIÈCES SÈCHES POUR LES MUSÉES ET LES CONCOURS
MYOLOGIE, ARTHROLOGIE, NÉVROLOGIE ET ANGÉIOLOGIE

Avec 2228 figures intercalées dans le texte.

PARIS
VIGOT FRÈRES, ÉDITEURS
23, PLACE DE L'ÉCOLE DE MÉDECINE, 23

1902

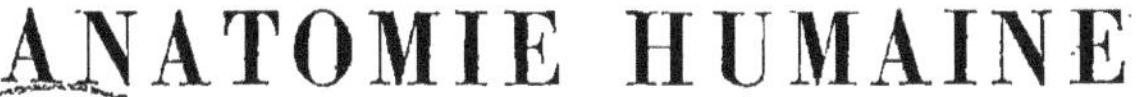

ANATOMIE HUMAINE

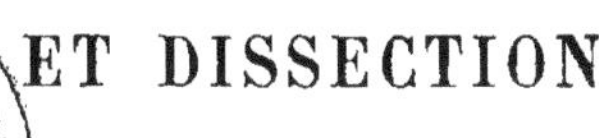

ET DISSECTION

PREMIÈRE PARTIE

OSTÉOLOGIE

L'ostéologie est la partie de l'anatomie qui s'occupe de l'étude des os, c'est-à-dire du squelette.

CHAPITRE PREMIER

DES OS EN GÉNÉRAL

Définition. — Les os sont des organes blancs, durs, dont l'ensemble constitue le squelette, et dont le caractère distinctif est la présence, à leur surface, d'une membrane fibro-vasculaire appelée *périoste*.

Préparation. — Pour faire des préparations d'os entiers et de squelettes artificiels, c'est-à-dire sans ligaments, on commence par faire macérer les os pendant huit à neuf mois dans l'eau pure. Au bout de ce temps, on les nettoie plus ou moins complètement avec un linge rude, une rugine et une forte brosse pour terminer l'opération. On les plonge ensuite, pendant toute une nuit, dans de l'eau saturée de chlorure de chaux. Après cela, on les étend sur des claies, et on les expose à l'air libre et au soleil pendant un à deux mois, en ayant soin de les retourner souvent et de les arroser avec de l'eau.

Il y a une précaution à prendre pour les os des membres : il faut percer, sur différents points de leur étendue, et surtout à leurs extrémités, de petits trous qui permettent à l'eau de pénétrer, et au sang et à la graisse de sortir.

Cette dernière précaution est surtout mise en usage lorsqu'on veut préparer rapidement des pièces sèches, pour les concours, par exemple. Dans ces circonstances, on remplace la macération dans l'eau par un courant à forte pression que l'on fait passer dans les os au moyen d'un système de tubes de verre et de caoutchouc.

Pour avoir des os parfaitement blancs, on peut s'y prendre de la manière suivante. Après une macération de huit à neuf mois dans l'eau, on place le squelette dans de l'eau de chaux complètement saturée (l'eau de chaux se prépare en plaçant dans de l'eau pure des fragments de chaux vive dont l'eau ne dissout qu'une quantité déterminée). On renouvelle cette eau de chaux tous les deux jours, et, au bout d'un certain temps, qui varie de quelques semaines à deux mois, la graisse est détruite et les os sont très blancs.

Division. — Pris dans leur ensemble, les os sont divisés en trois espèces : os longs, os plats, os courts (1).

Les *os longs* ont une étendue plus ou moins considérable ; quelques-uns sont très petits, comme les phalanges. Il sont pourvus d'un canal, appelé *canal médullaire*. Leur corps, ou *diaphyse*, est formé de substance compacte. Leurs extrémités, ou *épiphyses*, réprésentent des os courts et sont formées, comme ceux-ci, par de la substance spongieuse revêtue d'une lamelle compacte. Les aréoles de la substance spongieuse communiquent toutes entre elles et avec le canal médullaire, de sorte qu'en perçant un os long à ses deux extrémités, on peut le faire traverser par un courant d'eau.

Les *os plats*, ou larges, sont formés de deux lames de substance compacte, comprenant entre elles une quantité ordinairement peu considérable de substance spongieuse. Au crâne, la lame qui regarde la cavité crânienne est appelée *table interne* ou *lame vitrée;* par opposition, l'autre s'appelle *table externe*. Le *diploé* est la substance spongieuse qui sépare ces deux tables.

Les *os courts*, ordinairement de petite dimension, sont formés de substance spongieuse et revêtus d'une lame compacte ; ils ont

(1) Les médecins anciens ne connaissaient pas le squelette humain, ils étudiaient les os des animaux. Quatre siècles avant l'ère chrétienne, des cadavres humains furent disséqués pour la première fois par Hérophile et Erasistrate. Plus tard, on put voir deux squelettes humains mal préparés, que les médecins de tous les pays allaient admirer à l'École d'Alexandrie. Galien lui-même, n'eut à sa disposition que des os d'animaux (IIe siècle de l'ère actuelle). Ce ne fut qu'au XIVe siècle, après que Mondini, faisant violence aux préjugés de l'époque, eut disséqué des cadavres humains, que les médecins purent se procurer des os humains, encore bien rarement. C'est surtout pendant le *siècle de l'anatomie* (XVIe) qu'on put étudier l'ostéologie.

Plus tard, en 1673, Simon Paulli, médecin danois, découvrit la possibilité de blanchir les os et d'en faire des squelettes. Il les faisait bouillir, les décharnait et les exposait à l'air libre, au Midi ou à l'Est, de décembre en mai, sur le toit d'une maison. Un autre procédé consistait à faire tremper les os, pendant quelques semaines, dans l'eau de neige ou de pluie puis à les placer, à l'air libre, sur des ardoises couvertes d'une couche de sable devant absorber la moelle et la graisse suintant des os.

Sue décrivit plus tard un autre procédé. Selon lui, il est préférable de prendre les os d'un cadavre d'hydropique. On les décharne, en laissant le périoste, et on les fait macérer pendant quelques jours dans l'eau tiède pour les faire dégorger. Ensuite, on les met pendant dix mois et même un an, dans une lessive faite avec de la soude ou de la potasse, de la chaux vive, de l'alun et des cendres de bois. Après ce temps, on nettoie les os, on les fait sécher et on les vernit (*Anthropotomie* par Sue, Paris 1749, p. 251). Ce dernier procédé est encore employé aujourd'hui. (Sue naquit à la Colle-Saint-Paul, dans les Alpes-Maritimes, en 1710, et mourut à Paris le 10 décembre 1792. Il fut professeur d'anatomie au collège royal de chirurgie et chirurgien à l'hôpital de la Charité).

la même structure que les extrémités des os longs. Les lamelles osseuses qui composent la substance spongieuse sont toujours perpendiculaires aux surfaces de pression.

Squelette. — Le squelette peut être *naturel* ou *artificiel*. Dans le premier, les os et les ligaments ont été conservés ; le squelette artificiel, dont on se sert ordinairement pour l'étude, est formé par les os réunis entre eux au moyen de liens artificiels.

Le nombre des os qui constituent le squelette n'est pas le même pour tous les auteurs, parce que les uns considèrent les os de l'ouïe, par exemple, comme trop petits pour être comptés ; parce que les autres ne comptent pas les sésamoïdes parmi les os ; parce qu'enfin d'autres décrivent plusieurs os là où il n'en existe réellement qu'un seul, comme au sternum et à l'os coxal.

Il y a dans le corps humain 208 os :

Colonne vertébrale	26
Thorax	25
Membres supérieurs	64
Membres inférieurs	62
Crâne	8
Face	14
Osselets de l'ouïe	8
Os hyoïde	1
	208

On trouve en outre, dans le squelette, des os irréguliers, les os *wormiens*, qui se développent dans les sutures du crâne, et les os *sésamoïdes*, qui se montrent dans l'épaisseur des tendons. La rotule est un os sésamoïde, mais tellement développé, que nous avons cru devoir le ranger parmi les os du squelette.

Les anatomistes du XVIIe siècle admettaient 287 os, en comptant les dents ; ils ne connaissaient que 3 osselets de l'ouïe : tête 60 ; tronc 67 ; membres supérieurs 62 ; membres inférieurs 60. Le tronc comprenait la clavicule, l'omoplate, l'os hyoïde et l'os coxal. Le sternum comprenait 3 os, la colonne vertébrale 32 et l'os coxal 3.

Conformation extérieure des os. — Les os sont *situés* sur la ligne médiane, *os impairs* ; ou bien sur les côtés, *os pairs*.

Leur *direction* est fort variable. Nous insisterons sur la direction dans la description de chaque os en particulier.

Leur *volume* et leur *poids* ont été peu étudiés. Cependant, selon de Luca, tous les os réunis, chez l'homme de vingt-cinq à trente ans, auraient un poids de 5 à 6 kilogrammes, la moitié droite étant un peu plus lourde que la gauche. Une section du squelette au niveau de la deuxième vertèbre lombaire le diviserait en deux parties d'un poids égal. Nous verrons bientôt que le poids absolu, de même que le poids spécifique des os, diminue chez le vieillard.

Les os sont d'une résistance et d'une dureté considérables, qui diminuent chez le vieillard en même temps que leur poids. La raréfaction de la substance osseuse à cet âge est l'unique cause de tous ces changements. Ceci explique pourquoi les fractures sont plus fréquentes chez les vieillards.

La *forme* des os varie pour chacun d'eux. Leur surface est parsemée d'éminences, de dépressions et de trous.

Les éminences portent différents noms : apophyses, protubérances, épines, crêtes, rugosités, etc.

Les *apophyses* sont des saillies d'un certain volume situées à la surface des os, avec lesquels elles se continuent : apophyses coracoïde, olécranienne, coronoïde, etc.

Les *épiphyses* sont également des saillies de l'os, mais elles en sont séparées par une couche de cartilage qui s'ossifie à une époque plus ou moins avancée ; elles ne diffèrent point alors des apophyses. On a étendu l'expression *épiphyse* aux extrémités des os longs, et en général aux points complémentaires de l'ossification des os.

On appelle *protubérances* certaines saillies moins développées que les apophyses : protubérances occipitales interne et externe.

Les *épines* sont des prolongements ordinairement minces ; on les décrit souvent sous le nom d'apophyses ; les *crêtes* sont des lignes plus ou moins saillantes ; enfin on appelle *rugosités* des surfaces recouvertes d'aspérités, sur lesquelles s'insèrent des muscles.

Les *dépressions* sont, les unes articulaires, les autres non articulaires. Les premières tirent le plus souvent leur nom de la forme qu'elles présentent : cavités glénoïde et cotyloïde. Les cavités non articulaires forment des fosses, des sinus, des gouttières, des rainures, etc.

Les *trous* des os sont presque tous destinés au passage de vaisseaux et de nerfs ; on en observe quatre variétés, qui ont reçu le nom d'orifices de premier, deuxième, troisième et quatrième ordre.

Les orifices de premier ordre, assez larges, donnent accès à l'artère principale de l'os : on les appelle *trous nourriciers*. Ces trous sont situés en avant pour les trois os longs du membre supérieur et se dirigent vers le coude ; en arrière, pour les trois os longs du membre inférieur et s'éloignent du genou. A la main, les trous nourriciers sont situés sur la face palmaire des os et s'éloignent de l'articulation métacarpo-phalangienne ; ceux du pied, à la face plantaire, se comportent de même.

Les orifices de deuxième ordre siègent aux extrémités des os longs, à la circonférence des os plats et à la surface des os courts; ils sont traversés aussi par de petites artères.

Les orifices de troisième ordre se montrent sur le corps des os longs et sur la surface des os plats et des os courts; ce sont de petits pertuis que l'on peut voir distinctement avec une loupe. Ces orifices, au nombre de 40 à 50 par centimètre carré, sont l'origine des canaux de Havers, qui s'enfoncent dans l'épaisseur de la substance osseuse.

Les orifices de quatrième ordre, microscopiques, innombrables, correspondent à des canalicules osseux qui viennent des ostéoplastes. Ces orifices ne contiennent pas de capillaires.

Description. — On voit des élèves posséder des connaissances anatomiques assez étendues, et ne savoir pas s'exprimer. Il faut s'habituer au *langage anatomique;* c'est pour cela que j'avais l'habitude, dans mes cours, de faire parler les élèves et de les engager à se réunir pour étudier. L'anatomie est une science qu'on *étudie* surtout dans les livres et dans les amphithéâtres; mais, pour *parler cette science*, il faut de toute nécessité entendre le langage anatomique dans les cours et le parler soi-même.

Les figures d'anatomie ne peuvent qu'aider l'élève qui étudie les os; il est indispensable qu'il tienne entre ses mains les os dont il suit la description.

Méthode générale de description d'un os.

1° Nom.
2° Espèce (long, plat ou court).
3° Pair ou impair.
4° Position.
5° Situation.
6° Direction.
7° Forme.
8° Volume.
9° Densité.
10° Dimensions.
11° Division; exemples : sternum, os coxal.
12° Régions; face, corps, extrémités.
13° Rapports.
14° Conformation intérieure.
15° Structure.
16° Développement.
17° Variétés anatomiques.

Ce plan, facile à suivre, est la base de toute description d'os. Je vais dire quelques mots des expressions qui pourraient embarrasser un élève.

Mise en position. — Pour étudier un os, il faut le mettre en position. Quelques auteurs conseillent de placer l'os à décrire en face de soi, comme s'il appartenait à un squelette qu'on aurait sous les yeux. L'expérience m'a appris qu'un élève se rend plus facilement compte de la *position* d'un os isolé, en le plaçant dans la position qu'il occupe sur lui-même : il suit ainsi beaucoup plus facilement les détails de la description.

Pour mettre un *os impair* en position, il suffit de mettre deux de ses parties en rapport avec *deux* plans du squelette *qui ne soient pas opposés l'un à l'autre*. Ainsi, par exemple, on met le sacrum en position en plaçant sa face concave *en avant* et son sommet *en bas*, c'est-à-dire qu'on met la face concave en rapport avec le plan antérieur du squelette et son sommet avec le plan inférieur. On comprend que si j'avais nommé deux plans opposés du squelette, l'*antérieur* et le *postérieur*, par exemple, l'os ne se serait point trouvé en position, la position de la face antérieure de l'os entraînant naturellement celle de la face postérieure. Il serait donc absurde de dire : je place en avant la face concave et en arrière la face convexe.

S'il s'agit d'un *os pair*, les mêmes règles persistent, et il faut avoir soin de mettre une partie de l'os en rapport avec un troisième plan du squelette, afin de distinguer cet os de celui du côté opposé. Ainsi, pour mettre le fémur en position, on dira : je place l'extrémité coudée *en haut*, la partie saillante du coude *en dehors*, et le bord rugueux du corps de l'os *en arrière*.

Direction. — Les élèves se trouvent souvent embarrassés quand ils doivent indiquer la direction d'un os. Pour la faire comprendre, on suppose habituellement le squelette placé dans une caisse fermée, et divisé en deux parties par un plan vertical et médian qui le partagerait d'avant en arrière en deux moitiés, droite et gauche. Le plan de la caisse situé en avant du squelette forme le plan *antérieur ;* le plan qui se trouve en arrière forme le plan *postérieur;* les plans *externes* sont constitués par les côtés de la caisse. Les extrémités de la caisse représentent les plans *supérieur* et *inférieur*. On appelle plan *médian* ou *interne* le plan fictif qui diviserait d'avant en arrière le squelette en deux moitiés égales, droite et gauche. Tout organe placé près du plan médian est dit *interne* par rapport à un autre plus rapproché du plan latéral ; on dit que ce dernier est *externe*. Jamais les mots *interne* et *externe* ne doivent être employés comme synonymes d'*intérieur* et d'*extérieur ;* ceux-ci sont usités pour les parties pourvues d'une cavité.

Certains os et organes ont une direction simple. Ainsi, ils peuvent être verticaux comme le *tibia* et le *péroné*. On dit alors qu'ils sont dirigés *de haut en bas* ou *de bas en haut*. Ils peuvent être horizontaux, comme la *clavicule*, et en ce cas être dirigés *d'avant en arrière*, c'est-à-dire du plan antérieur vers le plan postérieur, ou *de dedans en dehors*, c'est-à-dire du plan interne ou médian, vers le plan externe.

La direction peut ne pas être aussi simple. Supposons, par

exemple, qu'un os long vertical, comme nous l'avons supposé plus haut, présente son extrémité supérieure inclinée un peu en dehors, ainsi qu'on le voit au fémur : on dit alors que l'os est dirigé obliquement *de haut en bas* et *de dehors en dedans*. Si l'extrémité supérieure, au lieu d'être inclinée en dehors, était inclinée en arrière, comme on le voit au sternum, on dirait alors que l'os est dirigé obliquement *de haut en bas* et *d'arrière en avant*.

La direction peut être encore compliquée. Si l'extrémité supérieure de l'os est inclinée du côté du plan externe et en même temps du côté du plan postérieur, c'est-à-dire en dehors et en arrière, on dit que l'organe est dirigé obliquement de haut en bas, d'arrière en avant et de dehors en dedans. Cela veut dire que l'une des extrémités est *supérieure, externe* et *postérieure*, c'est-à-dire rapprochée des trois plans de même nom, par rapport à l'autre extrémité qui est *inférieure, interne* et *antérieure*. Il faut, dans cette énumération, revenir constamment au point de départ ; nous nous ferons mieux comprendre par un exemple. Ainsi l'humérus est dirigé de *haut* en bas, d'*arrière* en avant, de *dehors* en dedans. Les mots « haut, arrière et dehors » sont le point de départ de chacune des trois directions et se rapportent à l'extrémité supérieure.

CHAPITRE II

DES OS EN PARTICULIER

Dans la description des os du squelette je suivrai l'excellente méthode adoptée par Alexis Julien dans ses cours particuliers d'anatomie.

Je commencerai par les os du tronc : *vertèbres, côtes, sternum*. Je ferai suivre cette description de celle des os du membre supérieur : *clavicule* et *omoplate* pour l'épaule ; *humérus* pour le bras ; *cubitus* et *radius* pour l'avant-bras ; les 8 *os du carpe* les 5 *métacarpiens* et les 14 *phalanges* pour la main. Viendront ensuite les os du membre inférieur : *os coxal* pour le bassin ; *fémur* pour la cuisse, avec la *rotule* ; *tibia* et *péroné* pour la jambe ; les 7 *os du tarse*, les 5 *métatarsiens* et les 14 *phalanges* pour le pied. Je terminerai enfin par les os de la tête.

ARTICLE PREMIER

OS DU TRONC

Le tronc est formé par les *vertèbres*, les *côtes* et le *sternum*.

§ 1. — VERTÈBRES ET RACHIS

Le *rachis* ou *colonne vertébrale*,, appelée vulgairement *épine dorsale*, échine, est cette tige osseuse située à la partie postérieure du tronc, sur la ligne médiane. Elle présente plusieurs courbures qui correspondent à autant de régions différentes. De haut en bas, on remarque : 1° une courbure à convexité antérieure, c'est la *région cervicale* de la colonne ; 2° une courbure à concavité antérieure, c'est la *région dorsale* : elle correspond à toutes les côtes ; 3° une courbure convexe en avant, c'est la *région lombaire ;* 4° enfin, une courbure plus marquée que toutes les autres, concave en avant : cette région s'appelle *sacro-coccygienne* ou *pelvienne*.

Vingt-six os composent la colonne vertébrale ; les uns, parfaitement séparables, réunis au moyen de ligaments, sont au nombre de 24. On les appelle *vraies vertèbres ;* il y en a 7 à la région cervicale, 12 à la région dorsale, 5 à la région lombaire.

Les deux autres, qui sont le *sacrum* et le *coccyx*, sont formés par plusieurs vertèbres incomplètement développées et soudées entre elles ; on les appelle *fausses vertèbres*. Elles sont au nombre de 9 : 5 constituent le sacrum, 4 le coccyx.

Les vertèbres présentent à étudier :

1° Des caractères généraux qui s'appliquent à toutes les vertèbres ;

2° Des caractères particuliers qui s'appliquent à toutes les vertèbres d'une même région ;

3° Des caractères particuliers qui s'appliquent à l'étude de quelques-unes d'entre elles.

1° *Caractères généraux des vertèbres.*

Toute vertèbre, mise en position, présente :

A. Sur le plan médian, en allant d'avant en arrière, : 1° un corps ; 2° un trou ; 3° une apophyse épineuse.

B. Sur les parties latérales en allant d'avant en arrière, c'est-à-dire du corps vers l'apophyse épineuse : 1° un pédicule ; 2° deux échancrures ; 3° une apophyse transverse ; 4° deux apophyses articulaires ; 5° une lame.

Corps. — Partie la plus volumineuse de la vertèbre ; ses faces supérieure et inférieure donnent insertion au disque fibreux inter-vertébral ; sa face postérieure, plane, forme la paroi antérieure du canal rachidien ; elle présente un ou plusieurs trous volumineux pour le passage des veines du corps de la vertèbre (1).

Trou vertébral. — Il sépare le corps de l'apophyse épineuse ; il forme avec le trou des autres vertèbres le canal rachidien.

Apophyse épineuse. — Elle se dirige en arrière sous forme d'épine ; elle forme avec les autres apophyses épineuses la *crête épinière ;* elle donne insertion à des muscles.

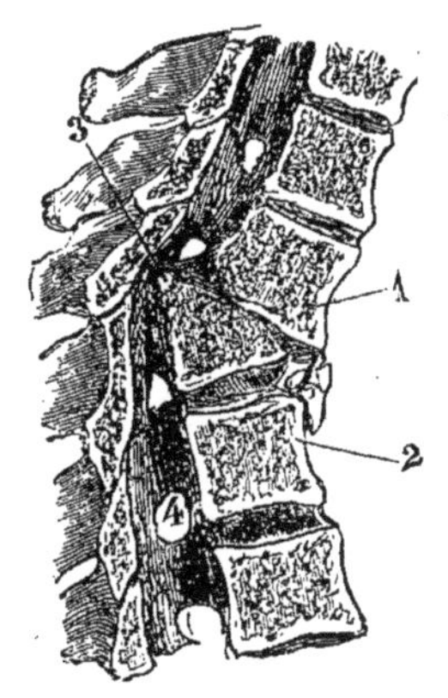

Fig. 1. — Fracture de la colonne vertébrale.

1, fragment supérieur. — 2, fragment inférieur comprimant la moelle.

Pédicule. — On donne ce nom à la portion étroite de la vertèbre qui réunit le corps aux autres parties. Le pédicule sépare les deux échancrures.

Échancrures. — Au nombre de deux de chaque côté : l'une est située sur le pédicule, l'autre est située au-dessous. Les échancrures des vertèbres se correspondent ; en se réunissant, elles forment les *trous de conjugaison*, par où passent les paires, ou *conjugaisons* nerveuses.

Apophyses transverses. — Ce sont des prolongements latéraux de la vertèbre, qui donnent insertion à des muscles. Il en existe une de chaque côté de la vertèbre.

Apophyses articulaires. — Au nombre de quatre, deux supérieures, deux inférieures ; elles s'articulent avec celles des vertèbres voisines ; les facettes articulaires des supérieures regardent en arrière, celles des inférieures en avant. Dans les vertèbres dorsales, il n'y a pas d'apophyses articulaires inférieures.

Lame. — Portion de vertèbre qui forme la paroi postérieure du canal rachidien ; elle réunit l'apophyse épineuse aux apophyses articulaires. Les ligaments jaunes unissent les lames à celles des vertèbres voisines.

Avec les caractères qui précèdent, on pourra reconnaître une vertèbre, la distinguer de tous les autres os ; mais on ne pourra dire à quelle région cette vertèbre appartient qu'après avoir étudié le chapitre suivant.

(1) Le corps des vertèbres, très spongieux, est une des parties osseuses qui se raréfient le plus, chez les vieillards. Il en résulte un aplatissement du corps des vertèbres qui concourt à la diminution de la taille. La colonne vertébrale, supportant tout le poids de la partie supérieure du corps, peut se fracturer dans les grandes chutes sur la tête, sur les fesses, les genoux ou les pieds. Souvent, dans ces cas, le corps des vertèbres fait saillie dans le canal rachidien, comprime la moelle et produit une paraplégie.

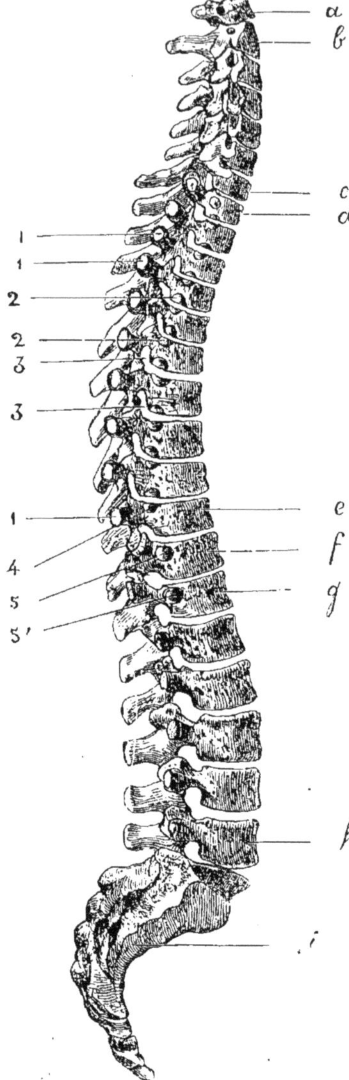

Fig. 2. — Colonne vertébrale.

a, atlas. — *b*, axis. — *c*, septième cervicale ou proéminente. — *d*, première dorsale. — *e*. dixième dorsale. — *f*, onzième dorsale. — *g*, douzième dorsale. — *h*, cinquième lombaire. — *i*. sacrum.
1, 1, 1, facettes articulaires des apophyses transverses s'articulant avec les côtes. — 2, 2, deux facettes articulaires du corps des vertèbres s'articulant avec la tête des côtes. — 3, 3, trous de conjugaison pour le passage des nerfs rachidiens des artères de la moelle et des veines rachidiennes. — 4, facette articulaire de la dixième dorsale. — 5, 5', facettes articulaires complètes des onzième et douzième dorsales pour la onzième et la douzième côtes.

2° *Caractères des vertèbres de chaque région.*

Région cervicale. — Le *corps* est allongé transversalement ; il est surmonté, de chaque côté de la face supérieure, d'un crochet qui s'articule avec une échancrure située également de chaque côté de la face inférieure de la vertèbre qui est au-dessus.

Le *trou* est triangulaire ; l'un des côtés du triangle est plus long que les deux autres, c'est celui que forme le corps.

L'*apophyse épineuse* est courte, presque horizontale, bifurquée à son extrémité libre, creusée d'une gouttière sur sa face inférieure.

Le *pédicule* est mince, situé à égale distance des faces supérieure et inférieure du corps, ce qui indique que les échancrures sont d'égale profondeur au-dessus et au-dessous du pédicule.

Les *apophyses transverses* sont situées sur les côtés du corps et non en arrière, comme cela se voit dans les autres régions. Elles sont courtes, bifurquées au sommet, percées d'un trou à la base pour laisser passer l'artère vertébrale, creusées à leur face supérieure d'une gouttière horizontale, sur laquelle passe le nerf qui sort du trou de conjugaison (le nerf passe en arrière de l'artère).

Les *apophyses articulaires* supérieures ont une facette articulaire qui regarde en arrière et en haut, la facette des inférieures regarde en avant et en bas. Les deux apophyses articulaires du même côté sont placées aux extrémités d'une petite colonne osseuse qui semble avoir été coupée obliquement à ses deux extrémités pour former les surfaces articulaires.

La *lame* est mince, allongée dans le sens transversal ; elle est un peu inclinée en bas et en arrière.

Région dorsale. — Le *corps* des vertèbres dorsales présente les diamètres transverse et antéro-postérieur égaux. La face supérieure et la face inférieure sont planes. On trouve de chaque côté du corps deux demi-facettes articulaires qui s'articulent avec les côtés.

Le *trou* est rond, beaucoup plus petit que dans les autres régions.

L'*apophyse épineuse* est longue, oblique en bas et en arrière, non bifurquée au sommet.

Le *pédicule* est plus rapproché de la face supérieure du corps : donc les échancrures supérieures sont plus petites que les échancrures inférieures, comme 1 est à 3.

Les *apophyses transverses* sont longues ; leur sommet est volumineux, déjeté en arrière, muni en avant d'une facette articulaire qui s'articule avec la tubérosité de la côte qui lui correspond.

Les *apophyses articulaires* montrent dans cette région qu'il est utile de ne pas confondre les mots *facette* et *apophyse*. En effet, les apophyses articulaires inférieures n'existent pas : ce sont des facettes taillées sur la face antérieure des lames, tandis que les apophyses supérieures sont très marquées. Celles-ci sont minces, tranchantes, aiguës. Leur face articulaire regarde en arrière et un peu en dehors.

La *lame* est épaisse. Elle représente un carré osseux dont le diamètre vertical et le diamètre transversal sont égaux.

Région lombaire. — Le *corps* est très volumineux. Le diamètre transversal est un peu plus long que l'antéro-postérieur. Les faces supérieure et inférieure sont concaves. Tout autour du corps, on trouve une gouttière horizontale, beaucoup plus marquée sur les parties latérales, où elle loge des vaisseaux et des nerfs.

Le *trou* a la forme d'un triangle équilatéral ; il est plus petit qu'à la région cervicale, mais plus grand qu'à la dorsale.

L'*apophyse épineuse* est grosse, horizontale, quadrilatère, munie à son sommet d'un tubercule volumineux.

Le *pédicule* est plus rapproché de la face supérieure du corps.

Les échancrures supérieures sont trois fois plus petites que les inférieures.

Les *apophyses transverses* sont minces, transversales, effilées.

Les *apophyses articulaires* supérieures sont séparées l'une de l'autre par une distance plus considérable que celle qui sépare les deux inférieures. Les facettes articulaires qu'elles supportent ont la forme d'une gouttière verticale dont la concavité regarde en arrière et en dedans, gouttière dans laquelle viennent se placer les apophyses articulaires inférieures, qui ont une surface articulaire convexe en sens inverse, c'est-à-dire en avant et en dehors. Les apophyses articulaires supérieures présentent sur leur bord postérieur un tubercule osseux nommé *tubercule apophysaire*.

3° *Caractères particuliers de quelques vertèbres.*

Les caractères appartenant aux vertèbres des diverses régions se rencontrent dans les os du milieu de la région d'une manière tranchée ; mais, aux extrémités de chaque région, les vertèbres présentent une physionomie intermédiaire, pour ainsi dire, à celle des deux régions voisines. C'est ainsi que la douzième dorsale présente des caractères propres aux vertèbres dorsales et aux vertèbres lombaires.

Les *première*, *deuxième* et *septième cervicales*, les *première*, *dixième*, *onzième* et *douzième dorsales*, et la *cinquième lombaire*, telles sont les vertèbres qui offrent des caractères propres à les faire reconnaître au milieu de toutes les autres.

1° Atlas ou première vertèbre cervicale.

La première vertèbre est appelé *atlas*, parce qu'elle porte la tête comme le géant Atlas portait le *Ciel*.

Le *corps* de cette vertèbre est remplacé par un arc osseux, *arc antérieur de l'atlas*, qui présente en avant un tubercule pour l'insertion de ligaments, et en arrière une facette articulaire pour l'apophyse odontoïde de l'axis ; ses bords supérieur et inférieur donnent insertion à des ligaments. Le *trou* est vaste ; il loge dans sa partie antérieure l'apophyse odontoïde, et dans sa partie postérieure la moelle épinière. L'*apophyse épineuse* est remplacée par un tubercule rugueux situé au milieu de l'arc postérieur.

De chaque côté de cet os, il existe deux masses osseuses volumineuses, *masses latérales de l'atlas*. Situées aux extrémités de l'arc antérieur, ces masses présentent sur leur *face interne* des rugosités destinées à l'insertion du *ligament transverse*. Sur leur *face externe*, se trouve l'apophyse transverse, volumineuse, triangulaire, dont le sommet, très gros et non bifurqué, donne insertion à des muscles (petit droit antérieur de la tête, petit oblique et grand oblique postérieurs de la tête, droit latéral de la tête, splénius, angulaire). Elle est traversée à sa base, comme les autres vertèbres cervicales, par l'artère vertébrale. Sur leur *face supérieure*, on trouve la cavité glénoïde, oblique en bas et en avant, regardant en haut et en dedans, s'articulant avec le condyle de l'occipital. La facette articulaire inférieure est située sur la face opposée ; elle est plane ou un peu concave, large, et regarde en dedans et en bas. De la direction des deux facettes articulaires du même côté il résulte que les masses latérales de l'atlas présentent beaucoup plus d'épaisseur du côté de la face externe.

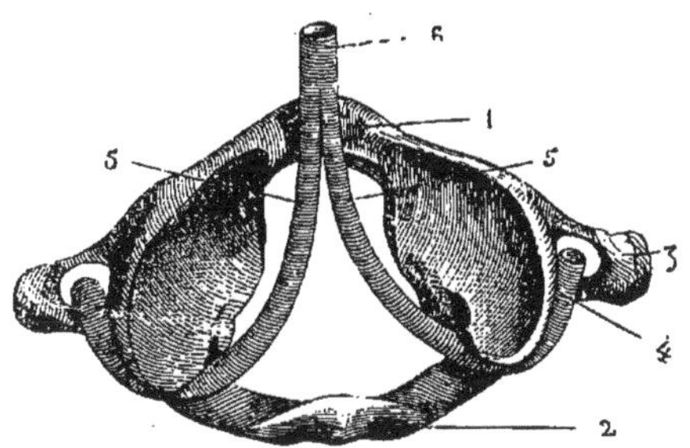

Fig. 3. — Atlas vu par sa face supérieure.

1, arc antérieur. — 2, arc postérieur. — 3, apophyse transverse. — 4, artère vertébrale contournant la partie postérieure de l'apophyse articulaire supérieure, après avoir traversé le trou de l'apophyse transverse. — 5, 5, artères vertébrales convergeant vers la gouttière basilaire de l'occipital, après avoir passé par le trou de conjugaison formé par l'occipital et l'atlas. — 6, artère basilaire.

Immédiatement en arrière des masses latérales, on trouve les deux *échancrures*. La supérieure, très profonde, convertie souvent en trou par une languette osseuse, forme une gouttière horizontale qui contourne la masse latérale pour se confondre avec le trou de l'apophyse transverse. L'artère vertébrale et le premier nerf cervical passent dans cette gouttière. L'échancrure inférieure est profonde aussi, et donne passage au deuxième nerf cervical.

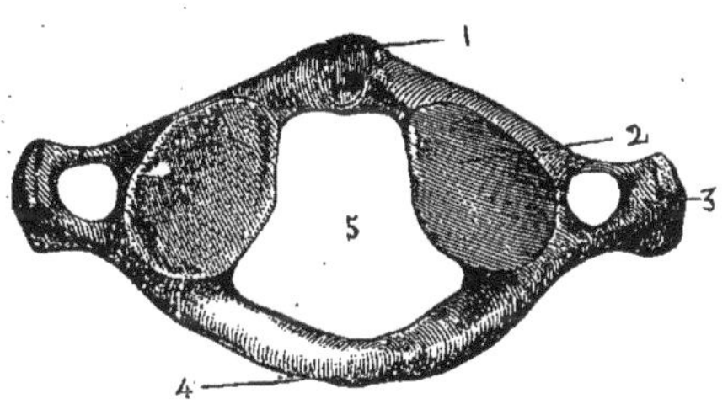

Fig. 4. — Atlas vu par sa face inférieure.

1, tubercule antérieur. — 2, facette articulaire inférieure. — 3, apophyse transverse percée d'un trou (artère vertébrale). — 4, arc postérieur. — 5, trou vertébral.

Le *pédicule* qui sépare les deux échancrures est mince et aplati. Les *lames*, irrégulièrement cylindriques, se réunissent pour former l'*arc postérieur de l'atlas*, beaucoup plus grand que l'antérieur.

2° Axis ou deuxième vertèbre cervicale.

Le nom d'*axis* vient du latin *axis, essieu*. On l'a ainsi nommé parce qu'il sert, en quelque sorte, de pivot aux mouvements de la tête.

L'axis est la *vertèbre tournoyante* des anciens anatomistes. Le *corps* de cette vertèbre est petit ; il est surmonté d'une saillie, *apophyse odontoïde*, qui présente une partie rétrécie ou *col*, une portion plus volumineuse ou *tête*. La tête est pourvue, en avant, d'une facette articulaire pour s'articuler avec l'arc antérieur de l'atlas ; en arrière, d'une facette striée transversalement, sur laquelle glisse le ligament transverse. Sur son sommet s'insèrent les ligaments qui l'unissent à l'occipital. La *face inférieure* du corps est oblique en bas et en avant, concave dans le même sens, convexe transversalement pour former avec la troisième vertèbre cervicale une articulation par emboîtement réciproque ; elle se termine en avant par un tubercule qui descend au-devant de la vertèbre située au-dessous. La *face antérieure* est pourvue d'une crête médiane et verticale, bifurquée en bas et séparant deux dépressions ; la *face postérieure* présente des trous nombreux pour le passage des veines.

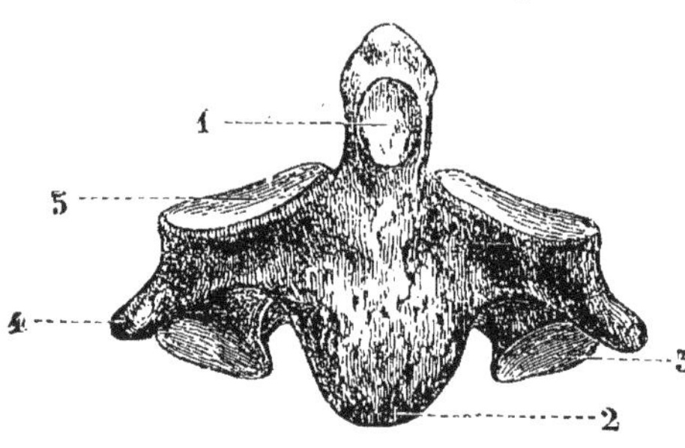

Fig. 5. — Face antérieure de l'axis.

1, facette articulaire de l'apophyse odontoïde. — 2, saillie inférieure du corps. — 3, facette articulaire inférieure. — 4, apophyse transverse. — 5, facette supérieure.

Le *trou* de l'axis a la forme d'un cœur de carte à jouer, dont le sommet est dirigé en arrière ; il est moins large que celui de l'atlas et plus que celui des autres vertèbres cervicales.

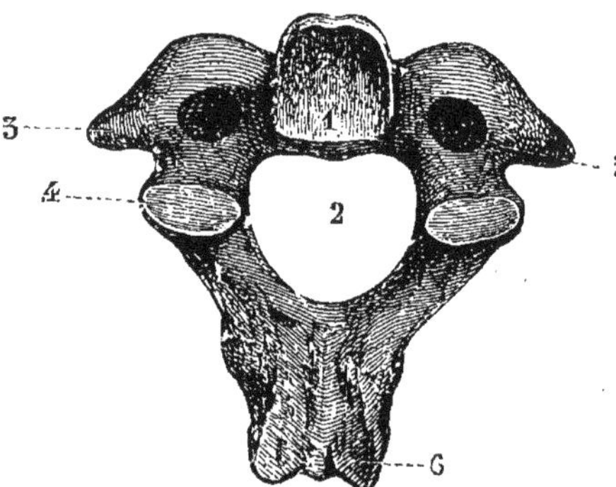

Fig. 6. — Face inférieure de l'axis.

1, facette articulaire inférieure du corps. — Trou vertébral. — 3, apophyse transverse. — 4, facette articulaire inférieure. — 5, trou de l'artère vertébrale. — 6, apophyse épineuse.

L'*apophyse épineuse* est très développée et présente les mêmes caractères que les autres vertèbres cervicales, c'est-à-dire qu'elle est courte, presque horizontale, bifurquée au sommet, creus[illegible] d'une gouttière à la face inférieure (les muscles grand droit et grand oblique postérieurs de la tête et transversaire épineux s'y attachent).

Sur les côtés du corps de l'axis, on trouve l'*apophyse transverse*, petite, triangulaire, percée d'un trou à la base, et présentant, à son sommet, un seul tubercule, où s'attachent les muscles splénius et angulaire.

Cette apophyse sépare les deux *facettes articulaires* du même côté. La facette supérieure, large, aplatie, regarde en haut et en dehors ; elle est très rapprochée de l'apophyse odontoïde et s'articule avec la facette articulaire inférieure de l'atlas. La facette articulaire inférieure est conformée sur le même type que celles des autres vertèbres cervicales ; elle a la même étendue et la même direction que celles-ci ; elle est séparée de la facette supérieure par l'apophyse transverse.

L'*échancrure* supérieure est à peine marquée ; l'inférieure a une profondeur égale à celle des autres vertèbres cervicales.

Le *pédicule* est gros et à peine distinct des *lames*, qui sont conformées comme celles des autres vertèbres cervicales.

L'apophyse odontoïde est en rapport, en arrière, avec le bulbe rachidien dont la compression brusque par l'apophyse odontoïde produirait la mort subite, d'où l'extrême solidité du ligament transverse qui maintient l'apophyse contre l'atlas.

3° Sixième vertèbre cervicale.

Cette vertèbre ressemble aux autres vertèbres cervicales. L'apophyse transverse de la septième n'ayant pas de tubercule antérieur, il en résulte que celui de la sixième fait une saillie que le doigt peut parfaitement sentir. Cette saillie est le *tubercule de Chassaignac* (1) du nom du chirurgien qui l'a signalé le premier. Ce tubercule est un bon point de repère pour la ligature des artères qui sont au-dessous, surtout de la vertébrale.

4° Septième vertèbre cervicale ou proéminente.

Elle se distingue : 1° par son *apophyse épineuse*, très longue, qui lui a fait donner son nom ; 2° par son *apophyse transverse* : le sommet présente à peine une trace de bifurcation, c'est le

(1) Chassaignac (Édouard-Pierre-Marie), né en 1804, mort en 1879. Chirurgien des hôpitaux de Paris, inventeur de l'écraseur linéaire et du drainage chirurgical. Chassaignac était un chirurgien fort ingénieux et très instruit. Il fut une victime du concours, comme tant d'autres.

…ne postérieur qui est surtout développé. Elle ne présente …a sa base un grand trou, mais un ou deux petits trous rudimen-…res, à travers lesquels ne passe jamais l'artère vertébrale.

5° Première vertèbre dorsale.

Cette vertèbre présente un *corps*, dont la physionomie rappelle une vertèbre cervicale. Il est pourvu, de chaque côté de la face supérieure, d'un *petit crochet;* mais il se distingue des vertèbres cervicales, de même que des vertèbres dorsales, par la présence d'*une facette articulaire complète* sur les côtés du corps, pour l'articulation de la première côte, et d'une petite *portion de facette articulaire* située au-dessous de la précédente pour l'articulation de la seconde côte.

6° Dixième vertèbre dorsale.

Cette vertèbre se distingue des autres par la présence d'*une seule demi-facette articulaire* sur ses côtés ; elle est située à la partie supérieure du corps et s'articule avec la dixième côte. La *facette inférieure manque*, puisque la onzième côte ne s'articule qu'avec la onzième vertèbre.

7° Onzième et douzième vertèbres dorsales.

Elles ressemblent, par leur aspect extérieur, à des vertèbres lombaires. Leurs caractères distinctifs consistent : 1° dans la pré-

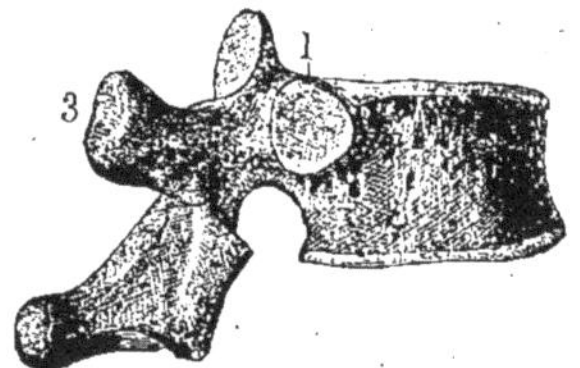

Fig. 7. — Onzième vertèbre dorsale.

1, facette articulaire complète pour la tête de la onzième côte. — 2, apophyse articulaire inférieure. — 3, apophyse transverse sans facette articulaire.

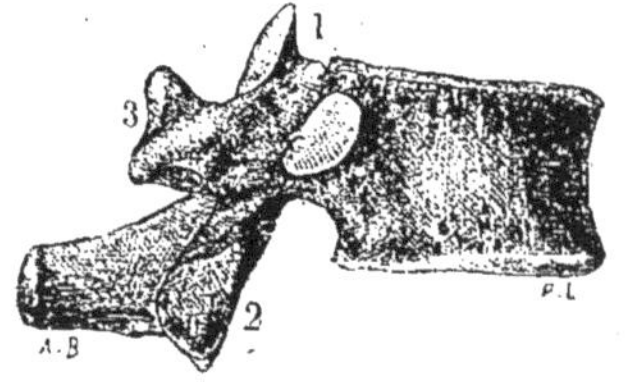

Fig. 8. — Douzième vertèbre dorsale.

1, apophyse articulaire supérieure. — 2, apophyse articulaire inférieure. — 3, apophyse transverse sans facette articulaire.

sence d'*une facette articulaire* assez large sur les côtés du corps, pour l'articulation des onzième et douzième côtes; 2° dans l'*absence de facette articulaire aux apophyses transverses*, qui sont rudimentaires.

Il existe un caractère très marqué qui permet de *distinguer ces deux vertèbres* l'une de l'autre : c'est que les apophyses articulaires inférieures de la douzième, identiques à celles des vertèbres lombaires, sont très rapprochées l'une de l'autre et présentent leur convexité en avant et en dehors (fig. 8, 2). Les anciens appelaient la onzième *droite* parce que son apophyse épineuse n'est pas inclinée. La douzième était la *ceignante* parce qu'on porte la ceinture à son niveau.

8° Cinquième vertèbre lombaire.

Elle se distingue des autres : 1° par son *corps*, beaucoup plus épais en avant, car sa face inférieure est coupée obliquement de haut en bas et d'arrière en avant pour l'articulation du sacrum ; 2° par ses *apophyses articulaires* inférieures, qui sont le plus souvent séparées l'une de l'autre par un espace plus considérable que celui qui sépare les supérieures; de plus, les facettes articulaires de ces apophyses sont planes et regardent en avant et un peu en dehors.

9° Sacrum.

Position. — Placez le sommet *en bas*, la face concave *en avant*.

Os impair, médian, symétrique, formé par la réunion de cinq fausses vertèbres, articulé avec la cinquième vertèbre lombaire en haut, le coccyx en bas, les os coxaux sur les côtés, affectant la forme d'une pyramide quadrangulaire à base supérieure, situé à la partie postérieure du bassin. Il présente à étudier quatre faces, une base et un sommet.

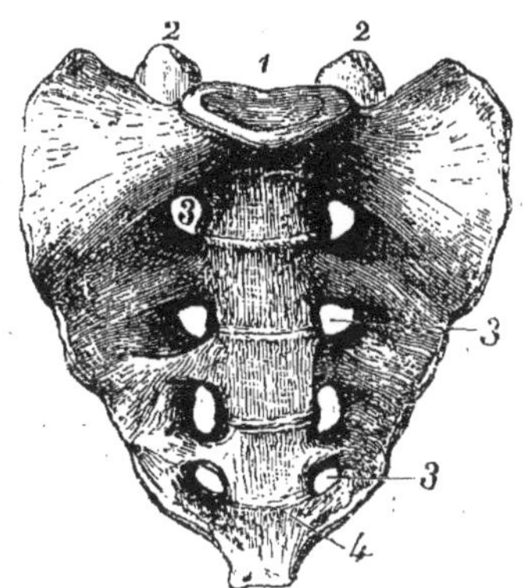

Fig. 9.
Face antérieure du sacrum.

1, face supérieure du corps de la première vertèbre sacrée. — 2, 2, apophyses articulaires du sacrum. — 3, 3, trous sacrés antérieurs (branches antérieures des nerfs sacrés. divisions des artères sacrées). — 4, ligne transversale indiquant la soudure du corps des vertèbres sacrées.

Face antérieure. — Un peu plus concave chez la femme que chez l'homme, cette face présente sur la ligne médiane quatre lignes transversales, indice de la réunion des vertèbres sacrées ; elles séparent des facettes planes correspondant au corps de ces vertèbres. De chaque côté, quatre trous, *trous sacrés antérieurs*, très larges, qui donnent passage aux branches antérieures des quatre premiers nerfs sacrés. Ces trous sont continués en dehors par des gouttières lisses qui logent les nerfs. Entre ces gouttières on remarque des surfaces qui donnent insertion aux digitations du muscle pyramidal. Cette face est en rapport avec le rectum et l'artère sacrée moyenne sur le plan médian, avec le plexus sacré sur les parties latérales.

Face postérieure. — Convexe, cette face présente toutes les parties qu'on trouve sur une vertèbre vue par derrière, mais modifiées par la soudure des cinq pièces qui constituent le sacrum. Sur la ligne médiane, on trouve la *crête sacrée*, formée par la réunion des apophyses épineuses; de chaque côté de la ligne médiane, les *gouttières sacrées*, formées par la réunion des lames ; plus en dehors, une série de tubercules, quelquefois peu marqués, formés par les apophyses articulaires ; immédiatement en dehors de ces tubercules, quatre trous, *trous sacrés postérieurs*, plus petits que les antérieurs, qui donnent passage aux branches postérieures des quatre premiers nerfs sacrés; enfin, en dehors de ces trous, une série de tubercules, plus marqués que les précédents, et formés par les apophyses transverses.

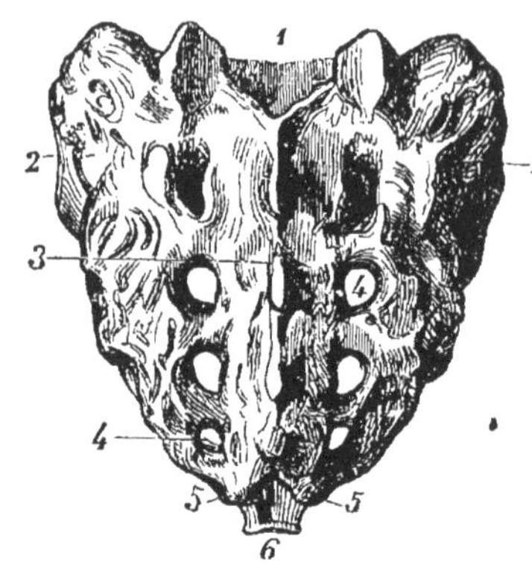

Fig. 10.
Face postérieure du sacrum.

1, orifice supérieur du canal sacré. — 2, 2, facette auriculaire du sacrum. — 3, apophyses épineuses formant la crête sacrée. — 4, 4, trous sacrés postérieurs (branches postérieures des nerfs sacrés). — 5, 5, cornes du sacrum et orifice inférieur du canal sacré. — 6, facette articulaire du sommet pour le coccyx.

Faces latérales. — Triangulaires, larges en haut, amincies en bas, ces faces présentent : 1° en avant et en haut, une facette articulaire, rugueuse, *facette auriculaire,* inclinée obliquement de haut en bas,de dehors en dedans, inclinée encore d'avant en arrière, de dehors en dedans, pour se placer entre les deux os coxaux comme un *double coin* vertical etant éro-postérieur ; 2° en arrière, des inégalités très prononcées pour l'insertion du ligament sacro-iliaque postérieur ; 3° entre ces inégalités et la partie moyenne de la facette auriculaire, on voit un nombre considérable de trous, *fosse criblée*, qui laissent passer les vaisseaux pénétrant dans les parties latérales du sacrum ; 4° en bas, un bord qui résulte de l'amincissement de cette face et qui donne insertion, dans toute son étendue, au *grand ligament sacro-sciatique*.

Base. — On y trouve les mêmes détails qu'à la face supérieure d'une vertèbre. Sur la ligne médiane : 1° la face articulaire supérieure du corps de la première vertèbre sacrée; 2° le trou de la même vertèbre ou orifice supérieur du canal sacré; 3° le commencement de la crête sacrée de chaque côté.

De chaque côté de la ligne médiane, on voit: 1° l'échancrure supérieure de la première vertèbre sacrée qui concourt à la formation du vingt-cinquième trou de conjugaison; 2° l'apophyse articulaire supérieure, large, plane, regardant en arrière et en dedans pour s'articuler avec la dernière vertèbre lombaire; 3° en dehors, une surface triangulaire lisse, *aileron du sacrum*, qui fait partie du grand bassin et qui est séparée de la face antérieure par une ligne faisant partie du détroit supérieur du bassin. En se réunissant à la cinquième lombaire, le sacrum forme l'*angle sacro-vertébral* ou *promontoire des accoucheurs*.

Sommet. — Il présente: 1° une *facette articulaire* transversale, ovalaire, articulée avec le coccyx; 2° en arrière de cette facette, de chaque côté de la ligne médiane, deux tubercules, *cornes du sacrum*, s'articulant avec les cornes du coccyx et formant avec elles un dernier trou qui laisse passer les deux derniers nerfs sacrés; 3° en arrière de la facette articulaire, sur la ligne médiane, l'orifice inférieur du canal sacré, en forme de gouttière. A l'état frais, la *membrane sacro-coccygienne*, étendue du sacrum au coccyx, ferme cette gouttière. Dans certains cas, on voit la première pièce du coccyx réunie au sacrum, qui présente alors cinq trous sacrés de chaque côté.

Le sacrum est parcouru, de la base au sommet, par le *canal sacré*, triangulaire en haut, aplati d'avant en arrière en bas, communiquant avec tous les trous sacrés antérieurs et postérieurs, et logeant la terminaison de la *queue de cheval*. Il prolonge le canal rachidien, dont chaque trou de conjugaison est représenté par deux trous sacrés, l'un antérieur, l'autre postérieur; la dure-mère en tapisse toute la surface.

10° Coccyx (1).

Position. — Placez *en bas* le sommet, *en avant* et *en haut* la face lisse, un peu concave.

Vulgairement appelé *croupion* ou *os Bertrand* par les méridionaux, le coccyx est un petit os impair, médian, symétrique, formé par quatre ou cinq fausses vertèbres rudimentaires, le plus souvent soudées entre elles, articulé avec le sacrum dont il con-

(1) D'après MAHOMET, le *coccyx* serait un os incorruptible et incombustible qui, au jour de la résurrection, reproduirait le corps primitif. (Pierre Laffitte. *Les grands types de l'humanité*, t. I. p. 303.)

tinue la direction, très mobile d'avant en arrière pour augmenter le diamètre antéro-postérieur du détroit inférieur du bassin. Il présente deux faces, deux bords, une base et un sommet.

Face antérieure. — Légèrement concave, elle offre, comme le sacrum, des lignes transversales qui séparent les fausses vertèbres. Elle est en rapport avec le rectum.

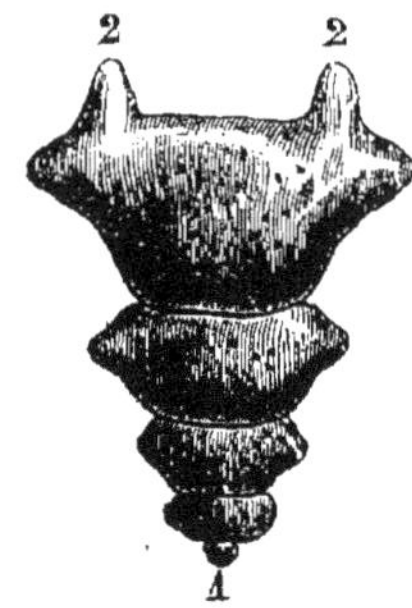

Fig. 11. — Face antérieure du coccyx.

2, 2, cornes du coccyx.

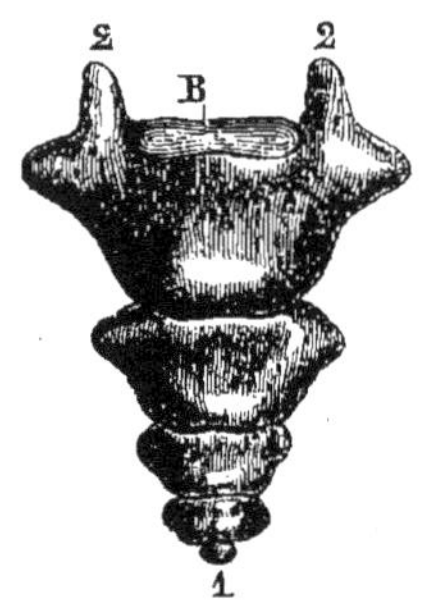

Fig. 12. — Face postérieure du coccyx.

2, 2, cornes du coccyx.

Face postérieure. — Convexe, rugueuse, irrégulière, elle est recouverte par la peau et par quelques insertions du muscle grand fessier.

Bords. — Rugueux, ils donnent insertion au grand ligament sacro-sciatique et au muscle ischio-coccygien.

Base. — Comme sur le sommet du sacrum, on y trouve une facette articulaire pour le sacrum et deux saillies en arrière, *cornes du coccyx*, qui s'articulent avec les cornes du sacrum.

Sommet. — Il est formé par un tubercule osseux souvent déjeté en arrière, sur les côtés et surtout en avant, où il peut devenir un obstacle à l'accouchement. Il donne insertion à une bandelette fibreuse qui s'étend jusqu'à l'anus. Le muscle sphincter externe de l'anus s'insère sur cette bandelette et sur le sommet de l'os.

Développement des vertèbres.

Atlas. — Deux *points primitifs* apparaissent au troisième mois de la vie fœtale sur les parties latérales de l'arc postérieur. Deux *points complémentaires* se montrent un an après la naissance pour former l'arc antérieur. A 5 ou 6 ans la soudure est complète.

Axis. — Trois *points primitifs*, comme pour les autres vertèbres, pour le corps et les parties latérales. Deux *points complémentaires* pour l'apophyse odontoïde. Il existe parfois un point complémentaire pour la face inférieure du corps et un pour le sommet de l'odontoïde.

Chaque vertèbre a huit points d'ossification ; trois primitifs et cinq complémentaires.

Les *points primitifs* se rencontrent, l'antérieur, parfois double, au centre du corps de la vertèbre, en arrière de la corde dorsale, tandis que les *points complémentaires* se développent dans les parties latérales, vers les apophyses articulaires. Ils apparaissent vers le 55e jour de la vie embryonnaire.

Les *points complémentaires* se rencontrent tous vers l'âge de quinze ans. L'un forme le sommet de l'apophyse épineuse, deux le sommet des apophyses transverses, deux les faces supérieure et inférieure du corps de la vertèbre.

A la région lombaire, il existe deux autres points pour les *tubercules apophysaires*.

Soudure. — A deux ans, le canal vertébral est fermé par la soudure des deux points primitifs latéraux, qui se soudent au corps de l'os vers cinq ou six ans. Les points de l'apophyse transverse se soudent au reste de l'os à dix-huit ans, celui des apophyses épineuses à dix-neuf ans, et ceux du corps se soudent au reste de l'os de vingt à vingt-cinq ans.

Vertèbres cervicales. — Les vertèbres cervicales offrent le même développement, avec cette différence qu'elles n'ont pas de points complémentaires pour les apophyses articulaires et transverses.

Septième cervicale. — Contrairement aux autres vertèbres cervicales, la septième a un point complémentaire pour le sommet de l'apophyse épineuse et un pour le tubercule antérieur de l'apophyse transverse. Le point de l'apophyse transverse reste quelquefois séparé et produit une côte supplémentaire.

Sacrum. — Le sacrum possède un grand nombre de points d'ossification. Il est formé de cinq vertèbres et chaque vertèbre a ses trois points d'ossification, un pour le corps et deux pour les parties latérales, total 15. Les trois premières vertèbres sacrées, au cinquième ou sixième mois de la vie fœtale, ont un point osseux à la partie antérieure des apophyses transverses, total 6. Donc le sacrum a 21 *points primitifs*. Chaque vertèbre présente trois points secondaires, sur les deux faces du corps de la vertèbre sacrée et au sommet de l'apophyse épineuse, excepté pour les deux dernières, total 13. Ce dernier se montre à dix-huit ans, les deux autres à onze ans.

De dix-huit à vingt ans, deux nouvelles pièces se montrent pour former chaque *facette auriculaire*. Ces quatre points portent à 38 le nombre total des points osseux.

Soudure. — Les points primitifs s'unissent d'abord pour fermer le canal sacré. Les autres points se soudent comme dans les autres vertèbres.

Coccyx. — Le coccyx se développe par quatre ou cinq points d'ossification, un pour chaque pièce.

§ 2. — CÔTES

Position. — Placez *en arrière* l'extrémité irrégulière, *en dedans* et *en bas* la gouttière qui est creusée sur la face concave.

Les côtes sont des os plats pour la structure, longs pour la conformation extérieure. Ces os constituent des arcs osseux, flexibles, élastiques, désignés sous les noms de première, deuxième, troisième côte, etc., en comptant de haut en bas.

Les côtes se divisent en *vraies côtes*, au nombre de sept, et en *fausses côtes*, au nombre de cinq. Les premières sont encore appelées *sternales*, parce qu'elles s'articulent au moyen d'un cartilage avec le sternum ; les autres, qui ne s'articulent pas avec cet os, ont reçu le nom d'*asternales*. Les deux dernières côtes sont appelées *côtes flottantes*, parce que le cartilage qui les termine en avant se perd dans les parois de l'abdomen, et qu'elles ne s'articulent pas avec les apophyses transverses des vertèbres.

1° *Caractères généraux des côtes*.

Les côtes s'articulent en arrière avec la colonne vertébrale ; en avant elles donnent insertion au cartilage costal. Elles sont *dirigées* obliquement de haut en bas, d'arrière en avant, obliquité beaucoup plus marquée pour les côtes inférieures. *Aplatis* latéralement, *courbés* sur leurs faces, ces os présentent encore une *courbure de torsion* suivant les bords, courbure telle que la côte ne touche que par deux points le plan horizontal sur lequel on la pose. Plus minces et plus fragiles chez le vieillard, les côtes sont plus longues vers le milieu de la région ; exemple : septième ; plus courtes, au contraire, aux extrémités de la région ; exemple : première et douzième.

Les côtes présentent à étudier un corps et deux extrémités.

Le *corps* offre deux faces et deux bords.

Face externe. — Convexe, elle est pourvue vers le quart postérieur d'une saillie rugueuse, *angle postérieur de la côte*, correspondant à un point plus prononcé de la ligne courbe que décrit cet os. Cet angle, à mesure qu'on se rapproche de la première côte, est moins éloigné de l'extrémité postérieure.

Vers la partie antérieure de cette face, il existe une saillie analogue, mais moins marquée, *angle antérieur* de la côte. Divers muscles s'insèrent sur cette face.

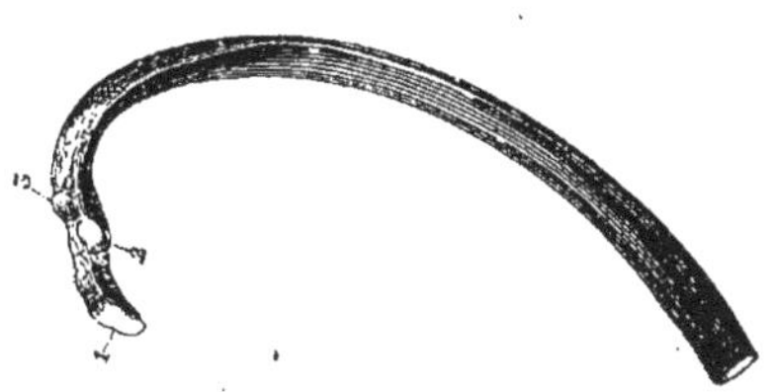

Fig. 13. — Côte vue par sa partie inférieure ; on y voit la gouttière costale et la courbure de la côte.

1, tête. — 2, col. — 3, facette articulaire de la tubérosité.

Face interne. — Concave, lisse, elle est recouverte par la plèvre.

Bord supérieur. — Arrondi, il donne insertion aux deux muscles intercostaux.

Bord inférieur. — Semblable au précédent dans ses trois quarts antérieurs, il est pourvu d'une gouttière en arrière, *gouttière costale*. Cette gouttière, creusée en partie sur le bord inférieur et en partie sur la face interne de la côte, loge l'artère intercostale, la veine intercostale et le nerf intercostal. Elle donne insertion, par sa lèvre externe, au muscle intercostal externe, et par sa lèvre interne au muscle intercostal interne. La gouttière commence un peu en arrière de l'angle, et se termine vers le milieu du corps de la côte.

Extrémité antérieure. — Un peu renflée, elle présente une surface concave, rugueuse, non revêtue de cartilage, pour donner insertion au cartilage costal.

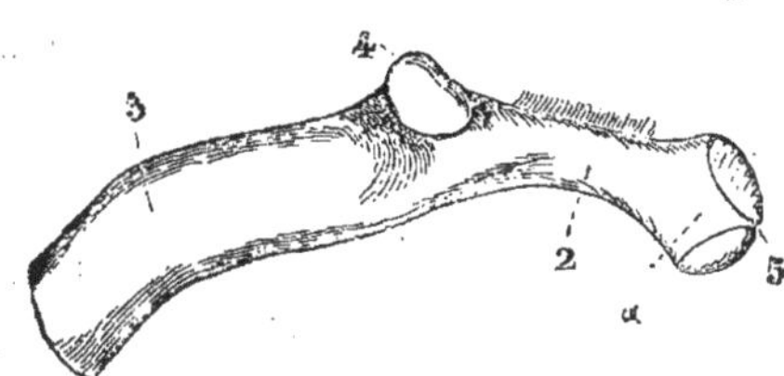

Fig. 14. — Extrémité postérieure d'une côte.

1, tête. — 2, col et ligament transverse costal. — 3, angle. — 4, facette articulaire de la tubérosité. — 5, sommet de la tête séparant les deux facettes articulaires, et s'articulant avec le disque intervertébral.

Extrémité postérieure. — Elle offre, à l'extrémité même, une *tête ;* en dehors, une portion rétrécie ou *col ;* plus en dehors une saillie ou *tubérosité.*

La *tête* présente *deux facettes* articulaires qui s'articulent avec le corps de deux vertèbres voisines, et qui se portent obliquement l'une vers l'autre pour former un sommet qui donne insertion au disque fibreux intervertébral.

Le *col*, placé au-devant de l'apophyse transverse de la vertèbre qui est au-dessus, donne insertion en arrière au ligament *trans-*

verso-costal interosseux. Il est pourvu en haut d'une crête longitudinale qui donne insertion au muscle *sur-costal* correspondant et au ligament *transverso-costal supérieur*.

La *tubérosité* n'est marquée que sur la face externe de l'os. Elle présente en arrière et en bas une surface articulaire pour l'apophyse transverse de la vertèbre correspondante. La partie supérieure de la tubérosité offre une saillie sur laquelle s'insère le ligament *transverso-costal postérieur*.

Les côtes ont la structure des os plats. Revêtues d'une lamelle de substance compacte, elles sont formées, au centre, de substance spongieuse et n'ont pas de canal médullaire.

Les canalicules osseux, dirigés dans le sens de la longueur de la côte, sont d'une inégale grosseur : ce qui explique, selon Malgaigne, les dentelures fréquentes des fragments dans les fractures, car ces canaux se rompent à différentes hauteurs.

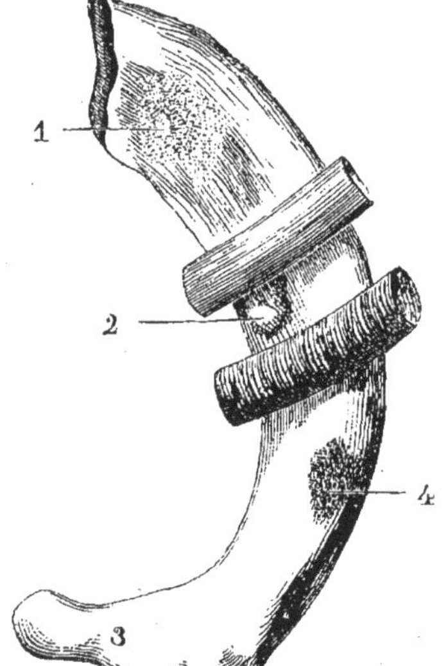

Fig. 15. — Première côte droite, vue par sa face supérieure.

1, surface rugueuse pour l'insertion du ligament costo-claviculaire. — 2, tubercule du scalène antérieur ; en avant du tubercule on voit la veine sous-clavière, en arrière l'artère. — 3, col. — 4, insertion du scalène postérieur.

Développement. — Les côtes ont un point d'ossification primitif, et trois complémentaires.

Le *point primitif* apparaît vers la même époque que le point primitif de la diaphyse de la plupart des os longs, au milieu du corps de l'os, au 45e jour de la vie embryonnaire.

Les *points complémentaires* se montrent : au sommet de la tubérosité, à sa facette articulaire et à celle de la tête. Ils apparaissent tard, de dix à vingt ans. La soudure de tous ces points a lieu vers vingt ou vingt-quatre ans.

2° *Caractères particuliers des côtes.*

Comme dans l'étude des vertèbres, nous remarquons ici que les côtes des extrémités de la région ont des caractères particuliers qui permettent de les distinguer des autres ; ce sont la première, la deuxième, la onzième et la douzième.

Première côte. — Elle se distingue des autres : 1° par le corps, 2° par les extrémités.

Corps. — Court, aplati de haut en bas et non sur les côtés, il présente une *face supérieure* et une *face inférieure ;* courbé sur ses bords, il a un *bord interne* et un *bord externe*. Il est horizontal, *dépourvu de gouttière* costale et d'*angle* postérieur. Il présente à la partie moyenne de sa face supérieure le *tubercule de Lisfranc* (1), qui donne insertion au muscle scalène antérieur. Ce tubercule sépare deux gouttières transversales à peine marquées : l'une antérieure, pour le passage de la veine sous-clavière ; l'autre postérieure, pour le passage de l'artère sous-clavière.

Extrémités. — L'antérieure, très volumineuse, est pourvue à sa partie supérieure d'une *facette articulaire* pour la clavicule et de *rugosités* pour l'insertion du ligament costo-claviculaire. A l'extrémité postérieure, on trouve une *tête arrondie*, pourvue d'une seule facette articulaire qui s'articule avec la première vertèbre dorsale seulement. Le *col* est mince ; la *tubérosité*, très saillante, est confondue avec l'angle de la côte.

Deuxième côte. — Plus longue que la précédente, mais plus courte que la troisième, elle est *dépourvue de gouttière* costale. Elle ne présente *pas de torsion* sur ses bords. La *face externe* regarde en haut et en dehors ; sa *face interne*, en bas et en dedans. Sur la moitié postérieure de sa face externe, il existe une *empreinte rugueuse* pour le muscle scalène postérieur. L'angle postérieur est très rapproché de la tubérosité; sa tête est pourvue de deux facettes articulaires, dont la supérieure est beaucoup plus petite que l'autre.

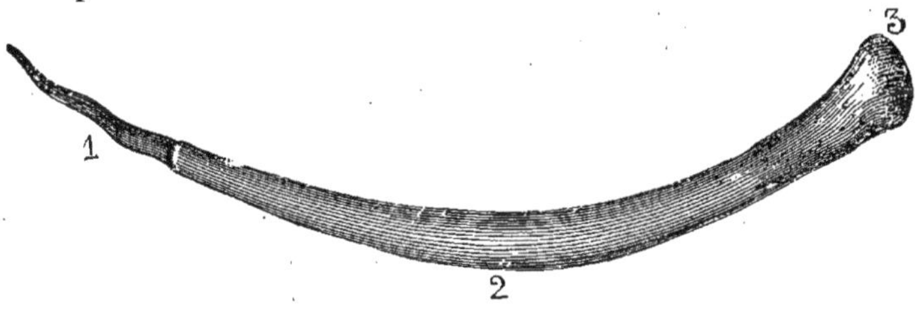

Fig. 16. — Douzième côte.

1, cartilage costal. — 2, corps de la côte. — 3, tête arrondie de la côte.

Onzième et douzième côtes. — Ces deux côtes sont les *côtes flottantes*. Elles sont très courtes, mais la douzième est plus courte

(1) Lisfranc (Jacques), chirurgien à Paris, né en 1790, mort en 1847, l'un des principaux fondateurs de la *médecine opératoire*. Envieux, emporté et agressif, il ne put jamais tolérer la supériorité écrasante de Dupuytren, qu'il appelait *l'assassin du bord de l'eau* (ancien Hôtel-Dieu), ou bien encore *le perroquet du bord de l'eau* (à cause de son habit vert).

que la onzième. A peine courbées, elles sont *dépourvues de gouttière costale et de tubérosité ;* la douzième n'a pas d'angle. L'extrémité antérieure est mince et pointue, la postérieure est pourvue d'*une seule facette* convexe, presque plane, pour s'articuler avec une seule vertèbre ; elles ne s'articulent point avec les apophyses transverses des vertèbres comme les autres côtes. Ces deux os ne se développent que par un seul point osseux.

Anomalies des côtes. — On peut rencontrer des sujets n'ayant que onze côtes, soit d'un côté, soit des deux côtés à la fois. Lorsqu'une côte manque, c'est toujours la douzième, Lorsqu'il existe une côte en excès, c'est le plus souvent l'apophyse transverse de la première vertèbre lombaire qui s'est transformée en côte. On voit aussi, mais rarement, une petite côte surnuméraire formée par l'apophyse transverse de la septième vertèbre cervicale. On a vu parfois, des côtes bifurquées et des côtes perforées.

— Les côtes du milieu se *fracturent* souvent parce quelles sont plus exposées que les autres. La fracture siège au point frappé (*fracture directe*) ; lorsque les deux extrémités de la côte tendent à être rapprochées par choc ou pression, la fracture (*fracture indirecte*) siège toujours un peu en avant du milieu de la côte. *Les fragments ne se déplacent pas* ordinairement, parce qu'ils sont maintenus par les articulations des extrémités et par les muscles intercostaux ; mais les extrémités fracturées des deux fragments se meuvent pendant l'inspiration, d'où *violente douleur*. Il est rare que la plèvre ne soit pas un peu atteinte, d'où *pleurésie localisée*.

On peut observer des fractures de côtes à la suite d'un violent effort (toux, etc.), principalement chez les vieillards, dont la substance osseuse est raréfiée (*fracture par contraction musculaire*).

La *carie* se montre rarement sur les côtes ; elle amène des abcès froids et des inflammations de la plèvre.

Des cartilages costaux.

Les cartilages costaux sont des pièces cartilagineuses ajoutées à l'extrémité antérieure des côtes, dont elles partagent la *forme*. Les sept premiers s'unissent au sternum par leur extrémité interne, *cartilages sternaux ;* les cinq autres n'arrivent pas au sternum, *cartilages asternaux*.

Cartilages sternaux. — Ces cartilages offrent à peu près la même largeur que les côtes correspondantes, mais ils sont un peu plus épais. Ils pénètrent par leurs extrémités dans les côtes et dans le sternum (au point de soudure des pièces osseuses). Le *premier* se distingue des autres en ce qu'il est le plus large, le plus court (2 centimètres), et qu'il est en continuité avec la substance osseuse de la première pièce du sternum. Le *deuxième* est un des plus étroits.

Leur *longueur* augmente insensiblement du premier au septième (2 centimètres pour le premier, 12 à 14 pour le septième). Les premiers sont horizontaux, puis ils deviennent de plus en plus obliques.

Cartilages asternaux. — Ils adhèrent aux côtes comme les précédents, mais leur extrémité interne, effilée, n'arrive pas au sternum ; elle s'insère sur le cartilage costal, situé immédiatement au-dessus : le huitième sur le septième, le neuvième sur le huitième, le dixième sur le neuvième. Le cartilage des côtes flottantes est vermiforme, il se perd dans l'épaisseur de la paroi abdominale et ne s'insère pas sur les autres cartilages.

Structure. — Les cartilages costaux sont formés de tissu cartilagineux, ce sont des *cartilages périchondrés;* leur périchondre se continue avec le périoste des côtes et du sternum. Ils s'ossifient fréquemment chez l'adulte, et chez le vieillard il n'est pas rare de les voir à peu près complètement ossifiés, de sorte qu'ils ont perdu à peu près toute leur élasticité.

Leur *usage* est de donner de l'élasticité au thorax. Au moment où la partie moyenne de la côte s'élève pendant l'inspiration, ils éprouvent un léger mouvement de torsion sur leur axe.

§ 3. — STERNUM

Position. — Placez la grosse extrémité *en haut,* la face convexe *en avant.*

Os impair, médian, symétrique, situé à la partie supérieure, antérieure et médiane du thorax, dirigé obliquement de haut en bas, d'arrière en avant. Il présente une forme irrégulière, que les anciens anatomistes comparaient à celle de l'épée des gladiateurs. L'os est, en effet, composé de trois parties qui permettent à la rigueur cette comparaison. La première, ou portion supérieure de l'os, était appelée *manubrium* ou poignée ; la deuxième portion moyenne, ou corps, représentait la lame, *mucro ;* l'extrémité inférieure, ou troisième portion, était appelée *processus ensiformis*, ou pointe, ou appendice xiphoïde.

Dimensions moyennes. — *Longueur*, 16 cent. en moyenne ; *épaisseur,* 12 mill. au manubrium, 8 au mucro, 3 au processus ensiformis; *largeur*, 6 cent. entre les clavicules, 3 1/2 entre le manubrium et le mucro, 4 1/2 au milieu du mucro, 2 au processus ensiformis.

Articulé avec les deux clavicules et les sept premiers cartilages costaux, le sternum a la structure des os plats ; mais sa substance spongieuse est formée de minces cloisons, qui limitent des aréoles très larges et remplies d'un suc médullaire liquide et rouge.

Cet os présente à étudier deux faces, deux bords, deux extrémités.

Face antérieure. — Convexe, plus large en haut, elle présente cinq ou six lignes transversales, rugueuses, séparant les diverses pièces osseuses qui constituent les trois portions du sternum. Ces lignes, plus rapprochées en bas qu'en haut, représentent les vestiges de la soudure des diverses pièces osseuses. La première, très saillante, forme chez certains sujets une saillie qui a été prise quelquefois pour une tumeur. Il n'y a pas là, comme on pourrait le croire, une soudure osseuse, mais bien une articulation qui n'est envahie par l'ossification que dans la vieillesse. En 1842, dans un mémoire présenté à l'Académie de médecine, Maisonneuve a étudié cette articulation et ses luxations.

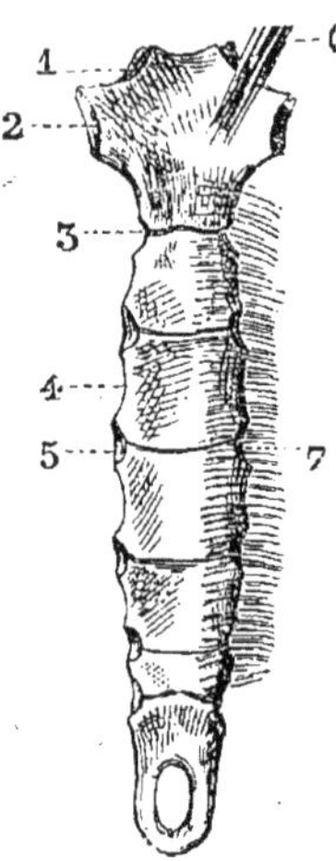

Fig. 17. — Sternum (face antérieure).

1, facette articulaire pour la clavicule. — 2, facette articulaire pour le premier cartilage costal. — 3, 5, facettes articulaires pour les cartilages costaux. — 4, échancrure qui termine l'espace intercostal en avant. — 6, faisceau sternal du sterno-cléido-mastoïdien. — Insertion du grand pectoral.

Entre les lignes rugueuses, on trouve des surfaces planes formées par les diverses pièces de l'ossification. Trois muscles s'insèrent sur cette face : dans toute son étendue, le muscle grand pectoral ; à sa partie supérieure, sur la première portion du sternum, le muscle sterno-cléido-mastoïdien ; à sa partie inférieure, sur les côtés, le muscle droit de l'abdomen. On trouve quelquefois, sur cette face, un trou, *trou sternal*, qui fait communiquer le tissu cellulaire sous-cutané avec le tissu cellulaire du médiastin ; ce trou résulte de la soudure incomplète, dans le sens latéral, de deux points d'ossification du sternum.

Face postérieure. — Concave, elle présente les mêmes surfaces planes et les mêmes lignes transversales que la face antérieure ; seulement les lignes sont moins accusées. Cinq muscles s'y insèrent : à la partie supérieure près de la ligne médiane, le sterno-thyroïdien ; en dehors de celui-ci, le sterno-cléido-hyoïdien ; sur les côtés du corps de l'os, le triangulaire du sternum ; en bas le diaphragme et le transverse de l'abdomen.

Cette face est en rapport avec le cœur, dont elle est séparée par le péricarde. Chez le fœtus, elle est en rapport aussi avec le thymus.

A sa partie supérieure, elle est en rapport avec les gros vaisseaux veineux et artériels du thorax.

Bords. — Sinueux, contournés en *S* italique, concaves à la partie supérieure, convexes à la partie inférieure, ces bords présentent *treize échancrures*, dont six, plus étendues et moins profondes, font partie des espaces intercostaux, tandis que les sept autres, articulaires, moins étendues et plus profondes, reçoivent les cartilages costaux. Ces dernières échancrures alternent avec les autres; elles *correspondent toujours, excepté pour la première, à la ligne de réunion de deux pièces d'ossification du sternum*, et sont, comme ces lignes, plus rapprochées à la partie inférieure. Le long des bords du sternum, dans la cavité thoracique, on voit les vaisseaux mammaires internes.

Extrémité supérieure ou base. — C'est la partie la plus épaisse de l'os; elle concourt à former l'orifice supérieur du thorax. Séparée de la colonne vertébrale par un intervalle de 5 centimètres dans lequel se trouvent la trachée, l'œsophage et de nombreux nerfs et vaisseaux, elle présente, sur la ligne médiane, une échancrure, *fourchette sternale*. De chaque côté de la fourchette, on voit une surface articulaire oblongue, à grand diamètre oblique en bas et en dehors, concave dans le même sens, convexe d'avant en arrière, et destinée à s'articuler avec la clavicule. Elle ne donne insertion à aucun muscle, l'aponévrose omo-claviculaire seule s'y insère.

Extrémité inférieure ou sommet. — Cette extrémité, ou *appendice xiphoïde*, est cartilagineuse et ne commence à s'ossifier que dans les années qui suivent la naissance, à une époque très variable. Chez le vieillard, quelquefois même dans la plus extrême vieillesse, on n'y trouve aucune trace d'ossification.

Cette extrémité est quelquefois déviée en avant, en arrière ou sur les côtés. Elle donne attache à la ligne blanche, et par sa face postérieure à quelques fibres du diaphragme. Elle est souvent percée d'un trou. Desault l'a vue descendre jusqu'à l'ombilic (1).

Développement. — L'ossification du sternum est très variable. Le plus souvent, le squelette cartilagineux du sternum se trouve séparé en deux moitiés, ou *hémisternums*, par une fente médiane. Les deux moitiés se fusionnent rapidement et forment le *sternum cartilagineux*.

De cinq à six mois, le premier point osseux apparaît au centre de

(1) L'appendice xiphoïde, recouvert seulement par la peau, est une région tellement sensible qu'une forte contusion brise les forces de l'homme le plus solide et amène la syncope, ce qui explique la gravité d'un coup de tête au creux de l'estomac.

la *poignée*. Deux autres points se montrent près des facettes articulaires et complètent la première pièce du sternum (Rambaud et Renault).

Le corps est composé de quatre pièces appelées *sternèbres*, qui s'ossifient séparément. Les points osseux de la première pièce qui fait suite à la poignée, apparaissent vers le huitième mois; ceux de la pièce suivante un peu plus tard, et ceux de la dernière au dixième mois.

Il se fait d'abord entre les points osseux de chaque pièce une *conjugaison latérale*, et plus tard, une *conjugaison verticale* entre les *sternèbres*. Cette conjugaison verticale a lieu de bas en haut.

Le corps et la poignée du sternum ne se soudent que rarement; ils forment une articulation susceptible de luxation. Elle est parfois masquée par une lamelle osseuse superficielle. Cette articulation forme assez souvent un angle saillant appelé *angle de Louis* (1). Il a été considéré à tort comme constituant un signe pathognomonique de la phtisie.

La *fissure sternale*, chez l'homme, est un arrêt de développement consistant dans le défaut de soudure de la *fente médiane primitive* du sternum. Dans ce cas, on voit le cœur battre sous la peau. Chez quelques animaux, le *cachalot*, par exemple, la fissure sternale est normale. Chez d'autres, comme le *porc*, elle existe seulement pendant les premières années. Le *gibbon* est le seul *primate* dont le sternum ressemble à celui de l'homme. Chez les autres primates, les *sternèbres* ne se soudent pas complètement, et les pièces qui constituent le sternum de ces animaux sont multiples.

Chez l'*orang-outang*, les deux points osseux de chaque *sternèbre* du corps de l'os ne se soudent pas sur la ligne médiane avant l'âge adulte.

Anomalies. — Breschet a signalé deux os *supra-sternaux* symétriques, situés au-dessus de la fourchette du sternum, et reliés à la poignée par une lame cartilagineuse.

Les vertébrés inférieurs possèdent, au même niveau, une pièce osseuse appelée *épisternum*.

Huit muscles s'insèrent sur le sternum.

Face antérieure: grand pectoral, sterno-cléido-mastoïdien, droit de l'abdomen.

Face postérieure : sterno-thyroïdien, sterno-cléido-hyoïdien, triangulaire du sternum, diaphragme et transverse de l'abdomen.

Extrémité inférieure : diaphragme.

(1) Louis (Pierre-Charles-Alexandre), médecin à Paris (1787-1872), publia des recherches remarquables sur la phtisie. D'après Louis : 1° les tubercules des poumons existent primitivement au sommet de ces organes; 2° quand on rencontre des tubercules dans un organe, il en existe aussi dans le poumon.

— Le sternum renferme une substance spongieuse, molle, pour laquelle la *carie* montre une grande prédilection chez les scrofuleux. Il est fréquent de voir des abcès froids et des cicatrices d'abcès chez ces malades. Les *fractures* de cet os sont rares, elles se montrent le plus souvent à la suite d'un choc direct au sternum. La fracture siège ordinairement à l'articulation de la poignée avec le corps ; et, lorsqu'il y a déplacement, c'est le fragment inférieur qui se place en avant de l'autre.

Thorax en général.

Le thorax, encore appelé *cage thoracique*, est une cavité conique à sommet supérieur, formée par la colonne vertébrale en arrière, le sternum en avant, les côtes et les cartilages costaux sur les côtés. Cette cavité présente une base, un sommet, une surface extérieure et une surface intérieure.

La **base** est limitée : en arrière, par le bord inférieur de la douzième côte ; sur les côtés et en avant, par les cartilages costaux

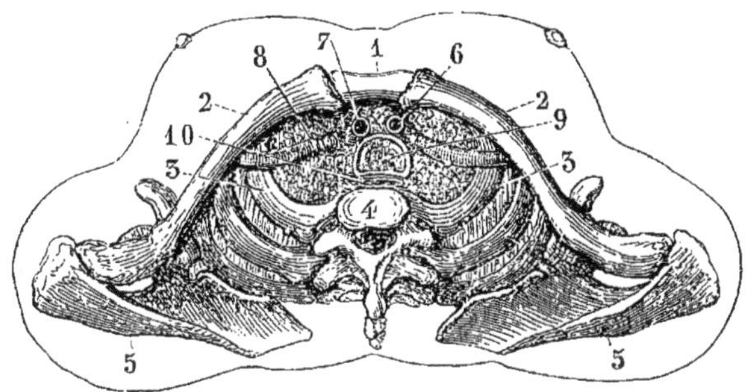

Fig. 18. — Orifice supérieur du thorax. Rapports des premières côtes avec les clavicules et les omoplates.

1, base du sternum. — 2, 2, clavicules. — 3, 3, premières côtes. — 4, corps de la première vertèbre dorsale. — 5, 5, épine de l'omoplate. — 6, coupe de l'artère carotide droite. — 7, coupe de l'artère carotide gauche. — 8, artère sous-clavière sur le sommet du poumon. — 9, trachée. — 10, œsophage.

des six dernières côtes et l'appendice xiphoïde du sternum. Cette base, qui donne attache par sa lèvre intérieure au muscle diaphragme, est pourvue en avant d'une échancrure considérable qui correspond à la région de l'épigastre.

Le **sommet** constitue une ouverture relativement très étroite, limitée en avant par la base du sternum ; en arrière, par le corps de la première vertèbre dorsale ; sur les côtés, par le bord interne et concave de la première côte. Cette ouverture, dont les dimensions varient un peu suivant les sujets, mesure de 9 à 10 centimètres transversalement, et de 4 à 5 centimètres d'avant en arrière. Elle est complètement remplie par les organes qui passent du cou dans le thorax, et du thorax dans le cou.

On y trouve le sommet des deux poumons, l'œsophage, la trachée, les artères carotides primitives et sous-clavières, les troncs veineux brachio-céphaliques et les nerfs récurrent gauche, grands sympathiques, phréniques et pneumogastriques.

Le sommet du thorax est à peu près horizontal, et son inclinaison est si peu marquée, qu'un plan horizontal passant sur la fourchette du sternum correspond au disque intervertébral situé entre la première et la deuxième vertèbre dorsale.

La **surface extérieure** du thorax peut être divisée en trois régions : 1° la face antérieure ; 2° la face postérieure ; 3° les faces latérales.
La *face antérieure*, formée par le sternum et les cartilages costaux, est limitée par deux lignes obliques dirigées de haut en bas et de dedans en dehors, et constituées par la série des articulations des côtes avec les cartilages costaux. Cette face est recouverte par les muscles grands pectoraux dans presque toute son étendue ; à la partie inférieure, par le grand oblique de l'abdomen, et, à sa partie supérieure, par le faisceau sternal du sterno-cléido-mastoïdien. Elle correspond au péricarde et au cœur, aux gros vaisseaux qui partent de cet organe ou qui s'y rendent, au bord antérieur des poumons et aux vaisseaux mammaires internes.

La *face postérieure* est limitée par deux lignes obliques, dirigées également de haut en bas et de dedans en dehors, et formées par l'angle postérieur des côtes. Nous savons, en effet, que l'angle des côtes s'écarte de l'extrémité supérieure de ces os à mesure qu'on s'éloigne de la première côte. Cette face postérieure présente, sur la ligne médiane, la série des apophyses épineuses des vertèbres dorsales, et sur les côtés, de dedans en dehors, les gouttières vertébrales, les séries verticales des apophyses transverses, enfin la partie postérieure des côtes et des espaces intercostaux. Des muscles nombreux, appartenant à la région dorsale, recouvrent cette face.

La *face latérale* est formée par les côtes qui limitent les espaces intercostaux. On y remarque l'inclinaison de ces os, qui est d'autant plus prononcée qu'on se rapproche de la dernière côte. Des muscles recouvrent cette face : le grand dentelé, le grand pectoral, le petit pectoral, les deux petits dentelés, le grand oblique de l'abdomen et le scalène postérieur.

La **surface intérieure** du thorax présente : à sa partie postérieure, une saillie très considérable formée par la colonne vertébrale, et en avant le sternum. C'est entre la colonne vertébrale et le sternum qu'on trouve une cloison appelée *médiastin*. Cette cloison sépare les deux poumons et les deux plèvres. On trouve, entre les côtes, les muscles intercostaux qui s'étendent d'une extrémité à l'autre des espaces de même nom.

La cavité thoracique est remplie par des organes importants et nombreux. Nous étudierons ces organes avec la splanchnologie.

Lorsqu'on examine le thorax recouvert des muscles, on voit que sa forme est celle d'un cône dirigé en sens inverse de celui que représente la cavité thoracique du squelette ; le sommet de ce cône est situé à la partie inférieure du thorax, et sa base est supérieure. Cet aspect particulier de la partie supérieure de cette cavité est dû à la présence des omoplates et des clavicules.

Nous pourrions nous étendre beaucoup plus longuement sur l'étude du thorax considéré d'une manière générale ; mais il nous paraît plus conforme à la méthode de compléter cette description lorsque nous étudierons l'appareil de la respiration.

ARTICLE II

OS DU MEMBRE SUPÉRIEUR

On divise les membres supérieurs en quatre segments : *l'épaule*, *le bras*, l'*avant-bras* et la *main*. L'épaule comprend deux os : la *clavicule* et l'*omoplate ;* le bras est formé par l'*humérus ;* le *cubitus* et le *radius* sont les os de l'avant-bras ; la main en comprend un grand nombre, dont nous donnerons plus loin l'énumération.

§ 1. — CLAVICULE

Position. — Placez la grosse extrémité *en dedans*, la face qui présente une gouttière *en bas*, le bord le plus convexe *en avant*.

Os pair, long, non symétrique, situé à la partie supérieure et latérale du thorax, présentant un volume, une résistance, une longueur et des flexuosités plus considérables chez l'homme que chez la femme. Cet os offre à étudier deux faces, deux bords, deux extrémités.

Face supérieure. — Elle est lisse, convexe, recouverte par le peaucier, les filets descendants du plexus cervical superficiel et la peau. A son tiers interne s'insère le muscle *sterno-cléido-mastoïdien*.

Face inférieure. — Elle présente une gouttière transversale, *gouttière sous-clavière*, où s'insère le muscle *sous-clavier*.

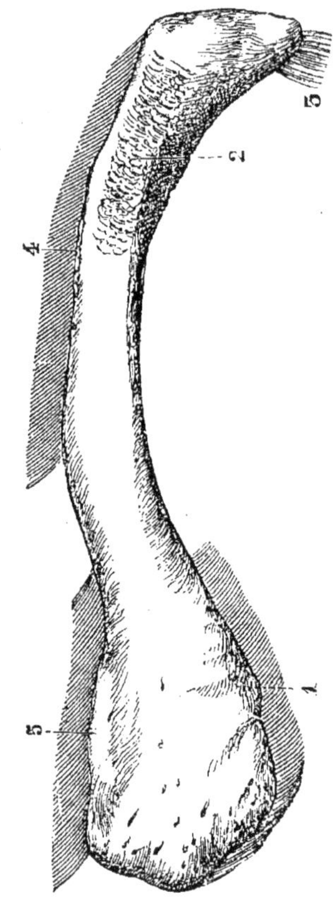

Fig. 19. — Clavicule. Face supérieure.

1, insertion du trapèze. — 2, faisceau claviculaire du sterno-cléido-mastoïdien. — 3, insertion du sterno-cléido-mastoïdien. — 4, insertion du grand pectoral. — 5, insertion du deltoïde.

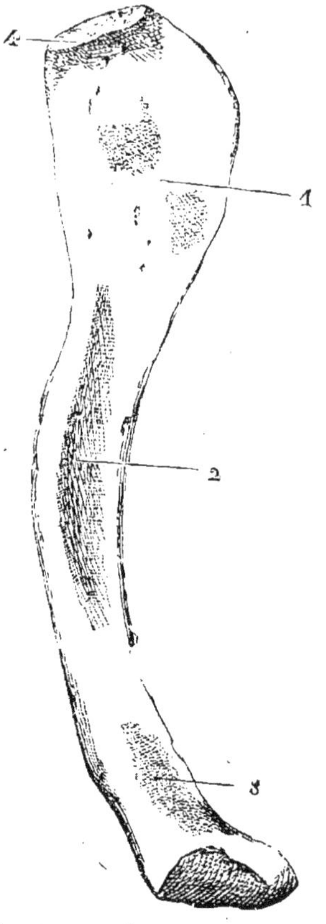

Fig. 20. — Clavicule. Face inférieure.

1, insertion des ligaments coraco-claviculaires. — 2, gouttière sous-clavière pour l'insertion du sous-clavier. — 3, surface rugueuse pour l'insertion du ligament costo-claviculaire. — 4, facette qui s'articule avec l'acromion.

Bord antérieur. — Large et convexe dans les deux tiers internes, où s'insère le muscle *grandpectoral*, il est mince et concave dans le tiers externe, où s'attache le *deltoïde*.

Bord postérieur. — Large et concave dans les deux tiers internes, il est mince et convexe dans le tiers externe. Au niveau de sa portion concave, il est en rapport avec les *vaisseaux sous-claviers ;* sa portion convexe donne insertion au muscle *trapèze*.

Extrémité interne. — Volumineuse, à peu près quadrangulaire, elle présente une surface articulaire plane, large, rugueuse, qui s'articule avec le sternum. En haut et en avant, on trouve des rugosités pour des insertions musculaires ; en bas, des rugosités pour l'insertion du *ligament costo-claviculaire*, et une facette articulaire qui s'articule avec l'extrémité antérieure de la première côte ; en arrière, l'insertion du muscle *sterno-cléido-hyoïdien.*

Extrémité externe. — Aplatie de haut en bas, elle est terminée par une facette articulaire ovale, à grand diamètre antéro-postérieur, regardant en dehors et un peu en bas ; elle s'articule avec l'acromion. Au-dessous de cette extrémité, on trouve des rugosités dirigées en dehors et en avant pour l'insertion des ligaments *coraco-claviculaires*.

Développement. — La clavicule et le maxillaire inférieur sont les os qui s'ossifient les premiers. Un point osseux *primitif* se montre au milieu de son corps avant le trente-cinquième jour, un peu avant l'époque de l'apparition du point osseux du maxillaire inférieur. A dix-huit ou vingt ans, se développe, à l'extrémité interne, un petit point osseux *complémentaire*, qui forme une partie de la surface articulaire et qui se *soude* au corps de l'os avant vingt-cinq ans. Les anciens appelaient la clavicule 'Οστεον πρωτογενής, os engendré le premier.

On trouve souvent au milieu de l'os un canal médullaire.

Remarque. — La clavicule droite est plus forte que la gauche, surtout chez les hommes qui se livrent à de fort travaux manuels; chez les gauchers c'est la clavicule gauche qui est la plus forte. La clavicule présente quelquefois, à la partie inférieure de son extrémité externe, une facette articulaire pour l'articulation de l'apophyse coracoïde, et une autre facette au-dessous de l'extrémité interne pour la première côte. George Carpenter (*The Lancet*, 7 janvier 1899) a signalé une malformation de la clavicule chez cinq membres de la même famille Le père, ainsi que quatre de ses enfants, avait les clavicules formées de deux fragments osseux.

Une fille de huit ans avait deux clavicules représentées par une masse cartilagineuse de deux à trois centimètres de long. Les épaules étaient tombantes et rapprochées.

Dans le même recueil, Gustave Shorstein cite une autre anomalie des deux clavicules sur une fille de huit ans, ayant des signes de rachitisme fœtal. Cette anomalie consistait dans l'absence des deux tiers externes des clavicules. Le tiers interne se terminait en dehors par une extrémité cartilagineuse ou fibreuse, non visible sur les radiographies.

Six muscles s'insèrent sur la clavicule.

Face supérieure, 1. . — Tiers interne, sterno-cléido-mastoïdien.
Face inférieure, 1. . — Dans la gouttière, sous-clavier.
Bord antérieur, 2. . — Deux tiers internes, grand pectoral; tiers externe, deltoïde.
Bord postérieur, 2. . — Extrémité interne, sterno-cléido-hyoïdien ; tiers externe, trapèze.

— Comme les autres os, la clavicule est sujette à la *carie*, à la *nécrose* et au *cancer*. Elle est assez souvent le siège d'*exostoses*. Ses *fractures* sont presque aussi fréquentes que celles des côtes. Elles succèdent à un choc direct (*fractures directes*), ou à une chute sur l'épaule, le coude ou la main (*fractures indirectes*) ; dans ces dernières, la fracture siège ordinairement à l'union du tiers interne et du tiers moyen de l'os, et elle est dirigée en bas et en dedans. Le fragment externe, n'ayant plus de soutien, se porte en bas, en avant et en dedans, obéissant au poids du membre et à l'action musculaire (en avant, grand dentelé, petit pectoral ; en dedans, grand pectoral, grand dorsal et grand rond). Lorsque la fracture siège au tiers interne ou au tiers externe, il y a rarement déplacement, parce que les deux fragments sont maintenus par les insertions musculaires et ligamenteuses.

§ 2. — OMOPLATE OU SCAPULUM

Position. — Placez la face munie d'une grande apophyse *en arrière*, le sommet de cette apophyse *en haut*, et *en dehors*.

L'omoplate, vulgairement appelée *palette du dos*, est un os plat, pair, triangulaire, situé à la partie supérieure, postérieure et latérale du thorax, articulé avec l'extrémité externe de la clavicule et avec l'humérus, et enfoui au milieu des masses musculaires de l'épaule et du dos.

Elle présente à étudier deux faces, trois bords, trois angles.

Face antérieure. — Concave, elle forme la fosse sous-scapulaire, et présente des crêtes obliques en haut et en dehors pour l'insertion du muscle *sous-scapulaire*. Cette face se termine en haut et en bas, aux angles supérieur et inférieur, par une surface triangulaire sur laquelle s'insère le *grand dentelé*.

Face postérieure. — On y trouve, à l'union du quart supérieur et des trois quarts inférieurs, une grande apophyse, *épine de l'omoplate*, triangulaire, confondue avec l'omoplate par son bord antérieur.

Son bord postérieur, confondu en dedans avec le bord interne de l'omoplate, se termine en dehors, en formant avec le bord externe de l'épine une saillie, *acromion*. Ce bord, qu'on appelle *crête*, est très épais. La lèvre supérieure donne insertion au *trapèze*, l'inférieure au *deltoïde*.

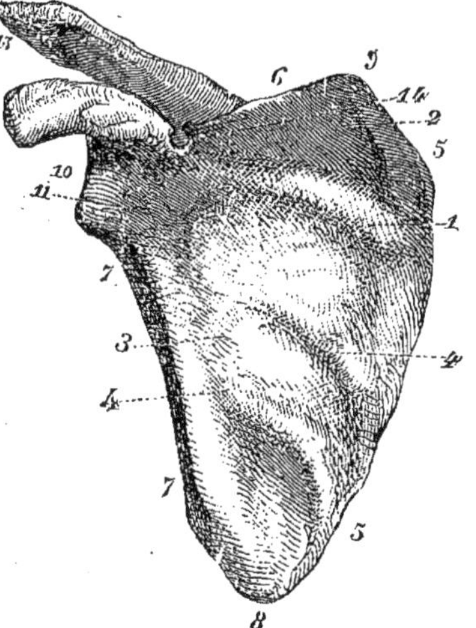

Fig. 21. — Face antérieure de l'omoplate droite.

1, 2, 3, 4, 4, crêtes qui donnent insertion au muscle sous-scapulaire. — 5, 5, bord interne. — 6. bord supérieur. — 7, bord externe. — 8, angle inférieur de l'omoplate. — 9, angle supérieur et interne. — 10, 11, cavité glénoïde. — 12, apophyse coracoïde. — 13, acromion. — 14, échancrure coracoïdienne (nerf sus-scapulaire, et au-dessus artère scapulaire supérieure).

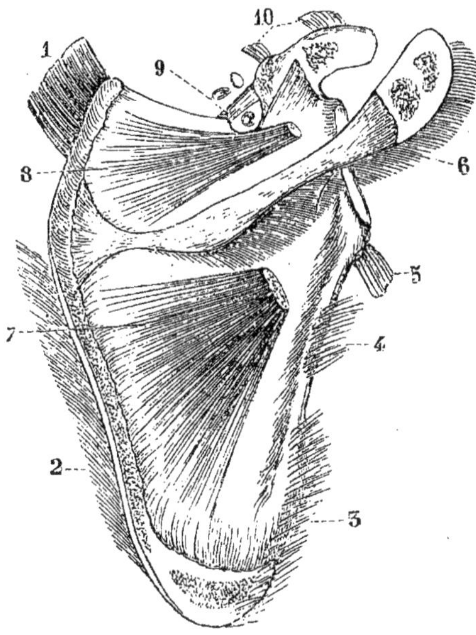

Fig. 22. — Omoplate droite avec les muscles (face postérieure). On y voit les points d'ossification complémentaires.

1, muscle angulaire de l'omoplate. — 2, rhomboïde. — 3, grand rond. — 4, petit rond. — 5, longue portion du triceps. — 6, deltoïde. — 7, sous-épineux. — 8, sus-épineux. — 9, ligament qui convertit en trou l'échancrure coracoïdienne, dans laquelle passe le nerf sus-scapulaire. — 10, ligaments coraco-claviculaires.

Le bord externe de l'épine est concave, lisse.

L'acromion, qui fait suite à ces deux bords, est une apophyse dirigée en avant, en haut et en dehors. La base, ou pédicule, semble tordue ; son sommet donne insertion au ligament *acromio-coracoïdien*; sa face supérieure est séparée de la peau par une bourse séreuse; sa face inférieure, lisse, est en rapport avec la tête de l'humérus. Les bords se continuent avec les deux lèvres du bord postérieur de l'épine de l'omoplate ; l'externe est convexe, l'interne concave. Celui-ci présente à sa partie antérieure une facette ovale, à grand diamètre antéro-postérieur, qui regarde en haut et en dedans pour s'articuler avec la clavicule.

Au-dessus de l'épine, la dépression que l'on rencontre s'appelle *fosse sus-épineuse* et donne attache au muscle *sus-épineux;* la dépression qui est au-dessous se nomme *fosse sous-épineuse* et donne attache au muscle *sous-épineux*. Elle est plus étendue que la première; elle est bordée, à sa partie externe et inférieure, le long du bord externe de l'omoplate, par une surface rugueuse, allongée, divisée en deux parties par une crête oblique en haut et en dehors. A la partie supérieure s'insère le muscle *petit rond*, à la partie inférieure le muscle *grand rond*.

Bord interne ou spinal. — Le plus long des bords; il est mince et présente, à l'union de son quart supérieur avec les trois quarts inférieurs, un angle qui correspond à l'origine de l'épine de l'omoplate. Au-dessus de l'angle, s'insère le muscle *angulaire de l'omoplate; le rhomboïde* s'insère au-dessous.

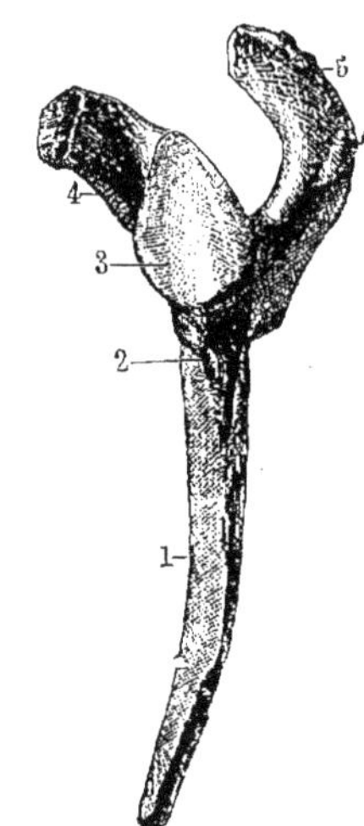

Fig. 23.
Bord externe de l'omoplate gauche.

1, bord axillaire. — 2, insertion de la longue portion du triceps. — 3, cavité glénoïde. — 4, concavité de l'apophyse coracoïde pour le glissement du tendon du sous-scapulaire. — 5, acromion.

Bord supérieur ou cervical. — Le plus mince et le plus court; il présente à sa partie externe l'*échancrure coracoïdienne* convertie en trou par un ligament. Le *nerf sus-scapulaire* passe dans le trou, sous le ligament, tandis que les *vaisseaux sus-scapulaires* passent par-dessus. Le muscle *omoplat-hyoïdien* s'insère en dedans de l'échancrure.

Bord externe ou axillaire. — Très épais, surtout à la partie supérieure; il présente au-dessous de la cavité glénoïde une surface rugueuse, triangulaire, pour la *longue portion du triceps*.

Angle supérieur. — Il est presque droit et donne attache au muscle *angulaire de l'omoplate*.

Angle inférieur. — Cet angle, le plus aigu, est situé entre la partie inférieure du grand dentelé, qui se trouve en avant, et la partie interne du grand rond, qui s'attache en arrière.

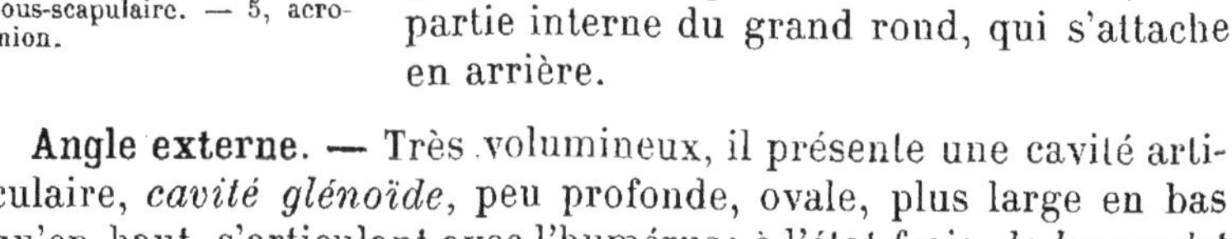

Angle externe. — Très volumineux, il présente une cavité articulaire, *cavité glénoïde*, peu profonde, ovale, plus large en bas qu'en haut, s'articulant avec l'humérus; à l'état frais, *le bourrelet glénoïdien* la borde. On appelle *col de l'omoplate* la portion rétrécie qui supporte la cavité glénoïde de l'omoplate et se confond avec le bourrelet glénoïdien.

Au-dessus de la cavité glénoïde, on trouve une apophyse en forme de crochet : c'est l'*apophyse coracoïde,* qui constitue, avec l'acromion, une voûte osseuse à l'articulation scapulo-humérale. Cette apophyse est dirigée en avant, en haut et en dehors. Sa base est comprise entre la cavité glénoïde et l'échancrure coracoïdienne. Son sommet donne insertion au muscle *coraco-brachial* et à la *courte portion du biceps* réunis; son bord antérieur, au muscle *petit pectoral;* son bord postérieur, au *ligament acromio-coracoïdien;* sa face supérieure, convexe et rugueuse, aux *ligaments coraco-claviculaires;* sa face inférieure, concave et lisse, est en rapport avec la tête de l'humérus.

Développement. — L'omoplate se développe par un *point primitif* et sept à neuf *points complémentaires.*

Le point primitif apparaît chez l'embryon au centre de l'omoplate cartilagineuse, dans la fosse sous-scapulaire, à la fin du deuxième mois.

Les points complémentaires se rencontrent : 1° le long du bord spinal; 2° à l'angle inférieur, 3° à l'acromion; 4° au centre de la cavité glénoïde; 5° à l'apophyse coracoïde.

L'*acromion* possède deux points complémentaires distincts, qui se réunissent bientôt pour former la moitié externe de l'acromion, la moitié interne se développant aux dépens du point primitif, comme l'épine. Le point acromial se montre à quinze ans et se soude au point primitif à dix-sept ans. Parfois il se forme un petit *os acromial* articulé avec l'épine de l'omoplate, ou séparé de cette épine par une lamelle cartilagineuse.

L'*apophyse coracoïde* se développe par deux ou trois points. Le principal occupe le centre de l'apophyse, un point accessoire unit ce point principal au reste de l'os. Parfois, le sommet de l'apophyse est formé par un point spécial. Le premier apparaît à quinze mois et se soude à l'os à quatorze ans; l'autre à quatorze ans et se soude au reste de l'os à seize.

Le *point spinal* ou *marginal* et le *point angulaire* se montrent à dix-huit ans et se soudent à vingt-deux.

La *cavité glénoïde* présente deux points osseux : le *point sous-coracoïdien* et la *plaque glénoïdienne.*

a. Le point *sous-coracoïdien,* ou *glénoïdien supérieur,* occupe le tiers supérieur de la surface articulaire. Avec le point primitif, qui forme les deux tiers inférieurs de la cavité glénoïde et le point de l'apophyse coracoïde qui occupe la partie interne et supérieure, le point sous-coracoïdien forme une surface plane visible ment partagée en trois parties par du cartilage, chez les jeunes sujets.

b. La *plaque glénoïdienne* forme une véritable plaque, mince au centre, épaisse à la circonférence, recouvrant la surface plane dont je viens de parler et constituant la cavité glénoïde. Le premier apparaît à dix ans et se soude à seize; le second se montre à seize et se soude à dix-neuf.

Seize muscles s'insèrent sur l'omoplate.

Face antérieure, 2. — Sous-scapulaire dans la fosse; grand dentelé en haut et en bas.

Face postérieure, 6. — Deux sur l'épine : trapèze à la lèvre supérieure du bord postérieur et au bord interne de l'acromion, deltoïde à la lèvre inférieure et au bord externe de l'acromion; sus-épineux dans la fosse sus-épineuse, sous-épineux dans la fosse sous-épineuse, petit rond et grand rond en dehors.

Bord interne, 2. . — Angulaire de l'omoplate dans le quart supérieur, rhomboïde dans les trois quarts inférieurs.

Bord supérieur, 1. — Omoplat-hyoïdien, en dedans de l'échancrure coracoïdienne.

Bord externe, 1. . — Longue portion du triceps, sous la cavité glénoïde.

Angle supérieur, . — Angulaire de l'omoplate déjà nommé.

Angle inférieur, 1. — Quelquefois un faisceau musculaire du grand dorsal.

Angle externe, 3. — Longue portion du biceps, au-dessus de la cavité glénoïde, petit pectoral au bord antérieur de l'apophyse coracoïde, coraco-brachial et courte portion du biceps au sommet.

En tout seize muscles.

§ 3. — HUMÉRUS

Position. — Placez la grosse extrémité *en haut*, la gouttière verticale qu'elle présente *en avant*, la surface articulaire *en dedans*.

Os pair, long, non symétrique, articulé avec l'omoplate, le radius et le cubitus, appelé aussi *os du bras*, et dirigé un peu obliquement de dehors en dedans et de haut en bas. Il présente un *corps* et *deux extrémités*.

Le corps est cylindrique en haut, parce que les bords y sont à peine marqués, prismatique et triangulaire, au contraire, en bas. Il est tors sur son axe; de cette torsion résulte une gouttière oblique de haut en bas, de dedans en dehors, qui contourne la face postérieure et la face externe : c'est la *gouttière de torsion*, dans laquelle sont logés le *nerf radial* et l'*artère humérale profonde*.

Le corps présente trois faces et trois bords, qui portent les mêmes noms que les faces et les bords du tibia et du péroné.

Face postérieure. — Large en bas, elle est croisée obliquement par la gouttière de torsion. La courte portion du *triceps* (vaste interne) s'insère au-dessous de la gouttière, tandis que la moyenne (vaste interne) s'insère au-dessus.

Face interne. — Elle est plus étroite en bas qu'en haut. Au milieu, on voit des rugosités pour le muscle *coraco-brachial*. A la partie inférieure de la face interne, à six centimètres au-dessus de l'épitrochlée, on trouve parfois une sorte d'apophyse, dite *apophyse sus-épitrochléenne*, du volume d'une petite noisette.

Face externe. — Elle devient antérieure en bas ; on y trouve, au-dessus de la partie moyenne, des rugosités qui constituent l'*empreinte deltoïdienne* pour l'insertion du muscle *deltoïde*. Cette empreinte est triangulaire, à sommet inférieur ; elle est embrassée par une autre empreinte située un peu plus bas et ordinairement peu accusée, qui donne attache au muscle *brachial antérieur*.

Bord antérieur. — Il commence en haut à la grosse tubérosité, forme dans son trajet la lèvre antérieure de la coulisse bicipitale, et se bifurque en bas pour embrasser la cavité coronoïde. Ce bord, qui est très marqué dans toute son étendue, pré-

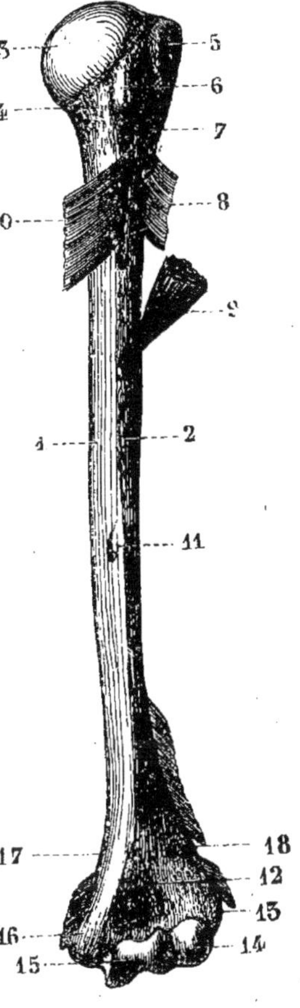

Fig. 24. — Humérus gauche (partie antérieure).

1, face interne. — 2, bord antérieur. — 3, tête. — 4, col anatomique. — 5, grosse tubérosité. — 6, petite tubérosité. — 7, col chirurgical. — 8, grand pectoral. — 9, deltoïde. — 10, muscle grand rond. — 11, trou nourricier. — 12, cavité coronoïde. — 13, épicondyle. — 14, condyle. — 15, trochlée. — 16, épitrochlée et rond pronateur. — 17, bord interne. — 18, bord externe. Au-dessus du chiffre on voit le long supinateur, et au-dessous le premier radial.

Dans cette figure, l'espace qui sépare le grand rond, 8, du grand pectoral, 10, constitue la coulisse bicipitale.

sente en dedans, un peu sur la face interne, le *trou nourricier* de l'os, dirigé de haut en bas. Dans les trois os longs principaux des membres, le trou nourricier principal est situé du côté de la flexion de l'articulation qui réunit ces trois os : par conséquent, en avant pour l'humérus, le cubitus et le radius qui forment le coude, en arrière pour le fémur, le tibia et le péroné qui forment le genou. Dans ces mêmes os, le trou nourricier est dirigé vers l'articulation du coude pour les os du membre supérieur ; il s'éloigne, au contraire, de l'articulation du genou pour les os du membre inférieur. De plus, dans tous ces os, excepté pour le péroné, l'extrémité de l'os, vers laquelle se dirige le trou nourricier, se réunit la première au corps de l'os, quoiqu'elle se soit ossifiée la dernière.

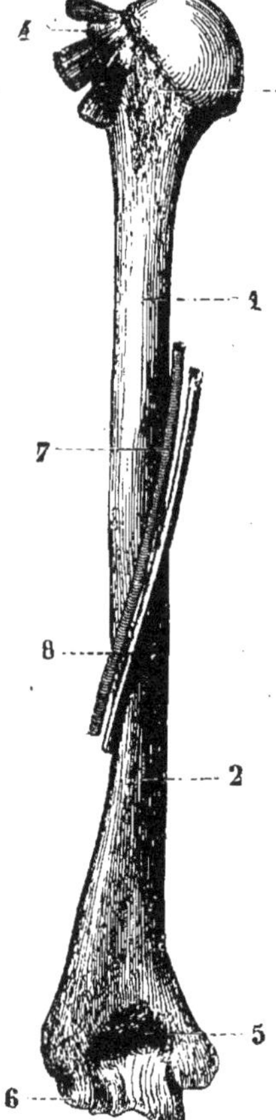

Fig. 25. — Humérus gauche (face postérieure).

1, portion de la face postérieure sur laquelle s'insère le vaste externe. — 2, insertion du vaste interne. — 3, tête. — 4, insertion des muscles sus-épineux, sous-épineux et petit rond. — 5, cavité olécranienne. — 6, condyle. — 7, artère humérale profonde dans la gouttière de torsion. — 8, nerf radial.

Bord externe. — Très marqué en bas, il donne insertion au muscle *long supinateur* et au muscle *premier radial externe ;* il se termine en se dirigeant en avant sur l'épicondyle.

Bord interne. — Très marqué aussi à la partie inférieure, ce bord dévie un peu vers la partie antérieure, et se termine sur l'épitrochlée, en donnant insertion au muscle *rond pronateur*.

Extrémité supérieure. — Elle présente : 1° une surface articulaire représentant le tiers d'une sphère, regardant en haut et en dedans, et s'articulant avec la cavité glénoïde de l'omoplate; 2° une portion rétrécie qui limite cette surface : c'est le col *anatomique,* qui donne insertion à la *capsule fibreuse* de l'articulation ; 3° au-dessous de la tête, un rétrécissement, ou *col chirurgical*, contourné à sa partie antérieure par *l'artère circonflexe antérieure*, et en arrière par *l'artère circonflexe postérieure* et le *nerf circonflexe;* le col chirurgical se confond en dedans avec le col anatomique, mais il en est séparé en dehors par un espace dans lequel on trouve les deux tubérosités suivantes ; 4° entre les deux cols et en avant, une saillie appelée *trochin* ou *petite tubérosité de l'humérus*, où s'insère le muscle *sous-scapulaire;* 5° entre les deux cols, en dehors de la petite tubérosité, une saillie appelée *trochiter*, ou *grosse tubérosité de l'humérus*, qui présente trois facettes : la supérieure pour l'insertion du muscle *sus-épineux*, la moyenne pour le *sous-épineux*, et l'inférieure pour le *petit rond;* 6° entre ces deux tubérosités, en avant de l'extrémité supérieure de l'os, une gouttière, *coulisse bicipitale*, qui se prolonge sur le quart supérieur du corps de l'os; la lèvre interne ou postérieure de cette coulisse commence à la petite tubérosité, et se perd insensiblement sur le corps de l'os après 6 à 8 centimètres de trajet; elle donne attache au muscle *grand rond*. La lèvre externe ou antérieure fait partie du bord antérieur de l'os, et donne attache au muscle *grand pectoral*. Le muscle *grand dorsal* s'insère au fond de la coulisse, dans laquelle glisse le tendon de la longue portion du *biceps*.

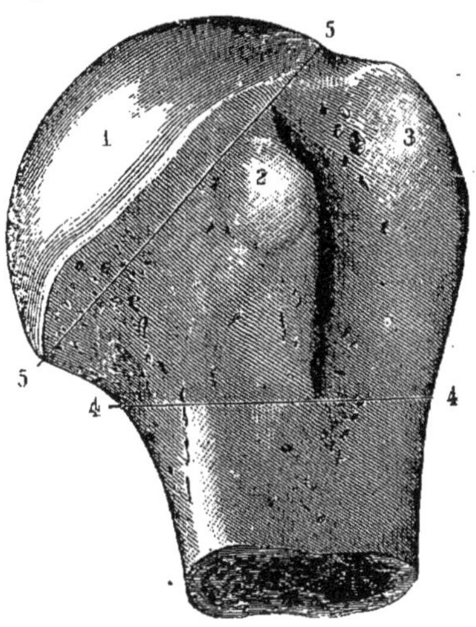

Fig. 26. — Extrémité supérieure de l'humérus gauche vue par devant.

1, tête articulaire. — 2, petite tubérosité. — 3, grosse tubérosité. — 4, 4. Col chirurgical. — 5, col anatomique. Entre 2 et 3, on voit la coulisse bicipitale.

Extrémité inférieure. — Elle est aplatie d'avant en arrière; on y voit, en avant, une petite cavité, *cavité coronoïde*, qui loge l'apophyse coronoïde du cubitus, dans la flexion de l'avant-bras; en arrière, une cavité plus grande, *cavité olécranienne*, qui loge l'olécrâne, dans l'extension. Les cavités coronoïde et olécranienne communiquent quelquefois à travers une perforation de la lame osseuse qui les sépare. Cette extrémité présente de dehors en dedans : 1° une apophyse, *épicondyle*, qui donne insertion au *ligament latéral externe* de l'articulation et à *six muscles* de l'avant-bras; 2° une surface articulaire, convexe, regardant en avant et en bas : c'est le *condyle*, ou *petite tête de l'humérus*, en rapport avec le radius; 3° une poulie, *trochlée humérale*, en rapport avec le cubitus; le bord interne descend plus bas que l'externe; la gorge de la poulie est située plus près du bord externe, et dirigée d'arrière en avant et de dehors en dedans; 4° une apophyse, *épitrochlée*, beaucoup plus saillante que l'épicondyle, située à un centimètre et demi au-dessus du bord interne de la trochlée, donnant insertion au *ligament latéral interne* de l'articulation et à *cinq muscles* qui forment les deux premières couches de la région antérieure de l'avant-bras.

Développement. — Cet os se développe par huit points d'ossification : un *primitif* pour le corps, sept *complémentaires* dont trois pour l'extrémité supérieure et quatre pour l'extrémité inférieure.

Le point primitif se montre au milieu de la diaphyse de l'embryon, vers le quarante-cinquième jour. De là, il s'étend graduellement sur les épiphyses.

Les trois points complémentaires de l'extrémité supérieure se montrent dans la *tête articulaire*, dans le *trochin* et dans le *trochiter*. Le premier apparaît trois mois après la naissance, les deux autres entre deux et trois ans.

Les quatre points complémentaires de l'extrémité inférieure se montrent: 1° dans le condyle, au commencement de la troisième année; 2° dans l'épitrochlée, à cinq ans; 3° dans la trochlée, à douze ans; 4° dans l'épicondyle à douze ans également.

Les trois points de l'extrémité supérieure se réunissent et forment à la diaphyse une calotte osseuse, avec laquelle ils se fusionnent à vingt-cinq ans.

Les points osseux de l'extrémité inférieure se réunissent de bonne heure, excepté celui de l'épitrochlée, qui reste indépendant pendant un certain temps. Vers dix-sept ans, l'épiphyse inférieure se soude à la diaphyse, mais le point épitrochléen ne se soude à la diaphyse qu'à dix-huit ou dix-neuf ans.

Vingt-quatre muscles s'insèrent sur l'humérus.

Corps, 4 :

Face postérieure. — Courte et moyenne portion du triceps.
Face interne. . — Coraco-brachial et brachial antérieur.
Face externe. . — Deltoïde et brachial antérieur.

Extrémité supérieure, 7 :

Petite tubérosité. — Sous-scapulaire.
Grosse tubérosité. — Sus-épineux, sous-épineux, petit rond.
Coulisse bicipitale. — Grand pectoral, grand dorsal et grand rond.

Extrémité inférieure, 13 :

Bord externe. . — De bas en haut, premier radial, long supinateur.
Bord interne. . — Au-dessus de l'épitrochlée, rond pronateur.
Épicondyle. . . — Second radial externe, court supinateur, anconé, cubital postérieur, extenseur commun des doigts, extenseur propre du petit doigt.
Épitrochlée. . . — Grand palmaire, petit palmaire, cubital antérieur, fléchisseur commun superficiel des doigts, et le rond pronateur qui s'attache aussi au bord interne.

— On observe quelquefois la carie et la nécrose de l'humérus (fig. 28). Les *lésions organiques* affectent surtout l'extrémité supérieure de l'humérus ; c'est là qu'on observe quelquefois le *cancer des os*, l'*enchondrome* (tumeur cartilagineuse), *l'anévrysme des os* (tumeur vasculaire formée par l'énorme dilatation des vaisseaux artériels).

Les *fractures* peuvent se montrer sur le corps et sur les extrémités de l'humérus. Celles de l'extrémité supérieure offrent un siège déterminé, on les appelle *fractures du col anatomique* et *fractures du col chirurgical.* Les premières offrent ceci de particulier que le fragment supérieur ne tient à aucun muscle ni à aucun ligament; son déplacement peut avoir lieu dans tous les sens au centre de l'articulation, et la nutrition de ce fragment est rendue difficile, puisqu'il ne reçoit plus de vaisseaux nourriciers. Dans les fractures du col chirurgical, le fragment supérieur subit l'action des muscles qui s'attachent aux tubérosités de l'humérus, et l'inférieur est porté en dedans par les trois muscles de la coulisse bicipitale, si la direction des surfaces fracturées le permet.

La nécrose de l'humérus n'est pas très rare. La figure 27 en est un bel exemple. Le séquestre est invaginé.

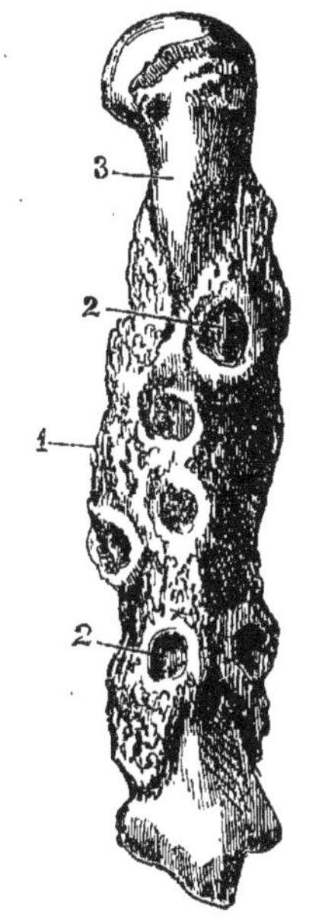

Fig. 27. — Nécrose du corps de l'humérus.

1, tissu osseux de nouvelle formation. — 2, séquestre invaginé. — 3, cloaques pour l'écoulement du pus.

§ 4. — CUBITUS OU OS DU COUDE

Position. — Placez la grosse extrémité *en haut*, la grande surface articulaire de cette extrémité *en avant*, et la petite facette articulaire latérale *en dehors*.

Le cubitus est le plus long des os de l'avant-bras. Cet os est solidement articulé : en haut avec la trochlée humérale, sur laquelle il ne peut exécuter que des mouvements de flexion et d'extension, en bas avec le pyramidal, en dehors avec le radius. Situé à la partie interne de l'avant-bras, il est dirigé un peu obliquement,

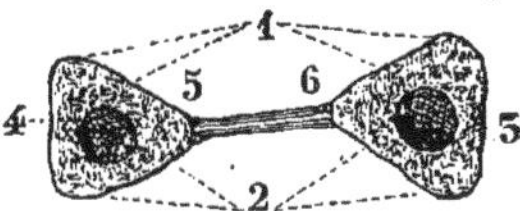

Fig. 28. — Coupe des os de l'avant-bras, destinée à faire retenir les noms des faces et des bords des deux os.

1, les quatre lignes se rendent aux faces et aux bords antérieurs des deux os. — 2, les quatre lignes se rendent aux faces et aux bords postérieurs des deux os. — 3, face externe du radius. — 4, face interne du cubitus. — 5, bord externe du cubitus. — 6, bord interne du radius.

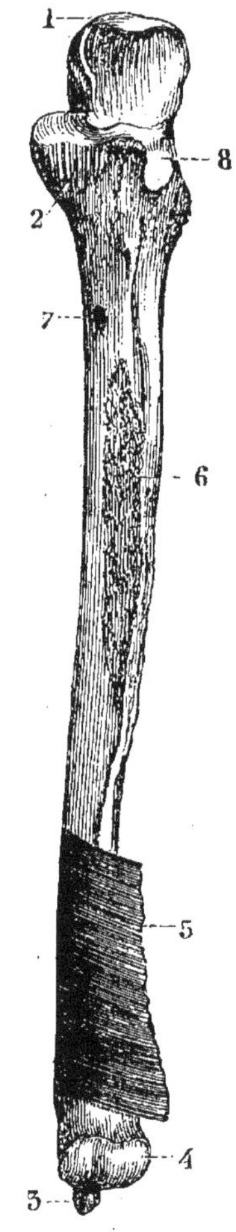

Fig. 29. — Cubitus gauche vu par sa face antérieure.

1, olécrane. — 2, apophyse coronoïde et insertion du brachial antérieur. — 3, apophyse styloïde du cubitus. — 4, surface articulaire pour le radius. — 5, carré pronateur. — 6, insertion du fléchisseur profond des doigts. — 7, trou nourricier. — 8, petite cavité sigmoïde.

de haut en bas et de dedans en dehors, de sorte qu'il forme avec l'humérus un angle saillant en dedans. Pour étudier le cubitus, on doit supposer le squelette debout, les bras pendants et la paume de la main tournée en avant.

Cet os présente un corps et deux extrémités.

Le **corps**, prismatique et triangulaire dans ses trois quarts supérieurs, est cylindrique dans son quart inférieur ; il augmente de volume à mesure qu'on s'approche de son extrémité supérieure. A sa partie inférieure, il est légèrement courbé et concave en dehors ; il présente trois faces et trois bords.

J'ai remarqué que les élèves retiennent difficilement les noms des faces et des bords du cubitus et du radius. La figure ci-dessus ne permet pas d'erreur. Les deux os sont triangulaires ; le cubitus est interne, le radius externe ; l'os interne a une face interne, l'os externe a une face externe. Quoi de plus simple ? Le cubitus, étant triangulaire, doit présenter nécessairement un bord externe, et le radius, par conséquent, un bord interne ; le ligament inter-osseux s'insère sur ces deux bords, et cette insertion sert également à retenir la position de la face interne du cubitus et de la face externe du radius. Ensuite chacun des os offre un bord antérieur et une face antérieure, un bord postérieur et une face postérieure. En somme, il faut se rappeler les parties externe et interne des deux os, le reste n'offre aucune difficulté.

Remarquez que, dans l'étude de ces os, les mots *interne* et *externe* ne se disent pas par rapport à l'axe de l'avant-bras, mais par rapport à celui du corps.

Face antérieure. — Légèrement concave, plus large en haut, elle donne insertion à trois muscles : *fléchisseur profond des* *doigts* au milieu, *brachial antérieur* en haut, *carré pronateur* en bas. On y trouve en haut le *trou nourricier*, dirigé de bas et en haut.

Face postérieure. — Plus large en haut, elle est divisée en deux parties par une *crête* verticale : une partie externe sur laquelle s'insèrent de haut en bas les quatre muscles de la couche profonde de la région postérieure de l'avant-bras : *long abducteur du pouce*, *court extenseur du pouce*, *long extenseur du pouce*, *extenseur propre de l'index* : une partie interne sur laquelle s'insère le *cubital postérieur*. A la partie supérieure de cette face, on trouve une surface triangulaire allongée commençant sur le côté externe de l'olécrâne et se terminant en pointe en bas : c'est la surface d'insertion du muscle *anconé*.

Face interne. — Plus large en haut, lisse, séparée de la peau par l'aponévrose antibrachiale et par quelques fibres du fléchisseur profond des doigts et du cubital antérieur, elle ne donne insertion qu'à ces muscles. Cette face est facilement sentie sous la peau, surtout à la partie inférieure, où elle est placée immédiatement au-dessous de l'aponévrose.

Bord antérieur. — Il s'étend de la partie interne de l'apophyse coronoïde à l'apophyse styloïde ; il est recouvert par le fléchisseur profond des doigts dans ses deux tiers supérieurs, et donne insertion au *carré pronateur* dans son quart inférieur.

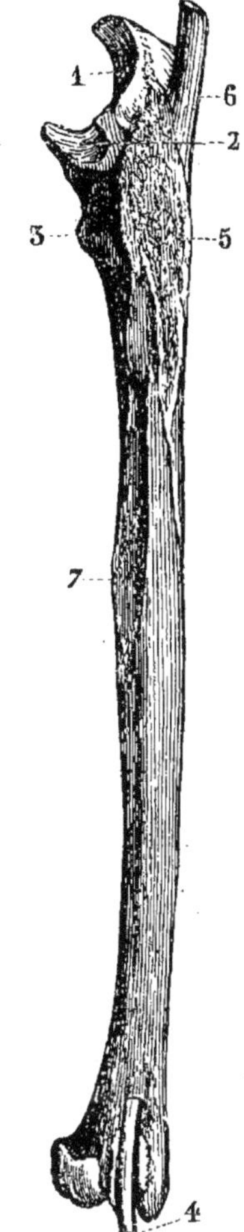

Fig. 30. — Cubitus gauche vu par sa face postérieure.

1, grande cavité sigmoïde. — 2, apophyse coronoïde. — 3, insertion du court supinateur. — 4, tendon du cubital postérieur avec sa gaine. — 5, insertion de l'anconé. — 6, tendon du triceps. — 7, portion externe de la face postérieure du cubitus, donnant insertion aux muscles profonds et postérieurs de l'avant-bras, dont les attaches sont indiquées par des lignes obliques.

Bord postérieur ou crête du cubitus. — Il est situé sous l'aponévrose. Il s'étend de l'olécrâne à l'apophyse styloïde, où il se rapproche insensiblement du bord antérieur, en rétrécissant de plus en plus la face interne : ce bord sépare le muscle cubital antérieur du cubital postérieur.

Bord externe. — Concave, il est très marqué à sa partie moyenne, où il donne insertion au *ligament interosseux*, et s'arrondit en bas en se rapprochant de la tête du cubitus. Il s'élargit en haut et forme une surface triangulaire rugueuse, située au-dessous de la petite cavité sigmoïde, pour l'une des insertions fixes du muscle *court supinateur*.

Extrémité inférieure. — Petite, elle présente, en dedans et en arrière, une saillie, *apophyse styloïde*, mince, cylindrique, de 5 à 6 millimètres de long, revêtue de cartilage à son sommet pour s'articuler avec le pyramidal, et donnant insertion par sa surface au *ligament latéral interne* de l'articulation du poignet. On trouve en dehors de cette apophyse la *petite tête du cubitus*, arrondie, s'articulant avec la cavité sigmoïde du radius et avec l'os pyramidal, dont elle est séparée par un fibro-cartilage dit *ligament triangulaire*. Entre la tête et l'apophyse styloïde, on trouve, en avant, une dépression qui les sépare, et, en arrière, une gouttière verticale pour le passage du tendon du muscle *cubital postérieur*. L'extrémité inférieure du cubitus forme en arrière, en dedans et au-dessus du poignet, une saillie considérable, beaucoup plus prononcée pendant la pronation.

Extrémité supérieure. — Volumineuse, elle offre deux apophyses qui, par leur réunion, forment la grande cavité sigmoïde. Articulée avec la trochlée humérale, cette cavité, très profonde, revêtue de cartilage, est divisée en deux parties par une crête verticale ; la partie interne est un peu plus large. Au milieu de cette cavité, existe une ligne transversale qui indique le point de soudure de ces deux apophyses.

L'apophyse antérieure de cette extrémité, *apophyse coronoïde*, présente un *sommet* pour l'insertion du ligament antérieur de l'articulation, une *base* confondue avec l'os, une *face supérieure* articulaire, une *face inférieure* pour l'insertion du muscle brachial antérieur, un *bord interne* pour l'insertion du ligament interne de l'articulation, d'un faisceau du rond pronateur et du muscle fléchisseur superficiel des doigts, un *bord externe* pour l'insertion du ligament annulaire et du ligament latéral externe de l'articulation du coude.

L'apophyse postérieure, *olécrâne*, est plus volumineuse, verticale, à sommet recourbé en avant. La *base* est confondue avec l'os ; le *sommet*, ou *bec*, est situé dans la cavité olécranienne ; la *face antérieure* est articulaire et fait partie de la grande cavité sigmoïde. La *face postérieure*, rugueuse, donne insertion au muscle triceps. Le *bord interne* et le *bord externe* donnent insertion aux faisceaux postérieurs du ligament latéral interne et du ligament latéral externe.

Entre l'olécrâne et l'apophyse coronoïde, sur la face externe de l'extrémité supérieure, il existe une petite cavité articulaire, *petite cavité sigmoïde*, allongée d'avant en arrière, articulée avec la tête du radius et donnant insertion, par ses extrémités, au ligament annulaire du radius. Le cartilage de cette cavité se continue avec celui de la grande cavité sigmoïde.

Développement. — Le cubitus se développe par quatre points d'ossification : un primitif pour le corps, un complémentaire pour l'extrémité inférieure, et deux pour l'olécrâne. L'apophyse coronoïde est une dépendance du point osseux du corps.

Le *point primitif* apparaît chez l'embryon vers le quarantième jour.

Le *point complémentaire* de l'extrémité inférieure se montre de six à neuf ans ; c'est une plaque osseuse qui forme l'extrémité de l'os et l'apophyse styloïde. Elle se soude à la diaphyse de vingt-deux à vingt-quatre ans, un peu plus tardivement chez l'homme que chez la femme.

De quatorze à dix-huit ans apparaissent les deux points osseux de l'olécrâne. Ils se soudent à la diaphyse vers dix-huit ans.

Quatorze muscles s'insèrent sur le cubitus.

Face antérieure, 2. — De haut en bas : fléchisseur profond des doigts, carré pronateur.

Face postérieure, 6. — En haut : anconé ; en dedans de la crête, cubital postérieur ; en dehors, de haut en bas : long abducteur du pouce, court extenseur du pouce, long extenseur du pouce et extenseur propre de l'index.

Bord postérieur, 1. — Cubital antérieur.

Bord externe, 1. . — En haut : court supinateur.

Extrémité supér., 4. — A l'apophyse coronoïde ; brachial antérieur, fléchisseur superficiel et un faisceau du rond pronateur ; à l'olécrâne, triceps et cubital antérieur.

— Lorsque les deux os de l'avant-bras sont fracturés en même temps, on dit qu'il y a *fracture de l'avant-bras*. Lorsqu'un seul os est atteint, la fracture porte le nom de cet os. Les fractures du cubitus n'offrent rien de particulier, si ce n'est à l'extrémité supérieure, où l'on constate assez souvent des *fractures de l'olécrâne*. Celles-ci se montrent à la suite de chutes sur le coude ou d'une contraction violente du triceps brachial (*fracture par contraction musculaire*). Le périoste qui entoure l'olécrâne est très épais et renforcé par le tendon du triceps et les ligaments du coude, ce qui empêche quelquefois le déplacement en haut de l'olécrâne.

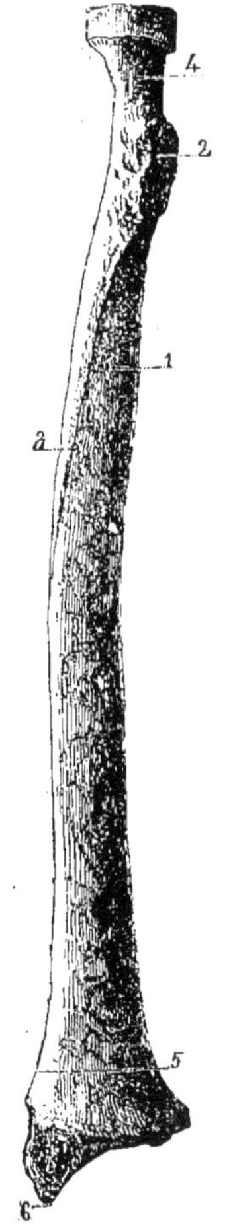

Fig. 31. — Radius droit vu par sa face antérieure.

1, face antérieure du radius. — 2, tubérosité bicipitale d'où part le bord antérieur, 3. — 4, col du radius. — 5, ligne indiquant le point où se fracture ordinairement l'extrémité inférieure. On voit sur cet os le trou nourricier. — 6, apophyse styloïde.

§ 5. — RADIUS

Position. — Placez la grosse extrémité *en bas*, l'apophyse de cette extrémité *en dehors*, et les gouttières nombreuses qu'on y trouve *en arrière*.

Situé à la partie externe du cubitus, plus court de toute la longueur de l'olécrâne, articulé avec le condyle de l'humérus, le scaphoïde, le semi-lunaire et les deux extrémités du cubitus, cet os présente un corps et deux extrémités; Winslow l'appelait l'*os du rayon*.

Le **corps** augmente de volume vers la partie inférieure, en sens inverse de celui du cubitus. Prismatique et triangulaire, il décrit une courbe à concavité interne et antérieure. Il présente trois faces et trois bords.

Face antérieure. — Plus large en bas, elle est excavée inférieurement, et commence en haut au-dessous de la tubérosité bicipitale. Elle donne insertion à deux muscles, *carré pronateur* en bas et *fléchisseur propre du pouce* en haut. On y trouve en haut le *trou nourricier*, dirigé de bas en haut.

Face postérieure. — Inégale, elle présente des crêtes obliques en bas et en dehors. A la partie supérieure, elle est arrondie pour l'insertion du *court supinateur*. Le *long abducteur du pouce* et le *court extenseur du pouce* s'insèrent au-dessous.

Face externe. — Convexe, elle donne insertion en haut au *court supinateur*, et au milieu, par une surface rugueuse allongée, au tendon du *rond pronateur*.

Bord antérieur. — Il s'étend de la tubérosité bicipitale à l'apophyse styloïde. Il donne insertion en haut à trois muscles : le *fléchisseur propre du pouce* sur la lèvre interne, le *court supinateur* sur la lèvre externe, le *fléchisseur superficiel des doigts* à l'interstice. Ce bord sépare la face antérieure de la surface d'insertion du court supinateur.

Bord interne. — Il s'étend de la tubérosité bicipitale à la cavité sigmoïde du radius, et donne insertion au ligament interosseux.

Bord postérieur. — Il est marqué seulement à sa partie moyenne et ne présente rien à considérer.

Extrémité supérieure. — On y trouve, comme sur une côte, une tête, un col et une tubérosité.

La *tête* est creusée d'une petite cavité ou *cupule*, qui s'articule avec la petite tête de l'humérus. Elle est entourée par une surface articulaire qui se continue avec la cupule et qui a, du côté du cubitus, 6 à 7 millimètres de hauteur, tandis que du côté externe elle n'en a que 3 ou 4. Cette surface est entourée par le ligament annulaire du radius.

Le *col* est la portion cylindrique de l'os située au-dessous de la tête; sa longueur est de 1 centimètre 1/2 à 2 centimètres; sa direction, inverse de celle du corps, est oblique en bas et en dedans; il forme avec le corps un angle saillant en dedans.

La *tubérosité bicipitale*, placée au sommet de cet angle, est un gros tubercule d'un centimètre et demi de longueur, situé en avant et en dedans de l'os, lisse dans sa moitié antérieure, rugueux dans sa moitié postérieure, où il donne insertion au *biceps*.

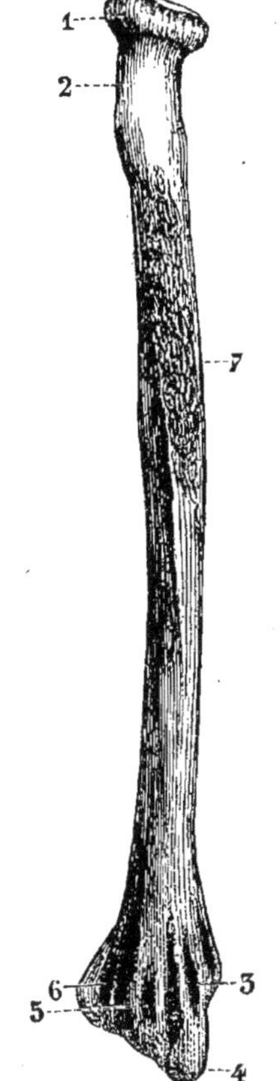

Fig. 32. — Radius droit vu par sa face postérieure.

1, tête du radius. — 2, col. — 3, gouttière du long abducteur et du court extenseur du pouce. — 4, apophyse styloïde. — 5, gouttière des radiaux. — 6, gouttière de l'extenseur commun des doigts et de l'extenseur propre de l'index. — 7, insertion du long supinateur.

Extrémité inférieure. — Volumineuse, *formée de tissu spongieux très fragile*, elle a la forme d'une pyramide triangulaire dont le *sommet* se confond avec le corps de l'os, et dont la *base* s'articule avec le carpe.

Cette base est articulaire, dirigée obliquement de dedans en dehors et de haut en bas, et divisée en deux parties par une crête antéro-postérieure : l'une externe, triangulaire et plus inférieure, s'articulant avec le scaphoïde ; l'autre interne, quadrilatère, plus

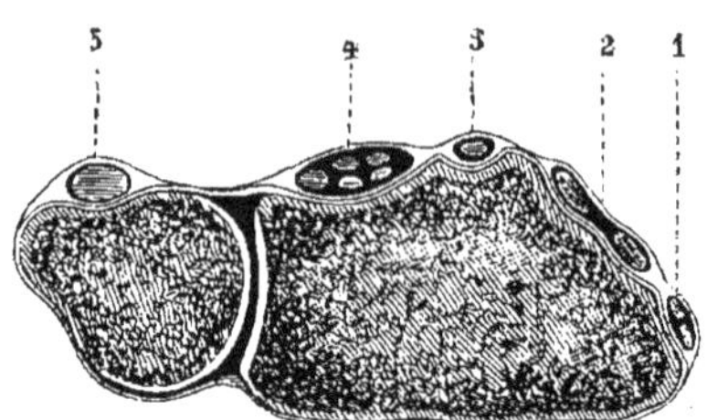

Fig. 33. — Coupe de l'extrémité inférieure des deux os de l'avant-bras du côté gauche, à quelques millimètres au-dessus de l'articulation du poignet, avec les tendons et les gouttières.

1, gouttière et tendons du long abducteur et du court extenseur du pouce. — 2, tendons des radiaux et leurs gouttières. — 3, tendon du long extenseur du pouce et gouttière. — 4, tendons de l'extenseur commun et de l'extenseur propre de l'index et gouttière. — 5, gouttière et tendon du cubital postérieur.

supérieure, pour le semi-lunaire. A la partie externe de cette base, on trouve l'*apophyse styloïde*, située plus bas que celle du cubitus, donnant insertion au *ligament latéral externe* de l'articulation radio-carpienne par son sommet, au muscle *long supinateur* par sa base.

La *face antérieure*, concave, présente en bas le bord de la surface articulaire, saillant, rugueux, qui donne insertion au *ligament radio-carpien*. Le muscle *carré pronateur* recouvre le reste de cette face.

La *face postérieure* est sillonnée de gouttières. Il en existe trois principales, et chacune d'elles est divisée en deux gouttières plus petites par une petite crête. Les gouttières principales sont, de dehors en dedans : 1° la première, oblique en dehors et en bas, sur l'apophyse styloïde ; elle est petite et donne passage aux muscles *long abducteur* et *court extenseur du pouce ;* 2° la seconde, verticale, reçoit les tendons des *muscles radiaux externes ;* 3° la troisième, profonde, reçoit les tendons des *muscles extenseur*

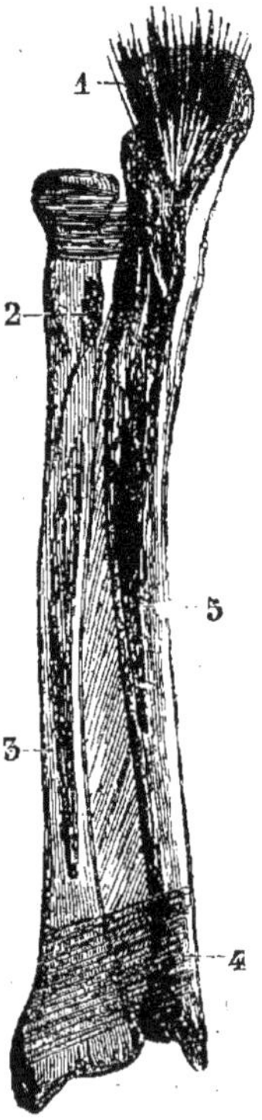

Fig. 34. — Face antérieure des os de l'avant-bras, du côté droit.

1, tendon du brachial antérieur sur l'apophyse coronoïde. — 2, tubérosité bicipitale d'où l'on voit partir le bord antérieur du radius. — 3, fléchisseur propre du pouce. — 4, carré pronateur. — 5, fléchisseur profond des doigts.

commun des doigts et *extenseur propre de l'index*. On voit, entre la gouttière des radiaux et celle des extenseurs, une petite gouttière très accusée, oblique en bas et en dehors ; elle renferme le tendon du *long extenseur du pouce*.

La *face interne* fait suite au bord interne de l'os, elle s'élargit en bas et présente une petite surface articulaire concave, *cavité sigmoïde*, s'articulant avec le cubitus.

Développement. — Cet os se développe par trois points d'ossification : un *primitif* pour le corps, un *complémentaire* pour chaque extrémité, et quelquefois un troisième point complémentaire forme la *tubérosité bicipitale*.

Le point primitif se montre en même temps que celui du cubitus.

L'épiphyse inférieure s'ossifie à cinq ans et se soude à la diaphyse vers la vingt-deuxième année, un peu plus tôt ou un peu plus tard.

L'épiphyse supérieure s'ossifie à dix ans et se soude à la diaphyse vers l'âge de dix-huit ans.

Quand la tubérosité bicipitale a un point osseux spécial, ce *point bicipital* se montre à seize ans et se soude assez rapidement à la diaphyse.

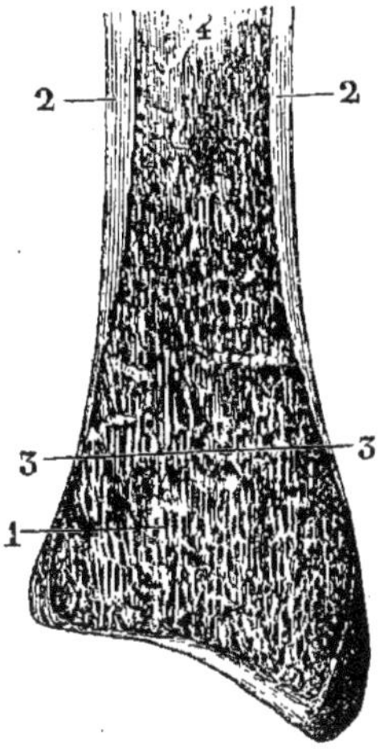

Fig. 35. — Extrémité inférieure du radius gauche, divisée pour montrer les substances compacte et spongieuse.

1, substance spongieuse. — 2, 2, substance compacte. — 3, 3, ligne au niveau de laquelle se fracture le plus souvent le radius dans une chute sur la main, à cause de la mollesse relative de la substance spongieuse. — 4, cavité du canal médullaire.

Neuf muscles s'insèrent sur le radius.

Face antérieure, 2.	— Carré pronateur, fléchisseur propre du pouce.
Face postérieure, 3.	— Long abducteur, court extenseur du pouce, court supinateur.
Face externe, 1.	— Rond pronateur.
Bord antérieur, 1.	— Fléchisseur commun superficiel des doigts.
Extrémité supérieure, 1.	— Biceps, à la tubérosité bicipitale.
Extrémité inférieure, 1.	— Long supinateur, à l'apophyse styloïde.

Le radius peut se fracturer dans tous les points de son étendue ; mais les seules lésions qui offrent un intérêt réel sont les *fractures de l'extrémité inférieure*, qui sont les plus fréquentes de toutes les fractures.

Dans une chute sur la paume de la main (cause la plus fréquente), la substance spongieuse de l'extrémité inférieure est, pour ainsi dire, écrasée par les parois compactes du canal médullaire qui la pénètrent, surtout à sa partie postérieure. La fracture siège presque toujours au même niveau, à quelques millimètres au-dessus de l'articulation du poignet. Lorsque, dans une fracture, l'un des fragments pénètre dans l'autre, on dit qu'il y a *fracture par pénétration*. La partie postérieure de la diaphyse, qui est dure, pénètre dans la substance spongieuse de l'extrémité inférieure, qui se renverse en arrière, entraînée par la main (fig. 36). Dans les fractures de l'extrémité inférieure du radius, qui sont un type de fractures par pénétration, on comprend qu'on ne puisse constater les symptômes ordinaires des fractures, mobilité anormale et crépitation ; la *douleur* et une *déformation caractéristique du poignet* sont les seuls symptômes qu'on y observe, mais il sont significatifs.

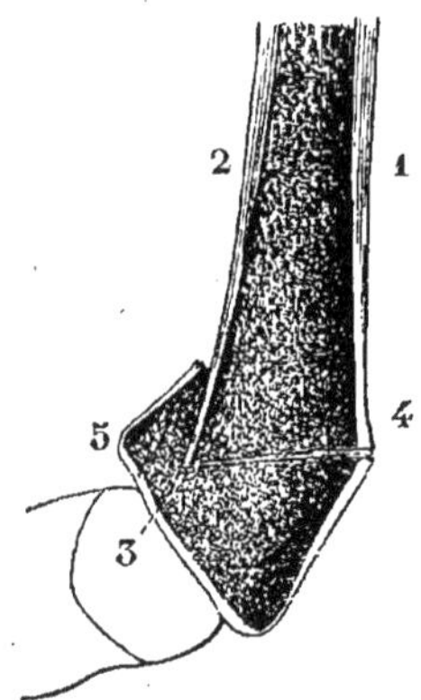

Fig. 36. — Fracture de l'extrémité inférieure du radius par pénétration.

1, 2, corps du radius. — 3, 4, corps du radius pénétrant dans l'extrémité inférieure. — 5, fragment inférieur renversé et pénétré en arrière.

§ 6. — OS DE LA MAIN

La main est divisée en trois parties : le carpe, le métacarpe et les doigts.

Carpe.

On donne ce nom à un groupe de petits os courts, situés entre les os de l'avant-bras et les métacarpiens. Ils sont au nombre de huit, disposés sur deux rangées.

Les anciens anatomistes distinguaient autrefois les os du carpe par les noms numériques de *premier*, *deuxième*, *troisième*, *quatrième*, en procédant du pouce vers le petit doigt. Lyser, en 1653, les désigna par les noms suivants, qui leur sont restés ou à peu près, savoir : pour la première rangée, ou rangée anti-brachiale, le *scaphoïde*, le *lunaire*, le *pyramidal* et le *pisiforme;* pour la deuxième rangée, ou rangée métacarpienne, en comptant de dehors en dedans, le *trapèze*, le *trapézoïde*, le *grand os* ou *os capitatum* et l'*os crochu* ou *unciforme*.

Ces expressions n'ont pas été unanimement adoptées, puisque Winslow, qui a existé un siècle plus tard, a changé le nom de *lunaire* en *semi-lunaire*, qu'il a appelé l'*os pyramidal os cunéiforme* et le *pisiforme os orbiculaire.*

Les os du carpe présentent à étudier des caractères communs et des caractères différentiels qui les font distinguer les uns des autres.

1° *Caractères communs.* — Ce sont des os courts, dont la plupart présentent six faces, quatre *articulaires* et deux *non articulaires*. Les faces non articulaires sont : l'une antérieure, plus petite, concourant à former la concavité du carpe ; l'autre postérieure, plus grande, concourant à en former la convexité. En général, les os qui sont placés aux extrémités des deux rangées du carpe présentent en moins une facette articulaire.

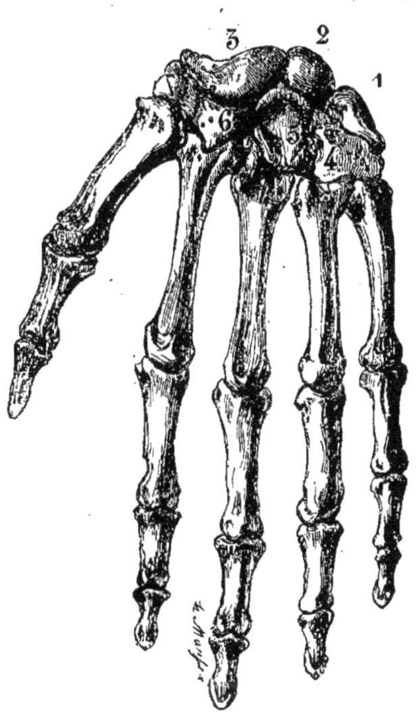

Fig. 37. — Face dorsale de la main gauche.

1, pyramidal. — 2, semi-lunaire. — 3, scaphoïde. — 4, os crochu. — 5, grand os. — 6, trapézoïde. — 7, trapèze.

Le *carpe*, formé par l'ensemble de ces os, présente une face antérieure en forme de gouttière, convertie en canal, *canal radio-carpien*, par le ligament annulaire antérieur du carpe ; dans ce canal passent les tendons de tous les muscles fléchisseurs des doigts, et le nerf médian. Cette gouttière est limitée en dedans et en dehors par deux saillies osseuses appelées *apophyses externes et internes du carpe*. L'apophyse interne et supérieure est formée par le pisiforme, l'apophyse interne et supérieure par l'os crochu, l'apophyse externe et supérieure par le scaphoïde, et l'apophyse externe et inférieure par le trapèze.

Il présente une face postérieure convexe, sur laquelle glissent les muscles extenseurs des doigts, un bord supérieur qui s'articule avec les os de l'avant-bras, un bord inférieur qui s'articule avec les métacarpiens, et deux extrémités formées par les os les plus extrêmes des deux rangées.

2° *Caractères particuliers.* — Chacun de ces os présente un ou plusieurs caractères qui lui sont propres.

1° **Scaphoïde.** — Cet os, qui s'articule en haut avec le radius, en bas avec le grand os, le trapézoïde et le trapèze, en dedans avec le semi-lunaire par des facettes revêtues de cartilage, présente : 1° la *forme d'une nacelle* à concavité inférieure ; 2° un *gros tubercule* en dehors et en avant, apophyse externe et supérieure du carpe ; 3° une *gouttière rugueuse*, transversale, en arrière.

2° **Semi-lunaire.** — Cet os, qui s'articule, en haut avec le radius par une facette convexe, en bas avec le grand os et avec l'os crochu par une facette concave, en dedans avec le pyramidal, en dehors avec le scaphoïde, présente : 1° la forme d'un *croissant* à concavité inférieure ; 2° la facette non articulaire antérieure, beaucoup *plus large* que la postérieure ; 3° une *apophyse* qui termine en bas cette facette, et qui est déjetée en dedans.

Winslow a donné à cet os le nom de *semi-lunaire*.

3° **Pyramidal.** — Cet os, qui s'articule en bas avec l'os crochu, en haut avec le cubitus, en dehors avec le semi-lunaire, en avant avec le pisiforme, présente : 1° une forme à peu près *cubique;* 2° sur sa face antérieure, une *facette plane* arrondie, s'articulant avec le pisiforme et placée à la partie inférieure et interne de l'os.

Le pyramidal était le *cunéiforme* de Winslow.

4° **Pisiforme ou os lenticulaire** (*orbiculaire de Winslow*). — Petit os arrondi, en forme de pois, pouvant être considéré comme un os sésamoïde développé dans l'épaisseur du tendon du cubital antérieur, et s'articulant avec la face antérieure du pyramidal par une *facette* semblable à celle de cet os. Quoi qu'en disent certains auteurs, il est impossible de distinguer le pisiforme droit du pisiforme gauche.

Le pisiforme représente assez bien un os sésamoïde développé sur le trajet du tendon du cubital antérieur, de la même manière que la rotule, le plus volumineux des sésamoïdes, est développée sur le trajet du quadriceps crural.

Les os que nous venons de décrire, moins le pisiforme, ont une concavité inférieure pour s'articuler avec la saillie du grand os et de l'os crochu, et une convexité supérieure pour s'articuler avec les os de l'avant-bras.

5° **Trapèze.** — Articulé en bas avec le premier métacarpien, en haut avec le scaphoïde, en dedans avec le trapézoïde et le deuxième métacarpien, cet os offre comme caractères distinctifs : 1° la *facette* qui s'articule avec le premier métacarpien, concave et convexe en sens contraire, comme une selle de cheval ; 2° sur la face antérieure, un *tubercule* très saillant qui constitue l'apophyse externe et inférieure du carpe ; 3° en dedans de ce tubercule, une *gouttière* verticale destinée à donner passage au tendon du grand palmaire.

6° **Trapézoïde.** — Il s'articule en bas avec le deuxième métacarpien, en haut avec le scaphoïde, en dehors avec le trapèze, en dedans avec le grand os. Il présente : 1° quatre facettes articulaires qui forment les *quatre plans* d'une pyramide ; 2° une facette antérieure non articulaire très petite, qui constitue le *sommet* tronqué de la pyramide ; 3° sur la face postérieure non articulaire qui forme la base de la pyramide, une *apophyse* externe qui se porte vers le scaphoïde et le trapèze.

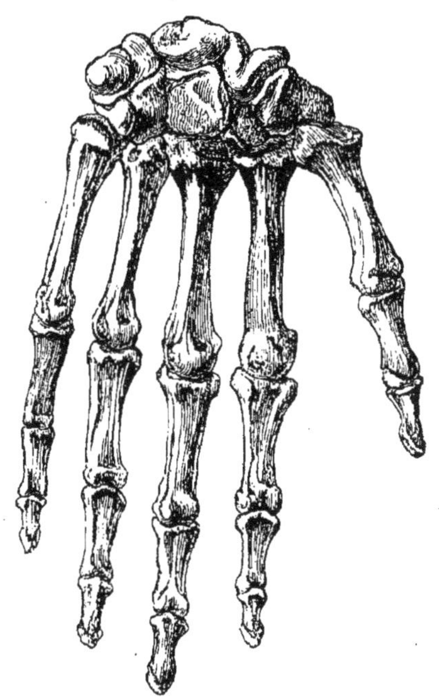

Fig. 38. — Face palmaire de la main gauche. Os du carpe disposés sur deux rangées, métacarpiens et phalanges.

7° **Grand os.** — C'est le plus volumineux des os du carpe, autour duquel viennent se grouper presque tous les autres. Il s'articule en bas avec les deuxième, troisième et quatrième métacarpiens, en haut avec le scaphoïde et le semi-lunaire, en dehors avec le trapézoïde, en dedans avec l'os crochu. Il présente : 1° à la partie supérieure, une partie renflée, c'est la *tête ;* 2° au-dessous, un rétrécissement ou *col ;* 3° en arrière et en bas une *apophyse* qui se porte en dedans vers le quatrième métacarpien.

8° **Os crochu ou unciforme.** — Articulé en bas avec le quatrième et le cinquième métacarpien, en haut avec le pyramidal et le semi-lunaire, en dehors avec le grand os, il présente sur sa face antérieure l'*apophyse unciforme*, placée à la partie inférieure de la face antérieure et pourvue d'une concavité qui regarde en dehors.

On voit que, par les caractères particuliers qui viennent d'être indiqués, on peut distinguer, en les *mettant en position*, les os du carpe du côté droit de ceux du côté gauche. Nous savons que, pour placer un os pair, il faut connaître le rapport de trois plans de cet os, non opposés, avec les plans du squelette. Distinguons donc les os du carpe des deux côtés. Nous avons vu :

1° Sur le scaphoïde, qui s'articule avec cinq os, la face concave *inférieure*, le tubercule *externe* et la gouttière rugueuse *postérieure*.

2° Sur le semi-lunaire, qui s'articule avec cinq os, la concavité *inférieure*, la largeur de la facette non articulaire *antérieure*, l'apophyse *externe* placée sur cette face.

3° Sur le pyramidal, qui s'articule avec quatre os, la facette articulaire plane pour le pisiforme, située à la partie *antérieure*, *inférieure* et *interne* de l'os.

4° Sur le pisiforme, une seule facette, caractère incertain.

5° Sur le trapèze, qui s'articule avec quatre os, la surface concave et convexe à la partie *inférieure*, le *tubercule* à la partie antérieure, et la *gouttière* à la partie interne de ce tubercule.

6° Sur le trapézoïde, articulé aussi avec quatre os, la largeur de la facette non articulaire *postérieure*, l'apophyse qu'on remarque sur cette face dirigée vers la partie *supérieure* et *externe*.

7° Sur le grand os, articulé avec sept os, quatre du carpe et trois du métacarpe, la *tête* à la partie supérieure, l'apophyse à la partie *postérieure* et *interne*.

8° Sur l'os crochu, qui s'articule avec cinq os, l'apophyse *unciforme*, située à la partie *antérieure* et *inférieure* de l'os et pourvue d'une concavité *externe*.

Développement. — Chacun des os du carpe se développe par un seul point d'ossification, excepté le scaphoïde et l'os crochu qui en ont deux, selon Rambaud et Renault.

Ils apparaissent dans l'ordre suivant : de un à trois ans, grand os et os crochu ; dans la troisième et la quatrième année, scaphoïde semi-lunaire et pyramidal ; à cinq ans, trapèze et trapézoïde ; de dix à quinze ans, pisiforme.

On a vu la soudure de deux os réduire le nombre des os du carpe à sept et le dédoublement de l'un des os le porter à neuf. Le pyramidal se soude quelquefois avec le semi-lunaire ; parfois le trapézoïde ou le grand os se dédouble.

Os central du carpe. — C'est un petit os supplémentaire qui se développe parfois en arrière du carpe, au point de contact du scaphoïde, du trapézoïde et du grand os. L'os central est constant chez l'embryon, mais le plus souvent il ne reste pas indépendant et il se soude au scaphoïde, qui porte ordinairement les traces de la soudure.

Métacarpe.

Le métacarpe constitue le squelette de la paume de la main. Les colonnes osseuses qui le constituent, au nombre de cinq, s'appellent *métacarpiens*, et sont désignées sous le nom de *premier*, *deuxième*, *troisième*, etc., en allant de dehors en dedans. Ils sont séparés par des espaces dits *espaces interosseux*.

Ils possèdent des caractères communs et des caractères particuliers.

1° *Caractères communs.* — Les métacarpiens sont de petits os longs, terminés par deux extrémités volumineuses.

Position. — Pour les mettre en position, placez *en avant* la concavité de l'os, *en bas* l'extrémité pourvue d'une tête articulaire. Cela suffit à les distinguer des autres os, mais non les uns des autres.

Corps. — Quoique prismatique et triangulaire, il est presque cylindrique. Les trois faces de ces os sont les mêmes que celles de l'humérus, du tibia et du péroné, c'est-à-dire *postérieure* (en rapport avec les tendons des extenseurs), *interne* et *externe* (pour l'insertion des muscles interosseux).

Les bords sont *antérieur interne* et *externe*.

Le *trou nourricier* du métacarpien est situé généralement à la partie antérieure de l'os, près du bord cubital pour le premier, tantôt près du bord radial et tantôt près du bord orbital pour le deuxième, près du bord radial pour les trois derniers. Il est dirigé en bas pour le premier, en haut pour les quatre derniers.

Extrémité supérieure ou carpienne. — Elle représente un petit os court. On y trouve, en général, cinq facettes : trois articulaires pour les deux métacarpiens voisins et l'os du carpe correspondant, et deux facettes non articulaires, rugueuses, donnant insertion à des ligaments, l'antérieure plus petite que la postérieure.

Des trois facettes articulaires, l'une, celle qui correspond au carpe, est revêtue de cartilage dans toute son étendue et forme une articulation par *arthrodie*.

Les facettes articulaires latérales ne présentent de cartilage articulaire qu'à la partie postérieure. Elles sont rugueuses en avant pour l'insertion des ligaments. Ces facettes, incomplètement articulaires, constituent des articulations par *amphiarthrose*.

Extrémité inférieure. — Elle a la forme d'une tête arrondie, qui ne déborde pas la face postérieure de l'os, mais qui forme une saillie sur la partie antérieure ; appelée aussi *condyle*, cette extrémité présente une surface articulaire convexe pour la première phalange, beaucoup plus marquée en avant et plus étendue d'avant en arrière que dans le sens transversal. De chaque côté on trouve une dépression située entre deux tubercules, dont l'un est placé en avant et l'autre, plus volumineux, en arrière. La dépression et le tubercule postérieur servent à l'insertion des ligaments latéraux de l'articulation métacarpo-phalangienne.

2° *Caractères particuliers.*

Premier métacarpien. — *Position.* — La position des métacarpiens étant connue en général, pour mettre le premier en position, il suffit de placer *en dehors* son bord mince.

Très gros et très court, cet os présente en haut une seule facette articulaire, concave, et convexe en sens inverse, pour l'articulation du trapèze ; il n'a pas de facette articulaire latérale, ce qui donne de l'indépendance à ses mouvements. Son corps est aplati d'avant en arrière, de telle sorte que son bord externe est plus mince que l'interne. En arrière et en dehors de l'extrémité supérieure, s'insère le muscle long abducteur du pouce.

Deuxième métacarpien. — *Position.* — Placez *en dedans* l'apophyse que présente l'extrémité supérieure de l'os.

Il est le plus long. Il présente à son extrémité supérieure une facette articulaire interne pour le troisième métacarpien : il est dépourvu de facette articulaire latérale externe pour le premier, et offre trois facettes supérieures pour les trois premiers os de la deuxième rangée du carpe (en tout quatre facettes articulaires, trois supérieures, une interne).

A son extrémité supérieure, on voit une apophyse qui se porte en dedans vers le grand os, avec lequel elle s'articule; cette apophyse donne attache au tendon du premier radial externe; on la voit surtout en arrière.

Troisième métacarpien. — *Position.* — Tournez *en dehors* l'apophyse que présente son extrémité supérieure.

Il est très long aussi, mais un peu moins que le précédent. Il présente à son extrémité supérieure les cinq facettes telles qu'elles ont été décrites dans les caractéres généraux; seulement cette extrémité est dépourvue à sa partie postérieure d'une *apophyse* assez forte, qui se porte en dedans vers le trapézoïde et donne attache au muscle second radial externe.

Quatrième métacarpien. — *Position.* — Placez *en dedans* le *bord articulaire* de l'extrémité supérieure qui sépare la facette articulaire supérieure de la facette latérale.

Moins volumineux que le troisième, il présente en haut les cinq facettes qui ont été indiquées dans les caractères généraux, avec cette différence qu'il existe une petite surface non articulaire, rugueuse, pour des ligaments, entre la facette articulaire du carpe et la facette articulaire qui regarde le troisième métacarpien. Cette extrémité supérieure, moins volumineuse que les autres, ne présente pas d'apophyse en arrière comme le troisième. Elle s'articule un peu avec le grand os en haut, mais surtout avec l'os crochu.

Cinquième métacarpien. — *Position.* — Placez *en dedans* le tubercule latéral de l'extrémité supérieure.

Mince, court, il présente à son extrémité supérieure une seule facette articulaire latérale pour le quatrième, et une surface articulaire supérieure concave et convexe en sens inverse pour l'os crochu. A la partie interne de cette extrémité, se trouve une apophyse qui donne attache au cubital postérieur.

Il est à remarquer que *les caractères différentiels de ces os se tirent de l'extrémité supérieure*, le reste de l'os étant le même pour tous.

Développement. — Le développement du premier diffère de celui des quatre autres. Ces derniers ont un *point primitif* pour le corps et l'extrémité supérieure qui apparaît, chez l'embryon, vers le soixantième jour, et un *point complémentaire* qui se montre vers la cinquième année pour l'extrémité inférieure. Leur soudure a lieu vers dix-neuf ans.

Le premier métacarpien a aussi un *point primitif* et un *complémentaire*, mais le primitif forme, comme dans les phalanges, le corps et l'extrémité inférieure, tandis que le complémentaire se montre dans l'extrémité supérieure, comme dans les phalanges également, ce qui a porté quelques anatomistes à faire du premier métacarpien la première phalange du pouce, qui aurait de la sorte trois phalanges. Le *point primitif* apparaît deux semaines après celui des autres métacarpiens; quant au point complémentaire, il se montre à huit ans. La soudure a lieu vers la vingtième année.

Doigts.

Les doigts sont composés de phalanges ; chacun en possède trois, excepté le pouce, qui n'en a que deux. De haut en bas, on les appelle *phalange*, *phalangine*, *phalangette*, ou bien *première* ou *métacarpienne*, *deuxième* ou *moyenne*, *troisième* ou *unguéale*.

Il n'est pas possible de distinguer les phalanges du côté droit des mêmes phalanges du côté gauche. Il est difficile de distinguer dans une même main, sinon par leur longueur, les phalanges de même nom ; mais il est facile de distinguer les trois os du même doigt.

Première phalange. — Petit os long, dont le corps, aplati d'avant en arrière, est convexe sur la face postérieure, plan sur la face antérieure. Les bords, rugueux, donnent insertion aux gaines fibreuses sous lesquelles passent les tendons des muscles fléchisseurs.

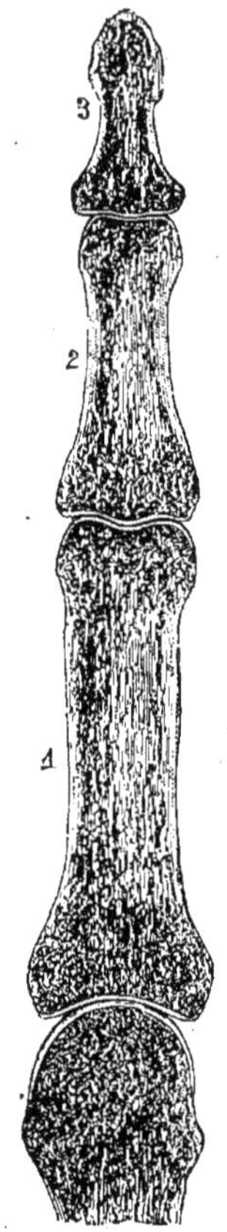

Fig. 39. — Coupe verticale des phalanges et de la tête d'un métacarpien.

1, phalange. — 2, phalangine. — 3, phalangette.

L'*extrémité supérieure* présente une seule facette concave, allongée transversalement, dont le grand diamètre croise celui du condyle du métacarpien. On trouve aussi, de chaque côté de cette extrémité et en avant, un tubercule très fort pour l'insertion des ligaments latéraux.

L'*extrémité inférieure* a la forme d'une poulie divisée par la gorge en deux parties égales. Elle est plus étendue sur la face antérieure que sur la face postérieure de l'os. On trouve encore, de chaque côté de cette extrémité, une dépression, en avant et en arrière de laquelle existe un petit tubercule. La dépression et le tubercule postérieur donnent insertion, comme nous l'avons vu avec les métacarpiens, aux ligaments latéraux des articulations.

Deuxième phalange. — Petit os long, dont le corps présente deux faces et deux bords, semblables à ceux de la première.

L'*extrémité inférieure* est identique à l'extrémité inférieure de la première phalange; seulement elle est plus petite. L'extrémité supérieure, devant s'articuler avec une poulie, présente au milieu, une crête correspondant à la gorge de la poulie, et de chaque côté de la crête, une surface concave pour les parties latérales de la poulie. De chaque côté de cette extrémité, et en avant, on remarque un tubercule pour l'insertion des ligaments latéraux.

Troisième phalange. — Petit os long très raccourci, dont le corps est cylindrique. L'extrémité supérieure est identique à celle de la seconde phalange, car, comme elle, elle se moule sur une poulie. L'extrémité inférieure est aplatie et présente une convexité inférieure en forme de fer à cheval. Elle est rugueuse, surtout en avant, pour donner insertion à la pulpe du doigt.

Développement. — Chacune des phalanges a un *point primitif*

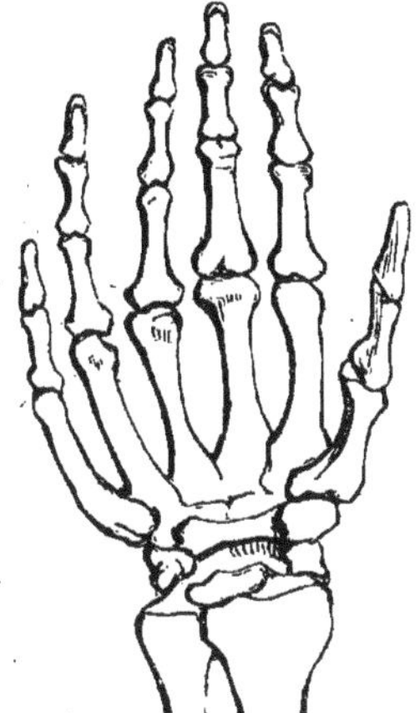

Fig. 40. — Anomalie du squelette de la main avec six doigts.

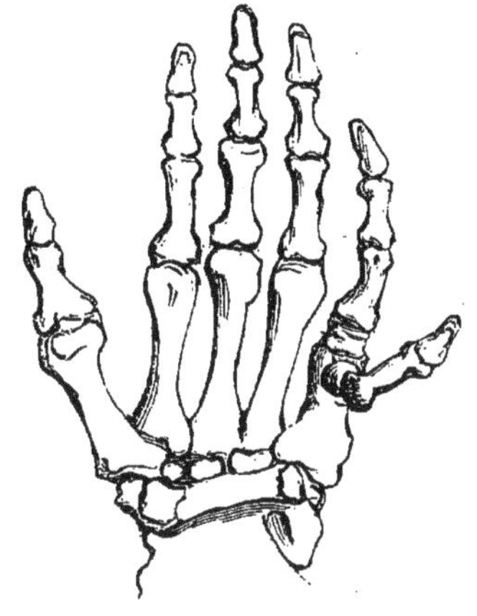

Fig. 41. — Anomalie du squelette de la main. Doigt surnuméraire articulé avec le cinquième métacarpien.

pour le corps et l'extrémité inférieure, et un *complémentaire* pour

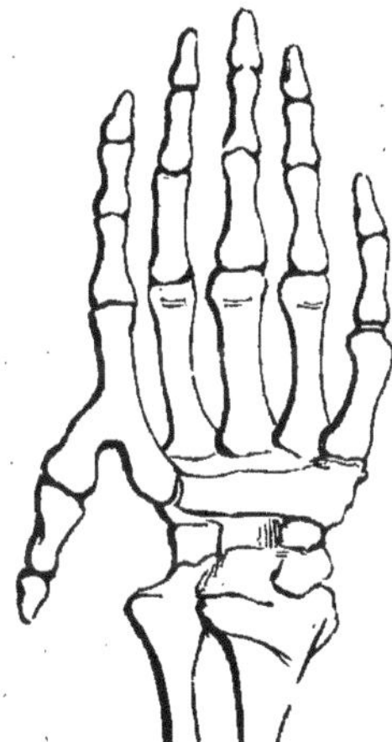

Fig. 42. — Doigt surnuméraire confondu avec le cinquième métacarpien.

Ces trois figures d'anomalies des os de la main sont tirées de la thèse d'agrégation de J. A. Fort sur les difformités des doigts (1869).

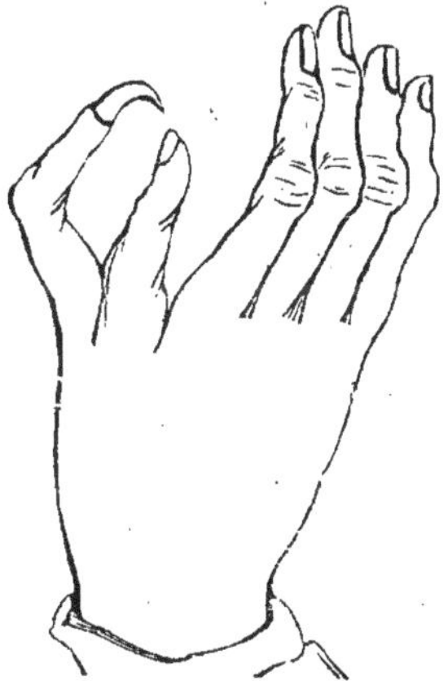

Fig. 43. — Un exemple du pouce bifurqué, l'un des pouces est pourvu d'un ongle en forme de griffe (dessin communiqué par le baron H. Larrey).

l'extrémité supérieure. Le premier se montre chez l'embryon, vers le cinquante-cinquième jour, l'autre à s ix ans. La soudure s'opère vers dix-neuf ans, d'abord sur la phalangette, puis sur la phalangine, enfin sur la phalange.

ARTICLE III

OS DU MEMBRE INFÉRIEUR

On divise le membre inférieur en quatre segments, qui correspondent à ceux du membre supérieur : la *hanche*, la *cuisse*, la *jambe* et le *pied*.

§ 1. — OS COXAL

Position. — Placez la cavité articulaire *en dehors*, le grand trou *en bas*, le bord qui présente la plus grande échancrure *en arrière*.

Cet os est formé de trois portions que les auteurs anciens décrivaient séparément : 1° le *pubis*, en avant, avec sa branche horizontale et sa branche descendante, qui forme une partie de la circonférence du trou obturateur; 2° l'*ischion* en bas, limitant de ce côté le trou obturateur; l'*ilium*, en arrière. Ces trois portions se réunissent au fond de la cavité cotyloïde (voy. fig. 44).

Os plat, irrégulier, tordu sur lui-même, présentant à étudier deux faces, quatre bords, quatre angles. On l'appelle aussi *os iliaque*, *os innominé*, *os des îles*.

Face interne. — Elle est divisée en deux parties par une crête saillante *ligne innominée*, mousse au milieu, saillante à ses deux extrémités, qui concourt à former le détroit supérieur du bassin.

Au-dessus de cette ligne, la face regarde en haut, en avant et en dedans : c'est la *fosse iliaque interne*, sur laquelle s'insère le muscle *iliaque*.

Au-dessous de la crête, la face interne regarde en dedans et en arrière. On y trouve le *trou ovale* ou *obturateur*, ovalaire chez l'homme, triangulaire chez la femme, fermé à l'état frais par la *membrane obturatrice*. Le muscle *obturateur interne* s'insère au pourtour de ce trou et sur la membrane. A la partie supérieure du trou obturateur, il existe une gouttière antéro-postérieure, *gouttière sous-pubienne*, dans laquelle passent le *nerf* et les *vaisseaux obturateurs*. Les deux lèvres de cette gouttière sont formées par la partie postérieure et par la partie antérieure de la circonférence du trou ovale; au lieu de se réunir en haut, elles interceptent un espace qui forme la gouttière dont la lèvre interne se termine insensiblement sur l'os, tandis que la lèvre externe se porte en haut et en avant pour se terminer à l'épine du pubis.

En arrière du trou ovale, on voit une surface plane quadrilatère, un peu inclinée en bas et en dedans, correspondant à la cavité cotyloïde, et sur laquelle s'insèrent le *releveur de l'anus* et l'*obturateur interne*.

Le trou ovale est limité en bas par l'*ischion*, en avant par le *corps du pubis*, ainsi que par une portion osseuse qui le réunit à l'ischion, et qu'on appelle : dans sa moitié supérieure, *branche descendante du pubis;* dans sa moitié inférieure, *branche ascendante de l'ischion ;* en haut, par un prolongement osseux, ou *branche horizontale* du pubis.

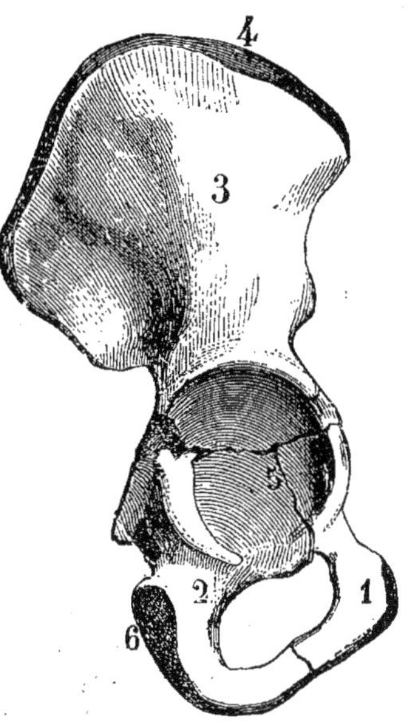

Fig. 44. — Os coxal droit vu par sa face externe avant la soudure des trois portions qui le constituent.

1, pubis avec ses branches horizontale et descendante. — 2, ischion. — 3, ilium. — 4, épiphyse marginale, point osseux complémentaire formant la crête iliaque. — 5, point de soudure des trois os au centre de la cavité cotyloïde. — 6, point d'ossification complémentaire de l'ischion.

Face externe. — Elle offre trois parties bien distinctes : la cavité cotyloïde, la fosse iliaque externe, et le trou obturateur avec les parties qui le circonscrivent.

La *cavité cotyloïde*, *cotyle* ou *acetabulum*, regarde en dehors, un peu en bas et en avant ; elle s'articule avec la tête du fémur, et présente, au fond, une petite surface non articulaire, rugueuse, plus profonde, se continuant en bas avec l'échancrure cotyloïdienne : c'est l'*arrière-fond* de la cavité cotyloïde. Le bord de la cavité, ou *sourcil cotyloïdien*, donne insertion, à l'état frais, au *bourrelet cotyloïdien*. Il présente trois échancrures qui portent le nom des portions d'os qu'elles séparent : une antérieure, *ilio-pubienne ;* une postérieure, *ilio-ischiatique ;* une inférieure, *ischio-pubienne* ou cotyloïdienne. De ces échancrures, par laquelle sort la tête du fémur dans les luxations, l'inférieure est la plus profonde ; elle est convertie en trou par le bourrelet cotyloïdien.

Au-dessus de la cavité cotyloïde, on trouve une gouttière antéro-postérieure qui longe le sourcil : c'est la *gouttière sus-cotyloïdienne*, qui donne insertion au *tendon réfléchi du muscle droit antérieur*. On trouve quelquefois, à la place de cette gouttière, une saillie osseuse, tubercule sus-cotyloïdien, sur laquelle s'attache le tendon sus-nommé.

La surface élargie qui se trouve au-dessus constitue la *fosse iliaque externe*. Elle regarde en dehors, en arrière et un peu en bas : elle offre deux saillies et deux dépressions, qui alternent ainsi d'avant en arrière : dépression, saillie, dépression, saillie. On trouve sur cette fosse les *deux lignes demi-circulaires*. L'*inférieure* ou

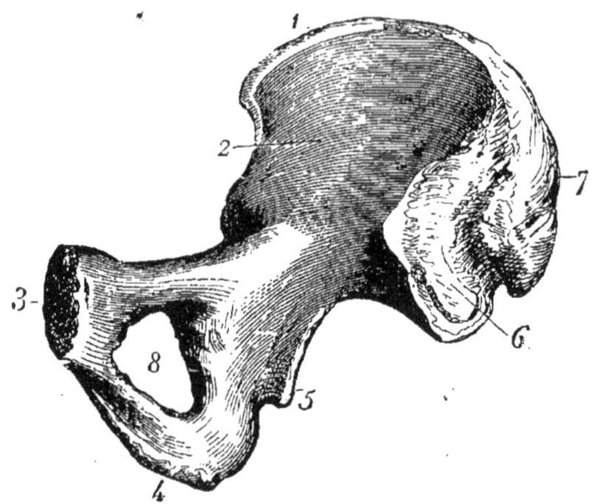

Fig. 45. — Face interne de l'os coxal du côté droit.

1, crête iliaque. — 2, fosse iliaque interne. — 3, pubis. — 4, ischion. — 5, épine sciatique. — 6, surface auriculaire. — 7, surface rugueuse pour des insertions ligamenteuses. — 8, trou obturateur.

Dans cette figure, l'os n'a pas la position qu'il occupe sur le squelette. La ligne qui réunit les chiffres 4, 5 et 6 devrait être verticale.

antérieure se porte de la partie supérieure de l'échancrure sciatique à l'épine iliaque antéro-supérieure, en décrivant une forte courbure concave en avant et en bas ; la *supérieure* ou *postérieure*, née à quelques millimètres en arrière de la précédente, se porte en arrière et en haut, jusqu'à la convexité postérieure de la fosse iliaque, sur laquelle elle se perd. Ces deux lignes sont peu marquées ordinairement.

En avant de la ligne antérieure, s'insère le muscle *petit fessier*; entre les deux lignes, le *moyen fessier* ; en arrière, le *grand fessier*.

La *ligne spino-cotyloïdienne* est une troisième ligne courbe, non constante, étendue de l'épine iliaque antérieure et inférieure à la partie supérieure du sourcil cotyloïdien.

Au-dessous de la cavité cotyloïde, la face externe regarde en bas, en avant et en dehors ; nous trouvons encore là le *trou obturateur*; en avant de ce trou le corps du pubis, d'où partent sa branche horizontale et sa branche verticale, qui le réunissent, la première à l'ilium, l'autre à la branche ascendante de l'ischion, formant la limite inférieure du trou. Le muscle *obturateur externe* s'insère sur la face externe de la membrane qui ferme le trou obturateur et au pourtour du trou. Le corps du pubis donne insertion au muscle *droit interne* tout près de la surface articulaire, et au muscle *second adducteur* entre le droit interne et l'obturateur externe. Sur la face externe de l'ischion et de sa branche ascendante s'insère le muscle *grand adducteur*.

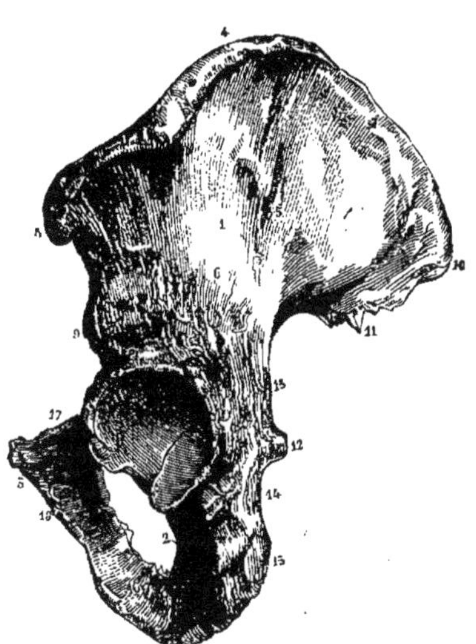

Fig. 46. — Face externe de l'os coxal du côté gauche.

1, fosse iliaque externe. — 2, trou obturateur. — 3, pubis. — 4, crête iliaque. — 5, 6, rugosités pour l'insertion des muscles fessiers. — 8, épine iliaque antérieure et supérieure. — 9, épine iliaque antérieure et inférieure. — 10, épine iliaque postérieure et supérieure. — 11, épine iliaque postérieure et inférieure. — 12, épine sciatique. — 13, grande échancrure sciatique. — 14, petite échancrure sciatique. — 15, tubérosité de l'ischion. — 16, branche ascendante de l'ischion. — 17, branche horizontale du pubis. — 18, branche descendante du pubis.

Bord antérieur. — Il est formé de deux parties : la moitié interne, presque horizontale ; la moitié externe, presque verticale. De dehors en dedans, on trouve sur ce bord quatre éminences osseuses et trois échancrures alternant entre elles :

1° L'*épine iliaque antérieure et supérieure*, où s'insèrent le muscle *couturier*, l'*arcade crurale* et le muscle *tenseur du fascia lata* (cette épine est séparée de la peau par une *bourse séreuse* très développée chez les tisserands). Verneau (1875) a signalé, en dedans de cette épine, une saillie osseuse sur laquelle s'insère l'arcade fémorale.

2° Une *échancrure* au-dessous, où passe le nerf *fémoro-cutané* ;

3° L'*épine iliaque antérieure et inférieure*, où s'insère le muscle *droit antérieur du quadriceps* ;

4° Une *gouttière* large et profonde dans laquelle glisse le muscle *psoas-iliaque* ;

5° L'*éminence ilio-pectinée*, sur laquelle s'insère la *bandelette ilio-pectinée* et le muscle *petit psoas*, quand il existe ;

6° La *surface pectinéale*, terminée en arrière par une crête, *crête pectinéale*, qui fait partie du détroit supérieur du bassin : sur cette crête s'insèrent le *ligament pubien de Cooper* et le *ligament de Gimbernat* ; le muscle *pectiné* s'y insère aussi, de même que sur la surface pectinéale ;

7° L'*épine pubienne*, saillante, qu'il importe de ne pas confondre avec l'angle. Elle donne insertion au muscle *premier adducteur*, *à l'arcade crurale*, au *pilier externe de l'anneau inguinal*, et au sommet du *ligament de Gimbernat* (1).

Bord postérieur. — Comme l'antérieur, il présente de haut en bas quatre éminences osseuses et trois échancrures. Il est *dirigé verticalement et parallèlement à celui du côté opposé*, chose importante à se rappeler lorsqu'on veut étudier l'os en position. On y trouve de haut en bas :

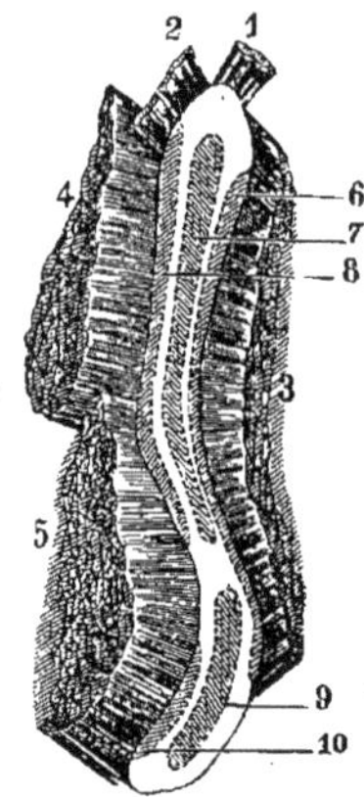

Fig. 47. — Crête iliaque du côté gauche et muscles qui s'y insèrent.

1, couturier. — 2, tenseur du fascia lata. — 3, iliaque. — 4, moyen fessier. — 5, grand fessier. — 6, grand oblique. 7, petit oblique. — 8, transverse. — 9, carré des lombes. — 10, grand dorsal.

1° *L'épine iliaque postérieure et supérieure;*

2° *Une petite échancrure* insignifiante;

3° *L'épine iliaque postérieure* et *inférieure*. Ces deux épines donnent insertion aux *muscles de la masse commune;* la supérieure est pourvue en dedans de nombreuses rugosités qu'on désigne sous le nom de *tubérosité iliaque ;* en dedans et au-dessous de cette tubérosité, derrière la crête de la face interne de l'os coxal, se trouve une facette articulaire, rugueuse, triangulaire, analogue à celle du sacrum : c'est la *facette auriculaire* de l'os coxal. En avant de la facette auriculaire, on trouve quelquefois, mais non toujours, le *sillon pré-auriculaire* de Zaaijer, professeur à Harlem (1866), sur lequel s'insère le ligament sacro-iliaque antérieur.

4° Au-dessous de l'épine iliaque inférieure, la *grande échancrure sciatique*, convertie en trou à l'état frais par les deux ligaments sacro-sciatiques ; elle donne passage au muscle *pyramidal*, à des vaisseaux et à des nerfs. Le muscle sépare les *vaisseaux* et les *nerfs fessiers*, qui sortent de l'échancrure, au-dessus de lui, des organes suivants qui passent au-dessous : *grand nerf sciatique*, *petit nerf sciatique*, *nerf de l'obturateur interne*, *nerf hémorroïdal*, *vaisseaux ischiatiques*, *vaisseaux* et *nerf honteux internes*.

5° Plus bas, l'*épine sciatique*, mince et saillante, donnant insertion par son sommet au *petit ligament sacro-sciatique*, par sa face externe au muscle *jumeau supérieur*, par sa face interne au muscle *releveur de l'anus* et au muscle *ischio-coccygien*.

(1) Remarquez que cette épine est le point de rendez-vous de la crête pectinéale, qui fait partie du détroit supérieur du bassin, et de la moitié postérieure de la circonférence du trou obturateur qui forme, en se terminant, le bord externe de la gouttière sous-pubienne. Les deux lignes sont séparées par cet espace qu'on appelle *surface pectinéale*.

6° Au-dessous, la *petite échancrure sciatique*, convertie aussi en trou par les deux ligaments sacro-sciatiques ; elle donne passage au muscle *obturateur interne* qui sort du bassin, aux *vaisseaux* et *nerf honteux internes*, et au *nerf de l'obturateur interne*, organes qui arrivent au périnée après avoir contourné l'épine sciatique.

7° L'*ischion*, qui sera décrit avec les angles.

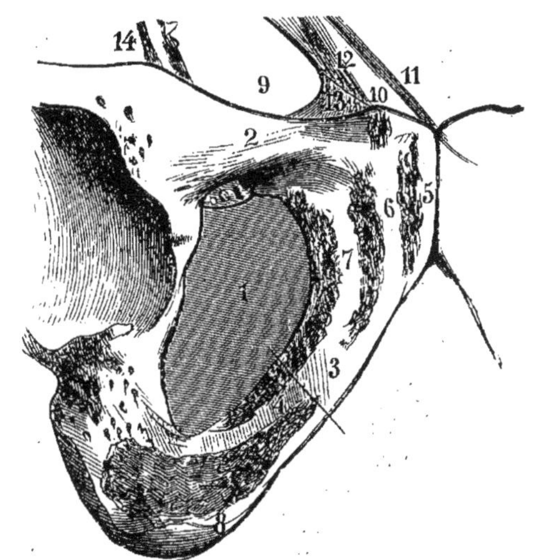

Fig. 48. — Pubis, ischion et trou obturateur du côté droit, vus du côté externe.

1, membrane obturatrice. — 2, surface pectinéale sur la branche horizontale du pubis. — 3, branche descendante du pubis. — 4, branche ascendante de l'ischion. — 5, muscle droit interne. — 6, deuxième adducteur. — 7, obturateur externe. — 8, ischion et grand adducteur. — 9, anneau crural. — 10, anneau inguinal. — 11, pilier interne de l'anneau inguinal. — 12, pilier externe de l'anneau inguinal. — 13, ligament de Gimbernat. — 14, bandelette ilio-pectinée.

Bord supérieur ou crête iliaque. — Plus épais aux extrémités qu'à la partie moyenne, il a la forme d'un *S* italique ; sa partie antérieure est concave en dedans, sa partie postérieure concave en dehors. Ce bord, dirigé obliquement de dehors en dedans et d'avant en arrière, présente une *lèvre interne* pour l'insertion du muscle *transverse* de l'abdomen, une *lèvre externe* pour le muscle *grand oblique*, et un *interstice* pour le muscle *petit oblique* en avant et le muscle *carré des lombes* en arrière.

Bord inférieur. — Le plus court, il correspond aux branches ascendante de l'ischion et descendante du pubis ; il est mince, rugueux chez l'homme, lisse et déjeté en dehors chez la femme ; il donne insertion aux *aponévroses du périnée*, à la *racine des corps caverneux* et aux muscles *ischio-caverneux* chez l'homme, *ischio-clitoridien* chez la femme.

On appelle *crête pénienne*, ou *clitoridienne*, une série de rugosités qui se montrent assez fréquemment sur les branches descendante du pubis et ascendante de l'ischion.

Angle antérieur et supérieur. — Cet angle n'est autre chose que l'épine iliaque antérieure et supérieure déjà décrite.

Angle antérieur et inférieur ou angle du pubis. — Il est situé à un centimètre et demi en dedans de l'épine pubienne. Sur sa face interne, on trouve une surface articulaire, allongée, située sur le corps du pubis et se continuant avec le bord inférieur de l'os. En s'articulant avec celle du côté opposé, elle forme la *symphyse pubienne*. Sur l'angle s'insère le *pilier interne de l'anneau inguinal*. L'espace qui sépare l'angle de l'épine donne insertion, sur sa lèvre postérieure, au muscle *droit de l'abdomen*. Immédiatement en avant de cette insertion, s'insèrent le muscle *pyramidal* et le *pilier postérieur de l'anneau inguinal* ou *ligament de Colles*. Cet espace constitue le bord inférieur de l'anneau inguinal; le *cordon spermatique* repose sur lui.

La partie postérieure du pubis est en rapport immédiat avec la vessie et donne attache en bas au *muscle de Wilson*.

Angle postérieur et supérieur. — Il est formé par l'épine iliaque postérieure et supérieure déjà décrite.

Angle postérieur et inférieur, ou tubérosité de l'ischion. — C'est la portion la plus épaisse de l'os coxal; c'est sur cet angle que repose le corps dans la station assise. Il se continue par sa branche ascendante avec la branche descendante du pubis; il donne insertion : 1° en arrière et de bas en haut, au muscle *demi-membraneux*, à la *longue portion du biceps* et au demi-tendineux réunis, au *jumeau inférieur;* 2° en dedans, au muscle *transverse du périnée;* 3° en dehors, au muscle *grand adducteur* et au muscle *carré crural*.

La face interne de l'ischion et l'obturateur interne forment la paroi externe de la *fosse ischio-rectale*. Une *bourse séreuse* sous-musculaire sépare la partie postérieure et supérieure de l'ischion du grand fessier.

La partie supérieure et postérieure de l'ischion offre une gouttière transversale, en continuité avec la petite échancrure sciatique, et recouverte à l'état frais d'une couche cartilagineuse, sur laquelle glisse le tendon interne au moyen d'une *bourse séreuse*.

Développement. — L'os coxal se développe par trois points primitifs et de nombreux points complémentaires.

1° *Points primitifs*. — Les trois points primitifs sont le point iliaque, le point ischiatique et le point pubien.

Le *point iliaque* se montre chez l'embryon vers le cinquantième jour, le *point ischiatique* à la fin du troisième mois, et le *point pubien* à la fin du quatrième.

A la naissance, ces trois points ont convergé vers le centre de la cavité cotyloïde où ils sont séparés par l'*étoile cotyloïdienne*, ou *cartilage* en Y, formée par trois lignes cartilagineuses (fig. 44).

La soudure des trois points primitifs a lieu de la manière suivante : le pubis et l'ischion se réunissent à 11 ans, l'ischion et l'ilium à 13 ans, le pubis et l'ilium à 15 ans. On a vu la soudure du pubis et de l'ischion rester pendant toute la vie à l'état cartilagineux.

2° *Points complémentaires.* — Ils apparaissent : 1° dans l'étoile cartilagineuse ; 2° dans la crête iliaque ; 3° dans l'épine iliaque antérieure et inférieure ; 4° dans l'épine sciatique ; 5° dans l'ischion ; 6° dans l'épine du pubis.

Les *points de l'étoile* sont au nombre de trois : l'un se montre au centre même de l'étoile ; un autre à l'extrémité terminale de la branche postérieure de l'étoile, entre l'ischion et l'iliaque, et un troisième à l'extrémité terminale de la branche antérieure de l'étoile. Ce dernier est l'*os cotyloïdien* ou *os acetabuli*, découvert par Albinus ; il apparaît à l'âge de 12 ans, et se soude au pubis et à l'ilium vers 16 ans.

Le *point de la crête iliaque* se développe vers 15 ans ; il forme une bandelette osseuse qui longe toute la crête iliaque et qui se soude au reste de l'os à 24 ans seulement.

Le *point de l'épine iliaque* antérieure et inférieure apparaît à 14 ans et se soude à l'ilium vers 16 ans.

Le *point de l'épine sciatique* se développe à 16 ans et se soude à 18 ans.

Le *point ischiatique* se montre à 15 ans et se soude à 17 ans. Il forme une lame osseuse à la surface de la tubérosité sciatique.

Le *point de l'épine du pubis* se voit à 19 ans et se soude au pubis à 20 ans.

Trente-sept muscles s'insèrent sur l'os coxal.

Face externe, 7.	— Grand, moyen, petit fessier, obturateur externe, deuxième et troisième adducteurs, droit interne.
Face interne, 2.	— Iliaque, obturateur interne.
Bord antérieur, 5.	— Couturier, droit antérieur, petit psoas, pectiné, premier adducteur.
Bord postérieur, 3.	— Jumeau supérieur, releveur de l'anus, ischio-coccygien.
Bord supérieur, 5.	— Grand oblique, petit oblique, transverse, carré des lombes, grand dorsal.
Bord inférieur, 1.	— Ischio-caverneux.
Angle antérieur et supérieur, 2.	— Couturier, tenseur du fascia lata.
Angle antérieur et inférieur, 3.	— Pyramidal, droit antérieur de l'abdomen, muscle de Wilson.
Angle postérieur et supérieur, 3.	— Les trois muscles de la masse commune.
Angle postérieur et inférieur, 6.	— Demi-membraneux, demi-tendineux, biceps jumeau inférieur, transverse du périnée, carré crural.

DU BASSIN EN GÉNÉRAL

Le bassin est un conduit osseux situé à la partie inférieure du tronc.

Nous venons d'étudier les os qui concourent à sa formation, sacrum, coccyx et os coxaux. Ces os réunis constituent une cavité, une sorte de canal auquel on peut considérer deux ouvertures et deux surfaces. La description des surfaces offrant peu d'intérêt, nous serons bref, attendu que leur étude a déjà été faite lorsque nous avons décrit les os qui constituent le bassin. L'étude du bassin en général n'offre d'intérêt qu'au point de vue de l'accouchement : c'est pour cette raison que les différentes dimensions que nous donnons dans cet article s'appliquent surtout au bassin de la femme.

Surface extérieure du bassin.

Vu à l'extérieur, le bassin présente une face postérieure, une face antérieure et deux faces latérales.

La *face postérieure* est représentée par la face postérieure du

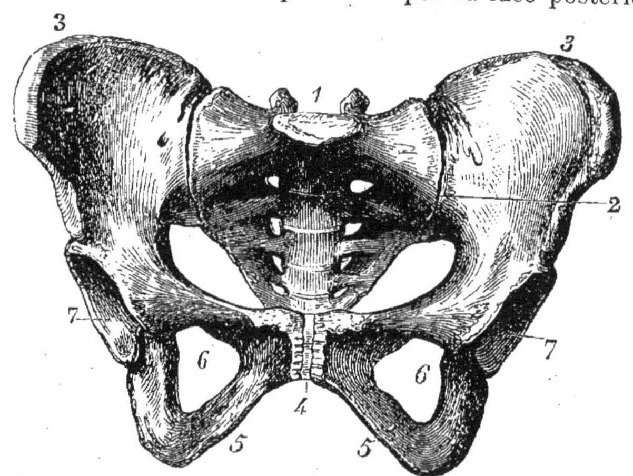

Fig. 49. — Bassin de femme.

1, base du sacrum. — 2, symphyse sacro-iliaque. — 3, 3, crête iliaque. — 4, symphyse du pubis. — 5, 5, branches descendante du pubis et ascendante de l'ischion. — 6, 6, trou obturateur. — L'espace qui sépare ces deux trous est beaucoup plus considérable que chez l'homme. — 7, 7, cavité cotyloïde.

sacrum, déjà décrite, et par le bord postérieur des deux os coxaux qui la limitent. Cette limite est donc formée par deux bords verticaux présentant de haut en bas : 1° la tubérosité iliaque ; 2° la grande échancrure sciatique ; 3° l'épine sciatique ; 4° la petite échancrure sciatique ; 5° enfin l'ischion.

La partie moyenne de cette face, formée par le sacrum, s'amincit insensiblement en bas et se termine à la pointe du coccyx. Entre la portion sacro-coccygienne du bassin et le bord postérieur des os coxaux, on trouve une vaste échancrure divisée en deux trous par les grands et petits ligaments sacro-sciatiques.

La *face antérieure* du bassin est fort courte, elle est uniquement constituée par les pubis et la symphyse pubienne ; elle sépare l'échancrure médiane de l'orifice supérieur de celle de l'orifice inférieur.

Les *faces latérales* sont formées par la face externe de l'os coxal, à la description de laquelle nous renvoyons le lecteur, la description étant la même.

Surface intérieure du bassin.

A l'intérieur, le bassin présente des particularités fort importantes à connaître, résultant de l'articulation du sacrum avec les os coxaux et de ces os entre eux.

On remarque une ligne circulaire formée, en arrière, par la base

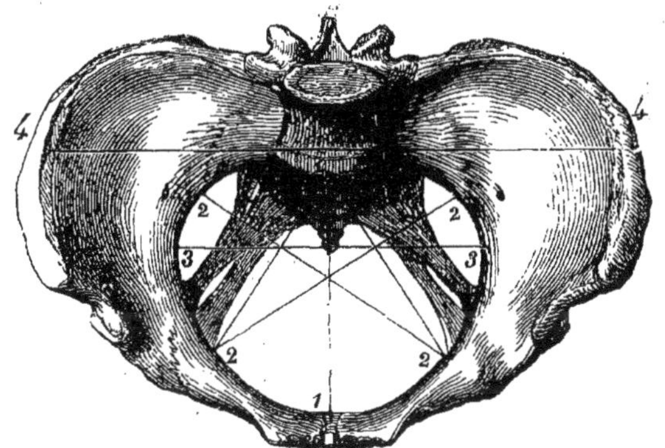

Fig. 50. — Diamètres du bassin.

1, 1, diamètre sacro-pubien ou antéro-postérieur, 11 centimètres. — 2, 2, 2, 2, diamètres obliques, 12 centimètres. — 3, 3, diamètre transverse, 13 centimètres et demi. — 4, 4, diamètre bis-iliaque qui sépare les crêtes iliaques, 24 à 27 centimètres.

du sacrum, *angle sacro-vertébral, ou promontoire des accoucheurs*, et par le bord antérieur de l'aileron du sacrum, par la ligne innominée de l'os coxal sur les côtés. Cette ligne se termine en avant, et de chaque côté du pubis, sur l'épine pubienne. Elle est complétée sur la ligne médiane par le bord supérieur des deux pubis. On lui donne le nom de *détroit supérieur du bassin*. Ce détroit se confond avec la crête pectinéale, en arrière de la surface pectinéale, et il donne insertion, à ce niveau, au ligament pubien de Cooper.

L'intérieur du bassin est divisé par cette ligne en deux parties : l'une supérieure, *grand bassin*, l'autre inférieure, *petit bassin*.

Le grand bassin est formé par les fosses iliaques internes et par les ailerons du sacrum ; son étude offre peu d'intérêt.

Le petit bassin présente à étudier : 1° l'orifice supérieur ou *détroit supérieur ;* 2° l'orifice inférieur ou *détroit inférieur ;* 3° l'*excavation*.

Détroit supérieur du bassin. — Le détroit supérieur sépare le grand bassin du petit bassin : c'est l'orifice supérieur du petit bassin, orifice beaucoup plus large chez la femme ; il est important à connaître au point de vue de l'accouchement. Cet orifice présente à étudier ses diamètres et le plan qui lui correspond.

Les *diamètres*, comme on le voit dans la figure 50, sont, chez la femme : l'antéro-postérieur, ou *sacro-sus-pubien*, ou *promonto-sus-pubien*, étendu de la base du sacrum à la symphyse pubienne, qui mesure 11 centimètres ; le transverse, *diamètre transverse maximum*, mesurant 13 centimètres et demi, et l'oblique, étendu de la symphyse sacro-iliaque d'un côté à l'éminence ilio-pectinée du côté opposé, qui a 13 centimètres, selon Verneau.

Crouzat a montré que le diamètre antéro-postérieur, mesuré de l'angle sacro-vertébral au milieu de la symphyse pubienne, n'a que 10 centimètres et demi. On l'appelle *promonto-pubien minimum* ou *diamètre utile* de Pinard.

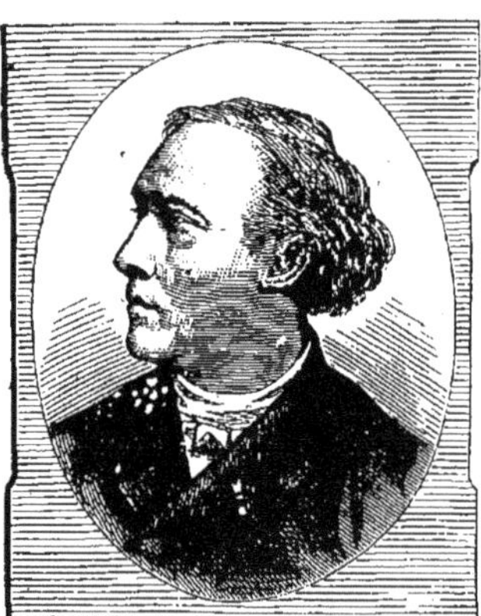

Fig. 51.

Pajot (1), dans ses cours si suivis de l'École pratique, avait adopté ces chiffres : détroit supérieur : diamètre antéro-postérieur, 11 centimètres ; diamètre oblique, 12 centimètres ; diamètre transverse, 13 centimètres et demi ; détroit inférieur, tous les diamètres, 11 centimètres.

Le plan du détroit supérieur (fig. 52, A, B) est un plan fictif passant par cet orifice. Ce plan présente une inclinaison telle-

(1) Pajot (Charles-Marie-Edme), né le 18 décembre 1816 à Paris, décédé le 25 juillet 1896, eut un grand succès dans l'enseignement libre des accouchements. Il fut agrégé à Paris, en 1853, et professeur d'accouchements en 1863, et enfin de clinique obstétricale de 1883 à 1886.

ment considérable, qu'il regarde en avant plutôt qu'en haut. Lorsqu'on le considère sur une femme debout, la paroi abdominale étant enlevée, on voit la cavité pelvienne entière. Ce plan se rapproche de la direction verticale plus que de la direction horizontale; il est incliné de 60° sur l'horizon. Une ligne antéro-postérieure passant par le bord supérieur de la symphyse pubienne arriverait à la partie moyenne du coccyx. Une ligne semblable passant au-dessous de la symphyse ne rencontrerait pas le coccyx en arrière, de sorte que, dans la position naturelle, la pointe du coccyx correspond au tiers inférieur de la symphyse pubienne.

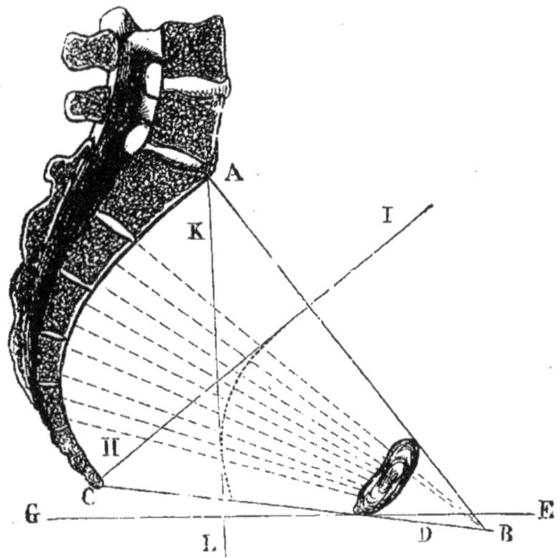

Fig. 52. — Axes et plans du bassin.

A, B, plan du détroit supérieur. — B, C, plan du détroit inférieur. — I. L, axe du détroit supérieur. — K, L, axe du détroit inférieur. — I, I, axe de Nœgele. — G, E, ligne horizontale passant sous le pubis. — C, coccyx. Point de convergence des deux plans.

Détroit inférieur du bassin. — Le détroit inférieur, ou orifice inférieur du petit bassin, est un orifice moins régulier que celui du détroit supérieur; il est limité en avant par la partie inférieure de la symphyse pubienne, en arrière par la pointe du coccyx, et sur les côtés par les ischions. Entre les ischions et la symphyse pubienne, on trouve les branches descendante du pubis et ascendante de l'ischion. Le bord inférieur du grand ligament sacro-sciatique concourt à la formation de cet orifice entre l'ischion et le coccyx.

Le détroit inférieur du bassin est rempli, à l'état frais, par des parties molles dont l'ensemble constitue le périnée. Le diamètre antéro-postérieur est étendu de la pointe du coccyx à la partie inférieure de la symphyse pubienne (*diamètre coccy-sous-pubien*), le transversal d'un ischion à l'autre (*diamètre bi-ischiatique*), et l'oblique de l'ischion d'un côté à la partie moyenne du ligament sacro-sciatique du côté opposé.

Le diamètre antéro-postérieur mesure 9 centimètres et, sur un bassin de femme bien conformée, il peut acquérir 12 centimètres et demi pendant l'accouchement. Le diamètre transversal mesure 12 centimètres et demi, et l'oblique 12 centimètres.

L'inclinaison du plan qui passe par le détroit inférieur (fig. 52, C, B) forme un angle de 10 à 11° avec l'horizon. Il se trouve, comme on le voit, à peu près horizontal.

Excavation du petit bassin. — La cavité du petit bassin, ou bassin proprement dit, est limitée : en avant, par les pubis et la symphyse pubienne; en arrière, par la face antérieure du

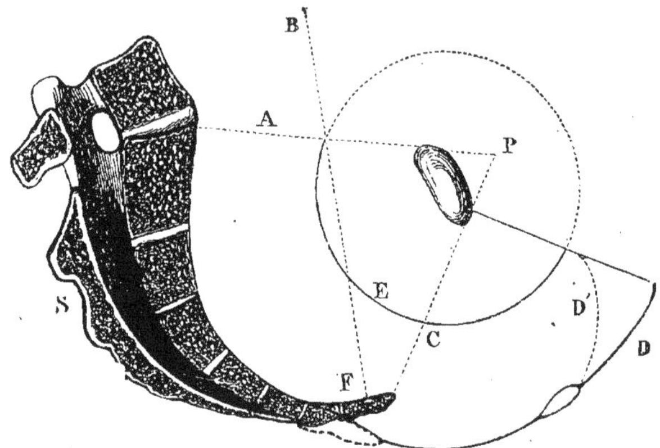

Fig. 53. — Axe de l'excavation.

A, plan du détroit supérieur. — B, axe du détroit supérieur. — C, plan du détroit inférieur. — E, axe du canal pelvien et cercle de Carus. — D, paroi inférieure du canal pelvien, lorsque la tête du fœtus a dilaté la vulve. — D', même paroi avant la dilatation.

sacrum et du coccyx, et sur les côtés par une surface osseuse qui correspond à la cavité cotyloïde.

Sa *face antérieure* est très courte; elle mesure à peine 4 à 5 centimètres chez l'homme, et un peu moins chez la femme. Cette face, formée par les pubis, est plane, inclinée obliquement en arrière et en bas; elle sépare la partie antérieure des deux détroits, et se trouve en rapport avec la vessie, qui repose sur elle.

Sa *face postérieure*, formée par le sacrum et le coccyx, est concave et mesure une longueur de 16 centimètres. Elle est en rapport avec le rectum, qui présente une courbure représentée par celle de la paroi.

Ses *faces latérales* correspondent aux cavités cotyloïdes; elles forment deux plans inclinés obliquement de haut en bas, et un peu de dehors en dedans. Elles sont en rapport avec les muscles obturateurs internes et releveurs de l'anus.

L'axe de cette excavation passe nécessairement par le centre des deux détroits ou orifices du petit bassin; il représente une ligne courbe dont la concavité embrasse le pubis, et qui est, dans tout son trajet, également distante des parois du bassin. Cette ligne fait partie d'un cercle ayant pour centre la symphyse pubienne et pour rayon 6 centimètres. C'est le cercle de Carus (fig. 53). Nœgele a fait voir que l'axe de l'excavation n'est courbé qu'à la partie inférieure, de sorte qu'à la partie supérieure il se confondrait avec celui du détroit supérieur, ligne allant de l'ombilic à la partie moyenne du coccyx.

L'axe de l'excavation se confond avec celui du conduit vulvo-

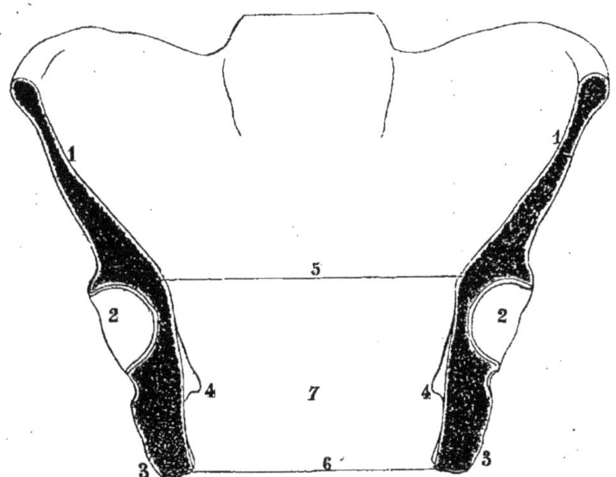

Fig. 54. — Coupe verticale du bassin passant par les cavités cotyloïdes.

1, 1, fosses iliaques internes (grand bassin). — 2, 2, cavités cotyloïdes. — 3, 3, ischions. — 4, 4, épines sciatiques. — 5, diamètre transverse du détroit supérieur du bassin. — 6, diamètre transverse du détroit inférieur. — 7, excavation pelvienne, plus étroite en bas.

utérin; il indique la direction que suit le fœtus pendant l'accouchement. *C'est une ligne courbe, fortement courbe, à concavité antérieure* (formule de Pajot).

Différences entre le bassin de l'homme et celui de la femme.

Il est facile de distinguer le bassin dans les deux sexes. Ce qui frappe au premier coup d'œil, c'est la prédominance du diamètre vertical chez l'homme, et celle des diamètres horizontaux chez la femme.

A. *Chez l'homme.* — 1° L'épine iliaque antérieure est un peu plus déjetée en dedans, et la crête iliaque est plus contournée en S (l'espace qui sépare les deux crêtes iliaques est de 28 centimètres 1/2);

2° La fosse iliaque interne est plus concave et plus petite;

3° Le détroit supérieur du bassin est plus étroit;

4° La paroi postérieure du petit bassin est moins concave;

5° Le détroit inférieur est aussi plus étroit;

6° L'arcade pubienne, formée par la branche descendante du pubis, est plus anguleuse, et le bord inférieur de l'os coxal, situé entre l'ischion et le pubis, est rugueux, souvent recouvert d'aspérités;

7° Enfin le trou obturateur est ordinairement de forme ovalaire, et l'espace qui sépare les deux trous obturateurs, par conséquent le pubis, est plus étroit que chez la femme.

B. *Chez la femme.* — 1° L'épine et la partie antérieure de la crête iliaque sont déjetées en dehors, ce que l'on voit aisément; les hanches étant beaucoup plus saillantes que chez l'homme (l'espace qui sépare les deux crêtes iliaques est de 32 centimètres);

2° La fosse iliaque interne est plus large et plus aplatie;

3° Le détroit supérieur est plus large, de sorte que l'espace qui sépare les deux cavités cotyloïdes est beaucoup plus grand que chez l'homme, ce qui explique l'erreur d'un grand nombre d'anatomistes qui s'imaginaient, en voyant la saillie des grands trochanters, que le col du fémur était plus long chez la femme, tandis qu'il est le même que chez l'homme. La même cause, c'est-à-dire la prédominance du diamètre transverse chez la femme, explique pourquoi le fémur est plus oblique chez elle; pourquoi la surface articulaire du condyle interne de cet os dépasse plus que chez l'homme le niveau de celle du condyle externe; pourquoi, enfin, la partie interne du membre inférieur chez la femme forme un angle saillant au niveau du genou, de sorte que la femme la mieux conformée est toujours un peu bancale;

4° La paroi postérieure du petit bassin est plus concave;

5° Le détroit inférieur est plus large, l'arcade pubienne plus arrondie, le bord inférieur de l'os coxal plus arrondi et plus lisse;

6° Enfin le trou obturateur est à peu près triangulaire.

§ 2. — FÉMUR

Position. — Placez l'extrémité coudée *en haut*, la tête articulaire *en dedans* le plus saillant des bords de l'os *en arrière*.

Le fémur, os de la cuisse, est un os long, pair, articulé avec l'os coxal, la rotule et le tibia, dirigé obliquement de haut en bas, de dehors en dedans. Cette obliquité est beaucoup plus prononcée chez la femme.

Il présente un corps et deux extrémités.

Le **corps** est pourvu de trois faces et de trois bords. Il décrit une courbure à concavité postérieure. Manouvrier a constaté que la partie supérieure de la diaphyse du fémur est aplatie (quelquefois chez les Français de notre époque, fréquemment sur les squelettes humains préhistoriques). A ce niveau, le fémur a une face antérieure et une face postérieure, un bord interne et un bord externe. Il a appelé cet aplatissement *platymérie*. Elle est en rapport avec un grand développement du *muscle crural* et un exercice musculaire intense.

Face antérieure. — Elle se continue en haut avec le col, dont la sépare une ligne rugueuse, sur laquelle s'attache la capsule fibreuse de l'articulation coxo-fémorale; elle présente en bas une concavité recouverte par la synoviale du genou, *gouttière sus-trochléenne* ou *creux sus-condylien*, qui reçoit la rotule dans l'extension du genou. Cette face, convexe, donne insertion au muscle crural.

Face interne. — Étroite en haut, elle s'élargit et devient postérieure en bas; elle est recouverte par le *vaste interne*. Le changement de direction de cette face, dépourvue d'insertions musculaires, est en rapport avec la déviation de l'artère fémorale.

Face externe. — Étroite en haut, un peu plus large en bas, elle se termine sur le condyle externe et donne insertion au muscle *crural*. La *fosse hypotrochantérienne*, décrite par Houzé (1884), est un creux situé à la partie supérieure de la face externe et limité par deux lignes,

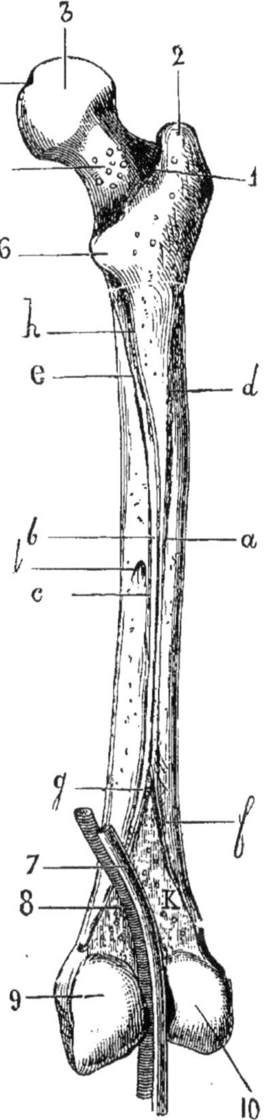

Fig. 55. — Partie postérieure du fémur droit.

1, cavité digitale. — 2, grand trochanter. — 3, tête du fémur. — 4, dépression pour le ligament rond de l'articulation. — 5, trous pour les vaisseaux nourriciers du col. — 6, petit trochanter. — 7, veine poplitée. — 8, artère poplitée. — 9, condyle interne. — 10, condyle externe. — *a*, lèvre externe de la ligne âpre. — *b*, interstice. — *c*, lèvre interne. — *d*, branche de bifurcation externe et supérieure pour le grand fessier. — *e*, branche de bifurcation interne et supérieure pour le vaste interne. — *f*, branche de bifurcation externe et inférieure pour le vaste externe. — *g*, branche interne et inférieure pour le grand adducteur. — *h*, branche de division moyenne pour le pectiné. — *h*, surface poplitée. — *l*, trou nourricier.

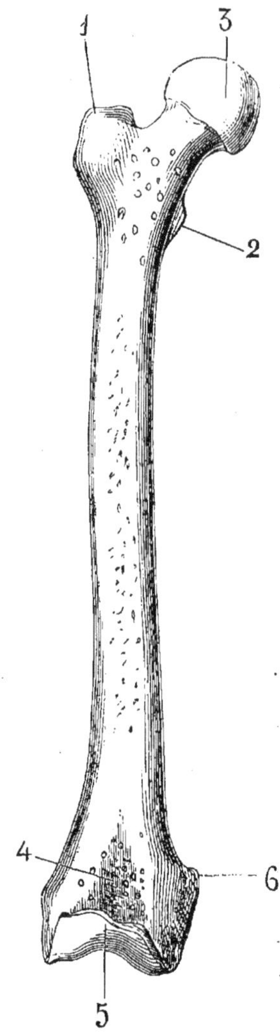

Fig. 56. — Face antérieure du fémur droit.

1, grand trochanter. — 2, petit trochanter. — 3, tête du fémur. — 4, creux sus-condylien. — 5, poulie fémorale. — 6, tubercule d'insertion du grand adducteur, situé à la partie postérieure du condyle interne.

dont l'interne donne attache au grand fessier, tandis que l'externe donne insertion au *vaste externe*.

Bord interne. — Étendu du bord inférieur du col du fémur à l'extrémité postérieure du condyle interne, il est arrondi.

Bord externe. — Il est étendu du bord antérieur du grand trochanter à l'extrémité antérieure du condyle externe.

Bord postérieur ou ligne âpre du fémur. — Chez l'homme, la ligne âpre est hérissée de rugosités très proéminentes, surtout à sa partie moyenne. Simple au milieu, elle se ramifie aux extrémités.

Elle donne lieu à des insertions multiples, tandis que les trois faces du fémur sont enveloppées par le *quadriceps*. Il faut distinguer, dans ce bord rugueux, la partie moyenne et ses extrémités bifurquées.

La *partie moyenne* de la ligne âpre doit être divisée en *lèvre interne* (fig. 55, *c*), *lèvre externe* (fig. 55, *a*), et *interstice* (fig. 55, *b*). La lèvre interne donne attache au *vaste interne* à la *cloison inter-musculaire interne ;* la lèvre externe donne insertion au *vaste externe* et *au crural* confondus, ainsi qu'à la cloison intermusculaire externe ; sur l'interstice s'insèrent les *trois adducteurs* et la *courte portion du biceps*.

L'*extrémité inférieure de la ligne âpre* est bifurquée ; la branche interne de la bifurcation se termine au condyle interne, sur le tubercule du troisième adducteur ; elle est effacée au milieu de son trajet par le passage de l'artère fémorale, et donne insertion au *troisième abducteur* et à la cloison fibreuse qui sépare ce muscle du vaste interne. La branche externe se termine à la partie postérieure du condyle externe et donne insertion, par la partie supérieure, à la *courte portion du biceps* et à une cloison fibreuse qui sépare ce muscle du vaste externe. L'espace triangulaire compris entre ces deux lignes constitue l'*espace poplité*.

L'*extrémité supérieure de la ligne âpre* est divisée en trois branches : l'externe, *branche fessière*, très rugueuse, se dirige vers le bord postérieur du grand trochanter, elle est destinée à l'insertion du muscle *grand fessier*. (Elle est quelquefois le siège d'une saillie osseuse, appelée *troisième trochanter*, et donnant insertion à un gros faisceau du grand fessier. Cette saillie existe dans le tiers des cas.) La moyenne, *branche pectinéale*, se porte au petit trochanter, et donne attache au muscle *pectiné ;* l'interne, *branche du vaste interne*, quelquefois peu marquée, se dirige vers le bord inférieur du col et donne attache au *vaste interne*.

Chez les sujets très musclés, le vaste externe n'ayant pas une surface d'insertion assez grande, on remarque une sorte de colonne osseuse qui supporte la ligne âpre (*pilastre fémoral*). On appelle *fémurs à colonne*, ceux qui possèdent ce pilastre (Manouvrier). Cette disposition était très fréquente dans les *races préhistoriques*.

C'est sur le bord postérieur qu'on trouve le *trou nourricier* de l'os, situé vers le tiers supérieur du corps, dirigé en haut et recevant une branche des artères perforantes.

La ligne âpre manque chez les singes.

Extrémité supérieure. — Elle présente : 1° une *tête* articulaire ; 2° un *col* représentant le *col anatomique* de l'humérus ; 3° le *grand trochanter ;* 4° le *petit trochanter ;* 5° un col représentant le *col chirurgical* de l'humérus.

Tête. — La tête est articulée avec l'os coxal ; elle représente les deux tiers d'une sphère régulière ; elle est creusée, un peu au-dessous du sommet, d'une dépression, *fossette du ligament rond*, au fond de laquelle on voit de petits trous. Le ligament interarticulaire, ou ligament rond, s'insère dans la dépression, et les vaisseaux qu'il porte, branches des vaisseaux obturateurs, traversent les petits trous pour se rendre à la tête de l'os. Cette fossette, et le ligament par conséquent, manquent chez l'*orang-outang*.

Col du fémur. — Le col du fémur est l'analogue du col anatomique de l'humérus. Il est plus étroit au milieu qu'à ses extrémités. Il est aplati d'avant en arrière, dirigé obliquement en bas et en dehors. Son axe vertical est un peu incliné en bas et en arrière.

Le col du fémur, aplati d'avant en arrière, mesure dans son diamètre vertical 3 centimètres 1/2, et dans son diamètre antéro-postérieur 1 centimètre 1/2. Chez l'enfant, le col est presque cylindrique.

On a beaucoup discuté sur les différences de longueur et de direction du col selon les âges et selon les sexes.

La *longueur* du col est la même dans les deux sexes : il a de

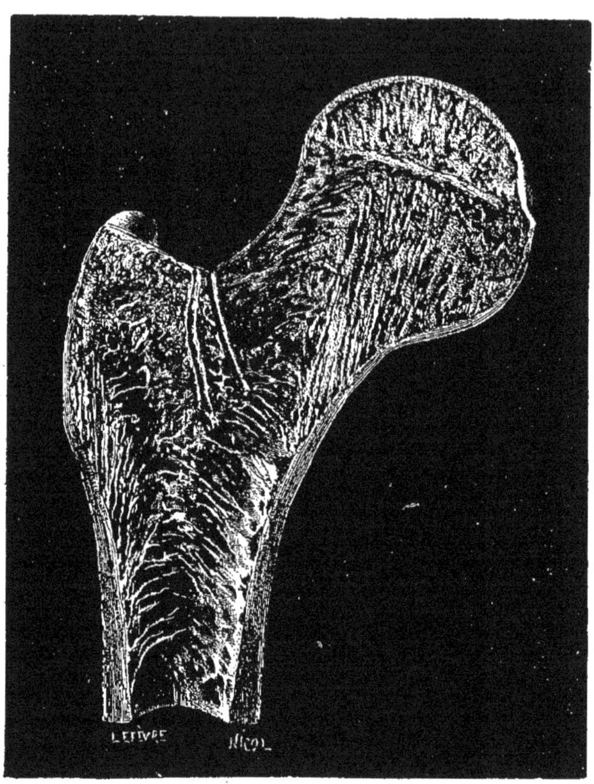

Fig. 57. — Section du col du fémur montrant un commencement de raréfaction de la substance spongieuse chez un homme de cinquante-deux ans.

3 à 5 centimètres, et, s'il paraît plus long chez la femme, c'est parce que, chez elle, le diamètre transverse du bassin est plus grand, et par conséquent le grand trochanter plus saillant. C'est la même cause qui détermine l'obliquité plus grande du fémur chez la femme et la saillie plus considérable du condyle interne.

Quant à la *direction*, il résulte des recherches de Rodet qu'elle varie selon l'âge, le sexe et les individus. A l'état normal, le col du fémur forme avec le corps un angle de 132 degrés en moyenne, 144 au maximum, 121 au minimum. Il peut, chez les vieillards, diminuer de 2 à 3 degrés, diminution qui concourt chez eux à l'abaissement de la taille. Chez la femme, le col n'est pas plus incliné que chez l'homme, comme on l'a cru autrefois (Charpy, 1884). Enfin on observe des différences d'inclinaison de 23 degrés en plus ou en moins, selon les sujets, de sorte que l'influence prédisposante de l'inclinaison du col relativement aux fractures est bien plus prononcée suivant les individus que suivant les âges.

Le col présente deux faces, deux bords, deux extrémités.

La *face antérieure* regarde un peu en bas ; elle est plane et se continue avec la face antérieure du corps de l'os. Elle présente souvent, à sa partie supéro-interne, une petite facette couverte de cartilage, séparée du cartilage de la tête fémorale, ou se continuant avec ce cartilage.

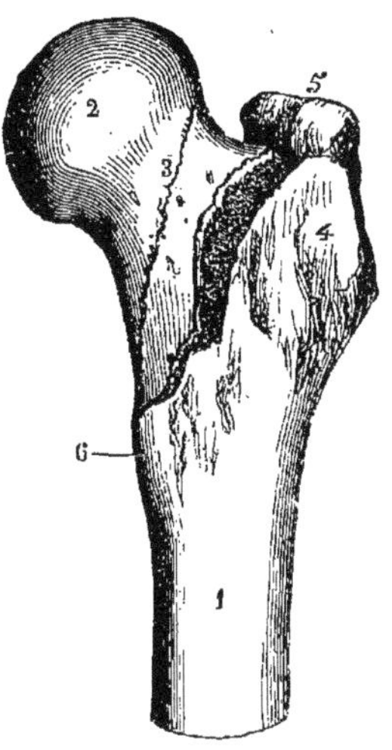

Fig. 58. — Fracture du col du fémur.

1, diaphyse. — 2, tête articulaire. — 3, ligne de la fracture intra-articulaire vue sur la face postérieure du col. — 4, grand trochanter. — 5, 6, ligne de l'os fracturé extra-articulaire.

La *face postérieure*, concave, moins étendue, regarde un peu en haut et donne attache à la capsule fibreuse de l'articulation. Cette insertion, très faible, se fait à l'union du tiers externe avec les deux tiers internes de la face postérieure du col. La face postérieure est creusée en dehors et en haut d'une dépression profonde, *cavité digitale* ou *trochantérienne*, qui affaiblit singulièrement la résistance du col ; le muscle *obturateur externe* s'insère au fond de cette cavité.

Le *bord supérieur*, concave, de 3 centimètres de longueur, est presque horizontal.

Le *bord inférieur*, moins profondément concave, de 5 à 6 centimètres environ, se dirige obliquement en bas et en dehors. On appelle *éperon fémoral de Merckel* une crête osseuse, épaisse et résistante, qui occupe le bord inférieur du col et se continue avec la substance compacte du corps de l'os.

Les deux faces et les deux bords sont criblés de petits trous à travers lesquels passent des vaisseaux nourriciers. A l'état frais, ces trous sont masqués par le périoste, qui présente ici quelques particularités : 1° il y a sur la face antérieure du col une épaisseur qui n'est jamais moindre d'un millimètre et qui peut aller jusqu'à 3 millimètres ; 2° il est formé non seulement par la membrane fibro-vasculaire des os, mais encore par un grand nombre de fibres de la capsule fibreuse de l'articulation coxo-fémorale qui se réfléchissent sur la face antérieure du col, au niveau du point où la capsule s'insère sur la ligne rugueuse étendue du grand au petit trochanter ; 3° il contient dans son épaisseur les vaisseaux qui se portent au col, et qui proviennent des artères du voisinage (circonflexe et obturatrice). Ces vaisseaux affectent dans son épaisseur la disposition des sinus et restent béants quand on divise le périoste.

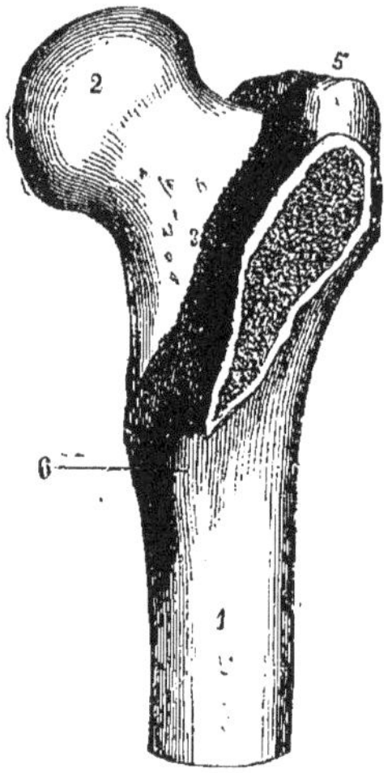

Fig. 59. — Déplacement dans la fracture extra-articulaire du col du fémur.

1, corps du fémur. — 2, tête. — 3. bord fracturé du fragment interne. — 4, surface fracturée du fragment inférieur qui a subi un mouvement de rotation en dehors.

L'*extrémité interne* du col est séparée de la tête articulaire par une ligne inégale et circulaire, qui établit la limite du cartilage de la tête.

L'*extrémité externe*, confondue avec les trochanters, est limitée en avant et en bas par une ligne rugueuse, qui se confond avec la branche interne la ligne âpre et qui donne attache à la *capsule fibreuse* de l'articulation; en arrière, par une ligne saillante, unie, réunissant les deux trochanters et donnant attache par sa partie inférieure au muscle *carré crural;* en haut, par la cavité digitale surmontée du sommet du grand trochanter.

Le col du fémur est *très résistant chez les jeunes sujets et chez l'adolescent.* Sciez, en effet, à cet âge, un fémur dans toute sa longueur, vous verrez que le canal médullaire ne dépasse pas en haut les trochanters et que le col est formé au centre par un tissu spongieux très serré. On aperçoit à peine ses aréoles. Sa surface est formée par un tissu compact très épais, beaucoup plus épais sur le bord inférieur que sur le supérieur ; mais vers l'âge de quarante-cinq à cinquante ans, on voit une raréfaction s'opérer dans le col : les cellules du tissu spongieux s'agrandissent par l'amincissement des lamelles osseuses qui les séparent ; l'écorce du col, formée par le tissu compact, s'amincit. A mesure que l'individu avance en âge, la raréfaction augmente, les cellules se confondent ; enfin il se forme dans le col un canal médullaire analogue à celui du corps et qui se remplit de moelle. L'amincissement de l'écorce compacte fait toujours des progrès. Malgaigne a montré que cette raréfaction n'a pas lieu chez tous les vieillards, mais on ignore complètement quelles sont les conditions qui la favorisent. Elle se montre plus rapidement et plus fréquemment chez la femme. Dans certains cas, elle est tellement exagérée, que le col est réduit à une coque osseuse compacte, aussi fragile qu'une lame de verre, et creusée d'une cavité. On conçoit que les fractures du col du fémur soient plus fréquentes chez les vieillards et chez les femmes, et que dans certains cas, la moindre chute, le moindre mouvement suffisent pour déterminer une fracture.

Le col se fracture souvent chez les personnes âgées. Si la fracture a lieu dans la synoviale, en dedans de l'insertion externe de la capsule fibreuse, on dit qu'il y a *fracture intra-articulaire* ou *intra-capsulaire;* lorsque la fracture siège à la partie externe du col, en dehors de la capsule, et par conséquent de la synoviale, on dit qu'il y a *fracture extra-articulaire* ou *extra-capsulaire*.

Grand trochanter. — Le grand trochanter est cette grosse tubérosité qui surmonte le corps et le col de l'os. Il est quadrilatère et présente deux faces et quatre bords.

La *face externe* est pourvue d'une crête oblique en bas et en avant, qui donne insertion au tendon du muscle *moyen fessier*, séparé de la partie supérieure du grand trochanter par une *bourse séreuse*. La partie inférieure de cette face est en rapport avec une *bourse séreuse* plus considérable qui la sépare du grand fessier.

La *face interne*, confondue avec l'os, forme en haut une partie de la *cavité digitale*, dans laquelle s'insèrent les muscles *obturateur externe*, *obturateur interne*, *jumeau supérieur et jumeau inférieur*. Le tendon de l'obturateur externe occupe le fond de la cavité, tandis que les autres s'insèrent plus haut dans la *fossette digitale*.

Le *bord supérieur* est recouvert par la partie inférieure du moyen fessier. Il donne insertion au muscle *pyramidal* qui s'attache à une petite facette située au milieu de ce bord.

Le *bord inférieur*, indiqué par une ligne rugueuse, et le *bord antérieur*, aplati, donnent attache au muscle *vaste externe*.

Le *bord antérieur*, épais, rectangulaire, donne insertion au *petit fessier*, qui s'attache aussi à la partie antérieure du bord supérieur.

Le *bord postérieur* donne l'insertion du muscle *carré crural*.

Petit trochanter. — Le petit trochanter, éminence conique, est situé à la partie inférieure, externe et postérieure du col. Il représente la petite tubérosité de l'humérus, et donne insertion au muscle *psoas-iliaque* et au *ligament de Bertin*.

Le *col chirurgical*, ou portion rétrécie de l'os au-dessous des trochanters, est entouré, comme celui de l'humérus, par les *artères circonflexes*.

Extrémité inférieure. — Volumineuse, spongieuse, et criblée de *trous nourriciers de deuxième ordre*, elle se termine par deux renflements osseux, *condyles fémoraux* (1). On peut la considérer comme une pyramide triangulaire, à base articulaire, à sommet confondu avec le corps de l'os. Les trois faces et les trois bords sont la terminaison des faces et des bords du corps ; seulement ils ne conservent pas les mêmes noms à cause de la déviation en bas de la face interne du fémur.

La *base*, articulée avec le tibia et la rotule, présente une surface articulaire en forme de poulie à la partie antérieure, divisée à la partie postérieure par une échancrure, *échancrure intercondylienne*. La poulie, *trochlée fémorale*, articulée avec la rotule, est plus élevée du côté externe et plus large. Les condyles, qui se séparent en arrière, sont revêtus d'un cartilage articulaire qui se prolonge sur leur extrémité postérieure. Ils présentent quelques différences : le *condyle interne* est placé sur un plan inférieur ; il est plus étroit et plus long, il est déjeté en dedans, où il déborde complètement le plan du corps du fémur. Il présente en dedans la tubérosité interne, en dehors la face intercondylienne qui donne insertion au *ligament croisé postérieur ;* en arrière un tubercule pour l'insertion du muscle *grand adducteur*, et une dépression située en dessous pour l'insertion du muscle *jumeau interne*. Le *condyle externe* est plus court, plus large, plus élevé ; situé sur le plan du corps de l'os, il présente en dehors la tubérosité externe et la gouttière du muscle poplité, en dedans la face intercondylienne pour l'insertion du *ligament croisé antérieur ;* en arrière une dépression pour l'insertion des muscles *jumeau externe* et *plantaire grêle*. Il reçoit aussi en arrière une expansion du tendon inférieur du muscle *demi-membraneux*.

La *face postérieure* est formée par l'*espace poplité*, criblé de trous vasculaires, et en rapport avec les vaisseaux poplités et du tissu graisseux.

La *face antérieure et interne* présente, en avant, le *creux sus-condylien*, ou *gouttière sus-trochléale*, recouverte par la synoviale, et en dedans une saillie, *tubérosité interne*, placée à l'union du tiers postérieur avec les deux tiers antérieurs du condyle pour l'insertion du *ligament latéral interne* du genou.

La *face externe*, beaucoup plus étroite, est pourvue aussi, au même niveau, d'une saillie, *tubérosité externe*, pour l'insertion du *ligament latéral externe*. Cette face présente, de plus, en arrière, une gouttière profonde, oblique en bas et en avant, le

(1) En raison de l'obliquité du fémur plus grande chez la femme, le condyle interne est beaucoup plus saillant en dedans que chez l'homme (les cavités glénoïdes du tibia sont sur un même plan horizontal), caractère qui contribue à faire distinguer cet os dans les deux sexes.

long de la surface articulaire, pour l'insertion du *muscle poplité*.

Les *bords antérieur*, *interne* et *externe* séparent les trois faces et font suite aux bords de l'os.

On trouve souvent, au-dessus et en arrière des condyles fémoraux, surtout du condyle interne, une *saillie osseuse* rugueuse, dite *tubercule sus-condylien de Gruber*, sur laquelle s'attachent quelques faisceaux musculaires du jumeau interne.

Développement — Cet os se développe par cinq points d'ossification, un primitif et quatre complémentaires.

1° *Point primitif*. — Il se montre, chez l'embryon, vers le trente-cinquième jour.

2° *Point complémentaire*. — Il y en a un pour l'épiphyse inférieure, point intercondylien, et trois pour l'extrémité supérieure, qui se montrent dans la tête, dans le grand trochanter et dans le petit trochanter.

Le *point intercondylien* se montre généralement dans le cours du neuvième mois chez le fœtus. Mais parfois, une fois sur quinze, il existe au huitième mois ; et une fois sur huit il ne se développe qu'après la naissance. Malgré ces variations dans son apparition, la présence de ce point osseux, constatée sur le cadavre d'un nouveau-né, est un grand signe de probabilité que l'enfant est né à terme.

Ce point se soude à la diaphyse d'arrière en avant ; elle commence à dix-huit ans et se termine à vingt-deux.

Le *point de la tête* se montre à deux ans, le *point trochantérien* à trois, et le point du *petit trochanter* à huit. Ces trois points complémentaires se soudent à la diaphyse de seize à dix-neuf ans.

Vingt-trois muscles s'insèrent sur le fémur.

Faces antérieure et interne, 1.	— Crural.
Face externe, 1	— Vaste externe.
Bord postérieur, 6. . . .	— Vaste externe, vaste interne, premier, deuxième, troisième adducteurs, et courte portion du biceps.
Extrémité supérieure, 9. .	Division supérieure : grand fessier, pectiné. — Au petit trochanter : psoas-iliaque. Au grand trochanter : moyen fessier, petit fessier, pyramidal, obturateur externe, carré crural, jumeau supérieur, jumeau inférieur, obturateur interne.
Extrémité inférieure, 5. . .	— Jumeau interne, jumeau externe, plantaire grêle, poplité, demi-membraneux.

— Le corps du fémur peut être le siège de *nécrose*. Il se fracture souvent ; dans les *fractures indirectes* (chute sur les pieds ou les genoux), la fracture est dirigée en bas et en avant, et la pointe du fragment supérieur tend à se porter en avant dans l'épaisseur des parties molles.

L'extrémité supérieure du fémur est quelquefois le siège de *carie*, que l'on peut confondre avec une coxalgie ou avec une carie de l'os coxal.

L'extrémité inférieure du fémur est volumineuse et spongieuse; elle est souvent affectée de carie (beaucoup de tumeurs blanches débutent ainsi). Le *cancer des os*, les *anévrysmes des os* y sont très fréquents, comme dans l'extrémité supérieure du tibia. Enfin, cette extrémité peut être séparée du corps par *fracture*, et chacun des condyles peut se fracturer isolément. C'est dans cette extrémité surtout qu'on observe l'*ostéite épiphysaire*, inflammation suppurative très grave, qui envahit le périoste et le cartilage épiphysaire chez les jeunes sujets, avant l'époque de la soudure de l'épiphyse inférieure au corps de l'os.

§ 3. — ROTULE

Position. — Placez la facette articulaire la plus large *en arrière* et *en dehors*, le sommet *en bas*.

Os court, de forme triangulaire, placé dans l'épaisseur du tendon du quadriceps crural (os sésamoïde), et articulé avec la trochlée fémorale. Cet os présente à étudier deux faces et une circonférence.

Face antérieure. — Convexe, elle est pourvue de stries verticales ; elle donne insertion à quelques fibres du quadriceps, tandis que d'autres fibres glissent sur elle pour aller former le tendon rotulien. Elle est séparée de la peau par la *bourse séreuse prérotulienne*.

Face postérieure. — Articulaire, elle est divisée par une crête verticale en deux parties inégales : la portion externe, plus large, s'articule avec le condyle externe du fémur ; la portion interne, qui s'articule avec le condyle interne, présente en dedans une petite dépression en rapport avec le bord antérieur du condyle interne.

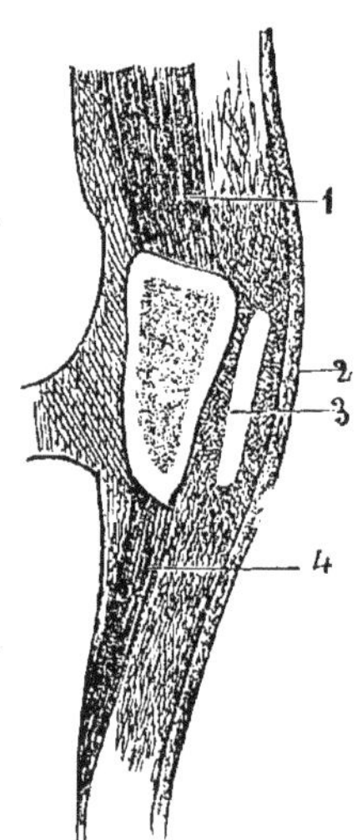

Fig. 60. — Bourse séreuse prérotulienne.

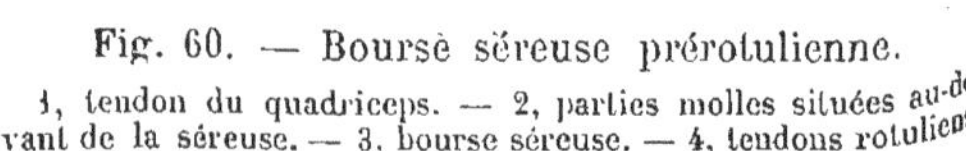
1, tendon du quadriceps. — 2, parties molles situées au-devant de la séreuse. — 3, bourse séreuse. — 4, tendons rotuliens.

Circonférence. — Large en haut, où elle constitue la *base* de la rotule, elle présente des rugosités pour l'insertion du tendon du quadriceps. Mince sur les côtés, où elle forme les *bords*, elle donne insertion aux ligaments de la rotule. En bas, elle forme une pointe, *sommet*, sur laquelle s'insère le tendon rotulien.

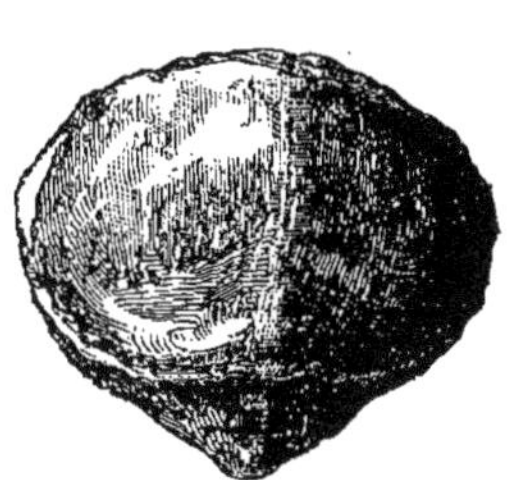

Fig. 61. — Face postérieure de la rotule gauche. On y voit le sommet inférieur et la crête qui divise la face postérieure en deux parties, dont l'externe est plus large.

Cet os se développe par un seul point d'ossification, qui se montre à l'âge de deux ans et demi.

La *rotule* est un os sésamoïde développé dans l'épaisseur du tendon rotulien du quadriceps.

On donne le nom de *sésamoïdes* à de petits organes squelettiques développés au voisinage des articulations des membres, dans l'épaisseur des ligaments ou des tendons.

Les sésamoïdes sont osseux, fibreux, ou cartilagineux.

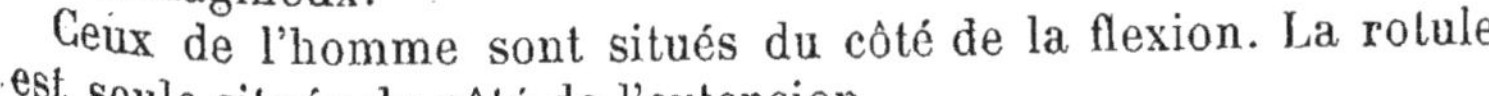

Ceux de l'homme sont situés du côté de la flexion. La rotule est seule située du côté de l'extension.

— On observe des *luxations* de la rotule *en dedans* et *en dehors* (la rotule vient se placer en dedans ou en dehors du genou) ; quelquefois la luxation est *verticale*, l'un des bords de l'os se plaçant contre la poulie fémorale, l'autre regardant en avant.

Les *fractures* les plus fréquentes et les plus remarquables se produisent au moment d'une violente contraction du quadriceps fémoral (*fracture par contraction musculaire*). Dans ce cas, la fracture est transversale ; elle siège souvent des deux côtés (fracture double). Les deux fragments se séparent, la surface de la fracture se renversant en avant, et l'action du muscle est paralysée.

§ 4. — TIBIA

Position. — Placez *en bas* la petite extrémité, *en dedans* l'apophyse qu'elle présente, et *en arrière* la face qui montre le trou nourricier.

Os, long, vertical, placé à la partie interne de la jambe, articulé avec le fémur en haut, l'astragale en bas, le péroné en dehors. Cet os présente un corps régulièrement prismatique et triangulaire, qui décrit deux courbures : la supérieure concave en dehors ; l'inférieure, plus accusée, concave en dedans.

Le tibia est quelquefois aplati transversalement pour fournir, chez certains individus, une large surface d'insertion au muscle jambier antérieur. Cet aplatissement est très accentué chez les anthropoïdes, qui se servent beaucoup du jambier antérieur dans l'action de grimper. Ces tibias sont appelés *tibias platycnémiques* ou *tibias en lame de sabre* (Manouvrier, 1888).

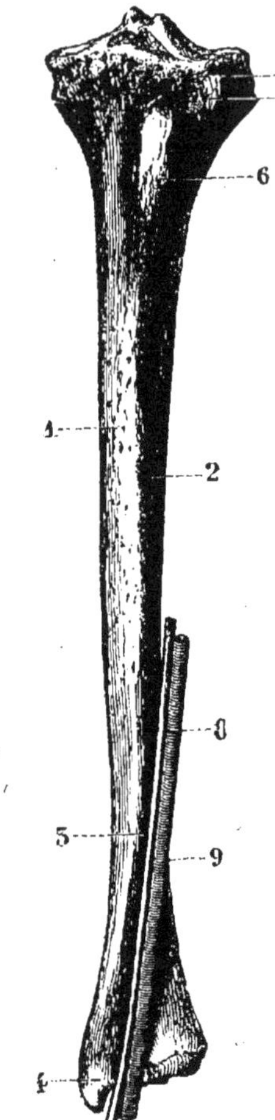

Fig. 62. — Tibia gauche vu par sa partie antérieure.

1, face interne. — 2, face externe. — 3, la face externe devient antérieure. — 4, malléole interne. — 5, tubercule de Gerdy. — 6, tubérosité antérieure du tibia. — 7, surface rugueuse, en rapport avec le paquet adipeux du genou. — 8, nerf tibial antérieur. — 9, artère tibiale antérieure.

Le *corps* présente trois faces et trois bords, de mêmes noms que ceux de l'humérus et du péroné.

Face interne. — Large en haut, étroite en bas, elle donne insertion en haut au *ligament latéral interne* du genou et aux tendons des *muscles de la patte d'oie* (couturier, droit interne, demi-tendineux); le reste de cette face est recouvert par la peau et dépourvu d'aponévrose, excepté sur le tiers inférieur de l'os, où l'aponévrose entoure complètement la jambe en passant sur l'os.

Face externe. — Concave en haut, elle devient antérieure et convexe en bas. Sur ses deux tiers supérieurs s'insère le muscle *jambier antérieur*.

Dans son quart inférieur, cette face est recouverte par les *vaisseaux* et les *nerfs tibiaux antérieurs* et par les tendons des muscles antérieurs de la jambe, dont elle est séparée par du tissu cellulaire.

Le changement de direction de cette face est en rapport avec celui de l'artère tibiale antérieure et des muscles.

Face postérieure. — Plus large en haut, elle présente à sa partie supérieure une ligne rugueuse, *ligne oblique du tibia*, dirigée de haut en bas, de dehors en dedans. Le muscle *poplité* s'insère sur la lèvre supérieure et sur toute la portion du tibia qui est au-dessus, le muscle *soléaire* sur l'interstice, le *fléchisseur commun des orteils* et le *jambier postérieur* sur la lèvre inférieure. Au-dessous de la ligne oblique, cette face est divisée en deux parties par une crête d'assez mince importance. On y trouve encore, près de la ligne oblique, le *trou nourricier* de l'os, dirigé de haut en bas, le plus grand des trous nourriciers du squelette, dans lequel pénètre une branche artérielle du tronc tibio-péronier.

Bord antérieur ou crête du tibia. — Étendu de la tubérosité externe du tibia à la malléole interne, sinueux en forme d'**S**, il donne insertion à l'*aponévrose jambière*.

Ce bord commence en haut au tubercule du jambier antérieur, décrit une courbe à concavité externe, puis une courbe à concavité interne, pour se terminer au bord antérieur de la malléole interne.

Bord interne. — Moins saillant, il se termine en bas derrière la malléole interne. Il donne aussi insertion à l'*aponévrose jambière*.

Bord externe. — Il commence à la facette articulaire péronéale, où il est peu marqué, devient très saillant à la partie moyenne pour donner insertion au *ligament inter-osseux*, et se bifurque en bas pour former une surface concave qui reçoit le péroné.

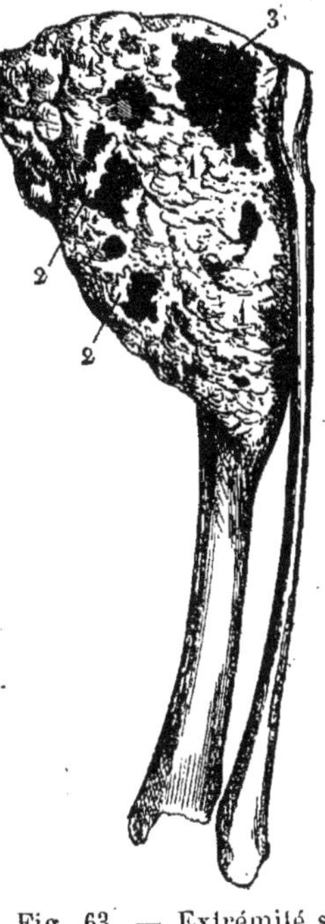

Fig. 63. — Extrémité supérieure du tibia boursoufflée par une tumeur maligne intra-osseuse (*spina ventosa* des anciens auteurs), d'après une pièce du musée Dupuytren.

1, dilatation, coque osseuse. — 2, 2, fragments osseux au voisinage de la perforation. — 3, ouvertures ayant donné passage à une portion de la tumeur.

Extrémité supérieure. — Elle est volumineuse, spongieuse. On y trouve :

1° Une face supérieure articulaire, divisée en deux portions, *cavités glénoïdes*, par une saillie médiane, *épine du tibia* : ces deux cavités sont situées sur le même plan, ovales, à grand axe antéro-postérieur ; l'externe est plus large et plus courte que l'interne. L'épine qui les sépare est formée de deux tubercules d'où partent les *ligaments croisés*. Deux surfaces rugueuses triangulaires, en avant et en arrière de l'épine, donnent insertion aux ligaments croisés et aux *cartilages semi-lunaires*.

2° Une face antérieure et triangulaire, à sommet inférieur, criblée de trous vasculaires, en rapport avec un paquet graisseux qui la sépare du tendon rotulien. Au sommet de ce triangle, la *tubéro-*

sité antérieure du tibia donne insertion, par sa partie inférieure, au *tendon rotulien*, séparé de la partie supérieure de la tubérosité par une *bourse séreuse*. Une autre *bourse séreuse* existe entre la partie inférieure de la tubérosité et la peau.

3° Une face postérieure, pour l'insertion du *poplité*, présentant en haut des rugosités pour l'insertion du *ligament postérieur* de l'articulation du genou.

4° Une face interne saillante, *tubérosité interne du tibia*, pourvue d'une gouttière horizontale, qui suit le bord de la cavité glénoïde correspondante et contient le faisceau antérieur du tendon du *demi-membraneux* et l'*artère articulaire inférieure et interne*. Au-dessous de la gouttière, on voit une crête qui donne insertion au ligament latéral interne du genou.

5° Une face externe plus saillante encore, *tubérosité externe du tibia*. Elle est pourvue, en arrière, d'une surface articulaire, plane, petite, qui regarde en bas, en arrière et en dehors, et qui s'articule avec le péroné. En avant, on voit un tubercule saillant, *tubercule de Gerdy*, ou *du jambier antérieur*, qui est placé à égale distance de la facette articulaire péronéale et de la tubérosité antérieure du tibia, et qui donne insertion au *jambier antérieur* et au tendon du *tenseur du fascia lata*.

L'extrémité supérieure du tibia est fréquemment le siège des tumeurs malignes.

Extrémité inférieure. — Elle est plus petite, quadrilatère. On y voit :

1° Une face inférieure articulaire pour l'astragale, divisée par une crête antéro-postérieure en deux parties, l'externe plus large.

2° Une face antérieure sur laquelle reposent les tendons, les vaisseaux et les nerfs de la région antérieure de la jambe, et sur laquelle s'insère en bas le *ligament antérieur* de l'articulation tibio-tarsienne.

3° Une face postérieure, au milieu de laquelle existe une gouttière verticale peu marquée, pour le passage du tendon du *fléchisseur propre du gros orteil*.

4° Une face externe, formée par la bifurcation du bord externe de l'os, présentant à sa partie inférieure une surface articulaire qui reçoit le péroné, et, au-dessus, des rugosités pour l'insertion d'un ligament qui réunit ces deux os.

5° Une face interne lisse, sous-aponévrotique, se terminant en bas par une saillie, *malléole interne*, pyramidale, confondue avec l'os à sa base, échancrée au sommet pour l'insertion du *ligament interne* de l'articulation, articulaire en dehors pour s'articuler avec la face interne de l'astragale, convexe et sous-aponévrotique en dedans. Son bord antérieur, rugueux, donne insertion au *ligament antérieur* de l'articulation ; son bord postérieur est creusé d'une *gouttière* recouverte de cartilage à l'état frais, oblique en bas et en dedans, pour le passage des tendons des muscles *jambier postérieur* et *fléchisseur commun des orteils*.

La malléole interne est plus petite, plus élevée et plus antérieure que l'externe.

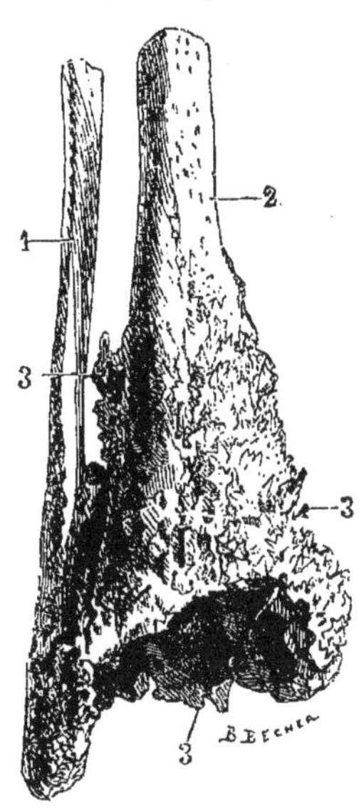

Fig. 64. — Ostéo-périostite de l'extrémité inférieure des os de la jambe (d'après une pièce du musée Dupuytren).

1, péroné. — 2, tibia. — 3, 3, 3, aspérités produites par les ostéophytes.

Développement. — Le tibia se développe par un point d'ossification primitif et trois points complémentaires.

Le *point primitif* se montre au 35e jour dans la diaphyse chez l'embryon. Les *points complémentaires* se développent dans les deux épiphyses et dans la tubérosité antérieure.

Le *point épiphysaire supérieur* forme un plateau qui supporte les deux cavités glénoïdes ; ce plateau est mince et atteint à peine un centimètre d'épaisseur sur le tibia d'un adulte. Il se montre presque en même temps que celui de l'épiphyse inférieure du fémur, au moment de la naissance. La soudure avec la diaphyse a lieu de vingt à vingt-quatre ans.

Le *point épiphysaire inférieur* forme également une plaque osseuse de même épaisseur que celle du point supérieur. Il donne naissance à la malléole. Ce point apparaît à deux ans et sa soudure a lieu à dix-sept ans environ.

Onze muscles s'insèrent sur le tibia.

Face interne, 3.	— Demi-tendineux, couturier, droit interne.
Face externe, 1. . . .	— Jambier antérieur.
Face postérieure, 4. . .	— Poplité, soléaire, fléchisseur commun des orteils, jambier postérieur.
Extrémité supérieure, 3. .	— Triceps à la tubérosité antérieure, par le tendon rotulien ; demi-membraneux, à la tubérosité interne ; tenseur du fascia lata, au tubercule de Gerdy.

— Le tibia est le siège de prédilection de certaines maladies, en raison de la grande quantité de substance spongieuse que renferme l'extrémité supérieure. On observe la *carie* et la *nécrose* du tibia ainsi que l'*ostéo-myélite*, qui forme des abcès intérieurs nécessitant souvent l'*évidement*. La *carie* est fréquente dans l'extrémité supérieure, et elle amène souvent à sa suite la *tumeur blanche* du

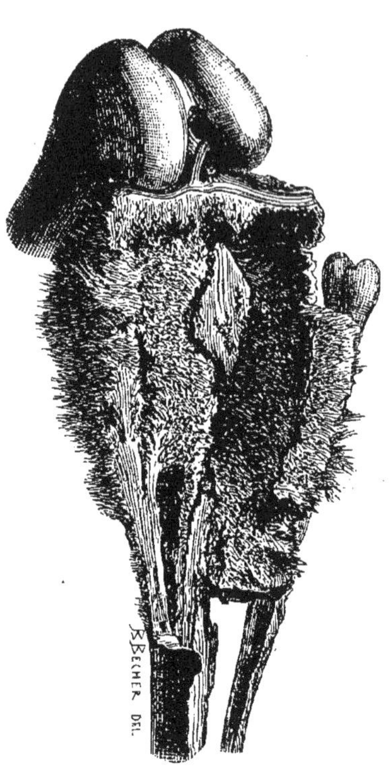

Fig. 65. — Cancer de l'extrémité supérieure du tibia ayant débuté par le périoste (musée Dupuytren).

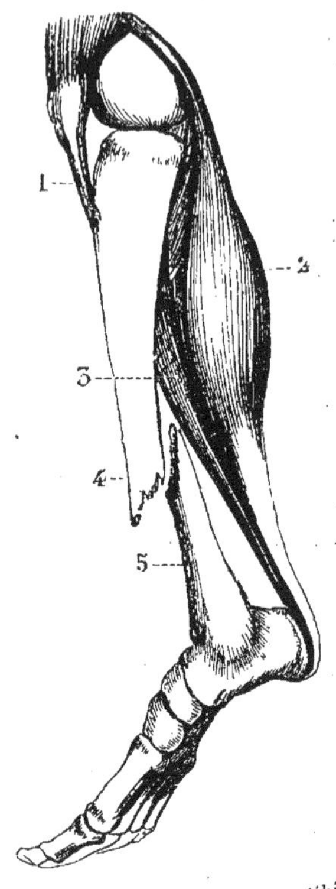

Fig. 66. — Fracture indirecte du tibia.

1. tendon rotulien. — 2, jumeaux. — 4, fragment supérieur. — 5, fragment inférieur entraîné en haut par le triceps sural 3.

genou. Le *cancer des os* s'y montre plus souvent que sur les autres os (fig. 65); il en est de même des *anévrysmes des os* et de l'*ostéo-périostite* (fig. 64).

Dans les *fractures indirectes* (chute sur les pieds, torsion du cou-de-pied), la fracture siège au tiers inférieur de l'os, elle est dirigée en bas et en avant, de sorte que le fragment supérieur se termine par une pointe qui peut ulcérer la peau. Le fragment inférieur est tiré en haut par le triceps sural (fig. 66). Lorsque le tibia est seul fracturé, on dit *fracture du tibia;* il y a *fracture de la jambe*, lorsque les deux os sont atteints.

§ 5. — PÉRONÉ

Position. — Placez *en bas, en arrière* et *en dedans*, l'échancrure profonde que vous trouverez sur l'une des extrémités.

Voici un os dont l'étude est difficile en apparence, mais dont, en réalité, la description est simple. Rappelons-nous d'abord que cet os a *trois faces* et *trois bords de mêmes noms que ceux du tibia et de l'humérus*.

Nous savons déjà qu'il existe un rapport entre la déviation des faces et des bords des os longs et la déviation des vaisseaux principaux, et des muscles placés au voisinage de ces os. Nous verrons, en effet, que les deux muscles péroniers latéraux s'insèrent par leur partie supérieure à la face externe du péroné, tandis qu'à la partie inférieure leurs tendons se portent en arrière pour passer derrière la malléole. La face externe de l'os subit cette même déviation et entraîne avec elle une déviation des autres faces et des trois bords de l'os. C'est ainsi que la face externe devient postérieure, la face interne antérieure, la face postérieure interne, le bord antérieur externe, le bord externe postérieur et le bord interne antérieur.

Le péroné, comme les autres os, du reste, ne peut pas être étudié avec les figures seules, quelque parfaites qu'elles soient ; il est indispensable d'avoir un os entre les mains.

Nous avons vu également la face externe du tibia devenir antérieure, parce que l'artère tibiale antérieure et les tendons des muscles subissent la même déviation. De même pour la face interne du fémur (artère fémorale), et pour l'humérus (artère humérale profonde).

Le corps du péroné est mince, flexible, situé sur le côté externe du tibia, irrégulièrement prismatique et triangulaire. On lui considère trois faces et trois bords.

Face externe. — La plus régulière; elle devient postérieure en bas. Sur le tiers supérieur, qui est excavé en forme de gouttière, s'insère le muscle *long péronier latéral*, et sur le tiers moyen le *court péronier latéral*.

Face interne. — Elle est divisée en deux parties par une *crête verticale* et devient antérieure en bas. La crête donne insertion au *ligament interosseux*. La partie de la face interne qui est en arrière de la crête donne insertion au muscle *jambier postérieur*. La portion de face interne qui est en avant de la crête donne insertion en haut au muscle *extenseur commun des orteils*, et vers le tiers moyen au muscle *extenseur propre du gros orteil*. Tout à fait en bas, la face interne, devenue antérieure et même externe, présente une deuxième crête verticale qui sépare du reste de la face une surface triangulaire, allongée, placée sous l'aponévrose et surmontant la malléole. C'est au niveau de cette surface triangulaire, superficielle, qui surmonte la malléole externe, qu'on cherche la crépitation dans les fractures de l'extrémité inférieure du péroné.

Face postérieure. — Rugueuse et arrondie dans son tiers supérieur, où elle donne insertion au muscle *soléaire*, lisse dans le reste de son étendue, elle donne attache, par son tiers moyen, au muscle *fléchisseur propre du gros orteil*. Le *trou nourricier*, situé sur la face postérieure, se dirige de haut en bas.

Bord antérieur. — Il devient externe en bas, et donne attache à la cloison aponévrotique qui sépare les muscles de la région antérieure de la jambe de ceux de la région externe.

Bord externe. — Il devient postérieur en bas, et donne attache à la cloison aponévrotique qui sépare les muscles de la région externe de la jambe de ceux de la région postérieure.

Bord interne. — Il donne attache au muscle *jambier postérieur*.

Extrémité supérieure ou tête du péroné. — Elle est volumineuse et renflée. Elle présente : 1° une surface articulaire plane, regardant en haut, en dedans et en avant, d'un centimètre de diamètre environ, qui s'articule avec le tibia ; 2° en avant, un tubercule qui donne insertion à l'extrémité supérieure du muscle *extenseur commun des orteils ;* 3° en dehors, un tubercule pour l'insertion de l'extrémité supérieure du muscle *long péronier latéral ;* 4° en arrière, un tubercule pour l'insertion de l'extrémité supérieure du muscle *soléaire ;* 5° en arrière, en haut et en dehors, il existe une saillie qui surmonte la surface articulaire, c'est l'*apophyse styloïde* du péroné, qui donne insertion au muscle *biceps* et au *ligament latéral externe* de l'articulation du genou.

Extrémité inférieure. — Elle a la forme d'une pyramide triangulaire à sommet inférieur. Connue sous le nom de *malléole externe*, cette pyramide présente ;

Une *base* confondue avec le corps de l'os, et correspondant à la surface articulaire de l'extrémité inférieure du tibia ;

Un *sommet*, donnant insertion au *ligament péronéo-calcanéen ;*

Un *bord externe*, faisant suite an bord antérieur de l'os ;

Un *bord interne*, faisant suite au bord externe de l'os ;

Un *bord antérieur* convexe, saillant, pour l'insertion du *ligament péronéo-astragalien antérieur ;*

Une *face interne* articulaire pour la face externe de l'astragale, et pourvue à la partie postérieure d'une *échancrure* profonde, pour l'insertion du *ligament péronéo-astragalien postérieur* ;

Une *face externe* convexe, sous-cutanée ;

Une *face postérieure* verticale, pourvue d'une gouttière recouverte de cartilage à l'état frais, et logeant les tendons des muscles *long* et *court péroniers latéraux* (ces tendons sont maintenus dans la gouttière par une gaine commune).

La malléole externe descend plus bas que l'interne, elle est également plus saillante et située un peu plus en arrière.

Développement. — Cet os se développe par trois points : un primitif pour le corps ; un complémentaire pour chaque extrémité. Le *point primitif* apparaît au trente-cinquième jour chez l'embryon. Il forme la totalité de la diaphyse et une partie des deux extrémités. Le *point épiphysaire supérieur* se montre à quatre ans et sa soudure a lieu vers la vingtième année. Le *point épiphysaire inférieur* se montre à deux ans et sa soudure a lieu à dix-huit ans.

L'apparition des points épiphysaires du péroné est la consécration de la *loi*, énoncée par Alexis Julien,

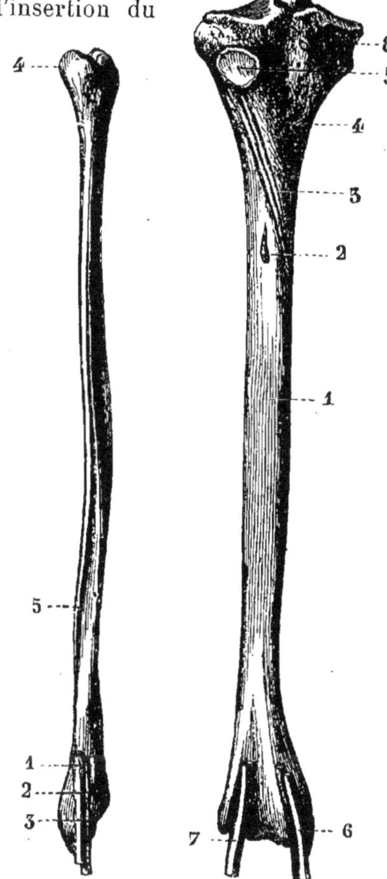

Fig. 67. Péroné gauche, vu par sa face postérieure.

1, tendon du long péronier latéral. — 2, tendon du court péronier. — 3, échancrure à la face interne de la malléole servant à mettre l'os en position. — 4, apophyse styloïde.

Fig. 68. — Tibia gauche, vu par sa face postérieure.

1, face postérieure du tibia. — 2, trou nourricier. — 3, ligne oblique du tibia avec les deux lèvres et l'interstice. — 4, surface triangulaire pour l'insertion du poplité. — 5, facette articulaire pour le péroné. — 6, tendons du fléchisseur profond et du jambier postérieur. — 7, tendon du fléchisseur propre du gros orteil. — 8, gouttière de la tubérosité interne qui loge un faisceau du demi-membraneux et l'artère articulaire inférieure et interne.

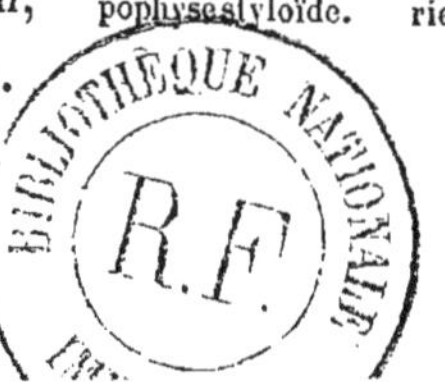

professeur libre d'anatomie, *sur l'apparition des points épiphysaires des os longs*. Les extrémités osseuses qui forment l'articulation du genou, étant les plus importantes au point de vue fonctionnel, ont des points épiphysaires précoces. A première vue il semblerait qu'il doit en être de même pour le péroné, mais on s'assure bien vite que la tête du péroné ne fait pas partie de l'articulation du genou et que l'extrémité du péroné, la *plus importante au point de vue fonctionnel*, est l'inférieure. Cette dernière en effet, fait l'office d'un ressort (περόνη, agrafe) pour l'articulation tibio-tarsienne. Voilà pourquoi le point épiphysaire de la *malléole externe* est plus précoce dans son apparition que celui de la *tête* du péroné.

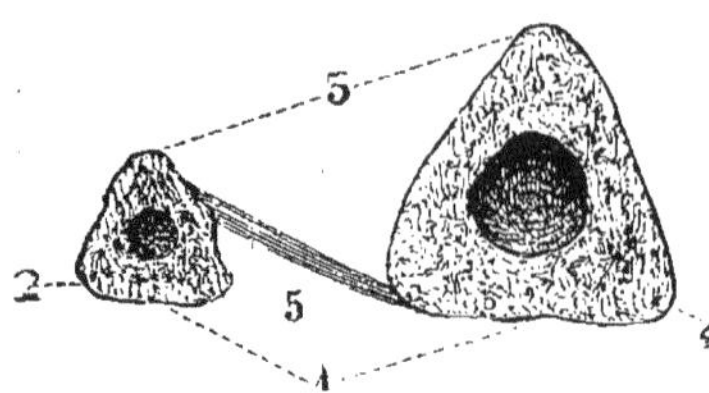

Fig. 69. — Coupe des os de la jambe gauche.

1, face postérieure du tibia et du péroné. — 2, bord externe du péroné. — 3, bord antérieur des deux os. — 4, bord interne du tibia. — 5, ligament interosseux s'insérant sur le bord externe du tibia et sur la crête de la face interne du péroné.

Neuf muscles s'insèrent sur le péroné.

Face externe, 2. . . . — Long péronier latéral, court péronier latéral.
Face interne, 4. . . . — Extenseur commun des orteils, péronier antérieur, extenseur propre du gros orteil, jambier postérieur.
Face postérieure, 2. . . — Soléaire et long fléchisseur du gros orteil.
Extrémité supérieure, 1. — Biceps.

— A la suite de mouvements anormaux de l'articulation tibio-tarsienne, de faux pas principalement, le péroné se *fracture* assez fréquemment. Lorsque le pied se renverse en dedans, il tire les ligaments externes, qui arrachent la malléole ; cette saillie osseuse se fracture au niveau de sa base : *fracture par arrachement*. Dans d'autres circonstances, la fracture siège un peu plus haut. Quelquefois elle se montre à la partie supérieure de l'os. Indépendamment de ces fractures indirectes, cet os peut offrir des fractures directes succédant à des violences extérieures.

PIED

Le pied est au membre abdominal ce que la main est au membre thoracique. Il présente avec la main de grandes analogies. Comme cette dernière, il se divise en trois parties : le *tarse*, le *métatarse* et les *orteils*.

Tarse.

Le tarse est un massif osseux, placé au-dessous des os de la jambe, en arrière du métatarse, formant par sa face inférieure une concavité en forme de voûte, et par sa face supérieure une con-

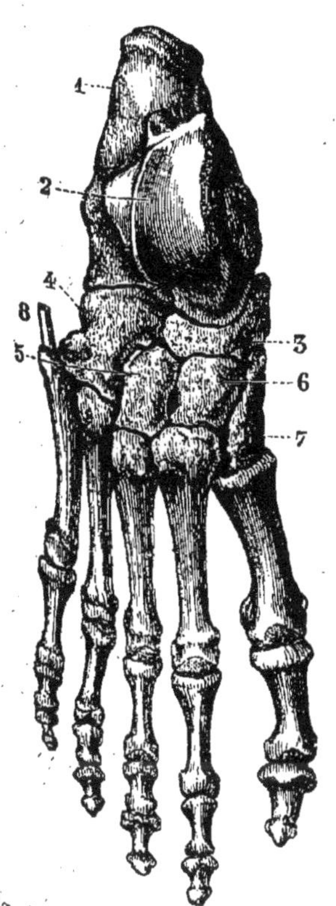

Fig. 70. — Face dorsale du pied droit.

1, calcanéum. — 2, astragale. — 3, scaphoïde. — 4, cuboïde. — 5, troisième cunéiforme. — 6, deuxième cunéiforme. — 7, premier cunéiforme. — 8, tendon du court péronier latéral.

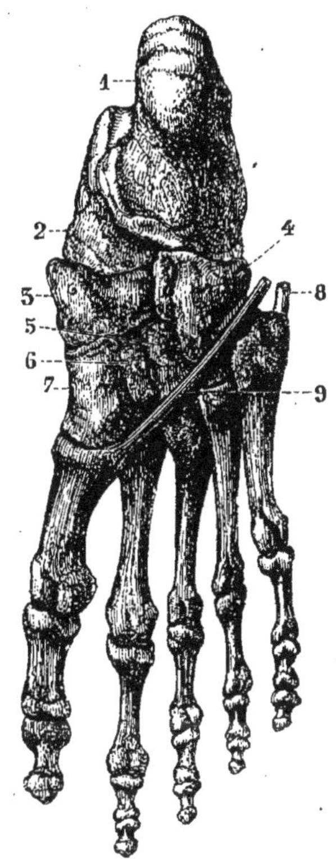

Fig. 71. — Face plantaire du pied droit.

1, calcanéum. — 2, astragale. — 3, scaphoïde. — 4, cuboïde. — 5, troisième cunéiforme. — 6, deuxième cunéiforme. — 7, premier cunéiforme. — 8, tendon du court péronier latéral. — 9, tendon du long péronier latéral.

vexité dont le point culminant correspond à la poulie de l'astragale.

Les os qui le composent sont au nombre de sept : le calcanéum, l'astragale, le cuboïde, le scaphoïde et les trois cunéiformes, désignés sous les noms de *premier*, *deuxième* et *troisième*, en allant du gros orteil vers le petit. Ces os sont disposés sur deux rangées. Le calcanéum et l'astragale forment la rangée postérieure; les cinq autres forment la rangée antérieure.

Les os du pied sont disposés de telle façon qu'*on peut les diviser en deux colonnes osseuses* parfaitement séparables : une colonne interne, formée, d'arrière en avant, par l'astragale, le scaphoïde, les trois cunéiformes et les trois premiers métatarsiens; et une

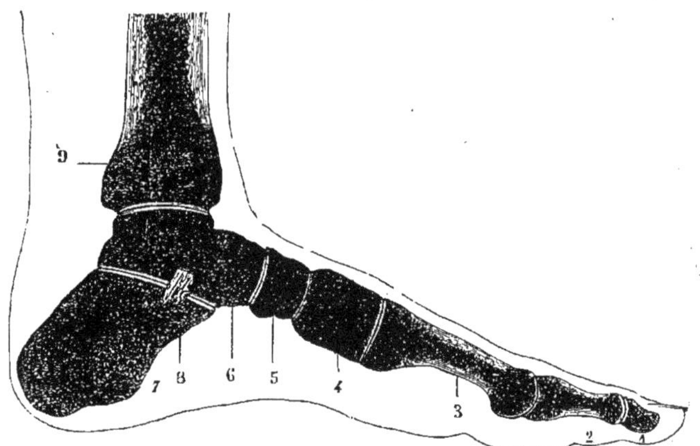

Fig. 72. — Section antéro-postérieure du pied, passant par le gros orteil et le premier métatarsien, pour montrer la disposition des os dans la constitution de la voûte plantaire.

1, dernière phalange du gros orteil. — 2, première phalange, — 3, premier métatarsien. — 4, premier cunéiforme. — 5, scaphoïde. — 6, astragale. — 7, calcanéum. — 8, ligament calcanéo-astragalien. — 9, tibia.

colonne externe, formée par le calcanéum, le cuboïde et les deux derniers métatarsiens.

Ils se rapprochent tous plus ou moins de la forme cubique, quoique certains soient assez irréguliers; néanmoins, comme à un cube, je considérerai à chacun d'eux six faces, si ce n'est au scaphoïde, qui offre une conformation particulière. Ils appartiennent à la classe des os courts.

Il est à remarquer que les faces antérieures et postérieures de ces os sont complètement articulaires, tandis que les faces latérales sont toutes incomplètement articulaires et offrent des rugosités en plusieurs points, excepté par le calcanéum et l'astragale.

I. — CALCANÉUM

Position. — Placez la petite apophyse de cet os *en avant* et *en dedans*, la facette articulaire qu'elle présente *en haut*.

Le calcanéum, le plus volumineux des os du tarse, présente six faces.

Face inférieure. — Elle est pourvue en arrière de deux *tubercules* : l'un interne, gros, donnant insertion au muscle *court fléchisseur plantaire*, à l'*adducteur du gros orteil* et à l'*aponévrose plantaire*; l'autre externe, petit, pour l'insertion de l'*abducteur du petit orteil*. Au-devant de ces tubercules existe une concavité pour l'insertion du muscle *accessoire du long fléchisseur commun des orteils* ou de la *chair carrée*, et, plus en avant, une saillie pour l'insertion du *ligament calcanéo-cuboïdien* inférieur.

Face supérieure. — Libre dans sa moitié postérieure, où elle est en rapport avec le tissu cellulo-graisseux situé en avant du tendon d'Achille, elle s'articule en avant, par deux facettes, avec l'astragale; l'une interne, plane ou légèrement concave, ovale, située sur la petite apophyse du calcanéum ; l'autre beaucoup plus grande, convexe, située en arrière de la petite; elle est séparée de la précédente par une gouttière profonde, *gouttière calcanéenne*, oblique d'arrière en avant et de dedans en dehors, qui donne insertion au ligament *calcanéo-astragalien*. Cette gouttière s'élargit vers sa partie antérieure. Immédiatement en avant de la gouttière calcanéenne et de la grande facette articulaire, il existe une dépression concourant à former le *creux calcanéo-astragalien*, et qui donne insertion au muscle *pédieux*.

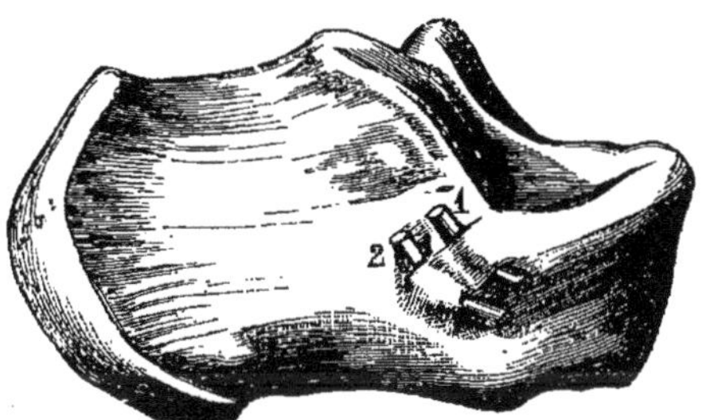

Fig. 73. — Face externe du calcanéum du pied droit.

1, tendon du court péronier latéral dans sa gaine. — 2, tendon du long péronier latéral dans sa gaine.

Face externe. — Elle est sous-cutanée, inégale. Il existe vers le tiers antérieur un *tubercule*, de volume variable selon les sujets, qui sépare *deux gouttières*, recouvertes à l'état frais par une couche de fibro-cartilage, et dirigées obliquement en bas et en avant. La gouttière antérieure donne passage au tendon du muscle *court péronier latéral;* la postérieure à celui du muscle *long péronier latéral*. Ces deux tendons sont maintenus dans ces gouttières par une gaine fibreuse.

Face interne. — Concave et lisse, elle est rendue plus profonde par la saillie de la petite apophyse du calcanéum et du gros tubercule de la face inférieure. Elle est en rapport avec les tendons du jambier postérieur et des fléchisseurs des orteils, avec les vaisseaux et les nerfs plantaires, qu'elle protège. Le tendon du *fléchisseur* *propre du gros orteil* s'applique immédiatement au-dessous de la petite apophyse, dans une gouttière qu'on y remarque. A la partie antérieure de cette face, la *petite apophyse* du calcanéum fait saillie et donne insertion au *ligament annulaire interne du tarse* et au faisceau superficiel du *ligament latéral interne de l'articulation tibio-tarsienne.* On voit quelquefois, au sommet de cette apophyse, une légère gouttière osseuse dans laquelle passe le tendon du fléchisseur commun des orteils.

Face antérieure. — Articulée avec le cuboïde, irrégulièrement concave de haut en bas et convexe transversalement, cette facette est supportée par la *grande apophyse* du calcanéum. Cette apophyse présente, en dedans et en haut, un tubercule osseux qui proémine en avant, et qui arrête quelquefois le couteau de l'opérateur dans l'*amputation de Chopart.* [On donne ce nom à l'amputation du pied pratiquée entre les deux rangées du tarse.]

Face postérieure. — Rugueuse en bas pour l'insertion du *tendon d'Achille*, elle est lisse et terminée en pointe en haut, où se trouve une *bourse séreuse* qui sépare le tendon de l'os.

— Le calcanéum est le siège d'une raréfaction précoce; il n'est pas rare d'y trouver un véritable canal médullaire chez le vieillard. Cette raréfaction explique la possibilité d'une *fracture par arrachement*, l'os étant brisé sous l'influence d'une violente contraction du triceps, et d'une *fracture par écrasement*, l'os étant écrasé dans une chute d'un lieu plus ou moins élevé sur le talon.

II. — ASTRAGALE

Position. — Placez *en bas* la surface concave articulaire, *en avant* la tête de l'os, et *en dehors* la face latérale complètement articulaire.

Cet os, irrégulier, est situé au-dessous du tibia, en arrière du scaphoïde, au-dessus du calcanéum et en dedans de la malléole externe, avec lesquels il s'articule. La portion antérieure, convexe, a reçu le nom de *tête ;* elle est limitée par une portion rétrécie, le *col,* qui la sépare du *corps.* De même que le calcanéum, l'astragale est pourvu de six faces. L'astragale ne donne insertion à aucun muscle.

Face supérieure. — Articulaire dans presque toute son étendue, elle est convexe d'avant en arrière, concave transversalement en forme de poulie, dont la gorge antéro-postérieure, peu profonde, la divise en deux parties inégales, la partie externe plus large; le bord externe de cette poulie est plus élevé que l'interne. C'est la *poulie astragalienne*, articulée avec le tibia et limitée en avant par une dépression faisant partie du col.

Face inférieure. — Concave, elle présente deux facettes articulaires séparées par une gouttière, *rainure astragalienne*, semblable à celle qui sépare les deux facettes du calcanéum, et donnant attache au *ligament calcanéo-astragalien*. Des deux facettes, l'interne et antérieure, petite, plane ou presque plane, se continue souvent avec la surface articulaire de la tête de l'os, et s'articule

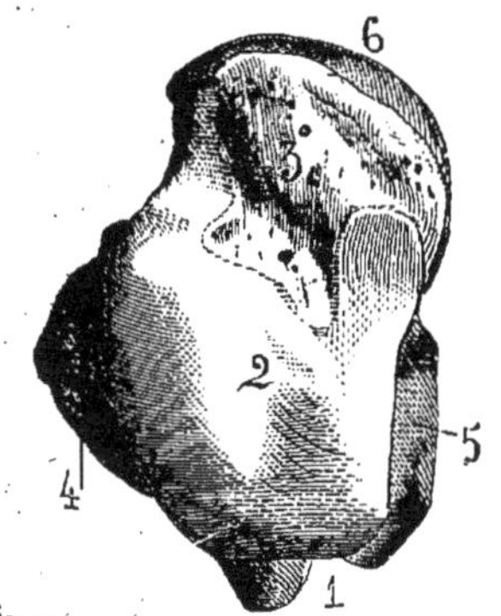

Fig. 74. — Face supérieure de l'astragale gauche.

1, gouttière postérieure pour le tendon du fléchisseur propre du gros orteil. — 2, face articulaire en forme de poulie. — 3, partie supérieure du col. — 4, face externe. — 5, face interne. — 6, tête.

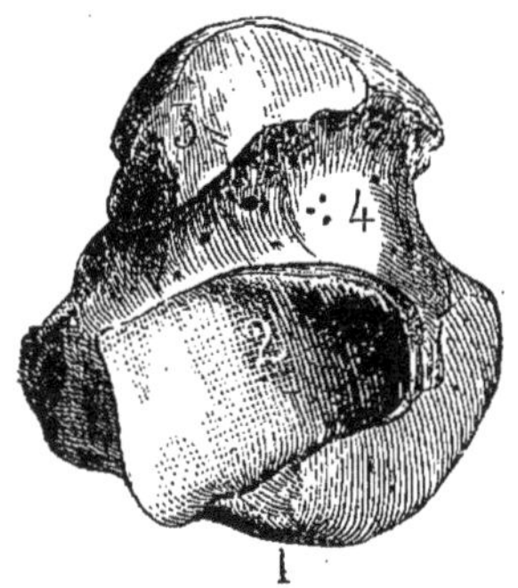

Fig. 75. — Face inférieure de l'astragale gauche.

1, partie postérieure. — 2, large facette articulaire concave. — 3, petite facette articulaire plane. — 4, rainure astragalienne qui sépare les deux facettes et qui donne attache au ligament calcanéo-astragalien.

avec la petite apophyse du calcanéum ; l'autre, externe, beaucoup plus large et concave, s'articule avec la grande facette convexe de la face supérieure du calcanéum.

Face antérieure. — Convexe, volumineuse, elle forme la *tête* de l'astragale et s'articule avec la concavité du scaphoïde.

Face postérieure. — Extrêmement petite, elle est réduite à deux petits tubercules et à une *gouttière* oblique en bas et en dedans, dans laquelle passe le tendon du muscle *fléchisseur propre du gros orteil*. On trouve quelquefois un petit os indépendant qui occupe le bord externe de la gouttière du fléchisseur propre du gros orteil. Cet os, développé par un point osseux qui lui est propre, a été indiqué par Gruber, en 1864, et étudié en 1883 par Bardeleben, qui l'a appelé *os trigonum*. Cet os existe constamment chez certains vertébrés inférieurs.

Face interne. — Étendue d'une extrémité à l'autre de l'astragale, et sans forme déterminée, elle est articulaire seulement en haut, où elle s'articule avec la malléole interne, rugueuse dans tout le reste de son étendue. La portion articulaire, revêtue de cartilage, se continue, de même que la face externe, avec la poulie astragalienne. La portion non articulaire donne insertion par sa partie moyenne au faisceau profond du *ligament latéral interne* de l'articulation tibio-tarsienne.

Face externe. — Elle n'existe que dans les deux tiers postérieurs, l'autre tiers formant le col et la tête de l'os. Triangulaire et presque complètement recouverte de cartilage, elle s'articule avec la malléole externe. Cette face surmonte le creux calcanéo-astragalien.

III. — CUBOÏDE

Position. — Placez *en bas* la face qui présente un tubercule, *en avant* cette gouttière se continuant sur le bord externe de l'os, et *en dedans* la grande face, incomplètement revêtue du cartilage articulaire.

Cet os, situé sur le bord externe du pied, s'articule en avant avec les deux derniers métatarsiens, en arrière avec le calcanéum, en dedans avec le troisième cunéiforme et souvent avec le scaphoïde. Il présente six faces.

Face supérieure. — Plane, rugueuse, large, inclinée en bas et en dehors, elle donne attache à des ligaments.

Face inférieure. — Sur cette face, il existe d'avant en arrière : une *gouttière* oblique en dedans et en avant, recouverte de fibrocartilage à l'état frais, convertie en canal par le ligament calcanéo-cuboïdien inférieur, et donnant passage au tendon du muscle *long péronier latéral ;* un *tubercule* placé derrière la gouttière, ayant la même direction, pour l'insertion du *ligament calcanéo-cuboïdien* inférieur ; une petite dépression remplie de tissu graisseux à l'état frais.

Face antérieure. — Elle est recouverte de cartilage, et divisée en deux parties par une crête verticale. La partie interne, quadrilatère, complètement articulaire, s'articule avec le quatrième métatarsien : elle est un peu oblique en dehors et en arrière. La partie externe, triangulaire, un peu plus large, plus oblique en dehors et en arrière, s'articule avec le cinquième métatarsien.

Face postérieure. — Irrégulièrement convexe de haut en bas et concave en sens inverse, elle s'articule avec le calcanéum pour former l'articulation calcanéo-cuboïdienne.

Face interne. — Large et très rugueuse dans presque toute son étendue, elle présente en haut une surface articulaire pour l'articulation du troisième cunéiforme, et quelquefois en arrière une petite surface articulaire pour l'articulation du scaphoïde.

Face externe. — Cette face, très petite, est réduite à l'état de bord, sur lequel on voit le commencement de la gouttière et du tubercule de la face inférieure de l'os.

A la partie postérieure et interne de cet os, il existe un tubercule qui se prolonge en arrière sous la grande apophyse du calcanéum, et qui arrête souvent le couteau dans l'amputation de Chopart.

IV. — SCAPHOÏDE

Position. — Placez *en avant* la surface articulaire convexe, *en dedans* et *en bas* le tubercule.

Cet os, convexe en avant, où il s'articule avec les trois cunéiformes, concave en arrière, où il s'articule avec l'astragale, présente à étudier deux faces et une circonférence.

Face antérieure. — Articulaire, elle est divisée en trois parties par deux crêtes verticales, pour s'articuler avec les trois cunéiformes. La facette interne, qui correspond au premier cunéiforme, est triangulaire, à sommet supérieur, et légèrement convexe; celles des deuxième et troisième cunéiformes sont triangulaires, planes, à sommet inférieur.

Face postérieure. — Régulièrement concave, elle s'articule avec la tête de l'astragale.

Circonférence. — Rugueuse, elle donne insertion, en haut, en bas et en dehors, à des ligaments. Elle présente à la partie interne et inférieure une grosse saillie, *tubercule du scaphoïde*, sur laquelle s'insère le tendon du muscle *jambier postérieur*. On y trouve quelquefois une petite facette articulaire pour le cuboïde.

V. — CUNÉIFORMES

Ces os, au nombre de trois, ont la forme de coins; ils n'ont par conséquent que cinq faces. De dedans en dehors, on les désigne sous le nom de *premier*, *deuxième* et *troisième cunéiformes*. Le premier est le plus gros, le deuxième est le plus petit, qu'on les considère selon la hauteur, la longueur ou l'épaisseur.

Premier ou grand cunéiforme.

Position. Placez *en dehors* la surface rugueuse sur laquelle on trouve une facette articulaire, *en avant* la surface articulaire en forme de croissant, *en bas* le bord arrondi et tuberculeux.

Cet os, articulé avec le premier métatarsien en avant, le scaphoïde en arrière, le deuxième cunéiforme et le deuxième métatarsien en dehors, présente cinq faces.

Face interne. — Elle est large, convexe, rugueuse, pour l'insertion de ligaments et une partie du tendon du jambier antérieur; la peau la recouvre.

Face externe. — Rugueuse et inégale en bas, elle présente en haut deux facettes articulaires : l'une, petite, antérieure, s'articule avec le deuxième métatarsien ; l'autre, plus grande, avec le deuxième cunéiforme.

Face antérieure. — Cette face forme la *base* du coin ; elle est semi-lunaire, à concavité externe, et elle s'articule avec le premier métatarsien.

Face postérieure. — Articulaire, en forme de triangle à sommet supérieur, elle s'articule avec le scaphoïde.

Face inférieure. — Étroite, rugueuse, elle donne insertion au tendon du *jambier antérieur* et du *long péronier latéral.*

Le *sommet* du coin est formé par un bord supérieur, articulé en dehors avec le deuxième cunéiforme et le deuxième métatarsien.

Deuxième ou petit cunéiforme.

Position. — Placez *en haut* la facette quadrilatère non articulaire, *en avant* la plus petite des deux facettes articulaires triangulaires, *en dehors* la face rugueuse sur laquelle on trouve, en haut et en arrière, une petite facette articulaire.

Cet os présente cinq faces :

Face antérieure. — Triangulaire, à sommet inférieur, elle s'articule avec le deuxième métatarsien.

Face postérieure. — Triangulaire, à sommet inférieur, elle s'articule avec le scaphoïde.

Faces latérales. — Ces faces sont rugueuses; l'interne présente en haut et en avant une surface articulaire pour s'articuler avec le premier cunéiforme, et l'externe, en haut et en arrière, une petite facette qui s'articule avec le troisième cunéiforme.

Face supérieure. — Quadrilatère, elle est rugueuse pour l'insertion des ligaments; elle forme la *base* du coin.

Le *sommet* du coin est formé par un bord inférieur rugueux, caché profondément entre le premier et le troisième cunéiforme.

Troisième ou moyen cunéiforme.

Position. — Placez *en bas* le sommet du coin, *en arrière* la plus petite des deux facettes articulaires triangulaires, *en dehors* la face latérale la plus large, qui présente une facette articulaire en arrière.

Tandis que le deuxième métatarsien pénètre dans le tarse pour s'articuler avec les trois cunéiformes, le troisième cunéiforme fait saillie du côté du métatarse pour s'articuler avec les trois métatarsiens du milieu. Il s'articule de plus en arrière avec le scaphoïde, en dedans avec le deuxième cunéiforme, et en dehors avec le cuboïde. Il présente cinq faces :

Face supérieure. — Elle est rugueuse, destinée à des insertions ligamenteuses ; elle forme la *base* du coin.

Face antérieure. — Elle est articulaire, triangulaire, à sommet inférieur, et s'articule avec le troisième métatarsien.

Face postérieure. — Articulaire, triangulaire, à sommet inférieur, elle s'articule avec le scaphoïde.

Faces latérales. — Rugueuses en bas, articulaires en haut ; du côté interne, l'os présente deux petites facettes distinctes qui s'articulent avec le deuxième métatarsien et le deuxième cunéiforme ; du côté externe, une petite facette en arrière, s'articulant avec le cuboïde, et une autre facette, en avant, pour le quatrième métatarsien.

Le *sommet* du coin est formé par un bord inférieur, donnant attache à des ligaments.

Je ferai remarquer que, dans la description des os du tarse, nous avons vu toutes les facettes complètement articulaires et revêtues de cartilage, être antérieures ou postérieures ; tandis que les facettes latérales, internes ou externes, sont en partie rugueuses et en partie articulaires. Cette disposition, que j'ai signalée, le premier, est d'une grande utilité dans l'étude des articulations. Il faut faire exception pour le calcanéum et l'astragale.

Développement des os du tarse. — Chacun des os du tarse se développe par un seul point d'ossification, excepté le *calcanéum* qui possède trois *points : un primitif* qui se montre, au milieu de la grossesse, dans le calcanéum cartilagineux ; *deux complémentaires*, formant, l'un la face postérieure de l'os et les deux tubercules inférieurs (il se montre de sept à dix ans), l'autre pour la grosse apophyse. Ces deux points se soudent de seize à vingt ans.

Tous les autres os du tarse se développent par un seul point osseux. Celui de l'*astragale* se montre du 6e au 9e mois de la grossesse. Le *cuboïde* et le *premier cunéiforme* s'ossifient dans la première année qui suit la naissance, le *scaphoïde* et les *deux derniers* cunéiformes de quatre à cinq ans.

Altération du nombre des os du tarse. — On a vu, entre les os du tarse, des os supplémentaires qui en augmentent le nombre. L'os trigonum de la partie postérieure de l'astragale en est un exemple. On a vu le cuboïde divisé en deux parties, et le tubercule du scaphoïde formant un os distinct.

On observe dans quelques cas rares la soudure de quelques-uns des os du tarse entre eux et avec ceux du métatarse. En 1856, (*Bull. de la Soc. anat.*, t. 31, p. 164), Foucher présenta une ankylose complète (soudure) des articulations calcanéo-scaphoïdienne et calcanéo-astragalienne postérieure. En 1857 (même *Bull.*, t. 32, p. 3) Dolbeau présente un pied avec soudure des trois cunéiformes avec le scaphoïde, du premier et du troisième cunéiformes avec les métatarsiens correspondants et du cuboïde avec les deux derniers métatarsiens. Le professeur Giovanni Antonelli, de Naples, a observé deux fois la soudure du calcanéum avec le cuboïde. Le professeur Giovanni Zoja, de Pavie, a communiqué, le 5 mai 1888, à la Société médico-chirurgicale de Pavie, une note sur le squelette d'un pied qui présentait une soudure complète du calcanéum avec le cuboïde et du cuboïde avec les deux derniers métatarsiens, d'une part; du scaphoïde avec les trois cunéiformes et de ces derniers, soudés entre eux, avec les trois premiers métatarsiens.

Moi-même, j'ai observé trois cas d'ankylose des os du pied pendant les cours de médecine opératoire que j'ai faits autrefois à l'École pratique. Dolbeau (1) et Trélat (2) (Société anatomique,

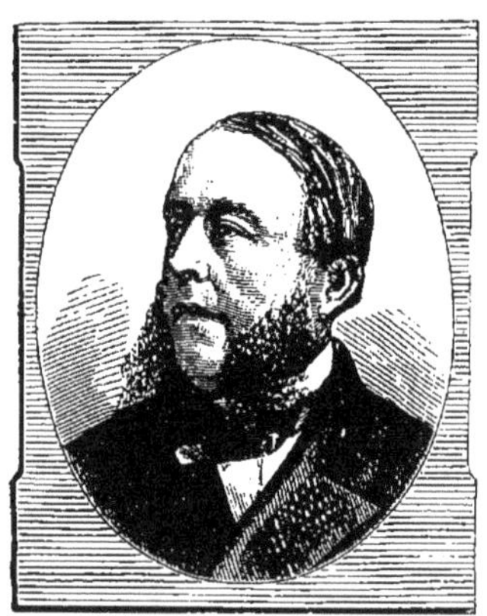

Fig. 76.

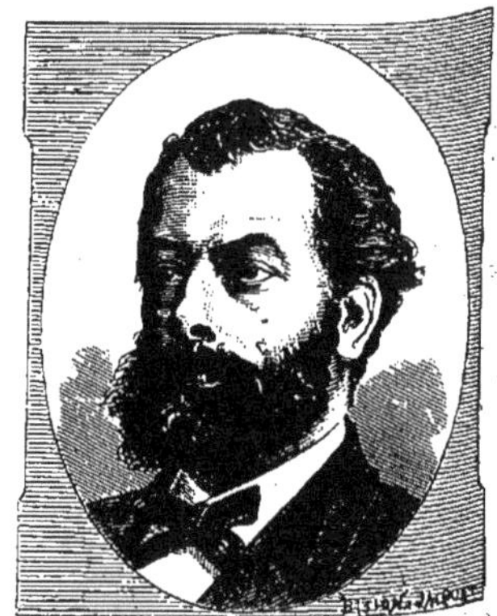

Fig. 77.

(1) Dolbeau (Henri), (1830-1877). Professeur de pathologie chirurgicale à la Faculté de Paris depuis 1868.

(2) Trélat (Ulysse), né à Paris le 13 août 1828, décédé le 28 mars 1890. Professeur de clinique chirurgicale de la Faculté de Paris depuis 1880.

1857) considéraient ces soudures comme produites par le rhumatisme.

Métatarse.

Le métatarse est l'analogue du métacarpe. On y trouve aussi cinq os, *métatarsiens*, désignés sous le nom de *premier*, *deuxième*, *troisième*, etc., en comptant du gros orteil vers le petit. Les espaces qui séparent les os sont les *espaces interosseux*, remplis par les muscles interosseux. Ces os présentent des caractères généraux et des caractères particuliers.

Il y a une grande analogie entre les organes de la main et ceux du pied. Pour rendre cette analogie frappante, il faut placer la main dans la position du pied, la face palmaire sur le sol et le pouce tourné vers le plan médian. Lorsque la main et le pied sont dans leur position naturelle, les organes *externes* de la main correspondent aux organes *internes* du pied, la face *antérieure* de la main à la face *inférieure* du pied. Ainsi le premier métacarpien (externe) correspond au premier métatarsien (interne); il en est de même des espaces interosseux, des muscles interosseux, des lombricaux, etc. La face *postérieure* des métacarpiens correspond à la face *supérieure* des métatarsiens, etc.

Caractères généraux. — Ces os, étant construits sur le même plan que les métacarpiens, offrent la même description générale : chaque métatarsien représente un os long, dont le *corps*, triangulaire, offre une concavité très prononcée du côté de la plante du pied.

Les faces du corps sont *supérieure*, *interne* et *externe*, et correspondent aux faces postérieure, interne et externe des métacarpiens. Comme le corps de l'os est tordu sur lui-même, la face supérieure devient interne en avant, l'interne devient inférieure et l'externe supérieure, absolument comme pour les faces du péroné. Il est infiniment préférable de conserver à ces faces les noms qui correspondent à ceux des faces des métacarpiens, afin de faciliter l'étude des muscles interosseux du pied, qui ont tant d'analogie avec ceux de la main. Du reste, il suffit de jeter un coup d'œil sur un pied de squelette pour se convaincre que ces faces se présentent telles que nous les indiquons, et qu'elles changent de direction en avant. En ostéologie, les faces des os tirent généralement leurs noms de la position qu'elles occupent à l'extrémité la plus rapprochée du tronc du squelette, peu importe si la direction de ces faces change ensuite; exemples : fémur, tibia, péroné, humérus.

Les métatarsiens possèdent une *extrémité postérieure* ou *tarsienne*, avec cinq facettes, dont trois articulaires et deux non articulaires, excepté, naturellement, pour le premier et le cinquième. Les deux facettes non articulaires concourent à former les deux faces du pied; les trois facettes articulaires, la postérieure, complètement articulaire, s'articulent avec les os du tarse; les latérales, incomplètement articulaires, s'articulent, par des facettes supérieures, avec les métatarsiens voisins. L'extrémité postérieure d'un métatarsien ressemble à celle d'un os cunéiforme.

L'*extrémité antérieure*, ou *phalangienne*, est aplatie latéralement; elle offre un condyle qui forme un tubercule osseux du côté de la plante du pied; la surface articulaire de ce condyle est plus étendue en bas, c'est-à-dire dans le sens de la flexion des phalanges. De chaque côté de cette extrémité, on observe une dépression un peu profonde, située entre deux tubercules : le *tubercule supérieur* ou *dorsal* donne attache, ainsi que la dépression, aux ligaments latéraux de l'articulation métatarso-phalangienne.

Différences entre les métatarsiens et les métacarpiens. — On voit, par les caractères que nous venons de décrire, que les métatarsiens et les métacarpiens offrent entre eux une grande analogie. Les métatarsiens se distinguent :

1° Par le *corps*. Le corps des métatarsiens est plus long et plus mince; il est tordu sur lui-même, et est séparé de l'extrémité phalangienne par une sorte de *col*.

2° Par l'*extrémité tarsienne*. L'extrémité postérieure des métatarsiens diffère de l'extrémité supérieure des métacarpiens en ce qu'elle est un peu aplatie dans le sens transversal, que le diamètre vertical est beaucoup plus grand, et que la facette non articulaire située du côté de la plante du pied est pourvue de rugosités. Les caractères opposés se montrent sur les métacarpiens.

3° Par l'*extrémité phalangienne*. Cette extrémité est aplatie transversalement, allongée de haut en bas, ce qui n'a pas lieu pour les métacarpiens.

Les *trous nourriciers* des métatarsiens sont situés du côté de la plante du pied et vers la partie moyenne du corps. Ils se dirigent vers le point d'ossification primitif, c'est-à-dire vers l'extrémité proximale ou tarsienne, excepté pour le premier métatarsien, où le trou nourricier se dirige vers l'extrémité distale ou phalangienne.

Caractères particuliers. — (Les métatarsiens ne sauraient être différenciés ni par leur extrémité antérieure, ni par le corps; leurs caractères différentiels doivent être tirés de l'extrémité postérieure.)

Premier métatarsien. — Énorme, cet os présente, à son

extrémité postérieure, une surface articulaire semi-lunaire, concave en dehors, une seule facette articulaire latérale très petite pour le deuxième métatarsien, et un gros tubercule en bas et en dehors pour l'insertion du *long péronier latéral*. En dedans de ce tubercule, il en existe un autre plus petit, qui donne insertion à une expansion du tendon du *jambier antérieur*. L'extrémité antérieure, volumineuse, est très large transversalement et présente à sa partie inférieure deux gouttières dans lesquelles sont logés deux os sésamoïdes.

Deuxième métatarsien. — Cet os est le plus long des métatarsiens; il présente en arrière cinq facettes articulaires pour les trois cunéiformes et les deux métatarsiens voisins.

La face externe de l'extrémité postérieure offre des caractères suffisants pour faire reconnaître cet os : une dépression rugueuse antéro-postérieure divise cette face en deux facettes plus petites, supérieure et inférieure; chacune d'elles est divisée en deux par une crête verticale, de sorte qu'il existe quatre facettes articulaires de côté, deux postérieures pour le troisième cunéiforme, et deux antérieures pour le troisième métatarsien.

Troisième métatarsien. — Il est difficile à distinguer du quatrième; il présente en arrière, comme lui, trois facettes articulaires; cependant l'externe possède une rainure horizontale séparant la portion articulaire ovalaire qui est au-dessus de la portion rugueuse; la face interne de la même extrémité postérieure offre une dépression rugueuse la divisant en deux facettes articulaires, supérieure et inférieure.

Quatrième métatarsien. — Cet os offre en arrière trois facettes articulaires; de plus, il présente en dedans une très petite facette pour le troisième cunéiforme; la face articulaire postérieure est moins étendue en hauteur que celle du troisième; elle est un peu oblique en dehors et en arrière, tandis que celle du troisième métatarsien est transversale.

Cinquième métatarsien. — Il n'existe pas dans cet os de facette articulaire latérale à la partie externe de l'extrémité postérieure : la facette articulaire postérieure est très oblique en arrière et en dehors. Cette extrémité forme une grosse apophyse en dehors et en arrière, *tubérosité du cinquième métatarsien*, pour l'insertion du *court péronier latéral* au sommet, et du muscle *péronier antérieur* à la partie supérieure.

Développement des métatarsiens. — Deux points d'ossification, un primitif et un secondaire pour chaque métatarsien.

Le *primitif*, qui formera le corps et l'extrémité postérieure, se montre dans le troisième mois de la vie intra-utérine. Le *secondaire*, qui formera l'extrémité antérieure apparaît entre deux et quatre ans. Il faut excepter le premier métatarsien dont le point secondaire se montre à l'extrémité postérieure, tandis que le point primitif donne naissance au corps et à l'extrémité antérieure.

La *soudure* des deux points d'ossification a lieu entre seize et dix-huit ans.

Orteils.

Les os qui les composent portent le nom de *phalanges*. Elles sont en même nombre qu'à la main ; elles ont la même configuration, et seraient complètement identiques si leur corps n'était raccourci. Le gros orteil, qui correspond au pouce, n'a que deux phalanges, comme le pouce.

Développement. — Comme les phalanges de la main, celles du pied, ont deux points d'ossification, un primitif pour le corps et l'extrémité antérieure, un secondaire pour l'extrémité postérieure.

Le point primitif *apparaît* vers la sixième semaine de la vie intra-utérine pour les premières phalanges et vers la quatorzième pour toutes les autres. Le point secondaire ou épiphysaire n'apparaît que dans la deuxième moitié de la quatrième année. La *soudure* des points osseux a lieu dans le cours de la seizième année pour la première phalange et de seize à dix-huit ans pour les autres.

OS SÉSAMOÏDES

On donne ce nom à de petits os courts qui se développent dans l'épaisseur des tendons, autour des articulations. Ils ont pour usage, en modifiant la direction des tendons, d'empêcher qu'ils ne s'insèrent parallèlement à l'os et de donner ainsi plus de force aux muscles.

Les uns sont constants : ce sont la rotule, développée dans le tendon du muscle triceps ; le pisiforme, dans le tendon du muscle cubital antérieur.

On trouve souvent, mais non constamment, un petit os sésamoïde de chaque côté de l'articulation métacarpo-phalangienne du pouce et dans les parties correspondantes du gros orteil. Le tendon du muscle jambier postérieur en présente un presque constant au niveau de son insertion au scaphoïde. Chez les hommes très vigoureux et fortement musclés, on observe quelquefois des os sésamoïdes au niveau de toutes les articulations métacarpo et métatarso-phalangiennes.

Leur structure de ces os est celle des os courts.

ARTICLE IV

OS DE LA TÊTE

La tête est composée de vingt-deux os, non compris les osselets de l'ouïe : huit constituent le crâne, quatorze forment la face.

Préparation des os de la tête. — On prend la tête d'un adolescent ; à cet âge, les sutures ne sont pas encore ossifiées.

Premier procédé. — La tête ayant été dépouillée de ses parties molles et blanchie (ce qui demande plusieurs mois de préparation), remplissez le crâne de haricots secs ; bouchez le trou occipital et mettez la tête dans l'eau chaude. Les haricots se gonflent, distendent les parois du crâne et font éclater les sutures, de sorte qu'il devient facile de séparer les os.

Second procédé. — Ce procédé, moins simple, s'accompagne moins fréquemment de fracture des os. Il consiste à prendre une tête ayant macéré plusieurs semaines dans l'eau, et à ébranler les diverses parties osseuses au moyen des doigts et de petites tenailles. On se sert avantageusement, comme levier, d'un ciseau que l'on introduit entre les sutures. On commence généralement pa les os malaires, ensuite on désarticule, en y mettant du temps et de la patience, les petits os de la face qui constituent la mâchoire supérieure; puis on enlève le frontal, l'ethmoïde, les pariétaux, les temporaux, et l'on termine en séparant l'occipital et le sphénoïde.

1° Os du crâne.

Le crâne est composé de huit os. Quatre impairs : frontal, ethmoïde, sphénoïde, occipital ; deux pairs : les pariétaux, les temporaux.

Caractères généraux des os du crâne.

Les os de la voûte du crâne sont des os plats; leur substance spongieuse, appelée *diploé*, est comprise entre deux lames de substance compacte qu'on appelle les *tables interne* et *externe*. La table interne, qui regarde la cavité cranienne, est plus fragile et plus mince que l'autre ; c'est pour cela qu'on l'a appelée *lame vitrée*.

L'épaisseur de la voûte des os du crâne est de 5 millimètres en moyenne ; sur les parties latérales, elle n'offre plus que 3 et même 2 millimètres.

Les os de la base sont irréguliers et anfractueux.

Les parties les plus minces des parois du crâne sont : la partie antérieure de la fosse temporale, la voûte de l'orbite, les fosses occipitales.

Les parois du crâne sont percées de trous à travers lesquels passent des vaisseaux et des nerfs : ces trous traversent de part en part les différents os, ou bien, ce qui est plus rare, ils sont situés dans les sutures.

Lorsqu'on regarde l'intérieur d'un crâne, on y voit, indépendamment des trous : 1° sur les parties latérales, des gouttières dirigées en arrière et en haut, élégamment ramifiées et destinées à loger les divisions des artères et des veines méningées moyennes ; 2° sur presque tous les points de la cavité cranienne, des saillies en forme de mamelons et des dépressions qui semblent avoir été faites avec la pulpe des doigts, saillies et dépressions connues sous le nom d'*éminences mamillaires* et d'*impressions digitales* ; 3° sur la base du crâne, sur la ligne médiane de la voûte et à la partie postérieure, des gouttières destinées à loger les *sinus* de la dure-mère dont elles portent le nom.

La surface intérieure des os du crâne adhère à la dure-mère, surtout à la base, où cette membrane prend de fortes insertions, sur les saillies osseuses, sur les sutures et sur les trous dans lesquels elle se prolonge.

L'adhérence de la voûte est moins forte. Il en résulte qu'on peut, sur le vivant, enlever des rondelles osseuses sans léser la dure-mère, c'est la *trépanation*.

§ 1. — FRONTAL OU CORONAL

Position. — Placez *en avant* la surface convexe, *en bas* la surface qui présente à la partie moyenne une grande échancrure.

Os impair, médian, symétrique, situé à la partie antérieure du crâne ; il présente à étudier trois faces et trois bords.

Face antérieure. — Convexe ; elle présente sur la ligne médiane, et de bas en haut, la *bosse frontale moyenne*, ou *bosse nasale*, ou *glabelle*, et la *suture frontale*, ou *suture métopique*, qui disparaît chez l'adulte. Cette suture est formée par la réunion des deux parties qui forment le frontal chez les jeunes sujets.

Sur les côtés, on trouve une bosse, *bosse frontale*, dont la saillie est souvent en rapport avec un certain développement de l'intelligence. Au-dessus de cette bosse, la face antérieure est lisse et se porte, en fuyant, en haut et en arrière ; au-dessous, il existe une gouttière ; plus bas, une saillie décrivant une courbe à concavité inférieure : c'est l'*arcade sourcilière*, qui donne insertion par sa partie interne au muscle sourcilier. Toutes ces parties sont recouvertes par le muscle frontal et l'aponévrose épicranienne.

De chaque côté de la face antérieure, on trouve une surface triangulaire allongée, à sommet supérieur, faisant partie de la fosse temporale, donnant attache au muscle temporal, et séparée du reste de la face antérieure par une ligne rugueuse qui se confond avec celle qui limite de tous côtés la fosse temporale. C'est la *facette temporale* du frontal.

Face postérieure. — On y trouve, sur la ligne médiane, de bas en haut : 1° le *trou borgne*, qui loge une expansion de la dure-mère ; 2° la *crête frontale* ou *coronale*, de 3 à 4 centimètres de longueur, pour l'insertion de la faux du cerveau ; 3° le commencement de la *gouttière longitudinale supérieure*. On trouve au-dessous du trou

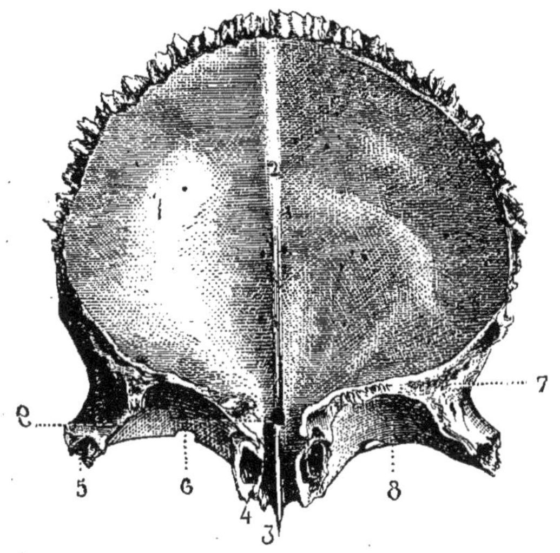

Fig. 78. — Frontal vu par sa face postérieure.

1, fosse frontale. — 2, origine de la gouttière longitudinale supérieure. — 3, épine nasale du frontal. — 4, apophyse orbitaire interne. — 5, apophyse orbitaire externe. — 6, trou sus-orbitaire, existant souvent à l'état d'échancrure. — 7, surface articulaire pour la grande aile du sphénoïde. — 8, voûte orbitaire. — 9, trou borgne, au-dessous de la crête frontale.

borgne une large échancrure, *échancrure ethmoïdale*, qui s'articule avec l'ethmoïde.

De chaque côté de la ligne médiane, il existe : 1° une dépression, *fosse frontale*, dont la profondeur est le plus souvent en rapport avec la saillie des bosses frontales ; 2° une saillie au-dessous, *bosse orbitaire*, formée par une paroi osseuse très mince. Cette face est parsemée dans toute son étendue d'éminences mamillaires et d'impressions digitales, beaucoup plus marquées sur la bosse orbitaire.

Face inférieure. — Elle présente : 1° sur ses parties latérales, la voûte de l'orbite, triangulaire, lisse, pourvue d'une fossette à sa partie externe, *fossette lacrymale*, destinée à loger la glande lacrymale, et d'une petite dépression à la partie interne et antérieure, aux extrémités de laquelle s'attache la poulie cartilagineuse du muscle grand oblique de l'œil; 2° sur la ligne médiane, l'*échancrure ethmoïdale*, s'articulant avec l'ethmoïde.

A la partie antérieure de l'échancrure ethmoïdale, on trouve des rugosités et une épine osseuse appartenant au bord antérieur. Les parties latérales de cette échancrure présentent des demi-cellules qui s'articulent avec celles de l'ethmoïde et avec l'os unguis; on y trouve aussi les orifices des sinus frontaux et deux gouttières transversales qui se réunissent à des gouttières semblables de l'ethmoïde, pour former de chaque côté deux petits canaux appelés *trous orbitaires internes,* antérieur et postérieur, étendus de la cavité cranienne à l'orbite. La voûte orbitaire est parfois très mince, au point que des objets piquants peuvent atteindre le cerveau en la brisant. On l'a vue brisée par le bout ferré d'un parapluie.

Bord supérieur. — Dentelé, épais, articulé avec le bord antérieur du pariétal, il est taillé en biseau aux dépens de la table interne en haut, et aux dépens de la table externe en bas, où il est plus mince; il décrit une courbe concave inférieurement.

Bord antérieur. — Il offre, sur la ligne médiane, la partie antérieure de l'échancrure ethmoïdale. On y trouve un prolongement, *épine nasale supérieure*, s'articulant en avant avec les os propres du nez; en arrière, sur la ligne médiane, l'épine nasale supérieure s'articule avec la lame perpendiculaire de l'ethmoïde, et présente deux gouttières qui concourent, de chaque côté, à la formation de la voûte des fosses nasales.

Les rugosités très prononcées, qui sont situées à la partie antérieure de l'échancrure, s'articulent, en dedans avec les os propres du nez, et en dehors avec l'apophyse montante du maxillaire supérieur.

Sur les parties latérales, on voit l'*arcade orbitaire*, bord osseux lisse, concave, épais en dedans, mince et tranchant en dehors. L'arcade orbitaire est tellement mince à sa partie externe que dans les chutes sur ce point du frontal, la peau est coupée net comme avec un instrument tranchant (important en médecine légale). Elle est limitée en dedans et en dehors par deux saillies, l'*apophyse orbitaire interne*, qui s'articule avec l'unguis, et l'*apophyse orbitaire externe*, qui s'articule avec l'os malaire et qui limite la fosse temporale en avant.

A la partie interne de l'arcade orbitaire, il existe tantôt un trou, *trou sus-orbitaire,* tantôt une échancrure, pour le passage du nerf sus-orbitaire et de l'artère sus-orbitaire. Un peu en dedans du trou sus-orbitaire, il existe souvent une échancrure, convertie rarement en trou, pour le passage du nerf frontal interne et des vaisseaux frontaux internes.

Bord postérieur. — Mince et tranchant, le bord postérieur n'existe pas sur la ligne médiane, où l'on trouve l'échancrure ethmoïdale. De chaque côté, ce bord est taillé en biseau aux dépens de la table interne, pour s'articuler avec les petites ailes du sphénoïde.

Aux extrémités de ce bord, on trouve une facette triangulaire très rugueuse et très large. Cette facette, qui s'articule avec une facette semblable de la grande aile du sphénoïde, est le point de réunion des trois bords de l'os. Le bord supérieur se termine à l'angle externe, le bord postérieur à l'angle interne, et le bord antérieur à l'angle antérieur.

Développement. — Cet os se développe par deux points primitifs et six points complémentaires ou secondaires.

Les *points primitifs* se montrent immédiatement après les deux premiers mois de la vie embryonnaire. Ils se montrent au niveau des arcades orbitaires, d'où ils s'irradient sous forme d'aiguilles osseuses dans toutes les directions. A la naissance, il y a deux frontaux distincts formant chacun la moitié de l'os futur.

Dans le courant de la deuxième année, ces deux os se réunissent par leurs tiers moyens, séparés en haut et en bas par une vaste échancrure. Celle qui occupe la partie supérieure de la suture, *suture frontale*, concourt à former la *fontanelle antérieure*.

La soudure totale a lieu vers huit ans.

Les six *points secondaires* se montrent comme il suit : chaque apophyse orbitaire se montre par un point osseux isolé à trois mois et demi de la vie embryonnaire. Deux ou trois semaines plus tard ces points secondaires se soudent aux points primitifs, de sorte que, à ce moment, le frontal est composé de deux moitiés formées chacune par trois points osseux. On appelle *point frontal antérieur* celui de l'apophyse orbitaire interne et *point frontal postérieur* celui de l'apophyse orbitaire externe (Cuvier).

Deux points osseux secondaires se montrent plus tard de chaque côté de l'épine nasale, qui est encore cartilagineuse à la naissance. Ils se réunissent très tard au frontal.

Sinus frontaux. — Cet os est creusé, à sa partie inférieure et médiane, de deux cavités, *sinus frontaux*, qui se montrent entre six et treize ans, et qui deviennent souvent très considérables chez les vieillards. Ces cavités sont ordinairement séparées par une cloison médiane ; elles sont en communication avec le méat moyen des fosses nasales par l'intermédiaire de l'infundibulum de l'ethmoïde. Ces sinus séparent les deux tables de l'os.

Un prolongement de la muqueuse pituitaire tapisse la surface de ces cavités.

— Dans le *coryza* intense, la muqueuse des sinus est quelquefois affectée, ce qui explique la céphalalgie frontale qui existe dans ce cas.

Lorsque la muqueuse des sinus vient à *suppurer*, le pus s'écoule par l'infundibulum de l'ethmoïde et pénètre dans les fosses nasales par le méat moyen.

Des *tumeurs fibreuses* peuvent prendre naissance sur les parois des sinus frontaux, ou y pénétrer par les fosses nasales; dans ce dernier cas, ce sont des prolongements de polypes fibreux naso-pharyngiens.

On y trouve quelquefois des *tumeurs osseuses*, exostoses éburnées, différentes des exostoses ordinaires en ce qu'elles ne sont pas en continuité avec le tissu osseux, et qu'elles se développent dans la fibro-muqueuse qui tapisse les sinus frontaux.

Rapports. — Le frontal s'articule avec douze os : les deux pariétaux, le sphénoïde et l'ethmoïde, du côté du crâne; les malaires, les unguis, les maxillaires supérieurs et les os propres du nez, du côté de la face.

Variétés. — La suture frontale persiste pendant toute la vie chez certains sujets, une fois sur six chez les Européens, d'après Topinard et Manouvrier. Chez la moitié des sujets, le bord interne de la voûte orbitaire envoie un prolongement osseux, une sorte de mince apophyse qui s'articule en avant avec la lame criblée de l'ethmoïde et en arrière avec la partie antérieure du corps sphénoïde. Césare Staurenghi a donné à ces prolongements osseux, qu'il a le premier décrits, le nom de *processus antisphénoïdiens* de l'os frontal.

§ 2. — ETHMOÏDE

Position. — Placez *en avant* et *en haut* l'apophyse crista-galli, partie relativement épaisse qui surmonte l'os.

Cet os, impair, médian, symétrique, est situé à la base du crâne, en arrière du frontal, en avant du sphénoïde, au-dessus des fosses nasales, entre les cavités orbitaires. Il appartient plus à la face qu'au crâne.

Il est formé de deux parties distinctes : 1° la *partie médiane*; 2° les *masses latérales*.

Partie médiane. — Elle est constituée par deux lames osseuses qui se coupent perpendiculairement.

L'une, verticale, forme : 1° à la partie supérieure, une apophyse triangulaire, épaisse, se terminant insensiblement en arrière, placée immédiatement en arrière du trou borgne du frontal et donnant insertion à la faux du cerveau, c'est l'*apophyse crista-galli* (1); 2° à la partie inférieure, une lame osseuse beaucoup plus longue et plus mince, *lame perpendiculaire de l'ethmoïde* (2), creusée sur ses deux faces de petites gouttières pour des vaisseaux et des nerfs, articulée en avant avec l'épine nasale du frontal et les os propres du nez, en arrière avec le sphénoïde, en bas et en arrière avec le vomer, en bas et en avant, à l'état frais seulement, avec le cartilage de la cloison des fosses nasales.

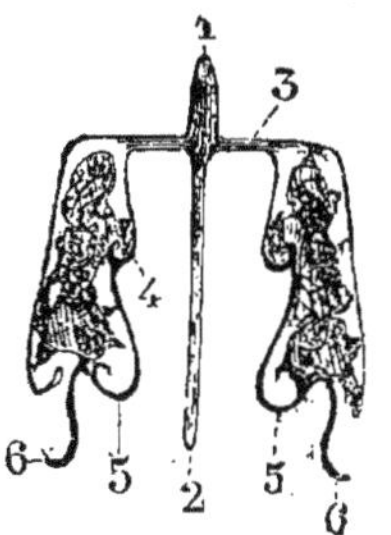

Fig. 79. — Coupe schématique verticale et transversale de l'ethmoïde.

1, apophyse crista-galli. — 2, lame perpendiculaire de l'ethmoïde. — 3, lame criblée. — 4, cornet supérieur. — 5, 5, cornet moyen. — 6, 6, apophyse unciforme sortant du méat moyen.

L'autre lame, horizontale, croisant la précédente à l'union de la lame perpendiculaire et de l'apophyse crista-galli (3), constitue la *lame criblée* de l'ethmoïde, supportant par ses deux bords latéraux les *masses latérales* de cet os, qui y sont comme suspendues (4). De chaque côté de l'apophyse crista-galli, la face supérieure de la lame criblée est creusée en forme de gouttière plus profonde en avant, ce sont les *gouttières ethmoïdales*. On y trouve des trous nombreux, disposés plus ou moins régulièrement sur deux lignes antéro-postérieures, au nombre de dix-huit ou vingt, et donnant passage aux filets du nerf olfactif et aux ramifications des artères ethmoïdales. On y trouve encore, de chaque côté de l'apophyse crista-galli, une fente, *fente ethmoïdale*, où passe le nerf nasal interne ou filet ethmoïdal du rameau nasal du nerf ophtalmique de Willis, et une branche de l'artère ethmoïdale antérieure. La lame criblée, par sa partie inférieure, forme la plus grande partie de la voûte des fosses nasales.

Les anatomistes du XVIIe siècle (Dionis, *Anat. de l'homme*, 2e édit. p. 45) disaient que les *trous cribleux* avaient deux usages : 1° ils donnaient passage à de petites fibres se répandant dans les parois des fosses nasales; 2° ils filtraient les sérosités abondantes du cerveau, qui coulaient le long des mêmes fibres et tombaient dans les fosses nasales.

Masses latérales. — Cuboïdes, elles sont placées entre les fosses nasales et les cavités orbitaires, et réunies l'une à l'autre par la lame criblée de l'ethmoïde. Elles présentent six faces : externe, interne, supérieure, inférieure, antérieure et postérieure.

Face externe. — Cette face, formée par l'*os planum* ou *lame papyracée*, est lisse, un peu sinueuse, et articulée avec le frontal en haut, le maxillaire supérieur et le palatin en bas, l'unguis en avant et le sphénoïde en arrière. Elle forme la plus grande partie de la paroi interne de l'orbite.

Face interne. — Elle forme une grande partie de la paroi externe des fosses nasales. On y trouve, à la partie supérieure et postérieure, une saillie plus marquée en arrière, c'est le *cornet supérieur des fosses nasales* ou *cornet de Morgagni* (fig. 81,8); au-dessous, une dépression qui communique avec les cellules postérieures

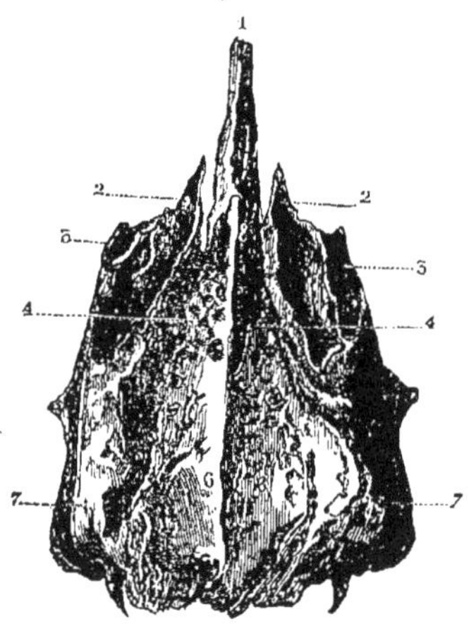

Fig. 80. — Face supérieure de l'ethmoïde.

1, partie antérieure de la lame perpendiculaire. — 2, 2, partie antérieure des masses latérales. — 3, 3. cellules antérieures de l'ethmoïde. — 4, 4. trous de la lame criblée. — 6, 6, partie postérieure des gouttières ethmoïdales. — 7, 7, cellules ethmoïdales postérieures. — 8, apophyse crista-galli.

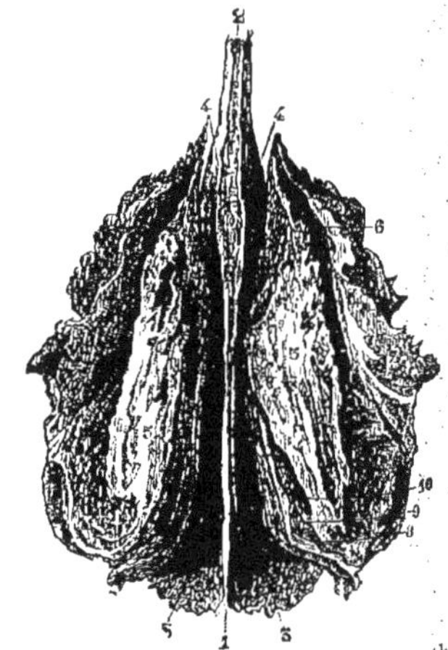

Fig. 81. — Face inférieure de l'ethmoïde.

1, extrémité postérieure. — 2, partie antérieure de la lame criblée. — 5, 5, bord inférieur du cornet moyen. — 6, partie antérieure du méat moyen. — 7, 7, apophyse unciforme. — 8, partie postérieure du cornet supérieur. — 9, partie postérieure du méat supérieur. — 10, un orifice des cellules ethmoïdales postérieures.

de l'ethmoïde, *méat supérieur des fosses nasales* ; en bas, une saillie plus considérable que la première, formée par une lamelle osseuse contournée sur elle-même et convexe en dedans, c'est le *cornet moyen* (fig. 81,5). Cette face présente, comme la lame perpendiculaire, de petites gouttières ramifiées pour loger des vaisseaux et des nerfs. En avant des cornets, on voit une surface quadrilatère plane, de sorte que les cornets n'existent qu'à la partie postérieure de cette face.

La face interne des masses latérales, la lame perpendiculaire et la face inférieure de la lame criblée sont recouvertes par la muqueuse pituitaire, qui se prolonge, en s'amincissant, dans les cellules ethmoïdales et, par l'intermédiaire de l'infundibulum de l'ethmoïde, dans les sinus frontaux dont elle tapisse toute la surface.

Face supérieure. — Elle présente des cavités qui se réunissent à celles de l'échancrure ethmoïdale du frontal, pour former les cellules ethmoïdales antérieures, et deux gouttières transversales formant, avec celles que nous avons décrites sur le frontal, les *trous orbitaires internes.*

Face inférieure. — Plus irrégulière que la supérieure, elle offre à considérer : 1° le bord inférieur libre du cornet moyen ; 2° une cavité placée au-dessous, *méat moyen*, au fond et à la partie antérieure de laquelle se trouve un conduit osseux de 2 à 3 millimètres de diamètre, convexe en avant, plus large en haut et se dirigeant vers le sinus frontal, avec lequel il communique ; ce conduit, qui communique avec les cellules ethmoïdales antérieures par une petite ouverture, constitue l'*infundibulum;* 3° une lamelle osseuse, mince, libre, qui prend naissance à la partie antérieure et supérieure du méat moyen, et qui se dirige par une extrémité libre vers l'orifice du maxillaire. Cette lamelle osseuse concourt à rétrécir l'orifice du sinus ; c'est l'*apophyse unciforme.*

Face antérieure. — Elle est située en arrière de l'apophyse montante du maxillaire supérieur et de l'os unguis, avec lequel elle s'articule.

Face postérieure. — Elle s'articule avec la face antérieure du corps du sphénoïde. Entre les deux masses latérales, le bord postérieur de la lame criblée s'articule avec le sphénoïde.

Cet os est presque entièrement formé de tissu compact, et s'il est léger, s'il surnage dans l'eau, cela tient à ce que les lamelles compactes sont séparées par de nombreuses cavités. Ces cavités sont divisées en deux groupes : 1° les *cellules ethmoïdales antérieures*, indépendantes des autres, communiquant avec l'infundibulum et le méat moyen ; 2° les *cellules ethmoïdales postérieures*, indépendantes des premières et communiquant avec le méat supérieur.

L'ethmoïde s'articule avec treize os : le frontal et le sphénoïde du côté du crâne ; les os propres du nez, les unguis, les maxillaires supérieurs, les palatins, les cornets inférieurs et le vomer du côté de la face.

Développement. — *Quatre points osseux :* un pour chacune des masses latérales, deux pour l'apophyse crista-galli, la lame criblée et la lame perpendiculaire. Le premier apparaît au cinquième mois de la grossesse, le deuxième après la naissance. Les cellules ethmoïdales ne sont complètes qu'à l'âge de cinq ans.

— C'est dans l'ethmoïde que siège souvent la lésion de cette maladie repoussante appelée *punais* ou *ozène*. L'odeur fétide exhalée par les malades qui en sont atteints prend sa source dans une carie partielle de l'ethmoïde, ou dans une suppuration des cellules ethmoïdales. Le meilleur mode de traitement est le traitement chirurgical.

Des instruments piquants pénètrent facilement dans le crâne à travers l'ethmoïde, qu'ils viennent du côté des fosses nasales ou du côté de l'orbite. Delens a publié une curieuse observation d'anévrysme artérioso-veineux provoqué par le bout d'un parapluie ayant perforé le fond de l'orbite (communication de la carotide interne avec le sinus caverneux).

§ 3. — SPHÉNOÏDE

Position. — Placez *en haut* et *en avant* les deux extrémités du plus grand diamètre de l'os, c'est-à-dire les deux points les plus extrêmes.

Situé à la partie moyenne de la base du crâne, enclavé au milieu des autres os qui en constituent la base, il est situé au-dessous des pariétaux, en arrière de l'ethmoïde et du frontal, en avant de l'occipital et des temporaux, et concourt à former la cavité cranienne, les fosses nasales, les cavités orbitaires, les fosses temporales, les fosses zygomatiques, les fosses ptérygo-maxillaires, les fosses ptérygoïdiennes et une partie de la voûte palatine.

Pour bien étudier cet os, on doit ne considérer que le corps, qui a la forme d'un cube, et présente, par conséquent, six faces. Il est préférable de décrire avec chacune de ces faces le prolongement qui s'y rattache. C'est ainsi que nous étudierons : 1° les petites ailes du sphénoïde avec la face supérieure ; 2° les apophyses ptérygoïdes avec la face inférieure ; 3° les grandes ailes avec les faces latérales.

Face antérieure. — Elle est située en arrière de l'ethmoïde. Elle présente, sur la ligne médiane, une crête osseuse verticale, *crête sphénoïdale*, qui s'articule avec le bord postérieur de la lame perpendiculaire de l'ethmoïde ; cette crête se continue avec une autre crête de la face inférieure pour former le *bec* ou *rostrum* du sphénoïde.

On voit de chaque côté de la ligne médiane : 1° l'orifice des *sinus sphénoïdaux*, tapissés à l'état frais par un prolongement de la muqueuse des fosses nasales ; 2° au-dessus des orifices, une ligne rugueuse transversale, s'articulant avec le bord postérieur de la lame de l'ethmoïde ; 3° en dehors, une surface rugueuse verticale plus large, s'articulant avec la face postérieure des masses latérales de l'ethmoïde et avec l'apophyse orbitaire de l'os palatin.

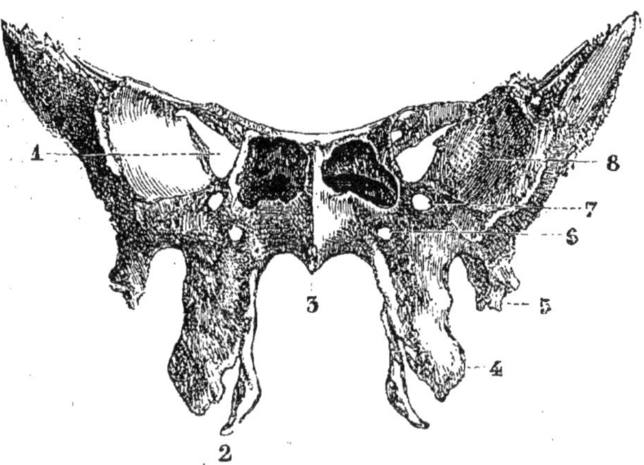

Fig. 82. — Face antérieure du sphénoïde.

1, fente sphénoïdale (3e paire, 4e paire, 6e paire, nerf ophtalmique, veine ophtalmique). — 2, aile interne de l'apophyse ptérygoïde. — 3, bec du sphénoïde. — 4, aile externe de l'apophyse ptérygoïde. — 5, épine du sphénoïde (ligament sphéno-maxillaire, muscle interne du marteau). — 6, trou vidien, (nerf vidien, artère vidienne). — 7, trou grand rond (maxillaire supérieur). — 8, face antérieure ou orbitaire de la grande aile.

Face postérieure. — Petite, quadrilatère, rugueuse, elle s'articule dans toute son étendue avec l'occipital chez les jeunes sujets; dans la plupart des os qu'on étudie, cette face est formée par un trait de scie nécessité par la soudure du sphénoïde et de l'occipital.

Face supérieure. — Elle offre, d'avant en arrière et sur la ligne médiane : 1° une petite crête qui s'articule avec le bord postérieur de la lame criblée de l'ethmoïde ; 2° une surface lisse, quadrilatère, sur laquelle sont creusées de chaque côté de la ligne médiane, d'avant en arrière, deux gouttières très peu marquées, *gouttières olfactives*, en rapport, à l'état frais, avec les circonvolutions olfactives ; 3° une gouttière transversale légèrement concave en avant, *gouttière optique*, se terminant de chaque côté par un petit canal oblique en bas, en avant et en dehors, *trou optique ;* sur la gouttière repose le *chiasma* ou entrecroisement des nerfs optiques ; dans le trou passent le nerf optique et l'artère ophtalmique ; 4° une dépression profonde, *selle turcique* ou *fosse pituitaire*, qui loge la glande pituitaire ; 5° la *lame quadrilatère* du sphénoïde, séparant la selle turcique de la gouttière basilaire. La lame quadrilatère présente sur ses bords latéraux deux échancrures : une supérieure, dans laquelle passe le nerf moteur oculaire commun

(3e paire), et l'autre inférieure pour le nerf moteur oculaire externe (6e paire). Les deux angles libres de cette lame forment et constituent les *apophyses clinoïdes postérieures* (fig. 83,1).

Sur les parties latérales de cette face on trouve : 1° une gouttière, *gouttière caverneuse*, oblique de bas en haut, d'arrière en avant, étendue du trou déchiré antérieur à la base de la petite aile du sphénoïde, et décrivant deux courbures comme un **S**, la postérieure concave en bas, l'antérieure concave en haut; l'artère carotide interne est située dans cette gouttière, de même que le sinus

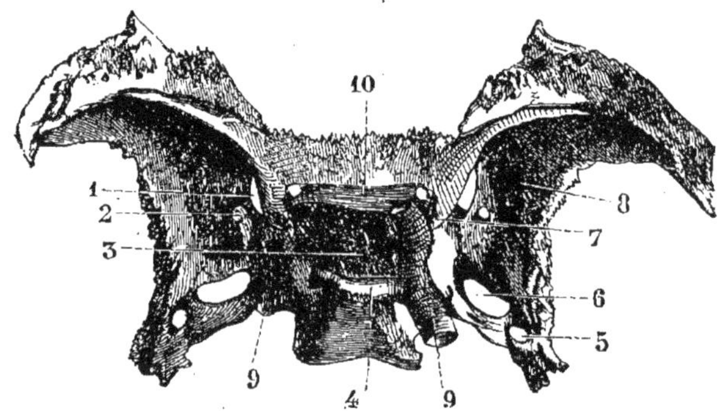

Fig. 83. — Face supérieure du sphénoïde.

1, fente sphénoïdale. — 2, trou grand rond (nerf maxillaire supérieur). — 3, selle turcique (corps pituitaire). — 4, lame quadrilatère du sphénoïde. — 5, trou petit rond (artère méningée moyenne). — 6, trou ovale. — 7, apophyse clinoïde antérieure. — 8, face supérieure de la grande aile du sphénoïde. — 9, artère carotide sur la gouttière caverneuse. — 10, gouttière optique présentant les trous optiques à ses deux extrémités (chiasma et nerfs optiques).

caverneux ; 2° une saillie arrondie formant l'angle postérieur de la petite aile du sphénoïde, c'est l'*apophyse clinoïde antérieure* (fig. 83,7). Entre les apophyses clinoïdes antérieure et postérieure, de chaque côté de la selle turcique, on trouve un petit tubercule, *apophyse clinoïde moyenne*, dont le développement est variable suivant les sujets, et qui quelquefois envoie un prolongement osseux aux apophyses clinoïdes antérieure et postérieure, de manière à former un ou deux orifices anormaux.

Petites ailes du sphénoïde ou apophyses d'Ingrassias (professeur à Naples, né en 1510, mort en 1580). — Prolongement mince et triangulaire, dont la face supérieure concourt à former l'étage antérieur de la base du crâne, et dont la face inférieure concourt à former la voûte orbitaire et la fente sphénoïdale. Le bord antérieur des petites ailes, rugueux, est articulé avec le bord postérieur du frontal. Le bord postérieur, très mince et lisse, logé dans la scissure de Sylvius du cerveau, sépare l'étage moyen de l'étage supérieur de la base du crâne. Le bord interne, confondu avec le corps du sphénoïde et traversé par le trou optique, offre une échancrure qui limite en avant la gouttière caverneuse. L'angle antérieur est confondu avec le corps de l'os. L'angle postérieur forme l'*apophyse clinoïde antérieure;* l'angle externe, très aigu, très mince, forme le sommet du triangle; il se termine en s'effilant contre le bord postérieur du frontal : Cet angle a reçu le nom d'*apophyse ensiforme* ou *xiphoïde.*

G. Bartholin admettait dans la selle turcique un trou imaginaire, le *trou transcolatoire* qui servait de décharge à la glande

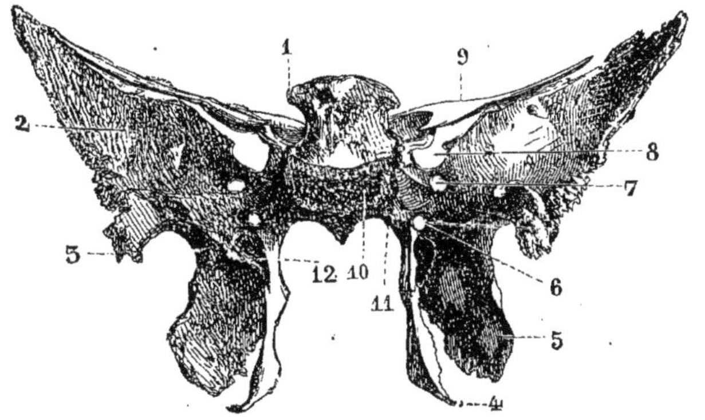

Fig. 84. — Face postérieure du sphénoïde.

1, apophyse clinoïde postérieure. — 2, grande aile du sphénoïde. — 3, épine du sphénoïde (ligament sphéno-maxillaire, muscle interne du marteau). — 4, aile interne et crochet de l'apophyse ptérygoïde (tendon réfléchi du muscle péristaphylin externe). — 5, aile externe. — 6, trou vidien (nerf vidien, artère vidienne). — 7, trou grand rond (nerf maxillaire supérieur). — 8, fente sphénoïdale (3e paire, 4e paire, 6e paire, nerf ophtalmique, veine ophtalmique). — 9, apophyse d'Ingrassias. — 10, surface articulaire s'articulant avec l'occipital. — 11, conduit ptérygo-palatin (nerf ptérygo-palatin, artère ptérygo-palatine). — 12, fossette scaphoïde (muscle péristaphylin externe).

pituitaire. Il admettait aussi de petits trous communiquant avec les sinus sphénoïdaux et donnant passage à l'air qui allait entretenir l'*esprit animal.*

Face inférieure. — On y voit : 1° sur la ligne médiane, une crête qui s'insinue dans la gouttière du bord supérieur du vomer ; cette crête, *rostrum* ou *bec* du sphénoïde, se continue avec la *crête sphénoïdale ;* 2° de chaque côté de la crête, une gouttière qui reçoit les bords de la gouttière du vomer ; un peu en dehors, une petite gouttière se terminant souvent en avant par le conduit *ptérygo-palatin,* qui va s'ouvrir dans la fosse ptérygo-maxillaire et qui laisse passer l'artère ptérygo-palatine et le nerf ptérygo-palatin.

Deux prolongements, les *apophyses ptérygoïdes,* se rattachent à cette face (fig. 84,4 et 5). L'apophyse ptérygoïde présente : une *base* confondue avec le reste de l'os; un *sommet* bifurqué; une *face interne* qui fait partie des fosses nasales ; une *face externe* qui fait partie de la fosse zygomatique ; une *face antérieure*, lisse dans sa moitié supérieure pour concourir à la formation de la fosse ptérygo-maxillaire, rugueuse au-dessous pour s'articuler avec le palatin ; une *face postérieure* concave, c'est la *fosse ptérygoïdienne*, profonde, donnant insertion dans toute son étendue au muscle ptérygoïdien interne. A la partie supérieure de cette fosse, il existe une petite dépression ovale, *fossette scaphoïde*, pour l'insertion du muscle péristaphylin externe (fig. 84,12).

La bifurcation du sommet a fait donner aux deux branches de la bifurcation le nom d'*ailes :* 1° l'aile interne verticale, petite et

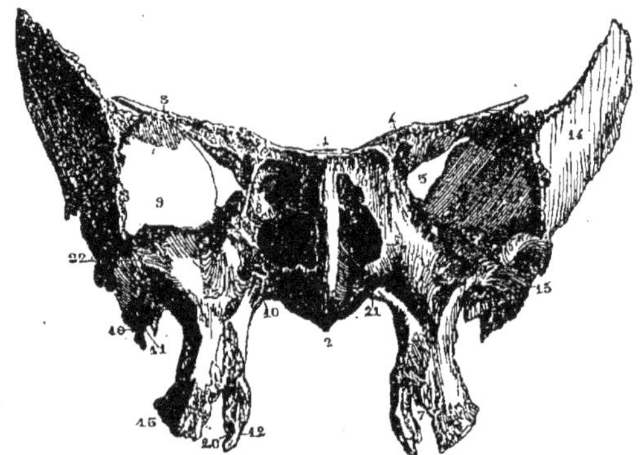

Fig. 85. — Face antérieure du sphénoïde.

1, 1, orifice des sinus sphénoïdaux de chaque côté de la crête sphénoïdale. — 2, crête sphénoïdale. — 3, 4, apophyses d'Ingrassias. — 5, fente sphénoïdale. — 6, 8, portion articulée avec la partie postérieure des masses latérales de l'ethmoïde. — 7, écartement entre les deux ailes de l'apophyse ptérygoïde. — 9, face orbitaire. — 10, trou vidien. — 11, épine du sphénoïde. — 12, aile interne de l'apophyse ptérygoïde. — 13, aile externe. — 14, fosse temporale. — 15, fosse zygomatique. — 20, crochet de l'aile interne de l'apophyse ptérygoïde. — 21, trou ptérygo-palatin. — 22, crête qui sépare la fosse temporale de la fosse zygomatique.

contournée à son sommet en forme de crochet, dont la concavité, recouverte de cartilage à l'état frais, regarde en dehors ; ce crochet sert de poulie de réflexion au tendon du péristaphylin externe (fig. 84,4) ; 2° l'aile externe, large, déjetée en dehors et donnant insertion par sa face externe au muscle ptérygoïdien externe (fig. 84,5). Entre ces deux ailes, on voit une portion du palatin qui fait partie de la fosse ptérygoïdienne.

Deux canaux traversent la base de cette apophyse d'avant en arrière : l'un interne, le conduit *vidien* (fig. 84,6), qui s'ouvre en arrière au-dessous du trou déchiré antérieur, et qui donne passage au nerf vidien et à l'artère vidienne ; l'autre externe, le trou *grand rond* (fig. 82,7), dont l'orifice postérieur est situé dans la cavité crânienne, et qui laisse passer le nerf maxillaire supérieur.

Faces latérales. — Elles sont complètement masquées par l'insertion des *grandes ailes*. Ces grandes ailes présentent une face supérieure, une face externe, une face antérieure ; un bord interne convexe et un bord externe concave ; une extrémité inférieure ou interne, une extrémité supérieure ou externe. Les deux bords se réunissent aux deux extrémités. La grande aile est très étendue, elle monte dans la fosse temporale par une extrémité externe et fait partie de la base du crâne par son extrémité interne. Elle est concave en haut pour concourir à la formation de la cavité cranienne.

La *face supérieure*, concave, présente des éminences mamillaires et des impressions digitales.

La *face externe* est divisée vers la partie moyenne par une crête (fig. 85,22) ; la portion qui est au-dessous donne insertion au muscle ptérygoïdien externe et fait partie de la fosse zygomatique ; celle qui est au-dessous concourt à former la fosse temporale et donne insertion au muscle temporal.

La *face antérieure* est une petite face quadrilatère, qui forme la plus grande partie de la paroi externe de la cavité orbitaire. Limitée en bas par un bord lisse qui fait partie de la fente sphéno-maxillaire, limitée en arrière par un autre bord lisse qui fait partie de la fente sphénoïdale et qui se confond en bas avec l'apophyse ptérygoïde, cette face présente deux bords rugueux et articulaires, un supérieur pour le frontal, un antérieur pour l'os malaire.

Le *bord externe*, concave et rugueux, est taillé en biseau en arrière aux dépens de la table interne, en avant aux dépens de la table externe. Il s'articule dans toute son étendue avec la portion écailleuse du temporal.

Le *bord interne*, convexe et très long, s'étend d'une extrémité à l'autre, en passant sur les côtés du corps du sphénoïde, et concourt à former la fente sphénoïdale. A l'origine de ce bord, en haut, existe une surface triangulaire, rugueuse, très large, qui s'articule avec une facette semblable que nous avons déjà étudiée sur le frontal, au point de convergence de ses trois bords.

C'est le long de ce bord qu'on trouve d'avant en arrière, et disposés sur une ligne courbe, concave en dehors : 1° la fente sphénoïdale (fig. 82,1) ; 2° le trou grand rond (fig. 82,7) ; 3° le trou ovale (fig. 82,6) ; 4° le trou petit rond (fig. 82,6).

Dans la fente sphénoïdale, large en dedans, étroite en dehors, limitée par la petite aile en haut, la grande aile en bas, le corps du sphénoïde en dedans, passent les nerfs moteur oculaire commun, moteur oculaire externe, pathétique, ophtalmique de Willis, la veine ophtalmique et quelques branches de l'artère méningée moyenne.

Dans le trou grand rond, placé à 4 ou 5 millimètres au-dessous de la fente, passe le nerf maxillaire supérieur ; dans le trou ovale, placé à 1 centimètre en arrière du précédent, large, dirigé en arrière et en dehors, passent le nerf maxillaire inférieur et l'artère petite méningée ; à 2 millimètres en arrière et en dehors de lui, le trou petit rond ou sphénoépineux laisse passer l'artère méningée moyenne.

La portion la plus reculée du bord interne, étendue du corps du sphénoïde à l'extrémité interne de la grande aile, s'articule avec le bord antérieur du rocher.

L'*extrémité interne* est située dans l'angle de réunion qui sépare les portions pierreuse et écailleuse du temporal. Elle se termine par une apophyse saillante au-dessous de la base du crâne, c'est l'*épine du sphénoïde*, qui donne attache au ligament sphéno-maxillaire et au muscle interne du marteau.

L'*extrémité externe* est mince, tranchante et taillée en biseau aux dépens de la table interne en avant et de la table externe en arrière. Elle vient s'engrener au point de réunion du frontal, du pariétal et du temporal, et former là des sutures écailleuses. L'artère méningée moyenne est située dans un sillon à la face interne de cette extrémité.

Cet os s'articule avec douze os : 1° avec les os du crâne ; 2° du côté de la face, avec les palatins, les malaires et le vomer.

Le sphénoïde est creusé de cavités, *sinus sphénoïdaux*, qui augmentent avec l'âge. Ils sont ordinairement divisés en deux parties par une cloison verticale et médiane, et pénètrent quelquefois jusque dans l'apophyse basilaire de l'occipital.

Jusqu'au XVIe siècle, les médecins croyaient que le liquide du coryza, sécrété par la pituitaire, venait des ventricules du cerveau et arrivait aux fosses nasales par les porosités de l'ethmoïde et du corps du sphénoïde, d'où le nom de *rhume de cerveau*.

Développement. — Huit points d'ossification principaux : deux pour les petites ailes, deux pour la partie antérieure du corps, deux pour les grandes ailes, deux pour la partie postérieure du corps. Les quatre premiers constituent chez le fœtus une portion distincte qu'on appelle *sphénoïde antérieur*, tandis que la partie postérieure, formée aussi par quatre points osseux, constitue le *sphénoïde postérieur*.

Il existe encore deux points de chaque côté, un pour l'aile interne de l'apophyse ptérygoïde et un pour le cornet de Bertin.

Le cornet de Bertin est un point osseux qui forme la partie inférieure et antérieure des sinus sphénoïdaux.

§ 4. — OCCIPITAL

Position. — Placez la face concave *en haut*, l'angle le plus épais *en avant*.

L'occipital est un os impair, médian et symétrique, situé à la partie postérieure et inférieure du crâne, au-dessus de la colonne verté-

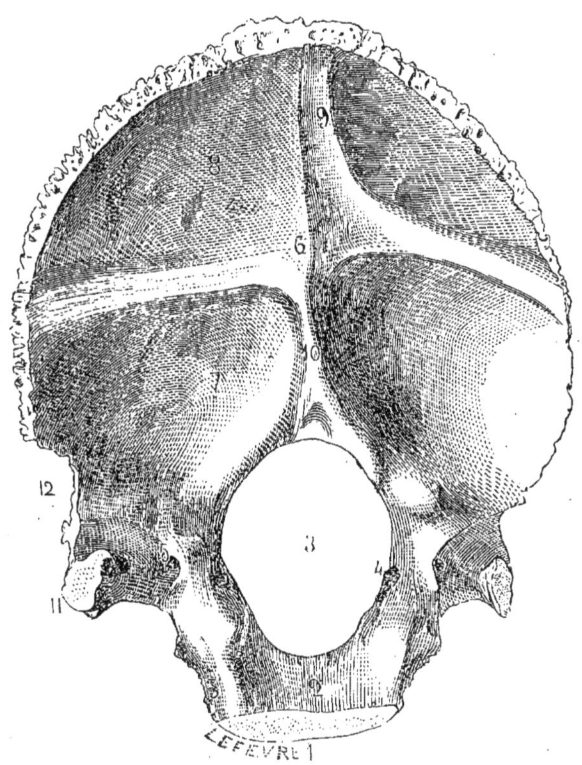

Fig. 86. — Face supérieure de l'occipital.

1, apophyse basilaire. — 2, gouttière basilaire (protubérance). — 3, trou occipital (bulbe, artère vertébrale, nerf spinal). — 4, trou condylien antérieur (grand hypoglosse). — 5, portion de gouttière latérale avec le trou condylien postérieur. — 6, protubérance occipitale interne, au niveau du pressoir d'Hérophile, entre les gouttières latérales. — 7, fosse occipitale inférieure (cervelet). — 8, fosse occipitale supérieure (cerveau). — 9, partie postérieure de la gouttière longitudinale supérieure se continuant par exception avec la gouttière latérale gauche. — 10 crête occipitale interne (faux du cervelet). — 11, apophyse jugulaire. — 12, portion de l'occipital s'articulant avec la portion mastoïdienne du temporal.

brale, au-dessous des pariétaux, en arrière des temporaux et du sphénoïde. Il offre deux faces, quatre bords et quatre angles.

La plupart des anatomistes décrivent une face antérieure et une face postérieure, ce que je ne puis admettre; ces faces sont réellement supérieure et inférieure. Si la face concave de l'occipital était antérieure, il faudrait, pour mettre l'os en position, placer le trou occipital en arrière, suivant un plan vertical. Si l'on met l'os dans sa position naturelle, la gouttière basilaire, qui fait partie de la face concave, regarde en haut et en arrière ; il est donc illogique de dire face antérieure. En décrivant une face supérieure et une face inférieure, la description devient plus facile.

Face supérieure. — Elle est concave et présente un grand trou, le *trou occipital*, qui renferme le bulbe rachidien, l'artère vertébrale, le nerf spinal. Je prendrai ce trou comme point de départ, et j'examinerai successivement ce qui se trouve en avant, en arrière et sur les côtés du trou. On y voit : 1° en avant, la *gouttière basilaire,* en rapport avec la protubérance annulaire, se continuant avec la lame quadrilatère du sphénoïde. Sur les bords de cette gouttière, une très petite gouttière qui se réunit à une autre semblable du bord supérieur du rocher, pour former la *gouttière pétreuse inférieure*, dans laquelle est logé le sinus pétreux inférieur. 2° En arrière, une large surface présentant quatre fosses, *fosses occipitales;* les deux postérieures sont pourvues d'éminences mamillaires, ce sont les *fosses cérébrales ;* les deux antérieures, lisses, constituent les *fosses cérébelleuses.* Les quatre fosses sont séparées par des crêtes qui viennent toutes converger vers le centre, où se trouve la *protubérance occipitate interne.* La crête qui sépare les fosses cérébelleuses, *crête occipitale interne*, est très saillante et mince ; les autres sont creusées d'une gouttière. La crête occipitale interne donne attache à la faux du cervelet. Celle qui sépare les fosses cérébrales présente la terminaison de la *gouttière longitudinale supérieure* ; celles qui séparent les fosses supérieures des inférieures présentent la *gouttière latérale*, ordinairement plus profonde à droite qu'à gauche. 3° De chaque côté du trou occipital, une saillie qui correspond aux condyles de l'occipital et un petit conduit, *trou condylien antérieur*, où passent le nerf grand hypoglosse et une branche artérielle.

Face inférieure. — 1° En avant du trou, on voit la *surface basilaire* de l'occipital, rugueuse, recouverte en avant, à l'état frais, par la membrane muqueuse de la partie supérieure du pharynx, et donnant insertion, près du trou, aux muscles petit droit et grand droit antérieurs de la tête.

2° En arrière du trou, il existe une large surface au centre de laquelle se trouve une saillie, *protubérance occipitale externe*, donnant insertion au raphé médian cervical postérieur; entre cette protubérance et le trou occipital, se trouve une ligne, *crête occipitale externe*, de chaque côté de laquelle partent deux lignes courbes à concavité interne et antérieure :

A, la *ligne courbe occipitale supérieure* part de la protubérance occipitale et se dirige vers l'apophyse mastoïde du temporal ;

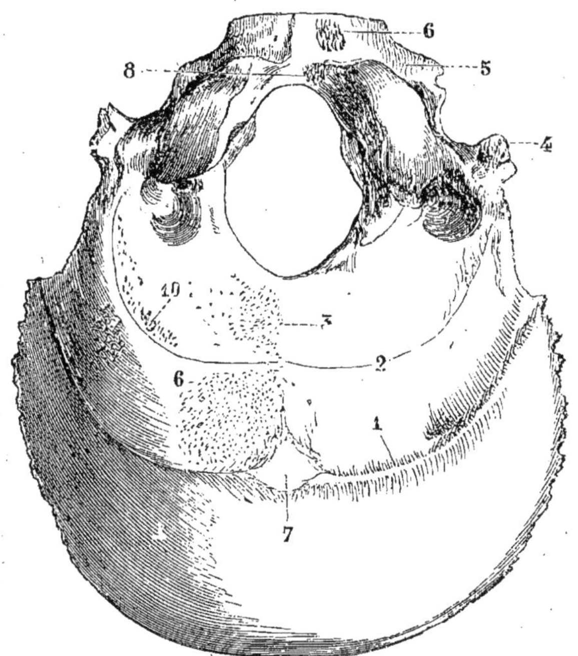

Fig. 87. — Face inférieure de l'occipital.

1, ligne courbe supérieure. — 2, ligne courbe inférieure. — 3, crête occipitale externe (petit droit). — 4, apophyse jugulaire (droit latéral). — 5, ce numéro, placé un peu trop en avant, indique le trou condylien antérieur (grand hypoglosse, petit rameau artériel). — 6, insertion du muscle grand droit antérieur. — 7, protubérance occipitale externe (raphé médian cervical postérieur). — 8, insertion du muscle petit droit antérieur. — 9, insertion du muscle grand complexus. — 10, insertions des muscles grand droit postérieur et petit oblique.

B, la *ligne courbe occipitale inférieure* part de la partie moyenne de la crête et se porte vers l'apophyse jugulaire de l'occipital.

Toute la portion de face située au-dessus de la protubérance et de la ligne courbe supérieure est recouverte par le muscle occipital. Plusieurs muscles s'insèrent sur les rugosités que l'on trouve entre le trou occipital et la ligne courbe supérieure. Sur la ligne courbe supérieure elle-même s'insèrent : à la lèvre supérieure, l'*occipital*; à l'interstice, le *trapèze* en dedans, le *sterno-cléido-mastoïdien* en dehors ; à la lèvre inférieure, le *grand complexus* en dedans, le *splénius* en dehors. Entre les deux lignes courbes s'insèrent le *grand complexus* en dedans et le *petit complexus* à la partie la plus externe sur l'apophyse mastoïde. Sur la ligne courbe inférieure, on remarque, vers la partie moyenne, des rugosités pour l'insertion du *grand droit postérieur* en dedans, du *petit oblique* en dehors. De chaque côté de la crête, tout près du trou, il existe une dépression profonde pour l'insertion du *petit droit postérieur*.

3° De chaque côté du trou occipital, on remarque deux saillies et deux fossettes : une saillie interne, ou *condyle*, obliquement dirigée d'arrière en avant, de dehors en dedans, dont la face articulaire regarde en bas et en dehors, pour s'articuler avec la cavité glénoïde de l'atlas ; une saillie externe, placée à 5 ou 6 millimètres de la précédente, *apophyse jugulaire*, qui donne insertion au muscle *droit latéral* de la tête ; une fossette située en avant du condyle, *fossette condylienne antérieure*, au fond de laquelle existe constamment un trou, *trou condylien antérieur*, pour le passage du nerf grand hypoglosse et d'une artériole ; une autre fossette située en arrière du condyle, *fossette condylienne postérieure*, au fond de laquelle existe quelquefois un petit trou pour le passage d'une veine qui va dans le sinus latéral.

Bords postérieurs. — Ils sont fortement dentelés et s'articulent avec le bord postérieur du pariétal.

Bords antérieurs. — Ils s'articulent avec le temporal. A leur partie moyenne s'élève une saillie correspondant à l'apophyse jugulaire, et qui les divise en deux parties : l'une postérieure, un peu dentelée, qui s'articule avec la portion mastoïdienne du temporal ; l'autre antérieure, rugueuse dans sa moitié interne pour s'articuler avec le sommet du rocher, échancrée dans sa moitié externe pour former, avec le rocher, le *trou déchiré postérieur*. Cette saillie offre, du côté de la cavité cranienne, une concavité lisse qui est destinée à former la partie terminale de la gouttière latérale.

Angle postérieur. — Articulé avec les deux pariétaux. Au point de réunion de ces trois os, se trouve la *fontanelle postérieure*. C'est là qu'on trouve fréquemment un os wormien, de forme triangulaire, souvent très développé, auquel on donne le nom d'*os épactal*.

Angle antérieur. — Très épais, connu sous le nom d'*apophyse basilaire de l'occipital*, il s'articule avec le corps du sphénoïde.

Angles latéraux. — Ils s'articulent avec le point de réunion du pariétal et du temporal.

Développement. — Nous possédons de vagues renseignements sur le développement de cet os. Certains auteurs ont admis onze points d'ossification ; d'autres, un plus petit nombre. Cruveilhier en admet quatre : un pour l'écaille ou portion large de l'occipital, située en arrière du trou ; un pour la portion basilaire, et un pour chaque partie latérale ou condylienne.

— Le périoste qui recouvre la surface basilaire de l'occipital est le point de départ fréquent de *polypes fibreux naso-pharyngiens*. Une blessure profonde, pénétrant d'arrière en avant au-dessous de l'occipital, et arrivant jusqu'au trou occipital, déterminerait la *mort subite*, à cause de la lésion du bulbe (nœud vital).

§ 5. — TEMPORAL

Position. — Placez *en haut* et *en avant* la portion mince et tranchante ; *en dehors* l'apophyse allongée qui en dépend.

Le temporal est un os pair, situé sur les parties latérales du

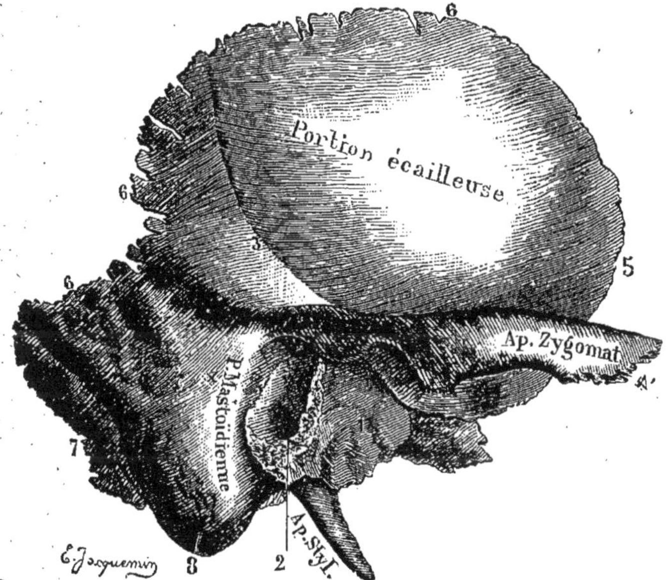

Fig. 88. — Temporal droit vu par sa face externe et ses trois portions.
1, sommet de l'apophyse zygomatique s'articulant avec l'os malaire. — 2, paroi antérieure du conduit auditif externe. — 3, limite postérieure de la fosse temporale. — 4, portion mastoïdienne. — 5, portion écailleuse s'articulant avec le sphénoïde. — 6, 6, 6, portions écailleuse et mastoïdienne s'articulant avec le bord inférieur du pariétal. — 7, bord de la portion mastoïdienne s'articulant avec l'occipital. — 8, sommet de l'apophyse mastoïde.

crâne, de chaque côté du corps du sphénoïde et de l'apophyse basilaire de l'occipital, au-dessous des pariétaux, en arrière des grandes ailes du sphénoïde, en avant de l'occipital, concourant à former la cavité cranienne, la fosse temporale et la face inférieure de la base du crâne.

Les anciens appelaient ces os *a temporibus*, parce qu'ils indiquent l'âge de l'homme et que les cheveux des tempes blanchissent les premiers.

Cet os est divisé en trois portions : une mince, supérieure, *portion écailleuse ;* une épaisse, postérieure, en forme de mamelon, *portion mastoïdienne ;* une pyramidale, interne, *portion pierreuse* ou *rocher*.

Portion écailleuse. — Elle est mince et verticale ; elle présente une face interne, une face externe et une circonférence.

Face interne. — Elle est concave, pourvue de quelques éminences mamillaires, et d'une gouttière antéro-postérieure qui loge une des branches principales de l'artère méningée moyenne.

Face externe. — Légèrement convexe et lisse, elle fait partie de la fosse temporale. Une apophyse limite cette face en bas, c'est l'*apophyse zygomatique*.

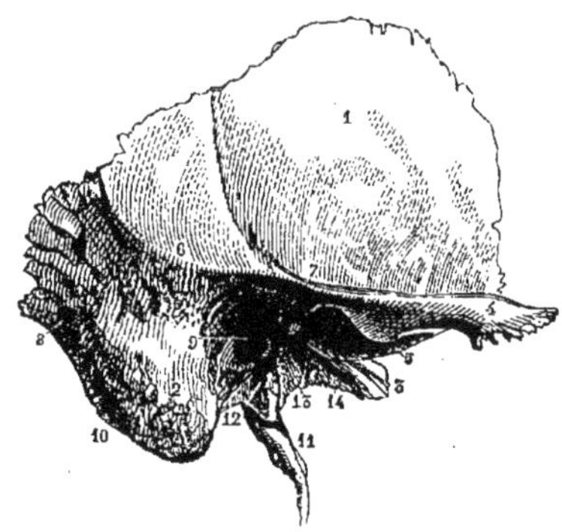

Fig. 89. — Temporal droit, vu par sa face externe.

1, portion écailleuse du temporal. — 2, portion mastoïdienne. — 3, portion pierreuse ou rocher. — 4, apophyse zygomatique. — 5, tubercule zygomatique. — 6, racine longitudinale de l'apophyse zygomatique. — 7, paroi antérieure du conduit auditif externe. — 8, trou mastoïdien. — 9, conduit auditif externe. — 10, apophyse mastoïde. — 11, apophyse styloïde. — 12, apophyse vaginale.

L'apophyse zygomatique a une longueur de 2 centimètres et demi à 3 centimètres ; elle est dirigée horizontalement, d'arrière en avant et de dedans en dehors ; son *sommet*, dentelé, taillé en biseau aux dépens du bord inférieur, s'articule avec l'os malaire pour former l'arcade zygomatique ou *zygoma* ; sa *face externe*, convexe, est recouverte par la peau ; sa *face interne*, concave, est en rapport avec le tendon du muscle temporal. Le *bord supérieur* donne insertion à l'aponévrose temporale ; le *bord inférieur*, rugueux et concave, au muscle masséter. La *base* est aplatie de haut en bas ; sur sa partie supérieure, lisse, glisse le muscle temporal ; à sa partie inférieure se trouve un tubercule, *tubercule zygomatique*, pour l'insertion du ligament latéral externe de l'articulation temporo-maxillaire. Deux lignes ou *racines* de l'apophyse zygomatique partent de cette base : l'une fait suite au bord inférieur de l'apophyse et se porte transversalement en dedans, c'est la *racine transverse;* elle se bifurque, envoie une branche postérieure vers l'épine du sphénoïde et une branche antérieure vers la crête qui sépare la fosse zygomatique de la fosse temporale; elle est concave transversalement, convexe d'avant en arrière; l'autre fait suite au bord supérieur de l'apophyse zygomatique et se porte horizontalement en arrière, c'est la *racine antéro-postérieure* ou *longitudinale,* qui se bifurque en envoyant une branche en haut et en arrière pour se confondre avec la ligne qui limite la fosse temporale, et une en bas qui se porte sur la paroi antérieure du conduit auditif externe. Il existe une cavité au-dessous, en arrière et en dedans de la base de l'apophyse zygomatique, c'est la *cavité glénoïde,* divisée en deux parties par une fente, *scissure de Glaser,* du nom de l'anatomiste qui la décrivit (professeur à Bâle, il naquit en 1629 et mourut en 1675); dans cette scissure passent la longue apophyse du marteau ou *apophyse de Raw,* le muscle externe du marteau qui n'est qu'un ligament très délié, l'artère tympanique (Raw, professeur à Leyde, né à Bade en 1658, mort en 1719). La partie antérieure de cette cavité est seule articulaire; la partie postérieure forme la paroi antérieure du conduit auditif externe. La scissure de Glaser communique en haut avec la caisse du tympan.

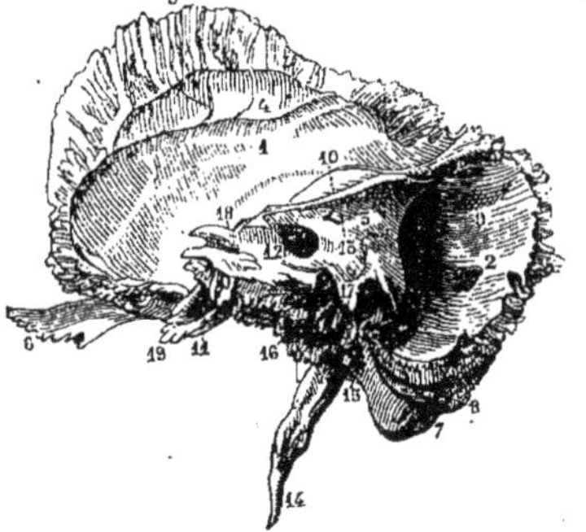

Fig. 90. — Face interne du temporal droit.

1, portion écailleuse. — 2, portion mastoïdienne. — 3, rocher. — 4, quelques gouttières ramifiées logeant des divisions de l'artère méningée moyenne. — 5. bord de la portion écailleuse taillé en biseau. — 6, apophyse zygomatique. — 7, apophyse mastoïde. — 8, rainure digastrique. — 9, partie antérieure du sinus latéral droit. — 10, bord supérieur du rocher. — 11, orifice interne du canal carotidien. — 12, conduit auditif interne. — 13, aqueduc du vestibule. — 14, apophyse styloïde. — 15, trou stylo-mastoïdien. — 16, orifice inférieur du canal carotidien. — 17, petite crête osseuse qui divise en deux parties l'échancrure qui concourt à la formation du trou déchiré postérieur. — 18, sommet du rocher. — 19, partie inférieure du sommet du rocher où s'insère le muscle péristaphylin interne.

Circonférence. — Elle décrit les trois quarts d'un cercle. En avant, elle est rugueuse et taillée en biseau aux dépens de sa table externe; en haut et en arrière, les rugosités sont moins prononcées, elle est taillée en biseau aux dépens de sa table interne. Elle s'articule avec le pariétal et la grande aile du sphénoïde.

Portion mastoïdienne. — Cette portion, beaucoup plus volumineuses chez l'adulte, se prolonge en bas sous forme de saillie, *apophyse mastoïde.* On lui considère deux faces et une circonférence.

Face externe. — Elle est rugueuse, et donne insertion de haut en bas au muscle sterno-cléido-mastoïdien, au splénius et au petit complexus, qui s'insère surtout au bord postérieur. Sur cette face se voit un trou, quelquefois considérable, *trou mastoïdien*, dans lequel passe la *veine mastoïdienne* qui se rend au sinus latéral, et une petite branche de l'artère occipitale qui se rend à la dure-mère.

Face interne. — Elle est concave, et fait partie de la cavité crânienne; elle est parcourue de haut en bas par une portion de la gouttière latérale, presque toujours plus profonde à droite. L'apophyse mastoïde présente à sa partie interne une échancrure profonde, oblique en avant et en dedans, *rainure digastrique*, pour l'insertion du muscle digastrique.

Circonférence. — Dentelée, elle s'articule en haut avec l'angle postérieur et inférieur du pariétal, et en arrière avec le bord antérieur de l'occipital.

Portion pierreuse ou rocher. — Le rocher a la forme d'une pyramide triangulaire, dirigée en dedans et en avant; il offre une base, un sommet, trois faces et trois bords.

Base. — Confondue avec les portions écailleuse et mastoïdienne, elle présente le *conduit auditif externe*, aplati d'avant en arrière, légèrement concave en bas, dont la description, ainsi que celle des cavités creusées dans le rocher pour l'appareil de l'audition, sera faite lorsque nous étudierons les organes des sens.

Sommet. — Le sommet, tronqué, se place dans l'angle rentrant formé par le corps et la grande aile du sphénoïde, et concourt à former le *trou déchiré antérieur*. On y trouve l'orifice interne du canal carotidien, d'où sortent les organes suivants: la *carotide externe*, le *plexus carotidien* formé par le grand sympathique, le *rameau carotidien du nerf vidien*, branche du grand sympathique. Cette ouverture est située au-dessus du trou déchiré antérieur.

Les faces du rocher, au nombre de trois, étant parfaitement limitées, soit par leurs articulations, soit par une crête supérieure, je ne vois pas pourquoi on décrirait au rocher quatre faces, à l'exemple de quelques auteurs. Cette manière de procéder rend sa description incompréhensible.

Face antérieure. — Elle présente, en dehors, une saillie plus développée chez les jeunes sujets, empiétant sur le bord supérieur et correspondant aux canaux demi-circulaires de l'oreille interne. Au milieu de cette face se trouve un trou en forme de fente, peu considérable, c'est l'*hiatus de Fallope*, auquel font suite deux gouttières qui parcourent la face antérieure du rocher jusqu'au sommet. L'hiatus communique avec l'*aqueduc de Fallope*, situé dans le rocher. Il laisse passer une petite artériole, branche de la méningée moyenne, et quatre nerfs, le *grand pétreux superficiel* et le *petit pétreux superficiel* venus du facial, le *petit pétreux profond interne* et le *petit pétreux profond externe* fournis par le glosso-pharyngien. Le premier de ces quatre nerfs passe par l'hiatus même; les autres passent le plus souvent par trois petits orifices particuliers. Ils se placent tous ensuite dans les deux gouttières de la face antérieure faisant suite à l'hiatus. A la partie interne de la face antérieure du rocher, près du sommet, se trouve une dépression sur laquelle repose le *ganglion de Gasser*.

Face postérieure. — Vers le milieu, on voit le *conduit auditif interne*, qui a 1 centimètre environ de profondeur et une direction transversale. Le nerf facial, le nerf auditif et une petite branche artérielle, branche de la vertébrale, passent par ce conduit.

Le fond du conduit auditif est criblé de trous et divisé en quatre fossettes par une crête verticale et une crête horizontale qui s'entre-croisent. La fossette antérieure et supérieure du fond présente un trou qui forme l'*orifice interne de l'aqueduc de Fallope*. Cet aqueduc se dirige horizontalement en avant vers l'hiatus de Fallope, avec lequel il communique; là, il se coude et se porte horizontalement en dehors, puis verticalement en bas, pour former à la face inférieure du rocher le *trou stylo-mastoïdien*. La première portion de ce canal a 3 ou 4 millimètres, la seconde et la troisième ont chacune 10 à 12 millimètres. Le *nerf facial* est contenu dans cet aqueduc, de même que l'*artère stylo-mastoïdienne*. Celle-ci s'anastomose avec la branche qui pénètre par l'hiatus de Fallope, et avec celle qui entre par le conduit auditif interne. Les autres ouvertures, situées au fond du conduit auditif interne, sont destinées aux divisions du nerf auditif.

A quelques millimètres en dehors du conduit auditif, il existe un petit orifice triangulaire dont le siège est un peu variable, *aqueduc du vestibule*, qui communique avec le vestibule de l'oreille interne, et dans lequel passe une artériole destinée au périoste de la cavité vestibulaire et au vestibule membraneux.

Face inférieure. — Elle fait partie de la surface extérieure de la base du crâne. Rétrécie vers la partie interne, elle présente à étudier sept parties, bien distinctes les unes des autres. De ces sept parties, cinq sont situées sur le trajet d'une ligne oblique qui irait du sommet de l'apophyse mastoïde au sommet du rocher; les deux autres sont situées en arrière.

De dehors en dedans, nous trouvons sur cette ligne oblique: 1° le *trou stylo-mastoïdien*, où passent le *nerf facial* et l'*artère stylo-mastoïdienne;* 2° l'*apophyse styloïde*, immédiatement en dedans de ce trou, donnant insertion au *bouquet de Riolan*, composé des ligaments stylo-maxillaire et stylo-hyoïdien et des muscles stylo-hyoïdien, stylo-glosse et stylo-pharyngien; 3° une lame osseuse qui fait suite à la paroi antérieure du conduit auditif externe et s'étend du trou stylo-mastoïdien au canal carotidien, en passant devant l'apophyse styloïde qu'elle embrasse: c'est l'*apophyse vaginale*, qui limite en arrière la cavité glénoïde; 4° l'orifice inférieur du *canal carotidien*, conduit qui s'infléchit en dedans pour s'ouvrir au sommet du rocher; ce canal communique par un petit orifice avec la caisse du tympan, *canal carotico-tympanique;* l'*artère carotide interne* et des rameaux du *grand sympathique* (*plexus carotidien*) passent par le canal; un rameau du nerf glosso-pharyngien et une branche artérielle de la carotide interne passent par le canal carotico-tympanique; 5° une surface rugueuse où s'insère le *muscle péristaphylin interne*.

Sur la même face, mais en arrière des parties que nous venons de décrire, nous trouvons: 1° derrière le trou stylo-mastoïdien, une surface articulaire rugueuse, *surface jugulaire*, qui s'articule avec l'apophyse jugulaire de l'occipital; 2° derrière l'apophyse styloïde et en dehors du canal carotidien, une dépression à fond lisse, plus ou moins profonde suivant les sujets, c'est la *fosse jugulaire*, qui loge le *golfe de la veine jugulaire* interne, renflement situé à l'origine de ce vaisseau, à la terminaison du sinus latéral; sur le côté externe de la fosse jugulaire, on voit un petit orifice, c'est l'ouverture d'un conduit qui communique avec l'aqueduc de Fallope, situé en dehors, *conduit du rameau auriculaire du pneumo gastrique;* 3° il existe, à côté de l'apophyse styloïde, un petit trou dont le pourtour donne insertion au muscle de l'étrier et constitue l'*orifice inférieur de la pyramide* (canal qui conduit le muscle de l'étrier dans la caisse du tympan).

Bord supérieur. — Il commence en dehors par une crête qui sépare les portions écailleuse et mastoïdienne, se dirige obliquement en dedans et en bas, et présente dans toute son étendue une gouttière, *gouttière pétreuse supérieure*, qui loge le *sinus pétreux supérieur*. Vers la partie externe de ce bord, on trouve un ou plusieurs trous qui laissent passer une branche de l'artère méningée moyenne pour les canaux demi-circulaires, et une veinule qui se jette dans le sinus pétreux supérieur.

Bord antérieur. — Sa moitié interne, libre, s'articule avec la partie postérieure de la grande aile du sphénoïde. Sa moitié externe est confondue avec la portion écailleuse, et là on trouve, du côté de la cavité cranienne, une fente qui ne s'ossifie jamais, et plusieurs trous qui sont traversés par de petites branches artérielles de la méningée moyenne, destinées à la muqueuse de la caisse du tympan. La portion libre de ce bord forme avec la portion écailleuse un angle rentrant qui reçoit l'épine du sphénoïde. Dans cet angle, on trouve deux canaux, superposés comme les deux canons d'un fusil double, communiquant avec la caisse du tympan; le supérieur donne passage au muscle interne du marteau, l'inférieur constitue la portion osseuse de la trompe d'Eustache. La lamelle osseuse qui les sépare n'est pas le *bec de cuiller*, comme le disent quelques auteurs. En 1834, Huguier a bien décrit le bec de cuiller, qui appartient à l'extrémité postérieure du conduit du muscle interne du marteau taillée en gouttière dans la caisse du tympan (voy. *Organes des sens, Oreille moyenne*). Un autre canal, souvent difficile à apercevoir, se trouve entre le conduit du muscle interne du marteau et la scissure de Glaser; il communique aussi avec la caisse du tympan et donne passage à la corde du tympan.

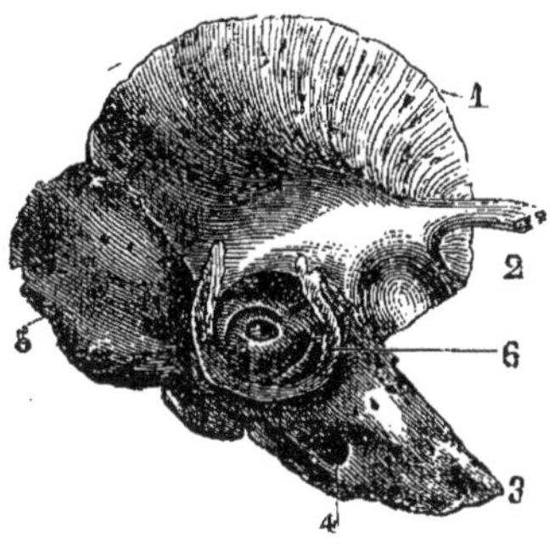

Fig. 91. — Temporal de fœtus.

1, portion écailleuse avec ses aiguilles rayonnées. — 2, apophyse zygomatique. — 3, sommet du rocher. — 4, face inférieure du rocher. — 5, portion mastoïdienne peu développée. — 6, anneau tympanal.

Bord postérieur. — Le bord postérieur du rocher présente de dehors en dedans : 1° la terminaison de la gouttière latérale; 2° une vaste échancrure concourant à former le trou déchiré postérieur ; 3° une dépression triangulaire, *aqueduc du limaçon*, dans laquelle passent une branche artérielle qui va se distribuer au limaçon, et une petite veine qui se jette dans le sinus pétreux inférieur; dans cette dépression triangulaire est logé, à l'état frais, le *ganglion d'Andersch;* on y trouve un trou situé en arrière du canal carotidien, c'est l'orifice d'un canal qui se porte dans la caisse du tympan et qui renferme le *nerf de Jacobson;* 4° la portion interne de ce bord qui s'articule par contact avec l'occipital, et sur laquelle on trouve la *gouttière pétreuse inférieure*.

Le temporal est articulé avec cinq os : le pariétal, l'occipital et le sphénoïde du côté du crâne; le maxillaire inférieur et l'os malaire du côté de la face.

Cet os est remarquable par la fragilité de sa portion pierreuse, qui est le siège fréquent de fractures. Cette fragilité s'explique par la densité de la substance compacte qui forme le rocher, et par le nombre considérable de ses cavités (1).

La portion mastoïdienne est creusée de cellules, *cellules mastoïdiennes*, d'autant plus développées qu'on l'examine chez un sujet plus âgé. Ces cellules n'existent pas chez les très jeunes enfants. Elles sont tapissées par une membrane muqueuse très mince, qui se continue avec celle du pharynx, par l'intermédiaire de la caisse du tympan et de la trompe d'Eustache.

Développement. — Cet os se développe par cinq points d'ossification : un pour chacune des trois portions, un pour l'apophyse styloïde et un pour le fond du conduit auditif externe. Le point osseux du conduit auditif apparaît sous forme d'un anneau qui entoure la membrane du tympan et qui présente, sur sa circonférence interne, un sillon circulaire dans lequel s'insère la membrane, comme le verre d'une montre dans sa rainure métallique. Chez certains animaux, ce cercle reste libre et constitue l'*os tympanal*.
— La portion écailleuse du temporal, quoique protégée par le muscle temporal, peut être *fracturée* par un choc.

Les cellules mastoïdiennes s'enflamment dans quelques cas, et il en résulte un *abcès* qui s'ouvre souvent dans la région mastoïdienne et qui se complique parfois d'abcès du cervelet.

Lorsque l'abcès mastoïdien est ouvert, si le malade fait un effort pour souffler en fermant la bouche et le nez, l'air sort en sifflant par l'ouverture de l'abcès; cet air vient du pharynx, à travers la trompe d'Eustache et la caisse du tympan.

Le rocher est la partie de la base du crâne qui se *fracture* le plus souvent, lorsque la violence extérieure porte sur la voûte du crâne.

§ 6. — PARIÉTAL

Position. — Placez la face concave *en dedans*, l'angle le plus aigu *en avant* et *en bas*.

Le pariétal est un os pair, situé à la voûte et sur les parties latérales du crâne, en arrière du frontal, en avant de l'occipital, au-

(1) Les cavités osseuses situées dans le rocher sont de deux ordres : 1° les *cavités auditives*, qui s'étendent du conduit auditif externe au conduit auditif interne : conduit auditif externe, caisse du tympan, vestibule, canaux demi-circulaires, limaçon, conduit auditif interne (les cavités auditives seront décrites avec l'oreille) ; 2° les *canaux* qui traversent le rocher : canal carotidien, aqueduc de Fallope, conduit du muscle interne du marteau, trompe d'Eustache, pyramide, conduit carotico-tympanique, conduit du nerf de Jacobson, aqueduc du vestibule, aqueduc du limaçon, conduit du rameau auriculaire du pneumogastrique.

dessus du temporal et de la grande aile du sphénoïde. Il s'articule avec ces quatre os et avec le pariétal du côté opposé.

Il présente deux faces, quatre bords, quatre angles.

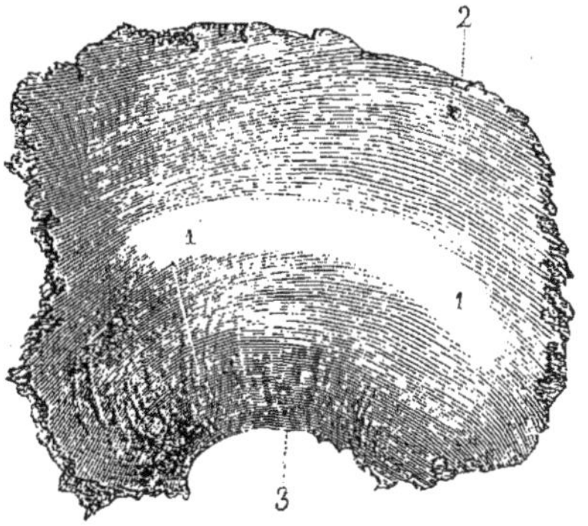

Face externe. — Divisée en deux parties par une ligne courbe à concavité inférieure qui limite la fosse temporale, et qui donne attache à l'aponévrose temporale. Au-dessous de la ligne s'insère le muscle temporal ; au-dessus, la face externe ou lisse est recouverte par l'aponévrose épicranienne. Au milieu de cette face il existe une saillie, *bosse pariétale*.

Fig. 92. — Face externe du pariétal gauche.

1, 1. bosse pariétale. — 2, trou pariétal (veine émissaire de Santorini). — 3, bord inférieur ou temporal.

Face interne. — Concave, parsemée d'impressions digitales et d'éminences mamillaires, elle présente, au milieu, une dépression correspondant à la saillie extérieure, *fosse pariétale*. Elle est sillonnée par des gouttières ramifiées qui partent de l'angle inférieur et antérieur de l'os, et qui s'irradient en arrière et en haut. Les branches de l'artère méningée moyenne et de la veine du même nom sont contenues dans ces gouttières.

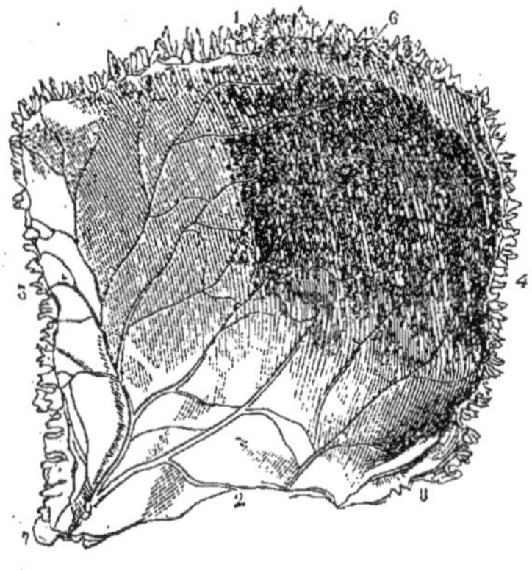

Fig. 93. — Face interne du pariétal droit.

1. bord supérieur. — 2, bord inférieur. — 3, bord antérieur. — 4, bord postérieur. — 6, trou pariétal. — 7 angle antérieur et inférieur. — 8. angle postérieur et inférieur. — 9. gouttière ramifiée pour loger l'artère méningée moyenne.

Bord antérieur. — Dentelé, épais en haut, mince en bas, il s'articule dans toute son étendue avec le frontal ; en haut, il est taillé en biseau aux dépens de la table externe, en bas aux dépens de la table interne.

Bord postérieur. — Fortement dentelé ; il s'articule avec l'occipital.

Bord supérieur. — Très épais, articulé avec celui du côté opposé, il présente du côté de la face interne une portion de gouttière concourant à former la *gouttière longitudinale supérieure;* un trou, qui n'est pas constant, le *trou pariétal*, qui laisse passer la *veine émissaire de Santorini*, et une petite artère venant de l'occipitale.

Bord inférieur. — Le plus court et le plus mince, il est concave et taillé en biseau aux dépens de la face externe, pour s'articuler avec la portion écailleuse du temporal.

Angle supérieur et antérieur. — Il forme un angle droit; il s'articule avec celui du côté opposé et avec le frontal : c'est là qu'existe, chez le fœtus, la *fontanelle antérieure.*

Angle supérieur et postérieur. — Presque droit, il s'articule avec celui du côté opposé et avec l'occipital : c'est là qu'on trouve la *fontanelle postérieure.*

Angle inférieur et antérieur. — Mince, pointu, il est creusé à sa face interne d'un canal ou d'une gouttière très profonde, point de départ des ramifications de la face interne du pariétal. Ces ramifications ont été comparées par des anatomistes aux nervures d'une *feuille de figuier.* Cet angle est taillé en biseau, en avant aux dépens de la table interne, pour s'articuler avec le frontal; en bas, aux dépens de la table externe, pour l'articulation de la grande aile du sphénoïde et du temporal. Au niveau de cet angle et du point de réunion de ces quatre os, le chirurgien doit s'abstenir d'appliquer le trépan, à cause de la présence de l'artère méningée moyenne, située en dedans.

Angle inférieur et postérieur. — Échancré, il s'articule, par ses dentelures peu profondes, avec la portion mastoïdienne du temporal; la partie postérieure de l'échancrure est placée dans l'angle rentrant que forment la portion mastoïdienne et l'occipital, et correspond aux *fontanelles latérales* du fœtus. La partie antérieure de l'échancrure est située dans l'angle rentrant formé par les portions mastoïdienne et écailleuse du temporal. Taillée en biseau en avant aux dépens de la table externe, en arrière aux dépens de la table interne, elle s'engrène solidement avec le temporal.

A sa face interne, cet angle offre une portion de gouttière qui fait partie de la *gouttière latérale.*

Cet os se développe par un seul point d'ossification placé au centre de l'os, d'où partent des aiguilles osseuses divergeant vers les angles et les bords.

2° Du crâne en général.

Le crâne est une boîte osseuse, formée par les os que je viens de décrire, située au-dessus et en arrière de la face, sur la colonne vertébrale.

Il est ovoïde, à petite extrémité dirigée en avant.

La *capacité* du crâne varie selon les races, comme le volume de l'encéphale. Pour l'évaluer, on a recours ordinairement au procédé de Morton, qui consiste à remplir le crâne avec des grains de plomb dont on mesure ensuite le volume. La capacité moyenne du crâne est de 1,534 centimètres cubes dans la race blanche, de 1,371 dans la race nègre, et de 1,227 dans la race australienne. Les *dimensions* des principaux diamètres du crâne sont les suivantes : diamètre antéro-postérieur étendu de la protubérance occipitale interne à la face concave du frontal, 150 millimètres ; diamètre transversal mesuré entre les portions écailleuses des temporaux, 131 millimètres ; diamètre vertical étendu de la partie antérieure du trou occipital au sommet de la voûte, 128 millimètres.

Ces dimensions sont prises sur des crânes d'homme ; les diamètres du crâne de la femme sont inférieurs, puisqu'on trouve en moins 2 millimètres 1/2 dans le sens transversal, 8 millimètres 1/2 en hauteur et 8 millimètres en longueur.

Sappey et Léon Parisot, de Nancy, sont arrivés à des résultats analogues ; d'où il résulte que la capacité du crâne et, par conséquent, le volume et le poids de l'encéphale sont plus considérables chez l'homme. Chacun des deux anatomistes a expérimenté sur le crâne de 32 sujets : 16 hommes et 16 femmes.

Des *différences de structure* se montrent dans le crâne sous l'influence de l'âge. Par les progrès de l'âge, les sutures se soudent (l'ossification se fait de l'intérieur vers l'extérieur). L'époque de cette soudure varie, mais elle se fait ordinairement dans l'âge adulte ; le plus souvent, les crânes de vieillards ne présentent plus que des traces de sutures. En même temps, on remarque à la face intérieure du crâne, sur la ligne médiane de la voûte, des dépressions nombreuses et très considérables produites par le développement des corpuscules de Pacchioni. Au moment où les sutures s'ossifient, les veines du diploé (canaux veineux de Breschet et de Dupuytren), qui étaient indépendantes dans chacun des os, s'anastomosent avec les veines des os voisins.

L'amincissement des parois du crâne se produit encore sous l'influence des progrès de l'âge.

Des *différences individuelles* s'observent aussi dans l'épaisseur des os du crâne ; il n'est pas rare de rencontrer, parmi des crânes d'adultes, ici une paroi épaisse qui résiste aux efforts les plus violents du marteau, là des os tellement minces qu'ils cèdent au plus léger des chocs.

L'étude du crâne comprend la *voûte*, la *base* et les *parties latérales*.

§ 1. — VOUTE DU CRANE

La région de la voûte du crâne est limitée par une ligne qui passerait en avant sur la bosse frontale moyenne, en arrière sur la protubérance occipitale externe, et latéralement sur la ligne courbe du pariétal qui limite la fosse temporale.

Surface extérieure ou convexe de la voûte. — Elle est recouverte par les muscles frontal et occipital, et par l'aponévrose *épicrânienne*, dont elle est séparée par le périoste ou *péricrâne*.

Sur la ligne médiane et d'avant en arrière, on trouve la *bosse frontale moyenne*, la *suture frontale*, marquée seulement chez les jeunes sujets, la *fontanelle antérieure*, la *suture bi-pariétale* ou *sagittale* formée par la réunion des deux pariétaux, le *trou pariétal* pour les veines émissaires de Santorini et une branche de l'artère occipitale, la *fontanelle postérieure*, l'*os épactal* quand il existe, enfin l'écaille de l'occipital.

Sur les côtés et d'avant en arrière, on trouve la *bosse frontale latérale*, la portion lisse du frontal, la *suture fronto-pariétale*, la *bosse pariétale*, la *suture lambdoïde*, formée par la réunion des deux sutures pariéto-occipitales et bi-pariétale, ainsi appelée de sa ressemblance plus ou moins complète avec un λ ; enfin la *bosse occipitale*, sur les côtés de laquelle se trouve, à l'union de l'occipital, du temporal et du pariétal, la *fontanelle latérale*.

Surface intérieure de la voûte cranienne. — Elle est rugueuse, inégale; on y voit des saillies et des dépressions. Les dentelures des os n'y sont point apparentes comme à la surface extérieure, ou plutôt elles ont un aspect différent, elles sont presque linéaires, et n'offrent point les inégalités qu'on observe à la surface extérieure. On y trouve :

Sur la ligne médiane, d'avant en arrière, la *crête frontale*, la *gouttière longitudinale supérieure* qui loge le sinus de même nom, et qui se continue jusqu'à la protubérance occipitale interne, pour se jeter le plus souvent dans la gouttière latérale droite; enfin les sutures et les fontanelles, que nous avons étudiées à la surface opposée.

Sur les parties latérales, d'avant en arrière, la *fosse frontale*, la *suture fronto-pariétale*, la *fosse pariétale*, la *suture occipito-pariétale* et la *fosse occipitale supérieure* ou *cérébrale*. Ces dernières parties sont sillonnées par les ramifications qui logent l'artère méningée moyenne.

§ 2. — RÉGION LATÉRALE DU CRANE

Appelée aussi *fosse temporale*, cette région est limitée en bas par l'arcade zygomatique et sa racine longitudinale, en avant par le bord postérieur de l'os malaire et une crête de la face antérieure du frontal, en haut par la ligne courbe pariétale. La fosse temporale communique en bas avec la fosse zygomatique ; elle est recouverte par l'aponévrose temporale, qui s'insère solide-

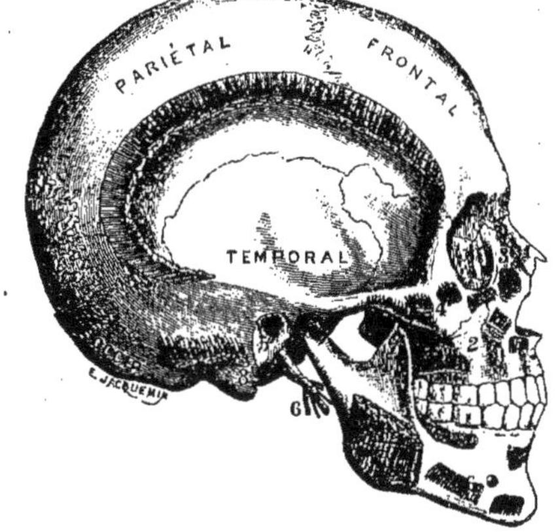

Fig. 94. — Région latérale de la tête (les os du crâne sont indiqués par leurs noms ; on y voit les extrémités fixes des muscles occipital et temporal).

1, os propre du nez. — 2, maxillaire supérieur avec l'insertion du buccinateur, de l'élévateur propre de la lèvre supérieure, du canin et du transverse du nez. — 3, apophyse montante et muscle élévateur commun de l'aile du nez et de la lèvre supérieure. — 4, os malaire avec les deux muscles zygomatiques. — 5, conduit auditif externe. — 6, apophyse styloïde et les cinq organes du bouquet de Riolan. — 6', maxillaire inférieur avec le trou mentonnier, les muscles masséter, carré du menton, triangulaire des lèvres, buccinateur, et le muscle de la houppe du menton. — 7, apophyse coronoïde. — 8, apophyse mastoïde et muscle sterno-cléïdo-mastoïdien.

ment sur les limites que je viens d'indiquer, et qui forme, avec les os, une loge ostéo-fibreuse dans laquelle prend insertion le muscle temporal. Les os qui la constituent sont : en haut le pariétal, en bas et en arrière le temporal, en avant la grande aile du sphénoïde et le frontal. Les sutures que forment ces os ont été présentées dans le petit tableau suivant par Cruveilhier.

Suture fronto-pariétale { sphéno-pariétale { sphéno-temporale. / temporo-pariétale. } ; sphéno-frontale { fronto-jugale. / sphéno-jugale. } }

Suture		
fronto-pariétale	sphéno-pariétale	sphéno-temporale.
		temporo-pariétale.
	sphéno-frontale	fronto-jugale.
		sphéno-jugale.

§ 3. — BASE DU CRANE

La base comprend cette portion du crâne située au-dessous d'une ligne horizontale passant par la bosse frontale moyenne, la protubérance occipitale externe et le bord supérieur du rocher. Elle présente une surface intérieure en rapport avec l'encéphale, une surface extérieure en rapport, dans sa moitié antérieure, avec la face, et dans sa moitié postérieure avec la colonne vertébrale et les muscles de la nuque.

Surface intérieure de la base du crâne ou face supérieure. — Cette face est inclinée d'avant en arrière et de haut en bas ; elle a l'apparence d'un petit escalier à trois degrés irréguliers, dont le degré supérieur constitue l'*étage supérieur*, le degré moyen l'*étage moyen*, et le degré inférieur l'*étage inférieur*.

1° *Étage supérieur ou antérieur.* — Formé au milieu par l'ethmoïde, sur les côtés par le frontal, en arrière par les petites ailes du sphénoïde, limité en arrière par le bord libre des petites ailes et par la gouttière optique, cet étage présente les sutures qui réunissent ces divers os et qui en prennent le nom : sphéno-frontale, sphéno-ethmoïdale, ethmoïdo-frontale.

On y voit : au milieu, l'*apophyse crista-galli* qui sépare les deux *gouttières ethmoïdales*, auxquelles font suite, en arrière, les gouttières olfactives ; sur les parties latérales, les *bosses orbitaires* qui présentent des saillies et des dépressions, ainsi que de petites gouttières ramifiées logeant des divisions de l'artère méningée moyenne.

A l'apophyse crista-galli s'attache la *faux du cerveau*. Sur la lame criblée qui forme les gouttières ethmoïdales et sur les gouttières olfactives, reposent les *nerfs olfactifs* ; sur les parties latérales reposent les *lobes antérieurs du cerveau*.

Sur cet étage on remarque quatre trous : 1° le *trou borgne*, qui loge une expansion de la dure-mère, et une petite veine qui va se jeter dans le sinus longitudinal supérieur ; 2° les *trous olfactifs*, bien étudiés par Scarpa, disposés sur deux séries assez irrégulières, de chaque côté de la gouttière ethmoïdale : dans ces trous passent les prolongements tubuleux de la dure-mère et les ramifications du nerf olfactif qui y sont contenues ; des prolongements simples et filiformes de la dure-mère et des ramifications des artères ethmoïdales y passent aussi ; 3° la *fente ethmoïdale*, petite fente de 3 ou 4 millimètres de long, située immédiatement à côté de l'apophyse crista-galli, et donnant passage au filet ethmoïdal du rameau nasal du nerf ophtalmique de Willis (nerf nasal interne), à un fort prolongement de la dure-mère (Trolard) et à une ramification principale de l'artère ethmoïdale antérieure ; 4° les *trous orbitaires internes* ou *ethmoïdaux*. Ce sont les orifices craniens de petits canaux qui partent de l'orbite ; on les aperçoit difficilement, parce qu'ils sont cachés sous le bord externe de la gouttière ethmoïdale. Le *trou orbitaire interne antérieur* est en face de la fente ethmoïdale ; il laisse passer l'artère ethmoïdale antérieure et le même filet ethmoïdal, qui ne fait que traverser la gouttière pour pénétrer dans la fente. Le *trou orbitaire interne postérieur* est situé à la partie postérieure de la même gouttière, contre le bord

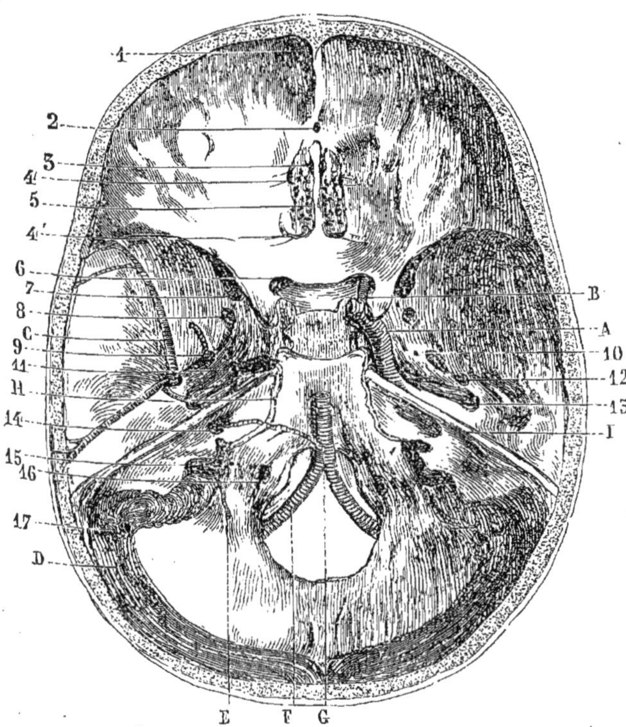

Fig. 95. — Surface intérieure de la base du crâne.

1, crête frontale. — 2, trou borgne. — 3, fente ethmoïdale de chaque côté de l'apophyse crista-galli (nerf nasal interne, artère ethmoïdale antérieure). — 4, trou ethmoïdal antérieur (même organe). — 4', trou ethmoïdal postérieur (artère ethmoïdale postérieure). — 5, trous de la lame criblée (nerf olfactif). — 6, trou optique (nerf optique). — 7, fente sphénoïdale (3e, 4e, 5e paires, nerf ophthalmique, veine ophthalmique). — 8, trou grand rond (nerf maxillaire supérieur). — 9, trou ovale (nerf maxillaire supérieur avec l'artère petite méningée). — 10, petit trou (*trou innominé* d'Arnold), non constant, en dedans du trou ovale, laissant passer quelquefois la racine motrice du ganglion optique). — 11, trou déchiré antérieur; du côté droit on voit la carotide interne sortir par ce trou. — 12, trou petit rond (artère méningée moyenne). — 13, hiatus de Fallope avec deux gouttières parallèles qui s'étendent de l'hiatus au sommet du rocher (les quatre nerfs pétreux). — 14, conduit auditif interne avec un rameau artériel de l'artère vertébrale (nerfs facial et auditif). — 15, trou déchiré postérieur où l'on voit se rendre la gouttière latérale D et la gouttière pétreuse inférieure H (9e, 10e, 11e paires, veine jugulaire interne, artère méningée postérieure). — 16, trou condylien antérieur (nerf grand hypoglosse). — 17, trou mastoïdien dans la gouttière latérale (artère et veine mastoïdiennes).

A, artère carotide interne. — B, ophthalmique. — C, méningée moyenne. — D, sinus latéral, dans la gouttière latérale. — E, artère méningée postérieure de la pharyngienne inférieure. — F, vertébrale. — G, tronc basilaire. — H, gouttière pétreuse inférieure et sinus pétreux inférieur. — I, gouttière pétreuse supérieure et sinus pétreux supérieur.

antérieur du sphénoïde. Il laisse passer l'artère ethmoïdale postérieure.

2° *Étage moyen.* — Il est formé au milieu par le corps du sphénoïde, sur les côtés par la grande aile du même os et les portions pierreuse et écailleuse du temporal. Limité en arrière par la lame quadrilatère du sphénoïde au milieu, et le bord supérieur du rocher de chaque côté, cet étage présente les sutures qui réunissent la grande aile au temporal : pétro-sphénoïdale, temporo-sphénoïdale.

Cet étage présente au milieu, d'avant en arrière : 1° la *gouttière optique*, sur laquelle repose le chiasma des nerfs optiques ; 2° la *selle turcique*, qui loge le corps pituitaire ; 3° la *lame quadrilatère du sphénoïde*, présentant de chaque côté deux échancrures dans lesquelles passent, en haut le nerf moteur oculaire commun, en bas le nerf moteur oculaire externe. Sur les parties latérales de l'étage moyen, on trouve des éminences mamillaires et des impressions digitales en rapport avec le lobe postérieur du cerveau.

La partie médiane de l'étage moyen est limitée, à ses angles, par quatre apophyses, *apophyses clinoïdes*, qui donnent insertion, les antérieures à la petite circonférence de la tente du cervelet, les postérieures à la grande circonférence. Les parties latérales sont parfaitement limitées en avant et en arrière par les petites ailes du sphénoïde et le bord supérieur du rocher, qui présente la *gouttière pétreuse supérieure*, dans laquelle est logé le sinus pétreux supérieur. La tente du cervelet s'insère sur ce bord.

Sur les parties latérales de cet étage on remarque une dépression, une gouttière, une fente et sept trous. La *dépression* est située au sommet du rocher, sur sa face antérieure. Le ganglion de Gasser est situé dans cette dépression et donne là ses trois branches : nerf ophthalmique, nerf maxillaire supérieur, nerf maxillaire inférieur. La gouttière, *gouttière caverneuse*, est étendue du trou déchiré antérieur à l'apophyse clinoïde antérieure ; sur elle sont situés le sinus caverneux et l'artère carotide interne qui le parcourt et le traverse. En dehors, sur le milieu de la fosse sphénoïdale, la *gouttière de la grande veine anastomotique* traversant cette fosse de part en part et directement d'avant en arrière, croisant par conséquent la gouttière des vaisseaux méningés, laquelle est oblique. La gouttière de l'anastomotique est quelquefois très marquée ; mais elle n'est pas constante (Trolard). La fente, *fente sphénoïdale*, allongée transversalement, présente, à sa partie interne, un petit tubercule non constant pour l'insertion de l'anneau de Zinn, anneau fibreux formé par la bifurcation du tendon du muscle droit externe de l'œil. Cette fente est traversée par le nerf moteur oculaire commun, le nerf moteur oculaire externe, le nerf pathétique, le nerf ophtalmique de Willis, au moment où il se divise en lacrymal, frontal, nasal, la veine ophthalmique, de petites branches artérielles de l'artère méningée moyenne, et un prolongement de la dure-mère qui va former le périoste de l'orbite. Parmi ces organes, les deux nerfs moteurs oculaires et le nerf nasal traversent l'anneau de Zinn (1). Les trous sont tous groupés à côté du corps du sphénoïde et du sommet du rocher. Le *trou optique*, au-dessus de la fente sphénoïdale, le *trou grand rond*, à 4 millimètres au-dessous, le *trou ovale*, à 12 millimètres en arrière et en dehors du précédent, le *trou petit rond*, à 2 millimètres en arrière de celui-ci, sont disposés suivant une ligne courbe concave en dehors. Entre le trou ovale et la gouttière caverneuse, on trouve, une fois sur trois, le *trou sus-ptérygoïdien* (Trolard). Le *trou déchiré antérieur*, formé par la réunion du sommet du rocher et du corps du sphénoïde, est situé en dedans du trou ovale. L'orifice antérieur du *canal carotidien* est situé au-dessus de ce trou, à l'origine de la gouttière caverneuse. L'*hiatus de Fallope* est situé sur le milieu de la face antérieure du rocher ; il est entouré de deux ou trois trous très petits, et précède deux petites gouttières qui se dirigent vers le trou déchiré antérieur.

Les organes qui passent dans ces trous et gouttières sont les suivants : 1° dans le trou optique, le *nerf optique* et l'*artère ophtalmique* ; 2° dans le trou grand rond, le *nerf maxillaire supérieur* ; 3° dans le trou ovale, le *nerf maxillaire inférieur*, la *veine du trou ovale*, reliant le sinus caverneux au plexus ptérygoïdien, et l'*artère petite méningée* ; 4° dans le trou sus-ptérygoïdien, une autre veine de dégagement du sinus caverneux allant également au plexus ptérygoïdien ; 5° dans le trou petit rond, l'*artère méningée moyenne*, qui se divise en deux branches immédiatement après avoir traversé le trou (ces deux branches sont situées dans deux gouttières osseuses qui partent du trou et se portent, l'une vers l'angle antérieur et inférieur du pariétal, l'autre vers l'occipital) et une veine méningée moyenne, rarement deux (Trolard) ; 6° dans l'hiatus de Fallope, une branche de l'artère méningée moyenne qui va s'anastomoser dans l'aqueduc de Fallope avec l'*artère stylo-mastoïdienne*, et quatre nerfs, le *grand nerf pétreux superficiel* et le *petit nerf pétreux superficiel* du facial, le *petit nerf pétreux profond interne* et le *petit nerf pétreux profond externe* du glosso-pharyngien : réunis deux à

(1) Des élèves, amateurs de moyens mnémoniques, ont trouvé celui-ci : *Mimi ne veut pas le faire*. La première lettre de chaque syllabe est celle des organes qui traversent la fente. *Mi mi ne* c'est-à-dire moteur, moteur, nasal, passent dans l'anneau de Zinn ; *veut pas le faire*, c'est-à-dire veine, pathétique, lacrymal, frontal, n'y passent pas.

deux, ces nerfs descendent vers le sommet du rocher, dans les deux gouttières parallèles qui ont déjà été indiquées ; 7° dans le trou déchiré antérieur, fermé à l'état frais par une membrane fibreuse, passent une *petite branche artérielle* venue de la pharyngienne inférieure, et le *nerf vidien ;* 8° dans l'orifice antérieur du canal carotidien passe l'*artère carotide interne*, qui se jette aussitôt sur la gouttière caverneuse : cette artère passe donc au-dessus du trou déchiré antérieur, et non dans le trou, comme le disent certains auteurs.

3° *Étage inférieur.* — Il est formé dans presque toute son étendue par l'occipital ; sur les côtés et en avant par la face postérieure du rocher et la face interne de la portion mastoïdienne du temporal. Limité en arrière par la protubérance occipitale interne et par les gouttières latérales, en avant par le bord supérieur du rocher, cet étage présente la suture temporo-occipitale.

A. Sur la ligne médiane et d'avant en arrière, on rencontre : 1° la *gouttière basilaire*, sur laquelle reposent la protubérance annulaire et le tronc basilaire ; 2° le *trou occipital ;* 3° la *crête occipitale interne*, pour l'insertion de la faux du cervelet ; 4° la *protubérance occipitale interne*, en rapport avec le *pressoir d'Hérophile.*

B. Sur les côtés et d'avant en arrière, on trouve : 1° le *conduit auditif interne*, au milieu de la face postérieure du rocher ; 2° à 2 ou 3 millimètres en dehors, l'*aqueduc du vestibule ;* 3° la *gouttière pétreuse inférieure*, située à la partie interne de la suture pétro-occipitale, qui loge le sinus pétreux inférieur ; 4° le *trou déchiré postérieur*, à la partie moyenne de la même suture ; ce trou irrégulier, d'une longueur d'un centimètre et demi, ordinairement plus grand du côté droit, est divisé en trois parties par deux crêtes osseuses ; 5° le *trou condylien antérieur*, situé sur les côtés du trou occipital, à 1 centimètre en dedans et en arrière du trou déchiré postérieur, et en partie caché par une saillie qui se trouve en cet endroit ; 6° la *gouttière latérale*, plus large à droite qu'à gauche ; elle commence à la protubérance occipitale interne, se dirige horizontalement en dehors, descend verticalement sur la portion mastoïdienne du temporal à la base du rocher, et gagne de nouveau l'occipital sur les côtés du trou occipital, pour se terminer au trou déchiré postérieur ; elle loge le sinus latéral ; 7° un *trou* presque constant qui s'ouvre dans la portion mastoïdienne de la gouttière latérale, c'est le *trou mastoïdien ;* 8° les *fosses occipitales inférieures* ou *cérébelleuses* déjà décrites.

Les organes qui passent par les trous de l'étage inférieur sont les suivants : 1° dans le trou occipital, le *bulbe* et ses enveloppes, pie-mère, arachnoïde, dure-mère, l'*artère vertébrale*, le *nerf spi-*

nal ; 2° dans le conduit auditif interne, le *nerf facial*, le *nerf auditif* et *une petite artère* qui pénètre avec le facial dans l'aqueduc de Fallope, où elle s'anastomose avec l'artère stylo-mastoïdienne ; 3° dans l'aqueduc du vestibule, *une petite artère*, pour le périoste du vestibule, et *une veine* qui va se jeter dans le sinus pétreux inférieur ; 4° dans le trou déchiré postérieur, à sa partie la plus antérieure, une petite veine qui relie le sinus pétreux inférieur à la veine jugulaire interne, puis dans l'ordre suivant, le *nerf glosso-pharyngien*, le *nerf pneumogastrique* et le *nerf spinal* à la partie moyenne, avec une branche artérielle, *artère méningée postérieure*, branche de l'artère pharyngienne inférieure, et la *veine jugulaire interne* à la partie postérieure ; 5° dans le trou condylien antérieur, le *nerf grand hypoglosse*, une grosse veine allant des sinus intra-rachidiens au confluent veineux condylien antérieur, et souvent *une petite artère*, branche de la pharyngienne inférieure ; 6° dans le trou mastoïdien, une artériole venant de l'occipitale et une veine (*vaisseaux mastoïdiens*) qui va dans le sinus latéral.

Surface extérieure de la base du crâne ou face inférieure. — Elle est divisée en deux parties par une ligne fictive transversale passant par la racine transverse des deux apophyses zygomatiques et par les deux tubercules zygomatiques, immédiatement en arrière de la base des apophyses ptérygoïdes. Je donne à cette ligne le nom de *ligne bizygomatique* (voy. fig. 96). Je désigne la portion qui est en arrière de cette ligne sous le nom de *portion cervicale* de la base du crâne, et celle qui est en avant sous le nom de *portion faciale*. Je n'indique pas dans cette description les organes qui traversent les trous et les fentes de la base du crâne, parce qu'ils ont déjà été décrits avec la surface intérieure.

Cette division se trouvait dans la première édition de mon *Anatomie*. Je crois qu'elle m'appartient, et je ne me souviens pas de l'avoir vue indiquée dans un autre ouvrage d'anatomie. Je maintiens aujourd'hui cette division parce que je la crois bonne, et aussi parce que quelques auteurs, la faisant figurer dans leurs ouvrages, omettent d'en désigner la source. (Voy. Sappey, 2ᵉ édit., t. Iᵉʳ, p. 168.)

a. *Portion cervicale de la face inférieure de la base du crâne.* — Cette portion est formée, dans la plus grande partie de son étendue, par la face inférieure de l'occipital ; sur les parties latérales et en avant, par la face inférieure du temporal, et par la partie postérieure de la grande aile du sphénoïde, dans l'angle que forment par leur écartement les portions écailleuse et pierreuse du temporal. Les sutures de ces divers os ont déjà été indiquées.

1° Sur la ligne médiane et d'avant en arrière, on voit la *surface basilaire*, recouverte par la muqueuse pharyngienne et donnant insertion à l'aponévrose du pharynx et aux muscles grand et petit droit antérieur de la tête ; le *trou occipital*, la *crête occipitale externe;* enfin la *protubérance occipitale externe*, placée à l'extrémité de la crête, au milieu de l'occipital, et sur laquelle s'insère le raphé médian cervical postérieur.

2° De chaque côté de la ligne médiane, on rencontre des rugosités, des dépressions, des saillies et des trous, le tout disposé d'une façon très irrégulière. Pour étudier avec plus de soin tous ces détails, j'indiquerai quelques points de repère.

Vous remarquez d'abord que, de chaque côté du trou occipital, il existe, sur une ligne transversale, à laquelle je donne le nom de *ligne condylo-mastoïdienne* (voy. la figure 96), trois saillies osseuses. La plus rapprochée du trou est le *condyle de l'occipital*, la plus externe est l'*apophyse mastoïde* dont le développement varie selon les sujets ; la moyenne est l'*apophyse jugulaire* qui donne insertion au muscle droit latéral de la tête. De chacune de ces saillies part une ligne qui se dirige en arrière et en dedans en décrivant une courbe à concavité interne. Celle qui part de l'apophyse mastoïde se porte à la protubérance occipitale externe et constitue la *ligne courbe occipitale supérieure ;* celle qui part de l'apophyse jugulaire se porte à la partie moyenne de la crête occipitale externe et constitue la *ligne courbe occipitale inférieure*; enfin celle qui prend naissance sur les condyles forme les bords du trou occipital. Immédiatement en arrière de la ligne transversale qui réunit ces trois saillies, on trouve deux dépressions : l'une interne, entre le condyle et l'apophyse jugulaire, c'est la *fossette condylienne postérieure*, au fond de laquelle se trouve souvent un petit trou, *trou condylien postérieur*, qui laisse passer une veine ; l'autre, externe, entre l'apophyse jugulaire et l'apophyse mastoïde, c'est la *rainure digastrique*, pour l'insertion du muscle digastrique.

En avant de la ligne condylo-mastoïdienne, si vous examinez cette région avec un peu d'attention, vous remarquerez qu'il existe là, de chaque côté de la surface basilaire de l'occipital, un quadrilatère dont les quatre angles et les quatre côtés sont parfaitement indiqués. Le côté postérieur est formé par la *ligne condylo-mastoïdienne ;* le côté antérieur, par la racine transverse de l'apophyse zygomatique, prolongée sur l'apophyse ptérygoïde ; le côté externe, par la racine longitudinale de l'apophyse zygomatique qui se réunit à l'apophyse mastoïde en limitant la fosse temporale, et le côté interne, un peu oblique, par le bord de l'apophyse basilaire qui s'étend de l'apophyse ptérygoïde au condyle de l'occipital.

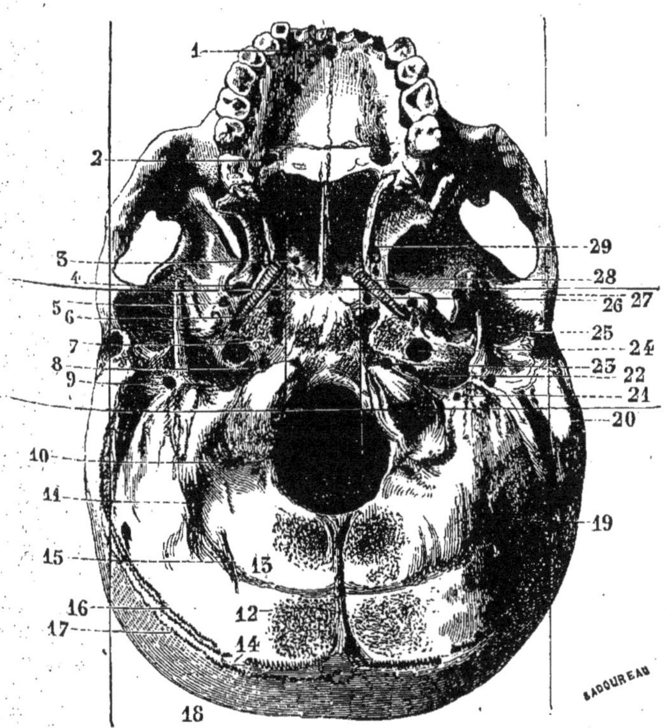

Fig. 96. — Surface extérieure de la base du crâne.

1, trou palatin antérieur (artère sphéno-palatine interne, nerf sphéno-palatin interne). — 2, conduit palatin postérieur (artère palatine supérieure, nerfs palatins). — 3, trou ptérygo-palatin (artère ptérygo-palatine, nerf ptérygo-palatin). — 4, trou ovale (nerf maxillaire inférieur). — 5, trou petit rond (artère méningée moyenne). — 6, trou déchiré antérieur (nerf vidien). — 7, surface rugueuse au sommet du rocher pour l'insertion du péristaphylin interne. — 8, trou déchiré postérieur (9e, 10e, 11e paires, veine jugulaire interne, artère méningée postérieure). — 9, trou stylo-mastoïdien (artère stylo-mastoïdienne, nerf facial). — 10, trou condylien postérieur (veinule). — 11, insertion du muscle petit oblique. — 12, insertion du grand complexus. — 13, insertion du muscle petit droit postérieur. — 14, ligne courbe supérieure de l'occipital avec l'insertion du muscle occipital. — 15, ligne courbe inférieure de l'occipital. — 16, insertion du muscle splénius. — 17, insertions des muscles trapèze et sterno-cléido-mastoïdien. — 18, portion de l'occipital qui surmonte la ligne courbe supérieure. — 19, trou mastoïdien (artère et veine mastoïdiennes). — 20, apophyse mastoïde. — 21, apophyse jugulaire de l'occipital (droit latéral). — 22, trou déchiré postérieur gauche. — 23, trou condylien antérieur (grand hypoglosse). — 24, orifice inférieur du canal carotidien (carotide interne, grand sympathique). — 25, scissure de Glaser (artère tympanique, longue apophyse du marteau). — 26, trou vidien (nerf vidien, artère vidienne). — 27, tubercule zygomatique. — 28, portion cartilagineuse de la trompe d'Eustache. — 29, fossette naviculaire pour l'insertion du péristaphylin externe. — On voit en outre sur cette figure deux lignes transversales sans numéros : la ligne bizygomatique et la ligne bimastoïdienne, et deux lignes antéro-postérieures de chaque côté de la ligne médiane, l'une réunissant l'apophyse mastoïde au tubercule zygomatique, l'autre réunissant le condyle de l'occipital à l'apophyse ptérygoïde. (Voy. la description.)

Les angles sont constitués par quatre saillies. L'*apophyse mastoïde* forme l'angle postérieur et externe ; le *condyle* de l'occipital, l'angle postérieur et interne ; le *tubercule zygomatique*, l'angle antérieur et externe ; l'*apophyse ptérygoïde*, l'angle antérieur et interne.

Les côtés de ce quadrilatère sont égaux. Ils ont chacun 4 centimètres sur une tête ordinaire d'adulte.

De plus, vous devez remarquer deux lignes saillantes qui se croisent au milieu du quadrilatère : l'une, qui va de l'apophyse mastoïde à l'apophyse ptérygoïde, et qui est constituée d'arrière en avant par l'apophyse mastoïde, par l'apophyse vaginale de l'apophyse styloïde, par l'épine du sphénoïde, par une ligne qui se porte à l'aile externe de l'apophyse ptérygoïde, et par l'apophyse ptérygoïde ; l'autre, étendue du tubercule zygomatique au condyle, saillante aussi, est formée d'avant en arrière par la branche de bifurcation inférieure de la racine longitudinale de l'apophyse zygomatique, par le bord externe de la paroi antérieure du conduit auditif externe, par l'apophyse styloïde et par le condyle.

Ces deux lignes, qui s'entre-croisent au milieu du quadrilatère, et qui sont formées par une série de crêtes et d'apophyses, divisent le quadrilatère en quatre triangles, dans chacun desquels vous trouverez des trous, des dépressions et des surfaces.

L'apophyse vaginale constitue le point de réunion des sommets des quatre triangles. Le *triangle antérieur*, plus grand que les autres, présente en dehors la cavité glénoïde, au fond de laquelle se trouve la scissure de Glaser (artère tympanique, muscle externe du marteau et apophyse de Raw), et en dedans le trou ovale (nerf maxillaire inférieur et artère petite méningée), en arrière duquel vous voyez le trou sphéno-épineux, ou petit rond (artère méningée moyenne). Le *triangle postérieur*, beaucoup plus petit, présente un trou au fond d'une fossette, le trou stylo-mastoïdien (nerf facial, artère stylo-mastoïdienne). Le *triangle externe*, très petit également, montre seulement l'orifice externe du conduit auditif externe. Le *triangle interne* est formé par la partie interne de la face inférieure du rocher et par les sutures qui le réunissent à l'occipital et au sphénoïde. La suture pétro-occipitale inférieure loge un sinus qui va de la fosse condylienne antérieure au trou déchiré antérieur (sinus pétro-occipital inférieur). Il présente le trou déchiré postérieur en arrière du rocher (nerfs glosso-pharyngien, pneumogastrique, spinal, artère méningée postérieure, veine jugulaire interne), le trou déchiré antérieur au niveau du sommet du rocher (fermé par une lame fibreuse que traversent, de haut en bas, le nerf vidien et une branche de l'artère pharyngienne inférieure), la portion osseuse de la trompe d'Eustache, l'orifice du conduit du muscle interne du marteau, et l'orifice extérieur du conduit de la corde du tympan. Au niveau de la surface qui réunit le bord antérieur du rocher à la grande aile du sphénoïde et sur la face inférieure du rocher, on trouve de dedans en dehors la surface d'insertion du muscle péristaphylin interne, l'orifice inférieur du canal carotidien (artère carotide interne et plexus carotidien du sympathique), l'aqueduc du limaçon (petite artère venue de la pharyngienne inférieure et petite veine), et le golfe de la veine jugulaire interne (il loge le sinus de la veine jugulaire interne). On trouve encore dans ce triangle, devant le condyle, la fossette condylienne antérieure qui loge le confluent veineux condylien antérieur, et le trou condylien antérieur qui se voit au fond de la fosse (nerf grand hypoglosse, veine condylienne antérieure et quelquefois une petite branche de l'artère pharyngienne inférieure).

b. *Portion faciale de la face inférieure de la base du crâne.* — Cette portion est située en avant de la ligne transversale *bizygomatique*, qui forme, comme nous l'avons vu, le côté antérieur du quadrilatère qui est en arrière. Cette ligne passe immédiatement en arrière des apophyses ptérygoïdes et des fosses nasales.

1° Sur la ligne médiane et d'arrière en avant, on trouve la crête de la face inférieure du sphénoïde, la lame perpendiculaire de l'ethmoïde et l'épine nasale du frontal.

2° De chaque côté, elle présente, immédiatement à côté de la ligne médiane, une gouttière à concavité inférieure formant la voûte des fosses nasales, et constituée par la lame criblée de l'ethmoïde, l'apophyse sphénoïdale du palatin et le corps du sphénoïde ; en dehors, la partie inférieure des masses latérales de l'ethmoïde et l'apophyse ptérygoïde ; plus en dehors, une crête partant de l'apophyse ptérygoïde, se dirigeant en dehors et en avant, et faisant partie de la fente sphéno-maxillaire. En avant de cette crête, on trouve la paroi supérieure de l'orbite, formée par le frontal et par la petite aile du sphénoïde, une portion de la paroi interne de l'orbite formée par l'ethmoïde, et une portion de la paroi externe formée par la grande aile du sphénoïde. Là aussi on trouve, en dedans, les trous orbitaires internes, et en arrière, le trou optique et la fente sphénoïdale. En arrière de la crête qui vient d'être indiquée, une surface losangique séparée de la fosse temporale par une autre crête qui va de la précédente à la racine transverse de l'apophyse zygomatique, et qui peut être considérée comme une branche de bifurcation de la racine transverse de cette apophyse. Cette surface losangique donne insertion au muscle ptérygoïdien externe. Au-devant de la fossette du ptérygoïdien externe, se trouve l'orifice inférieur du canal sus-ptérygoïdien, quand il existe.

TABLEAU DES APOPHYSES, DES CRÊTES ET DES RUGOSITÉS DE LA PORTION CERVICALE DE LA FACE INFÉRIEURE DE LA BASE DU CRANE ET DES MUSCLES QUI S'Y INSÈRENT.

A. En arrière de la ligne condylo-mastoïdienne

1° *Ligne courbe supérieure de l'occipital*	Muscles occipital, trapèze, sterno-cléido-mastoïdien, splénius.
2° *Ligne courbe inférieure et au-dessus*	Muscles grand complexus, petit complexus, grand droit postérieur de la tête et petit oblique.
3° *Espace rugueux au-dessous de la ligne courbe inférieure*	Petit droit postérieur de la tête.

B. En avant de la ligne condylo-mastoïdienne

1° *Entre les deux quadrilatères :*	
Surface basilaire	Muscles grand droit et petit droit antérieurs de la tête.
2° *Quadrilatère :*	
Angle postérieur et externe. . . .	Apophyse mastoïde. — Muscle petit complexus.
Angle postérieur et interne. . . .	Condyle.
Angle antérieur et externe. . . .	Tubercule zygomatique. Ligament latéral externe de l'articulation temporo-maxillaire.
Angle antérieur et interne. . . .	Apophyse ptérygoïde.
Bord antérieur	Racine tranverse de l'apophyse zygomatique.
Bord postérieur.	Apophyse jugulaire. — Petit droit latéral.
	Rainure digastrique. — Muscle digastrique.
Bord interne.	Bord de l'apophyse basilaire.
Bord externe	Racine longitudinale de l'apophyse zygomatique.
Diagonale du tubercule zygomatique au condyle.	Apophyse styloïde. — Bouquet de Riolan.
Diagonale de l'apophyse mastoïde à l'apophyse ptérygoïde.	Apophyse vaginale, épine du sphénoïde. — Ligament sphéno-maxillaire. — Muscle externe du marteau.

TABLEAU DES TROUS, FENTES ET CANAUX DE LA BASE DU CRANE ET DES ORGANES QUI LES TRAVERSENT

A. Trous, fentes et canaux visibles a l'intérieur du crane (*d'avant en arrière*)

ÉTAGE ANTÉRIEUR

1° *Trou borgne*.	Prolongement de la dure-mère.
2° *Trou orbitaire interne antérieur*	Nerf nasal interne; artère ethmoïdale antérieure.
3° *Trou orbitaire interne postérieur*	Artère ethmoïdale postérieure.
4° *Fente ethmoïdale*.	Nerf nasal interne; branche importante de l'artère ethmoïdale antérieure et prolongements de la dure-mère.
5° *Trous de la lame criblée*. . . .	Branches du nerf olfactif et des artères ethmoïdales, et prolongements filiformes de la dure-mère.

ÉTAGE MOYEN

6° *Trou optique*	Nerf optique; artère ophthalmique.
7° *Fente sphénoïdale*	Nerfs moteur oculaire commun, moteur oculaire externe, pathétique, nasal, lacrymal, frontal; veine ophthalmique; branches de l'artère méningée moyenne.
8° *Trou grand rond*.	Nerf maxillaire supérieur.
9° *Trou ovale*.	Nerf maxillaire inférieur; veine du trou ovale; artère et veines petites méningées.
9° *bis. Trou sus-ptérygoïdien*. . .	Non constant. Veine *sus-ptérygoïdienne*.
10° *Trou innominé d'Arnold en dehors du trou ovale*. . . .	Réunion du petit nerf pétreux superficiel et du petit nerf pétreux profond externe.
11° *Trou petit rond*.	Artère et veines méningées moyennes, le plus souvent une seule; quelques filets du grand sympathique.
12° *Trou déchiré antérieur*. . . .	Nerf vidien; petit rameau artériel de la pharyngienne inférieure.
13° *Orifice interne du canal carotidien*	Carotide interne; plexus carotidien filet carotidien du nerf vidien.
14° *Hiatus de Fallope* et *Orifices voisins*	Grand et petit nerfs pétreux superficiels petits nerfs pétreux profonds interne et externe; branche de l'artère méningée moyenne.

ÉTAGE POSTÉRIEUR

15° *Trou occipital*.	Bulbe rachidien et enveloppes; artère vertébrale; nerf spinal.

16° *Trou condylien antérieur* . . .	Nerf grand hypoglosse ; petit rameau artériel de la pharyngienne inférieure veine condylienne antérieure allant des sinus intra-rachidiens au confluent condylien antérieur (Trolard).
17° *Trou condylien postérieur*. . .	Veine se portant à la partie terminale du sinus latéral.
18° *Trou du bord supérieur du rocher*	Branche de l'artère méningée moyenne pour les canaux demi-circulaires ; petite veine se jetant dans le sinus pétreux supérieur.
19° *Conduit auditif interne*. . . .	Nerf facial, nerf de Wrisberg, nerf auditif, branche artérielle de la vertébrale.
20° *Aqueduc du vestibule*	Petite branche de l'artère pharyngienne inférieure allant au vestibule ; petite veine se jetant dans le sinus pétreux inférieur.
21° *Trou déchiré postérieur* . . .	Nerf glosso-pharyngien, nerf pneumogastrique, nerf spinal ; artère méningée postérieure ; veine jugulaire interne ; veine étendue du sinus pétreux inférieur à la jugulaire (Trolard).
22° *Trou mastoïdien*.	Veine mastoïdienne se jetant dans le sinus latéral ; artère mastoïdienne, se terminant entre les os et la dure-mère.

B. Trous, fentes et canaux visibles seulement a l'extérieur

1° *Trou sus-orbitaire*.	Nerf sus-orbitaire ; artère sus-orbitaire.
2° *Trou ptérygo-palatin*.	Nerf ptérygo-palatin ; artère et veine ptérygo palatines.
3° *Trou vidien*.	Nerf vidien ; artère et veine vidiennes.
4° *Orifice inférieur du canal carotidien*	Carotide interne ; racine cranienne antérieure du grand sympathique (plexus carotidien).
5° *Scissure de Glaser*.	Artère tympanique ; muscle externe du marteau.
6° *Orifice inférieur du conduit de la corde du tympan*. . . .	Corde du tympan.
7° *Trou stylo-mastoïdien*. . . .	Nerf facial ; artère et veine stylo-mastoïdiennes.
8° *Orifice inférieur de la pyramide*.	Muscle de l'étrier.
9° *Aqueduc du limaçon*.	Branche de l'artère pharyngienne inférieure ; petite veine se jetant dans le sinus pétreux inférieur.

10° *Trou spécial* pour le nerf de Jacobson.
11° *Trou spécial* pour le rameau auriculaire du pneumogastrique.
12° *Orifice* de la portion osseuse de la trompe d'Eustache.
13° *Orifice* du conduit du muscle interne du marteau.

Le premier trou se trouve sur le frontal, les deux suivants à la base de l'apophyse ptérygoïde, tous les autres sur le rocher.

Quelques auteurs décrivent, parmi les trous de la base du crâne, les trous sous-orbitaire, malaire, etc. ; ils appartiennent à la face.

§ 4. — DÉVELOPPEMENT DU CRANE

De très bonne heure, chez l'embryon, le crâne apparaît sous l'apparence d'une vésicule membraneuse qui augmente peu à peu de volume. Les points d'ossification, indiqués dans la description des os en particulier, s'y développent ; ceux de la voûte précèdent ceux de la base, selon Meckel et Blandin. Mais ces derniers se développent beaucoup plus rapidement, de sorte qu'à la naissance l'ossification de la base est presque complète, tandis qu'à la voûte les os sont séparés par des membranes.

Du crâne à la naissance. — Au moment de la naissance, le crâne présente des particularités très intéressantes.

Les diamètres sont : l'occipito-frontal, de 11 centimètres et demi ; le bipariétal, étendu du bord inférieur du pariétal à l'autre, 9 centimètres à 9 centimètres et demi ; le vertical a aussi 9 centimètres à 9 centimètres et demi. Les deux premiers diamètres peuvent diminuer d'une certaine étendue par la compression latérale de la tête.

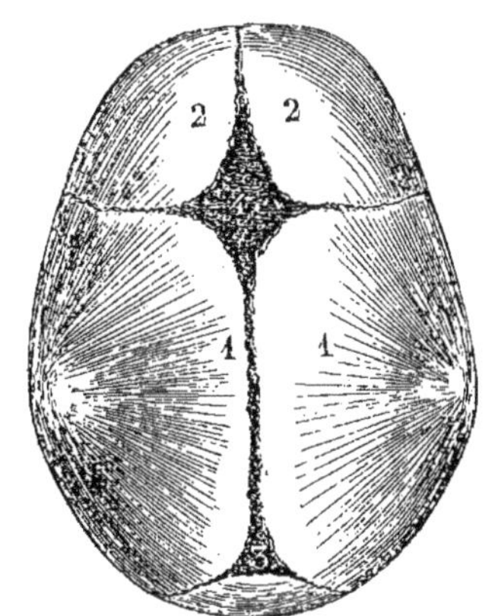

Fig. 97. — Voûte du crâne chez le fœtus.

1, 1, pariétaux. — 2, 2, frontal. — 3, fontanelle postérieure. — 4, fontanelle antérieure.

Une membrane fibreuse forme la trame dans laquelle se développent les os du crâne. Pendant que ceux-ci s'ossifient, ils sont très vasculaires et formés d'aiguilles osseuses, à la voûte surtout, qui rayonnent du centre vers la circonférence, comme les vaisseaux qui les accompagnent. Haller a fait voir ces vaisseaux rayonnés. Paul Dubois a montré aussi la grande vascularité des os du crâne à la naissance en faisant sourdre des gouttelettes de sang par la compression des os dépouillés du péricrâne. Dubois aurait vu, dit-il, une injection, poussée dans les vaisseaux de l'enfant, jaillir sous forme de jets à la surface des os du crâne dépouillés du périoste. Valleix a vu aussi une injection suinter à la surface de ces os.

Les bords dentelés des os de la voûte du crâne vont à la rencontre les uns des autres. Les dentelures dévient plus ou moins pour s'engrener réciproquement. Mais, comme les os s'ossifient du centre vers la circonférence, il en résulte que les angles qui sont les parties les plus éloignées du centre de l'os s'ossifient en dernier lieu, et sont remplacés, pendant un certain temps, par des espaces membraneux qui constituent les *fontanelles*. L'antérieure est losangique, large de 3 à 4 centimètres à la naissance ; elle est formée par les angles des pariétaux et des deux moitiés du frontal. La postérieure, triangulaire, est presque fermée à la naissance ; c'est une dépression constituée par l'angle supérieur de l'occipital, qui s'enfonce au-dessous des deux pariétaux. Les fontanelles latérales, triangulaires, petites, existent au point de réunion de la portion mastoïdienne du temporal, du pariétal, et de l'occipital.

La fontanelle antérieure, qui persiste le plus longtemps, a disparu à l'âge de quatre ans. Après la réunion des dentelures des os du crâne, il reste dans les sutures une membrane appelée *cartilage sutural*. Cette membrane, découverte par Hunauld en 1730, existe entre tous les os du crâne, excepté entre les osselets de l'ouïe, entre l'occipital et le sphénoïde. Le cartilage sutural adhère au périoste et à la dure-mère. Il est détruit par la macération.

Dans l'hydrocéphalie, les os du crâne s'écartent et la membrane des fontanelles se distend démesurément.

Base du crâne chez l'enfant.

La base du crâne n'est étudiée par les auteurs que chez l'adulte. Il importe cependant de faire remarquer que les diverses parties de cette région du squelette sont bien différentes chez l'enfant, surtout au moment de la naissance.

En examinant la base du crâne d'un enfant au moment de la naissance (fig. 97), on est d'abord frappé par l'absence de parties saillantes, par le raccourcissement du diamètre transversal et l'écartement qui existe entre le trou occipital et les fosses nasales.

1° Nous avons vu, sur la base du crâne de l'adulte, des parties saillantes nombreuses : apophyses ptérygoïdes, apophyses styloïdes, vaginales et mastoïdes, condyles de l'occipital. Chez l'enfant, surtout dans le cours de la première année, ces saillies font défaut, et la base du crâne présente une surface à peu près uniforme. Cette absence de saillies entraîne nécessairement l'absence des dépressions correspondantes. C'est ainsi que, chez l'enfant, la cavité glénoïde du temporal existe à peine ; cela se conçoit, puisque l'apophyse vaginale et la racine transverse de l'apophyse zygomatique font défaut. Les fossettes condyliennes n'existent pas, puisque plus tard elles résultent de la saillie des condyles de l'occipital et de l'apophyse jugulaire qui manquent. Aussi, chez l'enfant, les trous condyliens antérieur et postérieur sont-ils situés à fleur de tête. Il en est de même du trou stylo-mastoïdien, qui est très superficiel et presque en dehors du crâne chez le fœtus, tandis que, chez l'adulte, il est placé au fond d'une fossette limitée par les apophyses mastoïde, styloïde et jugulaire ; ces saillies manquent chez l'enfant, et conséquemment la rainure

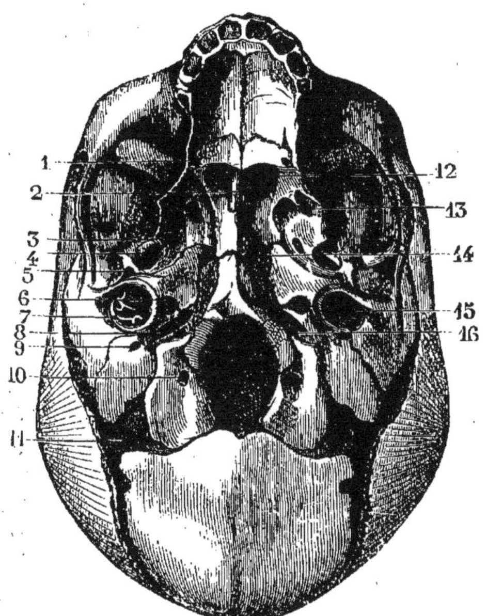

Fig. 98. — Base du crâne chez le fœtus à terme.

1, conduit palatin postérieur. — 2, partie postérieure du vomer. — 3, trou vidien. — 4, trou ovale. — 5, trou petit rond. — 6. trou carotidien. — 7, cercle tympanal dans lequel on voit la membrane du tympan et les osselets de l'ouïe. — 8, trou déchiré postérieur. — 9, trou stylo-mastoïdien. — 10, trou condylien postérieur. — 11, fontanelle latérale. — 12, orifice postérieur des fosses nasales. — 13, fosses de l'apophyse ptérygoïde. — 14, cartilage de séparation entre l'occipital et le sphénoïde. — 15, conduit auditif externe. — 16, trou condylien antérieur.

digastrique, située ordinairement à la face interne de l'apophyse mastoïde. Ce que nous venons de dire fait comprendre la facilité avec laquelle le nerf facial peut être comprimé par le forceps après sa sortie du crâne : on observe quelquefois, en effet, des paralysies du nerf facial chez les enfants qui sont extraits de l'utérus à l'aide du forceps. Si l'apophyse mastoïde existait à cet âge, cette compression ne pourrait pas se produire.

2° Chez l'enfant, le diamètre transverse de la base du crâne est tellement court, que le conduit auditif externe regarde presque directement en bas, au lieu de regarder en dehors, comme chez l'adulte. Il semble que l'oreille de l'enfant se porte, pour ainsi dire, au-dessous du crâne. Il résulte de ce raccourcissement que la membrane du tympan, presque horizontale, est visible sur la figure 98, tandis que plus tard elle se redresse pour regarder en dehors et un peu en bas. Cette position du conduit auditif tient à sa brièveté, car il se développe ensuite vers son orifice externe, tandis que chez l'enfant il est presque uniquement réduit à un anneau osseux, *cercle tympanal*. A mesure que l'enfant grandit, la membrane du tympan paraît s'enfoncer dans le conduit auditif.

3° Enfin, on peut remarquer l'espace considérable qui existe entre le trou occipital et les fosses nasales ; il en résulte que, chez l'enfant nouveau-né, l'arrière-cavité des fosses nasales est très large, ce qui n'est pas sans utilité, puisque cette région est indispensable pour la respiration à l'enfant qui tette. Avant de terminer cet article, nous ferons remarquer que le raccourcissement et l'obliquité en bas et en dehors des apophyses ptérygoïdes entraînent nécessairement un raccourcissement en hauteur des fosses nasales.

Progrès du développement chez l'adulte. — Après la naissance, après la formation des sutures et la disparition des fontanelles, les os du crâne continuent à s'accroître. Ils ont chacun une circulation veineuse indépendante. La cavité cranienne peut grandir et, par conséquent, les os se développer tant que les sutures existent. C'était l'opinion de Gall, adoptée par Malgaigne. On remarque, en effet, que, lorsque les sutures du crâne se soudent de bonne heure, le cerveau est arrêté dans son développement.

Vers l'âge de trente-cinq à quarante ans, les sutures s'ossifient, de sorte que tous les os de la voûte cranienne, se réunissent pour n'en former qu'un seul. En même temps que le cartilage sutural est envahi par l'ossification, les canaux veineux de chaque os communiquent avec ceux des os voisins à travers les sutures. A dater de ce moment, la cavité cranienne ne grandit plus, mais il se passe d'autres phénomènes.

Modification des os du crâne chez le vieillard. — Chez le vieillard, le cerveau participe au mouvement de retrait de la plupart des organes. Il diminue de volume, et, quoique la sérosité sous-arachnoïdienne vienne combler la cavité, on ne peut s'empêcher de voir là une tendance au vide qui appelle vers le centre les parois du crâne. La table interne semble, en effet, céder et se porter vers la cavité cranienne. Elle s'écarte de la table externe, les cellules du diploé deviennent plus larges, les os augmentent d'épaisseur. Cela se voit également, comme l'a indiqué Andral en 1836, sur les crânes d'individus guéris d'hydrocéphale. Chez certains vieillards, la table externe suit le retrait de la table interne, le crâne s'amincit et la tête diminue de volume. Chez d'autres, le diploé est résorbé inégalement, la table interne se déprime fortement en certains points pour former des dépressions plus ou moins profondes, et dans ces points les os deviennent d'une fragilité extrême.

Os wormiens. — Un professeur de Copenhague, Wormius (1), né en 1588, mort en 1654, décrivit, le premier, ces os qui ont conservé son nom. Les os wormiens sont de petits os irréguliers, dont le nombre et le volume varient, ainsi que le siège, selon les sujets. On sait cependant qu'ils ne se rencontrent qu'à la voûte du crâne, au milieu des sutures dentelées. Très rares dans la suture fronto-pariétale, on les trouve quelquefois dans la suture bipariétale, souvent dans la suture lambdoïde ; plus souvent encore, on en trouve un au point de réunion des deux pariétaux et de l'occipital : c'est l'*os épactal* ou *os wormien* proprement dit.

Ces os présentent la même structure et le même développement que les os larges de la voûte du crâne. Ce sont des os accidentels, que la plupart des anatomistes considèrent comme des points supplémentaires d'ossification. Ils s'engrènent avec les os de la voûte cranienne et forment avec eux des sutures dentées.

3° Os de la face.

Les os qui constituent la face sont au nombre de quatorze : treize s'articulent entre eux et forment un massif adhérent au crâne, la mâchoire supérieure.

La mâchoire inférieure n'est formée que par un seul os.

Dans la constitution de la mâchoire supérieure, les petits os sont groupés autour du maxillaire supérieur dans l'ordre suivant, comme on peut le voir dans le tableau ci-après : le *cornet inférieur* se trouve en dedans de cet os, l'*os malaire* en dehors, les *os nasaux* en avant, les *palatins* en arrière, les *unguis* au-dessus, et le *vomer* sur la ligne médiane, entre les deux maxillaires. Ils s'articulent donc tous, sans exception, avec les différentes parties du maxillaire supérieur.

(1) C'est je crois à tort qu'on attribue la découverte de ces os à Wormius, car les médecins de la plus haute antiquité ordonnaient la poudre de ces os dans plusieurs maladies de la tête (Portal, t. II, p. 374). On trouve dans l'anatomie de Riolan, p. 176, que « Paracelse avait enfermé dans l'os wormien, dit *os épactal*, une foule de vertus admirables contre l'épilepsie ».

Tableau indiquant les rapports des os de la face entre eux.

	Os nasal.				Os nasal.	
Malaire.	Unguis.	Cornet inférieur.	Vomer.	Cornet inférieur.	Unguis.	Malaire.
	Maxillaire supérieur.				Maxillaire supérieur.	
	Palatin.				Palatin,	
			Maxillaire inférieur.			

§ 1. — MAXILLAIRE SUPÉRIEUR OU SUS-MAXILLAIRE

Position. — Placez *en bas* le bord alvéolaire, *en dedans* la concavité de ce bord, et *en avant* sa portion la plus mince.

Préparation. — Il faut étudier le maxillaire, d'abord sur un os sec, ensuite sur un os frais revêtu de la muqueuse pituitaire à sa face interne et articulé avec le cornet inférieur, l'unguis, l'ethmoïde et le palatin. On se fait ainsi une juste idée de l'orifice du sinus maxillaire. Pour bien étudier ce sinus, il faut aussi pratiquer un trait de scie sur un os sec et sur un os frais revêtu de la muqueuse pituitaire. Ce trait de scie, verticalement dirigé, doit enlever la moitié externe de la pyramide qui s'articule par son sommet avec l'os malaire; on voit ainsi la cavité du sinus maxillaire et son ouverture.

Le maxillaire supérieur est un os pair, irrégulier, situé au centre de la mâchoire supérieure, autour duquel sont groupés tous les petits os qui concourent à la formation de la mâchoire.

Cet os offre deux faces et quatre bords : une face interne qui regarde les fosses nasales et qui présente une saillie, *apophyse palatine ;* une face externe proéminente, sous forme de pyramide triangulaire creusée d'une cavité ; un bord antérieur, le plus long, un bord postérieur, le plus épais, un bord supérieur irrégulier et mince, un bord inférieur creusé de cavités, *alvéoles*.

Face interne. — Elle présente, à l'union du quart inférieur avec les trois quarts supérieurs, l'*apophyse palatine* n'existant que dans les deux tiers antérieurs ; elle s'articule avec celle du côté opposé pour former la *voûte palatine* et le *plancher des fosses nasales*. Le bord postérieur de cette apophyse, rugueux, s'articule avec la portion horizontale du palatin. A sa partie antérieure, il existe une saillie osseuse, *épine nasale antérieure et inférieure*. Son bord interne, rugueux, très large, est surmonté d'une crête qui forme, avec celle du côté opposé, une scissure dans laquelle est situé le vomer. Ce bord, dans sa partie antérieure, la plus large, se présente un trou parfaitement visible sur la face supérieure, se terminant en gouttière à la partie inférieure et se confondant avec celui du côté opposé : c'est le *canal palatin antérieur*, unique du côté de la voûte palatine, bifurqué du côté des fosses nasales, dans lequel passent le nerf sphéno-palatin interne et une branche de l'artère sphéno-palatine. La face supérieure de cette apophyse est concave et lisse pour former le *plancher des fosses nasales ;* la face inférieure est rugueuse pour former la *voûte palatine*, elle se prolonge jusqu'au bord alvéolaire.

L'apophyse palatine est située entre deux membranes muqueuses : la muqueuse palatine, très adhérente à sa face inférieure, et la muqueuse pituitaire, moins adhérente à sa face supérieure.

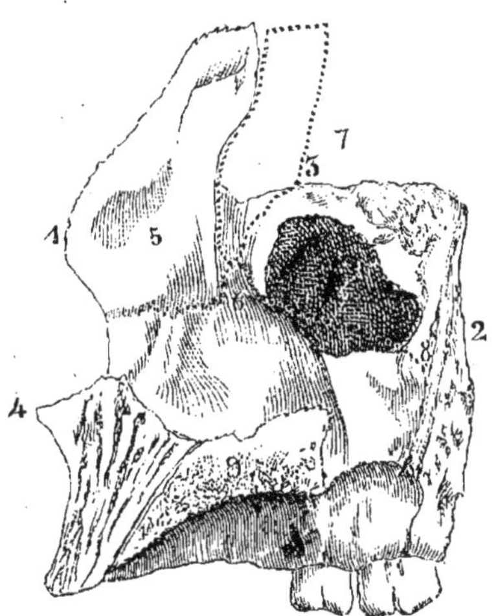

Fig. 99. — Face interne du maxillaire supérieur du côté droit.

1, bord antérieur. — 2, bord postérieur. — 3, bord supérieur. — 4, épine nasale antérieure et inférieure. — 5, apophyse montante. — 6, partie inférieure de la gouttière lacrymo-nasale (passage des larmes). — 7, ponctuation indiquant les limites de l'os unguis avec une pointe inférieure qui s'articule au-dessus de 6 avec l'apophyse lacrymale du cornet inférieur. — Entre 6 et 8, on voit l'orifice du sinus maxillaire et une ligne ponctuée qui indique l'articulation du cornet inférieur. — 8, gouttière formant avec le palatin le canal palatin postérieur (artère palatine postérieure, nerfs palatins). — 9, apophyse palatine présentant une gouttière dirigée en bas et en avant, concourant à former le canal palatin antérieur.

Au-dessus de l'apophyse palatine, la face interne de l'os présente d'avant en arrière : 1° la face interne de l'*apophyse montante* du maxillaire supérieur et une dépression au-dessous ; 2° une gouttière faisant partie du *canal nasal ;* 3° l'orifice du *sinus maxillaire ;* 4° une surface rugueuse, verticale, pour l'articulation du palatin.

L'*apophyse montante* est située au-dessus d'une *dépression* qui forme la partie antérieure du méat inférieur des fosses nasales. A la base de cette apophyse, sur sa face interne, on voit une *crête* rugueuse qui s'articule avec le bord supérieur du cornet inférieur, oblique en bas et en avant, comme la crête. Plus haut, il existe une dépression plus petite que celle qui se trouve plus bas, et faisant partie du méat moyen. Enfin, un peu plus haut, au niveau de l'ouverture supérieure du canal nasal, on voit une petite surface rugueuse, articulée avec la partie antérieure des masses latérales de l'ethmoïde.

La *gouttière* qui concourt à former le *canal nasal* est très profonde, plus étroite à la partie moyenne qu'aux extrémités, légèrement concave en arrière ; elle a de 12 à 14 millimètres de long. Sa partie inférieure s'étale dans le méat inférieur. Les deux bords de la gouttière s'articulent en haut avec l'unguis, en bas avec le cornet inférieur, qui complètent le canal nasal.

L'*orifice du sinus maxillaire* est assez large pour permettre l'introduction du doigt, mais lorsque l'os est articulé, il devient beaucoup plus petit ; car il est rétréci à sa partie inférieure par le cornet inférieur, à sa partie supérieure par l'ethmoïde, à sa partie antérieure par l'unguis, à sa partie postérieure surtout par le palatin. Cet orifice, de forme triangulaire, correspond au méat moyen des fosses nasales ; il offre, à sa partie inférieure, une fente dans laquelle est reçu le bord antérieur de la lame verticale du palatin (1).

La *surface rugueuse*, située en arrière du sinus, s'articule avec l'os palatin. Elle présente souvent à sa partie la plus reculée une gouttière qui, se dirigeant vers la voûte palatine, concourt à former le *canal palatin postérieur*.

Face externe. — Cette face présente une saillie, *apophyse pyramidale*, en forme de pyramide triangulaire, dont le développement est en rapport avec celui du sinus maxillaire.

Le *sommet* de cette pyramide s'appelle *apophyse malaire*; il est rugueux, et s'articule avec l'os malaire. Les trois angles et les trois bords de cette apophyse se continuent directement avec les trois faces et les trois bords de l'os malaire.

Le *bord inférieur* de la pyramide se perd en s'arrondissant vers la première ou la seconde grosse molaire.

Le *bord antérieur* concourt à former le rebord orbitaire, et donne attache au muscle élévateur propre de la lèvre supérieure.

Le *bord postérieur* concourt à former la fente sphéno-maxillaire. Ce bord n'est donc pas articulaire ; on trouve à sa partie moyenne le commencement de la gouttière sous-orbitaire.

La *face supérieure* de cette pyramide, ou plancher de l'orbite, formée par la paroi supérieure, mince, du sinus maxillaire, présente, dans sa moitié postérieure, une gouttière, *gouttière sous-orbitaire*, qui, sous forme de canal, *canal sous-orbitaire*, traverse le bord antérieur de la pyramide et s'ouvre sur sa face antérieure par un orifice, *trou sous-orbitaire*. Dans la gouttière, dans le canal et dans le trou passent le nerf maxillaire supérieur et les vaisseaux sous-orbitaires. Dans le canal sous-orbitaire, on trouve l'embouchure d'un petit conduit qui descend vers les dents incisives et canine, dans l'épaisseur de la paroi antérieure du sinus : c'est le *canal dentaire antérieur*. Il loge le nerf dentaire

(1) Ce mode d'articulation, d'une lamelle pénétrant dans une fente, était appelé *schindylèse* par les anciens auteurs.

antérieur et une petite artère venant de la sous-orbitaire, et destinés aux racines de la canine et des incisives. A la partie antérieure et interne, près du canal nasal, s'insère le muscle petit oblique de l'œil.

La *face antérieure* de la pyramide est très large ; on y trouve le trou sous-orbitaire, et au-dessous une dépression, *fosse canine*. Le muscle canin s'insère dans cette fosse, au-dessous du trou sous-orbitaire. Elle présente, en avant et en haut, la face externe de l'apophyse montante, sur laquelle s'insère l'élévateur commun de l'aile du nez et de la lèvre supérieure ; en avant et en bas, la saillie de la dent canine, *bosse canine*, sur laquelle s'attache le muscle transverse du nez, et en dedans de cette saillie une dépression, *fossette myrtiforme*, où s'insère le muscle myrtiforme.

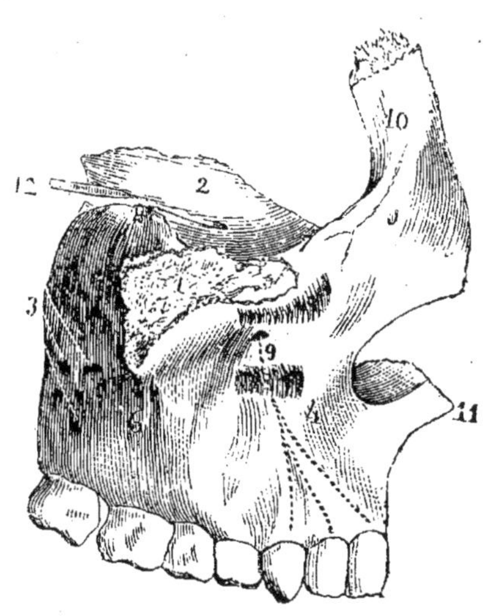

Fig. 100. — Face externe du maxillaire supérieur du côté droit.

1, apophyse malaire. — 2, face orbitaire de la pyramide du maxillaire. — 3, bord postérieur de l'os et trous qui livrent passage aux nerfs dentaires postérieurs et à des branches de l'artère alvéolaire. — 4, fosse canine et insertion du muscle canin. — 6, bord inférieur de la pyramide du maxillaire. — 7, bord antérieur de la pyramide concourant à la formation du rebord de l'orbite. — 8, gouttière sous-orbitaire. — 9, trou sous-orbitaire ; la ligne ponctuée indique le trajet du nerf dentaire antérieur dans l'épaisseur de l'os. — 10, apophyse montante du maxillaire supérieur. — 11, épine nasale antérieure et inférieure. — 12, artère sous-orbitaire.

La *face postérieure*, concave en dehors, convexe et large en dedans, où elle porte le nom de *tubérosité maxillaire*, forme la paroi postérieure du sinus maxillaire ; elle fait partie de la fosse zygomatique et de la fosse ptérygo-maxillaire. Elle est creusée de gouttières irrégulières et percée de trous dont le nombre varie, *trous dentaires postérieurs*. Ces gouttières et ces trous logent les nerfs dentaires postérieurs et des branches de l'artère alvéolaire.

La *base* de la pyramide n'est autre chose que la face interne de l'os.

Sinus maxillaire ou *antre d'Highmore* (médecin anglais, né en 1613, mort en 1685). — On donne ce nom à une cavité située dans l'épaisseur de l'os, cavité analogue aux sinus frontaux, aux sinus sphénoïdaux, aux cellules mastoïdiennes et aux cellules ethmoïdales.

Toutes ces cavités augmentent de volume à mesure que l'individu avance en âge.

Le sinus maxillaire représente une pyramide triangulaire dont la forme et le volume sont représentés par la forme et la saillie de la pyramide située à la face externe de l'os. Le sommet du sinus correspond à l'apophyse malaire. Ses trois faces et ses trois bords répondent aux faces et aux bords que nous avons décrits sur la face externe du maxillaire. La base est formée par la paroi externe des fosses nasales. Elle est percée d'une ouverture qui a été décrite avec la face interne de l'os.

On trouve dans la cavité du sinus maxillaire des cloisons osseuses irrégulières et peu marquées ; quelques-unes de ces cloisons sont dues à la saillie que forment du côté de la cavité du sinus le canal sous-orbitaire en haut et les conduits des nerfs dentaires postérieurs en arrière. Quelquefois le sommet des racines des grosses molaires fait saillie dans cette cavité. Le sinus maxillaire est revêtu de périoste et tapissé dans toute son étendue par un prolongement de la muqueuse pituitaire, très mince à ce niveau, et pourvue de petites glandes sécrétant du mucus.

Chez l'adulte, le diamètre transversal du sinus, de la base au sommet est de 3 centimètres. Le diamètre vertical et l'antéro-postérieur mesurant de 3 à 4 centimètres.

Bord antérieur. — Le plus long, il offre de bas en haut : 1° la partie antérieure de l'apophyse palatine, formant le bord interne de la fossette myrtiforme ; 2° l'épine nasale antérieure et inférieure ; 3° un bord concave en dedans, qui concourt à la formation de l'ouverture antérieure des fosses nasales ; 4° le bord antérieur de l'apophyse montante qui s'engrène avec les os propres du nez.

L'*apophyse montante* a la forme d'une pyramide triangulaire, aplatie latéralement, et présentant une *base* confondue avec l'os, un *sommet*, supérieur, qui s'engrène avec le frontal, une *face externe* qui fait partie de la face externe de l'os, une *face interne* qui fait partie de la paroi externe des fosses nasales, une *face postérieure* concave, étroite, formant la gouttière du canal nasal, un *bord antérieur* articulé avec les os propres du nez un *bord interne* et un *bord externe* formant les deux bords de la gouttière du canal nasal. Au-dessus du canal nasal, le bord interne s'articule avec le bord antérieur de l'unguis au fond de la *gouttière lacyrmo-nasale* ; le bord externe se continue en bas et en dehors avec le bord de l'orbite, et donne attache au tendon direct de l'orbiculaire des paupières.

Bord postérieur. — Arrondi, épais, dans sa moitié supérieure, il forme la paroi antérieure de la fosse ptérygo-maxillaire ; dans sa moitié inférieure, il s'articule avec l'apophyse pyramidale du palatin qui le sépare de l'apophyse ptérygoïde.

Bord supérieur. — Ce bord présente d'avant en arrière : 1° le sommet rugueux de l'*apophyse montante;* 2° l'extrémité supérieure de la *gouttière nasale ;* 3° des rugosités qui séparent le plancher de l'orbite de la paroi interne du maxillaire et qui s'articulent en avant avec l'unguis, en arrière avec l'ethmoïde ; 4° tout à fait en arrière, le bord supérieur devient oblique, et s'articule par cette portion oblique avec l'apophyse orbitaire du palatin.

Bord inférieur. — Il est creusé de trous, *alvéoles*, plus larges en arrière qu'en avant, dont le fond présente autant de prolongements creux que les dents correspondantes ont de racines. Un peu au-dessus de la lèvre externe de ce bord, s'attache le muscle buccinateur.

Rapports. — Le maxillaire supérieur est articulé en dedans avec le cornet inférieur et le vomer, en dehors avec l'os malaire, en avant avec les os propres du nez, en arrière avec le palatin, en haut avec l'unguis. Il s'articule encore à sa partie supérieure avec deux os du crâne, le frontal et l'ethmoïde.

Trous, nerfs et vaisseaux du maxillaire supérieur.

A. — *Nerfs et vaisseaux situés à la surface du maxillaire supérieur.*

Sur la face externe : 1° l'artère et la veine alvéolaires en arrière ; 2° le tronc de l'artère et de la veine sous-orbitaires et du nerf maxillaire supérieur en haut.

Sur la face interne : 1° les nerfs palatins, l'artère et la veine palatines supérieures en arrière ; 2° les vaisseaux et les nerfs contenus dans la muqueuse pituitaire qui tapisse cette face : nerfs et vaisseaux sphéno-palatins externes, branche externe du nerf nasal interne, ramifications externes du nerf olfactif, autres petits vaisseaux sans importance venus de l'artère faciale et de la palatine supérieure.

B. — *Nerfs et vaisseaux traversant les trous du maxillaire supérieur.*

1° *Trou et canal sus-orbitaires :* nerf maxillaire supérieur, artère et veine sous-orbitaires ;

2° *Trous dentaires postérieurs :* nerfs dentaires postérieurs, branches de l'artère et de la veine alvéolaires ;

3° *Canal dentaire antérieur :* nerf dentaire antérieur, artériole et veinule, branches des vaisseaux sous-orbitaires ;

4° *Canal palatin antérieur :* nerf, artère et veine sphéno-palatins internes ;

5° Il existe, en outre, plusieurs petits orifices sur les parois du sinus, pour le passage des vaisseaux fournis par les vaisseaux alvéolaires et sous-orbitaires, et de nerfs venus des nerfs dentaires, vaisseaux et nerfs destinés à la muqueuse du sinus.

Dix muscles s'insèrent sur la face externe du maxillaire supérieur.

1° En avant : myrtiforme, transverse du nez, dilatateur des narines, canin, élévateur propre de la lèvre supérieure, élévateur commun de l'aile du nez et de la lèvre supérieure orbiculaire labial; 2° En dehors : buccinateur ; 3° En haut : petit oblique de l'œil, tendon direct de l'orbiculaire des paupières.

Développement. — Sappey décrit cinq points d'ossification pour cet os : les points malaire, orbito-nasal et incisif.

1° Le point *malaire* comprend le sommet de la pyramide malaire jusqu'à la gouttière sous-orbitaire ;

2° Le point *orbito-nasal* embrasse le sinus maxillaire et la partie du plancher de l'orbite située en dedans de la gouttière sous-orbitaire.

3° Le point *palatin* donne naissance à la lèvre interne du bord alvéolaire et aux trois quarts postérieurs de l'apophyse palatine.

4° Le point *nasal* fournit l'apophyse montante, le canal nasal et la portion d'os qui est au-dessus.

5° Le point *incisif* correspond aux alvéoles des incisives, à toute la partie antérieure de la voûte palatine, à l'épine nasale antérieure et inférieure, à la fossette myrtiforme ; il forme l'*os incisif*.

Rambaud et Renault décrivent un sixième point osseux, *sous-vomérien*, qui concourt à former le canal palatin antérieur avec les points palatin et incisif.

Parmi ces points osseux, le plus important à connaître est le point incisif, qui donne naissance à l'os *incisif* ou *intermaxillaire*, os absolument semblable à celui qu'on observe chez les animaux. Chez ces derniers, il reste isolé pendant toute la vie, tandis que chez l'homme il est soudé au reste du maxillaire. Autrefois, on voulait voir là une différence caractéristique entre l'homme et le singe puisque le premier n'offrait pas d'os incisif; mais, il y a près d'un siècle, Gœthe montra que cet os existait très distinctement chez le fœtus et chez l'enfant.

L'os incisif comprend les alvéoles des incisives, la fossette myrtiforme, l'épine nasale antérieure et inférieure, la partie antérieure de la voûte palatine et du plancher des fosses nasales.

Les divers points osseux qui forment le maxillaire se réunissent et sont séparés par des sutures qui disparaissent rapidement. Les deux plus importantes de ces sutures laissent des vestiges qui persistent dans l'enfance, et souvent même chez l'adulte. L'une se voit en arrière du rebord orbitaire, au-dessus du canal sous-orbitaire : elle est formée par la réunion des points malaire et orbito-nasal. L'autre résulte de la réunion du point incisif avec le point nasal et le point palatin. Cette suture se montre surtout à la voûte palatine ; elle s'étend du canal palatin antérieur à l'intervalle qui sépare la canine de la deuxième incisive, et elle se continue souvent sur la face externe de l'os. Les deux os incisifs, ou intermaxillaires, sont donc adossés sur la ligne médiane ; ils supportent les dents incisives, et ils représentent la portion triangulaire de la voûte palatine comprise entre le canal palatin antérieur et la partie externe de la deuxième incisive.

— Le maxillaire supérieur doit être connu du chirurgien dans ses moindres détails ; c'est surtout le sinus maxillaire qui est le siège fréquent de lésions.

1° On y trouve des *abcès ;* ce sont des suppurations qui s'écoulent, librement ou non, par l'orifice du sinus, quand le malade incline sa tête du côté opposé.

2° Des *kystes* s'y montrent fréquemment ; ils sont dus à l'obstruction de l'embouchure d'une glandule de la muqueuse et au développement de cette glandule en forme de tumeur, par suite de l'accumulation du liquide de sécrétion. On y observe aussi des kystes dentaires ; ceux-ci siègent dans l'épaisseur de l'os et sont plus rares.

3° Des *tumeurs fibreuses* s'observent souvent dans le sinus, soit qu'elles s'y développent, soit qu'elles résultent du prolongement d'un polype naso-pharyngien.

4° Des *tumeurs osseuses*, exostoses éburnées, analogues à celles des sinus frontaux, s'y rencontrent également.

5° Le *cancer* des os affecte assez fréquemment le maxillaire supérieur.

6° On y trouve aussi des *tumeurs à myéloplaxes*.

Ne jamais oublier que la paroi supérieure du sinus, qui sépare le sinus de la cavité orbitaire, est extrêmement mince. Les tumeurs liquides ou solides du sinus repoussent cette paroi, en se développant, et chassent l'œil de l'orbite, *exophthalmie ;* ensuite ces tumeurs font saillie du côté de la face, où elles peuvent acquérir un volume considérable.

Il faut se rappeler que les racines de la deuxième grosse molaire atteignent la cavité du sinus, ou en sont très voisines ; on utilise quelquefois ce voisinage pour ouvrir des kystes à travers l'alvéole après avoir extrait la dent.

Le *bec-de-lièvre simple* est une division congénitale des lèvres, presque toujours de la lèvre supérieure. Cette maladie est un arrêt de développement, un défaut de soudure entre les diverses portions de la lèvre. L'arrêt de développement va quelquefois plus loin, et il atteint les os; on a alors le *bec-de-lièvre compliqué*. La plus fréquente des complications consiste en un défaut de réunion de l'os incisif au reste du maxillaire. Lorsque le défaut de soudure frappe les deux os, ces deux os sont poussés en avant avec les incisives, et forment un tubercule osseux plus ou moins saillant.

La *résection partielle* du maxillaire supérieur se fait pour enlever des tumeurs dures du sinus. Lorsque la tumeur se prolonge dans les fosses nasales en arrière, on a recours à la *résection totale* de l'os. Au moment où l'os est arraché, tous les vaisseaux qui l'entourent donnent une vraie pluie de sang, qu'on arrête facilement, parce que tous ces vaisseaux sont peu volumineux.

§ 2. — CORNET INFÉRIEUR

Position. — Placez sa face convexe *en dedans*, son bord convexe épais *en bas*, l'extrémité pointue *en arrière*.

Cet os est formé par une petite lamelle osseuse contournée, articulée avec l'apophyse montante du maxillaire supérieur, l'unguis, l'orifice du sinus maxillaire, l'os palatin et l'ethmoïde.

Face interne. — Convexe, elle regarde la cloison des fosses nasales.

Face externe. — Concave, elle limite en dedans le méat inférieur.

Bord inférieur — Épais, libre, il est situé dans le méat inférieur des fosses nasales.

Bord supérieur. — Il présente aux deux extrémités des rugosités pour l'articulation de l'apophyse montante du maxillaire supérieur et du palatin; la partie antérieure est oblique en bas et en avant, comme la crête de l'apophyse montante avec laquelle elle s'articule; la partie postérieure, articulée avec le palatin, est plus longue et moins oblique. On trouve, à sa partie moyenne, trois apophyses minces : l'une antérieure ascendante, *apophyse nasale* ou *lacrymale*, verticale, petite, qui s'articule avec la partie inférieure de l'unguis et les bords de la gouttière nasale, pour compléter le canal nasal; l'autre postérieure, descendante, plus large, *apophyse auriculaire*, qui se place sur l'orifice du sinus maxillaire, qu'elle concourt à rétrécir. Entre ces deux apophyses, on voit quelques rugosités qui s'articulent avec l'ethmoïde. Plus en arrière, on voit une troisième apophyse, ascendante, variable dans ses dimensions, *apophyse ethmoïdale*. Elle s'articule avec l'apophyse unciforme de l'ethmoïde, qui divise ainsi l'ouverture du sinus maxillaire en deux ouvertures plus petites, l'une antérieure, communiquant avec l'infundibulum de l'ethmoïde, l'autre postérieure, qui s'ouvre tantôt par deux points, tantôt par trois dans le méat moyen des fosses nasales.

L'*extrémité antérieure* est appliquée contre l'apophyse montante; l'*extrémité postérieure*, plus effilée, s'articule avec le palatin.

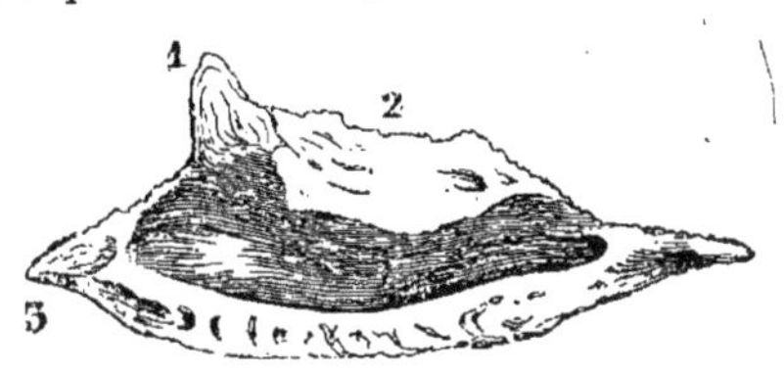

Fig. 101. — Face concave ou externe du cornet inférieur.

1, apophyse nasale ou ascendante. — 2, apophyse auriculaire ou descendante. — 3, extrémité antérieure.

Développement. — Le développement de cet os est très variable. Il se développe par un point d'ossification, qui se montre vers le cinquième mois qui suit la naissance, tantôt par deux points tantôt par trois.

Les articulations de cet os sont peu solides ; il se fracture très fréquemment dans le tamponnement des fosses nasales et dans le cathétérisme de la trompe d'Eustache. Pour arriver à la trompe, la sonde doit être introduite d'avant en arrière dans le méat inférieur, qui se trouve quelquefois très étroit. Ces fractures n'offrent aucun danger, parce que la muqueuse pituitaire, *qui entoure l'os de toutes parts*, excepté à son bord articulaire, maintient en position les parties fracturées.

§ 3. — OS MALAIRE

Position. — Placez *en avant* sa face convexe, *en bas* et *en dedans* la large surface rugueuse triangulaire qu'il présente pour l'articulation du maxillaire supérieur.

Cet os s'articule en bas avec le maxillaire supérieur, en haut avec l'apophyse orbitaire externe du frontal, en arrière avec l'apophyse zygomatique du temporal, en dedans avec la grande aile du sphénoïde.

Plus ou moins proéminent selon les sujets, dont il détermine la saillie de la pommette, cet os présente deux faces, quatre bords et quatre angles.

Face antérieure. — Convexe, lisse, elle donne insertion aux muscles grand et petit zygomatique.

Face postérieure. — Concave, elle fait partie de la fosse temporale et de la fosse zygomatique.

Bord postérieur et inférieur. — Presque horizontal, rugueux, il donne insertion par sa partie postérieure au muscle masséter.

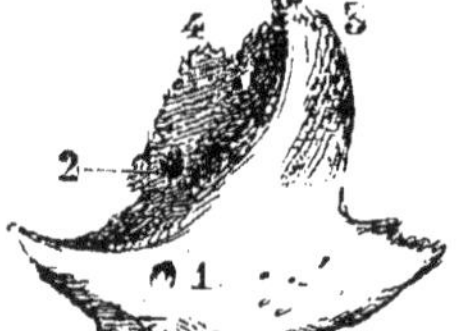

Fig. 102. — Face antérieure de l'os malaire gauche.

1, trou malaire. — 2, orifice orbitaire du trou malaire du côté de l'orbite. — 3, angle supérieur. — 4, apophyse orbitaire.

Bord postérieur et supérieur. — Ce bord est contourné en forme d'S ; il se continue en haut avec la crête qui part de l'apophyse orbitaire externe du frontal, et en bas avec le bord supérieur de l'apophyse zygomatique. L'aponévrose temporale s'insère sur ce bord, qui limite la fosse temporale en bas et en avant.

Bord antérieur et inférieur. — Il s'articule, de même que les deux angles voisins, avec l'apophyse malaire ou sommet de la pyramide que l'on trouve sur le maxillaire supérieur.

Bord antérieur et supérieur ou orbitaire. — Concave, lisse, il concourt à former le rebord orbitaire ; l'apophyse orbitaire est fixée à ce bord.

Apophyse orbitaire. — Cette apophyse se continue avec le bord orbitaire de l'os, dont elle occupe toute la longueur. Elle offre une *face concave*, lisse, qui fait partie de l'orbite et qui offre un orifice par lequel pénètrent les vaisseaux et les nerfs. Sa *face convexe* regarde en dehors, du côté de la face temporale. Son bord libre est rugueux ; il s'articule avec le maxillaire supérieur par sa moitié interne, et avec la grande aile du sphénoïde par sa moitié externe ; entre ces deux moitiés, on voit une petite échancrure qui forme la limite antérieure de la fente sphéno-maxillaire.

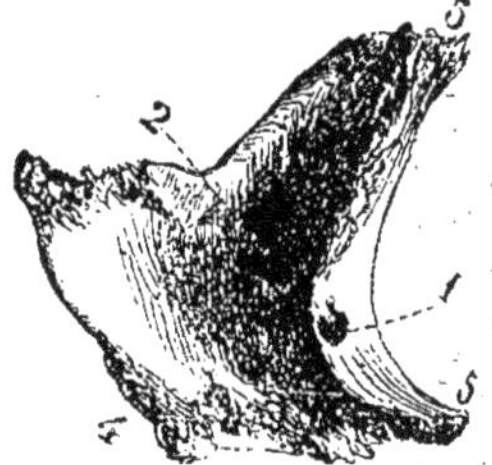

Fig. 103. — Face postérieure de l'os malaire gauche.

1, orifice orbitaire du trou malaire sur l'apophyse orbitaire. — 2, orifice temporal du trou malaire. — 3, angle supérieur. — 4, angle inférieur. — 5, angle antérieur.

L'angle supérieur, allongé, vertical, épais, s'articule avec l'apophyse orbitaire externe du frontal.

L'angle inférieur, presque droit, s'articule avec la tubérosité malaire du maxillaire supérieur ; on y trouve un petit tubercule, *tubercule malaire*.

L'angle antérieur s'articule avec le maxillaire supérieur et concourt à former le rebord orbitaire.

L'angle postérieur, large et mince, taillé en biseau aux dépens de son bord supérieur, s'articule avec le sommet de l'apophyse zygomatique pour former avec elle l'*arcade zygomatique*.

On trouve ordinairement sur l'os malaire un conduit, *conduit malaire*, divisé en trois branches qui s'ouvrent par trois orifices, *trou malaire*, *trou orbitaire*, *trou temporal*, sur les faces cutanée, temporale et orbitaire de l'os. Il est fréquent de ne trouver qu'un ou deux trous ; des nerfs et des vaisseaux les traversent (filet temporo-malaire du maxillaire supérieur, branche artérielle de la sous-orbitaire).

Développement. — Cet os se développe par un seul point osseux qui se montre vers le cinquantième jour de la vie intra-utérine. Quelquefois on trouve deux points d'ossification et parfois trois.

§ 4. — OS UNGUIS OU LACRYMAL

Position. — Placez *en dehors* la face pourvue d'une crête verticale, *en bas* le crochet qui termine cette crête, *en avant* la gouttière qui longe la crête.

L'unguis est une lamelle osseuse, verticale, qui sépare l'orbite des fosses nasales. Il a deux faces et quatre bords.

Face interne. — Parcourue par de nombreux petits sillons, elle concourt à former la paroi externe des fosses nasales. Elle est en rapport avec l'extrémité antérieure des masses latérales de l'ethmoïde. On trouve sur cette face un sillon vertical occupant toute la longueur de l'os, et correspondant à la crête de la face externe.

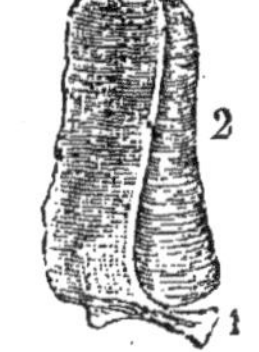

Fig. 104. — Face externe de l'os unguis droit.

On y voit une crête verticale se terminant en bas par un crochet, 1, concourant à limiter l'orifice supérieur du canal nasal. — 2, bord antérieur de l'os.

Face externe. — Elle est pourvue d'une crête tranchante verticale formant la lèvre postérieure de la gouttière lacrymo-nasale, et se terminant en bas par un petit crochet destiné à former une partie de l'orifice supérieur du canal nasal. En arrière de la crête, la face externe plane de l'os concourt à former la paroi interne de l'orbite. En avant, la face externe est creusée en gouttière pour former la gouttière lacrymo-nasale avec l'apophyse montante du maxillaire supérieur ; cette gouttière est recouverte par le sac lacrymal. La crête elle-même donne attache au tendon réfléchi du muscle orbiculaire des paupières.

Bord antérieur. — Il s'articule avec l'apophyse montante du maxillaire supérieur, au fond de la gouttière lacrymo-nasale.

Bord postérieur. — Il s'articule avec l'os planum de l'ethmoïde.

Bord supérieur. — Il s'articule avec le frontal.

Bord inférieur. — Le bord inférieur est divisé en deux parties par la crête de l'unguis : la partie postérieure s'articule avec le maxillaire supérieur, la partie antérieure se prolonge à la face interne du canal nasal pour s'articuler avec l'apophyse lacrymale du cornet inférieur.

Développement. — Il se développe par un seul point à la fin du second mois de la vie intra-utérine.

L'unguis est sujet à des anomalies, à tel point qu'il est difficile de rencontrer deux unguis ayant exactement la même forme. Il manque quelquefois (1 fois sur 150) ; parfois, sa moitié antérieure ou sa moitié postérieure fait défaut. Il est quelquefois percé de trous (unguis fenêtré), et dans des cas rares, son bord antérieur ou son bord postérieur est séparé d'un os voisin par un intervalle membraneux (ungui semi-membraneux). Dans quelques cas, on y a constaté une suture transversale ou verticale, ce qui indique deux points d'ossification distincts. On trouve parfois au pourtour de l'unguis un ou plusieurs petits osselets supplémentaires (Ledouble).

— Lorsque le canal nasal est oblitéré, on peut créer une voie aux larmes en pratiquant un trou sur l'unguis. Les larmes passent alors directement dans les fosses nasales, sans traverser le canal nasal.

§ 5. — OS PROPRE DU NEZ OU OS NASAL

Position. — Placez *en arrière* la face concave, *en haut* l'extrémité la plus épaisse, *en dedans* le bord le plus épais et taillé en biseau aux dépens de la face postérieure.

Os pair, situé en avant et au-dessous des fosses nasales, qu'il concourt à former ; articulé avec le frontal, l'ethmoïde, le maxillaire supérieur et l'os nasal du côté opposé. Il présente deux faces et quatre bords.

Face antérieure. — Concave en haut, convexe en bas, elle donne insertion au muscle pyramidal.

Face postérieure. — Concave, elle fait partie de la voûte des fosses nasales. Elle présente de petits sillons pour les vaisseaux et les nerfs.

Bord supérieur. — Épais, il s'articule avec le frontal.

Bord inférieur. — Mince et tranchant, il s'unit aux cartilages latéraux du nez et présente, à sa partie moyenne, une échancrure dans laquelle passe un filet nerveux du nasal interne.

Bord interne. — Taillé en biseau aux dépens de la table interne, il s'articule avec celui du côté opposé, et en arrière avec la lame perpendiculaire de l'ethmoïde et l'épine nasale du frontal.

Bord externe. — Il s'articule avec l'apophyse montante du maxillaire supérieur ; il est taillé en biseau aux dépens de la face externe.

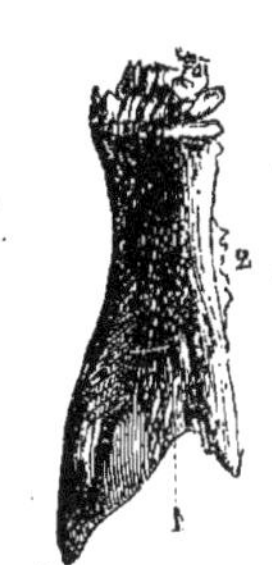

Fig. 105. — Face antérieure de l'os propre du nez.

1, échancrure du bord inférieur pour le passage d'un rameau nerveux. — 2, bord interne.

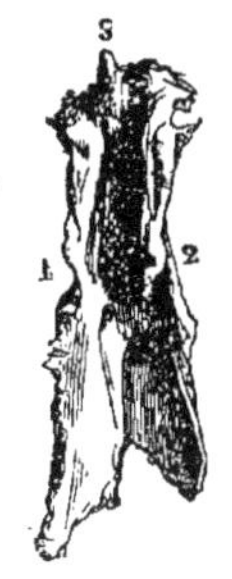

Fig. 106. — Face postérieure du même os.

1, bord externe. — 2, bord interne. — 3, extrémité supérieure.

Développement. — Un seul point osseux se montre à la fin du deuxième mois de la vie intra-utérine pour former cet os.

§ 6. — OS PALATIN

Position. — Placez *en bas* et *en arrière* la grosse apophyse qui réunit les deux portions horizontale et verticale du palatin, et *en dedans* l'angle rentrant formé par la réunion de ces deux portions.

L'os palatin, très irrégulier, est formé de deux parties : l'une petite et horizontale, *os quadratum*, faisant partie de la voûte palatine ; l'autre beaucoup plus grande, verticale, appliquée contre la face interne du maxillaire supérieur et concourant à former la paroi externe des fosses nasales. En se réunissant, ces deux portions forment un angle droit dont l'ouverture regarde les fosses nasales.

La *portion horizontale*, ou os quadratum, carrée, petite, présente deux faces et quatre bords.

Face supérieure. — Concave et lisse, elle fait partie du plancher des fosses nasales.

Face inférieure. — Un peu inégale, elle fait partie de la voûte palatine.

Bord antérieur. — Rugueux, il s'articule avec l'apophyse palatine du maxillaire supérieur, que l'os quadratum continue en arrière, et avec laquelle il présente beaucoup d'analogie.

Bord postérieur. — Mince, concave, il donne insertion à l'aponévrose du voile du palais.

Bord interne. — Rugueux, il s'articule avec celui du côté opposé et forme avec lui, supérieurement, une scissure dans laquelle est reçu le vomer. Ce bord est terminé en arrière par une petite saillie, *épine nasale postérieure*, qui donne insertion au muscle palato-staphylin.

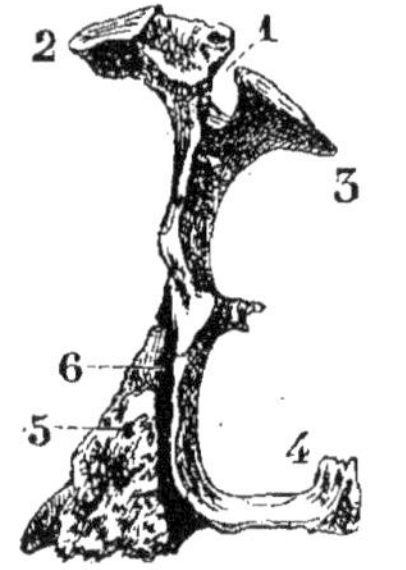

Fig. 107. — Palatin droit vu par devant.

1, échancrure concourant à la formation du trou sphéno-palatin. — 2, apophyse orbitaire ou antérieure. — 3, apophyse sphénoïdale ou postérieure. — 4, portion horizontale. — 5, surface rugueuse sur l'apophyse pyramidale, s'articulant avec le bord postérieur du maxillaire. — 6, gouttière concourant à la formation du canal palatin postérieur.

Bord externe. — Il est confondu avec la portion verticale de l'os.

La *portion verticale* du palatin, mince, présente deux faces et quatre bords.

Face interne. — Sur cette face, on trouve deux crêtes antéro-postérieures qui s'articulent, l'inférieure avec le cornet inférieur, la supérieure avec le cornet moyen, et deux surfaces déprimées qui font partie du méat inférieur et du méat moyen des fosses nasales.

Au niveau de la crête inférieure, on trouve un petit trou qui laisse passer le nerf nasal postérieur, branche des palatins, et une artériole, branche de l'artère palatine supérieure.

Face externe. — Elle s'applique à la face interne du maxillaire supérieur et un peu à celle de l'apophyse ptérygoïde. En passant du maxillaire sur l'apophyse ptérygoïde, elle forme le fond de la fosse ptérygo-maxillaire, qu'elle sépare de la fosse nasale correspondante. Entre cette face et le maxillaire supérieur, il existe un canal, *canal palatin postérieur*, qui descend obliquement de la fosse ptérygo-maxillaire à la voûte palatine, et qui loge les nerfs palatins et les vaisseaux (artère et veine) palatins supérieurs. Ce canal est quelquefois presque entièrement formé par le palatin. On trouve alors sur la face externe de cet os une petite crête osseuse qui regarde dans la fosse ptérygo-maxillaire.

Bord antérieur. — Mince, il est pourvu d'une languette osseuse qui rétrécit l'orifice du sinus maxillaire, et qui se place dans la fissure que l'on trouve à la partie inférieure de cet orifice (articulation par schindylèse des anciens anatomistes).

Bord postérieur. — Ce bord, très mince, s'applique sur la face interne de l'apophyse ptérygoïde.

Bord inférieur. — Confondu avec l'os quadratum, il présente en arrière une apophyse, *apophyse pyramidale*, volumineuse en forme de pyramide triangulaire, dont le sommet se dirige en bas, en arrière et en dehors. La *base* de cette apophyse se confond avec le point de fusion des deux lames horizontale et verticale du palatin, et correspond à l'orifice inférieur du canal palatin postérieur. Le *sommet* correspond au sommet de l'aile externe de l'apophyse ptérygoïde. La *face externe*, rugueuse, est articulée avec la partie postérieure du maxillaire supérieur; la *face postérieure* est creusée de trois gouttières : l'une médiane, lisse, qui fait partie de la fosse ptérygoïdienne qu'elle complète en bas; les deux autres, rugueuses et articulaires, qui s'articulent avec le bord antérieur des deux ailes de l'apophyse ptérygoïde. La *face inférieure*, libre, semble continuer la voûte palatine et comble l'espace triangulaire situé entre le sommet des deux ailes de l'apophyse ptérygoïde et le rebord alvéolaire. Elle présente quelquefois, du côté interne, un ou deux petits trous, *canaux palatins accessoires*, pour les nerfs palatins.

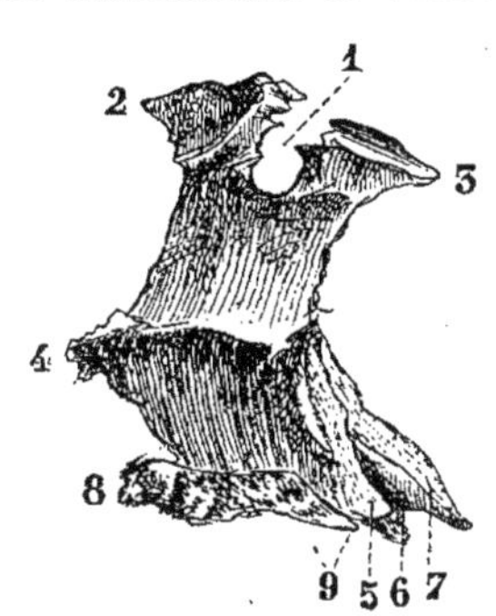

Fig. 108. — Palatin droit vu par sa face interne.

1, trou sphéno-palatin. — 2, apophyse orbitaire. — 3, apophyse sphénoïdale. — 4, apophyse du bord antérieur de l'os concourant à rétrécir l'orifice du sinus maxillaire et située à l'extrémité d'une ligne rugueuse articulée avec le cornet inférieur. — 5, gouttière de la face postérieure de l'apophyse palatine, s'articulant avec l'aile interne de l'apophyse ptérygoïde — 6, gouttière de la face postérieure de l'apophyse palatine concourant à la formation de la fosse ptérygoïdienne. — 7, gouttière de la même apophyse s'articulant avec l'aile externe de l'apophyse ptérygoïde. — 8, portion horizontale du palatin. — 9, épine nasale postérieure.

Bord supérieur. — Il présente, au milieu, une échancrure qui forme, avec le corps du sphénoïde, le *trou sphéno-palatin*, orifice qui sépare la fosse nasale de la fosse ptérygo-maxillaire, et qui est traversé par le nerf et les vaisseaux sphéno-palatins. En avant et en arrière de cette échancrure, on trouve deux apophyses : l'antérieure, *apophyse orbitaire;* la postérieure, *apophyse sphénoïdale*.

L'*apophyse sphénoïdale* se porte en haut, en arrière et en dedans, au-dessous du corps du sphénoïde. Elle présente trois faces : une inférieure ou interne, concave, formant la paroi des fosses nasales; une externe faisant partie de la fosse zygomatique; une supérieure, articulée avec le sphénoïde, et formant, par sa réunion avec cet os, le *conduit ptérygo-palatin*, qui loge le nerf et les vaisseaux ptérygo-palatins.

L'*apophyse orbitaire*, au lieu d'être inclinée en dedans comme la précédente, se porte en dehors et en avant. Elle présente cinq facettes, trois articulaires, deux non articulaires; ces deux dernières sont placées à la partie la plus reculée du plancher de l'orbite : l'une, petite, triangulaire, forme l'angle postérieur de ce plancher; l'autre est placée au fond de la fosse ptérygo-maxillaire. La crête qui les sépare concourt à former la fente sphéno-maxillaire. Des trois facettes articulaires, l'antérieure s'articule avec le maxillaire supérieur; l'interne, plus large, s'articule avec l'ethmoïde; la postérieure, avec le corps du sphénoïde.

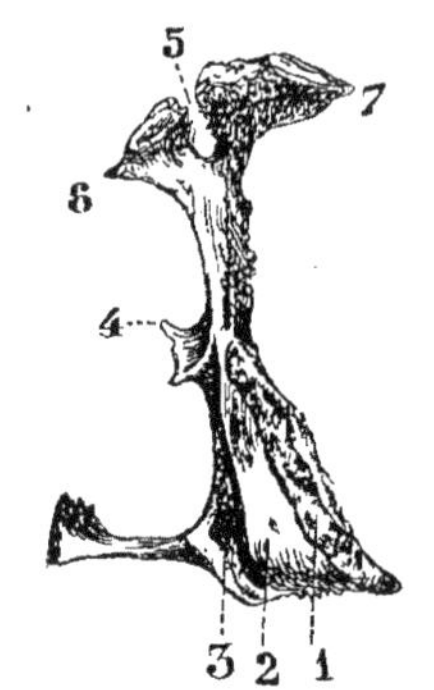

Fig. 109. — Palatin droit vu par derrière.

1, 2, 3, apophyse pyramidale. — 1, gouttière rugueuse pour l'articulation de l'aile externe de l'apophyse ptérygoïde. — 2, gouttière lisse et concave concourant à la formation de la fosse ptérygoïdienne. — 3, gouttière rugueuse pour l'articulation de l'aile interne de l'apophyse ptérygoïde. — 4, crête osseuse pour l'articulation du cornet inférieur. — 5, trou sphéno-palatin (nerf et vaisseaux sphéno-palatins). — 6, apophyse sphénoïdale ou postérieure. — 7, apophyse orbitaire ou antérieure.

Cette apophyse est creusée d'une cavité, *sinus palatin*, qui s'ouvre quelquefois du côté de la face sphénoïdale dans les sinus sphénoïdaux.

Le palatin *s'articule* avec cinq os : le sphénoïde, l'ethmoïde, le maxillaire supérieur, le cornet inférieur et le palatin du côté opposé.

Développement. — Deux points primitifs : un *postérieur* pour l'apophyse pyramidale et la portion de la lame verticale située en arrière de l'échancrure palatine, un *antérieur* pour le reste de l'os. Deux points complémentaires se montrent pour les apophyses orbitaire et sphénoïdale.

§ 7. — VOMER

Position. — Placez le bord le plus épais et le plus court *en haut*, le bord lisse et non articulaire *en arrière*.

Le vomer, formé par une petite lamelle osseuse, constitue la partie postérieure de la cloison des fosses nasales.

Cet os, impair, offre deux faces et quatre bords.

Les **faces** sont recouvertes par la muqueuse pituitaire ; elles sont tantôt verticales, tantôt un peu inclinées.

Le **bord supérieur**, le plus court, épais, est creusé d'une gouttière profonde qui reçoit la crête de la face inférieure du sphénoïde.

Le **bord inférieur,** mince, long, est reçu dans la fissure que forment, par leur réunion, l'apophyse palatine des maxillaires supérieurs et la portion horizontale des palatins.

Le **bord postérieur,** étendu du sphénoïde à la voûte palatine, sépare les deux fosses nasales ; il est revêtu par la muqueuse pituitaire qui unit les deux fosses nasales.

Le **bord antérieur,** le plus long, s'articule en haut avec la lame perpendiculaire de l'ethmoïde, et en bas avec le cartilage de la

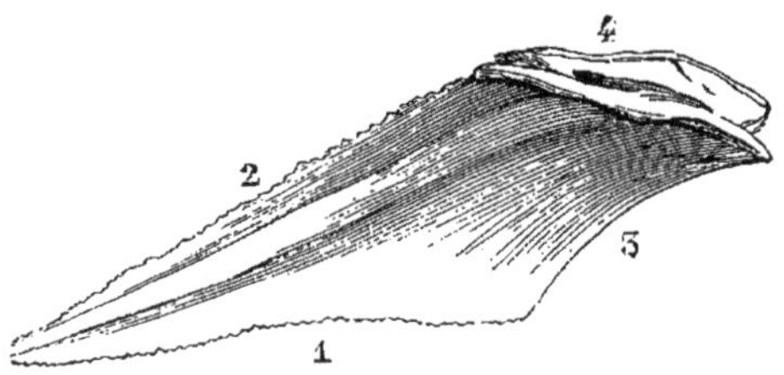

Fig. 110. — Vomer.

1, bord inférieur. — 2, bord antérieur. — 3, bord postérieur. — 4, bord supérieur, présentant une gouttière qui s'articule avec le sphénoïde. On voit par transparence, dans cet os, le canal qui contient à l'état frais le prolongement caudal du cartilage de la cloison du nez.

cloison, qui envoie dans l'épaisseur du vomer un prolongement cartilagineux, *prolongement caudal du cartilage.*

Développement. — Deux points osseux parallèles, de chaque côté du conduit qui contient le cartilage vomérien. Ils apparaissent vers le milieu du deuxième mois de la vie intra-utérine.

§ 8. — MAXILLAIRE INFÉRIEUR

Appelé aussi *mandibule*, le maxillaire inférieur est un os impair, médian, symétrique, articulé avec le temporal, formant à lui seul la mâchoire inférieure. Il présente un corps et deux extrémités.

Le *corps*, courbé en forme de fer à cheval, présente deux faces et deux bords.

Face antérieure. — Convexe, elle présente sur la ligne médiane la *symphyse du menton*, point de soudure des deux moitiés de l'os; de chaque côté de la ligne médiane, et près du bord inférieur, le *tubercule mentonnier,* d'où part une ligne qui se porte obliquement vers l'apophyse coronoïde : c'est la *ligne oblique externe,* qui donne attache au muscle buccinateur. Au-dessus du tubercule mentonnier, de chaque côté de la ligne médiane, on trouve une dépression qui donne attache au muscle de la houppe du menton.

La portion qui est au-dessus de la ligne oblique externe est recouverte par les gencives, et présente le *trou mentonnier*, où passent le nerf mentonnier et les vaisseaux mentonniers, branches du nerf et des vaisseaux dentaires. Au-dessous de la ligne, cette face est légèrement rugueuse pour des insertions musculaires du peaucier du cou. A la partie la plus reculée de cette face, près du masséter, on observe une petite dépression qui est déterminée par la présence de l'artère faciale.

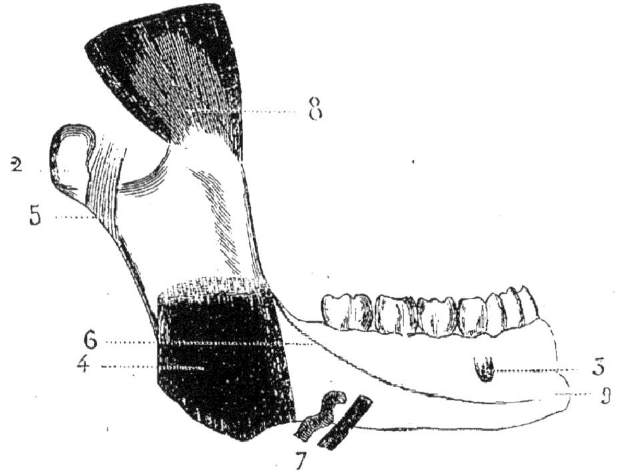

Fig. 111. — Schéma de la face antérieure du maxillaire inférieur.

2, condyle articulaire. — 3, trou mentonnier. — 4, muscle masséter. — 5, ligament latéral externe. — 6, ligne oblique externe. — 7, veine et artère faciales. — 8, temporal. — 9, tubercule mentonnier.

Face postérieure. — Elle présente, sur la ligne médiane et à la partie inférieure, quatre petits tubercules irréguliers, peu distincts quelquefois : ce sont les *apophyses géni*. Les inférieurs donnent insertion aux muscles génio-hyoïdiens et les supérieurs aux muscles génio-glosses. Au-dessous des apophyses géni, on voit naître une ligne, *ligne oblique interne* ou *myloïdienne*, qui se porte aussi vers l'apophyse coronoïde ; elle donne insertion au muscle mylo-hyoïdien. Au-dessus de cette ligne, près de la ligne médiane, il existe une dépression, *fossette sublinguale*, qui loge la glande de même nom. Le reste de la face postérieure de l'os situé au-dessus de la ligne myloïdienne, est recouvert par les gencives. Au-dessous de la ligne, et vers la partie moyenne, il existe une fossette, *fossette sous-maxillaire*, qui loge la glande de même nom. La portion d'os qui se trouve au-dessous de la ligne myloïdienne est aussi en rapport avec les ganglions sous-maxillaires et avec l'artère et la veine sous-mentales.

Bord supérieur ou alvéolaire. — Mince en avant, épais en arrière, il est creusé d'alvéoles analogues à ceux du maxillaire supérieur. Les extrémités de ce bord sont déjetées vers la ligne médiane.

Bord inférieur. — Il est mousse, lisse ; ses extrémités sont déjetées en dehors ; le contraire a lieu au bord supérieur. Ce bord présente près de la ligne médiane une dépression, *fossette digastrique*,

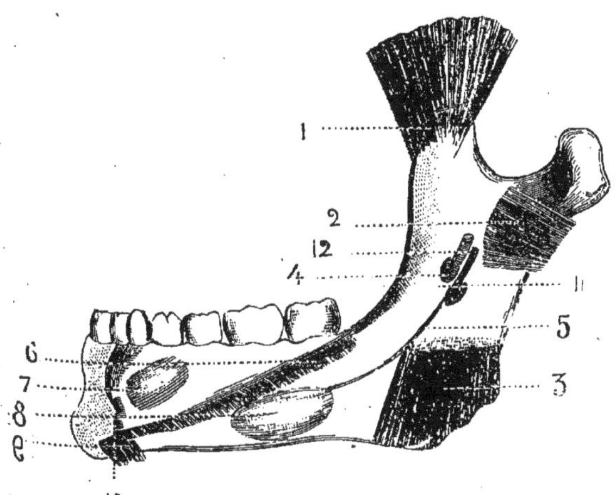

Fig. 112. — Schéma de la face postérieure ou interne du maxillaire inférieur.

1, muscle temporal. — 2, muscle ptérygoïdien externe. — 3, muscle ptérygoïdien interne. — 4, trou dentaire avec l'artère dentaire inférieure et le nerf dentaire inférieur. — 5, nerf myloïdien venu du dentaire — 6, ligne myloïdienne et muscle mylo-hyoïdien. — 7, fossette sublinguale. — 8, fossette sous-maxillaire. — 9, insertion du digastrique dans la fossette digastrique. — 10, apophyse géni avec les muscles génio-glosses et génio-hyoïdiens. — 11, épine de Spix. — 12, artère dentaire inférieure.

pour l'insertion du muscle de même nom. Il est longé en dedans par l'artère et la veine sous-mentales.

Les *extrémités du maxillaire inférieur*, ou *branches*, présentent deux faces, quatre bords et quatre angles.

Face externe. — Elle est plane et rugueuse en bas pour l'insertion du masséter.

Face interne. — Elle présente au milieu un trou, dans lequel pénètrent le nerf et les vaisseaux dentaires inférieurs : c'est l'*orifice du canal dentaire*, d'où part un sillon, *sillon myloïdien*, qui se dirige vers la face postérieure du corps de l'os. Ce sillon loge le nerf myloïdien, branche du dentaire inférieur. Une petite épine borde l'orifice du canal dentaire, c'est l'*épine de Spyx*, à laquelle s'attache le ligament sphéno-maxillaire. Au-dessous du trou, la face interne est rugueuse, pour l'insertion du muscle ptérygoïdien interne.

Bord postérieur ou parotidien. — C'est le plus long des bords; il est arrondi et en rapport avec la glande parotide.

Bord antérieur. — Il constitue la face antérieure de l'apophyse coronoïde ; il est formé par la réunion des deux lignes obliques du corps de l'os.

Bord inférieur. — Il est confondu avec le corps de l'os.

Bord supérieur. — Il est concave : c'est l'*échancrure sigmoïde*, dans laquelle passent le nerf et les vaisseaux massétérins.

Angle supérieur et antérieur. — On l'appelle *apophyse coronoïde.* Cette apophyse a la forme d'une pyramide triangulaire, à sommet supérieur, dont la longueur et la direction sont variables, et dont les trois faces sont formées par les deux faces de la branche de la mâchoire et l'espace qui sépare en avant le prolongement des deux lignes obliques du corps de l'os. Elle donne insertion au muscle temporal.

Angle supérieur et postérieur. — Il présente une tête ou *condyle*, dont le grand axe se dirige obliquement en dedans et un peu en arrière. Déjeté vers la partie interne, légèrement incliné en avant, revêtu de cartilage à la partie antérieure seulement, le condyle s'articule avec la cavité glénoïde du temporal. La partie rétrécie au-dessous du condyle, ou *col*, donne insertion, à sa partie interne, au muscle ptérygoïdien externe, et, à sa partie externe, au ligament latéral externe de l'articulation temporo-maxillaire.

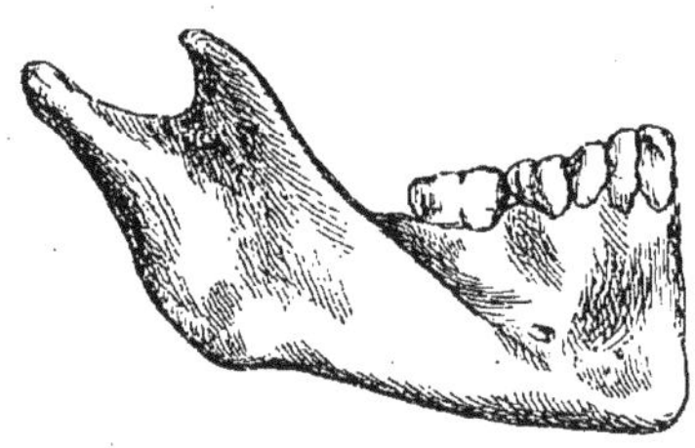

Fig. 113. — Maxillaire inférieur d'enfant. Le trou mentonnier est rapproché du bord inférieur; la branche et le corps de l'os forment un angle obtus.

Angle inférieur et antérieur. — Il est confondu avec le corps de l'os. L'angle formé par leur réunion est l'*angle mandibulaire* des anthropologistes.

Angle inférieur et postérieur ou angle de la mâchoire. — Il est rugueux, et donne insertion en dehors au masséter, en dedans au ptérygoïdien interne, au sommet au ligament stylo-maxillaire. Il est séparé de la peau par une bourse séreuse. Le sommet de cet angle est appelé *gonion* par les anthropologistes.

Conformation intérieure. — Le maxillaire inférieur offre la structure des os courts : il est spongieux au centre, il n'offre pas de canal médullaire ; il est parcouru par un canal, *canal dentaire*. Vers le tiers antérieur du corps de l'os, le canal central se bifurque ; il s'ouvre par une branche à la surface de l'os, où il forme le *trou men-*

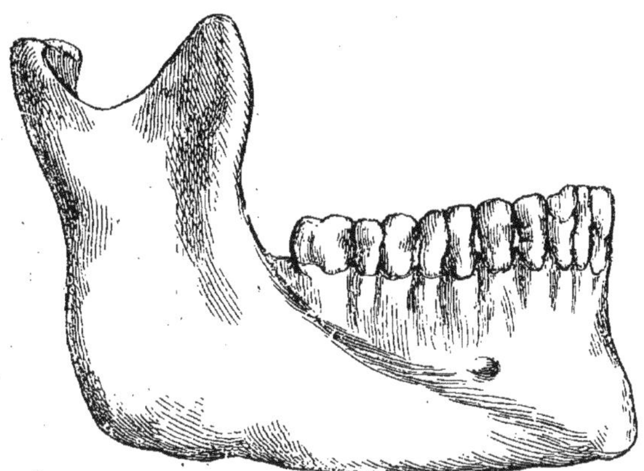

Fig. 114. — Maxillaire inférieur d'adulte. Le trou mentonnier est placé à égale distance des deux bords de l'os. La branche et le corps de la mâchoire forment un angle droit.

tonnier, et par une autre branche, *canal incisif*, il se continue jusqu'à la ligne médiane. Dans toute l'étendue de ce canal, il existe de petits trous qui le font communiquer avec les alvéoles. A l'état frais,

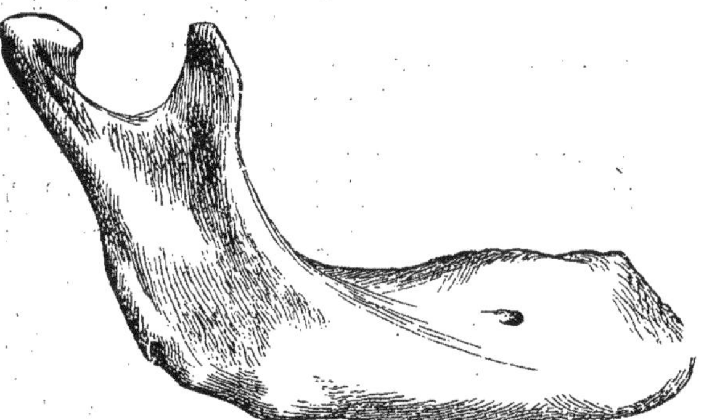

Fig. 115. — Maxillaire inférieur du vieillard. Le trou mentonnier est plus rapproché du bord supérieur. Les alvéoles sont usés ; la branche et le corps de l'os forment un angle obtus.

ce canal renferme l'*artère dentaire inférieure* et le *nerf dentaire inférieur*, qui fournissent dans leur trajet des branches aux racines de chaque dent et se divisent en avant en *artère* et *nerf mentonniers*, *artère* et *nerf incisifs*, qui traversent les canaux de même nom.

La description précédente s'applique au maxillaire de l'adulte : mais chez le fœtus et chez le vieillard, il existe quelques particularités.

1° Chez le fœtus, les dents sont renfermées dans l'épaisseur du rebord alvéolaire, de sorte que ce bord est épais et très développé. Le bord inférieur l'est beaucoup moins, aussi le trou mentonnier est-il placé près du bord inférieur de l'os. L'angle de la mâchoire est plus obtus chez le fœtus (135° à la naissance, 120° chez l'adulte). C'est une erreur de croire que le canal dentaire est double chez le fœtus et l'enfant ; ni le canal dentaire ni les organes qu'il renferme ne diffèrent de ce qu'ils sont chez l'adulte.

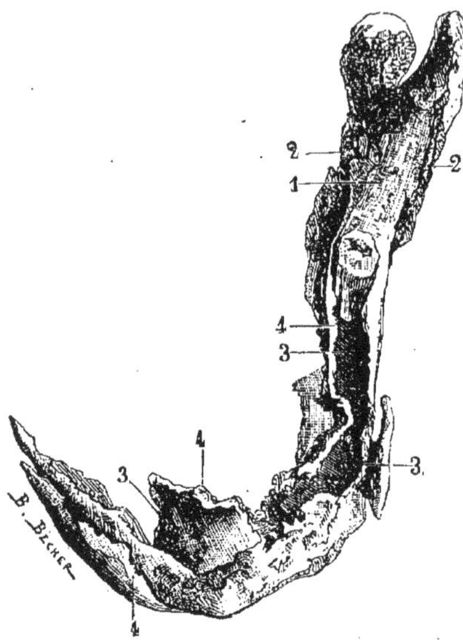

Fig. 116. — Lésions du maxillaire dans un cas de nécrose phosphorée. (Musée Dupuytren).

1, séquestre formé par la branche du maxillaire. — 2, 2, ostéophytes végétantes sur les deux faces de cette branche. — 3, 3, 3, gouttière profonde creusée dans l'épaisseur de l'os par sa destruction. — 4, 4, 4, bords irréguliers et dentelés de cette gouttière.

2° Chez le vieillard, les dents tombent ; le bord alvéolaire s'use, et le trou mentonnier paraît rapproché du bord supérieur ; chez lui, en outre, le canal dentaire se rétrécit, et l'angle formé par le corps de l'os et les branches tend à s'agrandir (125 à 130°).

Le maxillaire inférieur est appelé *ganache* chez le cheval.

Développement. — C'est le premier os du squelette qui s'ossifie. Les points osseux se montrent du trentième au trente-cinquième jour de la vie intra-utérine. Il est d'abord formé par deux moitiés qui se soudent au troisième mois après la naissance. Rambaud et Renault admettent six points osseux dans chaque moitié. Un point primitif, et cinq complémentaires : 1° le *point primitif* forme le bord inférieur de l'os ; les autres sont : 2° un point *incisif*, au niveau des incisives ; 3° un point *mentonnier* qui concourt à l'occlusion du trou mentonnier, 4° un point *condylien* ; 5° un point *coronoïdien* ; 6° l'*épine de Spix*, allant de l'orifice du canal dentaire au point incisif.

Quinze muscles s'insèrent sur le maxillaire inférieur.

1° **Corps** : *face antérieure*, 6 : buccinateur, orbiculaire des lèvres, peaucier du cou, muscle de la houppe du menton, triangulaire des lèvres, carré du menton; *face postérieure*, 4 : génio-hyoïdien, génio-glosse, mylo-hyoïdien, constricteur supérieur du pharynx ; *bord inférieur*, 1 : digastrique.

2° **Branches** : *face externe*, 1 : masséter; *face interne*, 2 : ptérygoïdien interne, ptérygoïdien externe ; *apophyse coronoïde*, 1 : temporal.

Cartilage de Meckel. — Ce cartilage a peu de rapports avec l'ossification du maxillaire inférieur. Meckel le découvrit en 1821, mais il fut bien décrit, en 1837, par Reichert, et en 1878, par Masquelin. C'est un arc de cercle cartilagineux, dont les extrémités correspondent à la partie supérieure de la caisse du tympan. Il se montre, chez l'embryon de cinq semaines, dans la branche maxillaire de l'arc facial.

La partie moyenne du cartilage de Meckel correspond à la place qu'occupera le maxillaire inférieur, auquel il sert de soutien : sur la ligne médiane, il correspond à la partie moyenne du maxillaire et s'ossifie en se confondant avec lui. La partie moyenne, qui suit la courbe du maxillaire, disparaît. De son extrémité externe, ou tympanique, il descend, en dedans de la parotide et des carotides, entre la branche de la mâchoire et le muscle ptérygoïdien interne.

Les *fractures* du maxillaire inférieur peuvent siéger sur tous les points : celles de la symphyse sont rares, celles des parties latérales du corps sont plus fréquentes. Le fragment antérieur se déplace toujours en bas (fig. 117). Les fractures des branches ne s'accompagnent pas de déplacement des fragments osseux, parce que des muscles s'attachent sur le point fracturé.

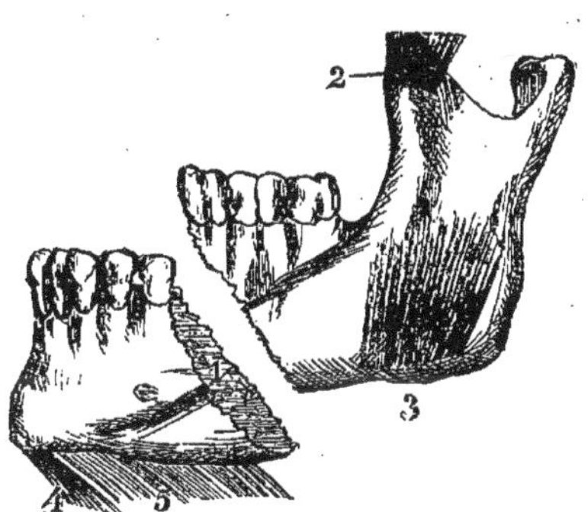

Fig. 117. — Fracture.

1, biseau du fragment antérieur. — 2, apophyse coronoïde. — 3, masséter. — 4, digastrique. — 5, mylo-hyoïdien.

Les ouvriers qui travaillent à la fabrication des allumettes chimiques sont sujets à la nécrose du maxillaire inférieur (nécrose phosphorée) (fig. 116).

Des *kystes* s'observent dans l'épaisseur de cet os ; les kystes dentaires sont les plus fréquents. Les *tumeurs à myéloplaxes* y sont assez fréquentes. On y rencontre aussi le *cancer* des os.

DENTS

Les dents sont des corps durs, blancs, implantés dans les alvéoles des deux os maxillaires.

Division des dents. — Il existe chez l'adulte trente-deux dents, seize sur chaque mâchoire. Celles de la mâchoire supérieure sont exactement représentées par celles de l'inférieure.

Chaque mâchoire présente, en procédant d'avant en arrière, quatre *incisives*, deux à droite et deux à gauche, deux *canines* et dix *molaires*. Parmi les cinq molaires d'un côté, les deux antérieures sont appelées *petites molaires*, tandis que les trois postérieures constituent les *grosses molaires*. On donne le nom de *dent de sagesse* à la dernière grosse molaire de chaque mâchoire ; il en existe quatre.

On compte les dents de la ligne médiane vers les côtés : ainsi l'incisive médiane s'appelle première incisive ; la petite molaire, située immédiatement en arrière de la canine, s'appelle première petite molaire, etc., etc. En résumé, il existe chez l'adulte huit incisives, quatre canines, huit petites molaires et douze grosses molaires, dont quatre dents de sagesse.

Chez l'enfant, jusqu'à l'âge de six ou sept ans environ, il n'existe que vingt dents : incisives, canines, petites molaires ; les grandes molaires font défaut.

Nous verrons plus loin que les anomalies dentaires sont très fréquentes.

Caractères généraux. — Au nombre de trente-deux chez l'adulte, seize à chaque mâchoire, les dents sont formées d'une partie libre dans la cavité buccale, la *couronne ;* d'une partie implantée dans les alvéoles, la *racine*. Une portion rétrécie, le *collet,* sépare la couronne de la racine.

La *couronne*, brillante, recouverte d'émail, est à nu dans la cavité buccale. La portion voisine du collet est recouverte par les gencives, qui exhalent, au niveau de leur bord libre, une matière saline, d'un blanc jaunâtre, qui constitue le *tartre des dents.*

Les couronnes sont régulièrement juxtaposées pour former les *arcades dentaires ;* elles sont séparées les unes des autres par un intervalle triangulaire où séjournent des débris d'aliments. La décomposition de ces aliments, qui rend toujours l'haleine plus ou moins fétide chez les individus qui n'ont pas soin de leur bouche, n'est pas sans influence sur la carie dentaire. N'est-il pas élémentaire d'avoir recours, après chaque repas, à des soins hygiéniques

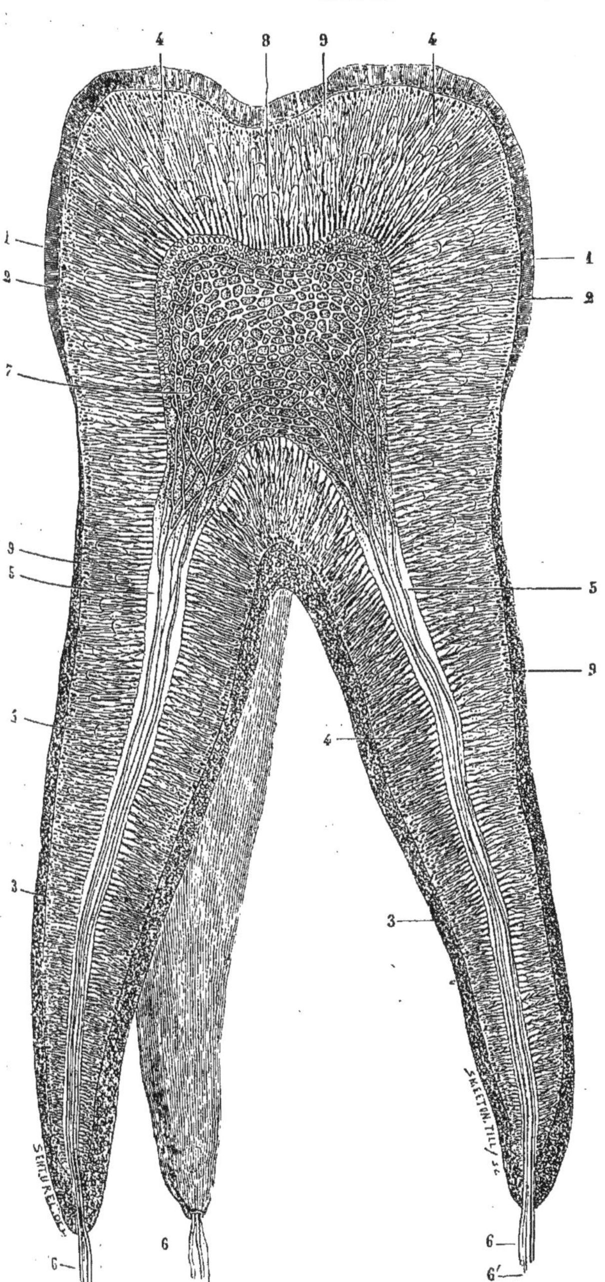

Fig. 118. — Coupe verticale d'une grosse molaire de la mâchoire supérieure (grossie huit fois).

1, 1, cuticule grossie 100 fois. — 2, 2, émail grossi 15 fois. — 3, 3, cément grossi 15 fois. — 4, 4, 4, 4, canalicules dentaires et leurs anastomoses grossis 350 fois. — 5, 5, canaux de la racine portant les vaisseaux et les nerfs à la pulpe dentaire, grossis 8 fois, comme la totalité de la dent. — 6, 6, 6, paquet vasculo-nerveux pénétrant dans les racines. — 6', 6', nerfs dentaires grossis 6 fois. — 7, pulpe et réseau capillaire. — 8, cellules de la dentine, ou cellules de l'ivoire, grossies 50 fois environ. — 9, espaces interglobulaires grossis 20 fois environ.

dits de *propreté*, qui empêchent le séjour des débris d'aliments dans les intervalles dentaires?

L'arcade dentaire inférieure décrit une courbe plus petite que celle de la supérieure, et, dans une bouche normalement conformée, les dents de la mâchoire supérieure, surtout les incisives, débordent en dehors les dents inférieures de 2 à 3 millimètres (1).

Le *collet* des dents correspond au bord alvéolaire; il est enfoui dans la gencive.

La *racine*, enfoncée dans l'alvéole, adhère à ses parois par une membrane fibreuse qui se continue au niveau du bord libre de l'os avec le périoste du maxillaire et la substance des gencives.

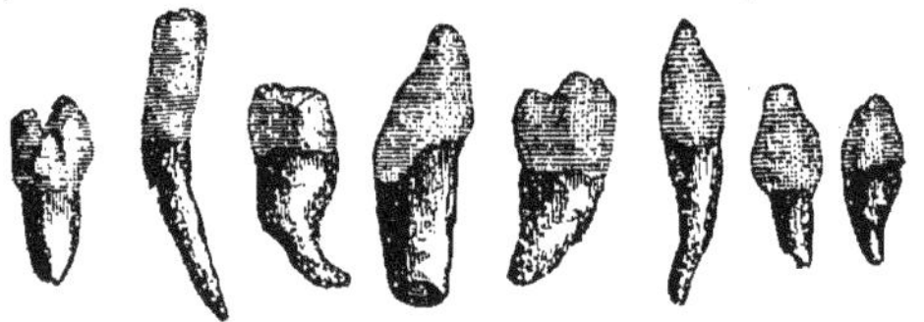

Fig. 119. — Principaux types de forme et de volume de dents surnuméraires (d'après Magitot).

Cette membrane, *périoste alvéolo-dentaire*, forme une seule couche qui s'étend à toute la surface de l'alvéole. Les dents présentent, au sommet de chaque racine, un trou pour le passage des vaisseaux et des nerfs qui vont concourir à la formation de la *pulpe dentaire*.

Caractères particuliers. — Chaque espèce de dents présente des caractères particuliers, et il est très facile de distinguer une incisive, une canine, une petite molaire et une grosse molaire. On peut aller plus loin dans ce diagnostic : il est possible, une dent quelconque étant donnée, de dire à quelle mâchoire elle appartient. Le médecin doit savoir distinguer les dents et, quoique les altérations de ces organes soient de la compétence du *chirurgien dentiste*, il doit au moins en connaître l'état normal et l'état pathologique, afin de pouvoir donner des conseils à ses clients.

1° *Incisives*. — La *couronne* des incisives est étroite; près du collet elle est arrondie. Leur face antérieure est convexe et verti-

(1) La régularité des arcades dentaires est quelquefois altérée par la présence de *dents surnuméraires*, qui se montrent ordinairement à la partie antérieure des arcades. C'est une incisive, et, plus souvent, une *canine*, qui forme la dent surnuméraire. Tantôt elle est située entre les dents naturelles, dont elle produit la déviation ; tantôt elle forme une saillie disgracieuse au-devant des gencives. Dans les deux cas, il faut l'extraire si l'on veut avoir une dentition régulière.

Ces dents surnuméraires sont souvent déformées, comme on le voit dans la figure 111.

cale; leur face postérieure est taillée en biseau, du collet au bord libre de la couronne; les faces latérales s'effilent à mesure qu'on se rapproche du bord libre, et sont séparées des dents voisines par un très petit espace triangulaire, à sommet supérieur; au niveau de ce sommet, la gencive s'élève sous forme de pointe.

Le *collet* est complètement arrondi. La *racine* est unique, conique et aplatie transversalement. De cet aplatissement résultent deux bords; l'antérieur est plus épais que le postérieur.

Les incisives *supérieures* se distinguent des *inférieures* par leur couronne, qui est plus aplatie et plus large, et par leur racine, qui est plus arrondie. Les médianes ont une couronne beaucoup plus large que les latérales.

Les incisives inférieures présentent, de chaque côté de la racine, un sillon longitudinal qui donne à cette racine l'aspect de deux racines réunies. Leur couronne est étroite et allongée. Ce sont les plus petites de toutes les dents.

2° *Canines*. — Les canines, situées de chaque côté des incisives, aux deux mâchoires, présentent des caractères très tranchés. Elles ont une forme plus cylindrique que les autres dents à une seule racine, les seules avec lesquelles on pourrait les confondre. Leur *couronne* est conique, et forme une pointe qui déborde légèrement le bord libre des autres dents. Cette couronne est convexe, arrondie sur la face externe, et même taillée en biseau sur la face interne.

La racine des canines est plus longue que celle des incisives; elle détermine au-devant de l'os une saillie considérable à la mâchoire supérieure, où elle est connue sous le nom de *bosse canine*.

Les canines supérieures se distinguent des inférieures par leur *racine*, qui est beaucoup plus épaisse et plus longue. Cette racine reçoit un rameau nerveux du sous-orbitaire, au moment où celui-ci passe au-dessous du globe oculaire, ce qui explique la douleur excessive qu'on éprouve quelquefois au moment de l'extraction de cette dent, et la dénomination de *dent de l'œil* qu'elle a reçue du vulgaire. Quoique l'extraction de ces dents soit fort douloureuse et quelquefois difficile, on fait preuve d'ignorance en rattachant à cette opération une lésion quelconque du globe oculaire.

Les racines des canines inférieures, plus petites que les autres, présentent un sillon longitudinal plus marqué sur le côté externe.

Les canines supérieures ne correspondent pas aux inférieures. Comme les incisives supérieures sont plus larges que les autres, les canines se trouvent écartées et se placent entre la canine inférieure et la première petite molaire.

3° *Petites molaires* ou *bicuspidées*. — Les petites molaires tiennent le milieu, pour le volume, comme pour la position, entre les canines et les grosses molaires.

Leur *couronne* est surmontée, du côté de la surface triturante, de deux *tubercules* séparés par un sillon antéro-postérieur; le tubercule externe est plus gros que l'interne. Les faces de la couronne en contact avec les dents voisines sont un peu aplaties, tandis que les faces interne et externe sont convexes et arrondies.

Leur *racine* est unique et quelquefois bifide. Lorsqu'elle est unique, elle présente un sillon longitudinal assez marqué. Les supérieures sont plus souvent bifides que les inférieures.

Les petites molaires supérieures se distinguent des inférieures par le plus grand volume des deux tubercules de la surface triturante de la couronne. Il est facile de remarquer aussi, surtout pour la première, que le tubercule externe déborde en dehors la petite molaire inférieure, de telle sorte que la face externe de la couronne des supérieures est beaucoup plus longue que l'interne, ce qu'on n'observe pas pour les inférieures.

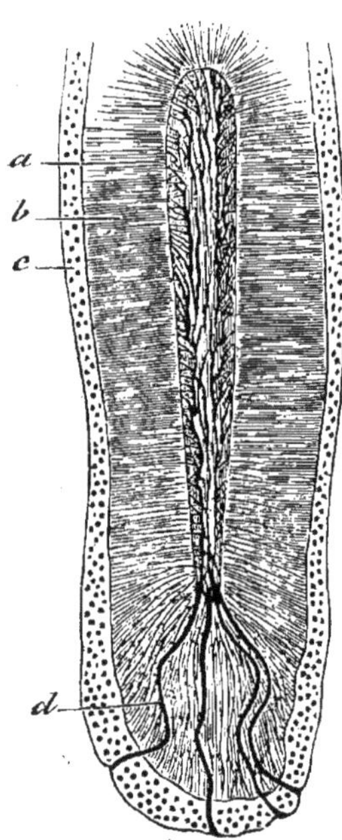

Fig. 120. — Coupe longitudinale d'une racine d'incisive de chat injectée.

a, bulbe dentaire. — *b*, ivoire. — *c*, couche osseuse ou cément. — *d*, vaisseaux sanguins de la racine (d'après Legros et Magitot).

4° *Grosses molaires* ou *multicuspidées*. — Les grosses molaires possèdent une *couronne* très volumineuse, pourvue, du côté de la surface triturante, de trois, quatre et cinq *tubercules* ou *cuspides*, séparés par des sillons.

Leurs *racines* sont toujours multiples, excepté dans quelques cas, pour les dents de sagesse. Il est aisé de distinguer les grosses molaires supérieures des grosses molaires inférieures; il est possible même de reconnaître une première, une seconde et une troisième grosse molaire.

Comment distinguer les grosses molaires supérieures et inférieures ?

Le bord externe de la surface triturante des grosses molaires supérieures est plus saillant que l'interne. Le contraire existe pour les inférieures. On les distingue surtout par les racines. Les racines des inférieures sont presque toujours au nombre de deux. Elles sont très fortes, parallèles, aplaties d'avant en arrière, et disposées de telle sorte que l'une est antérieure et l'autre postérieure. L'antérieure est presque toujours parcourue dans le sens de sa longueur par un sillon longitudinal qui lui donne l'aspect de deux racines soudées.

Les racines des grosses molaires supérieures sont au nombre de trois; on en trouve quelquefois quatre, et même cinq. Le plus souvent elles divergent. L'interne se dirige en dedans et les deux autres en dehors. Elles sont moins longues et moins fortes que celles des inférieures. Comment distinguer chacune des grosses molaires?

La *première grosse molaire* de la mâchoire supérieure présente la couronne la plus large et la plus volumineuse. Elle a ordinairement quatre tubercules ou cuspides, séparés par un sillon en croix. Elle présente, à sa face interne, un sillon vertical qui sépare les deux tubercules internes et qui se prolonge sur le collet, ce qu'on n'observe que très rarement sur les autres. Les racines sont plus longues, plus grosses et plus divergentes.

La *deuxième grosse molaire supérieure* ne présente que trois tubercules. Les racines sont moins divergentes que celles de la première, et conséquemment le collet est moins rétréci : aussi son extraction est-elle plus facile que celle de la première.

La *troisième grosse molaire supérieure*, ou *dent de sagesse*, est irrégulière; la face triturante de la couronne est quelquefois mamelonnée et comme plissée. Souvent on y trouve trois tubercules. Les racines sont parfois soudées; elles sont plus courtes, et présentent, sur leurs faces, des sillons qui indiquent les vestiges des trois racines.

Les trois grosses molaires de la mâchoire inférieure présentent entre elles des différences analogues à celles des grosses molaires de la mâchoire supérieure.

On dit qu'une dent est *barrée* lorsqu'une ou deux racines se recourbent en crochet et embrassent une portion plus ou moins considérable de substance osseuse. L'extraction d'une dent barrée ne peut être pratiquée qu'à la condition de rompre la racine crochue ou de fracturer une partie du maxillaire.

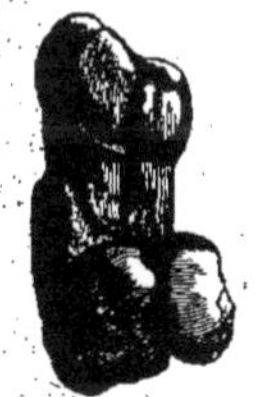

Fig. 121.

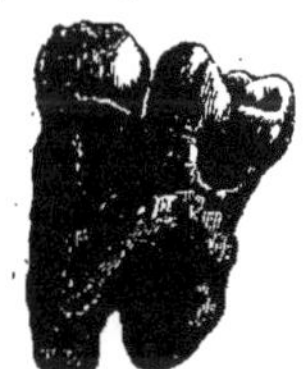

Fig. 122.

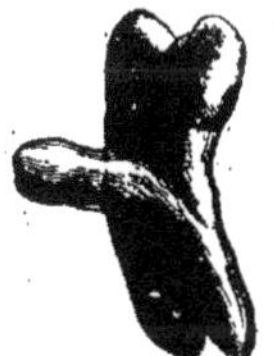

Fig. 123.

Exemples d'anomalies de disposition des dents par réunion ou soudure deux à deux (d'après Magitot).

On observe parfois la *soudure* de dents, ce qui apporte un grand obstacle à l'extraction de ces organes. En voici trois exemples (fig. 121, 122, 123).

Structure des dents.

Les dents sont formées d'une partie dure et d'une partie molle. La partie dure, la seule que l'on trouve sur les dents desséchées, est constituée par la réunion de l'*ivoire*, de l'*émail* et du *cément*. La partie molle, qu'on appelle *pulpe* ou *bulbe dentaire*, remplit la cavité de la dent.

1° Ivoire ou dentine. — Après l'émail, l'ivoire est la partie la plus dure de la dent. Il représente une masse dure, creusée, au centre d'une cavité qui contient la pulpe dentaire et qui s'ouvre à l'extérieur, au sommet de la racine ou des racines. Dans les défenses de l'éléphant, l'ivoire peut atteindre une longueur de plusieurs mètres. L'ivoire n'est pas visible à l'extérieur, il est caché par le cément et par l'émail. Les lamelles minces d'ivoire frais paraissent transparentes; elles sont blanches, nacrées, lorsqu'elles sont prises sur une dent sèche.

Chimiquement, les dents se rapprochent des os; elles sont une combinaison intime de substances organique et inorganique. On peut en faire une simple analyse, comme on le fait pour les os, en séparant les deux substances. La *calcination* et les *alcalis caustiques* détruisent la partie organique et ne laissent que les sels, qui conservent la forme de la dent. Par leur séjour dans l'acide chlorhydrique, les dents perdent les sels; il reste la partie organique, *cartilage dentaire* ou *osséine*, qui conserve aussi la forme de la dent et se transforme en gélatine par l'ébullition. L'osséine est incrustée de sels calcaires; 75 : 100 de sels pour 25 d'osséine.

Les coupes les plus variées de l'ivoire montrent au microscope une substance fondamentale, au milieu de laquelle sont creusées une foule de petits canaux ramifiés décrits sous le nom de *canalicules dentaires*.

a. *Substance fondamentale.* — Cette substance est homogène; elle n'offre ni fibres ni cellules. Son apparence fibreuse, sur une dent dépouillée de ses sels, est due à la direction des canalicules dentaires. Nous avons, du reste, le même phénomène dans les os, qu'on croyait fibreux autrefois, à cause des stries que les canaux de Havers déterminent à leur surface.

b. *Canalicules dentaires.* — On donne ce nom à des canaux microscopiques qui remplissent la substance fondamentale de l'ivoire. Ces canaux, découverts en 1673 par Leeuwenhoek, partent tous de la surface de la cavité dentaire, qui est criblée d'une infinité de petits pertuis, et ils se dirigent, en s'irradiant, vers la surface de la dent.

Ces canalicules n'ont pas une *direction* rectiligne; selon Retzius, ils décrivent trois courbes principales dans leur trajet et une série de petites courbes, de sinuosités, qui ressemblent à des dentelures. La plus grande partie des canalicules serait disposée en spirales, selon Welcker.

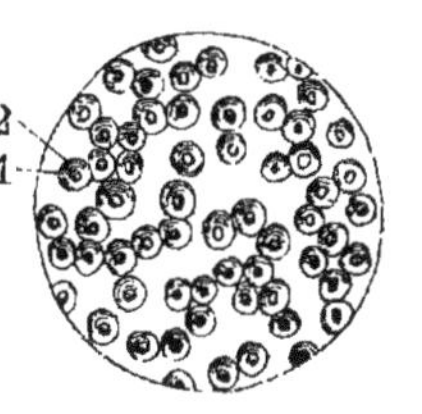

Fig. 124. — Coupe transversale des canalicules dentaires (d'après Kolliker).

1, lumière du canalicule. — 2, sa paroi (gros., 450 diamètres).

Leur *calibre* est sensiblement le même partout, ils s'amincissent seulement vers le point de terminaison ; leur diamètre varie depuis 1 μ jusqu'à 2 μ et même 4 μ 5 à la racine. Ils sont séparés les uns des autres par des intervalles de 5 μ.

Le *nombre* des canalicules est considérable ; en quelques points, ils arrivent presque au contact.

Leur *origine* se fait à la surface de la cavité dentaire par une ouverture arrondie; leur *terminaison* n'est pas aussi simple : ils se ramifient et s'anastomosent entre eux un grand nombre de fois (fig. 125). Arrivés à la périphérie de la dentine, les uns se terminent en s'anastomosant en anse avec des canalicules voisins; d'autres se terminent à la surface externe de l'ivoire; les autres enfin s'avancent jusque dans les portions les plus profondes de l'émail, ou bien ils s'anastomosent avec les ostéoplastes du cément.

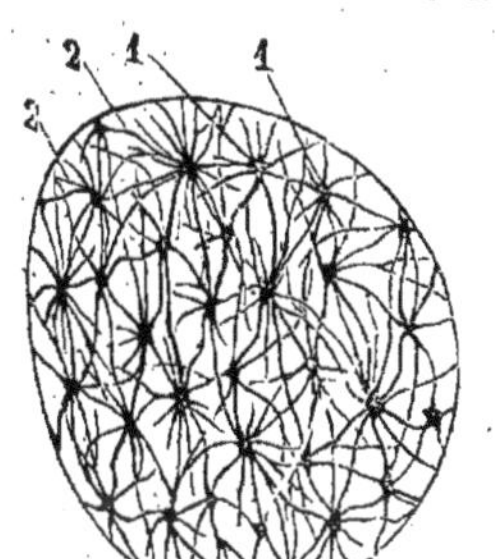

Fig. 125. — Anastomoses des canalicules dentaires de la racine d'une dent (d'après Kölliker).

1, 1, canalicules. — 2, 2, branches anastomotiques (grosseur, 350 diamètres).

Leur *aspect* varie suivant la coupe et le mode d'éclairage. Sur des dents fraîches, les canalicules sont remplis par une substance transparente, décrite par Tomes sous le nom de *fibres de la dentine*. On les appelle aujourd'hui *fibres de Tomes*. Sur des coupes perpendiculaires à la direction des canalicules, ceux-ci, étant divisés, se montrent sous forme de trous entourés par un anneau étroit, un peu jaunâtre, qui indique la *paroi du canalicule*. Cette paroi est considérée comme une couche spéciale calcifiée; elle est isolable par l'acide chlorhydrique (fig. 124).

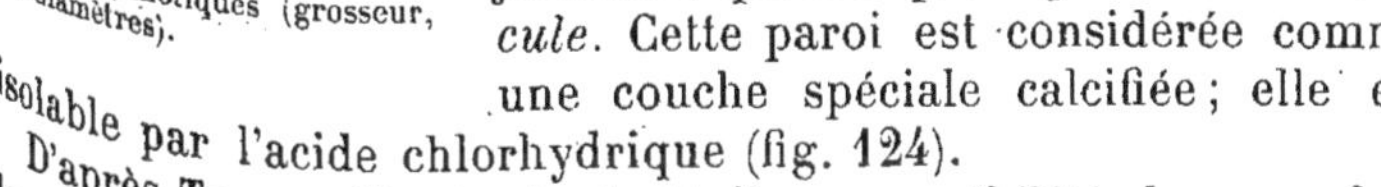

D'après Tomes, l'ivoire jouirait d'une *sensibilité* plus grande à la surface que dans les parties profondes. Il attribue cette sensibilité aux *fibres de la dentine* (1) qui parcourent les canalicules den-

(1) Robin et Magitot croyaient que les canalicules étaient remplis de liquide et ils n'admettaient pas, par conséquent, les fibres de Tomes.

taires et qui s'unissent aux cellules superficielles, ou *odontoblastes*, de la pulpe dentaire.

Telle est la structure de l'ivoire ou dentine, à part quelques détails peu importants, tels que les suivants. Quelquefois, on rencontre les *lignes de contour d'Owen* : ce sont des lignes concentriques dont la présence est due au mode de développement de l'ivoire, qui se dépose couche par couche de l'extérieur vers l'intérieur. On trouve, au-dessous de l'émail, les *espaces inter-globulaires* de Czermak, 1850, espaces anfractueux et irréguliers, limités par des saillies de l'ivoire, saillies accidentelles, arrondies, situées à l'extrémité externe des canalicules. Ces espaces ne sont pas vides; ils sont remplis d'une substance molle qui représente le cartilage dentaire, et qui est traversée par les canalicules dentaires qu'elle n'interrompt pas.

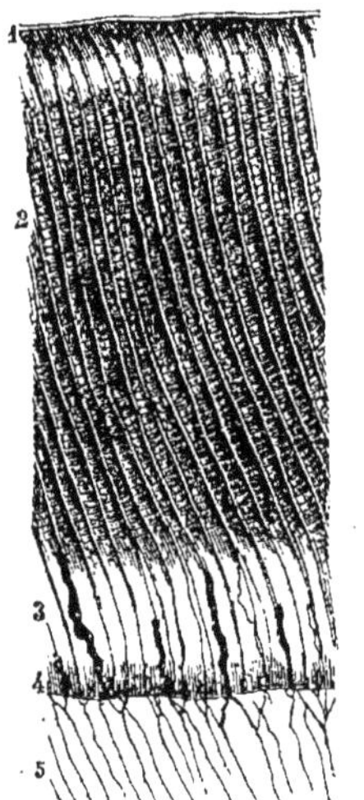

Fig. 126. — Coupe de l'émail (d'après Kölliker).

1, cuticule, ancienne membrane préformative. — 2, fibres de l'émail. — 3, fentes entre les fibres de l'émail, près de l'ivoire. — 4, limite entre l'émail et l'ivoire. — 5, canalicules de l'ivoire communiquant avec les fentes de l'émail (gros. 350).

2° **Émail**. — L'émail est la plus dure des substances qui composent la dent : les instruments tranchants ne l'attaquent pas. Il forme sur la couronne une couche dont la partie la plus épaisse correspond à la surface triturante de la couronne, tandis que la partie la plus mince répond au collet. Il est composé de fibres prismatiques, implantées, pour ainsi dire, à la surface de l'ivoire, : ce sont les *fibres* ou *prismes de l'émail*. Une mince membrane revêt l'émail : c'est la *cuticule de l'émail*.

a. *Cuticule de l'émail*. — C'est une *membrane amorphe*, de 1 μ à 1 μ 5 d'épaisseur. Découverte en 1831 par Nasmyth, elle est à peu près inattaquable par les réactifs, et forme une excellente membrane de protection pour l'émail; ni l'eau bouillante, ni l'éther, ni les alcalis caustiques, ni les acides concentrés ne l'altèrent. Elle est tellement adhérente aux extrémités des fibres de l'émail, qu'elle ne peut en être séparée que par le moyen de l'acide chlorhydrique, comme Erdl l'a démontré le premier. On voit souvent alors, à sa face interne, de petites dépressions qui représentent le moule des extrémités des fibres de l'émail.

b. *Fibres de l'émail*. — Les *fibres*, ou *prismes de l'émail*, ou *prismes adamantins*, sont dirigées perpendiculairement à la surface de l'ivoire; l'extrémité profonde, ou *interne*, est en rapport avec la surface de l'ivoire ; l'extrémité superficielle, ou *externe*, avec la cuticule de l'émail. Leur direction est à peu près celle des canalicules de l'ivoire. Il n'y a dans l'émail aucune autre substance que les fibres. Ces fibres sont des prismes à cinq ou six pans, de 3 à 5 μ de largeur, à surface un peu irrégulière. Elles sont un peu variqueuses, ce qui donne à leur surface un aspect strié qu'on peut comparer, de loin, à l'aspect strié des fibres musculaires. Ces stries sont faciles à voir lorsqu'on soumet les fibres à l'action de l'acide chlorhydrique, qui finit par les effacer si son action se prolonge. Les fibres de l'émail sont très adhérentes entre elles ; elles sont parallèles. Entre les fibres, on rencontre, vers la surface extérieure de l'émail, de petits espaces en forme de fentes ; ces espaces, qui sont vides, ont la direction des fibres de l'émail. Du côté de l'ivoire, on trouve, quelquefois aussi, entre les fibres de l'émail, des espaces qui prolongent les canalicules de l'ivoire ; ils ont la même direction et contiennent des *prolongements de fibres de dentine* (Tomes, Kölliker).

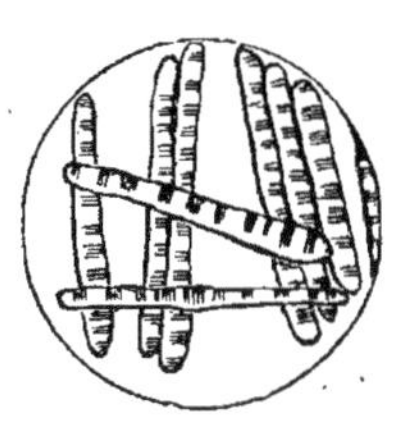

Fig. 127. — Fibres de l'émail vues à un grossissement de 350 diamètres (d'après Kölliker).

L'émail d'une dent en développement se laisse couper par le bistouri ; on peut en séparer les fibres ; mais, sur une dent aldulte, on ne peut étudier les fibres que de face ou de profil.

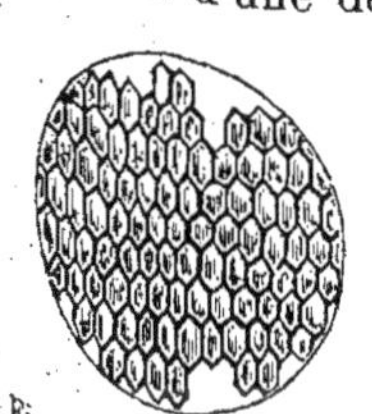

Fig. 128. — Extrémités juxtaposées des fibres de l'émail, telles qu'on les trouve à la surface des dents (grossissement, 450 diamètres).

Lorsqu'on fait une coupe de l'émail, il est rare que l'aspect des fibres soit régulier ; la même coupe montre des fibres dans toute leur longueur, des fibres coupées, etc. : cela tient à la grande variété dans la direction de ces fibres. Elles forment des couches qui n'affectent pas la même direction et qui se croisent sous des angles variés. L'extrémité profonde des fibres de l'émail ne s'arrête pas au même niveau pour toutes les fibres ; quelques-unes s'enfoncent à une certaine distance, ce qui donne à la surface de l'ivoire un aspect rugueux.

Pour expliquer la plus grande étendue de la surface extérieure de l'émail, les fibres ayant partout la même largeur, les auteurs ont admis l'existence de fibres minces, plus courtes que les autres, et remplissant leurs intervalles à la manière de petits coins enfoncés de l'extérieur vers l'intérieur.

L'émail renferme 96 p. 100 de sels calcaires.

3° Cément. — Le cément, ou *cortical osseux*, est une mince couche osseuse qui recouvre la racine des dents. Le cément commence au niveau du bord de l'émail, sur le collet. Il recouvre une courte étendue du bord de l'émail. Très mince à son origine, cette

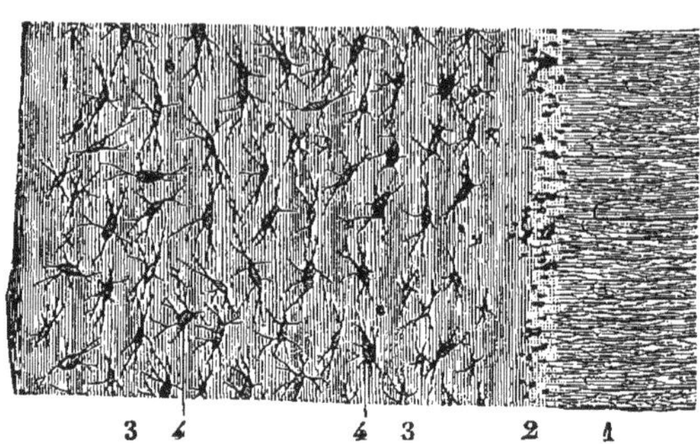

Fig. 129. — Coupe à travers le cément et l'ivoire de la racine d'une grosse molaire, chez l'homme (Robin et Magitot).

1, terminaison des canalicules dentaires au voisinage du cément. — 2, couche des petits espaces interglobulaires. — 3, 3, substance fondamentale striée du cément. — 4, 4, ostéoplastes ou corpuscules, osseux disposés irrégulièrement (grossissement, 350).

couche augmente d'épaisseur en se rapprochant du sommet de la racine de la dent, où elle forme à elle seule l'extrémité du canal dont est creusée la racine. Le cément n'est pas très dur; il est intimement uni à l'ivoire, et souvent il est difficile de voir leur point de contact; il est en rapport avec le périoste alvéolo-dentaire par sa surface externe.

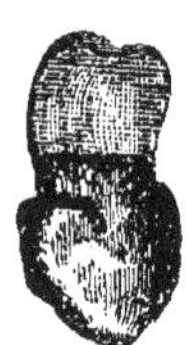

Fig. 130. — Exostose en nappe du cément, chez l'homme (d'après Magitot).

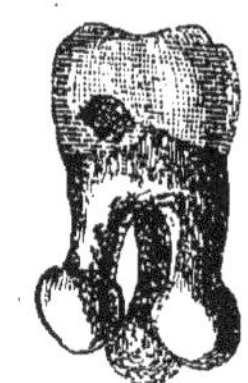

Fig. 131. — Exostoses multiples au sommet des racines d'une molaire, chez l'homme (d'après Magitot).

On y rencontre rarement des *canaux de Havers*, mais toujours des *ostéoplastes*, de forme et de direction variées. Les ostéoplastes n'existent pas dans le voisinage du collet, mais ils sont très nombreux et quelquefois superposés vers le sommet de la racine de la dent. Comme dans le tissu osseux, les canalicules des ostéoplastes s'anastomosent entre eux et communiquent aussi, par quelques-uns de leurs prolongements, avec les canalicules dentaires.

Chez les sujets âgés, le cément est plus épais; il possède quelques canaux de Havers irréguliers et des fibres de Sharpey.

Le cément peut être affecté de carie et de nécrose, à la suite de périostite alvéolo-dentaire intense. Il peut aussi, comme le tissu osseux, être le siège de tumeurs osseuses, ou *exostoses*. Les figures 130 et 131 en sont deux exemples.

4° Pulpe dentaire. — La *pulpe*, ou *bulbe dentaire*, est la matière molle qui remplit la cavité de la dent, depuis l'ouverture du sommet de la racine jusqu'au centre de la couronne. Cette matière est très adhérente à la face interne de l'ivoire.

Le *tissu de la pulpe* est une substance conjonctive délicate,

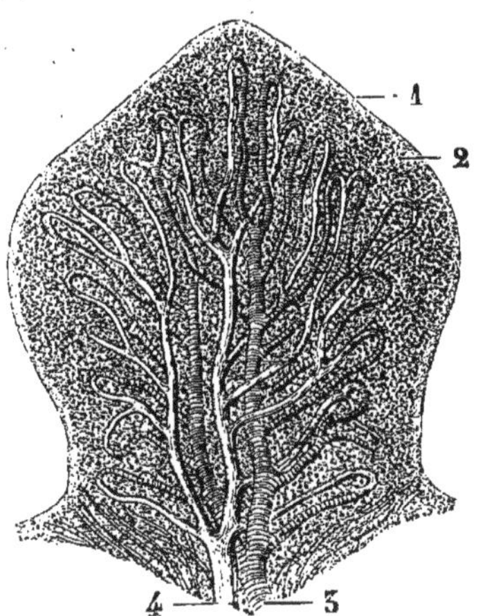

Fig. 132. — Système vasculaire du bulbe d'une canine de seconde dentition, chez un nouveau-né de quinze jours, avant l'époque d'apparition de la dentine, d'après Robin et Magitot.

1, membrane préformative. — 2, substance fondamentale du bulbe. — 3, artère. — 4, veine (grossissement, 40).

presque fibrillaire, avec beaucoup de corpuscules de tissu conjonctif, et dépourvue de fibres élastiques. C'est dans cette substance que se ramifient les vaisseaux et les nerfs. Des cellules superficielles forment une couche très régulière à la surface du germe. Elles sont dirigées perpendiculairement. Ce sont les *odontoblastes* qui ont formé l'ivoire. Plus profondément, elles sont disposées avec moins de régularité, et les plus profondes, devenues arrondies, sont disséminées sans ordre dans la pulpe.

On a vu des tumeurs de la pulpe dentaire dans des dents cariées. La figure 133 en est un exemple.

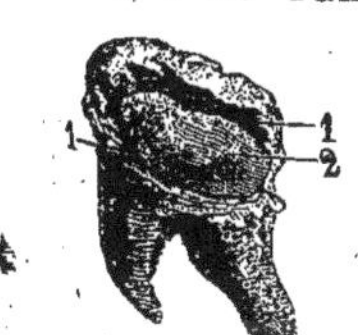

Fig. 133. — Tumeur de la pulpe dentaire, d'après Magitot.

1, tumeur. — 2, bord de la carie. — 3, sillon séparant l'ivoire et la tumeur.

5° Périoste alvéolo-dentaire. — On donne ce nom à une membrane fibro-vasculaire qui unit la racine de la dent, autrement dit le cément, à la substance osseuse du maxillaire. Elle se continue avec le périoste du maxillaire et elle reçoit un grand nombre de vaisseaux qui passent par les trous dont est criblée la surface de l'alvéole. C'est de cette membrane, déchirée, et de l'arrachement des vaisseaux qui pénètrent dans les racines des dents, que provient l'hémorragie qui suit l'extraction de la dent. Un grand nombre des faisceaux conjonctifs du périoste alvéolo-dentaire pénètrent dans le cément sous la forme de fibres de Sharpey (voy. *Périoste*).

La *périostite alvéolo-dentaire* est très commune ; elle se montre très souvent sur les dents malades, cariées. Elle consiste en une vascularisation abondante avec épaississement du périoste. La dent est, en partie, chassée de son alvéole, la mastication est impossible et la pression sur la dent très douloureuse. Il semble au malade que sa dent est trop longue.

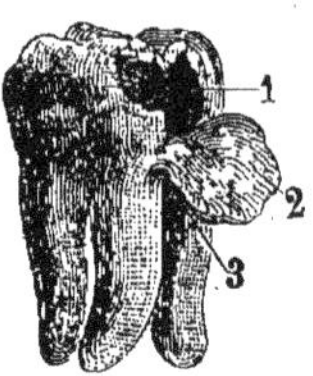

Fig. 134. — Polype du périoste dentaire développé au collet d'une grosse molaire cariée (d'après Magitot).

1, la carie. — 2, le polype. — 3, son pédicule.

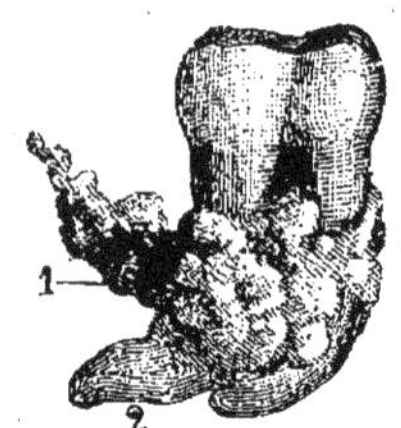

Fig. 135. — Tumeur du périoste dentaire développée sur les racines d'une molaire dépourvue entièrement de carie ou d'autre lésion (d'après Magitot).

Le périoste alvéolo-dentaire peut être le siège de *tumeurs*. La figure 134 montre un polype du périoste dentaire, et la figure 135 une tumeur fibreuse.

6° Vaisseaux des dents. — C'est dans la pulpe dentaire que viennent se ramifier les vaisseaux et les nerfs. Les *artères* sont nombreuses ; elles pénètrent par l'orifice du sommet de la racine, et forment, dans l'épaisseur de la pulpe dentaire, un *réseau capillaire* dont les vaisseaux se recourbent en forme d'anses au voisinage de la surface de la pulpe (fig. 132). Les *veines* sortent par le même orifice du sommet de la racine et se jettent dans les veines dentaires.

Les *artères* des dents de la mâchoire inférieure viennent de la *dentaire inférieure*, branche de la maxillaire inférieure. Cette artère pénètre dans le canal dentaire, qu'elle parcourt jusqu'au niveau du trou mentonnier, où elle fournit l'artère mentonnière qui sort par le *trou mentonnier*, et un rameau qui se rend à la canine et aux incisives. Dans son trajet, elle abandonne un rameau pour chaque racine dentaire, rameau qui pénètre dans l'orifice de la racine pour concourir à la formation de la pulpe. Les veines des dents de la mâchoire inférieure suivent le trajet des artères (fig. 136).

Les dents de la mâchoire supérieure reçoivent leurs artères de l'*alvéolaire* et de la *sous-orbitaire*. L'alvéolaire pénètre dans l'épaisseur du maxillaire supérieur par de petits trous qui laissent aussi passer les nerfs dentaires; ses branches cheminent

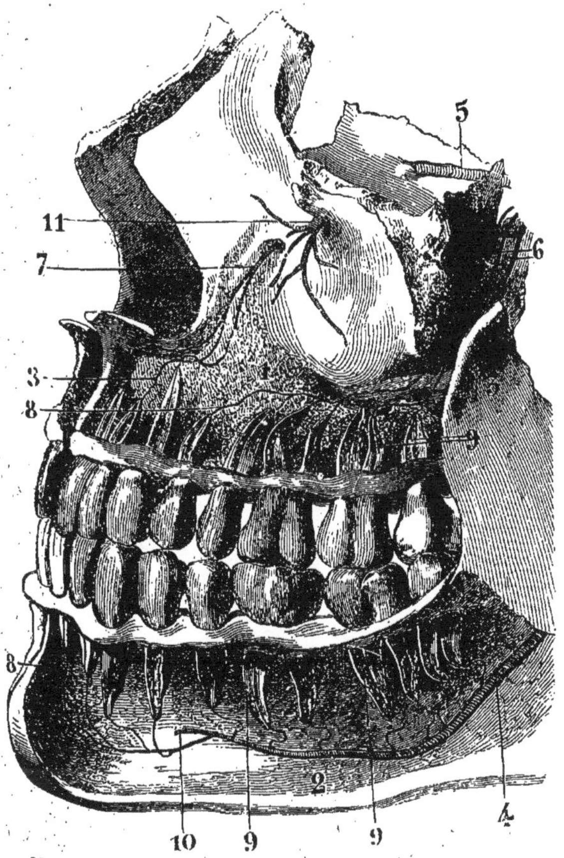

Fig. 136. — Vaisseaux des dents du côté gauche (adulte) ; l'écorce osseuse du maxillaire a été enlevée, pour laisser voir la terminaison des vaisseaux et les racines des dents.

1, surface grenue du maxillaire supérieur résultant de la décortication de l'os. — 2, surface grenue du maxillaire inférieur. — 3, apophyse coronoïde du maxillaire inférieur. — 4, artère dentaire inférieure. — 5, artère sous-orbitaire. — 6, rameaux de l'artère alvéolaire se rendant aux molaires et passant par les mêmes trous que les nerfs dentaires postérieurs. — 7, rameau de l'artère sous-orbitaire situé dans le canal du nerf dentaire antérieur (creusé dans la paroi antérieure du sinus maxillaire), et se rendant à la canine et aux incisives. — 8, 8, 8, terminaison des artères dans la racine des dents. — 9, 9, 9, les racines dentaires sont divisées par la moitié pour montrer la cavité dentaire et le vaisseau qui y est contenu. — 10, rameau mentonnier coupé. — 11, terminaison de l'artère sous-orbitaire.

dans l'épaisseur de l'os et se rendent aux racines des grosses et des petites molaires. L'artère sous-orbitaire fournit à la canine et aux incisives supérieures une branche qui descend dans un petit canal osseux situé dans la paroi antérieure du sinus maxillaire, canal qui prend son origine dans le canal sous-orbitaire, et dont on ne peut voir le trajet qu'après avoir enlevé l'écorce osseuse du maxillaire supérieur, comme on le voit dans la figure 136, 6.

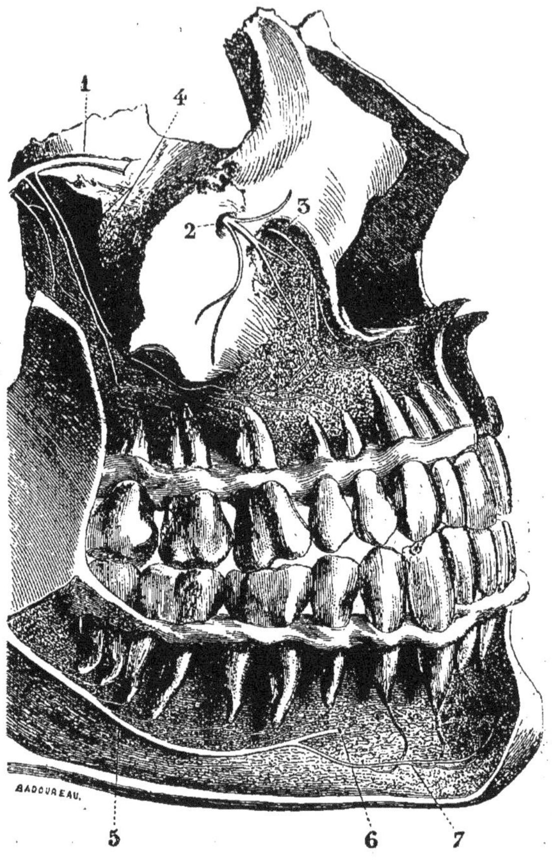

Fig. 137. — Nerfs des dents du côté droit (adulte). L'écorce osseuse a été enlevée pour montrer les racines des dents et leurs filaments nerveux.

1, nerf maxillaire supérieur. — 2, nerf sous-orbitaire. — 3, nerf dentaire antérieur dans l'épaisseur de l'os. — 4, nerfs dentaires postérieurs dans l'épaisseur de l'os. — 5, nerf dentaire inférieur dans le canal dentaire. — 6, rameau mentonnier coupé. — 7, terminaison du nerf dentaire dans la canine et les incisives (rameau incisif).

6° **Nerfs.** — Les *nerfs* des dents sont fournis par le trijumeau, ce qui explique pourquoi la carie dentaire détermine quelquefois des irradiations névralgiques dans toute la sphère de distribution de ce nerf.

Le *nerf dentaire inférieur*, branche du maxillaire inférieur, se porte aux dents de la mâchoire inférieure en suivant le trajet de l'artère dentaire. Ce nerf abandonne plusieurs filaments au niveau

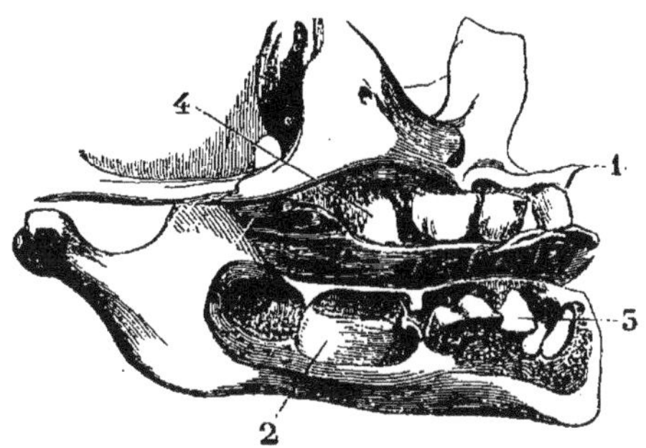

Fig. 138. — Dents de la première dentition chez le fœtus à terme. — Elles sont encore enfouies dans l'épaisseur du maxillaire.

1, épine nasale antérieure. — 2, première grosse molaire inférieure, ou dent de sept ans. 3, première petite molaire. — 4, première grosse molaire supérieure.

de chacune des racines dentaires. Les rameaux nerveux pénètrent avec la branche artérielle dans la cavité de la dent, dont le sommet de la racine est toujours incliné du côté du nerf.

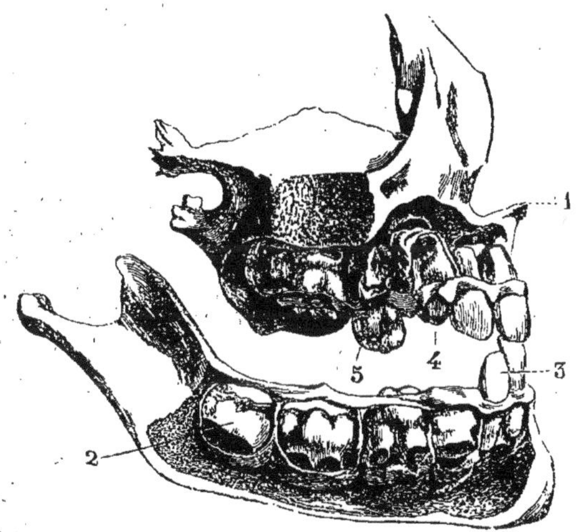

Fig. 139. — Évolution des dents chez un enfant de deux ans. Les incisives sont complètement développées. On aperçoit déjà une portion des petites molaires et la pointe de la canine supérieure. Les dents n'ont pas encore de racines.

1, partie antérieure de l'os, épine nasale. — 2, grosse molaire dans le maxillaire. — 3, incisive latérale inférieure. — 4, canine supérieure. — 5, première petite molaire supérieure.

De même que les artères, les nerfs des dents de la mâchoire supérieure viennent de deux sources : ceux des molaires, appelés *nerfs dentaires postérieurs*, viennent du maxillaire supérieur et pénètrent par les trous que l'on trouve sur le bord postérieur du maxillaire supérieur ; les nerfs des incisives et de la canine, *dentaire antérieur*, viennent du sous-orbitaire, à son passage dans le canal du même nom ; ils naissent par un rameau qui accompagne

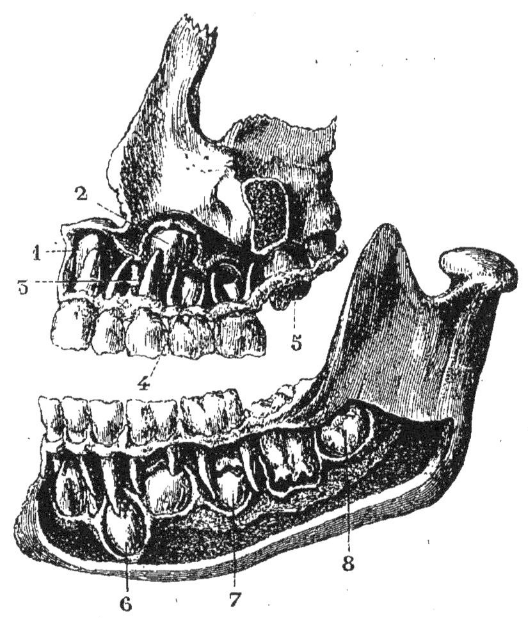

Fig. 140. — Évolution des dents (enfant de six ans et demi à sept ans). Les dents sont au nombre de dix ; la dent de sept ans commence à se montrer.

1, incisive de renouvellement. — 2, canine de renouvellement. — 8, deuxième incisive de renouvellement. — 4, petite molaire de renouvellement. — 5, dent de sept ans. — 6, canine inférieure de renouvellement. — 7, deuxième petite molaire. — 8, deuxième grosse molaire en voie de formation.

l'artère et qui se porte aux mêmes dents. Les nerfs de la pulpe sont formés de fibres à myéline, qui s'anastomosent au plexus dans l'épaisseur de la pulpe dentaire. Ces fibres perdent leur myéline et se terminent à l'état de cylindraxes nus à la surface des odontoblastes par des extrémités libres.

Apparition des dents.

Les auteurs ne sont pas d'accord sur l'époque d'apparition des premières dents. Pour Cruveilhier, l'éruption des dents commence vers le sixième mois après la naissance, pour se terminer vers le commencement de la quatrième année ; pour Oudet, elles commencent à apparaître du septième au huitième mois; pour Hervieux, vers le onzième, et pour Trousseau, vers le treizième seulement.

De tout cela il faut conclure que cette époque est variable.

Ne sait-on pas, d'ailleurs, que Louis XIV et Mirabeau sont venus au monde avec des incisives?

Les dents temporaires et les dents permanentes.

1° Dents temporaires. — Les *dents de la première dentition*, ou *dents temporaires*, sont au nombre de vingt. Elles apparaissent dans l'ordre suivant : 1° incisives moyennes inférieures, du qua-

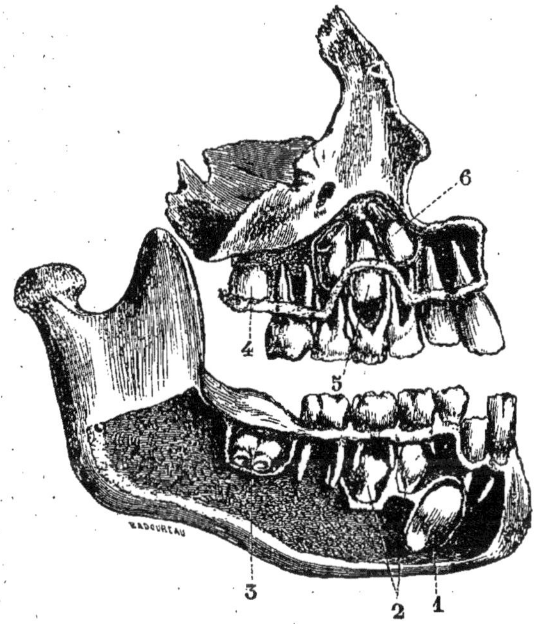

Fig. 141. — Évolution des dents (enfant de huit à neuf ans). Toutes les dents de la première dentition et la dent de sept ans se sont montrées ; quelques dents de renouvellement sont sur le point de sortir.

1, canine de la seconde dentition dans une cavité osseuse spéciale ; elle a déterminé la résorption de la racine de la dent de lait correspondante. — 2, deux petites molaires de la seconde dentition, qui chassent les dents de lait correspondantes. — 3, 4, deuxièmes grosses molaires encore cachées dans les maxillaires. — 5, première petite molaire prête à sortir, et repoussant la dent de lait correspondante. — 6, canine supérieure de la seconde dentition.

trième au dixième mois; 2° incisives moyennes supérieures, quelque temps après; 3° incisives latérales inférieures, du dixième au seizième mois; 4° incisives latérales supérieures, quelque temps après ; 5° petites molaires inférieures, de un an et demi à deux ans ; 6° petites molaires supérieures, quelque temps après ; 7° dans le cours de la troisième année, les canines inférieures ; quelque temps après, les canines supérieures.

Les dents de la première dentition sont d'un blanc bleuâtre ; leurs racines sont courtes, de même que leur couronne ; enfin, ces

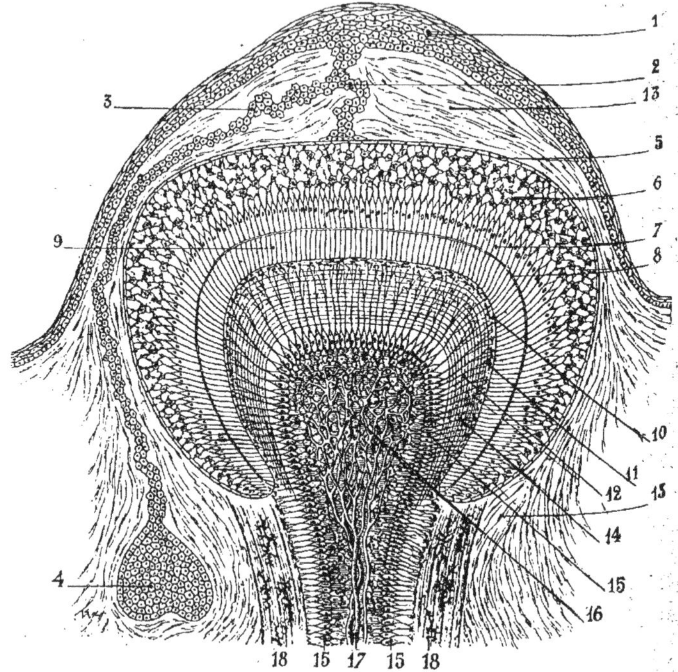

Fig. 142. — Coupe d'une dent en évolution (figure schématique).

1, coupe de la crête dentaire de l'embryon. — 2, gubernaculum dentis. — 3, gubernaculum dentis d'un germe de deuxième dentition. — 4, germe d'une dent de la seconde dentition. — 5, épithélium externe de l'organe de l'émail. — 6, pulpe de l'organe de l'émail. — 7, épithélium interne, ou cellules adamantines. — 8, membrane préformative. — 9, prismes de l'émail. — 10, surface de l'ivoire. Premier chapeau de dentine. — 11, confluents lacunaires. — 12, couches de l'ivoire — 13, 13, sac dentaire formé par le tissu conjonctif issu du mésoderme. — 14, canalicules dentaires. — 15, 15, 15, couche d'odontoblastes, à la surface de la pulpe dentaire. — 16, papille dentaire, future pulpe, et ses vaisseaux. — 17, vaisseaux et nerf de la pulpe dentaire. — 18, cément et ostéoplastes.

dents renferment moins de phosphate de chaux que celles de la deuxième dentition, et sont plus souvent affectées de carie. Elles sont usées et repoussées peu à peu de leurs alvéoles par les dents de la seconde dentition qui doivent les remplacer.

2° Dents permanentes. — Les *dents de la seconde dentition*, ou *dents permanentes*, sont au nombre de trente-deux, dont vingt de remplacement et douze nouvelles : 1° la première qui apparaît est la première grosse molaire ; elle se montre à sept ans, et est connue dans le vulgaire sous le nom de *dent de sept ans ;* elle a des racines très longues ; 2° viennent ensuite les incisives moyennes inférieures, de sept à huit ans ; 3° les incisives moyennes supérieures, de huit à neuf ans ; 4° les incisives latérales, de huit à dix ans ; 5° la première petite molaire, de neuf à onze ; 6° quelque temps après, les canines ; 7° la deuxième petite molaire, de douze à quatorze ans ; 8° la deuxième grosse molaire, de treize à quinze ans ; 9° enfin, la dernière grosse molaire, ou *dent de sagesse*, entre vingt et trente-cinq ans.

Développement des dents (1).

Au moment où l'éruption dentaire se fait sur le bord des mâchoires de l'enfant, la dent perce la gencive dans laquelle elle était enfoncée.

Les *gencives*, comme le reste de la muqueuse buccale, sont formées par un épithélium pavimenteux stratifié, d'origine *ectodermique*, et par le derme muqueux, ou chorion, d'origine *mésodermique*.

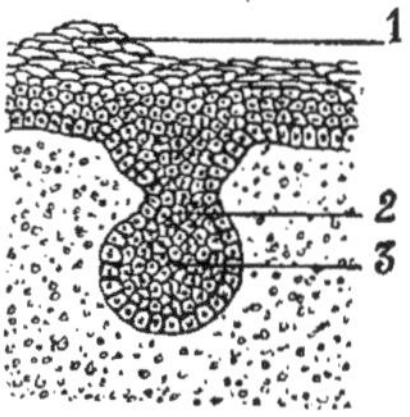

Fig. 143. — Bourgeon épithélial primitif d'une dent de lait.

1, bourrelet épithélial. — 2, pédicule. — 3, bourgeon, futur organe de l'émail.

Bourrelet épithélial. — Au milieu du deuxième mois, chez l'embryon, il se forme un épaississement de l'épithélium, dessinant les arcades, c'est le *bourrelet épithélial* (fig. 143).

Lame dentaire. — Les cellules épithéliales végètent vers le derme dans lequel elles pénètrent sous le nom de *lame dentaire*.

Bourgeons épithéliaux primitifs. — La lame dentaire présente

(1) Les anciens avaient des soins tout particuliers pour la sépulture des dents. « Les dents sont incorruptibles et serviront de séminaire (de *seminare*, semer) en la régénération de nos corps au jour du *jugement*, au rapport de Tertullien, en son livre de la *Résurrection*. Voilà pourquoi « on ne bruslait pas les « corps avant la naissance des dents », dict Pline en son 7e livre, chap. XVI, (Riolan, p. 199).

On avait cru que les dents de la seconde dentition étaient produites par les racines des dents de lait restées dans les alvéoles, comme l'avaient dit Columbus et Celse.

Eustachi, au XVIe siècle, décrivit les germes ou follicules, fit voir que la couronne se formait la première ; il montra les vaisseaux et les nerfs qui vont à la pulpe, et la cavité dentaire diminuant par suite de l'accroissement de la partie blanche de la dent ; quant à la structure, elle n'a été connue que dans le XIXe siècle.

des échancrures et se divise profondément en petits fragments reliés à la lame dentaire par des prolongements, ou pédicules (fig. 143). Ces fragments pédiculés sont les *bourgeons épithéliaux* ou *ectodermiques primitifs*, qui pénètrent dans le mésoderme sous le nom d'*organe de l'émail*, et vont à la rencontre de *bourgeons mésodermiques primitifs*, qui se portent vers les premiers sous le nom d'*organe de l'ivoire* (fig. 144).

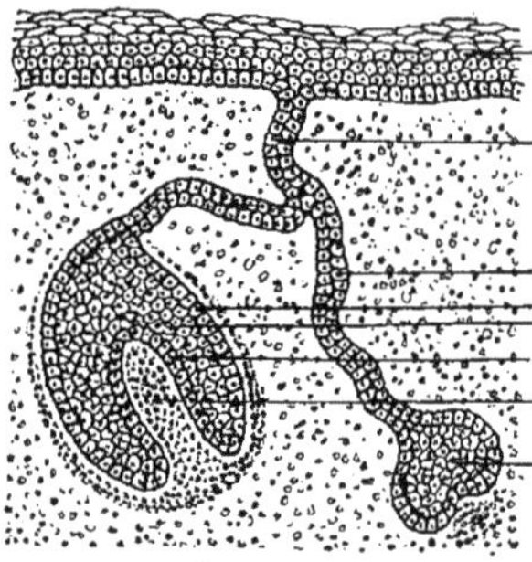

Fig. 144. — Germe dentaire, ou follicule dentaire (le bourgeon épithélial primitif est transformé en organe de l'émail), d'après Mathias Duval.

1, épithélium buccal. — 2, pédicule du bourgeon épithélial primitif ou *gubernaculum dentis*. — 3, gubernaculum d'une dent de seconde dentition. — 4, germe de la même dent. — 5, bourgeon mésodermique, ou papille dentaire (organe de l'émail). — 6, épithélium externe de l'organe de l'émail. — 7, épithélium interne devant former les cellules adamantines. — 8, pulpe de l'émail destinée à disparaître avec l'épithélium externe.

La couche extérieure forme le *sac dentaire*.

Germe dentaire. — Le germe dentaire est formé par la réunion, la conjonction du *bourgeon épithélial primitif* et du *bourgeon mésodermique*.

Les auteurs donnent le nom de *follicule dentaire* au germe de la dent. Cette expression me déplaît parce qu'elle est impropre et inutile.

Il y a 24 germes, dont 20 pour les dents de lait. Les 4 autres sont les germes de la dent de sept ans, qui sommeilleront jusqu'au moment où cette dent se développera.

Au moment où le bourgeon épithélial primitif s'insinue dans le mésoderme et couvre le bourgeon mésodermique, ce dernier refoule le bourgeon épithélial et s'en coiffe, pendant qu'il lui forme une enveloppe (fig. 144).

Étudions séparément : 1° la partie du germe dentaire fournie par l'épithélium buccal ; 2° celle qui dépend du mésoderme.

1° *Partie du germe dentaire dépendant de l'épithélium buccal.*

L'épithélium buccal donne naissance à l'*émail* et à la *cuticule* de l'émail ; le reste de la dent, *ivoire*, *cément* et *pulpe dentaire*, se développe aux dépens du mésoderme.

Pendant que le bourgeon épithélial se pédiculise, on voit des saillies, connues sous le nom de *papilles dentaires*, naître du mésoderme et venir à la rencontre du bourgeon primitif épithélial, en même temps que ce même mésoderme forme une enveloppe ou *sac dentaire* à l'ensemble du bourgeon épithélial et de la papille dentaire.

Gubernaculum dentis. — Le pédicule épithélial du bourgeon primitif, qui prend le nom de *gubernaculum dentis*, s'amincit, devient tortueux après un certain temps, et donne naissance à de petites expansions épithéliales, qui se résorbent, *sauf une*. Celle-ci persiste, s'allonge et se porte en arrière du germe dentaire pour donner naissance à un nouveau germe dentaire, germe de la *dent permanente* qui fera partie de la seconde dentition (fig. 144).

A un moment donné, lorsque le bourgeon épithélial primitif se trouve enveloppé par la poche mésodermique, ou *sac dentaire*.

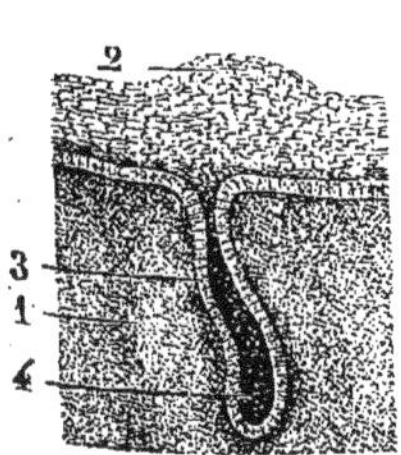

Fig. 145. — Bourgeon épithélial primitif et gubernaculum sur un embryon de porc. Le bourgeon est représenté creux pour montrer comment se formera l'organe de l'émail (d'après Thiersch).

1, mésoderme. — 2, épithélium buccal d'où part le bourgeon primitif de la dent. — 3, formation du gubernaculum dentis.

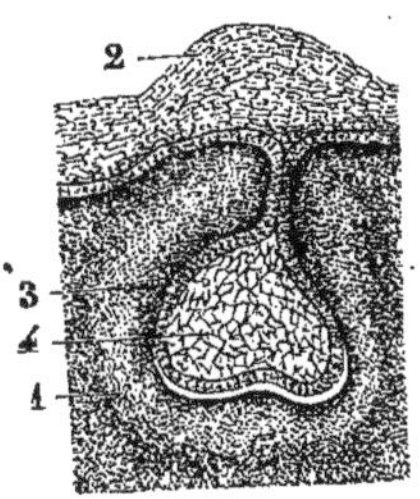

Fig. 146. — Transformation du bourgeon épithélial primitif en organe de l'émail.

1, mésoderme. — 2, épithélium buccal et crête dentaire. — 3, le bourgeon s'est déjà différencié ; on voit la pulpe de l'organe de l'émail 4 et l'épithélium de la paroi 3.

auquel j'ai déjà fait allusion, le gubernaculum dentis se rompt et se trouve séparé du bourgeon par la poche mésodermique. Mais le gubernaculum de la dent de la seconde dentition persiste, ainsi que celui de la dent de sept ans, qui se détruira seulement au moment où cette dent se développera.

Formation de l'émail et de sa cuticule. — La partie renflée du bourgeon épithélial primitif, formée de cellules cylindriques à sa surface et de cellules polyédriques au centre, se modifie de la manière suivante pour former l'*organe de l'émail.*

Transformation du bourgeon épithélial primitif. — Elle consiste en des modifications des cellules épithéliales et en leur agencement spécial.

Au *centre* du bourgeon, les cellules, qui étaient polyédriques, s'écartent les unes des autres et deviennent étoilées, s'anastomosant par leurs prolongements, comme cela a lieu pour les cellules du tissu muqueux. L'analogie que ces cellules présentent avec celles du tissu muqueux, est rendue plus grande par ce fait qu'elles exhalent autour d'elles une substance amorphe analogue à la mucine du tissu muqueux. Ces cellules ont l'apparence des cellules nerveuses étoilées, issues, comme elles, de l'ectoderme. Elles constituent la *pulpe de l'émail*.

A la *périphérie*, les cellules épithéliales, qui étaient cylindriques, se disposent en membranes épithéliales, enveloppant complètement le tissu muqueux central, ou pulpe, dont je viens de parler (fig. 142 et 144).

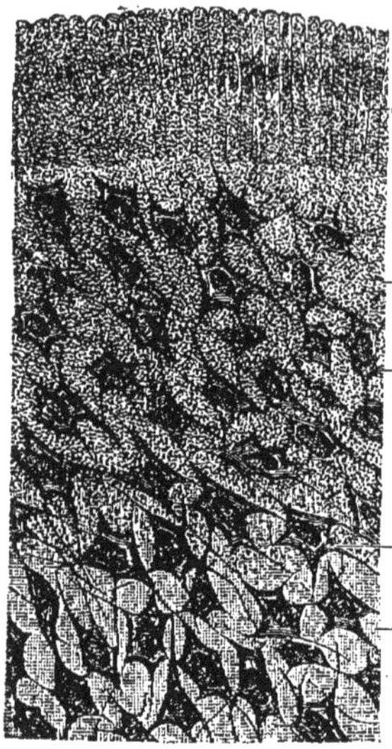

Fig. 147. — Préparation d'une portion de l'épithélium interne de l'organe de l'émail (cellules adamantines), et d'une portion de la pulpe.

1, cellules adamantines ou épithélium interne. — 2, 4 et 5, cellules étoilées et substance muqueuse intermédiaire de la pulpe. — 3, cellules du centre de la pulpe ou substance intermédiaire plus claire.

L'ensemble des cellules centrales et des cellules périphériques constitue l'organe de l'émail.

Mais comme pendant ces transformations la papille dentaire mésodermique se développe et soulève le fond de l'organe de l'émail, ce dernier coiffe la papille, saillie du mésoderme (fig. 144).

Stratum intermédium. — La séparation entre les cellules de la pulpe de l'émail et les cellules épithéliales de l'organe de l'émail n'a pas lieu brusquement ; il y a, entre les deux, une *couche intermédiaire* de cellules dont les caractères participent de ceux des unes et des autres. C'est le *stratum intermédium*.

Analogie avec une séreuse. — L'organe de l'émail ressemble à un bonnet de coton, à une petite membrane séreuse dont le feuillet viscéral, dit *épithélium interne*, serait formé par la partie profonde de l'organe de l'émail recouvrant la papille dentaire, et dont le feuillet pariétal, dit *épithélium externe*, serait représenté par le feuillet superficiel en contact avec le sac dentaire. Les deux feuillets sont formés d'une seule rangée de cellules cylindriques.

Les cellules du feuillet interne s'aplatissent, puis s'atrophient.

Transformation de l'épithélium interne en membrane adamantine. — La substance centrale de l'organe de l'émail, la pulpe, formée de tissu muqueux mou, disparaît en même temps que l'épithélium externe. Mais les cellules internes, celles du feuillet viscéral, appliquées sur la papille dentaire, s'allongent, se développent, et donnent naissance aux *cellules de l'émail*, *cellules adamantines*, du mot grec *adamas*, ἀδαμας, diamant.

Cellules adamantines (1). — Les cellules adamantines sont connues depuis Purkinje, qui les décrivit en 1835. De cylindriques qu'elles étaient, les cellules de l'épithélium interne de l'organe de l'émail s'allongent et grandissent, en même temps que celles de l'épithélium externe et de la pulpe disparaissent par atrophie.

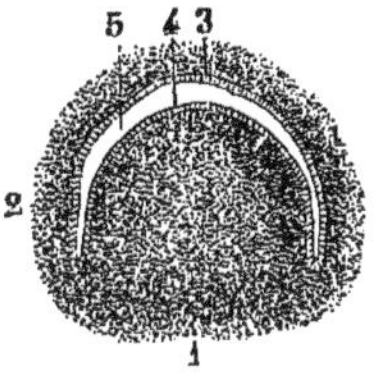

Fig. 148. — Cette figure schématique montre la disposition de l'organe de l'émail sur la papille dentaire. Apparence d'une séreuse. Embryon de porc de deux mois et demi (d'après Robin et Magitot).

1, 2, mésoderme et papille dentaire. — 3, épithélium externe de l'organe de l'émail, feuillet pariétal d'une séreuse quelconque. — 4, épithélium interne, cellules adamantines, feuillet viscéral. — 5, cavité entre l'épithélium interne et l'épithélium externe, remplie par la pulpe de l'organe de l'émail.

Les cellules adamantines, très longues, atteignent jusqu'à 100 μ de longueur, et forment une couche régulière d'épithélium cylindrique simple à longues cellules. Leur *protoplasma* est nu; leur noyau s'allonge et se porte vers l'extrémité externe de la cellule (fig. 142, 7).

Membrane préformative. — L'extrémité profonde, ou interne, de la cellule adamantine, est plate; elle repose sur une mince membrane, amorphe et transparente, identique à la lame vitrée des épithéliums et formée, comme elle, par une exsudation des cellules de l'épithélium interne. On pourrait aussi bien dire que chaque cellule est pourvue d'un plateau à son extrémité profonde, et que la membrane vitrée est formée par la réunion de ces plateaux. Cette membrane transparente constitue la *membrane préformative*. Elle sépare les cellules adamantines de l'organe de l'ivoire sous-jacent (fig. 142, 8).

Production de l'émail. — Ce phénomène est des plus intéressants. L'émail est formé par une substance issue des cellules adamantines et transsudant à travers la membrane préformative, de telle sorte que la substance de l'émail, à mesure qu'elle se forme, soulève la membrane préformative, qu'elle sépare de la *papille dentaire*, sur laquelle se forme en même temps l'ivoire. Personne ne nie cette transsudation, car on peut constater à toutes les

(1) Synonymes : *cellules de l'email, adamantoblastes, adamantogènes* (Mathias Duval); l'ensemble des cellules forme la *membrane de l'émail*, ou *membrane adamantine* (Schwann, 1838).

époques du développement que la membrane préformative peut être isolée des cellules adamantines et de la substance sous-jacente de l'émail (fig. 134, 9).

Prismes de l'émail (1). — Nous avons vu plus haut que l'émail est constitué par des fibres prismatiques, appelées *prismes de l'émail*. Chaque prisme est la production d'une seule cellule adamantine. Il est situé immédiatement au-dessous de la cellule adamantine qui lui a donné naissance (fig. 134, 9).

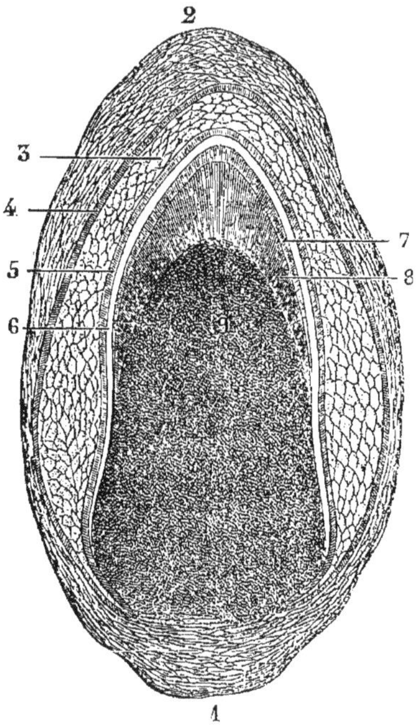

Disparition des cellules adamantines. — Quand l'émail est complètement formé, les cellules adamantines disparaissent ou plutôt elles se déforment, s'aplatissent et concourent, avec la membrane préformative, à la formation de la cuticule.

Formation de la cuticule. — Nous avons vu que l'émail est recouvert d'une membrane amorphe très mince, facile à démontrer chez les très jeunes sujets, et qui a 1 μ d'épaisseur. Cette membrane ou *cuticule*, décrite en 1839 par Nasmyth, s'appelle quelquefois *cuticule de nasmyth*. Il est certain qu'elle est formée par la membrane préformative, après destruction des cellules adamantines, mais quelques histologistes se demandent si la membrane préformative n'est pas renforcée par les débris de l'épithélium externe de l'organe de l'émail et de la pulpe de l'émail, de même que par les débris des cellules adamantines.

Fig. 149. — Coupe d'un germe dentaire chez le chat (d'après Thiersch).

1, partie inférieure du sac dentaire en continuité avec la papille dentaire 7, fournis par le mésoderme. — 3, pulpe de l'émail. — 4, épithélium externe de l'organe de l'émail, feuillet pariétal d'une séreuse. — épithélium interne ou cellules adamantines devant donner naissance à l'émail. — 6, membrane préformative, entre les cellules adamantines et les premières couches d'ivoire. — 7,8, chapeaux de dentine, couches superposées de l'ivoire.

Avant de passer à l'étude des parties du germe dentaire fournies par le mésoderme, je ferai remarquer que la cuticule et l'organe de l'émail, étant des productions épithéliales non glandulaires, sont complètement *dépourvues de vaisseaux*.

2° *Parties du germe dentaire dépendant du mésoderme.*

Papille dentaire. — Pendant que l'organe de l'émail, issu de l'épithélium buccal, se forme, et recouvre la papille dentaire, à la manière d'un chapeau, celle-ci se développe parallèlement.

La *papille dentaire* s'appelle encore *organe de l'ivoire*, parce qu'elle forme l'ivoire.

Structure de la papille dentaire — Comme dans l'organe de l'émail, nous avons à distinguer dans l'organe de l'ivoire : 1° une partie centrale ; 2° une partie périphérique.

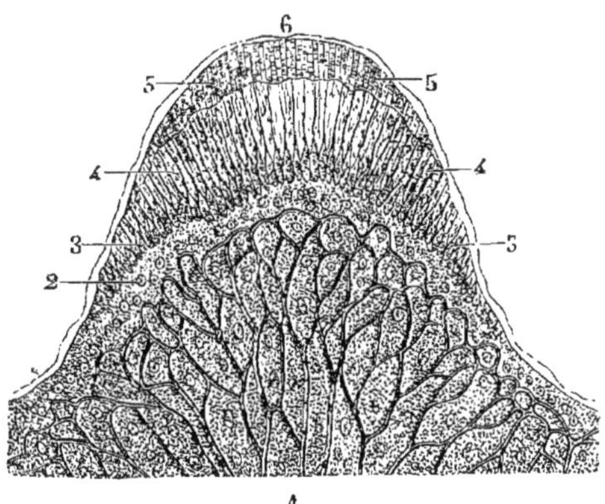

Fig. 150. — Coupe de la papille dentaire d'un fœtus humain, d'après Lent.

1, partie centrale de la papille et réseau vasculaire. — 2, cellules du tissu conjonctif muqueux du centre de la papille. — 3, couche des odontoblastes ou *membrane de l'ivoire*. — 4, fibres de Tomes, formation des canalicules dentaires. — 5, couches d'ivoire. — 6, membrane préformative au-dessous de laquelle se développe l'émail.

La *partie centrale* est constituée par du tissu conjonctif qui, d'abord muqueux, passe assez rapidement à l'état de tissu conjonctif complet, tel qu'il persistera dans la pulpe dentaire, c'est-à-dire qu'il est formé de faisceaux de fibres de tissu conjonctif et de cellules.

La *partie superficielle* est formée de cellules de tissu conjonctif qui viennent se ranger, en se modifiant, en une seule couche régulière, comme des cellules épithéliales, à la surface de la papille dentaire. Ces cellules, qui donneront naissance à l'ivoire, sont les *odontoblastes* (fig. 134, 15).

Odontoblastes ou membrane de l'ivoire. — Les odontoblastes sont les cellules du tissu conjonctif de la papille dentaire, ou organe de l'ivoire, disposées en une couche régulière à la surface de la papille dentaire. Ces cellules sont formées de protoplasma nu ; elles prennent une forme allongée.

Leur *extrémité externe*, ou superficielle, se termine par une longue *queue* qui formera les *fibres de Tomes*. Ces fibres sont contenues dans les canalicules de l'ivoire.

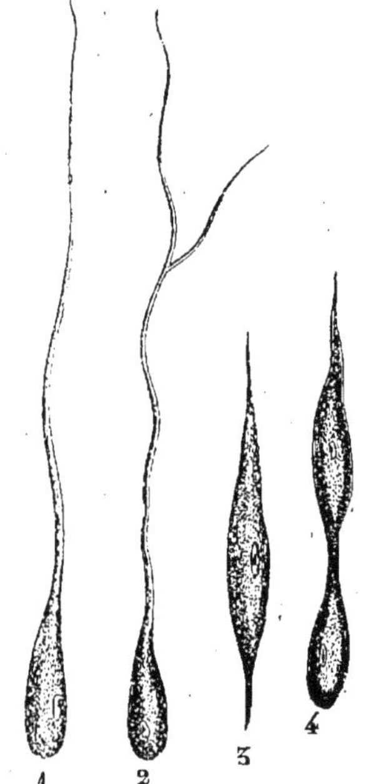

Fig. 151. — Odontoblastes variés et fibres de Tomes.

1, odontoblaste ou cellule formative de la dentine, terminée par une fibre de Tomes contenue dans un canalicule dentaire. — 2, odontoblaste avec fibre de Tomes bifurquée. — 3, même cellule avec prolongement court. — 4, deux odontoblastes réunis.

L'*extrémité interne*, ou profonde, des odontoblastes, est renflée et renferme le noyau. Elle se termine par un filament qui s'anastomose avec les cellules conjonctives étoilées des parties centrales de la papille.

Membrane de l'ivoire. — On appelle *membrane de l'ivoire* la couche formée par l'ensemble des odontoblastes.

Formation de l'ivoire. — L'ivoire, ou *dentine*, se forme par des *couches successives*, qui se déposent à la surface de la papille dentaire, ou organe de l'ivoire, comme les couches osseuses se déposent à la surface externe des os.

La substance de l'ivoire est exhalée par les odontoblastes comme celle de l'émail est exhalée par les cellules adamantines, avec cette différence que l'exsudat qui forme les prismes de l'émail, traverse la membrane préformative, tandis que la substance de l'ivoire est en contact direct avec l'extrémité externe des odontoblastes.

Grains de dentine. — La substance exhalée, sécrétée par les odontoblastes est une matière organique, ou *osséine*, qui s'incruste aussitôt de sels calcaires. Cette incrustation forme, au début, de petits îlots, appelés *grains de dentine*, qui se réunissent ensuite pour constituer une calcification régulière de toute la substance.

Chapeaux de dentine. — La papille dentaire, ne l'oublions pas, est énorme. La première couche d'ivoire, formée par les odontoblastes qui recouvrent sa surface, la recouvre en lui formant une sorte de chapeau, appelé par Ch. Robin *premier chapeau de dentine*. Au-dessous de ce chapeau s'en formera un autre, puis un autre, et ainsi de suite, pendant que la papille se rétractera pour former la *pulpe dentaire définitive*. La surface de l'ivoire d'une dent formée est constituée par le premier chapeau de dentine.

Formation des canalicules. — Chacune des queues des odontoblastes, exhale la même substance ; il en résulte la formation de petits canaux entourant ces queues, ou *fibres de Tomes*. Ces canaux sont les *canalicules de l'ivoire*.

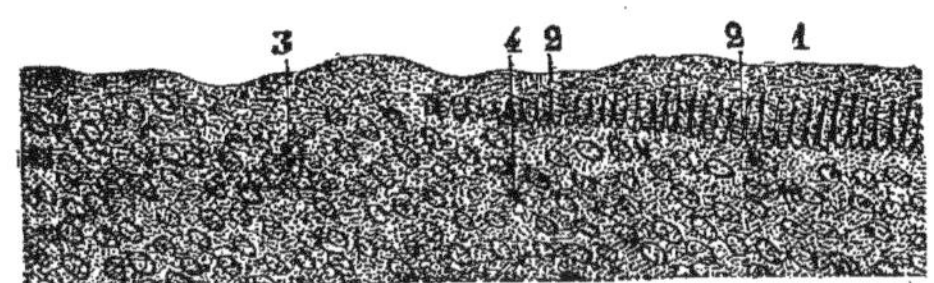

Fig. 152. — Coupe d'un fragment de la partie superficielle du sac dentaire, au point le plus saillant, au moment de la première production de l'ivoire.

1, pellicule amorphe, ou membrane préformative. — 2, 2, cellules de l'ivoire en voie d'opposition en rangées régulières (odontoblastes, membrane de l'ivoire). — 3, cellules et substance intermédiaire du tissu conjonctif. — 4, hématoïdine cristallisée en aiguilles radiées.

A mesure que l'ivoire se produit, les odontoblastes se raccourcissent et semblent reculer vers le centre de la pulpe dentaire. En même temps, par conséquent, les queues des odontoblastes, ou fibres de Tomes, s'allongent par suite de la formation.

Ligne des contours d'Owen. — Chacune des couches ou *chapeaux de dentine*, étant soulevée par la couche suivante, on conçoit que le bord mince de chaque chapeau sera soulevé à mesure que les couches plus profondes se formeront. Il en résulte, autour de la couronne, une série de *lignes circulaires* qu'Owen a appelées *lignes des contours*. Salter les appelle *lignes incrémentales*.

Formation du cément. — Jusqu'à présent nous connaissons l'organe de l'émail et l'organe de l'ivoire, celui-ci, ou papille dentaire, pénétrant en forme de cône, dans l'organe de l'émail membraneux qui le recouvre, de la même manière que le feuillet viscéral de la plèvre recouvre le poumon. Il s'agit d'expliquer maintenant comment le cément se développe et couvre la racine dont je n'ai pas encore parlé.

Lorsqu'on examine la dent d'un fœtus, encore incluse dans le maxillaire, on remarque qu'elle n'a pas de racine (fig. 130 et suivantes).

Pendant que l'ivoire se développe, en même temps que l'émail se forme, la papille dentaire s'allonge par sa base, dans l'épaisseur du mésoderme, et donne des couches nouvelles d'ivoire qui formeront la racine de la dent. En même temps le maxillaire se développant, l'alvéole se constitue et la dent s'y fixe. Elle s'allonge en même temps, et la dent finit par percer la gencive.

Sac dentaire. — Lorsque j'ai parlé des parties du germe dentaire qui dépendent du mésoderme, je n'ai mentionné que le papille dentaire, pour ne pas embrouiller ma description. Or, le mésoderme fournit en outre, à la dent, une enveloppe conjonctive produite par des cellules mésodermiques transformées (fig. 136), cette couche n'a pas de numéro indicateur).

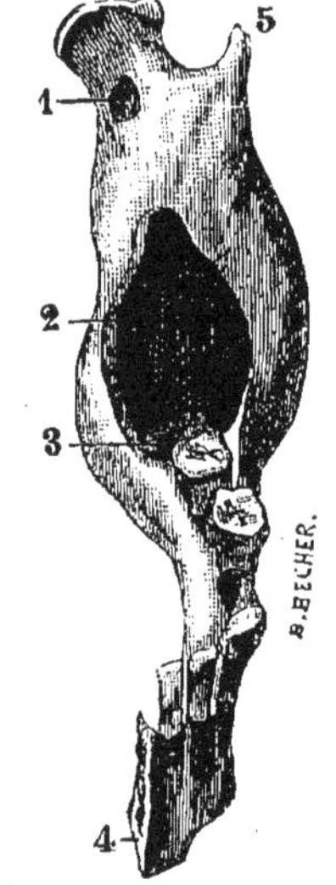

Fig. 153. — Kyste de la branche du maxillaire inférieur, développé par suite de l'inclusion de la dent de sagesse (pièce de la collection du Dr Fuzier, publiée par Magitot).

Cette enveloppe, qui entoure complètement le germe dentaire, est appelée *sac dentaire*, ou *paroi du follicule*. J'ai déjà dit que le mot *follicule* est impropre et ne donne pas l'idée de la chose réelle.

La *face interne* du sac dentaire est bien limitée, et séparée de l'organe de l'émail et de l'organe de l'ivoire. La *face externe* se confond avec le mésoderme. Le sac dentaire se continue à la base du germe dentaire ou la papille dentaire, d'où il s'étend insensiblement sur l'organe de l'émail qu'il enveloppe complètement.

En se fermant, il sépare le *gubernaculum dentis* de son bourgeon épithélial primitif dont il a été question plus haut.

Formation du périoste alvéolo-dentaire. — Le sac dentaire, formé de tissu conjonctif jeune, presque embryonnaire, se confondra plus tard avec la partie profonde de la gencive. Mais du côté de la racine, il se transformera en tissu conjonctif adulte et formera le *périoste alvéolo-dentaire*, qui n'est autre chose que la partie profonde du sac dentaire, celle qui entoure la racine et qui l'unit à l'alvéole.

Couches de cément. — Pendant que les odontoblastes de la partie inférieure de la papille dentaire forment les couches d'ivoire de la racine de la dent, le sac dentaire, devenu périoste, exhale une substance bientôt calcifiée dans laquelle se développent des *ostéoplastes*, par transformation des cellules du tissu conjonctif du sac dentaire. Cette substance calcifiée est le cément, substance osseuse qui ne contient pas de canaux de Havers.

Il faut remarquer que la portion de sac dentaire qui entoure la couronne ne donne pas de cément. La partie du sac dentaire qui entoure la racine se transforme seule en périoste, mais il existe des animaux dont le sac dentaire forme du cément dans toute l'étendue de la dent (*cément coronaire* de beaucoup d'herbivores).

Développement des dents de la seconde dentition. — Les dents permanentes, ou de remplacement, se développent de la même

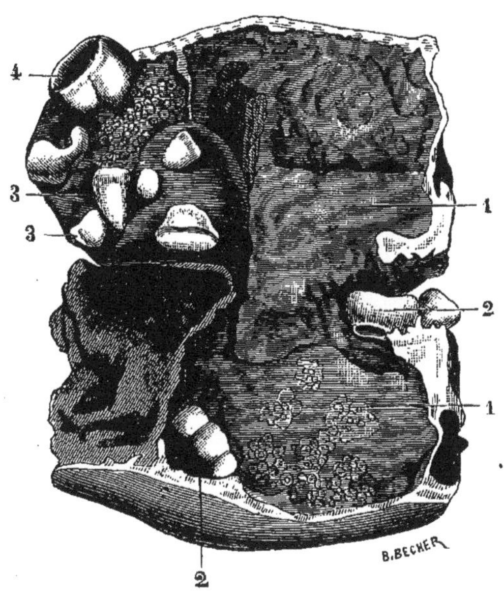

Fig. 154. — Coupe d'un odontome odontoplastique en voie de dentification. Tumeur sur un enfant de deux mois du sexe féminin (Broca, *Traité des tumeurs*).

1, substance osseuse. — 2, deuxième grosse molaire près du bord inférieur de l'os. — 3, chapeaux de dentine. — 4, troisième grosse molaire retournée. L'odontome s'est développé aux dépens de la papille dentaire de la première grosse molaire.

manière que les *dents de lait* de la *première dentition*. Il se forme un germe dentaire parallèlement à celui des dents de lait, et ce germe est contenu, au début, dans le même alvéole du maxillaire. Au moment où l'os se forme, il s'établit une cloison osseuse entre les deux germes dentaires, et celui des dents de la seconde dentition restera stationnaire ; il sommeillera jusqu'à l'époque où la dent de lait devra être remplacée. Jusqu'à sa transformation en tissu dentaire, le germe dentaire de la seconde dentition, situé en arrière des germes dentaires des dents de lait, reste attaché à l'épithélium des gencives par un *gubernaculum dentis*, qui est une ramification du gubernaculum de la dent de lait. Ce gubernaculum se séparera du germe au moment de la fermeture du sac dentaire, pendant l'évolution de la dent.

Développement des douze grosses molaires permanentes supplémentaires. — Je veux parler des douze dents qui sont permanentes dès l'origine et qui ne sont pas des dents de remplacement, puisqu'il n'y a que vingt dents de lait. Il y en a trois à chaque moitié de maxillaire. La première est la *dent de sept ans*, la dernière la *dent de sagesse*.

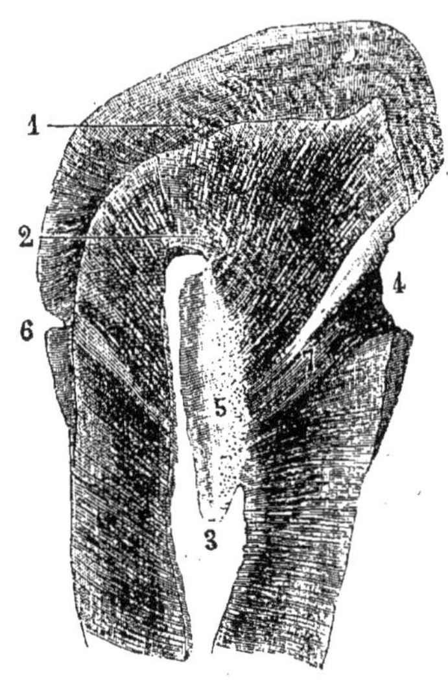

Fig. 155. — Petite molaire de l'homme présentant, sur les faces latérales, deux caries presque symétriques (d'après Magitot).

1, émail. — 2, ivoire. — 3, cavité de la dent. — 4, carie (2e période). — 5, osselet de formation secondaire correspondant au cône de résistance 7. — 6, carie du côté opposé et formation d'un cône de résistance.

La *dent de sagesse*, souvent atrophiée, sort parfois difficilement. Elle donne lieu a des douleurs névralgiques atroces, à des abcès. Parfois même, elle peut donner lieu à la production d'un kyste de la branche du maxillaire inférieur, comme dans la figure 153.

Les germes dentaires qui doivent donner naissance aux trois grosses molaires se montrent presque en même temps que ceux de la première dentition et ils sont visibles à la fin du troisième mois de la vie intra-utérine.

L'organe de l'émail issu de l'ectoderme, se porte au-devant de la papille dentaire, ou organe de l'ivoire, formé par le mésoderme qui forme en même temps le *sac dentaire*. Le germe dentaire résultant de la réunion de ces trois parties est donc constitué. Celui de la *dent de sept ans* sommeille jusqu'à six ou sept ans, époque de l'apparition de cette dent, celui de la deuxième molaire ne se développera qu'à douze ans, époque de son éruption. Enfin, celui de la *dent de sagesse* sommeillera jusqu'à l'âge de vingt à vingt-cinq ans. Chose curieuse, les germes dentaires des trois grosses molaires ont chacun un *gubernaculum dentis* qui persiste jusqu'au moment de l'apparition de ces dents, et ce gubernaculum offre une disposition qu'il importe de connaître. Celui de la dent de sept ans, le premier en comptant d'avant en arrière, prend naissance sur la *lame dentaire* comme ceux des dents de lait. C'est pour cela, que de la lame dentaire partent 12 *bourgeons épithéliaux primitifs*, c'est-à-dire 24 pour les deux mâchoires ainsi que je l'ai dit en commençant cette étude. Le gubernaculum de la deuxième grosse molaire est une bifurcation de celui de la dent de sept ans, et celui de la dent de sagesse est une bifurcation de ce dernier.

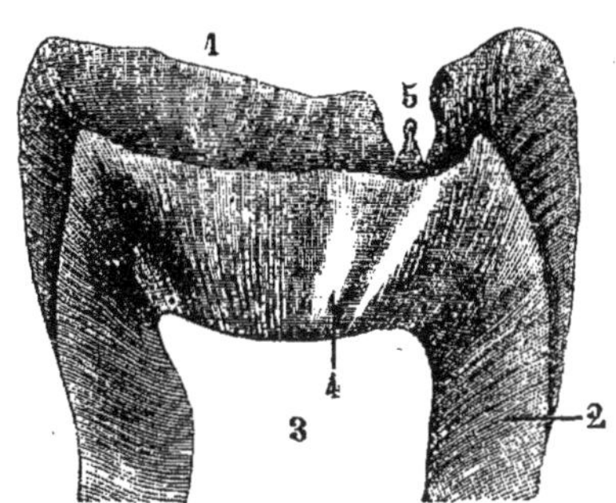

Fig. 156. — Coupe d'une molaire humaine cariée à la face triturante de la couronne.

1, émail. — 2, ivoire. — 3, cavité de la dent. — 4, cône de résistance dans l'ivoire. — 5, point carié atteignant bientôt l'ivoire (d'après Magitot).

Mode de remplacement des dents. — Les dents de la première dentition *tombent* parce qu'elles sont poussées par celles de la seconde dentition qui se dirigent vers le bord libre des maxillaires. Elles sont pressées par ces dernières qui déterminent la résorption de la racine des dents de lait. Quand elle est résorbée, les dents de lait, réduites à la couronne, vacillent et tombent.

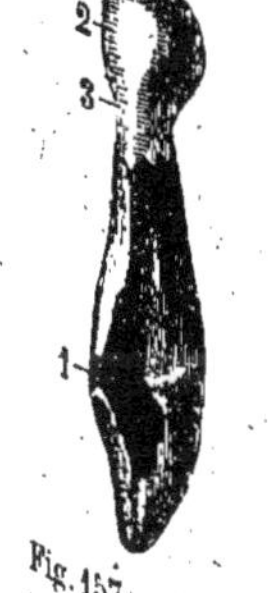

Fig. 157. — Kyste de la racine d'une canine cariée.

1, carie. — 2, kyste. — 3, point d'insertion du kyste et de la dent.

Des dents chez l'adulte et chez le vieillard. — Lorsque les trente-deux dents sont développées, elles ne grandissent pas; leurs changements ultérieurs consistent : 1° dans l'usure graduelle et insensible de l'émail, qui ne se renouvelle pas, comme chez certains animaux; 2° dans la production, à la surface interne de l'ivoire, de nouvelles couches éburnées qui, en augmentant l'épaisseur de l'ivoire, diminuent la cavité de la dent, et par conséquent la pulpe dentaire.

Chez les vieillards, les couches d'ivoire se sont tellement accrues, que la cavité dentaire est effacée et la pulpe résorbée. Il résulte de cette atrophie que les dents, dépourvues de pulpe, c'est-à-dire de vaisseaux et de nerfs, jouent le rôle de véritables corps étrangers, sur lesquels le tissu osseux agit par son élasticité et sa rétractilité. Les dents deviennent vacillantes et tombent. La dent disparue, l'alvéole se résorbe, en même temps qu'elle se comble de tissu osseux.

La *carie dentaire* est une destruction progressive et continue des tissus durs de la dent, procédant toujours de l'extérieur à l'intérieur de la couronne. C'est une maladie spéciale à l'émail et à l'ivoire. Au-dessous de la carie, il se forme une *dentine secondaire* qui oblitère les canalicules de l'ivoire et qui constitue une sorte de cône de dentification condensante, que Magitot a appelé cône de résistance. Le traitement, lorsqu'il est possible, consiste à nettoyer, gratter, aseptiser la cavité, puis à l'obturer.

On observe parfois des *troubles de nutrition* des dents. Les troubles de nutrition intra-folliculaires peuvent produire l'hypertrophie d'une ou de plusieurs parties des organes du germe dentaire. Cette hypertrophie forme un *odontome*. La figure 154 est un exemple d'*odontome odontoplastique* survenu pendant la phase de formation des tissus dentaires, ivoire et émail.

Les dents cariées sont souvent cause de périostite alvéolo-dentaire, et même de lésions diverses. Magitot a décrit un kyste au sommet de la racine d'une canine supérieure cariée.

DE LA FACE EN GÉNÉRAL

Après avoir étudié séparément les quatorze os qui composent la face, nous devons maintenant les grouper et étudier le massif osseux qu'ils constituent au-dessous du crâne. Ce massif est situé au-dessous de la portion antérieure de la base du crâne, en avant de la ligne que nous avons désignée sous le nom de *bizygomatique*.

La face, considérée dans son ensemble, a la forme d'un prisme triangulaire à face antérieure libre, à face supérieure adhérente au crâne, à face postérieure ou gutturale. Les extrémités seraient représentées par les os malaires et les branches du maxillaire inférieur.

Face antérieure. — Elle présente sur la ligne médiane et de haut en bas : 1° l'articulation des os propres du nez entre eux et avec le frontal; 2° l'ouverture antérieure des fosses nasales; 3° l'épine nasale antérieure et inférieure et la suture qui réunit les maxillaires supérieurs; 4° la symphyse du menton.

De chaque côté, elle présente : 1° la cavité orbitaire; 2° la face antérieure de la pyramide triangulaire qui s'élève du maxillaire supérieur ; 3° la face antérieure de l'os malaire ; 4° plus bas, la face antérieure du maxillaire inférieur.

Face supérieure. — Très irrégulière; en rapport avec la base du crâne, elle présente, sur la ligne médiane, les fosses nasales, séparées par le vomer ; sur les côtés, les cavités orbitaires, séparées des fosses nasales par le bord supérieur du maxillaire supérieur et par l'unguis.

Face postérieure. — Irrégulière ; formée : 1° d'un étage supérieur limité en bas par la voûte palatine ; cet étage présente, sur la ligne médiane, le bord postérieur mince du vomer ; immédiate-

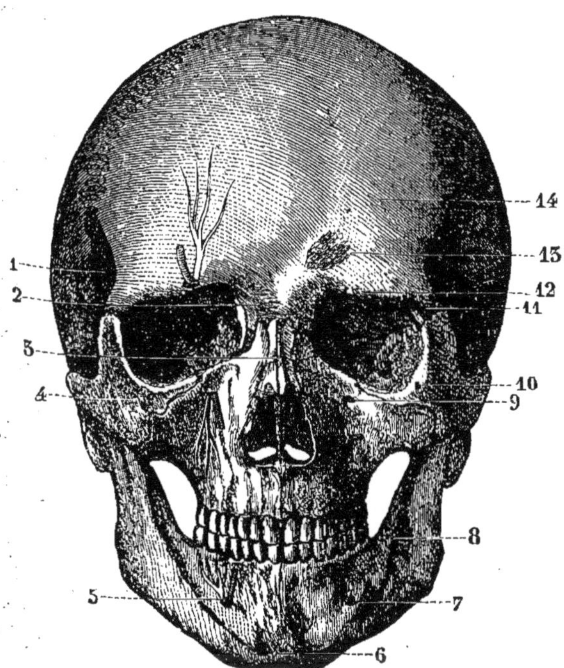

Fig. 158. — Face antérieure de la tête.

1, partie antérieure de la fosse temporale. — 2, bosse frontale moyenne. — 3, os nasaux. — 4, os malaire. — 5, nerfs et vaisseaux mentonniers sortant par le trou mentonnier. — 6, tubercule mentonnier. — 7, trou mentonnier. — 8, ligne oblique externe du maxillaire inférieur. — 9, trou sous-orbitaire ; du côté opposé on voit sortir le nerf et l'artère sous-orbitaires. — 10, trou malaire. — 11, apophyse orbitaire externe. — 12, trou sus-orbitaire ; du côté opposé on voit sortir l'artère frontale de l'ophtalmique et le nerf sus-orbitaire ou frontal externe. — 13, insertion du sourciller. — 14, face antérieure du frontal.

ment à côté, l'orifice postérieur des fosses nasales ; plus en dehors, la fosse ptérygoïdienne et ses deux ailes ; 2° d'un étage inférieur formé par la voûte palatine et par la face postérieure du maxillaire inférieur.

Extrémités. — Les extrémités ou faces latérales sont formées par l'os malaire et la face externe de la branche du maxillaire inférieur.

Après la description détaillée des os de la face en particulier, je crois inutile d'insister sur la description de la face en général. J'aurai soin seulement d'indiquer les cavités que tous ces os forment par leur réunion. Je décrirai avec la face antérieure : 1° les *cavités orbitaires* ; 2° avec la face postérieure, les *fosses nasales* ; 3° la *voûte palatine* ; 4° avec les faces latérales, la *fosse ptérygoïde* ; 5° la *fosse zygomatique* ; 6° la *fosse ptérygo-maxillaire*.

1° *Cavité orbitaire.*

La cavité de l'orbite est située sur les parties latérales, antérieure et supérieure de la face. Elle a la forme d'une pyramide quadrangulaire, à sommet postérieur. Cette pyramide présente à étudier une base, un sommet, quatre parois, quatre angles.

L'axe de la pyramide n'est pas directement antéro-postérieur, mais un peu oblique en arrière et en dedans, de sorte que la paroi interne se porte directement d'avant en arrière, tandis que la paroi externe est oblique en arrière et en dedans.

Base ou rebord orbitaire. — Elle est coupée obliquement en dehors et un peu en arrière. Elle est formée en haut par l'arcade orbitaire et les apophyses orbitaires interne et externe du frontal, en bas et en dedans par le bord externe de l'apophyse montante du maxillaire supérieur, en bas en dehors par le bord interne et antérieur de l'os malaire. On y trouve aussi des sutures qui réunissent ces trois os.

Sommet. — Il est formé par la partie la plus large de la fente sphénoïdale et la lamelle osseuse qui la limite en dedans.

Paroi supérieure. — Elle présente la voûte orbiculaire du frontal en avant, la face inférieure de la petite aile du sphénoïde en arrière, et la suture qui les réunit. A la partie antérieure de cette paroi, sur le rebord orbitaire, on trouve : 1° en dedans, un peu en arrière du bord, une échancrure pour la poulie cartilagineuse du muscle grand oblique ; 2° au milieu, le trou sus-orbitaire pour le passage de l'artère et du nerf sus-orbitaires ; 3° en dehors, derrière le rebord orbitaire, la fossette lacrymale pour la glande lacrymale.

Paroi inférieure. — Triangulaire, un peu oblique en bas, en avant et en dehors, elle est formée dans presque toute son étendue par la face supérieure de la pyramide située sur la face externe du maxillaire supérieur. A sa partie la plus reculée, elle présente une petite facette triangulaire appartenant au palatin, avec une suture qui réunit cette facette au maxillaire. En avant et en dehors, elle est formée par l'apophyse orbitaire de l'os malaire. Sur cette paroi amincie qui recouvre le sinus maxillaire, on trouve la gouttière sous-orbitaire et le nerf maxillaire supérieur, gouttière qui se termine par le canal sous-orbitaire.

Paroi externe. — Elle est formée par la face antérieure de la grande aile du sphénoïde en arrière, et par la face orbitaire de l'os malaire en avant. Une suture réunit ces os.

Paroi interne. — Elle est formée d'arrière en avant par le corps du sphénoïde, par l'os planum de l'ethmoïde, par l'unguis et la gouttière lacrymo-nasale. Des sutures verticales unissent ces os. A la partie antérieure de cette paroi se trouve la gouttière lacrymo-nasale, de 12 millimètres de long environ, formée dans sa moitié antérieure par l'apophyse montante du maxillaire supérieur, et dans sa moitié postérieure par l'unguis. Elle se termine insensiblement en haut, tandis qu'en bas elle est limitée par un trou que forment les deux bords de la gouttière en s'inclinant l'un vers l'autre en forme de crochet. Cet orifice est le commencement du canal nasal.

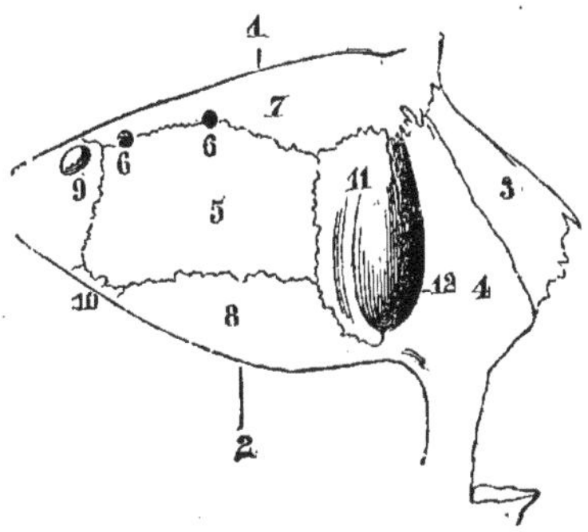

Fig. 159. — Paroi interne de l'orbite du côté droit.

1, coupe de la paroi supérieure. — 2, coupe de la paroi inférieure. — 3, os propre du nez. — 4, apophyse montante du maxillaire supérieur. — 5, os planum de l'ethmoïde. — 6, 6, trous orbitaires internes. — 7, frontal. — 8, plancher de l'orbite. — 9, trou optique et sphénoïde. — 19, apophyse orbitaire du palatin. — 11, gouttière lacrymo-nasale. — 12, lèvre antérieure de cette gouttière pour l'insertion du tendon direct de l'orbiculaire des paupières.

Le *canal nasal* est un conduit de 12 millimètres environ, commençant en haut dans la cavité orbitaire, se terminant en bas, en s'élargissant, dans le méat inférieur des fosses nasales. Son diamètre est de 4 millimètres environ à son ouverture supérieure, de 5 millimètres à sa partie moyenne, de 6 ou 7 à sa partie inférieure. Souvent il est légèrement rétréci au milieu et aplati de dehors en dedans. Il offre une petite courbure convexe en dehors et en avant. Il est formé en avant, en dehors et en arrière, par le maxillaire supérieur, et en dedans : 1° par l'apophyse verticale du cornet inférieur en bas ; 2° par la partie inférieure de l'unguis en haut.

Angle supérieur et interne. — Il présente la suture du frontal avec l'unguis et l'ethmoïde ; on y trouve, au niveau de la suture fronto-ethmoïdale, deux orifices, *trous ethmoïdaux* ou *orbitaires internes*. L'antérieur communique dans la cavité cranienne avec les gouttières ethmoïdales et donne passage à l'artère ethmoïdale antérieure et au filet ethmoïdal du rameau nasal du nerf ophtalmique de Willis, nerf nasal interne, organes qui traversent ce trou de l'orbite vers le crâne. Le postérieur laisse passer l'artère ethmoïdale postérieure, qui a la même direction. A la partie postérieure de cet angle, on voit le trou optique, où passent le nerf optique et l'artère ophtalmique.

Angle supérieur et externe. — Il est formé par la réunion du frontal avec la grande aile du sphénoïde et l'os malaire. Il présente dans sa moitié supérieure la fente sphénoïdale élargie vers le sommet de l'orbite, formée par les deux ailes et par le corps du sphénoïde. La veine ophtalmique, de petites branches artérielles de la méningée moyenne, une expansion de la dure-mère et les nerfs moteur oculaire commun, moteur oculaire externe, pathétique, nasal, frontal, lacrymal, traversent cette fente.

Angle inférieur et interne. — Peu marqué, il se confond tellement avec les deux parois qu'il sépare, qu'on pourrait dire que la cavité orbitaire a la forme d'une pyramide triangulaire. Il présente, d'arrière en avant, la suture qui unit l'apophyse orbitaire du palatin au corps du sphénoïde, celle qui réunit le maxillaire supérieur à l'ethmoïde et à l'unguis ; c'est à la partie antérieure de cet angle qu'on trouve l'orifice supérieur du canal nasal.

Angle inférieur et externe. — Il est formé en avant par l'apophyse orbitaire de l'os malaire ; en arrière par la fente sphéno-maxillaire. Celle-ci, limitée en haut par la grande aile du sphénoïde, en bas par le maxillaire supérieur, en avant par l'os malaire, permet d'apercevoir sur un plan postérieur le fond de la fosse ptérygo-maxillaire et le trou grand rond. A l'état frais, le périoste passe de la paroi externe de l'orbite sur la paroi inférieure comme un pont, de sorte que les vaisseaux et le nerf qui s'engagent dans la gouttière sous-orbitaire sont séparés de la cavité par le périoste qui les applique contre le maxillaire.

2° *Fosses nasales.*

Les fosses nasales sont des cavités situées au centre des os de la face et séparées par une cloison, *cloison des fosses nasales*. Elles présentent à étudier : une cavité, deux orifices, quatre parois.

La **cavité des fosses nasales**, beaucoup plus large à la partie inférieure, communique avec la cavité du pharynx et avec plusieurs prolongements situés dans l'épaisseur des os qui entourent les fosses nasales, *sinus*.

Paroi inférieure. — Appelée aussi *plancher*, cette paroi est formée par l'apophyse palatine du maxillaire supérieur et par la portion horizontale du palatin. Elle est lisse, concave transversalement, horizontale. Elle offre, à sa partie antérieure et interne, l'orifice supérieur du canal palatin antérieur, qui loge le nerf et les vaisseaux sphéno-palatins internes.

Paroi supérieure. — En forme de voûte, elle n'a que 4 à 6 millimètres de largeur. Plus élevée à la partie moyenne qu'à ses extrémités, cette paroi est formée par cinq os : les os propres du nez, l'épine nasale du frontal, creusée en arrière de deux gouttières, la lame criblée de l'ethmoïde, l'apophyse sphénoïdale du palatin, qui s'incline vers la ligne médiane en s'appliquant à la face inférieure du corps du sphénoïde, et le corps du sphénoïde lui-même.

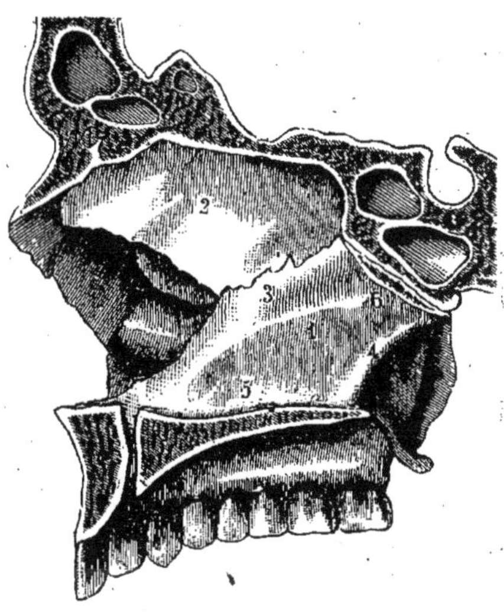

Fig. 160. — Cloison des fosses nasales.

1, vomer. — 2, lame perpendiculaire de l'ethmoïde. — 3, bord antérieur du vomer. — 4, bord postérieur. — 5, bord inférieur. — 6, bord supérieur.

Paroi interne. — Verticale, régulière, constituée par la cloison, cette paroi est formée de deux os, la lame perpendiculaire de l'ethmoïde en haut et en avant, le vomer en bas et en arrière. Ces deux os interceptent entre eux, à la partie antérieure, un espace triangulaire qui, sur le squelette, laisse communiquer les deux fosses nasales. A l'état frais, cet espace est comblé par le cartilage de la cloison.

Paroi externe. — Oblique de haut en bas et de dedans en dehors, la paroi externe est très régulière et présente des orifices, des saillies et des anfractuosités. Elle est formée par six os : la face interne des masses latérales de l'ethmoïde en haut, la face interne du maxillaire supérieur et de son apophyse montante en bas et en avant, l'unguis en haut, entre l'ethmoïde et l'apophyse montante, la portion verticale du palatin en arrière, la face interne de l'apophyse ptérygoïde qui forme la limite postérieure de cette paroi.

et le cornet inférieur qui s'articule avec les quatre premiers. On trouve sur cette paroi trois lames osseuses, contournées sur elles-mêmes, qu'on a appelées *cornets*.

Le *cornet supérieur*, ou *cornet de Morgagni*, à peine marqué, ne peut être distingué que sur son extrémité postérieure. Il appartient à l'ethmoïde ; pour l'apercevoir, il faut regarder la face interne des masses latérales de l'ethmoïde par la partie postérieure. Le *cornet moyen*, placé au-dessous, est plus volumineux ; il est aussi une dépendance de l'ethmoïde. Le *cornet inférieur*, ou *sous-ethmoïdal*, est indépendant ; c'est un os isolé, beaucoup plus volumineux et plus allongé que les deux autres.

Les cornets ont tous une face interne convexe qui regarde la cloison des fosses nasales ; une face externe concave qui regarde le côté opposé ; un bord inférieur libre dans la cavité des fosses nasales ; un bord supérieur adhérent. Ces os sont couverts de petits sillons dans lesquels rampent des vaisseaux.

Les espaces placés au-dessous des cornets constituent les *méats*. Ils prennent le nom du cornet au-dessous duquel ils sont placés. Ainsi le *méat supérieur* est situé au-dessous du cornet supérieur, le *méat moyen* au-dessous du cornet moyen, etc. On conçoit facilement que le supérieur est plus petit que les deux autres, puisque le cornet qui le recouvre est beaucoup plus petit.

Les méats moyens peuvent être considérés comme les principaux prolongements de la cavité des fosses nasales, dans lesquelles viennent s'ouvrir d'autres prolongements anfractueux creusés au centre de plusieurs os, les *sinus*. 1° Dans le méat supérieur, en arrière, sur la voûte des fosses nasales, on voit l'ouverture des cellules ethmoïdales postérieures, et plus en arrière, celle des sinus sphénoïdaux. 2° Dans le méat moyen, vers la partie moyenne, on voit celle du sinus maxillaire, considérablement rétrécie par l'ethmoïde, l'unguis, le cornet inférieur et le palatin. On y trouve aussi, à la partie antérieure, l'ouverture d'un canal osseux qui parcourt l'ethmoïde de bas en haut et d'arrière en avant, *infundibulum*. Ce conduit s'ouvre en haut dans les sinus frontaux ; il communique dans son trajet avec les cellules antérieures de l'ethmoïde, et, par un petit orifice, avec le sinus maxillaire. 3° Dans le méat inférieur, vers la partie antérieure, on voit l'orifice inférieur du canal nasal.

Orifice antérieur. — L'orifice antérieur de la fosse nasale se confond avec celui du côté opposé. Il a la forme d'un cœur de carte à jouer. Il est formé par les os propres du nez et le maxillaire supérieur. On y trouve, à la partie inférieure, l'épine nasale antérieure.

Orifice postérieur. — Séparé de celui du côté opposé par le vomer, cet orifice forme un quadrilatère, limité en haut par le corps du sphénoïde, en bas par le bord postérieur de la voûte palatine, en dedans par le bord postérieur du vomer, en dehors par le bord postérieur de l'aile interne de l'apophyse ptérygoïde.

A l'état frais, les fosses nasales sont recouvertes, dans toute leur étendue, par la muqueuse pituitaire, membrane qui en revêt toutes les saillies et dépressions, et qui envoie un mince prolongement dans les sinus.

Les fosses nasales sont différentes chez l'enfant et chez l'adulte. La description qui précède s'applique aux fosses nasales de ce dernier. A la naissance, par suite du peu d'étendue en hauteur de l'os maxillaire supérieur et de l'ethmoïde, les fosses nasales sont très petites ; de plus, les sinus, spacieux chez l'adulte et communiquant largement avec les fosses nasales, sont à peine marqués chez l'enfant.

3° *Voûte palatine.*

Plus ou moins profonde, selon les sujets, la voûte palatine est constituée par l'apophyse palatine du maxillaire supérieur en

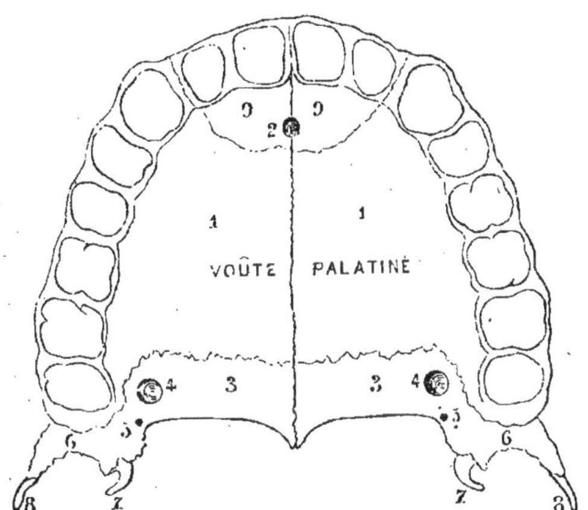

Fig. 161. — Voûte palatine.

1, 1, apophyse palatine du maxillaire supérieur. — 2, canal palatin antérieur. — 9, 9, os incisifs ou intermaxillaires : on voit la suture qui les réunit au reste du maxillaire. — 3, 3, portion horizontale du palatin. — 4, 4, canal palatin postérieur. — 5, 5, canaux palatins accessoires. — 6, 6, apophyse pyramidale du palatin. — 7, 7, aile interne de l'apophyse ptérygoïde. — 8, 8, aile externe.

avant, et par la portion horizontale du palatin en arrière. On y remarque une suture en forme de croix qui réunit ces divers os. C'est au point d'entre-croisement de ces sutures que l'*on peut tou-*

cher cinq os avec la pointe d'une aiguille. Il faut se rappeler la présence du vomer au-dessus de ce point. La voûte palatine présente des crêtes nombreuses, et des sillons dans lesquels rampent des vaisseaux. Elle est limitée en dehors et en avant par le bord alvéolaire du maxillaire ; mais, en arrière, elle se prolonge en contournant le maxillaire par une petite facette appartenant à l'apophyse pyramidale du palatin. Il existe, à la partie antérieure de la voûte palatine, sur la ligne médiane, le canal palatin antérieur, simple en bas, bifurqué du côté des fosses nasales, où passent l'artère sphéno-palatine et le nerf sphéno-palatin. En arrière et en dehors, à la partie interne de la dernière grosse molaire, on trouve le canal palatin postérieur, pour le passage de l'artère palatine supérieure et des nerfs palatins. Il existe souvent, sur la face inférieure de l'apophyse pyramidale du palatin, un ou deux orifices ; ce sont les canaux palatins accessoires, qui donnent passage à des nerfs palatins. Les trous palatins antérieur et postérieurs forment les trois angles d'un triangle presqu'équilatéral. Dans l'antérieur passe le nerf sphéno-palatin interne ; les nerfs palatins et l'artère palatine supérieure passent par les postérieurs.

4° *Fosse ptérygoïde.*

Située dans l'apophyse ptérygoïde, cette fosse est allongée verticalement, limitée sur les côtés par les ailes de l'apophyse, et

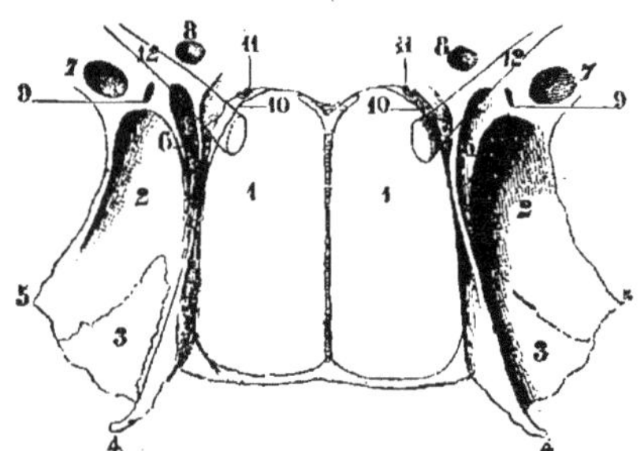

Fig. 162. — Fosses ptérygoïdes et orifice postérieur des fosses nasales.

1, 1, fosses nasales. — 2, 2, fosses ptérygoïdes. — 3, 3, apophyse pyramidale du palatin. — 4, 4, crochet de l'aile interne, sur lequel se réfléchit le tendon du péristaphylin externe. — 5, 5, aile externe de l'apophyse ptérygoïde. — 6, 6, fossette scaphoïde pour l'insertion du péristaphylin externe. — 7, 7, trou ovale. — 8, 8, trou vidien. — 9, 9, orifice pour les racines motrice et sensitive du ganglion ophthalmique. — 10, 10, apophyse sphénoïdale du palatin. — 11, 11, trou ptérygo-palatin. — 12, 12, trompe d'Eustache.

complétée en bas par une portion de la face postérieure de l'apophyse pyramidale du palatin. Elle donne attache au muscle ptérygoïdien interne. Elle présente à sa partie supérieure, contre l'aile interne, une petite facette concave, *fossette scaphoïde*, pour le muscle péristaphylin externe.

5° *Fosse zygomatique.*

C'est une cavité incomplète dépourvue de paroi postérieure et de paroi inférieure. Située sur les côtés de la face, entre l'apophyse ptérygoïde, le maxillaire supérieur et la branche du maxillaire inférieur, elle présente une paroi interne formée par l'aile externe de l'apophyse ptérygoïde, en avant de laquelle se trouve la fosse ptérygo-maxillaire, une paroi externe formée par la branche du maxillaire inférieur, une paroi antérieure formée par la face postérieure de la pyramide qui surmonte le maxillaire supérieur, et une paroi supérieure incomplète, limitée en avant par une crête qui la sépare de la fente sphéno-maxillaire, et en dehors par une crête qui la sépare de la fosse temporale.

6° *Fosse ptérygo-maxillaire.*

Bichat a donné ce nom à une cavité que l'on trouve au fond de la fosse zygomatique, derrière le maxillaire supérieur. Cette cavité, profonde, en forme de fente, présente une ouverture du côté de la fosse zygomatique ; une *paroi interne*, ou *fond*, formée par la por-

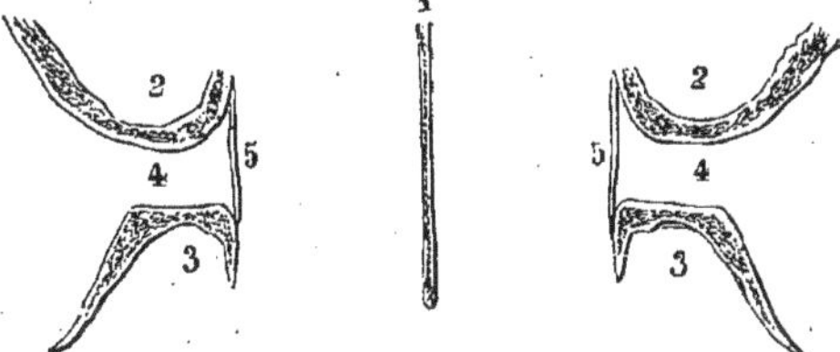

Fig. 163. — Coupe schématique, horizontale, passant par les deux fosses ptérygo-maxillaires.

1, vomer séparant les fosses nasales. — 2, 2, bord postérieur des maxillaires supérieurs. — 3, 3, apophyses ptérygoïdes. — 4, 4, fosses ptérygo-maxillaires. — 5, 5, coupe de la portion verticale du palatin.

tion verticale du palatin et par une des facettes non articulaires de l'apophyse orbitaire de cet os ; une *paroi antérieure*, formée par le bord postérieur du maxillaire supérieur, et une *paroi postérieure*, formée par l'apophyse ptérygoïde.

La fosse ptérygo-maxillaire se termine en pointe en bas, tandis qu'en haut elle est élargie. Dans ce point, elle se réunit à la fente sphéno-maxillaire et à la fente sphénoïdale, au-dessous du sommet de la cavité orbitaire.

On trouve cinq trous dans la fosse ptérygo-maxillaire : deux sur la paroi postérieure, le *trou grand rond*, où passe le nerf maxillaire supérieur, et le *conduit vidien*, où passent le nerf vidien et l'artère vidienne ; un sur la paroi interne, le *trou sphéno-palatin*, fermé, à l'état frais, par la muqueuse pituitaire, où passent les nerfs sphéno-palatins et l'artère sphéno-palatine ; un sur la paroi supérieure, le *conduit ptérygo-palatin*, où passent l'artère ptérygo-palatine et le nerf ptérygo-palatin ; un sur la partie inférieure et interne, le *canal palatin postérieur*, pour l'artère palatine supérieure et les nerfs palatins.

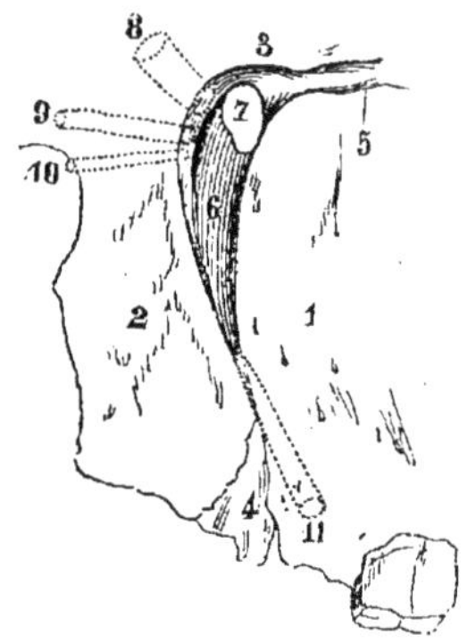

Fig. 164. — Fosse ptérygo-maxillaire du côté droit, vue de face (les canaux sont ponctués).

1, tubérosité maxillaire ; on y voit des orifices pour les nerfs dentaires postérieurs. — 2, apophyse ptérygoïde. — 3, corps du sphénoïde. — 4, apophyse pyramidale du palatin. — 5, fente sphéno-maxillaire. — 6, palatin formant le fond de la fosse. — 7, trou sphéno-palatin. — 8, trou grand rond. — 9, trou vidien. — 10, trou ptérygo-palatin. — 11, canal palatin postérieur.

Dans la cavité de cette fosse, on trouve, à l'état frais, le ganglion de Meckel, qui a des connexions avec tous les nerfs que je viens d'énumérer et avec la terminaison de l'artère maxillaire interne, fournissant toutes les branches qui accompagnent ces nerfs.

Tableau des trous et des organes qui les traversent

1° *Trou grand rond*, nerf maxillaire supérieur.

2° *Trou vidien*, nerf vidien, artère vidienne, veine vidienne.

3° *Trou sphéno-palatin*, nerf sphéno palatin, artère sphéno-palatine, veine sphéno-palatine.

4° *Trou ptérygo-palatin*, nerf ptérygo-palatin, artère ptérygo-palatine, veine ptérygo-palatine.

5° *Canal palatin postérieur*, nerfs palatins, artère palatine supérieure, veine palatine supérieure. Tous les nerfs, excepté celui du trou grand rond, sont des branches du *ganglion de Meckel* ; les artères viennent de la *maxillaire interne* ; les veines vont dans la veine maxillaire.

Développement de la face. — Nous avons décrit le développement de chaque os en particulier. Il nous reste à décrire le développement de la face en général. On trouve bien, dans les auteurs, la description des régions et des cavités de la face et leurs différences aux divers âges de la vie. Ces mêmes auteurs font bien remarquer aussi que ces différences tiennent surtout à la petitesse du sinus maxillaire et au peu de hauteur de l'ethmoïde et du maxillaire supérieur chez le fœtus, tandis que la formation de ce sinus et l'accroissement du maxillaire et de l'ethmoïde donnent à la face de l'adulte les caractères qu'elle présente. Mais, pour ce qui touche au développement des sinus de la face et au rôle qu'ils jouent, ils sont à peu près muets.

1° *Chez le fœtus et l'enfant.* — La face présente un diamètre vertical très peu étendu, et un diamètre transversal très considérable à la partie supérieure.

En avant : cavités orbitaires très développées, un peu aplaties de haut en bas ; fosses nasales petites, aplaties dans le même sens ; absence de la fosse canine ; épaississement des rebords alvéolaires, qui renferment les follicules dentaires.

En arrière : brièveté des apophyses ptérygoïdes ; dimensions peu considérables de l'orifice postérieur des fosses nasales ; obliquité en bas et en avant de ces apophyses et de ces orifices, due au peu de développement du sinus maxillaire ; voûte palatine peu étendue d'avant en arrière.

Sur les côtés : branches de la mâchoire très obliques de haut en bas, d'arrière en avant ; angle obtus formé par le corps et les branches, de sorte que la portion articulaire du condyle de cet os qui se trouve en avant chez l'adulte, regarde en haut chez l'enfant.

2° *Chez l'adulte.* — Les sinus étant développés, le maxillaire supérieur, l'ethmoïde et le palatin s'étant allongés dans le sens vertical, la physionomie est changée, et la face se présente telle qu'elle a été décrite dans les généralités.

3° *Chez le vieillard.* — Chute des dents, usure des bords alvéolaires, proéminence du menton, qui se rapproche du nez ; par suite de cette usure, l'angle de la mâchoire devient obtus comme chez le fœtus, ce qui fait qu'à cet âge de la vie, les luxations sont difficiles, pour ne pas dire impossibles. Enfin, à cet âge, les sinus sont tellement développés que les parois osseuses qui les limitent deviennent minces et fragiles, et se brisent sous l'influence de chocs peu considérables.

Usages des sinus. — On ne sait pas quel rôle remplissent les sinus des os de la face.

1° On a dit qu'ils sont destinés à donner plus d'étendue à la surface muqueuse qui perçoit les odeurs. Depuis, on a remarqué que la muqueuse des sinus est insensible aux odeurs.

2° On a dit qu'ils sont destinés à emmagasiner l'air odorant, afin de prolonger son impression sur la muqueuse. Cette opinion est unanimement rejetée.

3° Tillaux a écrit une thèse (1862) pour démontrer que les sinus se développent et se remplissent d'air pour permettre à la tête de rester en équilibre sur la colonne vertébrale.

Nous avons été étonné de voir Sappey, si difficile ordinairement, admettre les conclusions de Tillaux sans leur adresser aucune objection. Nous ne saurions partager cette manière de voir.

1° Chez l'enfant, dit l'auteur que nous avons nommé, le crâne étant volumineux et la face très petite, la tête reste en équilibre sur le rachis. *Objection :* La tête n'est pas en équilibre sur le rachis; cet équilibre n'existe qu'autant que les muscles de la nuque sont généralement contractés.

2° Chez l'adulte, le volume de la face devient considérable; si son poids augmentait dans la même proportion, cet état d'équilibre serait rompu. *Objection :* Pourquoi les cellules mastoïdiennes, qui sont de véritables sinus, augmentent-elles de volume chez l'adulte? Ne pourrait-on pas dire, au contraire, qu'elles diminuent le poids du crâne, puisqu'elles font partie de cette cavité? Le poids de la face nécessitant une certaine contraction des muscles de la nuque pour se tenir en équilibre chez le fœtus, pourquoi n'en serait-il pas de même chez l'adulte? Il aurait fallu prouver que les sinus sont plus développés chez les sujets dont la face est relativement plus volumineuse. On ne l'a pas fait. Du reste, dans la race nègre, la face est plus volumineuse que dans la race blanche, et les sinus ne sont pas plus considérables.

OS HYOÏDE

Position. — Placez la face convexe *en avant* et les petites cornes *en haut.*

L'os hyoïde est un petit os en forme de fer à cheval, situé entre les régions sus-hyoïdienne et sous-hyoïdienne, au-dessus du larynx, au-dessous de la langue. On le nomme aussi *os ypsoloïde* parce qu'il ressemble à la lettre grecque υ. Il ne s'articule avec aucun os, et il est suspendu au milieu des parties molles de la région antérieure du cou. Il présente un corps et deux extrémités.

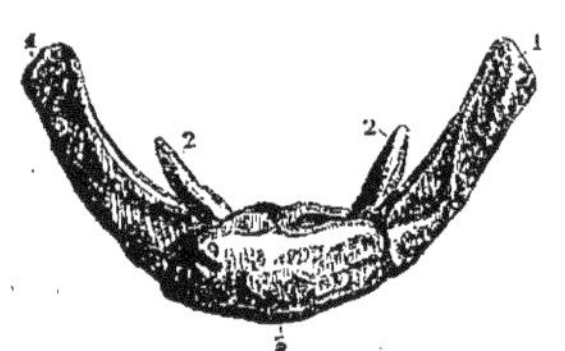

Fig. 165. — Os hyoïde vu par sa face antérieure.

1, 1, grandes cornes. — 2, 2, petites cornes. — 3. corps.

Le *corps* est aplati d'avant en arrière et convexe en avant; on lui considère une face antérieure, une face postérieure, un bord supérieur, un bord inférieur.

Face antérieure. — Elle présente une saillie en forme de croix; elle donne insertion à trois muscles de la région sus-hyoïdienne, au génio-glosse, à l'hyo-glosse, au sterno-cléido-hyoïdien, et à l'omoplat-hyoïdien.

Face postérieure. — Concave, elle est en rapport avec la membrane thyro-hyoïdienne, dont elle est séparée par du tissu cellulaire et une bourse séreuse découverte par Malgaigne.

Bord inférieur. — Mince, ce bord donne insertion au muscle thyro-hyoïdien.

Bord supérieur. — Mince aussi, il donne insertion à une aponévrose qui se porte dans l'épaisseur de la langue, *membrane hyo-glossienne*, et à la membrane thyro-hyoïdienne.

Extrémités. — Les extrémités sont bifurquées; chacune des branches porte le nom de corne. La branche supérieure, ou *petite corne*, située à l'union du corps de l'os et de la grande corne, donne insertion au ligament stylo-hyoïdien et au muscle de même nom. La branche inférieure, ou *grande corne*, constitue les extrémités du fer à cheval; elle est aplatie de haut en bas et donne insertion, par sa face supérieure, à l'aponévrose du pharynx, au muscle hyo-glosse et constricteur moyen du pharynx, par sa face inférieure au muscle sterno-thyroïdien, et par son extrémité aux ligaments thyro-hyoïdiens latéraux.

Les deux cornes de l'os hyoïde ne sont pas en continuité de tissu avec le corps, elles sont articulées avec lui et recouvertes d'une couche cartilagineuse au niveau de cette articulation. On trouve souvent chez l'adulte, et à plus forte raison chez le vieillard, une soudure entre le corps et la grande corne.

Onze muscles s'insèrent sur l'os hyoïde (*4 sus-hyoïdiens*, 3 *sous-hyoïdiens*, 3 *linguaux*, 1 *pharyngien*).

Face antérieure, 7. génio-hyoïdien, mylo-hyoïdien, stylo-hyoïdien, génio-hyoïdien, hyo-glosse, sterno-cléido-hyoïdien, omoplat-hyoïdien.
Bord inférieur, 1 . thyro-hyoïdien.
Grande corne, 1. . constricteur moyen du pharynx.
Petite corne, 2. . . lingual supérieur, lingual inférieur.

Développement. — Cinq points osseux, un pour le corps, un pour chaque corne.

Chez le *singe hurleur*, qui a une voix de stentor, l'os hyoïde est très développé et présente une cavité qui produit la résonnance de la voix.

Voici ce qu'on trouve dans Geoffroy Saint-Hilaire :

« Averti par l'histoire de l'organisation que des os n'acquièrent jamais un développement extraordinaire, qui ne soit occasionné par un violent exercice des muscles qui y ont leur attache, je me persuadai que les dimensions de l'hyoïde que j'avais sous les yeux pouvaient tenir à la profession de l'individu qui avait fourni cette préparation. Je fis prier M. Serres de consulter les registres des hôpitaux et de vouloir bien vérifier si, comme je le supposais, l'hyoïde qu'il m'avait envoyé ne provenait pas d'un crieur public; je transcris ici sa réponse :

« L'homme dont je vous ai fait remettre l'apophyse styloïde était un mar-
« *chand d'habits et de vieux galons*, ayant succombé à une phthisie laryn-
« gée, maladie très commune à cette classe de marchands. »

« Cette réponse m'apprit que je ne m'étais point abusé dans mon pressentiment. » (Etienne Geoffroy Saint-Hilaire. *Philosophie anatomique*, p. 185).

Appareil hyoïdien.

On donne ce nom à l'ensemble formé par l'os hyoïde et les pièces osseuses qui le relient au crâne. Cet appareil est spécial aux vertébrés ; il est beaucoup plus développé chez les poissons que chez les mammifères et en particulier chez l'homme, où il se montre à l'état pour ainsi dire rudimentaire.

L'os hyoïde est relié au crâne par trois pièces osseuses, qui sont, de bas en haut : 1° la petite corne de l'os hyoïde ; 2° un petit os rudimentaire développé dans l'épaisseur du ligament stylo-hyoïdien ; 3° l'apophyse styloïde du temporal.

Geoffroy Saint-Hilaire, qui a décrit le premier cet appareil, en 1818, a donné un nom particulier à chacun de ces os ; il a appelé la petite corne *apo-hyal*, et l'apophyse styloïde *styl-hyal* ; l'os moyen est connu sous le nom de *cérato-hyal*.

L'apophyse styloïde, styl-hyal, n'appartient donc pas au temporal ; elle se soude à cet os très tard, de trente à quarante ans. Avant cette époque, elle est unie au temporal par un prolongement fibro-cartilagineux.

Le cérato-hyal, os du milieu de la chaîne, est uni au styl-hyal par un petit ligament, et à l'apo-hyal par un ligament plus long (ligament-hyoïdien). Cet os est à peu près constant ; le ligament situé au-dessus de lui s'ossifie très fréquemment entre cinquante et soixante ans.

DEUXIÈME PARTIE

DISSECTION, PRÉPARATION DES SUJETS PRÉPARATION DES PIÈCES SÈCHES

CHAPITRE PREMIER

DISSECTION (1)

Ce volume est destiné à accompagner l'élève dans les amphithéâtres de dissection. C'est pour cette raison que j'ai rédigé plusieurs articles concernant la dissection, la conservation des sujets et la préparation des pièces sèches.

Si je n'ai pas encore parlé de la dissection, c'est qu'il est tout à fait inutile de posséder ces connaissances pour procéder à l'étude de l'ostéologie. Les élèves débutent toujours dans les amphithéâtres par la dissection des muscles après l'étude de l'ostéologie.

L'élève qui entre pour la première fois dans une salle de dissection, est muni d'une boîte contenant ordinairement des scalpels,

(1) Les médecins de l'antiquité ne connurent pas l'anatomie de l'homme. Hippocrate et Galien n'eurent que des animaux à leur disposition. Dans le IVe siècle avant Jésus-Christ, Hérophile et Erasistrate disséquèrent des cadavres humains à Alexandrie. Par respect pour les morts et pour éviter des sacrilèges, les dissections furent interdites. Au XIVe siècle, Mondini, professeur à Bologne, disséqua publiquement deux femmes, mais il ne voulut pas commettre un péché mortel en ouvrant la tête des cadavres. On disséqua peu dans le XIVe et dans le XVe siècle. En, 1376 le duc d'Anjou, gouverneur du Languedoc, accorda aux médecins de Montpellier la permission de disséquer tous les ans l'un des criminels condamnés à mort. Cependant on ne disséqua le premier qu'en 1377, le deuxième en 1384 et le quatrième en 1396. Après 1396, on en disséqua un tous les ans, régulièrement.

La passion de la dissection fit oublier à certains anatomistes qu'ils étaient avant tout médecins. Celse, auteur sérieux, accuse Hérophile d'avoir disséqué des criminels *vivants*, que leur livraient les rois d'Egypte, pour surprendre dans leurs entrailles le secret de la vie (Guardia, *Hist. de la Méd.*, 1884, p. 10). Erasistrate, selon Portal, obtint d'Antiochus, roi de Syrie, des condamnés vivants; il les disséqua tout vifs, espérant découvrir des choses qu'il ne pouvait voir autrement. Béronger (de Carpi) disséqua, dit-on, deux Espagnols vivants (Portal, *Hist. de l'anat. et de la chir.*, t. I, p. 272). Le grand anatomiste Fallope, mort à la fleur de l'âge (1523-1562), raconte que lorsque les anatomistes manquaient de cadavres, on leur livrait des criminels qu'ils tuaient avec l'opium pour les disséquer ensuite, ce qui a été fait à Pise. « On leur faisait prendre, dit Riolan, dans son *Anthropographie*, p. 144, deux ou trois drachmes d'opium dans un verre plein de bon vin. »

une pince à disséquer, une paire de ciseaux, une chaîne à érignes et quelques autres instruments d'un usage moins fréquent.

Désirant que ces pages servent même aux débutants en anatomie, je procéderai d'une manière aussi élémentaire que possible et dans l'ordre suivant : 1° *dissection en général ;* 2° *incisions de la peau ;* 3° *dissection de la peau ;* 4° *instruments de dissection et manière de s'en servir ;* 5° *dissection des muscles superficiels ;* 6° *dissection des muscles profonds ;* 7° *dissection des vaisseaux ;* 8° *dissection des nerfs.*

ARTICLE PREMIER

DISSECTION EN GÉNÉRAL

J'emprunte à l'ouvrage de Lauth le passage suivant, l'un des meilleurs que l'on trouve dans son livre. Je cite ces lignes avec

Fondée en 1220, sous Philippe-Auguste, la Faculté de médecine de Paris fut supprimée en 1798, par un décret de la Convention. Un an après (1794), un autre décret de la Convention organisa, sous le nom d'*École de Santé*, la Faculté mixte de médecine et de chirurgie que nous possédons encore aujourd'hui.

La première dissection eut lieu à Paris vers la fin du XVe siècle (1494). Un décret de 1496, arrêta que tout cadavre ayant servi à l'étude de l'anatomie serait inhumé en terre sainte, et qu'on célébrerait une grand'messe en son honneur (Dignat, *Histoire de la médecine et des médecins*, p. 109).

Les cadavres étaient assez difficiles à obtenir : c'étaient en général ceux des suppliciés qui servaient à ces leçons. Aussi, chaque exécution était un jour de grand émoi, je n'ose dire de grande joie, pour les étudiants en médecine (Corlieu. *L'Ancienne Faculté de médecine de Paris*, p. 26).

En 1794 parut le programme du premier cours d'anatomie et de physiologie (Corlieu, *Centenaire*, p. 32 et 36). Professeurs, les citoyens Chaussier et Dubois.

I. Prolégomènes anatomiques.
II. Squelettologie (os et articulations).

III. Sarcologie, ou considération des chairs, des parties molles.	1° les muscles . myologie. 2° les viscères. . splanchnologie. 3° les vaisseaux sanguins et lymphatiques . . angéiologie. 4° les nerfs . . . névrologie. 5° les téguments. dermologie.

Le premier traité d'anatomie, publié par Mondini, eut un grand nombre d'éditions ; la dernière est de 1541. Vint ensuite l'anatomie de Vésalle. Le premier livre traitant de la *dissection* du corps humain est de 1653. Son auteur est Lyserus, anatomiste danois. En 1677, Gaspard Bartholin composa une dissertation sur l'ordre à suivre dans les démonstrations anatomiques.

Plusieurs Hollandais se distinguèrent, au XVIIe siècle, par leur habileté dans l'art de la dissection et de la préparation des pièces anatomiques (Van Horne, Swammerdam, de Graaf, Leeuwenhoek, de Bils, Ruysch).

Que faire des débris de cadavres? On lit dans l'*Anthropographie* de Riolan, p. 130 : « Il faut surtout estre curieux de ramasser soigneusement le plus grand plaisir, car souvent, j'ai trouvé les élèves rebelles à suivre ces avis que je leur donne tous les jours.

Préceptes généraux sur la manière de disséquer.

« On ne peut disséquer avec fruit qu'autant qu'on se rend rai- « son d'avance de ce que l'on va faire : il est donc essentiel de « commencer par *lire la description des organes* et la manière de « les isoler ; ceux qui négligent cette précaution s'exposent à « couper des parties que la lecture du *Manuel* leur aurait ensei- « gné à ménager.

« La durée des dissections est nécessairement subordonnée à « une foule de circonstances, mais il est de fait qu'il faut pouvoir « *y consacrer au moins deux heures consécutives ;* car, si l'on n'a « qu'une heure, on en perd la moitié en préparatifs, et certes on « ne fera jamais grand'chose dans une demi-heure ; aussi ai-je « toujours remarqué que ceux qui n'avaient qu'un temps aussi « court à consacrer aux dissections finissaient par s'en dégoûter. « D'un autre côté, il me semble que six heures de dissection par « jour, partagées en deux séances, sont le maximum du temps « que l'on doive y consacrer ; car il faut encore avoir le temps de « relire chez soi, dans un ouvrage plus étendu, les préparations « dont on s'est occupé dans la journée. Mais, en général, si un « élève dissèque deux heures le matin et autant dans l'après- « midi (1), s'il dissèque avec soin et avec méthode, il retirera de « son travail tout le fruit désirable.

« C'est encore par des raisons hygiéniques, dictées par la pru- « dence, qu'on ne doit pas faire un séjour trop prolongé dans les « salles de dissection, car on ne peut pas disconvenir que les tra- « vaux anatomiques ne soient préjudiciables à la santé : aussi tous « ceux qui passent leur journée dans les amphithéâtres, sans « mettre en usage les précautions que nous allons indiquer, finis- « sent-ils par éprouver des symptômes gastriques que l'on est « obligé de combattre par les vomitifs ou les laxatifs administrés « suivant les indications. Néanmoins, on a beaucoup exagéré les « mauvais effets de ce séjour, et il est de fait qu'une nourriture de

les chairs de ce misérable corps, les mettre en un lieu où les chiens et les chats ne les puissent atteindre, et ne souffrir jamais qu'on en jette les entrailles dans la rivière, ains conserver le tout pour le faire mettre en Terre Saincte avec les cérémonies de l'Eglise. » Aujourd'hui, on les porte au four crématoire du Père-Lachaise.

(1) A Strasbourg, on pouvait, à l'époque où Lauth écrivait ces lignes, disséquer le matin ; à Paris, le règlement s'y oppose. Du reste, deux à trois heures par jour pendant toute la durée de l'hiver sont suffisantes. J'ajoute qu'aujourd'hui le nombre des sujets est insuffisant pour le grand nombre d'élèves inscrits à l'École pratique.

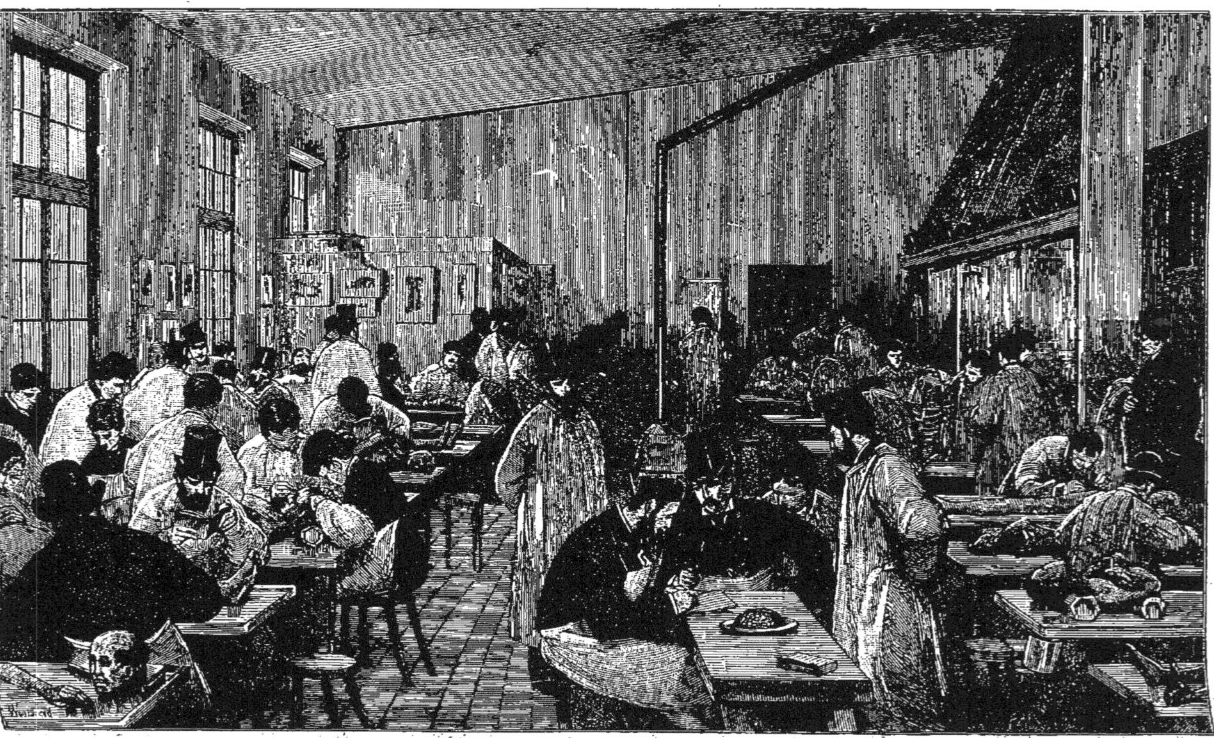

Fig. 166. — Amphithéâtre de dissection de Fort à l'ancienne École pratique avant le décret de 1881, par lequel l'enseignement libre de l'anatomie fut supprimé à la Faculté de Médecine de Paris, au mépris de la liberté de l'enseignement, après une odieuse campagne menée par [illegible]-Farabeuf contre les professeurs libres.

« bonne qualité, un exercice modéré en plein air après le travail « et les soins de propreté, suffisent ordinairement pour préserver « le corps de cette influence nuisible . . . .

« Une précaution que l'on ne devrait jamais négliger, ne fût-ce « que par égard pour les personnes avec lesquelles on est en con- « tact pendant le reste de la journée, c'est d'avoir un habit spécial « de dissection. On ferait bien d'en garnir les manches de cuir « mince et souple, le taffetas gommé et même la percale cirée que « l'on emploie ordinairement pour cet usage ayant l'inconvé- « nient de se déchirer trop facilement.

« On ne touchera les cadavres qu'autant que cela sera absolu- « ment nécessaire ; toutes les fois qu'on aura été obligé de le faire « et que les mains auront été salies, il conviendra de les laver im- « médiatement. Pour enlever la mauvaise odeur des mains, on les « frotte de vinaigre ou de dissolution de chlorure de chaux, après « les avoir lavées.

« Les blessures que l'on se fait en disséquant peuvent donner « lieu à des accidents plus ou moins graves. Si l'on s'est fait une « coupure superficielle, il suffit de faire fortement saigner la plaie, « après s'être lavé dans de l'eau savonneuse, et de la recouvrir « ensuite pour empêcher qu'elle soit souillée. Les piqûres, si elles « sont négligées, peuvent donner lieu à des gonflements considé- « rables de tout le membre et à des dépôts purulents. Le meil- « leur moyen de prévenir ces accidents, c'est de sucer la plaie, « afin de la faire saigner pendant quelque temps ; d'autres con- « seillent de la débrider et de la cautériser ensuite avec le nitrate « d'argent fondu (1). . . . .

« Ce qu'il faut recommander surtout aux commençants, c'est de « *préparer proprement ;* il ne s'agit pas de travailler vite, la « promptitude dans les dissections ne s'acquiert que par l'exercice. « Outre qu'une préparation sale et hachée n'est pas faite pour « inspirer le goût de l'anatomie, il est souvent bien difficile de se « faire une idée exacte de la disposition des parties ainsi pré- « parées. Enfin, ceux qui s'habituent à mettre de la précision « dans leurs préparations anatomiques acquièrent par ce moyen « la dextérité nécessaire pour pratiquer facilement les opérations

(1) Il est certain que le meilleur moyen de prévenir les fâcheux effets des *piqûres anatomiques* consiste à les faire saigner immédiatement par la pression, et si la plaie est toute petite, par la succion, qui amène plus facilement le sang. S'il s'agit d'une simple piqûre sans écoulement de sang, il est bon de l'agrandir un peu et de la faire saigner. Ensuite on recouvre la plaie d'une bandelette de diachylon, ou mieux d'une couche de collodion, excellent imperméable. Je ne suis pas partisan de la cautérisation au nitrate d'argent, l'autre moyen réussissant toujours. (*Note de l'auteur.*)

« chirurgicales les plus délicates. On recommande quelquefois, « dans ce dernier but, de se servir de bistouris en guise de scal-« pels, et d'employer les doigts au lieu de pinces. Mais il suffit « d'examiner la construction des bistouris ordinaires pour rester « convaincu que cet instrument est fait pour pratiquer de grandes « incisions, et non pas pour disséquer : car il est impossible « d'exécuter une préparation délicate, si l'on tient cet instrument « comme on recommande de le faire pour les opérations; et, si on « le tient comme une plume à écrire, il est difficile de ne pas se « couper aux doigts. Aussi, voyons-nous les chirurgiens quitter le « bistouri ordinaire, et employer de véritables scalpels, toutes les « fois qu'il s'agit de faire des opérations minutieuses. » (Extrait du *Manuel de l'anatomiste* de Lauth.)

Encore quelques conseils. — La plupart des élèves qui dissèquent peuvent être comparés à des bouchers, qui passent leur vie à tailler dans la viande des animaux, sans jamais se préoccuper des objets placés sous le tranchant du couteau ; demandez à un boucher l'insertion d'un muscle, il ne sait pas même s'il existe des insertions musculaires, et pourtant il dissèque depuis vingt, trente, quarante ans. Les élèves indociles, qui *dissèquent sans le secours des livres*, font une besogne analogue et tout à fait inutile; mieux vaut ne pas disséquer.

Il faut *étudier une région avant de la disséquer ;* il faut *savoir par où le scalpel doit passer*. Combien ai-je vu d'élèves ne pas savoir le premier mot de l'anatomie après avoir disséqué un sujet, et même plusieurs sujets ! On peut ne pas être artiste dans l'art de la dissection, mais on ne doit jamais se hâter et découper le sujet couche par couche, en s'imaginant avoir fait de la dissection. *Celui qui dissèque le mieux et avec le plus de fruit est celui qui dissèque le plus lentement et assidûment.* Il faut cependant reconnaître qu'à la fin de la saison des dissections, on entend plus d'un *meâ culpâ*.

Nous recommandons expressément plusieurs précautions sans lesquelles les préparations ne seront jamais soignées. Tous les jours, avant de quitter l'amphithéâtre, l'anatomiste doit *recouvrir sa préparation*, en superposant les organes disséqués dans l'ordre où il les a séparés, et en recouvrant le tout avec la peau du sujet. Lorsqu'on laisse la préparation à découvert, elle se dessèche, et le lendemain il est presque impossible de continuer la dissection. On est alors obligé de l'humecter, ce qui tuméfie le tissu cellulaire, blanchit les pièces et leur donne un mauvais aspect.

On doit disséquer, par ordre de superposition, la peau, le tissu sous-cutané et les organes qui y sont situés (*sous aucun prétexte, on ne doit éviter l'étude de ces organes*), les aponévroses, les muscles, les vaisseaux, les nerfs et les viscères. Les commençants ne peuvent et ne doivent faire que de l'anatomie descriptive ; ils *disséqueront d'abord des muscles et des articulations*, et ne commenceront jamais la dissection des muscles d'une partie du corps sans avoir préalablement étudié les os sur lesquels ces muscles s'insèrent. (Je préférerais faire précéder l'étude des muscles de celle des articulations, mais la chose est matériellement impossible, puisqu'il faudrait faire le sacrifice de tous les muscles qui les recouvrent.) En procédant méthodiquement, on fait une grande économie de temps, et les progrès sont ensuite plus sensibles.

Pendant la dissection des muscles, il faut conserver, autant que possible, les vaisseaux et les nerfs, sans les étudier.

On s'habitue ainsi à les voir, on en retient le nom, et plus tard ils paraissent moins difficiles à étudier.

Lorsque les muscles et les articulations ont été complètement disséqués on étudie les vaisseaux, les nerfs et les viscères.

On ne doit préparer les *régions* que plus tard, lorsqu'on a une connaissance assez complète de l'anatomie descriptive, c'est-à-dire dans le courant de la deuxième année de dissection : c'est alors que l'*anatomie topographique* est étudiée avec fruit.

Telle est, selon moi, la meilleure manière d'étudier avec succès l'anatomie à l'amphithéâtre.

Avant d'entrer dans les détails de la dissection, je me permettrai de donner un conseil qui n'est pas toujours goûté mais que je persiste à donner, parce qu'il est bon,

Ce qui donne aux élèves les mauvaises habitudes qu'ils contractent quelquefois en disséquant, et qu'ils conservent toujours, c'est l'ignorance dans laquelle ils se trouvent au moment où ils commencent l'étude de l'anatomie. Il est vrai que l'élève doit lire dans un livre, étudier même la préparation qu'il va disséquer. Mais, en admettant qu'il prenne ce soin, ce qui est malheureusement rare, il éprouvera encore de grandes difficultés, car, *pour un commençant, rien n'est plus difficile que l'étude de l'anatomie.*

Il serait facile de combler cette lacune dans l'enseignement, et de mettre les élèves à même de ne point perdre les sujets et leur temps. D'un autre côté, ils deviendraient plus soigneux et surtout plus habiles dans l'art de faire les préparations ; on ne les verrait pas emporter, pour la plupart, un livre soigneusement dissimulé dans leur poche, lorsqu'ils vont faire la préparation pour leur examen d'anatomie.

Il faudrait pour cela que tous les élèves de première année pussent assister à un cours spécial, fait par un agrégé ou un prosecteur, sur un modèle d'anatomie artificielle, *d'anatomie clas-*

tique d'Auzoux (1). Ces modèles, fabriqués avec une matière particulière, très solide et très légère, se démontent couche par couche et sont perfectionnés avec une admirable précision. En se livrant à cette étude, qui devrait précéder les dissections, il est incontestable que les élèves y gagneraient. J'en ai acquis la preuve par l'expérience car, dans mes cours, je me servais des sujets et des préparations artificielles d'Auzoux. J'ai la certitude que mes élèves apprenaient bien l'anatomie lorsqu'ils assistaient assidûment à mes leçons. Du reste, ceux qui sortaient de mes mains étaient généralement les plus ferrés sur l'anatomie.

Mais l'installation d'un de ces cours n'a jamais trouvé d'appui à la Faculté, quoique certains professeurs, et en particulier presque tous ceux qui font les cours d'anatomie, se servent de ces pièces à l'amphithéâtre de la Faculté. Ils les trouvent bonnes, faciles à montrer sous toutes les faces.

Nous engageons les élèves à se familiariser avec ces pièces, dont quelques-unes, grossies, facilitent singulièrement l'étude de l'anatomie (2) comme la main, le périnée, l'œil, l'oreille, la dure-mère, le cerveau, etc.

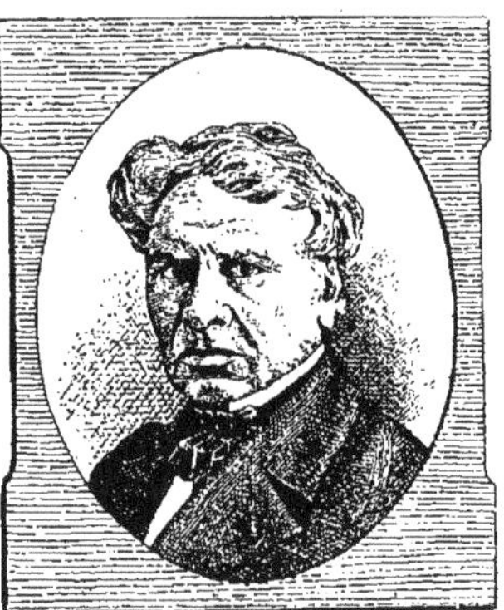

Fig. 16.

(1) Auzoux naquit à Saint-Aubin-d'Écrosville, canton du Neubourg (Eure). Ses premiers essais datent de 1822, étant interne des hôpitaux. A force de patience et de persévérance, il parvint à fonder, dans son pays natal, une véritable usine où se préparaient ses belles pièces clastiques. Il traitait paternellement ses ouvriers, anatomistes, en somme, dont il était très aimé. Auzoux était un modèle de droiture, de loyauté et de bienveillance. Il mourut à Paris le 26 mai 1880 laissant un digne continuateur de son œuvre, Amédée Montaudon.

(2) Desnoues, français, professeur d'anatomie à Gênes, imagina de faire des préparations anatomiques avec de la cire et des couleurs. Un abbé sicilien, Gaëtano-Giulio Zumbo, avait le talent d'imiter avec de la cire les pièces disséquées par Desnoues. L'Académie royale des sciences de Paris admira, en 1701, une tête humaine apportée par l'abbé. Philippe V, roi d'Espagne, fit l'acquisition de plusieurs pièces d'anatomie de Desnoues pour le musée de Madrid. L'anatomie artificielle fut perfectionnée par Sue, et par Pinson. Dans ce siècle, la fabrication des pièces artificielles d'anatomie a fait de grands progrès avec Talrich, Vasseur et Tramond.

L'anatomie artificielle d'un autre genre a été portée à un haut degré d'imitation par le Dr Auzoux qui a fait, non seulement des pièces d'anatomie humaine, mais aussi de l'anatomie comparée et de la botanique. Toutes ces pièces, vraiment admirables, sont démontables. Chaque muscle, chaque organe numé-

ARTICLE II

INCISIONS DE LA PEAU

Les incisions de la peau seront indiquées avec chacune des régions dont nous nous occuperons. On peut dire cependant, d'une manière générale, que les incisions doivent être rectilignes et peu nombreuses, de telle sorte que deux incisions perpendiculaires, trois au plus, suffisent à découvrir une région même très étendue (fig. 168, *Triangle de Scarpa*). Les incisions nécessaires pour découvrir les muscles doivent être de quelques centimètres plus longues que ces organes, afin qu'il soit facile de les découvrir complètement (fig. 169). Il faut prendre garde de comprendre les muscles superficiels dans l'incision cutanée : pour cela, il est nécessaire que l'élève acquière une certaine habitude du scalpel.

On coupe en même temps la peau et le tissu cellulaire sous-cutané, qui mesurent de 2 à 3 millimètres d'épaisseur chez les sujets maigres et de 8 à 10 millimètres chez les sujets d'un embonpoint ordinaire. Chez les sujets très gras, cette épaisseur peut aller jusqu'à 3 centimètres, et même davantage.

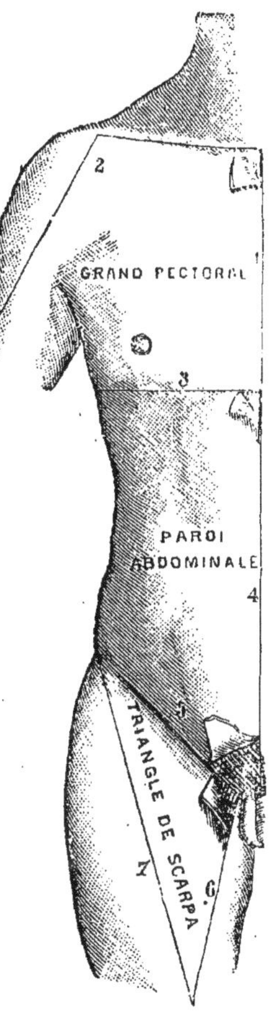

Fig. 168. — Lignes de dissection pour le grand pectoral, la paroi abdominale et le triangle de Scarpa. Deux lignes, 5, 6, limitent le triangle de Scarpa. Il est préférable de ne point faire l'incision marquée 7 afin de pouvoir recouvrir la préparation.

roté, peut être enlevé de la pièce et replacé à volonté. Ces préparations sèches sont formées d'une substance légère dans laquelle le liège entre pour une bonne part. Des couleurs habilement appliquées donnent à la préparation l'illusion d'une pièce fraîche. La fabrique d'*anatomie clastique* d'Auzoux se trouve à Saint-Aubin-d'Ecrosville (Eure).

ARTICLE III

DISSECTION DE LA PEAU

Lorsque les incisions sont faites au niveau des muscles que l'on veut étudier, on commence par soulever la peau au niveau des angles que forment les incisions, comme dans la figure 168. On saisit avec la pince, tenue de la main gauche, l'angle d'un des lambeaux cutanés, et on le soulève, pendant qu'avec le scalpel, tenu de la main droite, on sépare la peau des parties sous-jacentes.

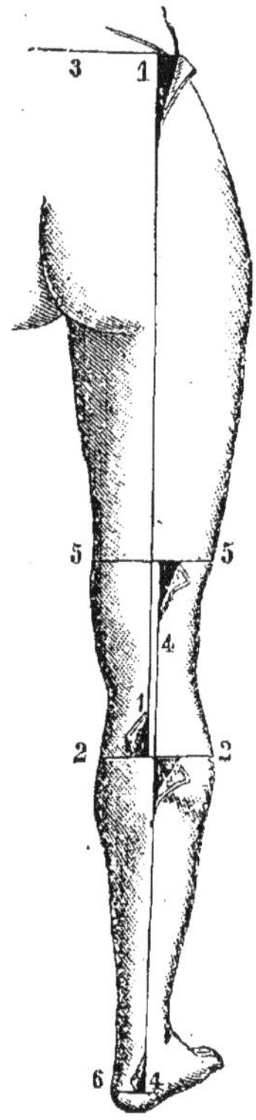

Fig. 169. — Lignes de dissection des muscles de la fesse, de la région postérieure de la cuisse et de la jambe.

Les lignes 1-1, 1-3, 5-5, sont pour la région fessière ; on voit que la ligne 1 dépasse en bas le grand fessier. Les lignes 1-1, 2-2, 1-3, sont pour les muscles de la cuisse ; la ligne 1-1 dépasse ces muscles en bas. Il en est de même de la ligne 4, qui se prolonge plus haut que les muscles de la jambe.

Il y a deux manières de disséquer la peau pour arriver aux parties profondes : 1° on peut raser avec le tranchant du scalpel la face superficielle des aponévroses, en enlevant avec soin, et du même coup, la peau et le tissu cellulaire sous-cutané ; 2° ou bien faire passer le tranchant du scalpel entre le derme et le tissu cellulaire sous-cutané.

On peut enlever du même coup la peau et le tissu sous-cutané dans certaines régions où les organes situés entre la peau et l'aponévrose n'offrent point d'intérêt.

Il est évident que, dans les régions fessière, lombaire et dorsale, il est assez peu important de conserver les nerfs et les vaisseaux superficiels.

Il n'en est pas de même de la *nuque*, où l'on constate la présence des ramifications nombreuses du nerf occipital et de l'artère occipitale ; de la *région temporale*, où l'on trouve le nerf auriculo-temporal et l'artère temporale superficielle ; de la *paroi antérieure du tronc*, où l'on voit les terminaisons si régulières des nerfs intercostaux et lombaires; du *membre supérieur*, où serpentent tant de veines superficielles et des nerfs sensitifs si volumineux ; du *membre inférieur*, où l'on trouve deux troncs veineux si importants (saphène interne et saphène externe) et des nerfs si multipliés (rameaux du crural, fémoro-cutané, petit sciatique, saphène interne, saphène externe et musculo-cutané).

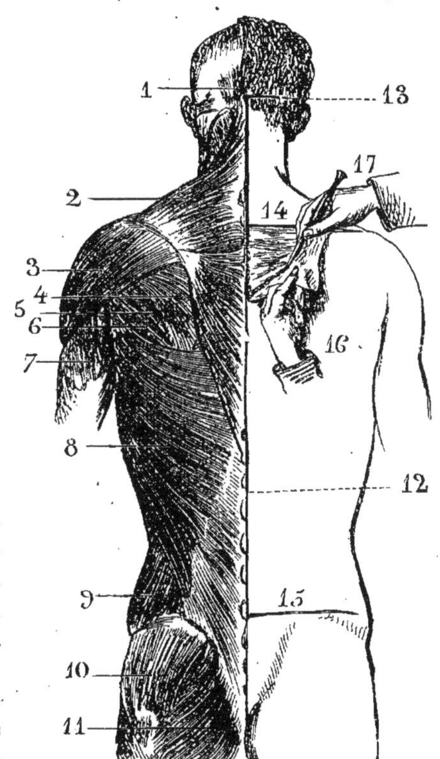

Fig. 170. — Dissection de la peau.

16, la main gauche soulève l'angle formé par deux incisions. — 17, la main droite, tenant le scapel comme une plume à écrire, sépare la peau des parties profondes. Pour l'explication des autres chiffres, voir *Muscles du dos*.

Lorsqu'on dissèque un lambeau de peau assez considérable, il est beaucoup plus commode de le saisir avec la main gauche, parce que la pince ne tire que sur un point très limité et que les doigts exercent une traction plus uniforme et sur une plus grande étendue.

Il est des régions dans lesquelles la peau se laisse séparer avec une certaine facilité ; mais, dans quelques-unes, le scalpel rencontre des obstacles : 1° à la *nuque*, la dissection de la face profonde de la peau est assez pénible, parce que, dans cette région, les insertions supérieures du trapèze contractent quelques adhérences avec le derme ; 2° à la *tête*, la peau, ou cuir chevelu, est très adhérente à l'aponévrose épicranienne ; il est utile cependant de l'en séparer, attendu que des nerfs et des vaisseaux cheminent entre les deux couches. J'indiquerai les particularités que présentera chaque région lorsque nous nous occuperons de ces régions.

ARTICLE IV

INSTRUMENTS DE DISSECTION, MANIÈRE DE S'EN SERVIR

La pince et le scalpel sont deux instruments indispensables : on peut, à la rigueur, faire une dissection sans avoir recours à aucun autre. Les *pinces*, que l'on place ordinairement dans les trousses, sont défectueuses en ce que les deux branches sont trop aplaties et les mors trop larges. Lorsqu'on s'est servi de cet instrument pendant quelques jours, les branches s'aplatissent complètement ; les mors, pourvus de rainures, commencent à s'émousser, à s'écarter, et ne peuvent plus saisir les objets ; la peau surtout glisse entre les mors de la pince. Rambaud, qui a longtemps professé l'anatomie à l'École pratique, où il s'est fait remarquer par son habileté dans la préparation des pièces, a inventé une pince à disséquer qui réunit toutes les bonnes conditions. Cet instrument se compose de deux branches très larges au point où elles s'articulent, et diminuant insensiblement de largeur jusqu'à la pointe. Ces branches sont brusquement courbées au-dessus des mors, qui s'appliquent l'un sur l'autre pour former une pointe fine comme celle d'un bec d'oiseau.

La pince est tenue de la main gauche, comme une plume à écrire, la pulpe du pouce appuyant sur l'une des branches, celles de l'index et du médius sur la branche opposée. Deux conditions sont nécessaires pour éviter la fatigue de la main qui tient la pince : 1° le bord cubital de la main et le petit doigt doivent appuyer sur le sujet ; 2° la pince doit être pressée très légèrement.

La plupart des élèves, au début de leurs études, mettent rarement ces préceptes en pratique ; ils tiennent la pince du bout des doigts, en pressent convulsivement les branches, comme s'ils craignaient de voir l'instrument s'échapper, et ils évitent avec le plus grand soin de toucher à la peau du sujet, contact auquel ils doivent pourtant s'habituer... Rien n'est plus disgracieux que de disséquer en tenant la pince dans la paume de la main, comme le font quelques élèves.

Je ne dirai que deux mots du scalpel. Cet instrument doit avoir une lame courte ; il est à peu près indifférent de se servir d'un scalpel à lame droite ou à tranchant convexe. Il est cependant certaines parties dont la dissection exige des pinces petites et à mors très minces, et un scalpel à lame étroite et très pointue ; ces instruments sont indispensables pour la dissection des petits rameaux nerveux, pour les nerfs de l'orbite, par exemple.

Une grande habitude du scalpel peut dispenser de l'usage des ciseaux ; cependant, quelques anatomistes se servent souvent avec avantage de ce dernier instrument.

ARTICLE V

DISSECTION DES MUSCLES SUPERFICIELS

Lorsque les organes contenus dans le tissu cellulaire sous-cutané ont été étudiés et que le tissu cellulaire a été enlevé par la dissection, on rencontre une lame blanchâtre, formée de tissu fibreux : c'est l'aponévrose. Ordinairement, l'aponévrose n'est que l'enveloppe des muscles, et alors on peut la séparer des fibres charnues avec une certaine facilité, comme sur le grand fessier, le grand dorsal, le grand pectoral, le biceps, etc. Souvent, l'aponévrose donne insertion, par sa face profonde, aux fibres charnues du muscle, comme on le voit à l'épaule pour l'aponévrose du sous-épineux, à la partie supérieure de l'avant-bras pour les muscles superficiels, à la région fessière pour le moyen fessier et le tenseur du *fascia lata*, à la jambe pour l'extrémité supérieure des muscles jambier antérieur, extenseur commun, latéral, et au pied pour les muscles superficiels de la région plantaire.

Après avoir étudié la disposition de l'aponévrose et les connexions qu'elle affecte avec les organes du voisinage, on la sépare des muscles, si toutefois elle ne donne pas insertion aux fibres charnues, auquel cas *il faut la laisser en place au niveau des insertions*. Pour l'enlever, on fait une incision sur cette lame fibreuse dans le sens des fibres musculaires sous-jacentes ; puis on saisit avec les mors de la pince l'une des lèvres de l'incision, pendant que le tranchant du scalpel en sépare les fibres charnues. Le scalpel, *tenu comme une plume à écrire*, est toujours dirigé dans le même sens que les faisceaux du muscle ; il faut suivre l'instrument du regard, et en placer aussi exactement que possible *le tranchant dans l'angle* formé par les fibres musculaires et l'aponévrose soulevée. Il est mauvais, en disséquant, d'imprimer au scalpel des mouvements saccadés, car il est rare d'éviter ainsi la section de quelques faisceaux charnus ; le scalpel doit, au contraire, être dirigé avec lenteur, et chaque incision mettre à nu une certaine étendue de la surface du muscle. On peut ainsi arriver, avec un peu d'habitude, à séparer complètement la partie charnue d'un muscle de son aponévrose d'enveloppe.

Pendant la dissection d'un muscle, il faut *éviter*, si l'on veut avoir une belle préparation, de *saisir avec la pince les fibres musculaires*, qui se déchirent sous la pression. S'il n'existe pas sur le muscle une lame fibreuse résistante que les pinces doivent soulever, il reste *toujours* assez de tissu cellulaire (tissu conjonctif) autour des fibres charnues pour qu'on puisse les déplacer en saisissant simplement ce tissu avec les pinces. Une autre précaution, dans la dissection du muscle, consiste à laisser adhérentes les deux extrémités de la fibre musculaire : c'est pour cette raison qu'on recommande de ne point enlever les lames fibreuses sur lesquelles s'insèrent les muscles.

Il est facile de s'assurer que les aponévroses d'enveloppe des muscles sont une dépendance de l'enveloppe principale des membres ou du tronc, de sorte que, vers les bords des muscles du tronc, par exemple, l'enveloppe fibreuse se continue sur la face profonde de l'organe; on fait ordinairement vers ce bord la section du feuillet superficiel.

Dans la dissection, *il faut procéder avec une lenteur extrême et ne point commencer une région avant de l'avoir étudiée.* Que les élèves qui procèdent ainsi sont rares !

ARTICLE VI

DISSECTION DES MUSCLES PROFONDS

Lorsque les muscles superficiels sont découverts, on doit, avant de commencer l'étude des muscles profonds, lire avec le plus grand soin la description des couches superficielles, et surtout les rapports qu'elles affectent avec les parties profondes. On ne doit les enlever qu'après en avoir pris connaissance.

Pour étudier les muscles profonds, on doit enlever les superficiels; pour arriver à ce but, on peut suivre trois procédés :

1° Quelques anatomistes conseillent de *couper les muscles superficiels en travers* et vers le milieu, de manière à pouvoir reconstituer le muscle dans sa forme primitive pour en étudier les rapports profonds. Je n'aime pas ce procédé.

2° D'autres conseillent de *les diviser au niveau de l'une de leurs insertions*, afin de conserver leur forme, leur longueur, et d'en mieux étudier les rapports. Celui-ci ne me plaît pas davantage.

3° Rambaud, qui excellait dans l'art de la dissection, préconisait une méthode qui est toute différente des deux précédentes. J'ai été à même de juger des bons résultats fournis par ses procédés. Toutes les fois qu'il le peut, Rambaud, enlevait, non pas l'une des extrémités du muscle, mais, *au moyen d'une petite scie, la surface osseuse*, ou l'apophyse, ou même la portion d'apophyse sur *laquelle s'implante l'extrémité du muscle.* Après avoir disséqué les muscles profonds, il remet en place le fragment osseux enlevé, il le fixe au besoin, et la région se trouve complètement disséquée et reconstituée.

Lorsque je décrirai les divers muscles de l'économie, j'indiquerai le procédé le plus applicable à chacun d'eux ; mais il est impossible de soumettre la section des muscles superficiels à des règles invariables, attendu qu'il est incontestable que, dans certaines régions, le procédé de Rambaud ne peut être appliqué, et qu'en beaucoup de points il est infiniment supérieur à tous les autres.

Quelques exemples feront comprendre qu'il est impossible de s'astreindre à une règle absolue : on divisera avec avantage les muscles de l'abdomen par le milieu, les deux moitiés pourront être facilement rapprochées ; il sera préférable de détacher le grand pectoral à son insertion fixe, on le rabattra ensuite facilement pour donner à la région sa forme normale ; on détachera avec la scie les insertions osseuses des muscles des membres.

Lorsque les muscles superficiels ont été écartés, on dissèque leur face profonde ; puis, on se comporte à l'égard des muscles plus profonds comme on l'a déjà fait pour les couches superficielles. Il faut avoir la précaution de conserver les vaisseaux et les nerfs que l'on rencontre entre les muscles.

ARTICLE VII

DISSECTION DES VAISSEAUX

On ne devrait jamais oublier que *la dissection n'est en réalité que la séparation entre divers organes, qu'on dépouille plus ou moins complètement du tissu conjonctif qui les entoure.*

Comme pour les muscles, on doit par-dessus tout, lorsqu'on dissèque des vaisseaux, éviter de les saisir avec les pinces, surtout s'ils sont remplis de matière à injection : car la moindre pression brise cette matière, donne à l'artère un aspect irrégulier, et à la préparation un certain cachet de malpropreté. On doit donc, lorsqu'on dissèque les vaisseaux, saisir le tissu conjonctif qui les entoure, et faire passer le tranchant du scalpel entre ce tissu soulevé et la paroi vasculaire, qu'il faut prendre garde de toucher. Il ne faut pas, lorsqu'une préparation est finie, qu'il reste du tissu conjonctif autour des vaisseaux ; ceux-ci doivent être réduits à leur paroi, et laisser voir par transparence la couleur de la matière à injection.

On doit s'habituer à disséquer les vaisseaux des sujets non injectés ; la matière grasse, que l'on emploie habituellement dans les amphithéâtres, donne aux artères un volume qu'elles sont loin de posséder sur le vivant. De plus, lorsque le chirurgien cherche une artère après une amputation, elle ne présente plus le volume et l'aspect qu'on est habitué à voir dans les salles de dissection ; enfin, il est bon de savoir qu'*on donne aux élèves des sujets non injectés pour faire les préparations anatomiques des examens.* Il faut donc s'habituer, autant que possible, à disséquer les artères sans injection.

ARTICLE VIII

DISSECTION DES NERFS

Chaque nerf réclame, pour ainsi dire, une préparation spéciale; les préceptes généraux, que nous venons de donner pour les vaisseaux, doivent s'appliquer aux nerfs. Il faut donc avoir soin de saisir, pendant la dissection, le tissu conjonctif qui entoure les filets nerveux, de ne point presser les faisceaux nerveux avec les mors de la pince, et de se servir d'un scalpel à lame courte et étroite.

CHAPITRE II

PRÉPARATION DES SUJETS

Si l'on devait étudier l'anatomie sur les cadavres, tels qu'ils se trouvent au moment où ils arrivent des hôpitaux ou des prisons, on serait bientôt forcé d'y renoncer, à cause de la putréfaction qui se montre au bout d'un temps très court, ne dépassant pas trois ou quatre jours en hiver et vingt-quatre heures en été. Cette putréfaction est reconnaissable à la couleur verdâtre des tissus qui se décomposent, au soulèvement de l'épiderme qui se détache au moindre contact, et à l'odeur infecte qu'exhalent les points en putréfaction.

Pour éviter l'altération des cadavres, on a recours ordinairement aux injections conservatrices que l'on pousse dans le système vasculaire. Ces injections, qui forment la plus grande partie de l'art des embaumements, sont ordinairement liquides; la matière de l'injection injectée dans une artère *passe à travers les parois des capillaires dans l'épaisseur des tissus*, de manière à imbiber tous les éléments anatomiques. On se sert, pour l'étude des vaisseaux, d'une autre espèce d'injection que l'on pousse dans les artères après l'injection liquide : elle est formée d'une substance solidifiable destinée à faciliter l'étude des artères.

Passons en revue les *injections conservatrices*, l'*hydrotomie*, les *substances propres à empêcher la putréfaction des pièces*, et les *injections solidifiables*.

ARTICLE PREMIER

INJECTIONS CONSERVATRICES

Je n'entrerai pas dans de grands détails, et je ne m'occuperai pas ici de rechercher quel est le meilleur des liquides conservateurs ; je veux seulement indiquer le mode de préparation de ces liquides, et la manière de les employer. Ces liquides diffèrent complètement de ceux de l'embaumement. Je dois donner ici les moyens de conserver le cadavre pendant un certain temps, avec les *injections conservatrices temporaires*.

Le liquide conservateur étant préparé (nous verrons que c'est presque toujours une solution saline), on l'injecte par un vaisseau artériel, *carotide* ou *poplitée* (1), d'où il se répand dans tout le corps. La capacité du système vasculaire est considérable : quelques sujets reçoivent dans leurs vaisseaux jusqu'à 8 litres de liquide conservateur.

Nous indiquerons, avec les injections solidifiables, la manière de pratiquer les injections sur le cadavre.

Aussitôt que l'injection conservatrice est poussée dans les vaisseaux, on voit toutes les artères sous-cutanées, principalement celles des régions temporale et frontale, dilatées par le liquide et donnant au doigt la sensation d'une veine remplie de sang. Au bout de quelques heures, ces vaisseaux paraissent s'être vidés, et la surface de la peau présente une teinte particulière que l'habitude apprend à reconnaître. Deux ou trois jours après, on aperçoit à la surface de la peau de petits cristaux salins qui sont dus à la cristallisation du sel contenu dans l'injection. La formation de ces cristaux indique une injection bien faite et peut faire espérer que le sujet se conservera longtemps. C'est sur le tronc que cette cristallisation se montre tout d'abord. Sur les pièces disséquées, les cristaux salins se forment bien plus rapidement, et l'on voit, à mesure que les pièces se sèchent, les muscles et les autres organes se recouvrir d'une couche saline et épaisse, en même temps qu'ils prennent de la dureté.

De tout temps, on a inventé de nouveaux liquides conservateurs. Tous les jours encore, on entend parler de nouvelles découvertes qui ne peuvent intéresser les anatomistes, attendu que nous possédons des liquides conservateurs excellents. Le point essentiel est que l'injection soit bien faite.

(1) On peut injecter dans une artère quelconque ; le liquide remplira toujours le système vasculaire, puisque ce système est constitué par un ensemble de canaux communicants.

Diverses compositions liquides pour la conservation des cadavres.

1° sucre blanc, 1.000 gr.; sel gris, 2.000 gr.; nitrate de potasse, 500 gr.; eau, 7.500 gr.

Elle a l'avantage de conserver la couleur des muscles, et même de l'aviver. Elle donne d'excellents résultats, surtout lorsqu'on l'emploie après l'hydrotomie.

2° Arsenic blanc, 1.000 gr.; eau, ou mieux eau-de-vie, 10.000 gr.

Cette solution conserve parfaitement les sujets, mais elle est d'un prix élevé et dangereuse à manier (Franchina, de Naples).

3° Sel gris, 1.000 gr.; alun, 480 gr.; bichlorure de mercure (sublimé), 0,80 centigr.; eau, 8.000 gr.
Faire bouillir jusqu'à dissolution (Goadby).

Cette solution doit être étendue d'une quantité d'eau égale à son propre poids pour la conservation des parties délicates, comme la substance nerveuse. Elle est très employée à Londres pour les pièces du Musée de chirurgie.

4° Eau simple, 10.000 gr.; alun, 500 gr.; sel gris, 250 gr.

Très employée par les naturalistes.

5° Eau, 8.000 gr.; chlorure de zinc 1.000 gr. (William Burnett).

6° Eau, 8.000 gr.; sulfate de fer, 1.000 gr.

7° Hyposulfite de soude, Q. s.; eau simple, Q. s. pour une solution saturée.

Cette solution, indiquée par Sucquet, a été employée, jusque dans ces dernières années, dans les pavillons de dissection à Paris. Elle a l'avantage de conserver parfaitement les sujets, qui peuvent rester pendant deux ou trois mois sur les tables sans se putréfier. La solution d'hyposulfite de soude dessèche les pièces en les conservant. Elle a l'inconvénient de détériorer le tranchant du scalpel et de laisser cristalliser le sel en abondance à la surface des préparations.

Plus tard on s'est servi, à l'École pratique de la Faculté de Paris, tantôt de la solution d'hyposulfite, tantôt de la solution arsénicale, mais le plus souvent de *glycérine phéniquée*, d'après la formule de Brissaud et Laskowski (voy. plus loin).

La glycérine phéniquée a l'avantage de *donner la souplesse aux organes; elle n'altère pas les scalpels.*

Formule de Personne. — Dujardin-Beaumetz, Hirne, et Personne, ancien pharmacien en chef de l'hôpital de la Pitié, ont indiqué les propriétés antifermentescibles du chloral. Personne communiqua le résultat de ses expériences à l'Académie de médecine, en 1874.

Le chloral, dit Personne, est un des meilleurs conservateurs des tissus : il agit *en se combinant avec les matières albuminoïdes.*

Le chloral peut être employé en injection conservatrice, ou en badigeonnage, sur les préparations. On peut aussi faire macérer dans une solution de chloral la préparation à conserver. Le chloral seul, dans une solution au dixième, agit puissamment sur les muscles, qu'il durcit, qu'il dessèche, à tel point qu'on peut les pulvériser. Personne recommande de mélanger la glycérine au chloral, afin de conserver une certaine souplesse aux tissus. Voici la formule du liquide conservateur que ce savant a employé en injections :

Hydrate de chloral, 500 gr. ; eau distillée, 2 litres 1/2 ; glycérine, 2 litres 1/2.

Les sujets injectés avec la solution du chloral et exposés à l'air se dessèchent insensiblement, et se momifient au bout de quelques mois.

Formule de Jacques Reverdin, de Genève. — Frappé du résultat obtenu par le professeur Zahn, au moyen de la *formaline,* Reverdin a fait des injections conservatrices avec le mélange suivant : eau, 5 litres ; glycérine blonde, 1 litre ; formaline, 120 grammes, ce qui équivaut à 48 grammes de formaldéhyde.

L'injection est faite par pression. Le liquide placé à $1^{m},50$ au-dessus du cadavre, s'écoule par un tube en caoutchouc adapté à la canule. Il faut de trois à cinq heures pour faire l'injection.

Formule de Gosse. — On lave d'abord les vaisseaux en faisant passer un courant d'eau dans les artères, les jugulaires ayant été ouvertes préalablement ; quand l'eau sort claire, on lie les jugulaires. On met le liquide à 3 mètres au-dessus du cadavre. Il faut élever la dose de formaline et de glycérine en été, eau 3 litres, glycérine, 3 litres ; formaline 500 grammes.

Formule de Testut. — A Lyon, le professeur Testut emploie également le liquide de Reverdin ; il emploie 120 grammes de formaline par cadavre jusqu'au mois de mai. En été, la dose de formaline est portée à 500 grammes. Mégerand ajoute à ce liquide 50 grammes d'acétate de soude pour empêcher la moisissure des pièces. L'injection d'un sujet coûte 2 fr. 77.

Formule de Laskowski. — Indépendamment du liquide glycérino-phéniqué signalé plus haut, Laskowski a donné la formule d'un liquide dans lequel on peut conserver les pièces anatomiques, et même les sujets. Ce liquide lui donna d'excellents résultats à

Genève : Eau, 100 ; alcool dénaturé, 10 ; glycérine brute 10 ; sublimé, 0,50 ; acide arsénieux, 5.

Formule de Bouchard, de Bordeaux. — Au laboratoire d'anatomie de Bordeaux, on emploie la glycérine neutre saturée de borate de soude. L'injection chauffée au préalable pénètre mieux. Une injection coûte en moyenne 8 francs. Les pièces anatomiques injectées avec ce liquide ne se putréfient pas, elles se dessèchent et se momifient. Aujourd'hui le professeur Cannieu, successeur de Bouchard, emploie la *formaline*.

Liquide de l'amphithéâtre des hôpitaux à Paris. Dr Quénu, directeur. — Eau, 80 ; glycérine, 18 ; acide phénique, 12,50 ; acide arsénieux, 1,50. Donne d'excellents résultats.

Liquide de l'École pratique de la Faculté de Paris. — Glycérine phéniquée à 10 p. 100, 5 litres ; solution de chlorure de zinc, marquée 45° au pèse-sel de Baumé, 1 litre.

ARTICLE II

HYDROTOMIE

On donne le nom d'hydrotomie à une opération qui consiste à laver les sujets ou des parties de sujet, en faisant passer une grande quantité d'eau dans le système circulatoire. Par ce moyen, on débarrasse le cadavre de tout le sang qu'il contenait, et l'on évite sa putréfaction. L'hydrotomie est une opération presque indispensable lorsqu'on veut conserver les sujets pendant un certain temps, sans avoir recours aux injections conservatrices.

L'hydrotomie est de toute nécessité dans la préparation des viscères, si souvent gorgés de sang.

On peut hydrotomiser un *sujet entier*, ce qui est plus commode, ou une *partie du sujet*.

1° Supposons que l'opération doive être pratiquée sur un sujet entier. Voici comment on dispose le cadavre. On adapte un tube de verre à l'une des carotides primitives, ou à l'artère poplitée si l'on veut conserver le cou intact. Il faut que le tube soit couché horizontalement, dans le sens de la direction de l'artère. Au bout de ce tube est fixé un tuyau en caoutchouc, d'une longueur suffisante pour que son autre extrémité puisse être adaptée au robinet d'une fontaine. La force du tube et la solidité des ligatures fixant les tubes et l'artère seront proportionnées à la pression de l'eau.

On comprend que, de cette manière, l'eau, sous l'influence de la pression, pénètre dans le système artériel, puis dans le cœur gauche et les veines pulmonaires, qu'elle remplit bientôt. La pression continuant de s'exercer, l'eau passe dans les capillaires du poumon et refoule le sang vers l'artère pulmonaire et par conséquent vers les cavités droites du cœur, où il se dirige par deux voies différentes : 1° par les veines caves, qui reçoivent l'eau venant de toutes les parties du corps ; 2° par l'artère pulmonaire, recevant l'eau qui a traversé les veines pulmonaires.

Si l'injection est poussée trop rapidement, il peut arriver que les valvules sigmoïdes de l'artère aorte opposent au liquide un obstacle invincible : dans ce cas, les vaisseaux de la petite circulation, étendus de l'oreillette gauche au ventricule droit, restent gorgés de sang et ne sont pas lavés par l'eau.

Il est inutile de dire que les parties situées au-dessous du point où le tube est placé sont hydrotomisées par les collatérales.

Il est indispensable de faire une ligature sur le bout de l'artère qui ne reçoit pas le tube, précaution sans laquelle l'eau s'échapperait en retour par l'incision.

Le sujet étant ainsi disposé, il faut, avant d'ouvrir le robinet et de commencer l'opération, offrir au sang une issue quelconque. Si l'on ne veut se servir que d'un membre, on divise simplement les veines vers la racine du membre, et tout le sang veineux s'écoule par cette incision. Mais, si l'on veut opérer sur le corps entier, on fait une section sur la ligne médiane du sternum, au moyen d'une petite scie, depuis la base de cet os jusqu'à l'appendice xiphoïde, puis on écarte les deux moitiés au moyen d'un morceau de bois qu'on fait pénétrer avec force, et qui permet d'introduire la main dans la cavité thoracique. Aucune artère ne se trouve sur la ligne médiane, et, si la section est faite avec précaution, elle n'apportera aucun obstacle à l'hydrotomie.

On pince le péricarde, qui est situé sur la face postérieure du sternum, on l'incise et l'on saisit le cœur. On fait une petite incision sur le ventricule droit et on le débarrasse des caillots sanguins qui peuvent s'y trouver ; on y fait entrer, en le forçant un peu sur les bords de l'incision, un gros tube de verre ouvert aux deux extrémités. L'une de ses extrémités est donc située dans le ventricule droit et l'autre à l'extérieur. On incline le sujet sur le côté ou bien on le couche sur le ventre, en ménageant un espace pour l'extrémité libre du tube au-dessous de la poitrine.

Le tout étant disposé, on ouvre à peine le robinet de la fontaine pour faire écouler un petit filet d'eau. Au bout de quelques heures, on peut augmenter la force du jet sans le rendre considérable : il faut savoir que la pression de l'eau fait facilement céder les ligatures ou déchirer les capillaires de certains tissus.

Au bout de peu de temps, on remarque que le sang veineux s'écoule par le tube. Cet écoulement dure plusieurs heures, quelquefois toute une journée ; on ne doit arrêter l'opération qu'au moment où l'eau sort incolore par le tube de verre fixé sur le cœur.

Pendant l'opération, le sujet se tuméfie, s'infiltre, se ballonne : le tissu cellulaire de la face est particulièrement infiltré. La peau devient d'une blancheur remarquable. Il est bon de laisser le tube du cœur en place pendant plusieurs heures après qu'on a supprimé le tube fixé à la fontaine. Cette infiltration disparaît assez rapidement ; si l'on est pressé de faire les préparations, on peut activer le dégorgement des parties par de simples piqûres ou de très courtes incisions pratiquées dans la peau et le tissu cellulaire sous-cutané.

S'il s'agit d'une portion de sujet ou d'un viscère, on se contente de placer le tube dans l'artère principale du membre ou du viscère, en ayant soin de lier les artérioles, qui laisseraient échapper l'eau. Le sang est chassé par les veines correspondantes, qu'on laisse ouvertes, et l'opération se fait avec la plus grande facilité.

ARTICLE III

LIQUIDES

POUR EMPÊCHER LES PRÉPARATIONS ANATOMIQUES DE SE DESSÉCHER ET DE SE PUTRÉFIER PENDANT LES DISSECTIONS

Pendant les dissections, il arrive, ou que les sujets se putréfient, parce que l'injection conservatrice a été mal faite, ou que le sel vient se cristalliser à la surface et salir la préparation, ou que celle-ci se dessèche. Nous donnons ici la composition d'un liquide qui a la propriété d'empêcher la putréfaction, de diminuer la proportion des cristaux qui se forment lorsque l'injection conservatrice est une solution saline, et de s'opposer au dessèchement des pièces en préparation.

℞ :	Glycérine du commerce. . . .	1.000 gr.
	Acide phénique en cristaux. . .	4

Faites dissoudre au bain-marie les cristaux dans la glycérine, et conservez dans des vases bien bouchés.

Cette solution offre la plus grande analogie avec la *glycérine phéniquée* qui a été employée à l'École pratique en injections conservatrices. Les proportions que j'indique donnent un liquide excellent pour le badigeonnage des préparations.

Lorsqu'on emploie de la glycérine de bonne qualité et de l'acide phénique cristallisé, l'acide phénique est moins odorant.

Pour se servir de ce liquide, on l'étale tous les jours sur la préparation au moyen d'un pinceau. Au bout de quelques jours, on remarque que les muscles ont conservé leur couleur et leur souplesse. Les tendons eux-mêmes sont plus souples qu'à l'état frais; ils deviennent presque transparents, sous l'influence de ce mélange. Les artères injectées sont souples, et la matière de l'injection ne se casse pas, même en plein hiver. Ainsi préparées, on conserve pendant des années entières, sans qu'elles se dessèchent, des pièces qui servent aux démonstrations anatomiques.

Le seul inconvénient de ce badigeonnage est de noircir les muscles au bout d'un certain temps : l'injection de glycérine phéniquée offre le même inconvénient.

On se servira avec le même avantage de la solution d'hydrate de chloral, selon la formule de Personne : *hydrate de chloral*, 1 ; *eau distillée*, 10 ; *glycérine*, 5.

ARTICLE IV

INJECTIONS SOLIDIFIABLES (1)

Lorsqu'on étudie les vaisseaux, on se sert ordinairement de sujets dont on a rempli le système vasculaire de substances particulières destinées à faciliter l'étude de ces organes. Les injections sont indispensables lorsqu'on veut étudier les petits vaisseaux, et surtout les vaisseaux capillaires.

(1) Au XVe siècle, on ne connaissait pas encore les injections solidifiables. On insufflait de l'air (*Anatomie pneumatique* de Riolan), et on remplissait les vaisseaux tant bien que mal avec une liqueur colorée.

Swammerdam, vers le milieu du XVIIe siècle, se servit de cire colorée qu'il introduisait dans les vaisseaux avec une seringue de cuivre. Vers la fin du même siècle, Homberg, de l'Académie des sciences de Paris, fit, dans les vaisseaux, des injections métalliques avec parties égales de plomb, d'étain et de bismuth. Il faisait ces injections sous la machine pneumatique. Elles n'eurent aucun succès.

Au commencement du XVIIIe siècle, 1718, Ronhaut, chirurgien du roi de Sardaigne, se servit, le premier, d'une solution de gélatine pour injecter les petits vaisseaux, d'après le conseil de Méry (veinules et artérioles, car on ne connaissait pas les capillaires). Vers la même époque, on se servit d'un mélange de cire, de résine et même de térébenthine, coloré avec diverses substances. Pour les petits vaisseaux, on se servait d'huile d'aspic, d'essence de térébenthine, d'huile d'olive, colorées, et quelquefois de mercure.

Un professeur d'anatomie de l'Université d'Oxford, François Nichols, inventa le procédé des injections par corrosion, qui consiste à injecter dans les vaisseaux une substance inattaquable par les acides minéraux, et à détruire la chair environnante au moyen de ces acides par macération. (On dit aussi que Lieberkühn est le véritable auteur des injections et des *préparations par corrosion*, dont il a donné la description dans les *Mémoires de l'Académie de Berlin*, t. V, année 1749.)

Il y a quatre sortes d'injections : les *injections ordinaires*, qui servent à l'étude des artères et des veines ; les *injections fines*, dont on se sert pour l'étude des capillaires, et les injections spéciales, *injections par corrosion*, *injections par macération*.

§ 1. — INJECTIONS ORDINAIRES OU COMMUNES

La *matière à injection* doit être une substance qui fonde rapidement à une douce chaleur, et qui devienne solide par le refroidissement. Cette matière ne doit être ni cassante en hiver, ni trop molle en été. Ces deux inconvénients se montrent lorsqu'on injecte les artères avec du suif. Nous empruntons à l'ouvrage de Lauth les formules suivantes, qui sont le plus généralement employées.

1° ♃ :	Suif	300 gr.
	Poix de Bourgogne	120
	Huile d'olive	120
	Essence de térébenthine	60

Faites dissoudre au bain-marie et conservez pour l'usage.

2° ♃ :	Suif	600 gr.
	Résine blanche	400
	Térébenthine de Venise	200

Faites dissoudre.

3° ♃ :	Cire jaune	300 gr.
	Suif	720
	Huile d'olive	180

Faites dissoudre.

4° ♃ :	Suif	1 000 gr.
	Cire jaune	30
	Térébenthine de Venise	120
	Blanc de baleine	120

Faites dissoudre.

5° ♃ :	Blanc de baleine	120 gr.
	Cire blanche	60
	Térébenthine de Venise	60

Faites dissoudre.

D'une manière générale, il est préférable de faire dissoudre toutes ces matières au bain-marie. Si l'on est obligé d'opérer sur le feu, on place ces substances dans un vase de terre verni, sous lequel on met deux ou trois fragments de braise. Il faut empêcher le mélange de bouillir, et l'agiter sans cesse avec un morceau de bois ou une spatule.

On peut préparer ces injections au moment de les employer, ou bien les laisser refroidir pour s'en servir plus tard.

Toutes les formules précédentes sont bonnes. La plus simple et la moins coûteuse est celle qui porte le n° 4 ; on peut y supprimer le blanc de baleine.

L'injection la plus pénétrante, parmi les injections communes, est celle qui porte le n° 5.

On a l'habitude de colorer la matière à injection en rouge pour les artères, en bleu pour les veines, en vert pour les canaux excréteurs, etc. Enfin, on peut donner à l'injection une coloration différente. Voici l'énumération des matières colorantes que l'on peut employer, en indiquant la dose pour 500 grammes de matière à injection.

1° *Injection rouge.*	— A.	Cinabre en poudre fine.	40 gr.
	B.	Carmin	4
2° *Injection bleu foncé.*	— A.	Indigo.	30
	B.	Bleu de Prusse.	55
3° *Injection jaune.*	— A.	Orpiment.	45
	B.	Gomme-gutte	30
4° *Injection verte.*	— A.	Vert-de-gris	75
		Carbonate de plomb	24
		Gomme-gutte	25
		Mêlez.	
	B.	Orpiment. Bleu de Prusse.	Prendre une quantité égale de chacun pour arriver à faire une poudre verte.
5° *Injection noire.*	—	Noir d'ivoire	15 gr.
6° *Injection blanche.*	—	Carbonate de plomb	80

Ces *substances colorantes*, qui toutes sont des poudres, ne doivent être mélangées à la matière à injection qu'après fusion et mélange des substances que nous avons fait connaître à la page précédente.

Ordinairement, on broie dans un mortier ou au fond d'une terrine, la poudre colorante avec un peu d'huile, de manière à en former une pâte sans grumeaux. Lorsque le mélange est bien homogène, on y ajoute une nouvelle quantité d'huile (50 à 60 grammes), que l'on a eu la précaution de mettre de côté au moment de la fusion des matières. Ce mélange peut même être préparé la veille. Au moment de terminer la fusion des substances grasses, résineuses, etc., on remue de nouveau la matière colorante de manière à en former une pâte demi-liquide, *homogène*, puis on la verse par petites portions dans la matière à injection, en prenant la précaution d'agiter continuellement.

On peut, si l'on veut, après que cette matière colorante a été mêlée à une certaine quantité de matière à injection, la verser dans le vase qui contient le reste, et l'on agite jusqu'à refroidissement.

Il faut, en général, que le vase soit retiré du feu et que le mélange ne soit pas trop chaud, au moment où l'on y mêle la matière colorante.

Quelques-unes des poudres colorantes méritent une mention particulière.

a. La poudre rouge n° 1, A, doit être mêlée et broyée, comme nous venons de le dire, avec un peu d'huile, avant d'être ajoutée à la matière à injection.

b. Il en est de même de la poudre bleue n° 2, A et B, de la poudre jaune n° 3, A et B, de la poudre noire n° 5, et de la poudre blanche n° 6.

c. Si l'on emploie le carmin pour l'injection rouge, il faut le broyer auparavant avec un peu d'alcool, et en faire une pâte fine à laquelle on mélange un peu d'huile, et ensuite la matière à injection. Le carmin a l'inconvénient de coûter un peu cher.

d. Si l'on emploie la couleur verte n° 4, A, il faut avoir soin de ne pas la jeter dans le mélange chaud, car la matière à injection serait soulevée et passerait par-dessus les bords du vase.

Injection des cavités autres que celles des vaisseaux. — Les matières à injection citées plus haut peuvent servir aussi à être injectées dans des cavités telles que les sinus des os de la face. Dans ces cas, il est peut-être avantageux de se servir uniquement de *cire blanche*, de *blanc de baleine* ou de *paraffine*. Si l'on veut conserver la forme de ces cavités, ou étudier les nerfs de leurs parois, on plonge les os dans l'acide chlorhydrique dilué, et l'on va chercher les nerfs par la dissection à travers l'os ramolli.

Nous connaissons maintenant la manière de préparer l'injection. La substance étant préparée, occupons-nous de la faire passer dans les vaisseaux.

Manuel opératoire des injections.

On peut injecter les artères ou les veines, faire des injections partielles ou générales. Nous n'étudierons pas séparément le manuel opératoire de ces deux dernières espèces, attendu que les injections partielles exigent les mêmes précautions que les injections générales, avec cette seule différence qu'une injection partielle des artères d'un membre se fait par l'artère principale, et qu'une injection veineuse se fait par une des radicules veineuses, comme nous allons le voir bientôt.

1° *Injection du système artériel.*

Cette injection peut être faite *par l'aorte* (par ce moyen on ne peut pas étudier le cœur), et mieux *par l'artère carotide*, en poussant l'injection de la tête vers le tronc. Dans nos amphithéâtres, on a pris l'habitude de pousser les injections conservatrices par la carotide, et les injections solidifiables par l'aorte.

Si l'on veut injecter le système artériel pour l'étude des grosses artères, il suffit d'injecter la matière dans les vaisseaux, sans faire subir de préparation préalable au sujet; mais, lorsqu'on désire voir l'injection pénétrer dans les petites ramifications de ce système, comme dans le cas où il s'agit de pièces délicates, il faut préparer le sujet ou la partie du sujet qui doit recevoir l'injection.

Les sujets morts de fièvre typhoïde, d'hydropisie, d'asphyxie, etc., se décomposent rapidement et sont peu recherchés pour les injections. Il en est de même de ceux qui, succombant à une maladie aiguë, conservent leur embonpoint. Les sujets des vieillards doivent être rejetés, parce que les parois artérielles, athéromateuses, ont souvent perdu leur élasticité et se rompent sous la pression du piston de la seringue.

Les cadavres les plus convenables sont ceux des jeunes sujets (jusqu'à quarante ans) amaigris, ayant succombé à une maladie chronique.

Il faut, avant de procéder à l'injection, inspecter les parties lésées, s'il en existe, et faire des ligatures convenables pour éviter l'issue de la matière à injection. Il arrive souvent que l'injection, chez les phthisiques, sort par les bronches lorsqu'on injecte l'artère pulmonaire.

a. Introduction des canules dans l'artère et pose des fils. — Supposons que l'on désire pousser l'injection par l'artère carotide. On commence par installer les tubes dans l'artère. Il y a plusieurs dimensions de tubes, appropriés au volume des artères que l'on veut injecter. Ces tubes, ou canules, sont pourvus, vers l'extrémité qui pénètre dans l'artère, d'une rainure et d'une *arête* très prononcée, destinée à maintenir la ligature qui doit fixer sur elle la paroi artérielle. Pour la carotide, on peut employer une canule dont l'extrémité présente 6^{mm} environ de diamètre.

Est-il utile de dire qu'on découvre l'artère (gauche ou droite) en faisant une incision de 6 à 7 centimètres sur le bord antérieur du sterno-mastoïdien jusqu'aux fibres musculaires, qu'on rejette le muscle en dehors, qu'on incise la gaine fibreuse située au-dessous, qu'on écarte la jugulaire, qu'on soulève la carotide située en dedans de la jugulaire, et qu'on fait une incision longitudinale de 2 centimètres sur cette artère dénudée?

Il faut prendre garde, en introduisant la canule, de la faire glisser entre les tuniques moyenne et externe de l'artère, ce qui arrive quelquefois.

La canule étant introduite dans l'artère, on passe trois fils sous l'artère (fils cirés ou petite ficelle). Le fil supérieur est lié de suite : il est destiné à empêcher le reflux de la matière à injection, qui passe assez facilement par la carotide du côté opposé et les nombreuses anastomoses de la tête. Le fil inférieur n'est serré qu'après l'injection ; il sert à éviter l'issue de la matière encore liquide contenue dans les artères. Le fil moyen est serré au moment où l'on place la canule ; il n'a d'autre but que de fixer la paroi artérielle sur l'arête du tube.

b. Bain. — La canule étant placée, on met le sujet dans un bain d'eau chaude qu'on entretient à 33° pendant quatre à six heures, selon la température extérieure. Le temps de l'immersion est proportionné aussi au volume du corps ; celui d'un enfant par exemple, ne restera que deux heures à deux heures et demie. Avant de plonger le sujet dans le bain, on a soin de boucher la canule, préalablement introduite dans l'artère.

Si l'on tient à avoir une belle injection, si surtout le système veineux doit aussi être injecté, en partie ou en totalité, il faut prendre un sujet qu'on aura d'abord soumis à l'hydrotomie.

L'injection doit être faite dans le bain, à moins qu'on n'ait exclusivement en vue d'injecter les vaisseaux profonds.

c. Tube d'ajutage. — On place d'abord dans la canule un tube d'ajutage qui s'adapte exactement à la canule. Ce tube est pourvu d'un robinet, que l'on ferme après avoir vidé la seringue et pendant qu'on la remplit de nouveau. Au moment où l'extrémité de la seringue pénètre dans ce tube, on ouvre de nouveau le robinet pour permettre le passage de la matière à injection. Le tube d'ajutage est fixé à la canule par une ficelle qui passe sur le robinet et sur les oreilles de la canule.

Au moment de faire l'injection, surtout en hiver, il faut chauffer légèrement la canule et le tube d'ajutage, pour empêcher la coagulation de la matière solidifiable, en plaçant un petit réchaud au-dessous, ou en versant à la surface un peu d'eau chaude.

d. Préparation de la matière à injection. — Pendant que ces préparatifs se font d'un côté, la matière à injection se prépare de l'autre. Si elle était déjà faite, on la fait fondre ; sinon on la prépare au moment du besoin. Dès qu'elle est fondue, elle est retirée du feu et portée près du sujet. Elle ne doit pas être trop chaude : sa température sera *telle que le doigt puisse tout juste la supporter.*

Après avoir chauffé la seringue, on ouvre le robinet situé à l'extrémité, et l'on plonge cette extrémité dans le liquide, qu'on aspire en soulevant très lentement le piston.

e. Aspiration de la matière avec la seringue. — Est-il utile de dire que, avant d'aspirer le liquide, on l'a agité au moyen d'une spatule, ou bien par l'aspiration et le rejet alternatif du liquide de la seringue dans le vase, pour opérer la répartition exacte de la matière colorante ?

La seringue remplie, on la dirige verticalement, l'extrémité en haut, le piston en bas ; on pousse lentement le piston jusqu'à ce qu'il sorte un peu de matière ; par ce moyen, on a chassé complètement l'air que la seringue pouvait contenir. On ferme alors le robinet placé à l'extrémité de la seringue.

f. Manière dont on injecte. — On procède alors à l'opération importante. On introduit rapidement et adroitement l'extrémité de la seringue dans le tube d'ajutage (leur calibre a été mesuré d'avance) : on saisit, de la main gauche, deux cordons que l'on avait fixés aux deux oreilles de la canule, et l'on applique la main gauche sur le canon de la seringue. Au moyen des deux cordons que je viens de signaler, on rend solidaires les uns des autres tous les mouvements de la seringue, du tube d'ajutage et de la canule, et l'on évite la déchirure de l'artère, l'arrachement de la canule ou la séparation des divers tubes, à la condition cependant d'être un peu adroit. Un aide ouvre rapidement le robinet de la seringue et celui du tube.

La main gauche étant ainsi disposée, on pousse lentement le piston de la seringue avec la main droite. La seringue vidée, on ferme le robinet du tube d'ajutage, on remplit de nouveau la seringue, et l'on procède de la même manière jusqu'à ce qu'on éprouve une certaine résistance. Quatre à six livres de matière à injection sont quelquefois nécessaires pour remplir complètement le système artériel.

On reconnaît que l'opération réussit lorsqu'il se produit pendant l'injection une sorte de frémissement, de bruissement bien connu de ceux qui ont fait cette opération.

Il faut savoir que la force à employer pour pousser une injection est d'autant plus grande que le calibre de la canule est plus petit.

Lorsqu'on a l'habitude de pratiquer les injections, on peut pousser le piston de la seringue avec la paroi abdominale au niveau de l'épigastre.

Après l'opération, le robinet du tube d'ajutage étant fermé, un aide serre le fil situé sur l'artère au-dessous de la canule, on enlève la canule, et si l'on craint que la matière colorante ne se sépare, on remplace l'eau chaude du bain par de l'eau froide, qui hâte la coagulation.

2° *Injection du système veineux.*

Les veines peuvent être injectées en totalité ou en partie. Parlons d'abord de l'injection générale ; nous nous occuperons ensuite des injections partielles dans les veines et dans les artères. Les cadavres des vieillards sont très favorables à l'injection du système veineux, qui est très développé dans la vieillesse.

Avant de procéder à l'opération, il est presque indispensable de soumettre le sujet à l'hydrotomie ; sans cette précaution, il reste toujours du sang dans les veines et l'injection n'est pas bien faite. D'une manière générale, l'hydrotomie devra donc précéder l'injection veineuse, qu'elle soit partielle ou totale.

Manuel opératoire. — Pour injecter l'ensemble du système veineux, il n'est pas possible de se comporter comme pour le système artériel : car une injection poussée par les gros troncs veineux n'arriverait pas aux petites veines, à cause des nombreuses valvules, qui opposeraient un obstacle certain à la matière à injection. Il faut procéder différemment et se servir de plusieurs tubes en même temps.

a. Pose des canules et des fils. — On place, d'ordinaire, deux canules à chaque pied et à chaque main. Ces tubes ou canules doivent être de petit calibre, de 1 à 2 millimètres à leur petite extrémité ; les canules sont pourvues d'arêtes circulaires, sur lesquelles on fixe la paroi veineuse au moyen d'un fil à ligature. Lorsqu'on veut procéder à l'opération, on fait deux incisions de 2 à 3 centimètres sur la face dorsale du pied. On voit souvent les veines à travers la peau sur le sujet ; dans ce cas, il est facile de les découvrir au moyen de l'incision. Si elles ne sont pas apparentes ou si elles sont trop petites, on se rapproche de l'articulation tibio-tarsienne en suivant, du côté interne, une *ligne étendue de la face dorsale du gros orteil au bord antérieur de la malléole interne*, et du côté externe une ligne étendue *de la face dorsale du cinquième orteil au sommet de la malléole externe.*

La veine étant découverte, on passe au-dessous d'elle deux fils : l'un est destiné à fixer la paroi veineuse sur l'arête de l'extrémité de la canule, et l'autre à lier la veine après l'injection, pour empêcher le reflux de la matière injectée.

Alors on incise la paroi veineuse longitudinalement, dans une étendue de 3 à 4 millimètres, et l'on introduit avec beaucoup de précaution l'extrémité de la canule dans l'ouverture, en la dirigeant vers le tronc du sujet.

On fixe les canules avec le fil, et l'on procède à la même opération sur le membre supérieur.

Pour ce membre, on fait une incision sur la face dorsale de la main, le long d'une des veines les plus apparentes, correspondant le plus souvent au troisième ou au deuxième métacarpien, et une autre sur la face palmaire de l'éminence hypothénar, près du carpe. Cette dernière veine est quelquefois difficile à trouver : on est, dans certains cas, obligé de la chercher dans la couche sous-cutanée, après l'incision de la peau. On trouve encore facilement une veine superficielle du dos de la main, *céphalique du pouce*, en faisant une incision le long de la face dorsale du premier métacarpien. On introduit les canules comme pour le membre inférieur, et on passe les deux fils, en prenant soin de serrer celui qui doit maintenir la canule dans la veine.

Par ce moyen on peut injecter tout le système veineux, *excepté la veine porte*.

Cette dernière veine exige une opération spéciale. On fait une incision au-dessus du pubis, le long de la ligne médiane, dans une étendue de 8 à 10 centimètres. On relève avec le doigt le grand épiploon, on attire une anse intestinale au dehors, on déchire l'un des feuillets péritonéaux qui forment le mésentère, et il est rare qu'on ne trouve pas une radicule veineuse accompagnant les ramifications artérielles de la mésentérique supérieure. On se comporte alors comme pour les autres veines, *en ayant soin de maintenir la canule et l'anse intestinale à l'extérieur*. On peut ensuite injecter toute la veine porte, qui est dépourvue de valvules, et qui ne communique pas avec les autres veines.

b. Injections. — Les canules étant placées dans le système veineux, on les bouche, on place le sujet dans le bain, et l'injection se fait comme il a été dit pour le système artériel, mais ordinairement avec de la matière à injection colorée en bleu.

Les parois des petites veines sont très minces : aussi est-il facile de commettre une erreur et de faire glisser la canule entre les tuniques externe et moyenne. Lorsque la canule est introduite, il faut s'assurer qu'elle est bien placée, en y faisant passer un stylet très fin ou une soie.

3° *Injections partielles.*

Il est quelquefois avantageux de faire des injections partielles, dans le cas où l'on veut étudier une portion isolée et ne pas perdre une grande quantité de matière à injection.

Ces injections peuvent être faites sur les membres, sur le tronc ou sur la tête.

1° Injection du membre supérieur. — Pour injecter les *artères* du membre supérieur, il suffit de découvrir l'artère axillaire à sa partie supérieure. Pour cela, on fait une incision de 7 à 8 centimètres parallèlement au bord inférieur de la clavicule, et ne dépassant pas en dehors l'interstice celluleux qui sépare le deltoïde du grand pectoral. On coupe la peau et, couche par couche, le muscle grand pectoral ; on incise ensuite avec précaution l'aponévrose qui recouvre la face profonde de ce muscle, et l'on rencontre un triangle limité : en haut par la clavicule et le muscle sous-clavier, en bas par le bord supérieur du petit pectoral, en dedans par les côtes. Ce triangle est rempli de tissu cellulo-graisseux qu'on refoule avec une sonde cannelée ; puis on rencontre la veine, qu'on écarte, et l'on soulève l'artère, dans laquelle on place la canule, en ayant soin de la diriger vers l'extrémité libre du membre. Pour le reste, on se comporte comme il a été dit précédemment.

On peut se servir d'une seringue contenant seulement une demi-livre de matière. Le procédé opératoire ne diffère pas de celui que nous avons indiqué pour l'injection du système artériel en général.

Si l'on éprouve trop de difficultés pour faire cette injection, on peut supprimer le tiers moyen de la clavicule par un trait de scie, et faire tomber sur l'incision horizontale une incision verticale se prolongeant dans lé cou ; mais alors il faut sacrifier la région sus-claviculaire du sujet.

Veut-on injecter un membre séparé du tronc ? On place simplement la canule dans l'extrémité de l'artère divisée ; un fil fixe sur elle les parois artérielles, et un second fil est destiné à lier l'artère au delà de la canule, immédiatement après l'injection.

Il faut, pour opérer sur le membre détaché du tronc, bien connaître la disposition des collatérales et pratiquer la ligature de celles qui ont été divisées, précaution sans laquelle la matière à injection s'écoule à l'extérieur.

Lorsque l'issue de la matière a lieu, on peut suspendre un instant l'injection (pourvu qu'on ait placé le membre dans un bain chaud) ; on l'arrête en liant l'artère par laquelle la matière s'écoule, ou en faisant couler de l'eau froide sur le même point.

On peut injecter le système veineux du même membre en même temps, ou bien par une opération isolée. Dans tous les cas, l'incision indiquée plus haut suffit pour faire la ligature de la veine axillaire à son origine. On se comporte ensuite, comme nous l'avons déjà dit pour l'injection du système veineux, c'est-à-dire que l'on injecte deux petites veines de la main. Par ce système, les veines superficielles et les principales veines profondes se trouvent injectées.

2° Injection du membre inférieur. — Pour le membre inférieur, on injecte les artères par l'iliaque externe, et les veines par les veines dorsales du pied.

On découvre l'*artère* en faisant une incision parallèle à l'arcade crurale, à 1 centimètre au-dessus de cette arcade, incision étendue du milieu de l'arcade crurale à l'épine iliaque. Si cette incision ne paraît pas suffisante, on peut faire tomber sur elle une incision verticale, large de 7 à 8 centimètres, dirigée perpendiculairement sur le milieu de la première. On soulève le péritoine qui recouvre le muscle psoas-iliaque, et on trouve l'artère iliaque externe sur le bord interne de ce muscle. On peut inciser cette artère vers sa partie supérieure, au moment où elle naît de l'iliaque primitive, et la porter à l'extérieur, ou bien placer la canule dans la cavité, sans retirer l'artère de la place qu'elle occupe. Pour la direction de la canule et pour la pose des fils, on prend les mêmes précautions que pour le membre supérieur. Si l'on a divisé l'épigastrique en faisant les incisions, il faut faire une ligature.

Est-il utile de faire remarquer que l'épigastrique et la circonflexe iliaque sont les seules branches de cette artère, et qu'il faudrait une injection très pénétrante pour voir la matière refluer vers la mammaire interne qui s'anastomose avec l'épigastrique, vers les lombaires qui s'anastomosent avec la circonflexe, et vers les branches de l'hypogastrique qui s'anastomosent, en arrière de la cuisse, avec les perforantes de la fémorale profonde ?

Veut-on injecter le système veineux des membres inférieurs ? On se comporte, pour les incisions, comme pour les membres supérieurs ; on pratique la ligature de la veine iliaque externe, et l'injection se fait par les veines dorsales du pied, comme nous l'avons déjà dit plus haut.

Si l'on veut injecter les veines du membre inférieur sans lier la veine principale, il suffit de faire exercer une forte compression sur l'éminence ilio-pectinée, c'est-à-dire à l'union du tiers interne et des deux tiers externes de l'espace qui sépare l'épine du pubis de l'épine iliaque antérieure et supérieure, pendant qu'on pousse la matière à injection de bas en haut par les veines superficielles du pied.

Les injections veineuses des membres isolés n'ont pas assez d'importance pour qu'on fasse préalablement l'hydrotomie. Il suffit le plus souvent de frotter vigoureusement les membres de l'extrémité libre vers la racine, pour chasser le sang des veines.

Lorsqu'on veut *faire une injection sur le membre détaché du tronc*, on procède comme pour le membre supérieur, en ayant soin de lier les branches artérielles divisées. Ces branches sont l'épigastrique, la circonflexe iliaque et la sous-cutanée abdominale. Selon le point où porte la section de séparation du membre, d'autres artères peuvent être divisées. Il faut connaître exactement les branches collatérales des artères pour réussir dans la pratique des injections.

3° Injection du tronc. — Les *artères* du tronc, y compris celles des viscères, ne peuvent être injectées complètement que par l'injection générale. Si l'on veut injecter seulement le tronc, il faut faire la ligature de l'axillaire et de la fémorale au-dessous de l'arcade crurale. Si le tronc doit être injecté sans la tête, on fera en plus la ligature des carotides primitives et des vertébrales.

La plupart des veines *du tronc s'injectent par les troncs veineux, car elles sont pour la plupart dépourvues de valvules.* Il faut avoir soin de lier la veine fémorale et la veine axillaire. L'injection se fait bien mieux lorsqu'on la pousse par l'une des jugulaires, l'interne de préférence. On dirige la canule vers le cœur, et l'opération est plus facile. Dans ce cas, on place, entre la canule et la tête, un troisième fil destiné à être lié d'avance pour empêcher le reflux de la matière par les anastomoses veineuses, qui sont quelquefois considérables chez les vieillards.

4° Injection de la tête et du cou. — Pour injecter la tête et le cou seulement, on laisse la base du sternum et la première côte adhérentes aux parties molles du cou, on enlève les poumons et le cœur, on fait la ligature de l'aorte avant l'origine du tronc brachio-céphalique et après l'origine de la sous-clavière gauche. On fait ensuite la ligature de la sous-clavière des deux côtés, dans le triangle sus-claviculaire, en dehors des scalènes. On lie les artères bronchiques, si elles ont été divisées lorsqu'on a retiré les poumons et le cœur. On examine si la vertébrale ne prend pas son origine, par exception, en dehors des scalènes, pour ne pas la comprendre dans la ligature ; puis, on pousse l'injection par l'une des carotides, mais de bas en haut, c'est-à-dire qu'on place la canule du côté de la cavité thoracique.

Il arrive quelquefois que l'artère cervicale transverse se trouve divisée dans l'incision nécessaire pour la ligature de la sous-clavière ; il faut s'en assurer avant de faire l'injection, car cette artère prend souvent son origine entre les scalènes ou en dedans de ces muscles, et la matière à injection pourrait s'échapper par la plaie.

Toujours les vaisseaux artériels, du côté opposé à celui où l'on a pratiqué l'injection, se remplissent par l'intermédiaire de nombreuses anastomoses.

5° Injection du système veineux de la tête, du cou et du rachis. — L'injection des veines de la tête et du cou mérite une mention toute particulière. Disons d'abord que ces veines communiquent largement avec celles de la région rachidienne, et qu'il est impossible d'injecter les unes sans les autres.

On procédera de la manière suivante : 1° ouverture du thorax et de l'abdomen sur la ligne médiane ; 2° ligature des deux veines iliaques primitives ; 3° ligatures des deux veines sous-clavières dans le triangle sus-claviculaire ; 4° compression ou ligature des mammaires internes ; 5° ligature du pédicule pulmonaire, pour empêcher le passage de la matière à injection dans les veines bronchiques ; 6° ligature de la veine cave inférieure entre le diaphragme et le cœur.

Il faut avoir soin de placer deux fils comme nous l'avons dit plusieurs fois, et de faire la ligature des autres jugulaires ; à moins qu'on ne veuille injecter la tête et le tronc en même temps, ce qui est beaucoup plus facile.

Ces opérations faites, on pratique la section de la veine cave supérieure, au moment où elle se jette dans l'oreillette droite ; on adapte à cette veine une grosse canule, et l'injection est poussée de bas en haut. La matière à injection passe dans les troncs veineux, puis dans les jugulaires ; de là elle gagne les sinus de la dure-mère, les veines cérébrales, la veine ophtalmique. Elle est arrêtée, du côté du membre supérieur, par la ligature de la veine sous-clavière. Des troncs veineux brachio-céphaliques, la matière passe dans les veines intercostales supérieures et dans les veines rachidiennes de la moitié supérieure de la colonne vertébrale. De la veine cave supérieure, la matière passe dans la grande azygos, et par conséquent dans les dernières intercostales et dans les veines rachidiennes inférieures. Comme toutes les veines rachidiennes communiquent largement entre elles, on comprend que la matière à injection les remplit complètement. Elles sont de même en communication, dans la région lombaire, avec les veines lombaires qui se jettent dans la veine cave inférieure. La matière à injection passe ordinairement dans cette veine, qui se remplit ; mais l'injection ne s'étend pas, puisqu'on a fait la ligature des iliaques et de la veine cave inférieure, entre le cœur et le diaphragme. Par ce moyen, les veines spermatiques, les rénales et les capsulaires sont injectées. Du reste, il faut dire que *toutes les veines de la tête, du cou et du rachis sont dépourvues de valvules*. Si l'on voulait injecter en même temps le cœur droit, il ne faudrait pas appliquer de ligature sur la veine cave inférieure, au-dessus du diaphragme. Dans ce cas, on ferait un trou à la veine cave supérieure ; on passerait au-dessous d'elle trois fils dont l'un serait destiné à serrer la veine sur l'arête de la canule, l'autre à empêcher le retour de la matière à injection de haut en bas, le troisième enfin à empêcher ce même reflux, mais de bas en haut. Ce dernier fil, de même que celui du milieu, serait serré préalablement.

§ 2. — DES INJECTIONS FINES (1)

Les injections fines sont les seules employées pour les petits animaux : escargots, grenouilles, etc. Elles sont destinées à remplir le système capillaire. Lorsque l'animal est un peu volumineux, lorsque surtout on veut injecter les capillaires de quelques régions chez l'homme, on a soin de faire suivre l'injection fine d'une injection ordinaire, qui refoule la matière vers les capillaires.

On trouvera des détails sur le manuel opératoire des injections fines dans le *Traité du microscope et des injections*, écrit par Ch. Robin en 1849, et dans la thèse de L. Hirschfeld, 1848.

Nous indiquons ici quelques *formules* de matière à injection fine:

1° On prend un blanc d'œuf dilué dans la moitié de son poids d'eau, on y ajoute une matière colorante impalpable, puis on fait l'injection.

2° On sature de l'alcool pur avec de la cire d'Espagne colorée ; on conserve dans un flacon bien bouché.

3° Prenez les *couleurs fines* des peintres, broyées à l'huile, et délayez-les dans un peu d'essence de térébenthine.

Nota. — Il ne faut pas diviser immédiatement les tissus injectés : on doit plonger la pièce pendant trois à quatre jours dans l'alcool, qui coagule la matière à injection.

On injecte ordinairement ces substances lorsqu'elles ont la consistance de la crème. Elles restent liquides pendant très peu de temps; ordinairement, après une courte dessication ou l'immersion dans l'alcool pendant quelques jours, on peut diviser les tissus sans que la matière s'échappe.

Robin recommande d'employer la couleur bleue pour les artérioles, la jaune pour les veinules, la rouge pour les veines porte, hépatique ou rénale, ou les conduits excréteurs, et la blanche pour

(1) A la fin du XVIIe siècle, Ruysch, qui avait commencé par être garçon apothicaire, obtint des préparations splendides au moyen d'injections fines, qui étonnèrent le monde savant. Il ne divulgua jamais son secret.

On affirme qu'il conservait aux chairs la couleur de vie, la souplesse naturelle, qu'elles s'embellissaient avec le temps, qu'elles étaient inaltérables. Aussi Fontenelle disait-il que les momies de Ruysch prolongeaient la vie, tandis que celles de l'ancienne Égypte ne prolongeaient que la mort.

On dit même que le czar Pierre Ier, visitant le cabinet de ce grand anatomiste, en 1717, ne put s'empêcher de donner un baiser au corps d'un petit enfant qui semblait lui sourire. Il acheta pour 30 000 florins toutes les pièces anatomiques, qu'il envoya à Saint-Pétersbourg. Quoi qu'il fut très âgé, Ruysch reconstitua rapidement son musée.

Ruysch était aidé, surtout dans ses injections, par sa femme et ses filles, qui avaient toutes le même goût que lui. (Cuvier, *Hist. des Sc. nat.*, t. II, p. 409.)

les conduits hépatiques ou urinifères. Si une injection bleue était poussée par les veines, toujours plus dilatables que les artères, la couleur bleue masquerait la préparation et ne permettrait pas d'apercevoir les artérioles, qui sont ordinairement très déliées.

On trouve dans les auteurs d'autres formules pour les injections fines ; la plupart ne peuvent être employées. Les *vernis*, par exemple, poissent la préparation, adhèrent aux doigts et aux instruments, et sont, pour ces raisons, d'un emploi incommode.

L'encre transsude à travers les parois des vaisseaux.

On emploie quelquefois, pour les mollusques et les insectes, le *lait* dont on détermine la coagulation en plongeant la pièce dans un acide peu concentré.

La *gélatine* dissoute et colorée pénètre très bien dans les vaisseaux, mais elle a des inconvénients : elle devient cassante et se racornit par la dessication. Si, au moment de l'injection, elle est trop liquide, elle transsude à travers les parois vasculaires.

ARTICLE V

INJECTIONS PAR CORROSION

Les organes que l'on injecte ainsi sont ordinairement les viscères : poumons, foie, rein, placenta, cerveau même (p. 257).

On peut injecter, sur le même organe, les artères avec une couleur, les veines et les conduits excréteurs avec une couleur différente. Quelquefois on n'injecte qu'un seul ordre de vaisseaux.

Matière à injection. — Toute matière assez dure pour se soutenir après l'opération, inattaquable par les liquides qui détruisent les substances organiques, peut servir pour ces injections. Il faut cependant choisir des substances dont la fragilité ne soit pas extrême : la matière à injection se briserait avec trop de facilité.

On peut employer les mélanges suivants :

1° ℞ : Colophane . . . . 200 gr.
Térébenthine de Venise 50

Faites liquéfier à une douce chaleur.

2° ℞ : Térébenthine de Venise cuite . . . . . 240 gr.
Cire jaune 60

Faites liquéfier à une douce chaleur. (La térébenthine cuite est résistante comme la colophane ; on la trouve chez tous les droguistes.

3° ℞ : Colophane . . . . 90 gr.
Cire blanche 30
Térébenthine de Venise 30
Blanc de baleine. 15

Faites liquéfier à une demi chaleur.

Pour colorer ces injections, on ajoute à la matière fondue 90 grammes de vermillon pour 300 grammes de matière à injection, ou 30 grammes de bleu de Prusse, ou bien l'une des poudres colorées que nous avons indiquées avec les injections ordinaires, et dans les mêmes proportions.

Lorsque la matière à injection est liquéfiée, on la passe à travers un linge, parce qu'il est fréquent de rencontrer des impuretés dans les substances qui entrent dans sa composition.

Opération. — On peut séparer le viscère du tronc pour faire cette injection. S'il s'agit du poumon, on extrait la trachée, le cœur et les poumons du thorax, et l'on injecte par les veines, ou l'artère, ou la bronche, selon le but qu'on se propose.

De même pour le rein. Il fandrait avoir soin de lier les vaisseaux capsulaires, s'ils ont été divisés, et les veines spermatiques.

Pour l'injection du foie, il est prudent d'enlever le foie et le diaphragme en même temps. Il est bon de faire la ligature de la veine cave au-dessus et au-dessous du foie. On injectera par les vaisseaux situés dans le sillon transverse.

L'injection est plus pénétrante lorsqu'on a eu soin d'hydrotomiser l'organe à injecter et de le laisser égoutter pendant plusieurs jours. On y fera aussi avec avantage une injection conservatrice, qui permettra de laisser égoutter le liquide de l'hydrotomie pendant plusieurs semaines. L'injection à l'hydrate de chloral à 1/10e donnerait de bons résultats, parce qu'elle durcirait les parois vasculaires.

Avant de procéder à l'injection, on place l'organe à injecter dans un bain d'eau chaude dont on entretient la température à 33°, pendant deux heures environ. On peut faire l'injection dans le bain, en se comportant comme nous l'avons dit plus haut pour l'introduction de la canule, la pose des fils à ligature, et la manière de pousser l'injection.

L'opération terminée, on laisse refroidir l'organe dans une position convenable. C'est au moment où l'organe sort du bain qu'il faut lui donner la position et la forme qu'on désire; ensuite il serait trop tard, et la matière à injection casserait.

Une fois refroidie, la pièce injectée est placée dans un vase en *verre* ou en *porcelaine*, percé, à sa partie inférieure, d'un trou que l'on bouche avec soin. On verse dans ce vase de l'acide nitrique, ou chlorhydrique, étendu d'un tiers d'eau, jusqu'à ce que la pièce baigne complètement dans le liquide.

Au bout de trois à quatre semaines, la matière organique est réduite à l'état de putrilage; on ouvre le trou de la partie inférieure du vase, et le liquide s'écoule, en entraînant le détritus de la matière organique. Si cette macération ne suffit pas, on peut la renouveler et laisser la pièce en contact avec une nouvelle quantité d'acide pendant deux semaines. On laisse écouler de nouveau le liquide par la partie inférieure du vase.

Lorsque la matière organique est détruite, on fait tomber sur la pièce un filet d'eau destiné à laver la surface de l'injection et à entraîner les parcelles de tissu qui auraient pu rester adhérentes.

On laisse sécher la préparation, puis on l'arrose de vernis qui lui donne un aspect brillant. Lorsqu'on a fait couler le vernis sur la pièce, il ne faut pas la faire sécher en dirigeant les capillaires en bas, parce que le vernis se dessécherait à l'extrémité des vaisseaux sous forme de gouttelettes.

Si la couleur ne convenait pas, on pourrait, avant de vernir la pièce, la recouvrir d'une couche de peinture à l'huile qu'on laisserait sécher.

CHAPITRE III

PRÉPARATION DES PIÈCES SÈCHES POUR LES MUSÉES, LES CONCOURS, ETC.

Nous manquons complètement d'ouvrages où l'on trouve les indications nécessaires pour préparer une pièce de cabinet. On ne connaît que le *Manuel de l'anatomiste* de Lauth, de Strasbourg, 1835 ; de l'avis de tous, ce livre est aujourd'hui tout à fait insuffisant, et si l'on s'en sert quelquefois, c'est qu'on ne trouve pas ailleurs ce qu'on désire.

Par expérience, nous savons combien sont embarrassés les concurrents, lorsqu'ils ont à faire des préparations sèches dont ils n'ont jamais entendu parler dans aucun cours ni dans aucun livre.

Comme pièces sèches, on peut faire des *pièces d'ensemble*, c'est-à-dire dans lesquelles on conserve tous les organes, os, muscles, vaisseaux, nerfs, etc., ou des *pièces isolées*, muscles ou aponévroses, etc.

Tout ce qui a été dit jusqu'à présent peut conduire l'anatomiste jusqu'au moment où il dissèque la préparation pour obtenir la dessiccation. Il n'est pas inutile de nous répéter ici brièvement.

On commence par injecter le sujet comme il a été dit page 24. Il est toujours préférable de le soumettre à l'hydrotomie. Après cette opération, on procède à l'injection des systèmes veineux et artériel, injections qui seront générales ou partielles, selon l'étendue de la pièce que l'on veut préparer. Les injections partielles suffisent ordinairement pour les membres et pour la tête.

Après l'injection, on laisse refroidir le sujet, et le lendemain, on commence la dissiccation. Il est impossible d'entrer dans les détails de chaque pièce, l'intelligence du lecteur suppléera à ces omissions que nous ne pouvons éviter.

ARTICLE PREMIER

DISSECTION DE LA PIÈCE

D'une manière générale, il faut conserver tous les organes et se contenter de les séparer. Disséquer ne veut pas dire couper, mais séparer. On doit donc simplement séparer les organes avec le plus de soin possible, en prenant bien garde d'en altérer la forme.

On ne conserve pas la peau, mais les aponévroses sont ménagées. Il faut avoir soin de bien conserver les organes vasculaires et nerveux qui traversent les lames aponévrotiques. Si l'on opère sur un membre, on conservera l'aponévrose entière, en faisant une incision verticale sur la face du membre qui ne sera pas exposée aux regards lorsque la pièce sera terminée. Tous les organes, muscles, vaisseaux et nerfs, étant bien disséqués, on s'occupe de séparer du sujet la région préparée. Pour certaines parties, la séparation peut être faite avant la dissection. On se sert pour cela d'un couteau bien tranchant qui divise nettement les parties molles, et d'une scie qui sépare les os au même niveau.

ARTICLE II

DÉGRAISSAGE DES OS

Avant de faire dessécher la pièce, il faut dégraisser les os. On ne parvient jamais à obtenir des os aussi blancs, aussi propres que par les procédés que nous avons indiqués avec le système osseux, et qui ne peuvent être employés que sur des squelettes dépourvus de parties molles. Néanmoins on peut arriver à un résultat très satisfaisant. Pour cela, on perce plusieurs trous dans les os de la pièce au moyen d'une vrille; ces trous doivent communiquer avec le canal médullaire ou avec la substance spongieuse des extrémités des os longs, substance dont les aréoles sont en communication entre elles et avec le canal médullaire. Sur une extrémité osseuse, comme l'inférieure du fémur, il faut pratiquer cinq ou six trous. Il est préférable de les faire sur des points de l'os qui seront cachés par les parties desséchées de la pièce.

Les trous étant établis, on fait passer dans le canal médullaire de l'os un courant d'eau à forte pression, qui entraîne la moelle de l'os en sortant par les trous. Cette opération doit être longtemps continuée et renouvelée pendant plusieurs jours, selon le nombre et le volume des os.

S'il n'existe pas de canal médullaire, comme pour les corps vertébraux, on perce un trou de haut en bas, dans plusieurs vertèbres, de manière à établir un canal artificiel, et l'on se comporte comme précédemment. Plus tard, on bouche ce trou avec du plâtre ou du mastic de vitrier. Pour les os du tarse, on peut tarauder le calcanéum d'arrière en avant et faire pénétrer l'instrument jusque dans le cuboïde. On peut faire la même opération d'arrière en avant dans l'astragale, en conduisant l'instrument dans le scaphoïde et le premier cunéïforme. En travers, on peut perforer, à l'aide d'un vilebrequin, toute la rangée antérieure du tarse, c'est-à-dire les trois cunéiformes et le cuboïde. On peut agir de même sur les extrémités postérieures et antérieures des métatarsiens.

Il est facile de se procurer les instruments nécessaires pour tarauder les os. Pour les concours, à Paris, les fabricants d'instruments se font un vrai plaisir de les mettre à la disposition des concurrents.

Il est évident que les dimensions de l'instrument seront proportionnées au volume des os à traverser. Il n'aura que 2 à 3 millimètres de largeur pour les cunéïformes, 5 à 6 millimètres pour le calcanéum, etc.

Après dessiccation, on ferme tous les trous artificiels avec du mastic et l'on passe un peu de craie par-dessus (1).

ARTICLE III

DESSICCATION DE LA PIÈCE

Les os étant dégraissés, il faut procéder au dessèchement de la pièce. On se sert pour cela d'un carré formé par douze morceaux de bois unis par leurs extrémités. La pièce étant placée au milieu, on s'occupe tout d'abord de la fixer solidement. Pour cela, au moyen d'une grosse ficelle, on entoure les diverses portions du squelette, qu'on attache solidement au cadre. Il faut avoir soin de disposer ces ficelles de telle façon qu'elles n'apportent aucun obstacle dans l'arrangement des autres parties de la pièce.

(1) Quelques anatomistes conseillent de faire macérer la pièce après la dissection, et pendant plusieurs jours, dans une dissolution de sublimé dans l'eau alcoolisée. On remplace avec avantage cette macération par une solution de sublimé, dont on passe plusieurs couches sur la préparation, avec un pinceau, avant sa dessiccation.

Le tout étant bien fixé, il faut procéder au dessèchement des organes, aponévroses, muscles, vaisseaux et nerfs. Cette opération est délicate, elle réclame de l'adresse de la part du préparateur. La manière dont on dispose les organes pour déterminer la dessiccation, contribue beaucoup à donner un certain cachet à la pièce d'ensemble.

Il faut se munir : 1° d'un grand nombre de fils portant à l'une des extrémités une épingle recourbée en forme d'hameçon; 2° de plaques de liège très minces; 3° de crin; 4° de petits morceaux de bois cylindriques; 5° d'un paquet de ficelle; 6° de plumes d'oie.

L'opération est longue et difficile : il ne faut pas moins de deux journées entières pour bien installer une pièce d'ensemble un peu compliquée.

A. *Aponévroses.* — Les aponévroses seront disposées différemment, selon qu'elles doivent se montrer sous forme de larges membranes aplaties ou sous forme de gaines, comme au niveau des muscles.

Veut-on les étaler? Prenons, par exemple, les aponévroses de l'abdomen, l'aponévrose temporale, l'aponévrose du grand pectoral, etc. : on saisit leurs bords libres et leurs angles au moyen des petits crochets, et on les fixe au cadre en bois, en exerçant sur elles un certain degré de traction, dans la direction qu'on veut leur donner. En même temps, pour empêcher leur plissement, il est bon de les appliquer sur une mince plaque de liège de même dimension, en piquant les bords de l'aponévrose sur le liège au moyen d'épingles.

Si l'on voulait simplement séparer une aponévrose des parties sous-jacentes sans disséquer ces parties, il suffirait de la soulever au moyen de petits tubes de verre, que l'on glisserait dans les interstices formés par les bords de l'aponévrose et les parties profondes.

Lorsqu'on a disséqué les aponévroses en forme de gaine et qu'on veut conserver leur forme, on peut introduire dans leur cavité un peu de crin, ou un corps de même forme qui maintient leurs parois écartées.

Lorsque les aponévroses sont désséchées, si elles présentent un plissement défectueux ou une direction vicieuse, on peut les humecter légèrement avec un petit linge imbibé d'eau et les placer convenablement. Après la dessiccation complète, on en régularise les bords avec les ciseaux.

B. *Muscles.* — Les muscles, en se desséchant, se ratatinent et prennent la forme d'une corde plus ou moins arrondie : c'est ce qu'il faut éviter. Il faut aussi les placer de manière à permettre le passage de l'air au-dessous d'eux pour la dessiccation des parties profondes.

Étant convenablement disséqués, les muscles doivent être soulevés et placés sur une plaque de liège dans toute l'étendue de leur face profonde. Aux extrémités du muscle, on glisse sous les tendons une petite plaque de verre ou de bois mince. Les bords du muscle sont fixés par des épingles sur les bords du liège, puis le liège lui-même est fixé au cadre au moyen des crochets. Le muscle doit être soulevé le moins possible, afin de conserver ses rapports : assez, cependant, pour que le regard puisse plonger jusqu'aux parties profondes. Il faut éviter de soulever le muscle avec une corde passant au-dessous de lui, parce qu'il se formerait un angle très disgracieux, et que le muscle ne conserverait pas son aspect primitif.

Si le muscle est petit, s'il cache des organes profonds importants, on peut le séparer du squelette à l'une de ses extrémités, l'écarter un peu et le faire dessécher dans cette position. On pourrait aussi scier le point osseux sur lequel il s'insère et le soulever avec lui.

C. *Vaisseaux.* — Les vaisseaux étant bien disséqués, bien séparés des autres organes, on les fait dessécher ; mais il faut, autant que possible, conserver leur direction normale et leurs rapports importants. Pour cela, on les soulèvera à peine, et l'on se contentera, pour obtenir une prompte dessiccation, de passer sous le vaisseau de petits fragments de tubes de verre, des plaques de liège, des tuyaux de plume, enfin des objets qui n'apportent pas obstacle à la circulation de l'air et qui ne détériorent pas les organes. Entre une artère et sa veine satellite, on fera une séparation presque insensible ; souvent même on pourra s'en dispenser.

D. *Nerfs.* — Les nerfs sont difficiles à faire dessécher, parce qu'ils forment des angles aigus au niveau du point où ils sont saisis par les crochets. Pour éviter cet inconvénient, il faut passer au-dessous des nerfs une petite bandelette de liège très mince, de la longueur de la branche nerveuse ; le crochet sera placé sur le liège. Si, malgré cette précaution, il se formait des angles et des sinuosités sur les nerfs, on les humecterait à ce niveau et on leur donnerait une direction convenable.

Il faut que les nerfs soient séparés des autres organes dans toute leur étendue ; autrement, ils s'accolent à eux. On doit toujours prendre garde de changer leurs rapports. Du reste, *la préoccupation des rapports des organes doit toujours exister chez le préparateur.*

La pièce, une fois préparée, doit être portée dans un endroit convenable pour la dessiccation. On la place dans une chambre, dans une salle isolée, et l'on ouvre largement les fenêtres.

L'air circule librement entre les divers organes ; si la saison est un peu chaude, la dessiccation aura lieu en trois ou quatre semaines. On peut l'activer en faisant du feu dans la chambre où se trouve la préparation.

On ne doit pas faire sécher les pièces au soleil, parce que la graisse suinterait et les salirait.

ARTICLE IV

REVUE DE LA PIÈCE

Lorsque la pièce est sèche, il faut l'examiner avec soin, voir si des organes se sont déplacés, déformés, et remédier, si c'est possible, aux petits dégâts qui ne manquent pas de se produire pendant la dessiccation, soit par quelque chute, soit par la brisure de quelque fil, soit par la distension d'un crochet, soit enfin parce que quelques organes avaient été mal tendus.

Muni d'une éponge, de pinceaux, d'un vase plein d'eau, de pinces, de ciseaux et d'une rugine, l'anatomiste fait l'inspection de tous les organes de la préparation.

Il examinera les os, et s'ils ont été incomplètement ruginés pendant la dissection, il complètera l'opération.

Les aponévroses seront l'objet d'un examen minutieux. Leurs plis et leur mauvaise direction seront corrigés en les humectant légèrement, en les tendant, et en les faisant sécher de nouveau. Celles qui ont la forme de gaines et qui ont été remplies de crin seront vidées. Avec les ciseaux, on régularisera les bords de toutes ces aponévroses.

On fera une opération analogue sur les muscles, en corrigeant leurs plis et les angles irréguliers qui peuvent s'être formés pendant la dessiccation. Il faudra, cependant, prendre garde de tomber dans l'exagération et de passer une trop grande quantité d'eau sur la pièce, qui sécherait ensuite trop lentement.

Les vaisseaux et les nerfs seront décollés et placés dans leur direction normale; leurs angles seront effacés.

Souvent, on constate la rupture de quelque filet nerveux; alors, mais avec beaucoup d'adresse, on remplace ce filet par un fil d'égal volume, qu'il faut avoir soin de coller sur le tronc nerveux. Il y a plus d'une préparation de nerfs au Musée Orfila, contenant plus de fils et de ficelles colorés en blanc que de nerfs véritables.

ARTICLE V

MONTAGE

Lorsque la préparation est en bon état, c'est-à-dire lorsque les organes sont dans la situation, dans la direction et dans les rapports voulus, on procède à une autre opération.

On la fait monter sur un pied, au moyen de tiges de cuivre, par des hommes habitués à ce genre de travaux. A Paris, on s'adresse à la maison Vasseur-Tramond.

ARTICLE VI

PEINTURE

La pièce étant montée, il s'agit de la peindre. Pour cela, on se procure, chez un marchand de couleurs, des pinceaux, dont deux ou trois très fins, et de la peinture à l'huile, *bleue* pour les veines, *rouge* pour les artères, *jaune* ou *verte* pour les conduits excréteurs, *rouge brun* pour les muscles, *blanche* pour les nerfs. Ces peintures sont enfermées dans de petits sacs en étain, qui se vendent de 30 à 60 centimes.

Il faut s'exercer à peindre les pièces; il est rare qu'on soit satisfait de son premier essai. On emploie d'abord la couleur qui prédomine dans la pièce, c'est presque toujours celle des muscles. On a soin de passer une légère teinte blanche sur les tendons, et de fondre insensiblement les deux couleurs vers la terminaison des tendons sur les muscles. Le plus souvent, quand on commence à préparer des pièces, on emploie beaucoup trop de peinture : il en faut à peine.

Généralement, on ne peint pas les aponévroses; dans quelques pièces, on peut se passer de colorer les tendons.

Lorsqu'on peint les vaisseaux, les nerfs et les conduits excréteurs, il faut prendre des pinceaux fins, surtout pour les petits rameaux, en évitant de salir les parties voisines. On y arrive facilement en plaçant, sous l'organe à peindre, une feuille de papier ou de carton. Si, malgré les précautions qu'on aura pu prendre, on tache les organes voisins, on recouvrira cette tache avec la peinture de l'organe sali, lorsque la peinture sera sèche. Enfin, il est facile d'enlever la peinture sur un organe quelconque, en le frottant avec un pinceau imbibé d'essence de térébenthine.

ARTICLE VII

VERNISSAGE

Lorsque la pièce est peinte, on la soumet de nouveau à la dessiccation en l'exposant pendant quelques jours dans une chambre dont on ouvre toutes les issues, afin d'établir un courant d'air. Au bout d'une semaine environ, au moment où la peinture ne salit plus les doigts, on procède au vernissage de la préparation.

On vernit les pièces pour donner du brillant à la préparation, pour empêcher la poussière d'y adhérer, pour éviter l'action des insectes et celle de l'humidité, et pour donner une certaine transparence aux parties.

Trois espèces de vernis sont principalement employées; chacune d'elles est mieux appropriée à certaines parties : ce sont, le vernis à l'alcool, le vernis à l'essence et le vernis de copal, qu'on se procure chez les marchands de couleurs.

Le *vernis à l'alcool* sèche rapidement et donne beaucoup de brillant aux pièces ; mais il ne peut pas être employé pour les parties flexibles, ni pour celles dont on doit se servir souvent. On réserve son emploi pour les organes volumineux, pour les pièces à corrosion et pour les os. Il est cassant.

Le *vernis à l'essence* est plus souple, mais il sèche un peu plus lentement que le vernis à l'alcool.

Le *vernis de copal*, le meilleur de tous, est souple, flexible et dure longtemps. Il sèche lentement. On l'emploie de préférence sur les organes flexibles et qui doivent être maniés. Il a l'inconvénient de brunir un peu les préparations; mais cet inconvénient est sans importance, à moins qu'il ne s'agisse d'organes qui doivent rester blancs comme les nerfs.

Pour vernir une pièce, on commence par passer une couche du vernis dont on a fait choix. On laisse sécher complètement cette première couche, puis on en applique une seconde, une troisième, etc., jusqu'à ce que la préparation ait acquis le brillant qu'on veut lui donner.

Lorsqu'on emploie le vernis à l'alcool, il faut avoir soin de ne pas respirer sur la préparation, parce que l'eau précipite la résine du vernis et ternit la surface de la préparation.

Il faut passer le pinceau toujours dans le même sens, à grands traits et non par saccades et en barbouillant; on évite ainsi la production de bulles d'air qui dégradent la surface de la préparation.

ARTICLE VIII

PROCÉDÉ DE JALLET (DE POITIERS) POUR LA PRÉPARATION DES PIÈCES SÈCHES

1° *Pour conserver leur volume aux muscles des préparations et empêcher leur aplatissement par la dessiccation*, Jallet les sature d'alun cristallisé, *sulfate d'alumine et de potasse*.

Si la pièce à préparer ne renferme aucun vaisseau injecté au suif, on la plonge à cinq reprises différentes, pendant trois minutes chaque fois, dans une *solution saturée d'alun et bouillante*, en ayant soin de la laisser refroidir avant de la plonger de nouveau. Ensuite, lorsque la solution saturée d'alun est complètement refroidie, on y place la pièce qu'on laisse en *macération pendant plusieurs mois*, trois mois au moins. Les préparations à chaud ont l'avantage de faire pénétrer dans les muscles des quantités considérables d'alun.

Pendant la macération dans la solution d'alun, la graisse finit par disparaître à peu près complètement.

Si la pièce contient des vaisseaux pleins de matière à injection, on supprime les préparations à chaud ; on se contente alors de la macération à froid, qui doit durer plus longtemps.

Si la solution se trouve trop sale au bout d'un certain temps, il est avantageux de la renouveler.

2° *Pour conserver aux organes creux leur forme et leurs dimensions naturelles, il faut les remplir de sable fin, tamisé et lavé.*

C'est ainsi que doivent être préparés le cœur, les artères, les veines, les gaines aponévrotiques. Il pourrait paraître difficile de remplir une artère ou le cœur de sable ; voici comment procède Jallet : il délaye le sable avec de l'eau, puis il l'introduit sous forme de pâte molle avec un entonnoir ou une seringue. Lorsque la préparation est sèche, il suffit de la secouer pour rejeter complètement le sable.

Lorsque des coupes doivent être pratiquées sur les organes creux, on les remplit de plâtre fin, délayé dans beaucoup d'eau. On enlève ce plâtre après dessiccation, au moment où l'on fait les coupes.

3° *Pour enlever la graisse d'une préparation en voie de dessiccation*, il faut recouvrir les parties grasses d'*amidon délayé dans l'eau froide* et formant une pâte épaisse. Cette pâte étant étendue, on expose la pièce au soleil, qui détermine l'évaporation de l'eau ; l'amidon absorbe la graisse, dont il se charge pendant que l'eau s'évapore. On renouvelle ces couches de pâte d'amidon à froid autant de fois que cela paraît nécessaire, puis, lorsque la graisse ne les salit plus, on enlève l'amidon au moyen de la brosse.

En ce qui concerne les autres détails relatifs à la préparation des pièces, dessiccation, vernissage, montage, peinture, Jallet suit les procédés ordinaires, avec cette différence toutefois : il passe une couche de couleur blanche sur la préparation entière, puis il donne à chaque organe la couleur qui lui convient.

TROISIÈME PARTIE

MYOLOGIE ET APONÉVROLOGIE

La myologie traite de l'étude des muscles (de *mus* μῦς, muscle et *tógos* λογος, discours). On distingue les muscles *lisses* et les muscles *striés*. Les premiers ont été étudiés dans le premier volume (voy. *Tissus musculaires*). On les trouve principalement dans les parois artérielles et dans les viscères. Je décrirai ici les muscles striés destinés aux mouvements des diverses pièces du squelette.

J'étudierai les muscles dans l'ordre suivant (1).

Chapitre I. Muscles et aponévroses de la tête.
— II. Muscles et aponévroses du cou.
— III. Muscles extérieurs du tronc et aponévroses.
— IV. Muscles intérieurs du tronc et aponévroses.
— V. Muscles et aponévroses du membre supérieur.
— VI. Muscles et aponévroses du membre inférieur.

CHAPITRE PREMIER

MUSCLES ET APONÉVROSES DE LA TÊTE

On peut diviser ces muscles en deux groupes :

1° Les muscles à insertions osseuses. Ces derniers, décrits encore sous le nom de *muscles masticateurs*, sont situés sur les parties latérales de la tête; ils s'attachent au squelette par leurs deux extrémités.

(1) Quoique l'anatomiste danois Sténon en ait donné, au milieu du XVIIe siècle, une description assez bonne pour son époque, la myologie ne fit guère de progrès jusqu'à Albinus et Winslow (*Traité d'anatomie*, 1732). On trouve dans la 2e édition de l'*Anatomie de l'homme, suivant la circulation du sang*, de Dionis, publiée en 1694, une théorie tout à fait amusante sur la contraction des muscles. Il supposait que les glandes du cerveau fabriquaient le *suc animal*, qu'elles le versaient dans les nerfs, canaux pleins de suc, et que ces nerfs donnaient le suc aux muscles où il se mélangeait au sang, d'où ébullition, puis gonflement du muscle. La volonté agissait dans la contraction musculaire par une compression des fibres du cerveau sur l'extrémité du nerf, compression qui poussait le suc animal dans le muscle.

Les anatomistes de la fin du XVIIe siècle croyaient que le sang est un mélange de plusieurs liqueurs différentes portées par les artères à toutes les parties du corps et s'échappant aux endroits où elles trouvent des porosités

L'*aponévrose massétérine* (1) recouvre immédiatement le masséter; elle a les mêmes insertions que ce muscle; en avant, elle se confond avec l'aponévrose buccinatrice, en arrière elle passe sous la parotide, pour se fixer au bord postérieur de la branche du maxillaire.

§ 2. — TEMPORAL ET RÉGION TEMPORALE (fig. 173).

Dissection. — Prolongez jusque vers le sommet du crâne l'incision verticale du masséter. Faites une incision perpendiculaire d'avant en arrière, de l'apophyse orbitaire externe à la base de l'apophyse mastoïde, en passant par dessus le conduit auditif. Disséquez avec précaution les quatre lambeaux, en ayant soin de ménager l'artère temporale superficielle et le nerf auriculo-temporal, avec leurs ramifications, organes situés dans le tissu cellulaire sous-cutané, et dont le tronc passe dans le sillon qui sépare le tragus du tubercule zygomatique, à 5 ou 6 millimètres de l'un et de l'autre. Après avoir étudié ces organes et relevé l'aponévrose épicranienne, on rencontre l'aponévrose temporale.

Pour voir le muscle et son tendon, sciez l'arcade zygomatique, comme il a été dit pour le masséter, relevez l'arcade avec l'aponévrose temporale, en vous aidant du scalpel.

Forme. — Le temporal, ou *crotaphyte*, occupe toute l'étendue de la fosse temporale : il est triangulaire, rayonné, à sommet inférieur.

Insertions. — 1° *Fixe.* A toute l'étendue des deux tiers supérieurs de la fosse temporale et à la moitié supérieure de la face profonde de l'aponévrose temporale. 2° *Mobile.* Au sommet et à la face interne de l'apophyse coronoïde du maxillaire inférieur, par un tendon très puissant.

Les fibres convergent vers l'insertion mobile du muscle. Le temporal est charnu à sa base ; son sommet est formé par un tendon qui s'enfonce dans l'épaisseur de la portion charnue.

Rapports. — A lui seul, ce muscle constitue la région temporale. On trouve, sur sa face externe, l'aponévrose temporale et la peau, entre lesquelles on rencontre les ramifications de l'artère temporale superficielle et du nerf auriculo-temporal, ainsi que le prolongement latéral de l'aponévrose épicranienne.

Sa face externe est séparée, en bas, de l'aponévrose temporale par une couche de tissu cellulo-graisseux. Ce tissu détermine par sa disparition une excavation très marquée chez les personnes amaigries.

Entre l'aponévrose temporale et la partie inférieure du tempo-

(1) C'est chez les carnassiers que le système aponévrotique se voit à son maximum de développement.

ral il existe une certaine quantité de graisse molle qui disparaît rapidement dans la phtisie, de manière à rendre le zygoma très saillant, C'est un des signes qui frappe tout d'abord quand on se trouve en présence d'un phtisique. Cette saillie de l'arcade zygotyca se montre dans tous les cas d'amaigrissement mais jamais aussi accusée que dans la phtisie. Il l'appelle le *signe du zygoma*, on peut diagnostiquer certains cas de phtisie à ce seul signe.

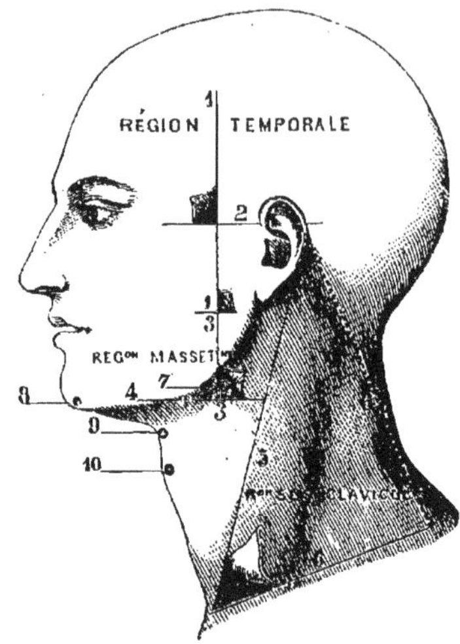

Fig. 174. — Dissection des régions temporale, massétérine et sus-claviculaire.

1° *Région temporale :* 1-1, incision verticale. — 2, incision horizontale.

2° *Région massétérine :* 2-3, incision verticale. — 2. incision horizontale supérieure. — 4, incision horizontale inférieure.

Région sus-claviculaire : 5, incision antérieure sur le sterno-mastoïdien. — 6, incision inférieure sur la clavicule. — 6' ligne ponctuée vers laquelle le lambeau doit être rejeté. — 7, bourse séreuse sous-cutanée de l'angle du maxillaire. — 8, bourse séreuse de la symphyse du menton. — 9, bourse séreuse située entre l'os hyoïde et la membrane thyro-hyoïdienne. — 10, bourse séreuse au-devant de la saillie du cartilage thyroïde.

$\frac{1}{3}$ incision pour découvrir le canal de Sténon.

Action. — Il agit dans la mastication en appliquant l'arcade dentaire inférieure contre la supérieure.

Vaisseaux et nerfs. — Il reçoit trois *artères :* la temporale profonde antérieure et la profonde postérieure, branches de la maxillaire interne, et la temporale profonde moyenne fournie par la temporale superficielle.

Il reçoit trois nerfs : le temporal antérieur du buccal, le temporal moyen du maxillaire inférieur et le temporal postérieur du massétérin. L'*aponévrose temporale* est une membrane fibreuse très épaisse tendue à la surface du temporal. Elle s'insère sur les limites de la fosse temporale, apophyse orbitaire externe du frontal, ligne courbe de la face externe du pariétal, et elle sépare du muscle temporal, les vaisseaux et nerfs superficiels, les muscles auriculaires et l'aponévrose épicranienne (1).

§ 3. — PTÉRYGOÏDIEN INTERNE (fig. 175, 7).

Dissection. — On prépare en même temps les deux ptérygoïdiens ; cette préparation se fait de plusieurs manières :

1° Faites passer un trait de scie vertical et transversal entre le corps et les

(1) Jacques Dubois, surnommé Sylvius, fut le premier qui donna à chaque muscle un nom dérivé de sa forme et de sa situation (XVIe siècle).

branches du maxillaire; rejetez en avant le corps de l'os, vous apercevrez le bord antérieur des ptérygoïdiens avec le tendon du temporal et les organes en rapport avec ces muscles.

2° Faites la coupe du pharynx (voy. *Pharynx*), vous préparerez ainsi la partie postérieure des deux ptérygoïdiens.

3° Enlevez le masséter avec l'arcade zygomatique, coupez le tendon du temporal, et passez un trait de scie vertical depuis l'échancrure sigmoïde jusqu'à 2 centimètres au-dessus du bord inférieur. Faites sauter les dernières molaires, sciez la partie antérieure de la branche du maxillaire en rasant le bord alvéolaire. Vous aurez enlevé, de la sorte, la moitié antérieure de la branche, et si le masséter et le buccinateur ont été préalablement enlevés, vous apercevrez la partie antérieure des deux ptérygoïdiens avec leurs rapports.

4° Faites une coupe antéro-postérieure de la tête, les deux muscles pourront être préparés sur chacune des deux moitiés.

Forme et situation. — Ce muscle, de forme quadrilatère, est situé en dedans de la branche du maxillaire.

Insertions. — 1° *Fixe*. Dans la fosse ptérygoïde, et particulièrement à l'aile externe de l'apophyse. 2° *Mobile*. A l'angle du maxillaire inférieur et à toute la partie de la face interne de la branche située au-dessous de l'orifice du canal dentaire. La *direction* des fibres est oblique en bas et en dehors.

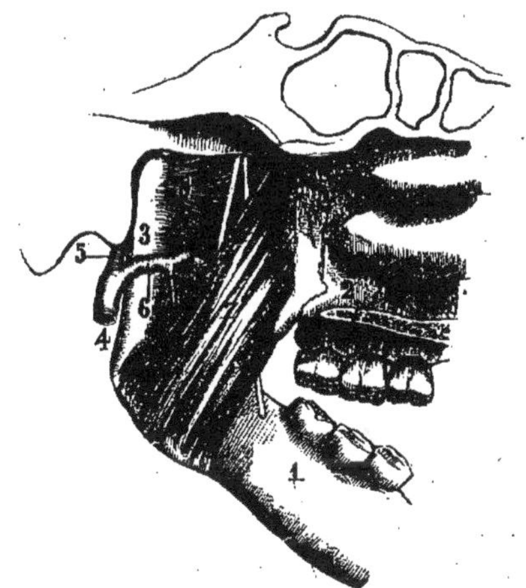

Fig. 175. — Muscles ptérygoïdiens du côté gauche, vus par leur face interne.

1, face interne du maxillaire inférieur. — 2, maxillaire supérieur. — 3, col du condyle du maxillaire inférieur. — 4, terminaison de l'artère carotide externe. — 5, artère temporale superficielle. — 6, artère maxillaire interne. — 7, ptérygoïdien interne. — 8, ptérygoïdien externe. On voit, entre les deux muscles, les nerfs buccal et dentaire inférieur.

Rapports. — Il est en rapport: *en dedans*, avec le pharynx et le muscle péristaphylin externe; *en dehors*, avec le ptérygoïdien externe et la branche du maxillaire, dont il est séparé par un espace triangulaire qui contient le ligament sphéno-maxillaire, les vaisseaux et nerfs dentaires inférieurs; *en arrière*, avec la glande parotide. A la partie supérieure, il est séparé de la trompe d'Eustache par le péristaphylin externe.

Action. — Il applique le maxillaire inférieur contre le supérieur et agit ainsi dans la mastication. Lorsque les deux muscles se contractent alternativement, ils concourent aux mouvements de diduction de la mâchoire (trituration).

Vaisseaux et nerfs. — Ce muscle reçoit une artère de la maxillaire interne. Ses rameaux nerveux sont fournis par le nerf masticateur, portion motrice du maxillaire inférieur.

§ 4. — PTÉRYGOÏDIEN EXTERNE (fig. 176, 9).

Forme et situation. — Il présente la forme d'un triangle, dont le sommet est dirigé en dehors. Il est situé dans la fosse zygomatique, en dehors et au-dessus du ptérygoïdien interne.

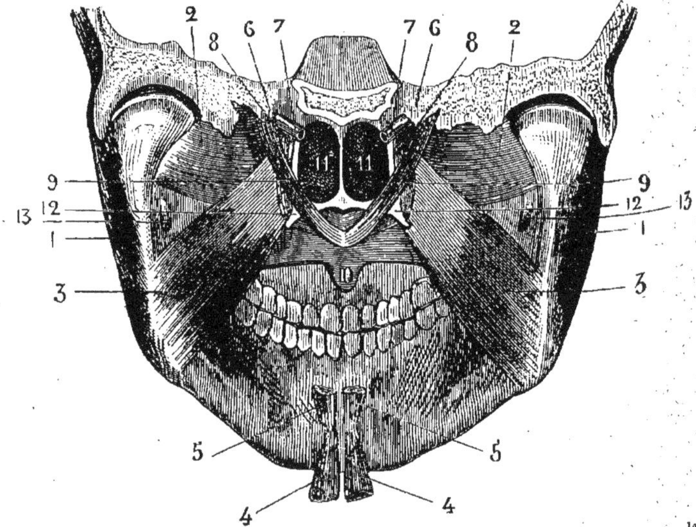

Fig. 176. — Muscles ptérygoïdiens et muscles du voile du palais vus par la partie postérieure.

1, 1, masséter. — 2, 2, ptérygoïdien externe. — 3, 3, ptérygoïdien interne. — 4, 4, génio-hyoïdiens. — 5, 5, génio-glosses. — 6, 6, coupe du sommet du rocher, au-dessous duquel on aperçoit la trompe d'Eustache 7, 7. — 8, 8, péristaphylin externe. — 9, 9, péristaphylin interne. — 10, luette. — 11, 11, orifice postérieur des fosses nasales. — 12, 12, crochet de l'aile interne de l'apophyse ptérygoïde servant de poulie de réflexion au péristaphylin externe. — 13, 13, orifice du canal dentaire.

Insertions. — 1° *Fixes*. Il s'insère par deux faisceaux, à la face externe de l'apophyse ptérygoïde, et à la portion de la grande aile du sphénoïde située au-dessus. 2° *Mobile*. A la partie antérieure et interne du col du condyle, et par quelques fibres au ligament interarticulaire de l'articulation temporo-maxillaire.

La *direction* générale des fibres est oblique de dedans en dehors et d'avant en arrière ; les *fibres inférieures* se portent en outre en haut et en dehors ; les *supérieures* sont horizontales.

Rapports. — *En bas*, ce muscle est en rapport avec le ptérygoïdien interne, dont il est séparé par les vaisseaux et le nerf dentaires inférieurs et le ligament sphéno-maxillaire; *en haut*, avec la base du crâne; *en dedans*, avec l'apophyse ptérygoïde; *en dehors*, avec le col du condyle et l'articulation; *en avant*, avec le tendon du temporal et l'insertion postérieure du buccinateur; *en arrière*, avec les branches du nerf maxillaire inférieur, l'artère méningée moyenne et la glande parotide. Il est traversé par l'artère maxillaire interne, qui passe entre les deux faisceaux du muscle. A cause de sa profondeur, les anatomistes du XVIIe siècle appelaient ce muscle *le caché* (Dionis).

Action. — Lorsque les deux muscles se contractent *en même temps*, ils portent en avant les condyles du maxillaire, et ils concourent à l'abaissement du corps de l'os, si les muscles sus-hyoïdiens se contractent en même temps. S'ils se contractent *alternativement*, ils concourent aux mouvements de diduction, le menton se portant du côté opposé au muscle qui se contracte; dans ce mouvement, le ptérygoïdien externe porte en avant le condyle correspondant qui sort de la cavité glénoïde. Quand ces deux muscles se contractent en même temps, si les muscles élévateurs de la mâchoire sont dans un état de demi-contraction, le maxillaire est porté en avant, et les dents inférieures dépassent les supérieures de plusieurs millimètres.

Vaisseaux et nerfs. — L'artère maxillaire interne abandonne quelques rameaux à ce muscle au moment où elle le traverse. Il reçoit son nerf du buccal, branche du maxilalire inférieur.

Tous les nerfs des muscles masticateurs sont fournis par la portion motrice du trijumeau.

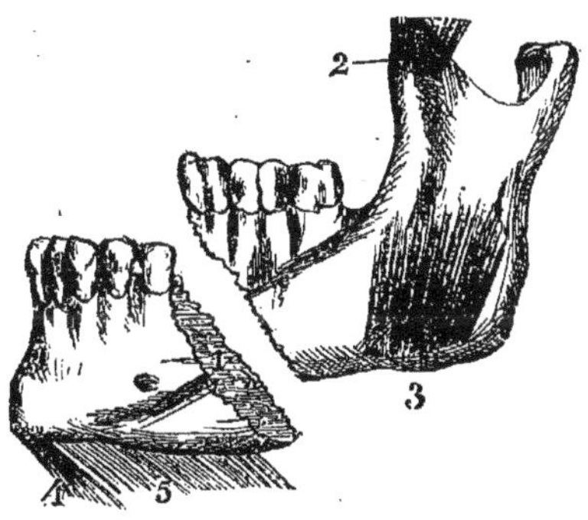

Fig. 177. — Fracture du corps du maxillaire inférieur.

Le fragment postérieur est appliqué contre le maxillaire supérieur par les mastications; l'antérieur est abaissé par les muscles sus-hyoïdiens.

— On ne connaît pas de lésions particulières aux muscles masticateurs, mais ils jouent un rôle important dans certaines maladies. Ces muscles sont les premiers atteints de contracture dans le *tétanos;* c'est le *trismus*. Le tétanos peut être limité à ces muscles.

Dans les *fractures* du corps du maxillaire inférieur, les muscles temporal, masséter et ptérygoïdien interne s'opposent au déplacement du fragment postérieur, qu'ils appliquent contre la mâchoire supérieure. Dans la *luxation* du même os, ils opposent une grande résistance à la réduction. Celle-ci nécessite une grande force.

ARTICLE II

MUSCLES PEAUCIERS

Ces muscles occupent la voûte du crâne et la face; ils sont au nombre de vingt, non compris les *muscles auriculaires*, qui seront décrits avec l'oreille.

Crâne, 2. . .	Occipito-frontal. Temporal superficiel.
Orbite, 2. . .	Sourcilier. Orbiculaire des paupières.
Nez, 4. . . .	Pyramidal. Transverse du nez. Myrtiforme ou constricteur des narines. Dilatateur des narines.
Lèvres, 12. .	Buccinateur. Orbiculaire des lèvres. Canin. Elévateur commun de l'aile du nez et de la lèvre supérieure. Elévateur propre de la lèvre supérieure. Grand zygomatique. Petit zygomatique. Muscle de la houppe du menton. Carré du menton. Triangulaire des lèvres. Risorius de Santorini. Transverse du menton.

Dissection. — On trouve peu de sujets propres à l'étude de ces muscles; on ne peut les bien étudier que sur les hommes très robustes, et encore! On peut les disséquer, soit par leur face superficielle, ce qui est difficile, parce qu'ils s'insèrent tous à la peau, soit par leur face profonde, en décollant le périoste des os. On se sert avec avantage d'eau aiguisée d'acide nitrique. Ce liquide ramollit le tissu cellulaire en durcissant la fibre charnue.

Les muscles de la face ne doivent point être étudiés isolément. Leur étude n'est profitable qu'autant qu'on les prépare avec les autres organes de la région. On devra donc les disséquer sur des sujets injectés, et préparer en même temps les vaisseaux et les nerfs de la face.

« L'étude des *muscles faciaux* est impossible sur les sujets ordinaires; il faut, pour cet objet, des individus vigoureux, morts subitement dans la plénitude de leurs forces, et les anatomistes qui voudront être en mesure de vérifier l'exactitude de cette description, devront choisir des sujets placés dans des circonstances semblables. Rien ne maigrit, rien ne pâlit promptement comme les muscles faciaux. Les têtes des suppliciés Jadin et Soufflard, celles de plusieurs individus tués dans l'émeute sanglante de mai 1839, nous ont servi pour l'étude de ces musles » (Cruveilhier, 4e édit., t. I, p. 600).

§ 1. — OCCIPITO-FRONTAL, PEAUCIER DU CRANE

Ce muscle occupe toute la surface de la voûte cranienne.

C'est un muscle digastrique aplati, dont la partie postérieure constitue le muscle *occipital*, et la partie antérieure le muscle *frontal*. Le tendon intermédiaire, aplati, constitue l'aponévrose épicranienne. (On appelle *digastrique*, ou *biventer*, tout muscle dont les deux extrémités, ou *ventres*, charnues, sont séparées par un tendon intermédiaire.)

a. — *Occipital.*

Insertions. — *Fixe :* il s'insère aux trois quarts externes de la lèvre supérieure de la ligne courbe supérieure de l'occipital. *Mobile :* au bord postérieur de l'aponévrose épicranienne, qui s'avance entre les deux portions du muscle sous forme de languette.

Rapports. — Il recouvre les os occipitaux et pariétaux, dont il est séparé par le péricrâne et une couche de tissu conjonctif lâche. Il est recouvert par le cuir chevelu, les ramifications de l'artère occipitale et du nerf occipital.

Action. — Il tend l'aponévrose épicranienne, entraîne le cuir chevelu en arrière, et efface momentanément les rides du front, chez les personnes de bonne humeur.

b. — *Frontal.*

Ce muscle occupe toute la région du front.

Insertions. — *Fixe :* au bord antérieur de l'aponévrose épicranienne, qui s'insinue entre les deux moitiés du muscle sous forme de languette. *Mobile :* à la face profonde de la peau de l'espace intersourcilier et des sourcils, en entre-croisant ses fibres avec celles du pyramidal, du sourcilier et de l'orbiculaire des paupières. Le frontal est formé de deux moitiés tout à fait distinctes.

Rapports. — Il est séparé de l'os frontal par le péricrâne et une couche de tissu conjonctif lâche. Sa face superficielle adhère à la peau, dont elle est séparée par des ramifications de l'artère sus-orbitaire.

Action. — Il élève les sourcils et détermine des *rides transversales* (1) sur le front : rides des penseurs, des travailleurs. La con-

(1) Les rides sont toujours perpendiculaires à la direction des fibres qui les produisent.

traction alternative de l'occipital et du frontal produit un mouvement de locomotion du cuir chevelu dans le sens antéro-postérieur, mouvement très facile chez quelques individus.

Il est commode, pour la description, de réunir l'occipital et le frontal, mais on doit reconnaître que l'action de ces muscles est souvent complètement indépendante.

c. — *Aponévrose épicranienne.*

L'*aponévrose épicranienne* est un tendon aplati, étendu entre les deux muscles, et formé principalement par des fibres antéro-postérieures. Cette membrane envoie une languette frontale sur la ligne médiane, entre les deux muscles frontaux, et une languette occipitale entre les deux portions de l'occipital. Ses fibres antéro-postérieures sont croisées par des fibres transversales, moins nombreuses, qui recouvrent la partie supérieure de l'aponévrose temporale.

L'aponévrose épicranienne, que l'on peut comparer au *centre phrénique*, donne insertion à des fibres musculaires sur presque tous les points de sa périphérie : frontal, occipital, auriculaires supérieurs (ces derniers muscles paraissent compris dans un dédoublement de l'aponévrose).

Cette membrane est en rapport, par sa face profonde, avec une couche celluleuse qui la sépare du péricrâne et de l'aponévrose temporale. Par sa face superficielle, elle est adhérente au cuir chevelu, dont elle est séparée par les ramifications des artères temporales superficielles et occipitales, des nerfs frontaux, temporaux superficiels et occipitaux.

§ 2. — TEMPORAL SUPERFICIEL

Sappey décrit, sous ce nom, une couche musculaire, extrêmement mince et mal limitée, adhérant par ses deux faces à l'aponévrose épicranienne et au cuir chevelu, entre lesquels elle est située. Ce muscle se trouve à la partie antérieure de la région temporale, en arrière du frontal, en avant de l'auriculaire supérieur, au-dessus de l'arcade zygomatique.

§ 3. — SOURCILIER

Ce muscle, *situé* dans la région sourcilière, découvert au milieu du XVIe siècle par l'anatomiste hollandais Volcher Koyter, s'insère par son point *fixe*, sur la partie interne de l'arcade sourcilière. Ses fibres se dirigent en dehors et en haut, pour s'insérer à la face profonde du derme, après avoir parcouru un trajet de 3 à 4 centimètres, et s'être entre-croisées avec celles du frontal et de l'orbiculaire. Son *action* est de rapprocher les sourcils et de déterminer la formation de *rides verticales* sur la ligne médiane (rides des jaloux, des sournois et des mécontents).

§ 4. — ORBICULAIRE DES PAUPIÈRES

Ce muscle est *situé* autour de l'orifice palpébral.

Insertions. — *Fixes.* Cette insertion se fait à la partie interne de la base de l'orbite par quatre faisceaux qui embrassent la surface du sac lacrymal :

1° Par un tendon principal ou *tendon direct*, au bord antérieur de la gouttière lacrymale et sur l'apophyse montante du maxillaire supérieur ; ce tendon croise la face antérieure du sac lacrymal.

2° Par un faisceau plus petit, ou *tendon réfléchi*, sur le bord postérieur de la même gouttière, c'est-à-dire sur la crête de l'os unguis ;

3° Par un faisceau charnu, à l'apophyse orbitaire interne du frontal, à la partie supérieure de la gouttière lacrymale, et sur le fond du sac lacrymal ;

4° Par un faisceau, sur le plancher de l'orbite, près de l'orifice supérieur du canal nasal, et sur la paroi externe du sac lacrymal.

Mobile. A la face profonde de la peau située à la partie externe de la région orbitaire, directement en dehors de la commissure externe des paupières.

La direction des fibres est celle de courbes dont la cavité regarde l'ouverture palpébrale. Quelques fibres de la paupière supérieure passent dans l'inférieure sans prendre d'insertions à la partie externe de la région.

Structure et division du muscle. — On considère trois portions à ce muscle : les portions *orbitaire*, *palpébrale* et *ciliaire*.

La portion orbitaire est plus épaisse et d'une coloration plus foncée ; elle est située autour de l'orbite. La portion palpébrale, plus pâle, forme une couche plus mince dans l'épaisseur des paupières. La portion ciliaire, qui n'a que 2 ou 3 millimètres de largeur, est située au voisinage des cils.

Rapports. — Dans ses trois portions, le muscle orbiculaire est situé sous la peau ; sa face profonde recouvre les ligaments larges des paupières et les cartilages tarses, et, dans sa portion orbitaire, la base de l'orbite, où il s'entre-croise avec les fibres du sourcilier, du frontal et des zygomatiques. Son tendon embrasse le sac lacrymal par ses quatre faisceaux. On voit, à travers la peau, le faisceau antérieur, ou *tendon direct*, qui part de la commissure interne des paupières, où il se bifurque, et passe au-devant du sac lacrymal pour se porter à l'apophyse montante du maxillaire supérieur. C'est sur ce tendon et ses deux branches de bifurcation que prennent naissance la plupart des fibres musculaires.

Action. — 1° Quand l'orbiculaire se contracte fortement, sous l'influence de la volonté, il ferme l'orifice palpébral et porte la commissure externe en dedans ;

2° Quand l'élévateur de la paupière supérieure cesse de se contracter, la portion palpébrale de l'orbiculaire ferme les paupières par sa tonicité (clignement) ;

3° Par les fibres qui s'insèrent sur le sac lacrymal, il dilate le sac et en fait une sorte de pompe aspirante qui appelle les larmes dans la cavité du sac.

Muscle de Horner. — On désigne, sous ce nom, un petit muscle long de 5 à 6 millimètres, situé en arrière du sac lacrymal et du tendon réfléchi de l'orbiculaire.

Ce muscle, extrêmement petit, est décrit ordinairement avec l'orbiculaire des paupières ; pour l'apercevoir, il faut renverser les paupières de dehors en dedans, après les avoir séparées des régions environnantes.

Il s'insère, *en dedans*, sur le tendon réfléchi de l'orbiculaire, et *en dehors*, en arrière des points lacrymaux. Les deux muscles divergent, comme les deux branches de bifurcation du tendon de l'orbiculaire, en formant un angle aigu.

Lorsqu'il se contracte, il attire les points lacrymaux en arrière et en dedans ; il tend à dilater l'orifice des conduits lacrymaux, en même temps qu'il les fait plonger dans le lac lacrymal. Il facilite par conséquent l'écoulement des larmes dans le sac lacrymal.

§ 5. — PYRAMIDAL

Petit muscle situé entre les deux sourcils, à la racine du nez, et décrit souvent sous le nom de *pilier du frontal*.

Insertions. — En bas sur le bord inférieur des os propres du nez et sur les cartilages latéraux du nez.

Il se dirige en haut, et va s'insérer à la peau de la région intersourcilière, en entre-croisant ses fibres avec celles du frontal.

Action. — Il abaisse la peau de la région inter-sourcilière et la plisse transversalement; il est donc antagoniste du frontal et du sourcilier.

§ 6. — TRANSVERSE DU NEZ, OU TRIANGULAIRE DU NEZ (fig. 178, 2).

Ce muscle a la forme d'un triangle, dont le sommet correspond à la partie postérieure de l'aile du nez, et la base à la face dorsale de la portion cartilagineuse du nez.

Insertions. — Son extrémité antérieure se confond avec celle du côté opposé; elle est constituée par une mince aponévrose, d'où partent les fibres charnues qui se dirigent en bas, en arrière et en dehors. Elles s'attachent à la peau qui recouvre la partie postérieure de l'aile du nez; quelques-unes se continuent avec le bord externe du myrtiforme, en s'insinuant au-dessous des muscles élévateurs de la lèvre supérieure.

Action. — Il plisse la peau du nez en travers. Il déprime, en même temps, l'aile du nez, lorsque celle-ci est fixée dans son abaissement.

§ 7. — MYRTIFORME, OU CONSTRICTEUR DES NARINES

Situé au-dessous des narines.

Insertions. — En bas, dans la fossette myrtiforme du maxillaire supérieur, et à la saillie que forme la dent canine; en haut, par deux faisceaux, à la sous-cloison et à la partie postérieure de l'aile du nez.

Action. — Il rétrécit la narine en portant en bas et en avant les parties sur lesquelles il s'insère.

§ 8. — DILATATEUR DES NARINES

Petit muscle extrêmement mince, situé dans l'épaisseur de l'aile du nez.

Insertions. — Il s'attache, en arrière, à la face profonde de la peau qui recouvre le bord postérieur du cartilage de l'aile du nez. Ses fibres se portent en avant et en bas, en décrivant une courbe à concavité inférieure et antérieure. En avant, ce muscle s'insère à la face profonde de la peau qui forme le bord externe de la narine.

Action. — Il porte l'aile du nez en dehors, et dilate ainsi la narine. Ce mouvement est surtout marqué à la partie postérieure de l'aile du nez. Quelques personnes ont la faculté de contracter volontairement ce muscle.

§ 9. — BUCCINATEUR

Muscle aplati, rectangulaire, situé dans l'épaisseur de la joue.

Insertions. — Les insertions *fixes* sont multiples; elles se font : 1° sur la partie externe du bord alvéolaire de la mâchoire supérieure, un peu au-dessus du collet des trois grosses molaires; 2° sur la partie externe et postérieure du bord alvéolaire de la mâchoire inférieure; 3° sur le sommet de l'aile interne de l'apophyse ptérygoïde, et sur le ligament ptérygo-maxillaire, étendu du sommet de cette apophyse à l'épine osseuse située à l'entrée du canal dentaire (épine de Spix). De ces divers points, les fibres convergent vers les commissures des lèvres.

Les insertions *mobiles* se font, en avant, à la face profonde de la muqueuse buccale, en s'entremêlant à celles de l'orbiculaire des lèvres.

(Le buccinateur et l'orbiculaire ne peuvent plus être considérés comme un seul muscle; l'électricité et l'anatomie démontrent que ces deux muscles sont indépendants, de même que le pyramidal et le frontal sont deux muscles également indépendants, contrairement à ce que l'on croyait autrefois.)

Rapports. — Le buccinateur est en rapport, en dedans, avec la muqueuse de la joue à laquelle il adhère; en dehors, il est en rapport, d'arrière en avant, avec l'apophyse coronoïde et le tendon du temporal, avec la partie antérieure du masséter, le canal de Sténon, quelques glandules salivaires, et la boule graisseuse de Bichat, qui est séparée du muscle par l'aponévrose buccinatrice.

On trouve encore, sur sa face externe, l'artère et la veine faciales, l'artère transversale de la face, des ramifications du nerf facial et le nerf buccal, qui pénètre dans le muscle à la partie postérieure de sa face externe.

Vers la deuxième grosse molaire supérieure, ce muscle est traversé par le canal de Sténon. Au niveau de son bord postérieur, on voit une partie de ses fibres s'entre-croiser avec le constricteur supérieur du pharynx sur le ligament ptérygo-maxillaire, qui leur sert de point commun d'insertion.

Action. — Le buccinateur tire de son côté la commissure des lèvres; si les deux muscles se contractent ensemble, les deux lèvres s'allongent transversalement.

Par sa tonicité, *et non par sa contraction*, le buccinateur ramène sous les dents les aliments qui tombent entre les arcades dentaires et les joues. Son nom vient du latin *buccinare*, jouer de la trompette.

Aponévrose buccinatrice. — Aponévrose mince, ayant la même étendue que la face externe du buccinateur, sur laquelle elle est appliquée. Elle s'attache en haut et en bas sur les maxillaires, comme le muscle; en avant, elle se perd au point d'insertion du muscle à la muqueuse; en arrière, elle se divise en deux feuillets très minces, qui embrassent le bord antérieur du masséter; l'externe se confond avec l'aponévrose massétérine, et l'interne s'attache au bord antérieur de l'apophyse coronoïde.

§ 10. — ORBICULAIRE DES LÈVRES (1)

L'orbiculaire des lèvres entoure l'orifice buccal; latéralement il se confond avec l'extrémité antérieure des muscles buccinateurs. Cette apparence de continuité entre les fibres de l'orbiculaire et celles du buccinateur explique pourquoi on les a souvent considérées comme faisant partie du même muscle.

L'orbiculaire est formé de deux moitiés, le demi-orbiculaire supérieur et le demi-orbiculaire inférieur.

Insertions. — A. *Demi-orbiculaire supérieur.* — Il est situé dans l'épaisseur de la lèvre supérieure, dont il occupe toute la hauteur et toute la longueur.

Sa *portion principale* est formée par des fibres arciformes qui occupent principalement le bord de la lèvre. Ces fibres s'insèrent à la face profonde de la muqueuse labiale; de chaque côté, elles descendent au niveau de la commissure des lèvres, adhèrent à la face profonde de la muqueuse, où elles croisent les fibres du demi-orbiculaire inférieur, et semblent se continuer avec la partie inférieure du buccinateur.

Sa *portion accessoire* est constituée : 1° par un petit faisceau

(1) « L'homme l'emporte de beaucoup sur tous les animaux pour le nombre des muscles labiaux. Le singe, qui se fait remarquer, dans la série animale, par l'extrême mobilité de sa physionomie, ne possède, à proprement parler, qu'un seul muscle, qui est une dépendance du peaucier ; aussi le jeu de sa physionomie se rapporte-t-il à une grimace qui est toujours la même, qui ne représente que des nuances dans son intensité, mais qui ne lui permet pas d'exprimer des passions différentes, et même opposées, ainsi qu'on les voit se peindre sur la physionomie humaine ». (Cruveilhier, 4e édit., t. I, p. 635.)

qui part de la peau de la sous-cloison du nez, et se porte à droite et à gauche, pour se confondre avec la portion principale; 2° par un faisceau beaucoup plus petit, qui part de la partie interne de la fossette myrtiforme, et se porte en avant à la face profonde de la peau, où il s'insère.

B. *Demi-orbiculaire inférieur*. — Ce muscle occupe toute la hauteur et toute l'épaisseur de la lèvre inférieure.

Sa *portion principale* est formée de fibres arciformes, qui s'attachent à la face profonde de la muqueuse du bord libre de la lèvre, et qui se portent vers les commissures, en remontant légèrement pour s'entre-croiser avec celles du demi-orbiculaire supérieur. En dehors, elles s'attachent à la face profonde de la muqueuse des commissures, où elles semblent se confondre avec la partie supérieure du buccinateur.

Sa *portion accessoire* est représentée par un tout petit faisceau qui part du maxillaire inférieur, près de la symphyse du menton, et se porte en dehors pour se confondre avec la portion principale.

Rapports. — Les deux muscles demi-orbiculaires sont très épais au niveau du bord libre des lèvres; ils s'amincissent vers le bord adhérent. Sur le bord libre, ils sont recouverts uniquement par une muqueuse mince et transparente, qui permet d'en apercevoir la couleur.

En arrière, ils sont en rapport avec une couche de glandules en grappe, qui les sépare de la muqueuse. En avant, ils sont en rapport avec divers muscles de la face qui vont se fixer à la face profonde de la peau.

Action. — Les deux demi-orbiculaires forment, par leur réunion, un muscle sphincter, antagoniste des muscles buccinateurs et de tous les muscles qui tendent à écarter les deux lèvres, élévateurs, zygomatiques, etc. Ce sphincter agit en resserrant l'ouverture de la bouche, comme dans l'action de siffler, de donner un baiser ou de sucer, etc.

Ces muscles concourent, avec la langue, à maintenir les aliments entre les arcades dentaires.

On pourrait trouver quatre portions dans l'orbiculaire des lèvres, car on peut, avec l'électricité, déterminer la contraction isolée de la moitié droite ou de la moitié gauche de chacun des demi-orbiculaires.

§ 11. — CANIN

Ce muscle est situé dans la fosse canine.

Insertions. — A la partie supérieure de la fosse canine, au-dessous du trou sous-orbitaire. De là, il descend verticalement, pour s'insérer à la face profonde de la peau de la lèvre supérieure, au-devant de l'orbiculaire, où il paraît se continuer avec le triangulaire des lèvres.

Rapports. — Ce muscle recouvre le maxillaire supérieur; il est recouvert par les vaisseaux et le nerf sous-orbitaires et les muscles élévateur propre de la lèvre supérieure, et élévateur commun de l'aile du nez et de la lèvre supérieure.

§ 12. — ÉLÉVATEUR COMMUN DE L'AILE DU NEZ ET DE LA LÈVRE SUPÉRIEURE

Muscle situé dans le sillon qui sépare le nez de la joue.

Insertions. — Ce muscle s'insère en haut sur les os propres du nez, et principalement sur l'apophyse montante du maxillaire supérieur.

Ses fibres les plus externes descendent verticalement, et s'attachent à la face profonde de la peau de la lèvre supérieure, en avant de l'orbiculaire. Les fibres internes décrivent une courbe à concavité antérieure, et se fixent à la partie postérieure de l'aile du nez.

Le nom de ce muscle indique son *action.*

§ 13. — ÉLÉVATEUR PROPRE DE LA LÈVRE SUPÉRIEURE

Ce muscle est situé en avant du canin et en dehors du précédent.

Insertions. — Il s'insère, en haut, à la partie inférieure du rebord orbitaire, au-dessus du trou sous-orbitaire, dans une étendue de 2 à 3 centimètres.

De là, il se dirige en bas et en dedans et va s'insérer à la face profonde de la peau de la lèvre supérieure.

Quelques-unes des fibres internes s'attachent au bord postérieur de l'aile du nez, ce qui a fait donner à ce muscle le nom d'*élévateur commun profond*, par Sappey.

Son nom indique son *action.*

§ 14. — GRAND ZYGOMATIQUE (fig. 178, 4).

Muscle étendu de la pommette à la lèvre supérieure.

Il s'insère, en haut, à la partie postérieure de la face externe de l'os malaire, et se dirige en bas et en dedans pour s'insérer à la face profonde de la peau et de la muqueuse de la commissure.

Il tire la commissure en haut et en arrière et produit, par ses

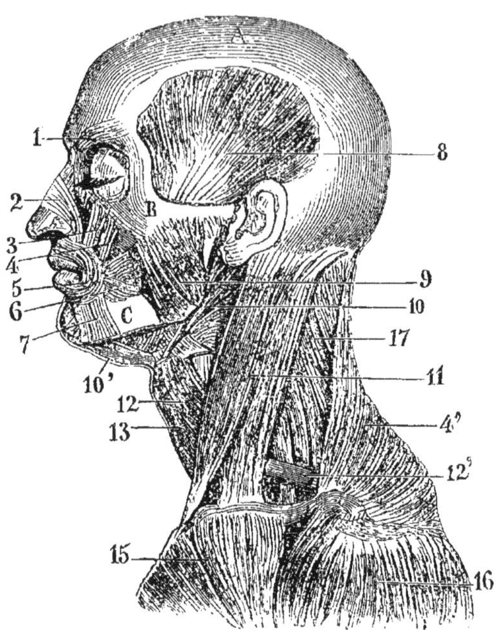

Fig. 178. — Muscles de la tête et du cou ; triangle sus-claviculaire.

A, voûte cranienne. — B, arcade zygomatique. — C, maxillaire inférieur. — 1, sourcilier. — 2, transverse du nez. — 3, élévateur propre de la lèvre supérieure. — 4, zygomatique. — 5, orbiculaire des lèvres. — 6, buccinateur traversé par le canal de Sténon. — 7, carré du menton. — 8, temporal. — 9, masséter. — 10, ventre postérieur du digastrique. — 10, ventre antérieur. — 11, sterno-cléido-mastoïdien. — 12', omoplat-hyoïdien. — 13, sterno-hyoïdien. — 14, trapèze limitant le triangle sus-claviculaire avec le sterno-mastoïdien et la clavicule. — 15, grand pectoral. — 16, deltoïde. — 17, splénius.

contractions répétées, une ride courbe, dont la concavité embrasse la commissure des lèvres, *ride du rire*.

§ 15. — PETIT ZYGOMATIQUE

Ce muscle est parallèle au précédent, en dedans duquel il est situé. Il s'insère, en haut, à la partie inférieure de la face externe de l'os malaire, et en bas, à la face profonde de la peau de la lèvre supérieure, près de la commissure.

La direction de ce muscle est sensiblement la même que celle de l'élévateur propre de la lèvre supérieure, dont il partage l'action.

§ 16. — MUSCLE DE LA HOUPPE DU MENTON

Il s'insère, en haut, dans la fossette du maxillaire inférieur, située de chaque côté de la symphyse. Il descend pour s'insérer à la face profonde de la peau du menton.

Action. — Il élève la lèvre inférieure et applique les téguments du menton contre la mâchoire. C'est ce muscle qui se contracte dans les mouvements précipités de la lèvre inférieure, qu'on observe dans le marmottement. Très développé, probablement, chez les dévots.

§ 17. — CARRÉ DU MENTON (fig. 178, 7).

Muscle quadrilatère, qui s'insère, en bas, sur le tiers antérieur de la ligne oblique externe du maxillaire inférieur, où il reçoit plusieurs fibres du peaucier du cou, et se porte en haut à la face profonde de la peau de la lèvre inférieure.

Il abaisse la lèvre inférieure et la porte un peu en dehors.

§ 18. — TRIANGULAIRE DES LÈVRES

Ce muscle, de forme triangulaire, est situé sous la peau du menton, en avant du carré du menton, de l'orbiculaire et du buccinateur.

Par sa base, il s'attache au tiers antérieur de la ligne oblique externe du maxillaire inférieur, un peu plus bas que le carré.

Ses fibres se portent en haut et en dehors, en sens inverse de celles du carré, et convergent vers la commissure des lèvres.

Par son sommet, il s'attache à la face profonde de la peau de la commissure, où il semble se continuer avec le grand zygomatique.

Il abaisse la commissure des lèvres.

§ 19. — RISORIUS DE SANTORINI

Petit faisceau musculaire, de volume variable, situé le long du bord postérieur du peaucier du cou, dont il constitue une portion, selon la plupart des auteurs.

Il s'attache en arrière sur la couche cellulo-fibreuse qui recouvre la parotide. En avant, il se fixe à la face profonde de la peau des commissures, qu'il tire en arrière lorsqu'il se contracte.

§ 20. — TRANSVERSE DU MENTON

Ce muscle est un petit faisceau musculaire, souvent à peine visible, situé sur la ligne médiane, au niveau du sommet du menton, entre la peau et les fibres les plus internes du peaucier du cou. Par ses deux extrémités, il se confond avec l'angle interne du triangulaire.

Il concourt à appliquer la peau du menton contre le maxillaire.

Vaisseaux et nerfs des muscles de la face.

Les muscles de la face reçoivent une grande quantité de vaisseaux et de nerfs. Les *artères* sont : la faciale et ses nombreuses divisions, la transversale de la face, la mentonnière, la sous-orbitaire, la sus-orbitaire et la branche frontale de la temporale. Toutes ces artères sont accompagnées par des veines qui portent le même nom que les artères correspondantes.

Les *nerfs* sont tous fournis par le facial.

Des *nerfs vaso-moteurs* fort nombreux s'observent sur les artères de la face ; la plupart viennent du plexus intercarotidien du grand sympathique. L'abondance de ces nerfs et la grande quantité de fibres musculaires dont les artères sont pourvues expliquent les phénomènes si rapides de rougeur et de pâleur, qu'on observe dans la peau du visage à l'état physiologique et à l'état pathologique.

Les muscles de la face sont sujets à la paralysie et aux convulsions. Dans la *paralysie faciale* d'origine cérébrale, la cause de la paralysie est dans le cerveau, mais les symptômes siègent dans les muscles. Les muscles du côté sain, ayant conservé leur tonicité, entraînent de leur côté les muscles paralysés. Il en résulte une déviation des traits de la face. Le muscle orbiculaire du côté malade n'est plus apte à clore les paupières et à protéger l'œil qui reste ouvert. Pendant le sommeil, le courant d'air expirateur soulève la joue malade, par suite de la paralysie du buccinateur, et sort avec bruit ; on dit alors que le malade *fume la pipe*. La paralysie peut être légère ou intense ; de là dépend l'intensité des symptômes. Il y a une paralysie faciale *a frigore*. Un courant d'air suffit à la produire. Cette paralysie guérit par la faradisation.

Les muscles sont affectés de *mouvements convulsifs* dans la maladie appelée *tic de la face*. Ces tics sont presque toujours partiels et dépendent du système nerveux.

CHAPITRE II

MUSCLES ET APONÉVROSES DU COU

(Région cervicale.)

Couche superficielle.	Latérale.	Peaucier. Sterno-cléido-mastoïdien.
	Médiane.	Muscles de la région hyoïdienne.
Couche profonde.	Latérale.	Scalène antérieur. Scalène postérieur. Droit latéral. Intertransversaires du cou.
	Médiane.	Muscles de la région prévertébrale.

ARTICLE PREMIER

MUSCLES SUPERFICIELS LATÉRAUX

Dissection. — Placez un billot sous les épaules du sujet pour tendre le cou, et faites incliner légèrement la tête du côté opposé à celui que vous voulez disséquer. Faites les trois incisions indiquées figure 179 : une verticale 1-1, sur la ligne médiane, de la lèvre inférieure au tiers supérieur du sternum ; deux horizontales, partant des extrémités de la première, et se portant, l'une, 2, vers la partie postérieure de l'apophyse mastoïde, l'autre, 3, vers l'épaule.

Disséquez la peau de dedans en dehors avec ménagement, et prenez soin de ne point enlever le peaucier, qui est quelquefois extrêmement mince. Dirigez le tranchant du scalpel parallèlement aux fibres du mus-

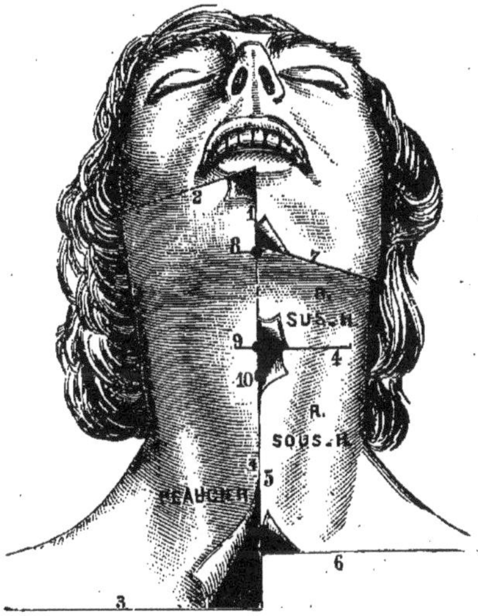

Fig. 179. — Incisions pour la dissection du peaucier du cou et des régions sus-hyoïdienne et sous-hyoïdienne.

1° *Peaucier :* 1, incision interne. — 2, incision supérieure. — 3, incision inférieure.
2° *Région sus-hyoïdienne :* 4, incision inférieure le long de l'os hyoïde. — 7, incision supérieure le long du maxillaire inférieur. — 8, 9, incision interne.
3° *Région sous-hyoïdienne :* 4, incision supérieure. — 6, incision inférieure, au niveau de la clavicule. — 5, incision interne, sur la ligne médiane.
8, bourse séreuse sous la peau du menton. — 9, bourse séreuse sous l'os hyoïde. — 10, bourse séreuse sur le cartilage thyroïde.

cle, et renversez la peau en dehors, en détachant le pavillon de l'oreille, en coupant d'un coup de scalpel la portion cartilagineuse du conduit auditif.

Pour préparer le *sterno-mastoïdien*, il suffit de diviser le peaucier transversalement à sa partie moyenne et d'en renverser les deux moitiés en haut et en bas, en prenant la précaution de ménager la veine jugulaire externe et les nerfs du plexus cervical, situés entre ces deux muscles.

Étudiez avec soin les insertions et les rapports superficiels du sterno-mastoïdien avant de passer aux rapports profonds.

Pour les rapports profonds, faites la coupe suivante : enlevez avec une petite scie la portion de clavicule et de sternum qui donne insertion au muscle, *non pas dans toute l'épaisseur de l'os, mais dans sa moitié superficielle seulement*. Il faut vous aider de la gouge et du maillet au besoin. Il vous suffira ensuite, pour examiner les rapports profonds, de soulever ces insertions osseuses et le muscle dans toute sa longueur.

Cette préparation offre l'avantage de remettre tous les organes en place avec leurs rapports exacts. Si l'on prend soin de fixer avec de petits clous les portions osseuses enlevées, il semble que les organes n'ont pas été déplacés.

§ 1. — PEAUCIER

Muscle large, très mince, situé sur les parties latérale et antérieure du cou.

Insertions. — Il s'insère, en bas, à la face profonde de la peau qui recouvre le deltoïde et la partie supérieure du grand pectoral.

Ses fibres, parallèles, se dirigent en haut, en avant et en dedans.

Il se termine en haut de plusieurs manières : 1° les fibres les plus internes s'entre-croisent avec celles du côté opposé et forment une sorte de raphé médian qui s'attache à la peau, depuis les muscles de la houppe jusqu'à 2 centimètres au-dessous de la symphyse du menton; 2° en dehors des précédentes, on voit des fibres du peaucier s'attacher à la ligne oblique externe du maxillaire inférieur (quelques-unes semblent se continuer avec celles du carré du menton); 3° plus en dehors, il existe trois faisceaux distincts : l'interne passe sous le triangulaire, et forme le bord externe du carré du menton; le moyen s'accole au bord postérieur du triangulaire, et le plus externe constitue le risorius de Santorini, qui a déjà été étudié.

Rapports. — Il est recouvert par la peau et situé dans un dédoublement du tissu cellulaire sous-cutané; il recouvre, au niveau de la face, le masséter, la parotide, le maxillaire inférieur et le buccinateur; au niveau du cou, le sterno-cléido-mastoïdien, l'omoplat-hyoïdien, le mylo-hyoïdien, le ventre antérieur du digastrique, les branches superficielles du plexus cervical et la veine jugulaire externe; au niveau du thorax, la clavicule, la partie supérieure du grand pectoral et du deltoïde.

Ce muscle est animé par le *nerf facial*.

Action. — Abaisseur de la lèvre inférieure, qu'il porte un peu en dehors.

D'après Foltz, le peaucier aurait encore pour fonction de contre-balancer l'action de la pression atmosphérique, de manière à assurer la continuité et la régularité de la circulation veineuse du cou. Il agirait principalement sur la jugulaire externe.

Galien appelait le peaucier du cou *plastysma myodes*, c'est-à-dire le muscle large.

§ 2. — STERNO-CLÉIDO-MASTOÏDIEN (fig. 178,11).

Allongé, obliquement étendu sur les côtés du cou.

Insertions. — 1° *Fixes*. Il s'insère par deux faisceaux à la clavicule et au sternum. Le *faisceau sternal*, arrondi, s'insère à la partie supérieure de la face antérieure du sternum, en s'entre-croisant avec celui du côté opposé et avec les fibres du grand pectoral.

Le *faisceau claviculaire*, *chef claviculaire*, large et aplati d'avant en arrière, s'insère sur le quart interne de la face supérieure de la clavicule.

2° *Mobiles*. Au bord antérieur et à la face externe de l'apophyse mastoïde, ainsi qu'aux deux tiers externes de la ligne courbe supérieure de l'occipital.

Les fibres se dirigent parallèlement en haut, en arrière et en dehors. Chez quelques sujets, on voit la séparation des deux faisceaux se continuer jusqu'à l'apophyse mastoïde.

Rapports. — Ce muscle est en rapport : 1° avec des os : il recouvre le sternum, la clavicule et l'apophyse mastoïde ; 2° avec une articulation : il recouvre l'articulation sterno-claviculaire ; 3° avec des muscles : il est recouvert par le peaucier, dont les fibres croisent sa direction ; il recouvre le sterno-cléido-hyoïdien, le sterno-thyroïdien, l'omoplat-hyoïdien, le digastrique, les scalènes, la partie supérieure de l'angulaire et du splénius ; 4° avec des vaisseaux : la veine jugulaire externe le recouvre et le sépare du peaucier ; il recouvre l'artère carotide primitive, dont il est le muscle satellite, l'artère carotide interne et la carotide externe, la veine jugulaire interne ; 5° avec des nerfs : il recouvre le plexus cervical profond. Son bord postérieur est en rapport avec les cinq branches nerveuses qui composent le plexus cervical superficiel. Le nerf spinal traverse ce muscle de dedans en dehors. Il recouvre de plus l'anse nerveuse du grand hypoglosse. Son bord postérieur forme le bord interne du triangle sus-claviculaire. A la partie inférieure du muscle, on remarque un triangle rempli de tissu conjonctif, qui sépare les deux insertions claviculaire et sternale; au fond de ce triangle, on trouve le muscle sterno-cléido-hyoïdien, et derrière lui l'artère carotide primitive.

Action. — Lorsque ces deux muscles se contractent, ils sont fléchisseurs de la tête. Lorsque la tête est fortement renversée en arrière, ils sont extenseurs.

Si un muscle se contracte isolément, il incline la tête de son côté et porte la face du côté opposé.

Dans les inspirations forcées, les muscles sterno-mastoïdiens se contractent énergiquement et concourent à élever le thorax.

Structure. — Ce muscle est revêtu d'une aponévrose résistante dépendant de l'aponévrose cervicale; lorsqu'elle est intacte, le muscle est aplati, quadrilatère, forme qui est due, comme le fait parfaitement observer Richet, à des prolongements fibreux de cette aponévrose, *aponévrose d'insertion faciale* de Richet, qui vont se confondre avec celle qui recouvre la glande parotide. Ces faisceaux fibreux une fois divisés, le muscle prend une forme arrondie que plusieurs auteurs considèrent à tort comme la forme normale du muscle.

Les deux faisceaux de ce muscle ont été décrits par Albinus comme deux muscles distincts, le sterno-mastoïdien et le cléido-mastoïdien.

Le sterno-mastoïdien reçoit deux *artères* principales : la sterno-mastoïdienne supérieure, de l'occipitale, et la sterno-mastoïdienne inférieure, de la thyroïdienne inférieure.

Les nerfs viennent du *plexus cervical profond* et du *spinal*.

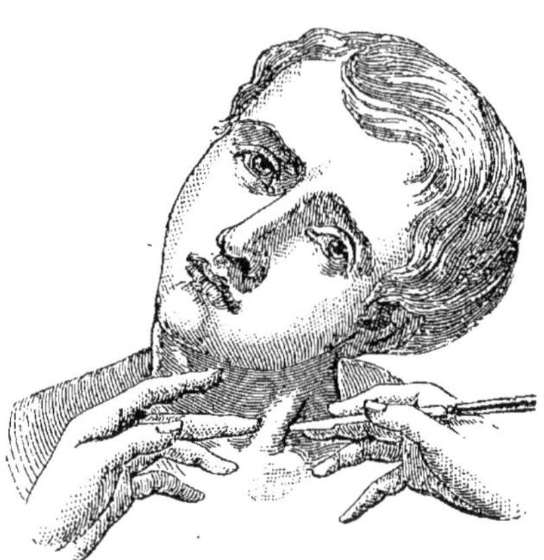
Fig. 180. — Section sous-cutanée du faisceau claviculaire contracturé du sterno-mastoïdien.

— Le sterno-mastoïdien est fréquemment le siège du *torticolis* (*inclinaison vicieuse de la tête sur le cou*). Cette maladie est due quelquefois à l'action du froid; le muscle devient douloureux et se raccourcit (*contracture*) de manière à incliner la tête du même côté que le muscle malade; parfois il se développe des symptômes fébriles. Huit jours suffisent pour la guérison. Une variété de torticolis plus durable, plus grave, et qui nécessite le plus souvent la division du muscle par le chirurgien, est produite par la *rétraction permanente* du muscle. Enfin, il arrive que le torticolis reconnaît pour cause la paralysie de ce muscle; dans ce cas, la tête est inclinée du côté opposé à celui de la paralysie, parce qu'elle subit l'action du muscle resté sain. Lorsque le torticolis est dû à la contracture permanente d'un des faisceaux du sterno-mastoïdien, on peut en faire la section sous-cutanée, en ayant soin de tourner le dos du ténotome en arrière (fig. 180).

ARTICLE II

MUSCLES SUPERFICIELS MÉDIANS OU MUSCLES HYOÏDIENS

Ils sont divisés en deux groupes contenant chacun quatre muscles, et séparés par l'os hyoïde.

Premier groupe, ou muscles de la région sus-hyoïdienne :

1. Digastrique.
2. Stylo-hyoïdien.
3. Mylo-hyoïdien.
4. Génio-hyoïdien.

Deuxième groupe, ou muscles de la région sous-hyoïdienne :

5. Sterno-cléido-hyoïdien.
6. Omoplat-hyoïdien.
7. Sterno-thyroïdien.
8. Thyro-hyoïdien.

Dissection. — Pour disséquer les muscles médians, on place un billot sous la nuque du sujet, ou mieux sous les épaules. On incise la peau le long du maxillaire inférieur et des clavicules ; on réunit ces deux incisions par une autre verticale et médiane, et l'on rejette de chaque côté la peau et le peaucier. (Il est préférable d'étudier ces muscles après le sterno-mastoïdien, qui les masque en partie et qu'il faudrait sacrifier) (fig. 179).

1° *Pour la région sus-hyoïdienne*, disséquez ces muscles très lentement, et conservez tous les vaisseaux et nerfs que vous rencontrez. Si vous enlevez les glandes parotide et sous-maxillaire et les nerfs nombreux qui se rencontrent dans cette région, vous faites un mauvais travail. On ne saurait trop répéter que l'étude isolée des muscles de cette région n'est d'aucune utilité. *On doit procéder à la dissection de la région entière*, et couche par couche.

Après avoir enlevé la peau et le peaucier, vous trouverez l'aponévrose cervicale superficielle, et vous verrez l'enveloppe fibreuse qu'elle envoie autour de la glande sous-maxillaire. Etudiez d'abord cette glande et constatez ses rapports avec l'artère et la veine faciales, avec l'artère et la veine sous-mentales, avec les ganglions sous-maxillaires et avec le muscle mylo-hyoïdien situé profondément. La glande rejetée en dehors et maintenue au moyen d'une érigne sur la face externe du maxillaire, mettez à nu le digastrique, en conservant l'expansion que son tendon envoie au corps de l'os hyoïde.

Le stylo-hyoïdien sera préparé en même temps que le ventre postérieur du digastrique. Divisez ensuite le digastrique à son insertion sur le maxillaire, la surface du mylo-hyoïdien se trouvera découverte. Vous constaterez : 1° la présence du nerf myloïdien dans le sillon formé par le maxillaire et la face inférieure du muscle, nerf qui arrive jusqu'au ventre antérieur du digastrique; 2° l'entre-croisement médian des deux muscles mylo-hyoïdiens ; 3° le rapport du bord postérieur de ce muscle avec la glande sous-maxillaire qui l'embrasse.

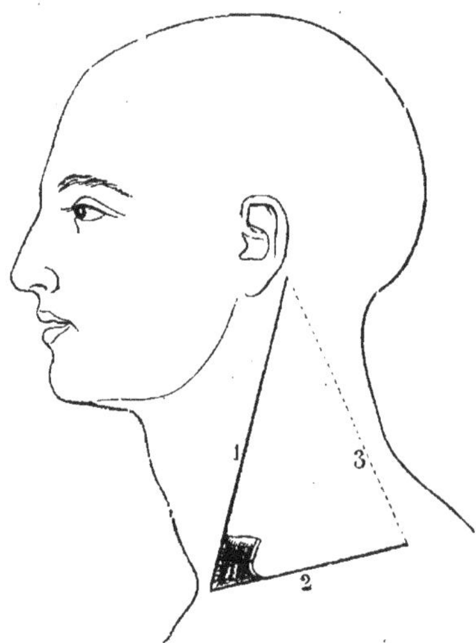

Fig. 181. — Lignes de dissection pour la préparation du triangle sus-claviculaire.

Pour voir le génio-hyoïdien, faites une coupe qui sert aussi pour l'étude des muscles de la langue, et en particulier du génio-glosse, de l'hyoglosse et du stylo-glosse. Sciez le maxillaire verticalement : 1° à un centimètre de la ligne médiane ; 2° immédiatement en avant du masséter. Renversez la portion d'os comprise entre les deux traits de scie, enlevez les gencives et la muqueuse du plancher de la bouche, vous apercevrez le génio-hyoïdien, le canal de Wharton, les nerfs grand hypoglosse et lingual, et le muscle hyo-glosse, sous lequel s'engage l'artère linguale.

2° *Pour disséquer la région sous-hyoïdienne* (fig. 186), il faut commencer par étudier le peaucier et le sterno-mastoïdien. Tous les muscles sous-hyoïdiens se trouvent alors découverts. Etudiez ces muscles sans les soulever, afin de constater leur connexion avec l'aponévrose cervicale moyenne, avec l'artère carotide primitive, la veine jugulaire interne et l'anse nerveuse du grand hypo-glosse, située sur ces vaisseaux. Ces rapports peuvent être constatés sans enlever les muscles. Détachez ensuite, à leurs insertions supérieures, le sterno-hyoïdien et l'omoplat-hyoïdien, puis le sterno-thyroïdien ; la trachée et le corps thyroïde se montrent alors. Etudiez le thyro-hyoïdien, le nerf laryngé supérieur, situé au-dessous de lui, et les artères thyroïdiennes. Du côté de la trachée, vous constaterez ses rapports avec l'artère carotide et les nerfs récurrents situés sur les côtés.

Voyez ensuite les carotides et la jugulaire, que vous poursuivrez en haut avec les nerfs qui accompagnent ces vaisseaux à la partie supérieure. Cette étude doit être complétée par celle de la région parotidienne (voy. *Parotide*).

On ne peut choisir un moment plus opportun pour étudier le larynx et le pharynx.

3° *Pour la dissection des muscles médians et profonds*, ou *prévertébraux*, il faut enlever le pharynx, le larynx, la trachée, l'œsophage, ou mieux, faire la coupe du pharynx (voy. *Pharynx*).

4° En dernier lieu, on doit étudier dans le cou les *muscles latéraux profonds*. Les scalènes se trouvent préparés lorsqu'on a enlevé le sterno-mastoïdien. On peut étudier les muscles intertransversaires du cou et le droit latéral, en suivant le même procédé que pour les muscles prévertébraux.

5° Le sterno-mastoïdien, le trapèze et la clavicule limitent le triangle sus-claviculaire. Lorsqu'on veut préparer avec soin ce triangle avec ses vaisseaux et ses nerfs, il faut faire les incisions indiquées dans la figure 181, et relever le lambeau en haut et en arrière.

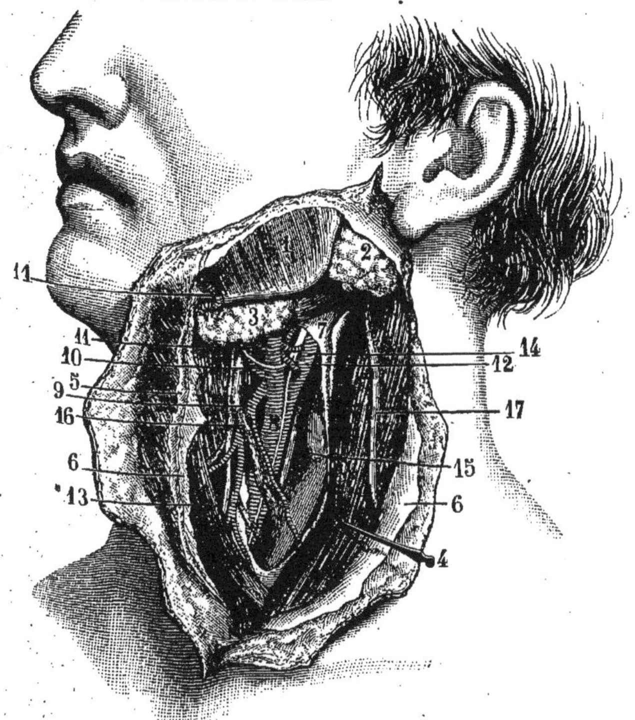

Fig. 182. — Région latérale du cou.

1, masséter. — 2, glande parotide. — 3, glande sous-maxillaire. — 4, sterno-cléido-mastoïdien. — 5, coupe du muscle peaucier. — 6, 6, aponévrose cervicale superficielle. — 7, feuillet fibreux de la gaine des vaisseaux du cou. — 8, carotide primitive. — 9, thyroïdienne supérieure avec un petit rameau anormal descendant. — 10, linguale. — 11, 11, faciale. — 12, branche artérielle anormale. — 13, omoplat-hyoïdien. — 14, carotide interne. — 15, jugulaire interne. — 16, portion de veine faciale se jetant dans la jugulaire interne. — 17, veine jugulaire externe.

§ 1. — DIGASTRIQUE (fig. 183 et 184).

Comme son nom l'indique, ce muscle est formé de deux parties charnues, ou ventres, séparées par un tendon intermédiaire.

Insertions. — En arrière, dans la rainure digastrique de l'apophyse mastoïde ; en avant, dans la fossette digastrique du maxillaire inférieur.

Rapports. — 1° Le tendon intermédiaire aux deux parties charnues du muscle traverse ordinairement le tendon du stylo-hyoïdien, et se fixe à l'os hyoïde par une expansion aponévrotique qui se réunit à celle du côté opposé.

2° Le ventre antérieur est recouvert par le peaucier et recouvre le mylo-hyoïdien.

3° Le ventre postérieur, accolé au stylo-hyoïdien, recouvre les

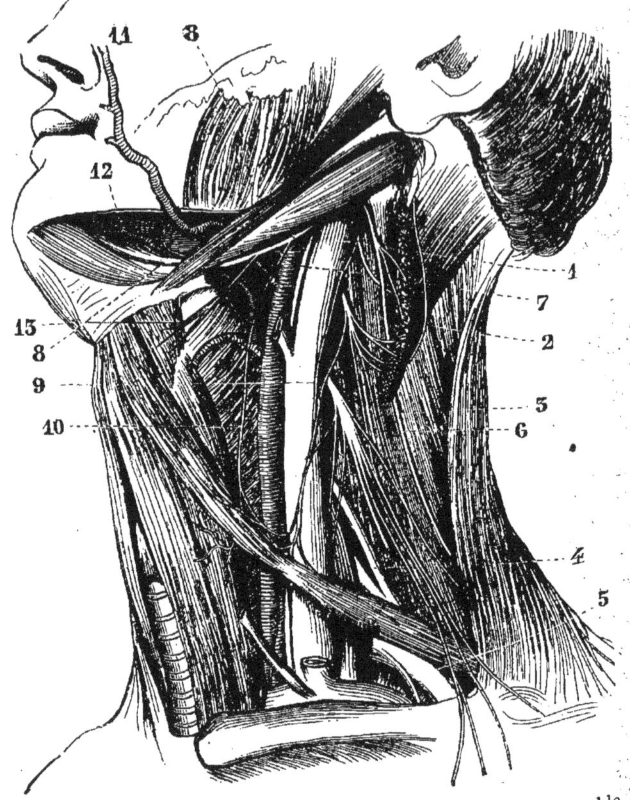

Fig. 183. — Régions antérieure et latérale du cou. (Figure d'ensemble.) Les chiffres indiquent les vaisseaux et les nerfs. On voit, en outre, le digastrique dans la région sus-hyoïdenne, la coupe du sterno-cléido-mastoïdien dans la région mastoïdienne, le scalène antérieur en avant de l'artère sous-clavière, les muscles de la nuque, le plexus cervical et le plexus brachial à droite de la figure, et les muscles sous-hyoïdiens à gauche.

1, jugulaire interne. — 2, 3, branches profondes du plexus cervical. — 4, 5, nerfs du plexus brachial. — 6, branche externe du spinal. — 7, pneumogastrique. — 8, hypoglosse. — 9, branche descendante interne du plexus cervical. — 10, branche descendante du grand hypoglosse. — 11, artère faciale. — 12, artère linguale. — 13, nerf du muscle thyro-hyoïdien.

artères carotide externe, linguale, faciale et carotide interne, la veine jugulaire interne et le nerf grand hypoglosse.

4° Ce muscle forme, avec l'os maxillaire, un triangle dans l'aire duquel on trouve la glande sous-maxillaire, les ganglions lymphatiques sous-maxillaires, l'artère et la veine sous-mentales.

5° Le tendon, placé à 5 millimètres au-dessus de la grande corne de l'os hyoïde, forme une courbe dont l'extrémité antérieure correspond au bord postérieur du mylo-hyoïdien. Cette courbe est située à 6 millimètres au-dessous du grand hypoglosse, dont elle est séparée par un espace triangulaire. Cet espace, en arrière du mylo-hyoïdien, est rempli par les fibres de l'hyo-glosse, qu'il suffit d'exciser à ce niveau pour trouver l'artère linguale, également distante du nerf grand hypoglosse et du tendon du digastrique (voy. la figure de l'artère linguale).

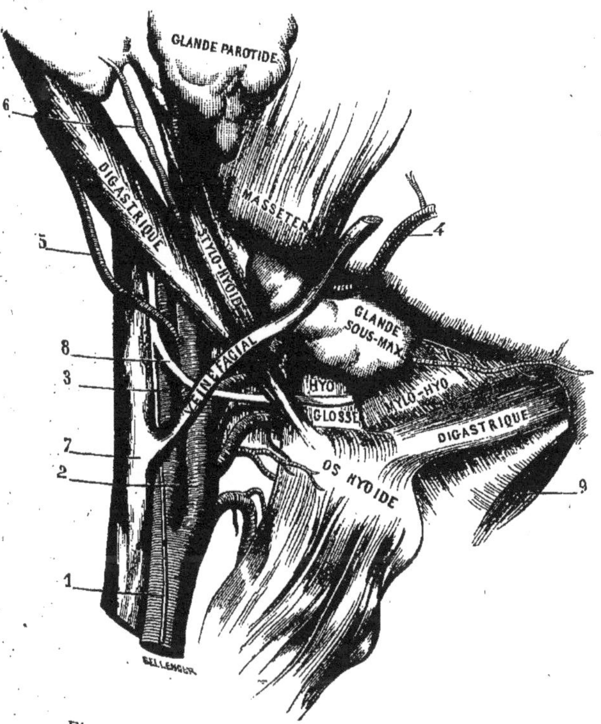

Fig. 184. — Région sus-hyoïdienne (côté droit).

1, artère carotide primitive. — 2, carotide externe. — 3, carotide interne. — 4, faciale. — 5, occipitale. — 6, auriculaire postérieure. — 7, veine jugulaire interne. — 8, nerf grand hypoglosse. Il suffit de jeter un coup d'œil sur la figure pour connaître le nom des autres organes.

§ 2. — STYLO-HYOÏDIEN (fig. 184).

Mince, grêle, ce muscle est un des organes du bouquet de Riolan (1).

(1) Riolan (Jean), né en 1580, mort en 1657, professeur au collège de France en 1604 ; médecin de Henri IV, de Louis XIII et de Marie de Médicis. Ennemi

Insertions. — En haut, à la face postérieure de l'apophyse styloïde; en bas, à la petite corne et au bord supérieur de l'os hyoïde. Son extrémité inférieure est presque toujours traversée par le tendon du muscle digastrique.

Il a la même direction et les mêmes rapports que le ventre postérieur du digastrique, sur la face interne duquel il est accolé.

§ 3. — MYLO-HYOÏDIEN (fig. 185).

Muscle mince, large, formant la principale partie du plancher de la bouche.

Insertions. — En haut, sur toute l'étendue de la ligne myloïdienne, ou oblique interne, du maxillaire inférieur. De là, ses fibres

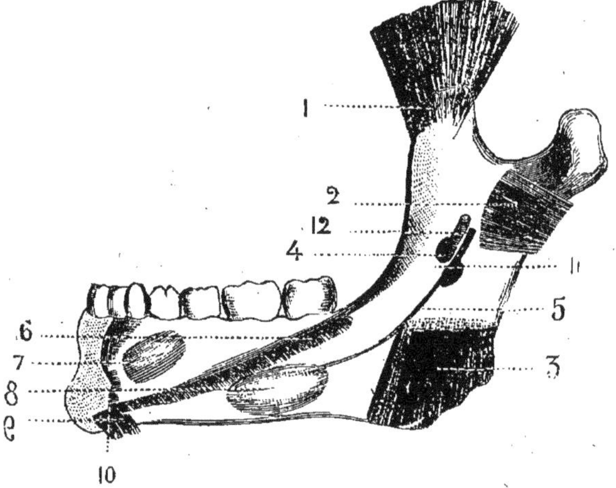

Fig. 185. — Insertions du mylo-hyoïdien, du digastrique et du génio-hyoïdien sur le maxillaire. (Moitié droite du maxillaire vue par sa face interne.)

1, muscle temporal. — 2, muscle ptérygoïdien externe. — 3. muscle ptérygoïdien interne. — 4, trou dentaire avec l'artère dentaire inférieure et le nerf dentaire inférieur. — 5, nerf myloïdien venu du dentaire. — 6, ligne myloïdienne et muscle mylo-hyoïdien. — 7, fossette sublinguale. — 8, fossette sous-maxillaire. — 9, insertion du digastrique dans la fossette digastrique. — 10, apophyses géni avec les muscles génio-glosses et génio-hyoïdiens. — 11, épine de Spix. — 12, artère dentaire inférieure.

se dirigent obliquement en arrière et en dedans, et s'insèrent : 1° les fibres externes, au bord supérieur de l'os hyoïde ; 2° les fibres internes, sur la ligne médiane, à un raphé fibreux formé par l'entre-croisement des deux muscles.

juré des anatomistes contemporains qui s'étaient fait une réputation brillante. il combattit avec acharnement les plus belles découvertes de son temps, telles que celles de Harvey et de Pecquet.

Rapports. — 1° Il est recouvert par le digastrique, l'artère et la veine sous-mentales, le nerf myloïdien, les ganglions sous-maxillaires, la glande sous-maxillaire, le peaucier et l'aponévrose cervicale superficielle; 2° Il recouvre le génio-hyoïdien, l'hyo-glosse, la glande sublinguale, le canal de Wharton, le nerf grand hypoglosse, le nerf lingual et la muqueuse buccale. Le bord postérieur de ce muscle ne présente aucune insertion, il est libre et embrassé par la glande sous-maxillaire.

§ 4. — GÉNIO-HYOÏDIEN

Petit muscle situé au-dessous du précédent.

Insertions. — En avant, aux apophyses géni inférieures, et en arrière au bord supérieur de l'os hyoïde.

Rapports. — Formés de fibres antéro-postérieures, les deux muscles génio-hyoïdiens sont en contact sur la ligne médiane. Ils sont recouverts par les mylo-hyoïdiens. Ils recouvrent les muscles génio-glosses avec lesquels ils sont presque confondus, la muqueuse linguale et la glande sublinguale.

§ 5. — STERNO-CLÉIDO-HYOÏDIEN (fig. 186).

Insertions. — Ce muscle, long et mince, s'insère en bas à la partie interne du bord postérieur de la clavicule, et par quelques fibres au ligament postérieur de l'articulation sterno-claviculaire, au premier cartilage costal et à la face postérieure du sternum.

Ses fibres se portent en haut et un peu en dedans, pour s'insérer au bord inférieur du corps de l'os hyoïde, où les deux muscles sont en contact.

Rapports. — Il est recouvert par la peau et le sterno-cléido-mastoïdien. Il recouvre le thyro-hyoïdien, le sterno-thyroïdien et le corps thyroïde.

§ 6. — OMOPLAT-HYOÏDIEN, OU SCAPULO-HYOÏDIEN (fig. 186).

Ce muscle, très long et grêle, est situé sur les parties latérales du cou, et présente deux ventres charnus et un tendon intermédiaire. Pour abréger, on l'appelle encore *omo-hyoïdien*.

Insertion. — Il s'insère, en bas, au bord supérieur de l'omoplate, en dedans et en arrière de l'échancrure coracoïdienne; de là, il se dirige en avant et en dedans, en décrivant une courbe à concavité externe et supérieure, pour s'insérer au bord inférieur de l'os hyoïde, en dehors du sterno-cléido-hyoïdien.

Rapports. — Il est recouvert, d'arrière en avant, par le sus-épineux, le trapèze, le peaucier, l'aponévrose cervicale superficielle, la veine jugulaire externe et le sterno-cléido-mastoïdien. Il recouvre les scalènes, les nerfs du plexus brachial, les vaisseaux sous-claviers, l'artère carotide primitive et la veine jugulaire interne. Il est réuni à celui du côté opposé par l'aponévrose cervicale moyenne.

Le ventre postérieur de ce muscle est séparé du bord postérieur de la clavicule par un intervalle de 5 à 8 millimètres. Il est accompagné par l'artère scapulaire supérieure, et croisé à sa face superficielle par les branches sus-claviculaire et sus-acromiale du plexus cervical.

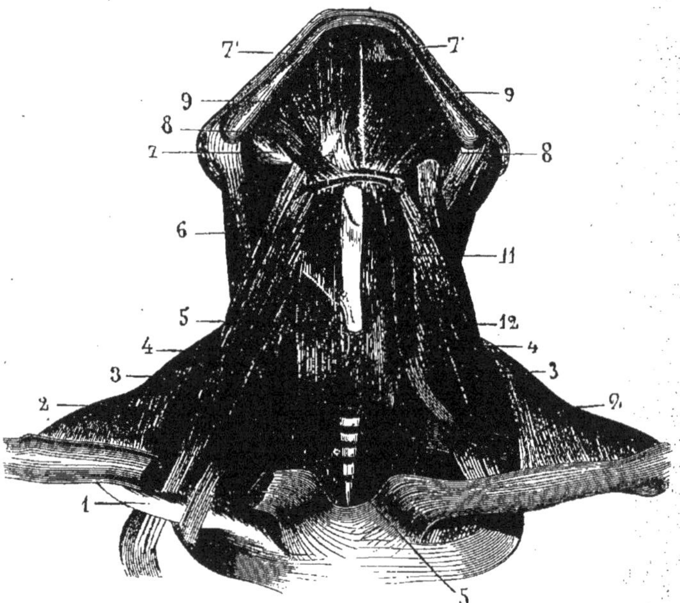

Fig. 186. — Muscles des régions sus-hyoïdienne et sous-hyoïdienne.

1, muscle sous-clavier. — 2, 2, trapèze. — 3, 3, scalène postérieur. — 4, 4, scalène antérieur. — 5, 5, sterno-thyroïdien. — 6, thyro-hyoïdien. — 7, ventre postérieur du digastrique. — 7', 7', ventre antérieur. — 8, 8, stylo-hyoïdien. — 9, 9, mylo-hyoïdien. — 11, sterno-hyoïdien. — 12, omoplat-hyoïdien.

§ 7. — STERNO-THYROÏDIEN (fig. 186,5).

Ce muscle, situé en arrière du sterno-cléido-hyoïdien, a la même forme que ce dernier, mais il est plus court et beaucoup plus large.

Insertions. — En bas, à la partie supérieure de la face postérieure du sternum, où les deux muscles sont en contact, et au premier cartilage costal; en haut, à la corde fibreuse située sur les faces latérales du cartilage thyroïde.

Rapports. — Il est recouvert par le sterno-cléido-hyoïdien et un peu par l'omoplat-hyoïdien. Il recouvre le corps thyroïde, la trachée et, en dehors, l'artère carotide primitive et la veine jugulaire interne.

§ 8. — THYRO-HYOÏDIEN (fig. 186,6).

Insertions. — Ce muscle, aplati, s'insère, en bas, à l'arcade fibreuse des parties latérales du cartilage thyroïde; en haut, au bord inférieur de l'os hyoïde et à une partie de la grande corne.

Rapports. — Il est recouvert par le sterno-cléido-hyoïdien. Il recouvre le cartilage thyroïde, la membrane thyro-hyoïdienne, les vaisseaux et nerfs laryngés supérieurs.

Vaisseaux et nerfs des muscles hyoïdiens.

L'*artère* sous-mentale, le rameau hyoïdien de la linguale, le rameau myloïdien de la dentaire inférieure, se rendent aux muscles sus-hyoïdiens. Ceux de la région sous-hyoïdienne reçoivent des rameaux des thyroïdiennes et de leurs branches, ainsi que de la scapulaire supérieure.

Les *nerfs* de ces muscles viennent de plusieurs sources : du trijumeau, du facial, du glosso-pharyngien et du grand hypoglosse.

Le *trijumeau* agit sur le *mylo-hyoïdien* et le *ventre antérieur du digastrique* par le nerf myloïdien, rameau du dentaire inférieur.

Le *facial* anime le *ventre postérieur du digastrique* et le *stylo-hyoïdien.*

Le *glosso-pharyngien* donne aussi des filets au *ventre postérieur du digastrique* et au *stylo-hyoïdien.*

Le *grand hypoglosse* fournit les nerfs du *génio-glosse*, du *thyro-hyoïdien*, et un rameau, *branche descendante de l'hypoglosse*, qu se jette dans les autres muscles de la région sous-hyoïdienne.

Action des muscles hyoïdiens.

Les *muscles sus-hyoïdiens* agissent sur l'os hyoïde et sur le maxillaire. Le *digastrique* est un abaisseur du maxillaire; on peut s'en rendre compte en plaçant le doigt sur ce muscle, qui durcit au moment où l'on abaisse la mâchoire. Les autres muscles agissent dans la déglutition, à la fin du premier temps; ils forment un plan résistant à la langue, au moment où le bol alimentaire va franchir l'isthme du gosier. Alors le *stylo-hyoïdien* fixe l'os hyoïde en le portant en haut et en arrière; le *mylo-hyoïdien* et le *génio-hyoïdien* constituent spécialement le plan résistant dont je viens de parler.

Il n'est pas démontré que le ventre postérieur du digastrique soit extenseur de la tête.

Les *muscles sous-hyoïdiens* abaissent l'os hyoïde, et, par son intermédiaire, ils peuvent concourir à l'abaissement du maxillaire.

D'après Guyon (*Archives de physiologie*), ces muscles auraient une action spéciale pendant le phénomène de l'effort : ils appliqueraient le corps thyroïde contre la carotide primitive, dont ils intercepteraient ainsi plus ou moins complètement la circulation, en comprimant ce vaisseau contre la colonne vertébrale. Le but de cette compression serait d'empêcher l'afflux d'une trop grande quantité de sang artériel vers la tête. Le lecteur doit savoir que, pendant l'effort, le sujet ne respire pas, il est en expiration ; or, pendant l'expiration, le cours du sang veineux se ralentit. Si le sang arrive au cerveau en aussi grande quantité que dans les conditions normales, et si, d'un autre côté, le sang veineux ne s'écoule pas librement, il en résultera une accumulation du sang dans la tête, et, par conséquent, dans le cerveau, ce qui constitue un danger. Telle est, en résumé, la théorie de Guyon. Il est incontestable que les pulsations des artères fournies par les carotides sont considérablement affaiblies, et même nulles, pendant les grands efforts auxquels se livre une femme au moment de l'accouchement.

Selon Richet, les muscles *omoplat-hyoïdiens* seraient des muscles inspirateurs ; ils agiraient en exerçant une traction sur les bords latéraux de l'aponévrose cervicale moyenne. De cette traction résulterait la tension de l'aponévrose et, par conséquent, la dilatation, l'élargissement des diverses veines du cou qui traversent cette aponévrose pour se rendre dans le thorax. C'est ainsi que, d'après le même auteur, l'action de ces muscles favoriserait l'entrée du sang dans les veines divisées pendant les opérations pratiquées sur le cou. (Voy. plus loin, *Aponévrose cervicale moyenne*.)

Dans les maladies qui s'accompagnent de difficulté de respiration, *dyspnée*, les muscles sous-hyoïdiens concourent évidemment à l'inspiration ; on les voit tendus comme des cordes sur le cou des malades amaigris.

ARTICLE III

MUSCLES PROFONDS LATÉRAUX

Dissection. — Voyez page 309.

§ 1. — SCALÈNE ANTÉRIEUR (fig. 188).

Ce muscle est situé profondément sur les côtés du cou.

Insertions. — 1° En haut, il s'attache par quatre tendons aux tubercules antérieurs des apophyses transverses des cinq dernières vertèbres cervicales, excepté de la septième.

2° En bas, au bord interne et à la face supérieure de la première côte, sur le tubercule de Lisfranc.

Rapports. — Il est en rapport, en avant et en dehors, avec la clavicule, la veine sous-clavière, qui le sépare du muscle sous-clavier, le sterno-cléido-mastoïdien, l'omoplat-hyoïdien, l'artère cervicale ascendante et le nerf diaphragmatique; en arrière, avec le scalène postérieur, dont il est séparé par un triangle à base inférieure, dans lequel on trouve l'artère sous-clavière et les nerfs du plexus-brachial. Il sépare, à son insertion inférieure, l'artère sous-clavière de la veine.

Action. — Il élève la première côte, et par conséquent le thorax. Le thorax étant fixé, il incline les vertèbres cervicales de son côté.

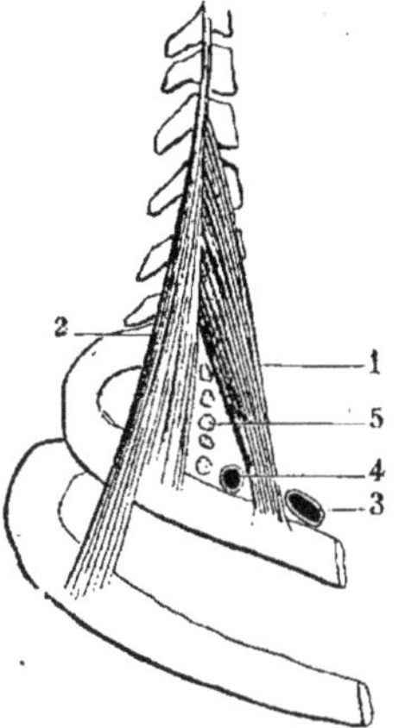

Fig. 187. — Schéma des deux scalènes (côté droit).

1, scalène antérieur. — 2, scalène postérieur. — 3, veine sous-clavière. — 4, artère sous-clavière. — 5. les cinq nerfs du plexus brachial.

§ 2. — SCALÈNE POSTÉRIEUR (fig. 187).

Muscle allongé, situé en arrière du précédent.

Insertions. — En haut, il s'insère par six faisceaux aux apophyses transverses de l'atlas et de l'axis, et aux tubercules postérieurs des apophyses transverses des quatre vertèbres cervicales suivantes.

Il s'insère en bas par deux faisceaux : 1° sur la première côte, en arrière de la dépression qui répond à l'artère sous-clavière; 2° au bord supérieur de la deuxième côte.

Rapports. — En avant, il est en rapport avec l'artère sous-clavière et le plexus brachial, qui le séparent du scalène antérieur; en arrière, avec les muscles sacro-lombaire, transversaire du cou, splénius et angulaire; en dehors, avec la partie supérieure du grand dentelé; le sterno-cléido-mastoïdien et en dedans, avec les apophyses transverses, les muscles intertransversaires du cou, les deux premières côtes et le premier espace intercostal.

Action. — La même que celle du précédent.

Les deux scalènes sont animés par le *plexus brachial*, rarement par le plexus cervical.

§ 3. — DROIT LATÉRAL DE LA TÊTE (fig. 188,7).

Petite languette charnue considérée comme le premier muscle intertransversaire du cou. Il s'insère en haut à l'apophyse jugulaire de l'occipital, et se dirige verticalement en bas pour s'insérer sur l'apophyse transverse de l'atlas. Il sépare la veine jugulaire interne de l'artère vertébrale qui est placée sur la face postérieure du muscle. Il est animé par le *plexus cervical profond*.

ARTICLE IV

MUSCLES PROFONDS MÉDIANS, OU RÉGION PRÉVERTÉBRALE

Dissection. — Voyez page 309.

§ 1. — GRAND DROIT ANTÉRIEUR DE LA TÊTE (fig. 188,2).

Ce muscle, allongé, s'attache en haut à l'apophyse basilaire de l'occipital. Il se dirige en bas et en dehors, et s'insère aux tubercules antérieurs des apophyses transverses des cinq dernières cervicales, excepté de la septième. Il est recouvert par le pharynx, l'artère carotide interne et la veine jugulaire interne; par les nerfs grand sympathique et pneumogastrique. Il recouvre les vertèbres, le long du cou et le petit droit antérieur.

Il est fléchisseur de la tête.

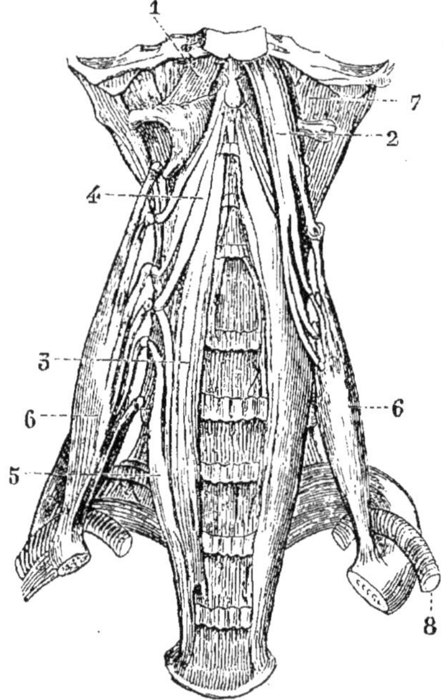

Fig. 188. — Muscles prévertébraux.

1, petit droit antérieur. — 2, grand droit antérieur. — 3, faisceaux longitudinaux du long du cou. — 4, faisceaux obliques supérieurs. — 5, faisceaux obliques inférieurs. — 6, 6, scalène antérieur. — 7, droit latéral. — 8, artère sous-clavière passant sur la première.

§ 2. — PETIT DROIT ANTÉRIEUR DE LA TÊTE (fig. 188).

C'est un petit muscle qui s'insère, en haut, à la surface basilaire de l'occipital, entre le grand droit et le trou occipital. Il se dirige très obliquement en dehors et en bas, et s'insère à la base de l'apophyse transverse de l'atlas. Il est placé au-dessous du grand droit et recouvre l'articulation occipito-atloïdienne.

Il est fléchisseur de la tête.

§ 3. — LONG DU COU (fig. 188)

Mince et aplati, ce muscle s'étend de l'atlas aux trois premières vertèbres dorsales. Il se compose de trois ordres de faisceaux :

1° De faisceaux supérieurs qui s'insèrent en haut au tubercule antérieur de l'atlas et à la partie moyenne du corps de l'axis, et se dirigent en bas et en dehors, pour s'insérer aux tubercules antérieurs des apophyses transverses des cinq dernières vertèbres cervicales, excepté de la septième, comme le grand droit antérieur ;

2° De faisceaux inférieurs qui s'insèrent en bas, à la face antérieure du corps des trois premières vertèbres dorsales, et se dirigent en haut et en dehors pour s'insérer aux tubercules antérieurs des apophyses transverses des mêmes vertèbres cervicales.

3° De faisceaux moyens arciformes, qui ne prennent aucune insertion sur les apophyses transverses, et qui réunissent les insertions extrêmes des faisceaux supérieurs et inférieurs. Ces faisceaux s'insèrent en haut, sur la face antérieure du corps de l'axis et sur le tubercule antérieur de l'atlas, et en bas, après avoir décrit une courbe à concavité interne, au corps des trois premières vertèbres dorsales.

Ce muscle est recouvert par le pharynx, l'artère carotide primitive et la veine jugulaire interne, par les nerfs grand sympathique et pneumogastrique. Il est appliqué contre les vertèbres.

Les muscles prévertébraux sont animés par le *plexus cervical profond*.

ARTICLE V

APONÉVROSES DU COU

La disposition des aponévroses du cou est présentée d'une manière différente par chaque auteur ; il est impossible de trouver deux descriptions qui se ressemblent. Cela prouve qu'il règne une assez grande obscurité sur ce sujet. Notre description se rapproche beaucoup de celle de Richet, qui a présenté ces feuillets aponévrotiques dans leurs rapports avec la physiologie et la chirurgie. La coupe des aponévroses de la figure 189 est en partie schématique.

Je décrirai les aponévroses les plus importantes, celles qui se trouvent situées dans les régions antérieure et latérale du cou.

On y trouve trois aponévroses cervicales : la *superficielle*, la *moyenne* et la *profonde*.

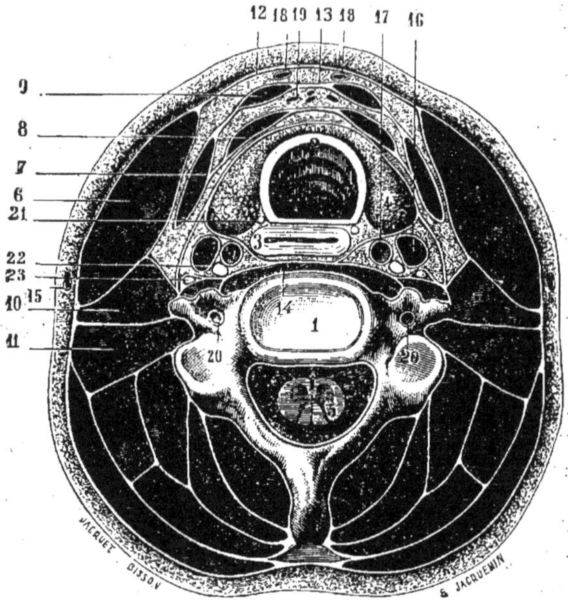

Fig. 189. — Coupe du cou au niveau de la quatrième vertèbre cervicale. (On voit la surface inférieure de la section [1].)

1, corps de la vertèbre. — 2, trachée. — 3, œsophage débordant la trachée à gauche. — 4, corps thyroïde. — 5, moelle épinière. — 6, sterno-cléido-mastoïdien. — 7, omoplat-hyoïdien. — 8, sterno-thyroïdien. — 9, sterno-cléido-hyoïdien. — 10, scalène antérieur. — 11, scalène postérieur. — 12, *aponévrose cervicale superficielle* se dédoublant sur le sterno-mastoïdien. — 13, *aponévrose cervicale moyenne* se dédoublant sur les muscles sous-hyoïdiens. — 14, *aponévrose cervicale profonde* ou *prévertébrale* (les intervalles qui séparent les muscles et les aponévroses sont remplis de tissu cellulo-graisseux). — 15, veine jugulaire externe ; l'appliquer par la pensée contre l'aponévrose sous le peaucier. — 16, veine jugulaire interne. — 17, artère carotide primitive. — 18, 18, veines jugulaires antérieures. — 19, veinules non constantes. — 20, 20, artère vertébrale. — 21, nerf récurrent. — 22, nerf pneumogastrique. — 23, nerf grand sympathique. En arrière, on voit la coupe des muscles de la nuque et leurs aponévroses d'enveloppe.

§ 1. — APONÉVROSE CERVICALE SUPERFICIELLE

Continue *en arrière* avec les aponévroses d'enveloppe des muscles superficiels de la nuque, cette aponévrose recouvre le triangle sus-claviculaire, se dédouble au niveau du sterno-cléido-

(1) Il semble qu'il soit inutile d'indiquer quelle est la surface de section qu'on étudie dans une coupe. Souvent, en effet, il en est ainsi, mais quelquefois, comme dans ce cas, l'observation est extrêmement importante ; ainsi, dans la surface de section tenant à la tête, l'*œsophage déborderait la trachée à droite*.

mastoïdien pour lui former une gaine fibreuse, et se termine *en avant* en formant une cloison qui sépare les muscles peauciers des parties profondes. Cette aponévrose, épaisse et résistante. s'insère en haut sur le corps du maxillaire inférieur, et en bas sur le bord antérieur de la clavicule et de la fourchette du sternum. Elle constitue donc, *dans la région sous-hyoïdienne*, un plan fibreux vertical, situé entre les peauciers et les muscles sous-hyoïdiens.

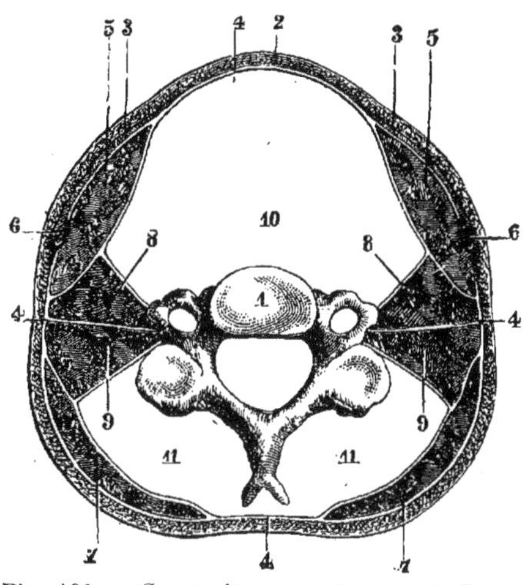

Fig. 190. — Coupe du cou pour montrer l'aponévrose cervicale superficielle et les loges musculaires formées par son dédoublement.

1, corps de la sixième vertèbre cervicale. — 2, peau. — 3, 3, fascia superficialis. — 4, 4, aponévrose cervicale. — 5, 5, sterno-mastoïdiens. — 6, 6, veine jugulaire externe. — 7, 7, trapèze. — 8, scalène antérieur. — 9, scalène postérieur. — 10, loge antérieure. — 11, 11, loge postérieure.

Sur les parties latérales du cou, elle donne deux cloisons fibreuses verticales qui se fixent sur la bifurcation des apophyses transverses des vertèbres cervicales, en embrassant les deux scalènes.

Elle adhère à l'os hyoïde. *Dans la région sus-hyoïdienne*, elle se comporte de la manière suivante : partie de la ligne médiane, elle enveloppe le ventre antérieur du digastrique ; elle adhère au tendon de ce muscle, qu'elle fixe à l'os hyoïde et qu'elle réunit au tendon du côté opposé. Elle enveloppe, dans un dédoublement, la glande sous-maxillaire, et se fixe au maxillaire inférieur. Elle envoie à l'angle de la mâchoire une lamelle qui se renverse en dedans et qui limite en bas l'excavation parotidienne. C'est à la partie postérieure de cette région que se trouve l'*aponévrose d'insertion faciale*, qui se porte du sterno-mastoïdien à l'aponévrose parotidienne et à l'angle du maxillaire. Les muscles génio-hyoïdiens et mylo-hyoïdiens sont entourés d'une gaine celluleuse plutôt qu'aponévrotique.

§ 2. — APONÉVROSE CERVICALE MOYENNE

Richet la décrit sous le nom d'*aponévrose omo-claviculaire* : elle constitue les feuillets profonds de l'aponévrose superficielle de quelques auteurs.

De forme triangulaire, elle s'insère, en haut, à l'os hyoïde ; en bas, au bord postérieur de la clavicule et de la fourchette du sternum, et sur les côtés, sur les muscles omoplat-hyoïdiens. Elle est ordinairement peu résistante. Elle se dédouble au niveau des muscles sterno-thyroïdiens et sterno-hyoïdiens, qu'elle enveloppe.

Sa face antérieure est séparée de l'aponévrose cervicale superficielle par une couche celluleuse. La face postérieure, ou profonde, est en rapport avec le larynx, la trachée, le corps thyroïde. A la partie inférieure de la région, on voit partir de cette face une foule de prolongements cellulo-fibreux, qui se jettent sur les troncs veineux brachio-céphaliques droit et gauche, et qui les fixent à l'orifice supérieur du thorax. On voit d'autres tractus fibreux très résistants se jeter sur les veines sous-clavières, et les fixer à la clavicule et à la première côte. A la partie inférieure, les veines jugulaires antérieures et externes, au moment où elles se jettent dans la sous-clavière, sont entourées également par du tissu fibreux.

On voit, en résumé, que les veines jugulaires antérieures et externes perforent une aponévrose avant de se rendre dans le thorax, et que les troncs veineux brachio-céphaliques peuvent être considérés comme traversant aussi une aponévrose, puisqu'ils adhèrent à de nombreux prolongements fibreux.

Or, si l'on se rappelle l'insertion fixe de la base de cette aponévrose au sternum et aux clavicules et celle du sommet à l'os hyoïde, on comprendra facilement la principale action des muscles omoplat-hyoïdiens, sur lesquels sont insérés les bords latéraux. En effet, ces muscles, en se contractant, redressent leur courbe et sont, par conséquent, *tenseurs* de cette aponévrose. Celle-ci, tendue, agit à son tour sur les troncs veineux qui la traversent, en dilatant, pour ainsi dire, la cavité de ces vaisseaux. Ces muscles ne se contractant que *pendant l'inspiration;* on voit que le moment de la dilatation de ces veines coïncide précisément avec le moment où le thorax, en se dilatant, attire le sang vers lui. Cette disposition des veines, nécessaire pour la respiration, explique la facilité avec laquelle l'air s'introduit dans ces vaisseaux, lorsqu'ils sont divisés sur le vivant.

L'aponévrose cervicale moyenne (1) est plutôt une lame celluleuse résistante qu'une véritable aponévrose ; elle jouit d'une certaine élasticité. Vers ses bords latéraux, on pourrait, à la rigueur, la faire continuer au delà des muscles omoplat-hyoïdiens, mais, à ce niveau, elle se confond avec le tissu cellulaire de la région.

(1) Lire la description complète de l'aponévrose cervicale moyenne, par le professeur Trolard, d'Alger, dans le *Journal de l'anatomie et de la physiologie*, 1900, mai et juin.

§ 3. — APONÉVROSE CERVICALE PROFONDE OU PRÉVERTÉBRALE

Cette aponévrose, tendue au-devant de la colonnne vertébrale, recouvre immédiatement les muscles prévertébraux et forme une gaine à chacun d'eux. Elle est en rapport en avant avec le pharynx, dont elle est séparée par le tissu cellulaire rétro-pharyngien. Les limites de cette aponévrose sont celles des muscles qu'elle recouvre.

Entre les trois aponévroses que nous venons de décrire, il existe deux loges : l'*antérieure*, remplie de tissu cellulaire et située entre le feuillet antérieur et le moyen ; la *postérieure*, située entre le feuillet moyen ou omo-claviculaire, et l'aponévrose prévertébrale. Dans cette loge, qui n'existe que dans la portion sous-hyoïdienne de la région, nous trouvons le larynx, la trachée, le corps thyroïde, le pharynx, l'œsophage, les vaisseaux et les nerfs, réunis en faisceaux sur les côtés de ces organes.

Des feuillets pseudo-aponévrotiques semblent partir des parties latérales de l'aponévrose prévertébrale, pour former à l'artère carotide primitive, à la veine jugulaire interne et au nerf pneumogastrique une *gaine fibro-celluleuse* continue à une autre gaine commune qui enveloppe le larynx, le pharynx, la trachée, l'œsophage et le corps thyroïde. A la gaine vasculaire et nerveuse est accolé le nerf grand sympathique. Il ne faut pas oublier que toutes ces gaines ne sont pas aponévrotiques, mais simplement celluleuses et assez denses. Elles se comportent cependant comme les aponévroses, et les abcès de cette région fusent dans le médiastin, en suivant le tissu conjonctif qui entoure la trachée et les bronches.

CHAPITRE III

MUSCLES EXTÉRIEURS DU TRONC ET APONÉVROSES

Ces muscles constituent quatre régions :

1. Muscles de la région thoracique antérieure.
2. Muscles de la région thoracique latérale.
3. Muscles de la paroi abdominale.
4. Muscles de la région postérieure du tronc.

ARTICLE PREMIER

MUSCLES DE LA RÉGION THORACIQUE ANTÉRIEURE

Ces muscles sont au nombre de trois : grand pectoral, petit pectoral, sous-clavier.

Dissection. — Après avoir lu les muscles grand pectoral, petit pectoral et sous-clavier, placez un billot sous le dos du sujet, et écartez le bras du côté où vous voulez faire la préparation. Faites une incision verticale, comprenant seulement la peau, sur la ligne médiane, depuis la fourchette du sternum jusqu'à 5 ou 6 centimètres au-dessous de l'appendice xiphoïde. Des extrémités de cette incision verticale, faites partir deux incisions horizontales, l'une au niveau de la clavicule, se prolongeant jusqu'au moignon de l'épaule, l'autre au-dessous de la mamelle. Une quatrième incision, partant de l'extrémité externe de la supérieure et se dirigeant vers la partie moyenne du bras, complétera les lignes de dissection du grand pectoral. Quelques auteurs recommandent deux incisions seulement : la verticale médiane, et une incision oblique allant du milieu de celle-ci au moignon de l'épaule ; elles sont toujours insuffisantes et ne permettent pas de découvrir le tendon du muscle.

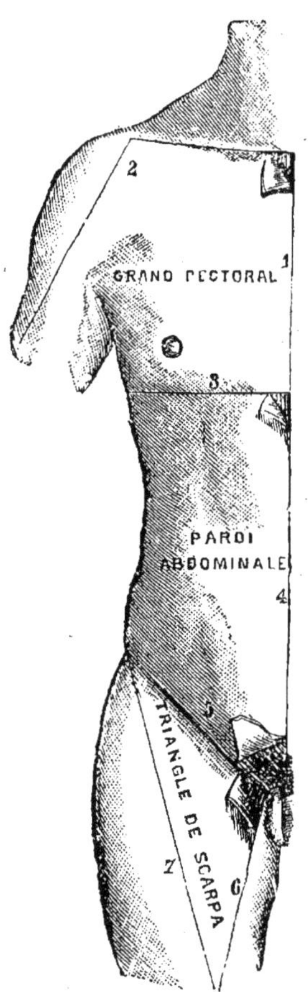

Fig. 191. — Dissection des pectoraux.

1, 2, 3, les trois incisions de la peau pour découvrir le muscle.

Disséquez avec soin le lambeau circonscrit par les incisions ; vous trouverez dans le tissu cellulaire sous-cutané, au-dessous de la clavicule, les insertions inférieures du peaucier, et la terminaison des branches inférieures du plexus cervical superficiel. Enlevez ensuite l'aponévrose superficielle du *grand pectoral*, en dirigeant le tranchant du scalpel parallèlement à ses fibres.

Quand ce muscle sera étudié, il faudra l'enlever en le détachant de ses insertions fixes. On procédera avec soin à cette opération ; en rejetant le muscle en dehors, on constatera la présence d'une aponévrose très épaisse sur sa face profonde, et l'on trouvera, vers la partie moyenne du muscle, des branches artérielles de l'acromio-thoracique, et son nerf, qui vient du plexus brachial, en passant sous la clavicule.

Avant de détacher ce muscle à ses insertions fixes, il faut étudier ses rapports avec le deltoïde, la veine céphalique et l'artère acromio-thoracique, contenus dans le sillon qui sépare ces deux muscles. Chez la femme, il faudra étudier la mamelle, située entre ce muscle et la peau.

Le grand pectoral étant renversé, vous apercevrez la face superficielle du *petit pectoral* et ses insertions. Constatez la présence d'une aponévrose (clavi-axillaire) qui descend de la face inférieure de la clavicule, se dédouble sur le petit pectoral, et se fixe en bas à l'aponévrose du creux de l'aisselle. Enlevez le tissu cellulo-graisseux qui se trouve dans un triangle limité par le petit pectoral en bas, le sous-clavier en haut, les parois thoraciques en dedans. Dans cet espace, vous verrez le nerf du grand pectoral, et au fond, la veine axillaire, en arrière de laquelle se trouve l'artère.

Dans la même préparation et sans autre opération, étudiez le *sous-clavier*. Ce muscle est assez difficile à découvrir pour les débutants, parce qu'il est entouré d'une aponévrose épaisse, qui cache la couleur des fibres musculaires; il est donc indispensable de l'avoir étudié avant de le disséquer.

En détachant le petit pectoral à ses insertions sur le thorax, et en le rejetant en dehors, on découvre les organes contenus dans le creux axillaire, vaisseaux, nerfs, coraco-brachial et courte portion du biceps. (Voy. *Creux axillaire.*)

§ 1. — GRAND PECTORAL (fig. 192,6).

Muscle large, épais, triangulaire, situé à la partie antérieure et supérieure du thorax.

Insertions. — 1° *Fixes*. Aux deux tiers internes du bord antérieur de la clavicule ; à toute l'étendue de la face antérieure du sternum, où ses fibres tendineuses s'entre-croisent avec celles du côté opposé ; à la face antérieure des six premiers cartilages costaux; à la face externe de la septième côte; à la ligne blanche abdominale, par un petit faisceau.

2° *Mobiles*. A la lèvre antérieure de la coulisse bicipitale par un tendon large aplati, qui mesure 3 à 4 centimètres de hauteur.

Rapports. — 1° Le muscle est recouvert dans presque toute son étendue par l'aponévrose et la peau, en haut par le peaucier, en bas par la glande mammaire, dont il est séparé par un tissu cellulaire très lâche chez les femmes qui ont les mamelles très volumineuses (Chassaignac y a trouvé plusieurs fois une bourse séreuse). Vers sa partie externe, la face antérieure du muscle est recouverte par le deltoïde et par la veine céphalique, logée dans le tissu cellulaire qui remplit l'interstice de ces muscles.

2° Il recouvre le petit pectoral, le sous-clavier, la partie antérieure du grand dentelé, les côtes et les intercostaux. Il forme, avec le petit pectoral, la paroi antérieure du creux de l'aisselle, et là, il recouvre les deux portions du biceps et le coraco-brachial, les vaisseaux axillaires et les nerfs du plexus brachial.

3° Son bord externe est souvent appliqué contre le bord du deltoïde, mais le plus souvent, il en est séparé par un espace celluleux, dans lequel on voit l'artère acromio-thoracique et la veine céphalique qui suit le bord deltoïdien, en se portant au-devant du tendon du grand pectoral.

4° Son bord antérieur forme le bord antérieur du creux axillaire : il est recouvert par l'aponévrose et la peau.

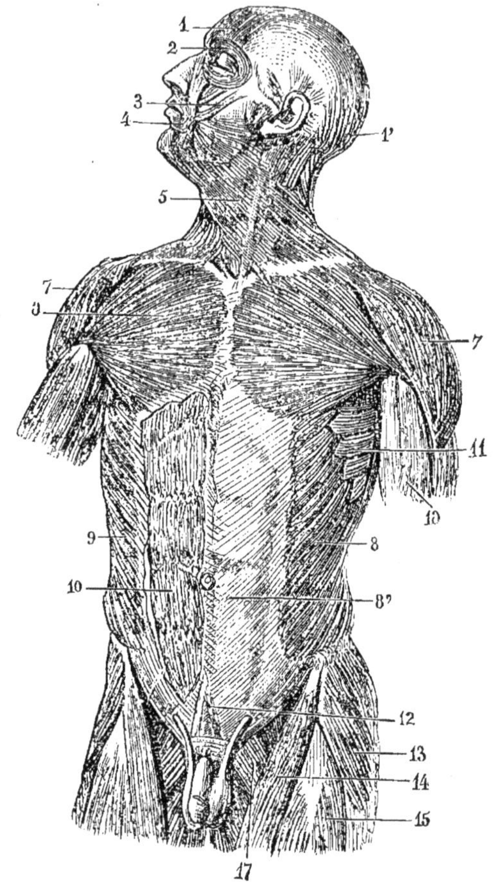

Fig. 192. — Muscles de la partie antérieure du tronc, du cou et de la face.

1, frontal. — 1', occipital. — 2, orbiculaire des paupières. — 3, zygomatique. — 4, orbiculaire des lèvres. — 5, peaucier. — 6, grand pectoral. — 7, 7, deltoïde. — 8, grand oblique de l'abdomen. — 8, aponévrose du grand oblique. — 9, grand oblique droit divisé à sa partie interne pour montrer le muscle droit de l'abdomen 10. — 11, grand dentelé. — 12, pyramidal. — 13, tenseur du fascia lata. — 14, couturier. — 15, droit antérieur. — 16, coupe du biceps. — 17, pectiné.

Structure. — Ce muscle est divisé en deux portions par une ligne celluleuse correspondant à l'articulation des deux premières pièces du sternum. La portion supérieure, ou claviculaire, se dirige en dehors et en bas, passe au-devant des fibres inférieures et va former la partie inférieure du tendon. La portion inférieure, ou thoracique se dirige en haut, contourne les fibres supérieures en passant par derrière, et va former la partie supérieure du tendon.

Action. — Il porte l'humérus en avant et en dedans, il est un peu rotateur de l'humérus en dedans. Si le bras est élevé, il abaisse l'humérus. Si l'humérus est fixé, il est légèrement inspirateur.

§ 2. — PETIT PECTORAL

Petit muscle triangulaire, situé au-dessous du précédent.

Insertions. — 1° *Fixes*. A la face externe et au bord supérieur des troisième, quatrième et cinquième côtes. 2° *Mobiles*. Au bord antérieur de l'apophyse coracoïde, où il se confond avec le coraco-brachial et la courte portion du biceps.

Rapports. — 1° Il est recouvert par le grand pectoral, et, à son sommet, par le deltoïde ; 2° il recouvre les côtes, les muscles inter-costaux, le grand dentelé, et il forme, avec le grand pectoral, la paroi antérieure du creux de l'aisselle. Son bord supérieur est séparé du sous-clavier par un espace triangulaire, au fond duquel on voit les vaisseaux et les nerfs du creux axillaire.

Action. — Ce muscle prend son point fixe sur les côtes, il porte le moignon de l'épaule en bas, en avant et en dedans, en agissant sur l'omoplate. Lorsque l'omoplate est fixée par les muscles, le petit pectoral élève les côtes ; il est alors inspirateur.

§ 3. — SOUS-CLAVIER

Petit muscle triangulaire, allongé, situé au-dessous de la clavicule.

Insertions. — En bas, il s'insère par un tendon au bord supérieur du premier cartilage costal. De là, il se dirige en haut et en dehors, pour s'insérer à toute l'étendue de la gouttière sous-clavière de la clavicule.

Rapports. — Recouvert par le grand pectoral, il recouvre la veine et l'artère sous-clavières. Son bord inférieur forme, avec le bord supérieur du petit pectoral et les côtes, un triangle au fond duquel on pratique la ligature de l'artère axillaire dans son tiers supérieur.

Ce muscle est entouré d'une aponévrose très résistante, qui se continue en bas avec le *ligament suspenseur* de Gerdy (p. 330).

Action. — Il abaisse la clavicule, et ne peut, dans aucun cas, élever la première côte.

Les trois muscles de la région thoracique antérieure reçoivent leurs nerfs du *plexus brachial*.

ARTICLE II

APONÉVROSES DE LA RÉGION THORACIQUE ANTÉRIEURE ET CREUX AXILLAIRE

1° Aponévroses. — Ces aponévroses doivent être préparées en même temps que les muscles de cette région. On en trouve deux. La plus superficielle forme au grand pectoral une gaine cellulo-fibreuse ; elle envoie des prolongements dans son épaisseur. Elle se comporte d'une manière toute spéciale à la partie externe du muscle : 1° elle glisse de la face antérieure du grand pectoral sur le bord inférieur qui borde le creux de l'aisselle ; elle se contourne pour se porter sur le bord inférieur du grand dorsal en fermant la cavité ; 2° elle se continue en dehors avec l'aponévrose du muscle deltoïde.

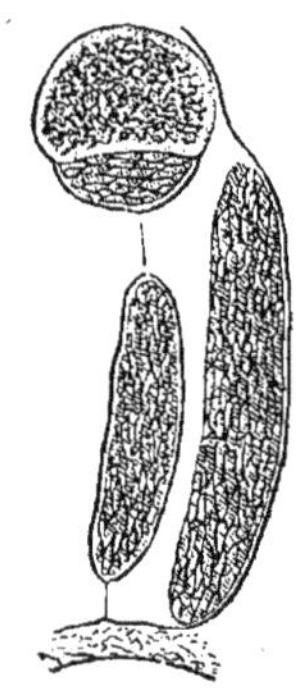

Fig. 193. — Coupe antéro-postérieure de la clavicule et des muscles de la paroi antérieure de l'aisselle. On voit en haut la coupe de la clavicule et du muscle sous-clavier ; à droite, celle du grand pectoral et de son aponévrose ; en bas, celle de la base du creux axillaire ; à gauche, celle du petit pectoral et du *ligament suspenseur*, qui se dédouble au niveau de ce muscle (figure schématique).

L'aponévrose profonde, ou *aponévrose clavi-coraco-axillaire*, est importante à connaître pour le chirurgien. Elle s'insère en haut sur la face inférieure de la clavicule, où elle se dédouble pour former au sous-clavier une gaine fibreuse résistante. De là, elle descend verticalement et embrasse, en se dédoublant de nouveau, le petit pectoral. Elle continue sa marche descendante et vient se fixer à l'aponévrose citée plus haut, et qui ferme le creux de l'aisselle. Elle se fixe en dehors sur l'apophyse coracoïde et sur le biceps. Ce feuillet aponévrotique est appliqué à la face postérieure du grand pectoral. C'est lui qui détermine la concavité de la base de l'aisselle par son adhérence à l'aponévrose tendue entre le grand pectoral et le grand dorsal. C'est lui encore qui augmente la concavité du creux de l'aisselle quand on élève le moignon de l'épaule. C'est pour ces raisons que Gerdy appelait *ligament suspenseur de l'aisselle* la portion de cette aponévrose située au-dessous du petit pectoral.

2° Creux axillaire. — Dissection. — Le creux axillaire doit être étudié après les muscles de la région thoracique antérieure.

Après avoir disséqué les pectoraux comme il a été dit plus haut, continuez à détacher la peau du côté du creux axillaire, et pratiquez-y une ou deux incisions, si cela est nécessaire.

Enlevez ensuite le tissu cellulaire et les ganglions lymphatiques, de manière à dégager les vaisseaux, les nerfs et les muscles contenus dans la cavité.

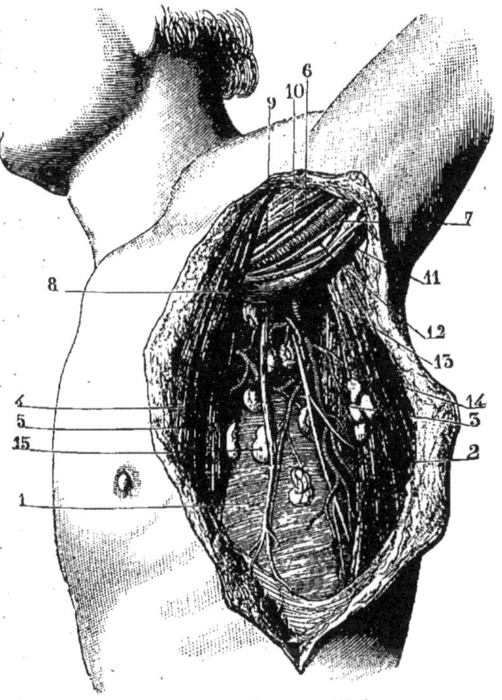

Fig. 194. — Creux axillaire.

1, grand dentelé, paroi interne. — 2, grand dorsal, paroi postérieure. — 3, grand rond, paroi postérieure. — 4, grand pectoral, paroi antérieure. — 5, petit pectoral, paroi antérieure. — 6, coraco-brachial et courte portion du biceps. — 7, artère axillaire. — 8, veine axillaire. — 9, nerf musculo-cutané. — 10, nerf médian. — 11, brachial cutané interne. — 12, nerf radial, porté un peu en dedans par un fil. — 13, nerf cubital. — 14, artère scapulaire inférieure. — 15, ganglions lymphatiques.

On voit, en outre, dans cette figure, l'artère et la veine thoraciques inférieures et le nerf du grand dorsal.

Si les muscles thoraciques n'étaient pas préparés préalablement, vous pourriez pénétrer dans la région en pratiquant trois incisions à la base de l'aisselle, deux le long du bord inférieur du grand pectoral et du grand dorsal, se réunissant vers le bras, une troisième rejoignant les deux précédentes à la partie supérieure et latérale du thorax.

Si vous éprouvez trop de difficultés dans la dissection du contenu, détachez les pectoraux, préalablement disséqués, à leurs insertions fixes, et rejetez-les en dehors.

Il est un peu long d'enlever la totalité du tissu cellulo-adipeux de cette région, mais cette opération est indispensable pour arriver à étudier l'ensemble de la région.

De la description des muscles des régions thoraciques antérieure et latérale du dos et de l'épaule, il résulte que tous ces muscles limitent une cavité profonde, située au-dessous de la racine du membre supérieur, *en dedans de l'articulation qui en est complètement séparée* par le muscle sous-scapulaire.

Cette cavité a la forme d'une pyramide triangulaire, creuse, dans laquelle passent principalement des vaisseaux et des nerfs. Ces organes déterminent la direction de la cavité, qui est oblique de haut en bas et de dedans en dehors (1).

Le creux de l'aisselle offre une paroi antérieure, une paroi postérieure, une paroi interne, un bord antérieur, un bord postérieur, un bord externe, une base, un sommet et un contenu.

1° *Paroi antérieure.* — Verticale, elle sépare la fosse sous-claviculaire du creux axillaire. Elle est formée par le grand pectoral et le petit pectoral. Le premier de ces muscles forme seul le bord inférieur de cette paroi.

2° *Paroi postérieure.* — Verticale aussi, cette paroi est formée par le bord externe de l'omoplate et les muscles qui s'insèrent à la petite tubérosité de l'humérus, à la lèvre postérieure, et au fond de la coulisse bicipitale. Ces muscles sont : le grand rond, le grand dorsal et le sous-scapulaire. Ce dernier muscle occupe la partie la plus élevée de cette paroi ; les deux autres, la partie inférieure. Le grand rond et le grand dorsal constituent aussi le bord inférieur de la paroi postérieure, au niveau duquel le grand dorsal contourne le grand rond en spirale.

Les parois antérieure et postérieure du creux de l'aisselle sont doublées, l'antérieure par la partie antérieure du deltoïde, la postérieure par la partie postérieure du deltoïde, par la longue portion du triceps qui est accolée à la face postérieure du grand rond, et par le petit rond qui est placé derrière le triceps.

3° *Paroi interne.* — Convexe, cette paroi est formée uniquement par le muscle grand dentelé, qui est appliqué sur les côtes et les muscles interscostaux.

4° *Bord antérieur.* — Mince, il résulte de l'accolement du grand pectoral et du petit pectoral au grand dentelé. A son niveau, on peut séparer ces muscles jusqu'aux insertions des pectoraux.

5° *Bord postérieur.* — Analogue au précédent, il est formé par

(1) La plupart des auteurs décrivent à l'aisselle quatre parois, mais cette manière de voir ne me paraît pas conforme à la disposition de cette région. On peut s'en assurer en jetant les yeux sur la figure 195.

l'accolement du sous-scapulaire au grand dentelé ; on peut séparer les deux muscles jusqu'au bord de l'omoplate.

6° *Bord externe*. — Ce bord est formé par la coulisse bicipitale, à laquelle s'insèrent le grand pectoral de la paroi antérieure, le grand rond et le grand dorsal de la paroi postérieure. La longue portion du biceps y est contenue et peut être comprise dans la cavité même de la région.

7° *Base*. — La base est formée par la peau, doublée d'une aponévrose résistante.

8° *Sommet*. — Le sommet est situé en haut et en dedans ; il est triangulaire, et limité par le premier espace intercostal, la clavicule et le bord supérieur du sous-scapulaire. Il est fermé par les vaisseaux sous-claviers et les nerfs du plexus brachial.

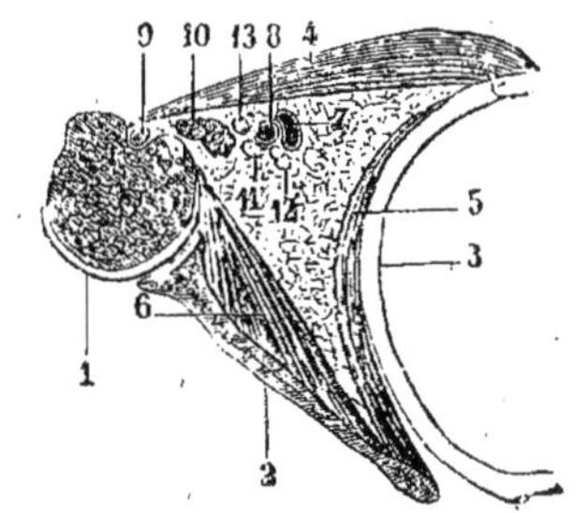

Fig. 195. — Coupe transversale du creux axillaire du côté gauche, un peu au-dessus de la base.

1, extrémité supérieure de l'humérus. — 2, omoplate. — 3, côtes. — 4, grand pectoral, paroi antérieure. — 5, grand dentelé, paroi interne. — 6, sous-scapulaire, paroi postérieure. — 7, veine axillaire. — 8, artère axillaire. — 9, tendon de la longue portion du biceps dans la coulisse bicipitale. — 10, courte portion du biceps et coraco-brachial. — 11, 12, 13, branches terminales du plexus brachial.

Le *contenu* du creux de l'aisselle est constitué : 1° par le coraco-brachial et la courte portion du biceps, accolés à la paroi antérieure et près du bord externe ; 2° par les nerfs du plexus brachial qui descendent obliquement du sommet à la base, où ils se séparent ; 3° par les vaisseaux axillaires, obliques dans le même sens ; 4° par des vaisseaux et des ganglions lymphatiques nombreux. Ces ganglions s'enflamment dans la lymphangite du membre supérieur. Ils deviennent cancéreux dans le cancer du sein et, lorsqu'ils sont envahis, ils sont bien difficiles à extirper en totalité ; 5° par un tissu cellulaire abondant qui réunit entre eux ces nombreux organes. Ce tissu se prolonge : en haut, du côté du thorax et du cou, avec les nerfs et les vaisseaux ; en bas, avec les nerfs et les vaisseaux du bras ; en avant et en arrière avec les interstices celluleux qui séparent les muscles.

De nombreuses *aponévroses* entrent dans la constitution de cette région. A la partie inférieure, ou base, on trouve une aponévrose horizontalement étendue et qui se confond : en dehors, avec l'aponévrose brachiale ; en dedans, avec la lamelle celluleuse qui recouvre le grand dentelé, tandis qu'en avant et en arrière elle contourne le bord inférieur des muscles grand pectoral et grand dorsal, pour se confondre avec l'aponévrose superficielle de ces

PLANCHE I. — Régions axillaire et sus-claviculaire.

Il est difficile d'obtenir dans une seule pièce ces deux régions bien préparées. Nous en avons sacrifié plusieurs avant d'arriver à ce résultat qui nous paraît acceptable. M. Jacquemin a pris ce dessin avec intelligence. On voit bien, par le contour du cou, par la tête de l'humérus et par l'apophyse coracoïde, qu'il s'agit des régions axillaire et sus-claviculaire du côté droit, le sujet étant supposé debout. Notre système de fenêtres a été ici largement pratiqué.

1, petite tubérosité de l'humérus et tendon du sous-scapulaire. (Dans les luxations sous-coracoïdienne et intra-coracoïdienne, la tête de l'humérus glisse sous l'apophyse coracoïde, entre l'omoplate et le muscle sous-scapulaire. La tête peut alors comprimer les vaisseaux axillaires et les nerfs du plexus brachial, d'où engourdissement et paralysie du bras; la tête peut aussi tirailler le nerf circonflexe, d'où paralysie du deltoïde). — 2, sommet de l'apophyse coracoïde. (Le petit pectoral, le coraco-brachial, le biceps, le ligament acromio-coracoïdien et les ligaments coraco-claviculaires s'y insèrent). — 3, 3, clavicule. (C'est le premier os qui se montre chez l'embryon, avant le 35e jour; un point complémentaire se montre de dix-huit à vingt ans, à la partie supérieure de l'extrémité interne. La clavicule et le bord inférieur du grand pectoral formant les limites supérieure et inférieure de la paroi antérieure du creux axillaire). — 4, tendon du petit pectoral. (Ce muscle recouvre immédiatement les vaisseaux et nerfs du creux axillaire. Son bord supérieur sert de point de repère pour la ligature de l'artère axillaire à sa partie supérieure). — 5, tendons réunis du coraco-brachial et de la courte portion du biceps. — 6, tendon de la longue portion du biceps. (Traverse l'articulation scapulo-humérale, entouré par une gaine de la synoviale et s'attache à la partie supérieure de la cavité glénoïde). — 7, insertion humérale du grand pectoral, tendon large et aplati. — 8, grande fenêtre sur le muscle grand pectoral pour montrer les organes profonds. (Insertion face antérieure du *sternum*, deux tiers internes du bord antérieur de la *clavicule*, six premiers cartilages costaux, 7e côte, ligne blanche abdominale, et lèvre antérieure de la gouttière bicipitale; animé par plexus brachial; formant avec le petit pectoral la paroi du creux axillaire; porte l'humérus en avant et en dedans). — 9, 9, deltoïde, échancré pour montrer les organes profonds. (Insertion tiers externe du bord antérieur de la *clavicule*, lèvre inférieure de l'épine de l'omoplate, et empreinte deltoïdienne de l'*humérus*; animé par nerf circonflexe; il élève le bras jusqu'à l'horizontale, le porte en avant par ses fibres antérieures, en arrière par ses fibres postérieures. La grande bourse *séreuse deltoïdienne*, pouvant devenir le siège d'épanchements, le sépare de l'humérus). — 10, trapèze. (Sa partie supérieure est quelquefois le siège de torticolis). — 11, sterno-mastoïdien avec une large échancrure pour montrer les organes profonds. (Siège ordinaire du torticolis.) — 12, splénius. (Moitié inférieure raphé médian cervical postérieur, apophyse épineuse des deux dernières *vertèbres cervicales*, des cinq premières *dorsales*, deux tiers externes de la ligne courbe supérieure de *l'occipital*, et apophyse transverse de l'*atlas* et de l'*axis*; tourne la face du côté opposé). — 13, angulaire de l'omoplate. (Apophyse transverse de l'*atlas* et de l'*axis*, tubercule postérieur des apophyses transverses des trois *vertèbres* suivantes et angle supérieur de l'omoplate. Elève l'épaule avec la partie supérieure du trapèze). — 14, scalène antérieur et nerf phrénique qui passe au-devant de ce muscle. (Tubercule antérieur des apophyses transverses des 3e, 4e et 5e vertèbres cervicales, et tubercule de Lisfranc; animé par plexus brachial; inspirateur, il élève le thorax; satellite de l'artère sous-clavière. La tête étant inclinée du côté opposé, il devient rigide et sert de guide au doigt, qui trouve facilement le tubercule osseux, et l'artère immédiatement en arrière. Le nerf, par sa blancheur, sert à reconnaître le muscle.) — 15, artère carotide primitive, en partie cachée par la veine jugulaire interne. (25 cas d'anévrysmes de la carotide, dans le tableau de 551 cas de Crisp.) — 16, artère sous-clavière. (23 cas d'anévrysmes de la sous-clavière sur 551 (Crisp.) C'est surtout en dehors des scalènes qu'on pratique la ligature de la sous-clavière. Elle fournit, en haut la vertébrale et la thyroïdienne inférieure, en bas la mammaire interne et l'intercostale supérieure; en dehors, la scapulaire supérieure, la scapulaire postérieure et la cervicale profonde. Dans la ligature, la circulation se rétablit par les anastomoses des scapulaires autour de l'omoplate. — 17, veine jugulaire interne. (Apporte au cœur le sang de la circulation veineuse intra-crânienne [sinus et veines du cerveau]. Tout ce petit appareil veineux est dépourvu de valvules, la veine traverse le cou déchiré postérieur; elle se réunit à la veine sous-clavière). — 18, artère scapulaire supérieure, branche de la sous-clavière. (La veine scapulaire supérieure l'accompagne; le tronçon veineux qui croise perpendiculairement l'artère scapulaire supérieure, en arrière de la clavicule, appartient à la veine thyroïdienne inférieure; plus haut, on voit une artère sans chiffre indicateur; c'est la scapulaire postérieure. Toutes les branches collatérales de la sous-clavière naissent le plus souvent en dedans des scalènes). — 19, artère axillaire. (Elle fournit l'acromio-thoracique, la thoracique inférieure, la scapulaire inférieure, la circonflexe antérieure et la circonflexe postérieure. Lorsqu'on fait la ligature en haut, la circulation se rétablit par les anastomoses des scapulaires qui se dilatent autour de l'omoplate; 18 cas d'anévrismes de l'axillaire sur 551 cas relevés en Angleterre par Crisp.) — 20, veine axillaire. (La compression de la veine par les tumeurs anévrysmales et autres, explique l'œdème du membre supérieur qui complique les tumeurs axillaires). — 21 et 22, veines acromio-thoracique et circonflexe. (L'artère acromio-thoracique est située un peu plus haut au-dessous de la clavicule). — 23, branche antérieure du cinquième nerf cervical. (Elle concourt à la formation du plexus brachial; les quatre premières forment le plexus cervical). — 24, nerf phrénique. — 25, racine interne du nerf médian passant en avant de l'artère axillaire. — 26, origine du nerf cubital et du nerf brachial cutané interne. — 27, nerf circonflexe et artère circonflexe postérieure. — 28, ponctuation représentant le trajet du tronc veineux brachio-céphalique du côté droit.

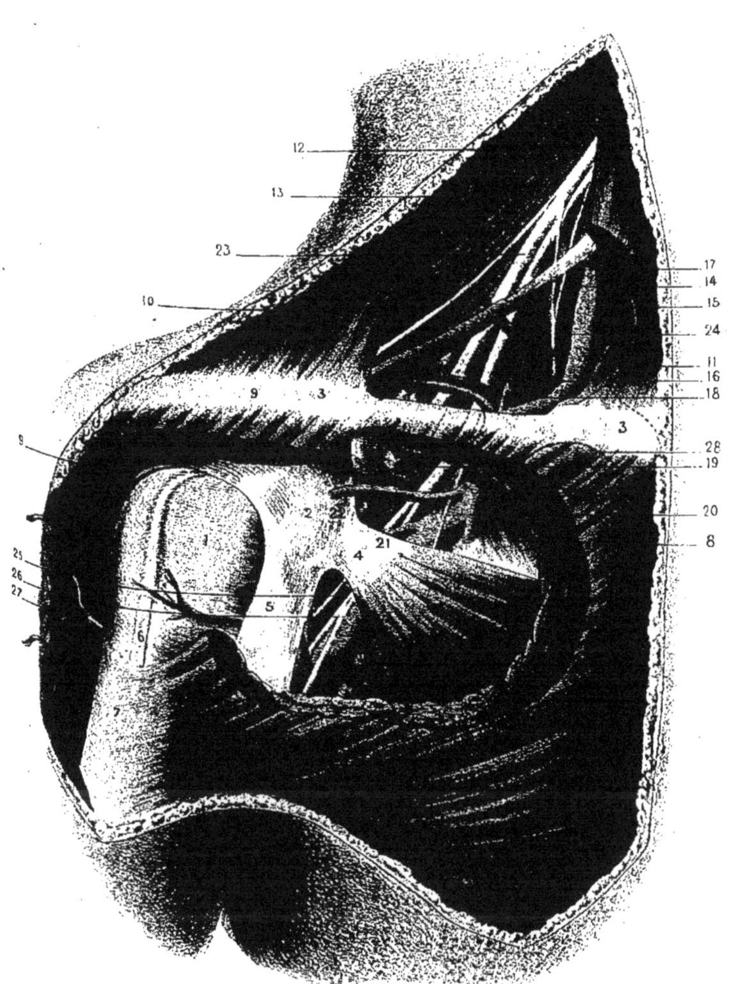

J.-A. Fort *prep.*

E. Jacquemin *ad nat. del.*

PLANCHE I. — Régions axillaire et sus-claviculaire

muscles, dont la contraction détermine sa tension. L'aponévrose clavi-coraco-axillaire déjà décrite, et connue dans sa moitié inférieure, depuis Gerdy, sous le nom de *ligament suspenseur de l'aisselle*, est située derrière le grand pectoral ; elle descend de la cla-

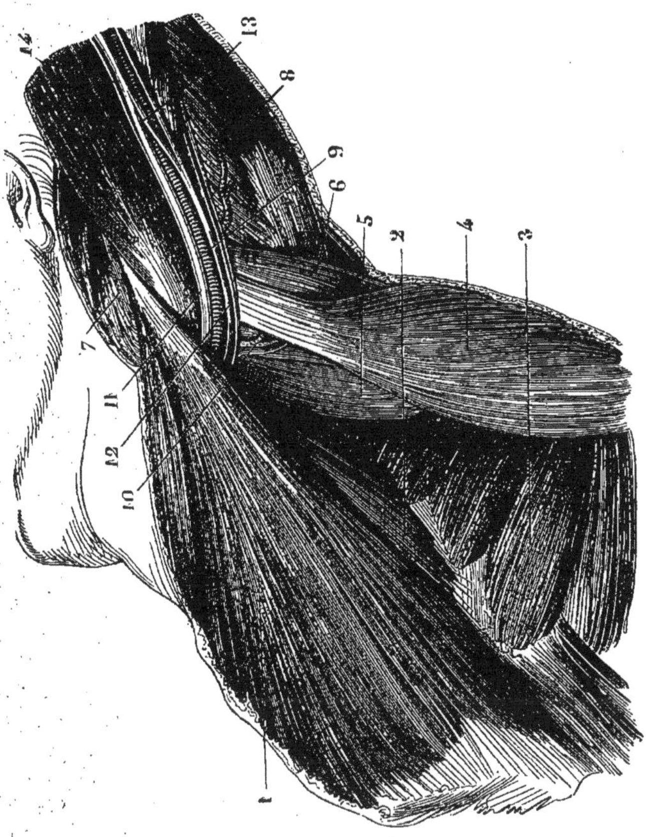

Fig. 196. — Creux axillaire.

1, grand pectoral. — 2, petit pectoral. — 3, grand dentelé. — 4, grand dorsal. — 5, sous-scapulaire. — 6, grand rond. — 7, partie antérieure du deltoïde. — 8, longue portion du triceps. — 9, artère axillaire. — 10, vaisseaux et nerfs circonflexes. — 11, tronc commun d'origine du nerf musculo-cutané et de la racine externe du médian. — 12, tronc commun d'origine de la racine interne du médian, du cubital et du brachial cutané interne. — 13, racine interne du médian. — 14, nerf musculo-cutané.

vicule, et, après avoir enveloppé dans son dédoublement le petit pectoral, elle s'insère perpendiculairement sur la face supérieure de l'aponévrose de la base de cette cavité.

Lorsqu'une *adénite* du creux axillaire suppure, le pus forme généralement un vaste abcès en arrière des pectoraux.

ARTICLE III

MUSCLES DE LA RÉGION THORACIQUE LATÉRALE

Ces muscles sont : le grand dentelé, les intercostaux, les surcostaux et les sous-costaux.

Dissection. — Le muscle *grand dentelé* ne peut être étudié qu'après les muscles de la région antérieure du thorax. Lorsque ces derniers ont été détachés, comme il a été dit précédemment, à leurs insertions fixes, on procède à l'étude de l'artère axillaire et de ses branches, de la veine axillaire et des nerfs du plexus brachial. On fait une incision verticale sur la peau, depuis les dernières fausses côtes jusqu'au creux axillaire, où elle vient rejoindre celle qui avait été faite préalablement pour la dissection du grand pectoral. On dissèque la peau en dehors et en dedans, et l'on a bien soin de conserver les ramifications de l'artère mammaire externe et du nerf du grand dentelé, qui descendent sur la face externe de ce muscle. En soulevant la peau vers les digitations du grand dentelé, il faut prendre garde d'enlever les branches perforantes latérales des deuxième et troisième nerfs intercostaux, qui vont s'anastomoser avec le plexus brachial. On examine les rapports de la partie supérieure de ces muscles avec les organes du creux axillaire et avec le sous-scapulaire.

Ensuite, on divise la clavicule à sa partie moyenne par un trait de scie, et l'on renverse en arrière le membre supérieur avec l'épaule. Par ce mouvement, on sépare le sous-scapulaire du grand dentelé. Pour voir la face profonde de ce muscle et ses rapports avec les muscles intercostaux, on le détache à ses insertions sur l'omoplate et on le rejette en avant, en mettant ainsi à découvert les côtes et les intercostaux externes.

Les muscles *intercostaux externes* se trouvent préparés lorsqu'on a enlevé le grand dentelé. Il est inutile de les découvrir dans toute l'étendue du thorax, attendu qu'ils ont partout la même disposition. Cependant, si l'on voulait faire une préparation spéciale des muscles intercostaux, on serait obligé d'enlever aussi les pectoraux, les muscles de l'abdomen et les petits dentelés postérieurs. L'intercostal externe étant connu, on incise le bord supérieur de ce muscle en rasant avec précaution le bord inférieur de la côte. On renverse ce muscle en bas, et l'on constate de bas en haut le nerf intercostal, l'artère et la veine intercostales. En incisant ensuite de la même manière le muscle *intercostal interne*, on arrive sur la plèvre.

Les muscles *sous-costaux* ne peuvent être étudiés qu'à l'intérieur du thorax; il suffit, pour les préparer, d'enlever la plèvre et l'aponévrose qui la double. On peut aussi, de cette manière, étudier les *intercostaux internes*.

Les muscles *sur-costaux* doivent être étudiés après les muscles de la région du dos, car à ce moment ils se trouvent complètement découverts.

§ 1. — GRAND DENTELÉ (fig. 197,5).

Muscle large, quadrilatère, appliqué sur les parties latérales du thorax.

Insertions. — 1° *Fixes*. Aux neuf ou dix premières côtes, par autant de digitations qui s'entre-croisent avec celles du grand oblique de l'abdomen. 2° *Mobiles*. A la lèvre antérieure du bord spinal de l'omoplate, dans toute son étendue, et, par deux faisceaux, à la surface triangulaire située en avant des angles supérieur et inférieur de cet os.

Division du muscle et direction des fibres. — On considère au grand dentelé trois portions ou faisceaux : la *portion supérieure*, 5, est formée par un faisceau très épais, qui naît des deux premières côtes, et qui se dirige en haut et en arrière, pour s'attacher à la sur-

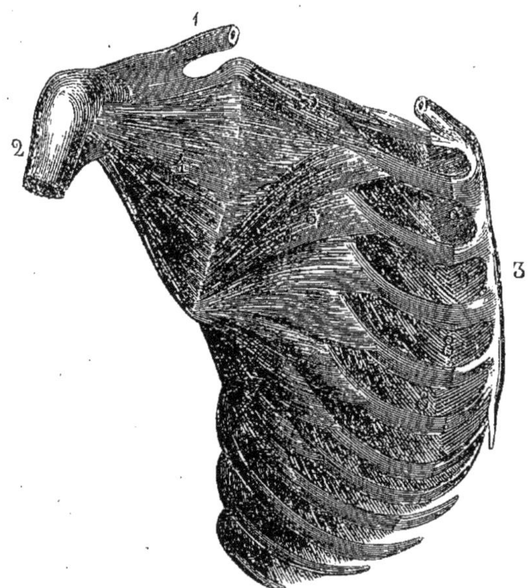

Fig. 197. — Face latérale droite du thorax ; l'omoplate est rejetée en arrière.
1, clavicule. — 2, humérus. — 3. sternum. — 4. sous-scapulaire. — 5, faisceau supérieur du grand dentelé. — 6, faisceau moyen. — 7, faisceau inférieur. — 8, 8, extrémité antérieure de l'intercostal externe. — 9, 9, extrémité antérieure de l'intercostal interne.

face triangulaire située en avant de l'angle supérieur de l'omoplate.

La *portion moyenne*, 6, descend en bas et en arrière ; elle est constituée par les digitations de la deuxième et de la troisième côte ; elle s'insère en arrière à toute l'étendue du bord spinal de l'omoplate.

La *portion inférieure*, 7, comprend toutes les autres digitations, de cinq à sept. Toutes les fibres de cette portion convergent vers l'angle inférieur de l'omoplate, en avant duquel elles s'insèrent ; elles forment un muscle rayonné.

Rapports. — 1° Il est recouvert, dans ses deux tiers inférieurs, par la peau, dont il est séparé par les ramifications du nerf du grand dentelé et de l'artère mammaire externe ; en haut et en arrière par le sous-scapulaire ; en haut et en avant par le grand et le petit pectoral ; en haut et au milieu, où il constitue la paroi interne du creux axillaire, il est recouvert par les nerfs du plexus brachial et les vaisseaux axillaires. Le grand dentelé est séparé de tous ces organes par une grande quantité de tissu cellulaire. 2° Il recouvre les côtes et les intercostaux externes, dont il est séparé par du tissu cellulaire lâche.

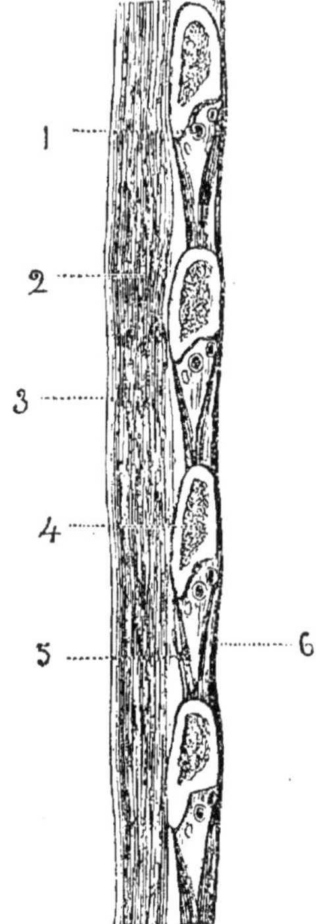

Fig. 198. — Coupe verticale d'une portion de la paroi thoracique du côté droit, pour montrer les rapports des muscles intercostaux.

1, bord inférieur de la côte, avec sa gouttière qui reçoit le nerf et les vaisseaux intercostaux. — 2, 3, 4, coupe de la paroi thoracique. — 5, coupe de l'intercostal externe. — 6, coupe de l'intercostal interne.

Action. — Ordinairement, ce muscle prend *son point fixe sur le thorax*. Il fait glisser l'omoplate en avant, en dehors et un peu en haut. Ce dernier mouvement s'explique par la prédominance d'action de sa portion inférieure. Dans ce mouvement, l'angle supérieur de l'omoplate est à peu près immobile, l'angle inférieur se porte en avant et en dehors, tandis que l'angle externe s'élève.

L'*omoplate étant fixée*, le grand dentelé devient inspirateur par sa portion supérieure, et surtout par sa portion inférieure, tandis qu'il devient expirateur par sa portion moyenne, dont les fibres se dirigent en sens inverse des autres.

Le grand dentelé agit énergiquement lorsqu'on pousse un corps lourd devant soi avec l'épaule (Duchenne).

Il reçoit un nerf particulier du *plexus brachial*.

§ 2. — INTERCOSTAUX (fig. 198).

Au nombre de deux pour chaque espace, ces muscles sont divisés en interne et externe.

Ils remplissent l'espace intercostal correspondant ; mais chaque muscle isolé est un peu plus court que l'espace. En effet, le muscle interne s'étend de l'angle des côtes au sternum, tandis que l'externe se porte de la colonne vertébrale aux articulations des côtes avec leur cartilage.

1° Le *muscle intercostal interne*, étendu de l'angle des côtes au sternum, est formé de fibres dirigées de haut en bas et d'avant en arrière. Il s'insère en haut à la lèvre interne de la gouttière costale, sur la face interne de la côte, et en bas au bord supérieur de la côte qui est au-dessous.

2° Le *muscle intercostal externe*, étendu de la colonne aux cartilages costaux, est formé de fibres dirigées de haut en bas et d'arrière en avant. Il s'insère, en haut, à la lèvre externe de la gouttière costale; en bas, sur le bord supérieur de la côte qui est au-dessous.

Rapports. — L'interne est en rapport, en dedans, avec la plèvre, l'externe est recouvert par les grands muscles qui entourent le thorax. Entre les deux muscles et la gouttière costale, il existe un canal prismatique et triangulaire, dans lequel on trouve, de haut en bas, la veine intercostale, l'artère intercostale, le nerf intercostal. Une aponévrose mince fait suite en avant à l'intercostal externe, qu'elle prolonge jusqu'au sternum. Une autre semblable fait suite à l'intercostal interne, qu'elle prolonge jusqu'à la colonne vertébrale.

Action. — Toutes les hypothèses ont été émises sur l'action de ces muscles. Longet les disait expirateurs ; Duchenne en faisait des inspirateurs ; Cruveilhier les considérait comme des ligaments sans action ; Béclard affirmait que les internes sont expirateurs et les externes inspirateurs ; Sappey n'était point affirmatif, mais il penchait vers l'opinion de Duchenne, que je partage également.

Ils sont animés uniquement par les *nerfs intercostaux*.

§ 3. — SOUS-COSTAUX

Variables en nombre et en volume, ces muscles ne sont autre chose que des languettes musculaires qui passent en dedans des côtes, d'un muscle intercostal interne au muscle intercostal interne voisin.

§ 4. — SUR-COSTAUX

Muscles triangulaires, petits, au nombre de douze, situés en arrière du thorax. Ils s'insèrent, par leur base, sur le bord supérieur de la côte, entre la tête et la tubérosité, et en haut, par leur sommet, à l'apophyse transverse de la vertèbre qui est au-dessus. Le premier s'insère à la septième vertèbre cervicale et à la première côte ; le dernier, à la onzième dorsale et à la douzième côte.

ARTICLE IV

MUSCLES DE L'ABDOMEN

Deux longs : droit de l'abdomen, pyramidal.
Trois larges : grand oblique, petit oblique, transverse.

Dissection. — Placez un billot sous les reins du sujet. Faites trois incisions comme dans la figure 199 : une incision verticale, 4, étendue du sternum à la symphyse du pubis ; une horizontale, 3, partant de l'extrémité supérieure de la précédente, et une oblique, 5, parallèle à l'arcade crurale.

Le *grand oblique* étant étudié, pratiquez sur ce muscle une incision verticale et renversez ses deux moitiés.

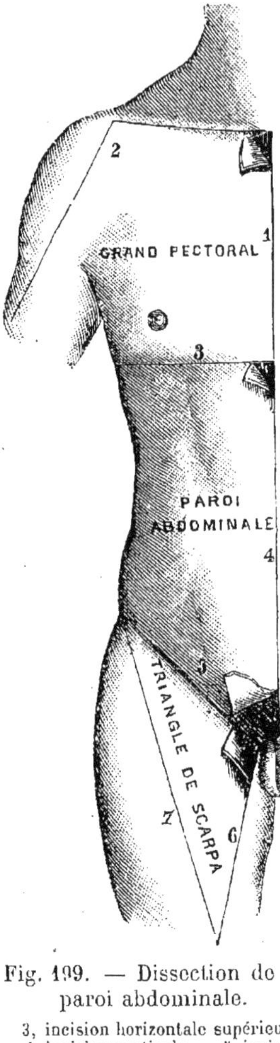

On reconnaît le *petit oblique*, sous-jacent, à la direction de ses fibres en sens inverse de celles du grand oblique.

On procède de même pour étudier le muscle *transverse*, le plus profondément situé.

Il ne faut pas inciser le transverse, afin de mieux étudier le muscle *droit*, qui est situé sur les côtés de la ligne médiane. On peut étudier ce muscle, soit en suivant les feuillets aponévrotiques qui partent des trois muscles larges déjà disséqués, soit en incisant directement les aponévroses qui recouvrent le muscle droit. On voit alors les intersections fibreuses de ce muscle, les anastomoses de l'artère épigastrique et de l'artère mammaire interne dans sa gaine, et l'on constate l'absence de gaine fibreuse à sa partie inférieure et postérieure.

Une grande patience et une dissection minutieuse sont nécessaires pour l'étude des aponévroses de cette région. Il est bon, avant de les disséquer, de les étudier complètement, car il nous paraît absolument impossible d'y rien voir, si l'on ne connaît pas préalablement la région.

On facilitera la dissection de ces muscles en distendant l'intestin avec de l'air qu'on insufflera avec un soufflet, par le rectum.

Une coupe transversale bien faite, au niveau des vertèbres lombaires, montre les trois aponévroses du transverse, qui se fixent sur la colonne, et leurs rapports avec le carré des lombes et les muscles spinaux. Faite au niveau de l'ombilic, cette coupe montre les rapports du muscle droit de l'abdomen avec les aponévroses (fig. 200).

Fig. 199. — Dissection de la paroi abdominale.

3, incision horizontale supérieure. — 4, incision verticale. — 5, incision oblique.

§ 1. — DROIT DE L'ABDOMEN (fig. 201).

Situé de chaque côté de la ligne blanche, ce muscle a la forme d'une bande étendue verticalement de la poitrine au bassin. Il ne faut pas dire grand droit, puisqu'il n'y a pas de petit droit.

Insertions. — 1° En haut, il s'insère au bord inférieur et à la face antérieure des cinquième, sixième et quelquefois septième cartilages costaux, et par quelques fibres sur les côtés de la face antérieure du sternum.

2° En bas, il s'attache, par un tendon court et aplati, à la lèvre postérieure de l'espace qui sépare l'angle de l'épine du pubis (important).

Rapports. — Dans les quatre cinquièmes supérieurs, ce muscle est contenu dans une gaine fibreuse que lui forme l'aponévrose du muscle petit oblique. Dans le cinquième inférieur, il est en rapport, en avant, avec l'aponévrose du muscle transverse, en arrière avec le péritoine, dont il est séparé par du tissu cellulaire et les vaisseaux épigastriques. C'est dans l'intérieur de la gaine fibreuse de ce muscle, sur la face postérieure du muscle, que s'anastomosent l'artère épigastrique et l'artère mammaire interne.

Structure. — Ce muscle est formé de fibres verticales, interrompues par trois ou quatre intersections aponévrotiques en forme de zigzags, au niveau desquelles la gaine fibreuse contracte une adhérence plus intime.

§ 2. — PYRAMIDAL (fig. 200).

Petit muscle dont l'existence n'est pas constante, situé à la partie inférieure de la paroi abdominale. Il s'insère en bas sur le pubis, immédiatement en avant du muscle droit, s'accole à la face antérieure de ce muscle, et se termine en pointe par un petit tendon qui va s'insérer sur la ligne blanche, au-dessous de l'ombilic, à une distance variable. Il recouvre la paroi antérieure de la gaine du muscle droit.

§ 3. — GRAND OBLIQUE (fig. 201).

Le plus externe des muscles larges. Aplati, musculeux en haut et en arrière, aponévrotique en bas et en avant.

Insertions. — 1° D'une part, il s'insère à la face externe et au bord inférieur des sept ou huit dernières côtes, par autant de digitations qui s'entre-croisent avec celles du muscle grand dorsal et du muscle grand dentelé.

De là, ses fibres se dirigent en bas en s'irradiant ; les supérieures sont horizontales, les inférieures verticales, les moyennes obliques.

2° D'autre part, il s'insère à toute l'étendue de la ligne blanche, à l'angle et à l'épine du pubis, au bord antérieur de l'arcade fémorale et aux deux tiers antérieurs de la lèvre externe de la crête iliaque.

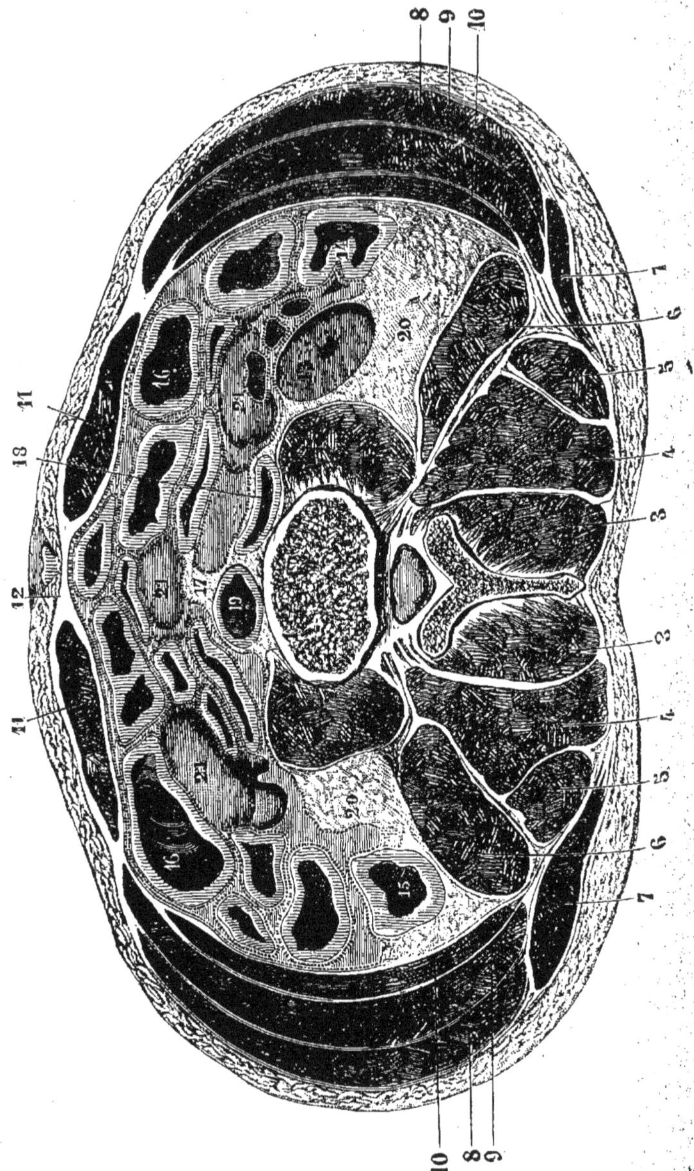

Fig. 200. — Coupe horizontale du tronc au niveau de la quatrième vertèbre lombaire (on voit la surface inférieure de la section). Ce dessin, très exact, a été fait d'après nature, par M. Léveillé. J'ai fait la préparation, par moi-même, au Val-de-Grâce, à l'aide de la scie et du couteau, sur le cadavre congelé d'un soldat, pendant le siège de Paris et par une température de — 16°.

L'insertion de ce muscle au pubis et à l'arcade fémorale présente quelques particularités. On remarque, en effet, que l'insertion des fibres aponévrotiques du grand oblique se fait par plusieurs faisceaux, entre lesquels se trouvent des ouvertures qui laissent passer certains organes.

1° Au niveau du pubis, un faisceau de ce muscle s'insère sur l'angle même. Il est connu sous le nom de *pilier interne* de l'anneau inguinal; un second faisceau s'insère à l'épine du pubis : c'est le *pilier externe* de l'anneau inguinal. L'*anneau inguinal* est l'ouverture limitée par ces deux faisceaux. En dedans du pilier interne, il existe un autre faisceau qui va s'insérer sur le pubis du côté opposé, immédiatement au-devant du tendon du muscle droit. Ce faisceau, connu sous le nom de *ligament de Colles*, ou de *pilier postérieur* de l'anneau inguinal, situé derrière le pilier interne du côté opposé, s'amincit peu à peu en se rapprochant de l'épine du pubis.

2° Au niveau de l'arcade fémorale, les fibres aponévrotiques du muscle grand oblique ne font que s'accoler au bord antérieur de cette arcade. Celles de la moitié externe vont ensuite s'insérer sur l'aponévrose du muscle psoas-iliaque, avec laquelle elles se confondent. Celles de la moitié interne glissent au-dessous de l'arcade et se réunissent pour former deux faisceaux : l'un interne, ou *ligament de Gimbernat*, qui s'insère sur la crête pectinéale; l'autre externe, *bandelette ilio-pectinée*, qui s'insère sur l'éminence ilio-pectinée. Entre ces deux faisceaux, l'arcade fémorale et le pubis, on trouve une ouverture connue sous le nom d'*orifice supérieur de la gaine des vaisseaux fémoraux*.

On voit, d'après ce qui précède, que l'arcade fémorale n'est pas

lorsque j'étais chirurgien traitant aux barraques du Luxembourg, annexes du Val-de-Grâce.

Cette figure d'ensemble est destinée à montrer les proportions et les rapports des différents organes. Les deux surfaces noires placées sur les côtés de la vertèbre représentent la coupe des muscles psoas. On voit très distinctement les aponévroses autour du muscle droit, entre les muscles abdominaux et à la partie postérieure. Ce qui frappe, c'est la situation du corps de la 4e lombaire, un peu en avant du centre de l'axe de la figure. Quant à la position des organes, nous la garantissons exacte ; la pièce étant dure comme une pierre, aucun déplacement n'a pu se produire. On voit que le rein gauche n'est pas indiqué, parce que la coupe a été faite sur la partie inférieure du rein droit, qui descend plus bas que le gauche.

1, 2, troisième vertèbre lombaire. — 3, 3, partie interne de la masse commune, transversaire épineux. — 4, 4, partie moyenne, long dorsal. — 5, 5, partie externe sacro-lombaire. — 6, 6, carré des lombes. — 7, 7, partie inférieure du grand dorsal. — 8, 8, grand oblique de l'abdomen. — 9, 9, petit oblique. — 10, 10, transverse. — 11, 11, droit de l'abdomen. — 12, ligne blanche. — 13, coupe du rein droit. — 14, coupe du côlon ascendant. — 15, coupe du côlon descendant. — 16, 16, diverses anses de l'intestin grêle divisées. — 17, coupe du mésentère. — 18, veine cave inférieure. — 19, artère aorte. — 20, 20, masse de tissu graisseux placé en arrière du rein et du péritoine. — 21, 21, anses intestinales non divisées.

le vrai point d'insertion de l'aponévrose du muscle grand oblique. Son vrai point d'insertion est constitué par le bord antérieur de

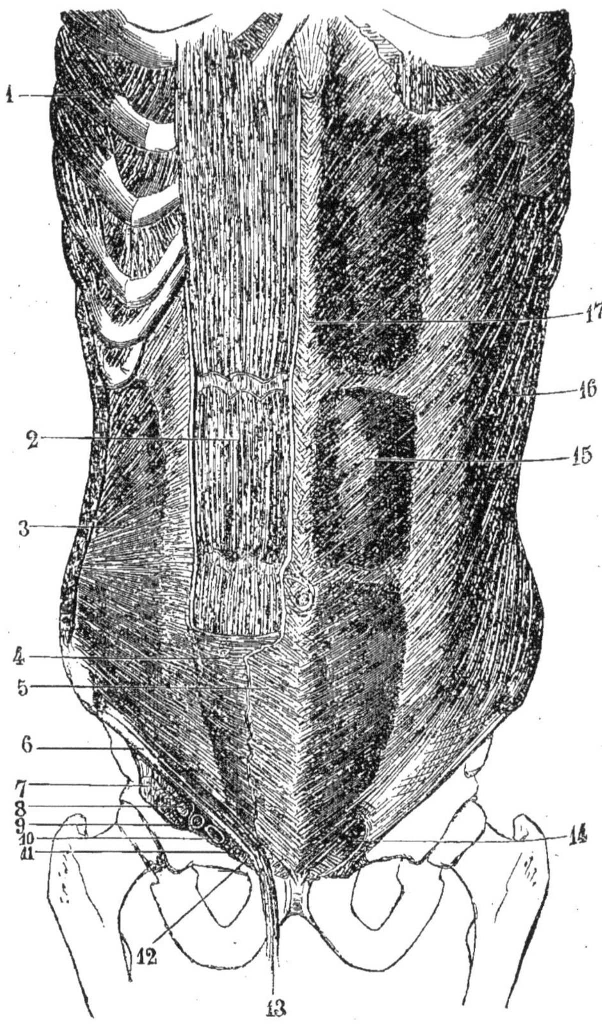

Fig. 201. — Muscles de la paroi abdominale.

1, grand dentelé. — 2, droit de l'abdomen. — 3, petit oblique. — 4, feuillet antérieur du petit oblique passant au-devant du droit. — 5, aponévrose du grand oblique incisée pour montrer ses rapports. — 6, arcade crurale. — 7, coupe du psoas-iliaque. — 8, coupe du nerf crural. — 9, coupe de l'artère fémorale. — 10, coupe de la veine fémorale. — 11, coupe des lymphatiques fémoraux ; ces vaisseaux sont contenus dans un orifice triangulaire, anneau crural. — 12, ligament de Gimbernat. — 13, muscle crémaster. — 14, anneau inguinal avec ses piliers. — 15, aponévrose du grand oblique permettant d'apercevoir le muscle droit. — 16, portion charnue du grand oblique. — 17, ligne blanche l'os coxal ; mais toutes ses fibres ne peuvent pas s'insérer sur cet os à cause de la présence du muscle psoas-iliaque en dehors, des vaisseaux fémoraux au milieu, et du cordon spermatique en dedans. C'est pour cette raison qu'on les voit se grouper et former quatre faisceaux : la *bandelette ilio-pectinée*, le *ligament de Gimbernat*, le *pilier interne* et le *pilier externe* de l'anneau inguinal (fig. 201)

Quelques auteurs font terminer les fibres du grand oblique à l'arcade crurale, et considèrent le ligament de Gimbernat et la bandelette ilio-pectinée comme des dépendances de l'arcade. L'appréciation seule diffère ; cela ne change rien à la disposition des organes.

Rapports. — Ce muscle, recouvert par la peau, recouvre le petit oblique dans toute son étendue.

§ 4. — PETIT OBLIQUE (fig. 201,3).

Large, mince et aplati, situé au-dessous du précédent.

Insertions. — D'une part, il s'insère : 1° aux apophyses épineuses des deux dernières vertèbres lombaires, et à la partie postérieure de la crête iliaque par un feuillet aponévrotique ; 2° aux deux tiers antérieurs de l'interstice de la crête iliaque ; 3° au tiers externe de la face supérieure de l'arcade fémorale.

De là, ses fibres se portent en haut et en dedans, en s'irradiant en sens inverse de celles du grand oblique ; les postérieures se dirigent verticalement en haut, les moyennes obliquement en haut et en dedans, et les antérieures horizontalement vers la ligne médiane.

D'autre part, ce muscle s'insère : 1° au bord inférieur des quatre derniers cartilages costaux ; 2° à la ligne blanche, dans toute son étendue ; 3° au pubis ; 4° sur la tunique fibreuse des bourses, où il concourt à la formation du muscle crémaster.

Rapports. — Recouvert par le muscle grand oblique dans toute son étendue, il recouvre le muscle transverse. Au niveau du muscle droit de l'abdomen, son aponévrose se dédouble en deux feuillets qui embrassent ce muscle et lui forment une gaine fibreuse. Dans le cinquième inférieur de la paroi abdominale, ce dédoublement n'existe pas, et le muscle droit est dépourvu de gaine tendineuse à sa face postérieure (1).

(1) Douglas regardait les muscles grands obliques, petits obliques et transverses du bas-ventre, comme trois muscles digastriques, le grand oblique d'un côté se continuant avec le petit oblique du côté opposé (Portal, t. VI, p. 147).

§ 5. — TRANSVERSE (fig. 202,3).

Ce muscle, le plus large de tous, occupe les parties latérale, antérieure et postérieure de l'abdomen.

Insertions. — D'une part, ce muscle s'insère : 1° à la face interne des six ou sept dernières côtes, par autant de digitations qui s'entre-croisent avec celles du muscle diaphragme; 2° à la colonne

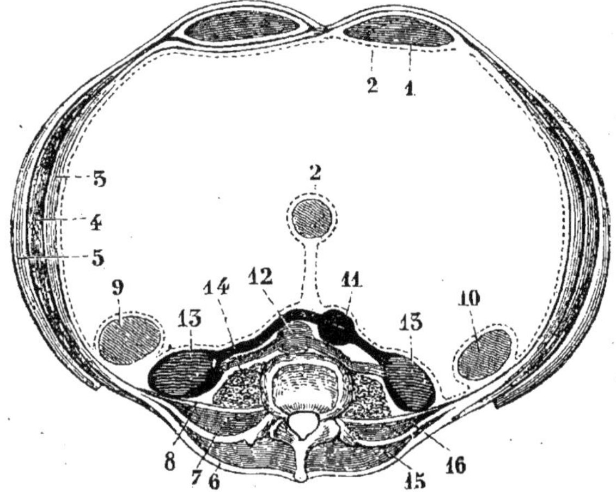

Fig. 202. — Coupe horizontale du tronc, au niveau de la deuxième vertèbre lombaire, pour montrer les rapports des muscles et des aponévroses (à droite, la section du muscle droit est supposée faite à la partie inférieure).

1. muscle droit, montrant les rapports de ce muscle dans son cinquième inférieur. — 2, 2, péritoine. — 3, transverse. — 4, petit oblique. — 5, grand oblique. — 6, feuillet postérieur de l'aponévrose du transverse. — 7, feuillet moyen. — 8, feuillet antérieur. — 9, côlon descendant. — 10. côlon ascendant. — 11, veine cave inférieure. — 12, aorte. — 13, 13, reins. — 14, psoas. — 15, coupe des muscles spinaux. — 16, coupe du carré des lombes.

vertébrale, par trois feuillets aponévrotiques. L'*antérieur* sépare le muscle carré des lombes du muscle psoas et du rein, et s'insère à la base des apophyses transverses des vertèbres lombaires. Son bord supérieur, épaissi, constitue le ligament cintré du muscle diaphragme. Le feuillet *moyen* est situé entre le muscle carré des lombes et les muscles spinaux, et s'insère au sommet des apophyses transverses des vertèbres lombaires. Le feuillet *postérieur* s'attache au sommet des apophyses épineuses des mêmes vertèbres, en concourant à former l'aponévrose lombaire ; 3° aux trois quarts antérieurs de la crête iliaque et au tiers externe de la face supérieure de l'arcade fémorale.

De là, les fibres se dirigent transversalement vers la ligne blanche; les inférieures sont obliques en bas et en dedans.

D'autre part, il s'insère à toute l'étendue de la ligne blanche abdominale et à la tunique fibreuse des bourses, par quelques fibres qui descendent le long de l'arcade, et sortent par l'anneau inguinal pour concourir à la formation du muscle crémaster.

Rapports. — Recouvert par le petit oblique, le muscle transverse recouvre le péritoine, dont il est séparé à la partie inférieure par le fascia transversalis. Au niveau du muscle droit, son aponévrose passe derrière ce muscle dans ses quatre cinquièmes supérieurs, et au-devant de lui dans son cinquième inférieur. Au niveau de son insertion à la colonne vertébrale, ses trois feuillets forment deux gaines pour le carré des lombes et pour les muscles spinaux. De plus, le feuillet antérieur est en rapport en avant avec le rein et le muscle psoas, le feuillet postérieur est en rapport en arrière avec les aponévroses des muscles petit oblique, petit dentelé inférieur et grand dorsal, dont les feuillets superposés constituent l'aponévrose lombaire.

Action. — Les muscles de l'abdomen sont *expirateurs*. Ils agissent en comprimant les viscères abdominaux, qui refoulent le diaphragme; ils aident ainsi au retrait du poumon. (Rappelons ici que les expirations ordinaires se font sans le secours des muscles, par la seule élasticité des organes.) Ils se contractent surtout dans les expirations forcées. Lorsque leurs contractions se répètent fréquemment, dans les accès de toux par exemple, ils peuvent devenir le siège de douleurs très violentes.

Le muscle droit fléchit le bassin sur le thorax, et le thorax sur le bassin, selon qu'il prend son point d'insertion fixe en haut ou en bas.

Tous les muscles de la paroi abdominale reçoivent leurs nerfs des *nerfs intercostaux*.

ARTICLE V

APONÉVROSES DE LA RÉGION ABDOMINALE ANTÉRIEURE (1)

On donne le nom d'aponévroses d'insertion aux tendons des muscles larges de l'abdomen. Ces muscles sont enveloppés d'une couche celluleuse appelée *aponévrose d'enveloppe*, par opposition à l'*aponévrose d'insertion*, qui représente le vrai tendon.

(1) Les aponévroses, soit d'insertion, soit de contention, membranes inextensibles, résistantes, insensibles, ont une épaisseur et, par conséquent, une force rigoureusement proportionnelle à la force et à la résistance des muscles qu'elles engaînent ou auxquels elles servent de moyen d'insertion.

Les aponévroses d'insertion des trois muscles larges s'entre-croisent sur la ligne médiane pour former la ligne blanche.

Si l'on considère la ligne blanche comme point de départ, on voit partir de chaque côté quatre feuillets aponévrotiques, dont deux passent en avant du muscle droit: c'est l'*aponévrose du muscle grand oblique*, doublée du *feuillet antérieur de l'aponévrose du petit oblique*. Les deux autres passent derrière le muscle droit: c'est l'*aponévrose du transverse*, doublée du *feuillet postérieur du petit oblique*.

Cette disposition n'existe pas à la partie inférieure de la paroi abdominale. A ce niveau, le petit oblique n'est pas dédoublé, et toutes les aponévroses des muscles sont situées devant le muscle droit.

A l'étude des aponévroses de cette région se rapporte celle de la *ligne blanche*, de l'*ombilic*, de l'*arcade fémorale*, du *fascia transversalis* et du *canal inguinal*.

§ 1. — LIGNE BLANCHE

Raphé fibreux formé par l'entre-croisement des aponévroses des muscles larges de l'abdomen. Elle s'insère, en haut, à l'appendice xiphoïde, et en bas à la symphyse pubienne.

Sa largeur est déterminée par l'espace qui sépare les deux muscles droits. Elle est presque linéaire dans le tiers inférieur, où les muscles droits sont très rapprochés, large de 2 ou 3 centimètres en haut. Dans une foule de points, la ligne blanche présente de petits orifices losangiques qui donnent passage à des vaisseaux et à des nerfs. Parmi ces orifices, le plus remarquable est constitué par l'anneau ombilical.

§ 2. — OMBILIC

L'ombilic, nombril, ou anneau ombilical, est situé sur la ligne blanche, à l'union du tiers inférieur et des deux tiers supérieurs.

1° De l'ombilic chez l'adulte. — Selon qu'on l'examine par sa face postérieure ou sa face antérieure, il a une forme différente: 1° par devant, il a la forme d'un losange dont les quatre côtés sont formés par les faisceaux aponévrotiques entre-croisés des muscles de l'abdomen; 2° par derrière, l'ombilic a la forme d'une boutonnière dirigée transversalement, et formée de deux lèvres courbes qui se regardent par leur concavité. Le pourtour de l'ombilic est complètement fibreux.

Rapports. — La peau de cette région est rétractée, elle forme des plis et une dépression profonde; le tissu cellulaire sous-cutané s'amincit et devient très dense à ce niveau ; il adhère intimement à la peau et au pourtour fibreux de l'ombilic, de sorte que dans cette région la peau est très peu mobile. Sur la face postérieure de l'ombilic, on constate aussi une adhérence considérable du péritoine.

Chez les sujets bien musclés, et chez l'homme surtout, Richet a décrit et figuré une lamelle fibreuse connue sous le nom de *fascia umbilicalis*. Cette lamelle, triangulaire, a une face postérieure couverte par le péritoine, une face antérieure séparée de la ligne blanche par un espace rempli de graisse, deux bords latéraux qui s'insèrent sur la face postérieure de la gaine fibreuse du muscle droit, une base qui se perd insensiblement à 4 ou 5 centimètres au-dessus de l'ombilic, et un sommet qui correspond à la partie inférieure de l'anneau ombilical.

Ce que l'on trouve dans l'anneau ombilical, chez l'adulte. — L'ombilic est divisé en deux parties bien distinctes. La moitié inférieure est fermée par un tissu de cicatrice qui réunit entre eux l'ouraque et les cordons fibreux qui remplacent les artères ombilicales. La moitié supérieure contient la veine ombilicale et une certaine quantité de tissu graisseux qui communique en avant avec le tissu graisseux sous-cutané, et en arrière avec l'espace situé entre la ligne blanche et le fascia umbilicalis. Cet espace, désigné par Richet sous le nom de *gouttière ombilicale*, renferme la veine ombilicale, qui se porte vers le foie.

2° De l'ombilic chez le fœtus. — Chez le fœtus, il existerait, d'après Richet, au pourtour de l'anneau ombilical, du côté du péritoine, un relief rougeâtre composé de fibres musculaires lisses et de fibres élastiques, auquel cet auteur donne le nom de *sphincter ombilical*. A cet âge, l'ombilic n'est pas déprimé, il est large et arrondi. La veine ombilicale, les artères ombilicales et l'ouraque le traversent et le ferment complètement. C'est par suite du développement que se montre le tissu graisseux qui existe chez l'adulte.

Modifications de l'ombilic à la naissance. — A la naissance, le sphincter ombilical se contracte, exerce une constriction sur les vaisseaux qui traversent l'ombilic, et, agissant à la manière d'un fil à ligature, détermine la chute du cordon.

Les artères ombilicales et la veine ombilicale, oblitérées, se transforment en cordons fibreux qui font l'office de ligaments. Ces cordons sont au nombre de quatre : trois se portent en bas sur la vessie : ce sont les artères ombilicales et l'ouraque ; un seul se porte en haut vers le foie, c'est la veine ombilicale. A mesure que l'enfant se développe, la cavité abdominale s'agrandit, le foie et le bassin s'écartent. En s'écartant, ils exercent sur l'ombilic une traction plus ou moins considérable au moyen des cordons fibreux : or, ces cordons étant au nombre de trois du côté du petit bassin, on comprend que l'anneau ombilical sera tiré vers le bassin avec une force bien plus considérable que celle qui tirera l'anneau en haut, où il n'existe qu'un cordon fibreux. Cette traction différente, exercée par ces cordons sur les deux moitiés de l'anneau ombilical, explique le relâchement de la partie supérieure qui se remplit de tissu graisseux, et la résistance de la partie inférieure, à laquelle adhèrent l'ouraque et les artères ombilicales.

§ 3. — ARCADE FÉMORALE

Encore appelée *arcade crurale*, *ligament de Fallope* (1), *ligament de Poupart*, l'arcade fémorale est une bandelette fibreuse, étendue obliquement de haut en bas et de dehors en dedans, et un peu d'arrière en avant. Sa forme est celle d'une gouttière à concavité supérieure. Elle décrit une légère courbe à convexité inférieure, et correspond à l'enfoncement connu sous le nom de pli de l'aine. On peut lui décrire deux extrémités, deux faces et deux bords.

Extrémité interne. — Elle s'insère sur l'épine du pubis, en se confondant avec le pilier externe de l'anneau inguinal.

Extrémité externe. — Elle s'insère sur l'épine iliaque antérieure et supérieure, ou plutôt sur un tubercule situé en dedans de l'épine.

Face supérieure. — En forme de gouttière, cette face, dans le tiers externe, donne insertion aux fibres des muscles petit oblique et transverse. Elle constitue, dans ses deux tiers internes, la paroi inférieure du canal inguinal (2).

Face inférieure. — La face inférieure, convexe, forme, avec le bord antérieur de l'os coxal, un espace triangulaire qui fait communiquer le tissu conjonctif sous-péritonéal avec le tissu conjonctif profond de la cuisse. Le muscle psoas-iliaque passe dans la moitié externe de cet espace et adhère intimement à l'arcade fémorale. La moitié interne correspond à la bandelette ilio-pectinée et au ligament de Gimbernat, ainsi qu'à l'orifice supérieur de la gaine des vaisseaux fémoraux, situé entre la bandelette et le liga-

(1) Fallope, ou Fallopio (Gabriel), né en 1523, mort en 1562. Le plus illustre disciple de Vésale et l'un des plus grands anatomistes du XVIe siècle. Professeur à Ferrare, puis à Pise, et enfin à Padoue, où il succéda à Columbus en 1551. Il eut pour successeur Fabrice d'Aquapendente. On l'a accusé d'avoir disséqué des criminels vivants.

(2) Poupart disait que l'arcade crurale fait fonction d'os, car elle soutient les trois grands muscles de l'abdomen (Portal, t. VI, p. 148).

ment de Gimbernat. Au niveau de cet orifice, les vaisseaux fémoraux touchent l'arcade.

Bord antérieur. — Le bord antérieur donne attache à l'aponévrose du muscle grand oblique par sa lèvre supérieure, et à l'aponévrose fémorale par sa lèvre inférieure.

Bord postérieur. — Il donne insertion au fascia transversalis.

Structure. — L'arcade crurale est formée de deux parties : la portion directe, et la portion réfléchie.

1° *Portion directe.* — C'est un simple ligament, qui s'insère par son extrémité externe à l'épine iliaque antérieure et supérieure, et par son extrémité interne à l'épine du pubis.

2° *Portion réfléchie.* — La portion réfléchie de l'arcade crurale est formée par la terminaison des fibres aponévrotiques du muscle grand oblique sur la portion directe. Ces fibres, comme nous l'avons déjà dit plus haut, contractent une adhérence intime avec le bord antérieur de l'arcade crurale, pour aller se terminer ensuite, les externes sur l'aponévrose du muscle psoas-iliaque, avec laquelle elles se confondent; les moyennes, sur l'éminence ilio-pectinée, par un faisceau appelé *bandelette ilio-pectinée;* les internes, sur la crête pectinéale, par un faisceau considérable appelé *ligament de Gimbernat.*

Bandelette ilio-pectinée. — Elle divise l'espace compris entre l'arcade crurale et l'os coxal en deux parties : l'une externe, dans laquelle passent le muscle psoas-iliaque et le nerf crural; l'autre interne, qui constitue l'orifice supérieur de la gaine des vaisseaux fémoraux, ou *anneau crural* de quelques auteurs. Cette bandelette paraît s'insérer en haut sur le milieu de l'arcade fémorale, et s'attache en bas sur l'éminence ilio-pectinée. Au premier aspect, on dirait qu'elle n'est autre chose qu'une portion épaissie de l'aponévrose du muscle psoas.

Ligament de Gimbernat (fig. 204). — Il constitue un faisceau fibreux de forme triangulaire, situé à la partie la plus interne de l'espace compris entre l'arcade crurale et l'os coxal. Ce ligament présente :

1° Une *face inférieure* (qu'on est toujours tenté d'appeler antérieure, parce que l'on ne se rappelle pas assez l'inclinaison considérable du bassin sur la colonne vertébrale), en rapport avec du tissu cellulaire.

2° Une *face supérieure*, qui regarde la cavité abdominale et qui est recouverte par le péritoine.

3° Un *bord antérieur*, confondu avec la partie interne de l'arcade crurale.

4° Un *bord postérieur*, qui s'insère sur la partie interne de la crête pectinéale. Au niveau de cette crête, le ligament de Gimbernat confond ses insertions avec le ligament de Colles, avec le bord supérieur de l'aponévrose pelvienne, avec l'aponévrose d'enveloppe du muscle pectiné, et avec le feuillet profond de l'aponévrose fémorale, pour former le *ligament pubien* de Cooper.

5° Un *bord externe* concave, base du triangle; il forme l'angle interne de l'anneau crural.

6° Un *sommet*, qui répond à l'épine du pubis, au point d'insertion de l'arcade fémorale.

(Nous avons déjà dit que le ligament de Gimbernat et la bandelette ilio-pectinée sont considérés par quelques auteurs comme une dépendance directe de l'arcade fémorale.)

— On croyait, autrefois, que les *hernies crurales* s'étranglaient sur le ligament de Gimbernat; aussi cherchait-on à lever l'étranglement en incisant ce ligament. Ce n'est que très exceptionnellement que l'étranglement a lieu à ce niveau; c'est souvent à l'une des ouvertures du fascia cribriformis.

§ 4. — FASCIA TRANSVERSALIS.

Entre le péritoine et le muscle transverse, il existe une couche celluleuse appelée *fascia propria*, ayant la même étendue que le transverse. A mesure qu'on se rapproche de la partie inférieure de la paroi abdominale, cette couche celluleuse s'épaissit et constitue une aponévrose qui double la face postérieure du canal inguinal; cette aponévrose s'appelle *fascia transversalis*.

Le fascia transversalis se présente différemment selon les sujets; voilà pourquoi les auteurs ne sont pas d'accord; mais il peut être suivi jusqu'à la ligne médiane; il complète donc, en arrière, la gaine des muscles droits. Chez les uns, il forme seulement une lamelle celluleuse; chez les autres, une couche fibreuse. Dans la majorité des cas, comme le fait observer Richet, il présente la disposition suivante : il est formé de deux lamelles, l'une, fibreuse, accolée à la face postérieure du muscle transverse, c'est le *fascia transversalis fibreux* de Richet, ou le *vrai fascia transversalis* de Thomson; l'autre, celluleuse, située entre la précédente et le péritoine, c'est le *fascia transversalis celluleux*, le *fascia transversalis* de Thomson.

1° Fascia transversalis fibreux. — C'est une lamelle fibreuse, triangulaire, formée de fibres verticales et horizontales entrecroisées. On peut lui considérer trois bords et deux faces.

Bord supérieur. — Il se confond insensiblement avec le fascia propria.

Bord interne. — Il s'insère sur le bord externe du muscle droit, et, pour mieux dire, sur le bord externe de la gaine fibreuse de ce muscle; il y a donc un fascia à droite et un fascia à gauche.

Bord externe ou inférieur. — Il s'insère sur le bord postérieur de l'arcade fémorale. (Selon Thompson, ce bord ne ferait que s'accoler à l'arcade. Sa moitié externe s'insérerait sur l'aponévrose du muscle psoas-iliaque, tandis que sa moitié interne glisserait sous l'arcade pour aller tapisser la face profonde de la paroi antérieure de la gaine des vaisseaux fémoraux.) La partie la plus interne de ce bord, au lieu de se terminer à l'arcade fémorale, se porte sur le pubis, pour former sur l'anneau crural une lamelle fibreuse que, en 1817, Jules Cloquet décrivit sous le nom de *septum crurale.*

Face postérieure. — Elle est en rapport avec le fascia transversalis celluleux, qui la sépare du péritoine (fig. 205).

Face antérieure. — En rapport avec la partie inférieure du muscle transverse et du muscle droit, elle *constitue la paroi postérieure du canal inguinal et de la gaine du muscle droit.*

2° **Fascia transversalis celluleux.** — C'est une couche celluleuse, située entre le péritoine et le fascia transversalis fibreux. Elle n'a pas de limites précises comme la couche fibreuse, et son existence n'est pas constante. L'artère épigastrique est logée dans l'épaisseur de cette membrane, qui se confond en haut avec le fascia propria, comme le fascia fibreux. Elle passe derrière les muscles droits, qu'elle sépare du péritoine, et se confond en bas et en dehors avec le tissu cellulaire sous-péritonéal de la fosse iliaque et du petit bassin. C'est cette couche celluleuse sous-péritonéale qui facilite le glissement du péritoine, lorsque celui-ci est entraîné dans la formation des hernies.

§ 5. — RÉGION ILIO-INGUINALE ET CANAL INGUINAL

La *région ilio-inguinale* représente un triangle limité en bas par l'arcade crurale, en dedans par le bord externe du muscle droit de l'abdomen, en haut par une ligne étendue horizontalement de l'épine iliaque antérieure et supérieure au muscle droit. On y trouve, d'avant en arrière : 1° la peau; 2° le tissu cellulaire sous-cutané; 3° l'aponévrose d'enveloppe du muscle grand oblique; 4° l'aponévrose d'insertion du même muscle; 5° la partie inférieure des muscles petit oblique et transverse; 6° le fascia transversalis fibreux; 7° le fascia transversalis celluleux; 8° le péritoine, doublé du tissu cellulaire sous-péritonéal.

C'est entre ces diverses couches qu'est placé le *canal inguinal*

On donne ce nom impropre à un trajet oblique situé dans la région ilio-inguinale, immédiatement au-dessus de l'arcade crurale.

Le canal inguinal suit la direction de l'arcade fémorale, c'est-à-dire qu'il se dirige en bas, en dedans et en avant. Selon J. Cloquet et Richet, il est de 4 ou 5 millimètres plus long chez la femme que chez l'homme, sa longueur moyenne étant de 5 centimètres et demi, mesurée au niveau de l'arcade crurale.

Ce canal présente à étudier deux orifices, trois parois et un contenu.

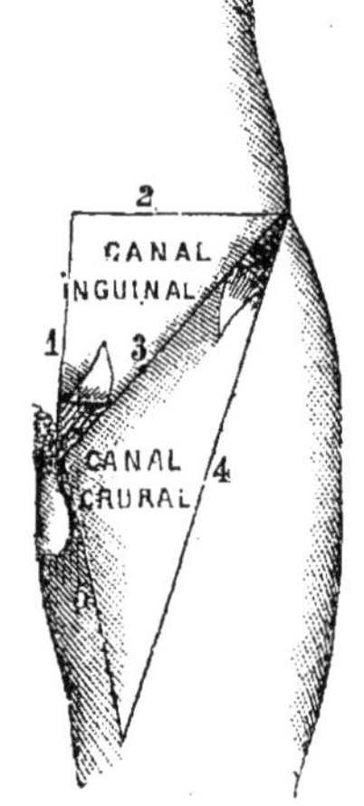

Fig. 203. — Dissection du canal inguinal et du canal crural (côté gauche).

1, 2, incisions interne et inférieure pour le canal inguinal. — 3, limite au niveau de laquelle le lambeau cutané doit être relevé. — 4, incision supérieure et externe pour le canal crural et le triangle de Scarpa. — 5, limite au niveau de laquelle le lambeau cutané doit être renversé.

Dissection. — Pour préparer le canal inguinal, faites une incision un peu en dehors de la ligne médiane, depuis le pubis jusqu'à un point voisin de l'ombilic; une incision oblique, le long de l'arcade crurale, partira de l'extrémité inférieure de la précédente. Vous relèverez le lambeau limité par ces deux incisions jusqu'à une hauteur de 8 à 10 centimètres. Mettez à nu les fibres blanches du grand oblique et une portion du cordon spermatique à sa sortie de l'anneau inguinal. Pour voir le contenu du canal et les parois postérieure et inférieure, il suffit d'inciser la paroi antérieure, obliquement en haut et en dehors, et de renverser cette paroi en bas.

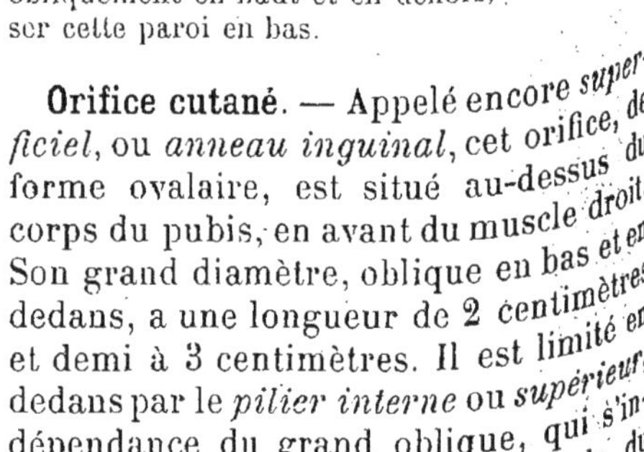

Orifice cutané. — Appelé encore *superficiel*, ou *anneau inguinal*, cet orifice, de forme ovalaire, est situé au-dessus du corps du pubis, en avant du muscle droit. Son grand diamètre, oblique en bas et en dedans, a une longueur de 2 centimètres et demi à 3 centimètres. Il est limité en dedans par le *pilier interne* ou *supérieur*, qui s'insère par quelques fibres à l'angle du pubis, les autres fibres allant concourir à la formation du ligament antérieur de la symphyse du pubis. En dehors, il est limité par le *pilier externe* ou *inférieur*, dépendance du grand oblique, qui s'insère par quelques fibres à l'épine pubienne, les autres fibres s'entre-croisant au-devant de la symphyse pubienne avec celles du côté opposé. En bas, il est limité par l'espace qui sépare l'angle de l'épine du pubis et par le *ligament de Colles*, ou *pilier postérieur*, qui s'y insère. En haut, il est limité par des fibres aponévrotiques minces, venues du grand oblique du côté opposé; ces fibres, qui décrivent des courbes convexes en bas et en dedans, sont désignées sous le nom de *fibres intercolonnaires* ou de *fibres*

en sautoir. Elles préviennent l'écartement des deux piliers, interne et externe (fig. 204).

Cet orifice est placé sous la peau. Il est traversé par les éléments du cordon spermatique. L'aponévrose d'enveloppe du muscle grand oblique se jette sur le cordon, qu'elle accompagne jusqu'au fond des bourses, où elle constitue la tunique celluleuse.

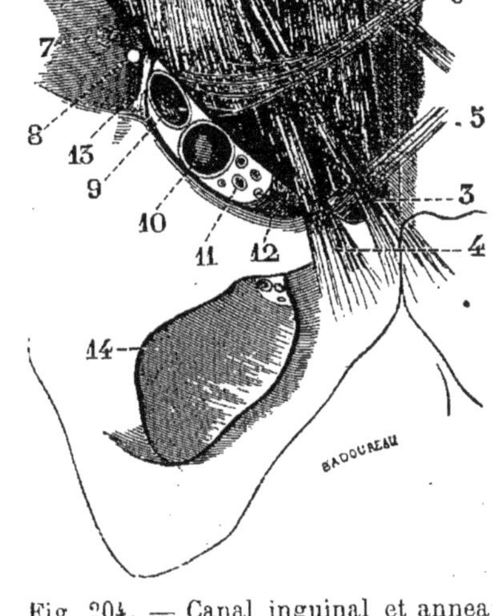

Fig. 204. — Canal inguinal et anneau crural (côté droit).

1, muscle droit. — 2, grand oblique. — 3, pilier interne de l'anneau inguinal (faisceau du grand oblique). — 4, pilier externe (faisceau du grand oblique). — 5, pilier postérieur ou ligament de Colles venu du grand oblique du côté opposé. — 6, faisceau venu du côté opposé pour former les fibres arciformes de l'anneau inguinal, orifice limité par les faisceaux fibreux 3, 4, 5 et 6. — 7, coupe du psoas iliaque. — 8, coupe du nerf crural situé dans le muscle. — 9, artère fémorale. — 10, veine fémorale. — 11, lymphatiques. Ces trois sortes de vaisseaux sont contenus dans l'anneau crural, dont l'angle interne est limité par le ligament de Gimbernat 12, le côté externe par la bandelette ilio-pectinée 13. — 14, membrane obturatrice, échancrée à la partie supérieure pour le passage du nerf et des vaisseaux obturateurs.

Orifice péritonéal (fig. 205). — Appelé aussi *profond*, il est situé sur le milieu d'une ligne qui irait directement de l'épine iliaque étant à l'épine pubienne, à 2 centimètres au-dessus de l'arcade fémorale.

Le nom d'*orifice* est impropre; il n'y a pas d'ouverture à ce niveau, attendu que le fascia transversalis est très adhérent aux organes qui viennent du canal inguinal, et qui se séparent sous le péritoine pour se porter dans diverses directions: vaisseaux spermatiques, canal déférent. Lorsqu'on renverse la paroi abdominale sur les cuisses du sujet, on voit cependant une légère dépression, *fossette inguinale externe*, qui correspond à ce point.

Au moment de la naissance, cette ouverture existe, elle est l'orifice péritonéal d'un petit canal, *canal* ou *gaine vagino-péritonéale* (1) qui fait communiquer le péritoine avec la tunique vagi-

(1) Cette gaine a été signalée par Méry (*Mém. de l'Acad. des Sc.*, 1701). Vésale, Fallope, Franco, Unck, etc., croyaient que les vaisseaux spermatiques étaient contenus dans une gaine du péritoine. C'est Ruysch, qui a réfuté, le premier, cette erreur (*Thesaur. anat.*), Haller et Hunter firent comprendre la formation de la hernie inguinale congénitale. Mais ils ne comprirent pas pourquoi le fœtus mâle a ses testicules dans le ventre. On ne le comprend pas davantage aujourd'hui.

nale; mais ce canal péritonéal s'oblitère bientôt après, et le prolongement, que le fascia transversalis envoie autour des organes du canal inguinal, devient du tissu fibreux

En examinant avec soin le point où le canal déférent traverse le fascia transversalis pour se porter dans le petit bassin, on remarque une sorte de croissant fibreux, à concavité externe et supérieure, embrassant le canal déférent et paraissant formé par le tiraillement exercé par celui-ci sur le bord de l'ouverture.

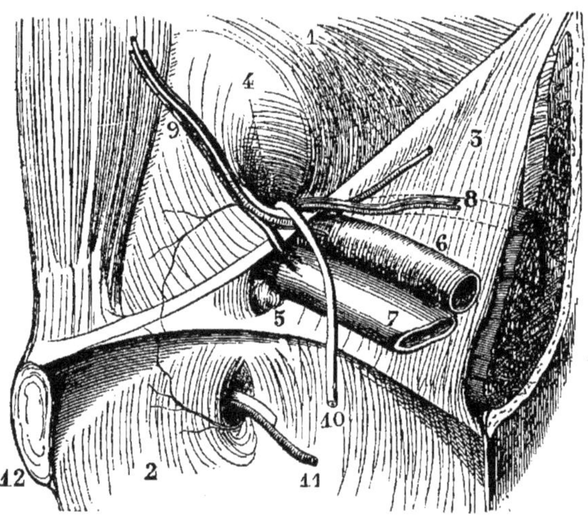

Fig. 205. — Canal inguinal du côté droit, vu du côté du péritoine.

1, bord supérieur du fascia transversalis. — 2, obturateur interne. — 3, fosse iliaque et artère circonflexe iliaque. — 4, orifice péritonéal du canal inguinal. On y voit le canal déférent, 10, qui se porte vers le petit bassin, et les vaisseaux spermatiques, 8, qui glissent sur la face antérieure du psoas iliaque pour se porter vers la région lombaire. — 5, anneau crural. En dedans de cet anneau on voit le ligament de Gimbernat. — 6, artère iliaque externe. — 7, veine iliaque externe. — 8, vaisseaux spermatiques. — 9, vaisseaux épigastriques; l'artère, à son origine, embrasse la concavité du canal déférent. — 10, canal déférent. — 11, vaisseaux et nerf obturateurs. — 12, pubis.

Paroi antérieure. — Rigide, épaisse et résistante, elle est formée par l'aponévrose d'insertion du muscle grand oblique.

Paroi postérieure. — Plus ou moins résistante selon les sujets, cette paroi est formée par le fascia transversalis fibreux, et au niveau de l'orifice cutané, par la face antérieure du muscle droit.

Paroi inférieure. — Concave, très étroite, cette paroi est constituée par la face supérieure de l'arcade fémorale.

La paroi inférieure est intimement confondue avec l'antérieure et la postérieure; mais ces deux dernières ne se réunissent pas en haut : elles sont séparées par le bord inférieur des muscles petit oblique et transverse, qui plongent dans l'intérieur du canal et qui sortent par l'anneau inguinal avec les éléments du cordon, pour concourir à la formation du muscle crémaster. Ces muscles, peuvent être considérés comme faisant partie du contenu du canal, étant situés entre les parois antérieure et postérieure.

Contenu. — Ce sont les éléments du cordon spermatique; on y trouve : le *canal déférent*, l'*artère spermatique*, l'*artère funiculaire*, l'*artère déférentielle* d'Astley Cooper, les *veines spermatiques*, les *vaisseaux lymphatiques*, le *plexus spermatique*, le *plexus déférentiel*. Tous ces organes sont enveloppés immédiatement, dans l'intérieur du canal, par une *couche fibreuse* dépendant du fascia transversalis et, plus superficiellement, par les *fibres musculaires* inférieures des muscles petit oblique et transverse. L'*artère funiculaire*, branche de l'épigastrique et des *filets nerveux* du grand abdomino-génital, du petit abdomino-génital et du génito-crural, branches collatérales du plexus lombaire, se distribuent aux enveloppes du cordon.

Chez la femme, le canal inguinal renferme seulement le ligament rond, ainsi qu'un prolongement du péritoine qui s'enfonce dans la grande lèvre, et qu'on appelle *canal de Nuck*.

Rapports. — Le canal inguinal est recouvert par la peau en avant, et par le fascia transversalis celluleux et le péritoine en arrière. On trouve, sur sa face postérieure, l'*artère épigastrique*, qui croise sa direction et qui sépare deux dépressions. L'une de ces dépressions, située en dehors de l'artère, correspond à l'orifice péritonéal du canal inguinal et porte le nom de *fossette inguinale externe*. L'autre, située en dedans de l'artère, correspond à l'orifice cutané; c'est la *fossette inguinale moyenne*. Il y a encore la *fossette inguinale interne* en dedans de l'artère ombilicale oblitérée. En bas, le canal inguinal est en rapport avec l'anneau crural.

Développement. — Jusqu'au septième mois de la vie intra-utérine, le canal inguinal n'est qu'une ouverture; à cette époque, les deux orifices sont situés en face l'un de l'autre. A partir du septième mois, le testicule traverse cette ouverture et entraîne le péritoine, qui doit former plus tard la tunique vaginale. Le canal séreux inclus dans le canal inguinal, et qui fait communiquer le péritoine avec la tunique vaginale, est connu sous le nom de *canal vagino-péritonéal*. Les deux orifices s'écartent par suite du développement du bassin et de la paroi abdominale, et, à la naissance, le canal de communication des deux séreuses s'oblitère dans la majorité des cas.

— Les *hernies inguinales*, plus fréquentes chez l'homme, se montrent toutes à l'orifice cutané du canal inguinal, et se portent ensuite vers le scrotum.

La variété la plus commune est la *hernie inguinale externe* : l'intestin refoule le péritoine au niveau de la fossette inguinale externe, s'en forme une enveloppe, et parcourt toute la longueur

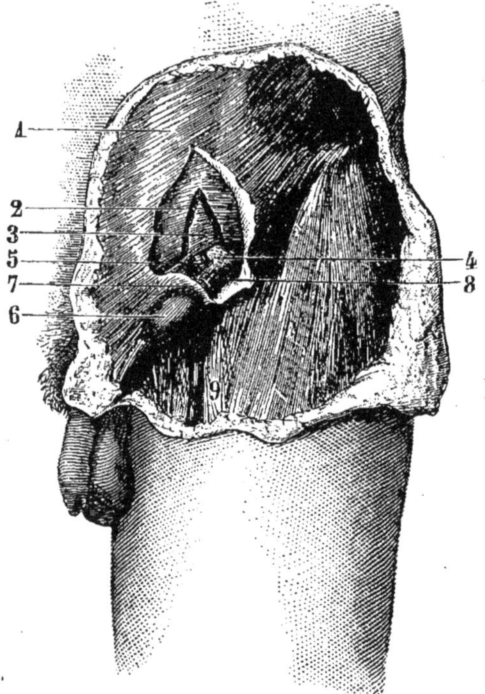

Fig. 206. — Hernie inguinale (1er degré).

1, grand oblique. — 2, petit oblique. — 3, transverse. — 4, anneau inguinal interne dilaté par l'intestin. — 5, artère épigastrique. — 6, corps de la hernie. — 7, anneau inguinal. — 8, anse herniée recouverte par le fascia transversalis entraîné. — 9, saphène interne.

du canal inguinal avant de sortir par l'anneau inguinal. Dans cette variété de hernie, le *collet* (ouverture établissant la séparation entre la cavité du péritoine et celle du sac) est situé en dehors de l'artère épigastrique.

Si le canal vagino-péritonéal n'est pas oblitéré et si cette hernie se montre, il n'y a pas de *sac*, et l'intestin pénètre directement dans la tunique vaginale ; c'est la *hernie inguinale congénitale*.

La *hernie inguinale interne* est formée par l'intestin refoulant directement la paroi postérieure du canal inguinal au niveau de la fossette inguinale interne, et passant par l'anneau inguinal. Ici, le *collet* de la hernie est situé en dedans de l'artère épigastrique.

Par exception, l'intestin qui doit former la hernie inguinale peut refouler le péritoine dans la fossette vésico-pubienne, entre

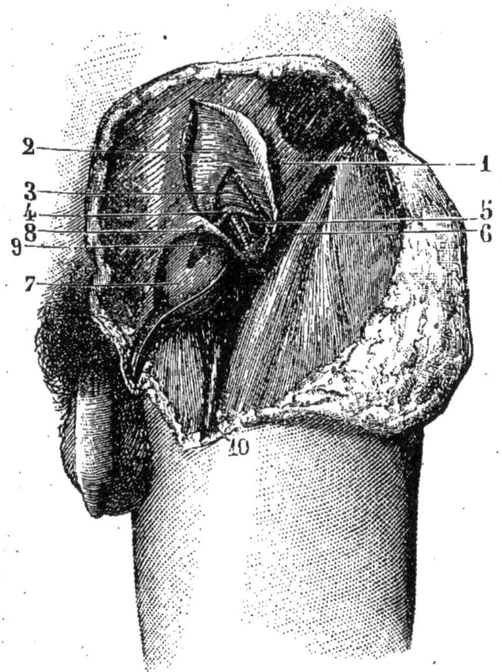

Fig. 207. — Hernie inguinale (2e degré).

1, grand oblique. — 2, petit oblique. — 3, transverse. — 4, fascia transversalis se continuant sur la hernie. — 5, péritoine. — 6, artère épigastrique. — 7, fascia transversalis recouvrant la hernie. — 8, anneau inguinal externe. — 9, le fascia transversalis enveloppant la hernie est ouvert et laisse voir le sac. — 10, saphène interne.

l'ouraque et l'artère ombilicale oblitérée, et se diriger ensuite en bas et en dehors, pour sortir par l'anneau inguinal : c'est la *hernie inguinale oblique interne* de Velpeau.

Au début de son développement, la hernie forme une très légère saillie ; c'est la *pointe de hernie*, premier degré. Dans un deuxième degré, la saillie est plus considérable ; elle a le volume et la forme d'un ganglion volumineux, d'un bubon, d'où le nom de *bubonocèle*. Plus tard, au troisième degré, l'intestin descend dans le scrotum, et constitue l'*oschéocèle*.

ARTICLE VI

MUSCLES DE LA RÉGION POSTÉRIEURE DU TRONC

1° Dos : 4 couches.		2° Nuque : 3 couches.	
1°	Trapèze.	1°	Splénius. Angulaire de l'omoplate.
2°	Grand dorsal. Rhomboïde.	2°	Grand complexus. Petit complexus. Transversaire du cou.
3°	Petit dentelé postérieur et supérieur. Petit dentelé postérieur et inférieur.	3°	Grand droit postér. de la tête. Petit droit postér. de la tête. Grand oblique. Petit oblique.
4°	Sacro-lombaire. Long dorsal. Transversaire épineux. Intertransversaires et interépineux.		

Dissection et généralités. — Cette région, limitée en haut par la ligne courbe supérieure de l'occipital, en bas par la crête iliaque et le sommet du coccyx, sur les côtés par le bord externe du muscle grand dorsal inférieurement et celui du trapèze supérieurement, prend le nom de *nuque* à la partie supérieure, et de *dos* à la partie inférieure. Le dos et la nuque se confondent par les extrémités des muscles qui se portent d'une région à l'autre. On trouve, de chaque côté de la ligne médiane, dix muscles dans la nuque et huit dans le dos. Ils se superposent par couches, comme l'indique le tableau ci-dessus, dont l'étude facilitera la connaissance des rapports qu'ils affectent entre eux. Ces couches sont désignées sous les noms de première, deuxième, troisième, en allant de la peau vers les os.

Placez un billot sous la poitrine du sujet. Faites trois incisions : une verticale, étendue de la protubérance occipitale externe au coccyx ; deux transversales, la supérieure, 14, allant de la septième vertèbre cervicale à l'acromion, l'inférieure du milieu de la colonne lombaire, 15, à la crête iliaque. Disséquez les trois lambeaux. Cette dissection est facile.

A la nuque, cependant, il faut prendre quelques précautions : on trouve quelques fibres du trapèze adhérentes à la peau et difficiles à séparer. Les muscles sous-jacents se trouvent naturellement préparés, quand on enlève avec soin ceux qui les recouvrent immédiatement. A la nuque, le splénius glisse sous le sterno-cléido-mastoïdien, qu'il faut soulever de bas en haut après l'avoir incisé.

1° Muscle du dos.

§ 1. — TRAPÈZE (fig. 208, 2).

Muscle large, mince, triangulaire, situé sous la peau, en partie dans la nuque, en partie dans le dos.

Insertions. — 1° *Fixes*. Sur le tiers interne de la ligne courbe supérieure de l'occipital, sur la protubérance occipitale externe, sur le raphé médian postérieur; sur les apophyses épineuses des sixième et septième vertèbres cervicales, sur celles des dix premières, ou des douze vertèbres dorsales, et sur les ligaments interépineux correspondants. 2° *Mobiles*. L'insertion mobile du trapèze se fait : 1° au tiers externe du bord postérieur de la clavicule, par les fibres situées au-dessus de la septième vertèbre cervicale ; 2° à l'acromion et à toute l'étendue de la lèvre supérieure et de l'interstice de l'épine de l'omoplate, par les fibres situées au-dessous de la septième vertèbre.

Les fibres supérieures de ce muscle se dirigent en bas et en dehors, les inférieures en haut et en dehors, les moyennes transversalement.

Rapports. — 1° Il est recouvert par la peau et l'aponévrose. 2° Il recouvre, à la nuque, le grand complexus, le splénius et l'angulaire ; au dos, le rhomboïde, le grand dorsal, le petit dentelé postérieur et supérieur ; à l'épaule, le sus-épineux et le sous-épineux. 3° Son bord externe et supérieur forme le côté postérieur du triangle sus-claviculaire.

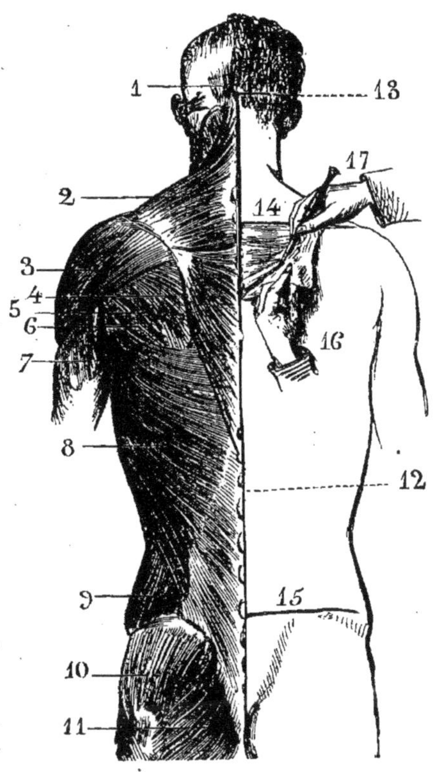

Fig. 298. — Muscles du dos.

1, occipital. — 2, trapèze. — 3, deltoïde. — 4, sous-épineux. — 5, petit rond. — 6, grand rond. — 7, triceps. — 8, grand dorsal. — 9, grand oblique de l'abdomen. — 10, moyen fessier. — 11, grand fessier. — 12, 13, 15, incision verticale pour la dissection des muscles du dos et de la nuque. — 14, incision horizontale au niveau de laquelle on commence la dissection. — 16, main gauche soulevant un lambeau de peau. — 17, main droite portant le tranchant du scalpel au fond de l'angle formé par la peau et l'aponévrose.

Structure. — Charnu dans presque toute son étendue, ce muscle est aponévrotique : 1° à son extrémité inférieure, dans un petit espace triangulaire ; 2° vers les deux dernières vertèbres cervicales et la première dorsale, où les deux muscles réunis constituent l'*ellipse aponévrotique* du trapèze ; 3° dans un petit espace triangulaire, au niveau du point où ses fibres vont s'insérer sur le tubercule de l'épine de l'omoplate. Cette aponévrose est séparée, par une *bourse séreuse*, de la surface triangulaire qui réunit l'épine de l'omoplate au bord interne et sur laquelle elle glisse. Elle reçoit les fibres venues des apophyses épineuses situées au-dessous de la troisième dorsale.

Action. — Lorsque toutes les fibres se contractent, les épaules sont portées en arrière et rapprochées de la ligne médiane.

Les fibres moyennes, se contractant isolément, produisent le même effet.

Les fibres supérieures, qui se rendent à la clavicule et à l'acromion, élèvent directement le moignon de l'épaule.

Les fibres inférieures élèvent aussi le moignon, tout en abaissant le point sur lequel elles s'insèrent, car l'omoplate tourne autour de la clavicule comme un pivot; toute puissance qui abaisse le corps de l'omoplate tend à élever le moignon de l'épaule, tandis que celui-ci est abaissé lorsque le corps de l'omoplate s'élève.

La physiologie et des faits cliniques ont démontré à Duchenne (de Boulogne) : 1° que le trapèze concourt, avec le grand dentelé, à maintenir le bord spinal de l'omoplate appliqué sur les côtes; 2° que les omoplates ne peuvent pas être rapprochées de la ligne médiane, lorsque ce muscle est atrophié; 3° que cette atrophie explique la faiblesse de l'élévation du bras qui se montre alors; 4° qu'en vertu de sa richesse nerveuse, le tiers supérieur du trapèze est la partie du muscle qui reste le plus longtemps contractile après la mort : elle est l'*ultimum moriens* du trapèze.

§ 2. — GRAND DORSAL (fig. 209, 5).

Muscle large, triangulaire, mince en dedans, épais en dehors.

Insertions. — 1° *Fixes.* 1° Aux apophyses épineuses des six dernières vertèbres dorsales et aux ligaments interépineux correspondants; 2° aux apophyses épineuses des vertèbres lombaires; 3° à la crête sacrée et au coccyx; 4° à la partie postérieure de la lèvre externe de la crête iliaque; 5° par trois ou quatre digitations à la face externe et au bord supérieur des trois ou quatre dernières côtes; 6° quelquefois par un faisceau à l'angle inférieur de l'omoplate. 2° *Mobile.* Dans la profondeur de la coulisse bicipitale de l'humérus, par un large tendon aplati.

Les fibres supérieures, transversales, se dirigent en dehors; les inférieures, verticales, en haut; les moyennes, obliques, en haut et en dehors.

Rapports. — 1° Il est recouvert par la partie inférieure du trapèze et la peau; 2° il recouvre le petit dentelé postérieur et inférieur, les muscles spinaux, les intercostaux externes, les côtes; 3° au niveau de l'épaule, il recouvre d'abord la partie interne du grand rond, contourne ensuite le bord inférieur de ce muscle, et se place enfin sur sa face antérieure, du côté du creux de l'ais-

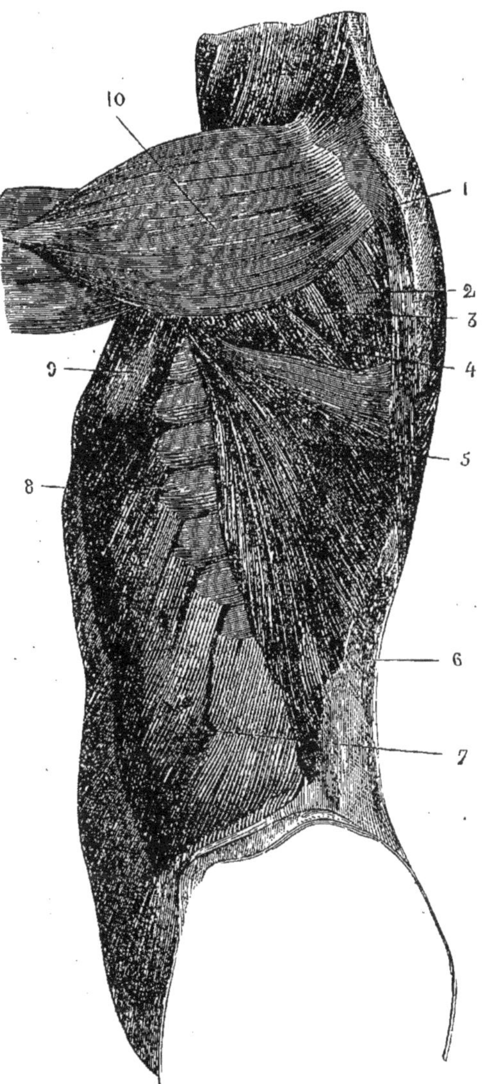

Fig. 209. — Muscles du dos.

1, trapèze. — 2, sous-épineux. — 3, petit rond, — 4, grand rond. — 5, grand dorsal. — 6, aponévrose lombaire. — 7, grand oblique de l'abdomen. — 8, grand dentelé. — 9, grand pectoral, dont quelques fibres se continuent avec celles du grand oblique. — 10, deltoïde

selle, au moment de son insertion ; ils constituent ensemble la paroi postérieure du creux axillaire. Son bord externe est saillant sur la peau à sa partie supérieure, tandis qu'en bas il entre-croise ses digitations avec celles du grand oblique de l'abdomen; 4° lorsque le bras est pendant, le grand dorsal recouvre la partie inférieure de l'omoplate, du sous-épineux et du rhomboïde.

Triangle de Jean-Louis Petit (1). — On donne ce nom à un espace triangulaire par lequel se font les *hernies lombaires*. Ce triangle, qui manque une fois sur quatre, est limité, en bas, par la crête iliaque, en avant par le bord postérieur du grand oblique, en arrière par le bord externe du grand dorsal. Sa base, formée par la crête iliaque, mesure trois centimètres; son sommet est situé à égale distance de la crête iliaque et de la dernière côte.

Structure. — Les fibres musculaires se contournent au moment où elles atteignent le grand rond; les inférieures passent au-devant des autres, pour former la portion supérieure du tendon, tandis que sa partie inférieure est représentée par les autres fibres qui passent derrière. Le tendon est mince et accolé à celui du grand rond, dont il est quelquefois séparé par une *bourse séreuse*. L'insertion de ce muscle à la région lombaire, à la région sacrée et à la crête iliaque, se fait par l'intermédiaire de l'aponévrose lombaire, dont la description est placée à la fin de ce chapitre.

Action. — Il porte l'humérus en bas, en arrière et en dedans. Il est en même temps rotateur en dedans de l'humérus : c'est le *latissimus dorsi* ou *scalptor ani* des anciens anatomistes.

§ 3. — RHOMBOÏDE (fig. 210, 6).

Muscle losangique, aplati, situé à la partie supérieure du dos.

Dissection. — Pour préparer le rhomboïde, il suffit de détacher les insertions claviculaire et scapulaire du trapèze, et de les renverser en dedans.

Insertions. — 1° *Fixes*. Il s'insère à la partie inférieure du raphé médian cervical postérieur, aux apophyses épineuses des sixième et septième vertèbres cervicales et à celles des cinq ou six premières dorsales. Ses fibres, parallèles, se portent en bas et en dehors. 2° *Mobiles*. Sur un ligament étendu le long du bord interne de l'omoplate, dans toute la partie située au-dessous de l'épine.

Rapports. — 1° Il est recouvert par le trapèze, et quelquefois,

(1) Petit (Jean-Louis), né en 1674, mort en 1750. Elève de Littre depuis l'âge de sept ans. A douze ans, il était si instruit en anatomie que Littre lui confia le soin de son amphithéâtre. Le jeune Petit ne se bornait point à préparer ce qui devait faire le sujet des leçons du maître ; il faisait des répétitions que les connaisseurs eux-mêmes entendaient avec plaisir. Il était si petit que les élèves le hissaient sur une table pour le faire professer. (A. Louis.)

à sa partie inférieure, par le grand dorsal; 2° il recouvre le petit dentelé postérieur et supérieur, la partie inférieure du splénius, les muscles spinaux, et, lorsque l'omoplate s'éloigne de l'axe du tronc, les côtes et les intercostaux externes.

Souvent, les faisceaux supérieurs du muscle sont séparés du

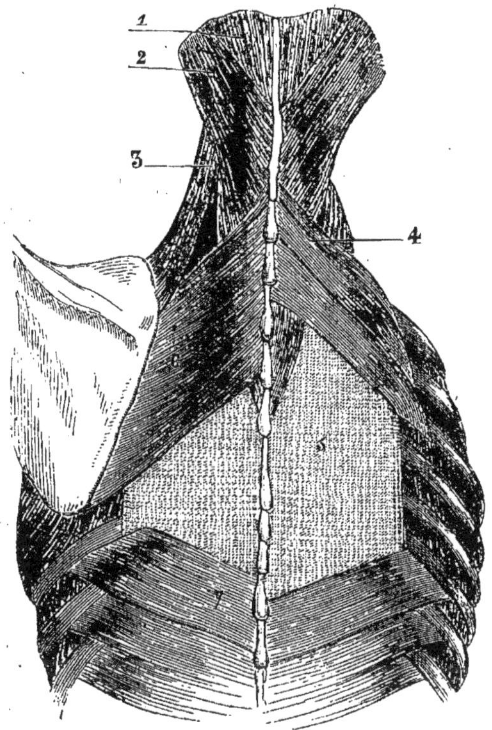

Fig. 210. — Muscles du dos et de la nuque.

1, grand complexus. — 2, splénius. — 3, angulaire de l'omoplate. — 4, petit dentelé postérieur et supérieur. — 5, aponévrose intermédiaire aux deux petits dentelés. — 6, rhomboïde. — 7, petit dentelé postérieur et inférieur.

reste du muscle par une ligne celluleuse, et désignés sous le nom de muscle *petit rhomboïde*.

Action. — Par sa force tonique, le rhomboïde concourt faiblement à maintenir le bord spinal de l'omoplate rapproché de la ligne médiane. Lorsqu'il se contracte sans effort, il concourt à l'élévation volontaire de l'épaule. Il peut abaisser le bras au-dessous de la position horizontale (Duchenne).

Il faut, pour comprendre cette action, se souvenir du mode d'articulation de l'acromion avec la clavicule, et savoir que ce dernier os est une sorte de pivot autour duquel tourne l'omoplate, de sorte que le moignon de l'épaule s'abaisse, lorsque le rhomboïde, fortement contracté, élève et porte en dedans la partie inférieure et interne de l'omoplate.

§ 4. — PETIT DENTELÉ POSTÉRIEUR ET SUPÉRIEUR (fig. 210, 4).

Petit muscle quadrilatère, situé sous le rhomboïde, à la partie supérieure du dos, mince et aponévrotique en dedans, charnu en dehors.

Dissection. — Le petit dentelé postérieur et supérieur est mis à nu, lorsqu'on a détaché le rhomboïde à son insertion scapulaire et qu'on a renversé le muscle en dedans. On préparera de même le petit dentelé inférieur et l'aponévrose intermédiaire à ces deux muscles, en rejetant le grand dorsal en dedans.

Insertions. — 1° *Fixes*. A la partie inférieure du raphé médian cervical postérieur, aux apophyses épineuses des sixième et septième vertèbres cervicales et des trois premières dorsales. 2° *Mobiles*. A la face externe et au bord supérieur des deuxième, troisième, quatrième et quelquefois cinquième côtes.

Les fibres se dirigent parallèlement en bas et en dehors.

Rapports. — 1° Recouvert par le rhomboïde et le trapèze et, lorsque l'omoplate est rapprochée de la ligne médiane, par le grand dentelé; 2° il recouvre le splénius, les muscles spinaux, les intercostaux externes et les côtes.

Action. — Il agit dans les mouvements d'extension du cou sur le thorax et dans les mouvements d'équilibration latérale de la colonne vertébrale. Son action peut être considérée comme nulle dans l'inspiration.

§ 5. — PETIT DENTELÉ POSTÉRIEUR ET INFÉRIEUR (fig. 210, 7).

Petit muscle quadrilatère, analogue au précédent, aponévrotique en dedans, charnu en dehors, situé à la partie inférieure du tronc.

Insertions. — 1° *Fixes*. Aux apophyses épineuses des deux dernières vertèbres dorsales et des trois premières lombaires, et aux ligaments interépineux correspondants. 2° *Mobiles*. A la face externe et au bord inférieur des quatre dernières côtes, par autant de digitations.

Ses fibres se portent parallèlement en haut et en dehors.

Rapports. — 1° Recouvert par le grand dorsal; 2° il recouvre les muscles spinaux, les côtes et les intercostaux externes.

Action. — Il est expirateur.

Aponévrose intermédiaire aux deux dentelés (fig. 210, 5).

Cette aponévrose est quadrilatère et formée de fibres verticales minces et entre-croisées.

Elle s'insère en bas au bord supérieur du petit dentelé inférieur; en haut, elle glisse sous le petit dentelé supérieur pour recouvrir le muscle splénius, sur lequel elle se perd; en dedans, elle s'insère aux apophyses épineuses des vertèbres dorsales et au ligament interosseux correspondant; en dehors, elle prend insertion sur l'angle des côtes. Cette aponévrose complète en partie la gaîne ostéo-fibreuse dans laquelle sont contenus les muscles spinaux. Elle est destinée à offrir une certaine résistance à ces muscles, lorsqu'ils se contractent.

§ 6. — MUSCLES SPINAUX

Dissection. — Lorsqu'on a étudié et enlevé le grand dorsal et le petit dentelé postérieur et inférieur, lorsqu'on a constaté le prolongement de l'aponévrose du petit oblique de l'abdomen et du feuillet postérieur du transverse sur la masse commune, cette masse se trouve découverte.

Il est difficile de séparer les muscles sacro-lombaire, long dorsal, transversaire épineux, dans la région lombaire; une ligne jaunâtre, formée de tissu cellulaire, divise cette masse en deux moitiés, le sacro-lombaire en dehors et le long dorsal en dedans. Le transversaire épineux est complètement caché par le long dorsal à ce niveau.

Plus haut, ces trois muscles s'entre-croisent avec ceux de la nuque.

Le *sacro-lombaire* peut être étudié lorsqu'on a enlevé les deux petits dentelés, et par conséquent le rhomboïde; il en est de même du *long dorsal*, situé en dedans du sacro-lombaire. Le *transversaire épineux* doit être étudié après la dissection complète de la plupart des muscles de la nuque, et en particulier du splénius et des complexus. Quand on enlève les muscles sacro-lombaire et long dorsal, on constate la présence des muscles *sur-costaux*.

Au nombre de trois, ces muscles sont constitués, de dehors en dedans, par le *sacro-lombaire*, le *long dorsal* et le *transversaire épineux*. Ils s'étendent de la partie inférieure à la partie supérieure du tronc. Ils constituent la couche profonde du dos, et sont par conséquent appliqués sur les os.

Confondus en bas en un seul tronc, connu sous le nom de *masse commune*, ces trois muscles se séparent en haut et présentent des insertions distinctes. On voit donc que les noms sacro-lombaire, long dorsal et transversaire épineux ne s'appliquent qu'aux divisions supérieures de la masse commune.

Pour comprendre les nombreuses insertions de ces muscles, il suffit de se rappeler la disposition des apophyses épineuses et des apophyses transverses des vertèbres et la situation de l'angle des côtes.

Masse commune aux muscles spinaux. — Sous le nom de *masse commune*, ces muscles s'insèrent en bas sur la face postérieure du sacrum, sur les épines lombaires et sacrées, à la partie postérieure de la crête iliaque et à la tubérosité iliaque, enfin à la face antérieure de l'aponévrose lombaire.

Cependant on peut dire que le muscle *sacro-lombaire* prend plus particulièrement ses insertions sur la *tubérosité iliaque* et à la *partie externe de l'aponévrose lombaire*, et le muscle *long dorsal* à la *partie interne de cette même aponévrose* et à la *crête sacrée*. L'origine du *transversaire épineux* paraît se faire en avant des deux autres, sur la *face postérieure du sacrum*. Il est, en effet, complètement caché à son origine par les muscles sacro-lombaire et long dorsal.

Nous étudierons maintenant les divisions supérieures comme des muscles distincts.

A. — *Muscle sacro-lombaire* (fig. 211, 5).

Il prend naissance, en bas, à la partie externe de la masse commune, et s'insère plus particulièrement à la tubérosité iliaque et à la partie externe de l'aponévrose lombaire ; de là, ses fibres se dirigent en haut, et se terminent en se divisant en six faisceaux tendineux, petits et minces, qui s'insèrent à l'angle des six dernières côtes. Toutefois, le faisceau qui va à la douzième côte est très large.

Ce muscle constitue le sacro-lombaire proprement dit, ou *portion d'origine*. Il ne se termine pas à la sixième côte, mais il s'accole à un autre muscle qui le prolonge jusqu'à la troisième vertèbre cervicale, et qu'on appelle *portion de renforcement* du muscle sacro-lombaire ou *muscle cervical descendant*. Cette portion de renforcement prend naissance sur les tubercules postérieurs des apophyses transverses des cinq dernières vertèbres cervicales. Ces faisceaux se dirigent en bas en se confondant, pour se diviser de nouveau en autant de petits faisceaux tendineux qu'il y a de côtes. Ils s'insèrent sur l'angle de chacune d'elles. Les faisceaux qui s'insèrent aux six dernières côtes se placent en dedans des faisceaux d'origine, qu'ils croisent à angle aigu.

A tous ces faisceaux, se joignent encore six petits tendons partis de l'angle des six premières côtes, et descendant dans l'épaisseur du muscle. Il y a donc dans ce muscle vingt-neuf faisceaux, six appartenant à la portion d'origine, les autres à la portion de renforcement. Parmi ceux-ci, il y en a cinq d'origine à la région cervicale, six d'origine aux six premières côtes, et douze de terminaison à toutes les côtes ; chaque côte est donc pourvue de deux faisceaux.

En résumé, le muscle sacro-lombaire se porte de la partie externe de la masse commune aux six dernières côtes; il est ren-

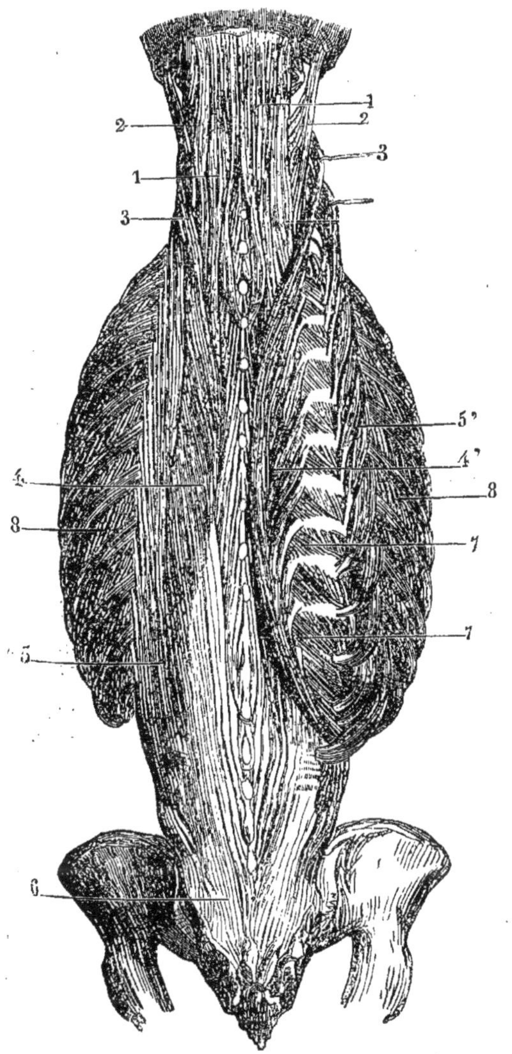

Fig. 211. — Muscles du dos et de la nuque.

1, 1, grand complexus. — 2, 2, petit complexus. — 3, 3, transversaire du cou, se confondant en bas avec le long dorsal, 4, 4'. — 4, long dorsal gauche découvert. — 4', long dorsal droit renversé en dedans. — 5, sacro-lombaire avec ses faisceaux de renforcement. — 5' sacro-lombaire avec ses faisceaux de renforcement renversés en dehors. — 6, masse commune des muscles spinaux. — 7, 7, fibres des intercostaux externes.

Le transversaire épineux n'est pas numéroté. On peut le voir sur la figure, entre le muscle long dorsal, 4, et les apophyses épineuses des vertèbres.

forcé par des faisceaux de renforcement qui partent des tubercules postérieurs des apophyses transverses des cinq dernières cervicales, et qui se rendent aux angles de toutes les côtes.

B. — *Long dorsal* (fig. 211, 4, 4).

Il est constitué par la partie interne et postérieure de la masse commune. Séparé en bas du muscle sacro-lombaire par un interstice celluleux, il se porte verticalement en haut jusqu'à la première côte, où il se termine.

Insertions. — Il s'insère : 1° en bas, à la face antérieure de l'aponévrose lombaire, aux épines sacrées et lombaires; 2° en haut, par deux ordres de faisceaux : des faisceaux externes, qui vont s'insérer au sommet des apophyses transverses des vertèbres lombaires, et sur les côtes au milieu de l'espace qui sépare l'angle de la côte de la tubérosité; des faisceaux internes, s'insérant aux tubercules apophysaires des vertèbres lombaires et au sommet des apophyses transverses des vertèbres dorsales. Comme nous savons que l'angle de la côte se rapproche de l'apophyse transverse à mesure qu'on monte vers la première côte, nous devons comprendre la diminution insensible de ce muscle et sa terminaison en pointe à la première côte.

Indépendamment de ces faisceaux, les auteurs décrivent à ce muscle des faisceaux interépineux. Il est plus simple de considérer ces faisceaux isolément et d'en faire un petit muscle isolé, connu, depuis Winslow, sous le nom de *long épineux* du dos. Ce muscle est formé de faisceaux arciformes, qui partent des apophyses épineuses des trois ou quatre premières vertèbres dorsales et qui viennent s'insérer, en décrivant une courbe à concavité interne, aux sixième, septième, huitième et quelquefois neuvième vertèbres dorsales, en se confondant avec les fibres internes de l'aponévrose lombaire.

C. — *Transversaire épineux.*

Le *transversaire épineux* remplit les gouttières vertébrales depuis le sommet du sacrum jusqu'à l'axis. Il est composé d'une énorme quantité de faisceaux, dirigés obliquement de bas en haut et de dehors en dedans.

On a divisé ces divers faisceaux en plusieurs groupes, et on a décrit le demi-épineux du dos, le demi-épineux de la nuque, le multifide du rachis, et le sous-multifide.

Demi-épineux du dos. — On donne ce nom à un groupe de six faisceaux, étendus du bord supérieur de l'apophyse transverse des six dernières dorsales à l'apophyse épineuse des quatre premières dorsales et des deux dernières cervicales.

Demi-épineux de la nuque. — Ce muscle est formé par cinq ou six faisceaux, étendus du bord supérieur de l'apophyse transverse des cinq ou six premières dorsales aux apophyses épineuses des 2e, 3e, 4e et 5e vertèbres cervicales. Il est donc la continuation du précédent.

Multifide du rachis. — Ce muscle, formé par les faisceaux profonds du transversaire épineux, et appliqués sur les lames des vertèbres, s'étend depuis le sommet du sacrum jusqu'à l'axis.

Tous ses faisceaux sont obliques en haut et en dedans. Leur extrémité inférieure se fixe, de haut en bas : 1° à la gouttière sacrée et à la face antérieure de l'*aponévrose spinale;* 2° aux tubercules apophysaires des vertèbres lombaires, homologues des apophyses transverses des autres vertèbres; 3° à la face postérieure des apophyses transverses dorsales; 4° aux apophyses transverses et articulaires des quatre dernières cervicales. Leur insertion supérieure se fait sur les faces latérales des apophyses épineuses situées au-dessus.

La longueur de ces faisceaux ne dépasse pas quelques centimètres. Ils sont appliqués contre les lames des vertèbres dont ils sont séparés par les petits faisceaux musculaires du *sous-multifide.*

Sous-multifide. — On donne ce nom à une série de faisceaux musculaires situés encore plus profondément que ceux du multifide. Les faisceaux de ce muscle ont la même direction et la même insertion inférieure que ceux du précédent. Ils dépassent rarement une vertèbre et s'insèrent en haut, au bord inférieur de la lame et à la base de l'apophyse transverse qui est située immédiatement au-dessus.

Les faisceaux dorsaux de ce muscle, les seuls vus par Theile, ont été décrits sous le nom de *muscles rotateurs du dos.* Hugues a signalé les faisceaux lombaires et cervicaux en 1892. Tous ces faisceaux sont situés entre les lames des vertèbres et le muscle multifide.

Rapports des muscles spinaux. — 1° *A la partie inférieure,* la masse commune est recouverte par l'aponévrose lombaire et le feuillet postérieur de l'aponévrose du muscle transverse de l'abdomen. Elle recouvre les vertèbres et le muscle carré des lombes, dont elle est séparée par le feuillet moyen de l'aponévrose du muscle transverse.

2° *A la partie supérieure,* les muscles, en se séparant, affectent de nouveaux rapports. Le *transversaire épineux,* qui glisse le long de la gouttière vertébrale, recouvre les lames vertébrales et les ligaments jaunes; il est recouvert de bas en haut par le muscle long dorsal, le long épineux du dos (de Winslow), le transversaire du cou et les complexus. Le *long dorsal* et le *sacro-lombaire* restent accolés, le sacro-lombaire recouvrant le long dorsal. Ils s'insinuent en haut entre les muscles de la nuque, où ils sont séparés du transversaire épineux par la deuxième couche de cette région, transversaire du cou, grand et petit complexus. Ils sont recouverts, de bas en haut, par le petit dentelé postérieur et inférieur, l'aponévrose intermédiaire aux deux dentelés, le grand dorsal, le splénius, le rhomboïde, le petit dentelé postérieur et supérieur, et ils recouvrent les côtes, les muscles intercostaux externes et les sur-costaux.

Action. — Ces muscles sont extenseurs de la colonne vertébrale. Ils font équilibre à tout le poids du tronc. Ils l'inclinent latéralement, lorsqu'ils se contractent d'un seul côté.

Le *faux-filet* de la boucherie est tiré de la masse commune.

§ 7. — INTERTRANSVERSAIRES ET INTERÉPINEUX

Il existe autour des vertèbres une série de petits muscles dont les usages sont fort hypothétiques. Tels sont les intertransversaires, les interépineux, et les sacro-coccygiens.

Intertransversaires. — Ce sont de petites languettes charnues, situées entre les apophyses transverses des vertèbres.

Intertransversaires du cou. — Ils sont au nombre de douze de chaque côté. Les premiers sont situés entre l'atlas et l'axis, les derniers entre la sixième et la septième cervicale. Il existe un intertransversaire antérieur et un postérieur; ils s'étendent de l'apophyse transverse de la vertèbre qui est au-dessus à celle qui est au-dessous. L'artère vertébrale passe entre les deux, ainsi que les branches antérieures des nerfs cervicaux.

Intertransversaires du dos. — Décrits par Theile ces muscles sont constants à la partie inférieure du dos, mais, à la partie supérieure, ils sont souvent remplacés par de simples languettes tendineuses. Ils s'étendent du sommet d'une apophyse transverse à l'autre. Lorsqu'un de ces muscles passe par-dessus une apophyse sans s'y insérer, on l'appelle *long intertransversaire du dos.*

Intertransversaires des lombes. — Ces muscles sont des languettes charnues allant d'une vertèbre lombaire à l'autre; les premiers vont de la première à la deuxième vertèbre lombaire, les derniers de la dernière lombaire au sacrum, ou au ligament ilio-lombaire. Ils sont disposés par paires, comme ceux du cou, de sorte qu'il y en a vingt en totalité; mais, au lieu d'être, comme au cou, antérieurs et postérieurs, ils sont internes et externes.

Les *intertransversaires internes*, plus grêles, s'étendent d'un tubercule apophysaire à l'autre; les *intertransversaires externes*, plus larges, s'attachent au bord inférieur de l'apophyse transverse qui est au-dessus et au bord supérieur de celle qui est au-dessous.

Interépineux. — Les interépineux sont disposés par paires entre les apophyses épineuses des vertèbres.

Les *interépineux du cou* sont au nombre de douze, six de chaque côté de la ligne médiane, à partir de l'axis. Il n'y en a pas entre l'atlas et l'axis. Ils s'insèrent en haut aux tubercules et aux bords de l'apophyse épineuse de la vertèbre qui est au-dessus, et en bas à ceux de l'apophyse qui est au-dessous. Ces muscles sont en rapport, en dedans, avec le ligament interépineux, qui les sépare, et en dehors avec le transversaire épineux.

Les *interépineux du dos* manquent au milieu de la région dorsale. Ceux de la partie supérieure sont analogues à ceux de la région cervicale, et ceux de la partie inférieure sont semblables aux interépineux des lombes. Celui qui va de la dernière dorsale à la première lombaire est constant.

Les *interépineux des lombes*, au nombre de quatre, quelquefois de cinq, sont des languettes charnues, de forme quadrilatère, étendues du sommet et du bord inférieur de l'apophyse épineuse qui est au-dessus aux mêmes parties de la vertèbre qui est au-dessous.

Les *sacro-coccygiens* sont des languettes moitié musculaires, moitié tendineuses, étendues du sommet du sacrum au coccyx. Le *sacro-coccygien* antérieur s'insère en haut aux bords du sommet du sacrum et de la première pièce du coccyx; de là, il se porte vers le sommet du coccyx, où il s'attache avec celui du côté opposé. Le plus souvent, il abandonne des fibres à la deuxième et à la troisième pièce de cet os. Ce muscle représente, atrophié, le *fléchisseur de la queue* des mammifères. Il porte le coccyx en avant, *curvator coccigis*. L'*ischio-coccygien* sera décrit sur le périnée. Le *sacro-coccygien postérieur*, contenant peu de fibres charnues, s'étend de la face postérieure des dernières vertèbres sacrées à la face postérieure du coccyx.

2° Muscles de la nuque.

§ 1. — SPLÉNIUS (fig. 210).

Muscle aplati, mince, allongé.

Dissection. — Faites les mêmes incisions que pour la préparation du trapèze; de plus, faites partir une incision horizontale de la protubérance occipitale externe à la partie supérieure du conduit auditif externe. Disséquez la peau de la ligne médiane vers les parties latérales, et vous mettrez successivement à nu, de dedans en dehors, le trapèze, le splénius et le sterno-cléido-mastoïdien. Pour découvrir complètement le splénius, enlevez le trapèze et soulevez l'extrémité supérieure du sterno-cléido-mastoïdien. Du même coup, on prépare le splénius et l'angulaire.

Insertions. — 1° *Fixes.* A la moitié inférieure du raphé médian cervical postérieur, aux apophyses épineuses des sixième et septième vertèbres cervicales, des cinq ou six premières dorsales et aux ligaments interépineux correspondants. 2° *Mobiles.* Par deux faisceaux distincts : l'un, qui constitue le *splenius capitis* des anciens, s'insère aux deux tiers externes de la ligne courbe supérieure de l'occipital et à la moitié postérieure de la face externe de l'apophyse mastoïde; l'autre, qui constitue le *splenius cervicis*, va s'insérer, par deux faisceaux volumineux, aux apophyses transverses de l'atlas et de l'axis.

Les fibres de ce muscle sont dirigées obliquement en haut et en dehors.

Rapports. — 1° Il est recouvert, de haut en bas, par le sterno-cléido-mastoïdien, l'angulaire, le trapèze, le petit dentelé supérieur et le rhomboïde ; 2° il recouvre les muscles de la deuxième couche, le long dorsal et le sacro-lombaire.

Action. — Extenseur de la tête ; quand un seul splénius se contracte, il est rotateur de la tête et porte la face de son côté.

§ 2. — ANGULAIRE DE L'OMOPLATE (fig. 210,3).

Muscle long, aplati, situé sur les parties latérales de la nuque.

Insertions. — 1° *Fixes.* Par cinq faisceaux tendineux, aux apophyses transverses de l'atlas et de l'axis, et aux tubercules postérieurs des apophyses transverses des deux ou trois vertèbres suivantes. 2° *Mobile.* A l'angle supérieur de l'omoplate et à toute la partie du bord spinal située au-dessus de l'épine. Ses fibres se dirigent en bas et en dehors.

Rapports. — 1° Il est recouvert par le trapèze, le sterno-cléido-mastoïdien et la peau; 2° il recouvre le splénius, le sacro-lombaire, le transversaire du cou et le petit dentelé supérieur.

Action. — Il élève l'angle supérieur de l'omoplate, et abaisse, par conséquent, le moignon de l'épaule.

§ 3. — GRAND COMPLEXUS (fig. 211).

Dissection. — Pour préparer le grand complexus, on enlève le trapèze, qu'on renverse du côté opposé, et les insertions spinales du splénius, qu'on porte en haut. En écartant ensuite le long dorsal et le sacro-lombaire, on voit la partie inférieure du complexus qui sépare ces muscles du transversaire épineux. Le transversaire du cou se trouve ainsi préparé. Il en est de même du petit complexus, pour lequel il aurait suffi d'enlever le splénius.

Insertions. — 1° *Fixe.* Par une dizaine environ de petits faisceaux tendineux allongés, aux tubercules postérieurs des apophyses transversales des cinq dernières vertèbres cervicales et aux apophyses transverses des cinq premières dorsales. 2° *Mobile.* Au tiers interne de l'espace rugueux qui sépare les deux lignes courbes de l'occipital.

Ses fibres se dirigent en haut et un peu en dedans.

Rapports. — 1° Il est recouvert de haut en bas, par le trapèze, le splénius, le petit complexus, le transversaire du cou et le long dorsal ; 2° il recouvre les muscles droits et obliques de la couche profonde et le transversaire épineux.

Action. — Extenseur de la tête. Quand un seul complexus se contracte, il est rotateur de la tête et porte la face du côté opposé.

§ 4. — PETIT COMPLEXUS (fig. 211,2).

Situé sur les côtés de la nuque, ce muscle représente la portion cervicale du grand complexus.

Insertions. — 1° *Fixe.* Aux tubercules postérieurs des apophyses transversales des cinq dernières vertèbres cervicales. 2° *Mobile.* Au sommet de l'apophyse mastoïde et à la partie externe de l'espace rugueux qui sépare les deux lignes courbes de l'occipital.

Rapports. — 1° Il est recouvert par le transversaire du cou, l'angulaire et le splénius ; 2° il recouvre la portion cervicale du grand complexus, et les muscles petit oblique et grand oblique à leur partie externe.

Action. — Il incline la tête de son côté.

§ 5. — TRANSVERSAIRE DU COU (fig. 210).

Allongé, situé à la partie inférieure de la nuque et supérieure du dos, ce muscle est formé de faisceaux arciformes.

Insertions. — 1° *Fixe.* Aux apophyses transverses des cinq premières vertèbres dorsales. De là, ses fibres se portent verticalement en haut, en décrivant une courbe à concavité interne. 2° *Mobile.* Aux tubercules postérieurs des apophyses transverses des cinq dernières vertèbres cervicales.

Rapports. — 1° Il est recouvert par le splénius, l'angulaire, le sacro-lombaire et le long dorsal ; 2° il recouvre les deux complexus, sur lesquels il est immédiatement appliqué.

Action. — Extenseur du cou.

§ 6. — GRAND DROIT POSTÉRIEUR DE LA TÊTE (fig. 212,2).

Dissection. — Les muscles profonds de la nuque, obliques et droits, se trouvent presque naturellement préparés, lorsqu'on enlève le complexus et le splénius. Il est bon de les préparer sur les deux côtés de la ligne médiane en même temps. Il faut conserver la branche postérieure du premier nerf cervical, qui se trouve dans un triangle formé par le grand droit, le grand oblique et le petit oblique, et étudier les rapports de ces muscles avec l'artère vertébrale, qui passe vers leur partie profonde et externe.

Les muscles interépineux, pour être aperçus, nécessitent l'étude préalable et l'arrachement des transversaires épineux.

Ce petit muscle, fusiforme, s'insère *en bas* à l'apophyse épineuse de l'axis, et se dirige en haut et en dehors, pour s'insérer sur la ligne courbe inférieure de l'occipital. Il est recouvert par le petit oblique à sa partie supérieure, et par le grand complexus. Il recouvre les os et les articulations.

Il est extenseur de la tête. Quand un seul se contracte, il porte la face de son côté.

§ 7. — PETIT DROIT POSTÉRIEUR DE LA TÊTE (fig. 212,1).

Ce petit muscle, triangulaire, s'insère par son sommet sur le tubercule postérieur de l'atlas, et par sa base sur la dépression située à côté de la crête occipitale externe, au-dessous de la ligne courbe inférieure. Il est recouvert par le grand complexus; il recouvre l'articulation occipito-atloïdienne. Il est extenseur de la tête.

§ 8. — GRAND OBLIQUE (fig. 212,4).

Appelé aussi oblique inférieur, ce muscle, fusiforme, s'étend de l'apophyse épineuse de l'axis, au-dessous du grand droit, à l'apophyse transverse de l'atlas. Recouvert par les complexus, il recouvre l'articulation atloïdo-axoïdienne. Il est rotateur de la tête, il porte la face de son côté.

§ 9. — PETIT OBLIQUE (fig. 212,3).

Appelé aussi oblique supérieur, ce muscle s'insère en bas à l'apophyse transverse de l'atlas, et en haut à la ligne courbe inférieure de l'occipital, où il recouvre l'insertion supérieure du grand droit. Placé au-dessous du splénius, ce muscle est extenseur de la tête et non *rotateur*, car l'articulation occipito-atloïdienne, qui appartient aux condyliennes, ne peut pas présenter de rotation.

Les muscles obliques et le muscle grand droit forment un triangle équilatéral, au milieu duquel on aperçoit la branche postérieure du premier nerf cervical, qui anime les quatre muscles profonds, et l'artère vertébrale. Les deux muscles grands droits forment, en se réunissant, un triangle dont la base est formée par la ligne courbe inférieure de l'occipital. Les deux muscles petits droits forment un triangle, plus petit, inscrit dans le triangle des muscles grands droits.

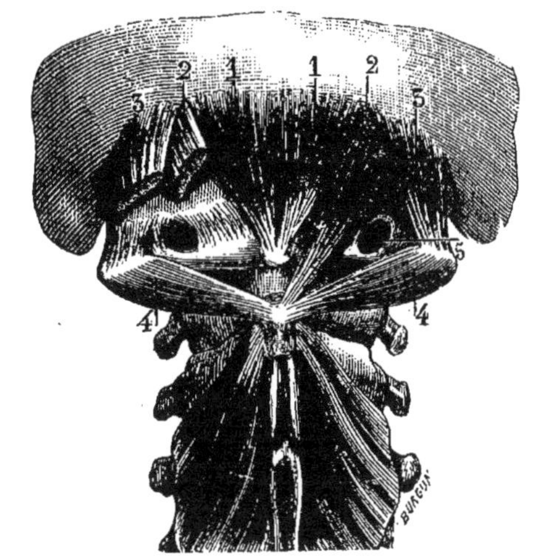

Fig. 212. — Muscles profonds de la nuque.

1, 1, petits droits postérieurs de la tête. — 2, 2, grands droits postérieurs. — 3, 3, petits obliques. — 4, 4, grands obliques. — 5, orifice d'entrée de l'artère vertébrale dans le crâne.

Vaisseaux et nerfs des muscles de la région postérieure du tronc.

Les *artères* viennent principalement des lombaires, des intercostales, des scapulaires, des vertébrales et de l'occipitale.

Les *nerfs* viennent des branches postérieures des *nerfs rachidiens*. En outre, le trapèze reçoit un rameau du *plexus cervical* et un du *spinal*; le rhomboïde et le grand dorsal sont animés tantôt par le *plexus cervical*, tantôt par le *plexus brachial*.

ARTICLE VII

APONÉVROSES DE LA RÉGION POSTÉRIEURE DU TRONC

1° *Région cervicale postérieure ou nuque.* — On y remarque un ligament, *raphé médian cervical postérieur*, étendu de la protubérance occipitale externe à l'apophyse épineuse de la sixième vertèbre cervicale, et formé par l'entre-croisement des aponévroses des muscles trapèze, splénius, petit dentelé et rhomboïde d'un côté, avec celles des muscles du côté opposé. De ce raphé, on voit partir une lamelle fibreuse qui se dirige en avant, sépare les deux muscles grands complexus, et fournit une lamelle fibreuse entre le grand et le petit droit postérieurs. Au niveau du raphé, les muscles de la nuque, excepté ceux de la couche profonde, ne prennent aucune insertion sur les apophyses épineuses.

2° *Région dorsale.* — La plupart des aponévroses (tendons) des muscles d'un côté s'entre-croisent avec celles du côté opposé, et forment les ligaments interépineux.

3° *Région lombaire.* — On y trouve deux aponévroses : 1° l'aponévrose lombaire ; 2° l'aponévrose du muscle transverse de l'abdomen, formant ensemble l'aponévrose abdominale postérieure.

L'*aponévrose lombaire,* ou *aponévrose du grand dorsal,* triangulaire, blanche, très épaisse, occupe la région lombaire et la région sacrée. Son bord interne, le plus long, correspond à la ligne médiane, où il est confondu avec celui du côté opposé. Son bord inférieur et externe s'insère sur le tiers postérieur de la lèvre externe de la crête iliaque, où elle se confond avec les insertions du muscle grand fessier. Son bord supérieur et externe donne naissance aux fibres charnues du muscle grand dorsal. Sa face postérieure est en contact avec la peau ; sa face antérieure, confondue avec l'aponévrose des muscles spinaux, *aponévrose spinale*, donne insertion aux fibres charnues des muscles spinaux.

Cette aponévrose est formée par l'accolement de plusieurs feuillets aponévrotiques difficiles à séparer. De la superficie vers la profondeur, ces feuillets sont : 1° l'aponévrose d'insertion du grand dorsal ; 2° celle du petit dentelé inférieur ; 3° celle du petit oblique de l'abdomen ; 4° le feuillet postérieur de l'aponévrose du muscle transverse ; 5° l'aponévrose spinale.

L'*aponévrose du muscle transverse* est divisée dans cette région en trois feuillets verticaux. Le feuillet postérieur concourt à former l'aponévrose lombaire. Le feuillet moyen s'insère au sommet des apophyses transverses des vertèbres lombaires, et forme, avec le postérieur, une gaine qui renferme les muscles spinaux. Le feuillet antérieur s'insère à la base des apophyses transverses des mêmes vertèbres, et forme, avec le moyen, une gaine dans laquelle est contenu le muscle carré des lombes (fig. 189 et 190).

CHAPITRE IV

MUSCLES INTÉRIEURS DU TRONC

Diaphragme.
Psoas-iliaque.
Petit psoas.
Carré des lombes.
Triangulaire du sternum.

Dissection. — Pour préparer le diaphragme, il importe que l'une des cavités, thoracique ou abdominale, ne soit pas ouverte ; sans cette précaution, le muscle s'affaisse. Il vaut donc mieux, si cela se peut, étudier ce muscle sur deux sujets : d'un côté, on étudiera la face supérieure, de l'autre la face inférieure. Il faut, dans cette étude, examiner les organes qui traversent les orifices du diaphragme, et les arcades situées entre ses points d'insertion, sur la colonne et sur les côtes.

Le psoas se trouve naturellement préparé quand on a enlevé les viscères de l'abdomen. Etudiez surtout son aponévrose, et les rapports qu'elle affecte avec un grand nombre d'organes. Suivez ce muscle dans la cuisse et constatez la manière dont il contourne la tête et le col du fémur pour aller au petit trochanter.

§ 1. — DIAPHRAGME (1)

Muscle mince, membraneux, concave inférieurement et formant une cloison mobile, plus élevée à droite qu'à gauche, séparant la cavité thoracique de la cavité abdominale.

Insertions. — Ce muscle s'insère sur toute la circonférence de la base du thorax : 1° en avant et sur les côtés, à l'appendice xiphoïde, à la face interne et au bord supérieur des six ou sept dernières côtes, par des digitations qui s'entre-croisent avec celles du muscle transverse de l'abdomen ; 2° en arrière, sur le corps des vertèbres lombaires, l'apophyse transverse de la première lombaire et le ligament cintré du diaphragme.

L'insertion aux corps des vertèbres se fait par deux faisceaux appelés *piliers* du diaphragme, *jambes* ou *appendices*. Ces deux piliers sont constitués par une foule de petits faisceaux, dont les tendons s'insèrent directement sur le corps des vertèbres et sur les ligaments. Le pilier droit, plus long, s'insère sur les deux ou trois vertèbres lombaires. Le pilier gauche, qui est le plus

(1) Suivant Riolan, Platon est le premier qui ait donné le nom de *diaphragme* à cette cloison musculeuse qui sépare la poitrine du ventre (Portal).

Le diaphragme, dit Galien, est un muscle dont les usages ne sont pas de peu de conséquence, *musculus non vilissimus ;* il a reçu différents noms, *quem phrenos, aut diaphragma, id est septum transversum, nominant* (Portal).

court, ne s'insère que sur les deux premières. Les piliers se dirigent en haut et un peu en avant, et s'envoient réciproquement un faisceau qui s'entre-croise, sur la ligne médiane, avec celui

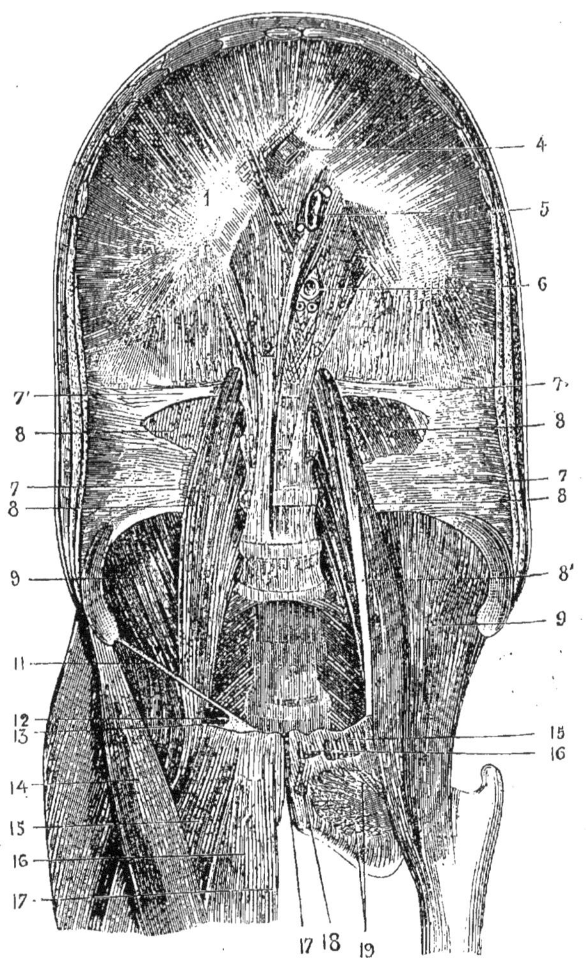

Fig. 213. — Diaphragme et psoas-iliaque.

1, diaphragme. — 2, 3, piliers du diaphragme. — 4, orifice de la veine cave. — 5, orifice œsophagien, avec l'œsophage et les deux nerfs pneumogastriques. — 6, orifice aortique avec l'aorte, la veine azygos et le canal thoracique. — 7, 7, feuillet antérieur de l'aponévrose du muscle transverse recouvrant le carré des lombes. — 7', 7', ligament cintré du diaphragme, ou arcade du carré des lombes, portion épaissie du feuillet 7, 7. — 8, 8, psoas ; au-dessus, on trouve encore un chiffre indicateur 8, 8, qui montre une échancrure de l'aponévrose du transverse et le carré des lombes. — 8', petit psoas. — 9, 9, iliaque. — 11, arcade crurale. — 12, anneau crural. — 13, ligament de Gimbernat. — 14, couturier. — 15, 15, pectiné. — 16, 16, premier adducteur limitant le triangle de Scarpa avec l'arcade crurale et le couturier. — 17, 17, droit interne. — 18, deuxième adducteur. — 19, insertions de l'obturateur externe.

du côté opposé. Celui qu'envoie le pilier droit se place en avant de l'autre; il est plus gros; les deux faisceaux réunis séparent les deux *orifices* œsophagien et aortique.

Indépendamment des faisceaux que chaque pilier envoie sur la ligne médiane, il en existe un second qui se porte en dehors pour aller s'insérer au sommet de l'apophyse transverse de la première vertèbre lombaire, en formant une arcade sous laquelle passe l'extrémité supérieure du muscle psoas, et qu'on désigne sous le nom *d'arcade du psoas*.

Le *ligament cintré* du diaphragme, encore appelé *arcade du carré des lombes*, parce qu'il est placé en avant du muscle carré des lombes, est une bandelette fibreuse étendue du sommet de l'apophyse transverse, où se termine l'arcade du psoas, au sommet de la douzième côte. Cette bandelette *n'est autre chose que le bord supérieur du feuillet antérieur de l'aponévrose du muscle transverse*, qui s'épaissit à ce niveau et donne naissance à des fibres musculaires du diaphragme.

Direction. — Les fibres du diaphragme, venues de tous les points de la circonférence de la base du thorax, se dirigent en haut, et convergent vers une aponévrose centrale située sur la direction de l'axe du tronc et appelée *centre phrénique*.

Rapports. — 1° *Face supérieure.* — Elle est tapissée au milieu par le péricarde, qui la sépare du cœur, et sur les côtés par la plèvre, qui la sépare du poumon. Chez le fœtus, le péricarde peut être séparé du centre phrénique; chez l'adulte, au contraire, du tissu fibreux unit intimement ces deux membranes.

2° *Face inférieure.* — Elle est tapissée par le péritoine, excepté au niveau du bord postérieur du foie, qui est en contact direct avec le diaphragme, et des piliers, qui sont recouverts par le pancréas et la troisième portion du duodénum. Dans sa moitié droite, la face inférieure est en rapport avec le foie, qui refoule le diaphragme dans la partie droite de la cavité thoracique. A gauche, elle est en rapport avec la grosse tubérosité de l'estomac et avec la rate. La partie postérieure de la face inférieure est aussi en rapport avec l'extrémité supérieure des reins; ce rapport est immédiat, sans intermédiaire de péritoine.

Les piliers du diaphragme recouvrent la colonne vertébrale et sont en rapport, en avant, avec le pancréas et la troisième portion du duodénum, sans intermédiaire de péritoine, et avec le méso-côlon transverse.

L'arcade du psoas recouvre l'extrémité supérieure du muscle psoas, dont l'aponévrose d'enveloppe se confond avec le tissu cellulaire sous-diaphragmatique, de telle sorte que l'arcade du psoas forme, avec cette aponévrose, un entonnoir ouvert du côté de la cavité thoracique et prêt à recevoir les collections purulentes, qui glissent le long de la région dorsale de la colonne vertébrale.

L'arcade du carré des lombes recouvre le muscle de même nom.

Le diaphragme affecte des rapports avec les côtes. Le pourtour de sa face supérieure recouvre la face interne de ces os dans une étendue plus considérable pendant l'expiration. Le sommet de la voûte formée par le diaphragme peut arriver jusqu'à la quatrième côte dans l'expiration forcée. Dans une profonde inspiration, le sommet de la voûte n'arrive qu'à la dixième côte, et, lorsque le muscle est à l'état de repos, le sommet de la voûte correspond à la septième côte du côté droit et à la huitième côte du côté gauche.

Le diaphragme est traversé par plusieurs organes : 1° la veine cave inférieure traverse l'orifice du centre phrénique; 2° l'œsophage et les deux nerfs pneumogastriques traversent l'orifice œsophagien du diaphragme ; 3° l'artère aorte et le canal thoracique traversent l'orifice aortique du diaphragme, situé entre les deux piliers et la colonne vertébrale.

Structure. — Pour faciliter l'étude de ce muscle, nous avons considéré les insertions osseuses et les insertions au centre phrénique comme les extrémités de ses fibres ; mais il faut bien se convaincre qu'il n'en est réellement pas ainsi. En effet, chaque faisceau du diaphragme est un muscle digastrique, dont les deux ventres charnus s'insèrent sur deux points opposés de la circonférence du thorax, et dont la partie intermédiaire, tendineuse, correspond à l'axe du tronc : c'est l'ensemble de ces tendons entre-croisés sur la ligne médiane qui constitue le centre phrénique.

Le *centre phrénique*, appelé aussi *trèfle aponévrotique* du diaphragme, constitué par la réunion des tendons de tous ces petits muscles digastriques, très résistant, est formé de trois folioles : la plus grande est à gauche, la moyenne au milieu, et la petite à droite.

Entre la foliole droite et la foliole moyenne du centre phrénique, on voit *l'orifice de la veine cave inférieure*, fibreux, quadrilatère, situé à quelques centimètres à droite et un peu en avant des orifices aortique et œsophagien.

Ces derniers orifices sont situés sur la ligne médiane. L'*orifice aortique* est placé entre la colonne vertébrale et les deux piliers du diaphragme; il est bordé d'un peu de tissu fibreux, qui n'empêche pas la compression de l'aorte pendant la contraction du muscle ; ce qui le prouve, c'est l'altération fréquente des parois du vaisseau à ce niveau, ainsi que la fréquence des anévrismes.

L'*orifice œsophagien* est placé aussi sur la ligne médiane, et séparé de l'orifice aortique par les deux faisceaux que s'envoient les piliers du diaphragme; son pourtour est pourvu aussi de tissu fibreux, qui forme à l'œsophage un petit canal. A droite et à gauche, on voit un petit faisceau musculaire descendre du pourtour de l'orifice œsophagien et se porter sur la portion terminale de l'œsophage. Ce faisceau a été décrit par Santorini.

Ce muscle reçoit deux *artères diaphragmatiques inférieures*, branches de l'aorte abdominale, et deux *artères diaphragmatiques supérieures*, branches de la mammaire interne; elles s'anastomosent dans l'épaisseur de ce muscle. Il reçoit en outre, sur ses limites, des ramifications des dernières intercostales.

Les *veines diaphragmatiques* suivent le trajet des artères. Les *supérieures* vont se jeter dans les troncs veineux brachio-céphaliques, et sont au nombre de une ou deux pour chaque artère. Les *inférieures*, au nombre de deux pour chaque artère, vont se terminer dans la veine cave inférieure. Celles qui naissent sur les limites du muscle se jettent dans les veines intercostales.

Les *lymphatiques* forment quatre troncs principaux : 1° *deux antérieurs*, qui traversent les ganglions situés en avant et sur les côtés de la base du péricarde, pour accompagner ensuite les vaisseaux mammaires internes; 2° *deux postérieurs*, qui se portent en bas, en arrière et en dedans, pour traverser l'un des ganglions lymphatiques qui entourent l'œsophage, et se jeter dans le canal thoracique.

Les *nerfs* proviennent principalement du *nerf phrénique*, l'une des branches descendantes du plexus cervical profond. Le *grand sympathique* envoie aussi à ce muscle des rameaux, sous le nom de *plexus diaphragmatique inférieur*. Ces derniers accompagnent les artères de même nom, et s'anastomosent, par quelques filets, avec le nerf phrénique dans l'épaisseur du muscle.

Action. — Le diaphragme est le muscle inspirateur le plus important. On peut même dire qu'il est le seul qui agisse dans la respiration ordinaire se faisant sans effort.

Ce muscle, assez mince, interposé aux viscères thoraciques et abdominaux, est adhérent au péricarde par le centre phrénique. Lorsqu'il se contracte, sa portion charnue descend vers la cavité abdominale, entraînant la base du poumon, qui est extensible, et refoulant en bas les viscères abdominaux. Ce mouvement se traduit à la vue par une saillie de la paroi abdominale, au moment de l'inspiration, saillie due aux viscères refoulés par le diaphragme, qui diminue momentanément la capacité de la cavité abdominale.

En même temps que ce muscle augmente le diamètre vertical de la cavité thoracique par son abaissement, il augmente aussi les diamètres transversal et antéro-postérieur, en élevant les côtes; voici comment, au moment où le muscle se contracte, les fibres charnues, qui décrivent une courbe à concavité inférieure, prennent un point d'appui sur les viscères abdominaux, sur lesquels elles glissent pendant leur contraction. Comme le péricarde fixe en partie le centre phrénique, il en résulte que les côtés, étant plus mobiles, se soulèvent. Or, si les côtes inférieures s'élèvent, elles portent le sternum en avant, et elles se portent elles-mêmes en dehors, ce qui résulte évidemment de la disposition anatomique des articulations costo-vertébrales.

Le diaphragme, en se contractant, comprime modérément l'œsophage. Il comprime aussi légèrement la veine cave inférieure. L'aorte elle-même n'est pas à l'abri de cette compression.

— Les côtes s'élèvent beaucoup plus qu'à l'état normal chez les sujets dont le centre phrénique ne peut pas facilement s'abaisser, comme on le voit dans la *grossesse*, l'*ascite*, les *kystes de l'ovaire*, et après un repas copieux.

Le *hoquet* est produit par une contraction brusque, spasmodique, du diaphragme; le bruit résulte de la vibration des cordes vocales, sous l'influence du courant d'air qui se précipite dans la poitrine.

Dans les *lésions profondes de la moelle* siégeant un peu au-dessous de la troisième vertèbre cervicale, tous les muscles inspirateurs sont paralysés, excepté le diaphragme, dont le nerf prend naissance sur la moelle, au niveau de cette vertèbre. On voit alors le diaphragme se contracter énergiquement, pour suppléer à l'action des autres muscles, les *côtes s'élever* et le *sternum se porter en avant*.

Lorsque le diaphragme est *paralysé* (il est quelquefois atteint de dégénérescence graisseuse), il se produit un phénomène inverse de celui que l'on constate à l'état normal : les autres muscles inspirateurs dilatent le thorax, et le diaphragme, inactif, de même que les viscères abdominaux, *est attiré vers le thorax*, de sorte que *le ventre se creuse en bateau*, au lieu de faire saillie, à chaque inspiration.

§ 2. — PSOAS-ILIAQUE

Ce muscle, formé de deux portions, le psoas et l'iliaque, est situé en partie dans la cavité abdominale, en partie dans la cuisse. Le *filet* de la boucherie est tiré du psoas.

Insertions. 1° *Fixes* : 1° Pour la portion *psoas*, à la base des apophyses transverses de la dernière vertèbre dorsale et des quatre premières lombaires, sur le bord inférieur du corps de la douzième vertèbre dorsale, sur les bords supérieur et inférieur du corps des quatre premières vertèbres lombaires et sur les disques fibreux intervertébraux correspondants ; 2° pour la portion *iliaque*, à toute l'étendue de la fosse iliaque interne, jusqu'à la lèvre interne de la crête ; 2° *Mobile*. Sur le petit trochanter, par un gros faisceau arrondi. Quelques fibres vont s'attacher à la ligne étendue du petit trochanter à la ligne âpre du fémur.

Les fibres de la portion psoas forment un faisceau allongé, qui descend obliquement de haut en bas, de dedans en dehors, d'arrière en avant, et qui se réfléchit sur le bord antérieur de l'os coxal pour se porter vers le petit trochanter. Les fibres 5 de la portion iliaque se dirigent toutes en bas, en dedans et en avant, et se rendent, comme les barbes d'une plume sur leur tige, au bord externe de la portion psoas. Les plus externes des fibres du muscle iliaque vont s'insérer directement au petit trochanter et descendent parallèlement à celles du psoas.

Rapports. — 1° *Avec les os.* — Ce muscle recouvre la dernière vertèbre dorsale, les cinq vertèbres lombaires, la fosse iliaque interne, le bord antérieur de l'os coxal et de la capsule fibreuse de l'articulation coxo-fémorale, sur laquelle il glisse au moyen d'une *bourse séreuse* qui communique quelquefois avec la synoviale de l'articulation. Ce muscle contourne la partie inférieure de l'articulation pour se porter au petit trochanter.

2° *Avec les muscles.* — Dans l'abdomen, l'extrémité supérieure du psoas est située sous l'arcade du diaphragme ; il est recouvert par le petit psoas. Dans la cuisse, il est en rapport, en dedans et au-dessous, avec le pectiné, en arrière avec l'obturateur externe, en avant avec le couturier, en dehors avec le droit antérieur du quadriceps.

3° *Avec les aponévroses.* — Ce muscle est recouvert, dans toute son étendue, par une aponévrose qui sera décrite avec la structure du muscle. Il passe sous l'arcade fémorale, à laquelle il est très adhérent. Il reçoit là l'insertion du fascia transversalis et de l'aponévrose du muscle grand oblique. Dans la cuisse, il est recouvert en dedans par le feuillet profond de l'aponévrose fémorale, et forme la paroi postérieure et externe de la portion dilatée de la gaine des vaisseaux fémoraux. Entre l'arcade crurale et l'éminence ilio-pectinée, il est très adhérent à la bandelette ilio-pectinée. Il est inutile de dire que ces rapports se font par l'intermédiaire de l'aponévrose iliaque qui recouvre ce muscle.

4° *Avec les vaisseaux.* — L'artère et la veine iliaques externes longent le bord interne du muscle psoas, auquel elles sont accolées par un dédoublement de l'aponévrose iliaque. L'artère spermatique et les veines spermatiques, qui forment le plexus pampiniforme, longent la face antérieure du muscle psoas, sur lequel elles sont accolées. L'artère circonflexe iliaque parcourt la limite d'insertion de la portion iliaque à la crête de même nom. Les artères lombaires, branches de l'aorte, passent sur les côtés des vertèbres dans la gouttière transversale du corps, sous les arcades fibreuses que forme le psoas en s'insérant sur la colonne. L'artère ilio-lombaire, branche de l'hypogastrique, remonte sous le muscle psoas et sous le muscle iliaque. Les vaisseaux rénaux croisent la face antérieure du psoas. A la cuisse, l'artère fémorale est en rapport avec la terminaison du psoas-iliaque, dont elle est séparée par le feuillet profond de l'aponévrose fémorale. Des ganglions (ganglions iliaques) et des vaisseaux lymphatiques nombreux entourent les vaisseaux iliaques externes, sur le bord interne du psoas.

5° *Avec les nerfs.* — Les nerfs qui constituent le plexus lombaire sont situés dans l'épaisseur du muscle psoas. Ils sortent de ce muscle à diverses hauteurs. Le nerf obturateur le quitte immédiatement pour se porter dans le bassin. Le nerf crural descend sous l'aponévrose de ce muscle, entre la gouttière que forment la portion psoas et la portion iliaque, passe sous l'arcade fémorale et perfore l'aponévrose de ce muscle, à 2 centimètres au-dessous, pour se distribuer à la cuisse. Le nerf fémoro-cutané perfore, à la partie supérieure, l'aponévrose iliaque, glisse sous le péritoine et sort entre les deux épines iliaques antérieures. Le nerf génito-crural quitte le muscle psoas à sa partie moyenne et antérieure, et s'accole à l'artère iliaque externe. Le grand nerf abdomino-génital et le petit nerf abdomino-génital ne font que traverser le muscle pour glisser en dehors, sous le péritoine.

6° Le *péritoine* recouvre la portion abdominale du psoas-iliaque, dont il est séparé par une couche de tissu cellulaire.

7° De plus, le psoas est croisé obliquement par l'*uretère*. L'iliaque est recouvert immédiatement par le *cæcum* à droite, tandis qu'à gauche il est recouvert par l'*S iliaque* du côlon, dont il est séparé par le mésocôlon iliaque. Le hile du rein est en rapport avec le psoas.

Action. — Il est fléchisseur, abducteur et rotateur de la cuisse en dehors. Quand le fémur est fixé, il fléchit le tronc sur les membres inférieurs. Si un seul de ces muscles se contracte isolément en prenant son point fixe sur le fémur, mouvement assez fréquent chez les danseurs, il imprime au tronc un mouvement de rotation en vertu duquel la face antérieure du tronc est tournée du côté du muscle qui se contracte.

Structure. — Le muscle psoas-iliaque est formé de fibres musculaires fines, réunies par un tissu cellulaire très fin. Il est entouré d'une aponévrose appelée *lombo-iliaque.*

Les *artères* du muscle psoas-iliaque viennent de l'ilio-lombaire, des lombaires et de la circonflexe iliaque ; les *nerfs* sont fournis par le *crural.*

Aponévrose lombo-iliaque. — Appelée aussi *fascia iliaca*, cette aponévrose a les mêmes insertions que le muscle qu'elle recouvre, excepté en haut, où elle se continue avec la face inférieure du diaphragme. Elle s'insère, par conséquent, au corps et aux apophyses transverses des quatre premières vertèbres lombaires et de la dernière dorsale, ainsi qu'à la lèvre interne de la crête iliaque. En dedans du psoas, elle se continue avec l'aponévrose pelvienne. Elle accompagne le muscle psoas-iliaque sous l'arcade fémorale, jusqu'à son insertion au petit trochanter. Depuis l'arcade jusqu'au petit trochanter, elle enveloppe complètement le muscle, et forme une espèce de cornet aponévrotique dont le sommet correspond au petit trochanter, et dont la base, ouverte du côté de l'abdomen, reçoit les fibres de ce muscle.

Cette aponévrose, formée de fibres verticales et transversales entre-croisées, est mince et celluleuse à la partie supérieure du psoas, épaisse et résistante à la partie inférieure du même muscle et sur l'iliaque. Cette épaisseur est surtout considérable dans la portion du muscle située dans la cuisse. L'aponévrose lombo-iliaque est séparée du muscle proprement dit par une mince couche de tissu cellulaire. Elle est séparée du péritoine, qui la recouvre, par une couche de tissu cellulaire beaucoup plus épaisse. Sur le bord interne du psoas, l'aponévrose se dédouble et enveloppe les vaisseaux iliaques externes, qui lui sont accolés. Au niveau de l'arcade crurale, elle adhère à sa face inférieure et se confond avec quelques fibres du fascia transversalis et du grand oblique qui la renforcent. Les autres rapports de l'aponévrose sont les mêmes que ceux qui ont été indiqués à l'occasion du muscle.

— Les *abcès de la fosse iliaque* sont superficiels ou profonds. Les premiers, *abcès sous-péritonéaux*, se développent entre le péritoine et l'aponévrose du muscle iliaque ; ils font saillie à la région ilio-inguinale, et ils soulèvent le péritoine en arrière du fascia transversalis. On les ouvre avec précaution à un travers de doigt au-dessous de la moitié externe de l'arcade crurale. Les *abcès sous-aponévrotiques*, ou profonds, se portent dans la cuisse ; ils sont, le plus souvent, symptomatiques d'une *carie vertébrale.*

La disposition du fascia iliaca explique pourquoi ces abcès sous-aponévrotiques de la fosse iliaque et les *abcès ossifluents* du corps des vertèbres lombaires et dorsales viennent faire une saillie à la partie externe du pli de l'aine. En effet, si le pus vient des parties latérales du corps des vertèbres lombaires, il s'infiltre entre les fibres du muscle psoas et descend insensiblement jusqu'au petit trochanter. S'il vient des vertèbres dorsales, il se porte le plus souvent sur les côtés de la colonne, derrière l'arcade que le diaphragme fournit au psoas; et comme, en cet endroit, l'extrémité supérieure du psoas est dépourvue d'aponévrose, le pus s'infiltre entre les fibres musculaires avec autant de facilité que dans le cas précédent; ces abcès dissèquent les fibres musculaires du psoas-iliaque et viennent former, au pli de l'aine, une tumeur liquide, résistante, dont la paroi est constituée par le fascia iliaca. Ces abcès par congestion sont réductibles par la pression.

C'est dans la fosse iliaque que commence la suppuration produite par l'*appendicite*.

§ 3. — PETIT PSOAS

Ce muscle n'existe pas toujours. On donne ce nom à un faisceau étendu du corps de la douzième vertèbre dorsale à l'éminence ilio-pectinée. Il est situé au-devant du grand psoas, sous le péritoine.

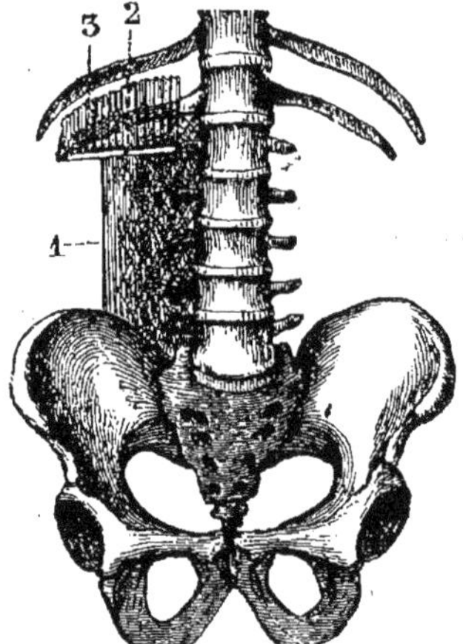

Fig. 214. — Carré des lombes.

1, carré des lombes. On voit la direction des trois sortes de fibres. — 2, fibres du diaphragme insérées sur le ligament cintré ou arcade du carré des lombes, 3.

§ 4. — CARRÉ DES LOMBES (fig. 214).

Muscle quadrilatère, situé de chaque côté de la colonne vertébrale, entre la dernière côte et la crête iliaque.

Dissection. — La préparation de la face antérieure de ce muscle se fait en enlevant le rein, le côlon, le psoas et le feuillet antérieur de l'aponévrose du transverse, de même que la partie postérieure du diaphragme. Pour préparer la face postérieure, il suffit d'enlever les muscles spinaux.

Insertions. — Il s'insère sur le quart postérieur de l'interstice de la crête iliaque, sur le bord inférieur de la dernière côte, sur le ligament ilio-lombaire et sur la face antérieure des apophyses transverses de toutes les vertèbres lombaires.

Ces insertions se font au moyen de trois ordres de faisceaux :

les uns, faisceaux *ilio-costaux*, descendent verticalement de la douzième côte à la crête iliaque et au ligament ilio-lombaire ; les autres, faisceaux *transverso-iliaques*, se portent des apophyses transverses des quatre premières vertèbres lombaires à la crête iliaque (ce sont les plus volumineux) ; les troisièmes faisceaux, *transverso-costaux*, se portent des apophyses transverses des quatre dernières vertèbres lombaires à la dernière côte.

Rapports. — En avant, il est en rapport avec le feuillet antérieur de l'aponévrose du muscle transverse, qui le sépare du rein, du côlon et du psoas, et tout à fait en haut, avec le ligament cintré du diaphragme ; en arrière, avec le feuillet moyen de l'aponévrose du muscle transverse, qui le sépare des muscles spinaux, et avec les artères lombaires.

Action. — Il abaisse la dernière côte. Il est par conséquent expirateur. S'il prend son point fixe en haut, il incline le bassin de son côté.

Il est animé par les nerfs du plexus lombaire.

§ 5. — TRIANGULAIRE DU STERNUM

Petit muscle triangulaire, situé dans le thorax, derrière le sternum, de chaque côté de la ligne médiane.

Dissection. — Pour préparer ce muscle, on renverse la paroi antérieure du thorax et on enlève la plèvre pariétale.

Insertions. — 1° *Fixes.* A la face postérieure et aux bords du sternum dans leur moitié inférieure. Les fibres inférieures sont horizontales, les supérieures sont obliques en haut et en dehors. 2° *Mobiles.* Aux cartilages des troisième, quatrième, cinquième et sixième côtes.

Rapports. — En avant, il est en rapport avec les cartilages costaux, le sternum et les vaisseaux mammaires internes ; en arrière avec le péricarde et la plèvre.

Action. — Expirateur.

CHAPITRE V

MUSCLES DU MEMBRE SUPÉRIEUR ET APONÉVROSES

ARTICLE PREMIER

MUSCLES DE L'ÉPAULE

Les muscles de l'épaule sont au nombre de six :

1 supérieur. .	Deltoïde.
1 antérieur. .	Sous-scapulaire.
4 postérieurs.	Sus-épineux.
	Sous-épineux.
	Petit rond.
	Grand rond.

Les quatre derniers sont situés sur la face postérieure de l'omoplate ; le sous-scapulaire est situé sur sa face antérieure, et le deltoïde les recouvre tous. Ces muscles, qu'on pourrait appeler *scapulo-huméraux*, se portent de l'omoplate à l'humérus ; le deltoïde, seul, empiète un peu sur la clavicule.

Dissection. — L'étude des muscles de cette région doit être précédée, autant que possible, de celle des muscles du thorax et du dos. On continue à séparer la peau de haut en bas, après avoir pratiqué, sur la face externe de l'épaule, une incision verticale, de l'acromion au milieu de la face externe du bras.

Si l'on veut commencer à disséquer les muscles de l'épaule avant d'avoir étudié les muscles du thorax, il faut faire trois incisions : l'une dans toute l'étendue de la partie antérieure de la clavicule ; une autre partant de l'extrémité externe de la première et se rendant vers la colonne vertébrale, en passant par l'épine de l'omoplate ; une troisième, verticale, partant du point de réunion des précédentes vers l'acromion, et descendant jusqu'au milieu de la face externe du bras.

Le deltoïde découvert et ses insertions bien étudiées, on examine les rapports qu'il affecte au niveau de ses bords, et l'on divise ce muscle à son tiers inférieur par une section horizontale. On étudie alors ses rapports profonds, en ayant soin de ménager le nerf circonflexe, qui se rend à ce muscle après avoir contourné en arrière le col de l'humérus. Avant de passer à l'étude des autres muscles de cette région, il est utile de nettoyer avec soin la préparation, c'est-à-dire d'enlever la quantité considérable de tissu cellulo-adipeux qui les masque. Le *sus-épineux* sera étudié en enlevant le trapèze ; le *sous-épineux* et le *petit rond* sont à découvert quand on a relevé le deltoïde et abaissé le grand dorsal. Le *grand rond* doit être considéré en même temps que le grand dorsal, avec lequel il contracte des rapports intimes. En étudiant ces muscles, il faut conserver avec soin les rapports qu'affectent les bords correspondants du petit rond et du grand rond avec l'humérus et la longue portion du triceps, les vaisseaux et nerf circonflexes, qui passent entre ces organes pour contourner en arrière le col chirurgical de l'humérus. Le *sous-scapulaire* ne peut être préparé que du côté de la face antérieure. Il est bon de l'étudier après le grand dentelé (voy. la *Dissection* des muscles latéraux du thorax),

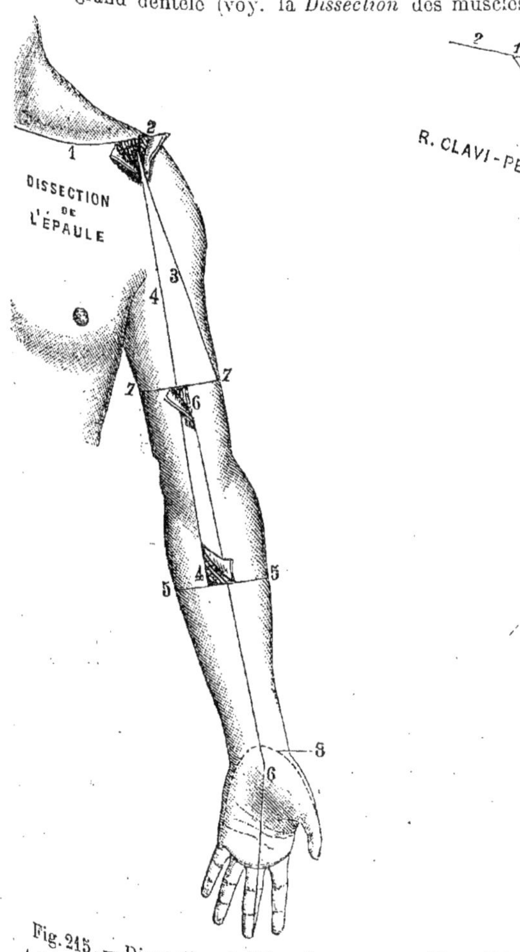

Fig. 215. — Dissection de l'épaule.
1, ligne horizontale au niveau de la clavicule. — 2, extrémité interne de l'incision postérieure. — 3, incision externe. L'incision 4 appartient à la dissection des muscles du bras.

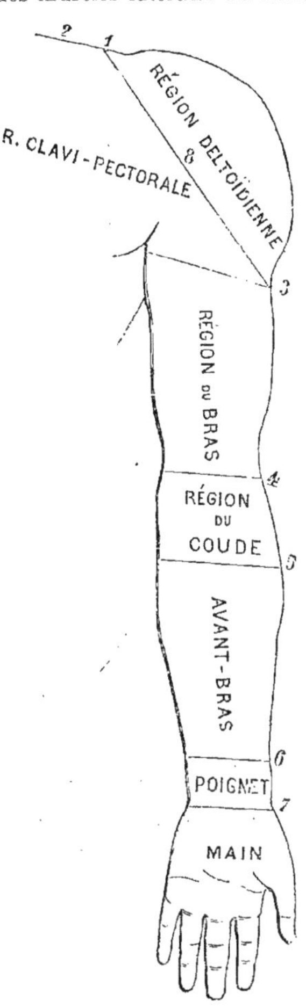

Fig. 216. — Limites des diverses régions du membre supérieur.

et de conserver les rapports qu'il affecte en avant avec tous les organes contenus dans le *creux axillaire*. On se trouvera bien aussi d'étudier en même temps les insertions de ces divers muscles à la tête de l'humérus, où ils contractent des adhérences avec la capsule fibreuse de l'articulation.

Il est indispensable d'étudier les articulations de l'épaule après ces muscles.

§ 1. — DELTOÏDE

Muscle très épais, de forme triangulaire, concourant à former le moignon de l'épaule.

Insertions. — 1° *Fixes.* Au tiers externe du bord antérieur de la clavicule, au bord externe de l'acromion, et à toute l'étendue de la lèvre inférieure du bord postérieur de l'épine de l'omoplate.

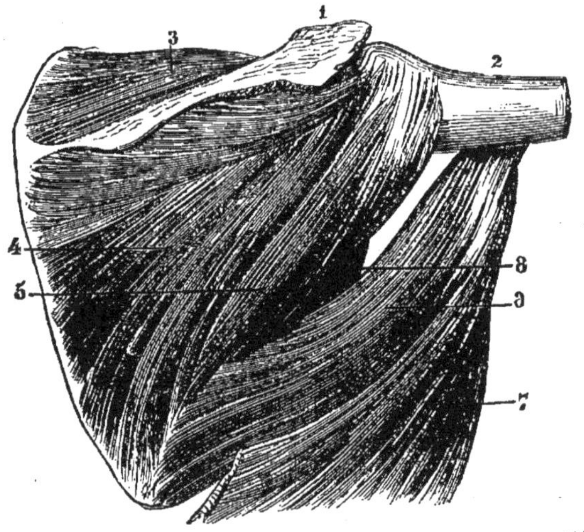

Fig. 217. — Muscles de l'épaule, vus par la face postérieure (côté droit). 1, acromion. — 2, humérus. — 3, sus-épineux. — 4, sous-épineux. — 5, petit rond. — 6, grand rond. — 7, grand dorsal. — 8, bord inférieur ou externe du sous-scapulaire.

2° *Mobiles.* A l'empreinte deltoïdienne de l'humérus, par trois tendons qui se réunissent pour former un V à sommet inférieur.

L'*insertion scapulo-claviculaire* du deltoïde est identiquement la même que l'insertion scapulo-claviculaire du trapèze; aussi les deux muscles, bien qu'ils soient séparés et distincts chez l'homme, semblent-ils ne former qu'un seul et même muscle, divisé par une intersection osseuse, et cette manière de voir est parfaitement confirmée par l'anatomie des animaux non claviculés.

Les fibres convergent vers le point de réunion du tiers supérieur avec le tiers moyen de l'humérus. Les moyennes descendent verticalement, les antérieures obliquement en bas, en arrière et en dehors, les postérieures en bas, en avant et en dehors.

Rapports. — Il est recouvert par la peau et l'aponévrose. Il recouvre l'articulation scapulo-humérale, la grosse tubérosité de l'humerus, dont le sépare une bourse séreuse, les tendons des muscles sous-scapulaire, sus-épineux, sous-épineux et petit rond. Il recouvre, en arrière, le grand rond et la longue portion du triceps ; il recouvre, en avant, le tendon du grand pectoral, l'apo-

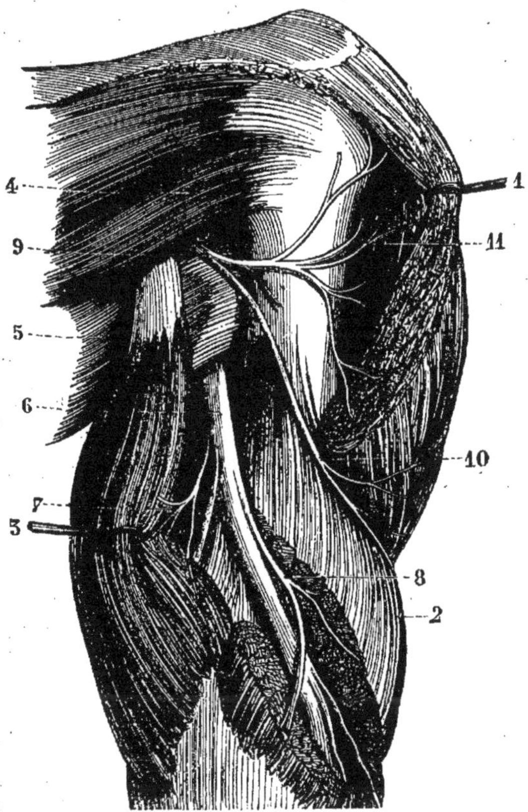

Fig. 218. — Muscles de l'épaule, vus en arrière (côté droit).

1, crochet soulevant la partie postérieure du deltoïde. — 2, vaste externe du triceps. — 3, longue portion du triceps écartée avec un crochet. — 4, sous-épineux et petit rond. — 5, grand rond. — 6, nerf radial. — 7, rameau nerveux pour la longue portion du triceps. — 8, rameau nerveux pour le vaste interne et pour le vaste externe. — 9, nerf circonflexe. — 10, rameau cutané de ce nerf. — 11, rameaux deltoïdiens et articulaires du même nerf.

physe coracoïde et les trois muscles qui s'y insèrent ; dans l'interstice celluleux qui sépare son bord antérieur du grand pectoral, on trouve la veine céphalique et l'artère acromio-thoracique.

Action. — Il élève le bras ; par ses fibres antérieures, il concourt à porter l'humérus en avant, et par ses fibres postérieures, en arrière. L'élévation du bras est portée jusqu'à la direction horizontale. Pour que le bras soit élevé plus haut, il est nécessaire que le grand dentelé se contracte, pour imprimer à l'angle inférieur de l'omoplate un mouvement qui le porte en avant. On peut se rendre compte de ce mouvement sur soi-même, en plaçant la main sur l'angle inférieur de l'omoplate. L'élévation du bras est plus complète lorsque l'humérus est dans la rotation en dehors (Duchenne).

§ 2. — SOUS-SCAPULAIRE

Ce muscle, de forme triangulaire, est situé dans la fosse sous-scapulaire.

Dissection. — Pour préparer ce muscle, il faut inciser le petit pectoral et le grand pectoral, diviser la clavicule à sa partie moyenne et rejeter l'épaule en arrière.

Insertions. — 1° *Fixes.* A toute l'étendue de la fosse sous-scapulaire par des cloisons fibreuses qui s'insèrent sur les crêtes osseuses que l'on y trouve. 2° *Mobile.* A la petite tubérosité de l'humérus.

Ses fibres convergent vers la base de l'apophyse coracoïde, où elles forment un gros faisceau qui glisse sous cette apophyse au moyen d'un prolongement de la synoviale de l'articulation scapulo-humérale.

Rapports. — Il est en rapport, en arrière, avec l'omoplate et l'articulation; son bord inférieur est placé au-devant du petit rond et de la longue portion du triceps. Il est en rapport, en avant et de dedans en dehors, avec le grand dentelé, dont il se sépare en se portant en dehors; avec le tissu cellulaire du creux axillaire, l'artère et la veine axillaire, le plexus brachial, la courte portion du biceps, le coraco-brachial et le deltoïde.

Action. — Rotateur de l'humérus en dedans, il concourt à appliquer la tête de l'humérus contre la cavité glénoïde. L'étendue du mouvement de rotation de l'humérus en dedans, par l'action du sous-scapulaire, est d'un quart de cercle, quelle que soit l'attitude du membre (Duchenne).

§ 3. — SUS-ÉPINEUX (fig. 219,3).

Petit muscle pyriforme, situé dans la fosse sus-épineuse et au-dessus de l'articulation scapulo-humérale.

Dissection. — Lorsqu'on a enlevé le trapèze et le deltoïde, ce muscle se trouve préparé.

Insertions. — 1° *Fixes.* Aux deux tiers internes de la fosse sus-épineuse et à l'aponévrose qui le recouvre. 2° *Mobile.* A la facette supérieure de la grosse tubérosité de l'humérus, où il confond ses fibres avec celles de la capsule fibreuse.

Rapports. — Il est recouvert par le trapèze, la voûte acromio-claviculaire, le ligament acromio-coracoïdien et le deltoïde. Il recouvre l'omoplate, l'insertion fixe de l'omoplat-hyoïdien, le nerf

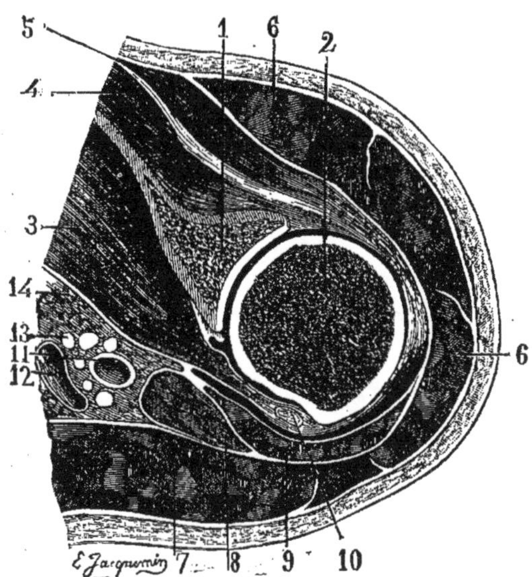

Fig. 219. — Coupe horizontale de l'épaule et de l'aisselle passant par le centre de la tête de l'humérus et de la cavité glénoïde de l'omoplate.

1, coupe de l'omoplate au niveau de la cavité glénoïde. — 2, coupe de la tête de l'humérus. — 3, sous-scapulaire. — 4, 5, sous-épineux. — 6, 6, 7, deltoïde. — 8, coraco-brachial. — 9, courte portion du biceps. — 10, longue portion du biceps. — 11, artère axillaire. — 12, veine axillaire. — 13, plexus brachial. — 14, tissu cellulo-graisseux de l'aisselle et ganglions.

et les vaisseaux sus-scapulaires et l'articulation scapulo-humérale.

Action. — Élévateur du bras, il concourt à maintenir la tête humérale contre la cavité glénoïde. Le sus-épineux élève l'humérus avec plus de force qu'on ne l'a dit. Il est l'auxiliaire du deltoïde. Son concours lui est nécessaire pendant l'élévation du bras, pour maintenir la tête de l'humérus solidement appliquée contre la cavité glénoïde. Le concours du grand dentelé lui est nécessaire pendant l'élévation du bras, comme au deltoïde (Duchenne).

§ 4. — SOUS-ÉPINEUX (fig. 219,4).

Le muscle sous-épineux est de forme triangulaire; il occupe la fosse sous-épineuse.

Dissection. — Ce muscle est préparé, lorsqu'on a enlevé le deltoïde et le trapèze.

Insertions. — 1° *Fixes*. Aux deux tiers internes de la fosse sous-épineuse, à l'aponévrose qui le recouvre, et à la cloison aponévrotique qui le sépare en bas du petit rond et du grand rond. 2° *Mobile*. A la facette moyenne de la grosse tubérosité de l'humérus, où les fibres du tendon se confondent en partie avec celles de la capsule fibreuse.

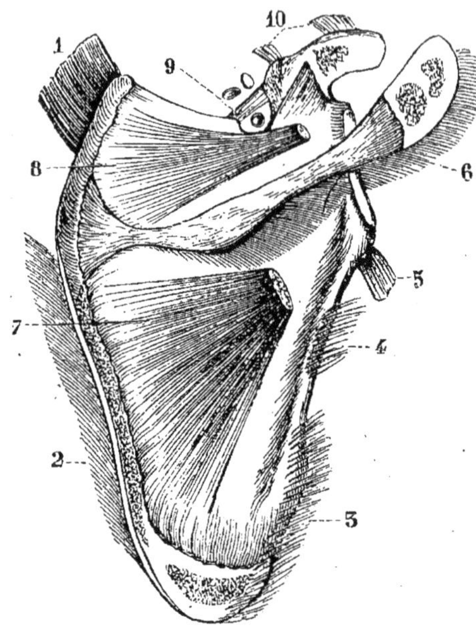

Fig. 220. — Insertions des muscles de l'épaule sur l'omoplate droite.

1, insertion de l'angulaire. — 2, du rhomboïde. — 3, du grand rond. — 4, du petit rond. — 5, de la longue portion du triceps. — 6, du deltoïde. — 7, du sous épineux. — 8, du sus-épineux. — 9, ligament coracoïdien. — 10, ligaments coraco-claviculaires.

Les fibres convergent vers le bord externe de l'épine de l'omoplate, sous lequel elles glissent au moyen d'une séreuse.

Rapports. — Il est en rapport, en arrière, avec le trapèze, le deltoïde et la peau ; en avant, avec l'omoplate et l'articulation. Son bord inférieur est en rapport avec le petit rond et le grand rond.

Action. — Rotateur de l'humérus en dehors, il concourt à fixer la tête de l'humérus contre la cavité glénoïde. L'étendue du mouvement de rotation de l'humérus en dehors, par l'action du sous-épineux et du petit rond, est d'un quart de cercle, quelle que soit l'attitude du membre (Duchenne).

§ 5. — PETIT ROND (fig. 218,5).

Muscle très petit, situé immédiatement au-dessous du sous-épineux, dont il semble faire partie.

Insertions.—1° *Fixes*. A la moitié supérieure de la face rugueuse qui longe la partie postérieure du bord axillaire de l'omoplate, à l'aponévrose qui le sépare du sous-épineux et à celle qui le sépare du grand rond. 2° *Mobiles.* A la facette inférieure de la grosse tubérosité de l'humérus et sur une ligne rugueuse située au-dessous, dans une étendue de 2 centimètres environ.

Les fibres de ce muscle ont la même direction que celles du sous-épineux ; en réalité, ces deux muscles n'en forment qu'un seul.

Rapports. — En arrière, avec le deltoïde et la peau ; en avant, avec l'omoplate, l'articulation et le bord inférieur du sous-scapulaire, dont le sépare la longue portion du triceps.

Action. — Rotateur de l'humérus en dehors.

§ 6. — GRAND ROND (fig. 218,6).

Muscle cylindrique, situé dans la paroi postérieure du creux axillaire.

Dissection. — Lorsque le grand dorsal est enlevé, le grand rond est découvert. On peut l'étudier par sa face antérieure, en se comportant comme pour le sous-scapulaire.

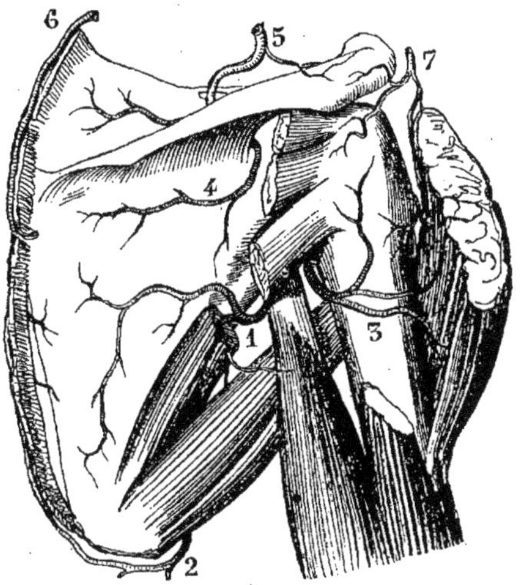

Fig. 221. — Rapports des muscles petit rond, grand rond et triceps.

1, triangle limité en bas par le grand rond, en haut par le petit rond, et en dehors par le triceps. On y voit l'artère scapulaire inférieure. — 2, insertion fixe du grand rond et terminaison de l'artère scapulaire inférieure. — 3, artère circonflexe postérieure traversant un espace quadrilatère limité par l'humérus, la longue portion du triceps, le petit rond et le grand rond. — 4, 5, artère scapulaire supérieure. — 6, artère scapulaire postérieure. — 7, artère acromiale.

Insertions. — 1° *Fixes.* A la moitié inférieure de la facette allongée et rugueuse que l'on trouve derrière le bord axillaire de l'omoplate, et à la cloison aponévrotique qui le sépare du sous-épineux qui est au-dessus; de là, ses fibres se dirigent un peu obliquement en haut et en dehors. 2° *Mobile.* Par un tendon aplati, très mince et très large, à la lèvre postérieure ou interne de la coulisse bicipitale.

Rapports. — Il est recouvert par l'aponévrose et la peau ; il recouvre l'omoplate et le bord inférieur du sous-scapulaire. Au niveau de l'humérus, il est placé en avant de la longue portion du triceps, en arrière du tendon du grand dorsal et au-dessous du petit rond.

Deux rapports particuliers méritent d'être signalés : l'un est celui qu'il affecte avec le petit rond, l'autre avec le grand dorsal.

1° Il forme, avec le petit rond, un triangle dont le sommet est en dedans et la base en dehors; ce triangle est limité en bas par le grand rond, en haut par le petit rond, en dehors par l'humérus; il est divisé par la longue portion du triceps en deux figures géométriques : l'une triangulaire, qui est en dedans; l'autre quadrilatère, qui est en dehors. La figure triangulaire est limitée en dehors par la longue portion du triceps : on voit, au fond de ce triangle, l'artère scapulaire inférieure. La figure quadrilatère est limitée en dedans par le tendon du triceps, en dehors par l'humérus, en haut par le petit rond, en bas par le grand rond. Dans ce quadrilatère, passent les vaisseaux circonflexes postérieurs et le nerf circonflexe.

2° Le grand dorsal contourne le grand rond; il est placé en arrière à la partie interne, au-dessous vers sa partie moyenne, et au niveau du creux de l'aisselle, il se trouve en avant de ce muscle.

Action. — Le grand rond rapproche l'humérus de l'omoplate; mais il ne peut fixer le bras contre le tronc qu'avec le concours du rhomboïde. Pas plus que la portion inférieure du grand dorsal, il ne peut remplir la fonction d'*ani scalptor* qui lui a été attribuée; celle-ci est exécutée par l'action synergique du tiers postérieur du deltoïde et du sous-scapulaire. Lorsque l'humérus est élevé, l'action du grand rond, qui abaisse cet os, est très limitée, en raison du défaut de fixité des angles externe et inférieur de l'omoplate (Duchenne).

Vaisseaux et nerfs des muscles de l'épaule.

Les *artères* sont fournies par les scapulaires supérieure et postérieure, branches de la sous-clavière, par la scapulaire inférieure, l'acromio-thoracique et les circonflexes, branches de l'axillaire.

Les *nerfs* sont fournis par le *plexus brachial*. Le *nerf circonflexe* se rend au deltoïde et au petit rond, le *nerf sus-scapulaire* anime le sus-épineux et le sous-épineux; des branches collatérales du plexus se rendent au sous-scapulaire et au grand rond.

ARTICLE II

APONÉVROSES DE L'ÉPAULE

Les muscles de l'épaule sont revêtus d'aponévroses qui sont en connexion les unes avec les autres, et qui se mettent en rapport avec celles des régions voisines. Contrairement à ce que j'ai fait dans la précédente édition, j'ai décrit le creux axillaire avec les muscles du tronc, ce qui m'a paru plus commode pour la dissection.

On trouve, dans l'épaule, les aponévroses deltoïdienne, sus-épineuse, sous-épineuse et sous-scapulaire.

L'*aponévrose deltoïdienne* est formée de deux feuillets, entre lesquels le deltoïde est situé. Le feuillet superficiel s'insère en haut aux insertions fixes du muscle ; il se continue en bas avec l'aponévrose brachiale, en arrière avec l'aponévrose sous-épineuse, et en avant avec celle qui recouvre le grand pectoral. Le feuillet profond, presque celluleux, se continue aussi en arrière avec l'aponévrose sous-épineuse, et se fixe en avant à la courte portion du biceps.

L'*aponévrose sus-épineuse*, très résistante, s'insère en dedans, en haut et en bas, aux limites de la fosse sus-épineuse, et forme au sus-épineux une loge ostéo-fibreuse. En dehors, elle se confond avec le ligament acromio-coracoïdien.

L'*aponévrose sous-épineuse*, résistante aussi, donne insertion, comme la précédente, à un grand nombre de fibres du muscle sous-jacent. Elle s'insère aussi aux limites de la fosse sous-épineuse, et recouvre les muscles sous-épineux, petit rond et grand rond. Elle fournit deux cloisons fibreuses : l'une entre le muscle sous-épineux et les deux autres, l'autre entre le petit rond et le grand rond. Tous ces muscles prennent des insertions sur ces cloisons fibreuses. Vers la partie externe du muscle, cette aponévrose se dédouble pour se continuer avec l'aponévrose deltoïdienne.

L'*aponévrose sous-scapulaire* n'est qu'une lame celluleuse.

ARTICLE III

MUSCLES DU BRAS

Ces muscles sont au nombre de quatre :

Région antérieure. .	Biceps. Brachial antérieur. Coraco-brachial.
Région postérieure. .	Triceps.

Dissection. — Cette préparation est des plus simples. Le plus souvent, il suffit de continuer l'incision verticale qu'on a faite pour les muscles de l'épaule, jusqu'à 6 ou 7 centimètres au-dessous de l'épicondyle, et de faire une incision circulaire à l'extrémité inférieure de la première.

Si vous n'avez pas disséqué préalablement l'épaule, faites une incision verticale 4-4, étendue de l'acromion à la face antérieure de l'avant-bras, à 6 ou 7 centimètres au-dessous du pli du coude. A l'extrémité supérieure de cette incision, faites-en une horizontale 1-2, au niveau de la clavicule, jusqu'à la partie postérieure de l'acromion. Faites une dernière incision circulaire 5-5, à l'extrémité inférieure (fig. 222).

Disséquez en dehors et en dedans les deux lambeaux, et étudiez l'aponévrose brachiale avec les nerfs et les vaisseaux qui la traversent. Il est bon, dans cette préparation, de conserver les veines sous-cutanées et les nerfs, qu'on ne peut étudier qu'avec l'aponévrose. L'aponévrose, ses prolongements, son mode de continuité avec celle de l'aisselle et de l'épaule en haut, et de l'avant-bras en bas, étant connus, il faut l'enlever et procéder à l'étude des muscles, qui se trouvent préparés et qu'on n'a plus qu'à séparer. Après l'étude de l'aponévrose, avoir soin de détacher le tiors antérieur du deltoïde de la clavicule et de le rejeter en dehors, pour découvrir le biceps et le coraco-brachial.

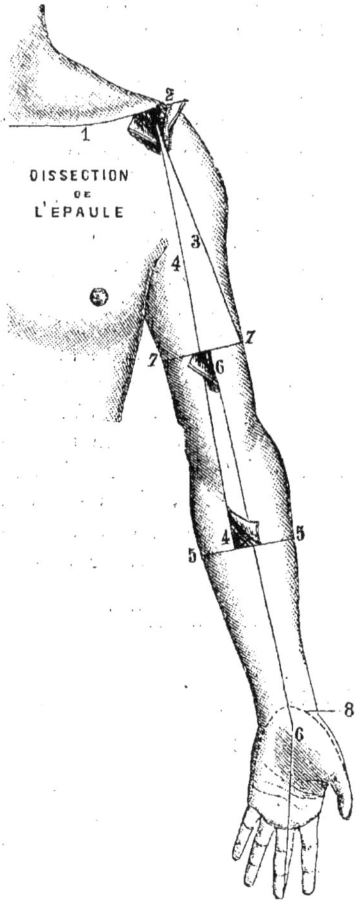

DISSECTION DE L'ÉPAULE

Fig. 222. — Dissection du bras et de l'avant-bras.

1° *Bras* : 1-2, incision horizontale courbe. — 4-4, incision verticale. — 5-5, incision circulaire.
2° *Avant-bras* : 6-6, incision verticale. — 7-7, incision horizontale supérieure.

Nous ne saurions trop recommander ici aux élèves une manière de procéder qu'ils n'emploient pas ordinairement. Pour étudier les nombreux rapports de ces muscles, il faut les diviser, pour chacun d'eux, s'il y a lieu, en trois parties : 1° rapports des muscles à l'épaule; 2° rapports des muscles au bras; 3° rapports des muscles à l'avant-bras. Ce conseil s'applique également à l'étude de tous les autres muscles qui occupent plusieurs régions à la fois. Les auteurs suivent bien cette marche, mais ils ne font pas assez remarquer aux élèves, à notre avis du moins, qu'il est important de procéder ainsi quand on veut retenir les rapports des muscles que l'on dissèque.

Lorsqu'on dissèque une région d'une étude aussi facile que celle dont il s'agit, on doit étudier la région entière et conserver tous les organes du bras. On ne doit abandonner cette portion du membre supérieur qu'après avoir complètement étudié les *muscles*, les *veines*, les *artères* et les *nerfs* qui la constituent.

§ 1. — BICEPS (fig. 223).

Le plus superficiel des muscles de la région, bifurqué en haut, simple en bas ; c'est le muscle satellite de l'artère humérale.

Insertions. — 1° *Fixes* : 1° Par sa courte portion, au sommet de l'apophyse coracoïde, en se confondant avec le tendon du coraco-brachial ; 2° par sa longue portion, à la partie supérieure de la cavité glénoïde de l'omoplate. 2° *Mobiles*. A la tubérosité bicipitale du radius dans sa moitié postérieure (son tendon glisse au moyen d'une séreuse sur la moitié antérieure de la tubérosité), et par une expansion fibreuse de son tendon à la partie interne et supérieure de l'aponévrose antibrachiale.

Les fibres de la courte portion se portent verticalement en bas. Quant à la longue portion, son tendon, long et grêle, contourne la tête de l'humérus en la recouvrant, et vient glisser dans la coulisse bicipitale ; les fibres se dirigent ensuite verticalement et se confondent avec celles de la courte portion.

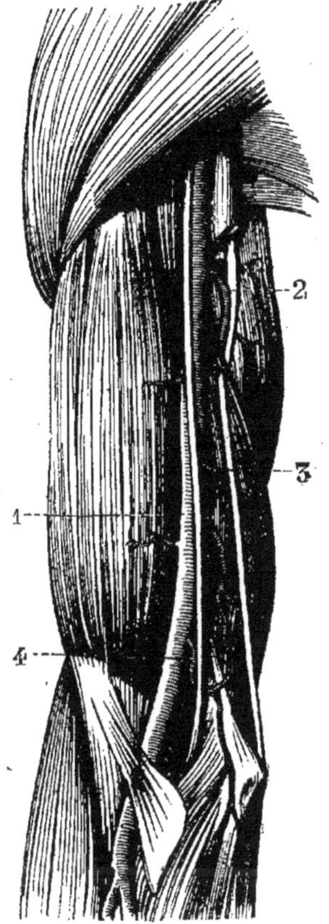

Fig. 223. — Biceps et vaisseaux des muscles du bras (côté droit).

1, artère humérale, située sur le bord interne du biceps. — 2, artère humérale profonde. — 3, artère du vaste interne. — 4, artère collatérale interne.

Le biceps occupe toute la partie de la figure située à gauche de l'artère humérale. Il est recouvert par le deltoïde à la partie supérieure.

Rapports. — 1° *Au niveau de l'épaule*. — La courte portion est parallèle au coraco-brachial. Elle est placée en avant du sous-scapulaire, des tendons du grand dorsal et du grand rond, en arrière du grand pectoral et du deltoïde, sur le même plan que le petit pectoral.

La longue portion est située dans l'articulation même, puis dans la coulisse bicipitale, où elle glisse, au moyen d'une expansion séreuse de la synoviale articulaire, entre les tendons du grand dorsal et du grand rond, qui sont en arrière, et du grand pectoral, situé en avant.

En dedans, les deux portions sont en rapport avec les vaisseaux et les nerfs du creux axillaire.

2° *Au bras*, le biceps est en rapport : *en avant*, avec l'aponévrose et la peau ; *en arrière*, avec le brachial antérieur, dont il est séparé par le nerf musculo-cutané, et en dedans, par l'artère humérale, les veines humérales et le nerf médian ; il recouvre aussi l'humérus. *En dehors*, il est en rapport avec l'aponévrose, la peau et la veine céphalique, qui longe son bord externe ; *en dedans*, avec l'aponévrose, la peau et la veine basilique, qui longe son bord interne.

Les rapports du biceps avec le faisceau vasculo-nerveux du bras sont variables : chez les sujets bien musclés, ils sont tels que nous

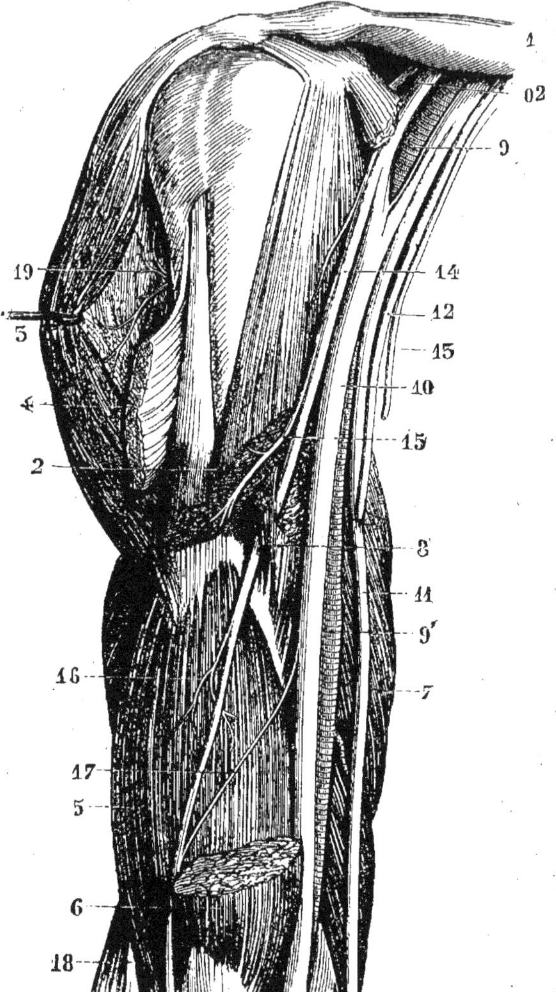

Fig. 224. — Muscles et nerfs du bras (côté droit).

1, clavicule. — 2, extrémité supérieure du biceps. — 3, partie antérieure du deltoïde soulevée. — 4, coupe du tendon du grand pectoral renversé en dehors. — 5, brachial antérieur. — 6, extrémité inférieure du biceps. — 7, vaste interne. — 8, coraco-brachial, traversé par le nerf musculo-cutané. — 9, artère axillaire. — 10, nerf médian. — 11, nerf cubital. — 12, nerf brachial cutané interne. — 13, accessoire du brachial cutané interne. — 14, nerf musculo-cutané. — 15, rameau fourni par ce nerf au biceps. — 16, rameau du brachial antérieur. — 17, anastomose entre le médian et le musculo-cutané. — 18, nerf radial. — 19, terminaison du nerf circonflexe, dont on voit l'origine au numéro 20.

les avons décrits ; chez les vieillards et les sujets dont les muscles sont peu développés, les vaisseaux sont placés en dedans du biceps, et l'artère bat en dedans, sous la peau.

3° *A l'avant-bras*, le biceps s'enfonce entre les muscles de la région antérieure, qui sont en dedans, et les muscles de la région externe, qui sont en dehors. — Là, il est en rapport : en dedans, avec le rond pronateur, le fléchisseur commun superficiel des doigts ; en dehors, avec le long supinateur et le court supinateur ; en avant, avec l'interstice celluleux qui sépare le rond pronateur du long supinateur ; en arrière, avec le tendon du brachial antérieur.

Superficiellement, le biceps est séparé : en dehors, du long supinateur, par la veine médiane céphalique : en dedans, du rond pronateur par la veine médiane basilique.

Profondément, on trouve, en dedans de son tendon, l'artère humérale, la veine humérale, le nerf médian, au moment où ces organes passent dans l'avant-bras ; l'expansion aponévrotique de son tendon sépare l'artère humérale de la veine médiane basilique.

Action. — Il agit principalement sur l'avant-bras, qu'il fléchit sur le bras. Il porte le radius dans la supination. Par sa courte portion, il est adducteur du bras, et par sa longue portion, élévateur.

§ 2. — BRACHIAL ANTÉRIEUR (fig. 224,5).

Situé au-dessous du précédent.

Insertions. — 1° *Fixes*. Il s'insère en haut sur l'humérus, au-dessous de l'empreinte deltoïdienne, qu'il embrasse ; à la face externe de l'humérus, à sa face interne et aux cloisons aponévrotiques qui le séparent, en dedans et en dehors, du triceps. 2° *Mobile*. A la face inférieure de l'apophyse coronoïde du cubitus.

Rapports. — *En avant*, avec le biceps, dont il est séparé par le nerf musculo-cutané ; les veines humérales, l'artère humérale et le nerf médian sont en dedans et en avant ; *en arrière*, avec l'humérus, l'articulation huméro-cubitale et le triceps qui déborde de chaque côté, *en dehors* ; à la partie supérieure, avec l'aponévrose et la peau, et à la partie inférieure avec le long supinateur, dont il est séparé par le nerf radial et l'artère humérale profonde ; *en dedans*, avec le coraco-brachial, l'aponévrose et la peau.

Action. — Fléchisseur de l'avant-bras.

§ 3. — CORACO-BRACHIAL (fig. 224,8).

Muscle allongé, situé à la partie interne et supérieure du bras.

Insertions. — 1° *Fixe*. Au sommet de l'apophyse coracoïde, en se confondant avec la courte portion du biceps. 2° *Mobile*. A la partie moyenne de la face interne de l'humérus, sur une surface rugueuse, ordinairement peu marquée.

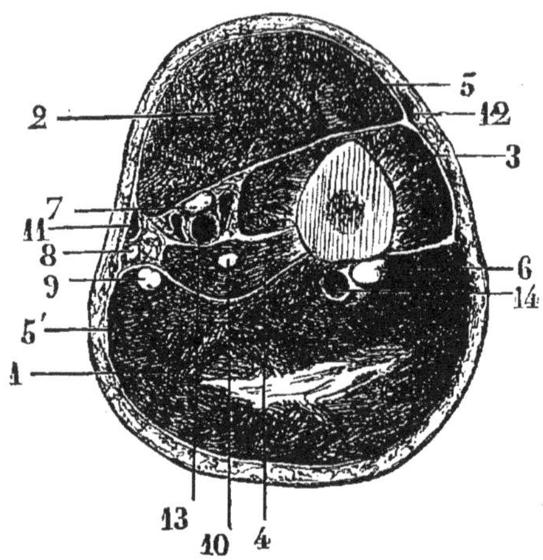

Fig. 225. — Coupe du bras à la partie moyenne.

1, triceps. — 2, biceps. — 3, brachial antérieur, qui contourne les parties externe, antérieure et interne de l'humérus. — 4, coraco-brachial. — 5', 5', aponévrose brachiale. — 6, nerf radial, dans la gouttière de torsion de l'humérus. — 7, nerf médian en avant de l'artère humérale. — 8, nerf brachial cutané interne. — 9, nerf cubital dans la gaine du triceps. — 10, nerf musculo-cutané, au milieu du coraco-brachial. — 11, veine basilique, dans la gaine du brachial cutané interne. — 12, veine céphalique, sous la peau. — 13, artère humérale avec les deux veines humérales. — 14, artère humérale profonde accompagnant le nerf radial.

Rapports. — Contenu, comme la courte portion du biceps, dont il partage les rapports, dans le creux de l'aisselle, il est traversé par le nerf musculo-cutané, d'où le nom de *muscle perforé de Casserius* (1). Il est en rapport : *en avant*, avec le deltoïde en haut, avec le grand pectoral en bas; *en arrière*, avec les tendons du sous-scapulaire, du grand dorsal et du grand rond; *en dedans*, avec les vaisseaux et les nerfs du creux axillaire.

Action. — Le coraco-brachial agit d'une manière analogue à celle du grand rond et de la longue portion du triceps, en rapprochant l'humérus de l'omoplate (Duchenne).

(1) Casserius ou Casserio (Jules), né en 1545, mort en 1615, fut d'abord domestique chez Fabrice d'Aquapendente, dont il ne tarda pas à devenir l'élève favori. En 1604, il succéda à son maître comme professeur à Padoue.

On trouva, après la mort de Casserius, une collection de planches gravées sur cuivre, les unes représentant l'adulte, et les autres le fœtus ou ses différentes parties, elles sont superbement gravées; on les publia dans la suite, en y ajoutant les explications; elles sont au nombre de cent sept : on voit dans la dix-neuvième quelques muscles qui sont assez bien exprimés, tels sont le biceps gauche et le muscle coraco-brachial droit; on voit les nerfs qui le percent. C'est peut-être d'après cette planche que les auteurs ont donné à ce muscle l'épithète de *perforatus Casserii* (Portal, t. II, p. 233).

§ 4. — TRICEPS

Ce muscle occupe seul la région postérieure du bras.

Insertions. — 1° *Fixes*. En haut, il se divise en trois portions : 1° La longue portion s'insère au-dessous de la cavité glénoïde de l'omoplate, sur une surface triangulaire rugueuse. 2° La portion moyenne, à toute la face postérieure de l'humérus, dans la partie située au-dessus de la gouttière de torsion, et sur la cloison aponévrotique externe qui la sépare du brachial antérieur et du deltoïde ; c'est le *vaste externe*. 3° La courte portion s'insère à toute la partie de la face postérieure de l'humérus située au-dessous de la gouttière de torsion, et à la cloison aponévrotique qui la sépare du brachial antérieur. Cette portion constitue le *vaste interne*.

2° *Mobile*. Les fibres de ce muscle se dirigent en bas et convergent vers un gros tendon aplati, qui s'insère à la face postérieure de l'olécrâne et sur les deux bords rugueux de cette apophyse. On trouve là deux bourses séreuses : l'une, plus petite, entre le tendon et l'olécrâne, l'autre entre le tendon et la peau.

Rapports. — 1° *A l'épaule*, il est situé en avant du petit rond, en arrière du grand. Il sépare le triangle interne, au fond duquel sont les vaisseaux sous-scapulaires, du quadrilatère qui loge les vaisseaux circonflexes. A ce niveau, il est recouvert par le deltoïde.

2° *Au bras*, il est en rapport : *en arrière*, avec l'aponévrose et la peau ; *en avant*, avec l'humérus, le nerf radial et l'artère humérale profonde, avec le brachial antérieur et le long supinateur qui débordent l'humérus en dehors, et le brachial antérieur qui le déborde en dedans. Le nerf cubital est situé dans sa gaine, derrière la cloison aponévrotique interne.

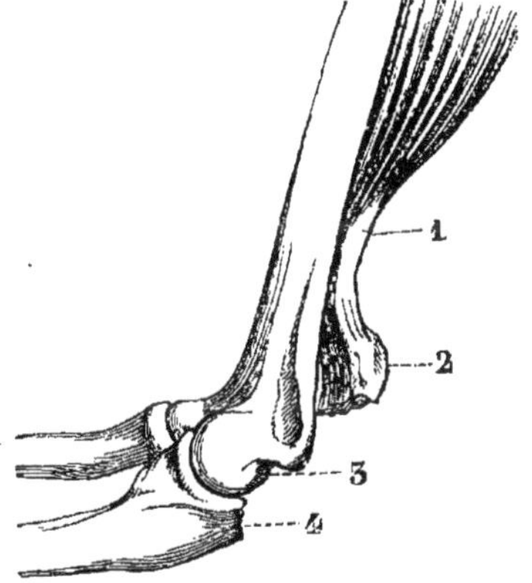

Fig. 226. — Fracture de l'olecrâne par arrachement.

1, triceps. — 2, olécrâne. — 3, trochlée. — 4, surface fracturée du cubitus.

Action. — Par sa longue portion le triceps brachial, comme le grand rond, rapproche l'humérus du tronc : son action est plus faible. Il est utile, pendant l'abaissement du bras, pour maintenir la tête de l'humérus appliquée contre la cavité glénoïde. Il est extenseur de l'avant-bras par le vaste interne et le vaste externe, moins par la longue portion (Duchenne).

Le triceps est un muscle tellement puissant, qu'il peut, dans une contraction violente, arracher l'olécrâne qu'il entraîne en haut.

Vaisseaux et nerfs des muscles du bras.

Les *artères* des muscles du bras sont fournies par les branches de l'humérale; les *nerfs* viennent du *radial* pour le triceps, et du *musculo-cutané* pour tous les autres.

ARTICLE IV

APONÉVROSE DU BRAS

L'aponévrose brachiale forme une gaine commune aux muscles du bras. Elle est plus épaisse en dehors qu'en dedans.

Face superficielle. — Elle est en rapport avec le tissu cellulaire sous-cutané. On y trouve, en avant, en dedans et dans la moitié inférieure, la veine basilique et le nerf brachial cutané interne, qui perforent l'aponévrose au milieu du bras; dans toute son étendue, la veine céphalique est placée en avant et en dehors.

Face profonde. — Elle envoie des prolongements qui forment des gaines complètes aux muscles biceps, brachial antérieur, coraco-brachial et triceps d'une part, et aux vaisseaux et nerfs du bras d'autre part. La gaine cellulo-fibreuse qui renferme les vaisseaux et le nerf médian fait communiquer le tissu cellulaire du pli du coude avec celui de l'aisselle; elle est l'analogue de la gaine des vaisseaux fémoraux. Parmi les cloisons qui se détachent de l'aponévrose brachiale pour séparer les muscles, on en remarque deux principales : la cloison *intermusculaire externe* et la cloison *intermusculaire interne*. La première se détache de l'aponévrose brachiale et se porte sur le bord externe de l'humérus. Elle est épaisse à la partie inférieure, où elle sépare le long supinateur et le brachial antérieur du triceps, auquel elle fournit des insertions. En haut, elle se perd insensiblement et se termine, selon Cruveilhier, sur la lèvre externe de la coulisse bicipitale. La seconde, analogue à la précédente, se détache de l'aponévrose et se fixe au bord interne de l'humérus. Elle est aussi très épaisse en bas, et se perd insensiblement en haut sur la lèvre interne de la coulisse bicipitale. Elle donne insertion, en bas, au brachial antérieur et au triceps. Sa face postérieure est côtoyée par le nerf cubital. Les deux cloisons et l'aponévrose brachiale divisent le bras en deux loges musculaires : l'une postérieure, pour le triceps, l'autre antérieure, pour les autres muscles du bras.

Extrémité supérieure. — Elle se confond avec l'aponévrose deltoïdienne en dehors, avec l'aponévrose de la base du creux de l'aisselle en dedans, avec l'aponévrose sous-épineuse en arrière, et avec celle du grand pectoral en avant.

Extrémité inférieure. — Elle se confond avec l'aponévrose antibrachiale, et elle s'attache à l'épitrochlée et à l'épicondyle.

La *structure* de l'aponévrose brachiale comprend deux ordres de fibres : des fibres verticales, nombreuses, et des fibres circulaires, plus rares ; elles s'entre-croisent régulièrement.

ARTICLE V

MUSCLES DE L'AVANT-BRAS

Ces muscles sont au nombre de vingt. On les divise en trois régions : externe, antérieure et postérieure.

RÉGION EXTERNE, 4 MUSCLES SUPERPOSÉS

Long supinateur, premier radial externe, deuxième radial externe, court supinateur.

RÉGION ANTÉRIEURE, 8 MUSCLES, DIVISÉS EN 4 COUCHES

Première couche. — Rond pronateur, grand palmaire, petit palmaire, cubital antérieur.

Deuxième couche. — Fléchisseur superficiel des doigts.

Troisième couche. — Fléchisseur profond des doigts, long fléchisseur propre du pouce.

Quatrième couche. — Carré pronateur.

RÉGION POSTÉRIEURE, 8 MUSCLES, DIVISÉS EN 2 COUCHES

Couche superficielle. — Extenseur commun des doigts, extenseur propre du petit doigt, cubital postérieur, anconé.

Couche profonde. — Long abducteur du pouce, court extenseur du pouce long extenseur du pouce, extenseur propre de l'index.

Dissection et considérations générales. — Si l'on veut bien fixer ses idées sur les muscles de cette région, il importe, avant de la préparer, d'étudier avec soin les diverses couches qu'ils forment. Cette manière de procéder facilite l'étude des rapports.

Au nombre de vingt, les muscles de l'avant-bras forment trois groupes ou régions. Avant d'indiquer la dissection de ces muscles, nous dirons quelques mots de leur disposition générale qui en rendront l'étude plus facile. On sait que tous les muscles extenseurs se trouvent dans la région postérieure, tandis que les muscles fléchisseurs sont placés en avant. Nous ferons remarquer, pour les régions antérieure et postérieure, que les cinq muscles superficiels de la région antérieure s'insèrent à l'épitrochlée par un tendon commun, et que les quatre muscles superficiels de la région postérieure s'insèrent à l'épicondylo par un tendon commun. Les premiers sont connus sous le nom de *muscles épitrochléens*, les autres sont les *muscles épicondyliens*. Le tendon commun de ces deux groupes de muscles se fixe aux tubérosités interne et externe de l'humérus. Il est très fort et s'épanouit en un grand nombre de feuillets qui se dirigent en bas, les uns recouvrant les muscles, les autres s'insinuant entre eux, de sorte qu'on pourrait les comparer à des cornets aponévrotiques dont les sommets seraient confondus à un point osseux. Ces feuillets ne sont que des cloisons aponévrotiques donnant insertion aux fibres des muscles correspondants, qui, trop nombreux pour s'insérer ensemble à l'os, s'implantent sur les faces de ces feuillets.

De même que pour le bras (fig. 53), après avoir pratiqué une incision verticale et séparé la peau de toute la surface de l'avant-bras, on doit étudier en premier lieu l'aponévrose antibrachiale, dont la connaissance approfondie aide considérablement à la description des muscles. Il faut, autant que possible, conserver avec elle les vaisseaux et nerfs nombreux qui recouvrent sa couche superficielle, surtout au pli du coude (voy. *Aponévrose antibrachiale*). Celle-ci étant connue, pour procéder à la dissection des parties profondes, il faut être bien convaincu de ces mots : *cette région est une de celles où les muscles ne sont qu'accolés*. Il suffit donc de les séparer, ni plus ni moins. Ici, le manche du scalpel et le doigt de l'anatomiste sont beaucoup plus utiles que le tranchant de l'instrument. Il ne faut pas non plus enlever l'aponévrose antibrachiale à la partie supérieure, ni séparer les muscles à ce niveau, car ceux-ci prennent de nombreuses insertions sur l'aponévrose antibrachiale et sur les cloisons qui les séparent les uns des autres. On doit disséquer avec soin les gaines fibreuses qui recouvrent les tendons de ces muscles, examiner celles qui sont plus ou moins résistantes, communes à plusieurs tendons ou propres à un seul. On pourra étudier les séreuses qui facilitent le glissement des tendons au niveau du poignet, avec l'insufflation, et mieux avec des injections colorées. Enfin, dans la dissection de l'avant-bras, il faut conserver les nerfs et les vaisseaux. Il est facile de suivre ce conseil; on y trouve plusieurs avantages, entre autres celui d'avoir toujours ces organes sous les yeux pendant qu'on étudie les muscles, celui d'avoir une préparation plus complète, etc., etc.

1° *Région externe.*

Dissection. — Les quatre muscles de la région externe sont superposés; le plus long est le plus superficiel; ils diminuent de longueur à mesure qu'on se rapproche du squelette. Les deux radiaux sont situés entre les deux supinateurs. Les muscles de cette région forment la saillie externe qu'on remarque sur l'avant-bras et qui empiète un peu sur la partie externe du bras. Quand la peau et l'aponévrose sont enlevées à leur niveau, il suffit de rejeter en dehors le long supinateur, pour mettre à découvert l'artère radiale, cachée par un mince feuillet aponévrotique.

La région externe doit être étudiée isolément, la première; elle est presque indépendante des autres régions. Il suffit d'enlever la peau, au-dessous de laquelle on trouve les ramifications du nerf musculo-cutané et la veine radiale. On enlève aussi l'aponévrose dans toute l'étendue de l'avant-bras. Le long supinateur est ainsi à découvert; on le coupe par sa partie moyenne pour étudier les radiaux. On se comporte de même avec ceux-ci pour l'étude du court supinateur.

§ 1. — LONG SUPINATEUR (fig. 227).

Ce muscle est le plus superficiel et le plus long des muscles externes de l'avant-bras.

Insertions. — 1° *Fixes.* Son insertion fixe se fait sur le *bord externe de l'humérus*, depuis la gouttière de torsion jusqu'à 2 centimètres au-dessus de l'épicondyle. Il s'insère aussi à la cloison intermusculaire externe qui le sépare du vaste externe du triceps. 2° *Mobile.* Son tendon inférieur s'insère à la base de l'*apophyse styloïde du radius.*

Structure et direction des fibres. — Ce muscle s'insère à l'humérus par des fibres musculaires qui se portent en bas, en formant une masse charnue assez considérable. Son tendon, aplati de dehors en dedans, occupe le tiers inférieur du muscle ; il prend naissance sur la face profonde de la portion charnue.

Rapports. — Le long supinateur est recouvert par la peau, l'aponévrose et les organes contenus, à son niveau, dans le tissu cellulaire sous-cutané. Il est immédiatement appliqué sur les radiaux, qui abandonnent la face profonde de son tendon, vers le quart inférieur de l'avant-bras, pour se porter sur la face postérieure du radius. En ce point, le tendon du long supinateur est immédiatement appliqué sur le bord antérieur du radius, dont il est séparé par la branche superficielle du nerf radial.

Le *bord externe* du long supinateur est séparé du vaste externe du triceps, au niveau du bras, par une cloison fibreuse. A l'avant-bras, il recouvre le premier radial.

Son *bord interne* présente des rapports importants. A sa partie supérieure il forme, avec le biceps et le brachial antérieur, un sillon oblique, du milieu du pli du coude vers le bord externe du bras, à 6 ou 7 centimètres au-dessus de l'épicondyle. C'est au fond de ce sillon, très profondément, qu'on trouve le nerf radial, et, au même niveau, la veine médiane céphalique qui est sous-cutanée.

Plus bas, au pli du coude, le bord interne du long supinateur est en contact avec le tendon du biceps.

Dans la région antibrachiale, ce bord décrit une courbe à convexité interne. A ce niveau, il recouvre l'artère radiale, dont il est séparé par une lame fibreuse assez mince. Ce rapport a fait donner à ce muscle le nom de *satellite de l'artère radiale*, parce qu'il sert de guide au chirurgien pour la ligature de ce vaisseau.

Un peu plus bas, ce bord recouvre le rond pronateur, et plus bas encore, le fléchisseur superficiel des doigts.

Au niveau de sa portion tendineuse, le bord interne du long supinateur se porte en dehors, et l'artère radiale, dégagée de sa face profonde, se place entre le long supinateur et le grand palmaire.

A sa partie terminale, l'insertion inférieure de ce muscle est recouverte par le long abducteur et le court extenseur du pouce.

Action. — Le long supinateur fléchit l'avant-bras sur le bras. Il concourt aussi au mouvement de pronation; c'est donc un fléchisseur pronateur (Duchenne).

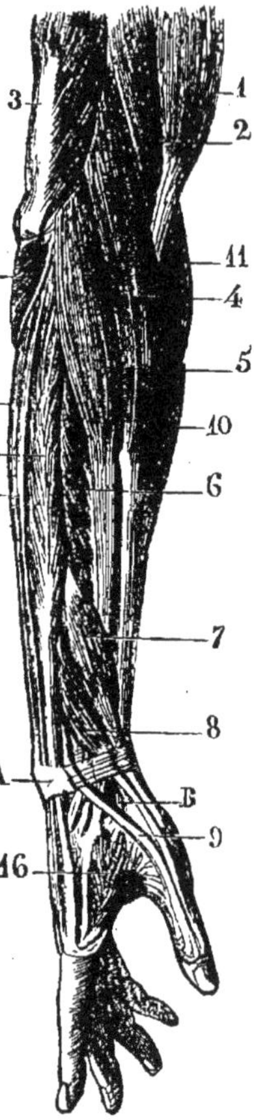

§ 2. — PREMIER RADIAL EXTERNE (fig. 227).

Ce muscle, plus court que le long supinateur, et plus long que le second radial, est situé entre ces deux muscles.

Insertions. — 1° *Fixes.* Il s'insère au *bord externe de l'humérus*, dans une étendue de 2 à 3 centimètres, et à l'*épicondyle*. 2° *Mobile.* Son point d'insertion mobile est la partie postérieure et externe de l'extrémité supérieure du *deuxième métacarpien.*

Rapports. — La moitié supérieure, charnue est recouverte par le long supinateur, et en arrière par la peau et l'aponévrose ; elle recouvre le second radial.

§ 3. — DEUXIÈME RADIAL EXTERNE (fig. 227).

Conformé comme le précédent, le second radial externe s'insère par son *point fixe* à l'épicondyle, et par son *point mobile* à la partie postérieure et externe de l'extrémité supérieure du troisième métacarpien.

Fig. 227. — Région externe de l'avant-bras (côté droit).

1, biceps. — 2, brachial antérieur. — 3, triceps. — 4, long supinateur. — 5, premier radial externe. — 6, deuxième radial externe. — 7, long abducteur du pouce. — 8, court extenseur du pouce. — 9, long extenseur du pouce. — 10, grand palmaire. — 11, rond pronateur. — 12, anconé. — 13, extenseur commun des doigts. — 14, extenseur propre du petit doigt. — 15, cubital postérieur. — 16, premier interosseux dorsal. A, ligament annulaire postérieur. — B, tabatière anatomique.

Rapports. — Dans les quatre cinquièmes supérieurs, ce muscle est immédiatement recouvert par le premier radial, avec lequel il semble confondu, ce qui explique la difficulté qu'on éprouve quelquefois à les séparer.

Dans le cinquième inférieur, le tendon se dégage de la face profonde de celui du premier radial pour se porter en dedans, vers le métacarpe. Sa face profonde recouvre, de haut en bas, le court supinateur, le tendon du rond pronateur, le bord externe du long fléchisseur propre du pouce, et, dans sa partie inférieure, il contourne le radius jusqu'à la gouttière qui lui est destinée.

Rapports communs aux deux radiaux. — Ces deux muscles superposés forment deux lames musculaires, interposées aux deux muscles supinateurs. Le bord antérieur ou interne de ces deux muscles, situé au-dessous de celui du long supinateur, recouvre avec lui une portion des muscles antérieurs de l'avant-bras. La partie tendineuse de ces deux muscles est aplatie, amincie et difficile à séparer. Vers le quart inférieur, les deux tendons se séparent à angle aigu, glissent en arrière de l'extrémité inférieure du radius dans une gouttière commune, et recouvrent les articulations du carpe. Dans ce trajet de leur quart inférieur, les deux tendons passent de haut en bas sous les muscles long abducteur, court extenseur et long extenseur du pouce. Le premier radial, à ce niveau, est parallèle à l'artère radiale, située sur son bord externe. Est-il nécessaire de dire que les gaines des radiaux sont sous-jacentes à celles des autres tendons de la même région ?

Action. — Ces muscles sont extenseurs de la main sur l'avant-bras. De plus, le premier radial est un peu abducteur.

§ 4. — COURT SUPINATEUR.

Le plus profond de la région externe, ce muscle se trouve découvert lorsqu'on a enlevé les radiaux et l'extenseur commun des doigts.

Insertions. — 1° *Fixes*. Ce muscle s'insère à l'*épicondyle* avec les autres muscles épicondyliens. Cette insertion se continue sur le ligament externe du coude, sur la partie externe et postérieure du ligament annulaire du radius, et sur la surface triangulaire allongée et rugueuse située au-dessous de la petite cavité sigmoïde du *cubitus*. Ces insertions se font sur le trajet d'une ligne de 4 centimètres d'étendue environ, dirigée obliquement de haut en bas et de dehors en dedans. 2° *Mobile*. Les fibres musculaires descendent et contournent la face postérieure du *radius*, pour s'insérer sur le tiers supérieur de la face externe de cet os, jusqu'aux limites du fléchisseur sublime, inséré au bord antérieur du radius, et du rond pronateur, inséré sur le milieu de la face externe.

Rapports. — Il recouvre l'articulation du coude à sa partie externe, le ligament annulaire du radius et le radius lui-même. Il est recouvert en arrière par l'extenseur commun des doigts, l'extenseur propre du petit doigt et le cubital postérieur, en dehors par le second radial. En dedans, il est en rapport avec le tendon du biceps, qui effleure son bord antérieur, et avec l'insertion radiale du fléchisseur superficiel. Ce muscle est traversé à sa partie supérieure par la branche profonde du nerf radial, dont la branche superficielle descend entre le court supinateur et le deuxième radial.

Action. — Il porte l'avant-bras dans la supination.

Vaisseaux et nerfs des muscles de la région externe de l'avant-bras.

Les *artères* des muscles de la région externe de l'avant-bras sont fournies par la terminaison de la collatérale externe de l'humérale et par les récurrentes radiales antérieure et postérieure.

Les *rameaux nerveux* viennent du tronc du *radial* pour les trois muscles superficiels, et de la branche profonde de ce nerf pour le court supinateur.

2° *Région antérieure.*

Dissection. — Les muscles de la région antérieure doivent être étudiés, lorsque cela est possible, après ceux de la région externe, car ces derniers les recouvrent en partie. Après avoir enlevé la peau (fig. 222) et étudié les ramifications nerveuses et les veines sous-cutanées, on détache l'aponévrose antibrachiale. Cette opération est facile sur les deux tiers inférieurs de la région; mais, au tiers supérieur, les muscles prennent des insertions sur la face profonde de cette membrane, qu'il faut respecter en ce point. Vers la partie inférieure de l'avant-bras, l'aponévrose s'épaissit et adhère fortement aux quatre apophyses du carpe, où elle constitue le *ligament annulaire antérieur*, qu'on laissera en place. La couche superficielle se trouve ainsi préparée, à l'exception du tendon du grand palmaire qui glisse au-devant des os du carpe dans une gaine isolée, située profondément. Pour l'étude du fléchisseur superficiel, on peut le découvrir en divisant les muscles précédents vers leur partie moyenne, mais il est préférable de ne point faire cette section. On a l'habitude d'étudier les tendons des fléchisseurs en même temps que la région de la paume de la main. Pour découvrir les fléchisseurs de la troisième couche, on détache les insertions du fléchisseur superficiel au bord antérieur du radius, et l'on enlève d'un trait de scie l'épitrochlée et les cinq muscles qui s'y fixent. On renverse en dehors l'épitrochlée, on détache l'insertion cubitale du fléchisseur superficiel, et l'on met complètement à découvert les muscles de la troisième couche. Lorsque cette coupe est bien faite, elle sert à préparer l'artère cubitale, les nerfs médian et cubital. Enfin, pour l'étude du carré pronateur, on doit, si l'on veut voir sa surface entière, écarter le long fléchisseur propre du pouce en dehors, le fléchisseur profond des doigts en dedans, ou bien diviser ces deux muscles.

§ 5. — ROND PRONATEUR

Ce muscle est dirigé obliquement, de la partie interne du coude vers la partie moyenne du bord externe de l'avant-bras.

Insertions. — 1° *Fixes.* Il s'insère sur la partie inférieure du bord interne de l'*humérus*, dans une étendue de 2 centimètres environ, et à la partie supérieure de l'épitrochlée par le tendon commun. Il s'insère aussi, par quelques fibres, à la face profonde de l'aponévrose antibrachiale, un peu aux cloisons fibreuses qui le séparent des autres muscles, et par un petit faisceau à la partie interne de l'apophyse coronoïde du cubitus. 2° *Mobile.* Par un tendon large et mince, sur la partie moyenne de la face externe du *radius*.

Rapports. — Sa *face antérieure* est recouverte, de haut en bas, par l'expansion aponévrotique du biceps, l'aponévrose, la peau, le bord interne du long supinateur, dont il est séparé par l'artère radiale et la branche superficielle du nerf radial, et, au niveau de son tendon, par les radiaux.

La *face postérieure* de ce muscle recouvre le fléchisseur superficiel des doigts, et à sa partie inférieure, le radius.

Son *bord interne* est en rapport avec une cloison fibreuse et le grand palmaire, dont il se sépare en formant un angle aigu.

Son *bord externe* est en rapport, de haut en bas, avec le brachial antérieur et le nerf médian, qui passe en dedans de son faisceau coronoïdien pour se porter au-dessous du fléchisseur superficiel. Plus bas, ce bord est en rapport, immédiatement au-dessous et en dehors du médian, avec la bifurcation de l'artère humérale, qui l'embrasse, de sorte que l'artère radiale passe au-devant de lui, tandis que la cubitale passe en arrière ; immédiatement après, avec le tendon du biceps. Le bord externe de ce muscle forme la branche interne d'un V, dont la branche externe est formée par le long supinateur, et l'intervalle rempli par le brachial antérieur et le biceps. C'est le long de ce même bord qu'on trouve la veine médiane céphalique et le commencement de la portion antibrachiale du nerf musculo-cutané situés sous la peau.

Action. — Comme son nom l'indique, ce muscle détermine la pronation. Si sa contraction est énergique, il fléchit ensuite l'avant-bras sur le bras.

§ 6. — GRAND PALMAIRE OU RADIAL ANTÉRIEUR (fig. 228,8).

Muscle étendu obliquement sur la face antérieure de l'avant-bras, de l'épitrochlée au second métacarpien.

Insertions. — 1° *Fixes.* Le point fixe de ce muscle est l'*épitrochlée*, sur laquelle il s'insère par le tendon commun à tous les muscles épitrochléens ; il s'insère aussi à la face profonde de l'aponévrose antibrachiale, et par quelques fibres aux cloisons fibreuses qui le séparent des muscles du voisinage. 2° *Mobile.* A la partie antérieure de l'extrémité supérieure du *deuxième métacarpien.*

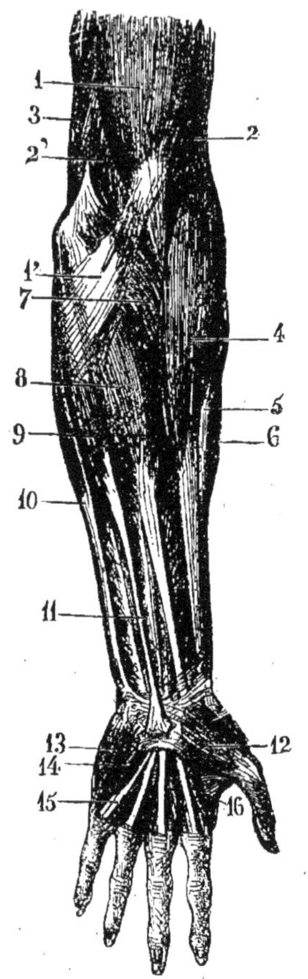

Fig. 228. — Région antérieure de l'avant-bras (côté gauche).

1, biceps. — 1', expansion aponévrotique du biceps. — 2, brachial antérieur. — 2' bord interne du même muscle. — 3, vaste interne. — 4, long supinateur. — 5, premier radial externe. — 6, deuxième radial externe. — 7, rond pronateur. — 8, grand palmaire. — 9, petit palmaire. — 10, cubital antérieur. — 11, fléchisseur superficiel des doigts. — 12, court abducteur du pouce. — 13, adducteur du petit doigt. — 14, court fléchisseur du petit doigt. — 15, lombricaux. — 16, adducteur du pouce.

Rapports. — Ce muscle est charnu dans sa moitié supérieure, et tendineux dans le reste de son étendue. Au niveau de sa *portion charnue*, il est en rapport : en avant, avec l'aponévrose et la peau ; en arrière, avec le fléchisseur superficiel ; en dedans, avec le petit palmaire, et en dehors avec le rond pronateur. Sa *portion tendineuse* est en rapport : en avant, avec l'aponévrose et la peau ; en arrière, avec le fléchisseur superficiel, et plus bas, avec le tendon du fléchisseur propre du pouce ; en dedans, avec le tendon du petit palmaire, dont il est séparé par une petite gouttière de 4 à 5 millimètres ; en dehors, avec le tendon du long supinateur, dont il est séparé par une gouttière de 1 cent. 1/2, au milieu de laquelle on trouve l'artère radiale. A sa partie la plus inférieure, le tendon du grand palmaire glisse dans un conduit ostéo-fibreux formé par le scaphoïde et le trapèze en dehors, et en dedans par des ligaments qui le séparent du canal radio-carpien.

Action. — Ce muscle fléchit la main sur l'avant-bras et tend à la porter en pronation.

§ 7. — PETIT PALMAIRE (fig. 228, 9).

Ce muscle n'est pas constant. Il forme, en dedans du grand palmaire, un petit faisceau charnu, auquel fait suite un tendon long et grêle qui occupe les quatre cinquièmes inférieurs du muscle.

Insertions. — 1° *Fixes*. A l'*épitrochlée*, par le tendon commun aux muscles épitrochléens, à la face profonde de l'aponévrose antibrachiale, et par quelques fibres aux cloisons fibreuses qui le séparent des muscles voisins. 2° *Mobiles*. Son tendon passe au-devant du ligament annulaire antérieur du carpe, et s'épanouit à la paume de la main, où il se confond avec la partie supérieure de l'*aponévrose palmaire*. Quelquefois, il s'insère sur le ligament annulaire.

Rapports. — La portion charnue est en rapport : en avant, avec l'aponévrose et la peau ; en arrière, avec le fléchisseur superficiel des doigts ; en dehors, avec le grand palmaire, auquel il est contigu ; en dedans, avec le fléchisseur superficiel, qui le sépare du cubital antérieur. Son tendon suit la direction de celui du grand palmaire, dont il côtoie le bord interne ; comme ce tendon, il est situé en arrière de l'aponévrose.

Action. — Fléchisseur de la main, et principalement tenseur de l'aponévrose palmaire. Lorsqu'il se contracte, il détermine une forte saillie de la peau au niveau du carpe.

§ 8. — CUBITAL ANTÉRIEUR (fig. 228,10).

Ce muscle est situé à la partie la plus interne de la région antérieure de l'avant-bras. Il semble faire partie de la région postérieure, et dans la dissection on est toujours tenté de le considérer ainsi. Cependant son tendon inférieur se porte en avant.

Insertions. — 1° *Fixes*. Il s'insère à l'*épitrochlée* et à l'*olécrâne* par deux faisceaux. Le faisceau épitrochléen s'insère à la partie la plus interne du tendon commun aux muscles de l'épitrochlée. Le faisceau olécranien se fixe au bord interne de l'olécrâne, en arrière du ligament latéral interne. Ces deux faisceaux sont réunis par une arcade fibreuse située en arrière de l'épitrochlée, et limitant, avec la partie postérieure de cette apophyse, un canal dans lequel passe le nerf cubital. Ce muscle prend encore de nombreuses insertions fixes sur la face profonde de l'aponévrose antibrachiale dans ses deux tiers supérieurs, et par son intermédiaire, le long du tiers supérieur du bord postérieur du cubitus. 2° *Mobile*. Au *pisiforme*, par un tendon qui se continue en grande partie avec les fibres de l'adducteur du petit doigt (1).

(1) Le *pisiforme* représente assez bien une espèce de rotule, un os *sésamoïde* développé sur le trajet du tendon du cubital antérieur, de la même manière

Le cubital antérieur présente ceci de particulier qu'il est situé à la face interne de l'avant-bras; il est mince et aplati, et ses fibres charnues accompagnent son tendon jusqu'à l'os pisiforme.

Rapports. — Dans toute son étendue, sa *face interne*, ou superficielle, est recouverte par l'aponévrose antibrachiale et par la peau. A ce niveau, l'aponévrose est très épaisse.

Sa *face externe*, ou profonde, recouvre, en haut, l'articulation du coude, où il semble se continuer avec des fibres du vaste interne du triceps ; plus bas, et dans presque toute son étendue, le fléchisseur profond, qui s'enroule autour de la face interne du cubitus; plus bas encore, la partie interne du fléchisseur superficiel. Le nerf cubital est situé, à sa face profonde, depuis l'extrémité supérieure du muscle jusqu'à la partie inférieure de l'avant-bras, où il se bifurque. L'artère cubitale, au moment où elle quitte l'interstice des deux fléchisseurs communs, c'est-à-dire vers le milieu de l'avant-bras, s'applique à la face profonde du muscle cubital antérieur, pour se placer ensuite sur son bord antérieur, comme la branche palmaire de nerf cubital. Elle l'accompagne, de même que le nerf, jusqu'au pisiforme.

Le *bord antérieur* de ce muscle est indiqué par une ligne étendue de l'épitrochlée au pisiforme, et, comme on se guide sur ce bord pour aller rechercher l'artère, on a donné au muscle le nom de *satellite de la cubitale*. Sous la peau, une ligne blanche, intersection fibreuse épaisse, correspond au bord antérieur du muscle cubital antérieur.

Le *bord postérieur* de ce muscle suit le bord postérieur du cubitus, sur lequel il s'insère. Il décrit une concavité interne comme le bord de cet os. C'est sur ce même bord que l'aponévrose antibrachiale s'insère.

Le cubital antérieur est dépourvu de gaine fibreuse à la partie inférieure de l'avant-bras ; il passe, à ce niveau, en avant du bord interne du carré pronateur, parallèlement au fléchisseur superficiel, à l'artère cubitale et au nerf cubital qui sont situés sur son côté externe. Il glisse au-devant de la tête du cubitus, et il est

que la rotule sur le trajet du triceps fémoral (quadriceps d'aujourd'hui). (Cruveilhier, 4e édit., t. I, p. 671.)

Les *os sésamoïdes* des hommes sont peu en nombre, cartilagineux en substance et vagabonds en situation, sans en excepter ceux du pouce (Anatomie de Riolan, p. 333.)

Avant Vésale les *os sésamoïdes* étaient peu connus ; il les a décrits le premier avec exactitude. Ces os, dit-il, naissent sur les extrémités articulaires des os : il y en a qui forment une espèce de coulisse, quelquefois l'on en observe deux qui sont unis par le moyen d'un ligament. Ces os sont fort communs aux articulations des doigts de la main et de ceux du pied, etc. (Portal, t. VI, p. 94.)

séparé de l'apophyse styloïde par un intervalle de 1 cent. 1/2 environ.

Action. — Fléchisseur et adducteur de la main.

§ 9. — FLÉCHISSEUR COMMUN SUPERFICIEL DES DOIGTS (fig. 229).

Ce muscle, qui forme une seule couche, est très large; il est situé entre les muscles superficiels, qui viennent d'être décrits, et le muscle fléchisseur profond.

Lorsqu'on a enlevé la peau et l'aponévrose, on l'aperçoit entre les tendons des muscles superficiels; on le voit surtout entre le cubital antérieur et le petit palmaire. C'est pour cette raison que les élèves prennent quelquefois sa partie interne pour le cubital antérieur.

Insertions. — 1° *Fixes*. Il s'insère à l'*épitrochlée*, par le tendon commun aux muscles épitrochléens, et au bord antérieur du *radius*, dans sa moitié supérieure. Ces insertions sont toutes situées sur le trajet d'une ligne oblique de haut en bas et de dedans en dehors. Par quelques fibres, il se fixe quelquefois à l'apophyse coronoïde du cubitus. 2° *Mobiles*. Par quatre tendons bifurqués, sur les bords de la *deuxième phalange* des quatre derniers doigts.

Rapports. — 1° *A l'avant-bras*. Ce muscle, aplati, présente une *face superficielle* recouverte par le rond pronateur, le grand palmaire, le petit palmaire et la partie antérieure du cubital antérieur. Entre ces muscles, trop minces pour le recouvrir à la partie inférieure de l'avant-bras, elle est en rapport avec l'aponévrose et la peau.

Sa *face postérieure* est en rapport avec le fléchisseur profond et le fléchisseur propre du pouce. Elle est séparée du fléchisseur profond par le nerf médian et l'artère du nerf médian, situés sur la ligne médiane de l'avant-bras; elle en est séparée aussi par l'artère et les veines cubitales, qui descendent obliquement, depuis la tubérosité bicipitale du radius jusque vers le milieu de la face antérieure du cubitus.

Son *bord interne* est recouvert par le bord antérieur du cubital antérieur, dont il est séparé par un interstice celluleux; dans la moitié inférieure de cet interstice, on trouve le nerf cubital et l'artère cubitale.

Son *bord externe* suit le bord antérieur du radius. A sa partie supérieure, entre ses insertions cubitale et radiale, il présente une ouverture, analogue à l'anneau du soléaire, située en dedans de la tubérosité bicipitale et du tendon du biceps, et livrant passage au nerf médian et à l'artère cubitale. Ces organes passent au-des-

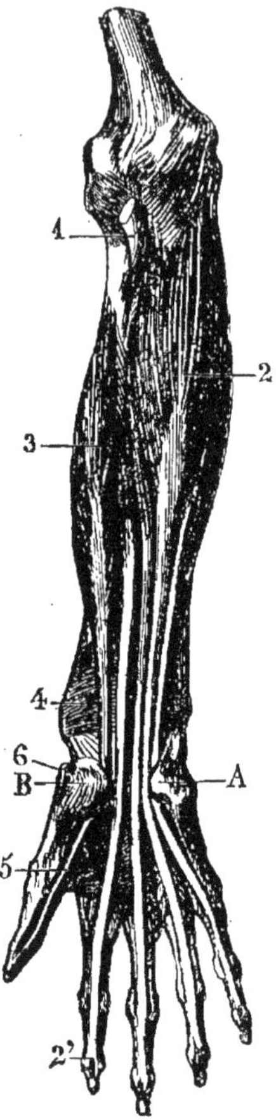

Fig. 229. — Fléchisseur superficiel des doigts (côté droit).

A, apophyse de l'os crochu. — B, apophyse du trapèze. — 1, tendon du biceps. — 2, fléchisseur commun profond. — 2', tendon du fléchisseur profond. — 3, fléchisseur propre du pouce. — 4, carré pronateur. — 5, adducteur du pouce. — 6, tendon du long adducteur du pouce.

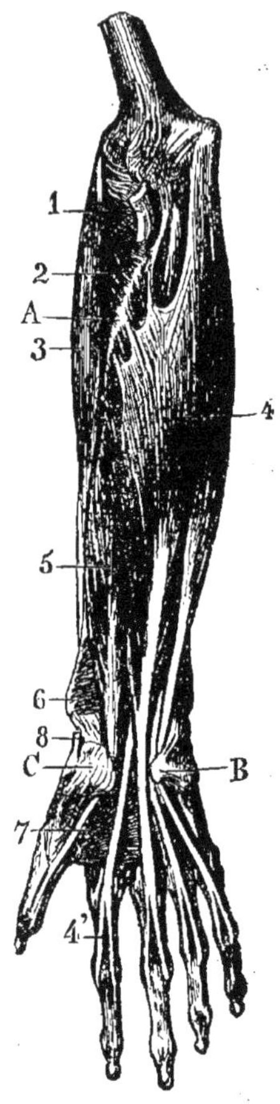

Fig. 230. — Fléchisseur profond des doigts (côté droit).

A, partie supérieure du bord antérieur du radius. — B, apophyse de l'os crochu. — C, apophyse du trapèze. — 1, tendon du biceps. — 2, court supinateur. — 3, deuxième radial externe. — 4, fléchisseur superficiel des doigts. — 4', tendon bifurqué du fléchisseur superficiel. — 5, fléchisseur propre du pouce. — 6, carré pronateur. — 7, adducteur du pouce. — 8, tendon inférieur du long adducteur du pouce.

sous de ce muscle. Il est recouvert par le bord antérieur du muscle long supinateur, dans la partie située au-dessous du rond pronateur. Il est séparé de ce muscle par l'artère radiale. Dans la partie inférieure de l'avant-bras, ce bord s'incline en dedans et l'artère en dehors.

Au même niveau, le nerf médian quitte la face profonde du muscle pour se placer sur son bord externe, en avant du fléchisseur du pouce.

2° *Au carpe*. Le fléchisseur superficiel glisse dans le canal radio-carpien avec le fléchisseur profond, le fléchisseur propre du pouce et le nerf médian. Il est recouvert, à ce niveau, par le ligament annulaire antérieur ; il recouvre le fléchisseur profond. Le nerf médian côtoie son bord externe, tandis que son bord interne est en rapport avec le pisiforme, l'apophyse de l'os crochu, l'artère cubitale et la branche palmaire du nerf cubital.

3° *A la main*. Les tendons du fléchisseur superficiel divergent pour se porter aux quatre derniers doigts. Ils recouvrent les tendons correspondants du fléchisseur profond ; arrivés au niveau de l'articulation métacarpo-phalangienne, ils s'aplatissent et se bifurquent, en formant une gouttière dont la cavité embrasse la face antérieure du tendon profond. Les deux languettes qui résultent de cette bifurcation se reconstituent en passant en arrière du tendon profond, et forment une nouvelle gouttière dont la concavité embrasse la face postérieure ou profonde du fléchisseur profond. Les deux languettes, quoique réunies, conservent cependant une apparence d'indépendance ; elles sont, en effet, séparées par un sillon vertical. Un ou deux centimètres après leur réunion, elles se séparent de nouveau et s'insèrent par deux extrémités sur les bords rugueux de la deuxième phalange. Dans leur trajet palmaire, ces tendons sont situés entre les tendons des fléchisseurs profonds et l'aponévrose palmaire. Ils sont recouverts par l'arcade palmaire superficielle (fig. 231 et 234).

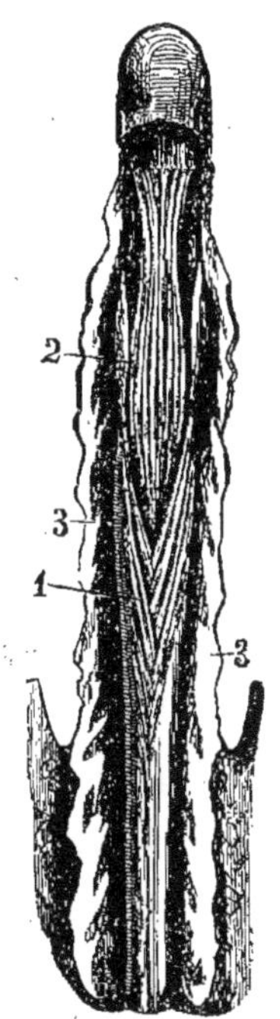

Fig. 231. — Disposition des tendons fléchisseurs dans leur gaine.

1, tendon bifurqué du fléchisseur superficiel. — 2, tendon du fléchisseur profond. — 3, 3, bords de la gaine incisée.

Au niveau des doigts, ils sont situés dans une gaine fibreuse résistante, qui leur est commune avec les tendons du fléchisseur profond.

Le fléchisseur superficiel des doigts se divise en quatre faisceaux comme le fléchisseur profond ; mais, comme il est plus large que le canal radio-carpien, par lequel ces faisceaux doivent passer, ceux-ci se superposent de telle sorte que deux sont superficiels et deux profonds. Dans la moitié inférieure de l'avant-bras, on remarque souvent le faisceau interne de ce muscle faire saillie en dedans du petit palmaire. Quelquefois, il semble complètement séparé du fléchisseur.

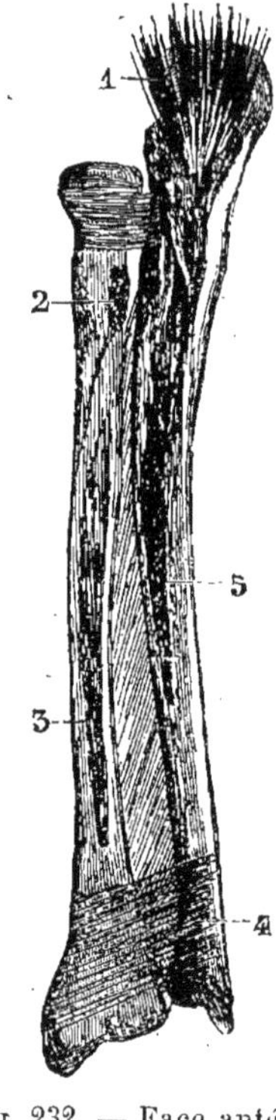

Fig. 232. — Face antérieure des os de l'avant-bras du côté droit avec les insertions musculaires (figure schématique).

1, tendon du brachial antérieur. — 2, insertion du biceps à la tubérosité bicipitale du radius. — 3, insertion supérieure du fléchisseur propre du pouce. — 4, carré pronateur. — 5, insertion supérieure du fléchisseur commun profond.

Il n'est pas rare de trouver un faisceau musculaire étendu du fléchisseur superficiel au profond.

Action. — Ce muscle ne fléchit pas les doigts, comme on l'enseigne ; il fléchit seulement la 2e phalange. La flexion de la 1re phalange est produite par la contraction des interosseux et des lombricaux.

§ 10. — FLÉCHISSEUR COMMUN PROFOND DES DOIGTS (fig. 230,6).

Ce muscle est étendu du cubitus, autour duquel il s'enroule, à la dernière phalange des quatre derniers doigts.

Insertions. — 1° *Fixes.* Il s'insère à la moitié interne de la face antérieure du ligament interosseux ; à la face antérieure du *cubitus*, dans la partie située entre le carré pronateur et l'insertion du brachial antérieur ; et à la face interne du même os, dans les deux tiers supérieurs, jusqu'à son bord postérieur. Ces insertions recouvrent toute la surface du cubitus, excepté la face postérieure. 2° *Mobile.* A l'extrémité supérieure de la *dernière phalange* des quatre derniers doigts, par un tendon unique.

Rapports. — 1° *A l'avant-bras.* Le fléchisseur profond est en rapport, par sa face profonde, avec la moitié interne du ligament interosseux, la face antérieure, le bord antérieur, et la face interne du cubitus ; un peu plus bas, il recouvre le carré pronateur. Sa face superficielle est recouverte, en avant, par le fléchisseur superficiel des doigts, dont elle est séparée par l'artère cubitale, les récurrentes cubitales, l'artère du nerf médian et le nerf médian lui-même. En dedans, cette face est recouverte par le cubital antérieur, dont elle est séparée par le nerf cubital. Son bord externe, ou antérieur, est en contact avec le fléchisseur propre du pouce qui lui est parallèle, avec l'artère interosseuse antérieure et le nerf interosseux situés dans l'interstice de ces deux muscles. Son bord interne, aminci, s'insinue entre le cubitus et la face profonde du cubital antérieur.

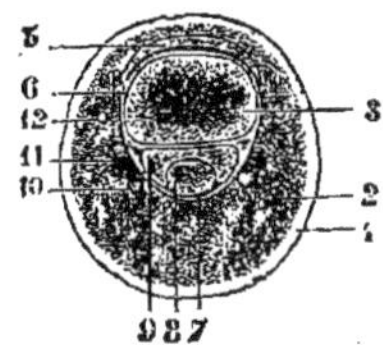

Fig. 233. — Coupe d'un doigt au milieu de la deuxième phalange. Rapports des tendons des fléchisseurs.

1, coupe de la peau. — 2, graisse sous-cutanée. — 3, phalange. — 5, tendon extenseur. — 6, périoste se continuant avec la gaine fibreuse des fléchisseurs. — 7, gaine fibreuse. — 8, tendon du fléchisseur profond. — 9, tendon du fléchisseur superficiel. — 10, nerf collatéral palmaire. — 11, artère collatérale. — 12, nerf collatéral dorsal.

La portion antibrachiale et antérieure du fléchisseur profond est traversée par l'artère nourricière du cubitus, fournie par la cubitale.

2° *Au carpe*. Le fléchisseur profond, qui s'était divisé en quatre faisceaux vers le milieu de l'avant-bras, est situé immédiatement en avant des articulations, et en arrière des tendons du fléchisseur superficiel. Son bord interne passe en dehors du pisiforme et de

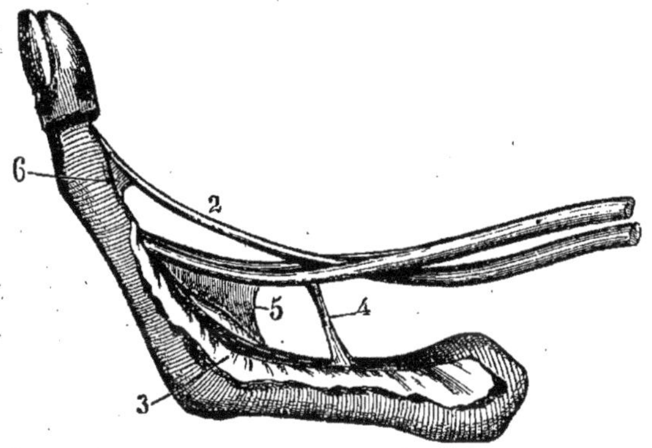

Fig. 234. — Tendons des fléchisseurs dans leur gaine.

2, tendon du fléchisseur profond. — 3, bord renversé de la gaine fibreuse des tendons. — 4, filament conjonctif étendu du tendon profond à la partie profonde de la gaine tendineuse. — 5, filament de tissu conjonctif étendu de la paroi profonde de la gaine au tendon superficiel (méso-tendon). — 6, filament étendu de la gaine au tendon du fléchisseur profond.

l'apophyse de l'os crochu ; son bord externe est en rapport avec le tendon du fléchisseur propre du pouce.

3° *A la main*. Chaque tendon du fléchisseur profond est recouvert par le tendon correspondant du fléchisseur superficiel ; ils se portent dans la gaine fibreuse située en avant de la première phalange, traversent l'ouverture des tendons du fléchisseur superficiel, deviennent superficiels à leur tour et vont s'insérer, en conservant dans tout le trajet leur forme arrondie, à l'extrémité supérieure de la dernière phalange (tendon perforant). Un filament de tissu conjonctif fait adhérer le tendon à la partie profonde de sa gaine fibreuse.

Action. — Il fléchit la dernière phalange et, comme le précédent, agit faiblement sur l'articulation métacarpo-phalangienne.

§ 11. — FLÉCHISSEUR PROPRE DU POUCE (fig. 230,5).

Ce muscle est situé en avant du radius et de la colonne osseuse qui forme le bord externe de la main, jusqu'à la dernière phalange.

Insertions. — 1° *Fixes.* Ce muscle s'insère sur la face antérieure du *radius*, entre la tubérosité bicipitale et le carré pronateur; il s'insère aussi sur la moitié externe du ligament interosseux. 2° *Mobile.* A la partie antérieure et supérieure de la *dernière phalange* du pouce.

Rapports. — 1° *A l'avant-bras.* Sa face profonde recouvre le radius, le ligament interosseux et le carré pronateur. Sa face antérieure est recouverte par le fléchisseur superficiel des doigts. Souvent, vers le quart inférieur de l'avant-bras, le fléchisseur superficiel devient interne et laisse à découvert le fléchisseur du pouce, qui, dans ce cas, est en rapport avec le nerf médian en avant et l'artère radiale en dehors. Son bord interne est en contact avec le bord externe du fléchisseur profond, avec l'artère interosseuse antérieure et le nerf interosseux. Son bord externe, aminci, est situé dans l'interstice formé par le bord antérieur du radius et l'insertion du fléchisseur superficiel. A la partie inférieure de l'avant-bras, ce bord est séparé du tendon du long supinateur par un intervalle de 1 cent. environ; il a en avant de lui le grand palmaire, et en dehors l'artère radiale.

2° *Au carpe.* Le tendon de ce muscle glisse dans la gouttière commune des fléchisseurs, en dehors du fléchisseur profond, en arrière du nerf médian, et dans la partie la plus externe de cette gouttière.

3° *A la main.* Il emporte avec lui un prolongement de la gaine séreuse des fléchisseurs jusqu'à la dernière phalange. Il passe dans l'épaisseur des muscles de l'éminence thénar, dans le court fléchisseur du pouce, au-devant de l'articulation métacarpo-phalangienne et de la première phalange, où il est maintenu par une gaine fibreuse.

Action. — Il fléchit la dernière phalange du pouce, et n'exerce d'action sur la première que dans des contractions énergiques; encore cette action est-elle très limitée (Duchenne).

§ 12. — CARRÉ PRONATEUR (fig. 232).

Ce muscle occupe le cinquième inférieur de la partie antérieure des os de l'avant-bras. Il est dirigé transversalement.

Insertions. — 1° *Fixes*. Il s'insère sur le bord antérieur, la face antérieure du cubitus et le ligament interosseux. 2° *Mobiles*. Sur les parties correspondantes du radius.

Rapports. — Sa face postérieure est en contact avec le radius, le cubitus et le ligament interosseux. Sa face antérieure est recouverte par le fléchisseur profond des doigts et le fléchisseur du pouce. Elle déborde ces muscles en dedans et en dehors ; en dehors, elle est recouverte par l'artère radiale, excepté dans quelques cas où la partie charnue du fléchisseur du pouce descend jusqu'au carpe ; en dedans, elle est en rapport avec le cubital antérieur. Son bord inférieur est situé à 1 centimètre de l'articulation radio-carpienne.

Action. — Il fait tourner l'extrémité inférieure du radius autour du cubitus ; il est pronateur ;

Ce muscle est recouvert, au niveau de son bord interne, par une aponévrose triangulaire dont le bord interne s'insère au bord antérieur du cubitus, et dont le bord externe, oblique en bas et en dehors, se divise en lanières très étroites sur la surface du muscle.

Vaisseaux et nerfs des muscles de la région antérieure de l'avant-bras.

Les huit muscles de la région antérieure de l'avant-bras reçoivent des ramifications directes et indirectes des *artères radiale* et *cubitale*, mais principalement de cette dernière. Leurs *nerfs* sont fournis par le *médian* et le *cubital*. Tous les muscles épitrochléens et la moitié externe du fléchisseur profond des doigts sont animés par des rameaux du médian (six et demi sur huit) : le cubital antérieur et la moitié interne du fléchisseur profond reçoivent des rameaux du nerf cubital (un et demi).

Gaines fibreuses des muscles de la région antérieure de l'avant-bras.

On ne trouve que deux gaines à la région antérieure de l'avant-bras : l'une, très profonde et très étroite, formée par les gouttières du scaphoïde et du trapèze ; l'autre très large, formée par tous les os du carpe et le ligament annulaire antérieur. Cette gaine, désignée sous le nom de *canal radio-carpien*, laisse passer les tendons de tous les fléchisseurs et le nerf médian. Le glissement de ces tendons est facilité par une séreuse commune qui n'est quelquefois qu'un tissu cellulaire très lâche. Cette séreuse se montre surtout lorsqu'elle est le siège du développement d'un liquide. Elle forme alors une tumeur en bissac, remontant à 4 ou 5 centimètres au-dessus du ligament annulaire, et descendant à 3 ou 4 centimètres au-dessous. Le ligament annulaire détermine un étranglement vers le milieu de cette tumeur.

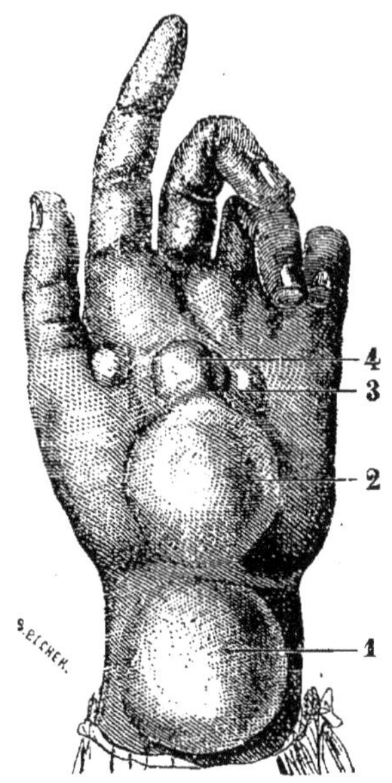

Fig. 235. — Kyste en bissac de la séreuse commune des tendons fléchisseurs.

1, 2, les deux extrémités de la tumeur ou bissac, dont le liquide peut refluer de l'une à l'autre. — 3, 4, petit kyste du voisinage.

Cette séreuse envoie le plus souvent deux prolongements, qui accompagnent les tendons des fléchisseurs du pouce et du petit doigt jusqu'à leur insertion. Au niveau des autres tendons, elle ne se prolonge pas, et ces derniers, pour glisser en avant des doigts correspondants, sont pourvus de gaines isolées qui ne remontent pas, du côté de la main, plus haut que le pli palmaire inférieur.

Il est important de se souvenir de la communication qui existe entre la séreuse générale radio-carpienne et celles du pouce et du petit doigt. En effet, dans les lésions de ces doigts, l'inflammation se propage avec une rapidité effrayante vers le carpe et l'avant-bras, tandis que, pour les autres doigts, elle se limite à leur racine. Aussi, les piqûres et les panaris présentent plus de gravité au pouce et à l'auriculaire. (Voyez le tableau des gaines tendineuses, t. I, *Séreuses*.)

3° *Région postérieure.*

Dissection. — Les muscles de la région postérieure de l'avant-bras, au nombre de huit, sont disposés sur deux couches. La couche superficielle qui comprend quatre muscles : extenseur commun des doigts, extenseur propre du petit doigt, cubital postérieur, anconé, se porte obliquement en bas et en dedans. Tous ces muscles se fixent à l'épicondyle par leur extrémité supérieure. Les quatre muscles de la couche profonde sont dirigés en sens inverse, de haut en bas et de dedans en dehors ; ils n'arrivent pas jusqu'à l'humérus, et ils sont tous destinés au pouce et à l'index.

Pour les préparer, il faut faire une incision verticale depuis 3 ou 4 centimètres au-dessus de l'olécrâne jusqu'au médius, et disséquer les deux lambeaux, en ménageant les ramifications postérieures des nerfs brachial cutané interne et musculo-cutané. Après avoir étudié ces rameaux nerveux et l'aponévrose antibrachiale, épaisse et résistante à ce niveau, et constaté son adhérence au bord postérieur de l'os, on l'incise de haut en bas, en ayant soin de laisser sur la préparation la portion épaissie de l'aponévrose qui constitue le ligament annulaire postérieur et les gaines fibreuses des tendons ; on laisse aussi les portions d'aponévrose qui donnent insertion aux fibres charnues de la partie supérieure des muscles.

Lorsqu'on enlève l'aponévrose, on constate la disposition des cloisons fibreuses qu'elle envoie entre les divers muscles.

La couche superficielle se trouve ainsi préparée. Pour préparer la couche profonde, on peut faire une coupe qui permettra de préparer en même temps les nerfs et les vaisseaux de la région postérieure de l'avant-bras. Pour cela, on sépare avec un scalpel le premier radial externe de l'extenseur commun des doigts, en dirigeant le tranchant vers l'épicondyle. Ces deux muscles étant séparés, on fait passer un trait de scie entre eux, dans l'épaisseur de l'épicondyle, de manière à enlever en même temps une portion de cette apophyse et les quatre muscles épicondyliens de la région postérieure de l'avant-bras. Ensuite, on détache, en partie ou en totalité, l'insertion cubitale de l'anconé ; on détache également, avec le manche du scalpel, l'insertion du cubital postérieur au cubitus, et l'on renverse ce paquet de muscles en dedans. De cette manière, on met à découvert, d'un seul coup, les muscles profonds, les vaisseaux et les nerfs, qui sont situés entre les deux couches.

Enfin, on étudie les gaines tendineuses de cette région, qui seront décrites à la fin de cet article.

§ 13. — EXTENSEUR COMMUN DES DOIGTS (fig. 236,7).

Ce muscle est le plus volumineux et le plus externe de la couche superficielle.

Insertions. — 1° *Fixes.* Il s'insère, en haut, sur l'*épicondyle*, par le tendon commun des muscles épicondyliens, sur la face profonde de l'aponévrose antibrachiale, sur les cloisons fibreuses qui le séparent de l'extenseur propre du petit doigt en dedans et du second radial en dehors. 2° *Mobiles.* En bas il se divise en quatre faisceaux tendineux, qui se portent aux quatre derniers doigts. Chacun de ces tendons s'aplatit au niveau de l'articulation métacarpo-phalangienne, forme une large bandelette qui recouvre la face dorsale de la première phalange et qui reçoit sur ses bords une partie des tendons des interosseux et des lombricaux, puis se divise en trois languettes dont l'une, moyenne, se fixe à l'extrémité supérieure de la seconde phalange, tandis que les deux autres descendent, en se confondant, pour s'insérer à l'extrémité supérieure de la dernière. En passant sur l'articulation métacarpo-phalangienne, ces tendons adhèrent au tissu cellulo-fibreux qui double la synoviale.

Rapports. — 1° *A l'avant-bras.* Il recouvre les quatre muscles profonds de la région postérieure et le court supinateur. Il est recouvert par l'aponévrose et par la peau. Son bord interne est accompagné dans toute son étendue par l'extenseur propre du petit doigt. Son bord externe est en rapport avec le premier radial.

2° *Au carpe*. L'extenseur commun glisse entre les os du carpe et le ligament annulaire postérieur, dans une gaine qui lui est commune avec l'extenseur de l'index.

3° *Au métacarpe*. Les tendons de ce muscle divergent; ils sont recouverts par l'aponévrose dorsale de la main, les veines et les nerfs superficiels; ils recouvrent les os et les muscles interosseux. Dans cette région, ils s'anastomosent par quelques ramifications dont le siège est variable, excepté pour l'une d'elles, qui s'étend du tendon de l'annulaire à celui de l'auriculaire, vers l'espace interdigital qui sépare ces deux doigts.

4° *Aux doigts*. Le tendon de l'extenseur est recouvert par la peau; il est immédiatement appliqué sur le périoste des phalanges et sur les articulations; il reçoit sur ses bords l'insertion des interosseux et des lombricaux.

Action. — L'extenseur commun des doigts n'a qu'une action très limitée sur l'extension des deux dernières phalanges; ce mouvement est déterminé par les interosseux et les lombricaux. Par ses adhérences fibreuses à la partie postérieure de la synoviale et à la face dorsale de la première phalange, il est extenseur des premières phalanges. De plus, en se contractant, il écarte légèrement les doigts (Duchenne).

§ 14. — EXTENSEUR PROPRE DU PETIT DOIGT (fig. 236).

Insertions. — 1° *Fixes*. Ce muscle, très grêle et très long, s'insère à l'*épicondyle* par le tendon commun des muscles épicondyliens, aux cloisons fibreuses qui séparent ses faces latérales du cubital postérieur et de l'extenseur commun, et à l'aponévrose anti-brachiale. 2° *Mobiles*. Cette insertion se fait aux deux dernières phalanges du petit doigt, où le tendon se confond avec celui que l'extenseur commun envoie à ce doigt. Il adhère au tissu cellulo-fibreux qui recouvre la face postérieure de la synoviale de l'articulation métacarpo-phalangienne.

Rapports. — 1° *A l'avant-bras*. L'extenseur du petit doigt est recouvert par l'aponévrose et la peau; il recouvre, de haut en bas, le court supinateur, et successivement la partie supérieure des quatre muscles profonds; il est en rapport, en dehors, avec l'extenseur commun des doigts, et en dedans, avec le cubital postérieur; il est séparé de ces deux muscles par une intersection fibreuse.

2° *Au carpe*. Il passe au-dessous du ligament annulaire postérieur, en dehors de la tête du cubitus, dans une gaine fibreuse isolée.

3° *A la main.* Il passe sur le quatrième métacarpien et sur le quatrième interosseux dorsal, avant d'arriver sur les phalanges, où il se comporte comme les tendons de l'extenseur commun.

Action. — Ce muscle est extenseur de la première phalange du petit doigt ; son action sur les deux dernières phalanges est extrêmement limitée. On sait, du reste, que l'extension des deux dernières phalanges est déterminée par les interosseux et les lombricaux.

§ 15. — CUBITAL POSTÉRIEUR (fig. 236).

Muscle allongé et grêle, dont le trajet est indiqué par une ligne étendue de l'épicondyle au cinquième métacarpien.

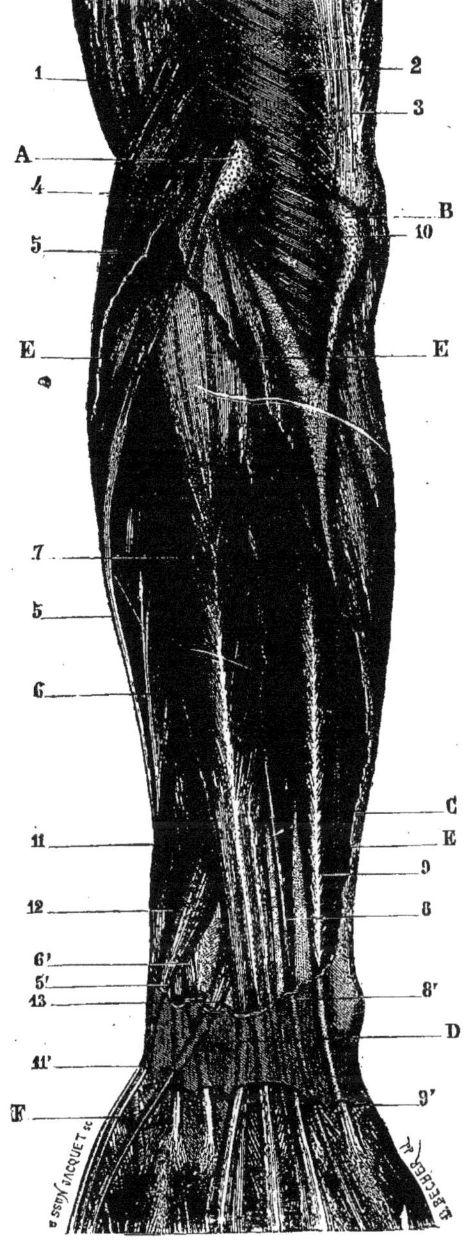

Fig. 236. — Muscles de la région postérieure de l'avant-bras (côté gauche).

A, épicondyle. — B, olécrâne. — C, bord postérieur du cubitus. — D, ligament annulaire postérieur du carpe, épaississement de l'aponévrose antibrachiale. — E, E, E, aponévrose antibrachiale. — F, premier métacarpien.

1, brachial antérieur. — 2, vaste externe du triceps. — 3, tendon du triceps. — 4, long supinateur. — 5, 5, 5', premier radial externe et son tendon. — 6, 6', second radial externe et son tendon. — 7, extenseur commun des doigts. — 8, 8', extenseur propre du petit doigt et son tendon. — 9, 9', cubital postérieur et son tendon. — 10, anconé. — 11, 11', long abducteur du pouce et son tendon. — 12, court extenseur du pouce. — 13, long extenseur du pouce.

Insertions. — 1° *Fixes.* Il s'insère à l'*épicondyle*, entre l'anconé et l'extenseur du petit doigt, aux cloisons qui le séparent de l'extenseur du petit doigt en dehors et de l'anconé en dedans; cette dernière n'existe qu'à la partie supérieure. Il s'insère aussi à l'aponévrose antibrachiale, et sur les trois quarts supérieurs de la moitié interne de la face postérieure du cubitus. 2° *Mobile.* Cette insertion se fait à la partie postérieure de l'extrémité supérieure du *cinquième métacarpien*, sur un tubercule.

Rapports. — 1° *A l'avant-bras.* Il est recouvert par la peau et l'aponévrose dans toute son étendue. Sa face profonde recouvre la partie postérieure du court supinateur et la moitié interne de la face postérieure du cubitus. Son bord interne est en rapport, en haut, avec l'anconé, et, dans le reste de son étendue, avec le bord postérieur du cubitus, qui le sépare du cubital antérieur et du fléchisseur profond. Son bord externe est accolé à l'extenseur du petit doigt; il effleure, en descendant, l'extrémité supérieure des quatre muscles de la couche profonde.

2° *Au carpe.* Son tendon, arrondi, est maintenu, en arrière et en dehors de l'apophyse styloïde du cubitus, par une gaine fibreuse dans laquelle il glisse au moyen d'une séreuse. Il est situé entre la tête de cet os et l'apophyse styloïde, en arrière de l'articulation du cubitus et du pyramidal. A ce niveau, il est séparé du tendon de l'extenseur du petit doigt par toute l'épaisseur de la tête du cubitus, qui forme une saillie. Cette saillie diminue lorsque l'avant-bras est en supination; elle augmente dans la pronation.

Action. — Adducteur et extenseur de la main.

§ 16. — ANCONÉ (fig. 236,10).

Petit muscle triangulaire et aminci, situé à la partie supérieure et externe de la région postérieure de l'avant-bras.

Insertions. — 1° *Fixe.* Il s'insère à l'*épicondyle*, par l'intermédiaire du tendon commun des muscles épicondyliens. 2° *Mobile.* Il prend son insertion mobile sur une surface triangulaire de 4 à 6 centimètres de longueur, située à la partie supérieure de la face postérieure du *cubitus*.

Rapports. — Il est recouvert par la peau; il recouvre la partie postérieure des articulations radio-cubitale et huméro-cubitale. Son bord supérieur se confond avec les fibres du vaste externe du triceps. Son bord inférieur, ou externe, est séparé du cubital postérieur par une intersection fibreuse, et il recouvre un peu la partie postérieure du court supinateur.

Action. — Extenseur de l'avant-bras.

§ 17. — LONG ABDUCTEUR DU POUCE (fig. 237,7).

Ce muscle se confond avec les trois suivants, qui appartiennent à la même couche, pour former un gros faisceau charnu se divisant en quatre tendons à la partie inférieure. Cette couche présente une grande analogie avec la couche superficielle. Quoique ces muscles soient confondus, nous devons les décrire séparément.

Ils sont dirigés de haut en bas et de dedans en dehors. Ils s'insèrent, en haut, sur le cubitus ; en bas, ils se portent sur le pouce et sur l'index : les trois premiers se terminent à l'extrémité supérieure des trois os qui sont situés dans le pouce ; le quatrième, sur la dernière phalange de l'index.

Le long abducteur du pouce est le plus élevé des muscles de la couche profonde.

Insertions. — 1° *Fixes*. Il s'insère en haut, à la face postérieure du *cubitus*, en dehors d'une crête qui le sépare du cubital postérieur, à la face postérieure du ligament interosseux et du *radius*. 2° *Mobile*. En bas, à la partie antérieure et externe de l'extrémité supérieure du *premier métacarpien*.

Rapports. — Ce muscle, dirigé en bas et en dehors, est en rapport à *l'avant-bras*, avec le cubitus, le ligament interosseux et le radius, qu'il recouvre, et avec les extenseurs des doigts, qui le recouvrent. Au même niveau, il sépare le court extenseur du pouce, qui est en dedans, du court supinateur.

A la partie inférieure de l'avant-bras, ce muscle se dégage de la face profonde de l'extenseur commun et se place entre l'aponévrose et les tendons des radiaux qu'il recouvre, sur l'extrémité inférieure du radius. C'est en ce point que le muscle forme, sur le bord externe de l'avant-bras, une saillie visible quand on regarde l'avant-bras par sa face antérieure, et que les peintres négligent presque toujours.

Au carpe. Le tendon de ce muscle est devenu externe. Il forme, sur le bord externe du carpe, un cordon étendu de l'apophyse styloïde du radius au premier métacarpien. Il est maintenu sur la face externe de cette apophyse par une gaine fibreuse dans laquelle il glisse. Entre l'apophyse et le métacarpe, il forme un pont tendineux recouvert par l'aponévrose, pont sous lequel s'engage l'artère radiale. Le côté interne ou postérieur de ce tendon est en contact avec celui du court extenseur du pouce.

Action. — Il porte le premier métacarpien en avant et en dehors, et l'étend sur le carpe. Si la contraction continue, la main s'infléchit sur l'avant-bras en se portant un peu dans l'abduction (Duchenne).

§ 18. — COURT EXTENSEUR DU POUCE (fig. 236,12).

Le court extenseur est parallèle au long abducteur, qui est plus élevé.

Insertions. — 1° *Fixes.* Il s'insère, en haut, à la face postérieure du *cubitus,* du ligament interosseux et du *radius*, comme le long abducteur du pouce. 2° *Mobile.* A la partie postérieure de l'extrémité supérieure de la *première phalange du pouce.*

Rapports. — Il accompagne le long abducteur du pouce dans toute son étendue, il côtoie son bord interne, et affecte, par conséquent, les mêmes rapports. Sur la face externe de l'apophyse du radius, il glisse dans une gaine indépendante, et parallèle à celle du long abducteur. Il recouvre aussi les radiaux à la partie inférieure du radius. Il concourt à former le pont tendineux sous lequel passe l'artère radiale, pont qui constitue le bord externe de la *tabatière anatomique*, dont le bord interne est formé par le long extenseur du pouce.

Action. — Si le pouce et le premier métacarpien se trouvent rapprochés du second métacarpien, à l'instant où l'on fait contracter le court extenseur du pouce, on voit le premier métacarpien se porter directement en dehors, en même temps que la première phalange s'étend sur le premier métacarpien, tandis que la seconde reste fléchie sur la première.

Si la contraction devient énergique, la main suit le mouvement d'abduction du premier métacarpien, mais elle n'est entraînée ni dans la flexion ni dans la supination (Duchenne).

§ 19. — LONG EXTENSEUR DU POUCE (fig. 236,13).

Long et grêle comme les autres muscles de la même couche, ce muscle est étendu de la partie moyenne du cubitus à la dernière phalange du pouce.

Insertions. — 1° *Fixes.* Il s'insère, en haut, sur la face postérieure du cubitus, entre le court extenseur du pouce et l'extenseur de l'index, et sur le ligament interosseux. 2° *Mobiles.* A la partie postérieure de l'extrémité supérieure de la dernière phalange du pouce. Il envoie des fibres à la face dorsale de la première phalange, comme les tendons de l'extenseur commun.

Rapports. — *A l'avant-bras.* Il recouvre le cubitus, le ligament interosseux et l'extrémité inférieure du radius. Il est recouvert par les extenseurs commun et propre du petit doigt. Son extrémité supérieure est appliquée contre le bord externe du cubital postérieur. Ses bords sont contigus à ceux du court extenseur du pouce et de l'extenseur propre de l'index. A mesure qu'il s'avance vers le carpe, il s'écarte du court extenseur à angle aigu. Dans cet angle, on voit la surface du radius et les tendons des deux radiaux. Plus bas, il glisse dans une gaine propre sur l'extrémité inférieure du radius, creusée, pour recevoir son tendon, d'une gouttière oblique en bas et en dehors.

Plus bas et jusqu'à son insertion inférieure, il est recouvert par l'aponévrose et par la peau, qu'il soulève pendant sa contraction, de manière à rendre visible le bord interne de la *tabatière anatomique*, qu'il concourt à limiter. Dans cette même région, c'est-à-dire du radius à la dernière phalange du pouce, ce muscle recouvre les articulations du carpe, la partie inférieure des tendons des muscles radiaux, le premier muscle interosseux dorsal et la face dorsale du pouce, où il est situé le long du bord interne du court extenseur du pouce.

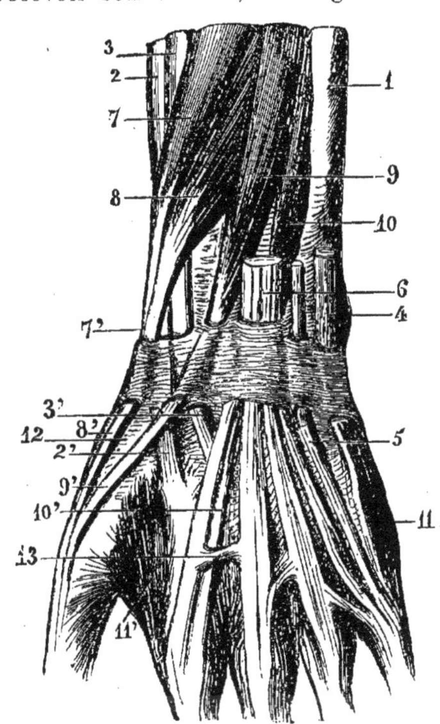

Fig. 237. — Muscles postérieurs de l'avant-bras et gaines tendineuses (côté gauche).

1, cubitus. — 2, 2', tendon du premier radial. — 3, 3', tendon du deuxième radial. — 4, tendon du cubital postérieur. — 5, tendon de l'extenseur propre du petit doigt. — 6, tendons de l'extenseur commun des doigts et de l'extenseur de l'index. — 7, 7', muscle long abducteur du pouce. — 8, 8', court extenseur du pouce. — 10, 10, extenseur propre de l'index. — 11, adducteur du petit doigt. — 11', premier interosseux dorsal. — 12, tabatière anatomique. — 13, anastomoses entre les tendons de l'extenseur commun.

Action. — Ce muscle est extenseur des deux phalanges du pouce. Lorsque sa contraction est énergique, il renverse le premier métacarpien en arrière et en dedans, de manière à placer la première phalange du pouce sur un plan postérieur à celui des autres doigts (Duchenne).

§ 20. — EXTENSEUR PROPRE DE L'INDEX (fig. 237,10).

Muscle long et grêle, parallèle au précédent, et situé un peu plus bas.

Insertions. — 1° *Fixes*. Il s'insère, en haut, à la face postérieure du *cubitus*, au-dessous du long extenseur du pouce, et au ligament interosseux. 2° *Mobile*. En bas, à la partie postérieure de l'extrémité supérieure de la *dernière phalange de l'index*.

Rapports. — A l'avant-bras, il est recouvert par les extenseurs commun des doigts et propre du petit doigt ; il recouvre le cubitus,

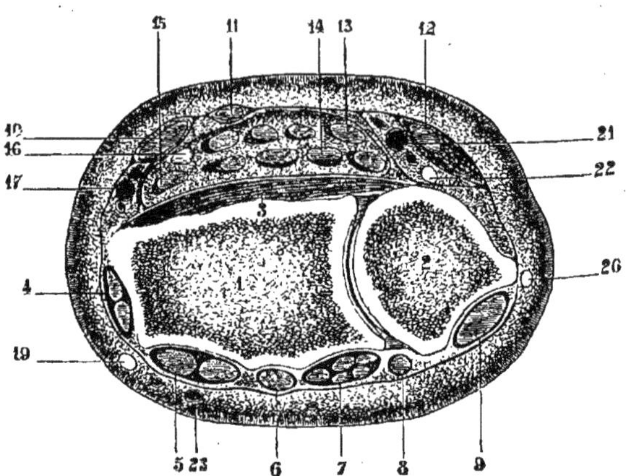

Fig. 238. — Coupe de l'avant-bras droit, 1 centimètre au-dessus de la surface articulaire du radius. On voit la surface supérieure de la section. (Le sujet, femme, était congelé ; la préparation a été faite avec la scie, puis polie avec un couteau bien tranchant.)

1, radius. — 2, cubitus. — 3, carré pronateur. — 4, gaine des tendons du long abducteur et du court extenseur du pouce. — 5, gaine des tendons des radiaux. — 6, gaine du tendon du long extenseur du pouce. — 7, gaine des tendons de l'extenseur propre de l'index et de l'extenseur commun des doigts. — 8, gaine du tendon de l'extenseur propre du petit doigt. — 9, gaine du tendon cubital postérieur. — 10, tendon du grand palmaire. — 11, tendon du petit palmaire. — 12, cubital antérieur. — 13, les quatre tendons du fléchisseur superficiel. — 14, les quatre tendons du fléchisseur profond. — 15, tendon du fléchisseur propre du pouce. — 16, nerf médian (13, 14, 15 et 16 sont contenus dans la même gaine). — 17, artère et veines radiales. — 18, branche superficielle du nerf radial. — 19, un rameau du radial. — 20, branche superficielle du nerf cubital. — 21, artère et veines cubitales. — 22, nerf cubital. — 23, coupe d'une veine sous-cutanée.

le ligament interosseux et le radius. Plus bas, il se place sur le bord externe de la gaine fibreuse qui lui est commune avec l'extenseur commun des doigts. Plus bas encore, il est situé sous l'aponévrose dorsale du métacarpe, et il se croise à angle très aigu avec le troisième métacarpien, le deuxième interosseux dorsal, pour se porter sur la face dorsale de l'indicateur, où il est situé le long du bord interne du tendon que l'extenseur commun envoie à ce doigt.

Action. — Ce muscle est principalement extenseur de la première phalange de l'index, et accessoirement des deux dernières phalanges.

Vaisseaux et nerfs des muscles de la région postérieure de l'avant-bras.

Les vaisseaux de ces muscles sont fournis par les collatérales de l'humérale, et surtout par l'interosseuse postérieure.

Tous les muscles de cette région sont animés par la branche profonde du *radial*, située entre les deux couches de muscles.

Il résulte du mode de distribution des nerfs aux muscles de l'avant-bras que le médian préside au mouvement de pronation de l'avant-bras et à la flexion de la main ; le médian et le cubital réunis, au mouvement de flexion des doigts ; le radial, par les nombreux rameaux qu'il fournit à tous les muscles externes et postérieurs de l'avant-bras, à la supination de l'avant-bras, à l'abduction et à l'extension de la main, enfin à l'extension des doigts. Le radial et le cubital réunis président au mouvement d'adduction de la main.

Des gaines fibreuses de la région postérieure de l'avant-bras.

On trouve à la partie postérieure du carpe *sept gaines fibreuses*, formées par le ligament annulaire postérieur du carpe et par les os de l'avant-bras.

De ces sept gaines, l'une est située en arrière du cubitus : c'est celle du *cubital postérieur*, isolée et séparée de toutes les autres par la tête de cet os, qui est sous-aponévrotique et qui forme en ce point une saillie considérable.

Les autres gaines sont toutes situées sur le radius. En les comptant de dedans en dehors, nous trouvons : 1° une petite gaine isolée pour *l'extenseur du petit doigt* (cette gaine ne forme pas d'empreinte sur le squelette) ; 2° la gaine commune de *l'extenseur commun des doigts et de l'extenseur de l'index ;* 3° une gaine très étroite, sous-jacente à la précédente, qu'elle croise obliquement en bas et en dehors : c'est la gaine du *long extenseur du pouce ;* 4° la gaine des *deux radiaux*, séparée des deux précédentes par une mince cloison ; 5° celle du *court extenseur du pouce* et 6° celle du *long abducteur*. Ces deux dernières gouttières, presque confondues, contournent la partie externe et la partie antérieure de l'apophyse styloïde du radius, de telle sorte qu'on les aperçoit en avant. (Voyez le tableau des gaines tendineuses, t. I, *Séreuses*.)

ARTICLE VI

APONÉVROSE DE L'AVANT-BRAS ET LIGAMENTS ANNULAIRES

1° *Aponévrose antibrachiale.*

L'aponévrose antibrachiale forme à l'avant-bras une enveloppe complète. Elle est deux fois plus épaisse sur la face postérieure de l'avant-bras. Elle est formée par des fibres verticales et circulaires, que fortifient en haut plusieurs faisceaux de renforcement.

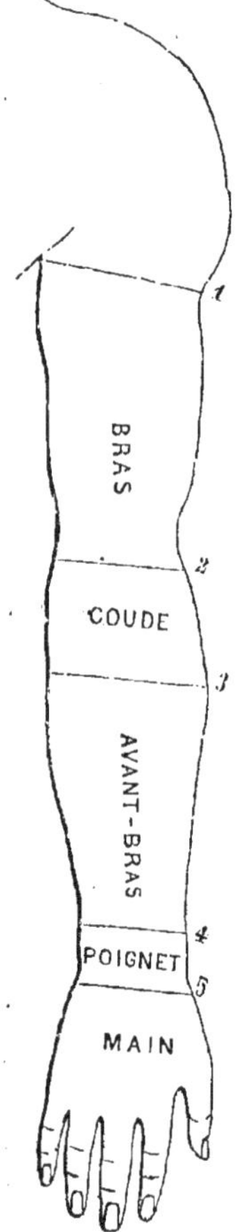

Fig. 239. — Limites des régions du membre supérieur.

Son *extrémité supérieure* se confond avec l'aponévrose brachiale et prend deux points d'insertion, sur l'épitrochlée et sur l'épicondyle. Elle reçoit deux expansions fibreuses parties de ces tubérosités, se dirigeant en bas en s'épanouissant, et l'expansion aponévrotique du biceps, qui part du tendon de ce muscle et se porte à la partie interne et antérieure de l'aponévrose. Elle reçoit aussi une bandelette fibreuse du tendon du brachial antérieur, et une autre du tendon du triceps.

Son *extrémité inférieure* s'épaissit en avant et en arrière du poignet pour former les ligaments annulaires du carpe, qui concourent à former les nombreuses gaines fibreuses dans lesquelles glissent les tendons de la plupart des muscles de cette région (fig. 238).

La *face superficielle* est séparée de la peau par le tissu cellulaire sous-cutané, dans lequel rampent les veines et les nerfs superficiels de l'avant-bras.

La *face profonde* recouvre les muscles. A la partie supérieure de l'avant-bras, elle donne insertion aux fibres musculaires de nombreux muscles épitrochléens et épicondyliens, et elle envoie entre ces divers muscles des cloisons fibreuses sur lesquelles ils s'insèrent aussi. Au milieu de cette région, on voit des cloisons nombreuses se détacher de la face interne de l'aponévrose, et séparer les divers muscles de l'avant-bras. Elle adhère intimement au bord postérieur du cubitus, en dedans duquel elle donne des insertions à une grande partie du cubital antérieur.

2° *Ligament annulaire antérieur du carpe.*

L'aponévrose antibrachiale présente à la partie inférieure de l'avant-bras un épaississement assez considérable, maintenant les tendons appliqués contre les os et adhérant sur divers points osseux. La partie antérieure de ce bracelet fibreux, connue sous le nom de ligament annulaire antérieur, est dirigée transversalement au-devant du carpe. Il s'insère par son extrémité interne sur l'os pisiforme et sur l'apophyse de l'os crochu; son extrémité externe est fixée sur les apophyses du scaphoïde et du trapèze. Il mesure de 3 centimètres et demi à 4 centimètres transversalement et de 2 et demi à 3 de haut en bas. Son épaisseur est de 2 à 3 millimètres.

Le ligament annulaire antérieur est recouvert par le petit palmaire et par la peau. Sa face antérieure donne insertion, vers les deux extrémités du ligament, à une partie des muscles des éminences thénar et hypothénar; il est en rapport, en arrière, avec la gouttière du carpe, qu'il transforme en canal. Dans ce canal glissent les tendons de tous les fléchisseurs et le nerf médian. Une séreuse considérable facilite le glissement de ces tendons. A son extrémité interne, il est traversé par l'artère cubitale, et le nerf cubital, qui deviennent superficiels. Son bord supérieur se continue avec l'aponévrose antibrachiale, et son bord inférieur avec l'aponévrose palmaire.

Comme l'aponévrose, dont il est une dépendance, il est formé de fibres transversales et verticales entre-croisées.

3° *Ligament annulaire postérieur du carpe.*

Le ligament postérieur est constitué par la partie postérieure du bracelet fibreux que forme la partie inférieure de l'aponévrose antibrachiale. Il est dirigé obliquement de dehors en dedans et de haut en bas, c'est-à-dire du radius au cubitus.

Son extrémité externe s'insère sur la partie inférieure du bord externe du radius. Son extrémité interne, située plus bas, se fixe sur l'extrémité inférieure du cubitus, sur le pisiforme et le pyramidal. Sa face superficielle est en rapport avec la peau et avec les rameaux dorsaux ou superficiels du nerf radial et du nerf cubital. Sa face profonde envoie sur les os de l'avant-bras des cloisons qui séparent les gaines tendineuses. Pour parler un autre langage, nous dirons que les tendons glissent dans les gaines formées par le ligament annulaire postérieur et par les os. Son bord supérieur se continue insensiblement avec l'aponévrose antibrachiale, et son bord inférieur avec l'aponévrose dorsale du métacarpe.

ARTICLE VII

RÉGION DU COUDE

Limites. — Le coude, région intermédiaire au bras et à l'avant-bras, présente des limites artificielles qu'on est convenu de fixer : 1° en haut, à une ligne horizontale passant à 2 centimètres au-dessus du pli du coude ; 2° en bas, à une autre ligne horizontale parallèle à la précédente, et passant à 4 centimètres au-dessous du même point (fig. 239).

Division. — Deux lignes verticales, passant par l'épitrochlée et par l'épicondyle, divisent cette région en deux parties : 1° la face postérieure ; 2° la face antérieure.

A. — *Face postérieure du coude.*

Nous décrirons dans cette région les parties molles qui recouvrent le squelette, renvoyant le lecteur à l'arthrologie pour l'étude de l'articulation.

Dissection. — Faites deux incisions horizontales et parallèles, passant, l'une à 4 centimètres au-dessus de l'olécrâne, l'autre à 4 centimètres au-dessous. Ces incisions seront étendues en dedans et en dehors, jusqu'à une ligne verticale élevée au niveau de l'épicondyle et de l'épitrochlée. Faites une incision verticale et médiane réunissant les deux incisions horizontales. Relevez ensuite les deux lambeaux de peau, et renversez-les en dedans et en dehors.

Cette dissection doit être faite de manière à conserver tous les organes, les rameaux nerveux superficiels de chaque côté, les tendons du triceps, du cubital antérieur, de l'anconé et des autres muscles épicondyliens, ainsi que le nerf cubital.

Formes extérieures. — Chez tous les sujets, même chez ceux qui sont pourvus d'un embonpoint considérable, il est facile de constater dans cette région la présence de trois saillies osseuses : l'olécrâne, l'épitrochlée et l'épicondyle. Il est utile de se rappeler les rapports de ces trois apophyses dans les diverses positions, si l'on ne veut pas s'exposer à commettre de graves erreurs de diagnostic dans les fractures et les luxations du coude.

Dans l'extension du coude, ces trois apophyses sont sur la même ligne transversale.

L'épitrochlée, un peu plus saillante que l'épicondyle, est séparée de l'olécrâne par un sillon très profond, au fond duquel on constate, par la pression, la présence d'un cordon (nerf cubital). L'épicondyle est séparé de l'olécrâne par un intervalle un peu plus considérable, dans lequel on constate la présence d'une saillie osseuse arrondie qui répond à la partie postérieure du condyle de l'humérus.

Immédiatement au-dessous de la saillie, qui sépare l'olécrâne de l'épicondyle, on constate une légère saillie qui roule sous le doigt dans les mouvements de pronation et de supination : c'est la tête du radius.

Dans la flexion, le condyle de l'humérus est beaucoup plus saillant, et la tête du radius, qui s'est portée en avant de lui, peut encore être sentie avec les doigts.

Pendant que le coude se fléchit, on voit l'olécrâne quitter la ligne horizontale qu'il forme avec les deux autres apophyses, et descendre insensiblement jusqu'au moment où il dessine, au sommet du coude, une saillie située à 2 centimètres au-dessous des deux autres.

La *peau* est mince dans cette région ; elle est adhérente à l'olécrâne, à l'épitrochlée et à l'épicondyle par des cloisons celluleuses plus ou moins résistantes. Le *tissu cellulaire sous-cutané* ne devient jamais le siège d'une accumulation considérable de graisse. On trouve, entre la peau et l'olécrâne, une bourse séreuse très développée découverte en 1782 par Camper. En arrière de l'épitrochlée, on rencontre une ou plusieurs ramifications nerveuses du brachial cutané interne.

L'*aponévrose brachiale* est épaisse à ce niveau. Elle prend des insertions sur l'olécrâne, l'épitrochlée et l'épicondyle. Entre ces trois saillies, elle se continue avec l'aponévrose antibrachiale, en recouvrant le vaste interne du triceps et le cubital antérieur en dedans, le vaste externe et l'anconé en dehors.

Les *muscles* forment deux régions séparées par l'olécrâne. Entre l'olécrâne et l'épitrochlée, on trouve les deux faisceaux supérieurs du cubital antérieur réunis par une arcade tendineuse. Au-dessus de ces tendons, on voit les fibres inférieures du muscle vaste interne qui semblent se continuer avec le cubital antérieur. C'est au-dessous de ces muscles, au fond du sillon formé par l'épitrochlée et l'olécrâne, qu'on trouve le nerf cubital.

Entre l'olécrâne et l'épicondyle, on trouve l'anconé, dont les fibres supérieures, horizontales, recouvrent la partie postérieure du condyle de l'humérus et se continuent avec les fibres les plus inférieures du vaste externe. Il n'existe pas un sillon au niveau de l'anconé, comme on l'observe en dedans de l'olécrâne, et la tête du radius détermine la saillie de ce muscle.

Au-dessus de l'olécrâne, on trouve le tendon élargi du triceps, formant une dépression visible du côté de la peau, pendant la contraction de ce muscle.

B. — *Face antérieure ou pli du coude.*

De même que pour la face postérieure, nous décrirons ici les parties molles qui sont situées en avant du coude.

Dissection. — Faites deux incisions horizontales et parallèles, à 5 centimètres au-dessus et au-dessous du pli du coude. Prolongez ces deux incisions jusqu'à une ligne verticale passant par l'épicondyle et par l'épitrochlée, et réunissez-les par une troisième, verticale et médiane. Renversez les deux lambeaux de peau et disséquez avec soin la couche sous-cutanée, dans laquelle vous rencontrerez les veines superficielles, le nerf musculo-cutané et le brachial cutané interne.

Pour préparer les parties profondes, on sépare l'aponévrose des muscles, on conserve l'expansion du tendon du biceps, on écarte le long supinateur en dehors, le rond pronateur en dedans, et l'on prépare le nerf radial, situé entre le long supinateur et le brachial antérieur, ainsi que le nerf médian, situé, de même que l'artère humérale, entre le rond pronateur et le tendon du biceps, au-dessous de l'expansion.

Si l'on voulait montrer complètement, dans une autre dissection, le pli du coude, on procéderait de la manière suivante : après avoir préparé les vaisseaux et nerfs superficiels, on ferait une ouverture à l'aponévrose, immédiatement au-dessus de l'expansion du biceps, pour préparer le nerf médian et l'artère humérale. Du côté externe, on enlèverait une portion de l'aponévrose au niveau du sillon qui sépare le long supinateur du brachial antérieur, et l'on ferait au long supinateur une échancrure profonde permettant d'apercevoir le nerf radial (fig. 240).

Formes extérieures. — Lorsqu'on regarde la région du coude par devant, on constate, sur son côté interne : 1° la présence de l'épitrochlée ; l'épicondyle est caché par la saillie des muscles de la région externe, très considérable, formée par le long supinateur et remontant sur le bord externe du bras jusqu'à 5 ou 6 centimètres ; 2° la saillie interne, peu accusée, et formée par les muscles épitrochléens ; 3° enfin, une sorte de saillie moyenne située au milieu des deux autres, entre lesquelles elle descend sous forme de pointe, pour se terminer à 1 centimètre au-dessous d'une ligne horizontale réunissant l'épitrochlée et l'épicondyle ; elle est constituée par le biceps et le brachial antérieur.

Au niveau de ces saillies musculaires, on trouve deux sillons qui se réunissent en bas en formant un V, entre les branches duquel sont situés le biceps et le brachial antérieur. La branche externe du V forme un sillon très profond, limité par le long supinateur et le biceps, dans lequel on rencontre la veine médiane céphalique. Ce sillon s'étend du milieu du coude à 6 ou 7 centimètres au-dessus. La branche interne, plus courte, monte à 2 ou 3 centimètres au-dessus du pli du coude ; elle contient la veine médiane basilique. Si l'on place le doigt vers le milieu de ce dernier sillon en faisant contracter le biceps, on sent un bord rigide et concave, regardant en bas et en haut, et formé par le bord interne de l'expansion aponévrotique du biceps. Enfin, en explorant cette région, on sent les battements de l'artère humérale, qui pénètre dans ce sillon de haut en bas, pour s'engager au-dessous de l'expansion du biceps.

Peau et couche sous-cutanée. — La peau de cette région est très mince. Elle présente ordinairement deux plis horizontaux, résultant de la flexion répétée du coude. Dans le tissu sous-cutané, on trouve des veines et des nerfs.

Les veines sont nombreuses. On y voit la *médiane*, la *cubitale*, la *radiale* et les *médianes basilique* et *céphalique*, les plus importantes de la région. Ces deux dernières veines sont situées dans les sillons qui constituent les deux branches du V dont je viens de parler. La veine médiane céphalique est située dans la branche externe, contre l'aponévrose. La médiane basilique est placée, au contraire, sur la branche interne, dans l'épaisseur même du tissu sous-cutané. Elle est plus apparente que la médiane céphalique, mais il faut se garder d'y pratiquer la saignée, à cause des rapports importants qu'elle affecte.

Les nerfs sont le *brachial*

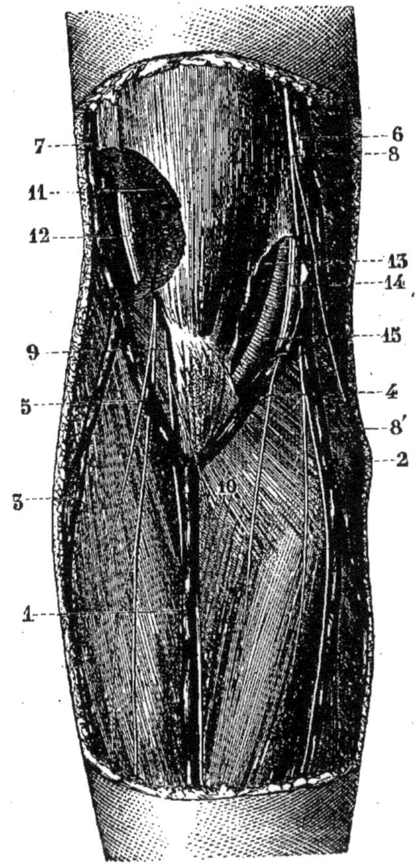

Fig. 240. — Région du coude du côté droit (face antérieure) préparée à l'École pratique de la Faculté en 1875.

Cette préparation montre les organes sous-cutanés de la région, ainsi que les aponévroses. Deux ouvertures ont été pratiquées, en 11 et 15, pour montrer les parties sous-aponévrotiques dans les points où elles affectent les rapports les plus importants.

1, veine médiane. — 2, veine cubitale. — 3, veine radiale. — 4, veine médiane basilique. — 5, veine médiane céphalique. — 6, veine basilique. — 7, veine céphalique. — 8, nerf brachial cutané interne. — 9, portion cutanée du nerf musculo-cutané. — 10, expansion aponévrotique du biceps, dont les fibres s'entre-croisent avec celles de l'aponévrose antibrachiale. — 11, échancrure sur les muscles biceps et brachial antérieur. — 12, nerf radial entre ces muscles et le long supinateur. — 13, bord interne du biceps. — 14, nerf médian. — 15, artère humérale.

cutané interne et le *musculo-cutané*. Le cutané interne descend avec la veine basilique et donne des rameaux dont la plupart passent en arrière de la médiane basilique; quelques-uns passent en avant. Le musculo-cutané traverse l'aponévrose en dehors du tendon du biceps, au-dessus de la médiane céphalique, et se divise, comme le cutané interne, en plusieurs rameaux qui passent en avant et en arrière de la médiane céphalique.

Aponévroses. — Les aponévroses de cette région présentent une certaine épaisseur. L'aponévrose brachiale descend du biceps sur les muscles externes et antérieurs de l'avant-bras, en recouvrant les sillons qui constituent le **V** dont nous avons déjà parlé. Au niveau de ces sillons, l'aponévrose envoie des feuillets aponévrotiques peu considérables entre les divers muscles de la région. Deux orifices existent sur l'aponévrose du pli du coude; ce sont ceux qui livrent passage au nerf musculo-cutané et à une branche qui part du point de réunion des veines médianes basilique et céphalique, pour se porter dans les veines profondes.

Muscles. — Nous avons déjà dit que les *muscles externes de l'avant-bras* forment la saillie externe de la région antérieure du coude. Les *muscles épitrochléens* constituent la saillie interne. Ces deux saillies sont séparées du biceps et du brachial antérieur par les deux sillons déjà mentionnés. Le *long supinateur* borde en dehors le *sillon externe;* en suivant ce muscle avec le doigt, on voit qu'il recouvre le *rond pronateur*, qui borde en dedans le *sillon interne*. Les deux muscles du bras descendent entre les sillons; mais le biceps étant plus étroit que le brachial antérieur, il en résulte que ce dernier muscle forme le fond des deux sillons.

Le sillon externe disséqué laisse voir seulement le bord interne du *long supinateur*, le bord externe du *biceps* et la surface du *brachial antérieur*. Mais si l'on soulève le long supinateur et si on le sépare du brachial antérieur, on trouve le *nerf radial* au fond de ce sillon, contre l'humérus.

A leur partie la plus inférieure, les fibres du biceps et celles du brachial antérieur changent de direction. Ce dernier muscle s'insère par un gros faisceau sur la face antérieure de l'apophyse coronoïde du cubitus, tandis que le tendon du biceps, long et un peu aplati, se porte en bas et en dehors vers la tubérosité bicipitale du radius. Immédiatement après avoir fourni son expansion fibreuse, ce tendon s'aplatit et se renverse, de manière à présenter une face interne en rapport avec le rond pronateur, et une face externe en rapport avec le bord antérieur du court supinateur et de la tubérosité bicipitale, dont le sépare une séreuse.

Vaisseaux et nerfs. — Les vaisseaux sont l'*artère humérale* et quelques anastomoses des collatérales de l'humérale avec les *récurrentes* radiales et cubitales. L'humérale, qui est située entre les deux veines qui l'accompagnent, décrit une courbe à concavité postérieure et externe, en suivant le brachial antérieur, pour s'enfoncer vers le sommet du V du pli du coude. A ce niveau, elle est placée entre le brachial antérieur et l'expansion du biceps, en dedans du tendon du biceps, contre lequel elle est appliquée, en dehors du médian, situé à 12 millimètres en dedans de l'artère. Elle croise à ce niveau la veine médiane basilique, dont la sépare l'expansion du biceps. Plus tard, vers le sommet du V, elle se bifurque.

Les *veines* médianes céphalique et basilique ont déjà été étudiées.

Les *nerfs* sont le musculo-cutané, le brachial cutané interne, le médian et le radial. Nous connaissons les deux premiers, que nous avons trouvés dans le tissu sous-cutané. Nous avons vu que le radial est placé très profondément dans le sillon qui sépare le long supinateur du brachial antérieur. Le nerf médian est situé contre le bord externe du rond pronateur, qu'il traverse, à 12 millimètres en dedans du tendon du biceps, en arrière de l'expansion fibreuse de ce muscle, en avant du brachial antérieur.

ARTICLE VIII

MUSCLES DE LA MAIN

Au nombre de dix-neuf, ces muscles occupent trois régions :

1° Région moyenne, 11 :	4 lombricaux. 3 interosseux palmaires. 4 interosseux dorsaux.
2° Région externe ou éminence thénar, 4 :	Court abducteur du pouce. Court fléchisseur du pouce. Opposant. Adducteur du pouce.
3° Région interne ou éminence hypothénar, 4 :	Adducteur du petit doigt. Court fléchiss. du p. doigt. Opposant. Palmaire cutané.

Dissection. — Faites une incision circulaire autour du poignet, et deux incisions obliques partant de la précédente, se dirigeant vers le pouce et le petit doigt. Séparez avec soin la peau des muscles, au niveau des deux éminences qui précèdent le pouce et le petit doigt (thénar et hypothénar). Une dissection lente conduit toujours ici à un bon résultat.

Pour préparer les muscles du milieu de la main, il est bon d'avoir deux mains, l'une sur laquelle on conserve tous les rapports de ces muscles avec les tendons des muscles de l'avant-bras, les nerfs et les vaisseaux (elle doit être préparée immédiatement après l'avant-bras); l'autre sur laquelle on ne conservera que les muscles de la main. Pour les préparer, on enlèvera l'aponévrose palmaire, les nerfs sous-jacents et les tendons du fléchisseur superficiel des doigts, que l'on coupera au point où ils sont traversés par les tendons du fléchisseur profond. Ces derniers seront réservés pour l'étude des muscles lombricaux. Enlevez aussi les tendons des extenseurs des doigts jusqu'au milieu des métacarpiens, et vous verrez à nu la face dorsale des interosseux.

Il est important de disséquer avec grand soin la face dorsale de la première phalange des doigts et ses bords, pour bien étudier la disposition des tendons des lombricaux et des interosseux. Il est indispensable, avant de faire une seule incision à la main, d'étudier cette région difficile, pour se faire une idée des rapports qu'affectent entre eux les nombreux organes qui y sont contenus.

Les muscles de la main occupent tous la région palmaire, car tous sont fléchisseurs : la flexion est le mouvement dominant de la main ; l'extension n'est, en quelque sorte, que le mouvement préparatoire.

1° Région moyenne.

§ 1. — LOMBRICAUX

Petits muscles vermiformes, au nombre de quatre, appelés premier, deuxième, troisième et quatrième, en comptant de dehors en dedans, c'est-à-dire du pouce vers le petit doigt.

Ils sont situés devant les muscles interosseux, sur le même plan que les tendons du fléchisseur profond des doigts.

Insertions. — 1° *En haut*, ils s'insèrent sur les tendons du fléchisseur profond, au moment où ils se séparent après avoir franchi la gouttière du carpe. Cette insertion se fait sur les deux tendons correspondants, excepté pour le premier lombrical, qui s'insère sur le bord externe du tendon qui va à l'index.

2° *En bas*, leur tendon, effilé, se porte sur le côté externe de l'articulation métacarpo-phalangienne des quatre derniers doigts. Ce tendon est parallèle à celui de l'interosseux, qui est situé sur un plan un peu postérieur. Vers le milieu de la première phalange, quelques-unes de ses fibres se portent sur la face dorsale du tendon de l'interosseux et de l'extenseur commun des doigts, tandis que les autres se confondent avec le faisceau longitudinal de l'interosseux et le bord correspondant de l'extenseur commun, pour se porter à l'extrémité supérieure de la dernière phalange des quatre derniers doigts.

Le troisième lombrical présente quelques variétés : on le voit quelquefois se porter sur le côté interne du médius, ou se bifurquer pour donner la moitié de son tendon au médius et la moitié à l'annulaire.

Rapports. — Les lombricaux sont situés sur le même plan que les tendons du fléchisseur profond des doigts ; ils constituent des languettes rouges alternant avec les cordons blancs formés par les tendons. Ils sont recouverts par les rameaux des nerfs médian et cubital, par les artères interosseuses palmaires superficielles, et par une couche de tissu cellulo-graisseux qui les sépare de l'aponévrose palmaire.

Profondément, ils sont en rapport avec les interosseux ; les deux premiers recouvrent l'adducteur du pouce. Vers la partie inférieure, ces muscles sont séparés des tendons des interosseux par le ligament transversal, qui réunit les articulations métacarpo-phalangiennes des quatre derniers doigts. Ils se réfléchissent sur le bord inférieur de ce ligament, comme sur une poulie, puis ils longent le côté externe du doigt.

Action. — Les recherches récentes de Duchenne (de Boulogne) ont jeté la lumière sur ce point obscur de physiologie. On admet généralement aujourd'hui que les lombricaux renforcent les interosseux et qu'ils ont le même usage. Ils sont extenseurs des deux dernières phalanges et fléchisseurs de la première. Cette dernière action ne se manifeste qu'après l'extension complète des dernières phalanges.

Il est facile de se rendre compte de cette action. Disséquez un doigt et le métacarpien correspondant, conservez tout l'appareil tendineux qui recouvre sa face dorsale, exercez une traction sur le lombrical dans la direction de son axe, et vous verrez les deux dernières phalanges se porter dans l'extension forcée. Si vous continuez la traction en laissant libre le tendon de l'extenseur, vous verrez que la première phalange s'inclinera rapidement vers la paume de la main.

§ 2. — INTEROSSEUX

Les muscles interosseux remplissent les espaces qui séparent les métacarpiens.

Il y en a sept, dont quatre dorsaux et trois palmaires.

Ils ont tous pour caractère commun de présenter leur point fixe sur les métacarpiens, et leur point mobile sur les phalanges.

A. — *Interosseux palmaires* (fig. 241).

Dissection. — Pour préparer les interosseux palmaires, on enlève tous les muscles des éminences thénar et hypothénar, en y comprenant l'adducteur du pouce : on enlève aussi les tendons fléchisseurs des doigts et des lombricaux. Les interosseux palmaires sont ainsi préparés. Ensuite, il faut suivre leurs tendons sur la face dorsale des doigts, vers le tendon de l'extenseur.

Les interosseux palmaires sont moins volumineux que les dorsaux ; ils ne remplissent que la moitié de l'espace interosseux : aussi, après la dissection de la paume de la main, aperçoit-on en même temps les palmaires et les dorsaux.

Il y a trois interosseux palmaires, situés dans les deuxième, troisième et quatrième espaces interosseux.

Insertions. — 1° *Fixe.* Ils s'insèrent sur toute la longueur de la face du métacarpien qui regarde l'axe de la main. 2° *Mobile.* Leur insertion mobile se fait sur le côté du doigt qui regarde l'axe de la main, c'est-à-dire le médius.

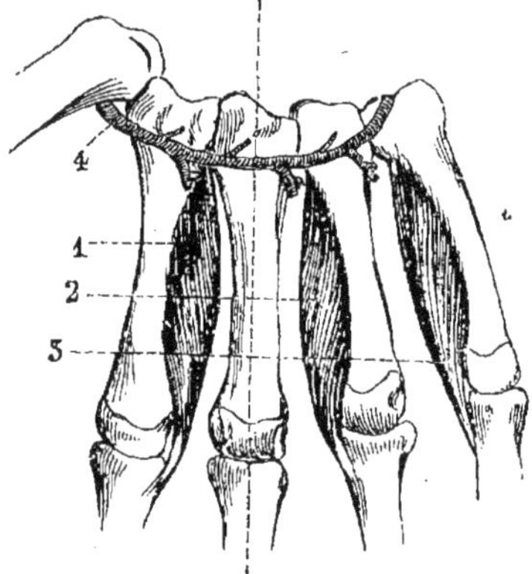

Fig. 241. — Interosseux palmaires et arcade palmaire profonde (main droite).

1, premier interosseux palmaire. — 2, deuxième. — 3, troisième. On voit que le troisième métacarpien et le médius, axe de la main, en sont dépourvus. — 4, arcade palmaire profonde, terminaison de l'artère radiale.

Cette insertion sera décrite avec les interosseux dorsaux, qui se comportent de la même manière.

Il résulte de ces insertions que le *premier* interosseux palmaire s'insère sur la face interne du deuxième métacarpien et sur le bord interne du doigt correspondant (index) ; que le *deuxième* interosseux palmaire s'insère sur la face externe du quatrième métacarpien et sur le bord externe de l'annulaire, et que le *troisième* interosseux palmaire s'étend de la face externe du cinquième métacarpien au bord externe de l'auriculaire.

Le troisième métacarpien et le médius qui lui correspond n'ont pas d'interosseux palmaire.

Rapports. — Les interosseux palmaires représentent des languettes charnues, dirigées verticalement le long du métacarpien et du doigt correspondant. Ils sont charnus dans leur portion métacarpienne, et tendineux dans leur portion digitale. A la paume de la main, ils sont situés dans l'angle rentrant formé par le muscle interosseux dorsal et le métacarpien. En avant d'eux, on trouve les tendons du fléchisseur profond et les lombricaux. Le premier interosseux est situé en arrière de l'adducteur du pouce. Au niveau de la racine du doigt, l'interosseux palmaire est parallèle au dorsal ; il passe en arrière du ligament transversal qui réunit les ligaments antérieurs des articulations métacarpo-phalangiennes, et se place ensuite sous la peau, en se confondant avec le lombrical correspondant et avec le tendon de l'extenseur commun.

Action. — Les interosseux palmaires sont extenseurs des deux dernières phalanges et fléchisseurs de la première, comme les lombricaux et les interosseux dorsaux; mais ils possèdent une autre action. Indépendamment des mouvements de flexion et d'extension, les doigts présentent des mouvements de latéralité. L'adduction est le mouvement qui rapproche les doigts de l'axe de la main, du médius; l'abduction est le mouvement opposé, c'est-à-dire celui qui écarte les doigts de l'axe.

Les interosseux palmaires sont tous adducteurs; leur situation et leurs insertions font prévoir cette action.

B. — *Interosseux dorsaux* (fig. 244).

Dissection. — Les interosseux dorsaux seront facilement préparés. Pour y arriver, on enlèvera les tendons de la face dorsale du métacarpe, les vaisseaux, les nerfs et l'aponévrose de cette région. Il faut avoir soin de conserver le tendon depuis le tiers inférieur des métacarpiens jusqu'à l'extrémité du doigt. On disséquera avec soin la couche tendineuse qui recouvre les doigts jusqu'à la dernière phalange.

Au nombre de quatre, les interosseux dorsaux sont désignés, comme les palmaires, sous les noms de premier, deuxième, etc., en comptant de dehors en dedans.

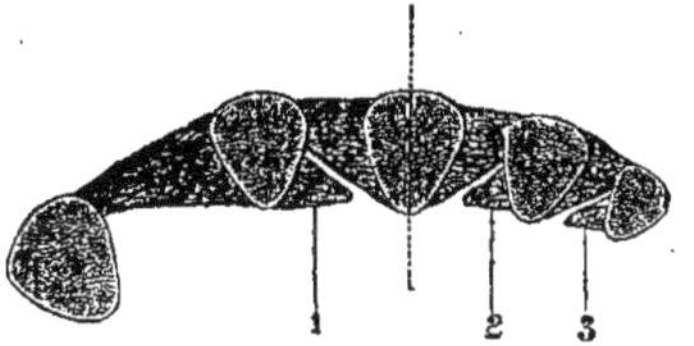

Fig. 242. — Coupe des interosseux et des métacarpiens de la main droite, pour montrer le volume des interosseux palmaires et dorsaux, ainsi que les points d'insertion de ces muscles. La ligne sans chiffre passe dans l'axe de la main.

1, insertion du premier interosseux palmaire. — 2, deuxième interosseux palmaire. 3, troisième interosseux palmaire.

Insertions. — 1° *Fixe.* Ces muscles prennent leur point d'insertion fixe sur les deux métacarpiens qui limitent l'espace interosseux, mais inégalement sur ces deux os. Ils s'insèrent sur toute l'étendue de la face du métacarpien opposée à celle qui regarde l'axe de la main, et en partie seulement sur l'autre, qui donne attache aux interosseux palmaires. 2° *Mobile.* Les fibres des interosseux dorsaux, venues des deux métacarpiens, se portent vers un tendon allongé. Ce tendon se place sur le côté de l'articulation métacarpo-phalangienne correspondant à la face qui donne les insertions les plus étendues, puis il se porte un peu en arrière, vers la phalange et le tendon de l'extenseur commun. Les interosseux dorsaux présentent deux faisceaux : l'un d'eux s'insère sur le côté de l'extrémité supérieure de la phalange opposé à celui qui regarde l'axe de la main ; l'autre contourne le précédent en passant au-dessous de lui, puis il s'épanouit sur le côté de la première phalange, pour s'insérer sur le tendon de l'extenseur commun.

Jusqu'ici les interosseux dorsaux se comportent d'une manière différente des interosseux palmaires ; mais au-dessous de ce point,

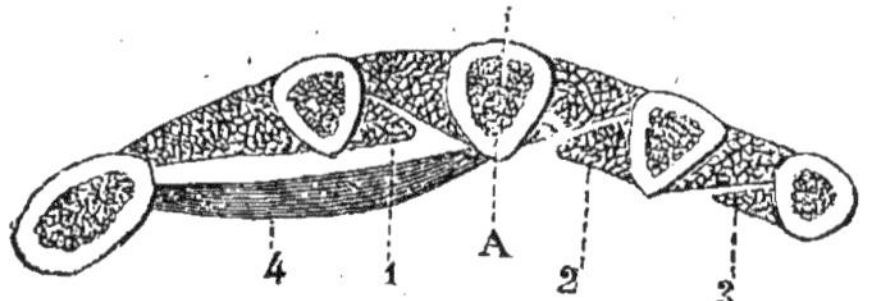

Fig. 243. — Coupe transversale des muscles interosseux et de l'adducteur du pouce.

1, 2, 3, les trois interosseux palmaires. — 4, adducteur du pouce. — A, axe de la main.

leur mode de terminaison est le même, de sorte que les deux côtés des doigts présentent la même disposition lorsqu'ils ont été disséqués.

Examinons comment se terminent tous les interosseux, ou plutôt la manière dont se fait leur insertion mobile.

Lorsque le tendon de l'interosseux a quitté l'espace interosseux, ses fibres s'épanouissent pour former un triangle sur le côté de la première phalange. Les plus *postérieures* des fibres du tendon se portent sur le bord correspondant du tendon de l'extenseur commun des doigts pour s'y insérer en partie, et pour se confondre en partie avec celles du côté opposé, sur la face dorsale du tendon, de manière à brider celui-ci, à le fixer contre la face dorsale de la première phalange, et à former à cet os un surtout ligamenteux qui glisse avec facilité sur lui. Les plus antérieures des fibres du tendon des interosseux constituent un faisceau qui se confond avec le tendon du lombrical correspondant, s'il en existe, et qui se porte avec lui jusqu'à la partie postérieure de l'extrémité supérieure de la troisième phalange. Cette dernière portion du tendon des interosseux forme une bandelette mince, effilée, de couleur blanche et resplendissante, dans laquelle on distingue la fusion des fibres de l'interosseux, du lombrical et du faisceau que l'extenseur commun fournit sur les côtés du doigt, après s'être inséré par une languette médiane à la partie supérieure de la deuxième phalange (fig. 245).

Il résulte de la description précédente :

1° Que le premier interosseux dorsal s'insère par un point *fixe* à une partie du premier métacarpien et à toute la longueur du deuxième, et, par son point *mobile*, sur le côté externe de l'extrémité supérieure de la première phalange au moyen du court faisceau, et sur le bord externe du tendon de l'extenseur commun, situé sur l'index, jusqu'à la dernière phalange, en se confondant avec le premier lombrical au moyen de la longue bandelette tendineuse (1).

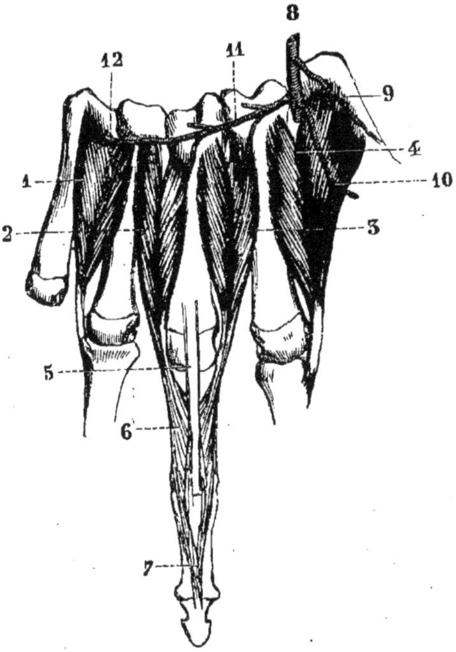

Fig. 244. — Interosseux dorsaux et terminaison de l'artère radiale, (main droite).

1, quatrième interosseux dorsal. — 2, troisième. — 3, deuxième. — 4, premier. — 5, tendon de l'extenseur sur le médius, axe de la main. — 6, bandelette fibreuse étendue de l'interosseux au tendon extenseur. — 7, terminaison de l'extenseur, de l'interosseux et du lombrical — 8, artère radiale traversant d'arrière en avant le premier espace interosseux. — 9, artère dorsale du pouce. — 10, artère du premier espace interosseux. — 11, artère dorsale du carpe.

2° Que le deuxième interosseux dorsal s'insère, par son point *fixe*, à la moitié du deuxième métacarpien, qui ne donne pas attache au premier interosseux palmaire, et à toute l'étendue du troisième métacarpien ; et par son point *mobile*, de la même manière que le précédent, au côté externe de l'extrémité supérieure de la première phalange du médius, et le long du bord externe du tendon de l'extenseur commun.

3° Que le troisième interosseux dorsal s'insère, par son point *fixe*, incomplètement sur la face externe du quatrième métacarpien, et complètement sur la face interne du troisième ; et, par son point *mobile*, sur le côté interne de l'extrémité supérieure de

(1) Les deux faisceaux sont plus distincts sur ce muscle, parce qu'il est le plus volumineux.

la première phalange du médius, et sur le bord interne du tendon correspondant de l'extenseur commun.

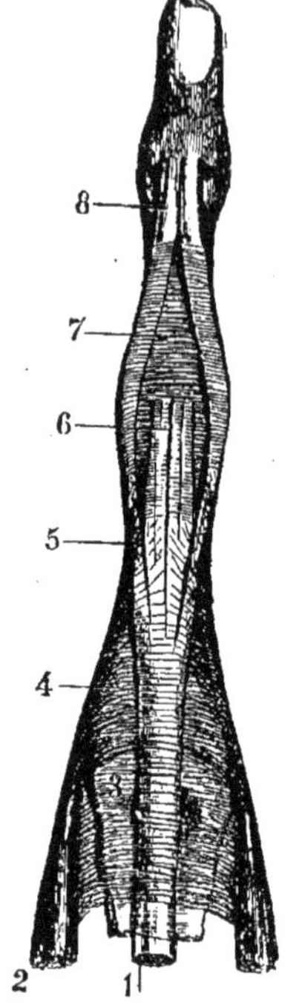

Fig. 245. — Face dorsale d'un doigt avec son appareil tendineux complet. Préparation faite par le Dr Constantinescu.

1, tendon de l'extenseur. — 2, extrémité de l'interosseux. — 3, bandelette fibreuse étendue entre les deux interosseux du même doigt, et passant en partie seulement sur le tendon de l'extenseur ; l'autre portion de la bandelette se fixe sur les bords du tendon. — 4, bandelette triangulaire terminant l'interosseux sur le tendon de l'extenseur ; quelques fibres passent sur le tendon. — 5, fusion des tendons interosseux et lombricaux avec les parties latérales du tendon de l'extenseur. — 6, faisceau moyen du tendon de l'extenseur commun s'insérant à la deuxième phalange. — 7, bandelette fibreuse fixant les tendons sur les os. — 8, insertion des bandelettes latérales de l'extenseur, confondues avec les interosseux et les lombricaux.

4° Que le quatrième interosseux dorsal s'insère, par son point *fixe*, incomplètement sur la face externe du cinquième métacarpien, et complètement sur la face interne du quatrième ; par son point *mobile*, sur le côté interne de l'extrémité supérieure de la première phalange de l'annulaire, et sur le bord interne du tendon correspondant de l'extenseur commun. Le médius, qui n'a pas d'interosseux palmaire, a deux interosseux dorsaux.

Rapports. — Les interosseux dorsaux sont beaucoup plus volumineux que les palmaires. Lorsqu'on a enlevé sur une main toutes les parties molles, en laissant les interosseux, on peut apercevoir à la face palmaire les interosseux palmaires et dorsaux, tandis qu'à la face dorsale les dorsaux sont seuls apparents.

Du côté de la face dorsale de la main, ils sont en rapport avec les tendons de l'extenseur commun et l'aponévrose. Du côté de la face palmaire, ils sont en rapport avec les interosseux palmaires, l'adducteur du pouce, les lombricaux et les tendons du fléchisseur profond des doigts. A leur extrémité supérieure, ces muscles sont en rapport avec les artères perforantes et avec l'arcade palmaire profonde.

Au niveau des doigts, le tendon des interosseux se confond avec celui des lombricaux et le faisceau correspondant de l'extenseur commun des doigts. Il est séparé des phalanges et des articulations phalangiennes par un tissu cellulaire lâche, qui facilite son glissement. Il est recouvert, au niveau de la deuxième phalange, par une bandelette fibreuse, mince et aplatie, qui prend naissance sur le côté interne de l'articulation de la première avec la deuxième phalange et sur la gaine fibreuse des fléchisseurs. Cette bandelette paraît avoir pour usage de maintenir ces tendons contre la face dorsale des phalanges.

Au niveau de l'articulation métacarpo-phalangienne, l'interosseux est séparé du lombrical par le ligament transversal, qui unit les ligaments antérieurs des articulations métacarpo-phalangiennes des quatre derniers doigts. On voit partir du bord postérieur du muscle une bandelette fibreuse, à fibres transversales très manifestes, se portant sur la face dorsale de l'articulation métacarpo-phalangienne et du tendon extenseur, de manière à constituer à l'articulation une sorte de capsule fibreuse au-dessous de laquelle glisse librement la tête du métacarpien.

Par les descriptions qui précèdent, nous voyons que, depuis le tiers inférieur du métacarpien jusqu'à la troisième phalange, le doigt est recouvert d'une enveloppe fibreuse et tendineuse continue, qui glisse sur la face dorsale des os au moyen d'un tissu cellulaire lâche. Cette enveloppe est constituée, au niveau de l'articulation métacarpo-phalangienne, par une membrane fibreuse qui unit les interosseux situés de chaque côté de l'articulation, et par le tendon de l'extenseur. Sur la première phalange, l'enveloppe fibreuse est formée par le tendon aplati de l'extenseur et par l'épanouissement des tendons des interosseux et des lombricaux. Sur l'articulation de la première avec la deuxième phalange, elle est composée, au milieu, par la languette moyenne de l'extenseur, et, sur les côtés, par des bandelettes confondues de l'extenseur commun, du lombrical et de l'interosseux. Enfin, sur la deuxième phalange, ces bandelettes convergent pour former une seule membrane fibreuse qui se rétrécit à mesure qu'elle descend (fig. 245).

Sur toute l'étendue de cette enveloppe tendineuse, on remarque des fibres transversales superficielles qui constituent une membrane très mince.

Action. — Les interosseux dorsaux, par le tendon qui se porte à la phalange, sont abducteurs des doigts, c'est-à-dire qu'ils les écartent de l'axe de la main. Le médius reçoit deux interosseux dorsaux : aussi ce doigt reste-t-il dans l'immobilité lorsque les deux muscles se contractent en même temps ; il ne devient mobile que si leur contraction est alternative.

Ils ont une autre action, qu'ils partagent avec les interosseux palmaires et les lombricaux : ils étendent les deux dernières phalanges, et ils fléchissent ensuite la première. Cette action est des plus faciles à constater quand on exerce des tractions sur les tendons d'un sujet dont on a disséqué les doigts.

Duchenne (de Boulogne) a étudié avec un soin particulier l'atrophie des muscles interosseux. On sait que cette atrophie peut être limitée à ces muscles, ou bien être le début d'une atrophie musculaire progressive. Lorsque les muscles ont subi une dégénérescence complète, on observe une attitude spéciale de la main, dépendant du défaut d'action des interosseux. Les premières phalanges, ayant perdu leurs fléchisseurs, sont étendues, tandis que les deux autres sont fléchies ; cette attitude particulière rappelle la griffe de certains animaux. Duchenne la caractérise sous le nom de *main en griffe*.

Remarque. — J'aurais voulu être plus bref sur la description des muscles lombricaux et interosseux ; mais ces organes jouent un rôle si considérable dans les mouvements des doigts, leurs fonctions sont si souvent méconnues ou confondues avec celles des fléchisseurs et extenseurs des doigts ; enfin, ils ont été l'objet d'études si intéressantes de la part de plusieurs savants, que nous n'avons pu nous dispenser d'entrer dans les détails précédents.

Cette description est le résumé de dissections nombreuses et variées que j'ai faites sur le cadavre après avoir lu les recherches de Bouvier (1) et de Duchenne (de Boulogne) (2).

2° Région externe (*éminence thénar*).

Les muscles de la région externe paraissent confondus. Cependant, on parvient à les isoler et à constater l'indépendance de quatre muscles distincts, qui sont : l'opposant, le court abducteur du pouce, le court fléchisseur et l'adducteur.

Nous connaissons aujourd'hui d'une manière complète les insertions précises et l'action si importante de ces divers muscles, grâce aux récents travaux de Duchenne, qui a donné, des divers mouvements du pouce, des explications physiologiques basées sur la pathologie.

§ 1. — OPPOSANT (fig. 246) (3).

Petit muscle triangulaire, formant la couche profonde de l'éminence thénar.

(1) Bouvier. *Bulletins de l'Académie de médecine*, t. XVII.

(2) Duchenne (de Boulogne). *Physiologie des mouvements.*

(3) Le court abducteur, le court fléchisseur et l'opposant du pouce ont un usage commun, celui de porter le pouce en avant et en dedans ; par consé-

Insertions. — Par son point fixe, il s'insère au trapèze et à la partie externe et inférieure du ligament annulaire antérieur du carpe. Les fibres se dirigent en bas et en dehors, et s'insèrent à toute l'étendue du bord externe et de la face antérieure du premier métacarpien.

Rapports. — Il est recouvert par le court fléchisseur et par le court abducteur du pouce ; il recouvre l'articulation trapézo-métacarpienne.

Action. — Il fléchit légèrement le premier métacarpien sur le carpe, et il porte en même temps cet os dans l'adduction (Duchenne).

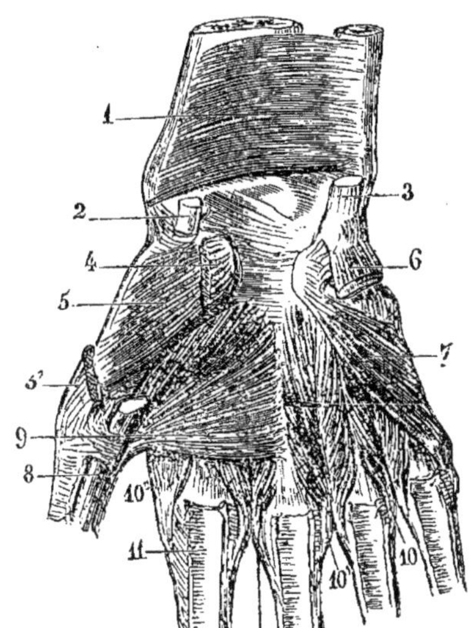

Fig. 246. — Muscles de la main (côté droit).

1, carré pronateur. — 2, tendon du grand palmaire. — 3, tendon du cubital antérieur. — 3', tendon inférieur du court abducteur et du court fléchisseur du pouce. — 4, coupe de la partie supérieure des mêmes muscles. — 5, opposant du pouce. — 6, coupe de l'adducteur du petit doigt. — 7, opposant et court fléchisseur : la ligne de séparation n'est pas indiquée. — 8, tendon du fléchisseur propre du pouce. — 9, adducteur du pouce. — 10, quatrième interosseux dorsal. — 10', troisième interosseux dorsal. — 10'', premier interosseux dorsal. — 11, gaine des fléchisseurs ouverte.

§ 2. — COURT ABDUCTEUR DU POUCE

C'est le plus superficiel des muscles de l'éminence thénar : on le sépare difficilement du court fléchisseur et de l'opposant.

Insertions. — Par son point fixe, il s'insère à la partie externe et antérieure du scaphoïde, à la partie antérieure et externe du ligament annulaire antérieur du carpe. Les fibres se dirigent en bas et en dehors, se portent sur l'os sésamoïde externe, et vont s'insérer sur le bord externe de la première phalange et sur le bord externe du tendon du long extenseur du pouce.

La portion du court abducteur qui se porte sur le long extenseur est une expansion tendineuse, triangulaire, analogue à celle que les interosseux envoient sur les tendons extenseurs des doigts.

quent, ils sont *tous opposants, tous adducteurs ;* aussi ne connais-je pas de muscles plus mal dénommés que ceux de l'éminence thénar. (Cruveilhier, 4e édit., t. I, p. 699.)

Une portion de cette expansion accompagne le tendon extenseur jusqu'à la dernière phalange.

Rapports. — Ce muscle recouvre l'opposant et le court fléchisseur ; il est recouvert par la peau et l'aponévrose.

Action. — Ce muscle agit sur le métacarpien, sur la première et sur la seconde phalange du pouce. Duchenne a remarqué qu'il porte le métacarpien en avant et un peu en dedans, la main étant supposée dans l'attitude naturelle. En même temps, il agit sur la première phalange, qui se fléchit en exécutant sur son axe un mouvement de rotation qui oppose sa face antérieure à la face palmaire des autres doigts. Enfin, il agit en même temps sur la deuxième phalange, dont il détermine l'extension. Pour se faire une idée de ces mouvements, il suffit de diriger la pulpe du pouce sur la partie antérieure de la racine de l'annulaire, la main restant dans l'extension.

§ 3. — COURT FLÉCHISSEUR DU POUCE

Le court fléchisseur comprend toute la portion charnue située entre les muscles précédents et l'adducteur. Le tendon du fléchisseur propre du pouce passe au-devant de lui, et le divise en deux portions qui se rendent chacune à un côté du pouce. A l'exemple de Duchenne, nous distinguerons les faisceaux interne et externe du court fléchisseur.

Insertions. — Il s'insère, par son point fixe, à la partie antérieure du trapèze et à la partie externe du ligament annulaire antérieur du carpe. Les fibres se dirigent en bas et en dehors, et se terminent sur deux tendons. L'externe se porte à l'os sésamoïde externe, s'insère en partie sur le côté externe de l'extrémité supérieure de la première phalange du pouce, et envoie une expansion fibreuse, analogue à celle du court abducteur, sur le bord externe du tendon du long extenseur du pouce (Duchenne). Le faisceau interne se porte sur l'os sésamoïde interne et se comporte comme l'autre, c'est-à-dire qu'il se fixe en partie au côté interne de la première phalange du pouce, et en partie au côté interne du tendon du long extenseur.

Rapports. — Il est recouvert par l'aponévrose, par le tendon du fléchisseur propre du pouce et un peu par le court abducteur. Il recouvre la partie supérieure de l'opposant et du premier interosseux dorsal. Son bord interne est en rapport avec l'adducteur, et son bord externe avec l'opposant et le court abducteur.

Action. — Les deux portions de ce muscle ont une action distincte. Les faisceaux externes perfectionnent les mouvements imprimés par le court abducteur. Ils opposent la pulpe du pouce aux deuxièmes phalanges des quatre derniers doigts, tandis que l'adducteur l'oppose aux dernières phalanges. Du reste, ils déterminent le même mouvement du métacarpien et des deux phalanges. Les faisceaux internes portent le premier métacarpien dans l'adduction.

§ 4. — ADDUCTEUR DU POUCE

Muscle triangulaire, situé à la partie externe de la région palmaire.

Ses insertions ont une certaine analogie avec celles des interosseux palmaires. Il est animé par le même nerf. Il a la même action que les interosseux palmaires. Le premier espace interosseux est dépourvu de muscle palmaire. Enfin, il est évident que ce muscle doit être plus volumineux, plus considérable que les autres, puisqu'il est destiné aux mouvements si énergiques et si fréquents du pouce. Pour toutes ces raisons, nous le considérons comme l'interosseux palmaire du premier espace.

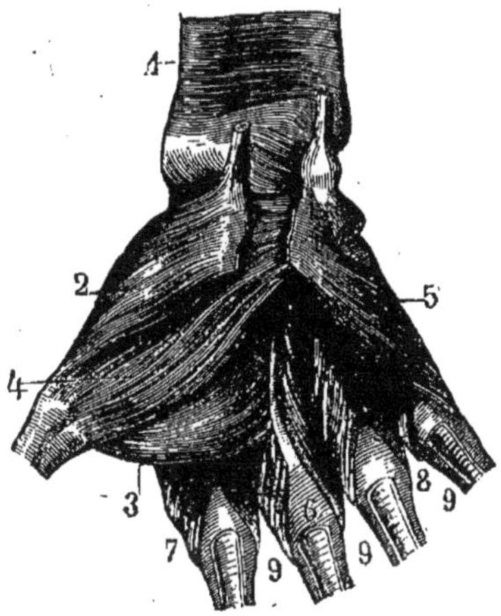

Insertions. — Son insertion *fixe* se fait sur toute la longueur du bord antérieur du troisième métacarpien, et sur la partie inférieure et antérieure du grand os et du trapézoïde. Son insertion *mobile* est le bord interne de la première phalange du pouce. Dans l'épaisseur de son tendon, on trouve un os sésamoïde. De plus, ce tendon envoie, comme les interosseux, une large expansion fibreuse sur le bord interne du long extenseur du pouce.

Fig. 247. — Muscles de la main.

1, carré pronateur. — 2, court abducteur du pouce. — 3, adducteur du pouce. — 4, court fléchisseur du pouce. — 5, adducteur du petit doigt. — 6, médius, axe de la main avec les deuxième et troisième interosseux dorsaux. — 7, premier interosseux dorsal. — 8, quatrième interosseux dorsal. — 9, 9, 9, les tendons des trois interosseux palmaires.

Rapports. — La *face postérieure* de ce muscle est en rapport, de dedans en dehors, avec le deuxième interosseux dorsal, le premier interosseux palmaire, le deuxième métacarpien et le premier interosseux dorsal. Sa *face antérieure* est recouverte par les deux premiers lombricaux, les tendons des fléchisseurs communs qui se rendent à l'index et au médius. Son *bord inférieur*, un peu oblique en dehors et en haut, est sous-cutané, et forme le bord concave qui sépare le pouce de l'index. Son *bord supérieur*, ou externe, est en rapport avec le tendon du fléchisseur propre du pouce et avec le bord interne du court fléchisseur du pouce, qui le recouvre.

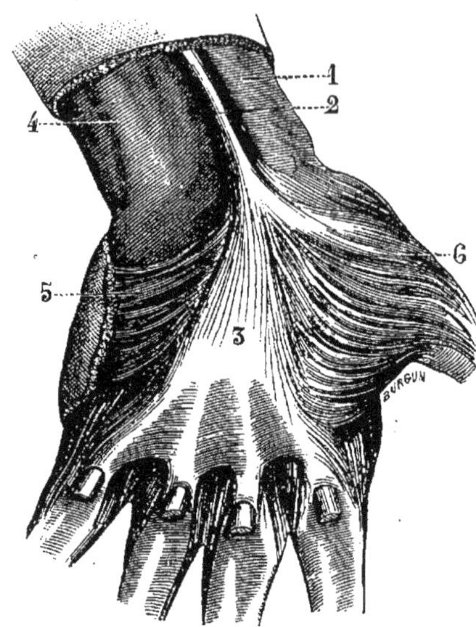

Fig. 248. — Aponévrose palmaire et muscle palmaire cutané.

1, aponévrose antibrachiale recouvrant le tendon du grand palmaire. — 2, tendon du petit palmaire. — 3, aponévrose palmaire. — 5, palmaire cutané. — 6, court abducteur du pouce.

Action. — Il porte le pouce en dedans et un peu en avant.

Remarque. — On voit, par cette description, que l'articulation métacarpo-phalangienne du pouce est recouverte d'un appareil tendineux identique à celui des autres doigts, qui glisse sur la tête du métacarpien pendant la flexion du pouce. Cet appareil est formé, sur le milieu de la face dorsale, par le tendon de l'extenseur, et, sur les côtés, par les expansions que les muscles de l'éminence thénar envoient de chaque côté de l'extenseur.

3° Région interne (*éminence hypothénar*).

Les muscles de cette région sont au nombre de quatre : palmaire cutané, opposant, adducteur, court fléchisseur.

§ 1. — PALMAIRE CUTANÉ

Petit muscle de forme quadrilatère, de volume variable suivant les sujets, et situé à la partie supérieure de l'éminence hypothénar.

Il s'insère, par son point fixe, sur le bord interne de l'aponévrose palmaire, et sur le bord inférieur du ligament annulaire antérieur du carpe. Par son insertion mobile, il s'insère à la face profonde du derme. Il est sous-cutané. Lorsqu'il se contracte, il fronce la peau de la région.

§ 2. — OPPOSANT DU PETIT DOIGT

Le plus profond des muscles de l'éminence hypothénar.

Insertion. — Il s'insère sur l'apophyse de l'os crochu et à la partie interne et inférieure du ligament annulaire antérieur. Ses fibres se portent en bas et en dedans, pour se fixer au bord antérieur du cinquième métacarpien, dans toute son étendue.

Rapports. — Il est recouvert par le court fléchisseur et l'adducteur ; il recouvre l'articulation unci-métacarpienne.

Action — Il porte le dernier métacarpien en avant et un peu en dedans.

§ 3. — ADDUCTEUR DU PETIT DOIGT

Insertion. — Ce muscle, le plus interne de ceux de la région, s'insère par son point fixe à l'os pisiforme, où il se continue avec quelques fibres du cubital antérieur, et, par son point mobile, sur le bord interne de la première phalange du petit doigt. La plupart de ses fibres tendineuses se prolongent sur la face dorsale de la première phalange, pour s'insérer sur le bord interne du tendon que l'extenseur commun des doigts envoie à l'auriculaire, et se comporter comme les fibres tendineuses des interosseux.

Rapports. — Il est recouvert par l'aponévrose ; il recouvre l'opposant. Son bord interne est sous-cutané ; son bord externe est placé contre le court fléchisseur, dont il est séparé, à sa partie supérieure, par les vaisseaux et nerf cubitaux.

Action. — Il est adducteur du petit doigt, et il agit aussi à la manière des interosseux, en fléchissant la première phalange et en déterminant l'extension des deux autres.

§ 4. — COURT FLÉCHISSEUR DU PETIT DOIGT

Insertions. — Situé sur le même plan que le précédent et en dehors de lui, le court fléchisseur s'insère, par son point fixe, à l'apophyse de l'os crochu et à la partie interne du ligament annulaire. Par son extrémité inférieure ou mobile, il se confond avec l'adducteur, c'est-à-dire qu'il s'insère en partie sur le bord interne de la première phalange, et en partie sur le bord interne du tendon extenseur, qu'il accompagne jusqu'à la dernière phalange.

Rapports. — Recouvert par la peau de l'aponévrose, le court fléchisseur recouvre le dernier interosseux palmaire et le cinquième métacarpien. Il est situé en dehors de l'adducteur, dont il est séparé par l'artère cubitale et le nerf cubital, qui se portent dans la partie profonde de la région palmaire.

Action. — La même que celle du précédent.

Remarque. — Avant de quitter ce sujet, nous donnerons, en peu de mots, des moyens que nous croyons utiles pour graver dans l'esprit des élèves la disposition des muscles des éminences thénar et hypothénar.

Examinez la main d'un squelette, vous voyez sur les bords de cette main une colonne osseuse : l'une du côté du pouce, formée

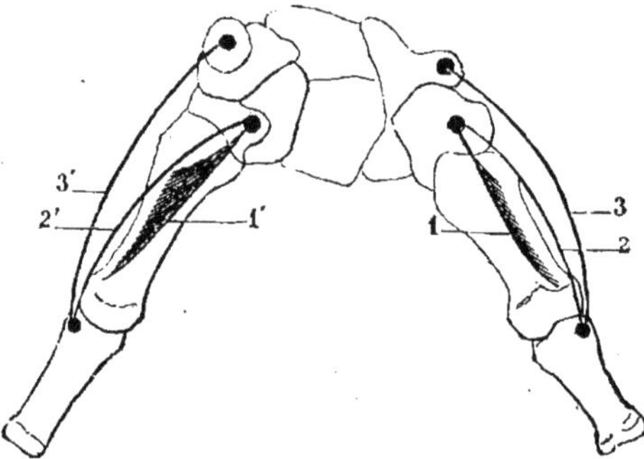

Fig. 249. — Figure schématique montrant les insertions des muscles des éminences thénar et hypothénar (main gauche).

1, opposant du pouce. — 1', opposant du petit doigt. — 2, court fléchisseur du pouce. — 2', court fléchisseur du petit doigt. — 3, court abducteur du pouce. — 3', adducteur du petit doigt.

de haut en bas par le scaphoïde, le trapèze, le premier métacarpien et les phalanges ; l'autre du côté du petit doigt, formée de haut en bas par le pisiforme, l'os crochu, le cinquième métacarpien et les phalanges. Les os de chaque colonne correspondent exactement à ceux du côté opposé : le scaphoïde correspond au pisiforme, le trapèze à l'os crochu, le métacarpien au métacarpien, etc. Or, il existe trois muscles qui s'insèrent sur chacune de ces colonnes osseuses (fig. 249).

Trois muscles de l'éminence hypothénar correspondent aux trois muscles de l'éminence thénar, non seulement par leurs noms, mais encore par leur situation sur la partie antérieure, et surtout par leurs insertions (sont exceptés l'adducteur du pouce et le palmaire cutané) [fig. 249].

Comparez l'opposant du pouce à l'opposant du petit doigt : vous voyez même situation profonde, même volume, mêmes insertions sur le métacarpien et l'os du carpe le plus voisin (fig. 249).

Le *court fléchisseur du pouce* confond son insertion supérieure avec celle de l'opposant, de sorte qu'il forme avec lui un biceps renversé, dont la courte portion est représentée par l'opposant. De plus, ce muscle se rend du trapèze à la phalange, en passant sur le métacarpien, sans y prendre insertion. Le *court fléchisseur du petit doigt* confond son insertion supérieure avec celle de l'opposant, et forme aussi avec lui un biceps dont l'opposant représente la courte portion. Ce muscle s'étend de l'os crochu, qui correspond au trapèze, à la phalange. Comme celui du pouce, il passe sur le métacarpien sans y prendre aucune insertion.

L'*abducteur du pouce* présente autant d'analogie avec l'*adducteur du petit doigt*. En effet, ils sont superficiels. Ils sont les plus longs dans les deux régions. Ils s'étendent de l'os le plus élevé de la colonne osseuse qui leur correspond à la phalange. Ils se confondent en bas avec le court fléchisseur correspondant, et constituent avec lui un biceps dont ils forment la longue portion.

Si l'on considère les insertions supérieures et inférieures des trois muscles dans chaque éminence, on voit qu'une ligne passant par l'axe de ces muscles forme la lettre N, dont la branche profonde est courte et la branche superficielle longue. En effet, l'opposant est court, le fléchisseur un peu plus long, et l'abducteur plus long encore ; il en est de même du côté de l'éminence hypothénar.

Ce moyen est excellent, je crois, pour aider la mémoire. Il est vrai que l'adducteur et le palmaire cutané n'y trouvent pas leur place. Mais l'adducteur, véritable interosseux, présente un type particulier ; il est facile à étudier. Il en est de même du palmaire cutané.

Vaisseaux et nerfs des muscles de la main.

Les muscles de la main sont recouverts et traversés par des artères nombreuses qui leur fournissent des rameaux. Les interosseux reçoivent plus particulièrement des branches des interosseuses et des perforantes ; les muscles de l'éminence thénar sont pourvus de branches qui naissent de la radio-palmaire, et de quelques autres collatérales de la radiale. C'est la cubitale qui donne des rameaux aux muscles de l'éminence hypothénar.

Tous les muscles de la main sont animés par deux nerfs seulement : le *cubital* et le *médian*. Le nerf médian anime les muscles de l'éminence thénar, moins l'adducteur ; il anime encore les premier et deuxième lombricaux. Le nerf cubital anime tous les autres muscles, c'est-à-dire les muscles de l'éminence hypothénar, les troisième et quatrième lombricaux, tous les interosseux et l'adducteur du pouce qui n'est qu'un interosseux palmaire.

ARTICLE IX

APONÉVROSES DE LA MAIN

Ces aponévroses se rencontrent à la face dorsale et à la face palmaire de la main. Elles se continuent en haut avec les ligaments annulaires antérieur et postérieur du carpe, qui seront étudiés avec les articulations.

1° *Aponévrose dorsale du métacarpe.* — On appelle ainsi l'aponévrose du dos de la main. Elle est mince, et située entre les tendons des extenseurs et les vaisseaux et nerfs sous-cutanés. Elle se continue en haut avec le ligament annulaire postérieur du carpe, et se termine insensiblement en bas et sur les côtés.

2° *Aponévrose palmaire* (fig. 251). — Cette aponévrose, qui occupe la paume de la main, présente trois portions : une portion externe assez

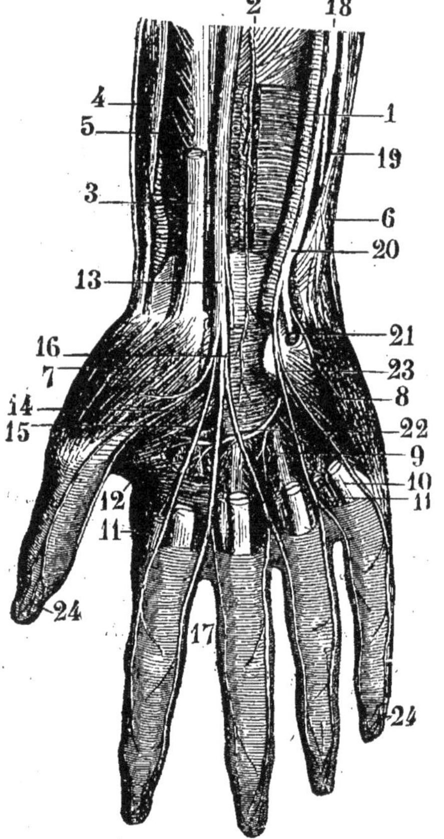

Fig. 250. — Région de la main. (Vaisseaux et nerfs.)

1, artère cubitale. — 2, nerf interosseux. — 3, grand palmaire. — 4, long supinateur. — 5, fléchisseur propre du pouce. — 6, cubital antérieur. — 7, muscles de l'éminence thénar. — 8, muscles de l'éminence hypothénar. — 9, interosseux. — 10, tendons coupés des fléchisseurs. — 11, 11, tendons coupés des lombricaux. — 12, adducteur du pouce. — 13, nerf médian. — 14, branches du médian pour les muscles de l'éminence thénar et pour la peau de la face antérieure du pouce. — 15, nerf destiné au premier lombrical et au côté externe de l'index. — 16, rameaux nerveux complétant les collatéraux palmaires de l'index, et formant ceux du médius et l'externe de l'annulaire. — 17, nerfs collatéraux. — 18, tronc du nerf cubital. — 19, branche dorsale. — 20, branche palmaire. — 21, rameau profond de la branche palmaire, fournissant les rameaux moteurs de l'éminence thénar. — 22, arcade nerveuse formée par ce même rameau profond, fournissant les nerfs des interosseux, de l'adducteur du pouce, et ici, par exception, des trois derniers lombricaux. — 23, rameau superficiel de la branche palmaire, fournissant les nerfs collatéraux de l'auriculaire et le collatéral interne de l'annulaire. — 24, terminaison des nerfs collatéraux.

mince, qui recouvre l'éminence thénar, dont elle enveloppe chaque muscle ; une portion interne, semblable à la précédente, et qui se comporte de même avec les muscles de l'éminence hypothénar ; une portion moyenne, ou aponévrose palmaire proprement dite.

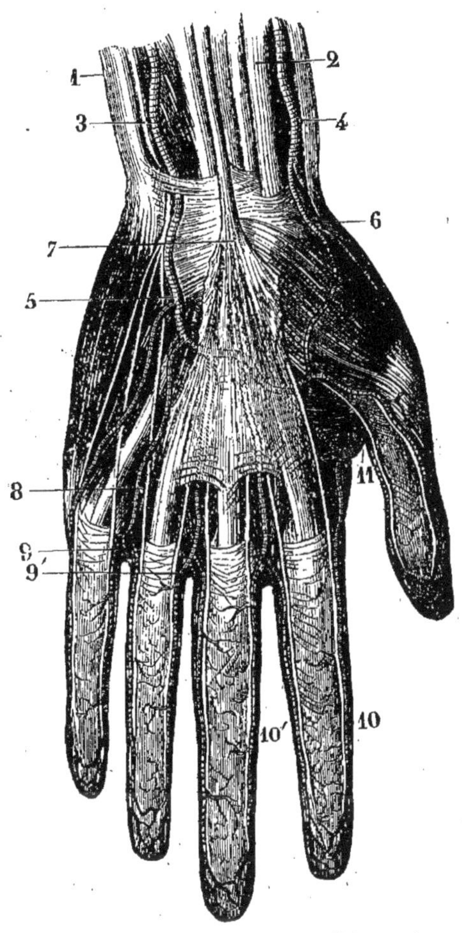

Fig. 251. — Région palmaire. (Cette préparation montre l'aponévrose palmaire, les muscles, les vaisseaux et les nerfs de la région, d'après une préparation de Gros, mon élève.)

1, tendon du cubital antérieur. — 2, grand palmaire. — 3, artère cubitale et nerf cubital. — 4, artère radiale. — 5, arcade palmaire superficielle. — 6, artère radio-palmaire. — 7, aponévrose palmaire. — 8, artères interosseuses palmaires superficielles. — 9, 9', artères collatérales des doigts. — 10, 10', nerfs collatéraux.

Cette aponévrose est triangulaire et occupe le milieu de la paume de la main. Sa *face antérieure* est en rapport avec la peau, à laquelle elle adhère par des prolongements fibreux très résistants. Sa *face postérieure* recouvre les nerfs cubital et médian, les tendons des fléchisseurs, les lombricaux et l'arcade palmaire superficielle. Le *sommet* de cette aponévrose est situé en haut, où il se confond avec les fibres du tendon du petit palmaire et du ligament annulaire antérieur du carpe. La *base* correspond à une ligne qui réunirait l'extrémité inférieure des quatre derniers métacarpiens. Là, elle se divise en huit languettes, qui se portent sur les côtés de l'articulation métacarpo-phalangienne des quatre derniers doigts et se confondent en partie avec les ligaments latéraux. Ces languettes forment à ce niveau sept arcades, quatre au niveau de la racine des doigts, pour laisser passer les tendons des fléchisseurs, et trois espaces interdigitaux, pour laisser passer les vaisseaux et nerfs collatéraux des doigts. Les *bords latéraux* se recourbent en arrière, et séparent les organes de la région palmaire moyenne de ceux des régions palmaires interne et externe.

Cette aponévrose est formée de fibres dirigées du sommet à la base, et de quelques fibres transversales. Ces dernières sont nombreuses au niveau de la base de l'aponévrose : les unes s'étendent d'une extrémité à l'autre de cette base ; les autres, plus courtes et plus profondes, sont étendues entre deux languettes voisines, comme pour les brider.

CHAPITRE VI

MUSCLES DES MEMBRES INFÉRIEURS ET APONÉVROSES

ARTICLE PREMIER

MUSCLES DE LA FESSE

Grand fessier.
Moyen fessier.
Petit fessier.
Pyramidal. } Muscles pelvi-trochantériens de Bichat.
Jumeau supérieur.
Obturateur interne.
Jumeau inférieur.
Carré crural.
Obturateur externe.

Dissection. — Tendez la région en plaçant un billot sous le bassin du sujet et en dirigeant la pointe du pied en dedans, afin de tendre les muscles. Faites une incision courbe, étendue de la partie la plus reculée de la crête iliaque, et même de la crête sacrée, jusqu'à l'épine iliaque antérieure et supérieure, ou mieux une incision horizontale 4, au niveau de la crête iliaque (fig. 252). Une autre incision, 6-6, sera pratiquée vers le milieu de la cuisse, dans le sens transversal. Réunissez ces deux incisions par une troisième verticale, 4-5. Disséquez ensuite les deux lambeaux, en les rejetant en dedans et en dehors.

Après avoir étudié le *grand fessier* et ses nombreuses insertions, coupez-le par une incision oblique en bas et en dedans, c'est-à-dire perpendiculairement à ses fibres. Renversez les deux lambeaux et procédez alors au nettoyage des parties sous-jacentes, qui consiste uniquement à enlever le tissu cellulo-graisseux.

Gardez-vous, ici surtout, d'enlever les vaisseaux et les nerfs. La dissection de cette région et son étude sont si faciles, qu'on peut connaître tous ces organes en même temps.

L'incision du muscle par le milieu est indiquée par les auteurs ; c'est là une mauvaise pratique : le muscle est trop épais, il ne peut être suffisamment écarté. Voici le procédé que je recommande à mes élèves : *détachez le grand fessier à ses insertions fixes; enlevez-le complètement à ce niveau, et rejetez-le en dehors*. On peut ainsi préparer les vaisseaux et les nerfs que ce muscle reçoit par sa face profonde.

Procédez ensuite à l'étude du *moyen fessier*. Ce que je viens de dire s'applique encore bien plus au moyen fessier, qu'il faut détacher avec soin de son insertion à l'os coxal et renverser en dehors.

Ce muscle étant rejeté en dehors, on a sous les yeux une couche régulière, formée de haut en bas par tous les autres muscles de la région, deux exceptés, et cachée dans une grande étendue par le nerf grand sciatique. Ces muscles étant connus dans leurs rapports et dans leurs insertions, il faut procéder à l'étude de l'*obturateur externe*. Or, pour découvrir ce muscle, il faut détacher les insertions fixes des deux jumeaux, du carré crural, et le tendon de l'obturateur interne qui le cachent en arrière.

La coupe suivante permet d'examiner avec soin tous les détails de cette région, les organes qui passent par les échancrures sciatiques et les insertions des muscles obturateurs à la membrane obturatrice. Elle consiste à scier le fémur à sa partie moyenne, à diviser le bassin en deux parties symétriques par un trait de scie vertical sur le sacrum et la symphyse pubienne, et à séparer les muscles qui descendent de l'abdomen sur la crête iliaque.

§ 1. — GRAND FESSIER

Muscle large, épais, quadrilatère recouvrant toute la région.

Insertions. — 1° *Fixe.* Le grand fessier s'insère : 1° à la moitié postérieure de la lèvre externe de la crête iliaque ; 2° au tiers postérieur de la fosse iliaque externe et à la tubérosité iliaque ; 3° au bord inférieur de l'aponévrose lombaire ; 4° à la face postérieure du coccyx ; 5° au grand ligament sacro-sciatique. 2° *Mobile.* Par une série de petits tendons, ce muscle s'implante aux tubercules que l'on trouve sur la branche de bifurcation qui se dirige de la ligne âpre vers le grand trochanter, *crête du grand fessier*. Ces tendons se confondent pour former une sorte d'aponévrose épaisse, qui prend de nombreux points d'insertion sur l'aponévrose fémorale (fascia lata).

Ses fibres, parallèles, forment de gros faisceaux se dirigeant obliquement de haut en bas et de dedans en dehors.

Rapports. — 1° Il est recouvert par la peau et l'aponévrose ; 2° il recouvre le moyen fessier, le pyramidal, les jumeaux, l'obturateur interne et le carré crural. Il recouvre aussi les muscles biceps, demi-tendineux et demi-membraneux, qui s'insèrent à l'ischion. Il est séparé de l'ischion et du grand trochanter par deux bourses séreuses, *séreuse ischiatique* et *séreuse trochantérienne*. On trouve encore au-dessous de ce muscle le grand ligament sacro-sciatique, les vaisseaux et les nerfs qui sortent par la grande échancrure sciatique. Le bord inférieur est marqué sur la peau par une dépression qui porte le nom de *pli fessier*.

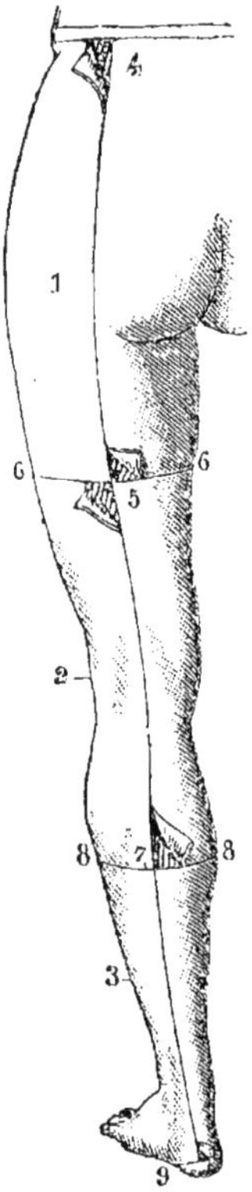

Fig. 252. — Dissection de la région fessière.

1, région de la fesse. — 4, incision horizontale supérieure, au niveau de la crête iliaque. — 6-6, incision horizontale inférieure au milieu de la cuisse. — 4-5, incision verticale.

Action. — Il est rotateur en dehors et extenseur de la cuisse. Lorsqu'il prend son point fixe sur le fémur, il imprime au tronc un mouvement de rotation en vertu duquel la face antérieure est portée du côté opposé.

Duchenne (de Boulogne) a démontré par l'exploration directe qu'aucun des faisceaux du grand fessier n'est adducteur de la cuisse.

Le volume considérable de ce muscle est en rapport avec la station bipède.

§ 2. — MOYEN FESSIER (fig. 253,2).

Muscle triangulaire, à base supérieure, à sommet inférieur.

Insertions. — 1° *Fixe*. Le moyen fessier s'insère sur la fosse iliaque externe, entre les deux lignes courbes. Il s'insère aussi à la moitié antérieure de la lèvre externe de la crête iliaque. 2° *Mobile*. Il se termine par un tendon large et aplati sur une ligne rugueuse de la face externe du grand trochanter, dirigée de haut en bas et d'arrière en avant.

Le tubercule situé à la partie postérieure et supérieure du grand trochanter donne attache à la partie principale du tendon du moyen fessier.

Ses fibres convergent vers le grand trochanter, les moyennes verticalement, les antérieures obliquement en bas et en arrière, les postérieures obliquement en bas et en avant.

Rapports. — 1° Il est recouvert par le grand fessier, l'aponévrose, la peau et le tenseur du fascia lata; 2° il recouvre la fosse iliaque externe, le petit fessier et le grand trochanter, dont il est séparé par une bourse séreuse. Son bord inférieur est contigu au bord supérieur du pyramidal, de sorte que ces deux muscles semblent n'en former qu'un seul.

Action. — En tirant en haut le grand trochanter, il porte la cuisse dans l'abduction. Il est, de plus, faiblement rotateur en dehors par ses fibres postérieures, et fortement rotateur en dedans par ses fibres antérieures. Quand le col du fémur est fracturé, ce muscle concourt à élever le fragment inférieur.

§ 3. — PETIT FESSIER

Petit muscle triangulaire, situé au-dessous du précédent.

Dissection. — Pour découvrir ce muscle, il faut détacher le moyen fessier à ses insertions sur l'os coxal, dans toute son étendue, et le rejeter en dehors. Il faut aussi, préalablement, détacher l'insertion iliaque du tenseur du fascia lata.

Insertions. — 1° *Fixe.* A la partie antérieure de la fosse iliaque externe, au-dessous de la ligne courbe antérieure. Ses fibres convergent vers un tendon extrêmement épais, qui s'épanouit élégamment sur le tiers inférieur de la face superficielle du muscle. Elles représentent un éventail dont le sommet serait sur le grand trochanter et la base sur la fosse iliaque externe. 2° *Mobile.* Le tendon de ce muscle se fixe à l'angle supérieur et antérieur du grand trochanter.

Rapports. — Recouvert entièrement par le moyen fessier, il recouvre immédiatement l'articulation coxo-fémorale, sur laquelle il se moule par sa face profonde.

Action. — La même que celle du muscle précédent. Ce muscle est doué d'une puissance considérable, de même que le moyen fessier.

§ 4. — PYRAMIDAL (fig. 253,4).

Dissection. — La portion intra-pelvienne du pyramidal doit être préparée par une coupe antéro-postérieure du bassin. La portion fessière se trouve préparée lorsqu'on a enlevé le grand fessier. On voit par le même procédé les jumeaux, l'obturateur interne et le carré crural.

Muscle triangulaire, étendu de la face antérieure du sacrum au grand trochanter. Le pyramidal est le plus élevé des muscles pelvi-trochantériens.

Insertions. — 1° *Fixe.* A la face antérieure du sacrum, par trois ou quatre digitations qui s'insèrent entre les trous sacrés antérieurs, à la face antérieure du ligament sacro-sciatique et au bord supérieur de la grande échancrure sciatique; 2° *Mobile.* L'insertion mobile se fait à la partie moyenne du bord supérieur du grand trochanter (1), en se confondant avec le petit fessier, qui se trouve en avant.

(1) Que veut dire trochanter? Τροχαντήρ, partie de la poupe du navire où est attaché le gouvernail qui fait tourner le navire. « Les révolutions et tournoy-

Rapports. — 1° *Dans le bassin*, il est situé en avant du sacrum, en arrière du plexus sacré et des vaisseaux hypogastriques.

2° *Hors du bassin*, il est situé au-dessous du grand fessier, en arrière de l'os coxal et de la capsule fibreuse de l'articulation coxo-fémorale. Entre son bord supérieur et la partie supérieure de la grande échancrure sciatique sortent les vaisseaux et nerfs fessiers.

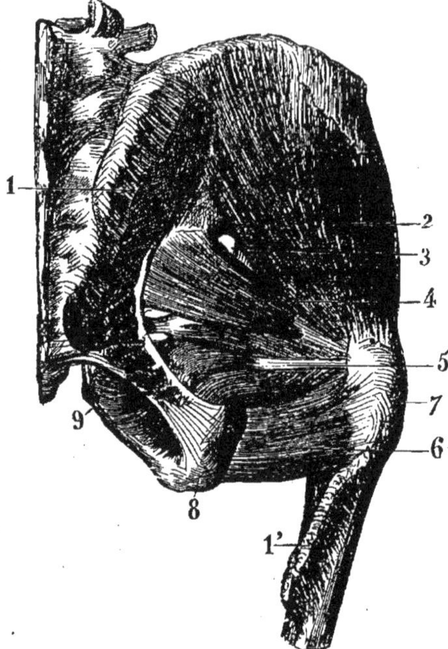

Fig. 253. — Muscles de la fesse (côté droit).

1, coupe du grand fessier. — 1', son insertion inférieure. — 2, moyen fessier. — 3, partie supérieure de la grande échancrure sciatique, livrant passage au nerf et aux vaisseaux fessiers. — 4, pyramidal. — 5, obturateur interne. — 6, carré crural. — 7, grand trochanter. 8, ischion. — 9, insertion fixe de l'obturateur interne.

Au-dessous de lui, on voit sortir du bassin le grand nerf sciatique, l'artère ischiatique, les vaisseaux et nerf honteux internes.

Il est intermédiaire au moyen fessier, qui est au-dessus, et au jumeau supérieur qui est situé plus bas.

Action. — Rotateur de la cuisse en dehors. Lorsque sa contraction est énergique, il concourt aussi à l'extension et à l'abduction du membre abdominal. Quand il prend son point fixe sur le fémur, il imprime au tronc un mouvement de rotation en vertu duquel la face antérieure est portée du côté opposé.

§ 5. — JUMEAUX (fig. 253)

Les jumeaux sont de petits muscles parallèles, dirigés horizontalement, de 5 à 6 centimètres de longueur, et formant une gouttière dans laquelle est reçu le tendon de l'obturateur interne. On les distingue en *supérieur* et *inférieur*.

ments de cuisse acquièrent le nom de *trochanters*, comme qui dirait *vireurs* à ces apophyses ; pour ce que les muscles qui régissent les mouvements de la cuisse se viennent insérer sur elles. » Riolan, *Anatomie*, p. 291.

Insertions. — L'insertion *fixe* du *jumeau supérieur* a lieu sur la face postérieure de l'épine sciatique ; celle du *jumeau inférieur* a lieu à la partie supérieure et postérieure de l'ischion. L'insertion *mobile* est la même que celle de l'obturateur interne avec lequel ces deux muscles se confondent. On voit nettement les fibres de ces deux muscles s'insérer sur le tendon de l'obturateur, à la manière des barbes d'une plume sur leur tige. Les trois tendons réunis s'insèrent dans la cavité digitale du grand trochanter, au-dessus de l'obturateur externe.

Rapports. — Ces muscles sont en rapport, en avant, avec l'articulation ; en arrière, avec le grand fessier, dont ils sont séparés par le nerf grand sciatique, le petit nerf sciatique et les vaisseaux ischiatiques. Ils sont situés exactement le long du bord inférieur du pyramidal.

Action. — Rotateur de la cuisse en dehors (1).

§ 6. — OBTURATEUR INTERNE (fig. 254,5).

L'obturateur interne est situé à l'intérieur du bassin et dans la région de la fesse.

Dissection. — La portion fessière de ce muscle se prépare comme les muscles précédents, mais sa portion intra-pelvienne nécessite une coupe antéro-postérieure du bassin. Après avoir fait cette coupe, il faut enlever le releveur de l'anus.

Il est préférable d'étudier les deux obturateurs après avoir enlevé les adducteurs et le pectiné, et détaché la moitié du bassin avec une portion du fémur, comme lorsqu'on veut préparer l'articulation coxo-fémorale.

Insertions. — 1° *Fixe.* Ce muscle s'insère à la face interne de la membrane obturatrice, autour du trou obturateur. 2° *Mobile.* L'insertion se fait dans la cavité digitale, où elle se confond avec les tendons des muscles jumeaux.

Ses fibres se dirigent en arrière, vers l'échancrure qui sépare l'ischion de l'épine sciatique. Le tendon terminal de ce muscle s'épanouit sur la face antérieure du muscle ; il présente plusieurs faisceaux aplatis, parallèles, qui glissent sur le fond de la petite échancrure sciatique.

Rapports. — 1° Dans le bassin, il recouvre la membrane obturatrice et le pourtour du trou obturateur ; il est recouvert par

(1) Lieutaud connaissait les deux jumeaux du bassin sous le nom de *muscle cannelé*, parce qu'il les croyait réunis, et suivant lui « ce muscle est creusé dans toute sa longueur par une gouttière qui reçoit le tendon de l'obturateur interne avec lequel il se confond ». Portal, t. V, p. 262.

l'aponévrose pelvienne, le muscle releveur de l'anus et l'artère honteuse interne, qui lui est accolée. Il forme la paroi externe du creux ischio-rectal. Il est perforé, à sa partie supérieure, par les vaisseaux et nerf obturateurs, qui sortent du bassin.

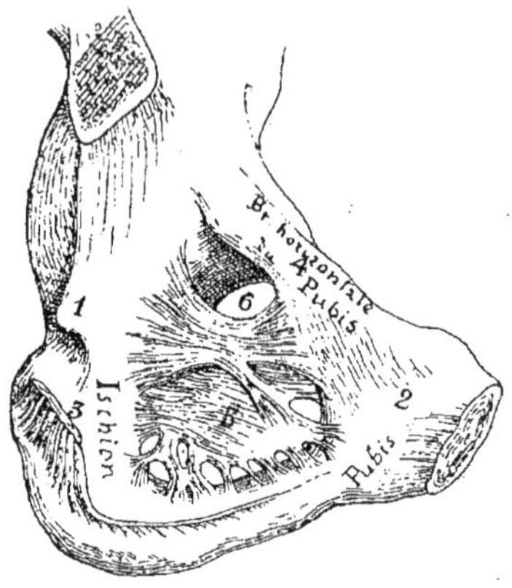

Fig. 254. — Trou obturateur et membrane obturatrice.

1, épine sciatique. — 2, face postérieure du pubis. — 3, grand ligament sacro-sciatique. — 4, branche du pubis. — 5, membrane obturatrice avec quelques trous à sa partie inférieure. — 6, gouttière sous-pubienne pour le passage des vaisseaux et nerf obturateurs.

2° A son point de réflexion, il est séparé de l'ischion par une bourse séreuse. Il passe, avec les vaisseaux et nerf honteux internes, dans le trou que lui constituent les deux ligaments sacro-sciatiques.

3° Dans la fesse, il est situé dans la gouttière que lui forment les deux muscles jumeaux, et affecte les mêmes rapports que ces muscles.

Action. — Comme les précédents, il est rotateur de la cuisse en dehors, et quand il prend son point fixe sur le fémur, il est rotateur du tronc. Ce muscle est doué d'une grande force, car il est pourvu d'un grand nombre de fibres. Nous trouvons encore ici un exemple de muscle réfléchi, et nous voyons que son action est la même que si son insertion fixe était à l'ischion.

§ 7. — OBTURATEUR EXTERNE (fig. 255).

Muscle pyriforme, qui contourne en arrière et en bas l'articulation coxo-fémorale. Il se comporte, au-dessous et en arrière du fémur, comme le psoas-iliaque en avant.

Insertions. — 1° *Fixe*. Ce muscle s'insère à la face externe de la membrane obturatrice et autour du trou obturateur. Ses fibres se dirigent et convergent en bas, en arrière et en dehors, en contournant le col du fémur, pour se terminer par un tendon arrondi. 2° *Mobile*. Son insertion mobile se fait au fond de la cavité digitale du grand trochanter, plus profondément que celle des jumeaux et de l'obturateur interne.

L'insertion mobile des muscles petit fessier, pyramidal, jumeau supérieur, obturateur interne, jumeau inférieur et obturateur externe, forme une couronne tendineuse qui embrasse la partie supérieure et postérieure du col du fémur, dans la cavité digitale, au niveau du point où la capsule fibreuse de l'articulation fait défaut.

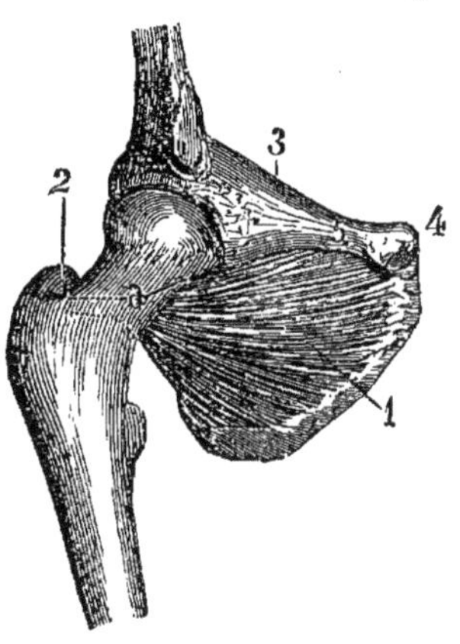

Fig. 255. — Obturateur externe (côté droit).

1, insertion fixe de l'obturateur externe. — 2, grand trochanter. — 3, éminence ilio-pectinée. — 4, angle du pubis. — 5, branche horizontale du pubis. — 6, tendon ponctué de l'obturateur externe, passant en arrière du col du fémur.

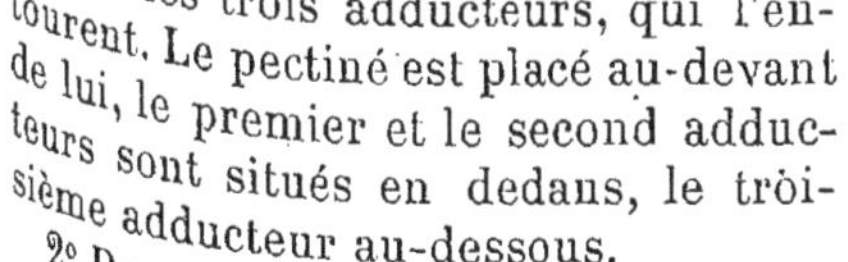

Rapports. — 1° Dans sa moité interne, ce muscle recouvre la membrane obturatrice et le pourtour du trou obturateur. Il est recouvert par le pectiné et les trois adducteurs, qui l'entourent. Le pectiné est placé au-devant de lui, le premier et le second adducteurs sont situés en dedans, le troisième adducteur au-dessous.

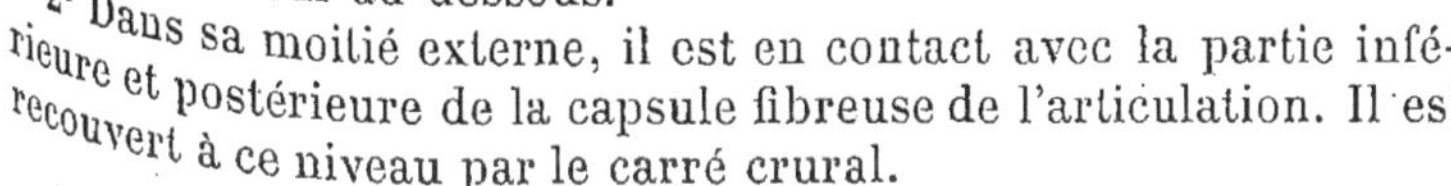

2° Dans sa moitié externe, il est en contact avec la partie inférieure et postérieure de la capsule fibreuse de l'articulation. Il est recouvert à ce niveau par le carré crural.

Action. — Rotateur de la cuisse en dehors.

§ 8. — CARRÉ CRURAL (fig. 256,6).

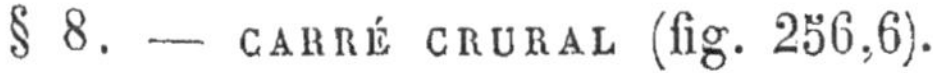

Petit muscle quadrilatère, situé en arrière de l'articulation coxo-fémorale.

Insertions. — 1° *Fixe*. A la lèvre externe de la tubérosité de l'ischion. 2° *Mobile*. Sur le bord postérieur du grand trochanter et sur la ligne qui prolonge ce bord vers le petit trochanter. Ses fibres se portent parallèlement en dehors.

Rapports. — En avant de ce muscle, on trouve l'obturateur externe et l'articulation ; en arrière, le grand fessier, dont il est séparé par le grand nerf sciatique, le petit nerf sciatique, les vais-

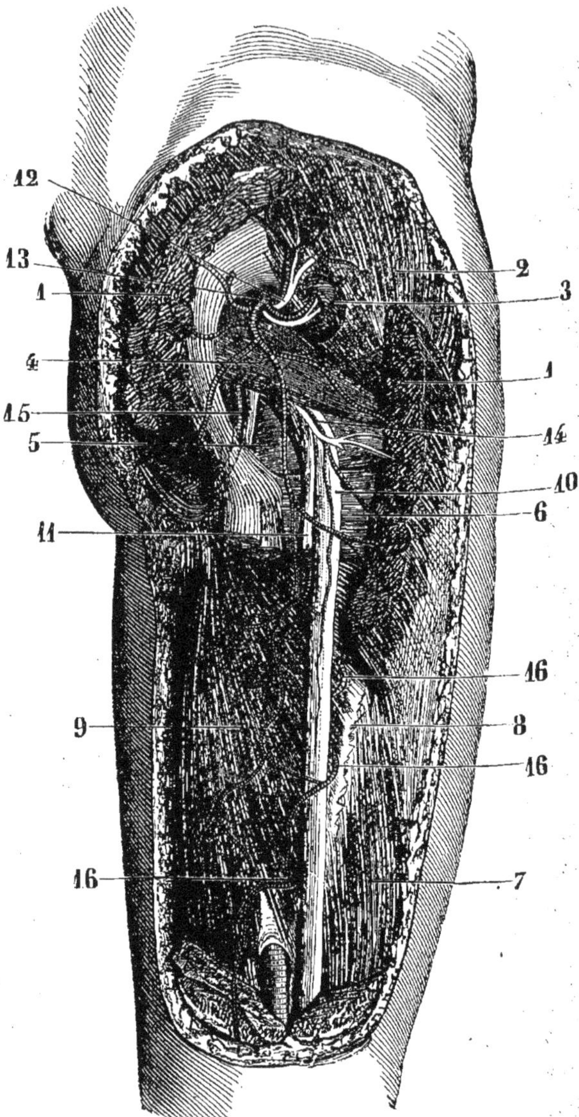

Fig. 256. — Région de la fesse. (Muscles, vaisseaux et nerfs.)

1, 1, grand fessier. — 2, moyen fessier. — 3, échancrure faite sur le moyen fessier pour montrer les vaisseaux et nerf fessiers. — 4, pyramidal. — 5, jumeaux et tendon de l'obturateur interne. — 6, carré crural. — 7, courte portion du biceps. — 8, bord postérieur du fémur. — 9, grand adducteur. — 10, nerf grand sciatique. — 11, nerf petit sciatique. — 12, nerf fessier supérieur. — 13, artère fessière. — 14, artère ischiatique. — 15, artère honteuse interne. — 16, 16, 16, artères perforantes.

seaux ischiatiques; en haut, le jumeau inférieur; en bas, le grand adducteur. Il est situé sur le même plan que ces deux muscles.

Action. — Rotateur de la cuisse en dehors.

Vaisseaux et nerfs des muscles de la fesse.

Les *artères* sont fournies par la fessière, l'ischiatique, la honteuse interne, l'obturatrice et les circonflexes. Les *nerfs* viennent du plexus sacré, excepté ceux de l'obturateur externe, qui sont fournis par le nerf obturateur Les nerfs du grand fessier viennent du fessier inférieur ou petit sciatique. Ceux du moyen fessier et du petit fessier sont fournis par le nerf fessier supérieur. Les autres muscles reçoivent du plexus sacré des rameaux qui portent les noms des muscles auxquels ils se rendent.

ARTICLE II

MUSCLES DE LA CUISSE

La cuisse renferme onze muscles, qui se trouvent divisés naturellement en trois régions : 1° une région antéro-externe formée par le *couturier*, le *tenseur du fascia lata* et le *quadriceps*; 2° une région interne qui contient le *droit interne*, le *pectiné* et les *trois adducteurs*; 3° une région postérieure comprenant le *biceps*, le *demi-tendineux* et le *demi-membraneux*.

CONSIDÉRATIONS GÉNÉRALES

La division de la cuisse en trois régions est parfaitement justifiée, surtout pour la région interne et la région postérieure.

Il est à remarquer que les trois muscles de la région postérieure se confondent en haut à l'ischion, qu'ils sont contenus dans une même gaine aponévrotique, et qu'en s'écartant en bas, ils forment les côtés supérieurs du *creux poplité*.

Tous les muscles adducteurs, y compris le pectiné, s'insèrent en haut tout autour des insertions fixes de l'obturateur externe, qu'ils semblent protéger; ils forment deux plans minces et superposés, et s'insèrent à la ligne âpre du fémur et à ses deux branches de bifurcation interne, supérieure et inférieure.

Trois muscles de la cuisse se réunissent à la partie supérieure de la face interne du tibia, où ils s'insèrent, en s'épanouissant et se superposant, pour former la *patte d'oie*. Ce sont : le couturier, de la région antéro-externe; le droit interne, de la région interne, et le demi-tendineux, de la région postérieure (fig. 259).

1° Région antéro-externe.

Dissection. — Pour préparer les muscles de la région antéro-externe de la cuisse, il faut, après avoir placé un billot sous le bassin du sujet, faire une incision oblique, 1, dans toute l'étendue de l'arcade crurale et du tiers antérieur de la crête iliaque, et une autre horizontale 2, à 4 centimètres *au-dessous de la tubérosité antérieure du tibia*. On réunit ces deux incisions par une troisième, longue et verticale, 1-2, passant sur le milieu de la cuisse et sur la rotule (fig. 257).

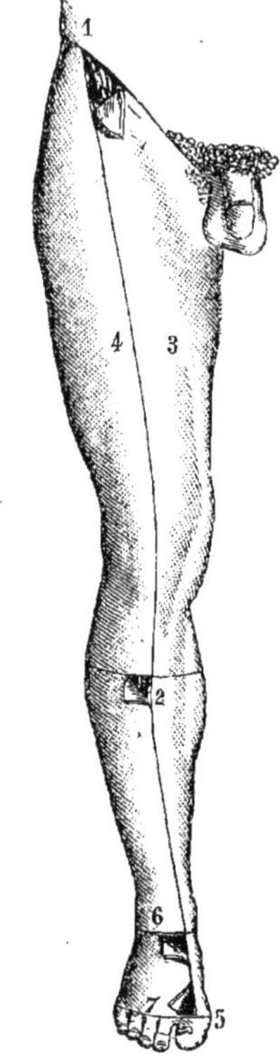

Fig. 257. — Dissection des muscles de la cuisse.

1, incision oblique le long de l'arcade crurale et du tiers antérieur de la crête iliaque. — 2, incision horizontale à 4 centimètres au-dessous de la tubérosité antérieure du tibia. — 1, 2, incision verticale. — 3, 4, les deux lambeaux.

On dissèque les deux lambeaux, 3, 4, en dedans et en dehors, en conservant le tissu sous-cutané, dans lequel on étudie les nerfs superficiels, *fémoro-cutané et branches perforantes du crural;* les veines superficielles, *saphène interne, sous-cutanée abdominale* et *honteuses externes;* enfin les nombreux *ganglions* du triangle de Scarpa. Il faut disséquer avec précaution les *ganglions inguinaux superficiels*, en dedans de la veine fémorale, pour éviter d'enlever le *fascia cribriformis*.

Pour enlever l'*aponévrose*, il est préférable de commencer au niveau du couturier. Du côté interne, il faut découvrir les vaisseaux fémoraux et les adducteurs ; du côté externe, il faut *s'arrêter au tendon du tenseur du fascia lata*, parce que ce tendon est confondu avec l'aponévrose.

On peut, dans la même préparation, étudier la région du *canal crural*.

L'aponévrose enlevée, on voit le *couturier* dans toute son étendue. Il est inutile de diviser ce muscle lorsqu'on l'a étudié, car il peut être facilement déjeté en dedans ou en dehors.

Le *droit antérieur du quadriceps* se trouve préparé en même temps.

§ 1. — COUTURIER (fig. 259).

Le couturier est le plus long de tous les muscles.

Insertions. — 1° *Fixe*. La partie fixe de ce muscle s'insère au sommet de l'épine iliaque antérieure et supérieure. 2° *Mobile*. Son extrémité mobile s'insère à la partie supérieure de la face interne du tibia. Là, son tendon s'épanouit sous la peau et recouvre ceux du droit interne et du demi-tendineux, avec lesquels il constitue la *patte d'oie ;* puis il se termine à la crête du tibia.

Au moment où les trois tendons de la patte d'oie s'épanouissent et se superposent, on voit partir de leur bord postérieur et inférieur des fibres tendineuses très nombreuses, qui se confondent en s'entre-croisant avec celles de l'aponévrose jambière (fig. 262).

Ses fibres se dirigent en bas et en dedans, croisent obliquement la face antérieure de la cuisse, et se portent derrière le condyle, interne du fémur, pour se terminer ensuite par un tendon aplati.

Rapports. — Dans toute son étendue, ce muscle est contenu dans un dédoublement de l'aponévrose fémorale, et il est recouvert par la peau. Par sa face profonde, il est en rapport avec l'artère fémorale, qu'il croise et dont il est le *muscle satellite*. La veine saphène interne longe son bord postérieur jusqu'au moment où elle se jette dans la veine fémorale. Il forme le bord externe du triangle de Scarpa, dont les deux autres côtés sont formés par l'arcade crurale et le premier adducteur. Il recouvre, de haut en bas, la partie supérieure du droit antérieur, le psoas-iliaque, le premier adducteur et le vaste interne. Il se porte à la partie interne du genou. Il contourne la partie postérieure du condyle interne du fémur et de la tubérosité interne du tibia. Au niveau des tendons épanouis de la patte d'oie, le tendon du couturier recouvre ceux du droit antérieur et du demi-tendineux, dont il est séparé par une séreuse tendineuse vésiculaire.

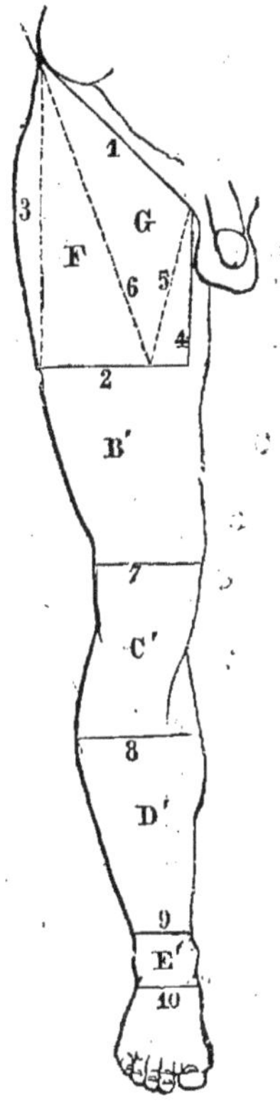

Action. — Il est fléchisseur de la jambe sur la cuisse, fléchisseur de la cuisse sur le bassin, rotateur de la cuisse en dehors. Selon Duchenne, il est un peu rotateur de la jambe en dedans, lorsque le genou est fléchi. Il n'est point abducteur, comme on l'a dit. Pendant leur contraction, les muscles de la patte d'oie tendent l'aponévrose jambière dans sa portion postérieure et interne.

Fig. 258. — Régions du membre inférieur.

1, 2, 3, 4, limites de la région inguino-crurale. — 5, 6, les deux incisions latérales limitant le triangle de Scarpa, G, B', C', D', E', régions de la cuisse, du genou, de la jambe et du cou-de-pied. — 7, 8, 9, 10, incisions limitant ces régions.

§ 2. — TENSEUR DU FASCIA LATA (1) (fig. 269).

Muscle allongé, charnu dans son cinquième supérieur, aponévrotique dans ses quatre cinquièmes inférieurs.

Insertions. — 1° *Fixe.* Ce muscle s'insère à la lèvre externe de l'épine iliaque antérieure et supérieure, et un peu à la crête iliaque. 2° *Mobile.* Son point d'insertion mobile est le tubercule du

(1) Toutes les aponévroses ont leur muscle tenseur.

jambier antérieur, sur la tubérosité externe du tibia par la plus grande partie de ses fibres.

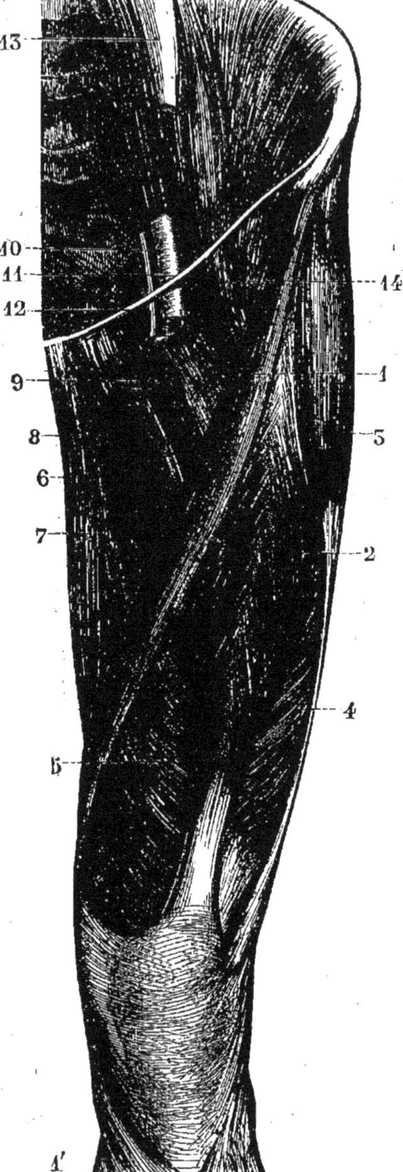

Vers la partie inférieure de ce tendon, on voit se détacher de son bord antérieur une certaine quantité de fibres. Ces fibres se portent au-dessous de la rotule, et concourent à former la capsule fibreuse qui entoure l'articulation du genou ; elles décrivent des courbes à concavité antérieure, embrassant le bord externe de la rotule. Il résulte de cette disposition de l'insertion inférieure du muscle tenseur du fascia lata, que le tendon de ce muscle s'épanouit sur le côté externe du genou, en formant une membrane triangulaire très résistante.

Ce muscle se dirige verticalement en bas et un peu en arrière.

Rapports. — Recouvert dans toute son étendue par la peau, le tenseur du fascia lata recouvre le moyen fessier et le vaste externe.

Son tendon est aplati et épais ; il est contenu entre deux feuillets de l'aponévrose fémorale, auxquels il adhère, sans confondre complètement ses fibres avec celles de l'aponévrose.

Fig. 259. — Muscles de la région antéro-externe de la cuisse.

1, couturier. — 1', tendon du couturier à la patte d'oie. — 2, droit antérieur. — 3, tenseur du fascia lata. — 4, vaste externe. — 5, vaste interne. — 6, droit interne. — 7, troisième adducteur. — 8, premier adducteur. — 9, pectiné. — 10, veine iliaque externe. — 11, artère iliaque externe. — 12, arcade crurale. — 13, psoas. — 14, psoas-iliaque.

Action. — Extenseur de la jambe, il concourt à la flexion et à l'abduction de la cuisse. Lorsque le genou est à demi-fléchi, il concourt à la rotation de la jambe en dehors. Il s'oppose, en outre, au déplacement du vaste externe.

Lorsque la jambe est dans l'extension, les fibres courbes articulaires de la partie inférieure du muscle sont relâchées, tandis qu'elles sont tendues pendant la flexion. Elles protègent la partie externe de l'articulation en formant sur elle une paroi rigide.

§ 3. — QUADRICEPS CRURAL

Autrefois, ce muscle était décrit sous le nom de *triceps crural*, et on lui décrivait trois portions : le droit antérieur, le vaste interne et le vaste externe. Aujourd'hui, on sépare la partie antérieure du vaste interne sous le nom de crural, et l'on a ainsi les quatre parties du *quadriceps*. Est-ce mieux ? Non.

Le quadriceps forme la plus grande partie des chairs de la cuisse. Il est très volumineux et très puissant. Il est extenseur de la jambe sur la cuisse.

Son insertion fixe a lieu par quatre gros faisceaux sur le fémur et sur l'os coxal. Son insertion mobile se fait sur la tubérosité ant. du tibia. La rotule est contenue dans l'épaisseur du tendon.

Insertions fixes. — Ces insertions se font par quatre faisceaux : droit antérieur, vaste externe, vaste interne et crural.

1° *Droit antérieur*. Le faisceau appelé *droit antérieur* ne prend aucune insertion sur le fémur. Il s'attache à l'os coxal par deux tendons, le tendon direct et le tendon réfléchi. Le *tendon direct* est un tendon volumineux et arrondi, qui s'attache au sommet de l'*épine iliaque antéro-inférieure*. Le *tendon réfléchi* est une émanation du tendon direct, aplatie, mince, qui s'insère dans la *gouttière sus-cotyloïdienne*, au-dessus du sourcil cotyloïdien.

2° *Vaste externe*. Le vaste externe s'insère sur toute la longeur du fémur, depuis le grand trochanter. Les fibres les plus élevées s'insèrent au bord antérieur et au bord inférieur du *grand trochanter*. D'autres fibres se fixent sur la *branche externe de division de la ligne âpre*, en dehors de l'insertion du grand fessier, prenant quelques insertions sur les tendon de ce muscle. Plus bas, le vaste externe s'insère sur la *lèvre externe de la ligne âpre* et sur la *cloison intermusculaire externe* de la cuisse. Enfin, tout à fait au bord, on voit les fibres les plus inférieures du vaste externe prendre naissance sur la *branche de bifurcation externe de la ligne âpre*, en avant de l'insertion de la courte portion du biceps.

3° *Vaste interne.* Le vaste interne s'insère en dedans de la ligne âpre de la même manière que le vaste externe s'insère en dehors. Il se fixe, de haut en bas : 1° sur la *plus interne des trois branches de division de la ligne âpre*, étendue de la ligne âpre au bord inférieur du col du fémur ; 2° sur la *lèvre interne de la ligne âpre*, en confondant son insertion avec celle du grand adducteur ; 3° sur la *cloison intermusculaire interne ;* 4° tout à fait en bas, il perd quelques insertions sur la *branche interne de bifurcation de la ligne âpre.*

Il est à remarquer que le vaste externe et le vaste interne ne s'attachent pas aux faces du fémur.

4° *Crural.* Le crural s'insère directement sur presque toute l'étendue des *faces externe et antérieure du fémur* (les trois quarts supérieurs) et, par un mince tendon allongé et confondu en partie avec celui du vaste externe, à la *lèvre externe de la ligne âpre.*

Direction des fibres et conformation du quadriceps. — Le *crural* enveloppe la presque totalité du fémur. Il forme la partie charnue profonde de la cuisse. Sur sa face antérieure, on voit un large tendon aplati, qui reçoit les fibres charnues par sa face profonde, et sur lequel se fixent un certain nombre de fibres du vaste interne et du vaste externe.

Le *vaste externe* forme une masse charnue, visible pendant la contraction du quadriceps, à la partie supérieure et externe de la cuisse. Ce muscle ne prend aucune insertion sur les faces du fémur, et ses fibres se portent obliquement en bas et en dedans, vers le bord externe du tendon du droit antérieur.

Le *vaste interne*, au lieu d'avoir son ventre charnu en haut comme le vaste externe, forme une saillie considérable, parfaitement visible pendant la contraction du quadriceps, à la partie inférieure et interne de la cuisse. Ses fibres se dirigent obliquement en bas et en dehors ; les unes se confondent avec le tendon de la face antérieure du crural, les autres se dirigent obliquement vers la rotule.

Le *droit antérieur*, fusiforme, passe au-dessus des autres portions du quadriceps sans toucher le fémur. Son tendon inférieur est aplati et reçoit des insertions des deux vastes.

Quelques fibres charnues profondes de ce muscle vont se fixer au cul-de-sac de la synoviale du genou. Ces fibres ont été signalées en 1699, par Dupré qui leur a donné le nom de *muscle sous-crural.* On l'appelle encore *tenseur de la synoviale.*

Insertion mobile. — Les quatre portions du quadriceps convergent vers la rotule en formant un large tendon commun. Le tendon du droit antérieur, très large et très fort, se fixe à la base de la *rotule*. Ce tendon est renforcé, en arrière et sur les côtés, par les tendons réunis du vaste externe, du vaste interne et du crural, qui s'attachent également à la base de la rotule, aux bords correspondants de cet os et aux bords du tendon du droit antérieur.

La rotule n'étant qu'un os sésamoïde situé dans l'épaisseur du tendon du quadriceps, il faut suivre les fibres tendineuses jusqu'à leur insertion au tibia. Une grande partie des fibres descend en avant de la rotule et sur les bords, pour se continuer sous forme d'un gros tendon, long de cinq à six centimètres, large d'un et demi ou deux, et épais d'un demi centimètre. Ce tendon, légèrement oblique en bas et en dedans, est connu sous le nom de *ligament rotulien* ou *tendon rotulien;* il se fixe à la moitié inférieure de la tubérosité antérieure du tibia. L'axe du tendon rotulien n'est pas celui du droit antérieur; ces deux axes forment un angle ouvert en dehors, dont la rotule constitue le sommet.

Rapports du quadriceps. — Profondément, le vaste interne, le crural et le vaste externe entourent le fémur depuis le grand trochanter jusqu'à sa partie inférieure. Le crural, le plus profond, couvre immédiatement les faces externe et antérieure. Le vaste interne recouvre la face interne de l'os et une partie du crural. Le vaste externe recouvre la partie supérieure du fémur, au-dessus du crural, et passe ensuite en avant de ce muscle.

L'ensemble de ces trois muscles forme un manchon musculaire au fémur, ne laissant libre que la ligne âpre, sur laquelle s'attachent les adducteurs.

Le *vaste externe* est recouvert en dehors par le tenseur du fascia lata, en avant par le droit antérieur, en arrière par le biceps dont il est séparé par la cloison intermusculaire externe. Entre le droit antérieur et le tenseur du fascia lata qui sont en avant, le tenseur du fascia lata et le biceps qui sont en dehors, le vaste externe est en rapport avec l'aponévrose qui le sépare de la peau.

Le *vaste interne* est en rapport en avant avec le droit antérieur, avec le couturier qui le croise et, entre ces deux muscles, avec l'aponévrose fémorale qui le sépare de la peau. En arrière, le vaste interne est en rapport avec les muscles adducteurs, dont il est séparé par une gouttière très profonde, dans laquelle passent les vaisseaux fémoraux et le nerf saphène interne. En portant le vaste interne en avant et les adducteurs en arrière, on découvre ces organes.

Le *crural* est entièrement recouvert par le vaste interne et le vaste externe.

Le *droit antérieur* recouvre le crural et le vaste interne; il est recouvert en haut par le couturier qui le croise. Dans le reste de son étendue, il est recouvert par l'aponévrose et par la peau. A la partie supérieure, il est en rapport en dedans avec le psoas-iliaque et il recouvre l'articulation coxo-fémorale. Son tendon réfléchi est recouvert par le petit fessier.

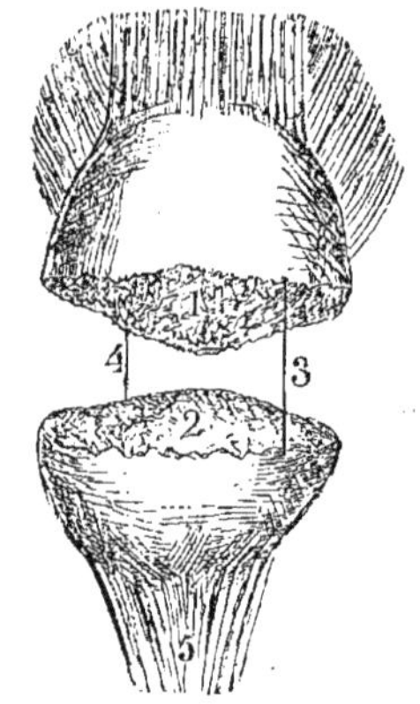

Fig. 260. — Ecartement des deux fragments dans la fracture transversale de la rotule, par arrachement.

Les surfaces fracturées regardent toujours un peu en avant, de sorte que l'écartement 3 est plus grand que l'écartement 4.

Action du quadriceps. — Ce muscle est, ainsi que je l'ai dit plus haut, extenseur de la jambe. Par le droit antérieur, il est aussi fléchisseur de la cuisse sur le bassin. Si le droit antérieur prend son point d'appui en bas, il fléchit le bassin sur la cuisse. Le quadriceps, très puissant, peut, dans une violente contraction, produire une fracture transversale de la rotule (fig. 260).

Vaisseaux et Nerfs.

Les muscles de la région antéro-externe reçoivent leurs vaisseaux des *branches collatérales de la fémorale*. La *fessière* donne des rameaux au tenseur du fascia lata. Le *nerf crural* amène le quadriceps et le couturier. Le tenseur du fascia lata est amené par le *nerf fessier supérieur*.

2° Région interne.

Dissection. — Après la dissection des régions antéro-externe et postérieure, les muscles de la région interne sont mis à découvert. Ils constituent une masse charnue, étendue de la partie latérale et antérieure du petit bassin à la partie interne et postérieure du fémur. Lorsqu'on veut faire de ces muscles internes une préparation spéciale, on place le bassin sur un billot, et l'on écarte le membre sur lequel on veut disséquer. On fait les mêmes incisions que pour la région antérieure. Ensuite, on rejette le couturier et le vaste interne en dehors.

En soulevant ce dernier muscle et en le portant en avant, on voit une *gouttière* située entre ce muscle et les adducteurs, et *contenant les vaisseaux fémoraux*. La paroi profonde de cette gouttière est formée par trois muscles, échelonnés de haut en bas : le plus supérieur est le *pectiné* : le second est le *premier adducteur;* enfin le plus inférieur est le *troisième adducteur*, vu dans sa partie inférieure seulement. Ces muscles étaient nommés par quelques anatomistes, en raison de leur action, *custodes virginitatis*.

En enlevant le pectiné et le premier adducteur, on met à découvert l'*obturateur externe*, le *second adducteur*, l'*artère obturatrice*, le *nerf obturateur* et l'*artère fémorale profonde*.

§ 1. — DROIT INTERNE

Ce muscle est le plus superficiel et le plus interne de la région.

Dissection. — Si on voulait le préparer isolément, il suffirait d'enlever la peau sur le trajet d'une ligne étendue de la symphyse pubienne à la tubérosité antérieure du tibia, en passant en arrière du condyle interne du fémur. Lorsqu'on l'étudie en même temps que les autres muscles de la cuisse, ce qui est le cas le plus fréquent, on prolonge en dedans la dissection du lambeau interne, déjà disséqué pour les muscles antérieurs.

Insertions. — 1° *Fixe.* Il s'insère sur le corps du pubis, entre la symphyse et le deuxième adducteur, par un tendon aplati dont l'insertion se fait d'avant en arrière. 2° *Mobile.* Son extrémité inférieure s'insère à la partie supérieure de la face interne du tibia et à la tubérosité antérieure de cet os. Il concourt à former la patte d'oie, et il envoie sur l'aponévrose jambière des fibres nombreuses qui partent du bord postérieur de son tendon épanoui (voy. *Couturier* et fig. 259).

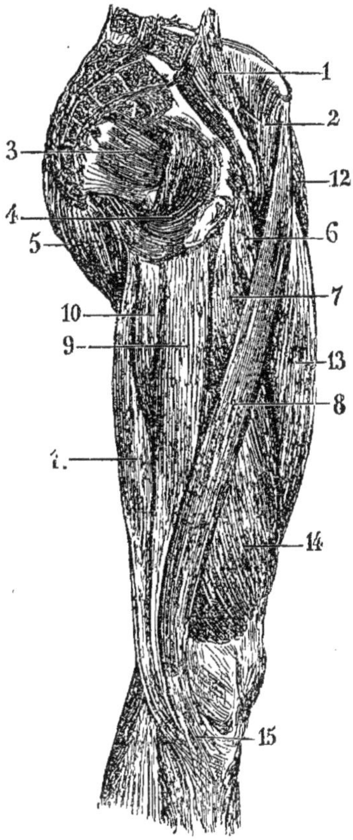

Fig. 261. — Muscles internes de la cuisse (côté gauche).

1, psoas. — 2, iliaque. — 3, pyramidal. — 4, obturateur interne. — 5, grand fessier. — 6, pectiné. — 7, premier adducteur. — 8, couturier. — 9, droit interne. — 10, grand adducteur. — 11, demi-tendineux. — 12, tenseur du fascia lata. — 13, droit antérieur. — 14, vaste interne. — 15, patte d'oie.

Rapports. — 1° A la cuisse, sa face interne est recouverte par la peau. Sa face externe, ou profonde, recouvre le bord interne du grand adducteur ; à la partie supérieure, elle recouvre l'insertion du second adducteur. Son bord antérieur est recouvert par l'aponévrose et la peau dans la moitié supérieure ; mais dans sa moitié inférieure, il est en rapport avec le bord interne du couturier, qui l'accompagne jusqu'au tibia. Son bord postérieur, à sa partie supérieure, est séparé du demi-membraneux et du demi-tendineux par un espace triangulaire rempli par le grand adducteur. A sa partie inférieure, il est en rapport avec le demi-tendineux, qui l'accompagne aussi jusqu'au tibia.

2° Au genou, il glisse derrière le condyle interne du fémur dans une gaine fibreuse, et s'épanouit à la partie supérieure du tibia.

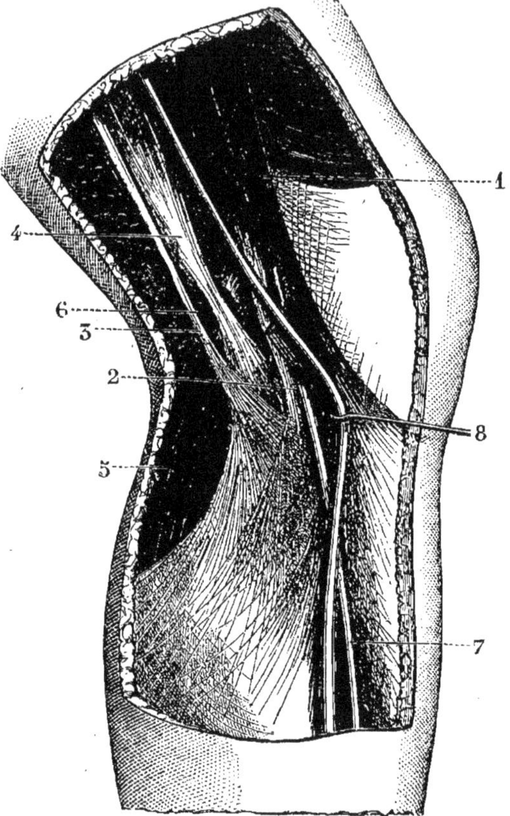

Fig. 262. — Patte d'oie (jambe gauche).

1, partie inférieure du couturier, échancrée à son bord postérieur pour laisser voir le nerf saphène interne et le tendon du droit interne. — 2, tendon du droit interne. — 3, tendon du demi-tendineux. — 4, tendon du demi-membraneux. — 5, jumeau interne. — 6, bourse séreuse commune au jumeau interne et au demi-membraneux. — 7, nerf saphène interne. — 8, veine saphène interne, portée un peu en avant par un crochet.

Au niveau du genou, il est situé en arrière du couturier, en avant du demi-tendineux. Sur le tibia, il est recouvert par le couturier, et il est placé sur le même plan que le demi-tendineux, mais plus haut.

Action. — Ce muscle est fléchisseur de la jambe, adducteur de la cuisse. Il est rotateur de la jambe en dedans, lorsqu'elle est dans la demi-flexion. De plus, il tend l'aponévrose jambière sur sa face postérieure.

§ 2. — PECTINÉ (fig. 263,4).

Dissection. — Pour préparer ce muscle, enlevez l'aponévrose du triangle de Scarpa, et rejetez les vaisseaux fémoraux à leur partie supérieure, ainsi que le couturier.

Insertions. — 1° *Fixe.* Le pectiné s'insère à la surface pectinéale, à la crête pectinéale et à l'épine du pubis. 2° *Mobile.* Il s'insère au fémur, sur la crête étendue du petit tronchanter à la ligne âpre.

Les fibres se portent parallèlement en bas, en dehors et en arrière, et constituent un muscle aplati, ayant 8 à 10 centimètres de longueur, 4 à 5 de largeur et 1 d'épaisseur.

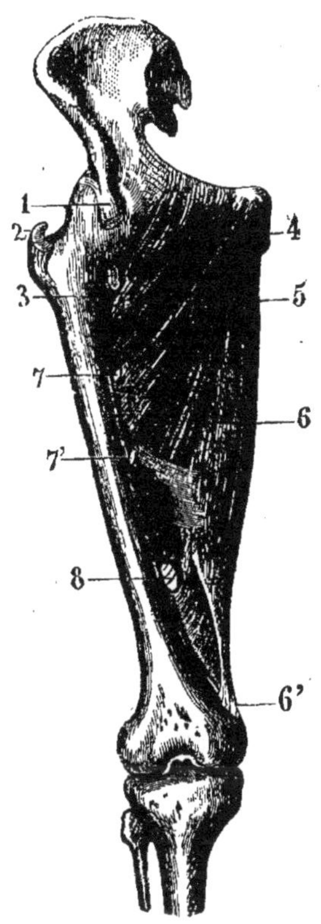

Fig. 263. — Muscles pectiné et adducteurs vus en avant (côté droit).

1, tendon du droit antérieur. — 2, insertion du moyen fessier. — 3, insertion du psoas-iliaque. — 4, pectiné. — 5, premier adducteur. — 6', insertion inférieure du tendon du grand adducteur. — 7, 7', petits orifices sur le point d'insertion du grand adducteur, pour le passage des artères perforantes. — 8, anneau du grand adducteur.

Rapports. — La *face antérieure* du pectiné est en rapport, de dedans en dehors, avec les lymphatiques fémoraux, la veine et l'artère fémorales. Elle forme la paroi postérieure du canal crural, dont elle est séparée par le feuillet profond de l'aponévrose fémorale. La *face postérieure* est en rapport avec le muscle obturateur externe, dont elle est séparée à sa partie supérieure et interne par les vaisseaux et par le nerf obturateurs. Plus bas, elle est en rapport avec la partie supérieure du grand adducteur.

Son *bord interne* est parallèle au bord externe du premier adducteur, qu'il accompagne dans toute son étendue, de sorte que les deux muscles, situés sur le même plan, semblent n'en former qu'un seul. Son *bord externe* est parallèle au bord interne du psoas-iliaque, qui suit la même direction. Son extrémité supérieure forme le bord postérieur de l'anneau crural.

Action. — Le pectiné est adducteur et rotateur du fémur en dehors.

§ 3. — PREMIER OU MOYEN ADDUCTEUR (fig. 263,5).

Les adducteurs sont au nombre de trois. Ces muscles, superposés, sont désignés, d'après leur position, sous le nom de premier, deuxième et troisième. Le premièr est plus volumineux que le deuxième et moins que le troisième.

Ils ont pour action commune de rapprocher les cuisses. On les a appelés, pour cette raison, *custodes virginitatis*.

Le premier adducteur est aplati, et présente la forme d'un triangle à sommet supérieur.

Dissection. — Lorsqu'on a enlevé les muscles postérieurs de la cuisse, la face postérieure du grand adducteur se trouve découverte. Pour préparer les muscles adducteurs par leur face antérieure, il faut enlever le couturier, le droit interne et le vaste interne. On voit alors les vaisseaux fémoraux recouvrant les adducteurs. Le premier est situé sur le même plan que le pectiné. Le deuxième est complètement recouvert par le premier, de sorte qu'il faut détacher celui-ci de haut en bas pour le découvrir. Les adducteurs sont remarquables par leur insertion fémorale, où ils se confondent pour s'insérer tous sur l'interstice de la ligne âpre.

Insertions. — 1° *Fixe.* Il s'insère en haut, par un gros faisceau tendineux, à l'épine du pubis et à la partie supérieure du corps du pubis. 2° *Mobile.* Il prend ses insertions inférieures sur l'interstice de la ligne âpre, au-dessous du pectiné.

Le tendon de ce muscle s'épanouit sur sa face antérieure, et ses fibres se dirigent en bas, en arrière et en dehors.

Rapports. — La *face antérieure* du premier adducteur est en rapport, de haut en bas, avec l'aponévrose et la peau, les vaisseaux fémoraux et le vaste interne. Sa *face postérieure* recouvre, de haut en bas, l'obturateur externe, dont elle est séparée par les branches du nerf obturateur, le deuxième adducteur et une partie du troisième. Son *bord externe* accompagne le bord interne du pectiné. Son *bord interne* se sépare du droit interne en formant un angle dans lequel on trouve le grand adducteur. Le premier adducteur forme le bord interne du *triangle de Scarpa*.

Action. — Il est adducteur et rotateur du fémur en dehors.

§ 4. — DEUXIÈME OU PETIT ADDUCTEUR

Muscle triangulaire et aplati, situé en arrière du précédent.

Dissection. — Pour obtenir une belle préparation de ce muscle et du grand adducteur, détachez avec la scie les insertions fixes du pectiné et du premier adducteur. Pour y parvenir, ce qui est très facile, sciez d'avant en arrière sur l'éminence ilio-pectinée jusqu'à une profondeur de 5 millimètres, et transversalement de la symphyse pubienne vers l'éminence ilio-pectinée, pour rejoindre le premier trait de scie. Dans cette préparation, la scie passe au milieu de la branche horizontale du pubis.

Insertions. — 1° *Fixe.* Il s'insère, en haut, sur le corps du pubis. Son insertion est située entre celles de l'obturateur externe, du droit interne, du premier et du troisième adducteurs. 2° *Mobile.* A sa partie inférieure, il s'insère sur l'interstice de la ligne âpre, immédiatement en arrière du précédent.

Ses fibres se dirigent de haut en bas et de dedans en dehors.

Rapports. — La *face antérieure* du deuxième adducteur est en rapport avec le premier adducteur, dont elle est séparée par le nerf obturateur. Sa *face postérieure* recouvre le grand adducteur. Son *bord externe* est en contact avec l'obturateur externe. Son *bord interne* est en rapport en haut avec le droit interne.

Quelquefois, ce muscle est situé sous la peau, dans une étendue de 2 à 3 centimètres, au niveau du pubis, entre le droit interne et le premier adducteur.

§ 5. — TROISIÈME OU GRAND ADDUCTEUR (fig. 263,6.)

Ce muscle, triangulaire, est très étendu ; il occupe l'espace triangulaire situé entre l'ischion et toute l'étendue du fémur.

Insertions. — 1° *Fixe.* Ce muscle s'insère, en haut, à la face externe de la tubérosité et de la branche ascendante de l'ischion, par un gros faisceau charnu. 2° *Mobile.* Il s'insère, en bas, sur toute l'étendue de l'interstice de la ligne âpre du fémur, sur la ligne sous-trochantérienne, branche supéro-externe de la division de la ligne âpre, au-dessous du carré crural, sur la branche inférieure et interne de bifurcation de la ligne âpre, et sur un tubercule situé à la partie postérieure, supérieure et interne du condyle interne du même os. L'insertion fémorale présente des arcades tendineuses qui limitent, avec le fémur, des ouvertures dans lesquelles passent les artères perforantes. Parmi ces ouvertures, il en existe une très volumineuse, qui laisse passer les vaisseaux fémoraux. Cette ouverture, appelée *anneau du grand adducteur*, est située à 8 centimètres environ au-dessus du condyle interne. Elle représente un vrai canal, *canal du Hunter* (1), et non un anneau, canal limité en arrière par le grand adducteur, et en avant par une aponévrose étendue de ce muscle au vaste interne. La portion de

(1) Hunter (John), né en 1728, mort en 1793. Anatomiste et chirurgien à Londres. L'un des plus grands chirurgiens du XVIIIe siècle. Il fut le maître de Jenner et d'Astley Cooper.

muscle qui s'insère au condyle est un gros faisceau tendineux, dont on peut aisément sentir le relief sous la peau.

Rapports. — La *face antérieure* du grand adducteur est en rapport, de haut en bas, avec le deuxième adducteur, le premier adducteur et le vaste interne. Elle est en rapport, à sa partie externe, avec l'artère fémorale profonde, qui sépare ce muscle des deux autres adducteurs et qui s'épuise en perforantes ; plus bas, entre le premier adducteur et l'anneau, elle est séparée du vaste interne par les vaisseaux fémoraux.

Sa *face postérieure* forme un large triangle, recouvert de dedans en dehors par le demi-membraneux et la longue portion du biceps, dont il est séparé par le grand nerf sciatique. Enfin, le grand fessier recouvre la partie supérieure de cette face.

Son *bord externe* ou supérieur est parallèle au bord inf. du carré crural, qui paraît être la continuation du grand adducteur.

Son *bord interne* est en rapport, de haut en bas, avec l'aponévrose et la peau, le droit interne qui le croise, et le couturier qui le recouvre à sa partie inférieure.

Action. — Il est adducteur et rotateur du fémur en dehors.

Les muscles de la région interne reçoivent des branches des *artères musculaire superficielle, fémorale profonde* et *obturatrice*. Les nerfs sont fournis par le *crural*, qui anime le vaste interne, le pectiné et le premier adducteur, par l'*obturateur*, qui se rend au droit interne et aux trois adducteurs et par le grand sciatique qui anime le troisième adducteur. Le premier et le troisième adducteur reçoivent par conséquent des rameaux de deux sources.

3° Région postérieure.

Dissection. — On prépare les muscles postérieurs de la cuisse après avoir étudié ceux de la région fessière. Dans ce cas, on prolonge l'incision verticale et l'on fait l'incision horizontale inférieure. Si ces derniers n'ont pas été étudiés, on place la cuisse sur un billot, afin que la jambe, par son propre poids, mette le genou dans l'extension et tende les muscles postérieurs de la cuisse.

On fait ensuite une incision horizontale, 4, au niveau de la crête iliaque. Une autre incision horizontale, 8-8, est faite à quelques centimètres au-dessous du genou. Ces deux incisions sont réunies par une troisième verticale, 4-7.

Il faut disséquer les deux lambeaux de peau, en conservant le tissu cellulaire sous-cutané, dans lequel on trouvera les nombreuses ramifications que le *nerf petit sciatique* fournit à la peau, après s'être dégagé du bord inférieur du grand fessier.

Ensuite, on relève le grand fessier en détachant ses insertions au fémur ; les muscles postérieurs de la cuisse sont découverts. Pour étudier leurs rapports, nous conseillons aux élèves d'enlever avec un trait de scie la portion d'ischion qui donne attache à ces trois muscles ; on peut ainsi les soulever et les replacer à volonté.

§ 1. — BICEPS (fig. 265,5).

Muscle bifide supérieurement, simple inférieurement.

Insertions. — 1° *Fixes.* L'extrémité supérieure s'insère par sa longue portion à la partie postérieure de la tubérosité de l'ischion, en se confondant avec le demi-tendineux; et par sa courte portion, dans une étendue assez considérable, sur la partie inférieure de l'interstice de la ligne âpre du fémur, sur la branche de bifurcation inférieure et externe de cette ligne, et sur la cloison aponévrotique qui la sépare du vaste externe. Toutes les fibres, dirigées de haut en bas et de dedans en dehors, convergent vers un tendon épanoui à la face postérieure du muscle.

2° *Mobile.* Le biceps s'insère, par son point mobile, à l'apophyse styloïde du péroné, qu'il embrasse, en dehors et en arrière de l'insertion du ligament latéral externe du genou et à la tubérosité externe du tibia.

Au moment où ce tendon s'insère sur le péroné, il fournit par son bord postérieur une grande quantité de fibres, qui se confondent avec l'aponévrose de la face postérieure de la jambe, en décrivant des courbes à concavité interne à la partie correspondant au jumeau ext.

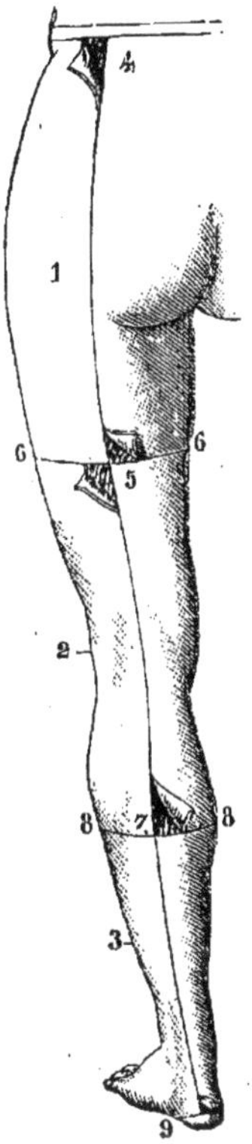

Fig. 264. — Dissection des muscles postérieurs de la cuisse.

4, incision horizontale supérieure au niveau de la crête iliaque. — 8, 8, incision horizontale inférieure. — 4, 7, incision verticale.

Rapports. — 1° La longue portion est recouverte en haut par le grand fessier, et dans ses trois quarts inférieurs par l'aponévrose et la peau ; elle recouvre le grand adducteur, le grand nerf sciatique, qui la croise, et le bord postérieur du fémur. En dehors, elle est en rapport avec l'aponévrose et la peau, et en dedans avec le demi-tendineux, dont elle se sépare en bas.

2° La courte portion occupe le tiers inférieur de la cuisse et se réunit à la longue portion. Elle est située derrière le vaste externe du triceps, dont elle est séparée par la cloison aponévrotique externe, qui lui fournit des insertions, en dehors du demi-tendineux ; elle est recouverte par l'aponévrose et la peau au niveau de sa face externe.

3° Au moment où il s'insère sur le péroné, le biceps glisse derrière le ligament externe de l'articulation du genou, en arrière et en dehors du condyle externe du fémur, dont il est séparé par une bourse séreuse.

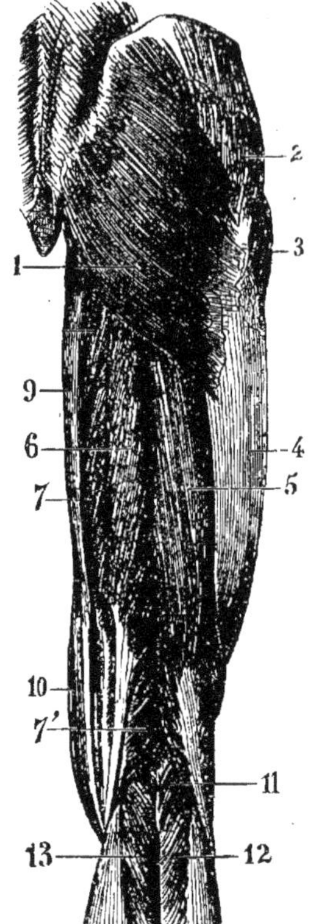

Fig. 265. — Muscles de la région postérieure de la cuisse (côté droit).

1, grand fessier. — 2, moyen fessier. — 3, tenseur du fascia lata. — 4, aponévrose fémorale recouvrant le vaste externe. — 5, biceps. — 6, demi-tendineux. — 7, demi-membraneux. — 7', sa portion inférieure charnue dans le creux poplité. — 9, droit interne. — 10, vaste interne. — 11, plantaire grêle. — 12, jumeau externe. — 13, jumeau interne.

Action. — Fléchisseur de la jambe sur la cuisse, extenseur de la cuisse sur le bassin. Il est rotateur de la jambe en dehors lorsque celle-ci est dans la demi-flexion. Lorsqu'il se contracte, il détermine la tension de l'aponévrose jambière à la face postérieure de la jambe.

§ 2. — DEMI-TENDINEUX (fig. 265,6).

Muscle allongé, situé sur le côté postérieur et interne de la cuisse.

Insertions. — 1° *Fixe*. Ce muscle s'insère à la tubérosité de l'ischion, où il se confond avec la longue portion du biceps.

2° *Mobile*. Son tendon inférieur, très grêle, recouvrant à peine le cinquième de la surface du demi-membraneux, s'insère à la partie supérieure de la face interne du tibia et à la tubérosité antérieure de cet os. Il concourt à la formation de la patte d'oie, et fournit, de même que le couturier et le droit interne, des fibres tendineuses qui se confondent avec celles de l'aponévrose jambière.

Ses fibres sont dirigées verticalement; au niveau du genou, elles décrivent des courbes à concavité antérieure, qui embrassent le condyle interne du fémur et la tubérosité interne du tibia.

Rapports. — Dans les trois quarts supérieurs, il recouvre le demi-membraneux: il est recouvert par le grand fessier en haut, l'aponévrose et la peau en bas; il est en rapport en dedans avec l'aponévrose et la peau, et en dehors avec le biceps, dont il se sépare à la partie inférieure.

Au niveau du genou, le demi-tendineux forme un tendon arrondi, qui glisse en arrière du condyle interne du fémur dans une gaine fibreuse, au moyen d'une séreuse; il se porte ensuite obliquement en bas et en avant en s'épanouissant à la partie supérieure de la face interne du tibia, où il est recouvert par le tendon du couturier, dont le sépare une séreuse tendineuse vésiculaire. Le tendon du droit interne est placé plus haut.

Action. — Fléchisseur de la jambe, extenseur de la cuisse. Il est rotateur de la jambe en dedans lorsqu'elle est dans la demi-flexion.

§ 3. — DEMI-MEMBRANEUX (fig. 265,7).

Muscle long, situé au-dessous du précédent.

Insertions. — 1° *Fixe.* Ce muscle s'insère à la tubérosité de l'ischion, au-dessous et en avant du demi-tendineux et du biceps, par un tendon aplati et mince qui occupe le tiers supérieur de la longueur du muscle, et qui s'épanouit sur la face postérieure des fibres charnues.

2° *Mobiles.* Il s'insère en bas, par un tendon arrondi, qui prend naissance sur la face postérieure du muscle, à la partie postérieure de la tubérosité interne du tibia, où il se divise en trois faisceaux : un inférieur, qui se fixe à la partie inférieure et postérieure de la même tubérosité ; un interne, qui glisse dans la gouttière horizontale de la tubérosité, sous le ligament latéral interne du genou ; un externe, qui se porte en haut, renforce le ligament postérieur du genou, et s'insère en arrière et au-dessus du condyle externe du fémur.

Dans ses deux tiers inférieurs, ce muscle est très épais et charnu. Il a une direction verticale.

Rapports. — Recouvert par le demi-tendineux, il recouvre le grand adducteur. Il est en rapport, en dedans, avec l'aponévrose et la peau ; en dehors, avec la longue portion du biceps. En bas, il forme avec le demi-tendineux le côté interne et supérieur du creux poplité. Là, il recouvre les vaisseaux poplités. Son tendon, situé en dehors de celui du demi-tendineux, glisse derrière le condyle interne du fémur, au moyen d'une séreuse qui est souvent commune à ce muscle et au jumeau interne, et se place en dedans du jumeau interne.

Action. — Fléchisseur de la jambe, extenseur de la cuisse.

Vaisseaux et nerfs.

Les muscles de la région postérieure de la cuisse reçoivent l'*artère ischiatique* de l'hypogastrique, et les *perforantes* de la fémorale profonde.

Ils sont animés par le *grand nerf sciatique.*

ARTICLE III

TRIANGLE DE SCARPA (1)

Dissection. — Faites une incision oblique, 8, parallèle à l'arcade crurale ; une seconde incision, 7, oblique, vers le tiers interne de la cuisse. Soulevez le lambeau limité par ces deux incisions, et disséquez-le jusqu'à la ligne ponctuée, 9 (fig. 266).

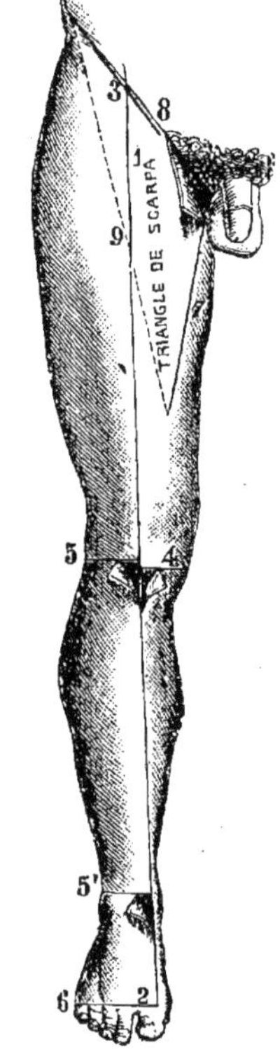

Fig. 266. — Dissection du triangle de Scarpa.

7, incision interne. — 8, incision supérieure. — 9, ligne ponctuée indiquant la limite de dissection du lambeau.

On donne ce nom à une région triangulaire située à la partie supérieure et antérieure de la cuisse, immédiatement au-dessous de l'arcade crurale.

Cette région est décrite par quelques auteurs sous les noms de *creux inguinal*, *triangle inguinal*, *pli de l'aine*, *région inguino-crurale*.

La forme de cette région est régulièrement arrondie lorsque le membre inférieur est dans l'extension ; cependant, elle s'aplatit légèrement à mesure qu'on se rapproche de l'arcade crurale. Dans la flexion, elle est un peu concave, par suite de la saillie des muscles qui en constituent les côtés.

Limites. — Cette région est limitée : en haut par l'arcade crurale, en dehors par le couturier, en dedans par le premier adducteur. Les épines pubienne et iliaque supérieure forment les angles latéraux de ce triangle. Son angle inférieur est formé par le point de réunion du couturier et du premier adducteur.

Division. — Le triangle de Scarpa est divisé en deux parties. La portion externe, occupée par le psoas-iliaque qui forme une saillie, est étendue de la moitié externe de l'arcade crurale jusqu'au petit trochanter : c'est ce que Richet appelle *canal iliaque*. En effet, le fascia iliaca forme un véritable canal dans lequel viennent se rendre les fibres du psoas-iliaque.

(1) Scarpa (Antoine), élève de Morgagni, né en 1747, mort en 1832. Professeur à Modène, puis à Pavie, l'un des plus habiles anatomistes et l'un des plus grands chirurgiens des temps modernes.

Pour écrire son excellent mémoire sur la hernie crurale (1809) il lui a suffi, dit Pariset, d'observer une seule fois cette maladie sur un cadavre.

La portion interne, qui contient les vaisseaux fémoraux, descend verticalement au-dessous de l'anneau crural; elle est située en dedans du psoas-iliaque : Richet donne à cette partie le nom de *région fémorali-vasculaire*.

Aire du triangle. — Lorsqu'on dissèque cette région, on cons-

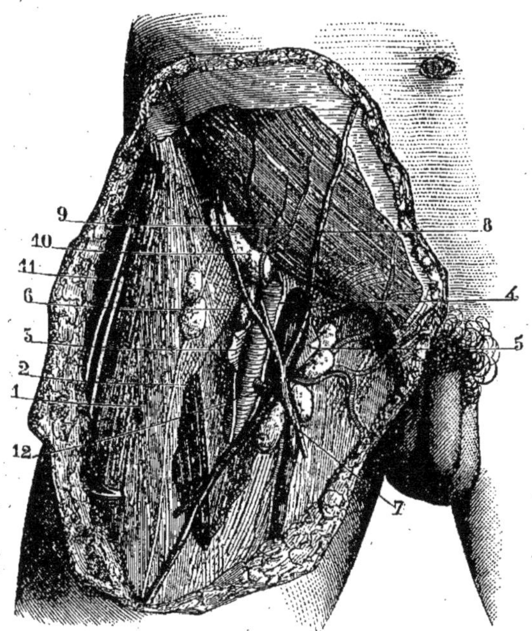

Fig. 267. — Triangle de Scarpa; aponévrose et couche sous-cutanée.

1, aponévrose fémorale. — 2, bord interne du couturier, en dedans du bord disséqué de l'aponévrose. — 3, portion d'aponévrose détachée au-devant de l'artère fémorale. — 4. mince feuillet fibreux entre l'artère et la veine. — 5, portion de l'aponévrose recouvrant la veine et déjetée en dedans. — 6, saillie du psoas-iliaque. — 7, veine saphène interne recevant plusieurs petites veines. — 8, veine sous-cutanée abdominale. — 9, artère sous-cutanée abdominale. — 10, un des nombreux ganglions lymphatiques superficiels de la région. — 11, branche fémorale du nerf fémoro-cutané. — 12, artères honteuses internes se dirigeant vers le pubis,

tate que la *peau* contracte quelques adhérences à la partie interne; toutefois, on peut la séparer par la dissection.

Le *tissu cellulaire sous-cutané* est chargé de graisse et renferme un grand nombre de vaisseaux et de ganglions lymphatiques superficiels. La présence de ces ganglions donne à cette couche une grande épaisseur; c'est pour cette raison que les battements de l'artère fémorale ne sont pas très faciles à percevoir, malgré la position superficielle de ce vaisseau. Au-dessous des ganglions et du tissu sous-cutané, on trouve l'aponévrose fémorale.

L'*aponévrose fémorale* est étendue du couturier au premier

adducteur. Elle s'insère en haut sur l'arcade crurale. Entre ces trois bords du triangle, auxquels elle adhère, elle recouvre : en dehors, le psoas-iliaque et son aponévrose propre ; en dedans, le pectiné ; entre le psoas et le pectiné, l'artère fémorale, la veine fémorale et les lymphatiques fémoraux.

Cette aponévrose est tendue dans l'extension de la cuisse ; elle se relâche dans la flexion. De sa présence sur le psoas-iliaque, il résulte que ce muscle est séparé de la peau par deux feuillets aponévrotiques. Elle recouvre aussi les vaisseaux fémoraux, et, au niveau des lymphatiques, elle est réduite à une lame mince percée de trous : c'est le *fascia cribriformis*, qui sera décrit plus loin. L'aponévrose fémorale envoie un feuillet qui s'insinue entre le pectiné et les vaisseaux fémoraux, et qui forme la paroi postérieure du canal crural, canal dans lequel sont contenus les vaisseaux lymphatiques fémoraux profonds.

Les *muscles* du triangle de Scarpa sont au nombre de deux. Le psoas-iliaque occupe la moitié externe, où il forme un relief assez considérable se terminant par une pointe inférieure, entre le couturier et l'artère fémorale. Le pectiné est situé au côté interne. Ces deux muscles forment une gouttière dans laquelle glissent les vaisseaux fémoraux, qui en sont séparés par le feuillet profond de l'aponévrose fémorale.

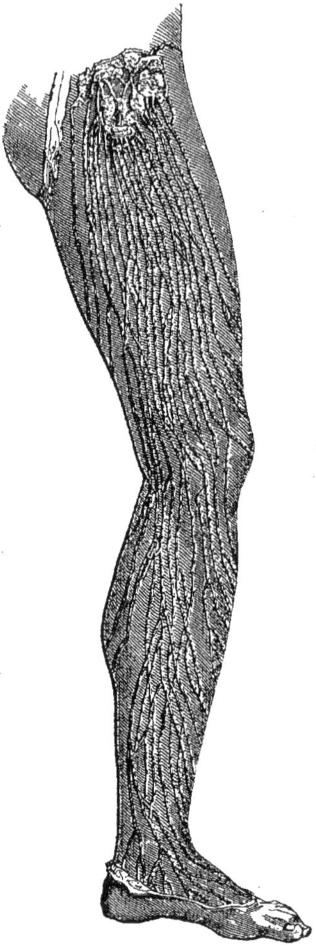

Fig. 268. — Vaisseaux lymphatiques du membre inférieur, se rendant aux ganglions inférieurs du triangle de Scarpa.

Vaisseaux et nerfs. — On trouve dans cette région : 1° l'artère fémorale, qui descend de la réunion du tiers interne avec le tiers moyen de l'arcade crurale vers le sommet du triangle ; 2° les deux artères honteuses externes, nées de la fémorale et se portant vers le scrotum ou la grande lèvre ; 3° l'artère sous-cutanée abdominale, qui se dirige vers l'ombilic en passant sous la peau; 4° l'origine de la fémorale profonde et de l'artère du triceps ; 5° quelquefois l'origine de l'artère épigastrique et de la circonflexe iliaque, qui passent par l'anneau crural ; 6° la veine fémorale, située en dedans de l'artère qu'elle accompagne ; 7° la veine saphène interne, qui vient se jeter dans la veine fémorale, à 2 centimètres ou 2 centimètres et demi au-dessous de l'arcade crurale ; 8° les veines sous-cutanée abdominale et honteuses externes, qui se jettent dans la

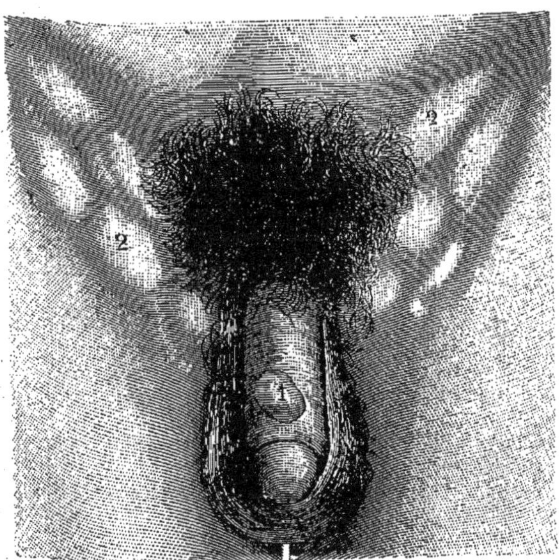

Fig. 269. — Adénite inguinale, bubons produits par le *chancre induré* (d'après CULLERIER).

1, trace du chancre induré supérieur. — 2, pléiade ganglionnaire indolente.

saphène interne ; 9° enfin, les lymphatiques fémoraux, situés en dedans de la veine et pénétrant, par la partie interne de l'anneau crural, entre la veine fémorale et le ligament de Gimbernat.

Les *ganglions lymphatiques* sont divisés en *profonds* et *superficiels*. Les premiers, peu nombreux, sont situés en arrière du fascia cribriformis, en avant du pectiné, en dedans de la veine fémorale, en avant dans le canal crural. Ils communiquent avec les superficiels par des vaisseaux de communication qui traversent les orifices du fascia cribriformis. Nous avons vu que les superficiels sont situés dans la couche sous-cutanée. Les uns sont inférieurs ; dirigés verticalement, ils reçoivent les lymphatiques du membre inférieur. Les autres sont situés au-dessous de l'arcade crurale ; leur direction est parallèle à celle de cette arcade. Ils reçoivent les lymphatiques des organes génitaux externes et ceux de la région de l'anus qui se rendent aux ganglions les plus internes, ceux de la fesse, qui se rendent aux ganglions externes et ceux de la portion sous-ombilicale de la paroi abdominale.

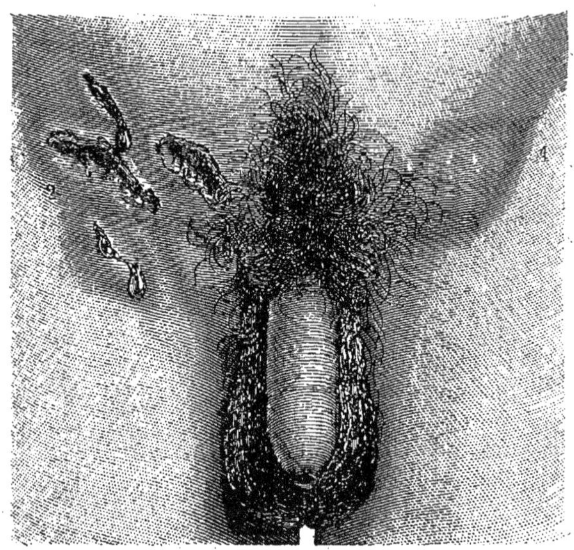

Fig. 270. — Adénite inguinale, bubons produits par le *chancre mou* (d'après CULLERIER).

1, bubon mou suppuré. — 2, chancres mous ganglionnaires à la période d'état, consécutifs à une adénite multiple chancreuse.

Ils sont fréquemment le siège d'inflammation. L'adénite inguinale de nature vénérienne constitue le *bubon*. Lorsque la cause de l'adénite inguinate est dans le membre inférieur, plaies, écorchures, inflammation de la peau, l'adénite est verticale et siège à la partie inférieure du triangle de Scarpa, et le ganglion a une direction verticale. Lorsque, au contraire, le ganglion inflammé est dirigé parallèlement à l'arcade crurale, il faut en rechercher la cause dans les organes génitaux externes ou l'anus (fig. 270).

ARTICLE IV

APONÉVROSE DE LA CUISSE

L'aponévrose de la cuisse, *aponévrose fémorale*, forme aux muscles de cette région une enveloppe solide et résistante, beaucoup plus épaisse en dehors, où elle est connue sous le nom de *fascia lata*. Elle est formée de fibres verticales et transversales entre-croisées, et présente à étudier deux extrémités et deux faces.

L'*extrémité inférieure* se confond avec les plans fibreux qui entourent l'articulation du genou et avec l'aponévrose jambière.

L'*extrémité supérieure* s'insère sur le bord antérieur de l'arcade crurale en avant, sur le corps du pubis et la branche descendante du pubis en dedans, tandis qu'en arrière elle se porte à la crête iliaque et au bord inférieur de l'aponévrose lombaire.

La *face superficielle* est en rapport avec le tissu cellulaire sous-cutané, dans lequel on trouve : 1° la *veine saphène interne*, qui longe le bord postérieur du couturier, qu'elle quitte en haut pour se jeter dans la veine fémorale, à 2 ou 3 centimètres au-dessous de l'arcade crurale ; 2° des *vaisseaux lymphatiques superficiels*, qui rampent sous la peau le long de la veine saphène interne ; 3° des *ganglions lymphatiques superficiels* nombreux, plongés au milieu d'un tissu cellulo-graisseux abondant dans le triangle de Scarpa (fig. 267) ; 4° des *nerfs superficiels* nombreux : le fémoro-cutané, les perforants supérieur et moyen et le génito-crural en avant ; le petit sciatique et l'obturateur en arrière et en dedans.

A la partie supérieure de cette face, on voit, au-dessus de l'embouchure de la veine fémorale, une petite portion de l'aponévrose percée d'un grand nombre de trous laissant passer les vaisseaux lymphatiques qui vont des ganglions superficiels aux ganglions profonds. C'est cette portion d'aponévrose qu'on appelle, depuis Hesselbach (1), *fascia cribriformis*.

La *face profonde* de l'aponévrose fémorale envoie des prolongements fibreux. Les uns, considérables, se portent sur le fémur : ce sont les *cloisons intermusculaires* ; d'autres forment aux divers muscles des enveloppes fibreuses ; d'autres enfin enveloppent les vaisseaux fémoraux. La plupart de ces prolongements aponévrotiques méritent, à cause de leur importance en applications chirurgicales, des descriptions séparées. Nous décrirons donc ici les *cloisons intermusculaires*, la *gaine des vaisseaux fémoraux*, le *canal crural* et ses dépendances : *anneau crural*, *septum crurale* et *fascia cribriformis*.

1° Cloisons intermusculaires. — Au nombre de deux, l'interne et l'externe. La *cloison intermusculaire interne* se détache de la partie interne de l'aponévrose fémorale et va s'insérer à la lèvre interne de la ligne âpre du fémur, en prolongeant ses insertions jusqu'au petit trochanter et jusqu'au condyle interne du fémur.

(1) Hesselbach (François-Gaspard), né en 1759, mort en 1816. Professeur à Wurzbourg.

Cette cloison, épaisse, sépare le vaste interne, qui est en avant et

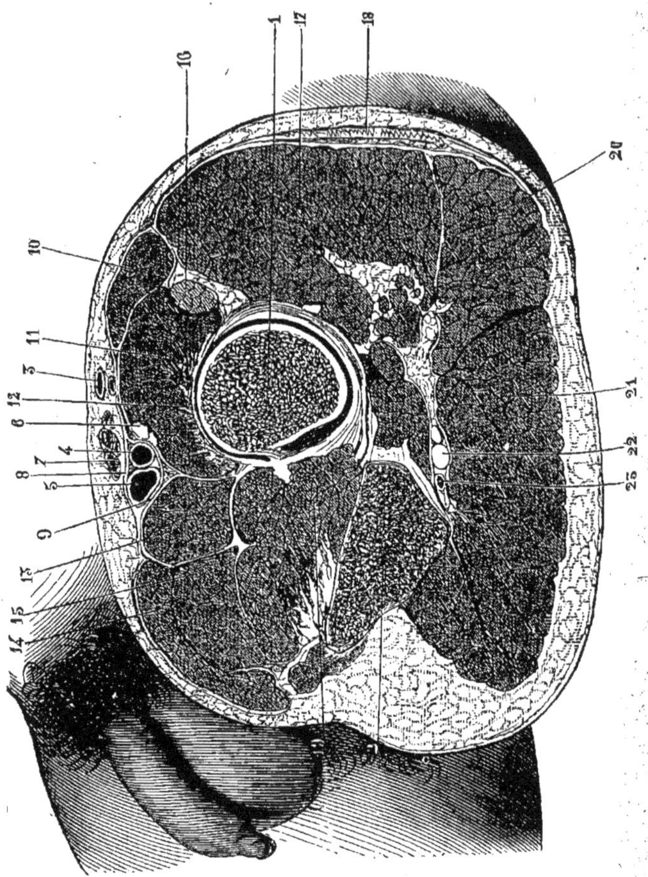

Fig. 271. — Coupe de la cuisse (côté gauche) à sa racine, immédiatement au-dessous de l'arcade crurale et parallèlement à cette arcade.

Cette préparation a été faite avec la scie et polie ensuite avec un couteau bien tranchant, sur le cadavre d'un soldat congelé par une température de 18° au-dessous de 0° (au Val-de-Grâce, pendant le siège de Paris).

1, section de la tête du fémur. — 2, section de l'ischion. — 3, veine saphène interne. — 4, artère fémorale. — 5, veine fémorale. — 6, nerf crural. — 7, ganglions lymphatiques. — 8, feuillet superficiel de la gaine des vaisseaux fémoraux. — 9, feuillet profond de la même gaine. — 10, coupe du muscle couturier. — 11, psoas-iliaque. — 12, capsule fibreuse de l'articulation coxo-fémorale. — 13, pectiné. — 14, droit interne et premier adducteur. — 15, deuxième adducteur. — 16, tendon du psoas. — 17, vaste externe. — 18, tenseur du fascia lata. — 19, grand adducteur. — 20, 21, grand fessier. — 22, grand nerf sciatique et petit nerf sciatique. — 23, artère ischiatique.

qui y prend quelques insertions, des adducteurs qui sont en arrière. Cette cloison présente plusieurs trous au niveau de son insertion à la ligne âpre, pour le passage de vaisseaux. La *cloison intermusculaire externe* se détache, comme la précédente, de l'aponévrose fémorale pour se porter à la lèvre externe de la ligne âpre, en prolongeant ses insertions jusqu'au grand trochanter et jusqu'au condyle externe du fémur. Résistante aussi, elle est située entre le vaste externe, qui y prend de nombreuses insertions, et le biceps, dont la courte portion s'y fixe en partie. Ces deux cloisons forment au-dessus du genou deux cordes rigides facilement senties sous la peau.

2° **Gaine des vaisseaux fémoraux**. — On sait que dans les diverses régions du corps, et ceci est évident aux membres, les organes sont entourés d'une gaine celluleuse ou fibreuse dépendant de l'aponévrose générale d'enveloppe. A la cuisse, les divers muscles et les vaisseaux présentent aussi leur gaine ; mais, comme celle des vaisseaux offre quelques particularités, on est dans l'habitude d'en faire une description complète.

Rappelons en deux mots, pour être parfaitement compris, la disposition des muscles dans le *triangle de Scarpa* ou *creux inguino-crural* de Richet. La base du triangle est formée par l'arcade crurale, son bord externe par le couturier, et son bord interne par le premier adducteur. Dans l'aire de ce triangle sont situés deux muscles, le psoas-iliaque en dehors, et le pectiné en dedans ; ces deux muscles sont revêtus de leurs aponévroses propres. Le psoas-iliaque, qui sort au-dessous de l'arcade crurale, est épais et arrondi ; il forme avec le pectiné, qui est très mince, une gouttière à concavité antérieure, dans laquelle sont reçus les vaisseaux fémoraux. Ces vaisseaux viennent de l'abdomen, ils passent au-dessous de l'arcade crurale, au-devant du pectiné, en dedans du psoas-iliaque, et glissent de haut en bas le long de la gouttière que leur forment, en avant le vaste interne et le couturier, en arrière les adducteurs. Ces vaisseaux sont ainsi placés : l'artère est en dehors, contre le psoas, la veine est en dedans de l'artère et située en avant du pectiné, et les lymphatiques sont placés en dedans de la veine.

Ces dispositions étant connues, il est facile d'étudier la *gaine des vaisseaux fémoraux*.

Prenons l'aponévrose fémorale au niveau du muscle couturier et suivons-la dans le triangle de Scarpa. Elle se dédouble au niveau du couturier et lui fournit un feuillet superficiel et un feuillet profond. Au niveau du bord interne du couturier, ces deux feuillets se réunissent de nouveau et recouvrent le psoas-iliaque. Un peu plus en dedans, l'aponévrose fémorale arrive au contact des vaisseaux fémoraux, elle se dédouble à leur niveau, comme au niveau du couturier, et ses deux feuillets se réunissent après avoir enveloppé les vaisseaux. Le feuillet qui passe devant est appelé *feuillet superficiel* de l'aponévrose fémorale, celui qui passe derrière est appelé *feuillet profond*. Ces deux feuillets ont une insertion bien différente à la partie supérieure : le feuillet superficiel s'insère au bord antérieur de l'arcade fémorale, et le feuillet profond vient se fixer sur la crête pectinéale en recouvrant le pectiné. Ces insertions des deux feuillets de l'aponévrose fémorale étant fixes, on conçoit l'existence à ce niveau d'une ouverture béante dans laquelle pénètrent les vaisseaux fémoraux. La gaine aponévrotique se prolonge sur les vaisseaux jusqu'à l'anneau du troisième adducteur. Elle présente donc deux ouvertures : l'inférieure est l'anneau du troisième adducteur ; la supérieure est celle qui vient d'être décrite et qui est formée par l'insertion supérieure des deux feuillets aponévrotiques.

Dans presque toute son étendue, la gaine des vaisseaux fémoraux ne présente rien de remarquable ; mais dans le triangle de Scarpa, on constate les particularités suivantes :

1° La portion supérieure de la gaine des vaisseaux fémoraux est dilatée en haut, à cause de l'écartement des deux feuillets qui s'insèrent à l'arcade crurale et à la crête pectinéale, et à cause de la présence des vaisseaux lymphatiques qui forment un petit faisceau en dedans de la veine fémorale.

2° Dans cette portion dilatée de la gaine, Thomson décrit deux cloisons : l'une entre l'artère et la veine, et l'autre entre la veine et les lymphatiques. Ces cloisons, à la vérité, ne sont guère visibles, à moins qu'il n'existe une hernie crurale ancienne.

3° Dans cette portion dilatée de la même gaine, on voit qu'il existe trois parois, c'est-à-dire que la gaine est triangulaire. La *paroi antérieure* est formée par le feuillet superficiel de l'aponévrose fémorale, qui sépare les vaisseaux fémoraux de la peau. Au niveau du point où il recouvre les lymphatiques, ce feuillet est percé d'un grand nombre de petits trous et il est très mince. La *paroi postérieure* est formée par le feuillet profond de l'aponévrose qui double le pectiné. La *paroi externe* est formée par le même feuillet profond que le muscle psoas-iliaque pousse en avant et en dedans. S'il existe donc une paroi externe, cela tient uniquement à la présence du psoas qui fait saillie dans la gaine. On comprend, par cette raison, pourquoi cette paroi n'existe que dans une très petite étendue au-dessous de l'arcade crurale ; en effet, à mesure que ce muscle abandonne la gaine qui lui était contiguë pour se porter en dehors et en arrière, la paroi externe diminue et finit par ne plus exister.

4° Les vaisseaux lymphatiques, qui forment un faisceau indépendant de la veine fémorale, et qui sont situés en dedans de ce vaisseau, se jettent sur les vaisseaux fémoraux, qu'ils entourent, à 2 ou 3 centimètres au-dessous de l'arcade fémorale.

Quelques auteurs ayant donné le nom d'anneau crural à l'orifice supérieur de la gaine des vaisseaux fémoraux, nous allons le décrire séparément.

Orifice supérieur de la gaine des vaisseaux fémoraux, ou anneau crural de quelques auteurs. — L'orifice supérieur de la gaine des vaisseaux offre trois bords et trois angles.

Bord antérieur. — L'arcade crurale forme le bord antérieur.

Bord postérieur. — C'est la crête pectinéale, recouverte d'un ligament de 2 millimètres d'épaisseur, de 3 à 4 centimètres de longueur, et connue sous le nom de *ligament pubien de A. Cooper* (1). Ce ligament est constitué par la réunion d'une foule de feuillets fibreux : il est formé par le bord postérieur du ligament de Gimbernat qui se prolonge sur lui, par l'extrémité externe du ligament de Colles, par l'insertion du pectiné et du feuillet pro-

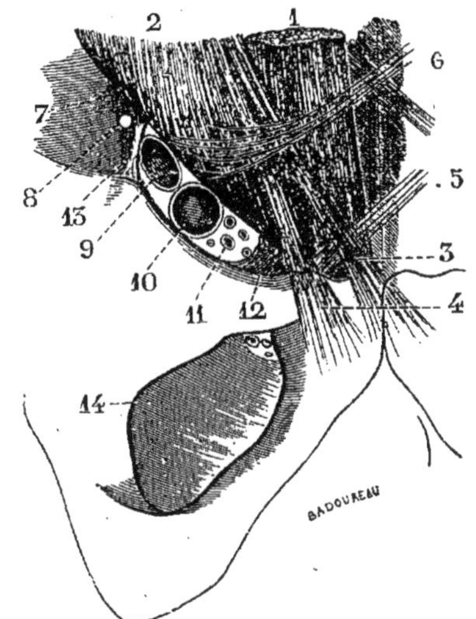

Fig. 272. — Canal inguinal et anneau crural (côté droit).

1, muscle droit. — 2, grand oblique. — 3, pilier interne de l'anneau inguinal (faisceau du grand oblique). — 4, pilier externe (faisceau du grand oblique). — 5, pilier postérieur ou ligament de Colles, venu du grand oblique du côté opposé. — 6, faisceau venu du côté opposé pour former les fibres arciformes de l'anneau inguinal, orifice limité par les faisceaux fibreux 3, 4, 5 et 6. — 7, coupe du psoas-iliaque. — 8, coupe du nerf crural situé dans le muscle. — 9, artère fémorale. — 10, veine fémorale. — 11, lymphatiques fémoraux passant par l'anneau crural. — 12, ligament de Gimbernat. — 13, bandelette ilio-pectinée. — 13, membrane obturatrice, échancrée à la partie supérieure pour le passage du nerf et des vaisseaux obturateurs.

(1) Cooper (Astley), né en 1768, mort en 1841. Chirurgien à Londres. Ne pas confondre cet anatomiste avec le suivant.

Cowper (Will.) anatomiste et chirurgien à Londres. Né en 1666, mort en 1709. Les deux glandes de l'urètre qui portent son nom avaient été décrites par le français Méry.

En 1697, Cowper avait eu l'audace de publier sous son nom, les planches de l'anatomiste hollandais Bidloo (1685).

Les magnifiques dessins originaux, qui ont servi à graver ces planches, sont dus au peintre Gérard de Lairesse, et constituent aujourd'hui un des joyaux de la bibliothèque de notre Faculté, qui les a acquis, le 15 mars 1796, pour la forte somme de *3 600 livres* (Achille Chéreau : *Notice sur la bibliothèque de la Faculté de médecine de Paris*, 1878).

PLANCHE II. — Région inguino-crurale.

Régions ilio-inguinale et inguino-crurale (couche profonde, demi-nature). Ce dessin est la reproduction très exacte, par M. Jacquemin, d'une préparation faite par moi-même en décembre 1874, dans le pavillon de dissection de l'enseignement libre à l'Ecole pratique de la Faculté. Nous n'y avons fait aucune addition, si ce n'est celle des petits vaisseaux lymphatiques unissant les deux ganglions 23-23, qu'il est impossible de préparer par la dissection dans cette région.

On voit nettement, dans cette figure d'ensemble, mon système de démonstration qui est de montrer, au moyen de *fenêtres* pratiquées dans les aponévroses et au moyen de *coupes* musculaires, jusqu'aux parties les plus profondes d'une région. J'attire surtout l'attention du lecteur sur la fenêtre de l'aponévrose fémorale et sur la coupe des *muscles abdominaux au moyen de quatre fenêtres.*

1, muscle droit de l'abdomen, dont j'ai enlevé un fragment pour montrer les vaisseaux épigastriques et le péritoine. — 2, portion charnue du grand oblique, aplatie, à fibres obliques se continuant avec 2'-2'. — 2'2', portion tendineuse où aponévrose (tendon aplati) du muscle grand oblique, formant les *piliers* de l'anneau inguinal, l'arcade crurale, et donnant attache à l'aponévrose fémorale. Une large ouverture y a été pratiquée pour montrer les plans profonds. — 3, fibres charnues du petit oblique. — 3', 3, portion tendineuse, où aponévrose (tendon aplati) du petit oblique. — 4, partie supérieure de l'aponévrose du petit oblique, dédoublée au niveau du muscle droit dans ses trois quarts supérieurs. — 5, feuillet postérieur de l'aponévrose du petit oblique dédoublée. — 6, aponévrose du petit oblique, non dédoublée dans son quart inférieur. — 7, fibres musculaires du transverse. — 7' aponévrose (tendon aplati) du transverse passant en avant du muscle droit dans le quart inférieur de ce muscle. — 8, *fascia propria.* — 9, artères et veines épigastriques. — 10, point où doivent être ouverts les *abcès* sous-péritonéaux. — 11, cordon spermatique. — 12, pilier interne de l'anneau inguinal. — 13, pilier externe. — 14, pilier postérieur où *ligament de Colles.* — 14', *fibres arciformes.* — 15, 16, 17, rameaux cutanés et funiculaires des nerfs, grand abdomino-génital et petit abdomino-génital. — 18, 18, aponévrose fémorale avec une grande fenêtre pour montrer son dédoublement et les organes profonds. — 19, son feuillet superficiel ou antérieur. — 20, son feuillet profond. — 20', portion de feuillet profond de l'aponévrose fémorale recouvrant le pectiné et formant la paroi postérieure du canal crural. — 21, *ligament de Gimbernat.* — 22, embouchure de la veine saphène interne dans la fémorale. — 23, ganglions inguinaux profonds contenus dans le canal crural. — 24, *fascia iliaca,* où aponévrose du psoas-iliaque. — 25, dédoublement de l'aponévrose fémorale formant la *gaine des vaisseaux fémoraux.* — 26, muscle couturier. (Le bord interne de ce muscle, le bord interne du premier adducteur et l'arcade crurale forment les limites du *triangle de Scarpa.* Satellite de l'artère fémorale). — 27, premier adducteur. — 28, pectiné en partie recouvert par le feuillet profond de l'aponévrose fémorale. — 29, psoas-iliaque et nerf crural. — 30, *anneau crural* renfermant un ganglion lymphatique profond. — 29', veine fémorale. — 30, artère fémorale. — 31, nerf saphène interne. — 32, nerf accessoire du saphène interne. — 33, nerf perforant inférieur. — 34, nerf perforant moyen. — 35, nerf perforant supérieur. — 36, 37, les deux rameaux du nerf fémoro-cutané.

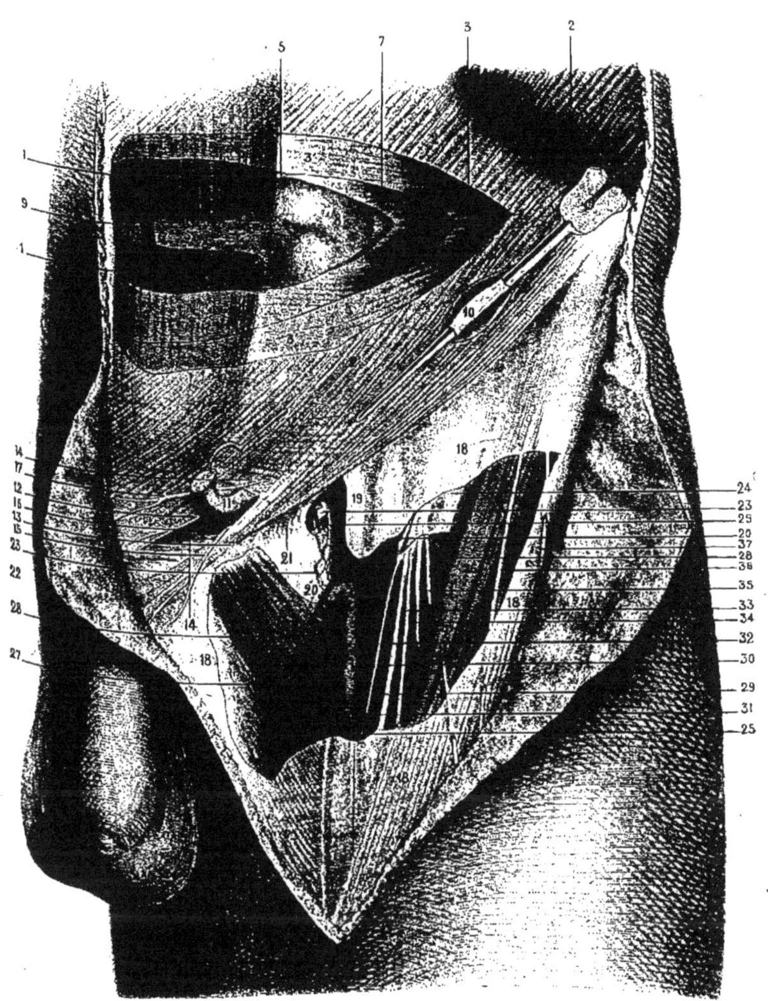

J.-A. Fort *prep.* E. Jacquemin *ad. nat. del.*

PLANCHE II. — Région inguino-crurale

fond de l'aponévrose fémorale, par le bord supérieur de l'aponévrose pelvienne, par quelques fibres du fascia iliaca, par la bandelette ilio-pectinée et par le septum crural.

Le ligament pubien de A. Cooper bride, pour ainsi dire, l'ouverture, de sorte que, selon Verpillat, sa section dilate cette ouverture.

Bord externe. — Il est formé par la bandelette ilio-pectinée et par le psoas-iliaque, sur lequel elle est appliquée.

Angle antérieur, angle postérieur. — Ils sont formés par la réunion du bord externe aux bords antérieur et postérieur.

Angle interne. — Cet angle est arrondi, il est formé par la base du ligament de Gimbernat.

Organes qui traversent cette ouverture. — Elle est traversée par l'artère fémorale en dehors, la veine fémorale au milieu et les lymphatiques en dedans. Un ganglion, *ganglion de Cloquet*, s'y trouve souvent. L'artère et la veine contractent une adhérence très solide avec le pourtour de l'ouverture ; il est excessivement rare de voir l'intestin former une hernie à leur niveau. Mais les lymphatiques sont très lâchement unis aux bords de l'anneau et n'en remplissent pas complètement la portion interne. Aussi les hernies crurales sont-elles, à ce niveau, d'une fréquence extrême.

Puisque l'anneau crural et le canal crural n'ont d'importance qu'au point de vue des hernies crurales, il est juste de réserver le nom d'*anneau crural* uniquement à la portion qui laisse passer l'intestin dans la production des hernies.

ARTICLE V

CANAL CRURAL

Le canal crural est encore décrit par quelques auteurs sous les noms d'*infundibulum*, d'*entonnoir crural.*

Dissection. — Pour préparer le canal crural, faites une incision de la peau. 3, le long de l'arcade crurale. De l'extrémité interne de cette incision faites-en partir une seconde, 4, que vous dirigerez vers le milieu de la face antérieure de la cuisse. Disséquez le lambeau de dehors en dedans, jusqu'à la ligne 5 ; vous trouverez là le canal crural et tous les organes du triangle de Scarpa.

Vous prendrez les plus grandes précautions pour disséquer le *fascia cribriformis*, qu'on enlève presque toujours. Ce fascia occupe un petit espace triangulaire, de 3 centimètres de hauteur et de 2 centimètres de largeur, espace limité en haut par l'arcade crurale, en bas par la veine saphène interne, et en dehors par la veine fémorale. Pour le conserver, il faut donc *ne mettre à nu que la moitié externe de la face antérieure de la veine, et ne point découvrir sa face interne depuis l'arcade crurale jusqu'à la veine saphène.* La peau, les ganglions et le tissu graisseux sous-cutané étant enlevés, il reste une mince membrane, sorte de reticulum mélangé de tissu graisseux et criblé de petits interstices : c'est le fascia cribriformis, décrit par Hesselbach, qui forme la paroi antérieure du canal crural.

Il comprend la portion la plus interne de la partie supérieure dilatée de la gaine des vaisseaux fémoraux, celle qui correspond aux vaisseaux lymphatiques.

Il est *situé* immédiatement au-dessous de l'arcade crurale, en dedans de la veine fémorale.

Sa *direction* est à peu près verticale ; cependant, il offre une légère obliquité, de telle sorte que son extrémité inférieure se porte un peu en avant et en dehors, mais principalement en avant.

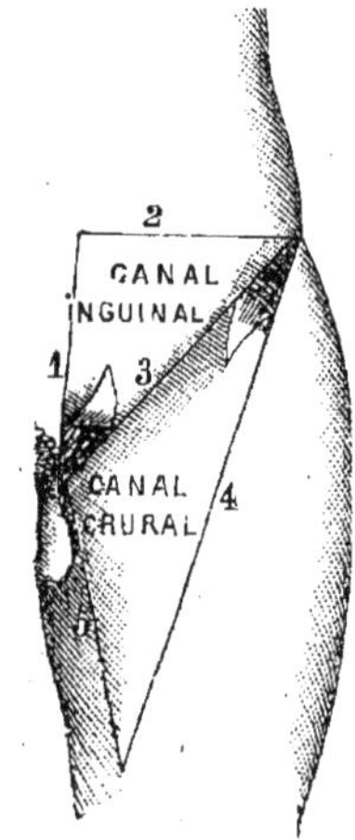

Fig. 273. — Dissection du canal crural.

3, incision supérieure. — 4, incision externe. — 5, limite au niveau de laquelle le lambeau doit être rejeté.

Ses *limites* correspondent : en haut à l'arcade crurale, en bas à l'embouchure de la veine saphène interne dans la fémorale (fig. 275).

La *longueur* du canal crural est donc égale à l'intervalle qui sépare l'arcade crurale de l'embouchure de la saphène interne ; elle est ordinairement de 2 centimètres à 2 centimètres 1/2, mais elle peut être moins considérable, rarement plus.

Sa *largeur* est un peu variable ; elle diminue à mesure qu'on se rapproche de l'extrémité inférieure ; elle est, en moyenne, de 6 à 7 millimètres, un peu plus considérable chez la femme que chez l'homme.

Sa *forme* est différemment appréciée aujourd'hui ; les uns le considèrent comme un canal ayant deux ouvertures aux extrémités (J. Cloquet, Malgaigne) ; les autres, comme un cul-de-sac, un entonnoir, un infundibulum, ayant son embouchure du côté de la cavité abdominale (A. Cooper, Thomson (1), Richet).

(1) Thomson (Alexandre), anatomiste d'origine anglaise, vivait à Paris entre 1830 et 1840, c'est-à-dire à une époque où la condition nécessaire et suffisante pour être sacré *grand anatomiste* était d'avoir décrit une nouvelle aponévrose (ex. Denonvilliers : *aponévroses du périnée*, etc.).

Très habile disséqueur, Thomson fit, sur les aponévroses de l'aine et du périnée d'importantes recherches, qui lui valurent une réputation aussi rapide que brillante.

Pendant longtemps, dit A. Richet (*Anat. méd. chir.*, 2e édit., p. 42), j'ai disséqué avec cet anatomiste consciencieux, qui m'honorait de son amitié, et qui a bien voulu me rendre témoin de toutes ses recherches.

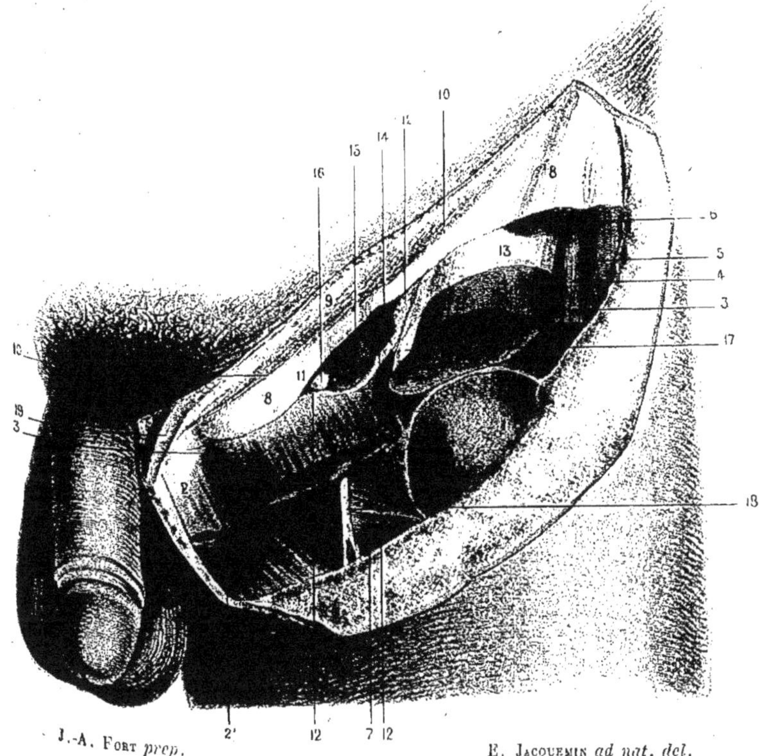

J.-A. FORT *prep.* E. JACQUEMIN *ad nat. del.*

PLANCHE III. — COUPE DE LA RÉGION INGUINO-CRURALE (COUCHE PROFONDE) (DEMI-NATURE)

Ce dessin, l'un des plus instructifs, a été fait par M. Jacquemin sur une pièce fraîche préparée par moi, en février 1875, dans le pavillon de dissection de l'enseignement libre, à l'École pratique de la Faculté. On y voit une réunion de *fenêtres* et de *coupes* très heureuses, montrant avec clarté tous les détails les plus insignifiants de la région.

1, tête du fémur. — 2, tendon du premier adducteur (muscle animé par le musculo-cutané interne et par le nerf obturateur). — 3, psoas-iliaque (fléchisseur et abducteur de la cuisse animé par le tronc du crural). — 3', pectiné (adducteur et rotateur de la cuisse en dehors; animé par le nerf musculo-cutané interne). — 4, droit antérieur (extenseur de la jambe, fléchisseur de la cuisse, animé par le nerf du quadriceps, branche du nerf crural). — 5, tenseur du fascia lata (extenseur de la jambe, adducteur de la cuisse, animé par le nerf fessier supérieur). — 6, coupe du couturier et de l'aponévrose fémorale dédoublée à son niveau. — 7, obturateur externe (rotateur de la cuisse en dehors, animé par le nerf obturateur). — 8, 8, aponévrose fémorale. — 9, aponévrose du grand oblique, formant une partie de l'arcade crurale. — 10, arcade crurale, donnant insertion à l'aponévrose fémorale. (L'arcade crurale sépare nettement les hernies crurales qui passent par l'anneau crural, des hernies inguinales qui sortent par l'anneau inguinal.) — 11, *feuillet superficiel* ou *antérieur* de l'aponévrose fémorale dédoublée, passant au-devant des vaisseaux fémoraux en formant la paroi antérieure de leur gaine. — 12, 12, *feuillet profond* ou *postérieur* de l'aponévrose formant la paroi postérieure de la gaine des vaisseaux fémoraux indiqué par le chiffre 12 à droite, et la paroi postérieure du canal crural indiqué par le chiffre 12 à gauche. — 13, gaine fibreuse du psoas-iliaque (fascia iliaca), très résistante, maintenant indéfiniment les abcès par congestion. — 14, artère fémorale (donnant dans son trajet la sous-cutanée abdominale, la honteuse externe inférieure, la fémorale profonde et la grande anastomotique). Lorsqu'on pratique la ligature de la fémorale profonde, vers le sommet du triangle de Scarpa, il s'établit une circulation collatérale par les anastomoses des branches de la fémorale profonde, de la grande anastomotique et des articulaires supérieures. Lorsqu'on fait la ligature immédiatement au-dessous de l'arcade, ce qui est une mauvaise opération, la circulation collatérale se rétablit par les branches de l'iliaque interne et de la fémorale profonde. — 15, veine fémorale. — 16, ganglion de Cloquet se trouvant fréquemment dans l'anneau crural. — 17, coupe du nerf crural contenu dans la gaine du psoas iliaque. — 18, nerf obturateur et vaisseaux obturateurs. — 19, cordon spermatique.

Le canal crural est, en effet, un véritable cornet ouvert en haut. Il offre une extrémité inférieure, une extrémité supérieure ou *anneau crural*, trois parois : antérieure, postérieure, externe, et trois bords.

Extrémité inférieure. — Cette extrémité est un cul-de-sac, c'est le fond de l'entonnoir, du cornet : il correspond au point où la

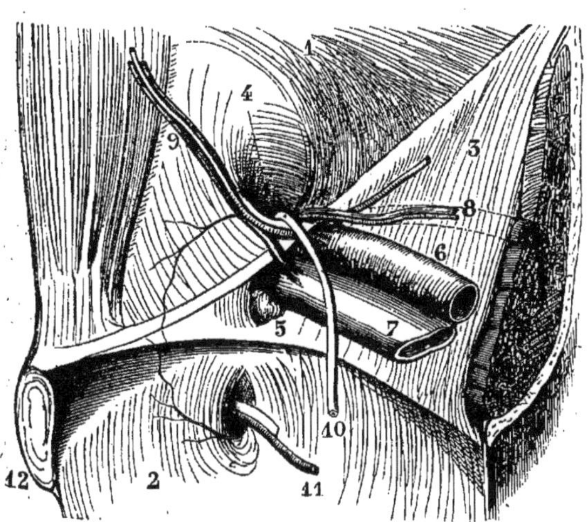

Fig. 274. — Anneau crural vu du côté de la cavité abdominale ; face postérieure du canal inguinal (le péritoine a été enlevé) [côté droit].

1, fascia transversalis — 2, obturateur interne. — 3, fosse iliaque et artère circonflexe iliaque. — 4, orifice péritonéal du canal inguinal. On y voit le canal déférent, 10, qui se porte vers le petit bassin, et les vaisseaux spermatiques, 8, qui glissent sur la face antérieure du psoas-iliaque, pour se porter vers la région lombaire. — 5, anneau crural. En dedans de cet anneau on voit le ligament de Gimbernat. — 6, artère iliaque externe. — 7, veine iliaque externe. — 9, vaisseaux épigastriques. L'artère, à son origine, embrasse la concavité du canal déférent. — 11, vaisseaux et nerf obturateurs. — 12, pubis.

veine saphène interne s'ouvre dans la veine fémorale; c'est la saphène interne qui ferme, pour ainsi dire, le canal à sa partie inférieure.

Extrémité supérieure, anneau crural. — L'embouchure, véritable *anneau crural*, est l'ouverture que forme l'extrémité supérieure du canal crural; elle a une forme triangulaire. Cet anneau, qui regarde directement en haut, le sujet étant supposé debout, offre trois bords et trois angles : un *bord antérieur* formé par l'arcade crurale, un *bord postérieur* par la crête pectinéale, et un *bord externe* par la paroi de la veine fémorale. Les trois angles résultent de la réunion des bords; on comprend que la veine, par son adhérence à l'arcade crurale et au pubis, détermine la formation de deux angles, antérieur et postérieur. Mais le seul important des trois angles est l'interne; il est arrondi et formé par la base du ligament falciforme ou de Gimbernat (1).

L'anneau crural offre la même largeur que le canal, 6 à 7 mill.

Il n'est pas ouvert du côté de la cavité abdominale, il y est recouvert par le péritoine, doublé du *septum crurale*.

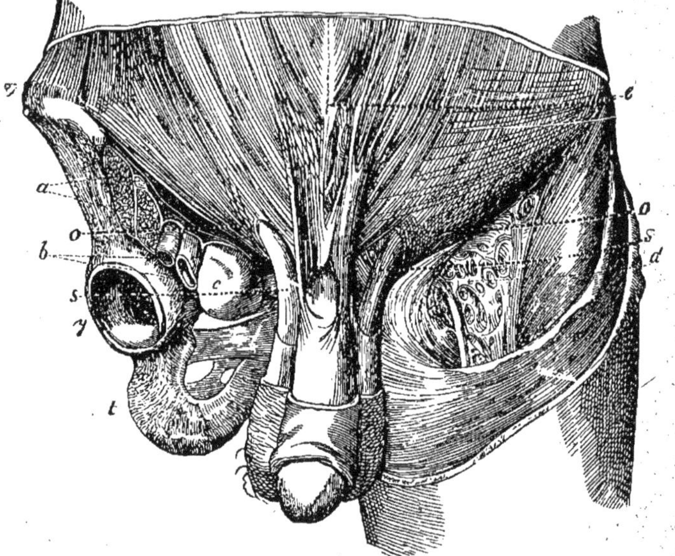

Fig. 275. — On voit à droite, sur cette figure, le fascia cribriformis ; à gauche, l'anneau crural avec les vaisseaux fémoraux et une pointe de hernie crurale.

1° *côté gauche :* Fibres arciformes de l'anneau inguinal. — *s*, cordon spermatique. — *d*, fascia cribriformis avec ses nombreux orifices.

2° *côté droit :* *s*, cordon spermatique. — *a*, coupe du psoas-iliaque. — *b*, artère et veine fémorales. — *c*, hernie crurale. — *l*, ischion. — *y*, cavité cotyloïde.

Le péritoine est déprimé à ce niveau; la dépression, appelée *fossette crurale*, se voit du côté de la cavité abdominale; elle est située immédiatement en dedans de la saillie formée par la veine iliaque externe et au-dessous de la fossette inguinale interne.

Le *septum crurale* est situé entre le péritoine et l'anneau crural. C'est une membrane fibreuse, d'épaisseur variable, que nous avons vue précédemment (voy. *Canal inguinal*), *formée par une dépendance du fascia transversalis*. Le septum crurale adhère aux bords de l'anneau : ligament de Gimbernat, arcade crurale, veine fémorale, crête pectinéale. Cette membrane fibreuse, découverte en 1817 par J. Cloquet (2), est percée d'une grande quantité de

(1) Antoine de Gimbernat, chirurgien à Barcelone, puis à Madrid.
(2) Cloquet (Jules-Germain), né en 1790, mort en 1883, professeur à Paris.

petits trous, comme le fascia cribriformis; elle est traversée par des vaisseaux lymphatiques, et il n'est pas rare de trouver dans son épaisseur un *ganglion inguinal profond* (ganglion de Cloquet).

Paroi antérieure. — La paroi antérieure du canal crural est formée par le *fascia cribriformis*, mince feuillet fibreux dépendant de l'aponévrose fémorale. *C'est la partie la plus interne du feuillet superficiel de l'aponévrose, passant au-devant des vaisseaux fémoraux.* Le fascia cribriformis est étendu, en largeur, de la face antérieure de la veine fémorale à la face antérieure du pectiné, et en longueur, de l'embouchure de la saphène interne, à

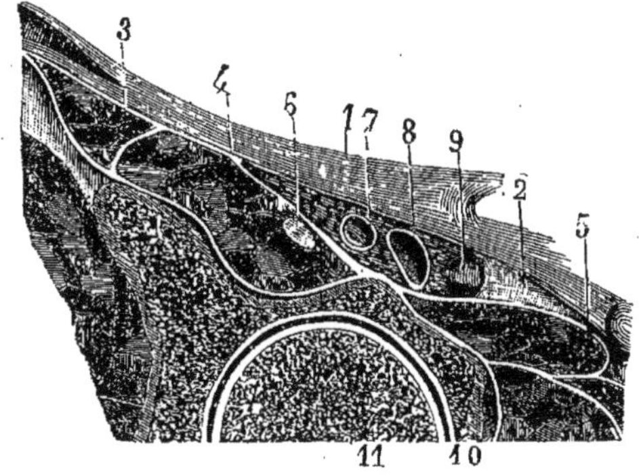

Fig. 276. — Coupe transversale du triangle de Scarpa passant par la tête fémorale. (Côté gauche.)

1, couches superficielles. — 2, ligament de Gimbernat. — 3, couturier. — 4, aponévrose fémorale se dédoublant pour entourer les vaisseaux fémoraux. — 5, pectiné. — 6, nerf crural dans le psoas-iliaque. — 7, artère fémorale. — 8, veine fémorale. — 9, ganglion lymphatique au niveau de l'anneau crural (ganglion de Cloquet). — 10, 11, tête du fémur et cavité cotyloïde.

laquelle il adhère, à l'arcade crurale, sur laquelle il s'insère. Le fascia cribriformis *est criblé de petites ouvertures* qui lui ont fait donner son nom, ouvertures qui sont traversées par différents rameaux vasculaires et nerveux, et principalement par des vaisseaux lymphatiques mettant en communication les ganglions superficiels avec les ganglions profonds.

Il ne faut pas voir dans le fascia cribriformis une membrane séparée, c'est une portion de l'aponévrose fémorale, mais une portion mince, criblée d'orifices, adhérant à la couche sous-cutanée au moyen des organes qui la traversent, et par conséquent difficile à préparer.

Si l'on considérait le fascia cribriformis comme une membrane indépendante, *on dirait* qu'il s'insère en dehors sur la veine fémorale, et en dedans sur le pectiné.

Paroi postérieure. — Le pectiné constitue la paroi postérieure du canal crural. Il serait peut-être préférable de dire que cette paroi est formée par le feuillet profond de l'aponévrose fémorale, qui recouvre le pectiné, car le canal crural est situé, comme les vaisseaux fémoraux, dans le dédoublement de l'aponévrose fémorale. En suivant le feuillet profond jusqu'à l'anneau crural, on voit qu'il se confond sur la crête pectinéale avec le ligament pubien.

Paroi externe. — La veine fémorale forme la paroi externe.

Les **bords** sont situés au point de réunion des parois : le *bord interne* résulte de la réunion du pectiné et du fascia cribriformis; le *bord antérieur* est situé au point de réunion de la veine fémorale et du fascia cribriformis; le *bord postérieur* est formé par l'adhérence de la veine fémorale au pectiné.

Rapports du canal crural. — La connaissance de ces rapports découle de la description précédente; il nous suffit de les résumer pour la plupart. Le canal est situé immédiatement au-dessous de l'arcade crurale, au-dessus de la veine saphène interne, en dedans de la fémorale. Les battements de l'artère fémorale se font sentir à 1 centimètre 1/2 en dehors du canal crural.

Quoique situé entre les deux feuillets de l'aponévrose fémorale, le canal crural se trouve à une assez grande profondeur; la couche de graisse et de ganglions lymphatiques qui le sépare de la peau est quelquefois considérable; il faut donc, pour préparer le canal, se guider absolument sur les vaisseaux fémoraux.

Les rapports de l'anneau crural sont importants à étudier, à cause des vaisseaux qu'on y rencontre et des opérations qu'on est quelquefois obligé d'y pratiquer. Nous savons, jusqu'à présent, qu'il est séparé de la cavité abdominale par le péritoine et le septum crural. Il existe, en outre, des vaisseaux autour de lui. En dehors, se trouve la veine fémorale; en haut, l'artère spermatique, qui en est séparée par l'arcade crurale; en dedans, le ligament de Gimbernat.

D'après ces rapports, il semblerait qu'on pût aisément porter un instrument tranchant sur l'angle interne de l'anneau crural. La main du chirurgien se trouve arrêtée par cette hypothèse qu'une artère anormale peut contourner l'angle interne de l'anneau crural, en passant sur le ligament de Gimbernat, pour descendre ensuite dans le bassin : c'est l'*artère obturatrice*, qui naît, par anomalie de l'épigastrique, une fois sur trois, selon J. Cloquet; une fois sur deux environ, d'après Richet. Dans les cas où cette anomalie existe, il peut arriver que l'artère obturatrice se trouve encore éloignée de l'embouchure de l'anneau. Nous devons à la vérité de dire qu'on s'est beaucoup exagéré les craintes que doit inspirer une semblable disposition anatomique.

Contenu. — Deux ou trois ganglions et des vaisseaux lymphatiques forment le contenu du canal. Les lymphatiques passent du canal vers les ganglions iliaques, à travers le septum crural.

L'anneau crural est beaucoup plus grand que ne le comporte le volume des vaisseaux lymphatiques qui le traversent : aussi existe-

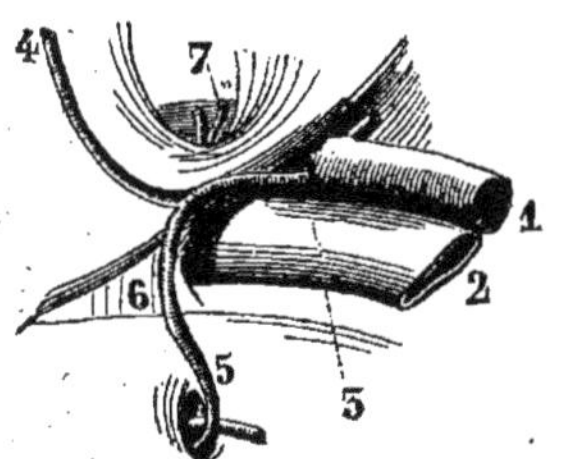

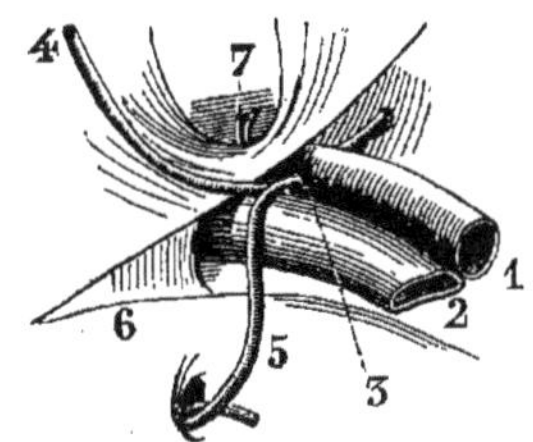

Fig. 277 et 278. — Anomalies d'origine de l'artère obturatrice. Ces figures montrent l'arcade crurale, l'anneau crural et le ligament de Gimbernat du côté droit, vus du côté de l'abdomen.

1° — 1, artère iliaque externe. — 2, veine iliaque externe. — 3, tronc commun de l'épigastrique et de l'obturatrice, ayant une longueur de 10 à 12 millimètres. — 4, épigastrique. — 5, obturatrice passant sur le ligament de Gimbernat. — 6, ligament de Gimbernat. — 7, orifice péritonéal du canal inguinal.

2° — Dans cette figure, le tronc commun de l'épigastrique et de l'obturatrice est plus court. L'obturatrice 5 descend en croisant la veine iliaque externe, en dehors du point de l'anneau crural, où se produisent ordinairement les hernies.

t-il là un point peu résistant, qui se laisse facilement déprimer. C'est précisément par là que passe l'intestin dans la formation de la hernie crurale.

Quelques mots sur l'historique du canal crural. — La découverte du fascia cribriformis par J. Cloquet, en 1817, est venue modifier l'idée qu'on se faisait du canal crural, ainsi que de la formation et de l'étranglement de la hernie crurale.

1° Avant J. Cloquet, le fascia cribriformis n'étant pas connu, on ne pouvait se figurer le canal crural tel que nous l'avons décrit; on connaissait seulement l'*anneau crural*. La portion sous-jacente était considérée comme beaucoup moins importante; on la décrivait cependant sous le nom de *fosse ovale*, de *gouttière ovale* (fig. 279). On décrivait même sous le nom de *ligament falciforme* le bord que formait l'aponévrose fémorale sur les limites de la fosse ovale, fosse étendue en hauteur de l'arcade crurale à la veine saphène, et en largeur de la veine fémorale au ligament falciforme. Ce ligament falciforme, qui a été décrit par Allan Burns (1), était fait par le scalpel au moment où le fascia cribri-

(1) Décrit en 1806 par Allan Burns, professeur à Glascow.

formis était enlevé par la dissection. On lui donnait la forme d'un croissant à concavité externe, dont la corne supérieure s'attachait à l'arcade crurale, l'autre se confondant avec l'aponévrose fémorale, en passant au-dessous de la veine saphène interne.

Dans l'article AINE du *Dictionnaire de Médecine,* P. Bérard n'ajoute aucune importance à la fosse ovale, et ne décrit que l'anneau crural. A cette époque, on ne comptait qu'avec l'anneau, et nullement avec le canal dans l'étude des hernies.

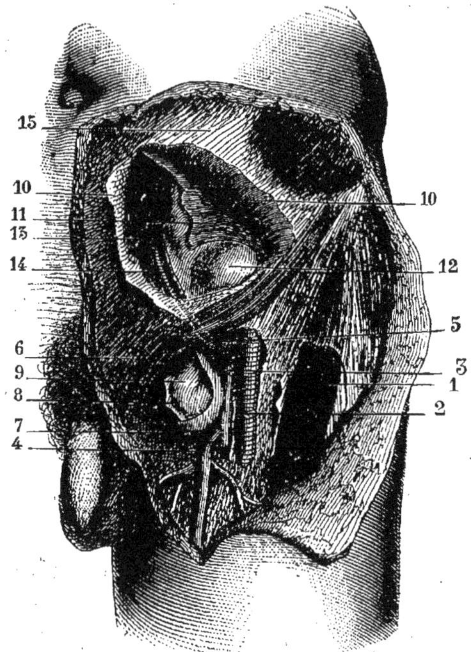

Fig. 279. — Hernie crurale.

1, couturier. — 2, artère fémorale. — 3, veine fémorale. — 4, saphène interne. — 5, origine de l'épigastrique. — 6, cordon spermatique. — 7, fond du sac herniaire. — 8, ouverture du sac. — 9, intestin. — 10, 10, petit oblique. — 11, transverse. — 12, fascia transversalis — 13, muscle droit. — 14, vaisseaux épigastriques. — 15, grand oblique.

2° La découverte du fascia cribriformis faisait disparaître du même coup la fosse ovale et le ligament falciforme. Un véritable canal faisait suite à l'anneau, la fosse ovale était convertie en canal triangulaire par le fascia cribriformis. Depuis cette époque, tous les auteurs admettent le canal crural, les uns avec un orifice inférieur, les autres sans orifice ; le canal serait, avec raison, pour ces derniers, un véritable infundibulum, un cul-de-sac, un *cornet.*

— Dans la *hernie crurale,* plus fréquente chez la femme, l'intestin s'échappe par l'anneau crural, il refoule le péritoine et le septum crural dans le canal, en arrière du fascia cribriformis : c'est là le *premier degré* de la hernie crurale.

Dans le *deuxième degré*, l'intestin presse les parois du canal, il finit par franchir l'une des ouvertures du fascia cribriformis, paroi la plus faible ; la hernie se trouve alors sous la peau, dans la couche graisseuse sous-cutanée.

Enfin, la hernie devenant ancienne acquiert lentement ce qu'on est convenu d'appeler le *troisième degré*. L'intestin remonte insensiblement en dehors et en haut, parallèlement à l'arcade crurale, dans la direction de l'épine iliaque antéro-supérieure. Les hernies très anciennes atteignent seules le troisième degré.

Autrefois, lorsqu'une hernie crurale s'étranglait, on levait l'étranglement en débridant sur l'anneau crural ; la crainte d'une anomalie artérielle retenait souvent le chirurgien. Aujourd'hui, il est démontré que l'anneau crural n'est point le siège ordinaire de l'étranglement : *c'est l'une des ouvertures du fascia cribriformis*.

ARTICLE VI

RÉGION POPLITÉE

La région poplitée, ou *creux poplité*, est une région losangique située à la partie postérieure du genou. Elle est limitée par des muscles ; elle contient des vaisseaux et des nerfs dont il est important de bien connaître les rapports.

Dissection. — Faites trois incisions : deux horizontales, réunies par une troisième verticale. Les deux premières seront faites au tiers inférieur de la cuisse et au tiers supérieur de la jambe : elles comprendront la moitié postérieure de la circonférence du membre. L'incision verticale suivra l'axe du membre en arrière.

Formes extérieures. — Vue extérieurement, le membre étant placé dans l'extension, cette région est à peine accusée ; elle détermine une saillie qui se continue insensiblement avec celles de la cuisse et de la jambe. Mais, dans la flexion du genou, le creux poplité prend la forme d'un triangle dont la base est formée par le pli de flexion, et les côtés par la saillie des tendons inférieurs des muscles de la cuisse.

Peau et tissu cellulaire sous-cutané. — La peau est fine dans cette région. Le tissu cellulaire, qui présente une certaine laxité, renferme la veine saphène externe dans la moitié inférieure de la région, et le nerf accessoire du saphène externe dans la partie externe. Souvent, ces organes sont situés sous l'aponévrose.

Aponévrose. — L'aponévrose du creux poplité présente un certain degré de résistance. Sa face superficielle est recouverte par le tissu cellulaire sous-cutané et les organes qui y sont contenus ; sa face profonde recouvre les vaisseaux poplités, les nerfs sciatiques poplités interne et externe, et quelques-unes de leurs branches.

Cette aponévrose se continue avec l'aponévrose fémorale par son extrémité supérieure, et avec l'aponévrose jambière par son extrémité inférieure. Les deux bords de l'aponévrose se portent sur les muscles qui limitent le creux poplité, pour les envelopper et leur constituer des gaines fibreuses, disposition manifeste pour les deux côtés supérieurs du creux poplité.

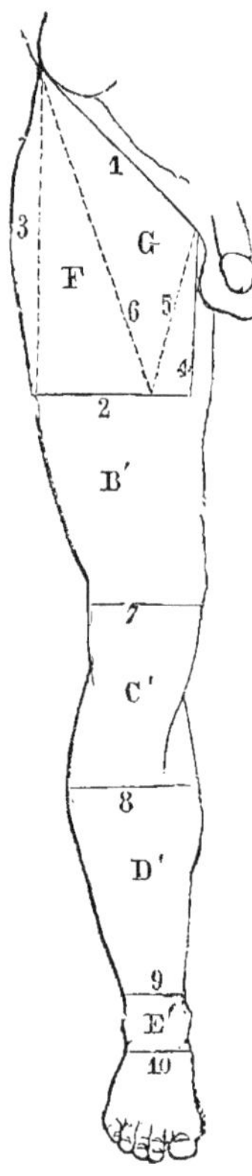

Fig. 280.
6-6, incision horizontale supérieure. — 8-8, incision horizontale inférieure. — 5-7, incision verticale.

Muscles. — Les muscles de cette région sont au nombre de sept. L'un d'eux, le muscle poplité, est situé au fond de la région, tandis que les autres en constituent les bords. Or, il y a quatre bords, ou côtés, au creux poplité ; ces bords forment un losange. Les deux côtés inférieurs pénètrent entre les deux supérieurs, qui s'écartent pour les recevoir : de telle sorte que, si l'on divise ce losange en deux triangles par une ligne horizontale, on voit que le triangle supérieur est beaucoup plus grand que l'inférieur.

Le côté *inférieur et interne* est formé par le jumeau interne. Le côté *inférieur et externe* est constitué par le plantaire grêle, qui borde le jumeau externe. Ces deux côtés limitent un espace anguleux fort étroit, qui termine l'angle inférieur de la région.

Le côté *supérieur et interne* est formé par deux muscles superposés : le demi-membraneux, situé profondément, et le demi-tendineux. Ce dernier constitue à ce niveau un tendon grêle, qui recouvre le demi-membraneux, charnu jusqu'au-dessus de l'articulation. Le côté *supérieur et externe* est représenté par le tendon du biceps. Il est facile de distinguer tous ces tendons par le toucher : lorsqu'on fléchit la jambe sur la cuisse, ils déterminent la saillie de la peau. Ces mêmes muscles, qui constituent les bords supérieurs du creux poplité, sont les muscles rotateurs de la jambe, lorsque le genou est fléchi.

Le muscle poplité est situé très profondément. Etendu de la

partie postérieure et externe du condyle externe du fémur à la face postérieure du tibia, ce muscle est adhérent au ligament postérieur de l'articulation par sa face antérieure; il est recouvert par les vaisseaux poplités.

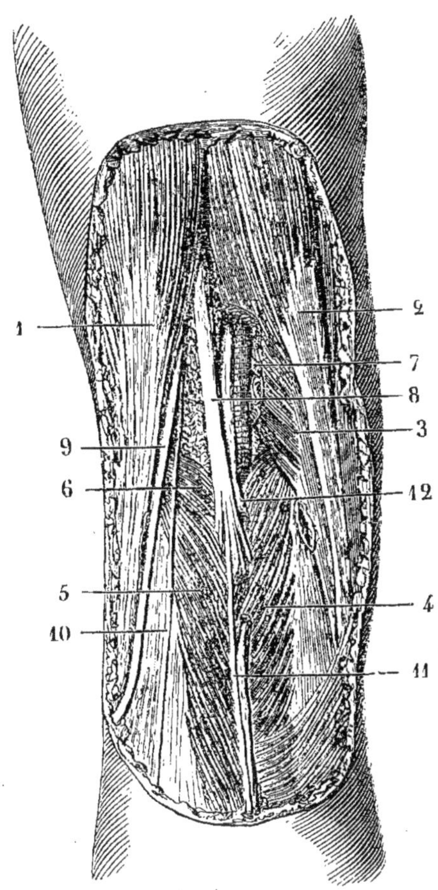

Fig. 281. — Région poplitée (côté gauche).

1, biceps. — 2, demi-tendineux. — 3, demi-membraneux. — 4, jumeau interne. — 5, jumeau externe. — 6, plantaire grêle. — 7, échancrure du demi-membraneux pour montrer les vaisseaux poplités. — 8, nerf sciatique poplité interne et vaisseau poplité. — 9, nerf sciatique poplité externe. — 10, nerfs accessoires du saphène externe. — 11, nerf saphène externe avec la veine saphène externe. — 12, terminaison de la saphène externe dans la veine poplitée ; un fragment de cette veine a été enlevé.

Séreuses tendineuses. — Elles sont nombreuses dans cette région (voy. le *Tableau des séreuses tendineuses*). On en trouve une communiquant toujours avec la synoviale du genou, au-dessous du tendon du poplité ; une au-dessous du tendon du biceps ; une autour du tendon du demi-tendineux ; une dernière, enfin, entre les tendons du demi-membraneux et du jumeau interne.

Vaisseaux et nerfs. — Ces organes, si importants, sont plongés au milieu d'un tissu graisseux abondant, qui remplit le creux poplité.

L'*artère poplitée* est oblique en bas et en dehors dans sa moitié supérieure, et verticale dans le reste de son étendue. Elle recouvre, de haut en bas, le fémur, le ligament postérieur de l'articulation et le poplité. Elle est recouverte de haut en bas par le demi-membraneux, le tissu graisseux et le jumeau interne.

La *veine poplitée* lui est accolée ; elle est située sur son côté postérieur et externe ; on sépare difficilement ces deux vaisseaux.

Les *artères articulaires* de la poplitée, au nombre de quatre, deux supérieures, deux inférieures, se portent sur les côtés de l'articulation. Les deux supérieures, interne et externe, sont situées à la surface de l'os, au-dessous des muscles et des autres organes. Les articulaires inférieures se dirigent horizontalement et passent au-dessous du ligament latéral correspondant. Elles sont séparées de l'articulation par le muscle poplité. Toutes les articulaires sont accompagnées par deux veines correspondantes. Les *artères jumelles* descendent de la partie moyenne de la poplitée vers les muscles jumeaux, à la face profonde desquels elles se rendent. L'*articulaire moyenne*, formée de plusieurs rameaux, traverse le ligament postérieur de l'articulation, pour se porter à la synoviale et à l'extrémité inférieure du fémur.

Les nerfs sciatiques poplités interne et externe, branches terminales du grand sciatique, passent dans le creux poplité. Le *sciatique poplité interne* descend verticalement de l'angle supérieur à l'angle inférieur du creux poplité. Séparé de la partie supérieure des vaisseaux poplités par un angle ouvert en haut, il est immédiatement appliqué sur le côté externe et postérieur de la veine, à sa partie inférieure. Cet organe est donc plus superficiel que les vaisseaux. Dans son trajet, ce nerf, placé immédiatement au-dessous de l'aponévrose poplitée, donne plusieurs rameaux, dont l'un descend entre l'aponévrose et l'interstice des deux jumeaux sous le nom de nerf saphène externe.

Le *nerf sciatique poplité externe* accompagne le côté postérieur et interne du tendon du biceps ; il est aussi sous-aponévrotique, et il quitte la région au niveau de la partie inférieure du biceps. Dans ce trajet, il fournit la branche cutanée péronière et l'accessoire du saphène externe, qui perforent l'aponévrose pour se porter dans le tissu cellulaire sous-cutané de la jambe.

ARTICLE VII

MUSCLES DE LA JAMBE

Région antérieure : 4. Jambier antérieur, extenseur propre du gros orteil, extenseur commun des orteils, péronier antérieur.

Région externe : 2. Long péronier latéral, court péronier latéral.

Région postérieure : 8. *Couche superficielle :* Jumeau interne, jumeau externe, soléaire, formant ensemble le *triceps sural*, plantaire grêle. *Couche profonde :* Poplité, jambier postérieur, fléchisseur commun des orteils, fléchisseur propre du gros orteil.

1° Région antérieure.

Dissection. — 1° *Région antérieure.* — Placez la jambe dans l'extension. Faites une incision le long du bord antérieur du tibia, depuis la rotule jusqu'au premier orteil. Des deux extrémités de cette incision faites-en partir trois autres, qui arriveront à la tubérosité externe du tibia, à la malléole externe et au dernier orteil.

Il est plus commode et plus utile de préparer en même temps la région antérieure de la jambe et la région dorsale du pied.

On dissèque les lambeaux de peau ainsi limités, on les rejette en dehors en ayant soin de ménager le nerf musculo-cutané, qui traverse l'aponévrose jambière à son tiers inférieur.

Le nerf et l'aponévrose étant étudiés, on détache l'aponévrose du bord antérieur du tibia ; on la renverse en dehors, en prenant soin de conserver le ligament annulaire qu'elle constitue. On la laisse en place au tiers supérieur, car les muscles prennent des insertions sur sa face profonde. L'aponévrose enlevée, on voit deux muscles, le *jambier antérieur* et l'*extenseur commun des orteils*, entre lesquels on aperçoit l'*extenseur propre du gros orteil* vers la partie inférieure de la jambe. Il suffit d'écarter le jambier antérieur de l'extenseur commun pour trouver au fond de cet interstice celluleux le nerf et les vaisseaux tibiaux antérieurs.

Il est bon de disséquer les muscles de la région postérieure en commençant par le tendon d'Achille, sur lequel convergent les quatre muscles superficiels. On enlève d'un trait de scie la partie du calcanéum sur laquelle s'insère ce tendon, on la relève, et l'on a sous les yeux tous les muscles de la couche profonde.

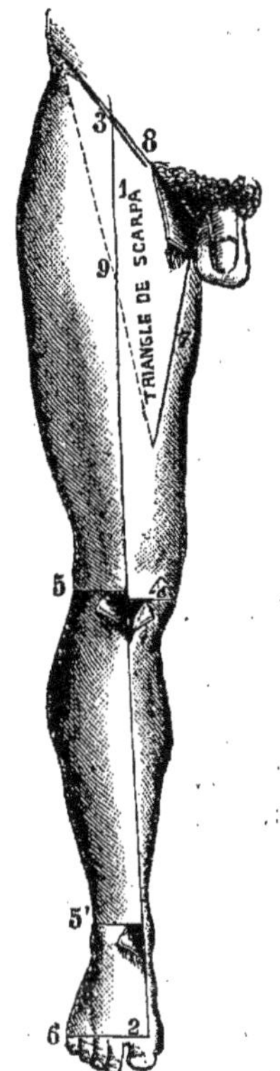

Fig. 282. — Dissection des muscles antérieurs de la jambe et de la région pédieuse.

2-4, incision verticale. — 5, 5' 6', incisions transversales.

§ 1. — JAMBIER ANTÉRIEUR (fig. 285,1).

Muscle allongé, situé à la partie interne de la région antérieure.

Insertions. — 1° *Fixe.* Il s'insère, en haut, au tiers supérieur de la face externe du tibia, à la moitié interne du ligament interosseux, au tubercule du jambier antérieur, et à l'aponévrose jambière qui le recouvre. 2° *Mobile.* A la face inférieure du premier cunéiforme, et par une expansion fibreuse à l'extrémité postérieure du premier métatarsien.

Ses fibres se dirigent verticalement, et se terminent à un tendon qui se porte en bas et en dedans vers le bord interne du pied.

Rapports. — 1° A la jambe, il est en rapport, en dedans, avec le tibia ; en dehors, avec l'extenseur commun des orteils et l'extenseur propre du gros orteil ; en avant, avec l'aponévrose et la peau ; en arrière, avec le ligament interosseux. Les vaisseaux et nerf tibiaux antérieurs sont couchés sur le ligament interosseux, en dehors du jambier antérieur. Il est le muscle *satellite* de l'artère tibiale antérieure. 2° Au pied, il passe devant l'articulation tibio-tarsienne, où il glisse dans une gaine fibreuse au moyen d'une séreuse et descend sur le bord interne du pied, au-dessous de l'aponévrose. La gaine fibreuse lui est fournie par le ligament annulaire antérieur du tarse.

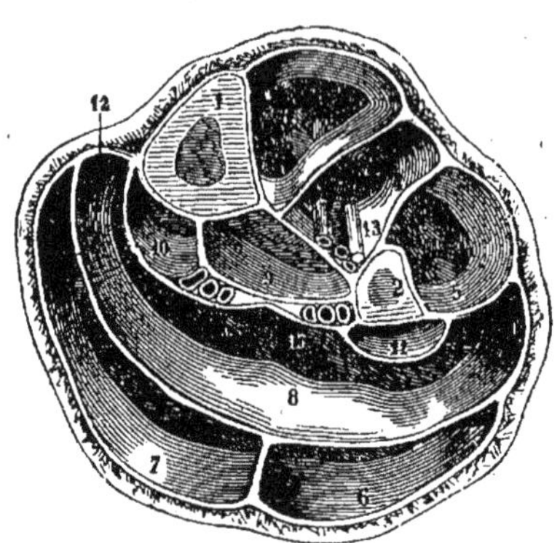

Fig. 283. — Coupe de la jambe au tiers supérieur. (Côté droit, surface inférieure de la section.) On a eu soin de faire ressortir les cloisons fibreuses, afin de montrer la disposition des gaines musculaires.

1, tibia. — 2, péroné. — 3, jambier antérieur. — 4, extenseur commun des orteils. — 5, long péronier latéral. — 6, jumeau externe. — 7, jumeau interne. — 8, soléaire. — 9, jambier postérieur. — 10, extenseur commun des orteils. — 11, extenseur propre du gros orteil. — 12, bord interne du soléaire. — 13, vaisseaux et nerf tibiaux antérieurs.

Action. — Le jambier antérieur relève d'abord le bord interne du pied, puis il fléchit le pied sur la jambe. Il est légèrement adducteur du pied.

Sa contraction tend à effacer la voûte plantaire.

La flexion directe du pied sur la jambe résulte de la contraction simultanée du jambier antérieur et de l'extenseur commun des orteils, qui le porte un peu dans l'abduction. Lorsque le jambier antérieur est paralysé, le pied se trouve dans l'abduction (en valgus), pendant la marche et la station, et le malade butte souvent en marchant, parce qu'il ne peut fléchir le pied qu'avec l'extenseur commun des orteils, qui est un peu abducteur du pied (Duchenne).

§ 2. — EXTENSEUR PROPRE DU GROS ORTEIL (fig. 285, 2).

Long et grêle, ce muscle occupe la moitié inférieure de la jambe et le bord interne de la face dorsale du pied.

Insertions. — 1° *Fixes*. Il s'insère en haut à la partie inférieure de la face interne du péroné et au ligament interosseux. 2° *Mobile*. A l'extrémité postérieure de la dernière phalange du gros orteil. Le long de la face dorsale de la première phalange, le tendon de ce muscle présente sur ses bords une expansion fibreuse résistante, qui va se fixer sur les bords de la phalange.

Ses fibres se dirigent un peu obliquement en bas et en dedans,

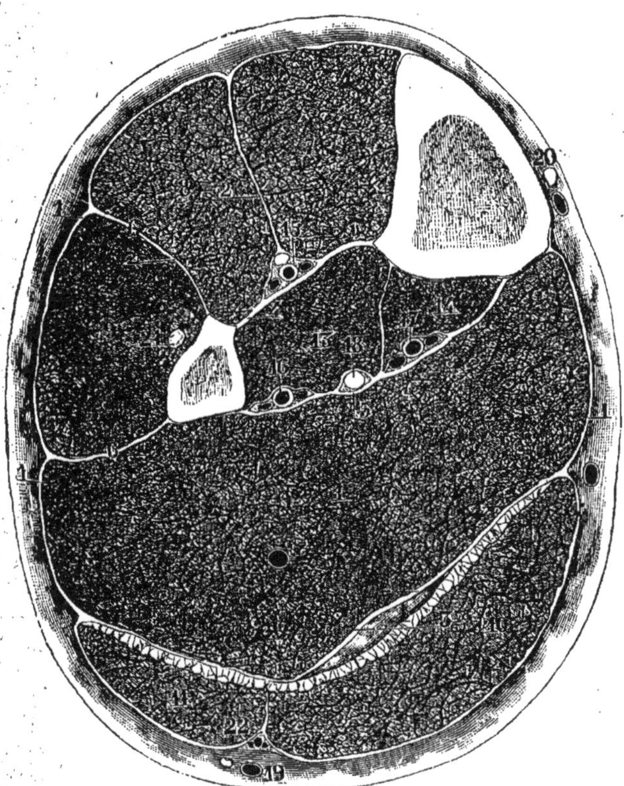

Fig. 284. — Coupe de la jambe au tiers supérieur, destinée à montrer les rapports exacts de tous les organes de la jambe. (Jambe gauche, vue de la surface inférieure de la section.) Ce dessin, de grandeur naturelle, est de la plus grande exactitude. Comme un certain nombre d'autres dessins, il a été fait au Val-de-Grâce, pendant le siège de Paris, sur un sujet congelé par une température de 16° au-dessous de 0°. La préparation a été faite avec la scie et polie avec un couteau bien tranchant. La surface des préparations ainsi faites offre le brillant d'une plaque de marbre polie.

1, 1, 1, coupe de l'aponévrose jambière. — 2, mince cloison séparant le jambier antérieur de l'extenseur commun. — 3, séparation du soléaire et des jumeaux ; entre les deux lignes blanches se trouve du tissu adipeux ; la ligne blanche épaisse limitant les jumeaux indique la section du tendon d'Achille, épanoui à la face profonde de ces muscles. — 4, ligament interosseux. — 5, cloison fibreuse séparant le soléaire des muscles profonds. — 6, 6, cloisons intermusculaires antérieure et postérieure. — 7, jambier antérieur. — 8, extenseur commun. — 9, long péronier latéral. — 10, jumeau interne. — 11, jumeau externe. — 12, soléaire ; l'orifice qui se trouve au milieu du muscle est la coupe d'une veine musculaire. — 13, jambier postérieur. — 14, fléchisseur commun des orteils. — 15, vaisseaux et nerf tibiaux antérieurs. — 16, vaisseaux péroniers. — 17, vaisseaux tibiaux postérieurs. — 18, nerf tibial postérieur. — 19, veine saphène externe et nerf saphène externe. — 20, veine saphène interne et nerf saphène interne. — 21, nerf musculo-cutané (1).

(1) Nous ferons remarquer que le sujet était bien musclé, car au niveau de chaque muscle on voit une convexité du côté de la peau. L'orifice situé à droite du jumeau interne appartient à une grosse collatérale de la saphène

pour se réfléchir sous le ligament annulaire antérieur du tarse et longer le bord interne de la face dorsale du pied.

Rapports. — 1° A la jambe, il est en rapport : en dedans, avec le jambier antérieur ; en dehors, avec le péroné et l'extenseur commun des orteils ; son extrémité supérieure est cachée entre ces deux muscles. 2° Au pied, il glisse sous le ligament annulaire antérieur du tarse, dans la même gaine que les vaisseaux et nerfs tibiaux antérieurs et quelquefois dans une gaine séparée ; puis il se place sur le côté interne du pédieux, où il est recouvert par l'aponévrose et par la peau qu'il sépare des os et des articulations.

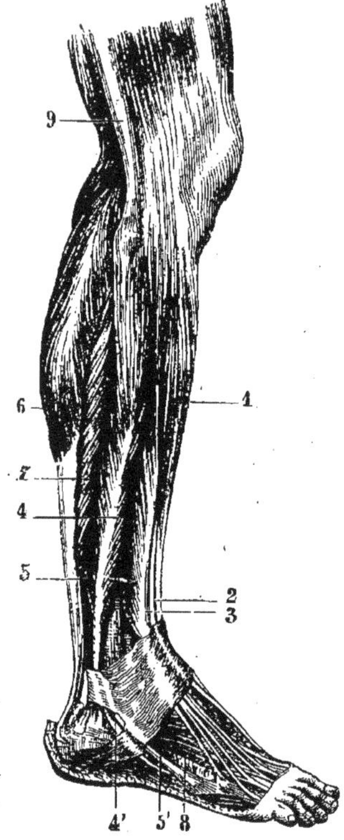

Fig. 285. — Muscles antérieurs et externes de la jambe (côté droit).

1, jambier antérieur. — 2, extenseur propre du gros orteil. — 3, extenseur commun des orteils. — 4, long péronier latéral. — 4', son tendon. — 5, court péronier latéral. — 5', son tendon. — 6, jumeau externe. — 7, bord externe du soléaire. — 8, pédieux. — 9, biceps.

Les vaisseaux tibiaux antérieurs sont placés en dedans de lui à la jambe, et en dehors à la face dorsale du pied, après avoir croisé sa face postérieure au niveau de l'articulation tibio-tarsienne.

Action. — Ce muscle est un bien faible auxiliaire du jambier antérieur dans la flexion du pied. Il est extenseur de la première phalange du gros orteil par les faisceaux fibreux que son tendon fournit à cet os. Il n'a aucune action sur la deuxième phalange, qui reste fléchie par son fléchisseur, pendant que l'extenseur propre se contracte (Duchenne).

§ 3. — EXTENSEUR COMMUN DES ORTEILS (fig. 285,3).

Situé à la partie externe de la région antérieure de la jambe.

Insertions. — 1° *Fixes*. Il s'insère, en haut, à la partie supé-

interne. L'extenseur propre du gros orteil ne se trouve pas dans la figure, parce que la coupe a été faite un peu au-dessus de son extrémité supérieure. On voit que les faisceaux vasculaires sont entourés d'une mince enveloppe fibreuse.

rieure de la face interne du péroné, au tubercule antérieur de la tête du même os, à la moitié externe du ligament interosseux, à l'aponévrose jambière qui le recouvre, et au feuillet aponévrotique qui le sépare du long péronier latéral.

2° *Mobiles.* Aux quatre derniers orteils, par trois languettes fibreuses qui s'insèrent sur les phalanges, à la manière de l'extenseur commun des doigts. La languette moyenne se fixe à l'extrémité postérieure de la deuxième phalange. Les deux languettes latérales se portent en avant et se confondent pour s'insérer à l'extrémité postérieure de la troisième phalange.

Au niveau de la première phalange, ces tendons envoient des brides fibreuses sur cet os, et ils reçoivent sur leurs bords les tendons des interosseux et des lombricaux.

Ce muscle se dirige verticalement en bas jusqu'au ligament annulaire antérieur du tarse, où il se réfléchit pour glisser sur la face dorsale du pied.

Avant d'arriver au ligament annulaire, il se divise en cinq faisceaux qui descendent parallèlement, passent dans la même gaine fibreuse, et divergent ensuite pour se porter aux quatre derniers orteils et à l'extrémité postérieure du cinquième métatarsien. Ce dernier faisceau constitue le muscle *péronier antérieur*.

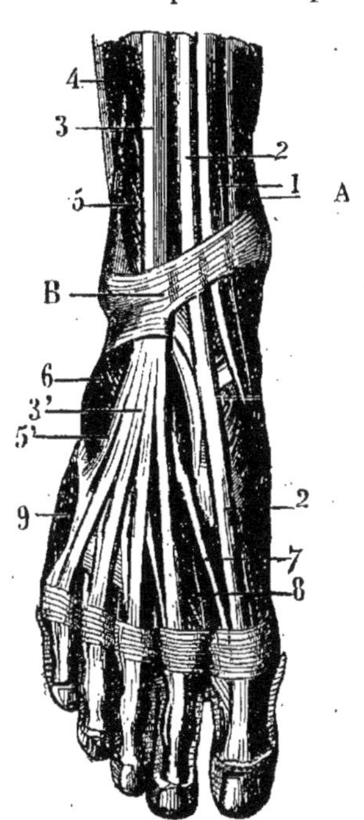

Fig. 286. — Muscles de la partie antérieure de la jambe et de la face dorsale du pied (côté droit).

A, B, ligament annulaire antérieur du tarse. — 1, tendon du jambier antérieur. — 2, 2, tendon de l'extenseur propre du gros orteil. — 3, 3', tendon de l'extenseur commun des orteils. — 4, tendon du long péronier latéral. — 5, tendon du péronier antérieur. — 6, muscle pédieux. — 7, tendon interne du pédieux confondu avec l'extenseur propre. — 8, premier interosseux dorsal. — 9, court fléchisseur du petit orteil.

Rapports. — 1° A la jambe, il est en rapport : en dedans, avec le jambier antérieur et l'extenseur propre du gros orteil ; en dehors, avec les péroniers latéraux ; en avant, avec l'aponévrose jambière ; en arrière, avec le ligament interosseux et le péroné. 2° Au pied, il glisse dans une gaine fibreuse que lui forme le ligament annulaire antérieur du tarse, et se place ensuite entre le muscle pédieux et l'aponévrose dorsale du pied.

Action. — Ce muscle est fléchisseur du pied, comme le jambier antérieur; mais il est un peu antagoniste de ce dernier, qui porte le pied dans l'adduction, tandis que l'extenseur commun le porte dans l'abduction. La flexion directe du pied résulte de l'action simultanée de ces deux muscles. Lorsqu'il agit sur les orteils, il étend la première phalange, pendant que les deux dernières se fléchissent sous l'influence de leurs fléchisseurs. Si, pendant que les orteils sont ainsi étendus sur le cadavre, on coupe les tendons fléchisseurs, aussitôt les dernières phalanges se redressent vigoureusement (Duchenne).

§ 4. — PÉRONIER ANTÉRIEUR

On donne ce nom au faisceau externe de l'extenseur commun des orteils qui, après avoir traversé la même gaine fibreuse que ce muscle, vient s'insérer à la partie supérieure de l'extrémité postérieure du cinquième métatarsien par un tendon large et aplati. Il concourt à fléchir le pied sur la jambe et n'est pas spécialement destiné, comme on le croit, à relever le bord externe du pied, car, lorsque ce muscle manque, la contraction de l'extenseur commun suffit pour relever le bord externe du pied (Duchenne).

Vaisseaux et nerfs des muscles de la région antérieure.

L'*artère tibiale antérieure* fournit des ramifications à ces muscles. Ils sont tous animés par le *nerf tibial antérieur*.

2° Région externe.

Dissection. — Cette région, limitée à la face externe du péroné, est formée par les deux péroniers latéraux. Pour la préparer, on fait une longue incision qui dépasse la tête du péroné et la malléole externe de quelques centimètres. De l'extrémité inférieure de cette incision, on en fait partir une deuxième qui se porte jusqu'à la partie moyenne du cinquième métatarsien.

La peau étant disséquée, on étudie la disposition de l'aponévrose, les rapports des muscles péroniers en avant et en arrière, et les gaines fibreuses qui les maintiennent contre les os, à la partie inférieure.

Pour séparer les deux péroniers, qui glissent dans la même gaine, en arrière de la malléole externe, il faut se rappeler que ces deux muscles, superposés, sont intimement unis.

La portion du tendon qui passe dans la région plantaire sera étudiée avec la plante du pied.

§ 1. — LONG PÉRONIER LATÉRAL (fig. 287,4).

Insertions. — 1° *Fixe.* Il s'insère au tiers supérieur de la face externe du péroné, à l'aponévrose jambière qui le recouvre, et aux cloisons aponévrotiques qui le séparent des muscles de la région antérieure et de ceux de la région postérieure. 2° *Mobile.* Son insertion mobile est le 1er cunéiforme et le tubercule qui se trouve au-dessous de l'extrémité postérieure du premier métatarsien.

Ses fibres se portent en bas, sur un tendon un peu aplati à la jambe, arrondi au pied. Ce tendon, né sur la face externe du muscle, se réfléchit une première fois derrière la malléole externe, une deuxième fois sur le tubercule de la face externe du calcanéum, une troisième fois sur la face inférieure du cuboïde, pour se diriger enfin en dedans et un peu en avant, en croisant la plante du pied.

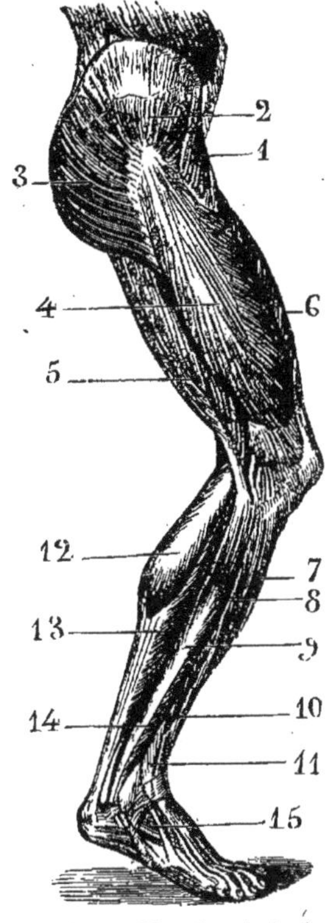

Fig. 287. — Muscles de la face externe du membre inférieur droit.

1, tenseur du fascia lata. — 2, moyen fessier. — 3, grand fessier. — 4, vaste externe. — 5, biceps. — 6, droit antérieur. — 7, jambier antérieur. — 8, extenseur commun des orteils. — 9, long péronier latéral. — 10, extenseur propre du gros orteil. — 11, péronier antérieur. — 12, jumeau externe. — 13, soléaire. — 14, court péronier latéral.

Rapports. — Ce muscle est en rapport : 1° A la jambe : en dehors, avec l'aponévrose jambière ; en dedans, avec le péroné au tiers supérieur, et le court péronier dans les deux tiers inférieurs ; en avant, avec l'extenseur commun des orteils et le péronier antérieur ; en arrière, avec le soléaire et le fléchisseur propre du gros orteil. Le soléaire recouvre sa moitié supérieure, tandis que le fléchisseur propre est en contact avec sa moitié inférieure. Dans son trajet, le tendon s'accole à celui du court péronier, dont on le sépare difficilement.

2° Au cou-de-pied : il glisse derrière la malléole externe, avec le tendon du court péronier latéral, dans une gaine fibreuse commune pourvue d'une séreuse, et passe sur le ligament latéral externe de l'articulation. Dans cette gaine, le court péronier est le plus profond.

3° Au pied : il occupe d'abord la face externe, où il est maintenu en arrière du tubercule du calcanéum par une gaine fibreuse pourvue d'une séreuse. La peau le recouvre, puis il se place à la face inférieure du pied, contre les os et les articulations, qu'il sépare des muscles. Là, il glisse au moyen d'une séreuse dans la gouttière de la face inférieure du cuboïde, convertie en canal par le ligament calcanéo-cuboïdien inférieur. La partie supérieure de ce muscle est traversée par les nerfs tibial antérieur et musculo-cutané.

Action. — Ce muscle abaisse puissamment le bord interne du pied ; il agit faiblement comme extenseur et comme abducteur du pied.

La contracture de ce muscle détermine la production d'un pied *creux valgus*.

Lorsqu'il est paralysé, le jambier antérieur, son antagoniste principal, relève le bord interne du pied, d'où il résulte un pied plat. Il est difficile, dans le cas de paralysie de ce muscle, de se tenir sur la pointe du pied. Ce muscle est un ligament actif qui maintient la concavité de la voûte du pied.

La physiologie de ces muscles fait comprendre pourquoi on pratique la ténotomie du jambier antérieur lorsque le péronier est devenu graisseux, et celle du long péronier latéral lorsque la dégénérescence graisseuse affecte le jambier antérieur (Duchenne).

§ 2. — COURT PÉRONIER LATÉRAL (fig. 287,5).

Situé au-dessous du précédent.

Insertions. — 1° *Fixe*. Il s'insère en haut, aux deux tiers inférieurs de la face externe du péroné et à la cloison aponévrotique qui le sépare du muscle fléchisseur propre du gros orteil. 2° *Mobile*. Son tendon s'insère en bas au tubercule qui termine l'extrémité postérieure du cinquième métatarsien.

Ses fibres se dirigent en bas et en arrière, et forment un tendon qui se réfléchit une première fois derrière la malléole interne, une deuxième fois en avant du tubercule de la face externe du calcanéum, pour se porter en bas et en avant.

Rapports. — 1° A la jambe, il recouvre le péroné, dont il suit la face externe jusqu'à la malléole ; il est recouvert par le long péronier latéral ; il répond aux deux cloisons aponévrotiques qui le séparent des muscles antérieurs et postérieurs.

2° Au cou-de-pied et au pied, il glisse derrière la malléole externe, dans la même gaine fibreuse que le long péronier, puisqu'il passe sur le ligament latéral externe de l'articulation tibio-tarsienne, et se place en avant du tubercule de la face externe du calcanéum, dans une gaine fibreuse indépendante de celle du long péronier. Il est recouvert par la peau et l'aponévrose.

Action. — Ce muscle est abducteur du pied, et concourt à l'extension du pied sur la jambe.

Vaisseaux et nerfs des muscles de la région externe.

Ces muscles reçoivent des rameaux artériels de la *tibiale antérieure* et de la *péronière*. Ils reçoivent les nerfs du *musculo-cutané*.

3° Région postérieure.

Dissection. — Le sujet étant placé sur le ventre, on fait une incision verticale, étendue de quelques centimètres au-dessus du genou jusqu'à la face postérieure du calcanéum. Une deuxième incision horizontale est faite à l'extrémité supérieure de la première, dans une étendue de 8 à 10 centimètres. On dissèque les deux lambeaux de peau avec ménagement, et l'on étudie les organes qui sont situés dans la couche sous-cutanée : nerf saphène externe et veine saphène externe, sur la ligne médiane ; nerf accessoire du saphène externe sur le jumeau externe.

Les *jumeaux* étant étudiés, on détache leur face profonde du soléaire, on les incise à la partie inférieure de leur portion charnue, et, après les avoir relevés, on étudie le *plantaire grêle* et le *soléaire*. Ensuite on enlève d'un trait de scie la partie postérieure du calcanéum sur laquelle s'insère le tendon d'Achille, ou bien on fait une section du tendon d'Achille, qu'on relève vers la cuisse, en détachant avec le doigt sa face profonde, et en séparant ses insertions au péroné. Ce muscle étant relevé et disséqué, on aperçoit l'anneau du soléaire avec les organes qui le traversent, et plus bas, les muscles profonds recouverts par les vaisseaux et nerfs de cette région. Le *fléchisseur du gros orteil* est situé contre le péroné, il est très épais ; le *fléchisseur commun des orteils*, contre le tibia ; le *jambier postérieur*, contre le ligament interosseux. Le muscle *poplité* est situé plus haut que le soléaire, en arrière du tibia et de l'articulation du genou. Les tendons inférieurs de ces muscles seront étudiés avec le pied.

§ 1. — JUMEAU EXTERNE

Les deux jumeaux, ou *gastrognémiens*, forment avec le soléaire la saillie du mollet. Le jumeau externe est plus prononcé que l'interne à sa partie supérieure. Ces deux muscles concourent à limiter le creux poplité.

Insertions. — 1° *Fixe.* Il s'insère en haut, par un gros faisceau, à une dépression que l'on trouve à la partie postérieure et supérieure du condyle externe du fémur, et à une capsule fibreuse qui recouvre la partie postérieure de ce condyle, en renforçant le ligament postérieur de l'articulation du genou. 2° *Mobile.* Ses fibres se portent en bas et en dedans, pour se terminer sur la face postérieure d'un tendon aplati qui se condense pour former le tendon d'Achille, tendon commun aux jumeaux et au soléaire.

Rapports. — Le jumeau externe, est recouvert, par l'aponévrose et par la peau, par les nerfs cutané péronier et accessoire du saphène externe, et en haut par le tendon du biceps et le nerf sciatique poplité externe. Il recouvre l'articulation, le muscle poplité et le soléaire. Son bord interne est en rapport avec le plantaire grêle, les vaisseaux poplités et le nerf sciatique poplité interne.

Action. — Ce muscle est extenseur du pied et un peu fléchisseur de la jambe.

§ 2. — JUMEAU INTERNE

Le plus superficiel et le plus interne des muscles postérieurs de la jambe.

Insertions. — 1° *Fixe*. Le jumeau interne s'insère, en haut, par un gros faisceau, sur une dépression située à la partie postérieure, supérieure et interne du condyle interne du fémur. Il s'insère aussi à une capsule fibreuse qui recouvre la partie postérieure du condyle interne. 2° *Mobile*. Il s'insère, en bas, à la face postérieure d'une aponévrose qui se condense pour concourir à la formation du tendon d'Achille.

Le tendon supérieur des jumeaux s'épanouit sur leur face post.

Rapports. — Ce muscle est en rapport, par sa face superficielle, avec l'aponévrose et la peau. La face profonde recouvre l'articulation, le poplité, le soléaire et le plantaire grêle. Son bord interne, débordé par le soléaire, est placé sous la peau, et, à la partie supérieure, il est séparé du tendon du demi-membraneux par une bourse séreuse. Son bord externe forme le côté inférieur et interne du creux poplité ; il est en rapport avec les vaisseaux poplités, le nerf sciatique poplité interne et le plantaire grêle. Il est séparé du jumeau externe par une mince cloison fibreuse. On trouve, en arrière des deux jumeaux, sous l'aponévrose et entre les deux muscles, la veine saphène interne, le nerf saphène externe et une artériole.

Action. — Comme le précédent, il est extenseur du pied et un peu fléchisseur de la jambe.

§ 3. — PLANTAIRE GRÊLE

Mince et allongé, situé entre les jumeaux et le soléaire, ce muscle manque quelquefois.

Insertions. — 1° *Fixe*. Il s'insère en haut sur le condyle externe du fémur, immédiatement en dedans du tendon du jumeau externe, avec lequel il se confond. 2° *Mobile*. Son tendon, très grêle, se confond quelquefois avec le bord interne du tendon d'Achille, dont il partage les insertions ; souvent il va s'insérer directement au calcanéum.

Il se dirige obliquement en bas et en dedans, et devient tendineux après 5 à 7 centimètres de trajet.

Rapports. — Recouvert par les jumeaux, il recouvre le soléaire. En haut, il est appliqué sur le côté interne du jumeau externe, et forme avec lui le côté externe et inférieur du creux poplité. A ce niveau, il est en rapport avec les vaisseaux poplités et le nerf sciatique poplité interne.

Action. — La même que celle des jumeaux.

§ 4. — SOLÉAIRE

Le soléaire est un muscle de forme irrégulière, situé entre les jumeaux et les muscles profonds de la jambe.

Insertions. — 1° *Fixes*. Il s'insère, en haut, au tubercule postérieur de la tête du péroné, au tiers supérieur de la face postérieure du même os, à la ligne oblique du tibia et sur une petite portion de la face postérieure du tibia, au-dessous de la ligne oblique. 2° *Mobile*. Il s'insère en bas, par l'intermédiaire du tendon d'Achille, à la moitié inférieure de la face postérieure du calcanéum.

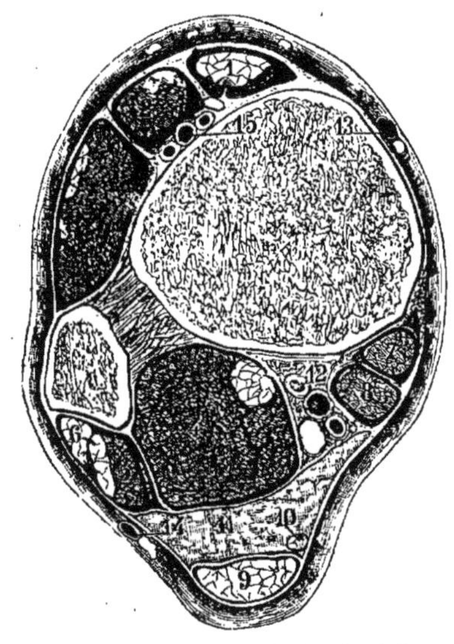

Fig. 288. — Coupe de la jambe à 3 centimètres au-dessus de la base des malléoles (côté gauche, surface inférieure de la section). Ce dessin est très exact; il a été pris sur un sujet congelé par un froid intense, de 18° au-dessous de 0°, pendant le siège de Paris, au Val-de-Grâce.

1, tendon du jambier antérieur. — 2, extenseur propre du gros orteil. — 3, extenseur commun des orteils. — 4, fléchisseur propre du gros orteil. — 5, court péronier latéral. — 6, long péronier latéral. — 7, jambier postérieur. — 8, fléchisseur commun des orteils — 9, tendon d'Achille. — 10, plantaire grêle. — 11, tissu graisseux intermédiaire au tendon d'Achille et aux muscles profonds. — 12, gaine des vaisseaux et nerf tibiaux postérieurs. — 13, veine saphène interne et nerf saphène interne. — 14, veine saphène externe et nerf saphène externe. — 15, vaisseaux et nerf tibiaux antérieurs.

(On voit nettement dans cette figure l'aponévrose jambière, les cloisons fibreuses et le volume relatif de chaque muscle.)

Le tendon s'épanouit sur sa face postérieure, de sorte que le tendon d'Achille se divise en trois feuillets, pour la face profonde des deux jumeaux et pour la face superficielle du soléaire.

Rapports. — La *face postérieure* est recouverte par les jumeaux et le plantaire grêle. Elle dépasse la partie inférieure des deux jumeaux pour se placer sous l'aponévrose et la peau.

La *face antérieure*, ou *profonde*, recouvre le tiers supérieur du péroné, une petite étendue du tibia, et plus bas, de dehors en dedans, les muscles long péronier latéral, court péronier latéral, fléchisseur propre du gros orteil (qui le sépare des trois quarts inférieurs du jambier postérieur), la partie supérieure du jambier postérieur, le fléchisseur commun des orteils. Elle est séparée du fléchisseur commun par les vaisseaux et nerf tibiaux postérieurs et par l'artère tibio-péronière. La partie supérieure des vaisseaux péroniers la sépare de la partie supérieure du jambier postérieur.

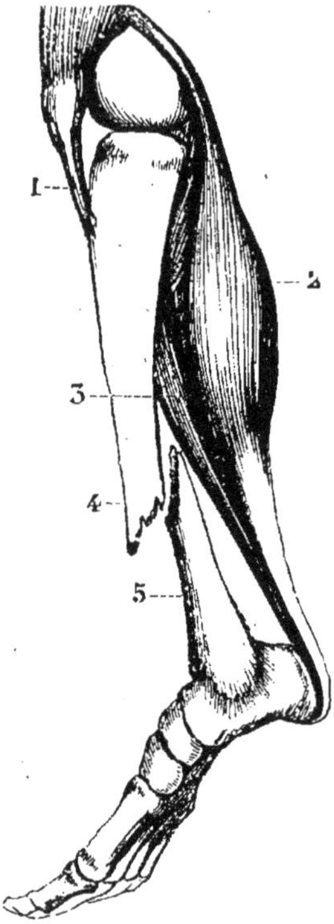

Son *bord interne* est placé sous la peau et l'aponévrose ; il forme, vers la partie moyenne de la jambe, en arrière du tibia, une saillie considérable pendant sa contraction.

Son *bord externe* est également situé sous l'aponévrose et la peau, entre le jumeau externe et les péroniers.

Son *bord supérieur*, oblique, sépare le bord inférieur du poplité de l'extrémité supérieure des trois autres muscles profonds. A ce niveau, le soléaire présente un anneau fibreux entre le tibia et le péroné : c'est l'*anneau du soléaire*, dans lequel passent les vaisseaux poplités et le nerf sciatique poplité interne, qui prend, en passant dans l'anneau, le nom de tibial postérieur (1).

Fig. 289. — Déplacement des fragments par les muscles du mollet dans les fractures de la jambe.

1, tendon rotulien. — 2, jumeaux. — 3, soléaire. — 4, fragment supérieur faisant saillie. — 5, fragment inférieur.

Le *tendon d'Achille*, tendon commun au soléaire, aux deux jumeaux et quelquefois au plantaire grêle, occupe le tiers inférieur de la jambe. Il est plus ou moins étendu selon les individus. Ce tendon présente une largeur de 1 centimètre 1/2 à 2 centimètres, et une épaisseur de 4 à 5 millimètres ; il s'élargit vers la partie supérieure. Il est entouré d'une gaine celluleuse condensée. Il est en rapport : 1° en avant, avec le fléchisseur propre du gros orteil, dont il se sépare pour se porter à la face postérieure du calcanéum ; entre le tendon et le muscle fléchisseur on trouve du tissu graisseux ; 2° en arrière, avec l'aponévrose et la peau ; 3° en dedans, avec la malléole interne, dont il est séparé par une gouttière au fond de laquelle on trouve, en procédant de dedans en dehors, le jambier postérieur dans sa gaine fibreuse, le fléchisseur commun des orteils dans sa gaine fibreuse, les vaisseaux et nerf tibiaux postérieurs

(1) Là où les vaisseaux traversent le corps d'un muscle, il existe une arcade ou anneau aponévrotique, qui s'oppose, jusqu'à un certain point, à leur compression et à leur aplatissement lors de la contraction des fibres charnues.

dans le tissu cellulaire sous-aponévrotique ; 4° en dehors, avec la malléole externe, dont il est séparé par les tendons des péroniers et leur gaine commune. Les deux gouttières situées de chaque côté du tendon correspondent à une grande quantité de tissu graisseux qui s'engage profondément au-dessous du tendon d'Achille. Chez les individus amaigris, ces gouttières se dépriment considérablement et donnent à la partie inférieure de la jambe une forme prismatique et triangulaire.

Action. — Le soléaire est extenseur du pied. Ce muscle, de même que les jumeaux, agit puissamment dans la marche.

La réunion des jumeaux, du soléaire et du plantaire grêle constitue le *quadriceps sural* (triceps). Ce muscle, dans les fractures indirectes de la jambe, tire en haut le fragment inférieur qui repousse le supérieur dont la pointe fait saillie sous la peau.

§ 5. — POPLITÉ (fig. 290,4).

Muscle triangulaire, aplati, situé entre l'articulation du genou et les vaisseaux poplités.

Insertions. — 1° *Fixe.* Il s'insère en haut, par un fort tendon, dans la gouttière que l'on trouve à la partie postérieure et externe du condyle externe du fémur. 2° *Mobile.* A la lèvre interne de la ligne oblique du tibia et à toute la portion de la face postérieure de cet os située au-dessus de la ligne oblique.

Ses fibres se dirigent obliquement en bas et en dedans.

Rapports. — Il recouvre l'articulation du genou et le tibia. Il est recouvert par les vaisseaux poplités et le nerf sciatique poplité interne, par les deux jumeaux et le plantaire grêle. A son extrémité supérieure, le tendon glisse sur le condyle externe du fémur au moyen d'une séreuse qui communique avec la synoviale du genou.

Le poplité est un muscle articulaire qui renforce le ligament postérieur de l'articulation, contre lequel il est appliqué.

Action. — Fléchisseur de la jambe sur la cuisse. Lorsque la jambe est fléchie, il concourt à la porter dans la rotation en dedans.

§ 6. — JAMBIER POSTÉRIEUR

Muscle allongé, situé en arrière du ligament interosseux du tibia.

Insertions. — 1° *Fixes.* Il s'insère, en haut, à la lèvre externe de la ligne oblique du tibia, à la face postérieure du ligament interosseux, jusqu'à son extrémité supérieure; à la face interne du péroné, dans la partie qui est située en arrière de la crête destinée au ligament interosseux, et un peu à la face postérieure du tibia. 2° *Mobile.* Au tubercule du scaphoïde, au niveau duquel il présente souvent un os sésamoïde et une expansion fibreuse pour le premier cunéiforme.

Ce muscle se dirige un peu obliquement en bas et en dedans, vers la gouttière située en arrière de la malléole interne, pour passer ensuite en dedans de l'articulation tibio-tarsienne.

Rapports. — 1° A la jambe, il est en rapport : en avant, avec le ligament interosseux, le tibia et le péroné ; en arrière, avec le soléaire, dont il est séparé par les vaisseaux et nerf tibiaux postérieurs, par un feuillet aponévrotique, et plus bas par le fléchisseur commun ; en dedans, avec le fléchisseur commun des orteils ; en dehors, avec le fléchisseur propre du gros orteil. Dans le tiers inférieur de la jambe, il s'insinue au-dessous du fléchisseur commun, et se place entre ce muscle et le tibia jusqu'à la malléole interne ; 2° Au pied, après avoir glissé derrière la malléole interne avec le fléchisseur commun des orteils au moyen d'une séreuse, dans une gaine distincte de celle de ce muscle et située plus profondément, il se place entre le ligament interne de l'articulation tibio-tarsienne et le ligament annulaire interne. Ce tendon est aplati et beaucoup plus volumineux que celui du fléchisseur commun, qui est plus super-

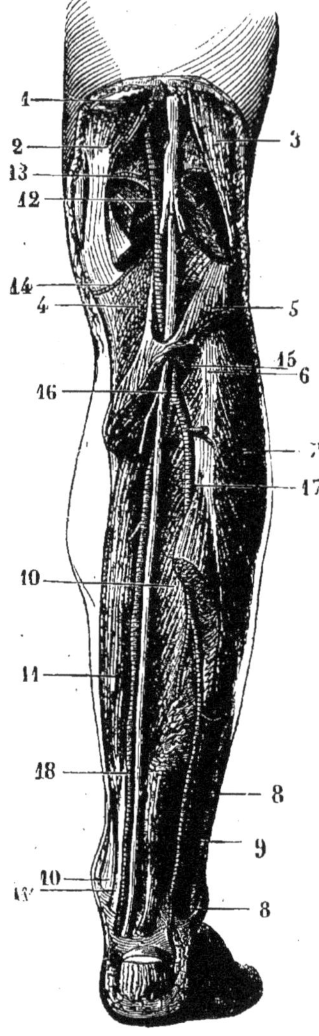

Fig. 290. — Région postérieure et profonde de la jambe (muscles, vaisseaux et nerfs), préparée par Santos, mon élève.

1, coupe du demi-tendineux. — 2, demi-membraneux. — 3, biceps. — 4, poplité. — 5, coupe du soléaire (à son insertion supérieure (on voit l'anneau du soléaire traversé par l'artère et le nerf). — 6, face postérieure du péroné, dont on a enlevé le soléaire. — 7, long péronier latéral. — 8, court péronier latéral. — 9, fléchisseur propre du gros orteil. — 10, jambier postérieur. — 10', son tendon. — 11, fléchisseur commun des orteils. — 11', son tendon. — 12, artère poplitée. — 13, artère articulaire supérieure et interne. — 14, artère articulaire inférieure et interne. — 15, artère tibiale antérieure avant son passage à travers le ligament interosseux. — 16, artère tibio-péronière. — 17, artère péronière. — 18, artère tibiale postérieure.

ficiel et le croise de haut en bas et de dedans en dehors. Au niveau de son insertion, sur le tubercule saillant du scaphoïde, il est séparé de la peau par une bourse séreuse.

Action. — Ce muscle est fortement adducteur du pied ; il concourt aussi à son extension. Par son mouvement d'adduction, il est antagoniste du court péronier, qui est abducteur.

§ 7. — FLÉCHISSEUR COMMUN DES ORTEILS (fig. 290,11).

Ce muscle est situé en arrière du tibia.

Insertions. — 1° *Fixe.* Il s'insère, en haut, à la lèvre externe de la ligne oblique du tibia et à la face postérieure du même os. 2° *Mobile.* Aux quatre derniers orteils, de la même manière que le fléchisseur commun des doigts s'insère aux doigts, c'est-à-dire à l'extrémité postérieure de la dernière phalange, après avoir traversé les tendons du fléchisseur plantaire, qui se comporte comme le fléchisseur superficiel des doigts.

Ses fibres se dirigent verticalement en bas, et forment un gros tendon qui passe derrière la malléole interne, dans une gaine fibreuse distincte de celle du jambier postérieur, et qui se porte obliquement en avant et en dehors, vers les quatre dernier sorteils.

Rapports. — 1° A la jambe, il est en rapport : en avant, avec le tibia et la moitié inférieure du jambier postérieur ; en arrière, avec le soléaire dans sa moitié supérieure, et plus bas avec l'aponévrose et la peau ; en dedans, avec l'aponévrose et la peau ; en dehors, avec le jambier postérieur, qu'il recouvre en bas et qu'il croise en passant sur son côté externe. 2° Au pied : après avoir quitté la gouttière du bord postérieur de la malléole interne, il passe entre le ligament annulaire interne et le ligament latéral interne de l'articulation, pour pénétrer ensuite dans la grande ouverture, limitée par le bord interne des os du pied et la face supérieure de l'adducteur du gros orteil. Au niveau de cette ouverture, on trouve, d'avant en arrière, les tendons du jambier postérieur, du fléchisseur commun des orteils et du fléchisseur propre du gros orteil. Il croise obliquement la région plantaire, située entre le court fléchisseur plantaire, qui est superficiel, et les abducteurs du gros orteil, qui sont profonds. Il est croisé par le tendon du fléchisseur propre du gros orteil, qui est plus profond.

Action. — Fléchisseur des orteils ; il concourt à l'extension du pied.

§ 8. — FLÉCHISSEUR PROPRE DU GROS ORTEIL (fig. 290,9).

Ce muscle est le plus volumineux des muscles profonds ; il est placé en arrière du péroné et du jambier postérieur.

Insertions. — 1° *Fixe.* Il s'insère, en haut, à la face postérieure du péroné, au-dessous du soléaire. 2° *Mobile.* Son tendon inférieur s'insère à l'extrémité postérieure de la dernière phalange du gros orteil.

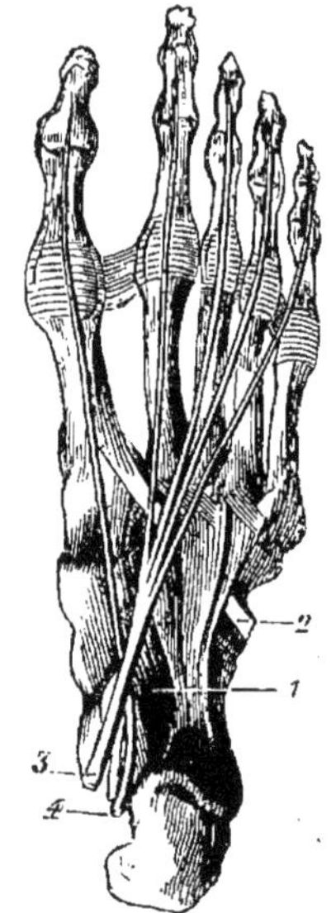

Fig. 291. — Rapports des tendons fléchisseurs.

1, muscle accessoire. — 2, tendon du long péronier latéral. — 3, tendon du long fléchisseur commun des orteils. — 4, tendon du fléchisseur propre du gros orteil.

Ses fibres se dirigent un peu obliquement en bas et en dedans et forment un tendon qui passe dans une gouttière particulière, peu marquée, en arrière de l'extrémité inférieure du tibia, et plus rapprochée de la malléole interne que de l'externe ; il se réfléchit ensuite dans la gouttière de l'extrémité postérieure de l'astragale, glisse dans le canal ostéo-fibreux formé par la face interne du calcanéum et le ligament annulaire interne du tarse, immédiatement au-dessous de la petite apophyse du calcanéum, et se porte directement en avant.

Rapports. — 1° A la jambe, il est en rapport : en avant, avec le péroné et le jambier postérieur ; en arrière, avec le soléaire ; en dedans, avec le jambier postérieur, qu'il recouvre en partie. Chez certains sujets, l'artère péronière est contenue dans l'épaisseur de ce muscle, qu'il faut diviser en arrière du péroné, pour pratiquer la ligature de ce vaisseau. A la partie inférieure de sa portion charnue, ce muscle se dégage du soléaire et se place sous l'aponévrose ; au même niveau, il est séparé des péroniers latéraux par un interstice cellulo-fibreux. 2° Au pied, il croise le tendon du fléchisseur commun qui est plus superficiel, et arrive au gros orteil, en passant entre les muscles de la région interne et ceux de la région moyenne du pied.

Action. — Il est fléchisseur du gros orteil ; il concourt à l'extension du pied.

ARTICLE VIII

APONÉVROSE DE LA JAMBE ET LIGAMENTS ANNULAIRES DU TARSE

1° *Aponévrose.* — L'aponévrose de la jambe, épaisse en avant, plus mince en arrière, entoure complètement les muscles de cette région ; mais elle ne passe pas sur la face interne du tibia, si ce n'est en haut et en bas. On la voit, en effet, s'insérer sur le bord antérieur de cet os et contourner les faces antérieure, externe et postérieure de la jambe, pour s'insérer ensuite au bord int. du tibia.

L'extrémité supérieure de cette aponévrose se continue avec le surtout ligamenteux qui entoure le genou. En arrière, cette continuité est manifeste, et l'aponévrose jambière se continue avec la fémorale en fermant le creux poplité. En avant, elle prend insertion à la tête du péroné, aux tubérosités antérieure et externe du tibia. Cette extrémité reçoit des expansions tendineuses des muscles biceps, couturier, droit interne demi-tendineux, demi-membraneux et tenseur du fascia lata.

L'extrémité inférieure, épaissie, constitue les ligaments annulaires du tarse.

La face superficielle de l'aponévrose jambière est en rapport avec la peau, dont la séparent, en dedans, la veine et le nerf saphène internes ; en avant et en bas, le nerf musculo-cutané ; en arrière, la veine saphène externe et le nerf cutané péronier.

La face profonde fournit de nombreuses insertions musculaires à sa partie supérieure, et des cloisons fibreuses entre les muscles. Deux de ces cloisons principales s'insèrent sur les bords antérieur et externe du péroné : ce sont les cloisons intermusculaires, qui divisent les muscles de la jambe en trois régions distinctes, antérieure, externe et postérieure. Une autre cloison principale passe entre les deux couches des muscles de la région postérieure, et applique les vaisseaux tibiaux postérieurs contre la couche profonde ; d'autres cloisons, plus minces, séparent les autres muscles. Enfin, on trouve au fond de la région jambière antérieure, au-devant du ligament interosseux, une membrane fibreuse qui applique les nerf et vaisseaux tibiaux antérieurs contre le ligament interosseux.

2° *Ligaments annulaires du tarse.* — Analogues aux ligaments annulaires du carpe, ces ligaments sont constitués par un épaississement de l'aponévrose jambière.

On distingue trois ligaments annulaires : antérieur, interne et externe.

a. Le *ligament annulaire antérieur* ou *dorsal du tarse* est constitué par l'épaississement de la partie inférieure et antérieure de l'aponévrose jambière, doublée, au niveau du cou-de-pied, par des fibres ligamenteuses de direction variable, qui recouvrent l'articulation tibio-tarsienne. Ce ligament annulaire est obliquement étendu de dedans en dehors et de haut en bas. Il adhère, en dedans, à la partie antérieure et interne de l'extrémité inférieure du tibia ; en dehors, il s'insère sur la malléole externe. Son bord supérieur se continue avec l'aponévrose jambière ; son bord inférieur se continue avec l'aponévrose dorsale du pied. Il est recouvert par la peau et le nerf musculo-cutané. Sa face profonde envoie des prolongements qui isolent les organes situés à la partie antérieure de l'articulation tibio-tarsienne, en leur formant des gaines.

La plus interne de ces gaines, et aussi la plus superficielle et supérieure, est celle du jambier antérieur. La plus externe appar-

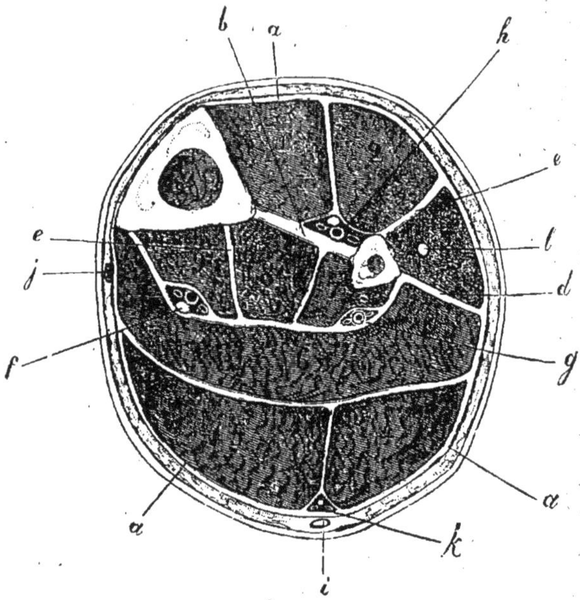

Fig. 292. — Schéma de la coupe de la jambe au tiers supérieur pour montrer la disposition de l'aponévrose jambière et de ses prolongements. (Côté droit. Vue de la surface inférieure de la section.)

a, *a*, *a*, aponévrose jambière. — *b*, ligament interosseux. — *c*, cloison intermusculaire antérieure. — *d*, cloison intermusculaire postérieure. — *e*, l'une des nombreuses cloisons secondaires situées entre le jambier postérieur, 8, et le fléchisseur commun des orteils, 9. — *f*, nerf et vaisseaux tibiaux postérieurs. — *g*, vaisseaux péroniers. — *h*, nerf et vaisseaux tibiaux antérieurs. — *i*, veine saphène externe (sous-cutanée). — *j*. veine saphène interne (sous-cutanée). — *k*. nerf saphène externe avec une artériole. — *l*, nerf musculo-cutané traversant le muscle long péronier latéral.

1, jambier antérieur. — 2, extenseur commun des orteils. — 3, long péronier latéral. — 4, jumeau externe. — 5, jumeau interne. — 6, soléaire. — 7, fléchisseur propre du gros orteil. — 8, jambier postérieur. — 9, fléchisseur commun des orteils.

tient à l'extenseur commun des orteils et au péronier antérieur réunis. Entre les deux, on trouve une petite gaine fibreuse qui loge le tendon de l'extenseur propre du gros orteil. Les vaisseaux et nerf tibiaux antérieurs passent souvent dans cette gaine en arrière du tendon ; quelquefois, ils en sont séparés par une mince cloison fibreuse.

Le ligament annulaire antérieur, qui présente une hauteur de 3 à 4 centimètres, est destiné à maintenir les tendons appliqués contre l'articulation tibio-tarsienne. Ces organes glissent sur la face profonde du ligament annulaire au moyen de séreuses tendineuses. Ses limites supérieure et inférieure sont difficiles à préciser; il se confond insensiblement par ses bords avec les aponévroses.

b. Le *ligament annulaire interne du tarse* est étendu du sommet et du bord postérieur de la malléole interne à la partie postérieure, inférieure et interne du calcanéum. Sa direction est oblique de haut en bas et d'avant en arrière. Son bord antérieur se continue avec l'aponévrose de la région interne du pied, tandis que son bord postérieur fait suite à l'aponévrose jambière.

Par sa face superficielle, le ligament annulaire interne est en rapport avec la peau. Sa face profonde transforme la face interne et concave du calcanéum en un canal dans lequel passent plusieurs organes : jambier postérieur, fléchisseur commun des orteils, fléchisseur propre du gros orteil; dans des gaines distinctes ; vaisseaux et nerf tibiaux postérieurs, dans le tissu cellulaire, entre les gaines des fléchisseurs propre et commun.

Par sa partie antérieure et inférieure, le ligament annulaire interne donne insertion à quelques fibres de l'adducteur du gros orteil.

c. Le *ligament annulaire externe du tarse* s'étend du sommet et du bord postérieur de la malléole externe à la partie externe et inférieure du calcanéum. Elle forme aux péroniers latéraux une gaine commune qui se divise plus bas, à mesure que les muscles se rapprochent de la face externe du calcanéum.

ARTICLE IX

MUSCLES DU PIED

Il y a vingt muscles dans le pied : un à la face dorsale, dix-neuf à la face plantaire.

1° Région dorsale ou pédieuse.

La région dorsale, ou pédieuse, comprend un muscle, le pédieux.

Dissection. — Faites quatre incisions comme dans la figure 285 deux transversales, à la partie antérieure et inférieure de la jambe, et à la base des orteils, deux longitudinales, étendues des malléoles aux derniers orteils, le long des bords du pied. On peut aussi faire trois incisions circonscrivant un lambeau quadrilatère, que l'on conservera en le rejetant en dedans ou en dehors. Les incisions doivent être faites avec précaution, à cause de la présence d'organes vasculaires et nerveux dans la couche sous-cutanée.

Au-dessous de la peau, dans le tissu cellulaire sous-cutané, on trouve le *nerf musculo-cutané*, qui se porte vers les orteils en se ramifiant. Dans cette même couche, on constate la présence de l'*arcade veineuse dorsale* du pied, qui donne naissance, par ses deux extrémités, aux veines saphènes interne et externe. Plus profondément on voit l'*aponévrose dorsale du pied*, se continuant avec le bord inférieur du ligament annulaire antérieur du tarse. On enlève cette aponévrose, et l'on rencontre au-dessous d'elle, de dedans en dehors : les tendons du *jambier antérieur*, de l'*extenseur propre du gros orteil* et de l'*extenseur commun*. Plus profondément, le muscle *pédieux* forme une couche unique. Dans cette même couche, au-dessous du bord interne du pédieux, l'*artère pédieuse* et le *nerf tibial antérieur* cheminent d'arrière en avant, et de dehors en dedans.

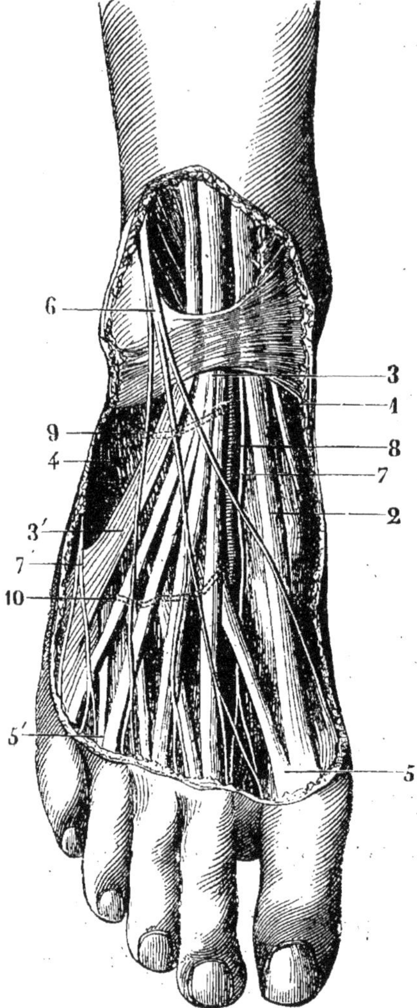

Fig. 293. — Région pédieuse, préparée par Santos. (Cette préparation montre les muscles, les nerfs de la région et le ligament annulaire antérieur du tarse.)

1, tendon du jambier antérieur. — 2, tendon de l'extenseur propre du gros orteil. — 3, tendons de l'extenseur commun des orteils. — 3', tendon externe du même muscle, ou péronier antérieur. — 4, muscle pédieux. — 5, 5', tendons du pédieux se confondant avec les tendons extenseurs. — 6, nerf musculo-cutané. — 7, nerf tibial antérieur. — 8, artère pédieuse. — 9, artère dorsale du tarse. — 10, artère dorsale du métatarse.

PÉDIEUX

Le muscle pédieux, situé à la face dorsale du pied, est étendu de l'articulation tibio-tarsienne aux quatre premiers orteils.

Insertions. — 1° *Fixe.* Il s'insère, en arrière, dans le creux calcanéo-astragalien, au calcanéum et aux ligaments. 2° *Mobile.* Il s'insère, en avant, par quatre faisceaux distincts, aux quatre premiers orteils. Ces tendons se jettent sur le bord externe des tendons extenseurs, et partagent leurs insertions.

Ce muscle est charnu dans sa moitié postérieure ; il est mince et aplati. Il se divise en quatre faisceaux tendineux se dirigeant obliquement en avant et en dedans.

L'astragale est le seul os du membre inférieur qui ne donne insertion à aucun muscle

Rapports. — Le pédieux est immédiatement appli-

Dans cette préparation j'ai laissé l'aponévrose à la partie supérieure pour bien faire distinguer les organes superficiels et profonds. Les vaisseaux étaient tous injectés avec une matière solidifiable lorsque le dessin a été fait.

1, aponévrose jambière recouvrant la partie inférieure du tibia. On voit les organes par transparence. — 2, malléole interne. — 3, tendon d'Achille (tendon des muscles jumeaux et soléaire, s'insère à la moitié inférieure de la face postérieure du calcanéum). — 4, tendon du jambier antérieur (ins. au premier cunéiforme et au premier métatarsien . — 5-5, tendon du jambier postérieur (ins. au tubercule du scaphoïde), — 6-6, tendon du fléchisseur commun des orteils. — 7, tendon du fléchisseur propre du gros orteil. — 8, ligament annulaire interne du tarse. — 9, muscle adducteur du gros orteil. — 10, veine saphène interne. — 11, artère tibiale post. — 12, artère plantaire interne. — 13, artère plantaire externe. — 14, nerf tibial postérieur. — 15-16, nerfs plantaires interne et externe. — 17, bourse séreuse située entre la face postérieure du calcanéum et le tendon d'Achille.

J.-A. Fort *prep.* E. Jacquemin *ad nat. del*

PLANCHE IV. — Région interne du cou-de-pied (demi-grandeur)

qué sur les os et les articulations du tarse ; il recouvre les métatarsiens et les interosseux dorsaux. Il est recouvert par les tendons de l'extenseur commun et l'aponévrose dorsale du pied. Son bord interne est séparé du tendon de l'extenseur propre du gros orteil par un intervalle de quelques millimètres. Il est en rapport avec l'artère pédieuse qui, ordinairement, est en partie recouverte par le bord interne de ce muscle. C'est sur ce bord qu'on se guide pour rechercher l'artère : aussi appelle-t-on ce muscle le *satellite de l'artère pédieuse.*

Lorsqu'il se contracte, il détermine une saillie assez considérable vers sa portion charnue, saillie molle et presque fluctuante, qui peut être la source d'erreur de diagnostic dans certains cas de lésions traumatiques de cette région.

Action. — Il est extenseur des quatre premiers orteils.

Je ferai remarquer que le pédieux est le seul des muscles du pied ayant quatre faisceaux qui se portent aux quatre premiers orteils. Tous les extenseurs et fléchisseurs communs se rendent aux quatre derniers orteils.

Son *nerf* vient du tibial antérieur.

2° Région plantaire.

La région plantaire comprend dix-neuf muscles. On la divise en trois régions secondaires, régions plantaires interne, externe et moyenne.

A. Région plantaire interne.	Adducteur du gros orteil. Court fléchisseur du gros orteil.	
B. Région plantaire externe.	Abducteur du petit orteil. Court fléchisseur du petit orteil.	
C. Région plantaire moyenne comprenant 4 couches.	1re couche.	Court fléchisseur plantaire.
	2e couche.	Accessoire du long fléchisseur. Lombricaux, au nombre de 4.
	3e couche.	Abducteur oblique du gr. orteil. — transverse du gr. orteil.
	4e couche.	Interosseux plantaires. — dorsaux.

Dissection. — Faites une incision courbe, à concavité antérieure, sur les limites de la plante du pied, incision dont les extrémités arriveront aux premier et cinquième orteils, en suivant les bords du pied. Enlevez la peau très épaisse qui recouvre la région plantaire, vous mettrez à nu tous les muscles superficiels du pied. A la partie antérieure de cette région, il faut enlever avec soin le tissu graisseux, qui est cloisonné par des lamelles fibreuses dépendant de l'aponévrose plantaire ; on découvrira en ce point les nerfs superficiels qui se rendent à la face plantaire des orteils.

Pour préparer les muscles profonds, il faut faire la *coupe du calcanéum.* Pour cela, après avoir découvert les muscles superficiels, on détache avec un scalpel les fibres musculaires de la plante du pied qui s'insèrent aux ligaments annulaires interne et externe, en prenant soin de ne point couper le nerf et les vaisseaux tibiaux postérieurs au moment où ils passent dans la région plantaire. Ensuite, on porte la scie sur la face supérieure du calcanéum, entre l'articulation tibio-tarsienne et le tendon d'Achille, en ayant soin de faire tomber le trait de scie à 3 centimètres et demi en avant de la face postérieure du calcanéum. Généralement, en divisant ainsi le calcanéum en deux fragments, antérieur et postérieur, on renverse avec le fragment postérieur les muscles de la couche superficielle qui s'y insèrent. Il reste alors, contre les os, les muscles profonds, les tendons qui passent de la jambe dans la plante du pied, l'accessoire du long fléchisseur commun, les vaisseaux et les nerfs de la région (voy. *Artères plantaires*).

La *coupe du calcanéum* peut être faite en ménageant le tendon d'Achille. Il faut scier cet os d'arrière en avant, presque horizontalement, de la face postérieure à la face inférieure, en arrière de l'accessoire.

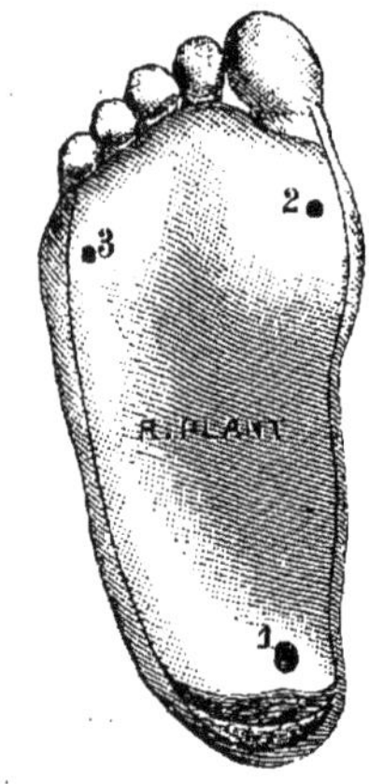

Fig. 294. — Dissection de la région plantaire (pied droit). On voit la ligne courbe que doit suivre le scapel.

1, bourse séreuse sous-cutanée au niveau du calcanéum. — 2, bourse séreuse de la tête du premier métatarsien. — 3, bourse séreuse de la tête du cinquième métatarsien.

A. — *Région plantaire interne.*

§ 1. — ADDUCTEUR DU GROS ORTEIL

Ce muscle est le plus superficiel et le plus long des deux muscles de cette région.

Insertions. — 1° *Fixe.* Il s'insère, en arrière, au tubercule interne de la face inférieure du calcanéum, à la face profonde de l'aponévrose plantaire, et à la partie inférieure et antérieure du ligament annulaire interne du tarse. 2° *Mobile.* Son extrémité antérieure s'insère sur le bord interne de la première phalange du gros orteil, par un tendon dans lequel on trouve un os sésamoïde.

Rapports. — Recouvert par l'aponévrose et la peau, ce muscle est en rapport, en dehors, avec le court fléchisseur plantaire, et plus en avant avec le tendon du fléchisseur propre du gros orteil. Sa face profonde, dans la moitié antérieure ou tendineuse, recouvre le court fléchisseur du gros orteil; dans sa portion charnue, elle forme avec la voûte du tarse un orifice analogue à celui qui est situé entre l'arcade crurale et le bord antérieur de l'os coxal, dans lequel passent les tendons des muscles fléchisseur commun des orteils, fléchisseur propre du gros orteil, et les vaisseaux et nerf tibiaux postérieurs.

Action. — Ce muscle est fléchisseur et adducteur du gros orteil.

§ 2. — COURT FLÉCHISSEUR DU GROS ORTEIL

Muscle étendu depuis la deuxième rangée du tarse jusqu'au gros orteil.

Insertions. — 1° *Fixe.* Il s'insère à la face inférieure de la deuxième rangée du tarse, particulièrement sur le scaphoïde, les cunéiformes et les ligaments correspondants. 2° *Mobile.* Sur le bord interne de la première phalange du gros orteil, par un tendon confondu avec celui de l'adducteur.

Rapports. — Il est en rapport, en bas, avec le tendon de l'adducteur, l'aponévrose et la peau. Il recouvre les os et les articulations. Son bord externe est en rapport avec le tendon du fléchisseur propre du gros orteil.

Action. — Fléchisseur du gros orteil, un peu adducteur.

Vaisseaux et nerfs. — Les artères sont fournies par des ramifications de la plantaire interne. Les nerfs viennent du plantaire interne.

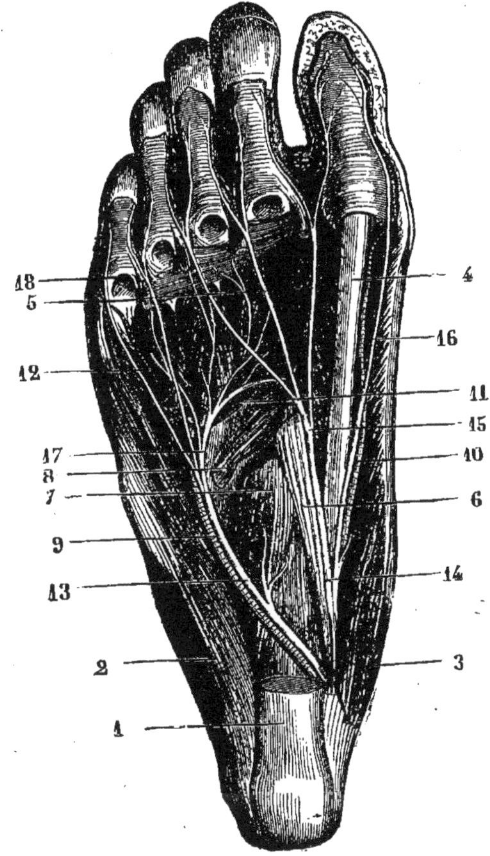

Fig. 295. — Région plantaire (muscles, vaisseaux et nerfs), préparée par Santos. (Pied droit.)

1, extrémité postérieure du fléchisseur plantaire. — 2, abducteur du petit orteil. — 3, adducteur du gros orteil. — 4, tendon du fléchisseur propre du gros orteil. — 5, abducteur oblique du gros orteil. — 6, tendon du fléchisseur commun des orteils. — 7, accessoire du long fléchisseur. — 8, tendon du long péronier latéral dans sa gaine fibreuse. — 9, artère plantaire externe. — 10, artère plantaire interne. — 11, arcade artérielle formée par le plantaire externe. — 12, artère collatérale externe du petit orteil. — 13, nerf plantaire externe. — 14, nerf plantaire interne. — 15, branche externe de ce nerf. — 16, branche interne ; ces deux dernières sont cutanées. — 17, arcade nerveuse formée par le plantaire externe. — 18, orifice de la gaine des tendons fléchisseurs.

Les deux muscles de la région interne forment un muscle biceps, dont l'adducteur représente la longue portion. Nous verrons bientôt que la même disposition existe pour les muscles externes, dont les noms correspondent à ceux que nous venons d'étudier.

B. — *Région plantaire externe.*

§ 1. — ABDUCTEUR DU PETIT ORTEIL (fig. 295,2).

Ce muscle représente, pour le côté externe, l'adducteur du gros orteil.

Insertions. — 1° *Fixe*. Il s'insère, en arrière, au tubercule externe de la face inférieure du calcanéum et à l'aponévrose plantaire. 2° *Mobile*. En avant, il s'insère par un tendon allongé sur le bord externe de la première phalange du petit orteil. Souvent il se fixe, par un faisceau postérieur, à l'extrémité postérieure du cinquième métatarsien.

Rapports. — Il est recouvert par l'aponévrose et par la peau; il recouvre les articulations et les os, le court fléchisseur, le tendon du long péronier latéral. Son bord interne est en rapport avec le court fléchisseur plantaire.

Action. — Abducteur du petit orteil.

§ 2. — COURT FLÉCHISSEUR DU PETIT ORTEIL

Situé au-dessous du précédent, ce muscle représente le court fléchisseur du gros orteil.

Insertions. — Son insertion *fixe* se fait sur la deuxième rangée du tarse, et principalement sur le cuboïde, sur la gaine du long péronier latéral et sur les ligaments de cette région. Son insertion *mobile*, ou antérieure, se confond avec celle de l'abducteur du petit orteil.

Rapports. — Il recouvre les os et les articulations correspondantes; il est recouvert par l'abducteur, par l'aponévrose et par la peau.

Action. — Il est fléchisseur et un peu abducteur du petit orteil.

Vaisseaux et nerfs. — Les artères viennent de la plantaire externe; les nerfs sont fournis par le plantaire externe.

Ces deux muscles forment, de même que ceux de la région interne, un muscle biceps, dont la longue portion est représentée par l'abducteur du petit orteil.

Il est facile de voir la complète analogie qui existe entre ces deux régions.

C. — *Région plantaire moyenne.*

§ 1. — COURT FLÉCHISSEUR PLANTAIRE (première couche, fig. 296).

Le plus superficiel des muscles de la région moyenne.

Insertions. — 1° *Fixe*. Il s'insère au tubercule interne de la face inférieure du calcanéum, à l'aponévrose plantaire qui le recouvre, et par quelques fibres aux cloisons fibreuses qui le séparent des muscles internes et externes du pied. 2° *Mobile*. Ce muscle se divise, en avant, en quatre faisceaux qui s'insèrent aux quatre derniers orteils, de la même manière que le fléchisseur superficiel des doigts.

Rapports. — Recouvert par l'aponévrose et par la peau, il recouvre le muscle accessoire, les tendons du long fléchisseur commun des orteils et les lombricaux. Il recouvre aussi le nerf et les vaisseaux plantaires externes, qui le séparent de l'accessoire. Il est séparé des muscles internes et externes du pied par deux cloisons fibreuses.

Action. — Il est fléchisseur de la deuxième phalange des quatre derniers orteils.

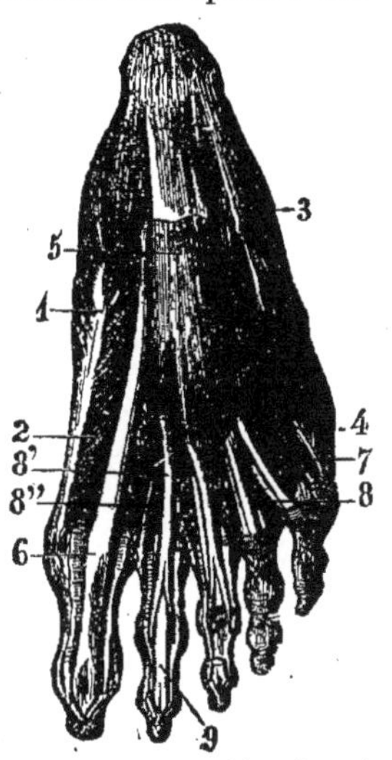

Fig. 296. — Muscles de la région plantaire (couche superficielle). [Pied droit.]

1, adducteur du gros orteil. — 2, court fléchisseur du gros orteil. — 3, abducteur du petit orteil. — 4, court fléchisseur du petit orteil. — 5, fléchisseur plantaire. — 6, tendon du fléchisseur propre du gros orteil. — 7, abducteur oblique du gros orteil. — 8, 8', 8'', lombricaux. — 9, tendon du fléchisseur profond des orteils après son passage au travers du fléchisseur plantaire.

§ 2. — ACCESSOIRE DU LONG FLÉCHISSEUR DES ORTEILS (deuxième couche).

Ce muscle, mince et aplati, de forme irrégulièrement quadrilatère, est situé dans la deuxième couche.

Insertions. — 1° *Fixe*. A la face inférieure du calcanéum, en avant des tubercules de cette face et des muscles qui s'y insèrent. 2° *Mobile*. Sur le bord externe du tendon du long fléchisseur commun des orteils.

Rapports. — Les fibres de ce muscle sont dirigées d'arrière en avant et parallèlement. Son bord externe est beaucoup plus long que l'interne. Il est recouvert par le court fléchisseur plantaire, le nerf et les vaisseaux plantaires externes; il recouvre les os et les articulations.

Action. — Il corrige la direction oblique du long fléchisseur commun. On l'appelle encore *chair carrée de Sylvius*.

§ 3. — LOMBRICAUX (deuxième couche).

Ces muscles sont au nombre de quatre, comme à la main.

On les désigne sous les noms de premier, deuxième, etc., en comptant de dedans en dehors, du gros orteil vers le petit.

Insertions. — En arrière, ils s'insèrent dans les angles de la bifurcation des tendons du fléchisseur profond des orteils, excepté le 1er, qui se fixe sur le bord interne du tendon de ce muscle allant au 2e orteil. En avant, les languettes charnues se terminent par de petits tendons qui se portent sur le côté interne de l'articulation métatarso-phalangienne correspondante. Ils envoient une faible expansion aux tendons de l'extenseur des orteils.

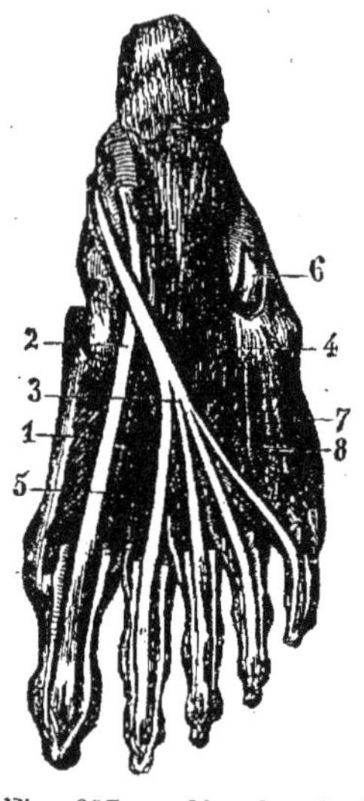

Fig. 297. — Muscles de la région plantaire (couche moyenne). [Pied droit.]

1, court fléchisseur du gros orteil. — 2, tendon du fléchisseur propre du gros orteil. — 3, tendon du long fléchisseur commun des orteils. — 4, accessoire du long fléchisseur des orteils. 5, premier lombrical. — 6, tendon du long péronier latéral. — 6, court fléchisseur du petit orteil. — 8, interosseux du dernier espace.

Rapports. — Ils sont recouverts par le muscle court fléchisseur plantaire; ils recouvrent les abducteurs, les interosseux et l'arcade plantaire.

Action. — Comme ceux de la main, ils sont fléchisseurs de la première phalange des orteils et extenseurs des deux autres.

§ 4. — ABDUCTEUR OBLIQUE DU GROS ORTEIL (troisième couche).

Ce muscle forme, avec l'abducteur transverse, un muscle biceps dont la portion commune s'insère sur le côté externe de la première phalange du gros orteil. Ils représentent le premier interosseux plantaire, qui manque, de même que l'adducteur du pouce correspond au premier interosseux palmaire.

Insertions. — Il s'insère, par son *point fixe*, sur la face inférieure du cuboïde et de l'extrémité postérieure des derniers métatarsiens; il s'insère aussi sur tous les ligaments de cette région. Les fibres se dirigent obliquement en avant et en dedans, pour s'insérer sur le bord externe de la première phalange du gros orteil. Son tendon renferme un os sésamoïde.

Rapports. — Il est en rapport, en haut, avec les interosseux, les métatarsiens et l'arcade plantaire. Sa face inférieure est en rapport avec les lombricaux et le tendon du long fléchisseur des orteils.

Action. — Il est abducteur du gros orteil.

§ 5. — ABDUCTEUR TRANSVERSE DU GROS ORTEIL (troisième couche).

Petit muscle transversal, formé par quatre languettes charnues qui s'insèrent au-dessous de la tête des quatre derniers métatarsiens. De là, ces languettes se portent en dedans et se confondent pour s'insérer par un seul tendon sur le bord externe de la pre-

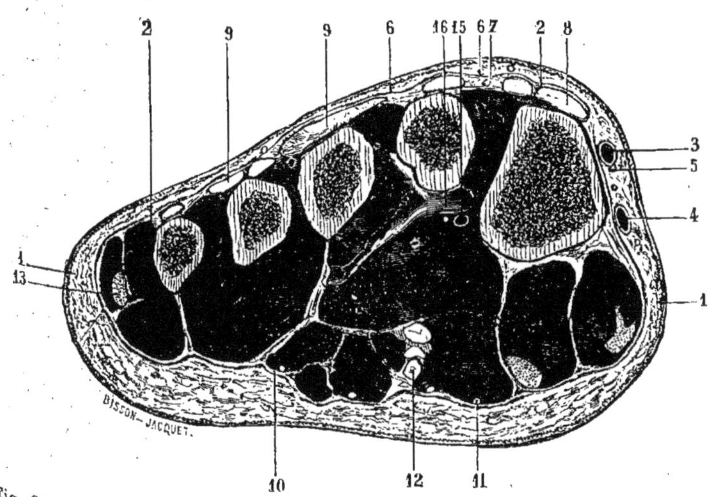

Fig. 298. — Coupe transversale et verticale du pied au niveau des métatarsiens (côté gauche ; on voit la surface antérieure de la section).

1, 1, peau, — 2, 2, aponévrose dorsale. — 3, veine saphène interne. — 4, branche de la saphène. — 5, nerf saphène interne près de sa terminaison. — 6, 7, l'aponévrose sépare le nerf tibial, qui est profond, du nerf musculo-cutané, qui est superficiel. — 8, tendon de l'extenseur propre du gros orteil. — 9, 9, tendons de l'extenseur commun. — 10, aponévrose plantaire. — 11, rameau nerveux du plantaire interne. — 12, faisceaux tendineux du fléchisseur commun. — 13, tendon dans l'épaisseur de l'abducteur du petit orteil. — 15, 16, coupe de l'artère plantaire externe et du nerf plantaire, près de leur terminaison. Au-dessus d'eux, on voit l'arcade plantaire veineuse ouverte.

mière phalange du gros orteil, en se réunissant au précédent. Ce muscle est en rapport avec les lombricaux et les tendons fléchisseurs par sa face inférieure ; sa face supérieure est en rapport avec les interosseux et les métatarsiens.

Il est abducteur du gros orteil.

§ 6. — INTEROSSEUX (quatrième couche).

Comme à la main, les interosseux sont divisés en dorsaux et plantaires.

Pour les principes généraux de la description des interosseux, nous renvoyons le lecteur à l'étude de la main, nous contentant ici de donner les insertions de ces muscles, sans entrer dans les développements que nous avons donnés pour la main.

L'axe de la main est représenté par le médius ; l'axe du pied est formé par le deuxième orteil. Les interosseux se comportent à l'égard du deuxième orteil comme ceux de la main à l'égard du médius.

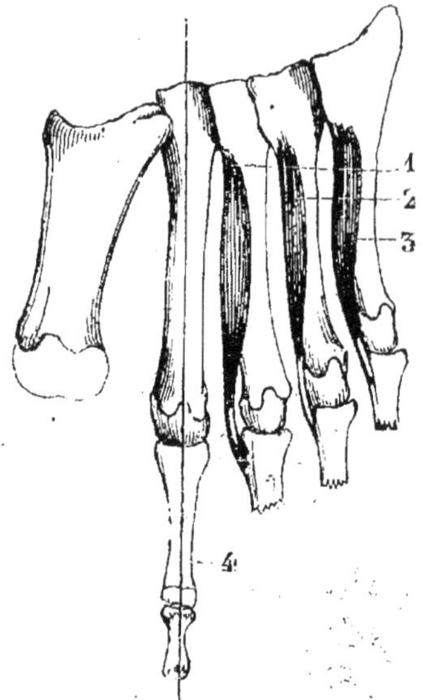

Fig. 299. — Interosseux plantaires. (Pied droit.)

1. premier interosseux. — 2. deuxième. 3, troisième. — 4, axe du pied.

1° *Interosseux plantaires.*

Les interosseux plantaires, au nombre de trois, sont situés dans les trois derniers espaces interosseux.

Leur *point fixe* s'insère à la face interne des trois derniers métatarsiens.

Ces muscles se dirigent d'arrière en avant.

Leur *point mobile* s'insère comme à la main. Quelques fibres se fixent au tubercule latéral correspondant, qui se trouve à l'extrémité postérieure de la première phalange ; mais la plupart des fibres du tendon se portent sur le bord correspondant du tendon de l'extenseur commun, qu'elles accompagnent jusqu'à la dernière phalange. (Voy. *Main.*)

2° *Interosseux dorsaux.*

Au nombre de quatre, ces muscles sont désignés, comme les plantaires, sous les noms de premier, deuxième, etc., en comptant de dedans en dehors du gros orteil vers le petit.

Ils *s'insèrent,* en arrière, sur les deux métatarsiens correspondants : 1° entièrement, sur la face du métatarsien qui ne donne pas insertion à l'interosseux plantaire ; 2° en partie, sur la face opposée, qui donne attache à l'interosseux plantaire.

Ces muscles se portent en avant et viennent se confondre, comme les plantaires, avec le bord correspondant du tendon de l'extenseur commun, sur la face dorsale de la première phalange. De même que ceux de la main, ils fournissent un petit faisceau à l'extrémité postérieure de la première phalange. (Voy. *Main.*)

Il résulte de cette description :

1° Que le premier interosseux plantaire est placé sur le côté interne du troisième métatarsien et du troisième orteil;

2° Que le deuxième est placé sur le côté interne du quatrième métatarsien et du quatrième orteil;

3° Que le troisième est placé sur le côté interne du cinquième métatarsien et du cinquième orteil;

4° Que l'axe du pied, comme celui de la main, ne reçoit aucun des interosseux plantaires qui rapprochent les orteils de cet axe;

5° Que l'axe du pied, comme celui de la main, reçoit deux interosseux dorsaux qui écartent les orteils de cet axe;

6° Que le premier interosseux dorsal, appliqué sur le côté interne du deuxième orteil, s'insère entièrement sur la face interne du deuxième métatarsien, et incomplètement sur la face externe du premier;

7° Que le deuxième, appliqué sur le côté externe du deuxième orteil, s'insère entièrement sur la face externe du deuxième métatarsien, et incomplètement sur la face interne du troisième;

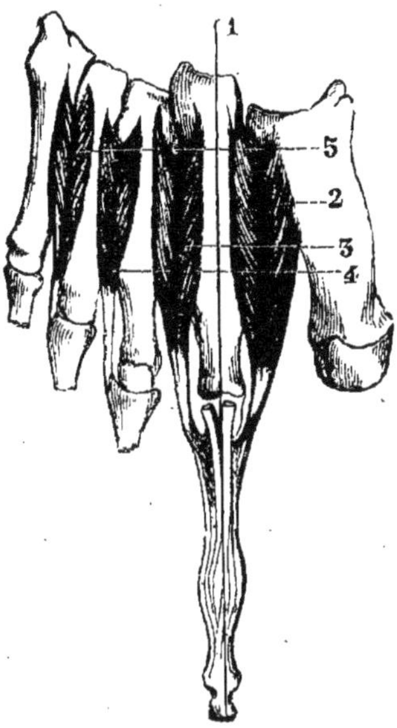

Fig. 300. — Interosseux dorsaux du pied. (Pied droit.)

1, axe du pied passant par le deuxième orteil. — 2, premier interosseux dorsal. — 3, deuxième. — 4, troisième. — 5, quatrième.

8° Que le troisième et le quatrième, placés sur le côté externe du troisième et du quatrième orteil, s'insèrent entièrement sur la face externe du troisième et du quatrième métatarsien, et incomplètement sur la face interne du quatrième et du cinquième.

Rapports. — Les interosseux ont une face dorsale située sur le même niveau que la face dorsale des métatarsiens; leur face plantaire est en rapport avec les abducteurs, les artères et les nerfs profonds.

Vaisseaux et nerfs de la région plantaire moyenne. — Les artères sont fournies principalement par l'*artère plantaire externe* et par ses branches; accessoirement, par la *plantaire interne*.

Les *nerfs* sont fournis par les *plantaires*. Le court fléchisseur, la moitié externe de l'accessoire, les deux derniers lombricaux, les abducteurs oblique et transverse du gros orteil et tous les interosseux sont animés par le nerf plantaire externe. Les deux premiers lombricaux, les muscles de la région plantaire interne, la moitié interne de l'accessoire reçoivent leurs nerfs du plantaire interne.

ARTICLE X

APONÉVROSES DU PIED

Il existe dans le pied, des aponévroses dorsales et des aponévroses plantaires.

1° *Aponévroses dorsales.*

Elles constituent trois couches.

Des parties profondes vers la peau, on trouve : 1° des feuillets aponévrotiques qui recouvrent chaque espace interosseux; 2° une aponévrose mince qui, entourant le muscle pédieux, se confond sur les côtés avec l'aponévrose dorsale proprement dite ; 3° l'aponévrose dorsale, résistante, qui présente la plus grande analogie avec l'aponévrose dorsale de la main. Ce feuillet aponévrotique se continue en arrière avec le bord inférieur du ligament annulaire antérieur du tarse ; en avant, il se perd vers les extrémités des métatarsiens ; de chaque côté, il adhère aux os qui font saillie sur les bords du pied et se continue avec les bords de l'aponévrose plantaire. Cette aponévrose recouvre les tendons, les muscles, les vaisseaux et nerf pédieux ; elle est recouverte par les nerfs musculo-cutané, saphène externe et par l'origine des veines saphènes. L'artère pédieuse est recouverte aussi par la deuxième aponévrose qui part du bord interne du muscle pédieux.

2° *Aponévrose plantaire.*

L'aponévrose plantaire est située entre les muscles superficiels de la région plantaire et le tissu cellulo-graisseux sous-cutané. Sa *face superficielle* adhère à ce tissu par de nombreux tractus fibreux. Ses *bords interne* et *externe* se confondent sur les bords du pied avec ceux de l'aponévrose dorsale. Son *extrémité postérieure* s'insère sur le tubercule interne de la face inférieure du calcanéum. Son *extrémité antérieure* se divise en dix languettes qui se portent aux tendons fléchisseurs de tous les orteils, et se confondent avec les parties latérales de la gaine de ces tendons et du ligament glénoïdien. Entre ces languettes, fournies par l'aponévrose à la gaine des fléchisseurs, on aperçoit quatre arcades, situées entre les orteils, au niveau de leur racine ; sous ces arcades passent les tendons des lombricaux et des interosseux, les vaisseaux et nerfs plantaires. Sa *face profonde* fournit deux cloisons, qui séparent la région moyenne des régions interne et externe et qui forment aussi trois gaines :

1° La *gaine interne* est formée par la portion interne de l'aponévrose plantaire et la cloison qu'elle fournit entre les muscles internes et moyens. A ce niveau, l'aponévrose présente peu d'épaisseur. Cette gaine contient les muscles adducteur et court fléchisseur du gros orteil, le nerf plantaire interne et l'artère plantaire interne.

2° La *gaine externe*, formée par la portion externe de l'aponévrose et par la cloison externe, présente une paroi plus épaisse. Elle adhère en partie à l'extrémité postérieure du cinquième métatarsien, et contient dans son épaisseur l'abducteur et le court fléchisseur du petit orteil.

La gaine interne et la gaine externe sont complètes et étroites en avant, plus larges et incomplètes en arrière.

3° La *gaine moyenne*, qui sépare les deux autres, est limitée par l'aponévrose plantaire et par les deux prolongements profonds qu'elle fournit. A ce niveau, la face profonde de l'aponévrose plantaire fournit des insertions au court fléchisseur plantaire. Elle envoie aussi des prolongements qui séparent les divers muscles de la région. Cette gaine contient le court fléchisseur plantaire, l'accessoire, les tendons du fléchisseur commun des orteils et du fléchisseur propre du gros orteil, les lombricaux, les abducteurs du gros orteil, les vaisseaux et nerf plantaires externes.

Découvrir l'artère pédieuse. — Faire une incision de 5 centimètres au milieu d'une ligne étendue du milieu de l'articulation tibio-tarsienne au premier espace interdigital. Chercher le bord interne du muscle pédieux, qu'on reconnaît à sa couleur rouge, inciser l'aponévrose qui part du bord interne du muscle, soulever ce bord. On voit alors l'artère entre deux veines.

QUATRIÈME PARTIE

ARTHROLOGIE

L'arthrologie, du grec *artron* ἄρτρον, jointure, articulation, et de *logos*, λογος, dissertation, discours, est la partie de l'anatomie qui s'occupe de l'étude des articulations. L'étude des ligaments est quelquefois désignée sous le nom de syndesmologie, du grec *sundesmos*, σύνδεσμος, lien, et logos, λογος, dissertation, discours.

Je continuerai à placer l'arthrologie après la myologie pour les raisons suivantes :

Il ne faut pas oublier que cet ouvrage est le *Manuel de l'amphithéâtre*, qu'il doit accompagner ordinairement l'élève dans les *dissections*. Or, personne n'ignore qu'à l'amphithéâtre, l'étude des articulations suit celle des muscles ; il faudrait faire le sacrifice des muscles du sujet, si l'on voulait disséquer d'abord les articulations. C'est donc par mesure d'économie de sujets que je recommande de faire précéder l'étude de l'arthrologie de celle de la myologie.

De quelle utilité est pour un élève l'étude d'une articulation, dont il ne peut connaître les mouvements, puisqu'il n'a pas encore la notion des puissances musculaires qui font mouvoir les os ?

Après la myologie, la description des articulations, j'en suis convaincu, paraît moins fastidieuse, moins aride.

CHAPITRE PREMIER

CLASSIFICATION DES ARTICULATIONS

Cruveilhier a établi diverses catégories d'articulations, d'après la conformation des surfaces articulaires. On en distingue trois classes.

1° Les *synarthroses*, ou *sutures*, articulations dépourvues de mouvements ;

2° Les *diarthroses*, ou articulations mobiles ;

3° Les *amphiarthroses*, ou symphyses ; ce sont des articulations qui tiennent le milieu entre les articulations mobiles et les articulations immobiles.

ARTICLE PREMIER

Première classe. — ARTICULATIONS IMMOBILES
(Synarthroses ou sutures)

(de *sun* σὺν, *avec* et *artron* αρθρον, *articulation*).

L'étude de ces articulations ne présente aucune difficulté ; je me bornerai à une description rapide.

Elles siègent toutes à la tête, et, d'après l'aspect des surfaces en contact, on peut les diviser en quatre genres, qui sont :

1° La *suture dentée ;*
2° La *suture écailleuse ;*
3° La *suture harmonique ;*
4° La *suture par engrènement.*

Dans ces articulations, il n'existe aucun mouvement ; elles sont dépourvues, par conséquent, de synoviale et de ligaments ; elles présentent à étudier, seulement les surfaces articulaires et une couche fibreuse interposée entre elles, dite *cartilage sutural.* Cette couche, interposée aux sutures, adhère très intimement, d'une part au périoste, d'autre part à la dure-mère.

§ 1. — SUTURES DENTÉES (premier genre) (1).

Elles siègent toutes à la voûte du crâne ; elles sont constituées par des dentelures ordinairement profondes, réunies par le cartilage sutural. Les *sutures de la voûte du crâne* appartiennent à ce genre. Elles sont parfaitement distinctes chez l'adolescent. Vers l'âge de trente à quarante ans, l'ossification envahit le cartilage sutural, et tous les os de la voûte se réunissent pour n'en former qu'un seul. En même temps, la circulation sanguine, qui était indépendante dans chaque os, devient générale, c'est-à-dire que les *canaux veineux* s'anastomosent entre eux à travers les sutures ossifiées.

(1) Le crâne n'est autre chose qu'une enveloppe osseuse du cerveau surajoutée à l'enveloppe fibreuse de ce viscère, se moulant exactement sur lui, représentant, à sa surface interne, les moindres dépressions et les moindres éminences de la surface correspondante à l'encéphale.

On pourrait regarder les synarthroses comme des articulations temporaires, la soudure qui les envahit tôt ou tard, comme analogue à l'union des pièces d'ossification, les os du crâne eux-mêmes comme de grandes pièces d'ossification. Dans l'âge adulte, il est bien difficile de séparer les os du crâne, et nous avons vu que l'âge du complet développement doit être invoqué pour la détermination des os. On conçoit que dans cette classe d'articulations il ne doit entrer aucun ligament ; on conçoit encore qu'aucune puissance musculaire ne saurait exister pour elles, puisqu'il n'y a pas de mouvements. Aussi quelques anatomistes ont rejeté ce genre d'articulation, avec Columbus, qui disait qu'il n'y a pas articulation là où il n'y a pas mouvement (Cruveilhier, 4e éd., t. I, p. 288).

§ 2. — SUTURES ÉCAILLEUSES (deuxième genre).

On les trouve toutes sur les parties latérales, dans la fosse temporale ; elles sont constituées par des bords osseux taillés très obliquement en biseau, en lames minces, ce qui les a fait comparer à des écailles. Les surfaces des bords qui se touchent sont très légèrement dentées. Il est à remarquer que l'os qui est au-dessous recouvre toujours celui qui est au-dessus. On trouve là les sutures que nous avons déjà indiquées dans la description du crâne, dans la fosse temporale.

§ 3. — SUTURES HARMONIQUES (troisième genre).

On les rencontre toutes à la base du crâne. On les nomme ainsi parce que la plupart des os de la base non engrenés se mettent en contact, séparés par un cartilage sutural qui réunit ces os. C'est cette substance qui ferme le trou déchiré antérieur.

§ 4. — SUTURES ENGRENÉES (quatrième genre).

Certains os de la face s'articulent aussi entre eux et avec ceux du crâne ; leurs surfaces articulaires, excepté pour le maxillaire inférieur, sont formées par des *aspérités qui s'engrènent comme celles des sutures dentées, mais elles ne sont pas réunies comme ces dernières par un cartilage sutural, et elles n'ont pas de dentelures profondes ;* elles s'engrènent par de petites pointes réciproques, et elles ne s'ossifient pas chez les vieillards. Je donne à ces sutures le nom de *sutures par engrènement* ou *sutures engrenées*.

Cruveilhier parle, fort inutilement à mon avis, de la *schindylèse*, dans laquelle une lame osseuse pénètre dans la rainure d'un os, exemple : le bord supérieur du vomer recevant la crête du sphénoïde, le bord antérieur du palatin pénétrant dans la fente située à la partie inférieure de l'ouverture du sinus maxillaire.

ARTICLE II

2e Classe. — ARTICULATIONS MOBILES OU DIARTHROSES

(*de dia, δία, intervalle, au travers de, et ἄρθρον, articulation*).

D'après la configuration des surfaces articulaires, Cruveilhier a divisé les articulations mobiles en six genres :

1° *Enarthroses* (de εν, en, et ἄρθρον articulation) ; 2° *emboîtement réciproque ;* 3° *condyliennes ;* 4° *trochléennes ;* 5° *trochoïdes* (de τροχος roue, et εἶδος forme et non de τρεχω tourner ; 6° *arthrodies*.

Les diarthroses ont leurs surfaces contiguës. Elles présentent à étudier :

1° Les *surfaces articulaires ;* — 2° les *ligaments*, moyens d'union ; — 3° les *synoviales*, moyens de glissement ; — 4° les *mouvements* et les muscles qui les produisent ; — 5° les *vaisseaux* et les *nerfs ;* — 6° les *rapports*.

Surfaces articulaires. — Les surfaces articulaires des os sont très variées, et revêtues de *cartilage articulaire*. Ce cartilage est disposé sous forme de couche extrêmement adhérente, recouvrant toutes les parties qui doivent être en contact avec l'os voisin.

L'*épaisseur* des cartilages articulaires est plus considérable au centre qu'à la circonférence dans les cartilages qui recouvrent les surfaces convexes ; le contraire a lieu pour les cartilages qui revêtent des surfaces concaves. C'est au centre des têtes osseuses et à la circonférence des cavités que se produisent les pressions les plus fortes dans les mouvements divers qu'exécutent les articulations.

La surface libre du cartilage regarde la cavité articulaire qu'il concourt à former. Il est *à nu* dans l'articulation et baigné par la synovie. Sa surface adhérente est intimement *unie à l'os sans intermédiaire d'aucune substance ;* elle présente de petits mamelons qui s'enfoncent dans des dépressions de la substance osseuse.

Les cartilages articulaires sont d'un blanc bleuâtre, *élastiques*, fermes et résistants. L'instrument tranchant qu'on y enfonce est repoussé par leur élasticité.

Lorsqu'on les brise, la surface brisée est striée d'une face vers l'autre, ce qui leur donne une apparence fibreuse ; mais ils ne contiennent aucune fibre.

L'épaisseur du cartilage articulaire est toujours proportionnelle aux pressions auxquelles les articulations sont exposées.

Structure. — Le cartilage articulaire est un cartilage hyalin. La *substance fondamentale* est homogène. Dans la partie qui avoisine l'os, on voit une zone appelée *zone ostéoïde*, parce qu'elle est incrustée de sels calcaires. Les *cavités de cartilage* ont une disposition spéciale. Du côté de la surface articulaire, ces cavités sont allongées dans le sens de la surface du cartilage. Dans les couches moyennes, les cavités de cartilage sont plus ou moins arrondies ; dans la couche profonde, elles sont allongées et dirigées perpendiculairement à la surface osseuse (voy. *Tissu cartilagineux*).

Chez le fœtus, Tood et Bowman, ainsi que Reichert, ont trouvé la paroi entière de la cavité articulaire, cartilages et capsules fibreuses, tapissée d'un épithélium pavimenteux ; cet épithélium disparaît plus tard sur les parties soumises aux frottements et aux pressions violentes.

Dans toute leur portion centrale, selon Renaut, les cartilages articulaires sont limités par une couche mince, molle, comme un vernis de gélatine, qui se détache du cartilage subjacent avec facilité, au bout de quelques minutes d'immersion dans l'eau distillée, quand on racle la surface articulaire avec un scalpel. Cette couche, dont l'existence a été signalée par Luschka, est formée par une bande régulière de substance cartilagineuse, devenue molle comme une gelée, très réfringente, et qui renferme des cellules cartilagineuses de grand diamètre et aplaties tangentiellement. Vue de face, étalée sur la lame de verre, la *bande de Luschka* se montre semée de groupes de ces grandes cellules cartilagineuses en cours de prolifération.

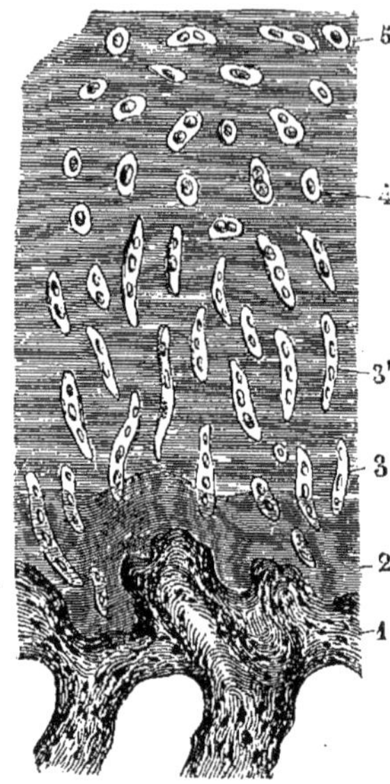

Fig. 301. — Coupe d'un cartilage articulaire à l'extrémité d'un os.

1, tissu osseux avec ostéoplastes. — 2, couche intermédiaire au cartilage et à l'os remplie de sels calcaires et contenant quelques cavités de cartilage (zone ostéoïde). — 3, 3, 4, 5, cavités de cartilage avec leurs différentes dispositions dans les couches superficielle, moyenne et profonde du cartilage.

Le revêtement *épithélioïde* des synoviales répond à une assise de cellules du tissu conjonctif qui, arrivées à la surface, se gonflent, subissent l'évolution muqueuse, se rompent et se détruisent pour former l'un des éléments de la synovie, exactement à la façon de la couche molle, ou bande de Luschka, qui limite les cartilages diarthrodiaux. Toutes les parties de la surface articulaire, dans cette conception, participent donc à la formation de la synovie.

La bande de Luschka, constante chez le fœtus et l'enfant qui n'a pas marché, semble disparaître chez l'adulte, parce que, au fur et à mesure qu'elle se forme à l'état de pellicule molle, les mouvements articulaires la détruisent. Elle reparaît, au contraire, quand on soumet l'articulation à un repos prolongé.

Ligaments. — Il tombe sous les sens que ces trois choses : configuration des surfaces articulaires, moyens d'union de ces surfaces et mouvements de l'articulation sont dans un rapport nécessaire ; en sorte que, du mode de configuration des surfaces articulaires, on pourrait déduire, *a priori*, et les moyens de glissement et les mouvements d'une articulation, et réciproquement.

Les ligaments, dont l'étude constitue la *syndesmologie*, sont les moyens d'union des os. Ils se présentent sous des formes différentes, tantôt à l'état de capsule fibreuse, tantôt à l'état de simple bandelette, tantôt à l'état de cordon. Quelle que soit leur forme, les ligaments ont : deux extrémités qui s'implantent directement sur les surfaces osseuses, *sans intermédiaire d'aucune autre substance*, une face interne ou articulaire, *revêtue par la synoviale*, et une face externe en rapport avec les organes du voisinage.

L'*adhérence* des ligaments aux os est tellement grande, qu'il est plus facile de rompre les ligaments ou les os que de séparer les premiers dans le point précis de leur implantation.

Ils sont résistants, inextensibles, et ne reprennent pas leur forme primitive quand ils ont été allongés sous l'influence des maladies. Leur insertion à l'os est très solide ; il est plus facile de rompre l'os que de détruire l'adhérence du ligament.

Les ligaments sont formés de tissu fibreux ; ils contiennent des artères, des veines très ténues, qui rampent dans les interstices des faisceaux fibreux ; ils reçoivent également des filaments nerveux. On n'y a pas encore démontré l'existence de lymphatiques (voy. t. I, *Tissu fibreux*).

Synoviales. — Les synoviales sont des membranes séreuses qui tapissent incomplètement les cavités des articulations (voy. t. I, *Séreuses*).

Ces membranes ne sont pas isolables, ce qui veut dire qu'on devrait plutôt les appeler *surfaces synoviales*.

Les synoviales n'ont pas de glandes ; Weber et Gosselin y ont étudié des dépressions folliculiformes, sous le nom de *follicules synoviaux*.

Un liquide, connu depuis Paracelse sous le nom de *synovie*, baigne constamment leur surface et facilite le glissement des surfaces articulaires. Il est onctueux et transparent ; il est formé par de l'eau et de l'albumine (voy. t. I, *Séreuses*).

Mouvements. — Les mouvements sont très étendus dans les diarthroses, et ils varient avec chaque genre. On en compte six : 1° flexion ; 2° extension ; 3° adduction ; 4° abduction ; 5° circumduction ; 6° rotation. On peut y ajouter le mouvement de glissement.

Ces mouvements sont produits par les muscles fléchisseurs, extenseurs, adducteurs, etc.

Rapports. — La plupart des diarthroses sont entourées de tendons, d'artères, de veines, de nerfs. Les tendons qui entourent les articulations se réfléchissent sur les extrémités osseuses qui les constituent, et s'insèrent sur ces extrémités. Les artères et les veines volumineuses se placent toujours dans le sens de la flexion. Les petites ramifications artérielles qui partent du tronc principal, au niveau de la flexion, viennent former des anastomoses du côté de l'extension (genou, coude).

Comme il existe des saillies osseuses autour des principales articulations, on trouve là des bourses séreuses sous-cutanées, et des bourses séreuses tendineuses qui facilitent le glissement des tendons sur les saillies.

Vaisseaux et nerfs. — Les articulations reçoivent en général peu de vaisseaux ; ces derniers se distribuent à la synoviale, aux ligaments et aux extrémités des os.

Les nerfs s'y rencontrent en petit nombre, et se distribuent comme les vaisseaux.

§ 1. — ÉNARTHROSES (premier genre).

Le genre *énarthrose* présente comme caractères :

1° Du côté des *surfaces articulaires*, une tête articulaire sur l'un des os et une cavité articulaire sur l'autre ;

2° Du côté des *moyens d'union*, une capsule fibreuse, un ligament interarticulaire, et un bourrelet fibreux qui borde la cavité articulaire ;

3° Du côté de la *synoviale,* des prolongements que la synoviale émet à travers les ouvertures de la capsule fibreuse ;

4° Du côté des *mouvements :* flexion, extension, adduction, abduction, circumduction, rotation.

Dans ce genre, on rencontre deux espèces : l'*articulation scapulo-humérale*, l'*articulation coxo-fémorale*.

§ 2. — EMBOITEMENT RÉCIPROQUE (deuxième genre).

1° Du côté des *surfaces articulaires*, concavité et convexité en sens inverse. La concavité de l'un des os correspond à la convexité de l'autre ; on dirait l'emboîtement d'un cavalier sur une selle ;

2° Du côté des *moyens d'union*, capsule fibreuse, souvent irrégulière, ou bien deux ou quatre ligaments ;

3° La *synoviale* ne présente rien de particulier ;

4° Du côté des *mouvements*, les mêmes que dans les énarthroses, moins la rotation.

Ce genre comprend quatre espèces : 1° l'*articulation sterno-claviculaire ;* 2° l'*articulation trapézo-métacarpienne ;* 3° l'*articulation calcanéo-cuboïdienne;* 4° l'*articulation du corps de l'axis et de la troisième vertèbre cervicale.*

§ 3. — CONDYLIENNES (troisième genre.)

Les condyliennes sont des articulations qui présentent les caractères suivants :

1° Du côté des *surfaces articulaires*, une tête allongée sur l'un des os, on la nomme ordinairement *condyle ;* et une cavité allongée, elliptique, sur l'os opposé, c'est la *cavité glénoïde ;*

2° Du côté des *moyens d'union*, quatre ligaments : un antérieur, un postérieur, deux latéraux ;

3° La *synoviale* ne présente rien de particulier ;

4° Du côté des *mouvements*, tous les mouvements des énarthroses moins la rotation. Dans ce genre, il y a toujours deux mouvements principaux : par conséquent, les autres mouvements sont bornés.

Dans les condyliennes, il existe quelques articulations qui ont des caractères particuliers : ce sont les *doubles condyliennes*, articulations formées par deux condyles appartenant au même os. Dans l'articulation temporo-maxillaire, par exemple, on trouve deux condyles appartenant au maxillaire inférieur. Or, les deux articulations étant solidaires l'une de l'autre, les ligaments sont modifiés. Il en est de même pour l'articulation occipito-atloïdienne et pour l'articulation fémoro-tibiale, qui représentent véritablement une double condylienne, et non une trochléenne, comme le disent la plupart des auteurs.

Sept espèces se rencontrent dans les condyliennes : 1° l'*articulation temporo-maxillaire ;* 2° l'*articulation occipito-atloïdienne ;* 3° l'*articulation radio-carpienne ;* 4° l'*articulation fémoro-tibiale ;* 5° les *articulations métacarpo-phalangiennes ;* 6° les *articulations métatarso-phalangiennes ;* 7° l'*articulation astragalo-scaphoïdienne.*

§ 4. — TROCHLÉENNES (quatrième genre).

Ce genre renferme beaucoup d'articulations, et les caractères qu'il présente sont très tranchés :

1° Du côté des *surfaces articulaires*, on trouve sur l'un des os une poulie ou trochlée ; sur l'os opposé, une crête correspondant à la gorge de la poulie, et deux facettes correspondant aux parties latérales de la trochlée ;

2° Du côté des *moyens d'union*, on trouve constamment quatre ligaments, dont les deux latéraux sont toujours plus forts ;

3° Du côté des *moyens de glissement*, une synoviale très serrée ;

4° Du côté des *mouvements*, la flexion et l'extension.

Les trochléennes comprennent : 1° l'*articulation huméro-cubitale ;* 2° l'*articulation tibio-tarsienne ;* 3° les *articulations des phalanges* entre elles.

§ 5. — TROCHOÏDES (cinquième genre).

Ces articulations ont les caractères suivants :

1° Du côté des *surfaces articulaires*, un cylindre osseux et un anneau ostéo-fibreux, dans lequel le cylindre osseux tourne sur son axe ;

2° Du côté des *moyens d'union*, un ligament annulaire qui entoure le cylindre osseux ;

3° Du côté des *moyens de glissement*, une synoviale circulaire ;

4° Du côté des *mouvements*, la rotation.

On ne trouve que deux espèces dans ce genre : 1° l'*articulation atloïdo-odontoïdienne ;* 2° l'*articulation radio-cubitale*.

§ 6. — ARTHRODIES (sixième genre.)

Dans ce genre, dont les espèces sont très nombreuses, on trouve comme caractères :

1° Des *surfaces articulaires* planes ou presque planes ;

2° Des *ligaments,* ordinairement irréguliers, autour de l'articulation ;

3° Une *petite synoviale ;*

4° Un seul *mouvement*, le glissement.

Ce genre comprend toutes les articulations mobiles qui ne font pas partie des cinq premières : 1° *articulations des apophyses articulaires des vertèbres entre elles ;* 2° *articulations costo-vertébrales ;* 3° *articulations transverso-costales ;* 4° *articulation acromio-claviculaire ;* 5° *articulation costo-claviculaire ;* 6° *articulation coraco-claviculaire ;* 7° *articulations carpo-métacarpiennes ;* 8° *articulations de quelques os du carpe entre eux ;* 9° *articulations de quelques os du tarse entre eux ;* 10° *articulation tibio-péronière supérieure ;* 11° *articulations tarso-métatarsiennes ;* 12° *articulations cunéo-scaphoïdiennes*, etc.

ARTICLE III

3e Classe. — AMPHIARTHROSES

(de ἀμφω, tous les deux, participant des deux autres).

Les amphiarthroses sont des articulations dont les surfaces, en partie contiguës et en partie continues, sont unies dans la portion continue par un tissu fibreux articulaire.

Les *moyens d'union* sont constitués par des ligaments périphériques, variables avec chaque articulation, et par un ligament interosseux. Le ligament interosseux est formé de tissu fibreux. Dans certaines articulations, il forme un ménisque fibro-cartilagineux plus ou moins épais, dont les faces adhèrent aux surfaces articulaires ; exemple : corps des vertèbres ; dans les autres, ce sont des faisceaux fibreux étendus directement entre les deux surfaces articulaires (voy. t. I, *Fibro-cartilage*).

La *synoviale* manque dans ces articulations ; dans quelques-unes cependant, dans celle des corps vertébraux entre eux, par exemple, il existe au centre du disque fibreux une substance molle qui représente une synoviale.

Les *mouvements* sont ici peu marqués : tantôt ce sont des mouvements de glissement très limités, tantôt des mouvements d'inclinaison ; plusieurs sont déterminés par la compression du tissu inter-articulaire, comme cela se voit dans les mouvements des corps vertébraux.

Les amphiarthroses sont les articulations suivantes : 1° l'*articulation du corps des vertèbres ;* 2° l'*articulation sacro-iliaque ;* 3° l'*articulation sacro-vertébrale ;* 4° l'*articulation sacro-coccygienne ;* 5° l'*articulation du pubis ;* 6° l'*articulation tibio-péronière inférieure ;* 7° l'*articulation de quelques os du carpe entre eux ;* 8° l'*articulation de quelques os du tarse entre eux ;* 9° l'*articulation de la poignée du sternum avec le corps ;* 10° l'*articulation des métacarpiens entre eux, et celle des métatarsiens.*

— La classification de Cruveilhier laisse à désirer sous plusieurs rapports, mais surtout par la confusion qu'il fait entre les amphiarthroses et les symphyses. Si, par l'usage, on donne, à tort, à quelques amphiarthroses, comme celle du pubis, le nom de *symphyses*, ce n'est pas une raison pour détourner ce mot de sa véritable acception. Le mot symphyse, σύμφυσις, signifie connexion.

Nous verrons, en étudiant la classification de Galien, ce que ce savant entendait par symphyse.

« L'*articulation*, ou *article*, est l'*arrangement naturel* des os, et la *symphyse* est leur *union naturelle.* » (Galien cité par Winslow) On voit que par symphyse, on entend la réunion de deux os avec substance intermédiaire.

ANCIENNE CLASSIFICATION DES ARTICULATIONS

Classification de Galien.

Galien admettait deux modes d'articulations bien différents de ceux que nous connaissons aujourd'hui.

Les articulations se faisaient par *artron* ou par *symphyse.*

Dans l'artron, deux os s'articulaient par leurs extrémités. Dans la symphyse, les os paraissaient continus.

§ 1. **Artron.** — Il admettait trois espèces d'artron, la *diarthrose,* la *sinartrose* et l'*amphiartrose.* (Je respecte l'orthographe des anciens anatomistes.)

1° *Diarthrose.* — La diarthrose était une articulation manifestement mobile, présentant trois variétés, l'*énartrose*, l'*artrodie* et la *ginglyme*.

L'*énartrose* était une espèce d'emboîtement d'une tête articulée dans une cavité, exemple : os coxal et tête du fémur.

Dans l'*artrodie,* une cavité superficielle recevait une tête plate, exemple : cavité glénoïde de l'omoplate et tête de l'humérus.

On appelait *ginglyme*, une articulation dans laquelle deux os se reçoivent mutuellement, de sorte qu'un même os reçoit et est reçu, comme dans le coude, où le cubitus est reçu par l'humérus, en même temps que l'humérus est reçu par le cubitus.

Les anciens auteurs distinguaient trois sortes de ginglyme : 1° lorsque le même os est reçu et reçoit réciproquement, comme dans le coude ; 2° lorsqu'un os en reçoit un autre par une de ses extrémités ; 3° lorsqu'un os est reçu en forme de roue. exemple : articulation de l'atlas et de l'axis.

2° *Sinartrose.* — Les *sinartroses* étaient des articulations immobiles, comprenant trois variétés : la *suture*, l'*harmonie* et la *gomphose* (de γομφόω, je cloue).

La *suture* correspondait à la suture de la nouvelle classification, mais on l'a divisée en *suture vraie*, qui correspondait à notre suture dentée, et en *suture fausse*, correspondant à notre suture écailleuse.

L'*harmonie* comprenait nos deux variétés de *suture harmonique* et de *suture par engrènement*.

Par *gomphose*, on désignait l'articulation des dents avec les alvéoles, qui se fait comme celle d'un clou dans un morceau de bois. On reviendra probablement à la gomphose, puisqu'il est démontré aujourd'hui que les dents sont des os.

3° *Amphiartrose.* — L'amphiartrose, dit Dionis (p. 11 de son *Traité*), est une articulation qui n'est ni tout à fait diartrose, ni tout à fait sinartrose, comme les os du carpe et du tarse entre eux. On appelle encore cette espèce d'articulation *diartrose sinartrodiale.* L'amphiartrose n'a donc pas été ajoutée par Winslow, ainsi que le dit Cruveilhier, puisque l'ouvrage de Dionis est de 1694 et que Winslow est né en 1669 (3e édit., p. 375).

§ 2. **Symphyse.** — Les anciens distinguaient deux sortes de symphyses : 1° celle qui se fait *sans moyen ;* 2° celle qui se fait *avec moyen.*

On dit *symphyse sans moyen* lorsqu'une épiphyse se soude avec l'os principal, ou bien lorsque deux portions d'os se soudent, comme les deux os de la mâchoire inférieure. Cette union se fait à peu près comme celle de la greffe et de l'arbre, qui s'unissent tellement, qu'elles ne font plus qu'un corps.

La *symphyse avec moyen* comprend trois variétés : la *sinévrose*, la *sisarcose* et la *sincondrose.* (Dionis, l'*Anatomie de l'homme, suivant la circulation du sang*, Paris, 1694.)

Bartholin n'admettait point de sinartrose, mais deux sortes de symphyses : symphyse sans moyen, comprenant la suture, l'harmonie et la gomphose, et symphyse avec moyen, savoir la sinévrose, la sisarcose et la sincondrose.

Classification de Winslow.

Celle-ci, publiée trente-huit ans après celle de Dionis, est déjà fort différente de la précédente, ce qui semble prouver qu'une bonne classification présente certaine difficulté. Winslow admettait trois espèces d'articulations : les *articulations mobiles* ou *diarthroses*, les *articulations immobiles* ou *synarthroses* et les *articulations mixtes* ou *amphi-arthroses*, tenant le milieu entre les deux autres.

§ 1. **Articulations mobiles ou diarthroses.** — Winslow admettait quatre espèces de diarthroses : la *diarthrose orbiculaire*, correspondant à l'énarthrose des anciens ; la *diarthrose planiforme*, correspondant à l'arthrodie ; la *diarthrose alternative* ou *réciproque* ; la *diarthrose obscure.*

Diarthrose orbiculaire. — Dans cette espèce d'articulation, une tête osseuse roule dans une cavité, ou une cavité roule sur une tête, exemple : tête du fémur et cavité cotyloïde, tête d'un métacarpien et cavité des premières phalanges.

Diarthrose planiforme. — Ici, les surfaces articulaires glissent « à peu près comme quand on frotte la paume d'une main contre celle de l'autre », exemple : os du carpe et du tarse entre eux, apophyses des vertèbres, etc.

Diarthrose alternative ou réciproque. — Cette espèce correspond, dit Winslow, au *ginglyme* des Grecs, et il en fait deux variétés : le *ginglyme angulaire*, correspondant à la *charnière* de quelques anatomistes, et le *ginglyme latéral*, en pivot ou en gond. L'articulation du coude est un ginglyme angulaire, de même que l'articulation fémoro-tibiale.

Winslow divisait le ginglyme latéral en *simple*, comme dans l'articulation alloïdo-odontoïdienne, et en *double*, comme dans les articulations radio-cubitales.

Diarthrose obscure. — Dans cette espèce d'articulation, les mouvements sont très limités : assemblage des os du carpe et du métacarpe, du péroné avec le tibia. Cette espèce de diarthrose était appelée anciennement *articulation douteuse*. Cruveilhier dit à tort que ce nom était donné aux amphiarthroses.

§ 2. **Articulations immobiles ou sinarthroses.** — Ces articulations sont « l'assemblage des os arrêtés ensemble pour demeurer fermes dans leur situation ». Winslow les divisait en deux variétés : l'*engrenure* et la *gomphose*, cette dernière se faisant à la manière d'un clou ou d'une cheville, comme on le voit dans l'articulation des dents.

L'engrenure était divisée en deux sous-variétés : l'*engrenure profonde* et l'*engrenure superficielle*. L'engrenure profonde correspondait à la *suture* des anciens, dans laquelle ils distinguaient la *suture vraie* et la *suture fausse*. L'engrenure superficielle correspondait à l'*harmonie* des anciens (suture harmonique). La suture diffère de l'harmonie en ce que la première présente des dentelures qui s'engrènent, tandis que dans l'harmonie, les os se juxtaposent sans s'engrener.

§ 3. **Articulations mixtes ou amphi-arthroses.** — Cette espèce participe des deux premières « tenant de la diarthrose par sa mobilité et de la sinarthrose par sa connexion. Les os tiennent à un même cartilage commun qui, étant plus ou moins souple, leur permet un mouvement de flexibilité ».

§ 4. **Symphyse** (du grec sumfuein, συμφύειν, être réuni. — Ce terme n'a été appliqué par les anciens qu'à l'ossification. Galien dit, très explicitement, que l'articulation est l'*arrangement* des os et la symphyse leur *union*, ainsi, la réunion des diverses pièces du sternum se fait par symphyse. Galien et ses devanciers admettaient que la symphyse, ou union des os, pouvait se faire : par *synchondrose*, ou avec cartilage (de σύν, avec, et χονδρος, cartilage), par *synévrose*, ou avec ligaments ou nerfs ; car il ne faut pas oublier que, pour les anciens, les ligaments étaient des nerfs (de σύν, et de νεῦρον, nerf) et par *sysarcose* ou avec des chairs (de σύν, et de σάρξ, chair).

Winslow n'admettait pas la division vulgaire de la symphyse en *symphyse sans moyen* et en *symphyse avec moyen*. Il appelait *symphyse d'ossification* l'union de deux os, comme les deux moitiés du maxillaire inférieur, et *symphyse d'articulation*, la *symphyse avec moyen* des anciens.

La *symphyse cartilagineuse* ou *syncondrose* est mobile comme les corps des vertèbres entre eux, ou immobile comme celle des pubis.

La *symphyse ligamenteuse*, ou *synévrose*, comprend toutes les articulations mobiles.

La *symphyse charnue*, ou *sysarcose*, est plus générale que les deux précédentes, en ce qu'elle les fortifie et supplée à leur insuffisance, comme on le voit à l'articulation scapulo-humérale, où les muscles voisins consolident l'articulation beaucoup plus que ne le font les ligaments.

Classification de Bichat.

Vers la fin du XVIIIe siècle, Bichat voulut établir une classification des articulations, d'après le nombre de leurs mouvements. Il a établi cinq genres : 1° les articulations jouissant de tous les mouvements ; 2° les articulations jouissant de tous les mouvements, excepté de la rotation ; 3° celles qui jouissent de l'opposition dans un seul sens ; 4° celles qui ont la rotation exclusivement ; 5° celles qui ont seulement le glissement. Cette classification, toute physiologique, n'a pas eu de succès.

La classification de Cruveilhier, modification de celles de Galien et de Winslow, est celle que j'adopte.

CHAPITRE II

DES ARTICULATIONS EN PARTICULIER

Dissection. — 1° *Articulations fraîches.* — Les articulations doivent être disséquées immédiatement après les muscles.

Sciez les os à une certaine distance de l'articulation que vous voulez préparer, conservez au moins 10 centimètres de chaque os, si c'est possible, afin de manier facilement la préparation.

Détachez complètement les muscles, et ne laissez que 1 ou 2 centimètres des tendons qui se confondent avec les ligaments (autrefois il était d'usage de conserver les muscles).

Débarrassez les ligaments du tissu cellulo-graisseux qui les recouvre : agissez de même au niveau des culs-de-sac des synoviales, *sans ouvrir l'articulation.*

Ruginez les os jusqu'à une très petite distance de l'insertion des ligaments.

Il est avantageux de préparer les articulations des deux côtés en même temps ; l'une sert à étudier les ligaments, avec leurs insertions ; l'autre montre l'intérieur de l'articulation.

2° *Articulations sèches.* — On les prépare comme les précédentes ; il faut seulement conserver la souplesse des ligaments, ce qu'on obtient par l'un des moyens suivants : 1° *macération dans une solution concentrée de sel de cuisine et d'alun;* 2° *solution concentrée de carbonate de potasse.* Lorsque la pièce se dessèche, il faut lui imprimer des mouvements fréquents, afin de faire tomber les cristaux et de donner de la souplesse aux ligaments. Il est encore plus avantageux de remplacer ces solutions salines par la *glycérine phéniquée* ou la *glycérine chloratée,* d'après les formules que j'ai données dans le premier volume, en traitant des dissections en général.

Les sujets qui sont préférables pour préparer les articulations sont les cadavres d'adultes à charpente osseuse développée, maigres et un peu infiltrés.

ARTICLE PREMIER

ARTICULATIONS DE LA TÊTE

La tête offre à considérer les sutures des divers os qui les constituent, et l'articulation temporo-maxillaire.

Les sutures ont été suffisamment décrites avec les os de la tête et avec la classification des articulations ; il est inutile d'y revenir.

§ 1. — ARTICULATION TEMPORO-MAXILLAIRE

Cette articulation est formée par le temporal et le maxillaire inférieur ; c'est une double condylienne.

Dissection. — Prenez une tête ouverte ou entière, sciez verticalement, sur la ligne médiane, le crâne et la face, le maxillaire inférieur compris. On peut avoir une préparation moins volumineuse en conservant seulement la branche du maxillaire inférieur et la région du temporal ; pour cela, il est nécessaire d'ajouter quatre traits de scie : un horizontal au tiers inférieur de la fosse temporale, deux transversaux en arrière de l'apophyse mastoïde et à la partie antérieure de l'os malaire, enfin un quatrième au niveau des grosses molaires du maxillaire inférieur, comme dans la figure 30.

Lorsque c'est possible, il vaut mieux faire la préparation des deux côtés de la tête ; d'un côté on étudiera les ligaments sans ouvrir l'articulation, de l'autre on verra le fibro-cartilage et les synoviales.

1° Pour préparer les ligaments, enlevez complètement le temporal, le masséter et les ptérygoïdiens ; mettez à nu le ligament externe, la capsule fibreuse et les ligaments internes (toutes les fibres musculaires doivent être enlevées) ; ruginez les os à partir du point d'insertion des ligaments, qu'il faut respecter.

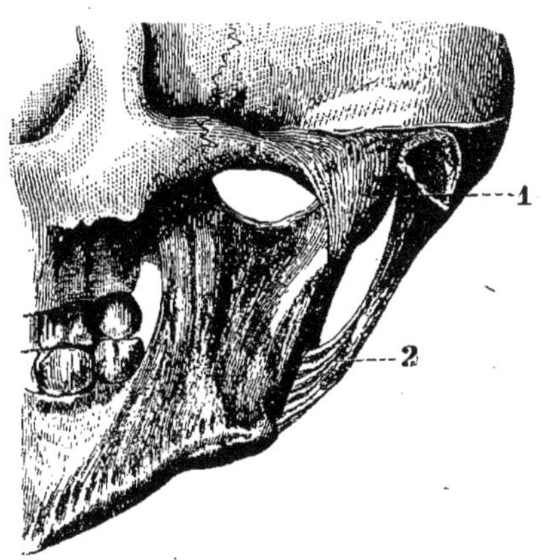

Fig. 302. — Articulation temporo-maxillaire du côté gauche, vue par sa face externe.

1, ligament latéral externe. — 2, ligament stylo-maxillaire vu par son bord externe.

2° Pour préparer l'intérieur de l'articulation, conservez de même les ligaments, puis faites passer la scie au milieu de l'articulation. Si vous sciez de dehors en dedans, c'est-à-dire verticalement et transversalement, vous verrez la disposition du fibro-cartilage, des deux synoviales, du condyle et du fond de la cavité glénoïde. Ce trait de scie est plus facile que le suivant, *qui montre plus complètement* toutes les parties que je viens d'indiquer.

Il vaut mieux, en général, scier l'articulation d'avant en arrière, le tranchant de la scie étant dirigé en bas. Prenez pour cela une scie à lame fine et sciez de haut en bas, de manière à diviser l'articulation, puis le condyle, en deux parties égales. Lorsque vous serez arrivé au col du condyle, au-dessous de l'insertion du ligament externe, faites éclater le côté externe du condyle. Vous pourrez constater alors la disposition des deux synoviales, l'épaisseur et la forme du fibro-cartilage, tout en conservant les ligaments à peu près intacts. Cette coupe est représentée dans la figure 304.

L'articulation temporo-maxillaire, formée par le temporal et le maxillaire inférieur, est une *double condylienne*.

Surfaces articulaires. — Le condyle du maxillaire est logé dans la cavité glénoïde ; celle-ci est deux fois plus considérable que ne le comporte le volume du condyle.

Les surfaces articulaires offrent dans cette articulation une conformation spéciale : le sommet du condyle et la partie la plus profonde de la cavité glénoïde sont dépourvus de cartilage : celui-ci n'existe qu'*à la partie antérieure du condyle et sur la racine transverse* de l'apophyse zygomatique. Il résulte de cette disposition que l'articulation *est formée par deux surfaces convexes* roulant l'une sur l'autre.

Le cartilage diarthrodial du condyle de l'os maxillaire inférieur et celui de la cavité glénoïde du temporal sont recouverts par une lame de tissu fibreux, qui se continue avec le périoste des os, et qui s'épaissit notablement après la naissance, pendant que le cartilage s'amincit graduellement et finit par disparaître presque complètement.

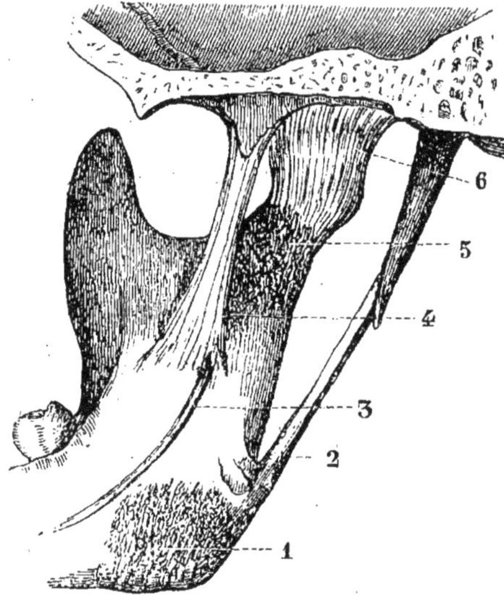

Fig. 303. — Articulation temporo-maxillaire du côté droit, vue par sa face interne.

1, rugosités pour l'insertion du ptérygoïdien interne. — 2, ligament stylo-maxillaire vu de profil. — 3, gouttière myloïdienne. — 4, ligament latéral interne ou sphéno-maxillaire. — 5, rugosités pour l'insertion du ptérygoïdien externe. — 6, ligament postérieur qui, réuni au ligament latéral externe, forme une sorte de capsule.

Moyens d'union. — Il existe un fibro-cartilage interarticulaire et des ligaments.

Le *fibro-cartilage interarticulaire* est un ménisque de forme biconcave (fig. 126, 7), très mince au centre, où il est quelquefois percé d'un trou qui fait communiquer les deux synoviales. Ce fibro-cartilage est elliptique, à grand diamètre transversal.

Par sa concavité supérieure, il se moule sur la racine transverse de l'apophyse zygomatique; par sa concavité inférieure, il recouvre la convexité du condyle.

Son bord postérieur est plus élevé que l'antérieur ; il est situé au fond de la cavité glénoïde, en avant de la scissure de Glaser. Son bord antérieur, situé plus bas, correspond à la partie inférieure et antérieure de la racine transverse.

La circonférence du fibro-cartilage est adhérente aux ligaments périphériques et au muscle ptérygoïdien externe.

Les *ligaments* de l'articulation sont représentés par une *capsule fibreuse*, un *ligament latéral externe* et des *ligaments internes*.

La capsule fibreuse s'insère, en haut, sur les limites de la surface articulaire, c'est-à-dire au bord antérieur de la racine transverse, au tubercule zygomatique, au fond de la cavité glénoïde, en avant de la scissure de Glaser, et un peu en dehors de l'épine du sphénoïde. En bas, la capsule s'attache au col du condyle. Elle enveloppe le fibro-cartilage, auquel elle adhère, et les deux synoviales.

Le *ligament latéral externe* est un faisceau fibreux très fort, qui renforce la partie externe de la capsule. Il est dirigé obliquement de haut en bas, d'avant en arrière et de dehors en dedans. Il s'attache en haut au tubercule zygomatique, et en bas à la partie externe du col du condyle. Ce ligament adhère par sa face interne au fibro-cartilage interarticulaire.

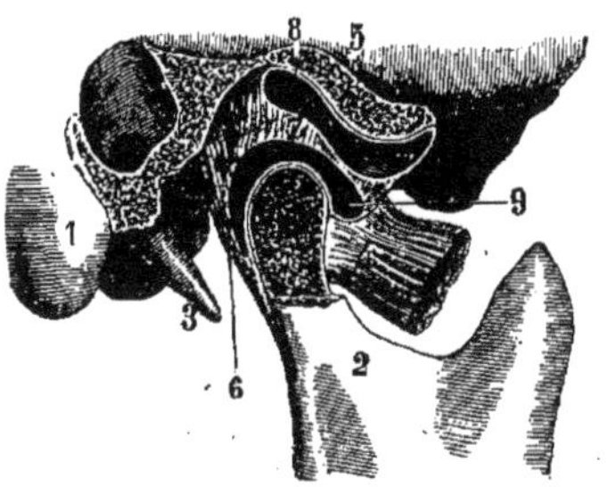

Fig. 304. — Coupe verticale et antéro-postérieure de l'articulation temporo-maxillaire du côté droit.

1, apophyse mastoïde. — 2, col du condyle. — 3, apophyse styloïde. — 4, ptérygoïdien externe. — 5, coupe de la racine transverse de l'apophyse zygomatique. — 6, partie postérieure de la capsule fibreuse. — 7, coupe du fibro-cartilage interarticulaire. — 8, synoviale située entre le fibro-cartilage et la racine transverse. — 9, synoviale située entre le fibro-cartilage et le condyle.

Les *ligaments internes* sont au nombre de deux : le sphéno-maxillaire et le stylo-maxillaire.

Le *ligament sphéno-maxillaire* est mal délimité ; il part de l'épine du sphénoïde, et se dirige en bas et en dehors, en se divisant en deux faisceaux : le faisceau supérieur s'attache au col du condyle, où il se confond avec la partie interne de la capsule, tandis que le faisceau inférieur se fixe à l'épine de Spix, qui borde l'ouverture du canal dentaire. Ce dernier faisceau sépare les vaisseaux et nerf dentaires inférieurs ptérygoïdien interne.

Le *ligament stylo-maxillaire* n'appartient pas, à proprement parler, à l'articulation ; c'est une bandelette aponévrotique servant à des insertions musculaires. Elle se porte de l'apophyse styloïde à l'angle du maxillaire inférieur.

Moyens de glissement. — On trouve ici deux synoviales : l'une très petite, placée entre le condyle et le disque interarticulaire ; l'autre, beaucoup plus lâche, située entre la cavité glénoïde et le disque fibreux. Elles communiquent entre elles lorsque celui-ci est percé d'un trou au centre.

Rapports. — Nombreux et très importants. Les muscles masticateurs entourent cette articulation ; le tendon du temporal est situé en avant, le masséter en dehors, le ptérygoïdien externe en dedans. La glande parotide est placée immédiatement au-dessous de l'articulation. Des nerfs et des vaisseaux l'avoisinent aussi. Le nerf facial est situé en arrière et au-dessous, le nerf auriculo-temporal contourne la partie postérieure du col du condyle et remonte ensuite en dehors de l'articulation. L'artère temporale superficielle est placée en arrière et en dehors ; l'artère maxillaire interne, en dedans et en bas.

Vaisseaux et nerfs. — Les *artères* de cette articulation viennent de la temporale superficielle et de la maxillaire interne. Les *nerfs* sont fournis par le nerf auriculo-temporal et par le nerf massétérin, branches du trijumeau.

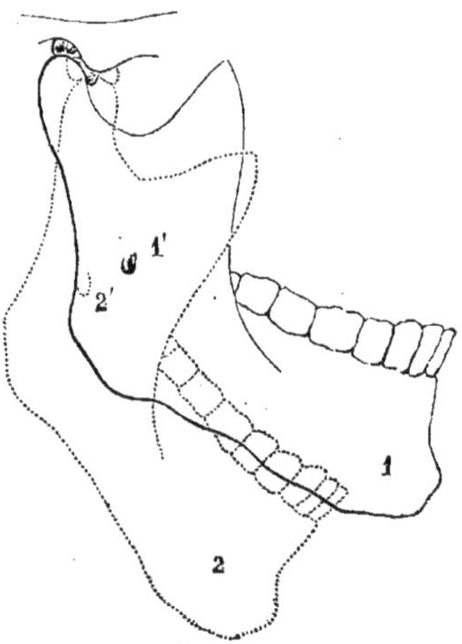

Fig. 305. — Abaissement du maxillaire inférieur.

1, maxillaire inférieur en position naturelle, le condyle étant séparé de la cavité glénoïde par le disque interarticulaire. — 1', position de l'orifice du canal dentaire. — 2, maxillaire abaissé : le condyle et le fibro-cartilage se sont portés au-dessous de la racine transverse, et l'orifice du canal dentaire, 2', s'est porté en bas et en arrière.

Mouvements (1). — Cette articulation présente des mouvements d'abaissement, d'élévation, de projection en avant, de projection en arrière et de latéralité ou diduction (voy. *Muscles masticateurs*).

1° *Abaissement et élévation.* — Ici, le centre de mouvement ne se trouve pas, comme cela se voit ailleurs, dans l'articulation même ; mais il est représenté par un axe fictif passant un peu au-dessus de l'orifice des canaux dentaires, près du centre des branches du maxillaire inférieur. En effet, quand le corps du maxillaire se porte en bas, le condyle se porte en avant, et la partie centrale de la branche est immobile. Le contraire a lieu dans l'élévation, qui n'est que le retour de l'os dans la cavité glénoïde.

Le mouvement d'*abaissement* est déterminé par les muscles des

(1) Chez les Carnassiers, les condyles sont oblongs transversalement, ayant tous deux leur grand axe sur la même ligne ; ils sont reçus dans une cavité très profonde. Chez les Rongeurs, le grand diamètre des condyles est dirigé d'arrière en avant. Chez les Ruminants, la cavité glénoïdienne est plane, ainsi que la tête du condyle ; la saillie de la racine transverse est à peine marquée. Chez l'homme, qui est omnivore, il y a en quelque sorte combinaison de ces diverses dispositions.

régions sus-hyoïdienne et sous-hyoïdienne, ainsi que par les muscles ptérygoïdiens externes qui, par leur contraction simultanée, sollicitent le condyle à se porter en avant. Dans ce mouvement, le condyle sort de la cavité glénoïde, glissant au-dessous de la racine transverse de l'apophyse zygomatique, qu'il n'abandonne pas.

Il est facile de s'assurer du déplacement du condyle en appliquant le doigt en avant du conduit auditif externe. Le fibro-cartilage, plus adhérent au condyle, suit ce dernier pendant l'abaissement; mais si le mouvement devient assez étendu pour permettre la luxation, il abandonne le condyle et conserve ses rapports avec la racine transverse.

Le mouvement d'*élévation* se fait naturellement par l'élasticité des muscles qui cessent de se contracter, et aussi par l'élasticité de la peau des joues. Les muscles élévateurs, temporal, masséter et ptérygoïdien interne, ne se contractent que dans l'élévation forcée, pendant la mastication.

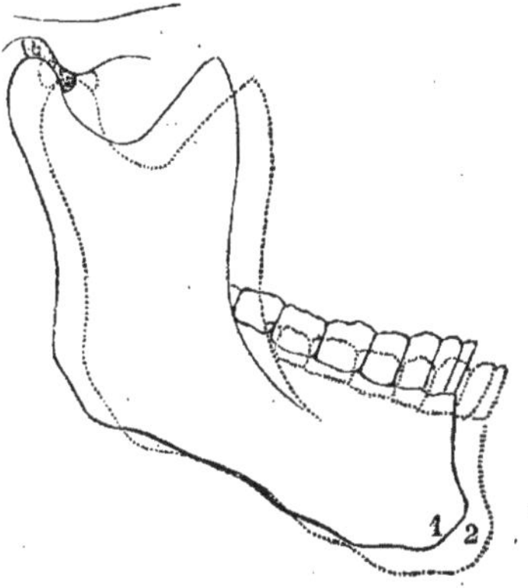

Fig. 306. — Projection du maxillaire en avant.

1, position naturelle. — 2, projection en avant : le condyle et le fibro-cartilage se sont portés au-dessous de la racine transverse.

2° *Projection en avant et en arrière*. — La *projection en avant* consiste dans un mouvement du maxillaire, qui se porte en avant sans abandonner les dents de la mâchoire supérieure. Dans ce mouvement, qui peut porter les incisives inférieures à un centimètre en avant des supérieures, les condyles sortent de leur cavité, comme dans l'élévation, et glissent au-dessous de la racine transverse, où on peut les sentir. Ce mouvement est déterminé par la contraction simultanée des deux ptérygoïdens externes. Pour qu'il puisse s'effectuer, il faut que la mâchoire inférieure soit maintenue appliquée contre la supérieure par un certain degré de contraction des muscles élévateurs; car si ces muscles étaient inactifs, le maxillaire serait abaissé.

Dans le mouvement de *projection en arrière*, les muscles cessent de se contracter, et les condyles rentrent dans les cavités glénoïdes par la seule élasticité des parties molles.

3° *Mouvements de latéralité ou de diduction*. — Ce sont les mouvements latéraux de la mâchoire inférieure, dans lesquels le menton est porté alternativement à droite et à gauche. Dans ces mouvements, l'un des condyles quitte la cavité glénoïde, glisse au-dessous de la racine transverse de l'apophyse zygomatique, et tend à tourner autour de l'autre condyle qui, lui servant de pivot, reste à peu près immobile au fond de la cavité glénoïde. Dans ce mouvement, le menton se porte du côté du condyle immobile. Deux muscles le déterminent : ce sont les ptérygoïdiens interne et externe; mais il faut, pour que ces mouvements se produisent, que les muscles d'un côté restent immobiles, pendant que ceux de l'autre côté fonctionnent. Le ptérygoïdien externe seul suffit à produire ce mouvement, lorsqu'il se contracte indépendamment de celui du côté opposé.

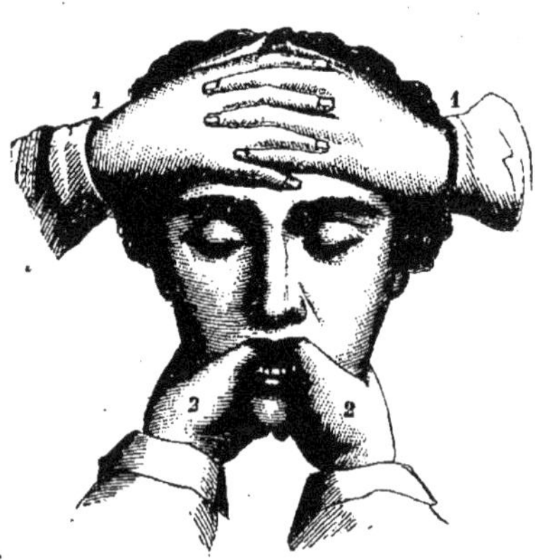

Fig. 307. — Réduction de la luxation du maxillaire inférieur. On voit les mains de l'aide 1, et celles de l'opérateur 2.

— L'articulation temporo-maxillaire est très rarement le siège d'*ankylose*. Il est assez fréquent de voir cette jointure atteinte de *douleurs rhumatismales*. La *luxation* y est très fréquente ; un seul condyle peut se luxer, le plus souvent les deux se luxent en même temps. Une seule variété est possible : c'est la *luxation en avant*. Elle est produite par un écartement exagéré des mâchoires; le condyle dépasse la racine transverse et glisse sur le plan incliné qui lui fait suite : il est maintenu dans cette nouvelle position par les muscles contractés. Sa réduction est parfois très difficile. Généralement on réussit avec les mains, comme dans la figure 307.

ARTICLE II

ARTICULATIONS DE LA COLONNE VERTÉBRALE

Ces articulations se divisent naturellement en deux groupes : A. les intrinsèques ; B. les extrinsèques.

A. Les articulations intrinsèques comprennent :

1° Les articulations des corps des vertèbres; 2° les articulations des lames; 3° les articulations des apophyses articulaires; 4° les articulations des apophyses épineuses; 5° l'articulation de la cinquième vertèbre lombaire avec le sacrum; 6° l'articulation du sacrum avec le coccyx.

B. Les articulations extrinsèques comprennent :

1° Les articulations de la colonne vertébrale avec la tête; 2° les articulations de la colonne avec les côtes; 3° l'articulation de la colonne avec l'os coxal.

Dissection. — On commencera par isoler la colonne vertébrale de toutes les parties molles qui l'entourent. Cette dissection se fera avec soin pour éviter d'intéresser le ligament commun antérieur et les ligaments qui unissent les apophyses articulaires ; à la région cervicale, on conservera, en séparant les muscles, le cordon fibreux, qui est chez l'homme le rudiment du ligament cervical postérieur des quadrupèdes. On séparera le rachis du bassin au niveau des articulations sacro-iliaques. A l'aide de la scie, on enlèvera toute la portion de la tête qui se trouve en avant de la colonne cervicale, et, en arrière, toute celle qui déborde les apophyses articulaires, ne conservant qu'un segment destiné à montrer l'articulation de la colonne avec la tête.

Par un trait de scie vertical, partant des pédicules de la dernière vertèbre lombaire, pour remonter jusqu'aux dernières cervicales, où la section portera sur les lames, on obtiendra deux longs segments : l'un formé par les corps des vertèbres et les ligaments qui les unissent ; l'autre qui embrassera la série des apophyses articulaires, des lames et des apophyses épineuses.

Sur le premier segment on pourra étudier, après avoir détaché avec soin la moelle et ses enveloppes, le ligament commun postérieur et les ligaments qui unissent les corps entre eux ; sur le second, on verra les ligaments jaunes, surtout visibles par leur face antérieure, les ligaments interépineux et surépineux.

Pour étudier les disques intervertébraux ou ligaments interosseux, on les soumettra à des coupes transversales et verticales ; les coupes verticales comprendront le corps de l'os, afin qu'on puisse apprécier l'épaisseur de ces fibro-cartilages. Si l'on voulait les séparer entièrement de l'os, il suffirait de les plonger pendant quelques jours dans une solution d'acide chlorhydrique, qui désagrège le tissu osseux et facilite leur séparation, laquelle s'opère par arrachement ou spontanément.

§ 1. — ARTICULATIONS INTRINSÈQUES

1° Articulations des corps vertébraux. — Les corps vertébraux présentent des *surfaces articulaires* dont la forme varie pour chaque région. Ils forment des amphiarthroses, un peu différentes des amphiarthroses en général, en ce que, en aucun point, les surfaces articulaires ne sont en contact, et qu'un disque fibreux les sépare complètement en les éloignant les unes des autres.

Les *moyens d'union* consistent en ligaments interosseux et en ligaments périphériques.

a. Les ligaments interosseux, ou *disques intervertébraux*, ou *ménisques interarticulaires*, sont des fibro-cartilages, d'autant plus épais qu'on les examine plus bas, et de forme variable suivant les régions, comme la face des vertèbres à laquelle ils s'appliquent. On y trouve au centre une pulpe molle, que quelques auteurs considèrent comme un rudiment de synoviale. La partie périphérique du ménisque est formée de tissu fibreux très serré dont les fibres sont entre-croisées et s'étendent obliquement d'une vertèbre à la vertèbre la plus voisine.

b. Les ligaments périphériques sont : 1° des fibres étendues du bord inférieur de la vertèbre qui est au-dessus du bord supérieur de celle qui est au-dessous, en s'entre-croisant sur la ligne médiane; 2° deux ligaments communs à tous les corps des vertèbres, désignés sous les noms de *ligament vertébral commun antérieur* et *ligament vertébral commun postérieur*.

L'*antérieur* s'étend de l'axis au sacrum. C'est une bandelette qui occupe la face antérieure de la colonne vertébrale et se termine à la base du sacrum ; elle se divise, au niveau de la région dorsale, en trois faisceaux, un médian et deux latéraux, et s'insère sur les disques intervertébraux et sur les deux bords du corps de chaque vertèbre.

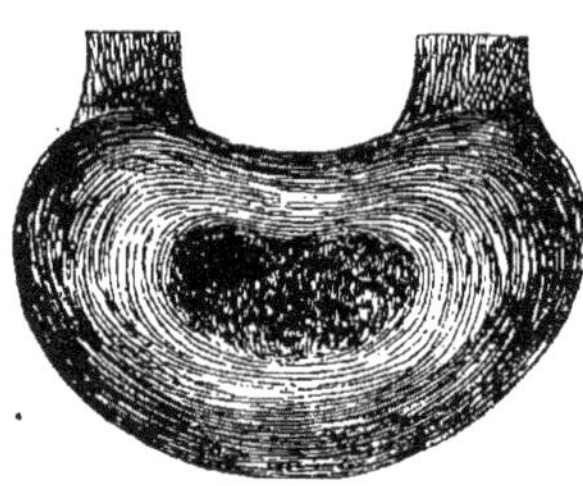

Fig. 308. — Section horizontale d'un disque intervertébral.

Le *postérieur* est plus long que l'antérieur. Il s'étend de la gouttière basilaire de l'occipital au sacrum et s'insère, comme l'antérieur, aux disques fibreux intervertébraux et aux bords des vertèbres. Il présente sur ses bords des dentelures, correspondant chacune à un trou de conjugaison, et dans la concavité desquelles sont logés les pédicules des vertèbres. Il se termine par un mince cordon médian qu'on peut suivre jusqu'au coccyx.

Ce ligament est situé entre la face antérieure de la moelle et la face postérieure des corps vertébraux; pour le préparer, il faut scier la colonne au niveau des pédicules des vertèbres (voy. fig. 309).

2° Articulations des lames. — Les lames des vertèbres, en s'articulant entre elles, forment une variété d'articulations un peu analogue à celle des corps. Elles s'articulent au moyen de bandelettes spéciales appelées *ligaments jaunes*, et formées de tissu élastique.

Les ligaments jaunes sont situés entre les lames des vertèbres; le premier est placé entre l'axis et la troisième vertèbre cervicale, le dernier entre la cinquième vertèbre lombaire et le sacrum. Ils s'insèrent par leur bord inférieur sur le bord supérieur de la lame vertébrale qui est au-dessous, et par leur bord supérieur à la face antérieure de la lame qui est au-dessus et qui la recouvre en partie seulement, de telle sorte qu'ils forment une grande partie de la paroi postérieure du canal rachidien.

Les ligaments jaunes varient de forme dans les différentes régions, comme les lames. Disposés par paires, ils sont en contact, sur la ligne médiane, par leur bord interne.

3° **Articulations des apophyses articulaires.** — Ce sont des arthrodies, dont les surfaces sont variables dans chaque région. Des ligaments irréguliers sont placés autour des surfaces articulaires; ils affectent une disposition capsulaire.

Une synoviale facilite leurs mouvements de glissement.

4° **Articulations des apophyses épineuses.** — Les apophyses épineuses s'articulent à distance au moyen d'un ligament *surépineux* et d'un ligament *interépineux*.

Le premier est étendu de la sixième vertèbre cervicale à la crête sacrée. Il s'insère au sommet des apophyses épineuses; il est formé par l'entre-croisement des fibres tendineuses des muscles du dos qui s'implantent sur ces apophyses. Le raphé médian cervical postérieur, qui se porte de la sixième cervicale à la protubérance occipitale externe, continue ces ligaments à la région cervicale.

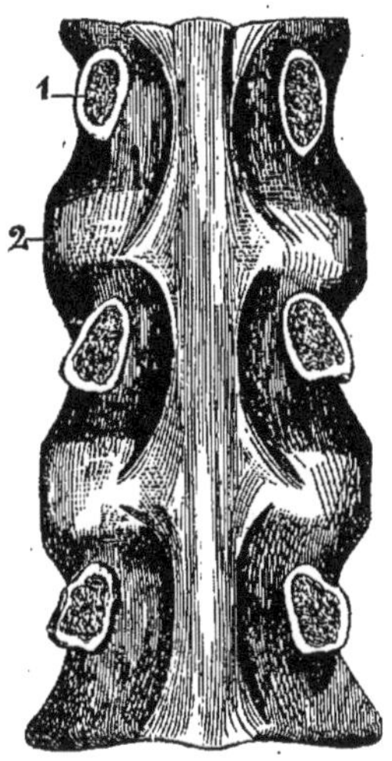

Fig. 309. — Ligament vertébral commun postérieur.

1, pédicules des vertèbres divisés verticalement. — 2, disque intervertébral, sur lequel on voit le ligament vertébral commun postérieur s'insérer par de petites dentelures.

Le deuxième, ou ligament interépineux, est une lame fibreuse placée verticalement entre les apophyses épineuses; son bord supérieur s'insère à l'apophyse épineuse qui est au-dessus, son bord inférieur à celle qui est au-dessous. Ce ligament sépare les deux gouttières vertébrales. Le ligament interépineux se tend lorsque le tronc s'infléchit en avant, il limite alors le degré d'écartement des apophyses épineuses, et vient en aide aux ligaments jaunes des lames, en maintenant leur élasticité dans ses limites naturelles. Le ligament surépineux, qui, dans la région cervicale, prend le nom de *ligament cervical postérieur*, n'a pas chez l'homme le développement qu'il acquiert chez les grands mammifères : son rôle n'est pas, à cause de la station bipède, aussi important que chez ces animaux auxquels il sert à soutenir la tête.

5° **Articulation sacro-vertébrale.** — Cette articulation, qui est une amphiarthrose, ne diffère des autres articulations vertébrales que par une épaisseur plus considérable du disque interarticulaire, marqué surtout à la partie antérieure par l'écartement des apophyses articulaires et par un développement considérable des ligaments jaunes. C'est à son niveau que se termine le ligament vertébral commun antérieur. Un seul ligament est spécial à cette articulation : c'est un gros faisceau fibreux qui se porte de l'apophyse transverse de la cinquième vertèbre lombaire à la base du sacrum ; il est entre-croisé avec les fibres du ligament sacro-iliaque. Ce ligament est désigné sous le nom de *sacro-vertébral*.

En arrière, elle a encore, comme moyen d'union, le ligament vertébral commun postérieur, qui s'étend jusque sur la paroi antérieure du canal sacré.

La double articulation arthrodiale des apophyses articulaires est analogue à celle des autres vertèbres lombaires; seulement elle est un peu plus écartée.

6° Articulation sacro-coccygienne. — C'est une amphiarthrose.

Les *surfaces articulaires* sont : du côté du sacrum, une facette ovalaire légèrement convexe: du côté du coccyx, une autre facette ovalaire légèrement concave.

Il existe un *disque fibro-cartilagineux* entre ces deux surfaces. Ce disque s'amincit avec l'âge, et peut même disparaître, remplacé par l'ossification et la soudure des deux pièces de l'articulation. L'étude de ce ligament interarticulaire a de l'importance par les modifications qu'il apporte dans la mobilité de cette articulation, surtout chez la femme, où le coccyx éprouve, pendant l'accouchement, un mouvement de rétropulsion qui augmente d'autant le diamètre antéro-postérieur.

Les *moyens d'union* sont constitués par six ligaments périphériques : l'un, *sacro-coccygien antérieur*, mince, descendant de la face antérieure du sacrum sur la face antérieure du coccyx ; l'autre, *sacro-coccygien postérieur*, plus fort, s'étendant du sacrum au coccyx et fermant la gouttière sacrée ; on le nomme encore *membrane sacro-coccygienne*. Les ligaments latéraux, au nombre de deux pour chaque côté, se distinguent aussi en antérieur et postérieur : le *ligament sacro-coccygien antéro-latéral* s'étend presque transversalement des parties latérales du sommet du sacrum aux parties latérales de la base du coccyx ; le ligament *sacro-coccygien postéro-latéral* s'attache en haut aux cornes du sacrum, en bas aux cornes du coccyx.

Mécanisme de la colonne vertébrale.

On peut considérer à la colonne vertébrale trois attributions principales : elle protège la moelle épinière ; elle soutient les parties qui la surmontent et qui l'entourent ; elle représente le centre des mouvements du tronc.

1° Comme *organe de protection*, la colonne vertébrale protège la moelle contre les corps extérieurs, à la façon d'un arc élastique, résistant et cédant tout à la fois, qui supporterait leur effort en le décomposant en une foule de mouvements partiels finissant par l'absorber. On voit que le rachis réunit la mobilité à la solidité, et cela se comprend : rigide, il devenait fragile; élastique et mobile, il résiste aux chocs, et se dérobe par sa souplesse aux dangers qui peuvent le menacer. La solidité de la colonne est assurée par la multiplicité des vertèbres, par leurs moyens de contiguïté et d'union qui tendent à solidariser leur action, par le volume des corps, la nature du tissu osseux des arcs et la résistance des ligaments. Toutes ces parties réunies constituent le canal vertébral, dont la capacité dépasse le volume de la moelle et s'élargit en raison directe de sa mobilité, lui formant ainsi une ligne de défense que viennent compléter, en avant, toute l'épaisseur du tronc; en arrière, les apophyses épineuses de la masse des muscles spinaux; à droite et à gauche, les apophyses transverses et la voussure des côtes. L'ensemble de ces moyens de protection semble isoler ce centre nerveux de toutes actions venant de l'extérieur et pouvant lui être nuisibles.

2° Soutenir la tête, supporter le poids des diverses parties qui constituent le tronc, être soutenu à son tour par la base du sacrum, voilà ce qu'il nous faut expliquer pour faire comprendre le *rôle de sustentation* que joue la colonne vertébrale.

La tête s'articule avec l'atlas, qui est le premier anneau osseux du rachis, par deux condyles à direction horizontale. Ces deux surfaces articulaires sont situées à peu près à l'union du tiers postérieur de la tête avec les deux tiers antérieurs; mais le premier tiers équivaut presque, par son volume et son poids, à celui des deux autres. Il résulte de ces faits, et de la situation des condyles à droite et à gauche du plan médian, que la tête est posée en équilibre sur la colonne vertébrale, que cet équilibre est assuré dans le sens transversal, mais ne l'est qu'incomplètement dans le sens antéro-postérieur ; d'où il résulte qu'abandonnée à son propre poids, elle tend à s'incliner en avant : aussi est-elle maintenue dans l'état de rectitude par deux muscles puissants, les complexus, dont l'action est complétée par le ligament cervical postérieur. La tête, ainsi maintenue, représente un levier du premier genre, dont le point d'appui est situé sur les masses latérales de l'atlas; la résistance répond à la face, et la puissance aux muscles extenseurs du cou. L'état d'équilibre est donc pour la tête une attitude active.

C'est par un mécanisme analogue que la colonne vertébrale se maintient en équilibre sur le bassin. Les organes qui remplissent les cavités thoracique et abdominale, suspendus à la partie antérieure de la colonne, tendent, par leur poids, à l'infléchir et à la courber de haut en bas; mais les muscles spinaux, qui s'attachent à l'arc postérieur des vertèbres et à la partie correspondante des côtes, tendent à la ramener en arrière. On voit que, comme la tête, le rachis se trouve placé entre deux forces contraires qui, lorsqu'elles se neutralisent, le tiennent en état d'équilibre. Ce mécanisme s'applique à chacune des pièces qui entrent dans sa composition ; en effet, chaque vertèbre devient un levier du premier genre, qui a pour point d'appui la partie centrale du disque intervertébral, et dans lequel la puissance s'applique à l'apophyse épineuse pour l'attirer en bas, tandis que la résistance est constituée par le poids des viscères qui la sollicitent en sens inverse.

Cette disposition des forces qui concourent à maintenir l'état de rectitude de la colonne nous montre que tout a été prévu pour le maintien de cette attitude, car nous voyons que les deux forces, la résistance et la puissance, ont des bras de levier inégaux. Celui de la résistance est très court : il s'étend de la partie antérieure du corps de la vertèbre à sa partie centrale ; celui de la puissance est trois fois plus long, puisqu'il s'étend de cette partie centrale au sommet de l'apophyse épineuse, ce qui favorise la puissance ; de plus, l'agent de cette puissance est une force propre, l'élasticité, propriété du tissu fibreux et musculaire, opposée à la résistance inerte des viscères. Enfin, la forme des disques intervertébraux, dont la partie antérieure est plus épaisse que la postérieure, vient, en s'opposant à l'affaissement de la colonne, sollicité par le poids des organes, compléter l'ensemble des moyens mis en jeu par la nature pour l'attitude verticale.

3° La *mobilité de la colonne vertébrale* présente à étudier trois ordres de mouvements, qui sont : les mouvements de totalité, les mouvements propres à chaque région, et les mouvements propres à chaque vertèbre.

A. — *Mouvements de totalité de la colonne.*

Dans son ensemble, le rachis jouit de tous les mouvements : extension, flexion, inclinaison, circumduction et rotation.

1° Le plus étendu est la *flexion*. Dans ce mouvement, la colonne se comporte comme un levier du troisième genre : la résistance est située à son extrémité supérieure ; elle est augmentée par le thorax, qui fait corps avec le rachis ; le point d'appui répond à l'articulation sacro-vertébrale ; la puissance est représentée par l'action des muscles abdominaux, qui est d'autant plus énergique que ces muscles s'insèrent très loin du point d'appui. Dans ce mouvement, qui est très facile, puisqu'il suffit de la détente des muscles spinaux pour le produire, le ligament vertébral commun antérieur est relâché, la partie antérieure des disques intertébraux affaissée, tandis que les ligaments vertébral commun postérieur, jaunes, interépineux et surépineux, éprouvent une tension proportionnelle au mouvement.

2° Le mouvement d'*extension*, est très limité ; comme dans le précédent, la colonne vertébrale offre l'exemple d'un levier du troisième genre, qui a la même résistance et le même point d'appui que pour la flexion, mais dont la puissance est représentée par la contraction des muscles spinaux. Dans ce mouvement, qui est borné par le contact inflexible des apophyses articulaires, tout ce qui est tendu dans la flexion se relâche, et le ligament vertébral commun antérieur se tend.

3° Dans l'*inclinaison latérale* à droite ou à gauche, le mouvement est plus limité encore que dans l'extension ; il s'opère par un mécanisme analogue à celui que nous venons de décrire, mais, à la région dorsale, il est borné par la tête des côtes, qui s'enfoncent à la manière d'un coin entre les vertèbres adjacentes. A la région lombaire, l'obstacle vient des apophyses articulaires, qui basculent très difficilement de haut en bas, les unes sur les autres ; en outre, les muscles qui président à ce mouvement sont beaucoup moins puissants que les muscles extenseurs ou fléchisseurs du tronc. Ce mouvement est tout entier dans l'affaissement qui se produit sur le côté des disques intervertébraux, affaissement qui a lieu dans le sens de l'inclinaison.

4° Le mouvement de *circumduction* est celui dans lequel le tronc décrit un cône à base supérieure ; il résulte de la combinaison successive des mouvements qui viennent d'être décrits ; son centre d'action est situé dans la colonne lombaire.

5° C'est encore dans cette portion du rachis que s'opère le mouvement de *rotation*, qui est très obscur, très limité, et qui consiste dans un mouvement de torsion des disques intervertébraux.

Pour ne pas commettre d'erreur et bien comprendre ce qui vient d'être dit, il faut ne pas oublier que nous avons seulement en vue les mouvements de totalité de la colonne vertébrale, qu'il ne faut pas confondre avec ceux du bassin, lesquels s'ajoutent à ceux-ci et en augmentent considérablement l'étendue, le bassin étant beaucoup plus mobile.

B. — *Mouvements considérés dans chaque région de la colonne.*

Chaque région de la colonne vertébrale présente une mobilité qui varie avec chacune d'elles.

1° La région cervicale jouit de tous les mouvements que nous avons étudiés pour la colonne entière. Dans ces mouvements, elle fait corps avec la tête, elle représente un levier du troisième genre, dont cette dernière constituerait la résistance, et qui prendrait son point d'appui sur la première vertèbre dorsale ; sa puissance serait située en avant, en arrière et sur les côtes, suivant la direction du mouvement. Tous les mouvements qui ont pour but le déplacement de la tête sont assez étendus ; un seul est très limité : c'est celui de rotation, qui lui est particulier.

2° La colonne, dans la région dorsale, n'a pas de mobilité qui lui soit propre ; l'enclavement des côtes, l'imbrication des apophyses épineuses s'y opposent. Elle ne recouvre une apparente mobilité que dans les dernières vertèbres dorsales, où s'établit la transition entre les vestiges de mouvement et la plus grande mobilité de la portion lombaire du rachis.

3° La région lombaire présente tous les mouvements que nous avons signalés dans la région cervicale, seulement ils sont moins étendus ; mais elle jouit d'une plus grande mobilité à sa partie supérieure. Ces considérations permettent d'établir que la colonne présente deux points où sa mobilité atteint son maximum : le premier est situé à l'union de la région cervicale et de la région dorsale, le second à l'union de celle-ci avec la région lombaire.

C. — *Mouvements isolés de chaque vertèbre.*

On a pu remarquer que les mouvements généraux du rachis semblent être la résultante de ceux de chacune des pièces qui entrent dans sa composition : d'où l'on pourrait penser que le mécanisme de chacune de ces pièces n'est que la reproduction, dans des limites plus étroites, du mécanisme général, ce qui serait une erreur. Dans ces mouvements, la colonne représente, comme nous l'avons vu, un levier du troisième genre à direction verticale; chaque vertèbre représente un levier horizontal antéro-postérieur du premier genre. La mobilité de chacun de ces leviers horizontaux et partiels est loin d'être égale ; elle est plus grande dans les deux points que nous avons signalés comme étant les plus mobiles de la colonne vertébrale. Les vertèbres ne peuvent se mouvoir isolément, elles sont solidaires, et ne peuvent effectuer de mouvement que dans le même sens : les agents de leur mobilité sont les faisceaux que chacune d'elles reçoit des muscles qui concourent aux mouvements de totalité.

§ 2. — ARTICULATIONS EXTRINSÈQUES

Nous ne décrirons ici que les articulations de la colonne avec la tête; celles de la colonne avec les côtes et avec l'os coxal seront décrites avec les articulations du thorax et du bassin.

Trois os concourent à cette articulation : l'occipital, l'atlas et l'axis. Ces trois os forment plusieurs articulations appartenant à des genres différents de diarthroses. Pour faciliter leur étude, j'examinerai successivement : 1° l'articulation occipito-atloïdienne ; 2° l'articulation atloïdo-axoïdienne ; 3° l'articulation occipito-axoïdienne.

1° Articulation occipito-altoïdienne.

Dissection. — Il faut, après avoir enlevé l'encéphale, scier le crâne et ne laisser subsister que le pourtour du trou occipital. Ensuite, on dissèque les muscles qui entourent les ligaments, puis on les détache avec soin pour mettre ceux-ci à découvert.

L'occipital s'articule avec l'atlas par les parties latérales, la partie antérieure et la partie postérieure.

1° Sur les côtés, l'occipital s'articule avec l'atlas au moyen de ses condyles, et constitue une articulation double condylienne, dont les surfaces articulaires sont formées par les condyles de l'occipital et les cavités glénoïdes de l'atlas, dirigés de dehors en dedans et d'arrière en avant. Une capsule fibreuse, ou ligament *occipito-atloïdien latéral*, plus épaisse en avant et en dehors, unit ces deux os ; cette capsule est en continuité en avant et en arrière avec les autres ligaments. Une synoviale, lâche en dedans et en arrière, facilite leur glissement.

2° En avant, l'arc antérieur de l'atlas s'articule avec la partie antérieure du trou occipital au moyen d'un ligament *occipito-atloïdien antérieur*, formé d'une couche fibreuse profonde, régulièrement étendue du trou occipital à l'arc antérieur de l'atlas, et de faisceaux fibreux superficiels, qui se portent de la partie moyenne et antérieure du trou occipital au tubercule antérieur de l'atlas ; la portion superficielle de ce ligament a été décrite par quelques auteurs sous le nom de *ligament cervical antérieur*.

3° En arrière, l'arc postérieur de l'atlas s'articule avec la partie postérieure du trou occipital au moyen d'un ligament *occipito-atloïdien postérieur*, mince et assez résistant, étendu de l'un à l'autre de ces points. Il est percé de chaque côté d'un trou à travers lequel l'artère vertébrale pénètre dans le crâne.

Sappey, s'appuyant sur les faits tirés de l'anatomie comparée, considère cette articulation comme une double arthrodie.

Mouvements. — La tête se fléchit et s'étend sur l'atlas ; il y a aussi inclinaison à droite et à gauche, d'où résulte un mouvement très limité de circumduction. Ces mouvements s'opèrent par suite du glissement des condyles de l'occipital sur les faces supérieures des apophyses articulaires de l'atlas. Le mouvement de tête qui signifie *oui* se produit dans cette articulation.

2° Articulation atloïdo-axoïdienne.

L'atlas et l'axis s'articulent par les parties latérales, les parties antérieure et postérieure ; de plus, l'atlas s'articule avec l'apophyse odontoïde pour former l'articulation *atloïdo-odontoïdienne*.

Dissection. — On fera, à l'aide de la scie, une coupe transversale, qui enlèvera la partie postérieure du trou occipital, l'arc postérieur de l'atlas, l'apophyse épineuse et les lames de l'axis et de la troisième vertèbre cervicale ; après, on enlèvera avec soin la moelle, le bulbe et leurs méninges ; on aura mis à nu par ce procédé le ligament cruciforme. Ce ligament étudié, on le divisera pour étudier les ligaments odontoïdiens.

Pour se rendre un compte exact de l'union de l'apophyse odontoïde avec l'atlas, on désarticulera l'occipital.

A. — *Articulation atloïdo-axoïdienne proprement dite.*

Sur les côtés, l'articulation atloïdo-axoïdienne forme une arthrodie dont les surfaces articulaires, planes ou presque planes, sont constituées par les facettes articulaires inférieures de l'atlas et supérieures de l'axis. Elles sont reliées par le *ligament atloïdo-axoïdien latéral*, ou capsule fibreuse, plus épaisse en dehors et en avant. Il existe là une synoviale plus lâche en dedans et en arrière.

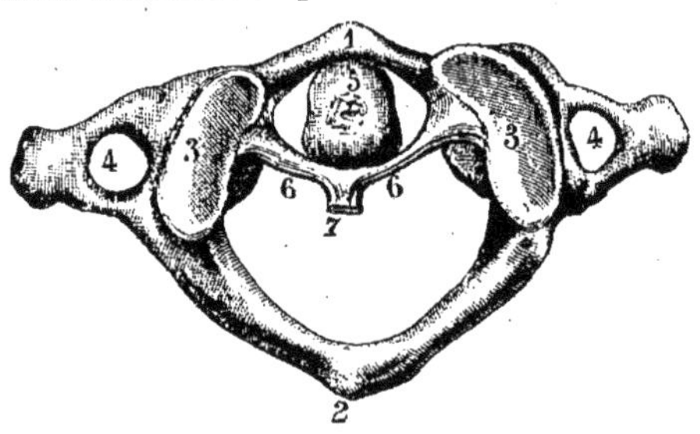

Fig. 310. — Articulation atloïdo-odontoïdienne. On y voit la face supérieure de l'atlas, l'apophyse odontoïde et le ligament transverse.

1, arc antérieur. — 2, arc postérieur. — 3, 3, facettes articulaires supérieures. — 4, 4, trou de l'artère vertébrale. — 5, apophyse odontoïde. — 6, 6, ligament transverse. — 7, faisceau profond du ligament occipito-axoïdien.

En avant, l'atlas et l'axis sont unis par le *ligament atloïdo-axoïdien antérieur*, formé de faisceaux ligamenteux assez considérables, dont les plus superficiels partent du tubercule antérieur de l'atlas et se continuent avec le ligament vertébral commun antérieur.

En arrière, l'atlas et l'axis s'articulent au moyen d'un ligament étendu de l'arc postérieur de l'atlas aux lames de l'axis : c'est le *ligament atloïdo-axoïdien postérieur*. Ce ligament se décompose en deux couches : l'une, superficielle, correspond au ligament interépineux des autres vertèbres ; la profonde, d'un blanc jaunâtre, correspond aux ligaments jaunes.

B. — *Articulation atloïdo-odontoïdienne.*

L'articulation *atloïdo-odontoïdienne* constitue une trochoïde dont les surfaces articulaires sont formées, du côté de l'atlas, par une facette ovalaire située derrière l'arc antérieur de l'atlas : du côté de l'apophyse odontoïde, par un cylindre osseux présentant en avant une facette articulaire pour l'atlas, et en arrière une facette articulaire striée transversalement, et destinée à se mettre en rapport avec les fibres du ligament transverse.

Les *moyens d'union* de cette trochoïde sont constitués par un ligament, *ligament transverse* ou *demi-annulaire*, qui s'insère par ses extrémités sur les inégalités qui se trouvent à la face interne des masses latérales. La face antérieure du ligament est revêtue de cartilage et supporte l'apophyse odontoïde, contre laquelle il glisse pendant la rotation de l'atlas sur l'axis. La face postérieure est recouverte par le faisceau moyen du ligament occipito-axoïdien et par le ligament vertébral commun postérieur. Le bord supérieur donne insertion au faisceau profond du ligament occipito-axoïdien moyen. Le bord inférieur donne insertion à un ligament qui se porte sur le corps de l'axis. La réunion du ligament transverse et du faisceau profond du ligament occipito-axoïdien moyen constitue le *ligament cruciforme*.

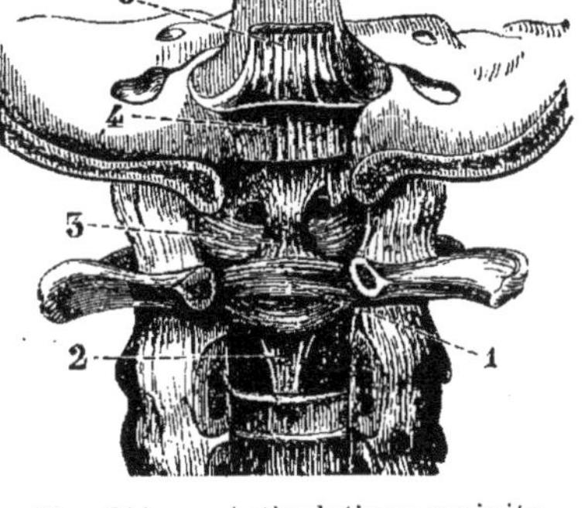

Fig. 311. — Articulations occipito-axoïdienne et atloïdo-axoïdienne.

1, ligament transverse ou semi-annulaire, formant la branche transversale du ligament cruciforme. — 2, ligament qui s'insère au bord inférieur du ligament transverse et au corps de l'axis, ou faisceau inférieur du ligament cruciforme. — 3, couche profonde du ligament occipito-axoïdien ou faisceau supérieur du ligament cruciforme. — 4, couche moyenne du ligament occipito-axoïdien, divisée à son origine. — 5, couche superficielle du ligament occipito-axoïdien divisée à son origine.

Les *moyens de glissement* sont deux synoviales, une *antérieure* et une *postérieure* : la première, située entre l'arc de l'atlas et l'apophyse odontoïde, déborde en haut et en bas la facette articulaire odontoïdienne ; en bas, elle s'applique contre la synoviale des apophyses articulaires et communique quelquefois avec elle. La postérieure tapisse la face concave du ligament transverse.

Mouvements. — L'atlas tourne sur l'axis : c'est le seul mouvement qui puisse s'opérer dans cette articulation; les ligaments transverse, atloïdo-axoïdien antérieur, odontoïdiens, occipito-axoïdien, s'opposent à toute autre espèce de mouvement. Ce mouvement de rotation de l'atlas sur l'axis n'est pas aussi étendu qu'on pourrait le supposer, car il faut tenir compte, dans la rotation de la tête, d'abord de la rotation du tronc sur les fémurs, et en second lieu de la rotation du rachis.

Cette rotation de l'atlas sur l'axis ne s'opère qu'en vertu d'un glissement de haut en bas, qui se produit entre la face inférieure de l'apophyse articulaire de l'atlas et la face supérieure de celle de l'axis, du côté où se fait la rotation : par exemple, si on tourne la tête de gauche à droite, ce glissement se produira à gauche, tandis qu'un glissement inverse de bas en haut se produira entre les surfaces articulaires du côté droit.

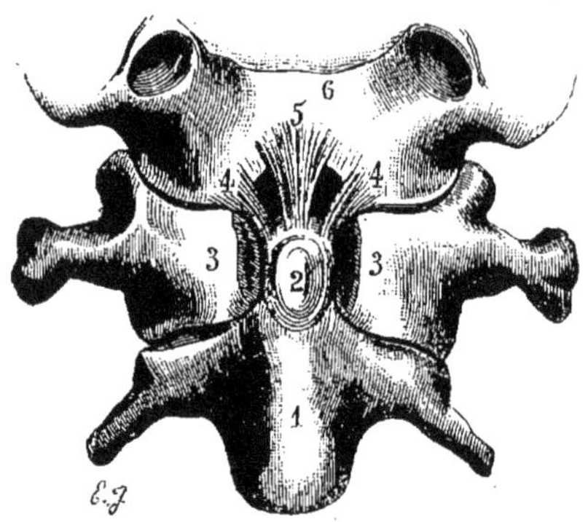

Fig. 312. — Articulation occipito-axoïdienne.

1, axis. — 2, apophyse odontoïde. — 3, 4, atlas divisé pour montrer l'apophyse odontoïde. — 4, 4, ligaments occipito-odontoïdiens latéraux. — 5, ligament occipito-odontoïdien médian. — 6, occipital.

Le mouvement de tête qui signifie *non* se produit dans l'articulation atloïdo-axoïdienne.

3° Articulation occipito-axoïdienne.

L'occipital s'articule avec l'axis par des ligaments qui se portent à l'apophyse odontoïde et au corps de l'axis.

Les premiers constituent l'articulation *occipito-odontoïdienne*. Dans cette articulation, il n'y a pas de surfaces articulaires, mais seulement trois ligaments. L'un, résistant, se porte du sommet de l'apophyse odontoïde à la partie moyenne et antérieure du bord du trou occipital : c'est le ligament *occipito-odontoïdien médian ;* les deux autres, horizontaux, se portent transversalement du sommet de l'apophyse odontoïde à la face interne des condyles de l'occipital : ce sont les ligaments *occipito-odontoïdiens latéraux*.

Les seconds constituent l'articulation *occipito-axoïdienne* proprement dite.

De même que dans la précédente, il ne peut y avoir de surfaces articulaires, puisque l'atlas est interposé. Il n'y a que des ligaments occipito-axoïdiens, au nombre de trois aussi : l'un, *médian*, s'insère en haut dans la gouttière basilaire, à quelques millimètres au-dessus du trou occipital, et se divise en trois feuillets qui passent derrière l'apophyse odontoïde. De ces trois feuillets, l'antérieur, plus profond, s'insère au bord supérieur du ligament annulaire. Le moyen passe derrière le ligament annulaire, pour s'insérer à la face postérieure du corps de l'axis. Le postérieur se confond avec le ligament vertébral commun postérieur, dont il constitue l'origine. Les deux autres, latéraux, triangulaires, s'insèrent en haut sur le trou occipital, en avant de la base du condyle, de chaque côté de la ligne médiane, et en bas, sur la face postérieure du corps de l'axis, aux parties latérales. Ils sont amincis à leur extrémité supérieure.

Le tableau suivant présente un résumé de ces articulations.

Articulation occipito-atloïdienne.	latérale . . .	— 1 ligament occipito-atloïdien latéral.
	antérieure. .	— 1 ligament occipito-atloïdien antérieur.
	postérieure. .	— 1 ligament occipito-atloïdien postérieur.
Articulation atloïdo-axoïdienne .	atloïdo-axoïdienne proprement dite	latérale. — Ligament latéral.
		antérieure. — Ligament antérieur.
		postérieure. — Ligament postérieur.
	atloïdo-odontoïdienne .	ligament transverse.
		ligament cruciforme.
Articulation occipito-axoïdienne.	occipito-odontoïdienne.	1 ligament médian.
		2 ligaments latéraux.
	occipito-axoïdienne proprement dite	1 ligament médian divisé en 3 feuillets.
		2 latéraux.

ARTICLE III

ARTICULATIONS DU BASSIN

Les articulations du bassin sont toutes des amphiarthroses ou symphyses. Nous étudierons : 1° les articulations des diverses pièces du coccyx ; 2° l'articulation sacro-iliaque ; 3° la symphyse pubienne ; 4° les ligaments sacro-sciatiques.

Nous avons étudié les articulations sacro-vertébrale et sacro-coccygienne avec celles de la colonne vertébrale, dont elles font partie.

§ 1. — ARTICULATIONS COCCYGIENNES

Ce sont de petites amphiarthroses, analogues à l'articulation sacro-coccygienne, mais plus rudimentaires encore. Elles sont constituées par de très petites facettes ovalaires, entre lesquelles s'interposent de petits disques fibreux qui les unissent ; elles sont, en outre, maintenues par une gaine fibreuse étendue de la base au sommet de l'os.

Dès l'âge de quatorze ans, les différentes pièces qui les composent se soudent entre elles ; cependant, on a vu la première et même la seconde vertèbre coccygienne conserver indéfiniment leur mobilité.

§ 2. — ARTICULATION SACRO-ILIAQUE

Dissection. — On commence par isoler le bassin du reste du tronc et des membres inférieurs : on enlève la symphyse pubienne par deux traits de scie, un de chaque côté, à 4 centimètres de cette symphyse : on luxe alors un des os coxaux, puis on découvre les ligaments. On dissèque les ligaments qui entourent l'articulation sacro-iliaque du côté opposé, et l'on rugine les os jusqu'à ce que leur surface soit complètement dépourvue de périoste, en ayant soin de laisser intactes les insertions des ligaments.

Cette articulation, tour à tour placée par différents anatomistes dans les synarthroses, dans les arthrodies, dernier genre de diarthroses, dans les amphiarthroses, présente la transition de l'arthrodie à l'amphiarthrose. On la considère généralement comme une amphiarthrose.

Surfaces articulaires. — *Du côté du sacrum et de l'os coxal* on trouve une facette assez étendue, en forme de croissant, à laquelle on a donné le nom de *facette auriculaire*. Elle est rugueuse et encroûtée, par places irrégulières, de cartilage articulaire.

Moyens d'union. — Ils sont constitués par cinq ligaments, deux *antérieurs*, deux *postérieurs*, distingués en supérieur et en inférieur, enfin un ligament *interosseux*. A ces ligaments vient s'en ajouter un extrinsèque à l'articulation, qui sert à la renforcer : c'est le ligament *ilio-lombaire*.

1° Le *ligament ilio-lombaire* s'étend de l'apophyse transverse de la dernière vertèbre des lombes à la crête iliaque, où il s'attache à l'union du tiers postérieur avec les deux tiers antérieurs. C'est un ligament résistant, épais, à direction horizontale.

2° Le *ligament antéro-supérieur* se dirige des parties latérales de la base du sacrum, en passant sur l'interstice articulaire, vers la fosse iliaque interne, où il s'attache. Il est remarquable par ses fibres divergentes et son épaisseur.

3° Le *ligament antéro-inférieur*, analogue au précédent, s'étend des deux premiers trous sacrés antérieurs à la partie correspondante de l'os coxal.

4° Le *ligament postéro-supérieur* se compose de plusieurs faisceaux, obliquement étendus de la crête iliaque à la surface rugueuse sous-jacente, aux tubercules situés en dehors des deux premiers trous sacro-postérieurs, et à l'intervalle qui les sépare.

5° Le *ligament postéro-inférieur*, très épais et très résistant, comprend deux couches séparées par du tissu adipeux : la couche superficielle est un faisceau vertical, décrit par quelques auteurs sous le nom de *sacro-épineux vertical postérieur;* il s'insère en haut à l'épine iliaque postérieure et supérieure, en bas au tubercule situé en dehors du troisième trou sacré postérieur. La couche profonde, formée de faisceaux multiples, divergents, à direction ascendante, s'insère entre les tubercules situés près des second et troisième trous sacrés postérieurs, et aux deux épines iliaques postérieures, de même qu'à l'échancrure étendue de l'une à l'autre.

6° Le *ligament interosseux* occupe une excavation profonde située en arrière des deux facettes articulaires; les faisceaux qui le constituent s'insèrent à toute l'étendue de la tubérosité iliaque et à deux fossettes qu'on voit sur le sacrum, en dehors du premier trou sacré postérieur.

Il existe pour cette articulation une très petite synoviale, qui double les ligaments au niveau de l'interstice osseux.

Cette articulation est immobile sur le bassin normal; mais si l'on enlève la partie antérieure de cette excavation, on voit qu'elle jouit, par rapport au sacrum, de petits mouvements d'adduction et de glissement.

§ 3. — ARTICULATION DES PUBIS OU SYMPHYSE PUBIENNE

Surfaces articulaires. — Formées par les pubis, ces surfaces sont verticales et allongées; en avant, elles sont séparées par un ligament interarticulaire en forme de coin, dont le sommet est en arrière, ligament qui a la même structure que les disques intervertébraux.

Dissection. — Les seules préparations qu'on puisse appliquer à cette articulation sont des coupes en divers sens, qui servent à apprécier le degré de contiguïté des surfaces articulaires.

Moyens d'union. — Il y a dans cette articulation quatre ligaments périphériques : un *ligament inférieur*, triangulaire, qui ferme en haut l'arcade pubienne et l'arrondit : ce ligament est très fort ; un *ligament antérieur*, formé par des fibres entre-croisées, qui proviennent de la terminaison des piliers de l'anneau inguinal ; un *ligament postérieur*, très mince, étendu horizontalement entre les deux pubis ; un *ligament supérieur*, allant d'un pubis à l'autre en passant sur la symphyse.

Rapports. — En avant, avec la peau et le tissu cellulaire sous-cutané ; en arrière, avec la face antérieure de la vessie, sans intermédiaire de péritoine.

Mouvements. — A l'état normal, il n'existe aucun mouvement dans les articulations du bassin. Quelques accoucheurs prétendent que les symphyses se relâchent (1) pendant la grossesse, et qu'elles

(1) Au Ve siècle, Aëtius, médecin très chrétien, admettait déjà le relâchement de la symphyse pubienne, facilitant l'accouchement. Ce même Aëtius, en pré-

présentent une grande mobilité au moment de l'accouchement. D'autres nient ce relâchement des symphyses pendant la grossesse, à moins d'un état pathologique.

N. B. — Lorsque le pubis descend très bas et que la vulve est refoulée en arrière, ou bien lorsque le vagin est absent, on dit que la femme est *barrée*.

sence d'un malade qui avait un os dans le gosier, disait : « *Os, sors de ce gosier comme Jésus fit sortir Lazare du sépulcre.* »

Sévorin Pineau, professeur d'anatomie de la fin du XVIe siècle, raconte, dans son *Opuscule physiologique* (1598), que les chirurgiens de Paris observèrent, en 1579, un léger écartement, et quelquefois une grande mobilité de la symphyse pubienne, après l'accouchement, et que cette mobilité, tenant à un gonflement du fibro-cartilage, était plus marquée chez les femmes jeunes.

Les anciens connaissaient cette mobilité qui a été niée par un certain nombre d'auteurs.

Chez la femme, la symphyse pubienne, dans les quinze derniers jours de la grossesse, subit des modifications importantes en rapport avec les fonctions de la parturition. Les ligaments se ramollissent, surtout le *ligament interarticulaire;* il se fait une sécrétion abondante de synovie dans l'articulation, et les deux pubis, si intimement unis et d'une manière si serrée à l'état normal, jouent l'un sur l'autre dans le sens vertical, au point quelquefois que l'un d'eux s'élève, dans les mouvements du bassin, de plus d'un centimètre au-dessus de l'autre. Chez les nouvelles accouchées, cette mobilité est telle que la marche chez quelques-unes reste vacillante et incertaine jusqu'à ce que l'articulation ait reconquis sa fixité habituelle (Richet, *Anatomie médico-chirurgicale,* 2e édition, p. 691).

Sous l'influence de la grossesse, elle acquiert une prédominance plus grande encore, et envahit presque tout le fibro-cartilage. L'articulation, dans ce cas, est plus faible ; mais ce qu'elle perd en solidité, elle le gagne en mobilité (Sappey. *Anatomie,* 2e édition, t. I, p. 555).

Je viens de voir, chez une femme âgée de soixante-dix-neuf ans et qui avait eu dix-neuf enfants, une symphyse pubienne extrêmement mobile (Cruveilhier, *Anatomie,* t. I, 4e édit., p. 400).

Vers la fin de la grossesse, ces articulations (sacro-iliaque et pubienne) acquièrent une certaine mobilité qui favorise l'accouchement (Debierre, *Anatomie,* t. I, p. 245).

Sous l'influence de la *grossesse,* les ligaments périphériques se relâchent et les ligaments intra-articulaires s'hypertrophient, tout en subissant un certain degré de ramollissement. Ces modifications amènent un léger écartement des surfaces articulaires qui, d'après Jacquemier, peut aller jusqu'à 1 *centimètre et demi* (Auvard. *Traité pratique d'accouchements,* 3e édition, p. 94).

Après toutes ces attestations, le ramollissement des articulations du bassin ne saurait être révoqué en doute.

Sigault proposa, le 1er décembre 1768, à l'Académie royale de chirurgie, de remplacer l'opération césarienne par la symphyséotomie. La proposition fut repoussée. Neuf ans après, le 1er octobre 1777, il pratiqua la symphyséotomie sur la femme Souchot, dont le bassin était rétréci et dont quatre accouchements terribles avaient nécessité l'extraction des enfants par morceaux. *L'opération de Sigault,* ainsi nommée aujourd'hui, réussit si bien, que la mère et l'enfant furent sauvés. La Faculté de médecine, rivale de l'Académie de chirurgie, accueillit ce succès avec tant d'enthousiasme, qu'elle fit frapper une médaille en l'honneur de Sigault.

§ 4. — ARTICULATIONS DE LA COLONNE VERTÉBRALE AVEC L'OS COXAL

Ces articulations comprennent : la symphyse sacro-iliaque, que nous avons décrite, et l'articulation sacro-sciatique, qui se fait au moyen des ligaments sacro-sciatiques.

De chaque côté du sacrum, se trouvent deux ligaments sacro-sciatiques : le *grand ligament sacro-sciatique* s'insère en dedans sur toute l'étendue du bord du sacrum et du coccyx, et en dehors sur la lèvre interne de la tubérosité de l'ischion. Ce ligament, très épais et très résistant, fournit par sa face antérieure un faisceau fibreux qui se porte au sommet de l'épine sciatique : c'est le *petit ligament sacro-sciatique*.

Ces ligaments comblent en partie l'échancrure considérable qui sépare le sacrum de l'os coxal, et forment, avec l'os coxal, deux trous, correspondant chacun à une échancrure de cet os.

De ces deux trous, le supérieur est le plus considérable : il livre passage au muscle pyramidal, aux artères fessière, ischiatique et honteuse interne, et aux nerfs fessier supérieur, honteux interne, grand et petit sciatiques. L'inférieur est traversé par le tendon de l'obturateur interne, qui sort du bassin, et par les vaisseaux et nerf honteux internes, qui, après en être sortis par la grande échancrure sciatique, y rentrent par la petite.

ARTICLE IV

ARTICULATIONS DU THORAX

Nous étudierons dans cet article : 1° les articulations des côtes avec la colonne vertébrale ; 2° celles des côtes avec les cartilages costaux ; 3° celles des cartilages avec le sternum ; 4° celles des cartilages costaux entre eux ; 5° enfin celles du sternum.

L'articulation sterno-claviculaire sera décrite avec les articulations du membre supérieur.

§ 1. — ARTICULATIONS DES CÔTES AVEC LA COLONNE VERTÉBRALE

Dissection. — Prendre un tronçon de colonne vertébrale, mettre à nu l'articulation, en enlevant avec soin toutes les parties molles, comme il a été indiqué pour les articulations de la colonne vertébrale.

Après avoir étudié les ligaments superficiels, on découvre le ligament interosseux transverso-costal, en sciant horizontalement la côte et l'apophyse transverse qui la soutient. Le ligament interosseux costo-vertébral se découvre par une section verticale, qui comprendra la côte et les deux vertèbres avec lesquelles elle s'articule.

Les côtes s'articulent avec les vertèbres, par la tête, par le col et par la tubérosité.

Pour ces articulations, on trouve, du côté de la côte, trois *facettes articulaires :* une sur la tubérosité, et deux sur la tête, séparées par le sommet anguleux. Du côté de la vertèbre, il existe trois facettes correspondantes : une sur l'apophyse transverse, les deux autres sur les bords du corps des vertèbres, en regard de la tête des côtes.

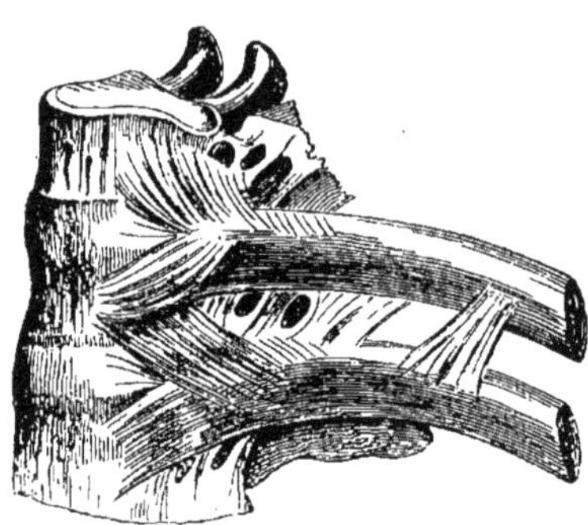

Fig. 313. — Articulations costo-vertébrales. Ligament rayonné ou vertébro-costal antérieur.

Les articulations *costo-vertébrales,* ou de la tête, avec les vertèbres, sont des *diarthro-amphiarthroses*, c'est-à-dire que, comme l'articulation sacro-iliaque, elles établissent la transition entre ces deux ordres d'articulations. Celles de la tubérosité costale avec l'apophyse transverse, appelées *costo-transversaires*, sont des *arthrodies*.

Les *moyens d'union* sont constitués :

1° *Du côté de la tête*, par deux ligaments : l'un, interosseux, très court, partant de l'angle qui sépare les deux facettes articulaires, et se confondant avec le disque interarticulaire ; l'autre rayonné, qui s'étend de la face antérieure de la tête de la côte, en s'irradiant, aux deux vertèbres correspondantes : c'est le ligament *vertébro-costal antérieur*.

2° *Du côté du col*, par un ligament interosseux très résistant, étendu du col de la côte à la face antérieure de l'apophyse transverse correspondante : ligament *transverso-costal interosseux*.

3° *Du côté de la tubérosité*, par des fibres irrégulièrement disséminées autour de l'articulation et par deux ligaments : un ligament *transverso-costal supérieur* qui s'insère sur la partie interne de la tubérosité et un peu sur le col, pour se porter au bord inférieur de l'apophyse transverse qui est au-dessus, et un ligament *transverso-costal postérieur*, qui part de la partie externe de la tubérosité et se porte, en bas et en dedans, au sommet de l'apophyse transverse qui est au-dessous.

Ces articulations sont pourvues de *synoviales*, au nombre de trois : deux pour la tête et une pour la tubérosité.

La première, la onzième et la douzième côte s'articulent différemment. L'articulation de la première diffère des autres en ce qu'elle constitue une espèce d'énarthrose.

Celles de la onzième et de la douzième côtes diffèrent aussi par le même caractère, et de plus par l'absence d'articulation *transverso-costale*. Dans ces trois articulations, la tête de la côte ne présente qu'une facette articulaire.

§ 2. — ARTICULATIONS CHONDRO-COSTALES

Elles sont au nombre de douze pour chaque côte ; ces articulations se disposent à droite et à gauche sur une ligne courbe, à convexité antérieure.

Les *surfaces articulaires* sont : 1° l'extrémité antérieure de la côte, légèrement renflée, creusée d'une demi-facette ellipsoïde ; 2° l'extrémité correspondante du cartilage, qui présente une extrémité arrondie, convexe, elliptique, reçue dans la dépression de la côte, avec laquelle elle se continue. Il n'y a donc pas ici simple juxtaposition des facettes articulaires ; elles se soudent l'une à l'autre, ce qui constitue leur véritable moyen d'union ; cette soudure est renforcée par le périoste, qui se prolonge de l'os sur le cartilage et embrasse ces articulations à la façon d'une virole.

La première articulation chondro-costale diffère des autres par deux petits ligaments coniques situés à sa partie supérieure ; ils divergent : l'un est antérieur, l'autre est postérieur : dans leur interstice repose l'extrémité interne de la clavicule.

La deuxième offre des surfaces articulaires dont la disposition angulaire persiste indéfiniment.

§ 3. — ARTICULATIONS CHONDRO-STERNALES

Ces articulations sont au nombre de sept de chaque côté. Ce sont des *arthrodies* pour la plupart des auteurs ; Sappey en fait des articulations de transition, ou diarthro-amphiarthroses.

Surfaces articulaires. — Elles sont constituées par des angles rentrants formés, sur les bords latéraux du sternum, par la convergence de deux facettes articulaires qui, par les progrès de l'âge, deviennent des excavations arrondies recevant l'extrémité correspondante des cartilages costaux ; entre ces surfaces articulaires s'interpose une mince couche fibreuse.

Moyens d'union. — Ce sont : 1° une gaine fibreuse provenant du prolongement des fibres du périoste sur le sternum et les cartilages ; 2° un *ligament rayonné*, s'insérant par son sommet à la partie interne et antérieure des cartilages costaux, et par sa base à la face antérieure du sternum ; 3° un *ligament interosseux* sous-jacent à la gaine fibreuse, rudimentaire, situé à la partie antérieure de l'articulation. On ne peut le voir que sur une coupe transversale de l'articulation. On a admis pour ces articulations des synoviales dont l'existence n'est pas démontrée.

La septième articulation chondro-sternale a un ligament particulier, qui s'étend obliquement de l'extrémité sternale du cartilage costal à l'appendice xiphoïde : c'est le ligament *costo-xiphoïdien*.

§ 4. — ARTICULATIONS DES CARTILAGES COSTAUX ENTRE EUX

Les cartilages costaux, du septième au dixième, s'unissent entre eux ; les deux inférieurs sont indépendants.

Le septième cartilage costal s'articule avec le huitième, le huitième avec le neuvième, par une sorte d'arthrodie : on voit, en effet, les cartilages s'élargir de manière à combler l'intervalle qui les sépare, pour se toucher par une sorte de facette allongée, plane, située sur les bords. Ces facettes sont unies par une gaine fibreuse fournie par le périchondre, et par quelques faisceaux fibreux qui viennent renforcer le prolongement du périchondre.

Les autres cartilages costaux sont réunis par un ligament intercartilagineux, composé de petits faisceaux multiples et très courts, qui s'étendent du bord inférieur du septième cartilage costal au bord supérieur du cartilage sous-jacent; cette brièveté diminue les espaces intercartilagineux et explique leur terminaison par un angle très aigu.

§ 5. — ARTICULATIONS STERNALES

Elles sont au nombre de deux : l'articulation *sternale supérieure* et l'articulation *sternale inférieure*. Ce sont deux amphiarthroses.

La première de ces deux articulations a pour *surfaces articulaires* deux facettes planes, rectangulaires, allongées transversalement ; l'une est située sur la poignée du sternum. Sa surface inférieure se continue à ses extrémités avec la facette destinée à s'unir au second cartilage costal. Ces facettes sont revêtues d'une couche de cartilage.

Les *moyens d'union* sont : un *ligament interosseux* et les couches fibreuses antérieure et postérieure du sternum.

Cette articulation est quelquefois envahie par l'ossification, mais cela n'arrive que tardivement; elle est le siège de mouvements d'inflexion très limités.

L'articulation sternale inférieure existe au niveau de l'union de l'appendice xiphoïde avec la lame postérieure du corps du sternum ; elle est constituée par une lame cartilagineuse rapidement envahie par l'ossification ; c'est plutôt une *suture cartilagineuse* qu'une *amphiarthrose*.

ARTICLE V

ARTICULATIONS DU MEMBRE SUPÉRIEUR

Nous étudierons, dans cet article, les diverses articulations du membre supérieur, de la racine du membre vers l'extrémité libre.

§ 1. — ARTICULATION STERNO-CLAVICULAIRE

Dissection. — Il faut scier, de chaque côté, la clavicule et la première côte à leur partie moyenne ; on réunit les deux sections verticales par un trait de scie horizontal portant sur le sternum ; on enlève les muscles, en ayant soin de respecter les ligaments.

Pour voir l'intérieur de l'articulation, on coupe le ligament interclaviculaire et le ligament antérieur d'un côté seulement (fig. 314,3), et l'on pousse la clavicule en arrière. En enlevant cet os, on mettra en évidence la facette articulaire de la première côte. Pour étudier le fibro-cartilage interarticulaire, on l'isolera des surfaces articulaires en incisant les synoviales en haut, du côté du sternum, en bas et en avant du côté de la clavicule.

Cette articulation est formée par la clavicule et le sternum ; elle appartient au second genre des diarthroses : c'est une articulation par *emboîtement réciproque*.

Surfaces articulaires. — 1° *Du côté du sternum*, surface articulaire ovale, à grand diamètre oblique de haut en bas, de dedans en dehors, convexe d'avant en arrière, concave transversalement, située en dehors de la fourchette sternale.

2° *Du côté de la clavicule*, surface rugueuse, plane, beaucoup plus large que la facette du sternum et moins oblique. Il existe un fibro-cartilage, ou *ménisque interarticulaire*, qui sépare les deux os. Adhérant très intimement à la clavicule, qu'il accompagne dans ses déplacements, à la capsule fibreuse et au cartilage de la première côte, ce ménisque est aplati du côté de la clavicule, à laquelle il est fixé. Il est concave et convexe du côté du sternum. Si cette articulation constitue un emboîtement réciproque, il faut bien reconnaître que l'emboîtement n'est pas formé par les deux os, mais bien par le sternum et le ménisque.

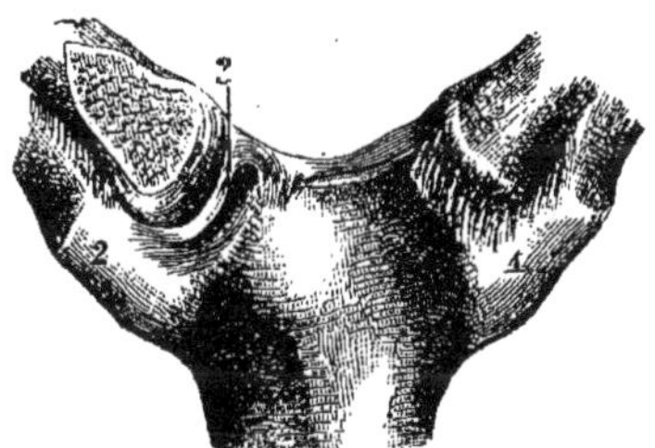

Fig. 314. — Articulation sterno-claviculaire.

1, ligament antérieur et ligament costo-claviculaire. — 2, premier cartilage costal. — 3, fibro-cartilage séparant les deux synoviales.

Moyens d'union. — Une *capsule fibreuse* s'insère en dedans autour de la facette articulaire du sternum, et en dehors autour de l'extrémité interne de la clavicule. Elle est plus épaisse en avant et plus encore en arrière, où elle constitue ce que certains anatomistes appellent *ligament antérieur* et *ligament postérieur*.

Il existe, en outre, un *ligament interclaviculaire*, ligament étendu de la partie supérieure d'une clavicule à l'autre, décrivant une courbe à concavité supérieure. Il adhère à la fourchette du sternum par un tissu cellulaire dense.

L'articulation sterno-claviculaire ne possède pas de *ligament inférieur*. On peut considérer comme tel le *ligament costo-claviculaire*, qui unit la clavicule à la première côte dans le voisinage du sternum.

Moyens de glissement. — Cette articulation est pourvue de deux *synoviales* : l'une, lâche, située entre le sternum et le ménisque ; l'autre, serrée, entre le ménisque et la clavicule. Dans ces membranes, on trouve de petites franges synoviales analogues à celles du genou.

Rarement les deux synoviales communiquent par un trou placé au centre du ménisque.

Mouvements. — Tous les mouvements se rencontrent ici, moins la rotation.

Ils sont, en général, peu étendus et limités par le ligament costo-claviculaire. Les muscles qui les déterminent agissent, pour la plupart, sur l'humérus, et n'ont qu'une action indirecte sur la clavicule. Tous les mouvements de la clavicule ont pour centre l'articulation sterno-claviculaire.

Cette articulation est le seul point qui réunisse le membre supérieur au tronc, et son extrémité externe étant extrêmement mobile, on conçoit que les mouvements de l'épaule et du bras aient une action sur ceux de la clavicule.

Dans le mouvement d'*élévation*, l'épaule est élevée par des fibres supérieures du muscle trapèze et par l'angulaire de l'omoplate. Si ce mouvement est exécuté sans effort, il est déterminé par le rhomboïde.

Dans le mouvement d'*abaissement*, l'extrémité externe de l'os est portée en bas par le muscle sous-clavier, et principalement par les muscles grand pectoral et grand dorsal, qui agissent sur l'humérus. Dans ce mouvement, limité par la rencontre de la clavicule et de la première côte, l'artère sous-clavière peut être comprimée et les pulsations de la radiale suspendues.

Dans le mouvement de *projection en avant*, la même extrémité claviculaire est mise en mouvement par les muscles qui s'étendent de la partie antérieure du thorax à l'omoplate et à l'humérus : grand pectoral, petit pectoral, et principalement par le grand dentelé, qui se contracte « énergiquement lorsqu'on pousse un corps lourd devant soi avec l'épaule » (Duchenne).

Dans le mouvement de *projection en arrière*, les muscles qui agissent sont ceux qui portent le moignon de l'épaule en arrière, et qui s'insèrent par leur point mobile à l'omoplate ou à l'humérus : la partie moyenne du trapèze et le grand dorsal.

Le mouvement de *circumduction*, dans lequel tous les mouvements précédents se succèdent, est déterminé par les muscles dont il vient d'être question.

Nous ferons remarquer, avant de terminer, le rôle du ligament costo-claviculaire, qui maintient fixée l'extrémité interne de la clavicule contre le cartilage de la première côte.

Rapports. — En haut, le muscle sterno-cléïdo-mastoïdien ; en bas, le premier cartilage costal ; en avant, le muscle grand pectoral ; en arrière, le muscle sterno-cléïdo-hyoïdien, le tronc veineux brachio-céphalique et l'artère mammaire interne, qui abandonne quelques filets à l'articulation.

— L'articulation sterno-claviculaire peut-être le siège de luxations. On distingue la luxation de la clavicule en *sus-sternale*, *pré-sternale* et *rétro-sternale*, selon que cet os se porte au-dessus, en avant et en arrière du sternum. Les ligaments sont toujours déchirés. Il est extrêmement difficile de maintenir la clavicule en place dans ces sortes de luxations.

§ 2. — ARTICULATION COSTO-CLAVICULAIRE

Cette articulation de la première côte et de la clavicule peut être considérée comme complémentaire de l'articulation sterno-claviculaire, à laquelle Sappey la réunit : c'est une *arthrodie* ou articulation du sixième genre des diarthroses. En effet, on trouve, *du côté de la clavicule*, au-dessous de l'extrémité interne, une facette articulaire plus ou moins déprimée ; *du côté de la première côte*, à son extrémité interne, une facette analogue. Quelquefois ces facettes sont remplacées par des rugosités.

Les moyens d'union sont constitués par un ligament épais, étendu d'un os à l'autre, irrégulier : c'est le *ligament costo-claviculaire*, qui forme, pour Sappey, le ligament inférieur de l'articulation sterno-claviculaire.

Il existe là une *synoviale*, et des mouvements de glissement assez étendus pour qu'on puisse observer des luxations de la clavicule sans rupture du ligament costo-claviculaire.

§ 3. — ARTICULATION ACROMIO-CLAVICULAIRE

Cette articulation est une *arthrodie*, située sur le point le plus culminant de l'épaule, immédiatement au-dessous de la peau.

Surfaces articulaires. — 1° *Du côté de l'acromion*, facette elliptique, située à la partie antérieure du bord interne de cette apophyse, regardant en haut et en dedans.

2° *Du côté de la clavicule*, facette analogue située à l'extrémité externe de la clavicule et regardant en bas et en dehors.

Moyens d'union. — Deux ligaments : l'un, supérieur, s'étend de la face supérieure de l'acromion à la face supérieure de la clavicule ; l'autre, inférieur, beaucoup plus mince, de la face inférieure de l'acromion à celle de la clavicule.

Moyens de glissement. — Une synoviale assez serrée facilite les mouvements de cette articulation. On y trouve encore un *ménisque interarticulaire*, occupant la moitié supérieure de l'articulation et adhérant intimement au ligament supérieur.

Mouvements. — Cette articulation jouit du mouvement de glissement. Dans ce mouvement, l'omoplate est seule mobile, et ses déplacements sont soumis à l'action de nombreux muscles qui se portent du thorax et du cou à cet os. Parmi ces mouvements, il y en a un très remarquable dans lequel, le corps de l'omoplate étant abaissé, l'angle externe est élevé, et en même temps le moignon de l'épaule. Ce mouvement est analogue à celui d'un ressort de sonnette dont l'articulation formerait le pivot.

— L'acromion se luxe quelquefois sur la clavicule, d'où les luxations *sus-claviculaire* et *sous-claviculaire*.

§ 4. — ARTICULATION CORACO-CLAVICULAIRE

Surfaces articulaires. — 1° *Du côté de l'apophyse coracoïde*, il existe une surface articulaire, variable selon les sujets quant à son étendue et même quant à son existence, située à la face supérieure de l'apophyse.

2° *Du côté de la clavicule*, on voit quelquefois aussi une facette articulaire près de son extrémité externe. Cette articulation diffère des autres en ce que les facettes ne viennent en contact qu'à certains moments ; elles sont le plus souvent séparées par un intervalle d'un centimètre environ.

Moyens d'union. — Ce sont les *ligaments coraco-claviculaires*, au nombre de deux : l'un antérieur et externe, ou *trapézoïde*, l'autre postérieur et interne ou *conoïde*.

Ils s'insèrent tous deux aux rugosités de la face inférieure de l'extrémité externe de la clavicule, et de là se portent sur l'apophyse coracoïde; le *trapézoïde,* dirigé obliquement en bas et en dedans, s'insère à la partie antérieure de la face supérieure et au milieu du bord antérieur de cette apophyse; le *conoïde* s'insère par une extrémité amincie en arrière du précédent.

On y trouve quelquefois une synoviale qui facilite le seul mouvement qui s'y rencontre, le glissement. Le plus souvent, on n'y trouve qu'un tissu cellulaire lâche.

Ligaments extrinsèques de l'articulation de l'épaule.

Il existe une bandelette et une lame fibreuse, qui se rattachent à l'omoplate et qu'on a décrites sous le nom de ligaments. La première constitue le *ligament coracoïdien,* la seconde le ligament *acromion-coracoïdien.*

Le *ligament coracoïdien* est une petite bandelette fibreuse qui convertit en trou l'échancrure qui existe sur le bord supérieur de l'omoplate; elle s'étend de la partie postérieure et supérieure de cette échancrure à la base de l'apophyse coracoïde; le trou qu'elle forme donne passage au *nerf sus-scapulaire;* l'*artère* de même nom passe au-dessus de cette bandelette.

Le *ligament acromio-coracoïdien* est large, mince, triangulaire, étendu horizontalement entre les deux apophyses, qu'il relie. Sa base, située en dedans et en avant, s'insère au bord externe de l'apophyse coracoïde; son sommet s'insère au sommet de l'acromion; ses bords sont libres d'adhérences. Ainsi disposé, ce ligament forme, avec l'acromion et l'apophyse coracoïde, une voûte ostéo-fibreuse très solide, qui recouvre l'articulation scapulo-humérale. Entre ce ligament et l'articulation, il existe une bourse séreuse qui se prolonge au-dessous du deltoïde, et qui sert à faciliter le jeu réciproque du bras sur l'épaule.

§ 5. — ARTICULATION SCAPULO-HUMÉRALE

Dissection. — Sciez la clavicule à sa partie moyenne, détachez le membre du tronc avec l'omoplate, divisez l'humérus au-dessous du tiers supérieur. Enlevez le deltoïde et les muscles de l'omoplate; *laissez seulement la partie de leurs tendons qui se confond avec la capsule fibreuse.* Ruginez les os à partir des insertions ligamenteuses, et enlevez avec soin la graisse qui recouvre la capsule fibreuse.

Il faut laisser en place toute la portion tendineuse de la longue portion du biceps et le ligament acromio-coracoïdien.

On peut en même temps préparer les articulations acromio-claviculaire et coraco-claviculaire.

Il est avantageux de préparer les deux articulations scapulo-humérales en même temps; l'une d'elles sert alors à montrer la disposition du tendon du biceps à l'intérieur et les insertions de la capsule fibreuse; on aperçoit nettement ces insertions en divisant la capsule fibreuse circulairement entre les deux os, et en renversant les deux moitiés, dont on coiffe l'os correspondant. Cette coupe permet encore d'étudier la synoviale, le bourrelet glénoïdien et les surfaces articulaires.

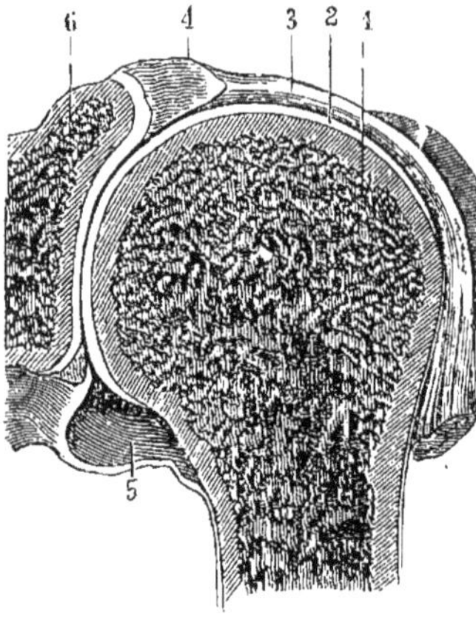

Fig. 315. — Coupe verticale de l'articulation scapulo-humérale passant sur le tendon de la longue portion du biceps.

1, humérus. — 2, cartilage articulaire. — 3, tendon du biceps. — 4, coupe de la partie supérieure du bourrelet glénoïdien. — 5, partie inférieure de la capsule fibreuse doublée de la synoviale. — 6, omoplate.

L'articulation scapulo-humérale, formée par l'humérus et l'omoplate, est une *énarthrose*, classe des diarthroses. C'est l'*articulation de l'épaule* proprement dite. Cependant le groupe des articulations de l'épaule comprend aussi les articulations sterno-claviculaire, acromio-claviculaire et coraco-claviculaire.

Surfaces articulaires. — 1° *Du côté de l'humérus*, il existe une tête articulaire représentant le tiers d'une sphère et regardant en haut et en dedans. Elle est trois fois plus large que la cavité glénoïde qui la reçoit.

2° *Du côté de l'omoplate*, on voit la cavité glénoïde, ovale, à grand diamètre vertical, à petite extrémité dirigée en haut. Cette cavité est protégée sur sa circonférence par un bourrelet fibreux, *bourrelet glénoïdien*, qui augmente en même temps sa profondeur et sa surface. Le cartilage articulaire revêt le pourtour de la surface de la cavité et du bourrelet. La circonférence extérieure du bourrelet est plus épaisse que sa circonférence interne de telle sorte que la surface de sa coupe est triangulaire, à sommet interne.

La surface articulaire de l'omoplate est beaucoup trop petite pour recevoir la tête de l'humérus ; il existe une *voûte ostéo-fibreuse* qui complète la partie supérieure de cette cavité : cette voûte est formée par l'apophyse coracoïde, l'acromion et le *ligament acromio-coracoïdien*, ligament triangulaire très épais, situé entre la capsule fibreuse et le deltoïde, s'insérant par son sommet au sommet de l'acromion, et par sa base au bord postérieur de l'apophyse coracoïde.

Moyens d'union. — L'humérus et l'omoplate sont unis : 1° par un *ligament capsulaire* ; 2° par des *ligaments complémentaires*.

A. *Ligament capsulaire.* — La capsule articulaire a la forme d'un manchon dont l'ouverture interne se fixe au pourtour de la cavité glénoïde, l'ouverture externe s'insérant sur le col anatomique de l'humérus.

L'insertion de la capsule sur l'omoplate a lieu sur l'os, et en même temps sur le bourrelet glénoïdien, se confondant en bas avec le tendon de la longue portion du triceps. En haut, au niveau de l'insertion de la longue portion du biceps, la capsule s'insère un peu plus loin, près de la base de l'apophyse coracoïde.

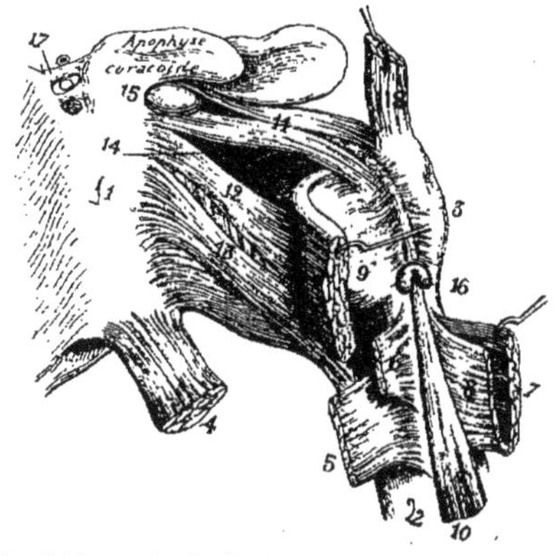

Fig. 316. — Articulation scapulo-humérale vue en avant.

1, col de l'omoplate. — 2, corps de l'humérus. — 3, grande tubérosité de l'humérus. — 4, tendon de la longue portion du triceps. — 5, grand rond. — 6, grand dorsal. — 7 et 8, les deux faisceaux du grand pectoral. — 9, sous-scapulaire. — 10, longue portion du biceps. — 11, ligament coraco-huméral et gléno-huméral supérieur. — 12, ligament gléno-huméral moyen. — 13, ligament gléno-huméral inférieur. — 14, foramen ovale. — 15, bourse séreuse sous-coracoïdienne. — 16, séreuse du tendon de la longue portion du biceps. — 17, ligament coracoïdien : l'artère scapulaire supérieure passe au-dessus, le nerf sus-scapulaire au-dessous. — 18, tendon du sus-épineux.

Sur l'humérus, la capsule s'insère tout près du cartilage articulaire, à sa partie supérieure, mais à sa partie inférieure, elle s'attache à 1 centimètre et demi ou 2 centimètres du cartilage, de telle sorte qu'une portion du col chirurgical se trouve située dans l'articulation. La capsule se confond avec les quatre muscles qui s'insèrent sur les tubérosités de l'humérus.

La capsule fibreuse est très lâche, et permet aux surfaces articulaires un écartement de 2 ou 3 centimètres lorsqu'on a permis l'introduction de l'air dans l'articulation.

Cette capsule présente *trois ouvertures*, dont deux constantes qui sont : en avant, une ouverture triangulaire, *foramen ovale*, qui laisse passer une expansion de la synoviale, pour faciliter le glissement du tendon du sous-scapulaire sous l'apophyse coracoïde. Une autre ouverture est située en dehors et donne passage à une expansion de la synoviale dans la coulisse bicipitale, pour le tendon de la longue portion du biceps. La troisième, qui manque souvent, est située en arrière ; elle est destinée à faciliter le glissement du sous-épineux sous l'épine de l'omoplate.

La capsule fibreuse est formée de fibres entre-croisées dans tous les sens. Quelques-unes cependant affectent une disposition circulaire, d'autres une disposition longitudinale. Elle est plus mince en bas et en arrière qu'en haut et en avant.

B. *Ligaments complémentaires.* — Il existe dans cette articulation des ligaments accessoires qui renforcent la capsule : 1° le *ligament coraco-huméral*, gros faisceau fibreux transversal, qui part du bord externe et de la face inférieure de l'apophyse coracoïde et vient se fixer à la partie supérieure et externe de la capsule, ainsi qu'à la grosse tubérosité de l'humérus. Ce ligament présente une disposition variable.

2° Le *ligament coraco-glénoïdien*, décrit par Sappey, s'insère à la partie postérieure du bord externe de la coracoïde à la partie postéro-supérieure de la cavité glénoïde et du bourrelet glénoïdien. En dehors, ce ligament se confond avec le ligament coraco-huméral ;

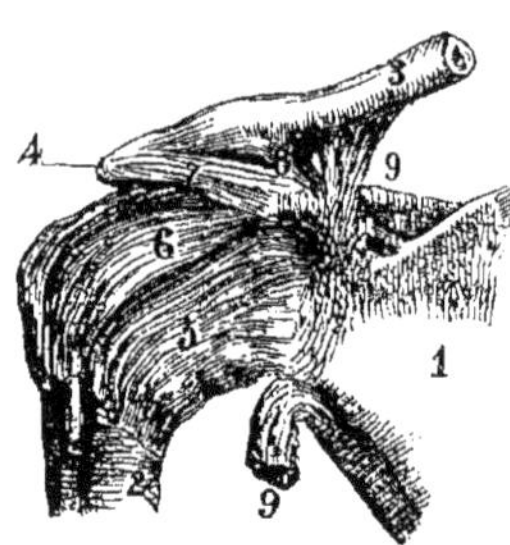

Fig. 317. — Articulation scapulo-humérale du côté droit, vue par devant.

1, omoplate. — 2, humérus. — 3, clavicule, — 4, sommet de l'acromion. — 5, 6, capsule fibreuse. — 7, ligament acromio-coracoïdien. — 8, 9, ligaments coraco-claviculaires. — 8, ligament conoïde. — 8', ligament trapézoïde. — 9', tendon de la longue portion du biceps.

3° Des bandes fibreuses renforcent la capsule et se confondent avec elle. On voit nettement ces bandes quand on ouvre l'articulation par derrière, et qu'on examine la paroi antérieure de la capsule, du côté de l'articulation. Schlemm a décrit ces bandes, en 1853, sous les noms de *ligaments gléno-huméraux*, et les a distingués en supérieur moyen et en inférieur.

Le *supérieur*, situé au-dessous du ligament coraco-huméral, se rend de la partie supérieure du bourrelet glénoïdien et à la petite échancrure qu'on observe sur le col anatomique, entre la tête humérale et le trochin. Quelques faisceaux transversaux, allant du trochin au trochiter, et passant au-dessus de la coulisse bicipitale, unissent ce ligament au ligament coraco-huméral. Ces faisceaux sont décrits sous le nom de *ligament huméral transverse.*

Le *moyen* s'insère sur le bourrelet glénoïdien, au niveau du précédent, et se porte à la petite tubérosité de l'humérus, au-dessous du tendon du sous-scapulaire, avec lequel il se confond. Entre ce faisceau et le supérieur, la capsule présente une ouverture triangulaire, à sommet interne, décrite sous le nom de *boutonnière du sous-scapulaire*, ou *foramen ovale de Weitbrecht* (1).

L'*inférieur*, le plus large et le plus fort, s'insère en dedans, au-dessous du précédent, sur le bourrelet glénoïdien et sur le col de l'omoplate. Ses fibres se dirigent en dehors et en bas pour se fixer

(1) Weitbrecht (Josias), né dans le Wurtemberg en 1702, mort en 1747 ; professeur à Saint-Pétersbourg, publia en 1742 la *Syndesmologie* ou histoire des ligaments du corps humain.

sur le col chirurgical de l'humérus, entre les tendons du sous-scapulaire et du petit rond.

4° Il existe encore un *ligament interarticulaire*, qui n'est autre chose que la longue portion du biceps. Ce tendon s'insère par son extrémité à la partie supérieure de la cavité glénoïde de l'omoplate, où il confond ses fibres avec celles du bourrelet glénoïdien. De là, il se porte dans la coulisse bicipitale, en traversant la cavité articulaire et en contournant la tête de l'humérus. Dans certains cas, on l'a trouvé adhérent au fond de la coulisse bicipitale et représentant alors un véritable ligament interarticulaire.

Moyens de glissement. — La *synoviale* de l'articulation adhère intimement à la surface interne de la capsule fibreuse. Nous avons vu qu'elle envoie ordinairement deux prolongements, et quelquefois trois, pour faciliter le glissement des tendons voisins. Le prolongement qui se porte au-dessous du tendon sous-scapulaire est conoïde ; l'insufflation démontre qu'il a la forme d'une *bourse* ouverte du côté de l'articulation et passant par le *foramen ovale;* celui de la longue portion du biceps constitue un bourrelet circulaire autour de ce tendon. Inutile de dire que la synoviale et ses prolongements forment une cavité unique, sans aucune espèce de solution de continuité.

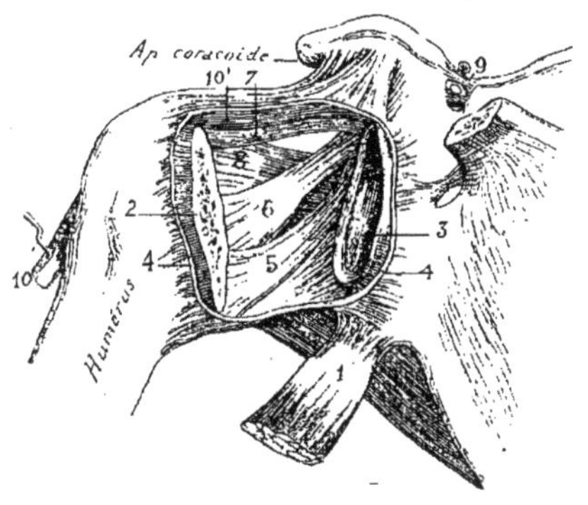

Fig. 318. — Vue intérieure de l'articulation scapulo-humérale. La capsule est ouverte en arrière (d'après TESTUT).

1, longue portion du triceps. — 2, section de la tête humérale. — 3, cavité glénoïde. — 4, 4, section de la capsule fibreuse. — 5, saillie du ligament gléno-huméral inférieur dans l'articulation. — 6, ligament gléno-huméral moyen. — 7, ligament gléno-huméral supérieur. — 8, muscle sous-scapulaire en avant du foramen ovale. — 9, ligament coracoïdien séparant le nerf sous-scapulaire de l'artère. — 10, longue portion du biceps. — 10', sa portion intra-articulaire.

Au-dessous et en dedans du col anatomique, la synoviale recouvre immédiatement le périoste, entre le cartilage articulaire et l'insertion de la capsule fibreuse dans l'étendue d'un centimètre et demi ou 2 centimètres.

Mouvements et muscles qui les déterminent. — Cette articulation présente les six mouvements des énarthroses ; plusieurs ont reçu ici des noms particuliers : ainsi l'abduction s'appelle *élévation*, l'adduction *abaissement*, la flexion *projection en avant*, l'extension *projection en arrière*. Dans tous ces mouvements, c'est la tête de l'humérus qui se meut sur la cavité glénoïde ; elle est appliquée contre cette cavité par les muscles qui de l'omoplate se rendent à la tête de l'humérus, et par la pression atmosphérique.

1° L'*élévation* est déterminée par trois muscles : le deltoïde, le sus-épineux et le grand dentelé. Le deltoïde et le sus-épineux élèvent l'humérus jusqu'à la ligne horizontale ; le grand dentelé complète l'élévation du bras. Ce mouvement est beaucoup plus complet si l'humérus est dans la rotation en dehors.

2° L'*abaissement* est produit par le relâchement des muscles précédents. Cependant, les muscles de la coulisse bicipitale, la longue portion du triceps et les muscles coraco-brachial et courte portion du biceps déterminent l'*abaissement forcé* ou adduction.

3° La *projection en avant* est déterminée par le grand pectoral et les fibres antérieures du deltoïde ;

4° La *projection en arrière*, par le grand dorsal, le grand rond et les fibres postérieures du deltoïde ;

5° La *rotation* en dedans, par le sous-scapulaire et les trois muscles de la coulisse bicipitale ; la rotation en dehors, par le sous-épineux et le petit rond ;

6° La *circumduction* est un mouvement produit par la contraction successive de tous ces muscles.

Rapports. — L'articulation est en rapport, en haut, avec l'acromion, l'apophyse coracoïde et l'extrémité externe de la clavicule, dont la sépare le ligament acromio-coracoïdien. Elle affecte surtout des rapports avec des muscles. Le sous-scapulaire, le sus-épineux, le sous-épineux et le petit rond la recouvrent en confondant leurs tendons avec l'insertion de la capsule sur l'humérus.

Elle est, en outre, en rapport, *en dehors*, avec le deltoïde et plus immédiatement avec la longue portion du biceps ; *en dedans et en bas*, avec le tendon de la longue portion du triceps ; *en avant*, avec le coraco-brachial et la courte portion du biceps.

Elle est complètement séparée du creux de l'aisselle par le muscle sous-scapulaire, et c'est par l'intermédiaire de ce muscle qu'elle est en rapport avec les vaisseaux axillaires et les nerfs du plexus brachial.

On trouve une bourse séreuse sous-musculaire considérable entre la face profonde du deltoïde et la capsule fibreuse.

Vaisseaux et nerfs. — Les artères de l'articulation viennent de la circonflexe antérieure, surtout de la circonflexe postérieure et de l'acromiale, branches de l'axillaire. Les nerfs sont fournis par le nerf circonflexe, qui contourne en arrière le col chirurgical de l'humérus.

— L'*arthrite simple* et l'*arthrite rhumatismale* affectent quelquefois cette articulation. On y rencontre parfois l'*arthrite fon-*

gueuse, c'est-à-dire la *tumeur blanche* ou *scapulalgie*, très bien étudiée par Péan. L'*hydarthrose* est assez rare, la *périarthrite* fréquente.

Les lésions traumatiques s'y rencontrent encore plus fréquem-

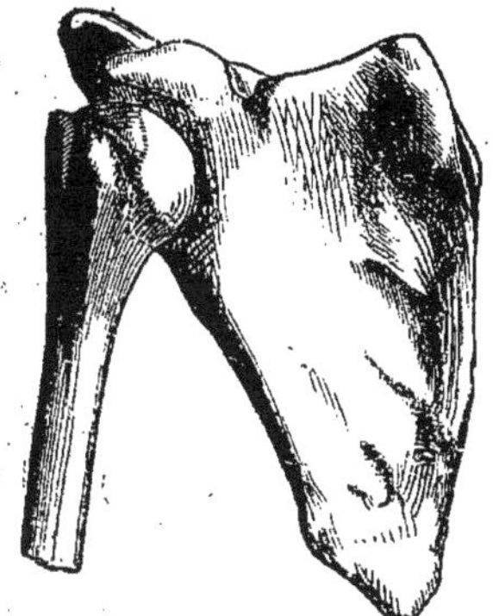

Fig. 319. — Luxation sous-coracoïdienne.

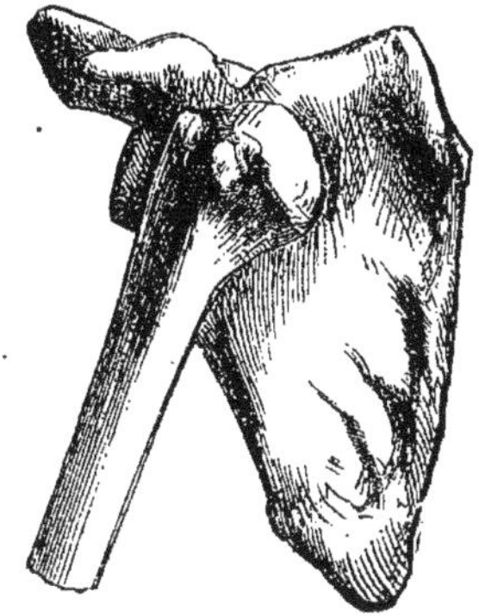

Fig. 320. — Luxation intra-coracoïdienne.

ment que les lésions vitales. La *contusion* amène souvent un épanchement séreux ou sanguin, et par conséquent du gonflement. Cette contusion se complique quelquefois de *fractures partielles*

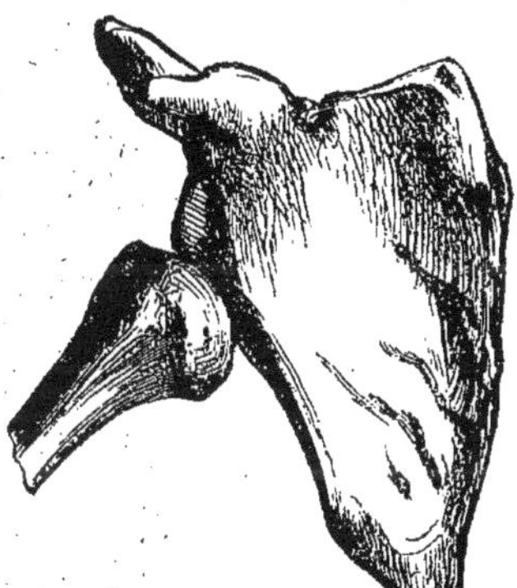

Fig. 321. — Luxation sous-glénoïdienne.

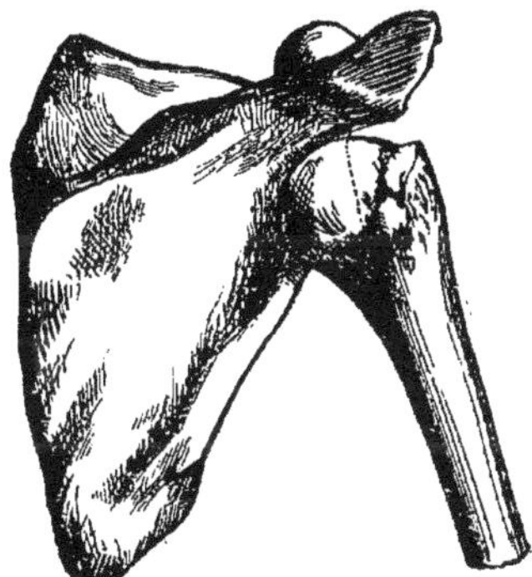

Fig. 322. — Luxation sous-épineuse incomplète.

des os. Comme elle peut amener aussi une *luxation*, on comprend les difficultés du diagnostic, lorsque le chirurgien se trouve en présence d'un gonflement de l'épaule survenu à la suite d'un traumatisme.

Dans la *luxation*, il n'y a pas toujours déchirure de la capsule, et la variété de luxation prend son nom des rapports qu'affecte la tête de l'humérus déplacée : la luxation *en avant* est *sous-coracoïdienne* ou *intra-coracoïdienne*, suivant que la tête humérale se place au-dessous de l'apophyse coracoïde ou en dedans de cette apophyse. Si la tête de l'humérus se place au-dessous de la cavité glénoïde, la luxation *en bas* est dite *sous-glénoïdienne*. La luxation *en arrière* est appelée *sous-épineuse ;* elle est complète ou incomplète.

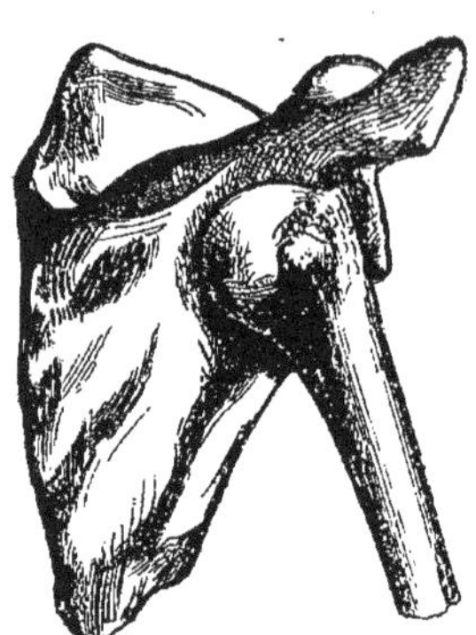

Fig. 323. — Luxation sous-épineuse complète.

La portion d'humérus située en dedans et au-dessous du col anatomique étant recouverte par la synoviale, l'*inflammation* peut se propager à ce niveau, du périoste à la synoviale, et de la synoviale au périoste.

§ 6. — ARTICULATION HUMÉRO-CUBITALE (COUDE)

Dissection. — Divisez l'humérus et les os de l'avant-bras à 10 centimètres de l'articulation. Pour mettre les ligaments à découvert, il faut enlever tous les muscles. En enlevant le triceps, il faut user de précaution, pour ne pas endommager la portion de la *capsule articulaire* située au-dessus de l'olécrane : elle y est très mince et elle adhère au triceps. Le tendon commun des muscles qui s'attachent à la tubérosité externe de l'humérus est adhérent au *ligament latéral externe ;* il doit donc en être séparé avec précaution. Pour voir les surfaces articulaires, séparez en entier l'humérus des os de l'avant-bras, en incisant circulairement la capsule articulaire. Cette préparation permet aussi de voir le *ligament annulaire du radius*, qui est surtout visible lorsqu'on fait faire au radius des mouvements de rotation. Quand on divise le ligament annulaire en dehors, on voit comment sa cavité articulaire communique avec celle de l'humérus. Il est bon de préparer les deux coudes à la fois : l'un servira à montrer les insertions des ligaments et l'ensemble de l'articulation ; on étudiera sur l'autre la synoviale, les surfaces articulaires, le ligament annulaire, en un mot tout ce qu'on peut voir au moyen de coupes variées. Ruginez les os à partir des insertions ligamenteuses.

C'est une articulation *trochléenne, ginglyme angulaire* des anciens. Trois os concourent à la former : humérus, radius et cubitus.

Surfaces articulaires. — Du côté de l'humérus, il existe : 1° une poulie articulaire, surmontée de la cavité coronoïde en avant et de la cavité olécrânienne en arrière ; 2° une surface convexe, articulaire, visible en avant : c'est le condyle de l'humérus, qui s'articule avec la cupule du radius, et qui est séparé de la poulie par un sillon articulaire dirigé d'avant en arrière.

Du côté de l'avant-bras, on trouve : 1° la grande cavité sigmoïde du cubitus, formée par les faces articulaires de l'apophyse coronoïde et de l'olécrane ; 2° la cupule du radius, cavité peu profonde, située à l'extrémité supérieure de l'os, et s'articulant avec le condyle de l'humérus.

Moyens d'union. — Quatre ligaments formant ensemble une capsule fibreuse : antérieur, postérieur, latéraux. Les ligaments latéraux sont les plus résistants, puisque les mouvements latéraux sont impossibles.

Ligament antérieur. — Mince et formé de fibres verticales, transversales et obliques entre-croisées, il s'insère en haut autour de la cavité coronoïde et au-dessus de la dépression qui surmonte le condyle de l'humérus, et de plus à la face antérieure de l'épitrochlée; en bas, au sommet de l'apophyse coronoïde, et sur le ligament annulaire du radius.

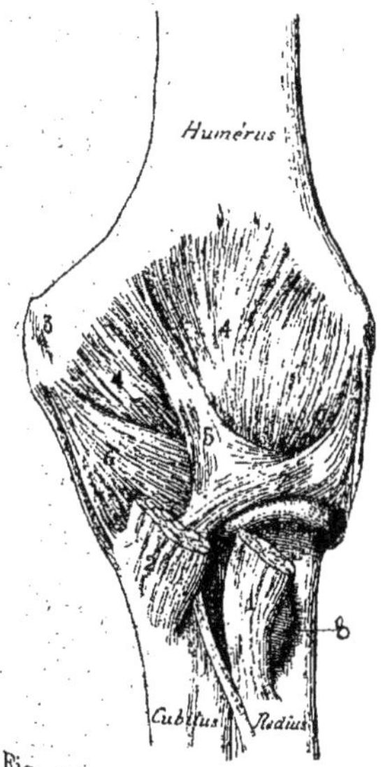

Fig. 324. — Ligament antérieur du coude.

1, biceps. — 2, brachial antérieur. — 3, épitrochlée. — 4, 4, ligament antérieur. — 5, son faisceau oblique externe. — 6, faisceau antérieur du ligament latéral externe. — 7, ligament annulaire du radius. — séreuse du tendon du biceps.

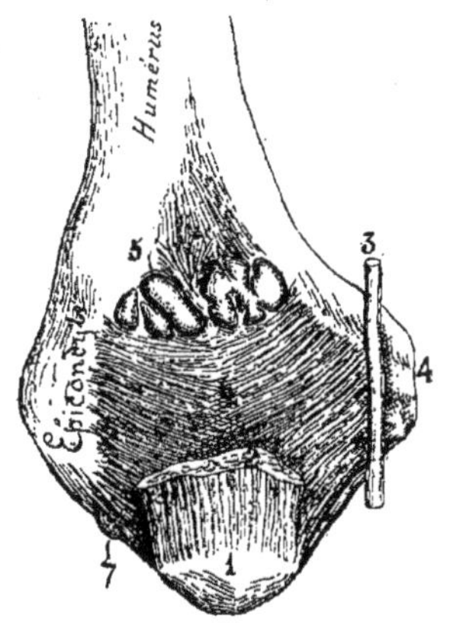

Fig. 325. — Ligament postérieur du coude.

1, olécrane. — 2, triceps. — 3, nerf cubital. — 4, épitrochlée. — 5, paquet adipeux faisant hernie. — 6, ligament postérieur. — 7, hernie de la synoviale.

Ce ligament s'étend, en dedans, jusqu'à la partie interne de la trochlée, et se confond en partie avec le ligament interne ; en dehors, il atteint l'épicondyle, et prend quelques insertions sur le ligament externe, de manière à complèter la capsule. Il est recouvert par le brachial antérieur, dont quelques fibres s'insèrent sur le ligament.

Le ligament antérieur est renforcé par deux faisceaux : le premier, *faisceau oblique interne,* s'insère en haut, à la partie antérieure de l'épitrochlée. Dirigé obliquement, en bas et en dehors, et renforçant le ligament antérieur, il se confond en bas avec le précédent, et avec le ligament annulaire du radius. L'autre, *faisceau oblique externe*, part de la partie antérieure de l'épicondyle, et se porte en bas et en dedans, pour se confondre avec le précédent.

Ligament postérieur. — Ce ligament, très mince, s'insère en haut sur les parties latérales de la cavité olécranienne, et en bas, sur les bords de l'olécrane, le long du rebord de la grande cavité sigmoïde. Ce ligament est formé de fibres verticales, de fibres obliques et surtout de fibres transversales.

Ligament latéral interne. — Très épais et très résistant, ce ligament s'insère en haut sur l'épitrochlée, en confondant ses fibres avec le tendon des muscles épitrochléens. A sa partie inférieure, il se divise en trois faisceaux : antérieur, moyen, postérieur.

Le *faisceau antérieur* s'insère en bas à la partie antéro-interne de l'apophyse coronoïde, ligament *huméro-coronoïdien.*

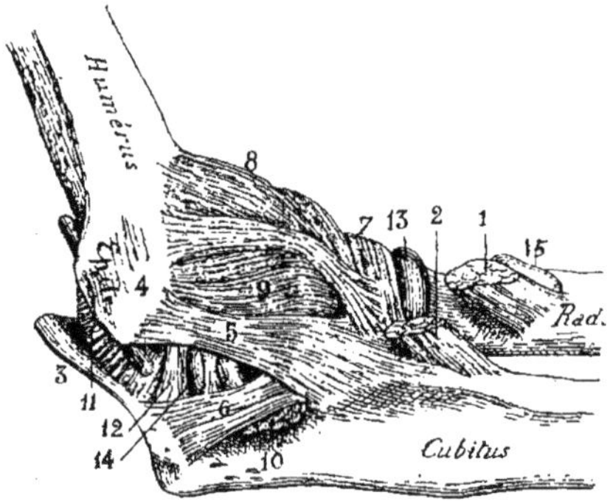

Le *faisceau moyen* s'insère sur un tubercule situé à la partie interne de l'apophyse coronoïde.

Le *faisceau postérieur* s'attache sur le bord interne de l'olécrane ; c'est le ligament *huméro-olécranien,* ou *ligament de Bardinet,* qui peut s'opposer à l'écartement des fragments dans les cas de fracture de l'olécrane par arrachement.

Le ligament latéral interne a la forme d'un éventail dont les fibres irradiées sont renforcées par des faisceaux arciformes, étendus de l'olécrane à l'apophyse coronoïde, et connus sous le nom de *ligament de Cooper.*

Fig. 326. — Articulation du coude, (côté interne) (Testut).

1, biceps. — 2, brachial antérieur. — 3, triceps. — épitrochlée. — 5, faisceau huméro-coronoïdien du ligament interne. — 6, ligament de Cooper. — 7, ligament annulaire. — 8, ligament antérieur. — 9, faisceau antérieur du ligament latéral interne. — 10, paquet adipeux, entre synoviale et ligaments. — 11, ligament postérieur. — 12, faisceau postérieur du ligament latéral interne. — 13, cul-de-sac de la synoviale radio-cubitale supérieure. — 14, cul-de-sac de la synoviale. — 15, séreuse du tendon du biceps.

Ligament latéral externe. — Analogue au précédent, il s'attache en haut à l'épicondyle, en confondant ses fibres avec celles du tendon des muscles épicondyliens. De là, ses fibres s'irradient en éventail, comme celles du ligament interne, et forment trois faisceaux principaux : antérieur, moyen, postérieur.

Le *faisceau antérieur* se jette sur le ligament annulaire du radius qu'il concourt à former.

Le *faisceau moyen* s'insère à la partie postérieure de la petite cavité sigmoïde du cubitus.

Le *faisceau postérieur* s'insère au bord externe de l'olécrane.

Je fais remarquer que la *tête du radius ne donne insertion à aucun des ligaments du coude.*

Sappey décrit sous les noms de ligaments *postéro-interne* et *postéro-externe* le faisceau postérieur des ligaments latéraux.

Il est difficile, dans la dissection, de séparer les divers ligaments. Lorsqu'on a préparé l'articulation du coude avec beaucoup de soin, on remarque que les moyens d'union forment une *capsule fibreuse*, renforcée en dedans et en dehors. Du reste, une capsule analogue existe dans presque toutes les articulations.

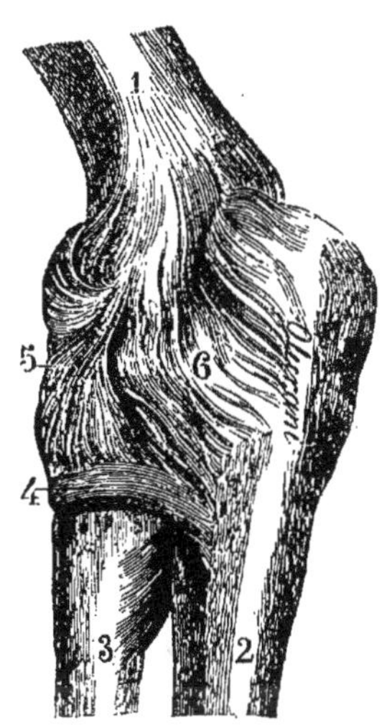

Fig. 327. — Articulation du coude gauche. Ligament latéral externe.

1, humérus. — 2, cubitus. — 3, radius. — 4, partie antérieure du ligament annulaire. — 5, faisceau antérieur du ligament latéral externe. — 6, faisceau postérieur du même ligament.

Moyens de glissement. — La membrane synoviale tapisse la face interne de tous ces ligaments. En avant, et en arrière surtout, elle est un peu lâche. C'est là, de chaque côté du tendon du triceps, qu'elle forme une saillie, quand on injecte sa cavité ou quand elle devient le siège d'épanchements. La synoviale de l'articulation radio-cubitale supérieure en est une dépendance.

Du côté de l'humérus, les ligaments s'insèrent à une certaine distance du cartilage articulaire, de sorte que la synoviale se réfléchit des ligaments sur le périoste, à la partie inférieure de l'humérus. Les parties recouvertes de périoste et de synoviale sont le fond des cavités coronoïde et olécranienne, l'intervalle qui sépare l'épitrochlée du bord interne de la trochlée, et celui qui sépare l'épicondyle du condyle. Entre la synoviale et les ligaments il existe un gros peloton adipeux qu'on aperçoit à travers les interstices des ligaments.

Mouvements. — Deux seulement : flexion, extension.

La *flexion* est placée sous l'influence des muscles biceps et brachial antérieur principalement, et accessoirement sous l'influence de tous les muscles qui s'insèrent à l'épitrochlée. Le long supinateur agit puissamment aussi dans ce mouvement ; on sait que Duchenne donne à ce muscle le nom de fléchisseur-pronateur.

Ce mouvement est limité par la rencontre des parties molles du bras et de l'avant-bras. Chez les sujets très maigres, le bec coronoïdien peut arriver au contact du fond de la cavité coronoïde.

L'*extension* est déterminée par la contraction du triceps surtout. Les muscles anconé, court supinateur, radiaux externes, extenseur commun des doigts, extenseur propre du petit doigt, qui s'insèrent sur l'épicondyle, concourent aussi à l'extension, quoiqu'ils agissent plus directement dans les mouvements d'autres articulations.

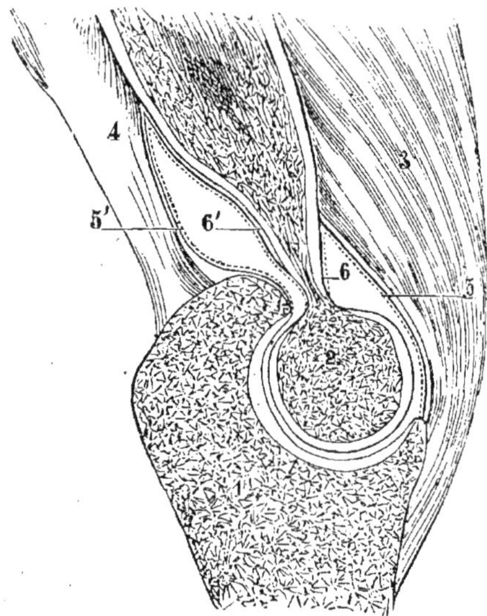

Fig. 328. — Coupe antéro-postérieure de l'articulation du coude passant par le milieu de la trochlée humérale.

1, coupe du cubitus. — 2, coupe de la trochlée. — 3, brachial antérieur. — 4, tendon du triceps. — 5, ligne ponctuée représentant la synoviale qui double le ligament antérieur. — 5', synoviale doublant le ligament postérieur. — 6', synoviale tapissant le périoste de la cavité olécranienne.

Ce mouvement est limité par la rencontre du bec olécranien et du fond de la cavité olécranienne, ainsi que par la résistance du ligament antérieur tendu.

L'étendue des mouvements est en rapport inverse de la résistance des ligaments. Les ligaments latéraux, très forts, empêchent les mouvements de latéralité. La flexion étant plus prononcée que l'extension, le ligament postérieur est plus mince et plus lâche que l'antérieur.

Rapports. — En avant, l'articulation est en rapport avec le brachial antérieur et le biceps ; en avant et en dedans, avec la masse musculaire qui s'insère à l'épitrochlée ; en arrière, avec le triceps, en dehors duquel se trouve l'anconé ; en dedans, avec le cubital antérieur ; en dehors, avec le court supinateur immédiatement, et par-dessus lui, avec la masse musculaire qui s'insère à l'épicondyle.

Le nerf cubital est placé en dedans de l'articulation, entre l'épitrochlée et l'olécrane. Le nerf médian est placé en avant; il en est séparé par le brachial antérieur. Le nerf radial se place en dehors, au milieu des muscles épicondyliens. L'artère et les veines humérales sont placées en avant et en dedans; elles sont séparées de l'articulation par le brachial antérieur.

Vaisseaux et nerfs. — Les artères de cette articulation viennent du réseau anastomotique que forment autour d'elles les collatérales interne et externe et les récurrentes radiales et cubitales.

Le nerf musculo-cutané et le nerf cubital abandonnent quelques filets à la synoviale.

— L'*arthrite simple*, l'*arthrite rhumatismale*, l'*hydarthrose*, la *tumeur blanche*, ne sont pas très fréquentes au coude. Lorsque la tumeur blanche s'y montre, l'inflammation se propage aisément de l'os à la synoviale ou de la synoviale à l'os, au niveau des points où la synoviale et le périoste sont en contact. Il est rare que la carie de l'extrémité des os recouverte de périoste n'amène pas l'arthrite fongueuse ou *tumeur blanche*.

Parmi les lésions traumatiques, l'*entorse* s'observe rarement. La fracture de l'olécrane se complique fréquemment d'un *épanchement sanguin* de l'articulation. Les *luxations du coude* sont assez fréquentes. Les ligaments sont toujours déchirés dans toutes les variétés. On dit *luxations en avant*, *en arrière*, *en dedans* et *en dehors*. La conformation de l'articulation permet de comprendre que les *luxations en arrière* sont de beaucoup les plus fréquentes, et que les *luxations en avant* se compliquent de fracture de l'olécrane, à moins que la chute n'ait lieu sur le coude à demi fléchi; la puissance des ligaments latéraux rend les *luxations en dedans* et *en dehors* assez difficiles.

§ 7. — ARTICULATIONS RADIO-CUBITALES

Dissection. — Pour l'articulation radio-cubitale supérieure, il faut séparer l'avant-bras du bras et disséquer les muscles anconé et court supinateur.

Pour préparer l'articulation radio-cubitale inférieure, on enlève le muscle carré pronateur et tous les tendons qui entourent le poignet ; on scie l'avant-bras à sa partie moyenne, on divise le ligament interosseux ; puis on dissèque avec soin les ligaments de l'articulation, ainsi que ceux de la radio-carpienne. Pour étudier l'intérieur de l'articulation, on ouvre la radio-carpienne par sa partie postérieure, et la radio-cubitale par sa partie supérieure, ce qui laisse voir les deux faces du ligament triangulaire.

En se réunissant, le radius et le cubitus forment deux articulations : 1° l'articulation radio-cubitale supérieure ; 2° l'articulation radio-cubitale inférieure. Un ligament interosseux réunit le corps de ces deux os.

1° *Articulation radio-cubitale supérieure.*

Cette articulation est du genre des articulations pivotantes ou *trochoïdes* (*ginglyme latéral* des anciens).

Surfaces articulaires. — 1° *Du côté du radius*, la surface arti-

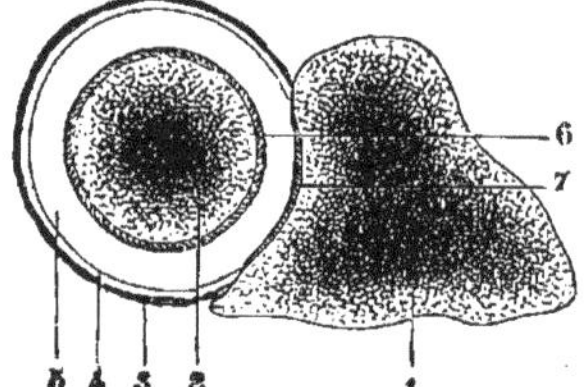

Fig. 329. — Coupe transversale du ligament annulaire et de l'extrémité supérieure des os de l'avant-bras. Le ligament a été écarté à dessein du radius.

1, coupe du cubitus. — 2, radius. — 3, ligament annulaire. — 4, synoviale recouvrant la face interne du ligament annulaire. — 5, cavité de la synoviale. — 6, tête du radius. — 7, petite cavité sigmoïde.

culaire est circulaire; elle entoure la tête de l'os, et se continue avec celle de la cupule qui s'articule avec l'humérus : cette surface est un peu plus étendue à la partie interne; 2° *du côté du cubitus*, il existe une petite cavité articulaire, *petite cavité sigmoïde*, ovalaire, à grand diamètre antéro-postérieur.

Moyens d'union. — 1° Un seul *ligament principal* existe pour cette articulation; encore ne s'insère-t-il pas au radius. Ce ligament, ou *ligament annulaire*, représente les trois quarts d'un anneau, l'autre quart étant formé par la petite cavité sigmoïde. Il s'insère par ses deux extrémités aux deux extrémités de la petite cavité sigmoïde. Sa face interne, en contact avec le radius, est revêtue de fibro-cartilage. Sa face externe est en contact avec l'anconé, le brachial antérieur et le court supinateur qui y prennent quelques insertions. Son bord supérieur reçoit l'insertion du ligament externe et du ligament antérieur de l'articulation du coude. Son bord inférieur, beaucoup plus étroit, étrangle, pour ainsi dire, le col du radius.

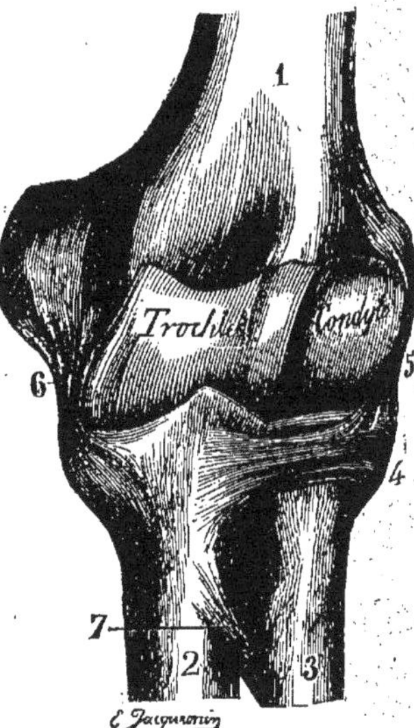

Fig. 330. — Articulation radio-cubitale vue par devant.

1, humérus. — 2, cubitus. — 3, radius. — 4, ligament annulaire. — 5, ligament latéral externe du coude. — 6, ligament latéral interne. — Faisceau supérieur du ligament interosseux.

2° Un *ligament accessoire* unit le radius au cubitus. Connu sous le nom de *ligament carré* et aujourd'hui sous le nom de *ligament* de *Denucé* (1854), ce ligament s'insère en dedans sur le bord inférieur de la petite cavité sigmoïde, et en dehors, sur la partie interne du col du radius. Long d'environ un centimètre, il s'enroule autour du radius, soit dans la supination, soit dans la pronation.

Moyens de glissement. — La synoviale du coude envoie autour de la tête du radius un prolongement, qui forme, entre l'os et le ligament annulaire, une sorte de gouttière circulaire qui descend jusqu'au milieu du col du radius.

Rapports. — Cette articulation est en rapport : *en dehors*, avec le ligament externe de l'articulation du coude et le muscle court supinateur ; *en avant*, avec le brachial antérieur et le biceps ; *en arrière*, avec les muscles épicondyliens.

Vaisseaux et nerfs. — Les artères viennent des récurrentes radiales antérieure et postérieure, et de la collatérale externe ou humérale profonde. Les nerfs sont fournis par le radial.

2° *Articulation radio-cubitale inférieure.*

Cette articulation est une trochoïde incomplète.

Surfaces articulaires. — Sur le radius, une petite cavité sigmoïde analogue à celle de l'extrémité supérieure du cubitus ; sur le cubitus, une tête arrondie.

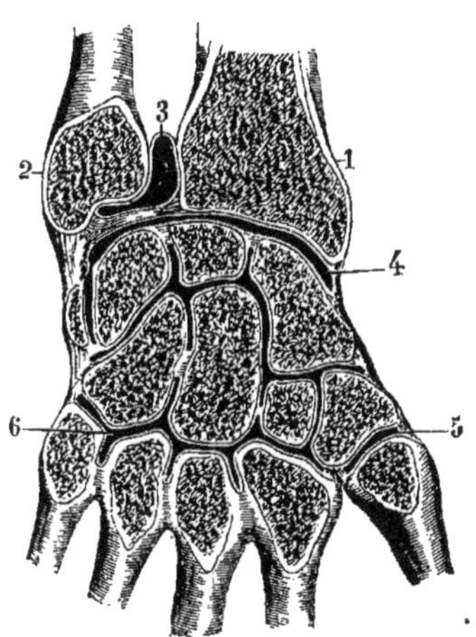

Fig. 331. — Coupe des os de l'avant-bras et du carpe, montrant la disposition des synoviales.

1, radius. — 2, cubitus. — 2, synoviale de l'articulation radio-cubitale inférieure, séparée de la synoviale radio-carpienne par le ligament triangulaire. — 4, synoviale radio-carpienne. — 5, synoviale trapézo-métacarpienne. — 6, synoviale des deux derniers métacarpiens et de l'os crochu.

Moyens d'union. — Deux ligaments : un antérieur et un postérieur. Le ligament antérieur s'insère, en dehors, sur la partie antérieure de la cavité sigmoïde du radius, et en dedans, sur la partie antérieure de l'apophyse styloïde du cubitus.

Le ligament postérieur, analogue au précédent, s'insère à la partie postérieure de la cavité sigmoïde du radius et à la partie postérieure de l'apophyse styloïde du cubitus. De sorte que ces ligaments représenteraient un ligament annulaire interrompu par l'apophyse styloïde du cubitus.

Il y a encore dans cette articulation un ligament interarticulaire, qui se nomme *ligament triangulaire*.

Ce ligament, étendu horizontalement au-dessous de la tête du cubitus, entre cet os et le pyramidal, a la forme d'un triangle et une épaisseur de 2 à 3 millimètres. Il s'insère par son sommet dans la rainure qui existe entre l'apophyse styloïde et la tête du cubitus, et par sa base sur le bord inférieur de la cavité sigmoïde du radius.

Il sépare complètement le cubitus du pyramidal.

Moyens de glissement. — Une synoviale, qui communique quelquefois avec celle du carpe par une petite perforation qu'on trouve à la base du ligament triangulaire, existe entre le ligament triangulaire et la tête du cubitus.

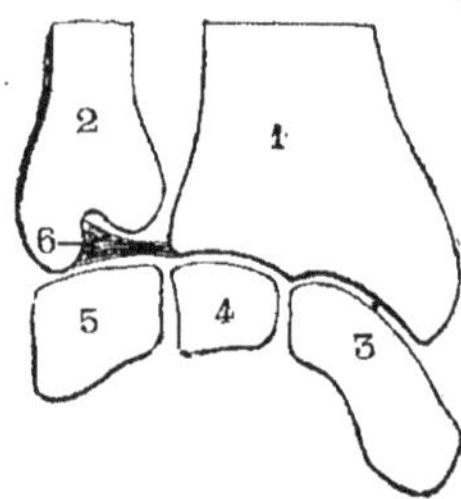

Fig. 332. — Coupe verticale du ligament triangulaire et des os voisins.

1, radius. — 2, cubitus. — 3, scaphoïde. — 4, semi-lunaire. — 5, pyramidal. — 6, ligament triangulaire.

Rapports. — En avant, le tendon du cubital antérieur passe dans une gaine fibreuse; en arrière, le tendon du cubital postérieur glisse aussi dans une gaine fibreuse.

3° *Union des deux os.*

Cette union est constituée par un *ligament interosseux*, qui remplit l'espace interosseux et s'insère aux bords interne du radius et externe du cubitus. Les fibres de ce ligament sont dirigées de haut en bas et de dehors en dedans. Quelques-unes, à la partie supérieure, forment un faisceau séparé et dirigé en bas et en dehors, c'est-à-dire en sens inverse. Ce faisceau constitue la *corde ligamenteuse de Weitbrecht*, qui s'étend du bord externe de l'apophyse coronoïde du cubitus au bord interne du radius.

Mouvements des articulations radio-cubitales et muscles qui les produisent. — Il n'y a dans ces articulations qu'un mouvement,

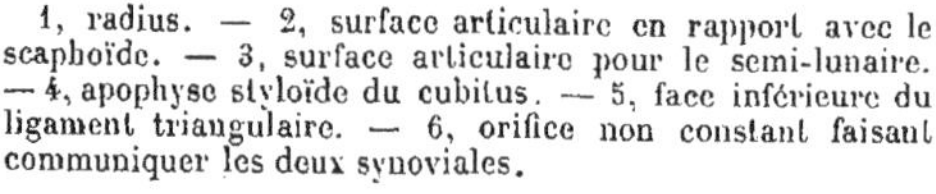

Fig. 333. — Face inférieure du ligament triangulaire et surface articulaire du radius (côté gauche).

1, radius. — 2, surface articulaire en rapport avec le scaphoïde. — 3, surface articulaire pour le semi-lunaire. — 4, apophyse styloïde du cubitus. — 5, face inférieure du ligament triangulaire. — 6, orifice non constant faisant communiquer les deux synoviales.

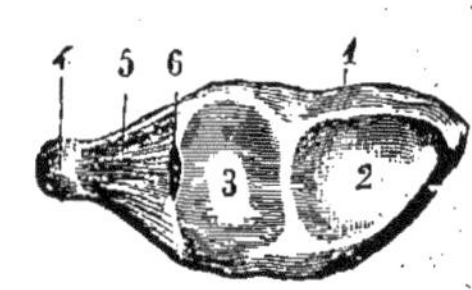

la rotation. La rotation en dedans prend le nom de *pronation* : la rotation en dehors, celui de *supination*.

La pronation est déterminée par le rond pronateur, le carré pronateur et le long supinateur.

La supination est produite par le court supinateur, et un peu par le long supinateur et le biceps.

Tous les auteurs enseignent que, dans ces mouvements, le cubitus reste fixe et que le radius tourne seul. Dans la pronation, l'extrémité supérieure du radius tournerait sur son axe dans le ligament annulaire, tandis que l'extrémité inférieure décrirait un arc de cercle autour de l'extrémité inférieure du cubitus, de dehors en dedans. Dans la supination, un mouvement en arc de cercle en sens opposé serait exécuté par le radius.

Duchenne nie l'immobilité du cubitus, qui serait doué, d'après lui, de mouvements de latéralité. D'après ce savant observateur, le radius et le cubitus décrivent deux arcs de cercle égaux en sens contraire, et les mouvements du cubitus paraissent passifs.

Il est, en effet, facile de se rendre compte sur soi-même de ce phénomène.

Dans sa *Physiologie des mouvements*, Duchenne démontre quels eussent été les inconvénients de la fixité du cubitus pour les usages de la main.

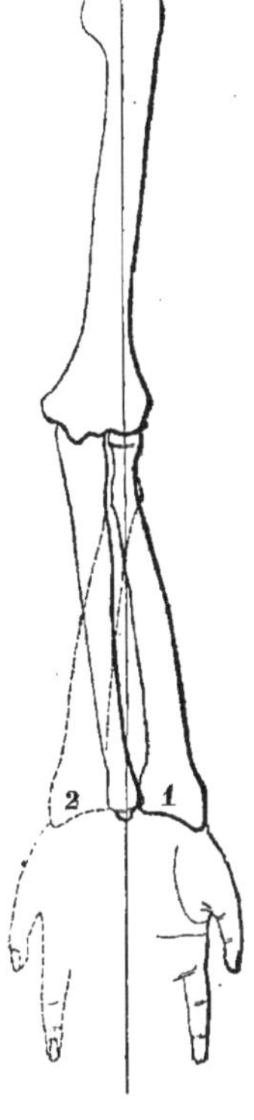

Fig. 334.—Squelette du membre supérieur du côté gauche ; mouvements de pronation et de supination.

1, position du radius en supination. — 2, le même os en pronation.

§ 8. — ARTICULATION RADIO-CARPIENNE OU DU POIGNET

Dissection. — On enlève tous les tendons qui entourent l'articulation ; en ouvrant la gaine de ces tendons, il faut se rappeler que ces gaines fibreuses et leurs séreuses adhèrent aux ligaments, si intimement qu'elles peuvent être considérées comme des auxiliaires de ces moyens d'union. On dissèque ensuite les ligaments latéraux et le ligament postérieur ; après les avoir examinés, on ouvre l'articulation par sa partie postérieure, ce qui permet d'observer les surfaces articulaires.

Cette articulation est formée par les os de l'avant-bras et de la première rangée du carpe ; c'est une articulation *condylienne*.

Surfaces articulaires. — 1° *Du côté de l'avant-bras*, on trouve une surface articulaire concave, une sorte de cavité glénoïde, formée par la face articulaire de l'extrémité inférieure du radius et par la face inférieure du ligament triangulaire de l'articulation radio-cubitale inférieure, qui sépare la tête du cubitus du pyramidal. On voit aussi le sommet de l'apophyse styloïde du cubitus revêtu de cartilage pour s'articuler avec le pyramidal. Cette cavité glénoïde, oblique de dedans en dehors et de haut en bas, se termine en pointe aux deux extrémités sur les apophyses styloïdes du radius et du cubitus. Elle présente un tiers interne fibreux et deux tiers externes osseux. Sur la partie osseuse, une crête antéro-postérieure sépare deux facettes : l'une externe, triangulaire, qui s'articule avec le scaphoïde ; l'autre interne, quadrilatère, qui s'articule avec le semi-lunaire.

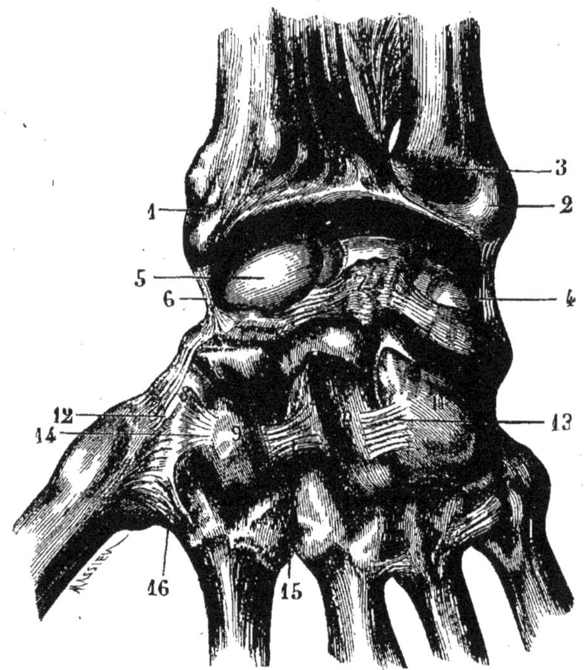

Fig. 335. — Articulations radio-carpienne, carpiennes et carpo-métacarpiennes du côté gauche (face postérieure), d'après Sappey.

1, apophyse styloïde du radius. — 2, apophyse styloïde du cubitus. — 3, facette articulaire du cubitus pour la cavité glénoïde du radius. — 4, 5, surface articulaire supérieure ou condyle de l'articulation radio-carpienne. — 4, pyramidal. — 5, scaphoïde. — 6, ligament latéral externe de l'articulation radio-carpienne. — 7, semi-lunaire. — 8, trapèze. — 9, trapézoïde. — 10, grand os. — 11, os crochu. — 12, ligament étendu du trapèze au premier métacarpien. — 13, ligament unissant le grand os à l'os crochu. — 14, ligament allant du trapèze au trapézoïde. — 15, ligament étendu du premier au deuxième métacarpien.

2° *Du côté du carpe*, trois os de la première rangée se réunissent pour former un condyle brisé. Ces os sont : le scaphoïde, le semi-lunaire et le pyramidal. Ils sont séparés par des interstices qui laissent passer des prolongements de la synoviale. Leur surface articulaire est plus étendue en arrière ; le scaphoïde et le semi-lunaire correspondent au radius, le pyramidal au cubitus ; mais il faut bien remarquer que le sommet de l'apophyse est seul articulé avec cet os.

Moyens d'union. — Quatre ligaments : antérieur, postérieur, latéraux. On décrivait autrefois une capsule fibreuse à cette articulation. Lorsqu'on la prépare, on constate, en effet, que les quatre ligaments ne sont que des faisceaux fibreux surajoutés à la capsule fibreuse.

Ligament antérieur. — Ce ligament est formé par deux faisceaux qui s'étendent de chacun des os de l'avant-bras au carpe : l'un, très fort, vient du radius, *radio-carpien;* l'autre, plus petit, vient du cubitus, *cubito-carpien.* Le faisceau *radio-carpien* s'insère en haut sur le bord antérieur rugueux de la surface articulaire du radius et sur l'apophyse styloïde de cet os. Il se dirige obliquement en bas et en dedans, en s'épanouissant sur les os du carpe, et s'insère plus particulièrement au semi-lunaire, à l'os crochu et au grand os. Le faisceau *cubito-carpien* s'insère, en haut, entre l'apophyse styloïde et la tête du cubitus, dans l'angle rentrant formé par ces deux parties, en arrière du tendon du muscle cubital antérieur; il se fixe, en outre, au bord antérieur du ligament triangulaire et à la partie interne du bord antérieur rugueux de la facette articulaire du radius. De là, ses fibres se dirigent en bas et un peu en dehors, s'entre-croisent en partie avec celles du faisceau radio-carpien, et vont s'insérer principalement au pyramidal et au semi-lunaire. Ce faisceau se confond par son bord supérieur avec le ligament antérieur de l'articulation radio-cubitale inférieure.

Sappey désigne le premier de ces faisceaux sous le nom de ligament *antéro-externe*, réservant celui d'*antéro-interne* au second.

Ligament postérieur. — Il est formé par quelques fibres qui s'étendent du bord postérieur de la face articulaire du radius à la face postérieure du pyramidal et du semi-lunaire. Il est renforcé par le tissu fibreux abondant, formant dans cette région des gaines aux tendons qui vont de l'avant-bras à la main.

Ligament latéral interne. — Simple en haut, bifurqué en bas, il s'insère en haut sur la partie moyenne de l'apophyse styloïde du cubitus, qu'il embrasse ; en bas, sur le pisiforme par sa branche de bifurcation antérieure, et sur la face postérieure du pyramidal par sa branche de bifurcation postérieure.

Le ligament latéral interne a la forme d'une gouttière dont la concavité regarde l'articulation, avec laquelle elle communique. Le sommet de l'apophyse styloïde est placé au milieu de cette gouttière.

Ligament latéral externe. — Il s'insère en haut au sommet de l'apophyse styloïde du radius, et en bas à la partie externe du scaphoïde. Ce ligament a la forme d'un cône, à sommet supérieur.

Moyens de glissement. — La *synoviale* de cette articulation est un peu lâche en arrière. Elle communique quelquefois avec celle de l'articulation radio-cubitale inférieure, à travers un petit trou situé entre le ligament triangulaire et la cavité sigmoïde du radius. Elle envoie des prolongements entre le scaphoïde et le semi-lunaire, d'une part, entre celui-ci et le pyramidal, d'autre part. Ces prolongements communiquent rarement avec les synoviales du milieu du carpe et avec celles des articulations carpo-métacarpiennes. Souvent, la synoviale radio-carpienne envoie un prolongement dans l'articulation du pyramidal et du pisiforme.

Vaisseaux et nerfs. — Les artères viennent de la dorsale du carpe, de l'artère transverse antérieure du carpe et des interosseuses de l'avant-bras. Les nerfs viennent de la terminaison du musculo-cutané ; ils sont fournis aussi par l'interosseux, rameau du médian.

Rapports. — Les rapports de cette articulation sont nombreux et importants. Elle est entourée de nombreux tendons qui la renforcent, de séreuses tendineuses qui facilitent le glissement de ces tendons, d'artères et de nerfs.

En avant, on y remarque : 1° les tendons des muscles fléchisseurs communs superficiel et profond des doigts et du muscle fléchisseur propre du pouce, avec le prolongement supérieur d'une séreuse tendineuse qui facilite leur glissement au-devant du carpe ; 2° le tendon du muscle cubital antérieur, qui glisse en avant du cubitus ; 3° les tendons des muscles grand palmaire et petit palmaire ; 4° le nerf médian, placé en avant et en dehors, à 1 centimètre en dedans de l'apophyse du radius. L'artère cubitale et le nerf cubital sont placés en avant et en dedans de la tête du cubitus. En arrière, l'articulation est recouverte par les tendons des muscles qui passent dans les gouttières de l'extrémité inférieure du radius, c'est-à-dire de dehors en dedans, par le long abducteur, le court extenseur du pouce, les deux radiaux externes, le long extenseur du pouce et les extenseurs communs et propres des doigts. On y trouve aussi le tendon du cubital postérieur, derrière l'apophyse styloïde du cubitus. Ces tendons passent dans des gaines fibreuses et glissent au moyen de séreuses. L'artère radiale est située en dehors et en arrière.

Mouvements. — Ils sont au nombre de cinq, comme dans les autres articulations condyliennes. Ces mouvements sont moins prononcés dans l'articulation radio-carpienne qu'on ne le croirait de prime abord ; ils se passent en partie dans les articulations des os du carpe entre eux.

Les muscles grand palmaire, petit palmaire et cubital antérieur déterminent directement la *flexion* de la main. Dans ce mouvement, la surface articulaire des os du carpe glisse d'avant en arrière sur les os de l'avant-bras; le ligament antérieur est relâché, le postérieur est tendu. D'autres muscles sont fléchisseurs, mais indirectement : ce sont les muscles fléchisseur du pouce et fléchisseurs communs des doigts, qui agissent sur l'articulation du poignet après avoir fléchi les doigts.

L'*extension* est placée sous l'influence des muscles extenseurs des doigts et radiaux externes, qui agissent indirectement sur le poignet.

L'*adduction* est déterminée par le muscle cubital postérieur, et un peu par le cubital antérieur.

L'*abduction* est déterminée par le long abducteur du pouce.

La *circumduction*, par la contraction successive de ces divers muscles, contraction qui fait passer l'articulation par tous les mouvements qui précèdent.

Il faut remarquer, et ceci est important, que tous les muscles, excepté le cubital antérieur, s'insèrent bien au-dessous de l'articulation, et qu'ils agissent sur les articulations phalangiennes, métacarpo-phalangiennes, carpo-métacarpiennes et carpo-carpiennes, avant d'agir sur l'articulation du poignet.

§ 9. — ARTICULATIONS CARPIENNES

Dissection. — Il faut enlever les tendons qui entourent le poignet, les muscles des éminences thénar et hypothénar, disséquer les ligaments parallèlement à leurs fibres, examiner les divers moyens d'union entre chaque rangée, puis entre chaque os de la rangée.

Elles se divisent en trois groupes : celles de la rangée supérieure, celles de la rangée inférieure, celles des deux rangées entre elles ou articulations *médio-carpiennes*.

1° *Articulations de la rangée supérieure.*

Ces articulations sont des arthrodies, au nombre de trois : deux externes qui sont semblables, et une interne qui présente des caractères particuliers.

Surfaces articulaires. — Les surfaces par lesquelles se correspondent le scaphoïde et le semi-lunaire, le semi-lunaire et le pyramidal, sont planes, verticales et antéro-postérieures; elles sont recouvertes de cartilage.

Moyens d'union. — Chacune de ces deux articulations présente trois ligaments : un *ligament interosseux*, un *ligament antérieur* ou palmaire, un *ligament postérieur* ou *dorsal*. Le ligament dorsal répond au bord inférieur des deux os dans l'union du scaphoïde et du semi-lunaire; il est petit et se confond avec le ligament interosseux; dans l'union du semi-lunaire et du pyramidal, il est représenté par un petit faisceau rectangulaire et transversalement dirigé. Dans la première de ces deux articulations, le ligament palmaire n'est représenté que par quelques fibres transversales; dans la seconde, il est très développé et constitué par des fibres transversales qui vont de la face palmaire du semi-lunaire à la face palmaire du pyramidal.

L'articulation du pyramidal et du pisiforme diffère des précédentes; ces deux os se correspondent par une facette plane et circulaire, tournée en avant. Les moyens d'union sont constitués par cinq ligaments. En haut, le ligament latéral interne de l'articulation du poignet, qui s'attache sur le contour du pisiforme, joue le rôle de *ligament supérieur*. Il y a deux *ligaments inférieurs* : l'un d'eux s'étend verticalement du pisiforme à l'extrémité supérieure du cinquième métacarpien; l'autre, plus court, va obliquement du pisiforme à l'apophyse de l'os crochu; le *ligament palmaire*, aplati, quadrilatère, s'étend du côté interne du pisiforme à la face antérieure de l'os crochu, et se confond avec un des ligaments inférieurs; le *ligament dorsal* unit le pyramidal au pisiforme; il est très faible. Cette articulation est encore renforcée par le tendon du cubital antérieur qui s'attache à la partie antéro-postérieure du pisiforme. Cet os, malgré le grand nombre de ligaments qui le maintiennent, est le plus mobile des os du carpe. Il y a pour cette articulation une synoviale assez lâche qui communique avec celle de l'articulation radio-carpienne.

2° *Articulations des os de la seconde rangée.*

Les trois articulations de la seconde rangée du carpe appartiennent encore au genre des arthrodies.

Surfaces articulaires. — Elles se dirigent de haut en bas et d'avant en arrière; les interlignes articulaires de la première rangée se continuent avec ceux de la seconde, et forment deux courbes à concavité interne qui divisent les os du carpe en trois rangées verticales.

Moyens d'union. — Il existe pour les articulations de cette rangée trois sortes de ligaments : 1° les ligaments *antérieurs* ou *palmaires*, au nombre de quatre, transversalement disposés. Le premier s'étend du trapèze au grand os; le second, du trapèze au trapézoïde; le troisième, du trapézoïde au grand os; le dernier, du grand os à l'os crochu. 2° Les ligaments *postérieurs* ou *dorsaux*, au nombre de trois seulement, plus faibles que les précédents, sont dirigés transversalement; l'un d'eux va du trapèze au trapézoïde; un autre, du trapézoïde au grand os; enfin, le dernier, du grand os à l'os crochu. 3° Les ligaments *interosseux*, au nombre de trois seulement, constituent le principal moyen d'union des os de cette rangée.

3° *Articulations médio-carpiennes.*

L'articulation des deux rangées du carpe, ou articulation *médio-carpienne*, est formée par le contact de sept os.

Surfaces articulaires. — En dehors, le trapèze et le trapézoïde répondent au scaphoïde : la ligne de contact de ces surfaces est transversale. En dedans, le grand os et l'os crochu, intimement unis, forment un condyle peu régulier, transversal, élevé au-dessus de l'interligne articulaire des surfaces voisines, condyle reçu dans une cavité semi-ellipsoïde constituée par le scaphoïde, le semi-lunaire et le pyramidal.

L'articulation médio-carpienne est donc formée par deux articulations secondaires : l'une externe, qui est une *arthrodie;* l'autre interne, qui est une articulation *condylienne.*

Arthrodie. — Elle a comme *surfaces articulaires* la facette supérieure du trapèze et une facette horizontale formée par le trapézoïde, constituant ensemble une surface légèrement concave sur laquelle s'applique la facette inférieure du scaphoïde, un peu convexe.

Les *moyens d'union* consistent en deux ligaments : un ligament externe, très court, vertical, s'insérant en haut au tubercule du scaphoïde, en bas à la partie supérieure et externe du trapèze; un ligament antérieur, vertical, plus long, quadrilatère, allant de la partie inférieure du scaphoïde à la gouttière du trapèze.

Articulation condylienne. — Elle est très voisine de celle du poignet, avec laquelle elle présente beaucoup d'analogie. Elle présente six surfaces articulaires, trois pour le condyle, trois pour la cavité qui le reçoit; l'interligne articulaire décrit une courbe à concavité inférieure, parallèle à celle de l'articulation radio-carpienne.

Moyens d'union. — Ils sont constitués par quatre ligaments : Un *ligament latéral interne*, fixé, en haut au sommet du pyramidal; en bas, à l'apophyse de l'os crochu.

Deux *ligaments antérieurs :* un antéro-externe, s'attachant en dehors au scaphoïde et en dedans au grand os, à la fossette formée par la convergence de ces deux os avec le trapézoïde; il est épais et très résistant; un antéro-interne, aplati, quadrilatère, s'insérant en haut et en dedans au pyramidal, en bas et en dehors à l'os crochu; quelques-unes de ses fibres s'insèrent au grand os.

Un *ligament postérieur*, formé de fibres irrégulières, allant du scaphoïde et du pyramidal à la face postérieure du grand os et de l'os crochu.

Moyens de glissement. — Une synoviale assez lâche pour toute l'articulation médio-carpienne, qui envoie des prolongements aux articulations des deux rangées.

Mouvements. — Dans ces diverses articulations, on n'observe que des mouvements de glissement. Exceptons cependant celle des deux rangées du carpe entre elles : dans cette dernière, en effet, il existe un mouvement de flexion et un mouvement d'extension. Le premier est très prononcé et peut déterminer, lorsqu'il est forcé, la luxation du grand os en arrière ; ce mouvement est souvent pris pour la flexion de l'articulation radio-carpienne, ordinairement très limitée. Le second est très peu étendu.

Vaisseaux et nerfs. — Les artères sont fournies par de petits rameaux de l'arcade palmaire profonde et de la dorsale du carpe.

Les nerfs viennent du musculo-cutané et du médian.

Rapports. — Les articulations du carpe sont en rapport avec de nombreux tendons qui glissent à ce niveau dans des gaines fibreuses. Des séreuses tendineuses facilitent ce glissement. L'artère cubitale passe en dehors du pisiforme. L'artère radiale, en arrière et en dehors des articulations du carpe, donne naissance, à ce niveau, à de nombreuses branches. Enfin, des branches nerveuses passent autour de ces articulations pour se porter à la main.

§ 10. — ARTICULATIONS DU MÉTACARPE

Le métacarpe s'articule avec le carpe, et les cinq pièces qui le composent s'articulent entre elles; nous avons donc à étudier les *articulations carpo-métacarpiennes* et les *articulations métacarpiennes*.

Parmi les premières, celle du premier métacarpien différant par des points nombreux du mode d'articulation de ses congénères, nous la décrirons à part sous le nom d'articulation *trapézo-métacarpienne*, réservant une description commune pour les articulations des quatre derniers métacarpiens.

1° *Articulation trapézo-métacarpienne.*

Dissection. — Il suffit de détacher les tendons des muscles abducteur et extenseur du pouce et les muscles de l'éminence thénar.

Cette articulation est formée par le trapèze et le premier métacarpien. C'est une articulation par emboîtement réciproque; elle représente le type le plus parfait de ce genre de diarthroses.

Surfaces articulaires. — 1° *Du côté du trapèze*, surface convexe d'avant en arrière, concave transversalement.

2° *Du côté du premier métacarpien*, surface présentant une concavité et une convexité en sens inverse.

Moyens d'union. — Une *capsule fibreuse*, plus forte en arrière et en dehors, s'insère en haut et en bas autour des deux surfaces articulaires.

Moyens de glissement. — Une *synoviale*, lâche et indépendante des autres synoviales du carpe, tapisse la cavité articulaire.

Mouvements. — Tous les mouvements des diarthroses s'y rencontrent, moins la rotation.

Rapports. — Cette articulation est en rapport : *en avant*, avec les muscles de l'éminence thénar: l'opposant la recouvre immédiatement; *en arrière*, avec le tendon du long extenseur du pouce, l'aponévrose et la peau; *en dehors*, avec le court extenseur et le long abducteur du pouce, qui renforce la capsule; *en dedans*, avec l'artère radiale, au moment où elle traverse l'espace interosseux, ce qui doit rendre le chirurgien très circonspect dans la désarticulation du premier métacarpien.

Vaisseaux et nerfs. — Les artères viennent des branches de la *radiale*; les nerfs sont fournis par le *médian*.

2° *Articulations carpo-métacarpiennes.*

Ces articulations sont des arthrodies, qui communiquent, d'une part, avec les articulations des os de la seconde rangée du carpe, de l'autre, avec les métacarpiennes.

Surfaces articulaires. — Chacun des quatre derniers métacarpiens offre des surfaces articulaires différentes. Le second a trois facettes : une externe en rapport avec le trapèze, une supérieure avec le trapézoïde, une supérieure et interne qui s'articule avec le grand os; outre ces facettes, ce métacarpien présente deux angles saillants, situés à sa face dorsale et à son extrémité carpienne.

Le troisième métacarpien s'articule par une facette triangulaire avec la facette inférieure du grand os, et par son apophyse styloïde avec une autre petite facette située en arrière et en dehors de la précédente.

Le quatrième métacarpien s'articule par une facette convexe avec une facette concave de l'os crochu : il répond aussi au grand os.

Le cinquième s'unit par une facette convexe à une facette concave de l'unciforme.

Moyens d'union. — Ils consistent en ligaments dorsaux, palmaires et interosseux. Les ligaments dorsaux, au nombre de sept, se dirigent obliquement du carpe vers le métacarpe, deux pour le second métacarpien, trois pour le troisième, un pour chacun des deux derniers.

Les ligaments palmaires sont moins résistants que les précédents; il y en a trois verticaux, un horizontal. Des trois verticaux, deux se rendent au second métacarpien, l'un au trapèze, l'autre au grand os; le dernier va du quatrième à l'os crochu.

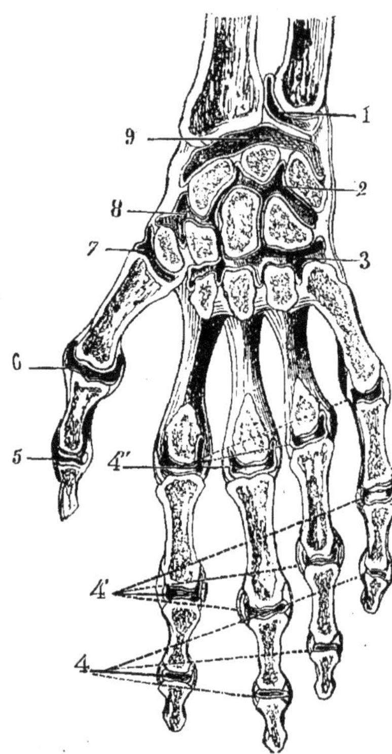

Fig. 336. — Coupe des articulations du poignet et de la main.

1, synoviale de l'articulation radio-cubitale inférieure. — 2, synoviale entre les deux rangées du carpe. — 3, synoviale entre le carpe et le métacarpe. — 4, articulation des secondes avec les troisièmes phalanges. — 4', articulations des premières avec les secondes phalanges. — 4'', articulations métacarpo-phalangiennes. — 5, articulations des deux phalanges du pouce. — 6, articulation métacarpo-phalangienne du pouce. — 7, articulation métacarpo-phalangienne. — 8, articulation du scaphoïde avec le trapèze et le trapézoïde. — 9, synoviale de l'articulation radio-carpienne.

Le ligament transversal, d'un blanc nacré, s'attache, en dehors, au trapèze; en dedans, au troisième et au second métacarpien.

Le ligament interosseux est une dépendance de celui qui unit le grand os à l'os crochu; il est situé dans une fossette, et unit ces derniers os aux troisième et quatrième métacarpiens.

Ces articulations sont fortifiées, à leur face dorsale, par les tendons des radiaux externes, qui s'insèrent à l'extrémité supérieure du second et du troisième métacarpien; à leur face palmaire, par le tendon du grand palmaire, qui s'attache à la partie supérieure du second métacarpien.

Moyens de glissement. — Des prolongements de la synoviale particulière aux articulations médio-carpiennes et carpiennes.

3° *Articulations métacarpiennes.*

Les quatre derniers métacarpiens s'articulent par leur extrémité supérieure; ces articulations sont du genre des amphiarthroses.

Surfaces articulaires. — Ce sont de petites facettes qui se continuent avec les facettes supérieures; elles sont alternativement légèrement convexes et légèrement concaves.

Moyens d'union. — Ils sont constitués par deux ligaments dorsaux, trois ligaments palmaires, trois ligaments interosseux.

Les *ligaments dorsaux* vont transversalement du troisième au quatrième, du quatrième au cinquième métacarpien; il n'y en a pas du deuxième au troisième.

Les *ligaments palmaires,* au nombre de trois, vont aussi transversalement de l'un à l'autre métacarpien, depuis le deuxième jusqu'au cinquième; ils sont moins résistants que les ligaments dorsaux.

Les *ligaments interosseux* occupent les intervalles qui existent entre les métacarpiens; le plus puissant répond à l'intervalle du deuxième et du troisième; ils sont le principal moyen d'union de ces os.

Le premier métacarpien, bien qu'indépendant des autres, est pourtant uni au second par un ligament interosseux constant.

Le ligament transversal qui passe au-devant de la tête des métacarpiens a été considéré comme un moyen d'union pour leurs extrémités inférieures; c'est là une erreur : ce ligament appartient à l'articulation *métacarpo-phalangienne*.

Moyens de glissement. — Ce sont des prolongements de la synoviale commune aux autres articulations du carpe; cependant l'articulation du quatrième et du cinquième métacarpien présente une synoviale qui lui est particulière.

§ 11. — ARTICULATIONS MÉTACARPO-PHALANGIENNES

Ce sont des articulations que forment les phalanges en s'articulant avec les métacarpiens; elles appartiennent aux condyliennes.

Dissection. — Il faut conserver avec soin les tendons des lombricaux et des interosseux, et étudier le ligament transversal, qui sera divisé pour arriver sur les ligaments latéraux.

Surfaces articulaires. — 1° *Du côté du métacarpien,* condyle aplati sur les côtés, présentant une face articulaire plus marquée en avant, du côté de la flexion. De chaque côté du condyle, on trouve une dépression, et en arrière de cette dépression un tubercule : les ligaments latéraux s'insèrent à la fois sur la dépression et sur le tubercule.

2° *Du côté de la première phalange,* cavité glénoïde transversale, croisant le grand axe du condyle du métacarpien, et présentant de chaque côté, près de la face antérieure de l'os, un tubercule pour l'insertion des ligaments latéraux.

Moyens d'union. — *Ligament antérieur.* — Appelé aussi glénoïdien, ce ligament est très épais, presque cartilagineux; il est concave en arrière et forme une espèce de capsule, qui prolonge en avant la cavité glénoïde et concourt à emboîter la tête du métacarpien. Sur sa face antérieure, ce ligament est creusé d'une gouttière verticale, dans laquelle glissent les tendons des muscles fléchisseurs des doigts. Ses côtés sont confondus avec les ligaments latéraux. Son bord supérieur embrasse la partie rétrécie des métacarpiens, au-dessus de l'extrémité inférieure, et y adhère assez faiblement, de sorte que, dans un mouvement exagéré d'extension, les adhérences peuvent se rompre et le ligament s'interposer entre les surfaces articulaires de la phalange et du métacarpien. Ce bord se confond aussi avec l'aponévrose qui recouvre les muscles interosseux. Le bord inférieur du ligament antérieur se fixe sur le bord antérieur de la cavité glénoïde des phalanges. Ce ligament, ne s'attachant pas aux deux os, ne peut pas être considéré comme un moyen d'union. Aussi Sappey en fait-il, avec raison, un bourrelet glénoïdien qui, par ses connexions fibreuses, forme avec ceux des articulations voisines un ligament rubané, qu'il appelle *ligament transverse*, et qui s'étend à la partie antérieure des quatre articulations métacarpo-phalangiennes.

Ligament postérieur. — Ce ligament n'existe pas, même à l'état rudimentaire. Il est remplacé par le tendon du muscle extenseur qui adhère de chaque côté aux ligaments latéraux par une expansion fibreuse, de même qu'à la partie postérieure de la synoviale.

Ligaments latéraux. — Au nombre de deux, interne et externe, ces ligaments seraient identiques si l'externe n'était un peu plus fort. Ils sont triangulaires, et s'insèrent par leur sommet sur la dépression et le tubercule que l'on rencontre de chaque côté du condyle des métacarpiens. De là, les fibres s'irradient en se portant en bas et en avant, et vont s'insérer : les antérieures, sur les bords latéraux du ligament antérieur ; les postérieures, sur le tubercule situé de chaque côté de l'extrémité supérieure de la première phalange (fig. 339).

Ces ligaments sont renforcés par une bandelette tendineuse très large et triangulaire, qui se porte des tendons des lombricaux et des interosseux sur ceux de l'extenseur commun (voy. *Interosseux*).

Moyens de glissement. — Une *synoviale*, très lâche du côté de l'extension, favorise les mouvements. Elle reçoit du tendon extenseur des expansions fibreuses qui se fixent à sa partie postérieure comme sur la phalange.

Vaisseaux et nerfs. — Ils proviennent des branches de la radiale et de la cubitale, et des branches nerveuses du radial, du cubital et du médian, qui se terminent à la main.

Rapports. — En avant, cette articulation est en rapport avec les tendons des muscles fléchisseurs, qui sont accolés contre le ligament antérieur au moyen d'une gaine fibreuse se confondant avec lui; en arrière, avec les tendons des muscles extenseurs; sur les côtés, avec les tendons des muscles lombricaux et interosseux. La peau adhère aux ligaments par sa face profonde.

Les mouvements d'extension et de flexion des doigts sont, en général, indépendants les uns des autres, excepté ceux de l'annulaire, ce qui est fort gênant pour les pianistes, à cause de l'anastomose des tendons extenseurs entre eux. Cruveilhier, dans sa quatrième édition, parle d'un artiste ayant obtenu une amélioration au moyen d'un instrument fort ingénieux. Le seul instrument donnant la liberté au tendon extenseur de l'annulaire, est le bistouri. J'ai pratiqué cette opération, avec un succès complet chez un pianiste, et aujourd'hui qu'on obtient, à peu près certainement, la réunion primitive des plaies, je crois qu'on ne doit pas hésiter à faire la résection des anastomoses tendineuses.

Les doigts.

Les cinq doigts de la main portent les noms de *pouce*, *index*, *médius*, *annulaire* et *auriculaire*.

Le *pouce* était appelé par Galien le *grand doigt*, et par le vulgaire, *anti-main*, parce qu'il s'oppose à tous les autres doigts (Daremberg, *Œuvres de Galien*, t. I, p. 161).

L'*index*, indice ou *indicateur*, est ainsi nommé parce qu'il sert à désigner, à indiquer l'objet sur lequel on désire appeler l'attention.

Le *médius*, *long doigt*, est le doigt du milieu.

L'*annulaire* est le doigt de l'anneau. On l'appelait aussi *médicus*. A l'école de Salerne, lorsqu'un candidat recevait ses grades, on lui mettait un livre à la main et un *anneau* au doigt, sans doute en souvenir de l'*anneau d'or* des Chevaliers romains; puis, après lui avoir donné l'accolade, on lui délivrait le titre de *Magister*. Tous les médecins du moyen âge portaient à ce doigt une bague ornée d'une pierre précieuse : *lucent in digitis splendida gemma suis* (Extrait de l'école de Salerne : *La médecine*, par Ch. Daremberg, p. 465).

L'*auriculaire*, *petit doigt*, a reçu son nom de ce qu'il est le plus apte à désobstruer le conduit auditif externe.

En Bretagne, on nomme ainsi les doigts : le *pouci*, le *liche-pot*, le *longi*, le *mal assis*, et le *petit doigt du paradis*.

Mouvements des doigts. — Les doigts, par leurs mouvements étendus et multiples, donnent à la main une grande adresse qui peut être portée à un degré extraordinaire. Je ne connais qu'une partie du corps humain qui puisse lui être comparée pour l'adresse et la subtilité des mouvements : c'est la langue et peut-être le globe oculaire.

Les *mouvements d'ensemble* consistent dans l'aplatissement de la main, son renversement en arrière, mouvement qui s'exprime par les expressions étendre, ouvrir et fermer la main. Si l'on fléchit et serre les doigts en même temps, on transforme la main en un creux parfait qui a reçu le nom de *gobelet de Diogène*.

Les *mouvements de chaque doigt* consistent en flexion et extension, adduction, abduction et circumduction. La phalangine et la phalangette n'ont que deux mouvements : la flexion et l'extension.

En raison de la mobilité du premier métacarpien, les anciens anatomistes le décrivaient comme une phalange, et, d'après eux, le pouce avait trois phalanges. Cette manière de voir était assez juste, puisque le développement du premier métacarpien est identique à celui des phalanges.

L'*adresse des doigts* résulte de la combinaison étudiée des divers muscles qui se rendent aux doigts, de la délicatesse des papilles de la peau de la pulpe des doigts, et de la résistance des ongles.

Flexion. — La flexion de la phalangette est due uniquement au fléchisseur perforant ou profond. Celle de la phalangine est produite par le fléchisseur perforé ou superficiel. La *flexion* de la phalange est un peu complexe ; elle résulte, en partie, naturellement, de la flexion de la phalangine et de la phalangette, mais elle est produite spécialement par les muscles lombricaux et interosseux.

Extension. — L'extension des doigts est due à plusieurs muscles. Les tendons des muscles extenseurs, adhérents à la synoviale métacarpo-phalangienne et à la face dorsale de la première phalange, sont extenseurs de la première phalange et concourent, pour une faible part, à l'écartement des doigts, ainsi que l'a démontré Duchenne de Boulogne. L'extension des deux dernières phalanges est produite par les lombricaux et les interosseux, qui fléchissent en même temps, ainsi que j'ai dit plus haut, la première phalange du pouce.

Adduction et *abduction.* — L'adduction et l'abduction doivent être considérées par rapport à l'axe de la main, qui passe par le troisième métacarpien et le médius. Le mode différent d'insertion des interosseux palmaires et dorsaux fait prévoir leur mode d'action. En effet, les faisceaux phalangiens des trois interosseux palmaires s'insérant sur le côté de la phalange qui regarde l'axe de la main, doivent nécessairement porter les doigts dans l'adduction vers cet axe, tandis que les faisceaux phalangiens des quatre interosseux dorsaux, s'insérant sur le côté opposé, doivent porter les doigts dans l'abduction, c'est-à-dire les écarter de l'axe. Il faut noter que le deuxième et le troisième interosseux dorsaux se fixent sur les côtés du médius et se contre-balancent dans leur action.

Il est bon de noter que le pouce et le petit doigt ont des mouvements particuliers produits par les muscles des éminences thénar et hypothénar.

Circumduction. — La circumduction n'est qu'une combinaison des mouvements successifs qui viennent d'être examinés.

— On trouve, au niveau des tendons de l'articulation métacarpo-phalangienne du pouce, quelquefois dans celles des autres doigts et même dans l'épaisseur du ligament glénoïdien, deux petits os sésamoïdes, un externe ou *radial*, un interne ou *cubital*.

Orteils (1). — Les orteils sont des doigts en raccourci. Mêmes os, mêmes articulations, mêmes muscles, mais le tout peu développé et pour ainsi dire atrophié. L'usage des chaussures contribue pour une grande part à cette atrophie. Les mouvements des orteils sont très limités. Cependant certains chinois présentent une grande agilité dans les mouvements des orteils, et l'on sait que le peintre lillois Ducornet, peignait admirablement avec ses pieds. Ducornet était *ectromèle*, c'est-à-dire privé de bras.

Il existe aux pieds, comme aux mains, des os sésamoïdes. Ceux du grand orteil sont volumineux. Ils sont surtout accusés chez les hommes dont le système musculaire est très développé.

Pour les anatomistes du moyen âge, le sésamoïde interne du gros orteil était l'os du jugement dernier. C'est de lui que, comme d'une graine, devait renaître le corps tout entier, pour comparaître dans la vallée de Josaphat.

— Les *luxations* des articulations métacarpo-phalangiennes se font surtout en arrière. La première phalange glisse en arrière du métacarpien, entraînant avec elle le ligament antérieur, qui se sépare du métacarpien et qui s'interpose aux deux surfaces articulaires. Cette interposition du ligament antérieur rend souvent irréductible la *luxation du pouce en arrière*.

(1) Camper a écrit un mémoire très curieux sur les inconvénients des chaussures étroites, auxquelles cet auteur attribue :
1° La diminution de longueur du deuxième orteil ;
2° La luxation incomplète des os du tarse les uns sur les autres.
On pourrait y ajouter :
1° Les luxations en dehors de la première phalange du gros orteil ;
2° La luxation en dedans de la première phalange du deuxième et quelquefois du troisième orteil (Cruveilhier, 4e édition, t. I, p. 257).

§ 12. — ARTICULATIONS DES PHALANGES

Ce sont des articulations *trochléennes ;* elles présentent entre elles la plus parfaite identité. Il suffit d'en décrire une seule. Elles ne diffèrent que par leur dimension.

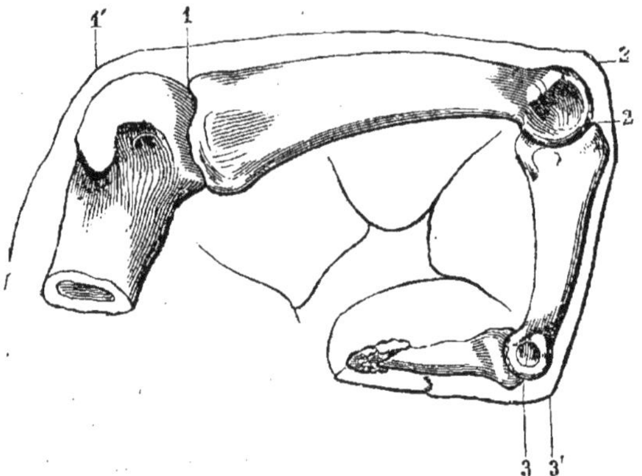

Fig. 337. — Position des phalanges et de la ligne interarticulaire dans la flexion.

1, ligne articulaire de l'articulation métacarpo-phalangienne. — 1', saillie de la tête du métacarpien. — 2, ligne articulaire formée par la réunion de la première et de la deuxième phalange. — 2', saillie de l'extrémité inférieure de la première phalange. — 3, ligne articulaire de la deuxième et de la troisième phalange. — 3', saillie de l'extrémité inférieure de la deuxième phalange.

Surfaces articulaires. — 1° *Du côté de la première phalange,* poulie divisée par une gorge en deux parties égales. La surface articulaire est beaucoup plus étendue en avant. De chaque côté de

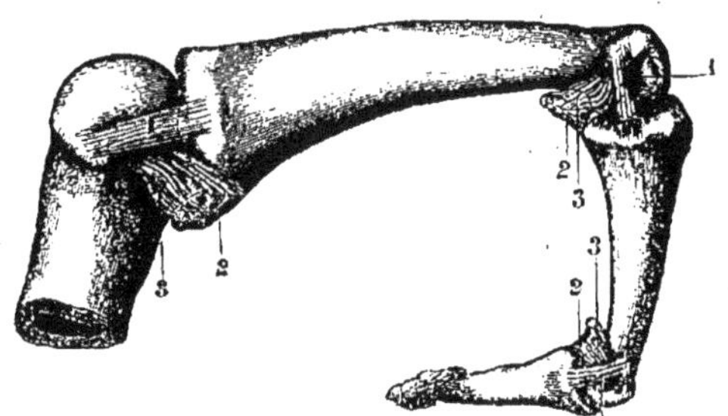

Fig. 338. — État des ligaments latéraux des articulations phalangiennes dans la flexion.

1, 1, 1, faisceau postérieur tendu du ligament latéral. — 2, 2, 2, ligament antérieur. 3, 3, 3, faisceau antérieur du ligament latéral dans le relâchement.

la poulie, on remarque une dépression, en arrière de laquelle existe un tubercule qui donne insertion, de même que la dépression, aux ligaments latéraux.

2° *Du côté de la seconde phalange*, une crête antéro-postérieure correspond à la gorge de la poulie, et sépare deux cavités semblables destinées à s'articuler avec les parties latérales de la poulie. De chaque côté de l'extrémité supérieure de la seconde phalange, on voit un tubercule.

Moyens d'union. — Quatre ligaments : antérieur, postérieur, latéraux.

Ligament antérieur. — Ce ligament s'insère en bas sur le bord antérieur de la facette articulaire de la seconde phalange, et en haut sur la première phalange, immédiatement au-dessus de la trochlée. Ce ligament, épais, est en rapport, en avant, avec les tendons des fléchisseurs ; il est en partie confondu avec la gaine fibreuse de ces tendons. C'est un ligament *glénoïdien*.

Ligament postérieur. — Il est constitué par quelques fibres celluleuses. C'est surtout le tendon de l'extenseur commun qui en tient lieu. A ce niveau, ce tendon est renforcé sur ses bords par une languette tendineuse des interosseux et des lombricaux. Ce surtout tendineux glisse sur l'articulation au moyen d'un tissu cellulaire très lâche.

Ligaments latéraux interne et externe. — Les deux ligaments latéraux, interne et externe, ne diffèrent l'un de l'autre que par le volume un peu plus considérable de l'externe. L'un et l'autre sont triangulaires. Ils s'insèrent par le sommet sur la dépression et sur le tubercule situés de chaque côté de la poulie qui est au-dessus, tandis que la base se divise en deux faisceaux : l'un postérieur, qui s'attache au tubercule situé de chaque côté de l'extrémité supérieure de la phalange qui est au-dessous ; l'autre antérieur, qui s'insère sur les bords du ligament antérieur, pour former avec lui une capsule fibreuse enveloppant l'articulation en avant et sur les côtés.

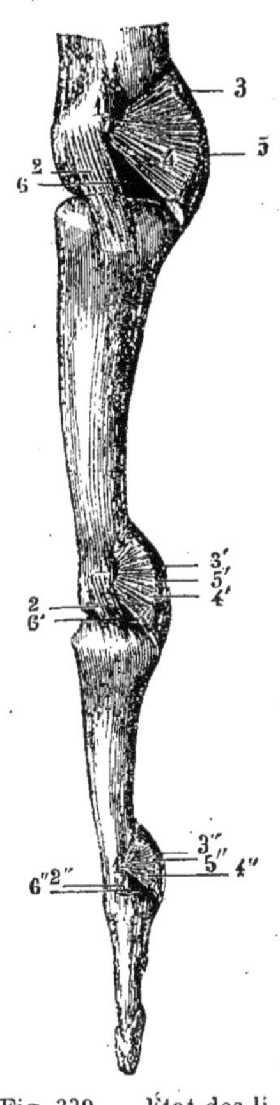

Fig. 339. — État des ligaments latéraux des articulations phalangiennes dans l'extension.

1, 1', 1'', tubercule d'insertion pour les ligaments latéraux. — 2, 2', 2'', faisceau postérieur du ligament latéral dans le relâchement. — 3, 3', 3'', ligament antérieur. — 4, 4', 4'', faisceau antérieur tendu du ligament latéral. — 5, 5', 5'', ligne ponctuée indiquant la limite de la surface de l'os.

Lorsque les phalanges sont fléchies, le faisceau antérieur des ligaments latéraux est dans le relâchement, tandis que le postérieur est tendu. Le contraire a lieu dans l'extension des phalanges.

Moyens de glissement. — Une synoviale tapisse l'articulation. — Voici un point important en médecine opératoire : dans la flexion des doigts, la phalange qui est au-dessous glisse sur l'autre et passe sur sa face antérieure, de sorte que la saillie osseuse des doigts fléchis est toujours formée par l'os qui est au-dessus ; il résulte de ce glissement un déplacement de l'interligne articulaire, comme on peut le voir dans les trois figures précédentes. Cet interligne est toujours situé au-dessous de la saillie formée par l'articulation fléchie : celui de la dernière articulation se trouve à 2 millimètres au-dessous ; celui de l'avant-dernière, à 4 ou 5 millimètres, et celui de l'articulation métacarpo-phalangienne, à 12 millimètres environ.

ARTICLE VI

ARTICULATIONS DU MEMBRE INFÉRIEUR

§ 1. — ARTICULATION COXO-FÉMORALE

Dissection. — Divisez la symphyse pubienne et l'articulation sacro-iliaque du côté que vous voulez préparer. Sciez le fémur au tiers supérieur. Enlevez tous les muscles sans exception, en conservant seulement le tendon du droit antérieur. Laissez la capsule fibreuse en place, en la dépouillant du tissu graisseux qui la recouvre. Ruginez les os avec soin à partir des insertions de la capsule.

Préparez, si c'est possible, l'articulation du côté opposé, divisez la capsule fibreuse circulairement en deux moitiés que vous pourrez renverser, d'un côté sur le fémur, de l'autre sur l'os coxal. Cette coupe vous permettra d'étudier l'épaisseur et le mode d'insertion de la capsule, l'étendue de la synoviale, le bourrelet cotyloïdien et le ligament rond.

Cette articulation est une *énarthrose*. Elle est formée par l'os coxal et le fémur.

Surfaces articulaires. — 1° *Du côté de l'os coxal*, on voit la cavité cotyloïde, qui regarde en bas, en avant et en dehors ; elle présente, dans sa partie profonde et inférieure, une dépression rugueuse, ou *arrière-fond de la cavité cotyloïde*, qui se continue avec l'échancrure inférieure et loge un paquet graisseux.

Le bord de cette cavité, ou *sourcil cotyloïdien*, est pourvu de trois échancrures : une antérieure ou ilio-pubienne, une postérieure ou ilio-ischiatique, et une inférieure, cotyloïdienne ou ischio-pubienne, beaucoup plus profonde. Cette cavité est augmentée par la présence d'un bourrelet fibreux analogue au bourrelet glénoïdien ; c'est le *bourrelet cotyloïdien*. Il a la forme d'un anneau, qui présente un bord interne s'insérant sur le sourcil cotyloïdien, et un bord externe, mince et libre, qui s'applique sur la tête du fémur pour mieux l'emboîter. Ce bord externe forme une circonférence plus petite que celle du bord interne. Il tend

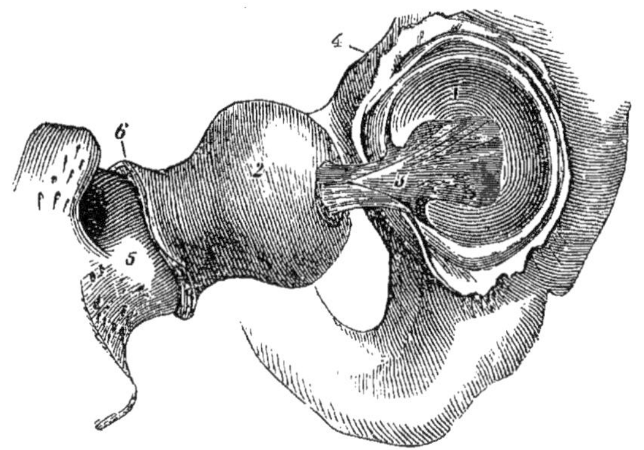

Fig. 340. — Articulation coxo-fémorale du côté droit ; la capsule articulaire est ouverte.

1, cavité cotyloïde. — 2, tête fémorale. Sur cette tête, on distingue la dépression qui sert à insertion du ligament interarticulaire. — 3, ligament interarticulaire. — 4, portion de capsule articulaire adhérant au sourcil cotyloïdien. — 5, col du fémur. — 6, insertion de la capsule sur le col du fémur.

donc à fermer la cavité. La face interne du bourrelet est revêtue de cartilage, comme le fond de la cavité, pour s'articuler avec la tête du fémur.

Sa face externe donne en partie insertion à la capsule fibreuse. Ce bourrelet, uniquement formé de tissu fibreux, est beaucoup plus épais sur le bord interne que sur le bord externe, de sorte que sa coupe représente une figure triangulaire dont la base est appliquée sur le sourcil cotyloïdien, et dont le sommet est libre. Le bourrelet cotyloïdien efface complètement les échancrures antérieure et postérieure du sourcil, tandis qu'il passe comme un

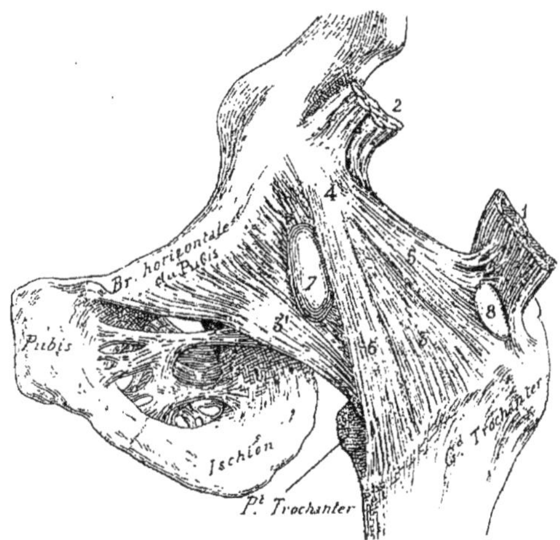

Fig. 341. — Articulation coxo-fémorale ; face antérieure.

1, petit fessier. — 2, droit antérieur (tendon réfléchi soulevé). — 3, capsule fibreuse. — 3', ligament pubien renforçant le capsule. — 4, ligament de Bertin. — 5, son faisceau supérieur. — 6, son faisceau inférieur. — 3', 5, 6, formant un N. — 7, séreuse du psoas-iliaque. — 8, séreuse du petit fessier.

pont sur l'échancrure inférieure, qu'il convertit en trou. Ce trou est destiné au passage des vaisseaux de la tête du fémur, et du tissu graisseux qui remplit l'arrière-fond de la cavité cotyloïde.

2° *Du côté du fémur*, on trouve une tête articulaire qui représente les deux tiers d'une sphère régulière. Elle offre au-dessous du sommet une dépression profonde, au fond de laquelle se voient plusieurs petits trous qui laissent passer les vaisseaux de la tête fémorale. La dépression elle-même sert à l'insertion du ligament interarticulaire.

Moyens d'union. — Le fémur et l'os coxal sont unis par une *capsule fibreuse* et par un *ligament interarticulaire.*

1° *Capsule fibreuse.* — Analogue à celle de l'articulation scapulo-humérale, elle en diffère en ce qu'elle est, pour ainsi dire, très courte et qu'elle applique avec force le fémur contre l'os coxal.

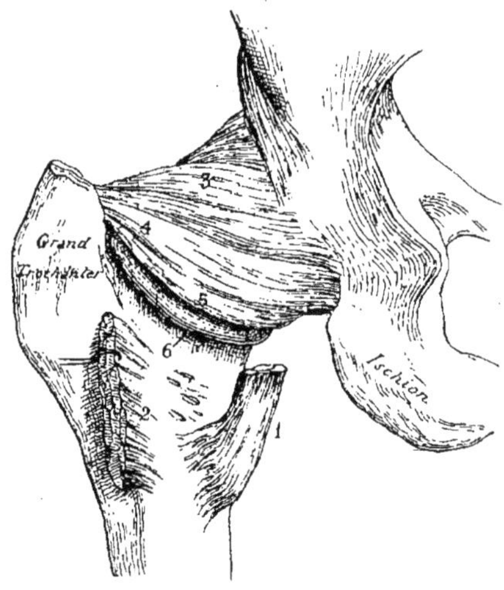

Fig. 342. — Articulation coxo-fémorale, face postérieure.

1. psoas-iliaque. — 2, carré crural. — 3, capsule articulaire. — 4, faisceau ischiatique, renforçant la capsule. — 5, ligament annulaire de Weber. — 6, bourrelet de la synoviale en dehors de la capsule.

Le manchon représenté par la capsule s'attache, par son extrémité interne, sur le *sourcil cotyloïdien* et sur la face externe du *bourrelet cotyloïdien,* au niveau de sa base, laissant le bord du bourrelet libre dans la cavité articulaire. Au niveau de l'échancrure ischio-pubienne, la capsule s'attache au bourrelet, qui convertit cette échancrure en trou pour laisser passer du tissu graisseux et les vaisseaux de la tête du fémur.

L'extrémité externe de la capsule fibreuse s'insère sur le fémur. *En avant,* elle se fixe à la ligne oblique, rugueuse, étendue du grand au petit trochanter et limitant le col du fémur; cette insertion est très solide. *En arrière*, la capsule fibreuse est beaucoup moins épaisse, et ne recouvre que les deux tiers internes du col du fémur. Elle adhère faiblement à l'os par quelques fibres de tissu conjonctif lâche, à tel point que dans l'injection de la synoviale, cette membrane déborde le ligament en forme de bourrelet. Nous verrons, en décrivant la synoviale, combien il est important au point de vue des fractures, de connaître cette disposition. *En haut* et *en bas*, l'insertion de la capsule réunit la moitié antérieure à la moitié postérieure.

Dans la *structure*, la capsule fibreuse possède des fibres circulaires profondes et des fibres longitudinales superficielles. Les fibres circulaires se voient surtout à la partie postérieure, inférieure et externe de l'articulation ; ces fibres forment un anneau incomplet, auquel on donne souvent le nom de *ligament annulaire de Weber*. Somme toute, la direction de toutes ces fibres est fort irrégulière.

La capsule possède en outre des *faisceaux fibreux de renforcement*. On en distingue trois principaux, connus sous les noms de *ligament de Bertin, ligament pubien* et *ligament ischiatique*.

Le *ligament de Bertin* s'insère en haut à la partie inférieure de l'épine iliaque antéro-inférieure, en confondant ses fibres avec celles du tendon du droit antérieur situé au-dessus. De ce point, les fibres du ligament se dirigent en bas et en dehors, en formant deux faisceaux : un *supérieur*, qui renforce la partie supérieure de la capsule fibreuse et va s'attacher au bord antérieur du grand trochanter, en confondant ses fibres avec celles du tendon du petit fessier ; un *inférieur*, qui se porte presque directement en bas, quoiqu'un peu obliquement en dehors, renforce la capsule et va s'insérer en avant du petit trochanter. L'insertion fémorale de ces deux faisceaux se fait aux deux extrémités de la ligne rugueuse qui limite en dehors la face antérieure du col du fémur.

L'ensemble des fibres constituant le ligament de Bertin forme un éventail, dont le pied correspond à l'épine iliaque antéro-inférieure. Les deux faisceaux du ligament de Bertin renforcent considérablement la capsule fibreuse, qui offre une épaisseur de 7 à 8 millimètres au niveau du faisceau supérieur, et de 3 à 4 millimètres au niveau du faisceau inférieur.

Sur le bord interne du faisceau inférieur, on voit souvent une ouverture en forme de fente qui fait communiquer la bourse séreuse du psoas-iliaque avec la synoviale de l'articulation.

Des anatomistes, comme Bigelow, donnent au ligament de Bertin le nom de *ligament en Y*. On l'appelle encore *ligament ilio-fémoral*.

Le *ligament pubien* est formé par divers faisceaux fibreux partant du pourtour du trou obturateur, et se dirigeant vers la partie inférieure et externe du col du fémur. Ses fibres, éparses à leur origine, naissent de l'éminence ilio-pectinée, de la crête pectinéale, de la branche horizontale du pubis, et du corps même du pubis. Parties de toutes ces directions, elles se condensent en un faisceau qui se confond avec la capsule fibreuse et qui s'attache dans la dépression située en avant du petit trochanter. Ce faisceau forme, avec les deux faisceaux du ligament de Bertin, un N parfaitement visible sur la figure 341. Quelques auteurs donnent à ce ligament le nom de *pubo-fémoral*.

Le *ligament ischiatique* s'insère en dedans, dans la gouttière sous-cotyloïdienne, au-dessus de l'ischion, et sur la portion inférieure du sourcil cotyloïdien. De là, ses fibres se portent à la partie postérieure de la capsule, en la renforçant. Puis elles vont s'attacher, pour la plupart, à la partie antérieure de la cavité digitale du grand trochanter, en avant du tendon de l'obturateur interne. Les fibres les plus inférieures de ce ligament se mêlent aux fibres circulaires de la capsule sous le nom de *ligament ischio-capsulaire*.

— Les ligaments étant inextensibles, on conçoit que les divers faisceaux que je viens de décrire apportent une limite aux mouvements de l'articulation.

Ainsi le ligament de Bertin limite le mouvement d'extension, le ligament pubien l'abduction, et le ligament ischiatique, la rotation en dedans. Lorsque des mouvements exagérés ont lieu dans les traumatismes, ces divers ligaments s'arrachent et il se produit des luxations du fémur.

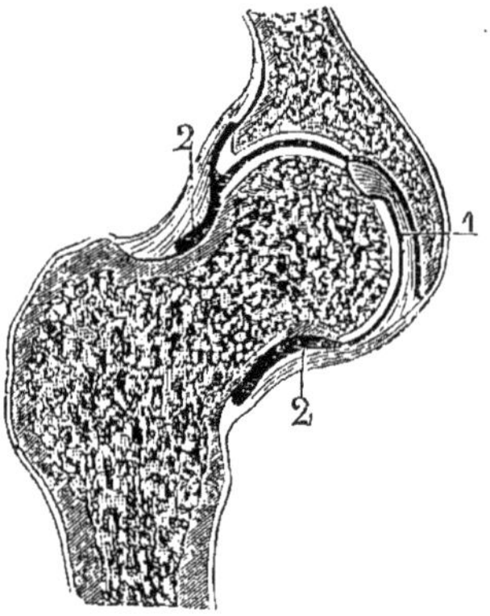

Fig. 343. — Coupe verticale de l'articulation coxo-fémorale.

1, position du ligament rond. — 2, partie inférieure de la synoviale. — 3, partie supérieure de la même synoviale.

Ligament interarticulaire. — Ce ligament, appelé encore *ligament rond*, est une simple bandelette fibreuse étendue entre les deux os. Il a une longueur moyenne de 3 centimètres à 3 centimètres et demi et une largeur moyenne de 1 centimètre. Il est fixé dans la partie antérieure de la fossette située au milieu de la tête du fémur. Son extrémité opposée se divise en trois faisceaux qui vont se fixer, le supérieur à la partie antérieure et supérieure de l'arrière-fond de la cavité cotyloïde, l'antérieur et le postérieur aux extrémités de l'échancrure inférieure, ou cotyloïdienne, du sourcil cotyloïdien. Ces trois faisceaux limitent un espace conique dont la base est l'arrière-fond de la cavité, et dans lequel est contenu le paquet graisseux de l'articulation. Ce ligament ne sert pas à maintenir les deux os en contact ; il a pour usage de *porter à la tête du fémur* des vaisseaux qui le traversent dans toute sa longueur.

Moyens de glissement. — La *synoviale* de l'articulation coxo-fémorale tapisse la surface interne de la capsule fibreuse. Du côté de l'os coxal, elle se réfléchit sur le bourrelet cotyloïdien, qu'elle tapisse, et sur le ligament rond. Elle passe également sur le paquet graisseux, de sorte que cet amas de graisse est situé en dehors de l'articulation, quoiqu'il pénètre dans la cavité cotyloïde.

Du côté du fémur, la synoviale a la même étendue que la capsule fibreuse ; par conséquent elle est plus étendue en avant qu'en arrière, de sorte qu'une fracture du col du fémur peut être à la fois intra-articulaire en avant, et extra-articulaire en arrière.

La synoviale présente quelquefois un prolongement destiné à faciliter le glissement du muscle psoas-iliaque. Ce prolongement, qui, le plus souvent, est indépendant de la synoviale, sort de l'articulation par l'ouverture allongée située le long du bord interne du ligament de Bertin.

Le *paquet graisseux* de l'articulation est formé par une graisse rougeâtre et molle, remplissant l'arrière-fond de la cavité cotyloïde, qu'elle sépare de la synoviale. Cette graisse communique avec la graisse extérieure par l'échancrure cotyloïdienne. Elle a pour usage : 1° de former un coussin au ligament interarticulaire et aux vaisseaux qu'il porte, et d'empêcher leur compression; 2° de remplir le vide qui tend à se faire pendant les mouvements.

Mouvements et muscles qui les déterminent. — Cette articulation jouit de tous les mouvements. Dans ces mouvements, le fémur est mobile, l'os coxal est fixe. Dans leur étude, il faut se souvenir de la disposition du col, implanté presque perpendiculairement sur le corps du fémur.

La *flexion* est déterminée principalement par le psoas-iliaque, et accessoirement par le couturier et le droit antérieur. Ce mouvement est très étendu.

L'*extension* est très peu étendue à cause de la résistance du ligament de Bertin. Elle est déterminée principalement par le biceps, le demi-tendineux et le demi-membraneux, et accessoirement par le grand fessier. Dans ces deux mouvements, le col tourne sur son axe, tandis que l'extrémité inférieure du fémur se porte en avant et en arrière.

L'*adduction*, limitée par la rencontre des deux membres inférieurs, est déterminée par le pectiné, les trois adducteurs et le droit interne. Dans ce mouvement, le corps du fémur est porté en dedans ; le col est abaissé.

L'*abduction* est très étendue, au point que le membre inférieur peut, chez certains individus, former avec le tronc un angle droit. Dans ce mouvement, le col se porte en haut. Les muscles qui le déterminent sont le petit fessier, le moyen fessier et le tenseur du fascia lata.

La *rotation en dehors* est très prononcée. Dans ce mouvement, le grand trochanter est porté en arrière et la pointe du pied en dehors. Les muscles qui la déterminent sont les pelvi-trochantériens : pyramidal, obturateurs, jumeaux et carré crural ; le grand fessier, les fibres postérieures du petit fessier, du moyen fessier et le psoas-iliaque, qui, en fléchissant la cuisse, la porte dans la rotation en dehors.

La *rotation en dedans*, beaucoup moins prononcée que la rotation en dehors, est déterminée par les fibres antérieures du petit fessier et du moyen fessier. Dans ce mouvement, le grand trochanter est porté en avant et la pointe du pied en dedans.

La *circumduction* n'est que la succession de ces divers mouvements.

Rapports. — Cette articulation est en rapport : *en avant*, avec le droit antérieur, dont elle est séparée par le psoas-iliaque ; *en arrière*, avec le carré crural, les deux jumeaux, l'obturateur interne et le pyramidal ; *en haut*, avec le petit fessier ; *en bas*, avec l'obturateur externe et le pectiné.

L'artère, la veine fémorale et le nerf crural sont placés en avant et en dedans de cette articulation.

Vaisseaux et nerfs. — Les artères de cette articulation proviennent de plusieurs sources. Les unes passent dans l'échancrure cotyloïdienne, traversent le ligament interarticulaire et vont à la tête du fémur ; ce sont des branches de l'artère *circonflexe* et de l'*obturatrice*. Les autres naissent des circonflexes et se dirigent vers le col : elles s'y distribuent, après avoir traversé la couche fibreuse qui revêt la face antérieure ; dans cette couche fibreuse, les veines ont la structure des sinus de la dure-mère.

Les nerfs viennent du grand sciatique, situé à la partie postérieure.

Remarque. — Tous les muscles groupés autour de l'articulation coxo-fémorale appliquent la tête du fémur contre la cavité cotyloïde ; mais cette force ne serait pas suffisante, si la pression atmosphérique n'intervenait. Son influence a été démontrée par l'expérience suivante de Weber. Elle consiste à inciser toutes les parties molles situées autour du col du fémur, y compris la capsule. Cette section opérée, on suspend le cadavre par le pied du côté de l'opération : le sujet ne tombe pas ; mais si, du côté du bassin, on pratique une petite ouverture qui permette à l'air d'entrer dans la cavité articulaire, immédiatement le cadavre tombe. Si l'on ferme avec soin le petit trou, et qu'on mette de nouveau les deux surfaces articulaires en contact parfait, sans qu'il reste d'air interposé, de nouveau le cadavre reste suspendu.

La nature répète dans quelques cas l'expérience précédente Aubry (de Rennes) a cité dans les *Archives* (juin 1843) une observation de luxation du fémur due à la communication de l'articulation coxo-fémorale avec le foyer d'un abcès de la fosse iliaque, ouvert lui-même à l'extérieur.

— L'articulation étant profondément située, quelques-unes de ses maladies sont d'un diagnostic difficile : *entorse*, *arthrite*, *hydarthrose*. Du reste, ces lésions s'observent rarement.

L'*arthrite fongueuse* (tumeur blanche), appelée encore *coxalgie*, s'y rencontre fréquemment. La coxalgie débute par une arthrite ou une carie de l'un des os qui constituent l'articulation (la propagation de l'inflammation de l'os à la synoviale, et de la synoviale à l'os, s'explique par la grande étendue de surface osseuse en rapport avec la synoviale au niveau du col) ; il y a de la douleur, de la claudication et de la gêne dans les mouvements. Des fongosités se développent en bourgeonnant sur la synoviale enflammée ; elles suppurent, et plus tard le pus sort de l'articulation pour former des abcès par congestion. Le malade périt le plus souvent par épuisement, si la nature ou l'art ne parvient à maîtriser le mal. La *coxalgie hystérique* n'est pas une coxalgie, c'est une raideur tétanique des muscles qui entourent l'articulation coxo-fémorale. Cette raideur s'observe chez les femmes hystériques ; elle simule une ankylose, dont elle ne peut être distinguée sans le secours du chloroforme, qui relâche complètement les muscles.

§ 2. — ARTICULATION FÉMORO-TIBIALE (GENOU)

Cette articulation, formée par le fémur, le tibia et la rotule, est rangée par la plupart des auteurs parmi les trochléennes. On pourrait la décrire avec les condyliennes. En effet, s'il est vrai qu'elle représente deux condyles rapprochés se fusionnant vers la partie antérieure, d'un autre côté les ligaments croisés démontrent la double condylienne, car ils remplissent l'office de ligaments latéraux. Du reste l'anatomie comparée nous apprend que, chez un grand nombre d'animaux, il existe deux synoviales distinctes, disposition qui est indiquée, chez l'homme, par la présence du ligament adipeux qui est une cloison incomplète (1).

Dissection. — Sciez les os longs à 12 ou 15 centimètres de l'articulation. Enlevez tous les muscles ; conservez seulement 2 centimètres des tendons du

(1) Chez certains animaux, chez les batraciens, les reptiles et les oiseaux par exemple, le péroné fait partie de l'articulation du genou (Laffitte Dupont).

poplité et du demi-membraneux, et 5 centimètres du tendon du droit antérieur, au-dessus de la rotule. Dégagez les ligaments des tissus environnants, opération délicate, dans laquelle il faut éviter d'ouvrir la synoviale. Disséquez le cul-de-sac sous-quadricipital au-dessus et en arrière de la rotule, en prenant soin de ne pas l'ouvrir. Ruginez les os.

Il est indispensable, pour étudier ou montrer les diverses parties de l'articulation, de préparer celle du côté opposé. Renversez la rotule sur le tibia, pour voir le ligament adipeux, la partie antérieure des ligaments croisés et les disques semi-lunaires. Sciez le fémur verticalement et d'avant en arrière, de manière à faire tomber la scie entre les deux ligaments croisés, dont vous étudierez les insertions.

Surfaces articulaires. — *Du côté du fémur*, trochlée articulaire plus large du côté externe, condyles revêtus de cartilage jusque sur la face postérieure, et séparés en arrière par l'échancrure intercondylienne.

La grande étendue de la surface articulaire des condyles est en rapport avec le mouvement de flexion du genou (fig. 344).

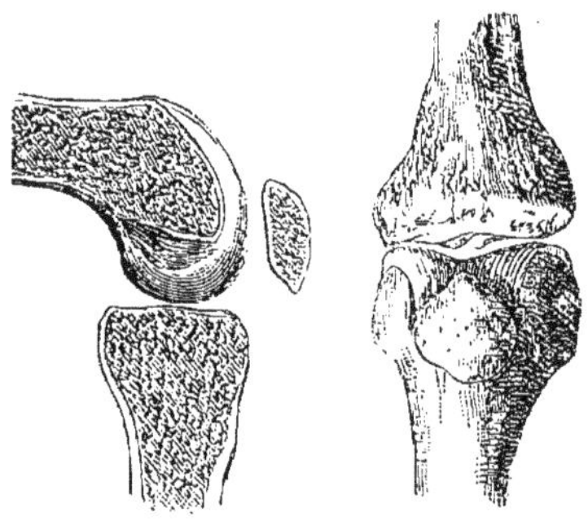

Fig. 344.

1, position des os dans l'extension du genou. 2, position des os dans la flexion.

2° *Du côté de la rotule*, face articulaire plus large en dehors de la crête, présentant à la partie interne une petite facette concave pour l'extrémité antérieure du condyle interne.

3° *Du côté du tibia*, deux cavités glénoïdes séparées par un tubercule, ou épine du tibia, en avant et en arrière duquel il existe une facette rugueuse triangulaire pour des insertions ligamenteuses.

Moyens d'union. — Il y a dans l'articulation du genou huit ligaments et deux fibro-cartilages interarticulaires.

Les ligaments sont profonds et superficiels. Ces derniers sont : un ligament antérieur, un postérieur, deux latéraux, et les ligaments de la rotule. Les ligaments profonds sont au nombre de deux ; ils sont très courts et très puissants ; on les appelle *ligaments croisés*.

Ligament antérieur. — Il n'y a pas de ligament antérieur proprement dit, il est remplacé par le prolongement du tendon du quadriceps. Ce prolongement, appelé *ligament rotulien*, offre une longueur de 5 à 6 centimètres, une largeur de 2 centimètres, et une épaisseur de 5 à 6 millimètres.

En haut, ce ligament paraît s'attacher au sommet de la rotule, mais il se continue, en réalité, avec les tendons du quadriceps ; en bas, il se fixe à la moitié inférieure de la tubérosité antérieure du tibia, glissant sur la moitié supérieure au moyen d'une petite *bourse séreuse*.

Le ligament rotulien est en rapport en avant avec l'aponévrose fémorale qui le sépare de la peau, et en arrière avec le paquet adipeux de l'articulation.

La direction de ce ligament est oblique de haut en bas et de

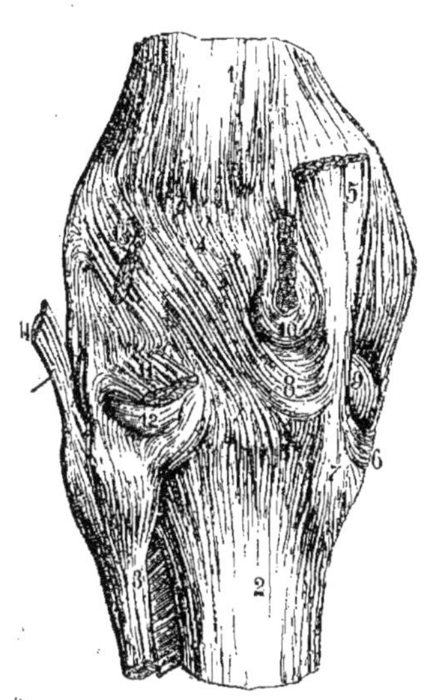

Fig. 345. — Face postérieure de l'articulation du genou (côté gauche).

1, fémur. — 2, tibia. — 3, péroné. — 4, ligament postérieur. — 5, tendon du demi-membraneux, se divisant en trois faisceaux. — 6, faisceau antérieur. — 7, faisceau inférieur. — 8, faisceau externe, renforçant le ligament postérieur. — 9, bourse séreuse sous le tendon du demi-membraneux. — 10, bourse séreuse intermédiaire au jumeau interne et au demi-membraneux. — 11, tendon du poplité. — 12, séreuse de ce tendon. — 13, jumeau externe. — 14, biceps.

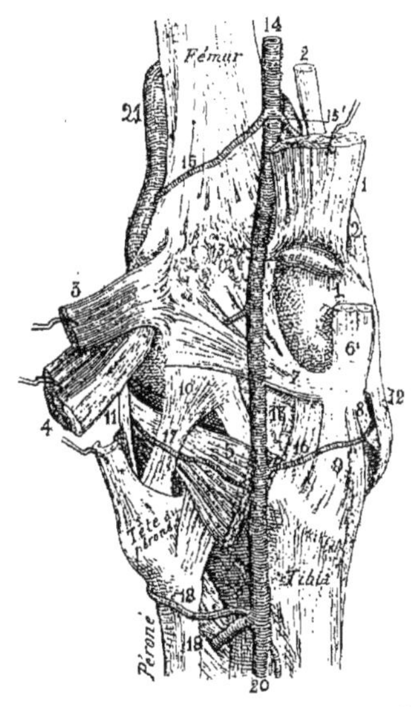

Fig. 346. — Face postérieure de l'articulation du genou.

1, jumeau interne. — 1', sa bourse séreuse — 2, 2, tendon du grand adducteur. — 3, plantaire grêle. — 4, jumeau externe. — 5, poplité. — 6, tendon du demi-membraneux. — 7, 8, 9, ses trois expansions. — 10, faisceau arqué — 11, ligament latéral externe. — 12, ligament latéral interne. — 13, tissu graisseux au-dessous du ligament. — 14, artère poplitée. — 15, artère articulaire supérieure et externe. — 15', artère articulaire supérieure et interne. — 16, artère inférieure et interne. — 17, artère inférieure et externe. — 18, récurrente tibiale antérieure. — 19, tibiale antérieure. — 20, tronc tibio-péronier. — 21, cul-de-sac sous-quadricipital de la synoviale du genou.

dedans en dehors, de sorte que celui-ci forme, avec l'axe du droit antérieur, un angle ouvert en dehors.

Ligament postérieur. — Ce ligament, irrégulier, est principalement formé par des expansions fibreuses des tendons voisins, qui les renforcent. Il s'attache en bas au bord postérieur de la surface articulaire du tibia, et en haut à la partie supérieure des condyles et de l'échancrure intercondylienne.

Ce ligament, criblé de trous pour le passage des ramifications de l'artère articulaire moyenne, sépare le muscle poplité des ligaments croisés et des cartilages semi-lunaires.

Les faisceaux de renforcement principaux sont : un faisceau du tendon du demi-membraneux, un faisceau du tendon du poplité et les capsules fibreuses des jumeaux.

a. Le tendon du demi-membraneux donne au ligament postérieur un gros faisceau oblique en haut et en dehors, faisceau qui forme la plus grande partie du ligament postérieur, et qui se porte jusqu'au condyle externe du fémur. On donne à ce faisceau le nom de *ligament poplité oblique.*

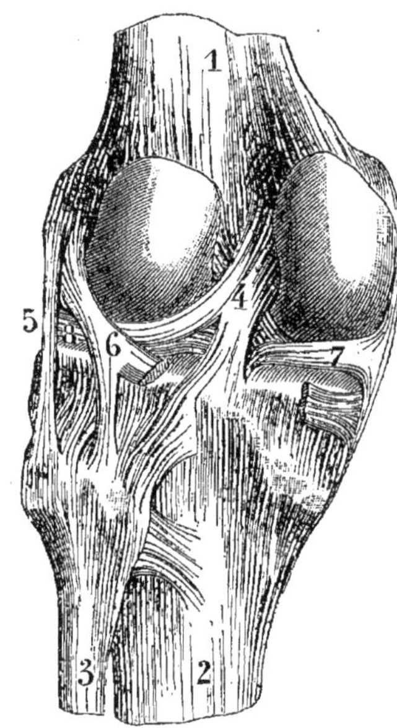

Fig. 347. — Ligament latéral externe et ligaments croisés du genou (côté gauche).

1, fémur. — 2, tibia. — 3, péroné. — 4, ligament croisé postérieur envoyant un faisceau au fibro-cartilage externe. — 5, ligament latéral externe. — 6, tendon du poplité et ligament se portant vers le péroné. — 7, fibro-cartilage interne. — fibro-cartilage externe.

b. Le tendon du poplité fournit un faisceau descendant qui renforce le ligament postérieur et s'attache à la tête du péroné.

c. Le *ligament poplité arqué*, formé par deux faisceaux fibreux, part de la tête du péroné et de la tubérosité externe du tibia, et se réunit à la partie inférieure de la capsule fibreuse du jumeau externe.

d. Enfin, à la partie postérieure des condyles du fémur, on trouve les *capsules fibreuses* des jumeaux. Ce sont deux fibro-cartilages qui se moulent sur les condyles par leur concavité et qui reçoivent une partie de l'insertion des jumeaux par leur convexité. La circonférence de ces capsules se confond avec les fibres du ligament postérieur. L'externe, plus épaisse, renferme souvent un noyau fibro-cartilagineux et quelquefois un *os sésamoïde.*

Ligament latéral externe. — Ce ligament a la forme d'un cordon arrondi, très rapproché de la face postérieure de l'articulation. Il s'attache en bas, à la partie externe de la tête du péroné, un peu en avant de l'apophyse styloïde. De là, il se porte en haut, en suivant la direction du péroné, et se fixe à la tubérosité externe du fémur, immédiatement au-dessous de l'insertion du poplité. Il adhère un peu au cartilage semi-lunaire externe par sa partie interne et antérieure.

Il est en rapport en arrière avec le tendon du biceps qui lui forme une demi-gaine. Il est recouvert par l'aponévrose fémorale et il recouvre le tendon du poplité, le fibro-cartilage externe et l'artère articulaire inférieure et externe. Une bourse séreuse le sépare du tendon du biceps, et une autre bourse séreuse le sépare du tendon du poplité.

Ce ligament est tendu dans l'extension du genou, et relâché dans la flexion.

Ligament latéral interne. — Ce ligament est très long et très large. Il s'attache en haut à la partie postérieure de la tubérosité interne du fémur. De là il se dirige en bas, et un peu en avant, en s'élargissant de manière à prendre la forme d'une bandelette. En bas, il s'insère à la tubérosité interne du tibia ; ces insertions se prolongent dans une étendue de plusieurs centimètres sur la face interne du tibia, au-dessous des tendons des muscles de la patte d'oie, dont il est séparé par une *bourse séreuse.*

Le ligament interne adhère par sa face profonde au cartilage semi-lunaire interne. Un peu plus bas, il est s[...]aré de la gouttière horizontale, qui [...] la cavité glénoïde interne du tibia, [...]artère articulaire inférieure et in[...]t par l'expansion antérieure du tendon [...]mi-membraneux. C'est au-dessous de [...] gouttière que se font les insertions [...]ieures du ligament.

[...]gaments de la rotule. — Ce sont deux [...]delettes fibreuses, minces, de forme [...]ngulaire, étendues des bords de la ro[...]e, où elles se fixent par leur base, aux [...]bérosités interne et externe du fémur, où [...]les confondent leur sommet avec l'insertion [...]es ligaments latéraux du genou. Ces ligaments maintiennent la rotule dans sa position.

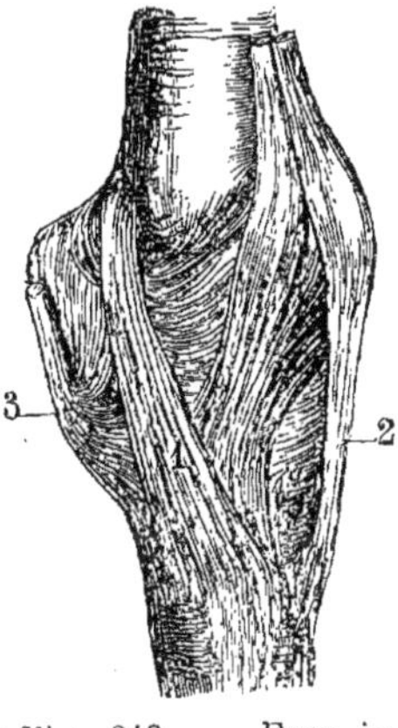

Fig. 348. — Face interne de l'articulation du genou (côté gauche).

1, ligament latéral interne. — 2, ligament antérieur (tendon rotulien). — 3, tendon du demi-membraneux.

Ligaments croisés. — Ces ligaments sont situés profondément; ce sont deux ligaments interosseux. Lorsqu'on a divisé tous les ligaments superficiels du genou, ils ne permettent pas l'écartement des surfaces articulaires et limitent le mouvement d'extension. Leur longueur est de 2 centimètres environ.

On les appelle antérieur et postérieur, en raison de leurs insertions sur le tibia. Le *ligament croisé antérieur* s'attache solidement en avant de l'épine du tibia, en envoyant un faisceau à l'insertion antérieure du cartilage semi-lunaire externe. Le *ligament croisé postérieur* s'insère en arrière de l'épine du tibia, et envoie également un faisceau à l'insertion postérieure du cartilage semi-lunaire externe.

Partis de ces points, ces ligaments se portent aux deux faces de l'échancrure intercondylienne, en croisant leur direction. L'antérieur se porte en haut, en arrière et en dehors, et s'insère au condyle externe du fémur, dans l'échancrure intercondylienne. Le postérieur, situé en dedans de l'autre, se porte en haut, en avant et en dedans, et s'insère au condyle interne, dans l'échancrure. L'insertion supérieure a lieu au même niveau sur les deux condyles. (Les lettres AEPI rapellent ces insertions.)

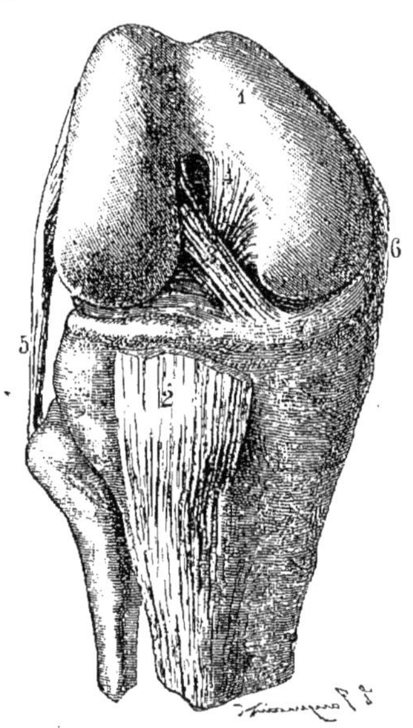

Fig. 349. — Ligaments croisés vus par devant, le genou étant fléchi (côté droit).

1, surface articulaire du fémur. — 2, ligament ou tendon rotulien. — 3, ligament croisé antérieur. — 4, extrémité supérieure du ligament croisé postérieur. — 5, ligament latéral externe — 6, ligament latéral interne. — 7, partie antérieure du fibro-cartilage interne.

La synoviale de l'articulation passe en avant des ligaments croisés ; ces derniers sont en rapport direct avec le ligament post. de l'articulation.

Fibro-cartilages interarticulaires. — On les appelle encore *disques semi-lunaires*, *cartilages semi-lunaires* ou *falciformes*. Ce sont deux anneaux fibro-cartilagineux, situés sur la circonférence des cavités glénoïdes du tibia.

Ces deux fibro-cartilages n'ont pas la même forme : l'externe représente un cercle presque complet : il a la forme d'un O ; l'interne, moins complet, peut être comparé à un C, dont les deux extrémités viendraient se confondre avec le fibro-cartilage externe.

Le condyle externe du fémur pesant bien davantage sur le tibia que le condyle interne, attendu qu'il est dirigé suivant l'axe du fémur, tandis que le condyle interne est déjeté en dedans, il fallait que le fibro-cartilage interarticulaire externe protégeât une plus grande partie de la surface articulaire du tibia.

Ils semblent destinés à remplir l'intervalle qui sépare les condyles du fémur des cavités glénoïdes du tibia à la périphérie, les surfaces articulaires n'étant en contact que par le centre.

La coupe des fibro-cartilages représente un triangle allongé.

dont le sommet regarde le centre de la cavité glénoïde, le bord supérieur et le bord inférieur étant en contact avec les surfaces articulaires du tibia et du fémur, la base se confondant avec les ligaments périphériques de l'articulation. Pour comprendre cette coupe triangulaire, il suffit de se rappeler que chacun des fibro-cartilages offre un bord intérieur mince, interposé au tibia et au fémur, une face extérieure adhérente aux ligaments périphériques, une face supérieure et une face inférieure lisses, en contact avec le fémur et le tibia (fig. 352).

Chacun des fibro-cartilages offre deux extrémités, qui s'insèrent solidement sur l'épine du tibia. Le cartilage externe se fixe par

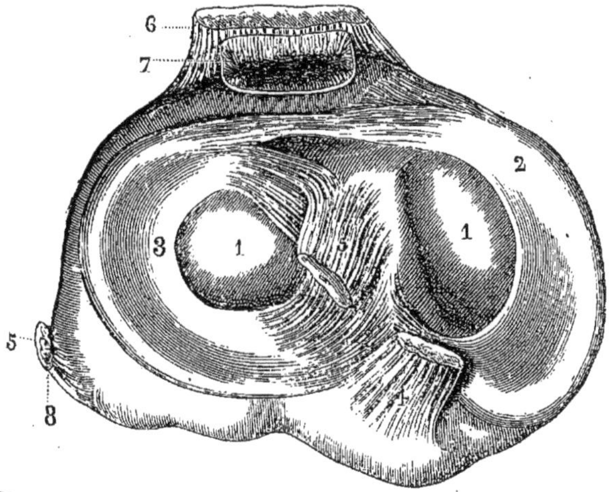

Fig. 350. — Vue supérieure des fibro-cartilages interarticulaires du côté gauche.

1, cavités glénoïdes du tibia. — 2, disque semi-lunaire interne. — 3, disque externe. — 4, ligament croisé postérieur. — 5, ligament croisé antérieur. — 6, tendon rotulien. — 7, bourse séreuse.

son extrémité antérieure en avant de l'épine du tibia, et par son extrémité postérieure dans l'intervalle qui sépare les deux saillies de l'épine du tibia. Chacune de ses extrémités est unie au ligament croisé correspondant par un faisceau fibreux considérable. Les deux extrémités du cartilage interne s'insèrent en avant et en arrière de l'épine du tibia, dont elles sont séparées par l'insertion du cartilage externe. L'interne ne reçoit aucun faisceau fibreux des ligaments croisés.

Indépendamment des nombreux ligaments qui entourent l'articulation du genou, on trouve encore un *surtout fibreux*, une véritable *capsule* qui emboîte complètement l'articulation. Cette capsule fait suite aux aponévroses fémorale et jambière; elle est formée, non seulement par les fibres de ces aponévroses, mais encore par des expansions tendineuses de plusieurs muscles environnants, principalement du tenseur du fascia lata. En avant et sur les côtés, elle adhère aux ligaments.

Moyens de glissement. — La synoviale du genou est la plus étendue des synoviales. Elle recouvre la face interne des ligaments auxquels elle adhère, et s'arrête au bord du cartilage articulaire sur les divers os. Elle est très lâche du côté du fémur, à cause de l'étendue du mouvement de flexion du genou. On la voit, en effet, pour se porter du bord supérieur de la rotule à la trochlée fémorale, fournir le *cul-de-sac sous-quadricipital*, prolongement variable de 3 à 6 centimètres entre le fémur et le quadriceps. Dans des cas rares, ce prolongement forme une cavité séreuse séparée de la synoviale. Sur les côtés du fémur, la synoviale monte jusqu'au point d'insertion des ligaments, pour former un cul-de-sac beaucoup plus élevé en avant de ces ligaments, de sorte qu'il existe de chaque côté du fémur une portion de périoste (2 à 3 centimètres en hauteur) revêtue de synoviale.

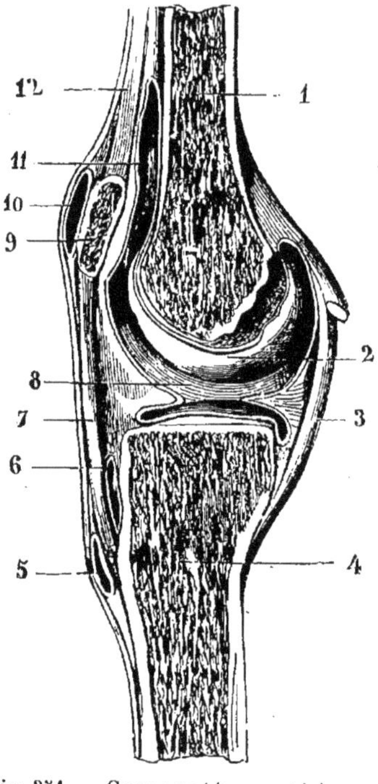

Fig. 351. — Coupe antéro-postérieure de l'articulation fémoro-tibiale.

1, coupe du fémur. — 2, surface articulaire de l'extrémité inférieure du fémur. — 3, ligament postérieur. — 4, tibia. — 5, séreuse sous-cutanée au-devant de la tubérosité antérieure du tibia. — 6, séreuse sous-tendineuse entre le tendon rotulien et la tubérosité antérieure. — 7, tendon rotulien. — 8, ligament adipeux. — 9, rotule. — 10, séreuse pré-rotulienne. — 11, cul-de-sac sous-quadricipital de la synoviale. — 12, tendon du quadriceps

En bas, la synoviale se réfléchit des ligaments sur le tibia, en formant un petit cul-de-sac.

A la partie postérieure de l'articulation, la synoviale passe au-devant des ligaments croisés, qu'elle applique contre la partie moyenne du ligament postérieur, de sorte que celui-ci est dépourvu de synoviale à ce niveau, et qu'on pourrait atteindre les ligaments croisés sans blesser la synoviale.

En avant, la synoviale est séparée du ligament rotulien par une masse de tissu graisseux mou et d'un jaune rougeâtre qui remplit le vide entre les os : c'est le *paquet adipeux* du genou. De la partie postérieure du paquet graisseux, situé en avant de la synoviale, on voit partir un repli synovial, un prolongement appelé *ligament adipeux;* c'est un revêtement synovial autour d'un filament de tissu fibreux.

La synoviale du genou est pourvue de nombreuses *franges synoviales*, qui se montrent surtout en abondance autour de la rotule.

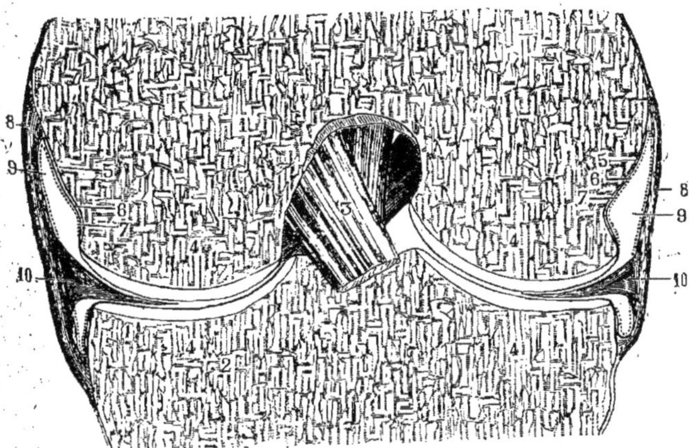

Fig. 352. — Section verticale et transversale du genou.

1, 2, tibia. — 3, ligament croisé antérieur. — 4, 4, condyles du fémur. — 5, 5, surface des condyles recouverte par le périoste. — 6, 6, périoste. — 7, 7, synoviale se réfléchissant plus haut en formant un cul-de-sac. — 8, 8, ligaments latéraux. — 9, 9, cul-de-sac de la synoviale. — 10, 10, coupe des fibro-cartilages adhérents aux ligaments latéraux.

Indépendamment du prolongement sous-quadricipital, la synoviale envoie constamment une expansion au-dessous du tendon du muscle poplité.

Quelquefois, la synoviale de l'articulation tibio-péronière supérieure en est une dépendance. On a vu la séreuse intermédiaire au demi-membraneux et au jumeau interne communiquer avec la synoviale ; il en est de même de celle qui est située au-dessous du tendon du biceps.

Au niveau des cartilages semi-lunaires, la synoviale paraît s'interrompre, pour recommencer au-dessous ; mais elle ne revêt pas la surface de ces cartilages.

Mouvements. — Le genou offre quatre mouvements : flexion, extension, rotation en dedans et rotation en dehors. Dans tous ces mouvements, les cartilages semi-lunaires suivent le tibia et glissent sur le fémur.

Flexion. — Les muscles biceps, demi-membraneux, demi-tendineux, poplité, et accessoirement les jumeaux et le plantaire grêle, fléchissent la jambe sur la cuisse. Dans ce mouvement, qui est limité par la rencontre des parties molles de la jambe et de la cuisse, le tibia, entraînant les cartilages semi-lunaires, glisse sur les condyles fémoraux d'avant en arrière. La rotule est entraînée par le tibia, et se place au-dessous des condyles fémoraux. En même temps, le cul-de-sac sous-quadricipital est effacé et le quadriceps allongé.

Extension. — Le triceps et le tenseur du fascia lata portent le tibia en avant; la rotule se place dans le creux sus-condylien, et le cul-de-sac sous-quadricipital s'élève d'autant plus que l'extension est plus complète. Ce mouvement est limité par la tension des ligaments croisés et du ligament postérieur.

Rotation. — Ce mouvement ne peut se produire ni dans l'extension ni dans la flexion complète de la jambe, mais seulement dans la demi-flexion du genou, ce dont on se rend compte, étant assis, en appuyant le talon sur le sol et en portant la pointe du pied en dedans et en dehors. Dans ces mouvements, on constate aisément que le fémur est immobile et que les os de la jambe exécutent un mouvement de rotation. En portant la main dans le creux poplité pendant ces mouvements, on sent manifestement que le biceps détermine la *rotation en dehors*, tandis que la *rotation en dedans* est produite par les trois muscles de la patte d'oie. Ce mouvement est complété par l'action du demi-membraneux et du poplité.

Rapports. — En avant et sur les côtés, cette articulation est en rapport uniquement avec les tendons.

En dehors, se trouvent le tenseur du fascia lata et le tendon du biceps ; en dedans et un peu en arrière, le couturier, le demi-tendineux, le droit interne et le demi-membraneux. Tous ces tendons glissent autour du genou dans des gaines fibreuses, dans lesquelles leur mouvement est favorisé par des séreuses tendineuses. En arrière, elle est recouverte immédiatement par le muscle poplité; médiatement, par l'artère poplitée, la veine poplitée, le nerf poplité interne, et par les muscles qui forment les côtés inférieurs du creux poplité (les deux jumeaux, le plantaire grêle).

Vaisseaux et nerfs. — Les artères de l'articulation du genou viennent de la poplitée. Ce sont les articulaires moyennes, qui perforent le ligament postérieur d'arrière en avant et se distribuent aux parties molles de l'articulation, ainsi qu'à l'extrémité inférieure du fémur. De plus, la synoviale reçoit, en avant, des ramifications considérables du réseau anastomotique formé par les articulaires supérieures et inférieures (branches de la poplitée), la récurrente tibiale antérieure, et la grande anastomotique.

Les nerfs viennent directement du sciatique poplité interne ; quelques-uns sont fournis par le saphène interne et le nerf musculo-cutané.

— Les affections du genou sont extrêment fréquentes. L'*entorse* et l'*ankylose* n'offrent rien de particulier.

La *contusion* amène souvent un épanchement séreux ou sanguin, qui se résorbe presque toujours en soumettant le membre à un repos prolongé. Il est infiniment rare qu'on soit obligé d'évacuer l'épanchement sanguin par une ponction capillaire, opération non exempte de danger.

Les *plaies pénétrantes* sont fort graves, elles occasionnent parfois la mort ; elles sont assez fréquentes, en raison de l'étendue de la synoviale en haut (repos absolu, nettoyage et occlusion de la plaie avant l'inflammation).

L'*hydarthrose* se montre souvent. Le liquide distend la synoviale du côté le moins résistant, par conséquent en haut ; il forme une poche qui sépare le quadriceps du fémur, et qui tend à remonter vers la cuisse. Cet épanchement séreux est exhalé par la synoviale, légèrement enflammée. On distingue l'hydarthrose aiguë et l'hydarthrose chronique.

L'inflammation peut affecter l'articulation, *arthrite*. Elle s'accompagne d'un état fébrile, de chaleur vive, de rougeur intense, etc.

La *tumeur blanche* du genou, *arthrite fongueuse*, est fréquente ; le passage de l'inflammation de l'os à la synoviale et de la synoviale à l'os se fait vers les condyles du fémur, où la synoviale recouvre le périoste. On sait que c'est au niveau des points où les synoviales recouvrent le périoste que se fait la propagation de l'inflammation.

§ 3. — ARTICULATION TIBIO-PÉRONIÈRE SUPÉRIEURE

Dissection. — Pour préparer les articulations tibio-péronières, on enlèvera tous les muscles de la jambe ; de cette manière, on pourra voir le ligament interosseux, ainsi que les ligaments antérieurs et postérieurs de ces articulations. On apercevra l'intérieur de ces articulations en sciant les deux os à la partie moyenne de la jambe, puis on les séparera après avoir divisé le ligament interosseux.

Lorsqu'on voudra voir le ligament interosseux particulier à l'articulation péronéo-tibiale inférieure, on divisera l'extrémité inférieure des deux os par un trait de scie qui formera une moitié antérieure et une moitié postérieure.

Cette articulation est une *arthrodie*.

La *surface articulaire* du tibia est une petite facette plane, large d'un centimètre, regardant en bas, en dehors et en arrière.

Celle du péroné est analogue, et regarde en sens inverse. Il y a deux *ligaments*, antérieur et postérieur. Le premier s'étend de la partie antérieure du péroné à la tubérosité externe du tibia :

le postérieur, de la partie postérieure du péroné à la partie postérieure de la tubérosité externe du tibia.

On y trouve une synoviale, tantôt indépendante, tantôt communiquant avec celle du genou. D'après le professeur Zoja, de Pavie, la synoviale communiquerait avec celle du genou trente-quatre fois sur cent dix-huit sujets ; quatorze fois des deux côtés en même temps ; vingt fois d'un seul côté, neuf à droite, onze à gauche.

Lorsqu'il n'y a pas communication, on observe dans la synoviale de cette articulation un cul-de-sac plus ou moins profond, qui tend à se porter vers l'articulation du genou.

Cette articulation offre seulement un mouvement de glissement.

§ 4. — ARTICULATION TIBIO-PÉRONIÈRE INFÉRIEURE

Cette articulation appartient au genre des *amphiarthroses*.

Surfaces articulaires. — 1° *Du côté du tibia*, on voit une surface triangulaire, concave, à sommet supérieur, lisse inférieurement, et rugueuse supérieurement, pour l'insertion du ligament interosseux ;

2° *Du côté du péroné*, une facette analogue, lisse en bas, rugueuse en haut.

Moyens d'union. — Un ligament interrosseux qui tient les deux os serrés l'un contre l'autre, un ligament antérieur et un ligament postérieur constituent les moyens d'union.

L'antérieur se porte de la partie antérieure de la malléole externe au bord antérieur de la surface articulaire du tibia : le postérieur se porte de la partie postérieure de la malléole externe au bord postérieur de la surface articulaire du tibia.

Le ligament péronéo-astragalien postérieur fait partie de cette articulation.

Ligament interosseux de la jambe.

Ce ligament est constitué par une cloison fibreuse située entre les muscles de la région antérieure et ceux de la région postérieure de la jambe ; il a l'aspect d'un ovale très allongé, dont la grosse extrémité regarde en haut ; sa direction est verticale et transversale. Il s'insère par son bord interne au bord externe du tibia, et, par son bord externe, à la crête longitudinale qu'on remarque sur la face interne du péroné.

Par sa face antérieure, il donne insertion à trois muscles : le jambier antérieur, l'extenseur du gros orteil et l'extenseur commun ; par sa face postérieure, à deux muscles : le jambier postérieur et le fléchisseur propre du gros orteil. Son extrémité supérieure est percée d'un trou que traversent l'artère, les veines et les lymphatiques tibiaux antérieurs ; à l'extrémité inférieure passent l'artère et les veines péronières antérieures.

§ 5. — ARTICULATION TIBIO-TARSIENNE

Dissection. — Enlevez tous les muscles. Sciez les os de la jambe à 15 centimètres au-dessus de l'articulation, et désarticulez les métatarsiens. Disséquez avec soin tous les ligaments, en redoublant de précaution pour les ligaments antérieur et postérieur. Ruginez les os.

Il est bon de préparer l'articulation du côté opposé, afin de montrer l'intérieur, la réflexion de la synoviale et les insertions des ligaments, au moyen d'un trait de scie sur l'axe du tibia de haut en bas et d'avant en arrière. On montre l'intérieur en écartant les deux fragments du tibia ; en les rapprochant, on donne à l'articulation sa conformation normale.

Cette articulation est formée par le tibia, le péroné et l'astragale ; c'est une articulation *trochléenne*.

Surfaces articulaires. — 1° *Du côté de la jambe*, on trouve une mortaise formée par le tibia et le péroné. Le tibia correspond aux faces supérieure et interne de l'astragale ; le péroné correspond à la face externe du même os.

2° *Du côté de l'astragale*, on voit une surface articulaire convexe d'avant en arrière, et présentant une dépression antéro-postérieure et médiane qui convertit cette face en une poulie. Cette surface articulaire se continue avec les deux faces latérales de l'astragale qui sont articulaires.

Moyens d'union. — Quatre ligaments : antérieur, postérieur, latéraux. Les ligaments latéraux sont les plus puissants.

Ces ligaments sont unis par des faisceaux fibreux, et, de plus, l'aponévrose jambière se continue à leur surface comme au genou. Mais ce serait une exagération que de décrire un *ligament capsulaire* à cette articulation.

Ligament antérieur. — C'est une bandelette fibreuse, peu résistante, qui s'insère en haut au bord antérieur de la surface articulaire du tibia et de la malléole interne, et en bas sur le col de l'astragale.

Ligament postérieur. — Il est formé par une mince couche de tissu cellulaire, qui se porte de la partie postérieure de la surface articulaire du tibia à la partie postérieure de l'astragale. Il est à peine marqué. Le tendon du fléchisseur propre du gros orteil le renforce.

Ligament latéral interne. — Il s'insère en haut dans l'échancrure située au sommet de la malléole interne, et se divise en bas en deux faisceaux : l'un profond, qui se porte à la partie rugueuse et non articulaire de la face interne de l'astragale ; l'autre superficiel, dont les fibres s'irradient en forme d'éventail. Les fibres moyennes se portent en bas sur la petite apophyse du calcanéum, les antérieures vont s'attacher au col de l'astragale et au scaphoïde, les postérieures à un gros tubercule situé en arrière de la face interne de l'astragale. La forme de ce ligament lui a valu le nom de *ligament deltoïdien*.

Ligament latéral externe. — Ce ligament est formé par trois faisceaux distincts : un antérieur, *ligament péronéo-astragalien antérieur*, quadrilatère, assez faible, qui s'étend du bord antérieur de la malléole externe à la partie externe du col de l'astragale ; un postérieur, *ligament péronéo-astragalien postérieur*, qui s'insère dans l'échancrure profonde située en dedans de la malléole externe et se porte de là à la partie postérieure de l'astragale et au tibia ; un moyen, *ligament péronéo-calcanéen*, qui se porte du sommet de la malléole externe au tubercule de la face externe du calcanéum, à 2 centimètres environ au-dessous de l'astragale.

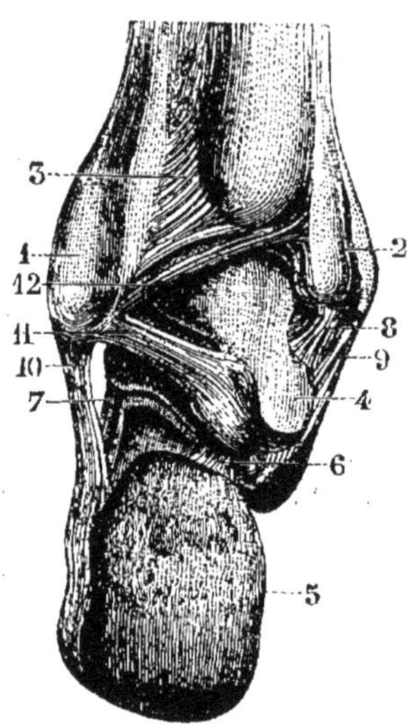

Fig. 353. — Articulation tibio-tarsienne, partie postérieure.

1, malléole externe. — 2, malléole interne et gouttière livrant passage aux tendons du jambier postérieur et du fléchisseur commun des orteils. — 3, ligament postérieur de l'articulation tibio-péronière inférieure. — 4, astragale. — 5, calcanéum. — 6, ligament calcanéo-astragalien. — 7, articulation postérieure calcanéo-astragalienne. — 8, faisceau profond du ligament interne. — 9, faisceau superficiel du même ligament. — 10, faisceau moyen, ou péronéo-calcanéen, du ligament latéral externe. — 11, faisceau postérieur, ou péronéo-astragalien postérieur. — 12, quelques fibres de ce ligament se portant en haut et en dedans, vers le tibia.

Ces ligaments sont profondément situés ; le postérieur et le moyen servent de poulie de réflexion aux tendons des muscles péroniers latéraux.

Moyens de glissement. — Une synoviale, plus lâche en avant et en arrière que sur les côtés, tapisse l'intérieur de cette articulation.

Mouvements et muscles qui les produisent. — Les mouvements dont jouit l'articulation tibio-tarsienne sont principalement la flexion et l'extension.

La *flexion* est déterminée par les muscles extenseurs des orteils et jambier antérieur ; l'*extension*, par les fléchisseurs des orteils, les jumeaux, le soléaire et le plantaire grêle. Comparant ces mouvements à ceux de l'articulation radio-carpienne, Sappey désigne sous le nom de flexion le mouvement qui a toujours été décrit sous celui d'extension, et *vice versa*.

Divers auteurs, Sappey entre autres, admettent des mouvements d'adduction, d'abduction, de circumduction et de rotation. Ces mouvements sont insensibles ; il est vrai qu'ils paraissent exister lorsqu'on fait mouvoir le pied dans tous les sens ; mais, il faut le reconnaître, ils se passent dans les articulations calcanéo-astragalienne et médio-tarsienne. Cependant, il existe dans le pied des mouvements peu étendus de latéralité, dus à l'élasticité du péroné, mise en jeu lorsque la malléole externe est refoulée en dehors par l'astragale.

Rapports. — En avant, on trouve une couche considérable de tissu fibreux qui renforce le ligament antérieur. Au-devant de ce tissu, on rencontre un gros ligament : *ligament annulaire antérieur* du tarse. Dans ce tissu se trouvent trois gaines fibreuses : une interne, superficielle, pour le passage du muscle jambier antérieur ; une moyenne, destinée au passage de l'extenseur propre du gros orteil, des vaisseaux et nerf tibiaux antérieurs ; une externe, pour l'extenseur commun des orteils et le péronier antérieur.

En arrière, immédiatement appliqué contre l'articulation, se trouve le tendon du fléchisseur propre du gros orteil ; plus loin, du tissu graisseux qui sépare le tendon d'Achille de l'articulation.

En dehors. l'articulation est en rapport avec les tendons des deux péroniers latéraux, qui descendent de la face postérieure de la malléole externe sur la face externe du calcanéum.

En dedans, avec les tendons du jambier postérieur et du fléchisseur commun des orteils, qui descendent de la face postérieure de la malléole interne sur la face interne du calcanéum.

Tous ces muscles sont maintenus par des gaines fibreuses et glissent au moyen de séreuses tendineuses.

Vaisseaux. — Les artères sont très nombreuses. Elles sont fournies par la péronière antérieure, la péronière postérieure, les malléolaires interne et externe, et la dorsale du tarse.

— Toutes les maladies des articulations peuvent se montrer ici. La plus fréquente, sans contredit, est l'*entorse*. Un mouvement anormal se produisant dans un faux pas, les ligaments latéraux sont tiraillés ; il en résulte une déchirure plus ou moins complète des ligaments, qui se complique souvent de fracture de l'une des malléoles. Une douleur excessive et du gonflement sont le résultat de la lésion ; le malade est dans l'impossibilité de faire un mouvement. L'eau froide, l'immobilité, et surtout des frictions douces et des mouvements modérés et graduellement augmentés (massage) triomphent de la maladie.

§ 6. — ARTICULATIONS DU TARSE

Dissection. — On prépare les ligaments de la face plantaire en enlevant toutes les parties molles, puis on dissèque avec soin chaque ligament, que l'on isole ainsi des gaines tendineuses qui le recouvrent et du tissu graisseux, très abondant dans cette région. Pour découvrir le ligament astragalo-calcanéen, on fait une coupe verticale antéro-postérieure de l'astragale et du calcanéum (fig. 163).

Pour les autres articulations du pied, on procédera comme il a été indiqué pour la main.

Le tarse forme plusieurs articulations. Nous étudierons : 1° l'articulation de l'astragale avec le calcanéum ; 2° celle de ces deux os avec le scaphoïde et le cuboïde, ou articulation médio-tarsienne ; 3° l'union du scaphoïde et du cuboïde ; 4° l'articulation du scaphoïde avec les trois cunéiformes ; 5° celle des trois cunéiformes entre eux ; 6° celle du troisième cunéiforme et du cuboïde (1).

1° Articulation astragalo-calcanéenne.

L'astragale et le calcanéum offrent chacun deux facettes, que l'on a distinguées en antéro-interne et postéro-externe ; ces deux facettes sont séparées sur ces os par une rainure profonde qui,

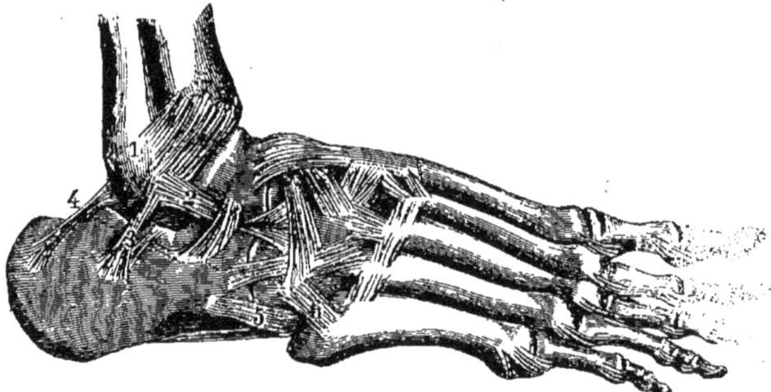

Fig. 354. — Ligaments du pied.

1, malléole externe. — 2, ligament péronéo-astragalien antérieur. — 3, ligament péronéo-calcanéen. — 4, ligament astragalo-calcanéen postérieur. — 5, ligament calcanéo-cuboïdien externe. — 6, ligament étendu du cuboïde au cinquième métatarsien.

lorsqu'ils sont réunis, forme un canal dont la direction est oblique d'arrière en avant et de dedans en dehors. Ce canal divise les surfaces articulaires astragalo-calcanéennes en deux articulations : l'une antérieure et interne, qui fait partie intégrante de l'articulation *médio-tarsienne ;* l'autre, qui est postéro-externe, est celle dont nous allons nous occuper : c'est une *arthrodie.*

Surfaces articulaires. — Une facette articulaire, large, obliquement dirigée en avant et en dehors, du côté de l'astragale ; une facette correspondante convexe et de même direction, du côté du calcanéum.

(1) La direction perpendiculaire de la jambe sur le pied, dans la station, suffit pour établir la destination de l'homme à l'attitude bipède, puisque c'est seulement dans cette attitude que le pied repose sur toute sa face inférieure.

Moyens d'union. — Trois ligaments unissent ces deux os.

Un *ligament interosseux*, très puissant, occupe le canal que nous avons signalé ; il est composé de faisceaux multiples mélangés de tissu adipeux, et vient s'épanouir dans la cavité astragalo-calcanéenne, en un large faisceau fibreux qui s'étend obliquement du calcanéum au col de l'astragale.

Un *ligament externe*, qui longe le ligament péronéo-calcanéen, avec lequel il se confond en partie ; ses fibres sont parallèles et vont de la facette latérale externe de l'astragale à la face externe du calcanéum.

Un *ligament postérieur*, mince, aplati, situé au-dessous et en dehors de la gouttière où glisse le tendon du long fléchisseur propre du gros orteil ; il va du tubercule placé en dehors de cette gouttière à la partie supérieure du calcanéum.

Moyens de glissement. — Il existe une synoviale, qui déborde en dehors et en arrière les surfaces articulaires ; elle revêt la face interne des ligaments périphériques et celle du ligament *péronéo-calcanéen.*

Mouvements. — Cette articulation offre des mouvements d'abduction, d'adduction et de rotation très limités par le ligament interosseux ; ces mouvements ne sont que des glissements en divers sens du calcanéum sur l'astragale.

2° Articulation médio-tarsienne (Art. de Chopart) (1).

L'astragale et le calcanéum en arrière, le scaphoïde et le cuboïde en avant, forment cette articulation, qui est une articulation composée : en effet, l'astragale, s'unissant au scaphoïde, forme une *énarthrose*, et l'union du calcanéum et du cuboïde est une articulation par *emboîtement réciproque.*

A. — *Articulation astragalo-scaphoïdienne.*

Les surfaces articulaires sont représentées, d'un côté par la tête de l'astragale, de l'autre par la cavité du scaphoïde ; il existe dans cette articulation un fibro-cartilage qui agrandit la partie inférieure de cette dernière cavité et joue aussi le rôle de moyen d'union.

Moyens d'union. — Il y a d'abord le *ligament calcanéo-scaphoïdien inférieur*, ligament très épais, triangulaire, et qui n'est autre chose que le fibro-cartilage d'agrandissement. Ce ligament s'attache en avant au bord inférieur de la cavité du scaphoïde ; par son bord interne, il se continue avec le ligament latéral interne de l'articulation tibio-tarsienne ; c'est dans son épaisseur que se

(1) Chopart (François), né en 1743, mort en 1795. Professeur à Paris.

trouve un noyau fibro-cartilagineux. En arrière, ce ligament s'insère à la petite apophyse du calcanéum; par cette insertion, il établit une solidarité entre l'articulation astragalo-scaphoïdienne et l'articulation astragalo-calcanéenne.

On y trouve aussi un ligament *astragalo-scaphoïdien supérieur*, aplati, faible et mince, horizontalement étendu du col de l'astragale au bord supérieur de la cavité scaphoïdienne. Un faisceau superficiel de ce ligament se fixe à la face dorsale du second cunéiforme.

Moyens de glissement. — Il existe une synoviale commune aux articulations astragalo-calcanéenne et astragalo-scaphoïdienne. Elle est très étendue et très lâche.

B. — *Articulation calcanéo-cuboïdienne.*

Surfaces articulaires. — Une facette irrégulièrement triangulaire, alternativement concave et convexe pour le calcanéum. Celle du cuboïde est aussi triangulaire, alternativement convexe et concave, en sens opposé de celle du calcanéum; elle est terminée, en bas, par une petite apophyse dite *pyramidale*.

Moyens d'union. — 1° Un ligament bifurqué, appelé *ligament en Y*, très solide, épais, qui s'insère en arrière sur la partie interne et supérieure de la grande apophyse du calcanéum; de là, il se porte en avant en se divisant en deux faisceaux : l'externe se fixe sur la partie interne et supérieure du cuboïde; l'interne, aplati transversalement, s'attache à la partie supérieure et externe du scaphoïde. On l'a décrit sous le nom de *ligament calcanéo-scaphoïdien supérieur*.

2° Un *ligament calcanéo-cuboïdien supérieur*, large et mince, va du bord supérieur de la facette calcanéenne au bord contigu de la facette cuboïdienne.

3° Un *ligament calcanéo-cuboïdien inférieur*, très fort, divisé en deux couches, s'insérant à la face inférieure du calcanéum et à la face inférieure du cuboïde. La couche superficielle en voie des languettes fibreuses qui complètent la gaine du long péronier latéral.

Moyens de glissement. — Il existe pour cette articulation une synoviale indépendante.

Mouvements. — Cette articulation jouit de tous les mouvements : flexion, extension, adduction, abduction, rotation; mais ils sont tellement limités par les ligaments, que leur étendue ne dépasse pas celle des mouvements de glissement.

Dans ces diverses articulations, les mouvements sont tellement combinés entre eux, que le pied se renverse en dehors et en dedans, et que les bords interne et externe du pied peuvent être relevés.

3° Articulation du scaphoïde et du cuboïde.

C'est une *arthrodie*.

Surfaces articulaires. — Ces os s'articulent par une très petite facette plane ; cette petite facette n'est pas constante, mais il existe toujours pour ces os des moyens d'union.

Moyens d'union. — 1° Un *ligament dorsal* ou supérieur, qui s'étend obliquement de la partie supérieure et externe du scaphoïde à la partie interne et supérieure du cuboïde ; par son bord postérieur, il se confond avec le ligament qui unit le scaphoïde au troisième cunéiforme.

2° Un *ligament plantaire*, faisceau fibreux arrondi, allant transversalement de la partie inférieure et externe du scaphoïde à la face inférieure du cuboïde.

3° Un *ligament interosseux*, qui remplit l'excavation que forment en dedans le scaphoïde, en dehors le cuboïde, en avant le troisième cunéiforme ; son rôle est d'unir les deux premiers os entre eux, et ceux-ci au cunéiforme correspondant.

4° Articulation du scaphoïde avec les trois cunéiformes.

Surfaces articulaires. — Du côté du scaphoïde, trois facettes triangulaires situées à sa face antérieure : la facette interne répond

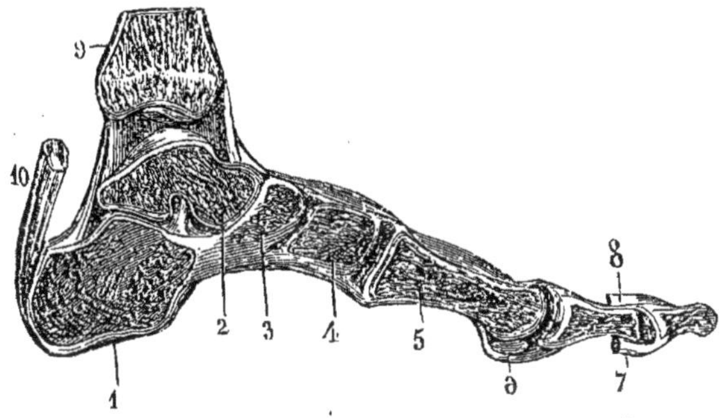

Fig. 355. — Coupe des articulations du pied.

1, calcanéum. — 2, astragale. — 3, scaphoïde. — 4, coupe du premier cunéiforme. — 5, coupe du premier métatarsien. — 6, os sésamoïde du gros orteil. — 7, 8, tendons fléchisseur et extenseur. — 9, tibia. — 10, tendon d'Achille.

à une facette correspondante du premier ou grand cunéiforme, la moyenne à celle du petit cunéiforme, enfin l'externe à celle du troisième ou moyen cunéiforme.

Moyens d'union. — 1° Trois *ligaments dorsaux* : un, interne, va du bord supérieur du scaphoïde à la face interne du premier cunéiforme ; le moyen, très petit, va obliquement du point le plus élevé du scaphoïde à la face dorsale du petit cunéiforme ; l'externe, oblique d'avant en arrière comme le précédent, va de la partie externe et supérieure du scaphoïde à la face dorsale du troisième cunéiforme.

2° Un *ligament plantaire*, très résistant, allant horizontalement d'arrière en avant, de la tubérosité du scaphoïde à la moitié postérieure de la base du grand cunéiforme; de ce ligament se détache un faisceau qui se confond avec le tendon du jambier postérieur, et va se fixer à la partie inférieure du troisième cunéiforme et à la partie correspondante du troisième métatarsien.

Moyens de glissement. — Une seule synoviale qui, par les prolongements qu'elle envoie, sert à l'articulation suivante.

5° Articulation des cunéiformes entre eux.

Ces articulations sont des *arthrodies*, entièrement analogues à celles que nous avons décrites dans le carpe.

Surfaces articulaires. — Une facette en équerre entre le premier et le second cunéiforme, une facette rectangulaire située sur leur partie postérieure, entre le second et le troisième.

Moyens d'union. — Quatre ligaments : deux dorsaux et deux interosseux; ces ligaments vont, les dorsaux, transversalement de l'un à l'autre de ces os. Il en est de même des interosseux, bien plus puissants que les ligaments dorsaux; ils sont situés dans l'espace qui existe entre chacun des cunéiformes.

6° Articulation du cuboïde avec le troisième cunéiforme.

Cette articulation est une *arthrodie* analogue aux précédentes.

Surfaces articulaires. — Ces deux os sont en contact par une facette plane et ovalaire qui existe sur chaque os.

Moyens d'union. — 1° Un *ligament dorsal*, transversal, qui est la continuation de celui qui unit le scaphoïde au cuboïde.

2° Un *ligament interosseux*, très résistant, remplissant l'intervalle qui sépare les deux os.

Moyens de glissement. — Une petite synoviale, qui est indépendante de celle des autres articulations du tarse.

§ 7. — ARTICULATIONS DU MÉTATARSE

Les os du métatarse s'articulent : 1° avec les os du tarse; 2° entre eux par leur extrémité postérieure.

1° Articulation tarso-métatarsienne (ART. DE LISFRANC) (1).

Tous les métatarsiens et quatre os du tarse, les trois cunéi-

(1) Lisfranc (Jacques), chirurgien à Paris, né en 1790, mort en 1847. L'un des principaux fondateurs de la médecine opératoire.

Envieux, emporté et agressif, Lisfranc ne put jamais tolérer la supériorité écrasante de Dupuytren, qu'il appelait *l'assassin du bord de l'eau* (ancien Hôtel-Dieu), ou bien encore *le perroquet du bord de l'eau* (à cause de son habit vert).

formes et le cuboïde, forment cette articulation, constituée par une série transversale d'*arthrodies*.

Surfaces articulaires. — Les trois premiers métatarsiens s'articulent avec les trois cunéiformes; le second est reçu dans une sorte de mortaise constituée par ces derniers; le quatrième et le cinquième s'articulent avec le cuboïde. L'interligne articulaire forme une courbe irrégulière, à convexité dirigée en avant.

Moyens d'union. — 1° Sept *ligaments dorsaux* : cinq pour l'union des cunéiformes et des trois premiers métatarsiens, deux pour l'union des deux derniers avec le cuboïde; le plus interne va du premier métatarsien au grand cunéiforme; trois moyens vont des trois os de la mortaise signalée plus haut au second métatarsien. Le cinquième va du troisième métatarsien au troisième cunéiforme. Les ligaments qui unissent le premier métatarsien et le premier cunéiforme, le cinquième métatarsien et le cuboïde, sont les plus puissants. Deux de ces ligaments sont obliques, ce sont ceux qui partent des bords de la mortaise, c'est-à-dire du premier et du troisième cunéiforme, pour s'insérer au second métatarsien ; les cinq autres sont horizontalement dirigés d'arrière en avant.

2° Cinq *ligaments plantaires*, qui vont en diminuant d'épaisseur et de résistance à mesure qu'on se rapproche du bord externe du pied. Le plus interne unit le premier cunéiforme au premier métatarsien; le second va obliquement du premier cunéiforme à l'extrémité postérieure du second et du troisième métatarsien, c'est le plus solide des ligaments plantaires; le troisième est mince et souvent confondu avec le tendon du jambier postérieur, qui le renforce; il va du troisième cunéiforme au troisième métatarsien; les deux derniers ligaments plantaires ne sont autre chose que deux expansions du ligament *calcanéo-cuboïdien inférieur*, qui forment la gaine du long péronier latéral.

3° Trois *ligaments interosseux* peu importants, logés entre les métatarsiens et les os du tarse.

Moyens de glissement. — Deux synoviales, habituellement indépendantes : une pour l'articulation du premier métatarsien et du grand cunéiforme; la seconde est commune aux autres articulations tarso-métatarsiennes.

2° Articulations métatarsiennes.

Ce sont des *amphiarthroses*.

Surfaces articulaires. — Entièrement analogues à celles des métacarpiens. Comme pour l'articulation de ces derniers, le premier métatarsien est indépendant des quatre autres, il n'est uni au second que par quelques faisceaux fibreux. Le second est uni au troisième par deux facettes, le troisième est uni au quatrième par une facette ovalaire; les deux derniers ont chacun une facette triangulaire à base postérieure.

Moyens d'union. — 1° Trois *ligaments dorsaux*, très minces, s'étendant transversalement d'un métatarsien à l'autre.

2° Trois *ligaments plantaires*, plus résistants que les dorsaux, affectant la même disposition; ils sont situés un peu en avant et au-dessous de l'interligne articulaire tarso-métatarsien.

3° Trois *ligaments interosseux*, peu résistants, compris dans l'espace qui existe entre les quatre métatarsiens. Leur direction est transversale; les faisceaux qui les constituent s'inclinent les uns sur les autres.

Moyens de glissement. — Une synoviale qui dépend de la synoviale de l'articulation tarso-métatarsienne.

Mouvements. — Ce sont les glissements très limités par les liens nombreux et résistants qui unissent ces os entre eux; ces mouvements ont pour résultat d'exagérer ou de redresser les courbes antéro-postérieure et transversale du pied.

Vaisseaux et nerfs. — Les artères sont fournies par les branches de la pédieuse et des plantaires interne et externe. Les nerfs viennent du pédieux et des plantaires.

§ 8. — ARTICULATIONS DES PHALANGES

Les phalanges des orteils sont disposées comme celles des doigts; elles s'articulent : 1° avec les métatarsiens; 2° entre elles.

1° Articulations métatarso-phalangiennes.

Ce sont des articulations condyliennes, entièrement analogues à celles qui constituent les articulations métacarpo-phalangiennes.

Surfaces articulaires. — Du côté des métatarsiens, une tête étroite, dont les parties latérales font défaut; du côté des phalanges, une cavité glénoïde, circonscrite par un contour triangulaire. Cette cavité, plus petite que la tête, est agrandie par un fibro-cartilage, ou *bourrelet glénoïdien*, qui répond inférieurement aux tendons des muscles fléchisseurs; supérieurement, ce bourrelet emboîte la tête du métatarsien. Les cinq bourrelets glénoïdiens sont reliés entre eux par des lamelles fibreuses, minces, étendues transversalement de l'un à l'autre, et qui forment une longue bandelette appelée *ligament transverse*.

Moyens d'union. — Deux ligaments latéraux très forts, qui s'insèrent en arrière aux tubercules latéraux des métatarsiens; de là, ils vont en bas et en avant, s'insérer en partie aux tubercules latéraux de l'extrémité postérieure de la phalange et aux portions latérales des bourrelets glénoïdiens.

Moyens de glissement. — Une synoviale qui revêt les ligaments, la face supérieure des bourrelets glénoïdiens, ainsi que la face inférieure du tendon des extenseurs; elle forme un petit repli circulaire autour de la cavité articulaire.

Mouvements. — Analogues à ceux des doigts, seulement la flexion est plus limitée; par contre, l'extension des orteils est plus étendue que celle des doigts.

L'articulation *métatarso-phalangienne* du gros orteil se distingue des autres articulations de la même classe par la présence de deux os sésamoïdes dans l'épaisseur de son fibro-cartilage. Les sésamoïdes plantaires sont plus volumineux que les palmaires; d'où il suit qu'ils se creusent chacun une petite poulie sur la partie inférieure de la tête du premier métatarsien; ces deux poulies, analogues à la poulie rotulienne, sont séparées l'une de l'autre par une crête saillante.

2° Articulations phalangiennes.

Elles sont au nombre de neuf : une seule pour le gros orteil, deux pour chacun des quatre derniers. Ces articulations, qui appartiennent au genre des *trochléennes*, ne diffèrent de celles des doigts que par de moindres dimensions.

Surfaces articulaires. — L'extrémité antérieure des phalanges présente une poulie moins accusée à la face dorsale qu'à la face plantaire; l'extrémité postérieure présente une fine crête verticale, qui sépare deux petites dépressions arrondies correspondant aux surfaces articulaires des autres phalanges. Il existe pour ces articulations de petits fibro-cartilages, insérés sur le bord inférieur de l'extrémité postérieure des phalanges. Ils représentent les ligaments glénoïdiens des articulations métatarso-phalangiennes.

Moyens d'union. — Deux ligaments latéraux par phalange : un interne, un externe. Ils présentent les mêmes insertions que les ligaments correspondants des doigts.

Moyens de glissement. — Une synoviale qui adhère au fibro-cartilage et aux ligaments, plus lâche à la face dorsale, où elle revêt le tendon des extenseurs.

Mouvements. — Ces articulations sont le siège de mouvements de flexion et d'extension (voy. *Articulations des doigts*).

CINQUIÈME PARTIE

NÉVROLOGIE

La *névrologie* est la partie de l'anatomie qui traite du système nerveux, de νευρον, *nerf* et λογος, *discours*.

Je décrirai ici le *système nerveux périphérique*. Le système nerveux central a été décrit dans le premier volume. J'ai décrit en même temps les *cellules nerveuses* (p. 279), les *fibres nerveuses* (p. 297), les *nerfs blancs* (p. 310), les *ganglions nerveux* (p. 344), les *nerfs gris* (p. 360), les *neurones* (p. 384), etc.

Système nerveux périphérique.

On désigne ainsi l'ensemble de tous les *nerfs cérébro-spinaux*. Selon qu'ils naissent de la moelle ou de l'encéphale on les divise en *nerfs rachidiens* et *nerfs craniens* ou *encéphaliques*.

Je commencerai leur description par les premiers, parce qu'ils sont plus faciles à étudier, qu'ils naissent tous sur la moelle, suivant un même mode, et que leur étude facilite celle des nerfs craniens.

CHAPITRE PREMIER

NERFS RACHIDIENS

Il existe trente et un nerfs rachidiens divisés en *cervicaux* (8), *dorsaux* (12), *lombaires* (5), *sacrés* (6) et *coccygien* (1).

Leur *origine* et leurs *racines* ont été étudiées dans le premier volume (p. 317). Je rappellerai ici les points les plus saillants de cette étude.

Chaque nerf rachidien, *nerf mixte*, c'est-à-dire composé de fibres motrices, sensitives et végétatives mélangées, prend naissance sur la moelle épinière par deux sortes de racines, des *racines antérieures motrices* et des *racines postérieures sensitives* (1).

Les *racines antérieures*, émergeant de la face antérieure de la

(1) Les vieux anatomistes disent 31 *paires*. Est-ce qu'on dit une *paire d'humérus ?* Nous savons bien que tous les nerfs sont pairs et qu'ils se répètent à droite et à gauche. Je n'emploierai donc plus l'expression surannée de *paire nerveuse*.

moelle, forment un faisceau triangulaire dont la base est sur le sillon collatéral antérieur de la moelle et dont le sommet correspond au trou de conjugaison, où les racines motrices se mêlent aux racines sensitives, qui naissent sur la face postérieure de la moelle. Ces racines sont exclusivement motrices, sauf l'existence des racines du sympathique et quelques fibres sensitives rétrogrades qui expliquent la *sensibilité récurrente* (voy. 1er vol., p. 336).

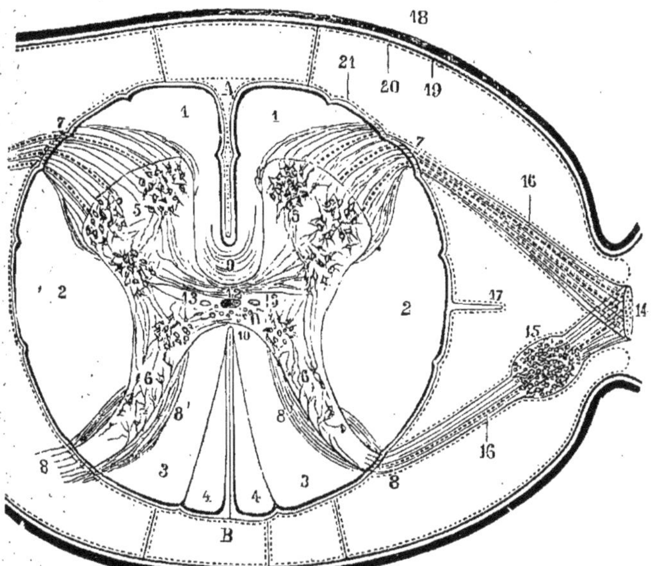

Fig. 356. — Coupe de la moelle, racines des nerfs rachidiens (schéma).

A, sillon médian antérieur. — B, sillon médian postérieur. — 1, 2, cordons antérieurs et latéraux. — 3, faisceau de Burdach. — 4, 4, faisceau de Goll. — 5, corne antérieure. — 6, corne postérieure. — 7, 7, implantation des racines antérieures sur la moelle. — 8, implantation des racines postérieures. — 9, commissure blanche. — 10, commissure grise. — 11, 12, coupe du canal de l'épendyme. — 13, 13, coupe d'un gros vaisseau. — 14, coupe du tronc du nerf rachidien. — 15, ganglion des racines postérieures. — 16, 16, racines du grand sympatique mêlées aux racines des nerfs rachidiens. — 17, coupe du ligament dentelé. — 18, paroi osseuse. — 19, dure-mère. — 20, feuillet pariétal de l'arachnoïde. — 21, feuillet viscéral de l'arachnoïde.

Les *racines postérieures*, émergeant de la face postérieure de la moelle, forment également pour chaque nerf un faisceau triangulaire dont la base est située dans le sillon collatéral postérieur, et le sommet au trou de conjugaison, où elles se mêlent aux racines antérieures. Elles sont exclusivement sensitives, et présentent un *ganglion* sur leur trajet.

Les racines antérieures et postérieures sont tellement nombreuses, qu'elles forment sur la moelle, de haut en bas, *deux séries* non interrompues.

Leur *point d'émergence* sur la moelle était appelé, autrefois l'*origine apparente* des racines. Leur *origine réelle* a lieu au centre de la moelle.

Sensibilité récurrente. — Dans un nerf rachidien, nerf mixte, les filets sensitifs du nerf s'unissent aux filets moteurs à leur extrémité terminale, pour remonter jusqu'à la moelle, en suivant un trajet récurrent, et passant par les racines motrices.

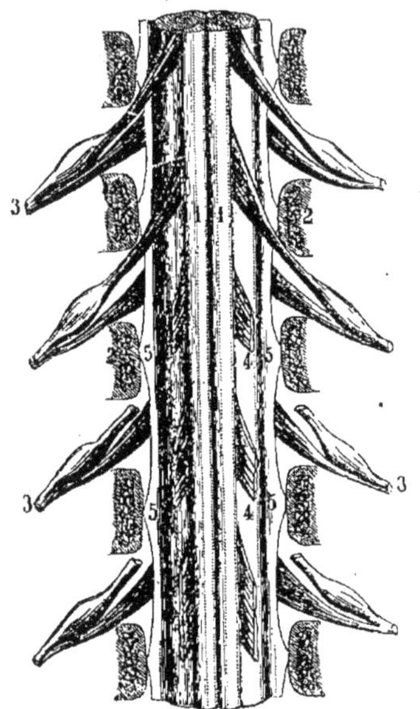

Fig. 357. — Racines des nerfs rachidiens ; fragment de moelle vue en arrière.

1, 1, cordons postérieurs. — 2, 2, pédicules des vertèbres. — 3, 3, nerfs rachidiens mixtes. — 4, 4, racines postérieures sensitives divisées. — 5, 5, ligament dentelé.

Si l'on coupe ces dernières, le bout central est indolore, tandis que le bout périphérique est très sensible. Découverte par Magendie en 1822, cette espèce de sensibilité porte le nom de *sensibilité récurrente*. Dans l'anesthésie, la sensibilité récurrente disparaît la première, puis la sensibilité disparaît peu à peu dans les nerfs sensitifs, de la périphérie au centre, et lorsque la sensibilité revient, elle suit une voie inverse, c'est-à-dire que la sensibilité récurrente reparaît la dernière.

Lorsqu'un nerf moteur reçoit d'un nerf sensitif des filets rétrogrades qui lui donnent sa sensibilité récurrente, les deux nerfs forment, selon Cl. Bernard, une *paire nerveuse physiologique* que j'appelle un *neurogame* (de νευρον, *nerf* et γαμος *mariage*). Les racines motrices et les racines sensitives d'un même nerf rachidien, constituent un neurogame. Les nerfs craniens forment aussi des neurogames. Ainsi le trijumeau donnant la sensibilité récurrente au facial, forme avec lui un *neurogame cranien*. La branche ophtalmique du trijumeau forme aussi des *neurogames craniens* avec les trois nerfs moteurs de l'œil, etc.

ARTICLE PREMIER

BRANCHES POSTÉRIEURES DES NERFS RACHIDIENS (1)

Dissection. — *Branches postérieures des nerfs cervicaux.* — On renverse la peau de la nuque de dehors en dedans, en ménageant les filets nerveux qui

(1) A l'époque de Galien, on connaissait les nerfs rachidiens « donnant à toutes les parties du corps auxquelles ils se distribuent, la faculté de sentir

se distribuent dans son tissu. La peau de la partie postérieure de la tête enlevée en entier, après l'avoir peu à peu incisée sur le trajet des nerfs occipitaux, qui resteront couchés sur le crâne. Les muscles de la nuque, tels que le trapèze, le splénius et le grand complexus, seront coupés en travers sur le trajet des nerfs, ou bien seulement détachés de l'occiput et repliés en arrière, selon que cela paraîtra plus commode ; mais les filets nerveux qu'ils reçoivent seront soigneusement ménagés.

Branches postérieures des nerfs dorsaux. — On couche le sujet sur le ventre et l'on détache la peau du dos de dedans en dehors ; on rejette de même en dehors les muscles larges, tels que le trapèze, le grand dorsal et le rhomboïde, en conservant les filets qui se rendent dans ces parties ; puis, on sépare le long dorsal, en dehors du sacro-lombaire et en dedans du transversaire épineux, en suivant les rameaux nerveux situés entre ces muscles.

En sortant du trou de conjugaison, après que les racines antérieures et postérieures se sont mêlées, pour former le nerf rachidien mixte, ce nerf se divise en deux branches, également mixtes, contenant des fibres sensitives et des fibres motrices.

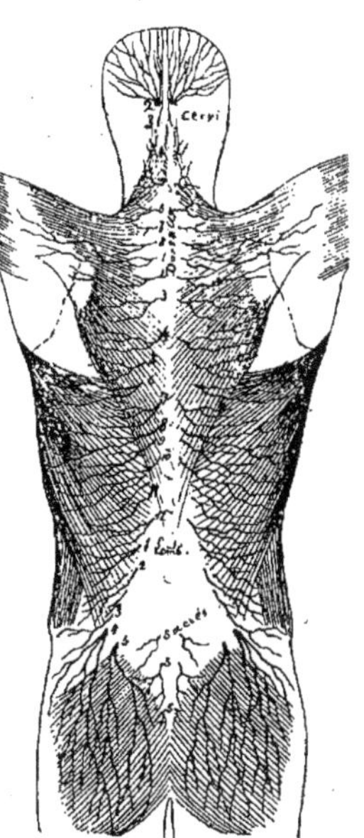

Fig. 358. — Branches postérieures des nerfs rachidiens (d'après van Gehuchten).

La *branche antérieure* se porte sur les parties latérales et antérieure pour se distribuer au cou, aux membres supérieurs, aux parois thoraco-abdominales et aux membres inférieurs.

La *branche postérieure* se dirige vers la partie postérieure du tronc où elle se termine de la même manière pour tous les nerfs rachidiens.

Elles se terminent dans les muscles de la nuque et du dos, de même qu'à la peau de ces mêmes régions, de l'épaule et de la partie postérieure du cuir chevelu.

Comme les nerfs rachidiens ces branches sont au nombre de *trente et une*.

Les branches postérieures des deux premiers nerfs cervicaux sont connues sous le nom de *sous-occipitales* (fig. 359).

La première, très courte, se porte en arrière et se termine dans les quatre muscles profonds de la nuque, grand et petit droits postérieurs, grand et petit obliques.

La deuxième, très volumineuse, connue sous le nom de *grand nerf occipital d'Arnold*, ou *branche occipitale interne* de Cruveilhier, sort du trou de conjugaison qui sépare l'atlas de l'axis et

et de se mouvoir ; une partie devient insensible et reste sans mouvement, si l'on coupe le nerf qui s'y distribue. Oribasius. *Anat. galen.*, p. 29.

se porte en haut vers la face profonde du grand complexus, qu'elle traverse. Elle perfore ensuite l'extrémité supérieure du trapèze et se ramifie en un grand nombre de filaments sensitifs qui se perdent dans la moitié postérieure du cuir chevelu. Dans son trajet, cette branche fournit des rameaux aux muscles grand et petit complexus, splénius, trapèze et transversaire épineux.

Au moment de leur origine, les deux branches sous-occipitales s'envoient un filament qui décrit une courbe en arrière de l'apophyse transverse de l'atlas. De plus, la seconde envoie un filament à la troisième, en arrière de l'axis. C'est à l'ensemble de ces rameaux anastomotiques que Cruveilhier a donné le nom de *plexus cervical postérieur.*

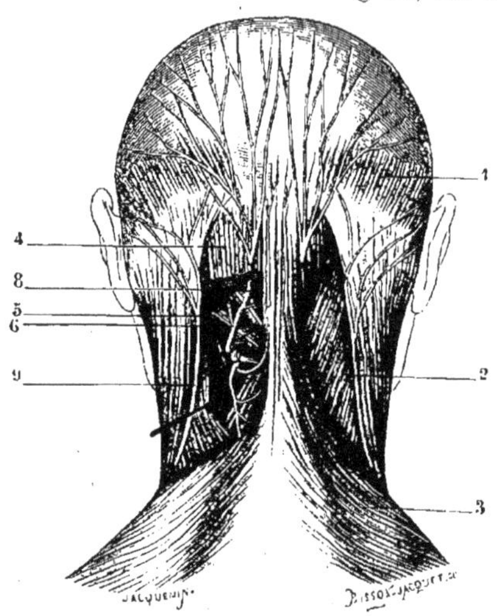

Fig. 359. — Nerf occipital.

1, muscle occipital. — 2, splénius. — 3, trapèze. — 4, grand complexus. — 5, grand oblique. — 6, grand droit postérieur. — 8, nerf occipital. — 9, branche mastoïdienne plexus cervical superficiel.

Les branches postérieures des six derniers nerfs cervicaux et celle du premier nerf dorsal constituent les *branches cervicales*. Dès leur origine, ces sept branches cervicales cheminent entre le grand complexus d'une part, le transversaire épineux et le transversaire du cou d'autre part, et se portent vers les apophyses épineuses des vertèbres. Arrivées à quelques millimètres de ces apophyses, elles traversent l'insertion du splénius et du trapèze, pour se réfléchir en dehors et se terminer dans la peau de la nuque et de l'épaule.

Les branches cervicales donnent, à leur origine, des rameaux moteurs aux muscles grand complexus, transversaire épineux et transversaire du cou, et des rameaux cutanés à leur terminaison.

Les sept branches suivantes sont connues sous le nom de *branches thoraciques*. Elles sont formées par les branches postérieures des nerfs dorsaux, faisant suite au premier dorsal. Ces branches diffèrent des précédentes, en ce que, dès leur origine, elles se divisent en deux rameaux : 1° un rameau musculaire qui se place entre les muscles long dorsal et sacro-lombaire, auxquels il se distribue ; 2° un rameau cutané qui glisse entre le transversaire épineux et le long dorsal, traverse les insertions du grand dorsal pour devenir sous-cutané, et se dirige ensuite en dehors, en s'épanouissant, sous forme de longs filaments, à la peau de l'épaule et du dos.

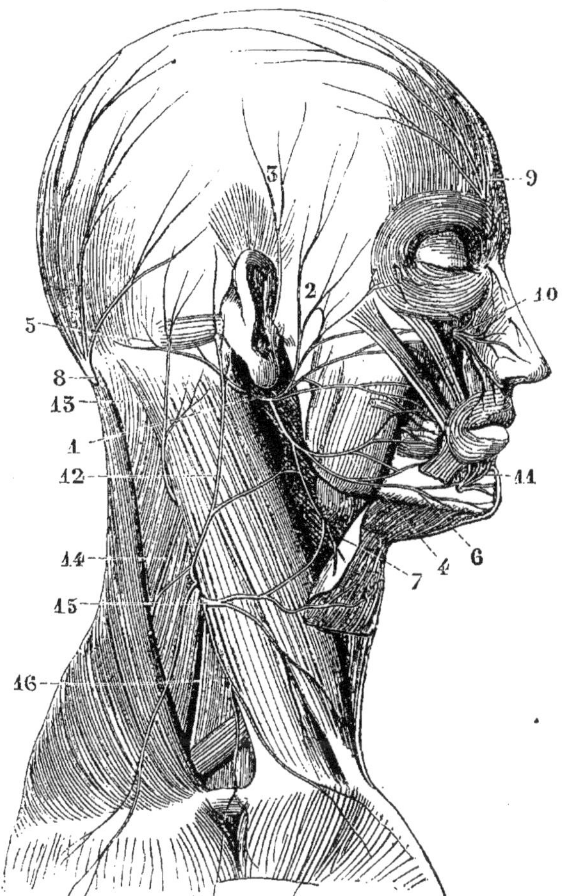

Fig. 360. — Nerf occipital, nerf facial et plexus cervical superficiel.

1, nerf facial. — 2, rameaux temporaux du facial. — 3, nerf auriculo-temporal. — 4, branche inférieure du nerf facial. — 5, nerf auriculo-occipital. — 6, rameaux mentonniers du facial. — 7, rameaux cervicaux du facial. — 8, nerf occipital d'Arnold. — 9, nerf sus-orbitaire ou frontal externe. — 10, nerf sous-orbitaire. — 11, nerf mentonnier. — 12, branche auriculaire du plexus cervical. — 13, branche mastoïdienne du plexus cervical. — 14, rameau du trapèze venant du plexus cervical. — 15, branche cervicale transverse du plexus cervical. — 16, branche sus-claviculaire.

Toutes les autres branches postérieures, au nombre de quinze, comprenant les quatre dernières dorsales, les cinq lombaires et les six sacrées, ont reçu le nom de branches *abdomino-pelviennes*. Ces branches, après leur origine, se portent en arrière et donnent des filets aux muscles de la masse commune ; elles se distribuent aussi à la peau de la région lombaire.

Quant aux branches postérieures des nerfs sacrés, elles sont toutes très courtes, et se perdent dans les muscles de la masse commune et dans la peau des régions du sacrum et du coccyx.

ARTICLE II

BRANCHES ANTÉRIEURES DES NERFS RACHIDIENS

Les *branches antérieures* sont destinées aux muscles et à la peau du cou, des membres sup. et inf. et de la paroi thoraco-abdominale. Leur volume est en rapport avec l'étendue du territoire cutané et musculaire auquel elles se rendent. Voilà pourquoi les nerfs des membres sont plus volumineux (radial, crural, sciatique).

Les *branches postérieures* étant de peu d'importance en raison de la petite étendue du territoire qu'elles animent (dos et nuque) les branches antérieures deviennent prépondérantes. C'est à ces dernières qu'on fait allusion quand on parle des nerfs rachidiens.

Les branches antérieures de tous les nerfs rachidiens sont des nerfs mixtes contenant des filets moteurs, des filets sensitifs et des nerfs trophiques ou vaso-moteurs, qui sortent de la moelle avec les filets moteurs et sensitifs, et qui se séparent des nerfs dans leur trajet pour se jeter sur les parois vasculaires.

Les branches antérieures se dirigent en avant et en dehors ; les unes se portent isolément vers les parties auxquelles elles se distribuent, comme les nerfs dorsaux ; les autres se groupent et s'anastomosent pour former des plexus.

On voit deux plexus à la partie supérieure de la moelle et deux plexus à la partie inférieure (voy. fig. 361).

Ces plexus sont de haut en bas :

1° Le *plexus cervical*, formé par les branches antérieures des quatre premiers nerfs cervicaux ;

2° Le *plexus brachial*, formé par les branches antérieures des quatre premiers nerfs cervicaux et du premier nerf dorsal ;

3° Le *plexus lombaire*, formé par les branches antérieures des trois premiers nerfs lombaires et d'une partie du quatrième ;

4° Le *plexus sacré*, formé par les branches antérieures d'une partie du quatrième nerf lombaire, du cinquième nerf lombaire et des quatre premiers nerfs sacrés.

Nous étudierons les branches de ces nerfs en procédant de haut en bas. Nous décrirons, par conséquent et successivement, le plexus cervical, le plexus brachial, les nerfs intercostaux, le plexus lombaire, le plexus sacré et les branches antérieures des derniers nerfs sacrés.

§ 1. — PLEXUS CERVICAL

On donne ce nom à l'ensemble des anastomoses des branches antérieures des quatre premiers nerfs cervicaux.

Constitution du plexus. — Lorsque le tronc du nerf cervical a longé la gouttière supérieure de l'apophyse transverse de l'atlas, sa branche antérieure se porte en avant et en bas et se confond avec un rameau ascendant du deuxième nerf cervical. Les branches antérieures des 2ᵉ, 3ᵉ et 4ᵉ nerfs cervicaux passent sur l'apophyse transverse des vertèbres, entre les muscles intertransversaires. Puis, elles se bifurquent pour s'anastomoser avec les deux nerfs les plus voisins. Le quatrième nerf s'anastomose avec le troisième et envoie un petit rameau anastomotique au cinquième qui fait partie du plexus brachial.

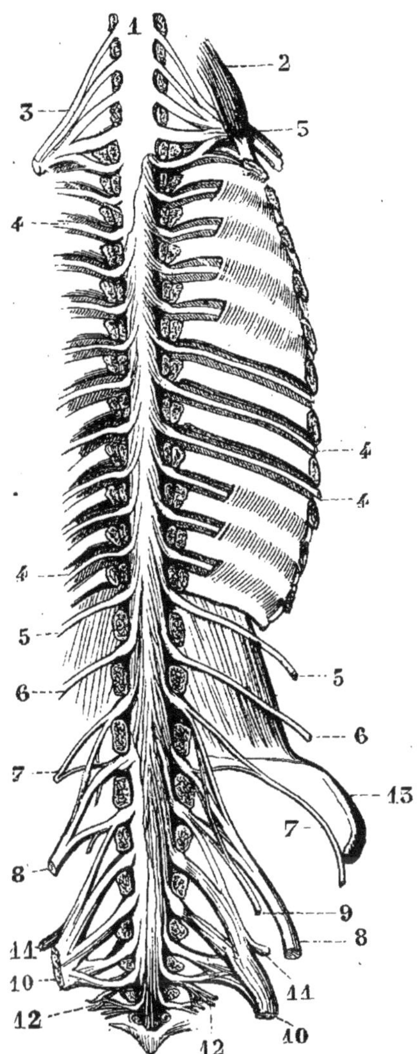

Fig. 361. — Branches antérieures des nerfs rachidiens.

1, moelle recouverte de ses membranes. — 2, muscle scalène antérieur. — 3, 3', plexus brachial. — 4, 4, 4, 4, nerfs dorsaux. — 5, 5, douzième nerf dorsal. — 6, 6, premier lombaire. — 7, 7, deuxième lombaire. — 8, 8, nerf crural. — 9, nerf obturateur. — 10, 10, plexus sacré. — 11, nerf fessier. — 12, cinquième et sixième nerfs sacrés. — 13, crête iliaque.

Dissection. — *Branches antérieures des nerfs cervicaux.* On dissèque la peau du cou de dehors en dedans, après en avoir circonscrit un lambeau par trois incisions : l'une, verticale, à la partie postérieure du cou ; l'autre, horizontale, au-dessus de l'oreille ; la troisième, le long de la clavicule ; ces deux dernières doivent être très peu profondes, afin de ne pas couper la branche inférieure du facial et les rameaux sus-claviculaires. Pour ne pas courir le risque de couper les filets nerveux superficiels, on fera bien de laisser, pour le moment, le muscle peaucier couché sur les parties profondes ; on verra alors à travers ce plan musculeux des filets nerveux, que l'on met à nu en coupant le peaucier en travers sur leur trajet et en l'enlevant peu à peu en entier. La peau de la partie supérieure de la poitrine sera disséquée en dehors, en même temps que les filets nerveux qui rampent dans son épaisseur. Le sterno-cléido-mastoïdien est embrassé par des anses nerveuses qu'il faut soigneusement ménager ; pour pouvoir disséquer ensuite profondément, on coupe ce muscle à ses attaches inférieures, et on le replie en haut avec ses anses nerveuses, en le laissant attaché à l'apophyse mastoïde.

Le *nerf phrénique* ne sera poursuivi dans la poitrine qu'après avoir disséqué les nerfs dorsaux ; pour voir son trajet, on enlève le sternum, et l'on le trouve accolé au péricarde.

Le *premier nerf cervical* ne sera disséquée qu'après tous les autres ; on commence par rechercher la branche inférieure du facial et son anastomose avec le troisième cervical ; on peut ensuite couper toutes les branches du facial, à l'exception de la branche anastomotique ; puis, on divise la mâchoire au niveau de la symphyse, et on la désarticule du côté où l'on prépare, afin de pouvoir la tirer de côté ; il sera le plus souvent inutile d'enlever en entier cette portion de la mâchoire. On conseille encore de couper le sterno-cléido-mastoïdien à son attache supérieure ; mais cette coupe n'est pas nécessaire, et les rapports des nerfs se trouvent dérangés, parce qu'alors le muscle ne tient plus à rien. Le tronc du premier nerf cervical est très difficile à trouver ; on voit bien facilement passer, par-dessus l'arc de l'atlas, sa branche de communication qui s'unit au deuxième nerf cervical ; mais le tronc lui-même est profondément situé entre la partie inférieure de l'occipital et la première vertèbre ; on y arrive en suivant la branche de communication, et on le trouve alors entre l'apophyse transverse et le tubercule postérieur de l'atlas.

TABLEAU DES BRANCHES DU PLEXUS CERVICAL

CINQ SUPERFICIELLES, DIX PROFONDES

Plexus	Branches	Distribution
A. Plexus superficiel. (Formé par les cinq branches superficielles, toutes *cutanées*. Elles se dégagent sur le bord postérieur du sterno-cléido-mastoïdien qu'elles embrassent, et se placent entre ce muscle et le peaucier.)	1° Branche auriculaire.	Région auriculaire.
	2° — mastoïdienne.	— mastoïdienne.
	3° — cervicale transverse	Partie antérieure du cou.
	4° — sus-claviculaire.	— interne de clavicule.
	5° — sus-acromiale.	— antérieure de l'épaule.
B. Plexus profond. (Formé par les dix branches profondes, toutes *musculaires*. Elles portent toutes, moins une, le nom des muscles qu'elles animent.)	Deux branches ascendantes.	Muscle petit droit antérieur de la tête. — droit latéral de la tête.
	Deux branches descendantes.	— diaphragme. Branche descendante interne.
	Deux branches antérieures.	Muscle grand droit antérieur. — long du cou.
	Quatre branches postérieures.	— sterno-cléido-mastoïdien. — trapèze. — rhomboïde. — angulaire.

Rapports. — Le plexus est situé au-devant des apophyses transverses des vertèbres cervicales, dont il est séparé par les muscles grand droit antérieur et long du cou ; il est recouvert par l'aponévrose prévertébrale, l'artère carotide interne et la veine jugulaire interne, et plus superficiellement par le sterno-cléido-mastoïdien.

A. — *Description du plexus cervical superficiel ou cutané* (fig. 362).

1° Branche auriculaire. — Ce rameau nerveux est le plus supérieur. Il monte vers l'oreille en croisant obliquement la face externe du sterno-mastoïdien et la face profonde du peaucier, entre lesquels il est situé. Il traverse les couches superficielles de la parotide, à laquelle il fournit quelques rameaux. Il donne aussi, au-dessous de l'oreille, un ou deux rameaux anastomotiques qui se jettent dans la branche inférieure du nerf facial. Ce nerf se porte ensuite dans le sillon qui sépare l'apophyse mastoïde du lobule de l'oreille, et fournit, vers la queue de l'hélix, deux rameaux : l'un externe, qui perfore de dedans en dehors le pavillon de l'oreille et se termine dans la peau de l'hélix et de la cavité de la conque ; l'autre interne, destiné à la face interne du pavillon de l'oreille (fig. 360).

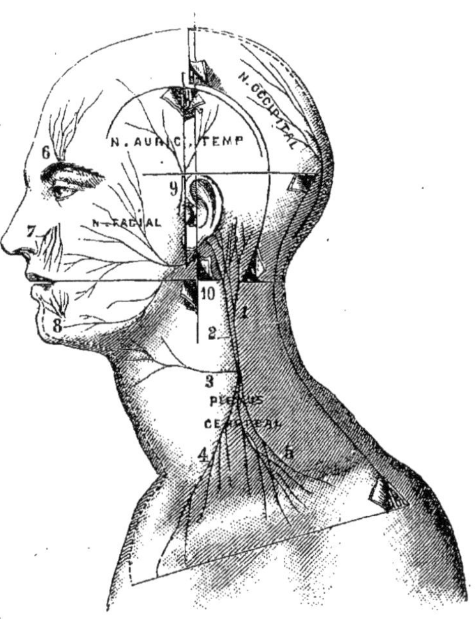

Fig. 362. — Dissection des nerfs de la tête et du cou.

1, 2, 3, 4, 5, les branches du plexus cervical superficiel avec les trois lignes de dissection qui les entourent. — 6, nerf sus-orbitaire. — 7, nerf maxillaire supérieur. — 8, nerf mentonnier. — 9, lignes de dissection pour l'auriculo-temporal.

2° Branche mastoïdienne. — Située au-dessus de la précédente, cette branche monte vers l'apophyse mastoïde, en longeant le bord postérieur du sterno-cléido-mastoïdien. Au niveau de l'apophyse mastoïde, elle envoie un rameau postérieur qui s'anastomose avec le nerf occipital d'Arnold, et un antérieur qui s'anastomose avec l'auriculaire (fig. 364).

Elle se distribue à la peau de la région mastoïdienne.

3° Branche cervicale transverse. — Cette branche, située entre les branches mastoïdienne et sus-claviculaire, se porte transversalement vers la partie antérieure du cou et donne un rameau ascendant qui s'accole à la jugulaire externe, sur laquelle il se perd à une certaine distance (fig. 364).

A sa terminaison, cette branche fournit des rameaux supérieurs

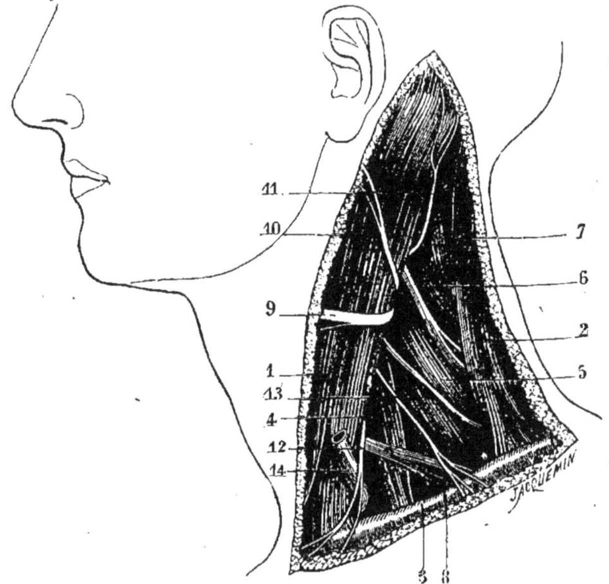

Fig. 363. — Nerfs du triangle sus-claviculaire.

1, sterno-mastoïdien. — 2, trapèze. — 3, clavicule. — 4. scalène antérieur croisé par l'omoplat-hyoïdien. — 5, scalène postérieur. — 6, angulaire. — 7. splénius. — 8. omoplat-hyoïdien. — 9, branche cervicale transverse du plexus cervical. — 10, branche auriculaire. — 11, branche mastoïdienne. — 12, branche sus-claviculaire. — 13. branche sus-acromiale.

et des rameaux inférieurs qui se perdent dans la peau du cou, depuis le menton jusqu'à la région sternale.

4° Branche sus-claviculaire. — Cette branche se porte en bas et en dedans, vers la partie interne de la clavicule, et se distribue à la peau qui recouvre la partie supérieure du sternum, du grand pectoral, et la partie interne de la clavicule. Elle passe, comme les deux précédentes, entre le sterno-mastoïdien et le peaucier qu'elle traverse à sa partie inférieure (fig. 355).

5° Branche sus-acromiale. — Elle se dirige vers la partie antérieure de l'épaule et de la poitrine, pour se distribuer à la peau qui recouvre la partie antérieure du deltoïde et la partie externe de la clavicule.

Les branches sus-claviculaire et sus-acromiale sont ordinairement multiples ; il n'est pas rare de voir chacune d'elles former de quatre à six rameaux. L'élève doit être prévenu de cette disposition anatomique. On prendra donc, dans la dissection, pour *sus-claviculaires*, tous les rameaux qui descendront du bord postérieur du sterno-mastoïdien, jusqu'à la partie interne de la clavicule. Tous les rameaux externes passant au-devant de cet os feront partie de la branche *sus-acromiale*.

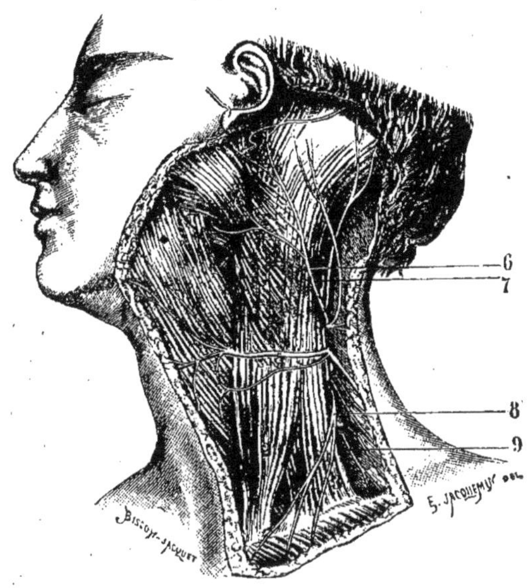

Fig. 364. — Plexus cervical superficiel.

1, sterno-cléido-mastoïdien. — 2, faisceau sternal. — 3, faisceau claviculaire. — 4, aponévrose étendue du sterno-mastoïdien à l'angle du maxillaire. — 5, branche cervicale transverse. — 6, branche auriculaire. — 7, branche mastoïdienne. — 8, branche sus-claviculaire. — 9, branche sus-acromiale.

B. — *Description du plexus cervical profond ou musculaire.*

Le plexus cervical profond est formé par les branches profondes du plexus cervical.

Ces branches se distribuent presque toutes à des muscles du voisinage ; quelques-unes vont dans des muscles éloignés.

1° et 2° Nerfs des muscles petit droit antérieur et droit latéral. — Ces nerfs sont constitués par deux filaments extrêmement ténus, qui se portent verticalement en haut dans les muscles petit droit antérieur et droit latéral, placés au-dessus du plexus.

3° Nerf phrénique. — Situé entre les poumons et le cœur, ce nerf naît par plusieurs filets des quatrième et cinquième nerfs cervicaux, souvent aussi du troisième (voy. fig. 365).

Il contourne la face externe et antérieure du scalène antérieur, et descend dans le thorax, en dedans de la première côte ; il s'insinue entre la plèvre et le péricarde et arrive jusqu'au diaphragme.

A son entrée dans le thorax, le phrénique droit est situé entre l'artère et la veine sous-clavière, qu'il croise à angle droit ; le gauche, parallèle aux artères sous-clavière et carotide primitive, passe derrière le tronc veineux brachio-céphalique gauche.

Le phrénique droit est situé en dehors de la veine cave supérieure sur un plan plus antérieur que le gauche, qui croise la

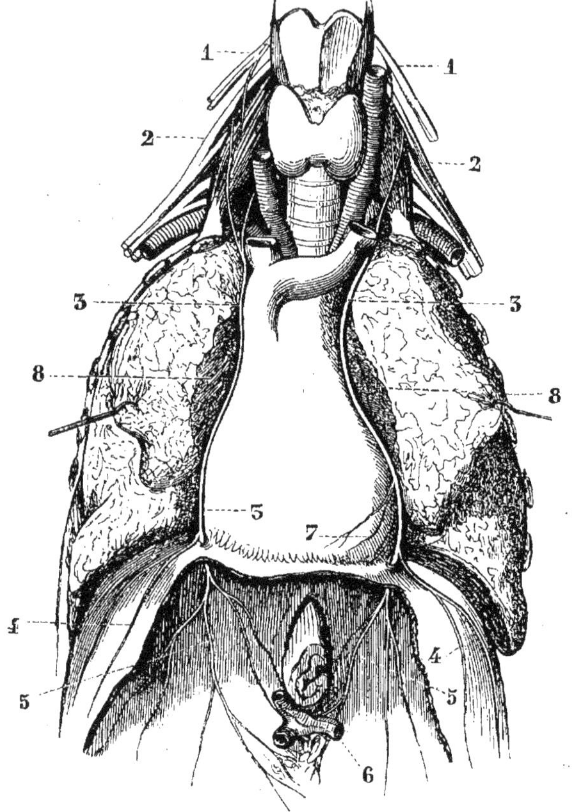

Fig. 365. — Nerf phrénique et péricarde.

1, quatrième nerf cervical. — 2, plexus brachial. — 3, 3, nerf phrénique. — 4, 4, rameaux sous-pleuraux du phrénique. — 5, 5, rameaux sous-péritonéaux. — 6, rameaux du phrénique se portant vers le plexus solaire. — 7, rameaux du phrénique pour le péricarde. — 8, 8, bord antérieur du poumon écarté.

crosse de l'aorte et qui passe en avant du pédicule pulmonaire gauche. Ce dernier décrit une courbe le long du bord gauche du cœur jusqu'à la pointe. Le phrénique droit descend verticalement.

Il est accompagné par les vaisseaux diaphragmatiques supérieurs, et par deux ou trois troncs lymphatiques.

Branches. — Au niveau de la première côte, le nerf phrénique s'anastomose avec le nerf du muscle sous-clavier.

Au niveau de l'articulation sterno-claviculaire, il reçoit une anastomose du grand sympathique.

Dans quelques cas, il reçoit un filet de l'anse de l'hypoglosse.

Plus bas, entre le péricarde et la plèvre, il donne des rameaux au péricarde.

A sa terminaison, ce nerf donne des filets *sous-pleuraux* à la face supérieure du diaphragme, au-dessous de la plèvre, des filets *sous-péritonéaux* entre le diaphragme et le péritoine, et quelques filaments à la veine cave inférieure ; quelques-uns de ces derniers se jettent dans le plexus solaire.

De plus, le nerf phrénique (1) gauche envoie quelques filaments au plexus surrénal du même côté, tandis que le nerf phrénique droit en fournit au bord postérieur du foie, au niveau du point qui, dépourvu du péritoine, est en contact immédiat avec le diaphragme. Ces filets nerveux vont aux veines sus-hépatiques.

Selon Luschka, le phrénique envoie des filaments au péritoine de la portion sus-ombilicale de la paroi abdominale, ainsi qu'aux ligaments triangulaires du foie.

4° Branche descendante interne. — Branche nerveuse formée par des filets des deuxième, troisième et quatrième nerfs cervicaux, et s'anastomosant avec la branche descendante du nerf hypoglosse. Elle se porte obliquement en bas, et un peu en avant, vers le tiers inférieur de la carotide primitive, pour former, avec la branche de l'hypoglosse, une anse nerveuse qui embrasse la carotide primitive, la jugulaire interne et le nerf pneumogastrique. Cette anse, située à 3 ou 4 centimètres au-dessus de la clavicule, forme un plexus d'où partent des rameaux qui se rendent aux muscles de la région sous-hyoïdienne, excepté au thyro-hyoïdien.

5° et 6° Nerfs des muscles grand droit antérieur et long du cou. — Ce sont des filets nerveux en nombre variable, qui se détachent du plexus cervical profond et se portent vers la ligne médiane pour se distribuer dans les muscles grand droit antérieur et long du cou. Ils ont à peine 2 centimètres de longueur.

7° Nerf du sterno-mastoïdien. — Rameau nerveux assez considérable, qui se porte en dehors et se jette dans l'épaisseur du tiers supérieur du sterno-cléido-mastoïdien. Il s'anastomose dans l'épaisseur de ce muscle avec des rameaux du spinal.

8° Nerf du trapèze. — Rameau volumineux qui se porte en dehors, se dégage au-dessous du sterno-cléido-mastoïdien, tra-

(1) Galien avait déjà remarqué que la ligature ou la section du nerf phrénique paralysait le diaphragme.

verse la région sus-claviculaire, de haut en bas et d'avant en arrière, et se rend à la face profonde du trapèze.

9° et 10° **Nerfs de l'angulaire et du rhomboïde.** — Ce sont deux rameaux qui se dégagent au-dessous du bord postérieur du sterno-cléido-mastoïdien, et se dirigent en arrière vers l'angle supérieur de l'omoplate, pour se jeter dans l'angulaire et dans le rhomboïde, à leur face profonde. Ces nerfs viennent quelquefois du plexus brachial.

Anastomoses du plexus cervical.

Le plexus cervical s'anastomose avec le pneumogastrique, le spinal, le grand hypoglosse, le sympathique et le plexus brachial.

Le *pneumogastrique* reçoit un ou deux filets, très courts et très grêles, de l'anse nerveuse formée par les branches antérieures des deux premiers nerfs cervicaux.

Le *spinal* s'anastomose avec le plexus cervical dans l'épaisseur des muscles sterno-mastoïdien et trapèze, qui reçoivent aussi des rameaux du spinal.

L'*hypoglosse* s'anastomose avec le plexus cervical : 1° par des filets qui se portent de l'arcade formée par la réunion des deux premiers nerfs au tronc de l'hypoglosse, au niveau du point où il contourne la carotide interne ; 2° par sa branche descendante, qui forme avec celle du plexus cervical l'*anse nerveuse* de l'hypoglosse.

Le *grand sympathique cervical* reçoit, par ses ganglions supérieur et moyen, quelques filets du plexus cervical.

Le *plexus brachial* s'anastomose avec le plexus cervical par un rameau qui descend obliquement du quatrième nerf cervical vers le cinquième. Quelquefois, cette anastomose est constituée uniquement par le nerf phrénique qui naît, par deux racines, des quatrième et cinquième nerfs cervicaux.

Origine des branches du plexus cervical.

Le *premier nerf cervical* fournit, par sa branche antérieure, des rameaux aux muscles petit droit antérieur et droit latéral.

Le *deuxième nerf* anime, par sa branche antérieure, le grand droit antérieur, le long du cou, et il fournit la branche mastoïdienne, un rameau au sterno-mastoïdien et la branche descendante interne.

Le *troisième nerf* fournit un rameau sterno-mastoïdien, la branche auriculaire et la branche cervicale transverse.

Le *quatrième nerf* fournit la principale origine du phrénique, la branche sus-claviculaire et la branche sus-acromiale.

§ 2. — PLEXUS BRACHIAL

Le *plexus brachial* est l'ensemble des anastomoses formées par les branches antérieures des quatre derniers nerfs cervicaux et du premier nerf dorsal. Ce plexus est irrégulier.

Dissection. — On détache la peau de la poitrine et on la renverse en dehors ; on coupe les muscles grand et petit pectoral à leurs insertions à la poitrine, en les rejetant vers le bras et vers l'épaule, où ils resteront attachés. Il faut ménager les rameaux nerveux qui se rendent dans ces muscles par leur face postérieure, et, en détachant le petit pectoral, on aura soin de conserver les rameaux qui, du premier et du deuxième nerf intercostal se portent à la peau du bras en traversant l'aisselle, si ces nerfs n'ont pas déjà été étudiés. Le muscle sous-clavier sera détaché de la première côte et restera adhérent à la clavicule, que l'on sciera en dedans de l'insertion de ce muscle ; les nerfs qui s'y rendent devront être ménagés. Si le muscle scalène antérieur n'est pas encore détaché, on le coupe pour bien voir l'origine du plexus brachial.

Pour suivre le trajet des nerfs dans le bras, on fait sur le milieu de sa face antérieure une incision cutanée, qui se prolonge sur la face antérieure de l'avant-bras en passant entre les deux tubérosités de l'humérus ; par là, on laisse dans le lambeau interne de la peau les ramifications du *nerf brachial cutané interne*, et dans le lambeau externe celles des *nerfs cutanés externes*. Parmi les *filets cutanés*, il en est deux qu'on coupe souvent : ce sont ceux du *circonflexe* et du *radial* ; le premier entre dans la peau, près du bord postérieur du muscle deltoïde ; l'autre se détache du tronc du radial, lorsqu'après avoir contourné l'humérus, ce nerf se porte vers la face externe du bras. Près du poignet, la peau sera coupée circulairement ; on aura soin alors de ne pas intéresser les *branches superficielles du cubital* et *du radial* et l'extrémité du *nerf musculo-cutané*, qui se portent sur le dos de la main. Ces branches, avec leurs dernières ramifications, devront rester sur la main, dont on enlèvera, par conséquent, la peau par lambeaux, en ménageant les nerfs.

Dans la dissection des nerfs du bras, il suffit le plus souvent d'écarter les muscles pour bien voir le trajet des cordons nerveux ; cependant, on peut couper en travers le court supinateur pour voir le passage de la *branche profonde du radial*.

Pour voir la distribution du *nerf circonflexe*, on détache le deltoïde de l'omoplate, en le laissant attaché à la clavicule et à l'humérus.

Le *nerf sus-scapulaire* ne peut être commodément disséqué que lorsque le bras est détaché du tronc. Dans le cas contraire, il faudrait coucher le bras en travers sur la poitrine. Après avoir détaché le trapèze de l'omoplate et de la clavicule, on poursuit le nerf en divisant le muscle sus-épineux suivant la direction de ce cordon ; mais il faut ménager aussi les rameaux qu'en reçoit ce muscle. On détache ensuite le sous-épineux de la crête de l'omoplate, et, en tiraillant de temps en temps le tronc du nerf sus-scapulaire, on ne tarde pas à découvrir son trajet dans la fosse sous-épineuse.

Rapports. — On considère au plexus brachial trois portions : 1° une portion sus-claviculaire ; 2° une portion claviculaire ; 3° une portion sous-claviculaire.

1° *Au-dessus de la clavicule*, il est situé d'abord entre les deux scalènes ; plus loin, il recouvre le premier espace intercostal et la partie supérieure du muscle grand dentelé ; il est recouvert par l'aponévrose cervicale, l'omo-hyoïdien, le peaucier, le sterno-mastoïdien et la peau. 2° *Au niveau de la clavicule*, il est séparé de cet os par le muscle et les vaisseaux sous-claviers. 3° *Au-dessous de la clavicule*, il est situé en arrière du petit pectoral et du grand pectoral, en avant du sous-scapulaire, du grand rond et du grand dorsal, en dedans du tendon du sous-scapulaire et de l'articulation scapulo-humérale, et en dehors de l'aponévrose limitant la base du creux axillaire qui s'enfonce entre le plexus et la paroi thoracique.

L'artère et la veine sous-clavières sont situées en avant du plexus à la partie supérieure, tandis qu'à la partie inférieure ces vaisseaux sont entourés par les troncs nerveux.

Le plexus brachial est ainsi constitué : le 5e nerf cervical descend vers le 6e auquel il se réunit pour former un tronc qui se bifurque plus bas, de sorte que ces deux nerfs réunis représentent la lettre X. Le 8e cervical se dirige en dehors et se réunit au 1er dorsal. De la réunion de ces deux branches résulte un tronc qui se divise également plus bas en deux branches à la manière d'un X. Le 7e cervical, intermédiaire aux deux troncs précédents, marche isolément et se bifurque de manière à former un Y dont les branches vont se réunir aux branches les plus voisines des deux X. (Voilà ce qu'on a coutume de dire dans les livres et dans les cours. La comparaison n'est pas très heureuse.)

Le plexus brachial fournit douze branches collatérales et six branches terminales.

TABLEAU DES BRANCHES DU PLEXUS BRACHIAL.
DOUZE COLLATÉRALES, SIX TERMINALES

A. Branches collatérales. (Les douze branches collatérales se distribuent aux muscles qui entourent le creux axillaire ; elles portent toutes, moins la douzième, le nom de ces muscles.)	Trois branches antérieures.	Nerf du sous-clavier.
		— du petit pectoral.
		— du grand pectoral.
	Sept branches postérieures.	Nerf sus-scapulaire, ou du sus-épineux et du sous-épineux.
		— supérieur du sous-scapulaire.
		— inférieur du sous-scapulaire.
		— du grand rond.
		— du grand dorsal.
		— du rhomboïde.
		— de l'angulaire.
	Deux branches inférieures.	Nerf du grand dentelé.
		— accessoire du brachial cutané interne.
B. Branches terminales. (Les six branches terminales sont toutes destinées à la peau et aux muscles du membre supérieur.)	Nerf brachial cutané interne.	
	— musculo-cutané.	
	— axillaire ou circonflexe.	
	— médian.	
	— cubital.	
	— radial.	

A. — Branches collatérales.

1° Nerf du sous-clavier. — Ce nerf, petit et grêle, se porte en bas, en avant du plexus brachial, et se jette dans le muscle sous-clavier, où il se distribue après avoir envoyé un rameau anastomotique au nerf phrénique, en avant du scalène antérieur. Il tire son origine du cinquième nerf cervical; il reçoit quelquefois un filet du sixième et même du septième.

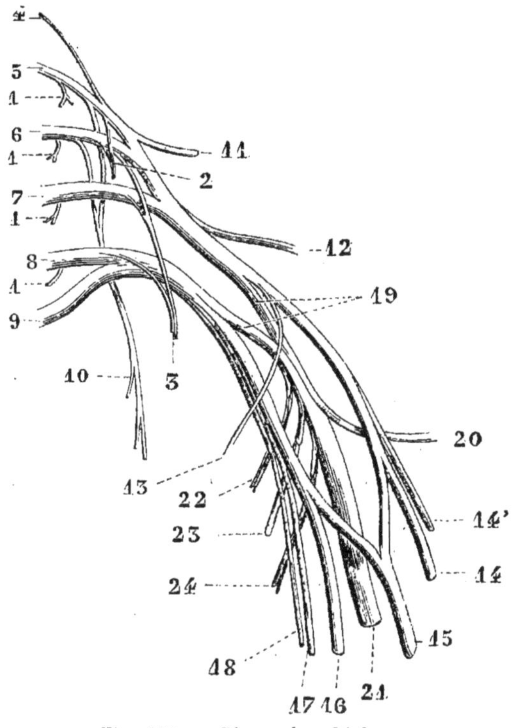

Fig. 366. — Plexus brachial.

1, 1, 1. rameaux des scalènes. — 2, nerf du sous-clavier. — 3, nerf du grand pectoral. — 4, rameau descendant du quatrième nerf cervical. — 5, cinquième nerf cervical. — 6, sixième nerf cervical. — 7, septième nerf cervical. — 8, huitième nerf cervical. — 9, premier nerf dorsal. — 10, nerf du grand dentelé. — 11, nerf de l'angulaire. — 12, nerf sus-scapulaire. — 13, nerf du petit pectoral. — 14, musculo-cutané. — 15, médian. — 16, cubital. — 17, brachial cutané interne. — 18, accessoire du brachial cutané interne. — 19, réunion des septième et huitième nerfs formant le nerf radial. — 20, nerf circonflexe. — 21, nerf radial. — 22, nerf du sous-scapulaire. — 23, nerf du grand rond. — 24, nerf du grand dorsal.

2° Nerf du petit pectoral. — Ce rameau passe en arrière de l'artère sous-clavière et se termine entre les deux pectoraux, auxquels il se distribue. Il naît ordinairement du tronc que forment par leur réunion les cinquième et sixième nerfs cervicaux.

3° Nerf du grand pectoral. — Ce nerf se porte en avant des vaisseaux sous-claviers, et vient se distribuer uniquement à la face profonde du grand pectoral. Après avoir croisé les vaisseaux sous-claviers, il envoie à celui du petit pectoral une anastomose dont la concavité supérieure embrasse les vaisseaux sous-claviers. Il prend naissance à la partie antérieure du plexus brachial, un peu en dehors du m. sous-clavier.

4° Nerf sus-scapulaire. — Ce nerf se porte en arrière et se place au-dessous du trapèze et de l'omoplato-hyoïdien. Il arrive dans la fosse sus-épineuse, et passe au-dessous du muscle sus-épineux, après avoir traversé l'échancrure coracoïdienne convertie en trou par un ligament, tandis que les vaisseaux sus-scapulaires passent par-dessus. Ce nerf sort ensuite de la fosse sus-épineuse en contournant le bord externe de l'épine de l'omoplate. Il se distribue aux muscles sus-épineux et sous-épineux.

5° et 6° **Nerfs supérieur et inférieur du sous-scapulaire.** — Ces deux branches nerveuses, très courtes, se jettent immédiatement : l'une dans la partie supérieure du muscle sous-scapulaire, l'autre dans sa partie inférieure. On rencontre quelquefois une troisième branche destinée à ce muscle.

7° **Nerf du grand rond.** — Il descend au-devant du sous-scapulaire, contourne son bord inférieur et se jette dans la face antérieure du grand rond.

8° **Nerf du grand dorsal.** — Il a le même trajet que le précédent et vient se jeter à la face antérieure du grand dorsal.

9° **Nerf du rhomboïde.** — Ce nerf se porte en arrière et en dedans, glisse entre le scalène postérieur et l'angulaire, et se termine à la face profonde du rhomboïde.

10° **Nerf de l'angulaire.** — Comme le précédent, ce nerf vient quelquefois du plexus cervical, il contourne le scalène postérieur et se jette à la face profonde de l'angulaire.

11° **Nerf du grand dentelé.** — Branche très volumineuse qui descend verticalement sur la face externe du grand dentelé, auquel elle se distribue. Chaque digitation du grand dentelé est pourvue d'une branche nerveuse. Ce nerf ne s'anastomose ni avec les intercostaux ni avec les nerfs du bras vers le creux de l'aisselle, comme on serait tenté de le croire dans la dissection. Les anastomoses que l'on observe se font entre les intercostaux et le brachial cutané, l'une des branches terminales du plexus brachial.

12° **Nerf accessoire du brachial cutané interne.** — Ce petit rameau nerveux suit le bord inférieur du plexus brachial et passe en avant du grand rond et du grand dorsal. Il perfore ensuite l'aponévrose brachiale à sa partie supérieure, et devient sous-cutané, jusqu'au niveau du coude. Ce nerf s'anastomose à sa terminaison avec le brachial cutané interne. Dans son trajet, il donne des rameaux à la peau de la partie interne du bras, et s'anastomose, à son origine, avec le rameau perforant latéral des deuxième et troisième nerfs intercostaux.

B. — *Branches terminales.*

1° Nerf brachial cutané interne. — Ce nerf naît de la partie inférieure du plexus brachial et se porte vers la face interne du bras, appliqué au-dessous de l'aponévrose et dans une direction parallèle à celle de la veine basilique qu'il accompagne (fig. 367).

Arrivé au tiers supérieur du bras, il perfore l'aponévrose brachiale avec la veine basilique et devient ensuite sous-cutané. Il accompagne la veine, avec laquelle il affecte des rapports très variables, jusqu'au niveau de l'épitrochlée, où il se bifurque en branche antérieure et branche postérieure.

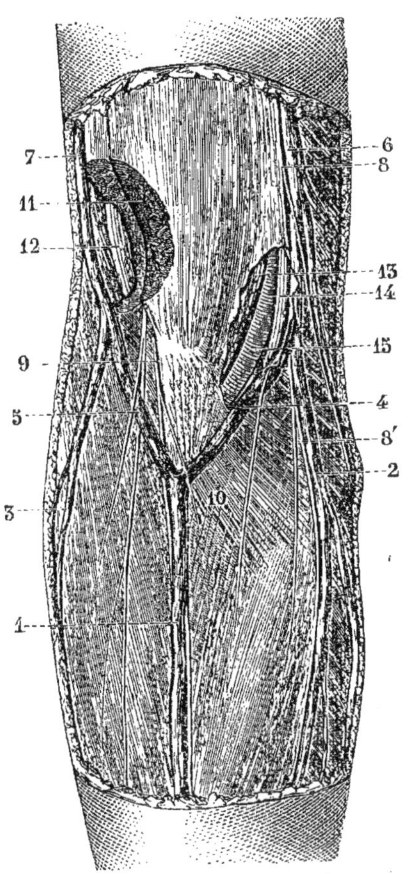

Fig. 367. — Nerfs superficiels de l'avant-bras.

1, veine médiane. — 2, veine cubitale. — 3, veine radiale. — 4, veine médiane basilique. — 5, veine médiane céphalique. — 6, veine basilique. — 7, veine céphalique. — 8, 8', nerf brachial cutané interne. — 9, portion cutanée du nerf musculo-cutané. — 10, expansion aponévrotique du biceps, dont les fibres s'entre-croisent avec celles de l'aponévrose antibrachiale. — 11, Échancrure sur les muscles biceps et brachial antérieur. — 12, nerf radial entre ces muscles et le long supinateur. — 13, bord interne du biceps. — 14, nerf médian. — 15, artère humérale.

La *branche antérieure* se divise en plusieurs rameaux, dont les uns passent en avant et les autres en arrière de la veine médiane basilique. Ces rameaux descendent en se subdivisant, et se distribuent à la peau de la moitié interne et antérieure de l'avant-bras, jusqu'au niveau du carpe.

Ces rameaux s'anastomosent sur la ligne médiane avec des rameaux semblables du musculo-cutané, et vers le tiers inférieur de l'avant-bras avec un rameau perforant du nerf cubital.

La *branche postérieure* passe en arrière de l'épitrochlée et se distribue à la peau de la moitié interne et postérieure de l'avant-bras.

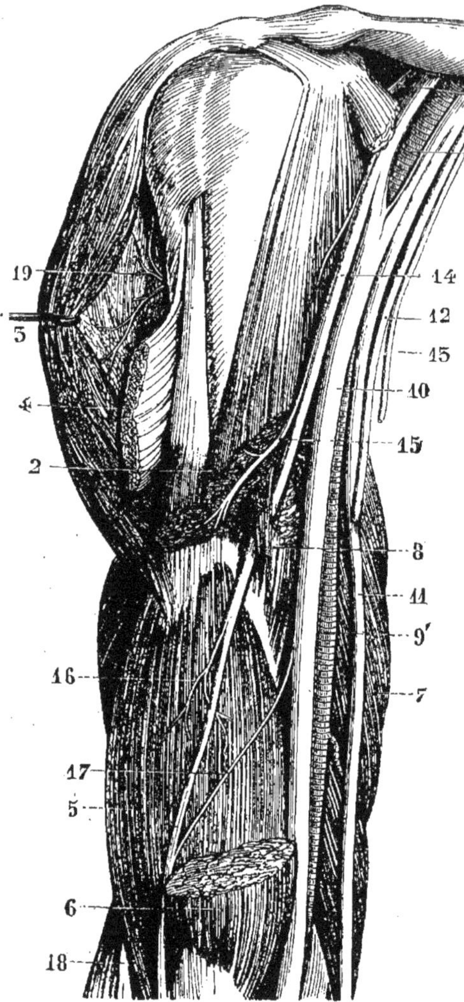

Fig. 368. — Branches terminales du plexus brachial.

1, clavicule. — 2, biceps divisé. — 3, deltoïde soulevé. — 4, tendon du grand pectoral. — 5, brachial antérieur. — 6, partie inférieure du biceps. — 7, vaste interne du triceps. — 8, partie inférieure du coraco-brachial traversé par le musculo-cutané. — 9, artère axillaire. — 9', artère humérale. — 10, médian. — 11, cubital. — 12, brachial cutané interne. — 13, accessoire du brachial cutané interne. — 14, musculo-cutané. — 15, rameau du musculo-cutané destiné au biceps. — 16 rameau du brachial antérieur. — 17, anastomose entre le médian et le musculo-cutané. — 18, radial. — 19, rameaux deltoïdiens du nerf circonflexe.

Vers le coude, le brachial cutané interne reçoit la terminaison de l'accessoire, branche collatérale du plexus.

2° Nerf musculo-cutané. — Ce nerf prend naissance sur le plexus brachial avec la racine externe du nerf médian. Il se dirige en bas et en dehors, traverse le muscle coraco-brachial, se place ensuite entre le brachial antérieur et le biceps, arrive sur le côté externe du tendon de ce muscle, et là, il perfore l'aponévrose pour devenir sous-cutané (fig. 367).

A ce niveau, il se divise en plusieurs rameaux, dont les uns passent en avant, les autres en arrière de la veine médiane céphalique. Ils se distribuent, en se ramifiant, à la peau de la moitié externe des deux faces de l'avant-bras.

Dans sa moitié supérieure, profonde ou motrice, ce nerf donne des rameaux moteurs aux muscles coraco-brachial, biceps et brachial antérieur, et il reçoit une anastomose du nerf médian vers le milieu du bras (fig. 368).

Dans sa moitié inférieure, superficielle ou

cutanée, ce nerf s'anastomose sur la ligne médiane avec les ramifications du brachial cutané interne ; à la face antérieure de l'avant-bras, il s'anastomose à quelques centimètres au-dessus du poignet avec un rameau perforant du nerf radial. Ses filets les plus éloignés peuvent être suivis jusqu'à la peau de l'éminence thénar.

3° **Nerf axillaire ou circonflexe.** — Ce nerf prend naissance à la partie postérieure et supérieure du plexus brachial. Il croise le bord inférieur du muscle sous-scapulaire et s'engage aussitôt dans un espace quadrilatère limité en avant par l'humérus, en arrière par la longue portion du triceps, en haut par le petit rond, en bas par le grand rond.

Après avoir traversé cet espace, avec l'artère circonflexe postérieure qui l'accompagne, ce nerf décrit une courbe autour de la moitié postérieure du col chirurgical de l'humérus, et se divise en un grand nombre de branches terminales qui se rendent à la face profonde du muscle deltoïde, dans sa moitié supérieure, ainsi qu'à l'articulation scapulo-humérale.

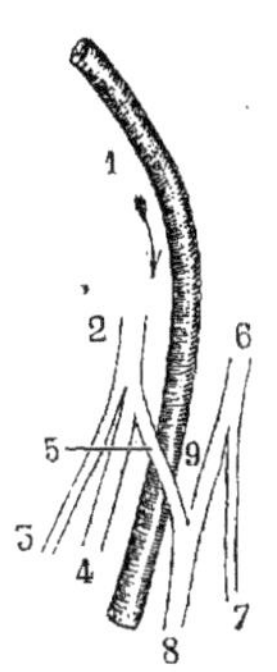

Fig. 369. — Rapports du nerf médian avec l'artère axillaire.

1, artère axillaire. — 2, tronc formé par la racine interne du médian, 5, le brachial cutané interne, 3, et le cubital, 4. — 6, tronc formé par le nerf musculo-cutané, 7, et la racine externe du médian, 9. — 8, tronc du nerf médian.

Immédiatement après sa sortie du quadrilatère déjà indiqué, le nerf axillaire fournit un petit rameau au muscle petit rond et un rameau cutané qui contourne le bord postérieur du deltoïde pour se terminer à la peau qui recouvre la partie postérieure de ce muscle (fig. 372).

4° **Nerf médian** (1). — *Origine.* — Le nerf médian, branche terminale du plexus brachial, naît par deux racines, entre lesquelles passe l'artère axillaire. La racine externe forme un tronc commun avec le musculo-cutané ; la racine interne se réunit au nerf cubital, de sorte que ces deux derniers nerfs et les deux racines du nerf médian représentent la lettre **M** (fig. 369).

Trajet. Direction. Rapports. — 1° Au bras, le médian se dirige en bas et accompagne l'artère humérale. Il est situé en dehors d'elle à sa partie supérieure, en avant et quelquefois en arrière à la partie moyenne, et en dedans à sa partie inférieure. Comme

(1) *Découvrir le nerf médian.* — Le long d'une ligne étendue du milieu du creux axillaire au milieu du pli du coude ; incisez peau et aponévrose, faites écarter le bord interne du biceps en avant, vous apercevrez le nerf médian et l'artère humérale. Pour faire cette découverte, il faut étendre le bras dans l'abduction.

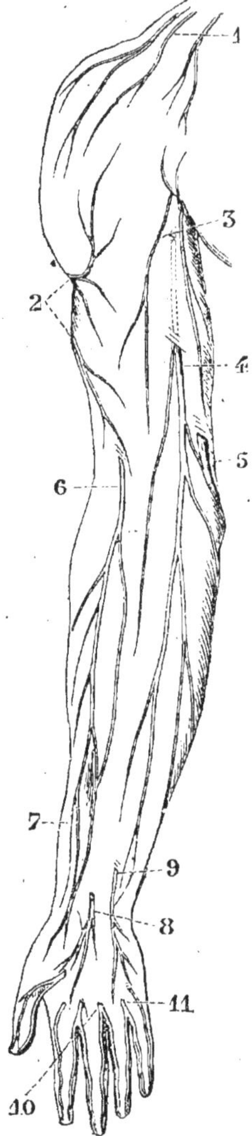

Fig. 370. — Nerfs superficiels.

1, rameaux du plexus cervical superficiel. — 2, 3, rameaux cutanés du radial. — 4, 5, brachial cutané interne. — 6, 7, rameaux cutanés du musculo-cutané. — 8, nerf palmaire cutané. — 9, anastomose du cubital avec le brachial cutané interne. — 10, 11, rameaux collatéraux des doigts.

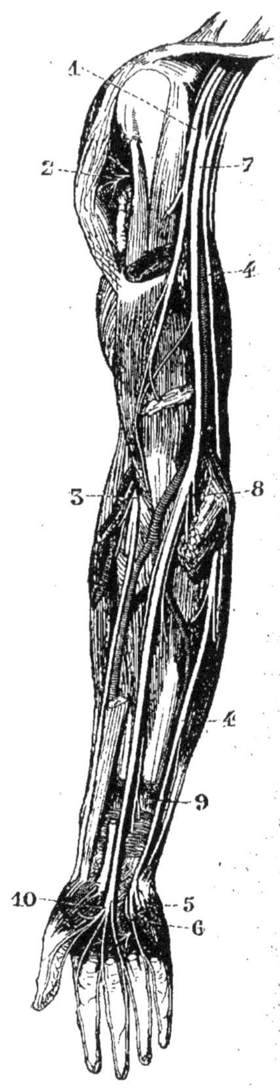

Fig. 371. — Nerfs profonds.

1, musculo-cutané. — 2, circonflexe ou axillaire. — 3, radial. — 4, cubital. — 5, branche profonde ou motrice du cubital à la main. — 6, branche superficielle ou cutanée. — 7, 8, 9, 10, médian.

cette artère, il longe le bord interne du biceps entre ce muscle et le brachial antérieur. Il peut être senti à travers la peau chez les sujets amaigris.

2° A l'avant-bras, il passe avec l'artère humérale en arrière de

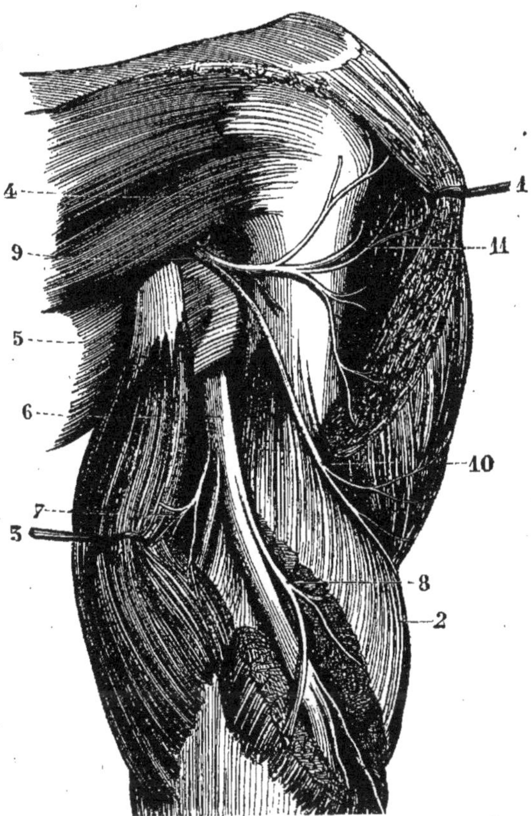

Fig. 372. — Nerf circonflexe et nerf radial.

1, crochet soulevant le bord postérieur du deltoïde. — 2, vaste externe du triceps. — 3, crochet écartant la longue portion du triceps. — 4, sous-épineux et petit rond. — 5, grand rond. — 6, nerf radial. — 7, rameau du radial destiné à la longue portion du triceps. — 8, rameau destiné au vaste interne et au vaste externe. — 9, nerf circonflexe. — 10, rameau cutané de ce nerf. — 11, rameaux deltoïdiens.

l'expansion aponévrotique du biceps, en dedans du tendon de ce muscle, s'insinue entre le faisceau coronoïdien et le faisceau épitrochléen du rond pronateur, traverse ensuite l'insertion supérieure du fléchisseur superficiel des doigts, et glisse de haut en bas jusqu'à la gouttière du carpe, entre les deux fléchisseurs communs. Dans ce trajet antibrachial, le nerf médian est accompagné jusqu'à la paume de la main par l'artère du nerf médian qui vient de l'interosseuse antérieure.

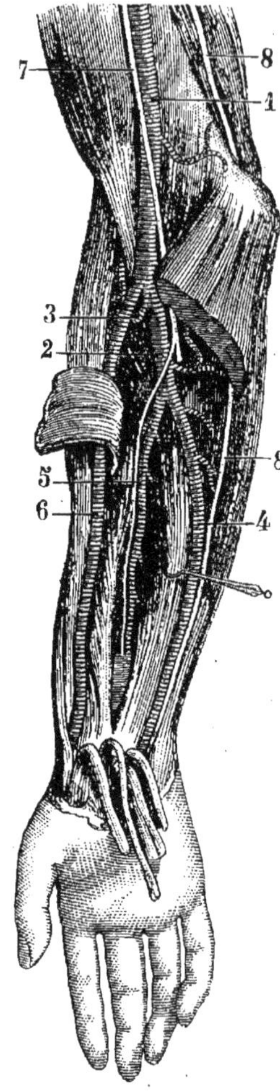

Fig. 373. — Nerf médian, nerf cubital et nerf interosseux.

1, artère humérale. — 2, radiale. — 4, cubitale. — 5, artère interosseuse. — 6, nerf interosseux. — 7, nerf médian. — 8, 8, nerf cubital.

3° A la main, le nerf médian traverse de haut en bas la gouttière du carpe, en avant du tendon du fléchisseur propre du pouce et en dehors des tendons du fléchisseur commun superficiel des doigts. Il se place ensuite au-dessous de l'aponévrose palmaire, et fournit à ce niveau des branches terminales (fig. 371).

Branches. — 1° Au bras, ce nerf fournit une seule branche, c'est l'anastomose qui se porte vers le musculo-cutané, en arrière du biceps.

2° A l'avant-bras, le nerf médian donne des rameaux de nombre et d'origine variables. Parmi ces rameaux, la plupart se distribuent aux muscles de la région antérieure de l'avant-bras, excepté au cubital antérieur et à la moitié interne du fléchisseur profond, c'est-à-dire aux muscles rond pronateur, grand palmaire, petit palmaire, fléchisseur commun superficiel des doigts, fléchisseur propre du pouce, moitié externe du fléchisseur commun profond des doigts et carré pronateur. Le rameau du carré pronateur, connu sous le nom de *nerf interosseux*, descend le long de la face antérieure du ligament interosseux, se distribue au carré pronateur et se termine dans les articulations du carpe. Les autres rameaux fournis par le médian aux muscles de l'avant-bras présentent ceci de particulier qu'ils prennent, pour la plupart, leur origine à la partie supérieure de cette région. Avant d'arriver au poignet, le nerf médian fournit un petit rameau, le *cutané palmaire*, qui perfore la partie inférieure de l'aponévrose antibrachiale, pour venir se perdre dans la peau du milieu de la paume de la main. On voit, dans des cas rares, le médian et le cubital s'anastomoser à l'avant-bras.

3° A la main, ce nerf s'anastomose avec le cubital et fournit plusieurs branches terminales. Ces branches sont, de dehors en dedans : 1° une branche motrice qui se distribue aux trois muscles de l'éminence thénar ; 2° le nerf collatéral palmaire externe du pouce ; 3° le collatéral interne du pouce ; 4° le nerf collatéral externe de l'index, qui donne un filet au premier lombrical ; 5° une branche nerveuse qui anime le second lombrical et qui se divise au niveau du deuxième espace interdigital, en collatéral interne de l'index et collatéral externe du médius ; 6° une branche nerveuse analogue, qui se porte vers le troisième espace interdigital pour constituer le nerf collatéral interne du médius et le collatéral externe de l'annulaire.

Tous les rameaux que le médian fournit à la main sont volumineux. Ils sont situés en arrière de l'aponévrose palmaire et de l'arcade palmaire superficielle ; leur direction est parallèle à celle des tendons fléchisseurs. Dans le trajet qu'ils parcourent sur les côtés de la face palmaire des doigts, ils s'anastomosent entre eux et avec les collatéraux dorsaux. Vers l'extrémité du doigt, ils fournissent un filet sous-unguéal et un filet qui se termine à la pulpe du doigt.

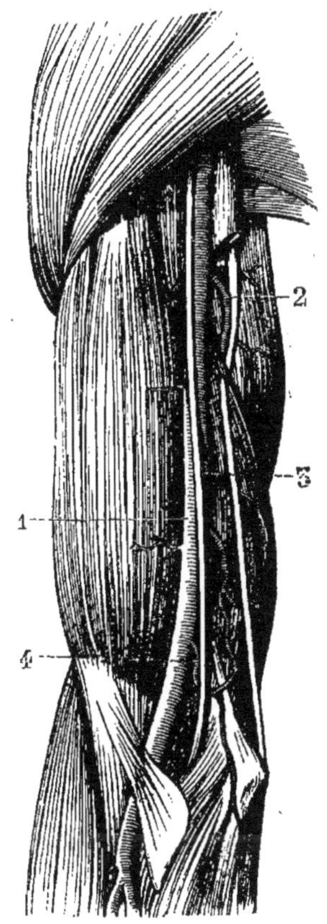

Fig. 374. — Nerfs médian et cubital.

1, artère humérale. — 2, artère collatérale externe. — 3, artère du brachial antérieur. — 4, artère collatérale interne.

5° Nerf cubital (1). — *Origine.* — Ce nerf naît par un tronc commun avec la racine interne du nerf médian (fig. 368, 371).

Direction. Trajet. Rapports et branches. — 1° Au bras, le nerf cubital se porte verticalement en bas, dans la gaine même du triceps, sans fournir de rameaux ; il suit la direction de l'artère humérale et du médian, dont il est séparé par la cloison aponévrotique intermusculaire interne du bras.

2° A l'avant-bras, ce nerf passe en arrière de l'épitrochlée, au-

(1) *Découvrir le cubital au coude.* — Faites avec ménagement, pour ne pas couper le nerf, une incision entre l'épitrochlée et l'olécrane, vous verrez le nerf contre la face postérieure de l'épitrochlée.

dessous du pont tendineux que lui forment les insertions supérieures du muscle cubital antérieur ; il se place ensuite à la face profonde de ce muscle, jusqu'au tiers moyen de l'avant-bras. A ce niveau, il rencontre l'artère cubitale, se place à son côté interne et se bifurque bientôt, à quelques centimètres au-dessus de la tête du cubitus, où il fournit une branche antérieure, ou *palmaire* et une branche postérieure, ou *dorsale*. Dans son trajet anti-brachial, le nerf cubital anime le muscle cubital antérieur et la moitié interne du fléchisseur profond, et fournit un rameau perforant qui va s'anastomoser dans la peau avec le brachial cutané interne.

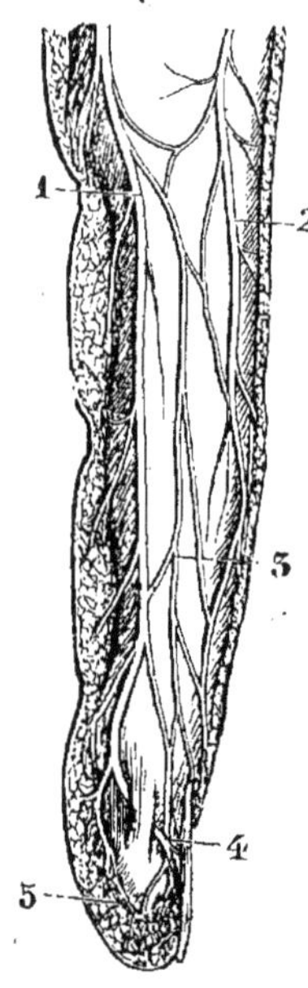

Fig. 375. — Nerfs collatéraux des doigts.

1, collatéral palmaire. — 2, collatéral dorsal. — 3, anastomose entre ces deux nerfs. — 4, rameau terminal sous-unguéal. — 5, rameau terminal de la pulpe du doigt.

3° A la main. *a.* La *branche antérieure*, ou *palmaire*, accompagne l'artère cubitale, passe en avant du ligament annulaire antérieur du carpe, traverse ce ligament et se divise ensuite en deux rameaux, l'un profond ou musculaire, l'autre superficiel ou cutané (fig. 376).

Le *rameau profond*, ou *musculaire*, traverse les muscles de l'éminence hypothénar et se place au-devant de l'extrémité supérieure des muscles interosseux, où il décrit une courbe à concavité supérieure. Cette branche donne un grand nombre de filets aux muscles de l'éminence hypothénar, aux deux derniers lombricaux, à tous les interosseux et à l'adducteur du pouce qui représente le premier interosseux palmaire.

Le *rameau superficiel*, ou *cutané*, descend verticalement le long de la partie externe de l'éminence hypothénar, et fournit deux branches : l'interne, qui forme le nerf collatéral interne du petit doigt, et l'externe, qui donne les nerfs collatéraux de l'espace interdigital qui sépare le petit doigt de l'annulaire.

b. La *branche postérieure*, ou *dorsale*, née à quelques centimètres au-dessus de l'extrémité inférieure du cubitus, se porte en arrière et en bas. Elle passe derrière la tête de cet os et se divise plus bas en plusieurs rameaux, qui constituent les nerfs collatéraux dorsaux de l'auriculaire, de l'annulaire, et le collatéral dorsal interne du médius.

Sur le trajet de ces nerfs, on trouve, en beaucoup de points, des corpuscules de la grosseur de petits grains de millet. Ce sont les corpuscules de Pacini, dont nous donnons ici deux spécimens. Nous avons décrit la structure de ces petits corps dans le premier volume (voy. 1er volume, p. 324).

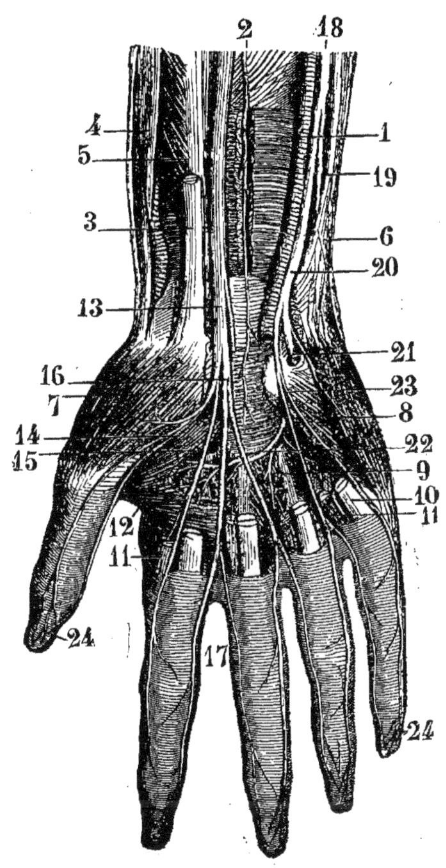

Fig. 376. — Terminaison des nerfs médian et cubital.

1, artère cubitale. — 2, terminaison du nerf interosseux. — 3, tendon du grand palmaire. — 4, long supinateur. — 5, fléchisseur propre du pouce. — 6, tendon du cubital antérieur. — 7, muscles de l'éminence thénar. — 8, muscles de l'éminence hypothénar. — 9, muscle interosseux palmaire. — 10. tendons des fléchisseurs. — 11, 11, lombricaux. — 12, adducteur du pouce. — 13, médian. — 14, branche nerveuse pour les muscles de l'éminence thénar et la peau du pouce. — 15, rameau collatéral palmaire externe du pouce. — 16, branche fournissant les collatéraux des deuxième et troisième espaces interdigitaux. — 17, nerfs collatéraux palmaires. — 18, tronc du cubital. — 19, branche dorsale cutanée. — 20, branche palmaire. — 21, rameau moteur. — 22, arcade du cubital pour les muscles interosseux, les deux derniers lombricaux, l'adducteur du pouce et l'éminence hypothénar. — 23, rameau cutané de la branche palmaire du cubital. — 24, terminaison des nerfs collatéraux des doigts.

Nerf radial (1). — *Origine.* — Le nerf radial naît d'un tronc commun avec le circonflexe à la partie postérieure du plexus brachial (fig. 364).

Direction. Trajet. Rapports. — Ce nerf, le plus volumineux des troncs nerveux du membre supérieur, se porte en bas, en arrière et en dehors. Il croise la face antérieure des tendons du grand dorsal et du grand rond, glisse ensuite de haut en bas et de dedans en dehors dans la gouttière de torsion, en con-

(1) *Découvrir le nerf radial.* — 1° *Dans la gouttière humérale.* Cherchez du doigt l'empreinte deltoïdienne un peu au-dessus du milieu de la face externe de l'humérus ; à 2 centimètres au-dessous, faites une incision oblique en bas, et en dedans jusqu'à l'os, vous apercevrez le nerf contre l'os avec l'artère humérale profonde ; 2° *Au-dessus du coude.* On ne peut pas sentir ce nerf avec le doigt, quoi qu'on en dise. Faire une incision le long de la branche externe du V du pli du coude, et se dirigeant vers un point correspondant à 6 centimètres au-dessus de l'épicondyle. Rejetez le long supinateur en dehors, refoulez le brachial antérieur en dedans ; vous apercevrez le nerf.

tournant la face postérieure de l'humérus. Dans ce trajet, il est contenu dans l'épaisseur du triceps, et sépare le vaste interne du vaste externe.

Arrivé à la partie externe du bras, le nerf radial se porte en avant, dans l'interstice celluleux qui sépare le brachial antérieur du long supinateur ; puis il se divise, au niveau de l'épicondyle, en deux branches : l'une profonde, ou *musculaire ;* l'autre superficielle, ou *cutanée*.

Branches. — Au bras, le nerf radial fournit des rameaux moteurs aux trois portions du muscle triceps, et à l'anconé qui reçoit

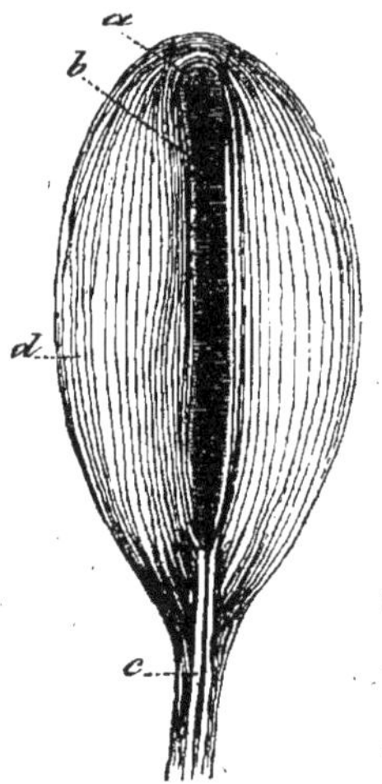

Fig. 377. — Corpuscule de Pacini.

a, bulbe central. — *b*, cylindre-axe. — *c*, fibre nerveuse. — *d*, couches concentriques de la gaine de Henle.

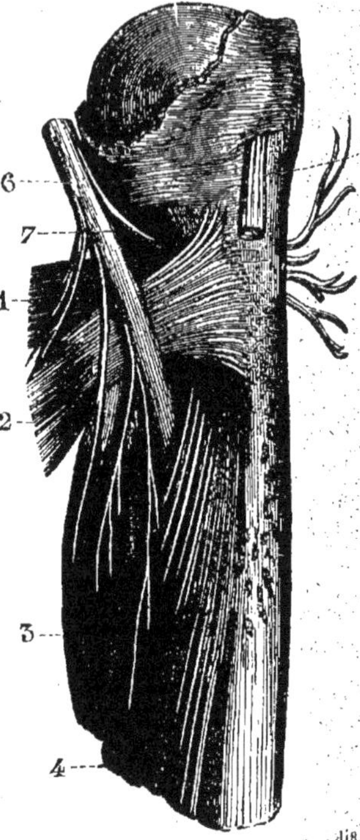

Fig. 378. — Origine du nerf radial et du nerf circonflexe.

1, face antérieure du tendon du grand rond. — 2, face antérieure du tendon du grand dorsal. — 3, longue portion du triceps. — 4, vaste interne du triceps. — 5, tendon de la longue portion du biceps. — 6, tronc commun du radial, du circonflexe, et des rameaux des muscles grand rond, grand dorsal et triceps. — 7, origine du circonflexe. On voit en dehors de l'humérus les ramifications du nerf circonflexe.

la terminaison du rameau du vaste externe. Il fournit aussi plusieurs rameaux cutanés qui se distribuent à la peau des parties postérieure et externe du bras. Avant sa bifurcation, au niveau de l'épicondyle, il donne des rameaux au long supinateur et au premier radial externe.

La *branche profonde*, ou *musculaire*, traverse la partie supérieure du court supinateur, en contournant d'avant en arrière l'extrémité supérieure du radius, et se divise en un grand nombre de rameaux, entre les deux couches musculaires de la région postérieure de l'avant-bras. Ces rameaux se distribuent aux huit muscles de cette région, ainsi qu'aux muscles court supinateur et second radial externe, muscles profonds de la région externe.

La *branche superficielle*, ou *cutanée*, passe entre les muscles radiaux, descend parallèlement au radius, en arrière duquel elle est située, devient sous-cutanée à quelques centimètres au-dessus de l'articulation du carpe, et se divise en plusieurs rameaux qui constituent les nerfs collatéraux dorsaux du pouce, de l'index, et le collatéral dorsal externe du médius. Ces branches terminales s'anastomosent sur la ligne médiane, à la face dorsale de la main, avec les branches terminales dorsales du cubital, qui constituent avec elles une arcade à concavité supérieure. Du reste, ces nerfs collatéraux des doigts sont identiques à ceux que fournissent le cubital et le médian (fig. 379).

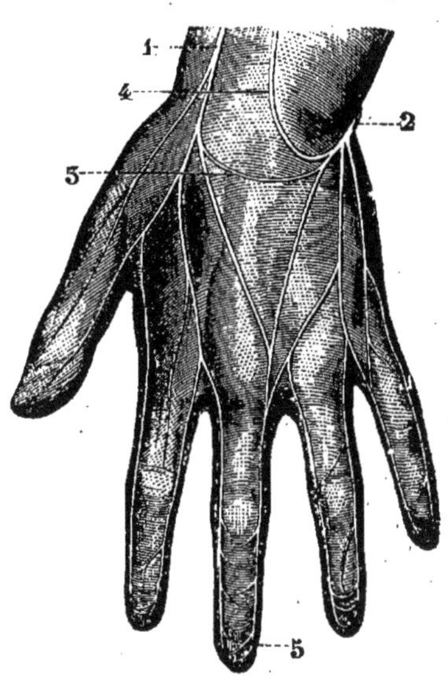

Fig. 379. — Nerfs de la face dorsale de la main.

1, branche superficielle du radial. — 2, branche dorsale du cubital. — 3, anastomose entre ces deux nerfs. — 4, autre rameau anastomotique. — 5, terminaison des nerfs collatéraux dorsaux.

Résumé des branches terminales du plexus brachial. — Des six branches terminales du plexus brachial, l'une ne dépasse pas l'épaule (circonflexe), deux s'arrêtent au poignet (brachial cutané interne et musculo-cutané), trois atteignent l'extrémité des doigts (médian, cubital, radial).

Le *circonflexe* donne ses rameaux moteurs aux muscles deltoïde et petit rond, et ses rameaux sensitifs, à la peau de l'épaule et à l'articulation scapulo-humérale.

Le *brachial cutané interne*, sensitif, se termine à la peau de la moitié interne de l'avant-bras.

Le *musculo-cutané*, mixte au bras, cutané à l'avant-bras, donne ses filets moteurs à trois muscles du bras, biceps, brachial antérieur et coraco-brachial. Ses fibres sensitives se terminent dans la peau de la moitié externe de l'avant-bras, de l'éminence thénar, et à l'articulation radio-carpienne.

Le *médian*, mixte, donne ses filets nerveux à l'avant-bras et à la main ; à six muscles et demi à l'avant-bras, les muscles épitrochléens, le long fléchisseur propre du pouce, le carré pronateur et la moité externe du fléchisseur profond des doigts ; à cinq muscles de la main, les trois de l'éminence thénar, et les deux lombricaux externes. Les filets sensitifs du médian vont à l'articulation du coude et forment les collatéraux palmaires de trois doigts et demi, pouce, index, médius, et collatéral externe de l'annulaire. Ce nerf ne donne pas de branches au bras.

Le *cubital*, mixte, ne donne rien au bras. Il distribue des filets moteurs à l'avant-bras et à la main ; à l'avant-bras, à un muscle et demi, cubital antérieur et moitié interne du fléchisseur profond ; à la main, à quatorze muscles, le palmaire cutané, les trois muscles de l'éminence hypothénar, les huit interosseux dont fait partie l'adducteur du pouce, et les deux derniers lombricaux. Les filets sensitifs se rendent à l'articulation du coude et forment les collatéraux dorsaux de deux doigts et demi du côté interne, par sa branche dorsale, et les collatéraux palmaires d'un doigt et demi du côté interne, par sa branche palmaire.

Le *radial*, mixte, anime le triceps et la peau de la partie postérieure du bras par son tronc ; sa branche superficielle forme les collatéraux dorsaux de deux doigts et demi du côté externe ; sa branche profonde anime douze muscles, tous ceux de la région externe et de la région postérieure de l'avant-bras.

— Indépendamment des filets *sensitifs* et *moteurs*, les nerfs rachidiens contiennent des *fibres vaso-motrices* qui s'en détachent sur leur parcours pour se jeter sur les parois des artères.

§ 3. — NERFS INTERCOSTAUX

Les *nerfs intercostaux* sont les branches antérieures des nerfs dorsaux. Ils sont au nombre de douze de chaque côté.

Dissection. — Pour disséquer les *branches antérieures des nerfs dorsaux*, on renverse la peau de la poitrine et du bas-ventre de dedans en dehors, en y laissant attachés les nerfs qui y pénètrent. Comme il y a des filets qui s'y rendent, vers le bord externe du sternum, on serait obligé de les couper pour pouvoir détacher la peau, si l'on ne divisait de haut en bas cette enveloppe en dehors du point où ces nerfs la pénètrent. On continue alors à la rabattre pour trouver les principaux rameaux cutanés, qui percent les muscles intercostaux externes vers le milieu des côtes. On fera une incision à la peau de la partie antérieure du bras, et on la disséquera vers le creux de l'aisselle, pour suivre les rameaux des deux premiers nerfs intercostaux, qui se rendent dans les téguments de cette partie. Les muscles pectoraux pourront alors être détachés de leur insertion à la poitrine, pour bien voir les filets des nerfs dorsaux qui y pénètrent ; les muscles de l'abdomen seront coupés en travers sur le trajet des filets nerveux qui s'y distribuent, et que l'on trouvera aisément en suivant vers la profondeur les filets qui se portent en dehors dans la peau. Ou bien, on détachera les deux muscles obliques de leurs attaches postérieures, et on les renversera peu à peu en avant pour voir les rameaux nerveux qui rampent entre leurs plans, et surtout entre le petit oblique et le transverse. La gaine du muscle droit sera fendue de haut en bas pour mettre à découvert les nerfs qui entrent dans le muscle, et ceux qui le traversent pour pénétrer dans les téguments. On ouvrira ensuite la poitrine ; on renversera le poumon vers le côté opposé à la préparation, et, après avoir enlevé la plèvre costale, on incisera les muscles intercostaux internes sur le trajet des nerfs, vers le bord inférieur des côtes. Pour mettre en évidence leur origine, il faut que la poitrine et l'abdomen soient largement ouverts, en sorte qu'il est préférable de ne faire cette dissection qu'avec celle des nerfs lombaires.

Les nerfs intercostaux présentent à étudier des caractères communs à tous ces organes, et des caractères particuliers pour un grand nombre d'entre eux.

Caractères communs.

Les nerfs intercostaux prennent naissance aussitôt que les nerfs dorsaux ont franchi le trou de conjugaison.

Tandis que la branche postérieure, qui naît au même niveau, se porte en arrière, la branche antérieure se porte dans l'espace intercostal.

Immédiatement après son origine, le nerf intercostal s'anastomose par deux filaments avec les deux ganglions du grand sympathique les plus voisins. De ces deux filaments, l'un est ascendant et l'autre descendant.

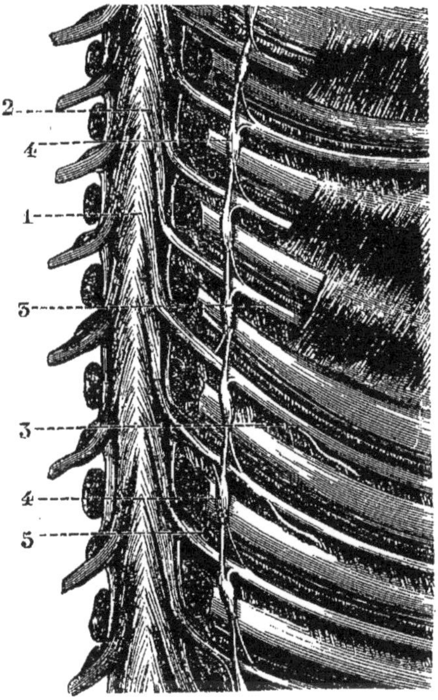

Après s'être anastomosé avec le grand sympathique, le nerf se dirige en dehors, dans l'espace intercostal correspondant, et se place entre le feuillet pariétal de la plèvre et le muscle intercostal externe. Il gagne l'interstice des deux muscles intercostaux, et se loge dans la gouttière de la côte, au-dessous de l'artère et de la veine intercostales. Vers la partie moyenne de l'espace intercostal, le nerf abandonne la côte, et se place à égale distance des deux os qui limitent l'espace. Il en suit toute la longueur, jusqu'à son extrémité antérieure où il se termine. A son origine on peut l'apercevoir, par transparence, à travers la plèvre (fig. 380).

Fig. 380. — Nerfs intercostaux (origine et rapports).

1, face antérieure de la moelle épinière. — 2, racines antérieures des nerfs intercostaux. — 3, 3, tronc du nerf intercostal. — 4, 4, ganglions du grand sympathique en rapport avec les nerfs intercostaux. — 5, artère intercostale au-dessus du nerf.

Dans son trajet entre les muscles intercostaux, ce nerf fournit à ces deux muscles des *rameaux moteurs*, nombreux et peu développés. Il fournit souvent, en outre, vers sa partie moyenne, un *rameau anastomotique* qui croise la face interne de la côte qui est au-dessous, pour se porter sur le nerf intercostal le plus voisin.

Il fournit aussi deux *branches cutanées* : l'une, par sa partie moyenne ; l'autre, par sa partie antérieure ou terminale. Ces deux branches constituent le *rameau perforant latéral* et le *rameau perforant antérieur*.

Le *rameau perforant latéral* perfore la partie moyenne du muscle intercostal externe et le grand dentelé, arrive au-dessous de la peau, et se divise en filaments antérieurs et postérieurs, qui

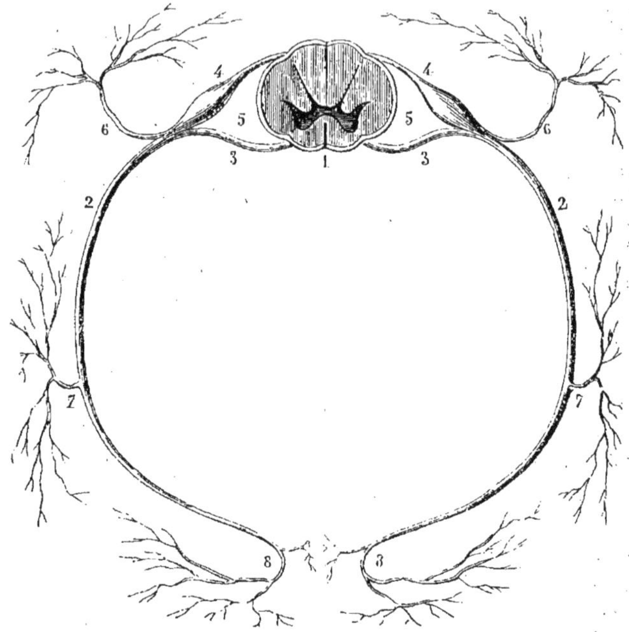

Fig. 381. — Schéma des nerfs intercostaux.

1, moelle. — 2, 2, nerfs intercostaux. — 3. 3, racines antérieures. — 4, 4, racines postérieures et ganglions. — 5, 5, intervalle séparant les racines antérieures et postérieures, et occupé par le ligament dentelé. — 6, 6, branche postérieure des nerfs dorsaux. — 7, 7, rameau perforant latéral. — 8, 8, rameau perforant antérieur.

se dirigent horizontalement en avant et en arrière, pour se terminer dans la peau des régions correspondantes.

Le *rameau perforant antérieur* traverse la partie la plus antérieure de l'espace intercostal, et se porte au-dessous de la peau, pour se diviser en rameaux internes, externes, supérieurs et inférieurs, qui se distribuent à la peau de cette région. Parmi ces rameaux, les externes sont les plus longs et se portent au-devant du rameau perforant latéral (fig. 381).

Caractères particuliers.

Premier nerf intercostal. — Ce nerf se distingue des autres par les deux caractères suivants : 1° la plus grande partie des fibres qui le constituent sort du thorax, en passant sur le col de la première côte, et se jette dans le plexus brachial; 2° l'autre portion, qui constitue le nerf intercostal proprement dit, présente un petit volume; elle est dépourvue de rameau perforant latéral.

Deuxième et troisième nerfs intercostaux. — Ces deux nerfs présententtous les caractères communs indiqués plus haut, moins un : le rameau perforant latéral, au lieu de se porter directement en avant et en arrière dans la peau des parties latérales du thorax, se porte en dehors dans la peau qui recouvre le creux de l'aisselle. De plus, ce rameau s'anastomose au niveau du creux de l'aisselle avec le nerf accessoire du brachial cutané interne.

Quatrième et cinquième nerfs intercostaux. — Ces deux nerfs présentent tous les caractères communs des nerfs intercostaux; ils fournissent, de plus, des rameaux sensitifs assez volumineux, qui vont se distribuer à la peau de la mamelle et au mamelon.

Sixième et septième nerfs intercostaux. — Ces nerfs se distinguent des autres par quelques rameaux qu'ils fournissent à la partie supérieure des muscles de la paroi abdominale.

Les cinq derniers nerfs intercostaux présentent les caractères suivants : arrivés à la partie antérieure de l'espace intercostal correspondant, ces nerfs perforent les insertions du diaphragme en croisant la face interne des cartilages des fausses côtes, s'insinuent entre les muscles abdominaux auxquels ils se distribuent, et viennent se terminer par deux rameaux perforants antérieurs. L'un de ces rameaux traverse, de dehors en dedans, la gaine du muscle droit et perfore le bord interne de ce muscle d'arrière en avant pour s'épanouir dans la peau, sur la ligne médiane. L'autre rameau s'épanouit dans la peau de la paroi abdominale, au niveau du bord externe du muscle droit. De sorte qu'il existe, le long du muscle droit, deux séries de rameaux perforants antérieurs, l'une suivant son bord interne, l'autre suivant son bord externe.

Les cinq derniers nerfs intercostaux présentent un rameau perforant latéral, qui devient de plus en plus oblique en bas, à mesure qu'on se rapproche du dernier. Celui-ci, en effet, est presque vertical, très développé, et se porte dans la peau de la région fessière.

§ 4. — PLEXUS LOMBAIRE

Le *plexus lombaire* est formé par les anastomoses qui ont lieu entre les branches antérieures des quatre premiers nerfs lombaires.

Il est situé dans l'épaisseur du psoas, de la surface duquel on voit sortir toutes les branches.

Dissection. — Le *plexus lombaire* étant caché par le muscle psoas, il faut séparer ce muscle des vertèbres et le rejeter en dehors, en le coupant en travers sur le trajet des filets qui le perforent, de manière à en enlever peu à peu la plus grande partie, mais en conservant toutefois les portions du muscle dans lesquelles viennent se rendre des rameaux nerveux. On dissèque ensuite les *nerfs abdomino-génitaux* et le *génito-crural*, dans l'ordre suivant lequel nous allons les énumérer. Il importe de faire cette préparation avant de passer à celle du crural et avant d'inciser le ligament de Poupart : car, les extrémités des nerfs de l'aine se dirigeant parallèlement à ce ligament et au-dessus de lui dans l'épaisseur de la paroi abdominale, elles seraient nécessairement divisées en même temps que le ligament. La préparation de ces rameaux exige donc quelque attention, afin de ne pas couper ceux qui traversent l'anneau inguinal pour aller se distribuer aux parties génitales.

L'incision de la peau de la cuisse doit se faire le long de sa partie antérieure, et se prolonger par-dessus la rotule et le long de la crête du tibia, afin de laisser dans le lambeau interne les *nerfs cutanés internes*, tandis que les *cutanés externes* seront disséqués sur le lambeau externe. Il est encore à observer que tous les nerfs cutanés devront rester adhérents à la peau, comme nous l'avons déjà indiqué dans la dissection des nerfs du membre supérieur ; à cet effet, il faut tout de suite détacher le *fascia lata*, en même temps que la peau.

La dissection des branches profondes du *nerf crural* se fait en écartant simplement les muscles, sans les inciser ; le ligament de Poupart aura naturellement été divisé sur le trajet de ce nerf, en ménageant toutefois les filets inguinaux qui en croisent la direction.

On a quelquefois de la peine à trouver la principale branche qui concourt à la formation du *nerf saphène interne*, parce qu'elle est logée dans une gaine fibreuse, fournie par les muscles vaste interne et troisième adducteur, gaine qu'il faut fendre sur le trajet du nerf. Dans cette dissection, on fera attention au filet que le nerf obturateur envoie au saphène et qui s'unit à lui, ordinairement au-dessous du milieu de la cuisse, quelquefois seulement au-dessous du genou. Le saphène peut être suivi facilement jusqu'à la malléole interne, en laissant ces ramifications placées dans la peau le long de la jambe ; mais, si l'on voulait le disséquer plus loin, sur le bord interne du pied, il faudrait couper la peau en travers près de la malléole, en ménageant le nerf, et disséquer son extrémité sur le pied même, où elle devra rester couchée.

On trouve le *nerf obturateur* près du détroit supérieur du bassin, derrière les vaisseaux iliaques ; la dissection des branches qu'il donne dans la cuisse se fait après avoir détaché le muscle pectiné de son insertion au bassin, et en écartant les uns des autres les muscles de la partie supérieure et interne de la cuisse. On reconnaît aisément la direction de ses filets, en tirant sur la portion du nerf située dans le bassin. Il faut avoir soin de ménager le *rameau saphène* de ce nerf.

Le *nerf lombo sacré* et le commencement du *nerf fessier*, qu'il fournit, peuvent être vus dans la situation actuelle du sujet ; mais la terminaison de ce dernier nerf ne peut être étudiée qu'après avoir retourné le cadavre sur le ventre, et après avoir détaché les muscles fessiers, en sorte qu'il est plus convenable de faire cette dissection en même temps que celle des nerfs qui partent du plexus sacré.

Le plexus lombaire fournit quatre branches collatérales et trois terminales.

TABLEAU DES BRANCHES DU PLEXUS LOMBAIRE

Quatre branches collatérales.	Nerf grand abdomino-génital.	Rameau abdominal.
		— génital.
	Nerf petit abdomino-génital.	— abdominal.
		— génital.
	Nerf génito-crural.	— crural.
		— génital.
	Nerf fémoro-cutané.	— fémoral.
		— fessier.
Trois branches terminales	Nerf lombo-sacré.	Se jette dans le plexus sacré.
	Nerf obturateur.	Rameaux musculaires.
		— cutanés.
		— anastomotiques,
	Nerf crural.	Rameaux collatéraux pour le psoas-iliaque.
		Rameaux terminaux: Nerf musculo-cutané interne.
		Nerf musculo-cutané externe.
		Nerf saphène interne (cutané),
		Nerf du triceps (moteur).

Description du plexus lombaire.

Ce plexus, de forme très irrégulière, formé par les branches antérieures des trois premiers nerfs lombaires et d'une partie du quatrième, est situé sur les côtés de la colonne lombaire, dans l'épaisseur même du muscle psoas. C'est à la surface même de ce muscle qu'on voit l'émergence de toutes les branches nerveuses du plexus lombaire.

Branches collatérales.

1° **Nerf grand abdomino-génital** (encore appelé : abdomino-génital supérieur, grand abdominal, musculo-cutané supérieur, ilio-scrotal, abdomino-scrotal). — C'est une branche collatérale qui part du premier nerf lombaire et se porte immédiatement en dehors. Ce nerf passe en avant du carré des lombes, en arrière du rein, devient ensuite un peu oblique en dehors et en bas, perfore le muscle transverse, et chemine dans l'épaisseur des muscles de la paroi abdominale jusqu'à l'épine iliaque antérieure et supérieure. Arrivé là, il se divise en deux rameaux.

L'un, ou *rameau abdominal*, continue la direction du nerf et se dirige vers la ligne blanche, en se distribuant à tous les muscles de la paroi abdominale. L'autre, ou *rameau génital*, se porte dans le canal inguinal, qu'il traverse, sort du canal par l'orifice cutané, et se divise en plusieurs ramifications qui se distribuent à la peau du pubis et du scrotum chez l'homme, de la grande lèvre chez la femme.

Avant sa bifurcation, ce nerf fournit plusieurs ramifications aux muscles de la paroi abdominale et au carré des lombes.

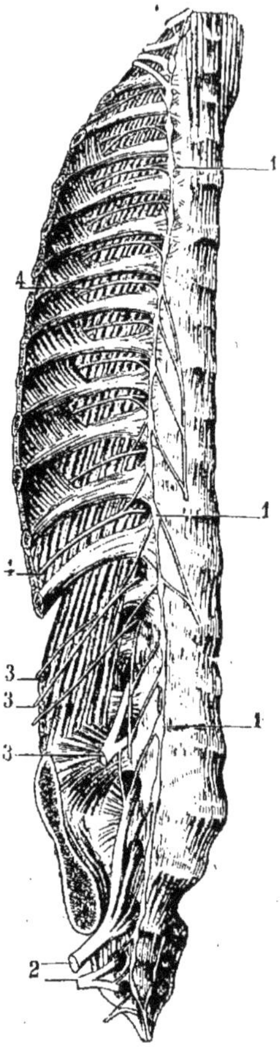

Fig. 382. — Plexus lombaire et grand sympathique.

1, 1, 1, tronc du grand sympathique. — 2, plexus sacré. — 3, 3, 3, nerfs abdomino-génitaux. — 4, 4, nerf intercostal.

2° Nerf petit abdomino-génital (encore appelé : abdomino-génital inférieur, petit abdominal, musculo-cutané moyen, petit abdomino-scrotal). — Ce nerf est parallèle au précédent, suit la même direction et décrit comme lui, autour du tronc, une demi-ceinture oblique en bas et en avant, depuis la région lombaire jusqu'au pli de l'aine. Il a la même origine que le précédent, et il se place au-dessous de lui, jusqu'à l'épine iliaque antérieure et supérieure. Arrivé là, on le voit souvent se jeter dans le nerf grand abdomino-génital, avec lequel il confond ses fibres et dont il partage la terminaison. Quelquefois, il envoie seulement à ce nerf une branche anastomotique et continue son trajet dans le canal inguinal, pour se ramifier dans la peau du pubis et du scrotum chez l'homme, et de la grande lèvre chez la femme.

Ce nerf est identique au précédent, moins le rameau abdominal.

Les nerfs abdomino-génitaux sont fréquemment affectés de névralgie. C'est sur eux que siège la névralgie lombo-abdominale, si fréquente chez la femme, et si souvent causée par les affections utérines. Ils sont aussi le siège de ces vives douleurs que présentent les sujets affectés de colique néphrétique.

3° Nerf fémoro-cutané (encore appelé inguinal externe, musculo-cutané inférieur, inguino-cutané, fémoral cutané externe) (1) (fig. 383,11). — Ce nerf sort du psoas vers la partie moyenne du muscle, il se dirige ensuite obliquement, en dehors et en avant, jusqu'à l'échancrure qui sépare les deux épines ilia-

(1) *Découvrir le fémoro-cutané.* — Incision verticale de 5 centimètres en dedans de l'épine iliaque antéro-supérieure. Après incision de l'aponévrose, vous verrez le nerf oblique en bas et en dehors.

ques antérieures ; dans ce trajet, il est situé dans le tissu cellulaire sous-péritonéal qui sépare le péritoine du muscle iliaque. Arrivé à l'échancrure, il passe en s'aplatissant au-dessous de l'arcade crurale et se divise aussitôt en deux rameaux : un rameau fémoral et un rameau fessier.

Le *rameau fémoral* descend verticalement le long de la partie antérieure et externe de la cuisse et se distribue à la peau de cette région jusqu'au genou.

Le *rameau fessier* se porte en arrière vers la région fessière et décrit une courbe à concavité supérieure. Il se distribue à la peau de la moitié antérieure de la fesse.

Le nerf fémoro-cutané est très fréquemment le siège de vives douleurs au début et dans le cours des abcès de la fosse iliaque.

4° Nerf génito-crural (appelé encore fémoro-génital, inguinal interne, sus-pubien, honteux externe). — Le nerf *génito-crural* sort du psoas, vers la partie antérieure et moyenne de ce muscle et se dirige en bas vers l'artère iliaque externe. Il se place au-devant de cette artère, et se divise bientôt en deux rameaux qui se séparent à angle aigu, un rameau génital et un rameau crural.

Le *rameau génital* pénètre dans l'orifice postérieur du canal inguinal, traverse ce canal et sort par l'orifice cutané, pour se distribuer à la peau du pubis et du scrotum chez l'homme, et de la grande lèvre chez la femme. En traversant le canal inguinal, ce nerf donne quelques filets nerveux au muscle crémaster.

Le *rameau crural* suit la direction de l'artère iliaque externe, pénètre avec l'artère dans l'anneau crural, dans le canal crural, et se divise en rameaux très déliés qui traversent la paroi antérieure du canal crural (fascia cribriformis), pour se perdre dans la peau de la partie supérieure et interne de la cuisse.

Branches terminales.

1° Nerf lombo-sacré. — Ce nerf est une grosse branche terminale formée par la réunion d'une partie du quatrième nerf lombaire avec le cinquième nerf lombaire. Une fois réunis, ces deux nerfs se portent verticalement en bas, croisent la base du sacrum et se jettent dans le plexus sacré, au niveau de son bord supérieur (fig. 383).

2° Nerf obturateur. — Branche terminale du plexus lombaire, ce nerf prend naissance par trois racines sur les deuxième, troisième et quatrième nerfs lombaires. Ces racines se réunissent à angle aigu et forment un tronc qui sort du psoas, vers sa partie interne, au voisinage de la base du sacrum. Ce tronc nerveux se porte en avant et en bas, entre le péritoine et la paroi du bassin, jusqu'au trou obturateur, qu'il traverse à la partie supérieure avec les vaisseaux obturateurs. Au dehors du bassin, le nerf obturateur est placé en avant du muscle obturateur externe, en arrière du premier adducteur. Il se place ensuite entre le

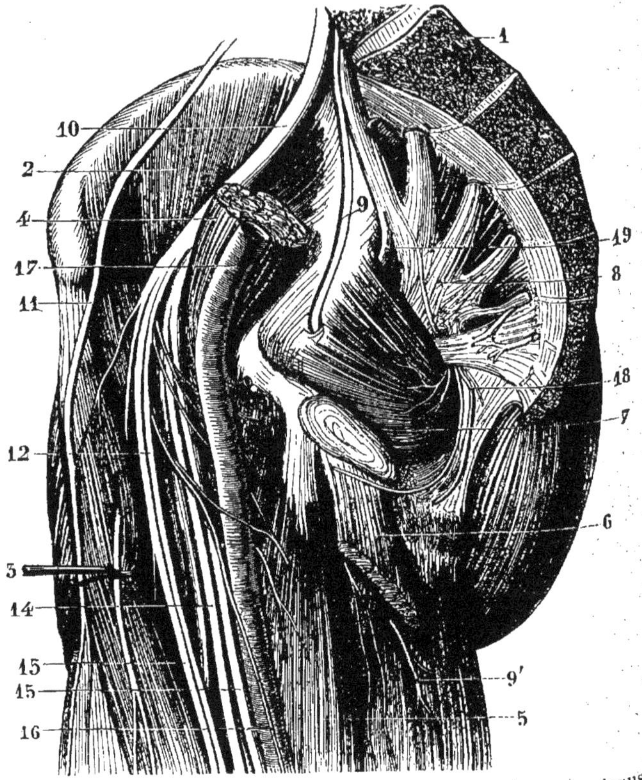

Fig. 383. — Moitié droite du bassin montrant les branches du plexus lombaire et le plexus sacré.

1, coupe du sacrum. — 2, muscle iliaque. — 3, crochet écartant le couturier. — 4, partie inférieure du psoas. — 5, premier adducteur. — 6, droit interne de la cuisse. — 7, obturateur interne. — 8, plexus sacré. — 9, nerf obturateur. — 10, nerf crural. — 11, nerf fémoro-cutané. — 12, quatre branches dont l'ensemble constitue le grand nerf musculo-cutané. — 13, l'un de ces rameaux nommé perforant moyen. — 14, rameau du triceps. — 15, nerf saphène interne. — 16, accessoire du saphène interne. — 17, artère iliaque externe et fémorale. Vers le milieu de sa longueur, cette artère est embrassée par de nombreux petits rameaux nerveux constituant le petit musculo-cutané. — 18, nerf honteux interne. — 19, nerf fessier supérieur.

premier et le second adducteurs, et fournit de nombreux rameaux.

Parmi ces rameaux, les uns se distribuent au muscle obturateur externe, aux trois adducteurs de la cuisse et au droit interne ; d'autres, au nombre de deux ou trois, arrivent à la partie inférieure de la cuisse, et se distribuent à la peau de la partie supérieure et interne du genou. On voit, enfin, un ou deux rameaux de l'obturateur qui se jettent sur le saphène interne dans son trajet fémoral, et sur son nerf accessoire (fig. 383,9).

3° **Nerf crural** (1). — Le nerf crural, nerf volumineux, prend naissance dans le plexus lombaire par trois racines qui viennent des deuxième, troisième et quatrième nerfs lombaires. Ces racines, en se réunissant à angle aigu dans l'épaisseur du psoas, forment un tronc nerveux qui sort du psoas au niveau de sa face externe et glisse dans la gouttière située entre le psoas et l'iliaque, au-dessous du fascia iliaca, jusqu'au niveau de l'arcade crurale. Arrivé à l'arcade crurale, il passe au-dessous d'elle, en dehors de la bandelette ilio-pectinée ; il est contenu dans la gaine du psoas, dans une étendue de deux centimètres environ. A deux centimètres au-dessous de l'arcade, et après avoir donné dans son trajet quelques rameaux *collatéraux* aux muscles psoas et iliaque, le nerf crural traverse l'aponévrose et donne quatre branches *terminales* (fig. 383,10).

Les branches terminales du nerf crural sont ainsi disposées : deux sont placées en avant et deux en arrière. Les deux antérieures sont musculo-cutanées ; la plus externe constitue le *nerf musculo-cutané externe*, ou grand nerf musculo-cutané ; la plus interne forme le *nerf musculo-cutané interne*, ou petit nerf musculo-cutané. Des deux branches postérieures, l'une est externe et musculaire : c'est le *nerf du quadriceps ;* l'autre interne et cutanée : c'est le *nerf saphène interne*.

Nerf musculo-cutané externe. — Branche terminale externe et superficielle du nerf crural, ce nerf se porte en bas et se divise en rameaux musculaires et rameaux cutanés. Les rameaux musculaires sont courts et peu nombreux ; ils se jettent dans l'extrémité supérieure du muscle couturier.

Les rameaux cutanés sont au nombre de trois. Ils se portent tous vers la partie antérieure et inférieure de la cuisse et se distribuent à la peau de cette région. Ils traversent l'aponévrose fémorale à différentes hauteurs pour se rendre à la peau, et portent le nom de perforant externe, perforant moyen et perforant interne. Le *perforant externe* traverse le bord interne du couturier, puis l'aponévrose fémorale à son tiers supérieur, et va se distribuer à la peau de la partie antérieure de la cuisse jusqu'au genou, parallèlement à la branche fémorale du nerf fémoro-cutané. Le *perforant moyen* descend un peu plus bas, traverse le bord interne du

(1) *Découvrir le nerf crural*. — Incisez la peau et l'aponévrose dans une étendue de 6 centimètres à 2 centimètres en dehors du milieu de l'arcade crurale, jusqu'aux fibres charnues du psoas sur lesquelles repose le crural.

couturier, puis l'aponévrose fémorale vers le tiers moyen de la cuisse, pour se distribuer ensuite à la peau de la partie antérieure de la cuisse jusqu'au genou. Le *perforant interne* perfore le bord interne du couturier et l'aponévrose fémorale vers le tiers inférieur de la cuisse, pour se distribuer à la peau de la partie inférieure de la cuisse jusqu'au genou.

Après son origine, le nerf perforant interne fournit un petit rameau qui se place au-devant de l'artère fémorale, après avoir perforé la gaine des vaisseaux fémoraux : c'est le *nerf accessoire du saphène interne*. Ce nerf accessoire croise de dehors en dedans la face antérieure de l'artère fémorale, et se divise vers la partie inférieure de la cuisse en plusieurs rameaux qui s'anastomosent avec la terminaison de l'obturateur et avec le saphène interne.

Nerf musculo-cutané interne. — Branche terminale antérieure et interne du crural, ce nerf se porte en dedans et se divise en plusieurs rameaux, dont les uns passent en avant de l'artère fémorale, tandis que les autres passent en arrière. Après avoir croisé presque perpendiculairement la direction des vaisseaux fémoraux, les ramifications de ce nerf se perdent : les unes dans le pectiné et le premier adducteur ; les autres dans la peau de la partie supérieure et interne de la cuisse, après avoir traversé les orifices du fascia cribriformis.

Nerf du quadriceps. — Branche terminale postérieure et externe du crural, ce nerf se porte en bas et se divise immédiatement en trois rameaux, qui ne tardent pas à se subdiviser dans l'épaisseur du muscle. De ces trois rameaux, l'un se rend au droit antérieur, l'autre au vaste interne et au crural, et le troisième au vaste externe.

Nerf saphène interne. — Le saphène interne forme la branche terminale postérieure et interne du nerf crural. Ce nerf se porte vers l'artère fémorale, immédiatement après son origine ; il croise de dehors en dedans la face antérieure de cette artère, avec son accessoire, contenu comme lui dans la gaine des vaisseaux fémoraux. Après avoir accompagné l'artère jusqu'à l'anneau du troisième adducteur, il perfore la gaine fibreuse, appelée improprement *anneau du troisième adducteur*, se place en arrière du couturier, donne quelques rameaux à la peau de la face interne de la cuisse et se divise aussitôt en deux branches, une branche rotulienne et une branche jambière.

La *branche rotulienne* naît au niveau de la partie interne du genou, traverse l'aponévrose et se porte vers la rotule, en décrivant une courbe à concavité supérieure ; elle donne un *rameau articulaire* et se termine dans la peau qui recouvre la partie interne du genou.

La *branche jambière* traverse l'aponévrose et accompagne la veine saphène interne le long de la face interne de la jambe, du bord antérieur de la malléole interne et du bord interne du pied jusqu'à la partie interne du gros orteil. Dans ce trajet, le nerf n'affecte aucun rapport fixe avec la veine, et il donne un grand nombre de rameaux qui se distribuent à la peau de la moitié interne de la jambe et du bord interne du pied.

Résumé du plexus lombaire.

1° *Branches collatérales.* — Elles se distribuent à la partie inférieure des muscles de la paroi abdominale, au carré des lombes, au crémaster, à la peau du pli de l'aine, du pubis, du scrotum chez l'homme, et de la grande lèvre chez la femme ; à la peau de la fesse et de la face antérieure de la cuisse.

2° *Branches terminales.* — Elles se distribuent aux muscles psoas-iliaque et obturateur externe, à tous les muscles des régions antérieure et interne de la cuisse, et à la peau des régions interne et antérieure de la cuisse, antérieure du genou, interne de la jambe et du pied.

Le nerf *lombo-sacré* se rend directement au plexus sacré.

Le nerf *obturateur* traverse le trou obturateur et se distribue aux muscles obturateur externe, droit interne, et aux trois adducteurs ; il donne, en outre, des rameaux à la peau de la partie interne du genou.

Le nerf *crural* se porte dans la gaine du psoas-iliaque, fournit des rameaux à ce muscle et donne à la cuisse : 1° un rameau musculaire pour le quadriceps ; 2° un rameau cutané, *saphène interne*, pour la peau des parties internes du genou, de la jambe et du pied ; 3° deux rameaux musculo-cutanés pour la peau de la partie antérieure de la cuisse et du genou, et pour les muscles couturier, pectiné et premier abducteur.

3° *Anastomoses.* — Chaque nerf concourant à la formation du plexus lombaire reçoit une racine des deux ganglions du grand sympathique les plus voisins. Le premier nerf lombaire reçoit une anastomose du dernier nerf dorsal, tandis que le dernier, réuni à une partie du quatrième, se jette dans le plexus sacré sous le nom de nerf lombo-sacré. Ces nerfs, comme tous les nerfs rachidiens, renferment donc des filets moteurs et sensitifs ainsi que des nerfs vaso-moteurs venus du grand sympathique et quittant les troncs nerveux dans leur trajet pour se jeter sur les parois artérielles.

§ 5. — PLEXUS SACRÉ

Le *plexus sacré* est formé par la réunion du nerf lombo-sacré, des branches antérieures des trois premiers nerfs sacrés et d'une partie du quatrième.

Dissection. — On commence par mettre au net le *plexus sacré*, dans le petit bassin, en rejetant de côté le rectum et la vessie avec le plexus hypogastrique ; les petites branches des nerfs sacrés inférieurs, qui se perdent dans ce dernier plexus, seront disséquées avec l'extrémité du grand sympathique. Alors, on couche le sujet sur sa face antérieure, et, pour rendre la pièce plus facile à manier, on scie la colonne vertébrale dans le milieu de la région lombaire.

On fait sur la partie postérieure du tronc une incision à la peau le long de la ligne médiane, jusqu'à 3 centimètres au-dessus de l'anus ; on en fait une deuxième transversale à la hauteur de la crête iliaque, et une troisième, qui, de l'extrémité inférieure de la première, se porte en dehors et en bas, suivant le pli de la fesse. On dissèque la peau de la fesse en dehors, en ménageant autant que possible les *nerfs cutanés* que l'on rencontre. On incise ensuite la peau sur le milieu de la face postérieure de la cuisse jusqu'au creux poplité, et l'on en dissèque les lambeaux, l'un en dehors, l'autre en dedans, en détachant en même temps le *fascia lata*, afin de laisser dans la peau les nerfs cutanés qui pénètrent dans la cuisse sous le bord inférieur du grand fessier.

On divise le grand fessier à peu de distance du grand trochanter et de la ligne âpre du fémur, et on le replie en dedans en commençant près de son bord supérieur ; mais il faut avoir soin de ménager les *filets cutanés du petit sciatique*, qui sont placés vers le bord inférieur du muscle. Les *nerfs fessiers* entrent dans le muscle par sa face profonde, il faut donc disséquer avec ménagement. Après avoir enlevé la graisse qui est située sous le grand fessier, on verra sans peine les nerfs fessiers supérieur et inférieur, ainsi que le *grand nerf sciatique*, qui tous sortent du bassin au-dessus ou au-dessous du muscle pyramidal, que l'on peut au besoin détacher supérieurement, ainsi que le muscle moyen fessier, si cela paraissait nécessaire, mais en évitant toutefois de couper les nerfs qui y pénètrent.

Le *nerf honteux* passe quelquefois entre les deux ligaments sciatiques ; pour en voir les ramifications, il faut détacher la peau et la graisse qui entourent l'anus et les parties génitales, en disséquant entre ces parties et l'ischion.

On suit bien facilement le *nerf sciatique* dans la cuisse, après avoir séparé les muscles.

La dissection des nerfs de l'extrémité inférieure se fait après avoir fendu la peau depuis le creux poplité jusqu'au talon ; mais, au tiers inférieur de la jambe, on ne doit inciser les téguments que très superficiellement, parce que c'est dans cette région que se fait l'anastomose entre *le nerf cutané péronier* et le *saphène externe*, vers le côté externe du tendon d'Achille ; ce n'est qu'après avoir trouvé cette anastomose qu'on pourra hardiment détacher la peau de la jambe. Du reste, j'ai vu quelquefois cette anastomose manquer.

On voit le trajet du *nerf tibial postérieur* après avoir séparé les jumeaux et le soléaire de leurs attaches internes, et en les laissant insérés au condyle externe du fémur et au péroné ; il suffit alors de rejeter ces muscles en dehors et de diviser le feuillet profond de l'aponévrose jambière. On aura soin de ménager la *branche cutanée* qui fournit le tibial près du calcanéum.

Pour voir la distribution des *nerfs plantaires*, on enlève la peau de la

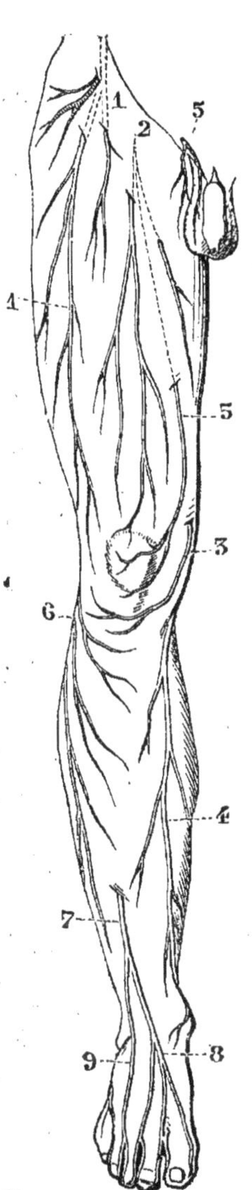

Fig. 384. — Nerfs superficiels antérieurs du membre inférieur.

1, nerf fémoro-cutané. — 2, 3, 3, rameaux cutanés du crural. — 4, saphène interne. — 5, rameaux génitaux de l'abdomino-génital. — 6, branche cutanée péronière. — 7, 8, 9, terminaison du nerf musculo-cutané.

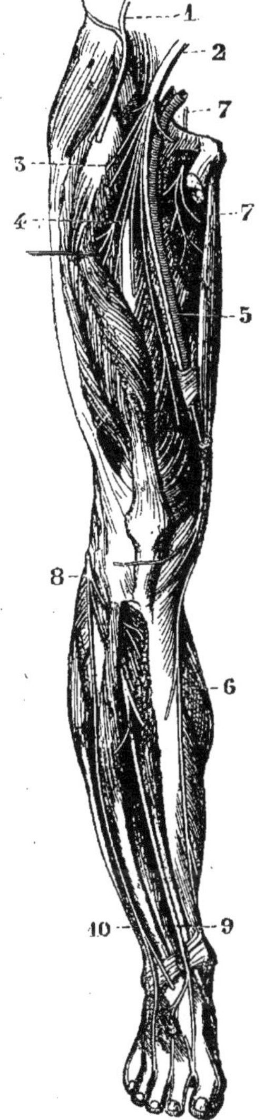

Fig. 385. — Nerfs profonds.

1, nerf fémoro-cutané. — 2, nerf crural. — 3, 4, rameaux du crural se rendant au quadriceps. — 5, 6, nerf saphène interne. — 7, 7, nerf obturateur. — 8, sciatique poplité externe. — 9, tibial antérieur. — 10, musculo-cutané.

plante du pied et l'aponévrose plantaire, depuis la partie antérieure du calcanéum jusqu'à une distance de 3 centimètres de la commissure des orteils ;

puis, on détache du calcanéum le court fléchisseur des orteils, en conservant le rameau nerveux qui y pénètre près de son bord interne. La distribution des nerfs plantaires pourra alors être facilement suivie, en soulevant le muscle ou en l'inclinant de côté ; en avant, on suivra les rameaux digitaux en incisant la peau dans leur direction.

Il n'est pas nécessaire, pour voir le trajet du *musculo-cutané*, de couper le muscle long péronier sous lequel il passe ; il suffit de détacher un peu ce muscle de l'os en cet endroit ; on verra facilement le passage du nerf, en écartant les muscles entre lesquels ses ramifications descendent, en sorte que la dissection devra être faite à peu près comme celle des muscles de la jambe. En détachant la peau de la partie antérieure et inférieure de la jambe, il faut avoir soin de ne pas couper les deux branches du *musculo-cutané*, qui percent l'aponévrose pour se jeter sur le dos du pied ; ces deux nerfs, ainsi que le *saphène externe*, le *saphène interne* et les dernières ramifications du *tibial antérieur*, devront être disséqués sur le dos du pied, et non dans la peau. Après avoir mis à découvert tous ces nerfs, on coupe la peau circulairement près du cou-de-pied ; ensuite on l'enlève par lambeaux sur le trajet de chacun de ces nerfs. Le muscle pédieux sera soulevé, afin de mieux voir la distribution des branches du tibial antérieur.

Description du plexus sacré.

Le *plexus sacré* a la forme d'un triangle dont la base correspond aux trous sacrés antérieurs. Tous les nerfs qui constituent le plexus convergent vers l'échancrure scqiatiue, où ils forment le sommet du triangle. Le plexus est en rapport en arrière avec le sacrum et le muscle pyramidal, en avant avec le péritoine, les *ganglions lymphatiques sacrés latéraux*, et le rectum lorsque ce conduit est dilaté par les matières fécales.

Du plexus se détachent dix *branches collatérales* qui se distribuent aux muscles du périnée et de la fesse, à la peau du périnée et de la face postérieure de la cuisse. Il fournit une seule *branche terminale*, le grand nerf sciatique.

Parmi les dix branches collatérales, cinq se distribuent aux muscles de la paroi interne du bassin, ou aux muscles du périnée ; je les appelle *collatérales intra-pelviennes*. Ces branches sont : le nerf du releveur de l'anus, le nerf hémorroïdal, le nerf honteux interne, le nerf de l'obturateur interne et les nerfs viscéraux (voy. le tableau p. 711).

Les cinq autres se distribuent aux muscles de la paroi externe du bassin ; ce sont les *collatérales extra-pelviennes*. Ces branches sont : le nerf fessier supérieur, le nerf du pyramidal, le nerf du jumeau supérieur, le nerf du jumeau inférieur et du crural, et le nerf petit sciatique ou fessier inférieur.

A. — *Branches collatérales intra-pelviennes.*

1° Nerf de l'obturateur interne. — Ce nerf sort du bassin par la grande échancrure sciatique, contourne l'épine sciatique et rentre dans le bassin par la petite échancrure, pour se terminer ensuite à la face interne du muscle obturateur interne. Il naît en arrière du sommet du plexus sacré.

2° **Nerf hémorroïdal.** — Le nerf hémorroïdal, ou anal, venu du plexus sacré, sort du bassin par la grande échancrure sciatique, passe en arrière de l'épine sciatique, plonge ensuite dans le tissu cellulo-graisseux du creux ischio-rectal et se termine dans le muscle sphincter externe de l'anus et dans la peau qui entoure l'anus.

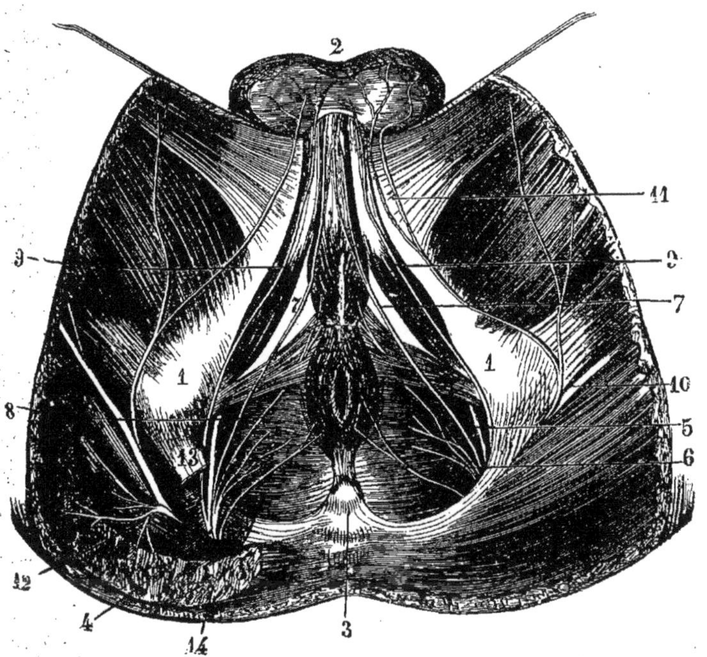

Fig. 386. — Nerf honteux interne. Nerfs du périnée.

1, ischion. — 2, scrotum relevé. — 3, coccyx. — 4, nerf honteux interne au moment où il se divise. — 5, nerf périnéal profond. — 6, filets divisés du nerf hémorroïdal. — 7, 7, nerf périnéal superficiel. — 8, rameau du nerf périnéal superficiel se portant aux muscles ischio-caverneux, bulbo-caverneux et transverse du périnée. — 9, 9, deuxième rameau du nerf périnéal superficiel se distribuant à la peau du scrotum. — 10, nerf petit sciatique ou fessier inférieur. — 11, rameau cutané du petit sciatique situé dans le sillon qui sépare le périnée de la cuisse. — 12, rameaux du même nerf pour le grand fessier. — 13, extrémité du grand ligament sacro-sciatique qui a été enlevé pour montrer les parties plus profondes. — 14, coupe du grand fessier droit.

3° **Nerf du releveur de l'anus.** — Petit rameau nerveux qui se rend à la face supérieure du muscle releveur de l'anus. Ce nerf, quelquefois double, est situé entre le releveur de l'anus et l'aponévrose périnéale profonde.

4° **Nerf honteux interne.** — Ce nerf naît du plexus au voisinage de son sommet ; il passe, comme l'artère honteuse interne qu'il accompagne, derrière l'épine sciatique ; puis, il rentre dans le bassin par la petite échancrure, et s'applique à la face interne de la tubérosité de l'ischion, sur laquelle il est maintenu par une lame fibreuse.

Au niveau de la face interne de l'ischion, le nerf honteux interne se divise en deux branches : une inférieure pour le périnée, une supérieure pour la verge chez l'homme, et le clitoris chez la femme.

La *branche inférieure,* appelée aussi *périnéale,* descend en arrière du muscle transverse du périnée et se réfléchit ensuite au-dessous de ce muscle pour se porter en avant. Elle donne, dans son trajet, quelques filets nerveux au sphincter externe de l'anus et à la peau de l'angle qui sépare la cuisse du périnée ; puis, elle se divise en *rameau superficiel* ou *cutané*, et en *rameau profond* ou *musculaire*.

Le rameau cutané se place entre l'aponévrose et le tissu cellulaire sous-cutané, accompagne l'artère périnéale superficielle, et se ramifie dans la peau du périnée, des bourses et de la face inférieure de la verge.

Le rameau musculaire perfore le muscle transverse d'arrière en avant, parcourt ensuite le triangle ischio-bulbaire, et se termine dans le tissu spongieux et la muqueuse du bulbe, après avoir fourni des rameaux aux trois muscles superficiels de la région périnéale antérieure, bulbo-caverneux, ischio-caverneux et transverse.

La *branche supérieure*, appelée aussi nerf *dorsal de la verge*, monte le long des branches ascendante de l'ischion et descendante du pubis, traverse le ligament suspenseur de la verge, et se place dans le sillon que présentent les corps caverneux à leur face supérieure.

Cette branche donne, dans son trajet, des rameaux collatéraux qui se portent en dehors et contournent la verge, pour se terminer dans la peau de cet organe, dans la portion spongieuse de l'urèthre et dans le prépuce. Elle donne aussi des rameaux terminaux à la muqueuse du gland.

Chez la femme, la *branche périnéale* se termine à la grande lèvre, tandis que la branche supérieure ou *clitoridienne*, se termine dans le clitoris.

5° **Nerfs viscéraux**. — Ce sont de petits rameaux nerveux qui partent du plexus sacré et qui se portent, avec des rameaux du grand sympathique, sur les côtés du rectum et du vagin, pour former le *plexus hypogastrique* et se distribuer aux viscères du petit bassin (voy. *grand sympathique*).

B. — *Branches collatérales extra-pelviennes.*

1° **Nerf fessier supérieur.** — Ce nerf, né du bord supérieur du plexus sacré, sort du bassin par la grande échancrure sciatique, au-dessus du pyramidal, et remonte entre les muscles moyen et petit fessiers, auxquels il se distribue. Parmi ces rameaux on en remarque deux principaux qui suivent l'interstice de ces deux muscles. Ces rameaux envoient quelques filets dans le muscle tenseur du fascia lata.

2° **Nerf du pyramidal.** — Petit rameau nerveux qui naît de la partie postérieure du plexus sacré et se jette immédiatement dans la portion extra-pelvienne du muscle pyramidal, en dehors de l'échancrure.

3° **Nerf du jumeau supérieur.** — Petit nerf venant quelquefois d'un tronc commun avec le précédent ; il se rend immédiatement au bord supérieur du muscle jumeau supérieur.

4° **Nerf du jumeau inférieur et du carré crural.** — Ce nerf naît du plexus sacré au même niveau que le précédent, puis il descend vers les muscles auxquels il est destiné, en passant au-dessous du jumeau supérieur et de l'obturateur interne.

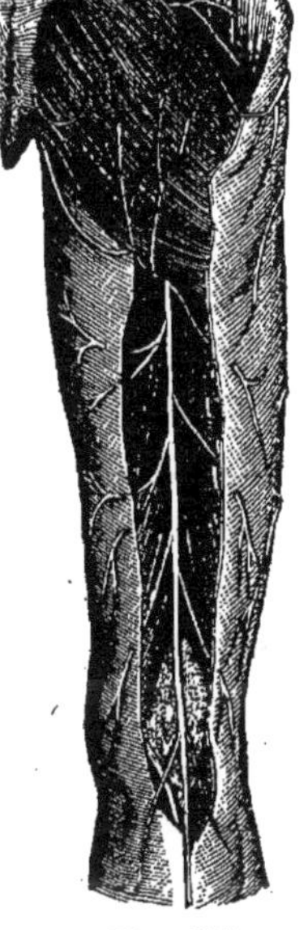

Fig. 387.
Nerf petit sciatique.

5° **Nerf petit sciatique, ou fessier inférieur.** — Le nerf petit sciatique naît de la partie postérieure du sommet du plexus ; il passe ensuite entre la partie inférieure du grand fessier et les muscles qui sont au-dessous. Au niveau du grand fessier, ce nerf envoie des *rameaux fessiers* qui remontent pour se perdre dans l'épaisseur de ce muscle, et un *rameau cutané génital* qui se porte dans l'épaisseur de la couche sous-cutanée, jusqu'au scrotum chez l'homme, et à la grande lèvre chez la femme. Ce rameau suit le sillon qui sépare le périnée de la cuisse, et abandonne, sur son passage, quelques filets à la peau de la cuisse et du périnée. Ensuite, il continue son trajet descendant au-dessous de l'aponévrose crurale, sur la ligne médiane de la face postérieure de la cuisse jusqu'au creux poplité où il se termine. Dans toute l'étendue du trajet fémoral, ce nerf donne, en dedans et en dehors, de nombreux filaments cutanés, qui traversent l'aponévrose fémorale pour se rendre à la peau de la face postérieure de la cuisse (fig. 387).

C. — *Branche terminale.*

Nerf grand sciatique (1). — Ce nerf, le plus gros de l'économie, une fois sorti du bassin, se dirige d'abord en bas et en dehors, entre l'ischion et le grand trochanter, puis verticalement en bas, jusqu'à la partie supérieure du creux poplité, où il se bifurque en *sciatique poplité interne* et *sciatique poplité externe*. Le premier de ces nerfs est destiné à la région postérieure de la jambe et à la plante du pied. Le second se rend aux régions externe et antérieure de la jambe, ainsi qu'à la face dorsale du pied.

Dans ce trajet, le grand sciatique est en rapport : 1° dans la *région fessière,* avec le bord inférieur du pyramidal, au-dessous duquel il se dégage, avec le grand fessier qui le recouvre et avec les muscles jumeaux, obturateur interne et carré crural, placés au-dessous de lui ; 2° dans la *région fémorale*, en avant, avec le grand adducteur et la ligne âpre du fémur, en arrière, avec la longue portion du biceps qui croise la dissection du nerf, de sorte que ce muscle est interne en haut, postérieur au milieu, et externe en bas.

Vers le milieu de la cuisse, le nerf grand sciatique affecte des rapports avec le bord externe du demi-membraneux, qu'il accompagne jusqu'à sa terminaison.

Avant sa terminaison, le nerf grand sciatique fournit des rameaux aux muscles demi-tendineux, demi-membraneux, biceps (longue

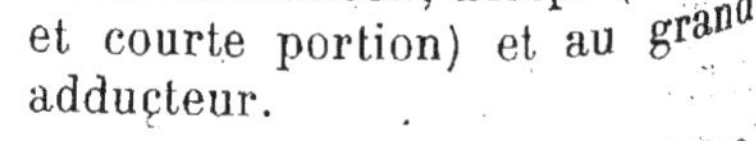

et courte portion) et au grand adducteur.

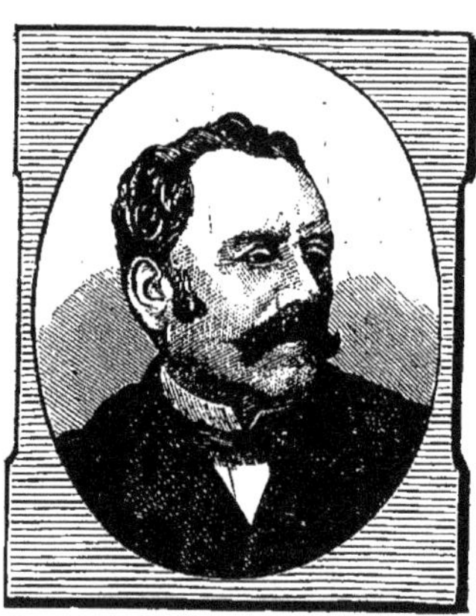

Fig. 388.

— Tous les nerfs peuvent être affectés de névrite, de névralgie et être le siège de tumeurs. Mais le grand sciatique a le privilège d'être fréquemment affecté de *névralgie sciatique*, parfois très rebelle. Le nerf est douloureux sur tout son trajet, il présente de nombreux *points douloureux* qui sont décrits dans les traités de pathologie, et le *signe de Lasègue* (2). La sciatique est le plus souvent produite par le froid (coucher à

(1) *Découvrir le grand sciatique.* — Faites à la partie inférieure de la fesse, à égale distance du grand trochanter et de l'ischion, une incision profonde de 10 centimètres de longueur ; faites relever les lèvres du muscle incisé, vous apercevrez un très gros cordon nerveux.

(2) Lasègue, médecin à Paris, né en 1816, mort en 1883, fut d'abord professeur de pathologie générale, puis de clinique médicale.

la belle étoile, s'asseoir sur un banc de pierre ou de fer, etc.). Les tumeurs du bassin produisent parfois une *sciatique double*. Très souvent la sciatique résiste au traitement local : vésicatoires volants, pointes de feu, frictions diverses, injections de morphine. Un traitement excellent consiste à faire une injection profonde de 2 grammes de chloroforme sur le trajet du nerf sciatique à la cuisse, dans le voisinage du nerf.

Signe de Lasègue. — Si vous fléchissez, sur un sujet atteint de *névralgie sciatique*, d'abord le genou, puis la hanche, vous ne provoquez aucune douleur. Mais si vous prenez le talon du malade et si vous fléchissez la cuisse sur le bassin, tout d'une pièce, le genou étant dans l'extension, vous provoquez une douleur très vive sur tout le trajet du nerf sciatique. Tel est le signe de Lasègue d'après une description de son élève distingué le Dr Faisans, médecin des hôpitaux.

1° *Nerf sciatique poplité interne* (fig. 392, 14).

Branche de bifurcation interne du sciatique, ce nerf continue la direction du tronc principal, rencontre bientôt les vaisseaux poplités, et se place à la partie postérieure et externe de la veine poplitée, qu'il accompagne jusqu'à l'anneau du soléaire où il prend le nom de *tibial postérieur*.

Le nerf sciatique poplité interne affecte les mêmes rapports que les vaisseaux ; il est situé entre les muscles demi-membraneux et biceps, à la partie supérieure du creux poplité ; il est recouvert par les muscles jumeaux et plantaire grêle à la partie inférieure. Il est séparé des os par les vaisseaux poplités et le muscle poplité ; il est séparé de la peau par l'aponévrose et par une couche assez considérable de tissu adipeux où l'on trouve les ganglions poplités.

Dans son trajet, ce nerf fournit : 1° un rameau articulaire qui traverse le ligament postérieur de l'articulation et se distribue à la synoviale ; 2° plusieurs rameaux musculaires, de volume et de nombre variables, aux muscles poplité, jumeaux, soléaire et plantaire grêle ; 3° un rameau cutané, le *saphène externe*, dont suit la description.

Saphène externe ou saphène tibial. — Ce nerf naît de la partie moyenne du sciatique poplité interne, descend verticalement entre les deux jumeaux au-dessous de l'aponévrose jambière, et traverse l'aponévrose, vers le milieu de la jambe, pour devenir sous-cutané. Là, il accompagne la veine saphène externe, et il reçoit souvent le nerf accessoire du saphène externe : puis, il continue son trajet descendant, passe au-dessous de la malléole externe et longe le bord externe du pied jusqu'au dernier orteil, où il se termine en

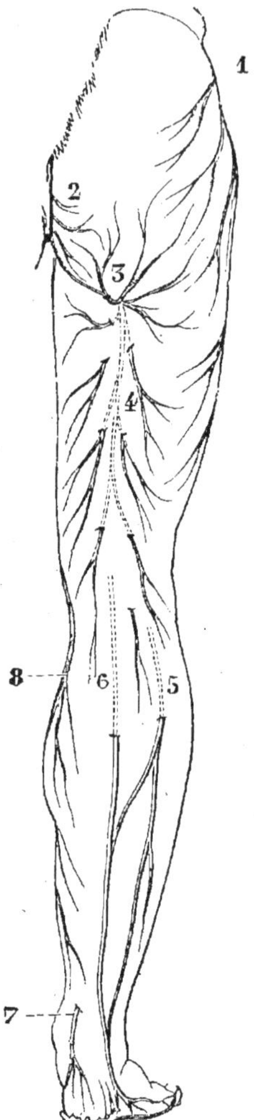

Fig. 389. — Nerfs superficiels postérieurs du membre inférieur.

1, rameaux du fémoro-cutané. — 2, rameaux du nerf anal. — 3, 4, branches cutanées du petit sciatique. — 5, nerf accessoire du saphène externe. — 6, saphène externe. — 7, branche calcanéenne venue du tibial postérieur. — 8, rameaux postérieurs du saphène interne.

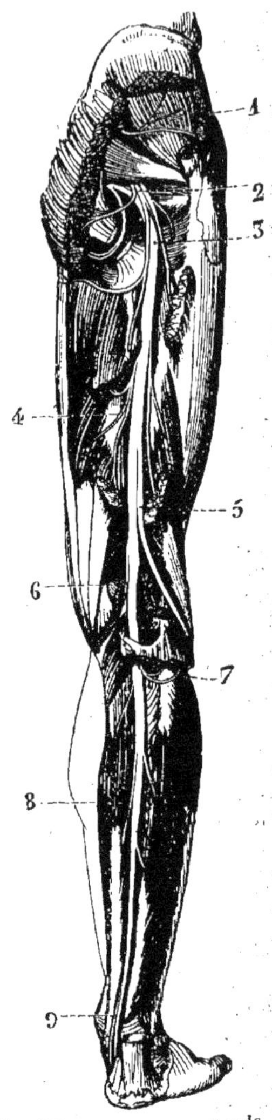

Fig. 390. — Nerfs profonds postérieurs.

1. nerf fessier supérieur. — 2, fessier inférieur ou petit sciatique. — 3, grand sciatique. — 4, rameaux du demi-tendineux, du demi-membraneux et du grand adducteur. — 5. sciatique poplité externe. — 6, sciatique poplité interne. — 7, rameaux du soléaire. — 8. nerf tibial postérieur. — 9, division du tibial postérieur en plantaires.

formant le nerf *collatéral dorsal externe du petit orteil*, et quelquefois aussi les deux nerfs collatéraux du dernier espace interdigital. Je dis quelquefois : en effet, les nerfs musculo-cutané et saphène externe se partagent la distribution de la face dorsale du pied. Leur volume est en sens inverse. Lorsque le musculo-cutané présente un rameau en moins, le saphène externe en présente un en plus (fig. 388, 6).

Tibial postérieur. — Ce nerf fait suite au sciatique poplité interne, qui change de nom au moment où il traverse l'anneau du soléaire. Il se porte ensuite verticalement en bas avec l'artère tibiale postérieure, qu'il accompagne et dont il croise la direction. Il est placé en dehors de l'artère à la partie supérieure, en arrière à la partie moyenne, et en dedans à la partie inférieure. Il est fixé contre les muscles profonds de la jambe par un feuillet aponévrotique, et il donne des rameaux, pendant son trajet, aux muscles jambier postérieur, fléchisseur propre du gros orteil, et fléchisseur commun des orteils. Il fournit, avant de se terminer un *rameau cutané calcanéen* qui se jette dans la peau du talon, et se divise ensuite à la face interne du calcanéum en deux branches : *plantaire interne*, *plantaire externe* (fig. 389, 8).

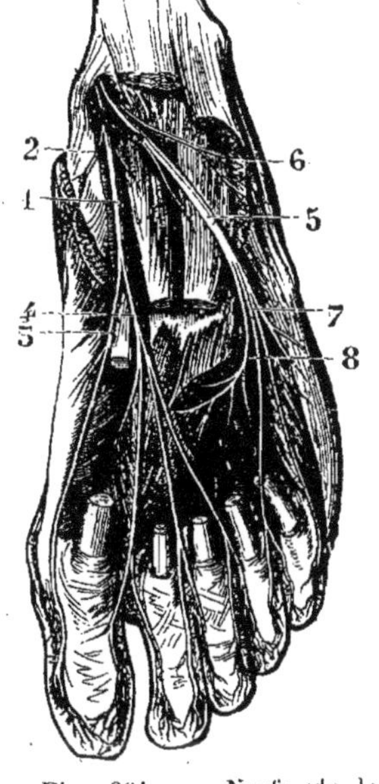

Fig. 391. — Nerfs de la plante du pied.

1, plantaire interne. — 2, rameau de l'adducteur du gros orteil. — 3, branche interne du plantaire interne. — 4, branche externe. — 5, plantaire externe. — 6, rameaux moteurs qu'il fournit à son origine. — 7, branche superficielle du plantaire externe. — 8, branche profonde.

Plantaire interne (fig. 391, 1). — Le nerf plantaire interne, branche interne de bifurcation du tibial postérieur, se porte en avant, entre les muscles de la région interne et ceux de la région moyenne de la plante du pied, et donne des rameaux moteurs aux muscles de la région interne du pied, adducteur et court fléchisseur du gros orteil ainsi qu'aux deux lombricaux internes.

Après avoir fourni ces rameaux moteurs, le nerf plantaire interne se porte au-dessous de l'aponévrose et se divise en quatre rameaux qui vont former les nerfs collatéraux plantaires des trois premiers orteils et le collatéral interne du quatrième. Le plus interne de ces rameaux forme le nerf collatéral interne du gros orteil ; les trois autres se bifurquent au niveau de l'espace interdigital correspondant, pour former les nerfs collatéraux correspondants. — *La distribution de ce nerf à la plante du pied repré-*

sente exactement celle du nerf médian à la paume de la main.

Plantaire externe (fig. 391). — Le nerf plantaire externe, branche de bifurcation du tibial postérieur, se porte en dehors et en

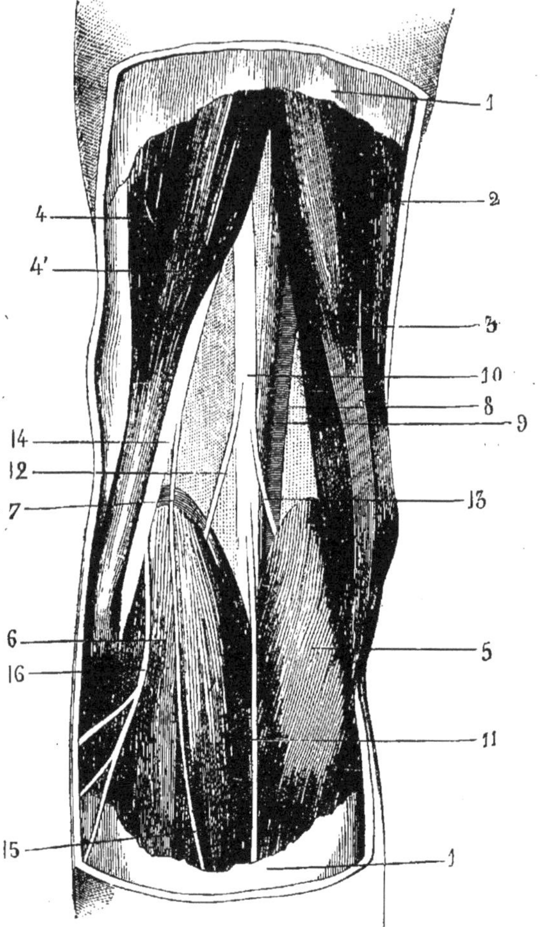

Fig. 392. — Sciatiques poplités interne et externe.

1, 1, aponévrose fémorale. — 2, demi-membraneux. — 3, demi-tendineux. — 4, longue portion du biceps. — 4', courte portion du biceps. — 5, jumeau interne. — 6, jumeau externe. — 7, plantaire grêle. — 8, artère poplitée. — 9, veine poplitée. — 10, nerf sciatique poplité interne. — 11, nerf saphène externe. — 12, rameau du jumeau externe. — 13, rameau du jumeau interne. — 14, sciatique poplité externe. — 15, accessoire du saphène externe. — 16, branche cutanée péronière.

avant, avec l'artère plantaire externe ; il passe entre les muscles court fléchisseur plantaire et accessoire du long fléchisseur commun des orteils, et décrit ensuite, comme l'artère qui l'accompagne, une courbe à concavité postérieure qui se place au-dessous des interosseux et des métatarsiens.

Dans son trajet, ce nerf abandonne des rameaux aux muscles court fléchisseur plantaire, accessoire du long fléchisseur, abducteur et court fléchisseur du petit orteil, abducteurs oblique et transverse du gros orteil, troisième et quatrième lombricaux.

La partie terminale se ramifie dans les muscles interosseux. Au moment où ce nerf commence à décrire sa courbe, il fournit un rameau superficiel qui passe entre le muscle court fléchisseur plantaire et les muscles de la région externe, pour se diviser en deux branches : une externe, qui forme le nerf collatéral plantaire externe du cinquième orteil, et une interne, qui forme le collatéral interne du cinquième orteil, et le collatéral externe du quatrième.

2° *Nerf sciatique poplité externe* (fig. 384, 6) (1).

Branche de bifurcation externe du nerf sciatique, ce nerf se sépare du sciatique poplité interne vers l'angle supérieur du creux poplité, quelquefois plus haut ; puis, il se dirige en dehors et en bas, en suivant le tendon du biceps, jusqu'à la tête du péroné, au-dessous de laquelle il contourne l'os, pour se porter en avant et se bifurquer. Ce nerf, d'un volume moindre que le sciatique poplité interne, se cache sous le bord interne du biceps ; il est recouvert par l'aponévrose fémorale.

Dans son trajet, ce nerf fournit quatre branches collatérales : deux branches musculaires, une branche cutanée péronière et l'accessoire du saphène externe ; puis, il se bifurque en *musculo-cutané*, et en *tibial antérieur*.

Branches musculaires. — Ce sont deux petits rameaux qui naissent de la partie inférieure du nerf, au-devant du péroné, et qui se jettent dans l'extrémité supérieure du jambier antérieur.

Branche cutanée péronière. — C'est une branche nerveuse qui naît souvent d'un tronc commun avec la suivante, vers la partie moyenne du sciatique poplité externe. Cette branche se porte en bas, en se ramifiant, et se distribue à la peau qui recouvre la face externe de la jambe.

Accessoire du saphène externe (fig. 384,9). — Appelé encore *saphène péronier*, ce nerf naît aussi de la partie moyenne du sciatique poplité externe, souvent d'un tronc commun avec le précédent. Il se porte en bas, en arrière du jumeau externe, et arrive au tiers inférieur de la jambe ; là, il se jette dans le saphène externe,

(1) *Découvrir le sciatique poplité externe.* — Incision de 6 centimètres, dirigée de la partie postérieure de la tête du péroné vers le milieu de la face postérieure de la cuisse. Recherchez le tendon du biceps, le nerf est en dedans.

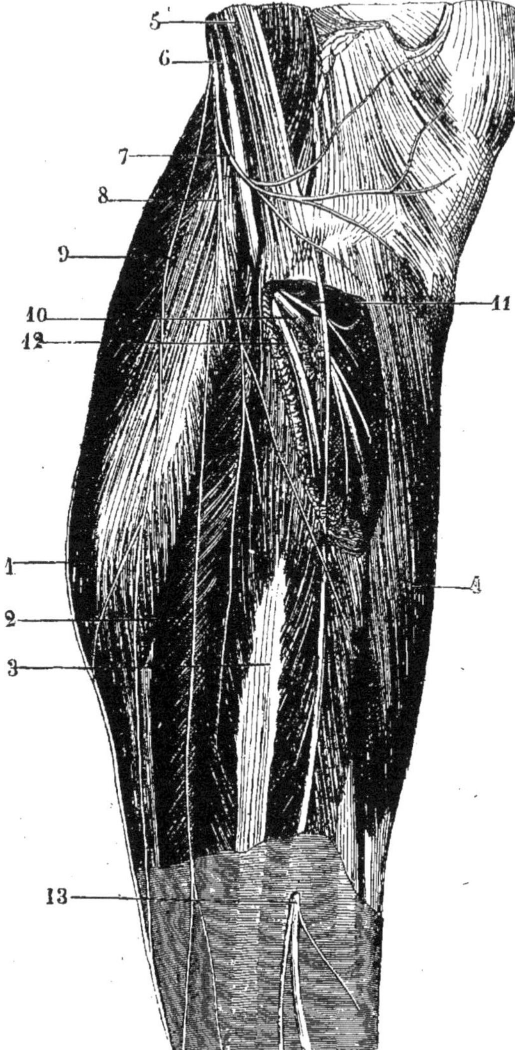

Fig. 393. — Branches terminales du sciatique poplité externe.

1, jumeau externe. — 2, fléchisseur propre du gros orteil. — 3, long péronier latéral. — 4, jambier antérieur. — 5, ligament latéral interne du genou. — 6, sciatique poplité externe. — 7, rameau rotulien de la branche cutanée péronière. — 8, rameau inférieur de la branche cutanée péronière. — 9, accessoire du nerf saphène externe. — 10, tibial antérieur. — 11, rameaux du sciatique poplité externe pour le jambier antérieur. — 12. musculo-cutané. — 13, aponévrose jambière perforée par le nerf musculo-cutané.

dont il partage la distribution. Quelquefois il s'anastomose seulement, à ce niveau, par un rameau avec le saphène externe, et poursuit son trajet jusqu'à la partie inférieure de la jambe, où il se jette dans le saphène externe, au niveau de la malléole externe.

Nerf musculo-cutané (fig. 384, 13). — Ce nerf est la branche de bifurcation externe du sciatique poplité externe. Il naît au-devant du péroné, descend verticalement dans l'épaisseur du long péronier latéral, passe ensuite entre les deux muscles péroniers, et traverse l'aponévrose jambière, vers le tiers inférieur de la jambe, pour devenir sous-cutané. Arrivé sous la peau, il se porte en bas, au-devant de l'articulation tibio-tarsienne, et se divise en trois ou quatre rameaux qui forment les nerfs collatéraux dorsaux des trois premiers orteils et le collatéral interne du quatrième. Ce nerf musculo-cutané est musculaire dans sa moitié supérieure, au-dessus du point où il traverse l'aponévrose. Dans cette première moitié de son trajet, il donne des rameaux aux muscles long péronier latéral et court péronier latéral.

Tibial antérieur (fig. 385,5). — Branche interne de bifurcation du sciatique poplité externe, ce nerf traverse l'extrémité supérieure de l'extenseur commun des orteils et se dirige vers l'artère tibiale antérieure, dont il partage la direction et les rapports jusqu'à la face dorsale du pied. Dans son trajet, il croise la direction de l'artère, occupe son côté externe à la partie supérieure, son côté antérieur à la partie moyenne, et son côté interne à la partie inférieure.

A la jambe, il fournit, dans son trajet, des rameaux musculaires aux muscles jambier antérieur, extenseur propre du gros orteil, extenseur commun des orteils et péronier antérieur. Arrivé au cou-de-pied, il passe dans la gaine du muscle extenseur propre du gros orteil avec les vaisseaux tibiaux antérieurs; puis, il se divise sur la face dorsale du pied en deux branches terminales.

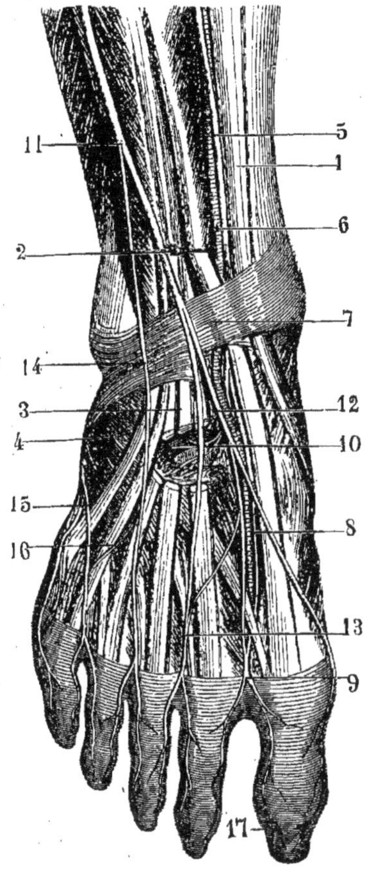

Fig. 394. — Terminaison des nerfs tibial antérieur et musculo-cutané à la face dorsale du pied.

1, muscle jambier antérieur. — 2, tendon de l'extenseur propre du gros orteil soulevé. — 3, tendons divisés de l'extenseur commun. — 4, muscle pédieux. — 5, nerf tibial antérieur. — 7, ligament annulaire antérieur du tarse. — 8, rameau du tibial antérieur accompagnant l'artère pédieuse. — 9, anastomose de ce rameau profond avec la terminaison du musculo-cutané superficiel, au niveau du premier espace interdigital. — 10, rameau du tibial antérieur pour le muscle pédieux. — 11, nerf musculo-cutané. — 12, 13, 14, rameaux terminaux du musculo-cutané. — 15, rameau du saphène externe. — 16, anastomose entre le musculo-cutané et le saphène externe. — 17, terminaison des nerfs collatéraux dorsaux des orteils.

La *branche terminale externe* se dirige aussitôt en dehors et se divise dans l'épaisseur du muscle pédieux. La *branche terminale interne* se porte directement en avant et forme les deux nerfs collatéraux dorsaux profonds du premier espace interdigital, qui s'anastomosent avec les collatéraux superficiels du musculo-cutané.

Il y a donc, à la face dorsale du pied, la terminaison de trois nerfs: le musculo-cutané, le saphène externe et le tibial antérieur. Leurs divisions occupent deux plans différents : car les deux premiers se ramifient sous la peau, tandis que le dernier se divise au-dessous de l'aponévrose dorsale du pied.

1° *Résumé du plexus sacré.*

Le plexus sacré donne dix br. collatérales et une br. terminale.

A. — Les *branches collatérales* se rendent à tous les muscles de la région du périnée, à ceux qui sont situés à la surface interne du petit bassin, à tous les muscles de la fesse, excepté l'obturateur externe et le tenseur du fascia lata. Ces branches donnent aussi la sensibilité à la peau du périnée, des bourses, de la fesse et de la partie postérieure de la cuisse.

B. — La *branche terminale*, ou *nerf grand sciatique*, en traversant verticalement la région postérieure de la cuisse, donne des rameaux aux trois muscles de cette région et au grand adducteur, puis elle se termine au creux poplité en se bifurquant.

1° La branche de bifurcation interne, ou *sciatique poplité interne*, accompagne les vaisseaux poplités, fournit le saphène externe, des rameaux à l'articulation et aux muscles jumeaux, poplité, soléaire et plantaire grêle ; puis, il passe dans l'anneau du soléaire, prend le nom de tibial postérieur, accompagne l'artère tibiale postérieure et donne des rameaux aux muscles profonds de la région postérieure de la jambe. Arrivé à la face interne du calcanéum, il se bifurque.

La branche interne, ou *plantaire interne*, se distribue, comme le médian à la main, aux muscles de la région interne de la plante du pied, aux deux premiers lombricaux, et donne les collatéraux plantaires de trois orteils et demi à la partie interne.

La branche externe, ou *plantaire externe*, se distribue, comme le cubital à la paume de la main, à tous les autres muscles et au reste de la peau de la plante du pied.

2° La branche de bifurcation externe, ou *nerf sciatique poplité externe,* longe le bord interne du tendon du biceps, fournit l'accessoire du saphène externe, le cutané péronier, des rameaux pour le jambier antérieur, contourne la tête du péroné, et se bifurque en avant de cet os en tibial antérieur et musculo-cutané.

La branche interne, ou *nerf tibial antérieur*, se distribue à tous les muscles antérieurs de la jambe, au muscle pédieux, et donne les collatéraux profonds de l'espace qui sépare le premier du deuxième orteil.

Tableau du plexus sacré.

- **DIX BRANCHES COLLATÉRALES** (Pour la fesse, le petit bassin et le périnée.)
  - *Cinq intra-pelviennes.*
    - *Nerf de l'obturateur interne.*
    - *— hémorroïdal ou anal.*
    - *— du releveur de l'anus.*
    - *— honteux interne.*
    - Nerfs viscéraux.
  - *Cinq extra-pelviennes.*
    - Nerf fessier supérieur.
    - — du pyramidal.
    - — du jumeau supérieur.
    - — du jumeau inférieur et du carré crural.
    - — petit sciatique ou fessier inférieur.
- **UNE BRANCHE TERMINALE** *Nerf grand sciatique* (Pour les muscles postérieurs de la cuisse, pour les muscles de la jambe et du pied, et pour la peau de la jambe et du pied, excepté à la face interne.)
  - *Branches collatérales.*
    - Nerf de la courte portion du biceps.
    - — de la longue portion du biceps.
    - — du demi-tendineux.
    - — du demi-membraneux.
    - — du grand adducteur.
  - *Branches terminales.*
    - Nerf sciatique poplité interne. (Pour les régions postérieures de la jambe et plantaire du pied.)
      - *Branches collatérales.*
        - Nerf articulaire.
        - — saphène externe.
        - — du jumeau interne.
        - — du jumeau externe et du plantaire grêle.
        - — du soléaire.
        - — du poplité.
      - *Branche terminale.*
        - Tibial postérieur.
          - Branches collatérales.
            - Rameau calcanéen pour la peau du talon.
            - Rameau pour les muscles profonds et postérieurs de la jambe.
          - Branches terminales. (Pour la plante du pied.)
            - Nerf plantaire interne (analogue du médian à la main). — Pour les muscles de la région interne, les deux lombricaux internes et la peau des trois premiers orteils et demi.
            - Nerf plantaire externe (analogue du cubital à la main). — Pour tous les autres muscles, la plante du pied et le reste de la peau.
    - Nerf sciatique poplité externe. (Pour les régions antérieure et externe de la jambe et dorsale du pied.)
      - *Branches collatérales.*
        - Nerf accessoire du saphène externe.
        - — cutané péronier.
        - Nerfs du jambier extérieur.
      - *Branches terminales.*
        - Nerf musculo-cutané.
          - Branches musculaires. — Pour les péroniers latéraux.
          - Branches cutanées. — Collatéraux dorsaux des trois premiers orteils, et collatéral interne du quatrième.
        - Nerf tibial antérieur.
          - Branches musculaires. — Pour les muscles antérieurs de la jambe et pour le pédieux.
          - Branches cutanées, — Pour l'espace interdigital qui sépare le premier orteil du deuxième.

La branche externe, ou nerf *musculo-cutané*, se distribue aux deux muscles péroniers latéraux, traverse l'aponévrose jambière, et se termine en formant les collatéraux dorsaux de trois orteils et demi à la partie interne.

§ 6. — BRANCHES ANTÉRIEURES DES DEUX DERNIERS NERFS SACRÉS ET NERF COCCYGIEN

Vers le coccyx tout devient rudimentaire, les os, les muscles, les vaisseaux et les nerfs, parce que ces parties représentent en réduction, les organes des animaux qui ont une queue.

La branche antérieure du *quatrième* nerf sacré, qui sort par le quatrième trou sacré antérieur, se bifurque. Son *rameau supérieur* se jette dans le plexus sacré et son *rameau inférieur* se réunit à la branche antérieure du *cinquième* nerf sacré. Celle-ci se comporte de même et se réunit à la quatrième par un rameau ascendant, et au nerf coccygien par un rameau descendant. Elle sort du canal sacré entre le sacrum et le coccyx.

La branche antérieure du sixième nerf sacré, doit être séparée des nerfs sacrés. C'est le *nerf coccygien*, qui sort par un trou spécial, trou formé par un ligament étendu de la corne du coccyx à la deuxième pièce osseuse de cet os et décrit par le professeur Trolard, d'Alger. Le nerf coccygien donne une branche anastomotique ascendante au cinquième nerf sacré et se divise ensuite en deux rameaux, interne et externe : l'*interne* se rend à la peau que recouvre le coccyx et abandonne quelques filets au muscle ischio-coccygien; l'*externe* traverse le muscle ischio-coccygien et le grand ligament sacro-sciatique, puis il se termine dans les faisceaux inférieurs du grand fessier.

§ 7. — RAPPORTS DES RACINES DES NERFS RACHIDIENS AVEC LES MOUVEMENTS ET LA SENSIBILITÉ

Par l'exploration des malades, et par l'expérimentation, divers auteurs ont cherché à savoir quelle racine nerveuse anime tels muscles ou telle région de la peau. S'il est facile en effet de voir les nerfs intercostaux se terminer dans des régions bien déterminées, il n'en est plus de même quand il s'agit des autres nerfs, qui se mêlent, pour former des plexus. Nous examinerons les territoires sensitifs et les territoires moteurs des nerfs rachidiens.

Territoires sensitifs (d'après Thornburn, 1893).— *Racines postérieures* du 5e nerf cervical = peau de l'épaule et de la moitié externe du bras et de l'avant-bras (fig. 0, 5e c.).

R.p. des 6e et 7e nerfs cervicaux = longue bande de la peau du milieu des faces antérieure et postérieure du bras et de l'avant-bras, trois quarts externes de la main (face dorsale et face palmaire), et tous les doigts, l'auriculaire excepté. Selon Sherrington, la peau du pouce et de l'éminence thénar est innervée par la 6e et celle des trois doigts du milieu par la 7e (fig. 395, 6e et 7e c).

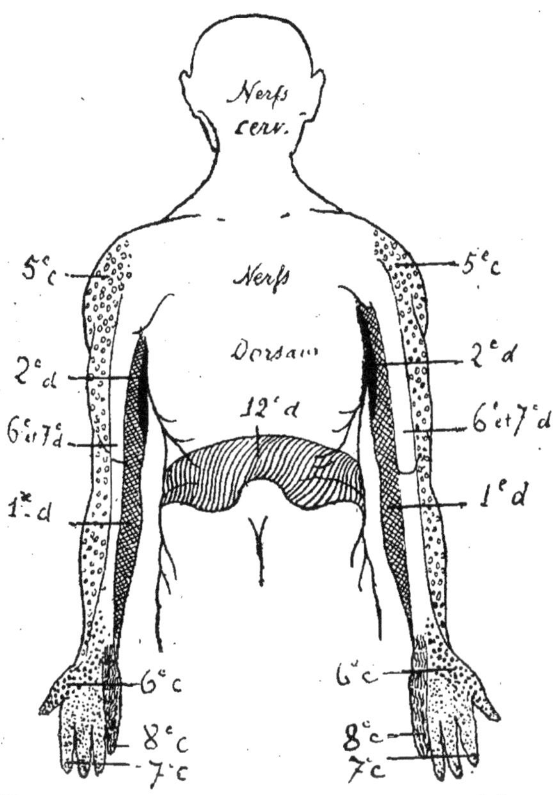

Fig. 395. — Territoires sensitifs des nerfs cervicaux et dorsaux dans les membres supérieurs et dans le tronc (face postérieure).

R. p. du 8e nerf cervical et du 1er dorsal = peau de la face interne du bras, sauf une petite région, de l'avant-bras, de l'éminence hypothénar et de l'auriculaire (fig. 395 et 396, 8e c, et 1er d).

R. p. des nerfs dorsaux = peau du thorax et de l'abdomen par bandes transversales échelonnées (fig. 396, de 3e d à 1er c). Exceptons le 1er nerf dorsal qui fait partie du plexus brachial et va au membre supérieur (fig. 395, 1er d), et une partie du 2e qui va à la face interne du bras.

R. p. du 1er nerf lombaire = peau de la paroi abdominale au-dessus de l'arcade crurale et du pubis, de la racine du pénis et de la moitié supérieure du scrotum (fig. 397, 1ᵉ L).

R. p. du 2ᵉ nerf lombaire = peau de la partie antéro-supérieure et externe de la cuisse (fig. 397, 2ᵉ L).

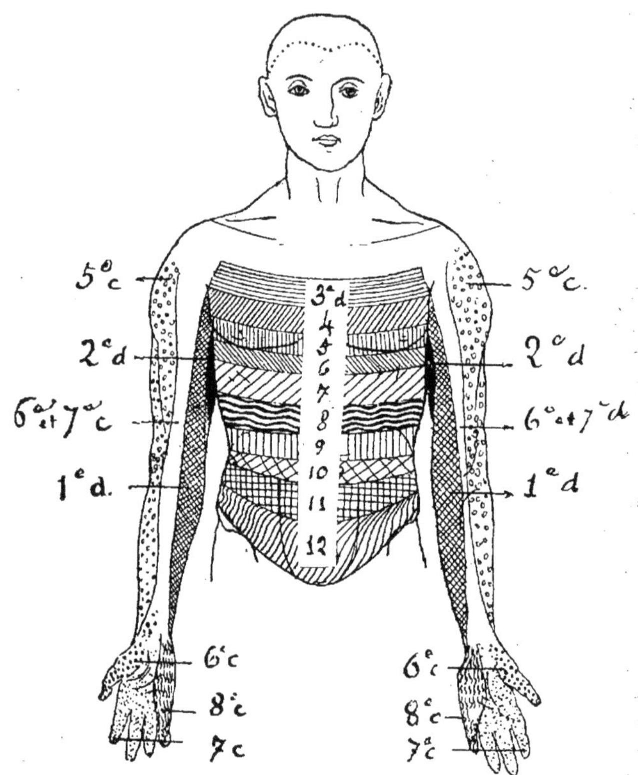

Fig. 396. — Territoires sensitifs des nerfs cervicaux et dorsaux dans les membres supérieurs et dans le tronc (face antérieure).

R. p. du 3ᵉ nerf lombaire = peau du milieu de la partie antéro-supérieure de la cuisse (fig. 397, 3ᵉ L).

R. p. du 4ᵉ nerf lombaire = peau de la partie antérieure du membre inférieur : côté interne et externe de la peau antérieure de la cuisse, peau du genou et de la partie antéro-interne de la jambe (fig. 397, 4ᵉ L).

R. p. du 5ᵉ nerf lombaire = peau de la face externe de la jambe, de la face dorsale du pied, excepté le premier orteil et de la face plantaire du pied, excepté le cinquième orteil (fig. 397, 5ᵉ L).

R. p. du 1ᵉʳ nerf sacré = peau de la partie postéro-interne de la jambe et du pied dans les régions qui ne sont pas animées par le 5e lombaire (fig. 397 et 398, 1er s).

R. p. du 2e nerf sacré = peau de la partie moyenne et postérieure de la cuisse jusqu'au milieu de la jambe (fig. 398, 2e s).

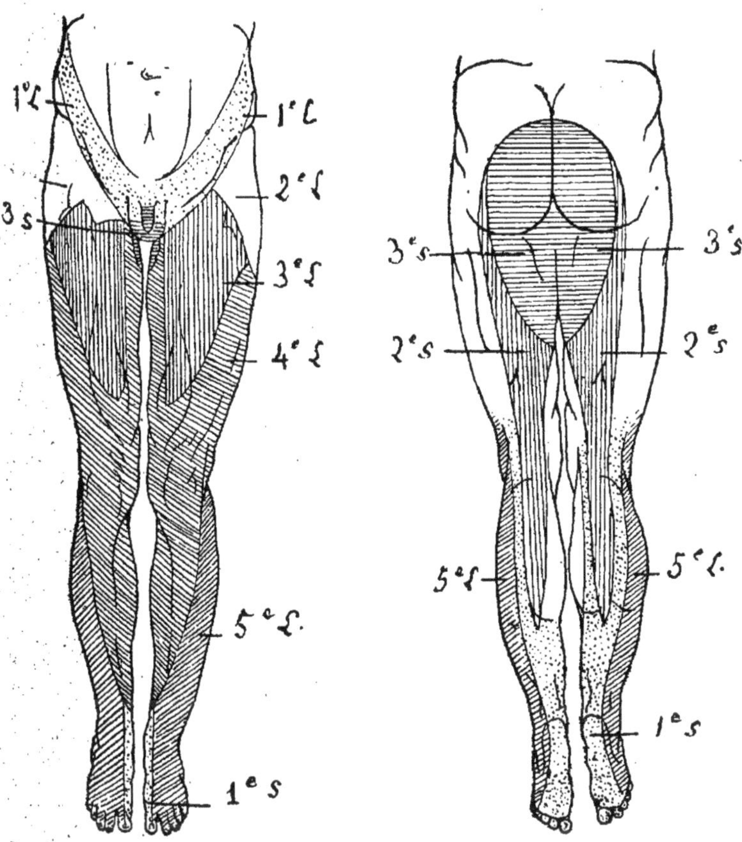

Fig. 397. — Territoires sensitifs des nerfs lombaires et sacrés dans les membres inférieurs (face antérieure).

Fig. 398. — Territoires sensitifs des nerfs lombaires et sacrés dans les membres inférieurs (face postérieure).

R. p. du 3e nerf sacré = peau de la moitié inférieure du scrotum, de la partie antérieure du pénis, du périnée et de la partie inférieure de la région fessière et supéro-postérieure de la cuisse (fig. 397 et 398, 3e s).

R. p. des 4e et 5e nerfs sacrés = peau des mêmes régions.

R. p. du nerf coccygien = peau de la région du coccyx.

Territoires moteurs. — 1er *nerf cervical* = les quatre muscles profonds de la nuque et le grand complexus, les quatre muscles sous-hyoïdiens, le droit latéral, le petit et le grand droit antérieurs et le génio-hyoïdien.

2e. — Grand complexus et grand oblique (déjà nommés) splénius, petit complexus, grand droit antérieur et génio-hyoïdien (déjà nommés), long du cou, sterno-mastoïdien, muscle sous-hyoïdien (déjà nommés).

3e. — Grand complexus (déjà nommé) et muscles spinaux; encore le grand droit antérieur, le long du cou, et le sterno-mastoïdien; l'angulaire, le scalène postérieur, le trapèze et le diaphragme.

4e. — Encore les muscles spinaux, grand droit antérieur, long du cou, sterno-mastoïdien, l'angulaire, le scalène postérieur, le trapèze et le diaphragme; et de plus le scalène antérieur.

5e. — Encore les muscles spinaux, le long du cou, les deux scalènes, le diaphragme et l'angulaire; et, de plus, les six muscles de l'épaule, les trois muscles de la région thoracique antérieure, le rhomboïde, le grand dentelé, et deux muscles du bras, biceps et brachial antérieur.

6e. — Encore les muscles spinaux, le long du cou et les scalènes, les six muscles de l'épaule, le sous-clavier et le grand pectoral, le grand dentelé, le biceps et le brachial antérieur; et, de plus, six muscles de l'avant-bras, les deux radiaux externes, les deux supinateurs, le rond pronateur, le grand palmaire et les trois muscles de l'éminence thénar.

7e. — Encore les muscles spinaux, le long du cou, le scalène postérieur, le grand rond, les deux pectoraux, les radiaux externes, les muscles de l'éminence thénar, et de plus, le grand dorsal, le coraco-brachial, le triceps, l'anconé, le fléchisseur propre du pouce et les deux fléchisseurs communs des doigts, le carré pronateur, les extenseurs des doigts, et le cubital postérieur.

8e. — Encore les spinaux et les muscles longs du cou, pectoraux, grand dorsal, triceps, fléchisseurs des doigts, carré pronateur, cubital antérieur, anconé, abducteur du pouce; et, de plus, les trois muscles de l'éminence hypothénar et les interosseux.

1er *nerf dorsal*. — Encore les spinaux et les mêmes muscles de l'avant-bras que le 8e cervical; et, de plus, les intercostaux, les surcostaux et le petit dentelé supérieur.

2e. — Encore les spinaux, les intercostaux, surcostaux et petit dentelé supérieur; et, de plus, le triangulaire du sternum.

3e et 4e. — Les mêmes muscles que le 2e.

5e et 6e. — Encore les mêmes; et, de plus, le droit de l'abdomen et le grand oblique.

7e et 8e. — Encore les mêmes que les 3e, 4e, 5e et 6e; et, de plus, le petit oblique de l'abdomen et le transverse.

9e, 10e et 11e. — Encore les mêmes muscles que les 7e et 8e; et, de plus, le petit dentelé inférieur.

12e. — Encore les spinaux, tous les muscles de la paroi abdominale; et, de plus, le pyramidal de l'abdomen et le carré des lombes.

1er *nerf lombaire.* — Muscles spinaux, carré des lombes, petit oblique, transverse et crémaster,

2e. — Muscles spinaux, carré des lombes, crémaster, psoas-iliaque et petit psoas, pectiné, 1er et 2e adducteurs, couturier et droit interne.

3e. — Muscles spinaux, couturier, droit interne, les trois adducteurs, l'obturateur externe et le quadriceps crural.

4e. — Muscles spinaux, les deux obturateurs, les petit et moyen fessiers, le carré crural, le psoas; le petit et le grand adducteurs, le couturier, le droit interne, le tenseur du fascia lata, le demi-membraneux et le quadriceps; tous les muscles de la jambe excepté ceux de la couche superficielle de la région postérieure, et le pédieux.

5e. — Muscles spinaux, les trois fessiers, l'obturateur interne, le carré crural et le pyramidal; les muscles internes postérieurs de la cuisse, le quadriceps et le grand adducteur; tous les muscles de la jambe, excepté les jumeaux; le pédieux et les muscles internes de la plante du pied.

1er *nerf sacré.* — Muscles spinaux, 3 fessiers, obturateur interne, carré crural et pyramidal; tenseur du fascia lata et muscles postérieurs de la cuisse; muscles de la jambe et du pied.

2e. — Muscles spinaux, trois fessiers, obturateur interne, pyramidal; tenseur du fascia lata, biceps et demi-tendineux; tous les muscles de la jambe sans exception; muscles de la plante du pied, et muscles du périnée.

3e. — Muscles spinaux, pyramidal; longue portion du biceps; jumeaux de la jambe et soléaire; muscles de la plante du pied et du périnée.

4e et 5e. — Muscles du périnée.

1er *nerf coccygien.* — Muscle ischio-coccygien.

— En comparant les deux tableaux, on voit que les filets sensitifs d'un nerf ne correspondent pas toujours à la terminaison des filets moteurs.

Territoires viscéraux. — Les viscères reçoivent des ramifications nerveuses sympathiques, nerfs excito-sécréteurs, moteurs et vaso-moteurs, qui sont portés aux viscères par les artères. Ces ramifications reçoivent des fibres blanches, ou fibres à myéline, des racines postérieures des nerfs rachidiens, fibres qui donnent la sensibilité aux viscères. Head (*Brain*, 1893 et 1896) a cherché à établir, mais sans grand succès, la source des fibres sensitives de chaque viscère, et il a remarqué que :

Les *trois premiers nerfs dorsaux* envoient des fibres sensitives au *cœur* et au *poumon,* ce dernier en recevant encore du quatrième.

Les nerfs *du sixième au neuvième* dorsal, à l'estomac, du cardia au pylore,

Les nerfs *du neuvième au douzième* dorsal, à l'intestin jusqu'au rectum.

Les nerfs *du sixième au douzième* dorsal, au foie et à la vésicule biliaire.

Le dixième dorsal donne des filets à la partie supérieure de l'urèthre, et la première lombaire à sa partie inférieure. Elle en donne en outre à l'ovaire et au testicule.

Les deux derniers dorsaux et le premier lombaire donnent des filets nerveux à la vessie et à l'épididyme.

Les quatre premiers nerfs sacrés, à la muqueuse et au col de la vessie.

Les trois derniers dorsaux, le cinquième lombaire et les trois premiers nerfs sacrés, à la prostate.

Les trois derniers dorsaux, le premier lombaire et les quatre premiers sacrés à l'utérus.

ARTICLE III

NERFS CRANIENS OU ENCÉPHALIQUES

Les nerfs craniens naissent de la base de l'encéphale, du bulbe, de la protubérance et des pédoncules cérébraux.

On en compte 12, quoiqu'il en existe en réalité 14 ou 15.

Jetons un coup d'œil sur la classification de ces nerfs qui a été plusieurs fois modifiée et qui le sera encore certainement (1).

1° Classification de Galien. — Galien, ayant étudié les nerfs seulement sur les animaux, connaissait les rachidiens et les craniens. Le cerveau, disait-il, produit sept paires de nerfs. La première

(1) Erasistrate, qui vivait trois siècles avant l'ère chrétienne, avait cru que les nerfs naissaient de la dure-mère, mais vers la fin de sa vie, il reconnut qu'ils venaient du cerveau et de la moelle.

Galien, qui confondit, ainsi que ses prédécesseurs, les nerfs, les ligaments et les tendons, sous le nom générique de *nerfs*, donna aux nerfs optiques le nom de *pores*, parce que ces nerfs ont une cavité sensible qu'on ne voit pas sur les autres (cette cavité n'était autre que l'artère centrale de la rétine).

est celle des nerfs optiques; la deuxième celle des moteurs des yeux; la troisième (trijumeau d'aujourd'hui) se distribue au cou, à la mâchoire inférieure, à la tempe, aux dents et à la langue; la quatrième se ramifie dans le palais (nerf palatin); la cinquième pénètre dans l'oreille, sort par le trou stylo-mastoïdien, et s'épanouit sur la face (facial); la sixième (pneumogastrique) donne des ramifications à la plupart des viscères du ventre et de la poitrine; elle produit l'intercostal (grand sympathique), le glosso-pharyngien, l'accessoire (spinal) et les nerfs récurrents; enfin la septième paire fournit des rameaux aux muscles de la langue (hypoglosse) et à la membrane qui les recouvre.

2° **Classification de Willis.** — Les anatomistes suivirent, pendant quinze siècles, la *classification de Galien*, jusqu'à ce qu'elle fût modifiée par Thomas Willis, vers le milieu du XVIIe siècle (*Cerebri anatome, cui accessit nervorum descriptio et usus*, Londres, 1664).

Dans la *classification de Willis*, on décrivait comme un seul nerf tous les troncs nerveux qui passaient par le même trou. Ainsi, le facial et l'auditif, qui passent par le même conduit, formaient la 7e paire; les trois nerfs du trou déchiré postérieur (9e, 10e et 11e) étaient décrits sous le nom de 8e paire. Le nerf hypoglosse formait la 9e paire, et une 10e paire nerveuse était le premier nerf rachidien.

3° **Classification de Sœmmering.** — On adopte aujourd'hui la *classification de Sœmmering* (*Dissertatio de basi encephali et originibus nervorum, cranio egredientium*, Gœttingue, 1778) et on admet douze nerfs craniens, que l'on désigne sous le nom de *paires craniennes*. Mais comme on ne dit ni une paire de bras, ni une paire d'artères sous-clavières, etc., je ne vois aucune utilité de parler de paires nerveuses. Je dirai donc, par exemple : *nerf hypoglosse, douzième nerf*, au lieu de *nerf grand hypoglosse, douzième paire de nerfs*, ce qui est un langage impropre. Il y aurait ainsi de grandes réformes à introduire en anatomie, au sujet de la nomenclature, souvent si impropre, d'un grand nombre d'organes.

On compte les nerfs craniens d'avant en arrière, en suivant sur la base du crâne, revêtue de la dure-mère, les trous qui leur donnent passage : 1er, nerf olfactif (trous de la lame criblée); 2e, nerf optique (trou optique); 3e, moteur oculaire commun (trou spécial de la dure-mère); 4e, pathétique (trou de la dure-mère); 5e, trijumeau (trou de la dure-mère au sommet du rocher); 6e, moteur oculaire externe (trou spécial de la dure-mère); 7e, facial (conduit auditif interne); 8e, auditif (conduit auditif interne); 9e glosso-pharyngien (trou particulier de la dure-mère à la partie antérieure du trou déchiré postérieur); 10e, pneumogastrique (trou déchiré postérieur) ; 11e, spinal (trou déchiré postérieur) ; 12e, hypoglosse (trou condylien antérieur).

— On ne tardera certainement pas à modifier la classification actuelle ; j'ai la persuasion qu'on décrira 14 ou 15 nerfs craniens au lieu de 12. Je prie ceux de mes successeurs qui augmenteront le tableau des nerfs craniens, de ne pas oublier que cette idée m'appartient, quoique je ne l'aie pas mise en pratique. Les progrès de l'anatomie nous ont appris qu'il y a deux nerfs acoustiques distincts, l'*acoustique cochléaire* et l'*acoustique vestibulaire*. N'y a-t-il pas également un nerf spinal double, le *spinal bulbaire* et le *spinal médullaire?* On arrivera peut-être à démontrer aussi que le *nerf intermédiaire* de Wrisberg est un nerf sensitif indépendant du facial. Si l'on continue à décrire les deux acoustiques comme formant un seul nerf, il n'y a aucune raison pour ne pas réunir en un seul nerf le pneumogastrique et le spinal bulbaire.

Division des nerfs craniens. — Il y a, dans les douze nerfs craniens, *trois nerfs sensoriels :* 1er (olfactif), 2e (optique), 8e (auditif), *cinq nerfs moteurs :* 3e (moteur oculaire commun), 4e (pathétique), 6e (moteur oculaire externe), 11e (spinal), 12e (hypoglosse) et *quatre nerfs mixtes :* 5e (trijumeau), 7e (facial), 9e (glosso-pharyngien), 10e (pneumogastrique).

DIVISION DES NERFS CRANIENS

Sensoriels	olfactif (1er).
	optique (2e).
	olfactif (8e).
Moteurs	oculo-moteur commun (3e).
	pathétique (4e).
	oculo-moteur externe (6e).
	spinal (11e).
	hypoglosse (12e).
Mixtes.	trijumeau (5e).
	facial (7e).
	glosso-pharyngien (9e).
	pneumogastrique (10e).

Les *nerfs sensoriels* sont des nerfs de sensibilité spéciale, excités par des agents spéciaux, odeurs pour l'olfactif, lumière pour l'optique, sons pour les nerfs acoustiques. Les *nerfs moteurs* donnent le mouvement aux muscles. Les *nerfs mixtes* sont un mélange de fibres motrices, se rendant aux muscles, et de fibres sensitives, transmettant aux centres nerveux les impressions de contact, de douleur, etc., en un mot toutes les impressions de sensibilité générale.

Résumé des nerfs craniens.

1. Olfactif. — Nerf sensoriel ; sert à l'olfaction et se distribue aux fosses nasales.

2. Optique. — Nerf sensoriel ; sert à la vision et prend naissance dans la rétine.

3. Moteur oculaire commun. — Se distribue à tous les muscles de l'orbite, excepté au droit externe et au grand oblique.

4. Pathétique. — Se distribue à un seul muscle, le grand oblique de l'œil.

5. Trijumeau. — Nerf mixte. Donne la *sensibilité* à la peau de la face, de la moitié antérieure du cuir chevelu et aux muqueuses de la face ; préside à la *sécrétion* des glandes contenues dans la face, et donne le *mouvement* aux muscles masticateurs, au ventre antérieur du digastrique et au mylo-hyoïdien.

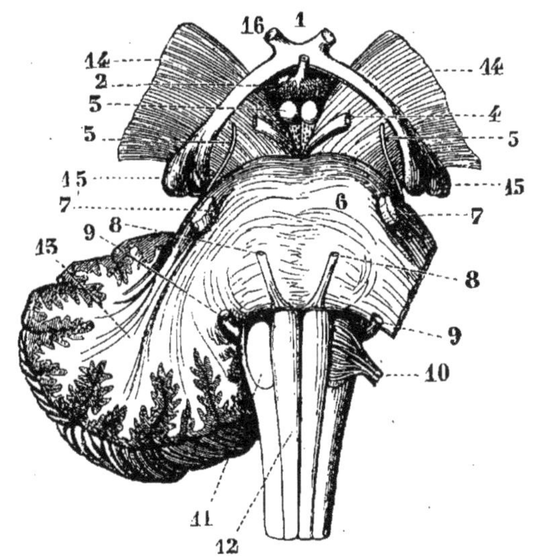

Fig. 399. — Points d'émergence des nerfs moteurs et points de pénétration des nerfs sensitifs.

1, chiasma. — 2, tuber cinereum et infundibulum. — 3, tubercule mamillaire. — 4, moteur oculaire commun. — 5, pathétique (moteur). — 6, protubérance. — 7, trijumeau (mixte). — 8, moteur oculaire externe. — 9, facial (mixte). — 10, hypoglosse (moteur). — 11, olive. — 12, pyramide antérieure. — 13, arbre de vie du cervelet. — 14, pédoncule cérébral. — 15, corps genouillé externe. — 16, nerf optique.

6. Moteur oculaire externe. — Donne le mouvement au muscle droit externe de l'œil.

7. Facial. — Se distribue à tous les muscles de la face et du cuir chevelu, excepté aux muscles masticateurs, qui sont animés par le trijumeau. Il anime, en outre, le peaucier du cou.

8. Auditif. — Nerf sensoriel ; sert à l'audition et prend son origine dans l'oreille interne.

9. Glosso-pharyngien. — Nerf mixte. Donne la *sensibilité* au tiers postérieur de la muqueuse de la langue et à l'isthme du gosier, et le mouvement à quelques muscles du pharynx et du voile du palais.

10. Pneumogastrique. — Nerf mixte. Se distribue au pharynx, au larynx, au poumon, au cœur, à l'œsophage, à l'estomac, au foie et au plexus solaire. Il préside à la *sensibilité* de ces parties, mais il donne le *mouvement* à quelques muscles du pharynx, à l'œsophage, à l'estomac et peut-être au cœur.

11. Spinal. — Nerf moteur. Donne le mouvement aux muscles du pharynx et du larynx, au sterno-cléido-mastoïdien et au trapèze.

12. Hypoglosse. — Nerf moteur. Donne le mouvement à tous les muscles de la langue, aux muscles de la région sous-hyoïdienne et au génio-hyoïdien.

I. — NERFS SENSORIELS

On a divisé, jusqu'à ce jour, les nerfs en deux groupes, les *nerfs rachidiens*, au nombre de trente et un de chaque côté et les *nerfs craniens*, au nombre de douze, parce qu'on avait l'habitude de considérer comme nerf tout prolongement nerveux se rendant des centres nerveux aux organes périphériques. On rangeait, naturellement, les nerfs sensoriels parmi les nerfs craniens, parce qu'on ne connaissait que les origines apparentes des nerfs et que les nerfs sensoriels paraissent sortir de l'encéphale comme les autres nerfs craniens.

Mais aujourd'hui que l'étude de la structure du système nerveux a atteint un haut degré de perfection, il n'est plus possible de confondre sous la même dénomination de nerfs craniens les nerfs craniens proprement dits et les *nerfs sensoriels*.

Les nerfs craniens moteurs et mixtes, au nombre de neuf, naissent de chaque côté de groupes de cellules (moteurs) ou s'y terminent (sensitifs). Les *noyaux d'origine* et de *terminaison* sont situés sur le trajet de la substance grise qui fait suite à celle de la moelle, dans le plancher du quatrième ventricule et autour de l'aqueduc de Sylvius, dans l'épaisseur du bulbe et de la protubérance. Les nerfs croisent les fibres nerveuses du bulbe, de la moelle et des parois du cerveau moyen pour se distribuer aux organes périphériques ou pour se rendre à leurs *noyaux de terminaison*.

De même que les racines sensitives des nerfs rachidiens, celles des nerfs sensitifs craniens ont un ganglion sur leur trajet. La similitude est complète entre les nerfs craniens et les nerfs rachidiens anatomiquement et physiologiquement. Leur structure est la même également, et les nerfs sensitifs craniens sont influencés par les mêmes agents extérieurs que les nerfs rachidiens, et d'une manière identique.

Les nerfs sensoriels méritent donc bien une place à part parmi les nerfs craniens.

Eux seuls sont dépourvus de sensibilité provoquée par les excitations extérieures, mais ils ont une sensibilité spéciale en rapport avec leurs fonctions, c'est-à-dire qu'une excitation de l'olfactif provoque une sensation d'odeur, celle de l'optique provoque des sensations lumineuses, comme l'a prouvé notre audacieux compatriote Magendie, en piquant la rétine pendant une opération de cataracte. Il en est de même de l'acoustique, dont l'excitation fait percevoir des bruits insolites.

Eux seuls présentent un ganglion nerveux disposé selon un mode spécial, qu'on ne rencontre dans aucun autre nerf. En effet, les cellules ganglionnaires, au lieu de former une masse sur le trajet du tronc du nerf, dans le voisinage plus ou moins immédiat du cerveau, sont dissociées et situées au point d'origine du nerf, chacune sur une fibrille distincte. C'est ainsi que sont disposées les *cellules olfactives* de Max Schultze, à l'origine des fibrilles du nerf olfactif. Il en est de même des cellules multipolaires de la couche ganglionnaire de la *rétine*, aux extrémités des fibres nerveuses du nerf optique, et de celles des *ganglions de Scarpa et de Corti*, aux extrémités des fibres du nerf acoustique. Mais, ce qui les distingue surtout, et ce qui doit les faire séparer complètement du groupe des nerfs craniens, c'est leur mode de développement. Ils font partie de l'encéphale et se montrent dès les premiers stades embryonnaires. Le *lobe olfactif* est une portion du cerveau qui se montre sur les vésicules des hémisphères, et qui communique, par un canal central, avec le ventricule latéral. La *vésicule optique*, dépendance du cerveau, se montre en même temps que la vésicule antérieure primitive, d'où elle procède, avant la vésicule des hémisphères. La *vésicule auditive* se montre aussi de très bonne heure, sur les parois de la vésicule cérébrale primitive postérieure.

J'ajoute que les nerfs sensoriels se terminent sur des points distincts du centre sensitif, autrement dit, de la *sphère sensitive générale*, et ils forment des *centres sensoriels*, ou *sphères sensorielles*. De sorte que les centres de sensibilité se divisent en *sphères de sensibilité générale* ou *sphères tactiles*, et en *sphères de sensibilité spéciale*, comme les sphères olfactive, optique et auditive.

Les *nerfs sensoriels* sont doués d'une sensibilité spéciale.

Contrairement à tous les autres nerfs craniens, les nerfs sensoriels ne s'anastomosent avec aucun nerf.

J'ajouterai enfin que ces nerfs, dont les fibres sont centripètes, sont les seuls nerfs craniens possédant des fibres centrifuges, allant du cerveau à l'origine périphérique du nerf (Cajal).

Parmi les sens, odorat, vue, ouïe, goût, toucher, les trois premiers seuls reçoivent un nerf spécial dit *sensoriel*. Les nerfs du goût ont les deux sensibilités, spéciale et générale, ils ne diffèrent pas des nerfs sensitifs ordinaires. Il en est de même des nerfs du toucher.

Je décrirai successivement les trois nerfs sensoriels : olfactif, optique, acoustique ou auditif.

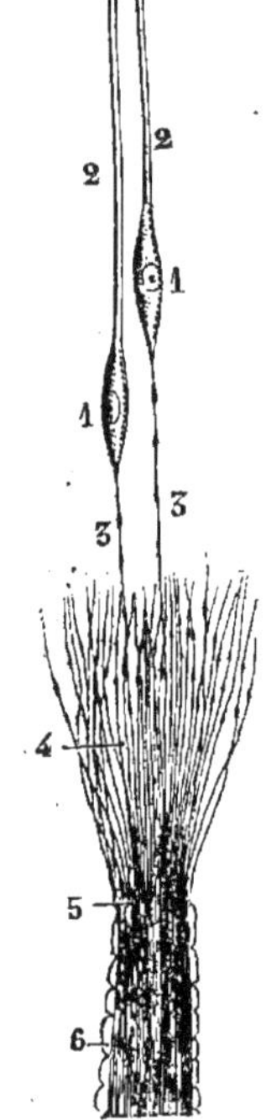

Fig. 400. — Origine probable du nerf olfactif chez le brochet (d'après Max Schultze).

1, cellules olfactives, ou neurones périphériques. — 2, prolongements protoplasmiques (cils olfactifs). — 3, prolongements cylindraxiles variqueux. — 4, faisceau de fibrilles. — 5, 6, le faisceau entouré d'une gaine.

§ 1. — NERF OLFACTIF (1er nerf cranien, 1er nerf sensoriel).

Le nerf olfactif serait mieux nommé *appareil olfactif*, à cause des nombreuses parties qui le constituent.

Ce nerf est chargé de transmettre au cerveau les impressions produites par les odeurs, à la partie supérieure des fosses nasales, sur les filaments nerveux microscopiques constituant l'origine de ce nerf.

L'appareil olfactif est peu développé chez l'homme. Chez certains animaux, au contraire, qu'on appelle *osmatiques*, depuis Broca, cet appareil prend un développement considérable. Chez les poissons, par exemple, le *bulbe olfactif* est parfois plus considérable que le cerveau.

Je suivrai l'appareil olfactif dans le sens de sa conduction, c'est-à-dire de la muqueuse pituitaire au cerveau et je lui décrirai trois portions : *portion nasale*, *portion intracranienne*, et *portion cérébrale*.

Portion nasale de l'appareil olfactif (1).

La portion nasale de l'appareil olfactif est connue des anatomistes sous le nom de *nerf olfactif*. La portion intracranienne et la portion cérébrale, qui font partie du cerveau, constituent le *rhinencéphale*.

La portion nasale comprend : l'origine des

(1) La portion nasale, la seule désignée sous le nom de nerf olfactif par quelques anatomistes, n'était pas connue des anciens. Galien, qui vécut au IIe siècle, croyait que les trous de la lame criblée étaient traversés par l'air de l'inspiration, qui arrivait aux ventricules cérébraux et soulevait le cerveau. On supposait aussi que les porosités du corps du sphénoïde servaient au passage d'une humeur sécrétée par la glande pituitaire et se rendant aux fosses nasales. Une dizaine de siècles plus tard, Théophile Protospatarios décrivit les nerfs olfactifs et indiqua leurs usages, mais il se trompa sur leur origine qu'il crut être la même que celle des nerfs optiques (Théo. Protosp. Epitome.

filets nerveux olfactifs sur la muqueuse pituitaire, les cellules nerveuses situées sur leur trajet, et les faisceaux de fibres qui traversent les trous de la lame criblée pour se jeter dans le bulbe olfactif.

Origine réelle des filets nerveux de l'olfactif. — Ce sont des fibrilles nerveuses excessivement fines, situées au milieu des cellules épithéliales de la pituitaire *ou cellules de soutènement*. Ces filaments, constitués par un petit bâtonnet clair et homogène, se meuvent lentement, tantôt dans un sens, tantôt dans un autre. Dans la région olfactive les cils vibratiles de la pituitaire n'existent pas.

Cils olfactifs (fig. 402). — Ces fibrilles, ou *cils olfactifs*, se continuent avec une fibrille, prolongement protoplasmique d'une cellule nerveuse périphérique, *cellule olfactive*, décrite par Max Schultze, en 1856.

Cellules olfactives. — Dès 1862, M. Schultze a montré la continuité des cellules olfactives avec les fibres du nerf.

Ce sont des cellules bipolaires. — Les cellules olfactives sont des cellules bipolaires, comme celles des ganglions rachidiens de l'embryon, mais ne se transformant pas, comme ces dernières, en cellules unipolaires.

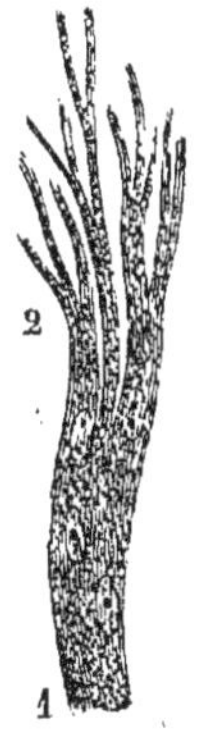

Fig. 401. — Origine de l'olfactif chez le chien (d'après Frey).

1. faisceau de fibrilles. — 2, fibrilles séparées.

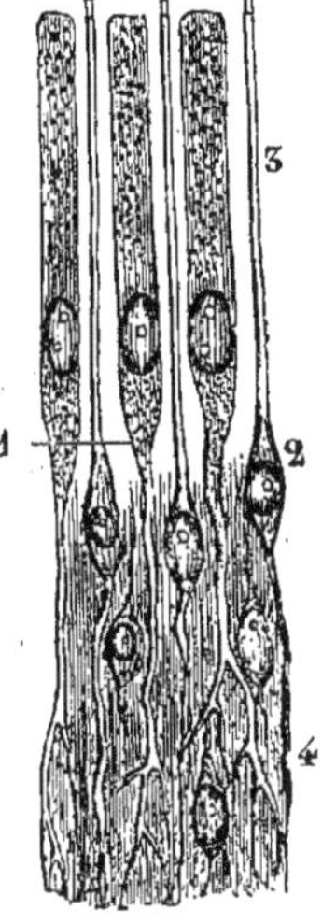

Fig. 402. — Cellules épithéliales et cellules olfactives chez l'homme.

1, cellules épithéliales de soutènement. — 2, cellule olfactive. — 3, son prolongement protoplasmique se terminant par les cils olfactifs. — 4, son cylindraxe.

L'ensemble des cellules olfactives inter-épithéliales, réunies par la pensée, constitue un véritable *ganglion*, à cellules disséminées, dont les filaments originels, périphériques, forment les *prolongements protoplasmiques*, tandis que les filaments centraux sont les *prolongements cylindraxiles*.

lib. IV, cap. 12 et 15). Ce fut dans le XVIe siècle que les anatomistes réfutèrent l'erreur de Galien, et montrèrent que l'air ne peut passer du nez dans le cerveau. Schneider, professeur à l'Université de Wittenberg (Saxe prussienne), redressa vers le milieu du XVIIe siècle, en 1660, l'erreur de ceux qui faisaient venir de la glande pituitaire le mucus des fosses nasales, à travers le sphénoïde. Schneider décrivit la muqueuse pituitaire, qui porte son nom, et montra qu'elle sécrète le mucus nasal.

Neurones olfactifs et périphériques. — Ce sont donc là des *neurones olfactifs périphériques*, dont les cylindraxes traversent la muqueuse et cheminent dans le tissu sous-muqueux, pour aller s'articuler avec les dendrites protoplasmiques des *cellules mitrales* du bulbe olfactif, après avoir traversé les trous de la lame criblée.

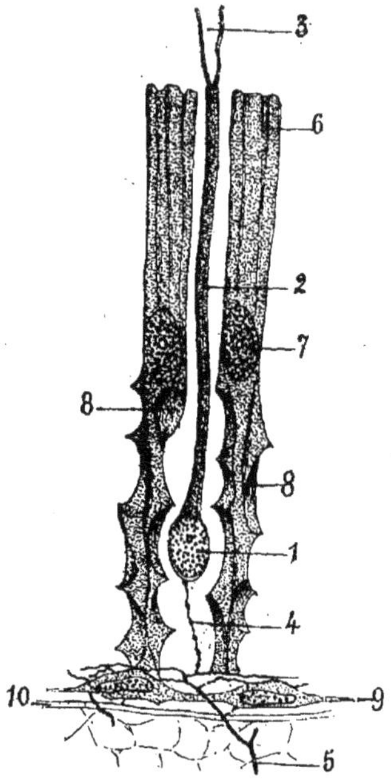

Fig. 403. — Deux cellules épithéliales de soutènement et une cellule sensorielle olfactive d'un batracien (d'après Renaut).

1, corps de la cellule olfactive, ou neurone sensoriel périphérique. — 2, son prolongement protoplasmique. — 3, cils olfactifs. — 4, prolongement cylindraxile de la cellule olfactive. — 5, fibre du nerf olfactif. — 6, segment supra-nucléaire de la cellule de soutènement. — 7, son noyau. — 8, fossettes imprimées par les cellules olfactives sur la partie profonde des cellules de soutènement. — 9, cellules basales. — 10, lame vitrée.

Coryza. — Lorsque la muqueuse pituitaire est enflammée (*coryza, rhinite*), elle est légèrement épaissie, et les filaments terminant les fibres olfactives se trouvent, pour ainsi dire, enfouis dans la tuméfaction. Dès lors ils ne peuvent plus être impressionnés par les particules odorantes répandues dans l'air. C'est pourquoi l'odorat est momentanément perdu dans le coryza.

Dissection. — Veut-on préparer l'olfactif dans les fosses nasales, on laisse macérer pendant une semaine une tête dans une solution très étendue d'acide nitrique, 1/100e, et l'on y pratique une coupe verticale et médiane. On prend la moitié sur laquelle la cloison osseuse du nez est restée adhérente, on enlève avec soin les os de cette cloison après les avoir brisés par de petits chocs, et l'on trouve les ramifications olfactives sur la face profonde de la muqueuse. On arrive aussi facilement sur les nerfs de la paroi externe des fosses nasales. Il faut, toutefois, se rappeler que les nerfs olfactifs doivent être recherchés sur la face profonde de la muqueuse.

Trajet des fibres olfactives dans les fosses nasales. — Les fibres olfactives sont situées dans la partie supérieure des deux parois des fosses nasales, où elles se fasciculent.

Les faisceaux de la *paroi interne* (fig. 406), au nombre de 12 à 15, montent sur la cloison, au-dessous de la muqueuse, en filets convergents qui arrivent à la lame criblée de l'ethmoïde, en s'anastomosant entre eux.

Ceux de la *paroi externe* (fig. 405), au nombre de 15 à 20, selon Valentin, montent jusqu'à la lame criblée en s'anastomosant et formant un plexus à mailles losangiques.

Prolongements canaliculés de la dure-mère. — Les ramifications, tant externes qu'internes, sont contenues dans des prolongements tubuleux ramifiés de la dure-mère, prolongements situés entre le périoste et la muqueuse, mais ne se continuant pas dans l'épaisseur de la membrane pituitaire.

Von Brunn (1893, *Arch. f. mikr. anat.*) a montré que les fibres olfactives ne se trouvent que sur la partie moyenne du cornet supérieur et sur la partie correspondante de la cloison. Lenhossek, Cajal, Retzius, etc. ont constaté dans la région olfactive de la pituitaire, la présence de fibrilles nerveuses analogues, n'appartenant pas au nerf olfactif, mais aux filaments terminaux du nerf trijumeau.

La *terminaison* de ces fibres nerveuses a lieu dans le bulbe olfactif, au-dessus de la lame criblée.

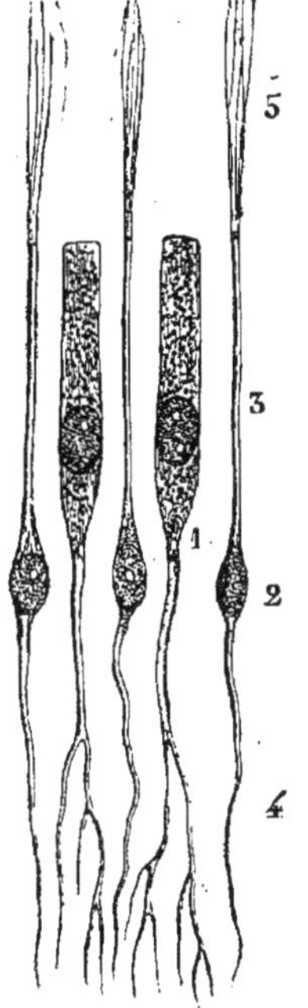

Fig. 404. — Cellules épithéliales et cellules olfactives de la grenouille.

1, cellule épithéliale de soutènement. — 2, neurone olfactif périphérique, ou cellule olfactive. — 3, son prolongement protoplasmique. — 4, son prolongement cylindraxile. — 5, cils olfactifs.

Structure. — Les fibres olfactives sont dépourvues de myéline; ce sont des fibres grises spéciales, assez analogues à celles des nerfs sympathiques, ayant des noyaux comme ces dernières, et une striation longitudinale. Mais elles ne s'anastomosent pas entre elles, comme les fibres sympathiques, et chacune est indépendante. Les faisceaux de fibres olfactives se groupent, comme les fibres des nerfs blancs, en petits fascicules entourés d'une *gaine lamelleuse*.

Portion intracranienne de l'appareil olfactif.

Cette portion, située à la partie interne du lobe frontal, repose sur la lame criblée et la petite aile du sphénoïde. Sa longueur est de 3 centimètres environ ; elle a la forme d'une spatule à manche triangulaire, de 2 centimètres de longueur, dont la partie élargie aurait 1 centimètre. La partie élargie forme le bulbe olfactif et la partie amincie, le pédoncule du nerf olfactif.

Chez les animaux *osmatiques*, le bulbe olfactif et son pédoncule sont creusés d'un canal qui communique avec le ventricule latéral. Chez l'homme et les animaux *anosmatiques*, à odorat peu développé, ce canal n'existe que dans la période embryonnaire, et disparaît plus tard, de sorte que le bulbe olfactif et le pédoncule, représentent des parties, pour ainsi dire, atrophiées.

Rhinencéphale. — La partie intracranienne et la portion cérébrale constituent le *rhinencéphale*. Le rhinencéphale comprend : le bulbe olfactif, le pédoncule olfactif, les racines ou stries olfactives, et les régions centrales, en connexion avec le pédoncule, qui sont : la circonférence de l'hippocampe, la corne d'Ammon, le faisceau denté, le trigone cérébral, la cloison transparente, la circon-

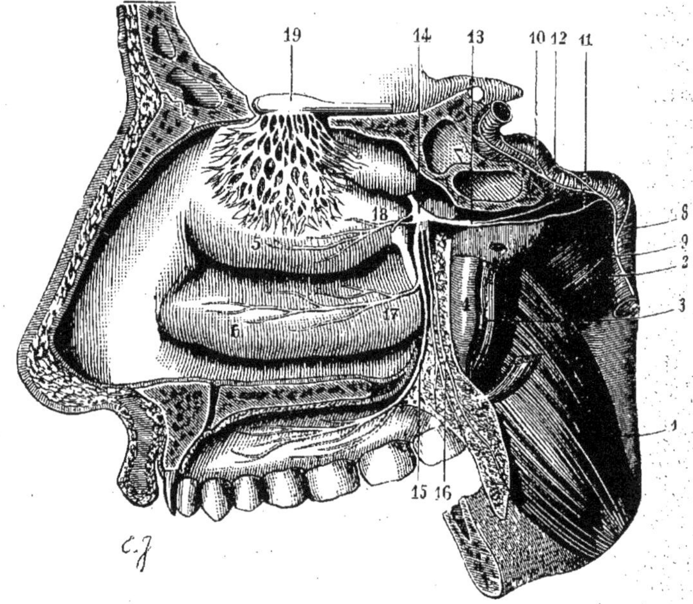

Fig. 405. — Faisceaux de fibres olfactives de la paroi externe des fosses nasales. (Dans le dessin, ces filaments descendent trop bas.)

1, masséter. — 2, ptérygoïdien interne. — 3, péristaphylin externe. — 4, apophyse ptérygoïde. — 5, 6, cornets moyen et inférieur. — 7, sinus sphénoïdal. — 8, carotide interne. — 9, rameau carotidien du grand sympathique. — 10, plexus carotidien. — 11, rameau carotidien du nerf vidien. — 12, nerf grand pétreux superficiel. — 13, nerf vidien. — 14, ganglion sphéno-palatin. — 15, nerf palatin antérieur. — 16, nerfs palatins moyen et postérieur. — 17, nerf nasal postérieur. — 18, nerf sphéno-palatin externe. — 19, nerf olfactif.

volution des corps calleux, les nerfs de Lancisi, l'induséum griseum et la commissure blanche antérieure du cerveau.

Bulbe olfactif. — Le bulbe olfactif est une petite masse nerveuse aplatie, et d'un aspect rappelant celui des ganglions, terminant le pédoncule olfactif. Il mesure 9 millimètres en longueur, 4 en largeur, 2 en épaisseur.

Rapports. — Sa face inférieure est en rapport avec la lame criblée; sa face supérieure, avec les deux circonvolutions olfactives; son extrémité antérieure, libre, est recouverte par le repli de la dure-mère, désigné par le professeur Trolard, sous le nom de *tente olfactive*. Le nerf nasal interne et l'artère ethmoïdale antérieure sont situés entre le bulbe et la lame criblée. L'arachnoïde viscérale forme un cul-de-sac au-dessus et au-dessous du bulbe.

Structure du bulbe. — Le bulbe présente, sur sa face inférieure, trois couches d'éléments nerveux superposés.

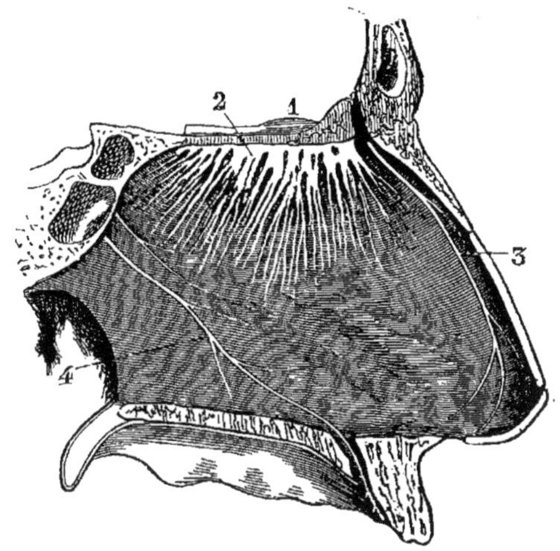

Fig. 406. — Figure montrant les fibres olfactives montant le long de la cloison des fosses nasales.

1, bulbe du nerf olfactif. — 2, ramifications internes du nerf olfactif. — 3, filet interne du nerf nasal interne ou ethmoïdal. — 4, nerf sphéno-palatin interne ou naso-palatin.

1° Une *couche inférieure*, superficielle, formée par les anastomoses des fibres olfactives (cylindres-axes) qui ont traversé la lame criblée de bas en haut. C'est donc un plexus nerveux, dont les filaments se continuent avec les éléments de la couche suivante.

2° Une *couche moyenne*, dans laquelle on décrit trois plans.

a. Un *plan inférieur*, ou *glomérulaire*, formé par les *glomérules olfactifs* (fig. 407). Chaque glomérule, qui mesure 100 µ, est un petit peloton de fibrilles, intermédiaire aux fibres de la couche inférieure, avec lesquelles il se continue, et au prolongement protoplasmique des cellules mitrales. Autrement dit, c'est un petit renflement, où les dendrites des cellules mitrales viennent au contact des ramifications du cylindre-axe des cellules olfactives.

b. Un *plan moyen*, *couche moléculaire* de Cajal, formé par un mélange de cellules de névroglie et de petites cellules nerveuses ayant une grande analogie avec celles du plan supérieur.

c. Un *plan supérieur*, ou *mitral* (fig. 407, 5), formé par les *cellules mitrales*, grosses cellules nerveuses de 45 µ, en moyenne, affectant la forme d'une mitre.

Les cellules mitrales, uniformément réparties en nappe, ont leur base dirigée en bas, vers les fosses nasales, et leur sommet en haut.

De la base des cellules mitrales part un *prolongement basal*, protoplasmique, qui traverse la couche moléculaire, et se ramifie dans un glomérule du plan inférieur. Les cellules mitrales émettent, par leur sommet, un *prolongement cylindraxile*, qui monte dans la couche supérieure où nous le retrouvons. Enfin, de la périphérie des cellules mitrales, partent de nombreux *prolongements protoplasmiques latéraux* qui se portent dans toutes les directions en s'entrelaçant.

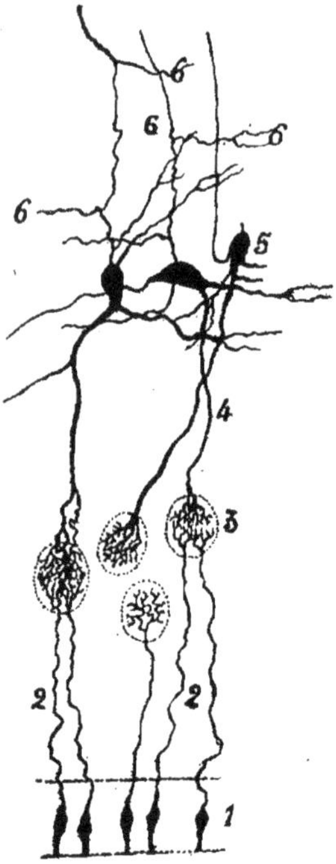

Fig. 407. — Fibres olfactives et cellules mitrales du bulbe. Trajet des fibres olfactives (d'après Van Gebuchten).

1, corps des neurones périphériques, ou cellule olfactive inter-épithéliale. — 2, cylindraxes des neurones périphériques. — 3, glomérules, point d'articulation des neurones périphériques et des neurones mitraux. — 4, prolongements protoplasmiques des cellules mitrales. — 5, trois cellules mitrales. — 6, prolongements cylindraxiles des cellules mitrales, avec des collatérales.

3° Une *couche supérieure*. Cette couche, dite encore *médullaire* ou *profonde*, blanchâtre, sépare les couches précédentes de la *cavité du bulbe*. Cette couche supérieure est un mélange de cellules, de fibres et de grains.

a. Les cellules sont des *cellules épendymaires*, restées dans la paroi de la cavité bulbaire, au moment de son oblitération; elles ont la disposition et la structure des cellules de l'épendyme.

b. Les *fibres nerveuses* sont les prolongements cylindraxiles partis du sommet des cellules mitrales, qui changent subitement de direction, se courbent à angle droit et deviennent antéro-postérieures, pour se continuer avec les fibres du pédoncule olfactif.

c. Les *grains* sont de petites cellules nerveuses triangulaires, à prolongements protoplasmiques très développés, et dépourvues de cylindres-axes (on pense que ce sont des cellules névrogliques qui se sont éloignées de la cavité).

— L'appareil olfactif est composé de *neurones périphériques* et de *neurones centraux*, dont le bulbe est le point d'articulation. Un neurone périphérique correspond à un neurone central au niveau d'un glomérule. Et l'impression produite à l'extrémité nasale de neurones périphériques est transmise au cerveau par un neurone central. Cette articulation de neurones présente des différences intéressantes chez les divers animaux. Chez les *rongeurs*, le prolongement protoplasmique d'une cellule mitrale se ramifie dans un ou deux glomérules qui reçoit 8 à 10 cylindres-axes des neurones périphériques, d'où il résulte que les impressions recueillies par 8 à 10 cellules olfactives sont transmises au cerveau par une seule cellule mitrale, c'est-à-dire par un seul neurone central. Chez les *oiseaux*, une cellule mitrale reçoit 20 prolongements de neurones périphériques. Chez le *chien*, au contraire, un seul glomérule reçoit les dendrites de 5 ou 6 cellules mitrales et le cylindre-axe d'un seul neurone périphérique; de sorte que les impressions olfactives, recueillies par un seul neurone périphérique peuvent être transmises au cerveau par 5 ou 6 neurones centraux.

— *En résumé*, le bulbe olfactif de l'homme, atrophié dans sa partie supérieure, et réduit à sa paroi inférieure, est composé d'éléments unis entre eux et mettant en communication les fibres d'origine de l'appareil olfactif avec celle du pédoncule olfactif. Les fibres qui ont traversé, de bas en haut, les trous de la lame criblée, s'entrelacent en plexus, *couche inférieure* du bulbe ; elles se ramifient dans les glomérules par des extrémités libres, *couche glomérulaire;* aux glomérules arrivent les prolongements protoplasmiques des cellules mitrales, situées au-dessus, *couche moléculaire* de Cajal; vient ensuite la couche uniforme des cellules mitrales, *couche mitrale;* puis la *couche médullaire*, mélange de grains, de cellules épendymaires et du cylindre-axe, qui se continuent avec le plexus du pédoncule olfactif.

Pédoncule olfactif. — Appelé encore *bandelette olfactive*, le pédoncule a été décrit dans le premier volume (voy. *Lobe olfactif*). Ce pédoncule, à direction antéro-postérieure, a la forme d'un prisme triangulaire, parce qu'il est mou et qu'il prend la forme de l'interstice qui sépare les deux circonvolutions olfactives.

Je rappellerai en quelques mots que le pédoncule olfactif est le vestige du canal embryonnaire qui faisait communiquer, chez l'embryon, la cavité du bulbe avec les ventricules cérébraux. Il est formé d'une *substance gélatineuse centrale,* vestige du canal embryonnaire, de *substance blanche* et de *substance grise*.

La substance grise forme le bord supérieur du pédoncule triangulaire; elle se continue, en arrière, avec la substance grise des circonvolutions, et elle renferme des cellules nerveuses, triangulaires ou fusiformes, de 30 à 40 μ de diamètre. Elles reçoivent quelques-uns des cylindres-axes venus du bulbe olfactif, et elles émettent des fibres ascendantes, antéro-postérieures.

La substance blanche est formée de cylindres-axes antéro-postérieurs étendus des cellules mitrales au cerveau, *fibres centripèles* par conséquent (nous verrons plus tard que les unes vont au bulbe du côté opposé par la commissure, et que les autres se rendent aux sphères olfactives cérébrales). La bandelette olfactive contient aussi des cylindres-axes postéro-antérieurs, ou *fibres centrifuges*, que nous retrouverons plus loin.

Développement. — L'appareil olfactif se développe aux dépens du cerveau antérieur, c'est-à-dire de la vésicule des hémisphères, sous forme d'un prolongement creux appelé *lobe olfactif*, prolongement du ventricule latéral. Le sommet du lobe se détache et se porte en avant pour former le *bulbe olfactif*, qui sera situé plus tard, vers le troisième mois, sur la lame criblée de l'ethmoïde. Le bulbe est relié au lobe par un petit canal qui se rétrécira de plus en plus et qui donnera naissance au *pédoncule olfactif*. La cavité du bulbe, ainsi que celle du pédoncule, disparaît chez l'homme, tandis qu'elle persiste chez quelques animaux, comme le cheval, dont la cavité du lobe olfactif s'ouvre dans le ventricule latéral, en avant du noyau caudé (voy. *Circonvolutions*).

Portion cérébrale de l'appareil olfactif.

Il s'agit maintenant de suivre les fibres du nerf olfactif dans le cerveau.

La portion cérébrale comprend le tubercule olfactif et les irradiations des *fibres terminales olfactives* dans le cerveau, aboutissant aux *centres* ou *sphères olfactives*, c'est-à-dire aux régions qui reçoivent les impressions apportées par les neurones périphériques ou centraux. Ce n'est pas par le nez qu'on sent, c'est par les sphères olfactives cérébrales.

a. **Tubercule olfactif.** — C'est un épaississement de la partie postérieure du pédoncule, affectant la forme d'une pyramide triangulaire à sommet antérieur, se continuant avec le pédoncule olfactif. Sa base, postérieure, se confond avec la substance perforée antérieure et avec la substance grise des circonvolutions-olfactives. On y rencontre les mêmes éléments que dans la substance corticale du cerveau. Les cellules nerveuses qui s'y trouvent reçoivent les cylindres-axes des cellules mitrales et émettent des prolongements protoplasmiques qui se mettent en rapport avec les cylindres-axes des cellules des sphères olfactives.

b. **Irradiation des fibres terminales.** — Ces fibres forment quatre faisceaux intra-cérébraux : interne, externe, moyen et supérieur, qui se terminent chacun à un point déterminé de la substance grise corticale de l'écorce du cerveau, où siègent les quatre sphères olfactives, *sphère* ou *centre calleux*, *sphère* ou *centre hippocampique*, *sphère* ou *centre temporal*, *sphère* ou *centre orbitaire*.

Ces fibres sont appelées par quelques auteurs *racines* de l'olfactif, mais à tort, puisque elles sont le *point de terminaison* du nerf.

1° *Faisceau interne* et *centre olfactif supérieur*. — On appelait autrefois ce faiseau *racine blanche interne de l'olfactif*. Aujourd'hui, on l'appelle *strie olfactive interne* ou simplement *faisceau interne*. Ce faisceau vient de la partie interne du pédoncule et se porte en haut et en arrière, pour perdre ses fibres à côté du bec du corps calleux, dans le *carrefour olfactif*, qui forme la pointe de la circonvolution du corps calleux. Selon Retzius, quelques-unes de ces fibres se prolongent jusque dans la *circonvolution de l'ourlet* et dans l'*induseum griseum* du corps calleux. Les cellules cérébrales auxquelles se terminent ces fibres forment

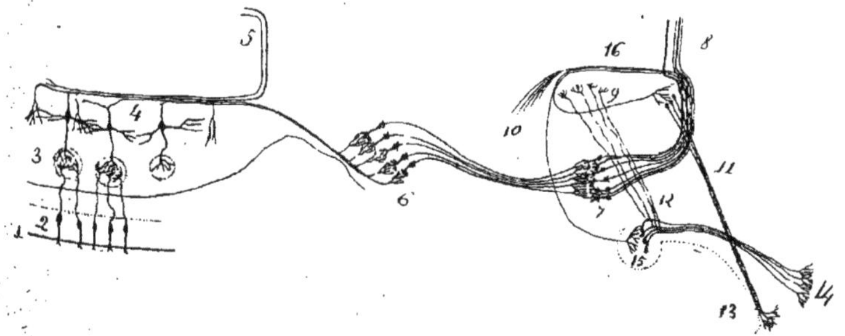

Fig. 408. — Vue générale de l'appareil olfactif (d'après Van Gehuchten).

1, surface muqueuse débordée par les cils olfactifs. — 2, cellules olfactives inter-épithéliales, ou corps des neurones périphériques. — 3, glomérules, point d'articulation des cylindraxes des cellules olfactives et des prolongements protoplasmiques des cellules mitrales. — 4, cellules mitrales et leurs cylindraxes horizontaux. — 5. fibres allant dans la commissure antérieure. — 6, circonvolution de l'hippocampe. — 7, corne d'Ammon. — 8. commissure des cornes d'Ammon. — 9, fibres étendues des tubercules mamillaires au pilier antérieur du trigone. — 10. cloison transparente. — 11, faisceau rétro-réflexe de Meynert. — 13, ganglion inter-pédonculaire. — 14, faisceau de la calotte. — 15, tubercule mamillaire. — 16, trigone cérébral.

le *centre olfactif supérieur* de Broca, *sphère olfactive calleuse*, ou *centre calleux*. Peu développé chez l'homme, ce centre comprend le *carrefour olfactif* et la partie avoisinante de la pointe de la *circonvolution du corps calleux;* il est limité en arrière par le pli de passage fronto-limbique.

2° *Faisceau externe* et *centre olfactif postérieur*. — Appelé autrefois *racine blanche externe*, ce faisceau de fibres nerveuses, plus long que l'interne, se dirige en arrière et en dehors, croise la *vallée de Sylvius*, et se termine dans la substance grise de la partie antérieure et externe de la circonvolution de l'hippocampe. Les fibres du faisceau externe, en se disséminant dans les cellules de l'hippocampe, forment le *centre postérieur* de Broca, *sphère hippocampique*, ou *centre hippocampique*. Il occupe la partie antérieure de la *circonvolution de l'hippocampe*.

3° *Faisceau moyen* et *centre temporal*. — Les fibres de ce faisceau partent des parties profondes de la substance grise située à l'angle de séparation du faisceau interne et du faisceau externe. Elles se dirigent en haut et en arrière, traversent la substance perforée antérieure et la tête du noyau lenticulaire, pour se confondre avec les fibres de la commissure blanche antérieure.

4° *Faisceau supérieur* et *centre orbitaire*. — Ce petit faisceau, décrit par Broca, qui l'a appelé *racine supérieure*, part de la base et du bord supérieur du pédoncule olfactif, se porte en haut et en avant, et se perd dans la partie postérieure des deux circonférences olfactives. Ses fibres se terminent dans l'écorce de ces circonférences, où elles forment le *centre orbitaire*.

— Telles sont les quatre *sphères olfactives* dans lesquelles s'irradient les *neurones centraux olfactifs*.

Détails complémentaires. — Ce n'est pas tout. Je dois encore parler : 1° des *fibres interbulbaires* unissant les deux bulbes olfactifs ; 2° de celles qui forment le *chiasma olfactif ;* 3° des *fibres centrifuges* allant du cerveau au bulbe olfactif ; 4° des fibres transversales *unissant les sphères olfactives* des deux hémisphères ; 5° des fibres unissant les *sphères olfactives du même hémisphère ;* 6° des fibres unissant les *centres olfactifs avec les nerfs bulbo-protubérantiels*.

1° *Fibres interbulbaires*. — Les deux bulbes olfactifs communiquent par des fibres faisant suite au *faisceau moyen* des fibres terminales du pédoncule olfactif. Ces fibres font partie de la commissure antérieure ; elles forment, dans leur ensemble, un fer à cheval à concavité antérieure et inférieure. Elles sont désignées sous le nom de *fibres en anse* (chez les animaux osmatiques, la commissure blanche est très volumineuse).

2° *Fibres du chiasma*. — Ces fibres font partie du même faisceau que les précédentes, et se jettent, comme elles, dans la commissure antérieure. Admises chez l'homme par Meynert, elles s'entre-croisent sur la ligne médiane avec celles du côté opposé, en formant un *chiasma olfactif*, et viennent se perdre, en s'irradiant, dans une sphère olfactive, encore mal déterminée, de la région temporo-occipitale.

3° *Fibres centrifuges*. — Décrites par Ramon y Cajal, les fibres centrifuges viennent de points indéterminés du cerveau : elles parcourent, d'arrière en avant, le pédoncule olfactif, et se terminent par des ramifications libres, entre les prolongements protoplasmiques latéraux, ou périphériques, des cellules mitrales du bulbe olfactif. Ces neurones, à trajet descendant, sont admis par Mathias Duval, Kölliker et Van Gehuchten. Mathias Duval pense que ces neurones pourraient bien avoir pour action de provoquer selon les circonstances, l'allongement ou la rétraction des arborisations terminales des fibres nerveuses, d'où contact et séparation des prolongements. Ce seraient les agents de l'activité amiboïde des neurones olfactifs.

4° *Fibres unissant les sphères olfactives droite et gauche.* — Ces fibres traversent le corps calleux ou la commissure blanche antérieure. Elles n'ont pas été encore démontrées, mais on croit à leur existence. Edinger a signalé un faisceau formant la partie postérieure de la commissure et unissant les deux centres hippocampiques.

5° *Fibres unissant les centres d'un même hémisphère.* — Le centre calleux et le centre hippocampique sont unis par trois faisceaux de fibres.

a. Un *faisceau postérieur*, qui va du premier au second de ces centres, dont les fibres prennent naissance dans les cellules du centre calleux, contournent le genou, la face supérieure et le bourrelet du corps calleux, et descendent dans le centre hippocampique, situé à l'extrémité antérieure de la circonférence de l'hippocampe. Ce faisceau est situé dans l'épaisseur de la circonférence limbique.

b. Un *faisceau antérieur*, qui va du centre hippocampique au centre calleux, où ses fibres se dissocient. Ce faisceau antérieur, formant la *bandelette diagonale*, traverse l'espace perforé antérieur. Les fibres se séparent en deux groupes, au niveau du bec du corps calleux : un groupe postérieur qui se continue avec les nerfs de Lancisi, et un groupe antérieur dont les fibres se terminent dans les cellules du carrefour olfactif.

c. Un *troisième faisceau* se dirige, selon Zuckerkandl, du centre hippocampique à la région olfactive de la corne d'Ammon (la corne d'Ammon est très développée, comme tous les organes du rhinencéphale chez les animaux osmatiques, et atrophiée chez les anosmatiques (Zuckerkandl).

De la corne d'Ammon, ce troisième faisceau passe dans le corps denté, se mêle aux fibres du trigone et à celles de son pilier antérieur. Ce faisceau, arrivé au niveau du bec du corps calleux, se jette sur la bandelette diagonale dont il fait partie, et se termine au centre hippocampique.

6° *Fibres unissant les centres aux nerfs moteurs.* — Ces fibres sont désignées sous le nom de *voies olfactives réflexes*. Elles ne sont pas connues, mais leur existence n'est pas douteuse. Elle s'explique par les divers mouvements des muscles produits par l'impression agréable ou désagréable des odeurs. On connaît, jusqu'à présent, trois faisceaux, un peu vagues : Broca a signalé, chez les animaux osmatiques, un petit faisceau de fibres étendues du faisceau moyen du pédoncule olfactif au pédoncule cérébral. Edinger a décrit des fibres partant du même pédoncule, se dirigeant vers le tubercule mamillaire et se portant ensuite vers l'espace perforé postérieur, au voisinage des 3e et 4e nerfs craniens. Enfin, Trolard a décrit un faisceau qui se sépare de la bandelette diagonale, se dirige vers le tubercule mamillaire, passe sur la côte externe de l'espace perforé postérieur, et se perd dans la protubérance. Il appelle ce faisceau *bandelette mamillaire*.

Usages. — Ce nerf sert à l'olfaction, ce qui est prouvé par les tumeurs qui compriment le nerf olfactif et causent l'anosmie, et par l'anosmie congénitale coïncidant avec l'absence du nerf olfactif.

Il y a des sujets frappés d'*anosmie;* ils n'ont ni l'agrément des bonnes odeurs ni le désagrément des mauvaises. On a cité des cas d'absence de l'appareil olfactif sur des sujets qui distinguaient parfaitement les odeurs pendant la vie, mais il n'est pas certain que ces cas aient été observés avec toute la précision désirable. Ces observations doivent être répétées.

Magendie et Cl. Bernard ont cru que le nerf trijumeau sert aussi à l'olfaction, ce qui est loin d'être prouvé. Cl. Bernard a cité le cas d'une femme Lemens dont le cerveau a été figuré et chez laquelle, d'après les renseignements pris *après la mort*, il n'existait point d'anosmie, malgré l'absence des deux nerfs olfactifs. Ces assertions venues après coup sont loin d'être des preuves. Dans l'état actuel de la science, on doit considérer l'olfactif comme le seul nerf de l'olfaction.

Le sens de l'odorat a des relations intimes avec celui du goût. C'est par l'odorat que nous apprécions la saveur des mets et le bouquet des vins. Aussi les mets sont-ils sans saveur, et le vin sans bouquet dans le coryza. Brillat-Savarin avait donc raison de dire que les fosses nasales sont la *cheminée du laboratoire buccal*.

Résumé de l'appareil olfactif.

Il est nécessaire, après avoir étudié cet appareil si compliqué, d'en présenter un résumé succinct. Nous avons vu que la *portion nasale* de cet appareil est formée par un ensemble de neurones épi-périphériques, dont le corps cellulaire, situé entre les cellules épithéliales de la pituitaire, envoie un prolongement protoplasmique, se terminant par une extrémité libre à la surface muqueuse, et un prolongement cylindraxile, dépourvu de myéline, qui traverse les trous de la lame criblée. Par leur arborisation terminale, ces cylindraxes s'articulent dans le bulbe avec les *glomérules* de la couche glomérulaire.

Un deuxième groupe de neurones est formé par les cellules mitrales du bulbe, dont le prolongement protoplasmique que je viens de citer descend dans les glomérules et dont les prolongements cylindraxiles se coudent à angle droit et se fasciculent pour former le *pédoncule olfactif*. Ces prolongements cylindraxiles se terminent, quelques-uns dans les cellules nerveuses formant l'arête supérieure du pédoncule, et le plus grand nombre dans le rhinencéphale où ils s'articulent avec des prolongements protoplasmiques des cellules de l'écorce cérébrale. Ces *cylindres centripètes* sont parallèles à des *fibres centrifuges* nées dans le cerveau et se terminant dans le bulbe olfactif.

Le bulbe et le pédoncule olfactifs, atrophiés chez l'homme et les animaux anosmatiques, est très développé chez les osmatiques et chez l'embryon humain. Cette portion intracranienne de l'appareil olfactif est creusée d'un canal communiquant avec les ventricules latéraux.

La *portion cérébrale* de l'appareil olfactif commence au pied du pédoncule olfactif. Quelques fibres du pédoncule vont directement aux *centres olfactifs de l'écorce cérébrale;* mais un grand nombre prennent naissance dans les cellules situées au pied du pédoncule et forment un troisième groupe de neurones, *neurones centraux*, qui vont se terminer aux centres olfactifs.

Il y a quatre centres, le *centre calleux*, le *centre hyppocampique*, le *centre temporal* et le *centre orbitaire*, où aboutissent les fibres intracérébrales de l'appareil olfactif. Le centre *calleux* reçoit une partie des fibres de la strie olfactive interne; l'*hippocampique* reçoit les fibres de la strie olfactive externe; le *temporal* est l'aboutissant des fibres du faisceau moyen parti du pied du pédoncule, enfin le faisceau supérieur du pédoncule se rend au *centre orbitaire*.

La *commissure blanche antérieure* du cerveau contient des *fibres en anse*, établissant la continuité entre les deux bulbes olfactifs. Elle contient en outre des fibres entre-croisées, formant le *chiasma olfactif* et allant se perdre dans les cellules de la région temporo-occipitale.

Les centres olfactifs des deux hémisphères *communiquent* entre eux par des *fibres transversales*. Les centres d'un même hémisphère sont *unis entre eux* par des faisceaux de fibres ayant un trajet compliqué. Enfin, des fibres nerveuses établissent des relations *entre les sphères de l'olfaction et les nerfs moteurs bulbo-protubérantiels* (voie réflexe olfactive).

§ 2. — NERF OPTIQUE (2e nerf cranien).

Le nerf optique, de même que l'olfactif, serait mieux nommé *appareil optique*, pour les mêmes raisons. Ce nerf conduit les impressions lumineuses au cerveau.

L'appareil optique comprend toutes les parties nerveuses qui s'étendent de la rétine au lobe occipital du cerveau. Cet appareil est en tous points comparable à l'appareil olfactif. Nous lui décrirons aussi : 1° une portion originelle, ou *intra-orbitaire ;* 2° une *portion intracranienne ;* 3° une *portion cérébrale*. Je suivrai également ce nerf dans le sens de sa conduction.

1° Portion intra-orbitaire de l'appareil optique.

Cette portion comprend la rétine et le nerf optique.

Rétine.

La rétine est une membrane nerveuse située au fond de l'œil, et formant la véritable origine du nerf optique.

Cette membrane est sensible seulement à la lumière (1). Elle se termine à l'*ora serrata*, de sorte qu'elle a la forme d'une coupe dont la concavité reçoit la lumière. Elle a un demi-millimètre d'épaisseur, au niveau du point où elle se continue avec le nerf optique, puis elle s'amincit graduellement ; elle n'a que 100 μ près de l'*ora serrata*. Très friable, transparente et incolore, la rétine présente une coloration rouge dans l'obscurité, coloration due au *pourpre rétinien.*

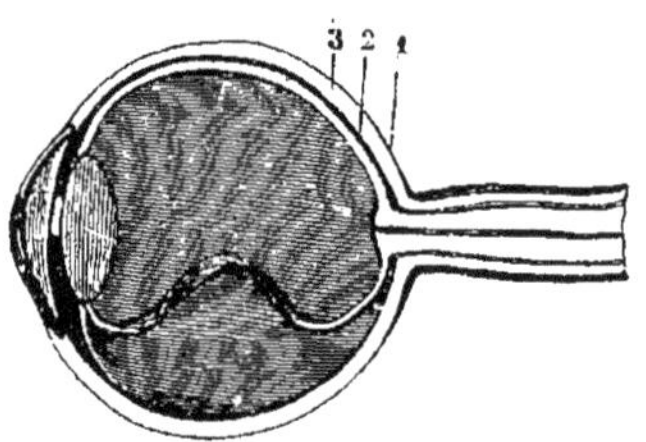

Fig. 409.
Décollement de la rétine.
1, surface ext. de la sclérotique. — 2, choroïde. — 3, coupe de la sclérotique.

Sa *face antérieure* est en contact avec le corps vitré, et sa *face postérieure*, avec la choroïde. Mais elle n'adhère ni à l'une, ni à l'autre, ce qui explique la facilité avec laquelle se produit le *décollement de la rétine*.

On voit, sur sa face antérieure, la *papille* et la *tache jaune.*

Papille. — On donne ce nom à une tache blanche du fond de l'œil, correspondant au point où le nerf optique se continue avec la rétine. Son *diamètre* atteint presque 2 millimètres. Elle n'est

(1) Les anciens ne connaissaient pas la rétine, ou du moins ses usages. Portal (t. VI, p. 446) nous apprend que depuis Galien, on crut pendant quatorze siècles que le cristallin était le principal organe de la vision. A la fin du XVIe siècle, Dulaurens, professeur à Montpellier, le croyait encore. Ce ne fut qu'en 1604 que Képler démontra le premier que la rétine est l'organe principal de la vision, et non le cristallin, et il prouva que les objets se peignent sur la rétine dans une situation renversée. Képler n'eut pas le talent de convaincre le monde savant, puisqu'un demi-siècle plus tard, le célèbre physicien, l'abbé Mariotte, pensait que la membrane choroïde, qu'il supposait être une suite de la pie-mère, était le véritable organe de la vision (Portal, t. VI, p. 428).

pas *située* au centre même de la rétine, mais à 3 millimètres en dedans et à 1 millimètre au-dessous du pôle postérieur du globe oculaire. Elle est légèrement concave, *excavation physiologique* de la papille.

On constate, avec l'ophtalmoscope, une teinte rougeâtre du fond de l'œil et la couleur blanche de la papille. On voit autour d'elle un cercle blanc et, plus excentriquement, un cercle noir interrompu par places. Ce dernier correspond au bord de la choroïde contre le nerf optique ; quant au cercle blanc, il est formé par la gaine interne du nerf optique.

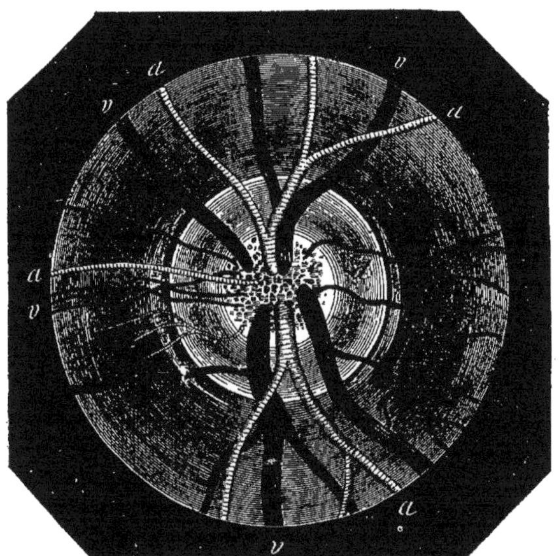

Fig. 410. — Aspect de la papille au fond de l'œil. Elle est quatre fois plus large que celle qu'on aperçoit avec l'ophtalmoscope.
a, a, artère centrale de la rétine. — v, v, veines centrales de la rétine. — c, lamina cribrosa. d, zone claire formant la périphérie de la papille (d'après Follin).

On voit les vaisseaux de la rétine passer par le centre de la papille, les veines paraissant plus volumineuses que les artères. Ces vaisseaux se ramifient dans la rétine exclusivement.

Tache jaune. — La tache jaune, ou *macula lutea*, occupe exactement le pôle postérieur du globe de l'œil, en dehors et un peu au-dessus de la papille. Dirigée transversalement, elle mesure 3 millimètres de longueur sur 1 millimètre 1/2 de hauteur.

Au centre même de la macula lutea, se trouve une dépression, *fovea centralis*, petit point noir appelé autrefois, par Sœmmering, *foramen centrale*.

La tache jaune est dépourvue de vaisseaux (Leber). Sa teinte jaune est due à un pigment jaune particulier. La couleur noire de la fovea centralis est due au pigment qu'on aperçoit à travers le fond mince de la fovea.

Structure de la rétine.

Pour bien saisir les détails qui vont suivre, je crois nécessaire de dire quelques mots sur le développement de cette membrane nerveuse.

Développement. — Après deux jours d'incubation chez le poulet, on voit naître de la vésicule cérébrale antérieure primitive deux

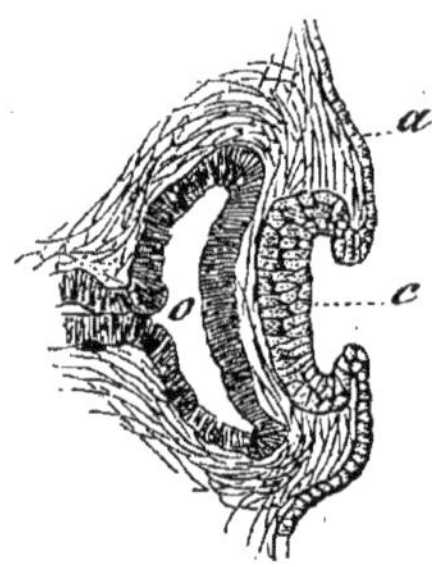

Fig. 411. — Coupe de la rétine, au troisième jour de l'incubation chez le poulet.

a, ectoderme. — c, son épaississement devant former le cristallin. — o, moitié antérieure de la vésicule oculaire, refoulée dans la moitié postérieure pour former la rétine.

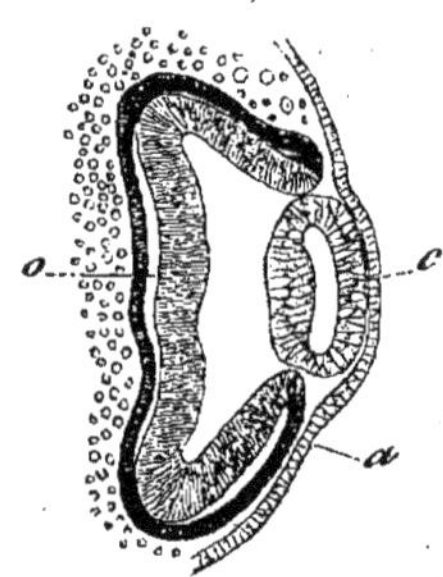

Fig. 412. — Coupe du cristallin, au quatrième jour de l'incubation chez le poulet. Le cristallin s'est détaché de l'ectoderme. On voit dans cette figure l'invagination de la moitié antérieure de la rétine.

a, ectoderme. — c, cristallin. — o, vésicule oculaire refoulée. On voit déjà le feuillet pigmentaire et le feuillet nerveux de la rétine.

petits prolongements latéraux : ce sont les *vésicules oculaires primitives*. Ces vésicules sont tout à fait indépendantes de la vésicule des hémisphères, qui doit former le cerveau antérieur, et dont l'apparition n'a pas encore eu lieu.

Les vésicules oculaires s'allongent et se pédiculisent pour former le *pédicule oculaire*, qui deviendra plus tard le *nerf optique*. La cavité de la vésicule et du pédicule communique avec la cavité de la vésicule cérébrale antérieure qui leur a donné naissance.

La vésicule oculaire, qui est d'abord globuleuse, se déprime à son sommet ; elle s'invagine dans elle-même, de sorte que la moitié antérieure de la sphère qu'elle forme vient s'appliquer sur la moitié postérieure, ou profonde. La moitié postérieure formera le *feuillet pigmentaire*, la moitié antérieure, invaginée, donnera naissance au *feuillet nerveux*, c'est-à-dire à la *rétine*. La cavité de la vésicule disparaît et sa communication avec la cavité de la vésicule cérébrale primitive antérieure se réduit à une fente. Dès lors, la vésicule oculaire rétinienne prend le nom de *vésicule oculaire secondaire*.

En étudiant le cerveau, nous avons vu l'origine des corps genouillés et des bandelettes optiques. Les bandelettes optiques et le chiasma établissent la limite entre le cerveau antérieur et le cerveau intermédiaire, qui donne naissance à l'appareil optique.

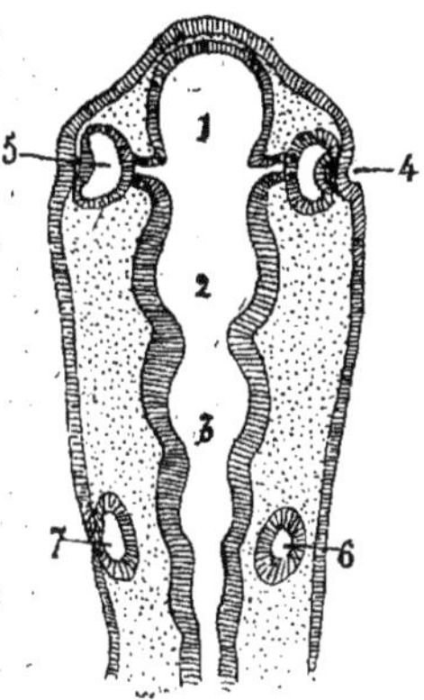

Fig. 413. — Développement de la rétine et du cristallin sur une tête d'embryon de poulet au commencement du troisième jour de l'incubation (d'après Mathias Duval).

1, 2, 3, les trois vésicules cérébrales. — 4, fossette cristallinienne et premier rudiment du cristallin. — 5, vésicule oculaire primitive en voie d'invagination, se transformant en vésicule oculaire secondaire. — 6, vésicule auditive provenant de la transformation de la fossette auditive.

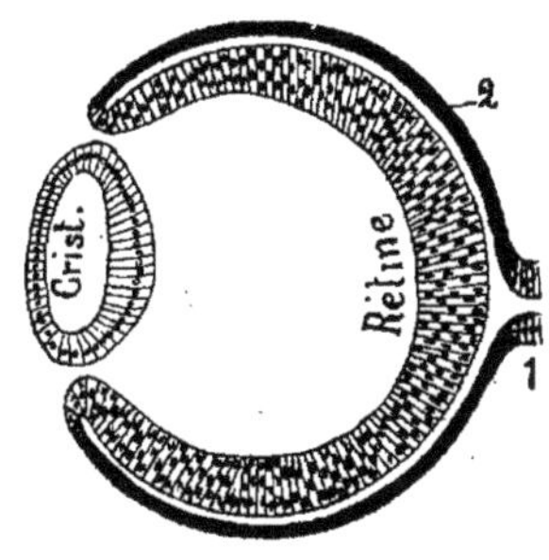

Fig. 414. — Développement de la rétine. On y voit l'invagination de la moitié antérieure de la rétine, sa couche pigmentaire et sa couche nerveuse (d'après Mathias Duval).

1, nerf optique. — 2, pigment choroïdien.

Revenons à la rétine.

La rétine est d'origine ectodermique. — La rétine est une dérivation indirecte de l'ectoderme, puisque les centres nerveux viennent de l'ectoderme. Lorsque la vésicule oculaire se forme, elle est réduite à une mince couche de *cellules épithéliales*, comme la paroi du tube neural, d'où elle procède.

De ces cellules ectodermiques, naissent tous les éléments de la rétine par prolifération et transformation successives. Quelques-unes de ces cellules se transforment en cellules et en fibres nerveuses. Un peu plus tard, les vaisseaux, en se développant dans la rétine, introduisent dans cette membrane ectodermique des éléments du mésoderme mésenchymateux.

Autrefois, la structure de la rétine était mal connue, et on la considérait comme formée de dix couches superposées, dont on ignorait les connexions.

Ces dix couches de la rétine, de dedans en dehors, sont : 1° *couche limitante interne*; 2° *couche des fibres du nerf optique*; 3° *couche des cellules multipolaires*; 4° *couche granuleuse interne*; 5° *couche interne à noyaux*; 6° *couche granuleuse externe*; 7° *couche externe à noyaux*; 8° *couche limitante externe*; 9° *couche des cônes et des bâtonnets*; 10° *couche pigmentaire*.

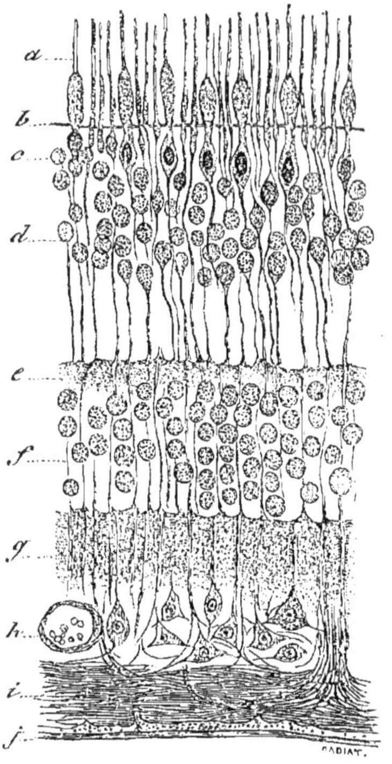

Fig. 415. — Couches de la rétine.

a, couche des cônes et des bâtonnets au-dessous de la rétine. — *b*, couche limitante externe. — *c*, *d*, couche externe à noyaux. — *e*, couche granuleuse externe. — *f*, couche interne à noyaux. — *g*, couche granuleuse interne. — *h*, couche des cellules multipolaires. — *i*, couche des fibres du nerf optique. — *j*, couche limitante interne.

Les méthodes d'étude actuelles des éléments nerveux ayant été appliquées à la rétine, on sait positivement aujourd'hui que *la rétine présente quatre couches d'éléments nerveux*.

Indépendamment des éléments nerveux, la rétine renferme des éléments épithéliaux qui soutiennent les éléments nerveux, et des vaisseaux qui alimentent la rétine. Je commencerai par décrire les *éléments de soutien*; je passerai ensuite aux *éléments nerveux*, et je terminerai par les *cellules pigmentaires* et les *vaisseaux*.

1° *Éléments de soutien de la rétine.*

Ce sont des cellules épithéliales provenant de la paroi du tube neural et formant de longs filaments perpendiculaires allant d'une face à l'autre de la rétine, et connus sous le nom de *fibres de Müller* (fig. 418, 419). On les appelle encore *fibres radiées*, *cellules de soutien*, *appareil de soutènement*. Ces fibres commencent à la surface interne de la rétine par une extrémité élargie, appelée *pied*, qui se confond avec les pieds des fibres voisines, de manière à former une mince couche de 1 μ d'épaisseur, qui est la *membrane limitante interne*. A l'extrémité opposée, à la surface choroïdienne de la rétine, les extrémités de ces cellules-fibres s'aplatissent également et se confondent pour former la *membrane limitante externe*. Dans leur trajet, ces fibres émettent des prolongements qui s'entre-croisent et s'anastomosent en réseau. Vers leur partie moyenne, elles possèdent un noyau ovalaire, ce qui prouve qu'elles proviennent de cellules. Leur surface est irrégulière à cause des nombreux points rétrécis et dilatés qu'elles présentent.

La *limitante externe* est criblée de trous qui laissent passer les cônes et les bâtonnets de la rétine (fig. 415, b).

2° *Éléments nerveux de la rétine.*

Ces éléments partent de la face externe de la rétine et se dirigent perpendiculairement vers l'axe de l'œil, comme autant de rayons. Ils s'enchaînent (chaînes des neurones) en ligne droite, se réunissent aux fibres nerveuses situées à la face interne de la rétine et se terminent au nerf optique (voy. fig. 415).

Si nous prenons les éléments nerveux en sens inverse, c'est-à-dire de dedans en dehors, nous voyons les fibres divergentes du nerf optique s'irradier à la surface interne de la rétine. Chaque fibre se recourbe en dehors et s'unit à une série linéaire d'éléments radiés qui se continuent sans interruption jusqu'à la surface externe de la rétine.

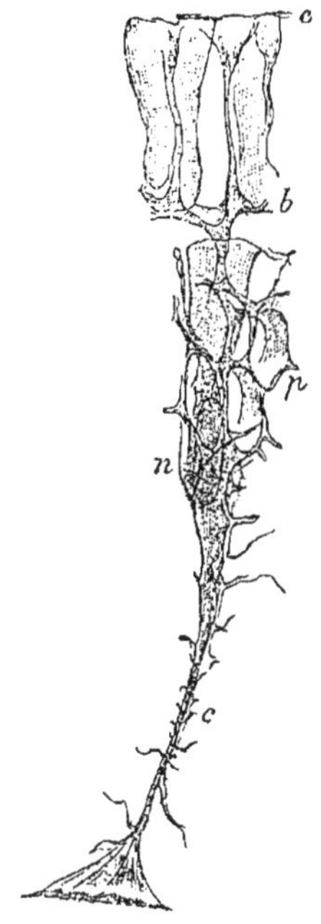

Fig. 416. — Fibre de Müller, ou cellule de soutènement de la rétine du triton (d'après Ranvier), et limitante externe formée par la cuticule de la cellule.

Entre *e* et *b*, portion de cellule correspondant aux cellules visuelles, grains de cônes et de bâtonnets. — *p*, expansion membraneuse de la fibre de Müller. — *n*, noyau de la fibre de Müller. — *c*, portion profonde de la fibre de Müller, se rapprochant des cellules ganglionnaires. — *i*, pied de la cellule concourant à la formation de la limitante interne.

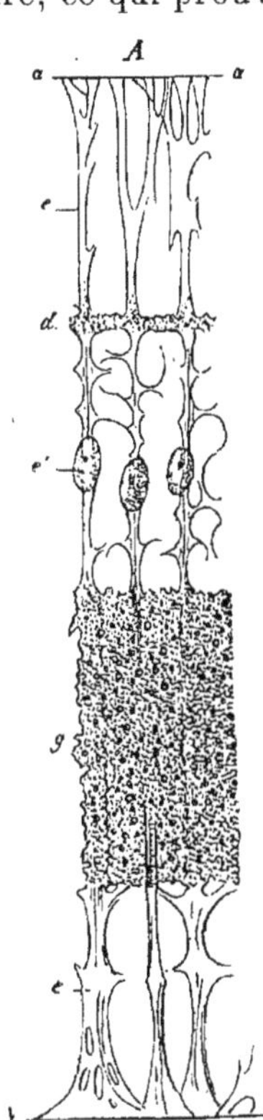

Fig. 417. — Élément de soutien de la rétine.

a, limitante externe. — *e*, fibres de Müller. — *e'*, leurs noyaux. — *d*, prolongements des fibres de Müller, prenant part à la formation de la couche granulée externe. — *g*, même disposition pour la couche granulée interne. — *i*, limitante interne.

La superposition des éléments nerveux donne lieu à quatre couches qui portent les noms suivants, en allant de dehors en dedans : 1° couche des *cellules visuelles ;* 2° couche des *cellules bipolaires ;* 3° couche des *cellules multipolaires ;* 4° ces trois groupes de neurones forment des chaînes qui se terminent à la couche des *fibres nerveuses* de la rétine constituant la *quatrième couche*.

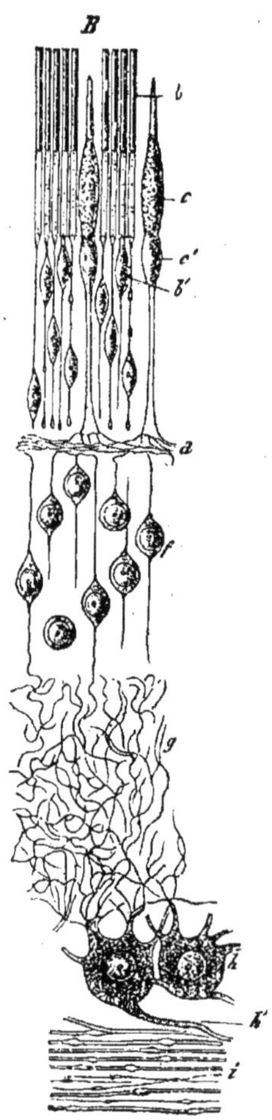

Fig. 418. — Éléments nerveux et sensoriels de la rétine (d'après Mathias Duval).

c et b, cônes et bâtonnets. — b', grain de bâtonnets. — c', grain de cône. — d, couche granulée externe. — f, couche granuleuse interne. — g, couche granulée interne. — h, couche des cellules multipolaires. — h, i, couche des fibres nerveuses.

1° Couche des cellules visuelles. — Les cellules visuelles sont situées *en dedans* de la membrane limitante externe, limitante résultant de la fusion des extrémités externes des fibres de Müller. Ces cellules forment une couche de neurones, dite *couche des cellules visuelles.* Ces cellules, tout à fait spéciales à l'appareil de la vision, ont deux prolongements : l'un *externe* ou *protoplasmique*, qui se termine à la face interne des cellules pigmentaires, l'autre *interne* ou *cylindraxile*, qui se dirige vers l'axe de l'œil pour se continuer avec les prolongements protoplasmiques des neurones de la couche des cellules bipolaires sous-jacentes. Toutes ces parties doivent attirer notre attention (fig. 415).

a. *Corps des cellules visuelles.* — Les cellules visuelles (nom donné par Müller et généralement adopté) forment deux plans, un plan externe contre la limitante externe et un plan interne. Ces cellules sont petites, puisque l'épaisseur de la couche des cellules visuelles ne dépasse pas 60 μ. Elles ont un prolongement protoplasmique, dont l'ensemble constitue la *couche de cônes et de bâtonnets*, et un prolongement cylindraxile.

b. *Prolongement externe ou protoplasmique.* — Au lieu de présenter de nombreux prolongements protoplasmiques ramifiés à l'infini comme les autres cellules nerveuses, les cellules visuelles n'ont qu'un seul prolongement droit qui se termine à la face interne des cellules pigmentaires. Ce prolongement revêt deux aspects, celui d'un filament uniforme, droit, dit *bâtonnet*, et celui d'un filament renflé en forme de bouteille à goulot externe appelé *cône*. Ces cônes et bâtonnets, entremêlés, ont été découverts en 1722 par Leeuwenhoek.

Les *cônes* ont 40 μ de longueur ; ils sont moins longs que les bâtonnets ; leur sommet n'atteint pas les cellules pigmentaires, qui forment une couche au sommet des bâtonnets. Chaque cône peut être divisé en deux segments, l'un interne, *corps de*

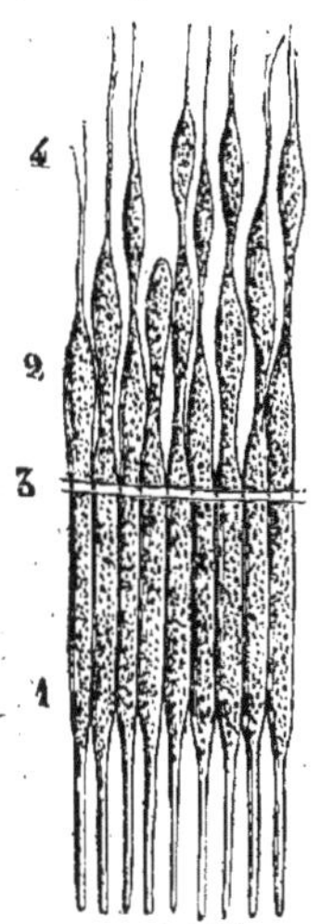

Fig. 419. — Cônes et bâtonnets.

1, quatre cônes et quatre bâtonnets. — 2, grains de cônes (cellules visuelles). — 3, couche limitante externe. — 4, cylindraxes.

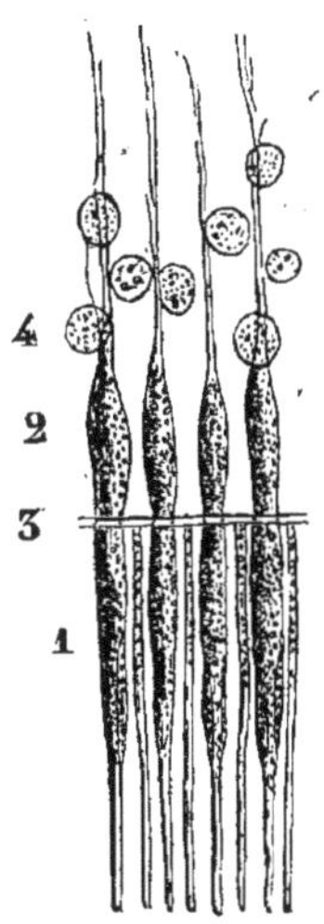

Fig. 420. — Cônes de la rétine pris au niveau de la fovea centralis.

1, cônes. — 2, grains de cônes (cellule visuelles). — 3, couche limitante externe. — 4, cylindraxes.

cône, formé d'une substance granuleuse, l'autre externe, *pointe de cône*, consistant en une substance homogène, brillante et transparente (fig. 421, 5).

Les *bâtonnets* ont 55 μ de longueur. Plus longs que les cônes, ils atteignent les cellules pigmentaires ; ils n'ont que 2 μ de largeur. De même que les cônes, les bâtonnets sont formés de deux segments, l'un *interne* constitué par du protoplasma granuleux, l'autre *externe*, hyalin et brillant (fig. 421, 6).

Les cônes et les bâtonnets sont mélangés dans la rétine. Les bâtonnets sont de plus en plus nombreux à mesure qu'on se rapproche de l'extrémité antérieure de la rétine, tandis que les cônes sont de plus en plus nombreux à mesure qu'on se rapproche de l'extrémité postérieure de la *macula lutea*. Je fais remarquer que les cellules qui donnent naissance aux cônes et aux bâtonnets sont situées au-dessous de la limitante externe et que, par conséquent, cette limitante est criblée de trous qui laissent passer les cônes et les bâtonnets.

Autrefois, lorsqu'on ne connaissait pas la structure de la rétine, les cônes et les bâtonnets étaient considérés comme formant une couche de la rétine, qui fut décrite par Jacob en 1819. Elle est connue depuis sous le nom de *membrane de Jacob*.

c. *Prolongement cylindraxile* (1). — Ce prolongement cylindraxile se dirige vers l'axe de l'œil pour s'articuler avec les cellules

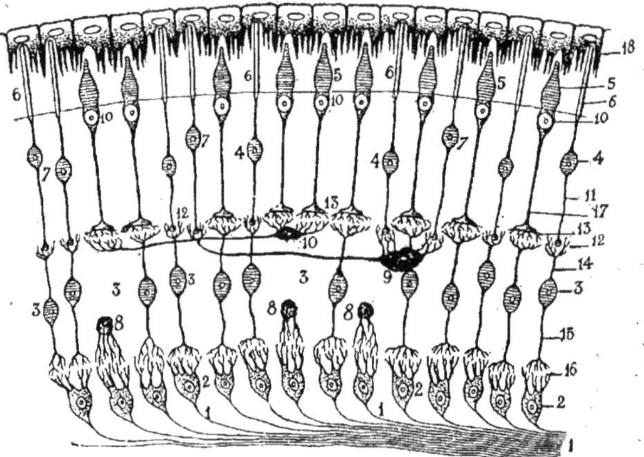

Fig. 421. — Schéma de la rétine.

1, couche des fibres nerveuses, cylindraxes se rendant aux cellules ganglionnaires. — 2, 2, couche des cellules ganglionnaires, neurones sensitifs centraux. — 3, cellules bipolaires (couche granuleuse interne). — 4, 7, cellules visuelles avec leur bâtonnet, prolongement protoplasmique. — 5, 5, cônes. — 6, 6, bâtonnets. — 8, spongioblastes articulés avec les cellules multipolaires. — 9, grande cellule horizontale articulée avec les sphérules de bâtonnets. — 10, cellules visuelles avec leur cône, prolongement protoplasmique. — 11, prolongement d'une cellule visuelle de bâtonnet terminé par une sphérule. — 12, articulation du prolongement externe d'une cellule bipolaire avec une sphérule. — 13, même articulation avec un pied de cône. — 14, prolongement cylindraxile d'une cellule bipolaire. — 15, cylindraxe d'une cellule bipolaire. — 16, son articulation avec les prolongements protoplasmiques des cellules ganglionnaires. — 17, cylindraxe terminé par un pied de cône. — 18, cellules pigmentaires.

bipolaires et former, avec elles et les cellules multipolaires, la chaîne de neurones dont j'ai parlé. Celui des cellules qui donnent naissance aux cônes diffère de celui des bâtonnets ; le premier est plus épais et se termine par une sorte de *disque*, de *pied*, émettant de petits prolongements périphériques. Celui des cellules des bâtonnets est plus mince et plus court, et il se termine par une *sphérule* (petite sphère) dépourvue de prolongements périphériques. Les disques et les sphérules s'articulent avec les prolongements protoplasmiques des cellules sous-jacentes (fig. 421).

(1) Dans la rétine, tous les prolongements externes des cellules sont protoplasmiques (cellulipètes) tous les prolongements internes sont cylindraxiles (cellulifuges).

En résumé, les cellules visuelles, appelées autrefois *grains de cônes et de bâtonnets*, sont situées en dedans de la limitante externe. Les cônes et les bâtonnets, prolongements protoplasmiques des cellules visuelles, perforent cette limitante qui les sépare de leurs cellules.

Telle est la couche des cellules visuelles, autrement dit, des neurones initiaux des chaînes rétiniennes.

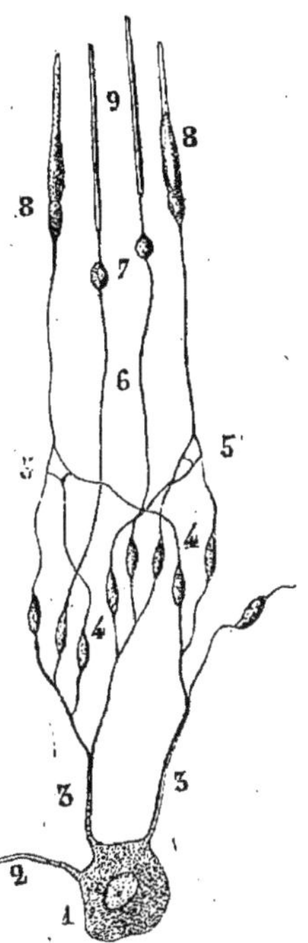

Fig. 422. — Figure schématique, montrant la connexion des éléments des différentes couches de la rétine.

1, cellule nerveuse multipolaire. — 2, cylindraxe se continuant avec une fibre nerveuse. — 3, 3, Prolongements protoplasmiques de la cellule nerveuse vers les grains du plan interne de la couche granuleuse. — 4, 4, grains du plan interne ou couche granuleuse interne. — 5, 5, sortes de renflements formés par la réunion des prolongements de ces grains. — 6, prolongements étendus entre les grains internes et les grains externes. — 7, grains de bâtonnets. — 8, 8, deux cônes et deux grains de cônes. — 9, deux bâtonnets.

2° Couche des cellules bipolaires. — Cette couche est formée de plusieurs plans de petites cellules ayant chacune un prolongement interne et un prolongement externe (fig. 421, 4).

a. *Prolongement externe.* — Il se dirige vers l'extrémité du prolongement interne des cellules visuelles, c'est-à-dire vers les pieds de cône et les sphérules de bâtonnets. C'est un *prolongement protoplasmique* formant, autour des sphérules et des disques, des panaches qui s'articulent avec ces renflements terminaux par contiguïté (fig. 421).

b. *Prolongement interne.* — Ce prolongement est un *cylindraxe* qui se dirige vers l'axe de l'œil, et vient s'articuler par des extrémités libres avec les prolongements protoplasmiques des cellules de la couche sous-jacente. Ces prolongements sont, les uns courts, les autres longs, de sorte que l'articulation a lieu à des niveaux différents (fig. 421, 11).

3° Couche des cellules multipolaires. — Ces cellules constituent une rangée uniforme. Il y en a de petites, de moyennes et de grandes. Elles ont la structure des cellules nerveuses en général, et elles sont pourvues d'un cylindraxe interne et de prolongements protoplasmiques externes.

a. *Prolongement interne* (cylindraxe). — Il se dirige vers le nerf optique et forme l'une des fibres nerveuses de la rétine (fig. 421, 1).

b. *Prolongements externes.* — Ces prolongements protoplasmiques partent du côté externe de la cellule et se dirigent vers le prolongement interne cylindraxile des cellules bipolaires. Ils forment des bouquets de fibres terminales qui s'articulent avec celles du cylindraxe des cellules bipolaires. Les prolongements des cellules multipolaires qui s'articulent avec les cellules bipolaires des bâtonnets sont courts, de sorte que le corps des neurones bipolaires est éloigné des cellules multipolaires. C'est le contraire pour les prolongements qui s'articulent avec ceux des cellules des cônes; ils sont longs et leurs articulations se trouvent à une certaine distance des cellules multipolaires (fig. 421, 15).

Cellules horizontales et spongioblastes. — Indépendamment des cellules disposées en couches uniformes, les méthodes récentes de Golgi, d'Ehrlich et de Cajal ont fait connaître la disposition de cellules particulières dans l'épaisseur de la rétine, cellules décrites depuis longtemps par les auteurs.

Elles occupent deux régions. Les *cellules horizontales* sont situées dans la zône d'articulation des prolongements des cellules visuelles avec les cellules bipolaires. Les *spongioblastes* se rencontrent en dehors de la couche des cellules multipolaires.

Cellules horizontales. — Il y a des cellules horizontales petites et des grandes. Les *petites* sont aplaties. Leurs prolongements protoplasmiques, nombreux, dirigés en dehors, s'articulent avec le pied des cônes; leur prolongement cylindraxile, unique, long et mince, ne sort pas de la zone occupée par les cellules et se rend à des pieds de cône plus ou moins éloignés (fig. 421, 10).

Les *grandes* cellules horizontales, situées dans la même zone, sont en rapport avec les bâtonnets, de la même manière que les petites le sont avec les cônes. Ainsi la cellule grande envoie de nombreux prolongements externes, protoplasmiques, qui s'articulent avec les sphérules des bâtonnets, tandis que leur prolongement interne, unique, cylindraxile, se porte horizontalement à une certaine distance pour former un panache articulé avec les sphérules de bâtonnets éloignés (fig. 421, 9).

Ces cellules sont des neurones d'association, perpendiculaires à ceux des autres éléments nerveux de la rétine, établissant des communications entre les diverses régions de la couche des cellules visuelles.

Spongioblastes. — Les spongioblastes sont des cellules nerveuses dont on ne connaît pas encore la signification. Elles sont situées en dehors de la couche des cellules multipolaires; elles sont dépourvues de cylindraxe. Elles émettent de nombreux prolongements internes qui s'arborisent et s'articulent par contact avec les ramifications protoplasmiques des cellules multipolaires (fig. 421, 8).

4° **Couche des fibres nerveuses.** — Les fibres nerveuses forment dans la rétine une couche régulière. Chaque fibre fait suite au cylindraxe d'une cellule multipolaire, d'où il résulte que les fibres nerveuses naissent sur tous les points de la rétine et sont la continuation des chaînes de neurones rétiniens. Toutes ces fibres convergent vers la papille, où elles forment le nerf optique. Les fibres nerveuses ne sont point des fibres à myéline, ce sont des *cylindraxes nus* faisant suite à ceux des cellules multipolaires.

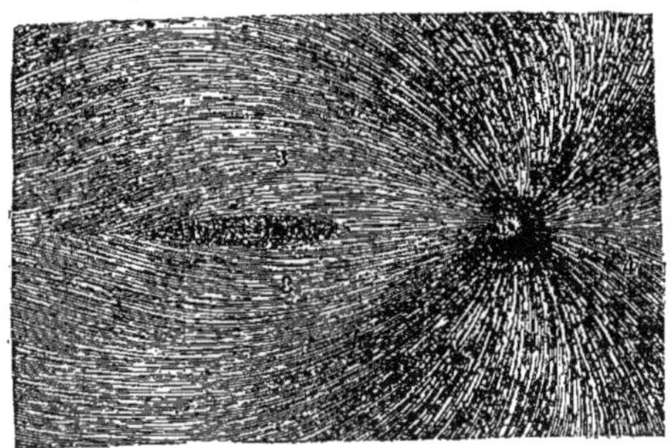

Fig. 423. — Irradiation des fibres du nerf optique à partir de la papille.

1, papille. — 2, tache jaune. — 3, courbes des fibres nerveuses autour de la tache jaune. — 4, fibres radiées autour de la papille.

Trajet rétinien des impressions lumineuses. — D'après ce qui précède, on voit que le mouvement lumineux (influx nerveux), parti du segment externe des cônes et des bâtonnets, parcourt les chaînes nerveuses composées de trois neurones. Après avoir traversé, de dehors en dedans, le neurone des cellules visuelles, le mouvement lumineux parcourt le neurone des cellules bipolaires, puis celui des cellules multipolaires, pour se rendre au nerf optique, point terminal de tous les cylindraxes des cellules multipolaires formant la couche des fibres nerveuses de la rétine.

Tous les points de la rétine ne sont pas également sensibles à la lumière. La sensibilité est d'autant plus grande qu'on se rapproche davantage du pôle postérieur du globe oculaire, où se trouve la *tache jaune*, ou *maculalutea*, partie la plus sensible de la rétine, celle dans laquelle se peignent des images nettes, à son centre même.

Le point où les fibres de la rétine donnent naissance au nerf optique est dépourvu de neurones rétiniens, et il n'est pas sensible à la lumière. C'est la *papille*, *point aveugle*, ou *punctum cæcum*, non impressionné par la lumière.

Au niveau de la tache jaune, la rétine présente des modifications. Il n'existe pas de bâtonnets dans la *fovea centralis*, on y trouve seulement des cônes; ceux-ci sont plus longs et moins larges que dans le reste de la rétine, ils ont 100 μ de long sur 3 de large. Au-dessous de ces cônes, les cellules pigmentaires sont plus épaisses et contiennent une plus grande quantité de pigment.

Autour de la tache jaune on voit les diverses couches de la rétine diminuer peu à peu d'épaisseur, et les bâtonnets diminuer de nombre jusqu'à disparition complète. Au niveau de la *fovea centralis*, on ne trouve ni fibres nerveuses, ni fibres de Müller, ni cellules multipolaires. Toutes ces parties sont atrophiées, tandis que la *couche des cônes est augmentée*.

Les cônes et les bâtonnets paraissent avoir des fonctions différentes; d'après Schultze, les *bâtonnets* percevraient la *lumière* tandis que les *cônes* seraient impressionnés par les *couleurs*. L'anatomie comparée nous apprend que les cônes manquent com-

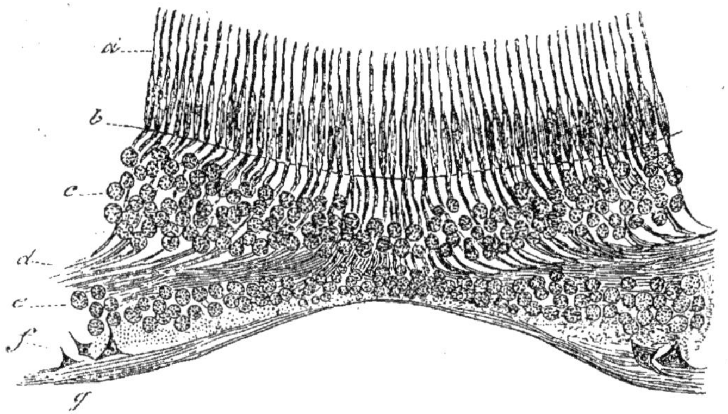

Fig. 424. — Coupe de la rétine au niveau de la fovea.

a, cônes. — *b*, limitante externe. — *c*, couche externe à noyaux. — *d*, couche granuleuse externe. — *e*, couche interne à noyaux. — *f*, couche des cellules multipolaires. — *g*, couche des fibres nerveuses.

plètement chez les *animaux nocturnes*, comme la taupe, le hérisson, la chauve-souris. Ces animaux n'ont que des bâtonnets. Les *animaux diurnes*, au contraire, surtout les oiseaux qui se nourrissent d'insectes, ne possèdent que des cônes, et en plus grand nombre que l'homme.

5° **Cellules pigmentaires**. — Nous avons vu, au commencement de cet article, que la couche pigmentaire que j'ai signalée précédemment dans la rétine, située en dehors des éléments nerveux de la rétine, et décrite autrefois comme appartenant à la choroïde, est en réalité la couche externe de la rétine, ainsi que le démontre le développement.

Ces cellules forment un seul plan. Elles sont régulières, du côté de la choroïde où elles dessinent une mosaïque parfaite où chaque cellule représente un hexagone. Sur leur côté interne, ces cellules ont une structure spéciale. Elles présentent de nombreux prolongements, en forme de *stalactites*, qui s'insinuent entre les cônes et les bâtonnets des cellules visuelles, jusqu'à la membrane limitante externe.

Les cellules pigmentaires ont ceci de remarquable : leur *moitié externe*, ou *choroïdienne*, est formée d'un protoplasma transparent contenant un noyau horizontal ; dans leur *moitié interne*, ou *rétinienne*, elles sont remplies de granulations pigmentaires qui ont la propriété de se mouvoir, selon qu'elles sont exposées à la lumière ou placées dans l'obscurité. Sous l'influence de la *lumière* les grains de pigments *descendent* dans les stalactites jusqu'à la limitante externe ; dans l'*obscurité*, ils *rétrogradent* vers le centre de la cellule et ne sont plus en rapport qu'avec la partie externe des cônes et des bâtonnets. Selon Engelmann, les cônes auraient des mouvements analogues, s'allongeant dans l'obscurité et se rétractant à la lumière.

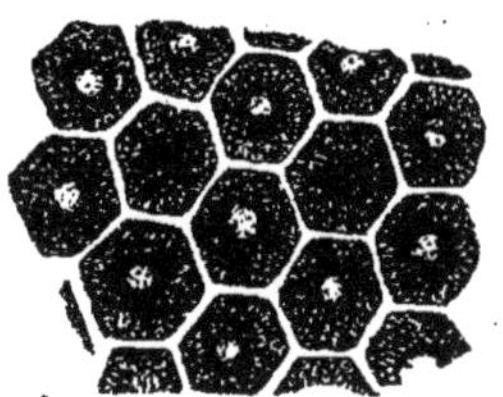

Fig. 425. — Épithélium pigmenté de la choroïde vu de face (grossissement 500).

Pourpre rétinien. — Il est probable que le pourpre rétinien est sécrété par ces sortes de stalactites des cellules pigmentaires. On sait que le pourpre rétinien a été découvert et étudié par Boll, professeur de physiologie à Rome, et par Kühne. Le *pourpre rétinien*, ou *rouge rétinien*, se montre dans l'obscurité et disparaît à la lumière ; il siège dans le segment externe des bâtonnets, et il est probable que la transformation du mouvement lumineux en mouvement nerveux est due à l'acte chimique produit par la disparition du pourpre rétinien. On peut le fixer par l'alun sur la rétine de manière à obtenir des *optographes*, comme l'a fait Kühne. Les optographes sont des images de la rétine dans lesquelles on observe la reproduction des objets lumineux qui se trouvaient en face de l'œil au moment où l'animal a été sacrifié. On a même prétendu que l'image d'un assassin pouvait être conservée sur la rétine de sa victime.

6° **Vaisseaux de la rétine.** — Nous avons vu, au commencement de cet article, que l'*artère centrale de la rétine* sort de la papille et se divise en *branche ascendante* et *branche descendante*. Chacune de ces deux branches donne un rameau interne et un rameau externe qui se divisent à l'infini dans toute l'étendue de la rétine, jusqu'à l'*ora serrata*.

Le réseau vasculaire principal se trouve en dedans de la rétine ; on trouve un deuxième réseau dans la couche des fibres nerveuses et dans celle des cellules multipolaires, et enfin un troisième en dehors de la couche de cellules multipolaires. La couche des neurones visuels et celle des neurones bipolaires sont dépourvues de vaisseaux.

Chaque branche artérielle est accompagnée par une *veine*, dépourvue de valvules. Autour de la fovea centralis, dépourvue également de vaisseaux, on voit des anses vasculaires formées par les vaisseaux voisins.

Le réseau vasculaire de la rétine n'a pas d'anastomoses; mais vers le tronc de l'artère centrale, on observe quelques communications entre les vaisseaux rétiniens et choroïdiens.

Les *vaisseaux lymphatiques* de la rétine ne sont pas connus. On croit que la lymphe circule dans les interstices de ses éléments constituants. Existe-t-il des gaines périvasculaires autour des vaisseaux sanguins? Schwalbe et His les admettent. La lymphe de la rétine, suivant le trajet des veines, traverserait la *lamina cribrosa* et se déverserait dans les espaces lymphatiques du nerf optique.

Arbre vasculaire de Purkinje. — L'expérience de l'arbre vasculaire prouve que les parties externes de la rétine sont les élé-

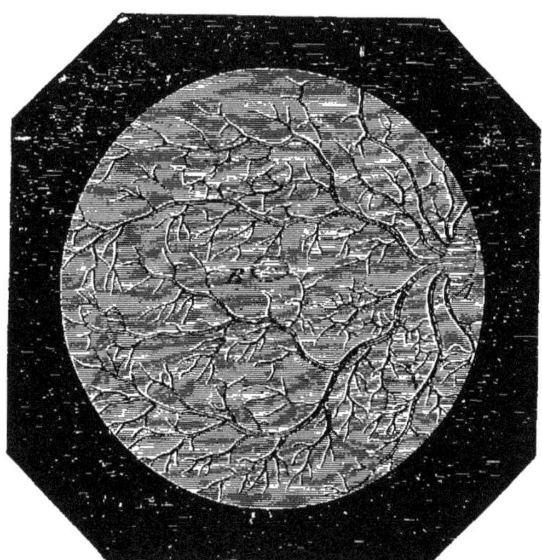

Fig. 426. — Arbre vasculaire de Purkinje.

ments sensibles. Les vaisseaux rétiniens projettent constamment leur ombre sur la rétine. L'habitude fait que nous ne l'apercevons pas, mais si l'on déplace cette ombre et qu'on la fasse tomber sur un point voisin, nous apercevons une image formée par l'ombre des vaisseaux. Il suffit pour cela de regarder un fond obscur et de placer une bougie allumée au-dessous de l'œil. Le cristallin concentre les rayons lumineux sur la partie antérieure de la rétine. De ce point lumineux part une quantité de lumière suffisante pour projeter l'ombre des vaisseaux sur la face externe de la rétine, on aperçoit alors, sur soi-même, dans le champ visuel un rouge clair uniforme avec les ramifications vasculaires.

Opinion ancienne. — Avant les découvertes récentes de l'articulation des neurones, on décrivait dix couches à la rétine. Quelques-unes d'entre elles doivent rester, parce qu'elles ont été observées avec une certaine exactitude, mais certaines doivent disparaître ; ce sont : 1° la *couche des cônes et des bâtonnets* qu'on avait crus indépendants des éléments nerveux, à tort, puisque ce sont les prolongements protoplasmiques des cellules visuelles ; 2° la *couche granuleuse externe* qui n'est autre que la zone d'articulation des neurones visuels et des neurones bipolaires ; 3° la *couche granuleuse interne* située au point d'articulation des neurones bipolaires et des neurones multipolaires.

Les *cellules horizontales* et les *spongioblastes* étant, pour ainsi dire, disséminés entre les couches de neurones, voici, en réalité, quel est le nombre de couches de la rétine dans l'état actuel de la science. Il y a *quatre* couches nerveuses et *deux* membranes limitantes. Ces couches, sont, de dehors en dedans :

1° couche limitante externe traversée par les cônes et les bâtonnets ;

2° couche des cellules visuelles ;

3° couche des cellules bipolaires ;

4° couche des cellules multipolaires ;

5° couche des fibres nerveuses ;

6° couche limitante interne.

Les diverses couches de la rétine sont séparées par une substance amorphe, granuleuse ; elles sont unies les unes aux autres par les fibres de Müller.

2° Portion intra-cranienne de l'appareil optique.

Cette portion est située entre la base du crâne et la face inférieure du cerveau. Elle s'étend du trou optique à la partie postérieure des couches optiques. Elle est formée de parties blanches, qui sont, d'avant en arrière : le *nerf optique*, le *chiasma*, et les *bandelettes optiques*.

Nerf optique (1).

Étendu de la papille au chiasma, le nerf optique est dirigé obliquement d'avant en arrière et de dehors en dedans. Dans l'orbite,

(1) Hérophile, Galien, et tous les anciens, croyaient que l'esprit visuel, faisant partie des esprits animaux, descendait du cerveau dans les yeux par

il est entouré par du tissu graisseux ; dans le trou optique, il est accompagné par l'artère ophtalmique qui, située d'abord à son côté externe, croise sa face supérieure pour se porter à son côté interne. Le ganglion ophtalmique est situé sur son côté externe.

Au niveau de la papille, toutes les fibres nerveuses de la rétine forment un faisceau d'un millimètre de diamètre, faisceau dont les fibres se tamisent, pour ainsi dire, à travers les trous de la *lamina cribrosa*.

En arrière de cette lamelle, les fibres nerveuses se revêtent de myéline et augmentent de volume, ce qui fait que le nerf optique grossit rapidement, et qu'il paraît sortir comme un cône de l'épaisseur de la sclérotique.

Le nerf optique offre un diamètre de 3 millimètres de haut sur 5 millimètres de large. Il est légèrement convexe en dehors. Il est en rapport en haut avec la substance perforée antérieure du cerveau, et en bas avec les organes situés dans le sinus caverneux. Il forme le côté antérieur et interne de l'espace perforé antérieur.

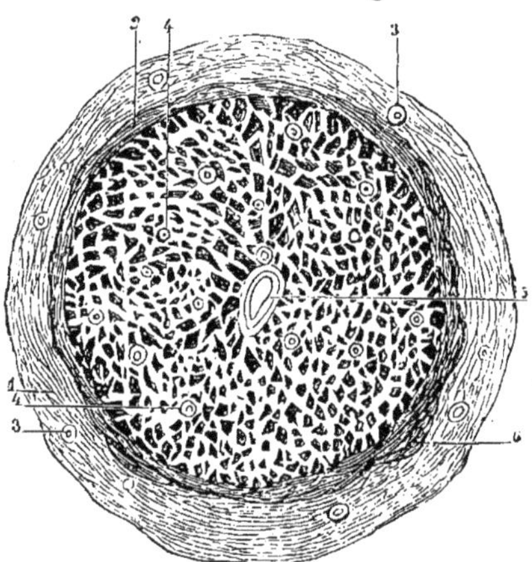

Fig. 427. — Coupe transversale du nerf optique et de ses gaines.

1, gaine formée par la dure-mère. — 2, gaine, prolongement de la pie-mère. — 3, 4, 6, petits vaisseaux. — 5, artère centrale de la rétine.

La *structure* du nerf optique diffère de celle des autres nerfs. Ce sont des fibres à myéline très fines dépourvues de gaine de Schwann, comme les fibres des centres nerveux. La plupart de ses fibres viennent de la rétine, fibres centripètes, mais quelques-unes viennent du cerveau, *fibres centrifuges*. Autour des faisceaux de fibres et des fibres elles-mêmes il existe une mince couche de *névroglie* qui forme autour du nerf une *gaine névroglique* complète. On trouve de nombreuses cellules névrogliques dans l'épaisseur des cloisons inter-fasciculaires. Les *espaces lymphatiques* du nerf optique communiqueraient, selon Schwalbe, avec les *espaces lymphatiques* qui entourent le nerf.

les nerfs optiques, qu'ils appelaient *pores*, parce qu'ils sont percés d'un canal central (c'est le canal de l'artère centrale de la rétine). Plus tard, on reconnut l'erreur des anciens et le nom de *pores* disparut.

Gaines du nerf optique. — Dans sa portion intra-cranienne, le nerf optique est entouré d'un névrilème fourni par la pie-mère, *gaine piale*, qui recouvre la gaine névroglique dont je viens de parler.

Dans le trou optique, le nerf optique présente une *gaine durale* que lui fournit la dure-mère cranienne. Entre la *gaine durale* et la *gaine piale* l'arachnoïde forme un cul-de-sac au niveau duquel les deux feuillets arachnoïdiens se continuent.

L'*artère centrale de la rétine*, fournie par l'ophtalmique, pénètre dans le côté externe de la portion orbitaire du nerf, à dix millimètres du globe oculaire.

Chiasma.

On appelle ainsi l'*entrecroisement* des nerfs optiques. Revêtu par le névrilème, comme le nerf optique, le chiasma est en rapport en haut avec la substance grise du troisième ventricule qui lui adhère, et en bas avec le corps du sphénoïde, un peu en arrière de la *gouttière optique*, et non sur la gouttière elle-même (Panas).

Le point intéressant du chiasma est la manière dont se fait l'entrecroisement des nerfs optiques. Les auteurs ne sont pas d'accord sur cette question. Michel, Kölliker, Pick admettent l'entrecroisement complet de deux nerfs optiques chez l'homme, comme chez le chien, le lapin, et le chat. D'autres, comme Gudden, Singer, Van Gehuchten, croient à un entrecroisement incomplet chez l'homme.

Les fibres du nerf optique se divisent en deux faisceaux au niveau du chiasma, un faisceau externe, ou direct, un faisceau interne ou croisé.

Le *faisceau croisé*, le plus volumineux, est formé par les fibres des deux tiers internes de la rétine ; il occupe le côté interne du nerf optique, s'entrecroise, au niveau du chiasma, avec celui du côté opposé, pour aller former la partie externe et inférieure de la bandelette optique opposée.

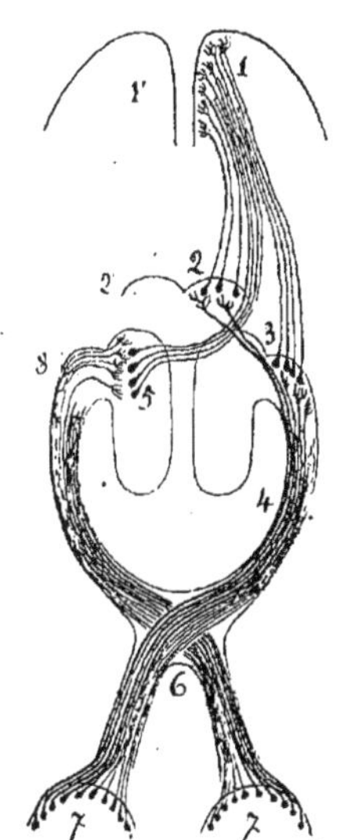

Fig. 428. — Articulations des neurones superficiels et profonds de l'appareil optique, depuis la rétine jusqu'à la sphère visuelle.

1. centre visuel, ou sphère visuelle. — 2, cellules du corps genouillé interne et fibres internes, venant du lobe occipital. — 3, cellules du corps genouillé externe recevant les fibres externes du centre visuel. — 4, bandelette optique. — 5, fibres venues du centre visuel, s'articulant avec les cellules du corps genouillé externe du côté opposé. — 6, commissure de Gudden. — 7, neurones rétiniens périphériques. — 8. racines de la bandelette optique.

Le *faisceau direct* qui occupe la partie externe du nerf optique, est formé par les fibres du tiers externe de la rétine. Il décrit une courbe sur le côté du chiasma et va former la partie interne et supérieure de la bandelette optique du même côté.

Depuis Samelsohn, 1882, on décrit dans le nerf optique un troisième faisceau, *faisceau maculaire*, formé par les fibres correspondant à la macula lutea. Ce faisceau comprend des fibres directes qui se rendent dans la bandelette du même côté, et des fibres croisées qui vont du côté opposé. Les fibres du faisceau maculaire se termineraient exclusivement, selon Flechsig, dans le corps genouillé externe.

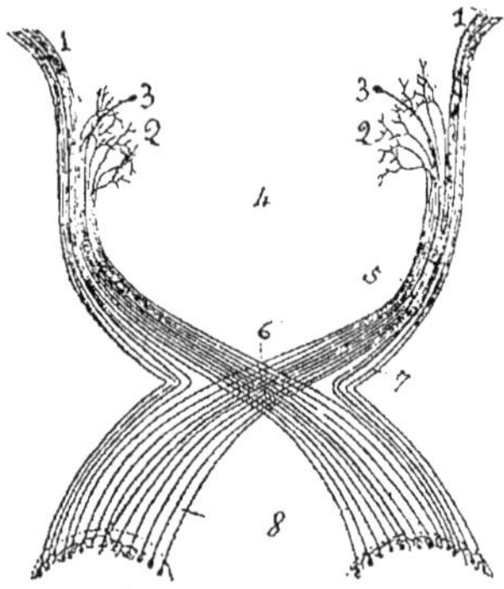

Fig. 429. — Appareil nerveux optique.

1, fibres terminales corticales (dans le lobe occipital). — 2, fibres terminales dans le corps genouillé externe et le pulvinar (couche optique). — 3, fibres terminales dans le tubercule quadrijumeau antérieur. — 5, bandelette optique. — 6, faisceau interne entrecroisé dans le chiasma correspondant à la portion nasale de la rétine du côté opposé. — 7, faisceau externe, non entrecroisé, correspondant à la portion temporale de la rétine du même côté. — 8, fibres du nerf optique recevant les fibres nerveuses de la rétine.

Il n'existe pas de *commissure arquée antérieure*, reliant les deux rétines, comme on l'avait admis autrefois; mais il existe des *fibres commissurales postérieures* connues sous le nom de *commissure de Gudden*, reliant entre elles les masses grises du cerveau, dans lesquelles se terminent les bandelettes optiques.

— L'*hémianopsie homonyme* prouve l'existence de cet entrecroisement partiel. On observe en effet, dans les lésions du centre cortical de la vision d'un côté, un défaut de perception lumineuse sur la moitié externe de la rétine du côté lésé, et sur la moitié interne de celle du côté opposé. Dans ce cas, il y aurait paralysie du faisceau externe ou direct, allant au côté externe de la rétine du même côté, et une paralysie du faisceau interne ou croisé allant au côté interne de la rétine du côté opposé (fig. 430).

Il est du reste reconnu aujourd'hui qu'on trouve une dégénération des fibres nerveuses dans les deux bandelettes optiques, lorsqu'on fait l'autopsie d'un individu qui a subi depuis longtemps l'énucléation de l'œil. Le nerf optique du même côté est atrophié et dégénéré, tandis que celui du côté sain est normal.

Bandelette optique.

Elle s'étend de l'angle postérieur du chiasma aux corps genouillés. La bandelette optique, de même dimension que le nerf optique, en avant, s'aplatit en arrière, contourne la face inférieure du pédoncule cérébral, sur les parties latérales de la fente de Bichat, et se termine aux corps genouillés, où elle porte les fibres optiques et les fibres de la commissure de Gudden. En arrière, la bandelette optique est recouverte par la cinquième circonvolution temporale qu'il faut écarter légèrement pour l'apercevoir. En avant, elle forme le côté antérieur et externe de l'espace opto-pédonculaire situé sur la ligne médiane.

En s'élargissant en arrière, la bandelette optique se divise en deux branches, appelées racine interne et racine externe.

La *racine interne*, plus petite que l'externe, se termine au corps genouillé interne et au tubercule quadrijumeau postérieur.

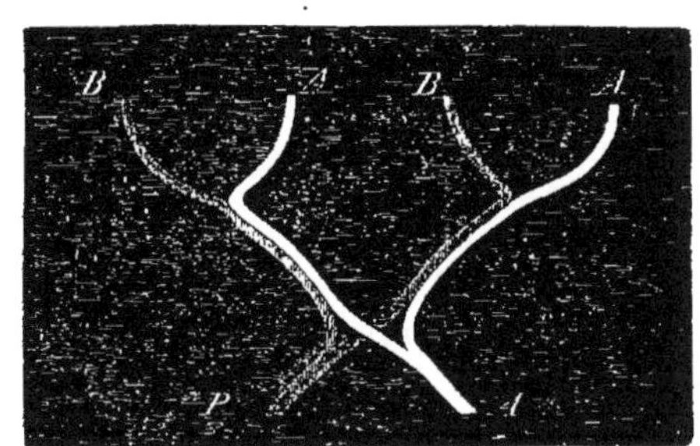

Fig. 430. — Faisceaux direct et croisé du nerf optique.

La bandelette optique droite est représentée en blanc, pour bien montrer qu'elle va directement au côté externe de la rétine droite, et, après entrecroisement, au côté interne de la rétine gauche.

La *racine externe*, plus large, va au corps genouillé externe et au tubercule quadrijumeau antérieur.

Nous pouvons éliminer dès à présent la commissure de Guddens la racine interne de la bandelette optique, le tubercule quadrijumeau postérieur et le corps genouillé interne, qui ne jouent aucun rôle dans la vision. Il n'en est pas de même du corps genouillé externe et du tubercule quadrijumeau antérieur.

Faisceaux direct et croisé du nerf optique. — La bandelette optique droite est représentée en blanc, pour bien montrer qu'elle va directement au côté externe de la rétine droite, et, après entrecroisement, au côté interne de la rétine gauche.

Racine externe de la bandelette optique. — La racine externe comprend : 1° le faisceau direct de l'œil correspondant; 2° le faisceau croisé de l'œil du côté opposé; 3° les fibres maculaires directes, venant de l'œil correspondant; 4° les fibres maculaires croisées, émanant de l'œil du côté opposé.

La *racine externe* se termine dans le corps genouillé externe, dans le pulvinar de la couche optique, et de plus dans le tubercule quadrijumeau antérieur par le bras conjonctival antérieur.

Quant à la *racine interne*, qui contient la commissure de Gudden, elle n'a aucune relation avec les rétines, mais elle se rattache probablement à la *fonction auditive*. Elle va au corps genouillé interne, et par l'intermédiaire du bras conjonctival, au tubercule quadrijumeau postérieur. Ces fibres, je le répète, ne servent pas à la vision. Le corps genouillé externe, le pulvinar et le tubercule quadrijumeau antérieur sont donc les régions où aboutissent les fibres optiques.

L'extirpation des deux yeux chez les animaux nouveau-nés amène la dégénération du corps genouillé externe, du pulvinar et des tubercules quadrijumeaux antérieurs. De même, quand on détruit ces parties, la vision est abolie et il se produit une dégénération secondaire des trois faisceaux, direct, croisé et maculaire.

Au contraire, si on détruit les corps genouillés internes, cette destruction est sans effet sur la vision. La commissure de Gudden est seule dégénérée.

En résumé, nous voyons que la partie intra-cranienne de l'appareil optique est formée d'un gros faisceau de neurones, les uns directs, les autres croisés, étendus de la couche des cellules multipolaires de la rétine aux cellules des corps genouillés de la couche optique et du tubercule quadrijumeau antérieur.

3° Portion cérébrale de l'appareil optique.

Au moment où la racine externe de la bandelette optique se jette dans le corps genouillé externe, elle renferme toutes les fibres qui viennent de la rétine ou qui y vont, c'est-à-dire le faisceau direct du même côté, le faisceau croisé du côté opposé, les fibres directes du faisceau maculaire du même côté et les fibres croisées de celui du côté opposé, enfin les fibres centrifuges, étendues de la sphère visuelle à la rétine.

Au moment où la racine externe de la bandelette optique disparaît dans la fente cérébrale de Bichat, elle s'élargit et se continue avec le corps genouillé externe.

Mais toutes les fibres ne se terminent pas au corps genouillé. Quelques-unes se jettent directement dans la partie postérieure de la couche optique; quelques autres se rendent au tubercule quadrijumeau antérieur, en suivant le bras qui unit ce tubercule au corps genouillé externe, d'autres enfin, parcourent la région du corps genouillé, sans contracter de rapport avec les cellules nerveuses, et se portent en dehors, en se mêlant aux radiations optiques, pour se termimer dans la sphère visuelle.

Le *trajet intra-cérébral* des fibres de l'appareil optique a lieu de la manière suivante : les cellules du corps genouillé externe, de la couche optique et du tubercule quadrijumeau antérieur doivent être considérées comme des relais pour la transmission nerveuse; autrement dit, ces cellules constituent l'articulation des neurones périphériques avec les neurones céphaliques centraux.

1° Des cellules du tubercule quadrijumeau antérieur, ayant reçu un faisceau de fibres de la bandelette optique, partent des cylindraxes, fibres nerveuses qui se divisent en deux groupes : les unes se portent en dehors, à travers le bras conjonctival antérieur, pour se confondre avec les radiations optiques, les autres, plus nombreuses, descendantes, se portent en bas et en dedans, dans l'épaisseur des pédoncules cérébraux, et se mélangent avec les fibres de la bandelette longitudinale postérieure. En descendant, ces fibres abandonnent quelques filaments aux noyaux des nerfs moteurs de la protubérance et du bulbe, surtout aux nerfs moteurs de l'œil. C'est la *voie réflexe* que suit l'impression des fibres de la rétine pour déterminer les mouvements de la contraction de la pupille sous l'influence de la lumière.

2° Un gros faisceau, appelé par Gratiolet *radiations optiques*, part des cellules du corps genouillé externe et du pulvinar, et se porte en arrière du segment postérieur de la capsule interne, dans la région que Déjerine appelle *région rétro-lenticulaire*. Dans cette région les fibres des radiations optiques se croisent avec les fibres de projection des circonvolutions.

Les fibres des radiations optiques, après avoir traversé la région rétro-lenticulaire, se portent en arrière en décrivant une courbe embrassant en dehors la corne occipale du ventricule latéral. Puis ces fibres se rendent à l'écorce du lobe occipital, dans les cellules du *centre visuel* ou *sphère visuelle* (centre psycho-optique, ou centre cortical de la vision). En passant sur le côté externe du prolongement du ventricule latéral, les radiations optiques sont parallèles à deux faisceaux de fibres avec lesquelles elles se mélangent en partie : 1° le faisceau des fibres du corps calleux, formant le *tapetum* en dehors de la couche épendymaire; 2° le faisceau d'association *longitudinal inférieur*, qui s'étend de la pointe du lobe temporal au lobe occipital.

Centre visuel ou sphère visuelle. — La *sphère visuelle*, ou *centre cortical* de la vision, est située dans l'écorce grise des circonvolutions qui limitent la *scissure calcarine*, sur la face interne du lobe occipital. Les limites de la sphère visuelle ne sont pas exactement connues ; cependant, on pense qu'elles s'étendent dans toute l'étendue du *cuneus*, dans le *lobule lingual*, le *lobule fusiforme*, et le *pôle occipital* (voy. *Circonvolutions du cerveau*).

Relations de la sphère visuelle avec les autres régions de l'écorce du cerveau. — Il est à remarquer que les sphères sensorielles ne sont pas isolées à la surface du cerveau, mais qu'elles ont des connexions entre elles. C'est ainsi que la sphère visuelle est unie aux diverses sphères de la *faculté du langage* par un certain nombre de faisceaux, de même qu'à la sphère visuelle du côté opposé.

Déjerine, Vialet, Monakow, ont décrit un faisceau *commissural* entre les deux sphères visuelles. Ce faisceau passe par le bourrelet du corps calleux en se mêlant aux fibres du *tapetum*.

Nous savons que la pointe du lobe temporal renferme le centre de la *mémoire auditive des mots*. Ce centre est en communication avec la sphère visuelle par le faisceau d'association, déjà décrit, appelé *faisceau longitudinal inférieur* (voy. *Circonvolutions*.)

On signale aussi des fibres étendues du *pli courbe*, centre des *images graphiques*, à la sphère visuelle.

§ 3. — NERF ACOUSTIQUE (8e nerf cranien, 3e nerf sensoriel.)

Le *nerf acoustique*, appelé aussi nerf auditif, est un nerf très court, n'ayant pas plus de 5 centimètres de longueur, et destiné à transmettre à l'encéphale les impressions sonores de l'appareil auditif.

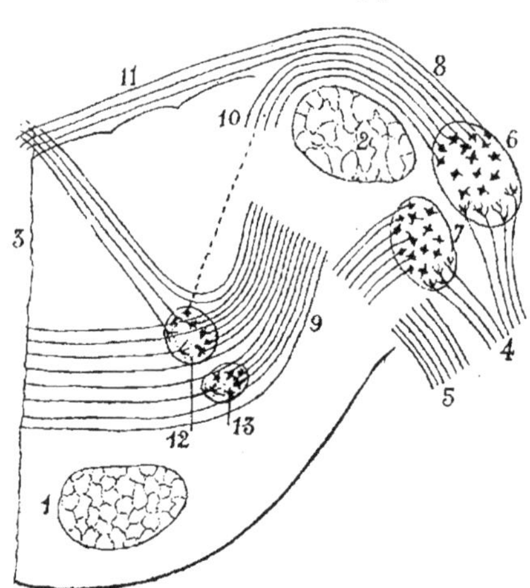

Fig. 431. — Coupe de la moitié gauche du bulbe, au niveau des noyaux terminaux du nerf cochléaire (d'après Testut).

1, pyramide antérieure. — 2, pédoncule cérébelleux inférieur. — 3, raphé médian. — 4, nerf cochléaire. — 5, nerf vestibulaire. — 6, tubercule acoustique. — 7, noyau antérieur du nerf cochléaire. — 8, barbes du calamus scriptorius (stries acoustiques). — 9, faisceau acoustique central. — 10, faisceau direct des stries acoustiques, allant à l'olive supérieure. — 11, faisceaux croisés des fibres acoustiques. — 12, olive supérieure. — 13, noyau trapézoïde.

Ce nerf est considéré par les auteurs comme formé de deux portions, la portion *cochléaire*, qui vient du limaçon, et la *portion vestibulaire*, qui vient du vestibule et des canaux demi-circulaires.

Cette manière d'envisager le nerf auditif n'est pas faite pour simplifier la description compliquée de ce nerf. Je préfère décrire *deux nerfs acoustiques*, ce qui est d'ailleurs plus conforme à la réalité. Je décrirai donc un *nerf acoustique postérieur* ou *cochléaire* et un *nerf acoustique antérieur* ou *vestibulaire*. Il y a en effet deux nerfs acoustiques, ou auditifs, qui sont simplement adossés dans leur trajet et qui n'ont entre eux aucune communication.

Nerf acoustique postérieur ou cochléaire.

Origine. — Le nerf cochléaire prend son origine dans le limaçon. Il est impossible de décrire exactement cette origine sans entrer dans les détails de la structure du limaçon (*Oreille interne*, 3e vol.). Le nerf cochléaire commence par des fibrilles libres, dépourvues de myéline comme tous les nerfs sensoriels. Elles traversent les *foramina* où elles s'entourent de myéline, puis chaque fibre traverse une cellule bipolaire dont elle constitue le prolongement protoplasmique. Du pôle opposé de la cellule part un cylindraxe qui se dirige vers le bulbe.

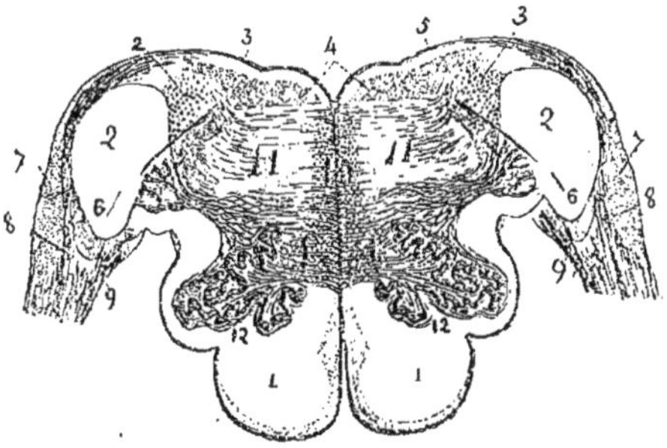

Fig. 432. — Terminaison des nerfs acoustiques (d'après van Gehuchten).

1, pyramide antérieure. — 2, pédoncule cérébelleux inférieur. — 3, racine descendante de l'acoustique. — 4, noyau principal. — 5, barbes du calamus. stries acoustiques. — 6, glosso-pharyngien. — 7, tubercule latéral. — 8, fibres de l'acoustique. — 9, racine interne de l'acoustique. — 10, raphé médian. — 11, formation réticulaire.

Si l'on réunit toutes les cellules bipolaires des filets d'origine du nerf cochléaire, on aura un ganglion auquel on a donné le nom de *ganglion spiral* ou *ganglion de Corti*. Les cellules de ce ganglion sont autant de neurones périphériques dont les prolongements protoplasmiques terminaux sont séparés, tandis que les prolongements cylindraxiles sont réunis en un gros faisceau qui est le *nerf auditif postérieur* ou *cochléaire*. On voit l'analogie qui existe entre l'origine de ce nerf et celle de l'olfactif. On pourrait donner également à l'ensemble des cellules olfactives le nom de *ganglion olfactif*.

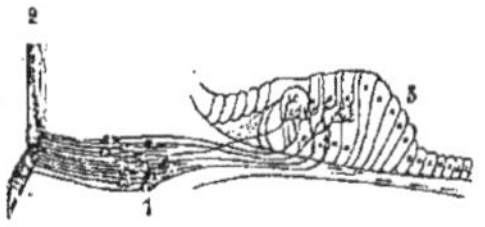

Fig. 433. — Cellules bipolaires des ganglions acoustiques.

1, cellules ganglionnaires avec leurs cylindraxes 2, et leurs prolongements protoplasmiques 3.

Ganglion de Corti. — Les cellules cochléennes, dont l'ensemble constitue le ganglion de Corti, occupent toute la longueur du canal spiral de Rosenthal. Ce ganglion possède, pour le nerf cochléaire, la valeur des ganglions rachidiens pour les racines postérieures des nerfs rachidiens. Les cellules du ganglion spiral, ou de Corti, sont ovoïdes, 40 μ de long sur 20 de large. Du pôle central de ces cellules part un cylindraxe, tandis que du pôle périphérique part un prolongement protoplasmique. Un stroma conjonctif délicat réunit ces cellules.

Une racine isolée du nerf cochléaire part du commencement, ou base du canal cochléaire et passe par un trou spécial du vestibule, pour se réunir ensuite au nerf cochléaire. Cette racine, qu'on peut considérer comme une portion éparse du ganglion de Corti, présente un petit groupe de cellules ganglionnaires, signalé par Bœttcher. Le même auteur a décrit, dans le limaçon, des racines du nerf cochléaire qui, au lieu d'être transversales dans le limaçon, suivent un trajet longitudinal.

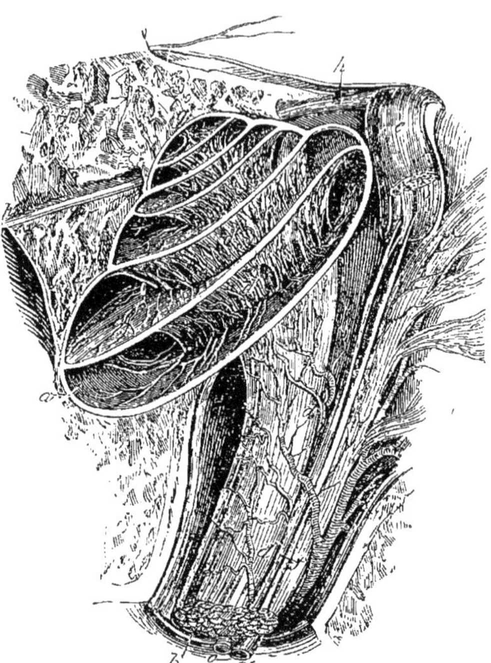

Fig. 434. — Nerf auditif et limaçon dont on a enlevé une portion de la paroi osseuse pour montrer l'intérieur des rampes.

a, limaçon. — *b*, nerf auditif à son entrée dans le conduit auditif interne. — *c*, *c'*, vaisseaux auditifs internes. — *d*, *d*, leurs ramifications suivant celles du nerf acoustique cochléaire jusqu'au sommet du limaçon. — *e*, tronc du nerf facial. — *f*, nerf intermédiaire de Wrisberg. — *g*, sommet du limaçon. — *h*, *h*, nerfs pétreux venus du facial.

Trajet et rapports du nerf auditif cochléaire. — Le nerf cochléaire, formé par la réunion de tous les cylindraxes du ganglion de Corti, traverse le *crible spiral osseux* de la base du limaçon, et pénètre dans le conduit auditif interne, par la fossette antéro-inférieure de ce conduit. Les fibres du nerf cochléaire, en pénétrant dans le conduit, forment une lamelle nerveuse disposée en spirale. Puis, cette lamelle, devenant le tronc du nerf cochléaire, accompagne le nerf audititif vestibulaire, avec lequel elle forme une gouttière à concavité supérieure logeant le nerf facial et le nerf intermédiaire de Wrisberg.

Dans le conduit auditif, le nerf cochléaire est situé en avant du nerf vestibulaire; il forme la partie antérieure de la gouttière nerveuse qui loge le facial. En se rapprochant du bulbe rachidien, ce nerf passe en arrière du nerf vestibulaire, qu'il croise pour devenir postérieur.

L'*artère auditive interne*, branche du tronc basilaire, accompagne les nerfs acoustiques dans le conduit auditif interne. Une gaine arachnoïdienne, commune à tous les nerfs du conduit auditif interne, accompagne ces nerfs jusqu'au fond du conduit.

On a signalé une *anastomose* entre les nerfs acoustiques et les nerfs facial et intermédiaire de Wrisberg, mais elle est douteuse.

Structure du nerf acoustique cochléaire. — Ce nerf est formé de fibres fines, beaucoup plus fines que celles du nerf vestibulaire. On ne trouve pas de fibres de Remak dans l'épaisseur de ce nerf (Erlitky). On ne trouve pas non plus de cellules nerveuses sur ce trajet des fibres, comme cela s'observe sur le nerf vestibulaire. Le nerf est entouré d'une couche de tissu conjonctif délicat envoyant des prolongements entre ses fibres.

Portion extra-bulbaire du nerf acoustique cochléaire. — Les deux nerfs acoustiques atteignent les parties latérales de la base du bulbe. Le cochléaire abandonne le vestibulaire et contourne le pédoncule cérébelleux inférieur pour se terminer à un ganglion, appelé *ganglion de l'acoustique*, et qui serait mieux nommé *ganglion du cochléaire*.

Le ganglion cochléaire est semblable à un petit pépin de pomme appliqué sur le côté externe du pédoncule cérébelleux inférieur (hauteur 5 mm., largeur, 3 mm., épaisseur 2 mm.).

Il se trouve divisé en deux masses plus petites par le nerf cochléaire qui le traverse : l'une antérieure, *noyau* ou *ganglion antérieur* ; l'autre postéro-externe, ganglion ou *tubercule latéral*.

Noyau antérieur. — On l'appelle encore *noyau accessoire* et *noyau antérieur de l'auditif*. Il forme un amas de cellules situé en arrière du nerf acoustique vestibulaire. Ce ganglion est formé de cellules qui sont plus volumineuses sur le côté externe du noyau antérieur (30 à 40 μ) que sur le côté interne (5 μ).

Tubercule latéral. — Encore appelé *tubercule acoustique latéral*, cet amas de cellules, ou *ganglion*, est situé en arrière du nerf cochléaire. Il est comme atrophié chez l'homme, mais très développé chez certains animaux.

Portion intra-bulbaire du nerf acoustique cochléaire. — Nous avons à examiner la partie terminale ou centrale du nerf cochléaire. Les cellules des amas ganglionnaires, dont il vient d'être question, constituent les corps de neurones centraux dont les prolongements protoplasmiques s'articulent avec les cylindraxes venus du ganglion de Corti. Ces neurones envoient leurs cylindraxes dans l'épaisseur du bulbe rachidien. En produisant la dégénération de ces fibres par la destruction du limaçon, Monakow a pu les poursuivre.

La terminaison des deux nerfs auditifs dans le bulbe me donne l'occasion de rappeler en quelques mots, l'importance de cette région, qu'on appelle le *plancher du quatrième ventricule*. Ce plancher, formé moitié par la protubérance annuaire et moitié par le bulbe, ne mesure pas plus de 2 centimètres carrés. Le rôle qu'il joue en physiologie est véritablement considérable pour un si petit espace. Nous avons vu qu'une incision transversale de 2 à 3 millimètres sur le noyau d'origine du pneumogastrique, c'est-à-dire sur les côtés de la tige du calamus scriptorius, à l'union de son tiers inférieur avec ses deux tiers supérieurs, foudroie un animal par arrêt de la respiration (nœud vital).

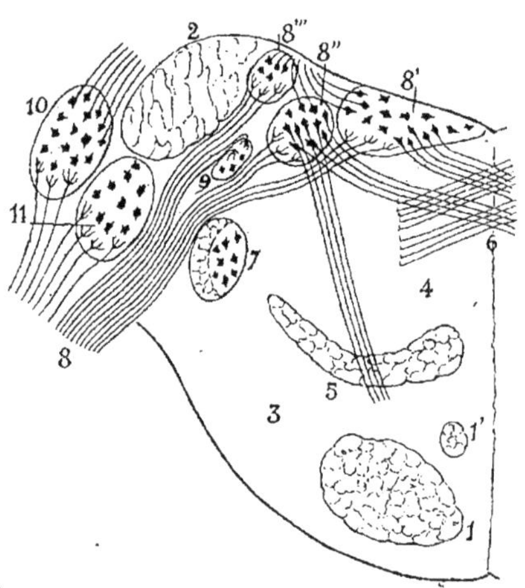

Fig. 435. — Coupe de la moitié droite du bulbe rachidien, au milieu du plancher du quatrième ventricule (d'après Testut).

1, pyramide antérieure. — 1', faisceau isolé de la même pyramide. — 2, pédoncule cérébelleux inférieur. — 3, 4, formation réticulaire. — 5, ruban de Reil. — 6, raphé médian. — 7, racine inférieure du trijumeau. — 8, nerf acoustique vestibulaire. — 8', noyau dorsal interne. — 8'', noyau dorsal externe ou de Deiters et fibres cérébelleuses qui en partent. — 8''', noyau de Bechterew. — 9, racine inférieure du nerf vestibulaire. — 10, tubercule latéral (noyau du cochléaire). — 11, noyau antérieur du cochléaire.

Les diverses lésions, telles que la sclérose, qui peuvent affecter les cellules nerveuses du plancher du quatrième ventricule, retentissent sur les nerfs qui prennent leur origine, ou qui se terminent dans les cellules de cette région.

Je rappellerai encore les *centres sécrétoires* si curieux, qui ont été trouvés par Cl. Bernard dans la même région : piquez le 4e ventricule, entre le 8e et le 10e nerfs craniens, vous augmentez la sécrétion du sucre; piquez un peu plus bas, la sécrétion rénale augmente; piquez un peu plus haut, l'albumine passe dans l'urine ; plus haut encore, il se produit une exagération de la sécrétion de la salive.

Faisceau acoustique. — On appelle *faisceau acoustique*, ou *faisceau acoustique central*, l'ensemble des *fibres ascendantes*, parties des noyaux terminaux du nerf cochléaire. Ces fibres ont pu être suivies au moyen de la méthode de la *dégénération secondaire* et de la destruction du limaçon, ainsi que de la méthode chromo-argentique, par Monakow, Baginski et Held. Je décrirai séparément les fibres qui naissent du *noyau antérieur* et celles qui viennent du *tubercule latéral*.

Les *fibres du noyau antérieur* se portent en dedans en formant une bande transversale qui unit le noyau antérieur droit avec le noyau gauche. Cette bande ou ce faisceau, part du noyau antérieur et se dirige en dedans vers l'olive supérieure qu'il traverse, puis il se porte vers la ligne médiane, s'entrecroise avec celui du côté opposé en traversant l'autre olive et allant rejoindre le noyau antérieur du côté opposé. Cette bande transversale est le *corps trapézoïde* (fig. 436). Le corps trapézoïde est caché par les fibres inférieures de la protubérance chez l'homme, mais chez les animaux à petite protubérance, il est à découvert de chaque côté de la pyramide antérieure (voir *Corps trapézoïde* dans la protubérance).

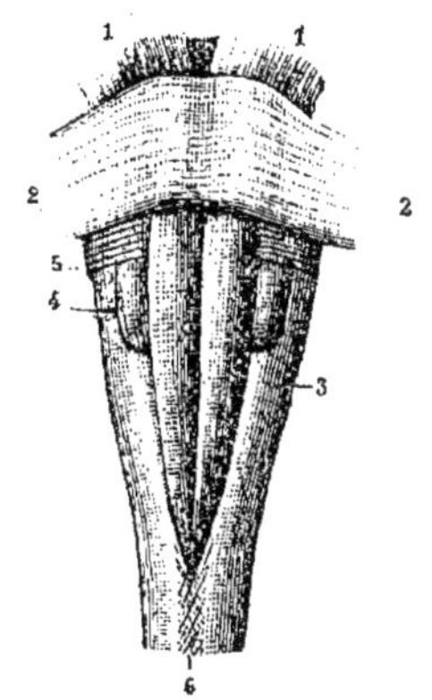

Fig. 436. — Corps trapézoïde (d'après Testut).

1, pédoncules cérébraux. — 2, pédoncules cérébelleux moyens et protubérance. — 3, cordon latéral. — 4, olive. — 5, corps trapézoïde. — 6, raphé.

Les *fibres du tubercule latéral* forment les *barbes du calamus* ou *stries acoustiques*, après avoir contourné le pédoncule cérébelleux inférieur. Elles forment deux groupes : les unes, *directes*, s'enfoncent dans la protubérance d'arrière en avant et deviennent longitudinales ascendantes ; les autres, *croisées*, les plus nombreuses, s'entrecroisent avec celles du côté opposé, et deviennent également ascendantes. Les unes et les autres, se terminent en partie dans l'olive supérieure, les directes, du même côté, les croisées, du côté opposé.

Après la description des deux nerfs auditifs ou acoustiques, on ne saurait douter de la nécessité de diviser le nerf acoustique des auteurs en deux nerfs distincts, le *nerf acoustique cochléaire* et le *nerf acoustique vestibulaire*. Peut-être arrivera-t-on, de cette manière, à distinguer également ces deux nerfs au point de vue physiologique.

Ainsi, il est bien établi, d'une part, que ces deux nerfs ont une origine distincte et qu'ils ne présentent entre eux aucune anastomose. D'autre part, ils diffèrent par leur structure ; j'ai dit, en effet plus haut, que les fibres du nerf acoustique vestibulaire sont plus volumineuses que celles du cochléaire. De plus, on trouve dans le nerf vestibulaire de nombreuses fibres de Remak qui n'existent pas dans le nerf cochléaire. Enfin, des cellules nerveuses s'observent sur le trajet des fibres du premier de ces nerfs, tandis qu'on n'en observe pas sur le trajet des fibres du nerf cochléaire.

Avec toutes ces différences, on est bien autorisé à soupçonner que ces deux nerfs peuvent différer au point de vue physiologique.

Centre acoustique ou *sphère acoustique*. — Le *faisceau acoustique*, une fois constitué par toutes ces fibres, vient occuper le bord externe du *ruban de Reil*, où il forme le *ruban de Reil latéral*. Un peu plus loin, il sort de la protubérance et arrive au côté externe du tubercule quadrijumeau postérieur. C'est sur son trajet qu'on trouve une traînée de cellules nerveuses qui constitue le *noyau latéral du ruban de Reil*.

Les fibres du faisceau acoustique, parvenues au tubercule quadrijumeau postérieur, se divisent en deux faisceaux de fibres : un faisceau de *fibres courtes* et un faisceau de *fibres longues*.

a. les fibres courtes, transversales ou obliques, se perdent dans les tubercules quadrijumeaux antérieur et postérieur du même côté et dans ceux du côté opposé, après entre-croisement.

b. Les *fibres longues* ou *corticales* se rendent directement à la protubérance, puis aux circonvolutions, après avoir reçu quelques fibres du tubercule quadrijumeau postérieur. Ces fibres font partie du bras postérieur des tubercules quadrijumeaux, étendu du tubercule postérieur au corps genouillé interne ; elles passent sous la couche optique et dans le segment postérieur de la capsule interne, où elles se mêlent aux fibres, du faisceau sensitifs. Puis elles se portent en dehors, à la partie moyenne de la *première circonvolution temporale* et peut-être aussi de la deuxième. Tel est le *centre acoustique* ou *sphère acoustique* du nerf cochléaire.

Voie réflexe acoustique. — Les fibres courtes terminales du faisceau acoustique transmettent des impressions inconscientes aux tubercules quadrijumeaux. Les cellules de ces derniers agissent à leur tour, par les fibres descendantes qu'elles donnent à la bandelette longitudinale postérieure, sur les nerfs moteurs bulbo-protubérantiels, comme nous l'avons observé dans les voies olfactives.

Fibres centrifuges. — Aux fibres centripètes du faisceau acoustique sont mêlées des fibres centrifuges, comme nous en avons vu dans les voies olfactives et optiques. Elles proviennent des diverses masses grises situées sur le trajet du faisceau acoustique : tubercules quadrijumeaux, noyau latéral du ruban de Reil, noyau trapézoïde, olive supérieure, et elles vont se terminer dans des cellules situées plus bas.

Nerf acoustique antérieur ou *vestibulaire*.

Le nerf acoustique vestibulaire est beaucoup moins important que le précédent.

Il a la même longueur, la même consistance molle, le même trajet et les mêmes rapports que le nerf acoustique cochléaire.

Sa *structure* est un peu différente. Il est formé de fibres plus grosses que celles du nerf cochléaire. Elles sont accompagnées par quelques fibres de Remak, qu'on ne trouve pas dans le nerf cochléaire. Le nerf vestibulaire est formé de fibres à myéline unies par du tissu conjonctif. Enfin, on trouve sur le trajet de ses fibres un certain nombre de cellules qui paraissent être des cellules éparses du *ganglion de Scarpa*.

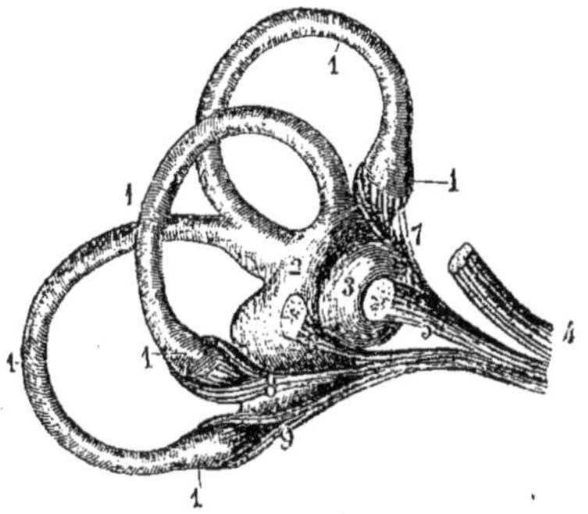

Origine du nerf vestibulaire. — Ce nerf, comme son nom l'indique, vient du vestibule. Il naît par des filaments dépourvus de myéline sur les *crêtes auditives* et sur les *taches auditives* du labyrinthe membraneux. Ces filaments se réunissent pour former cinq petits troncs : les trois *nerfs ampullaires*, le *nerf sacculaire* et le *nerf utriculaire*.

Fig. 437. — Vestibule membraneux et nerf auditif.

1, 1, 1, canaux demi-circulaires membraneux. — 2, utricule. — 3, saccule. — 4, branche cochléenne du nerf auditif. — 5, nerf sacculaire. — 6, nerf utriculaire. — 7, nerf ampullaire supérieur. — 8, nerf ampullaire externe. — 9, nerf ampullaire postérieur.

Les nerfs ampullaires supérieur et externe, unis au nerf utriculaire, se réunissent pour former un *rameau supérieur* qui arrive dans le conduit auditif interne en passant par les pertuis de la *lame criblée supérieure*. Il débouche dans le conduit auditif par la *fossette postéro-supérieure*, au fond de ce conduit.

Le nerf sacculaire, venu de la tache acoustique du saccule, traverse les trous de la *lame criblée inférieure* et pénètre dans le conduit auditif par la *fossette postéro-inférieure*.

Le nerf ampullaire postérieur passe par les trous de la *lame criblée postérieure* et s'engage dans le *foramen singulare* de Morgagni.

Les racines du nerf vestibulaire se réunissent dans le conduit auditif interne pour former le tronc du nerf acoustique vestibulaire, qui présente le ganglion de Scarpa dès que les racines se sont réunies.

Ganglion de Scarpa. — Ce ganglion est situé ordinairement sur le nerf vestibulaire aussitôt que ses racines se sont réunies ; quelquefois il est divisé en plusieurs petits ganglions situés sur le trajet des racines. Le ganglion de Scarpa offre la plus parfaite analogie avec le ganglion de Corti, avec cette différence que les cellules bipolaires qui le constituent sont réunies en une seule masse, au lieu d'être éparses, comme dans le ganglion de Corti.

Ce ganglion qui a, pour le nerf vestibulaire, la même valeur que le ganglion spinal pour les nerfs rachidiens, est entouré d'un tissu conjonctif délicat qui envoie des cloisons entre les cellules. Ce ganglion est un assemblage de neurones périphériques dont les prolongements protoplasmiques sont constitués par les racines labyrinthiques du nerf, et dont les prolongements cylindraxiles forment le tronc du nerf vestibulaire.

Dans son *trajet*, le nerf vestibulaire forme le bord postérieur de la gouttière qui reçoit le facial, puis il croise le nerf cochléaire pour devenir antérieur. Il offre, du reste, le même trajet et les mêmes rapports que le nerf cochléaire.

Racines intra-bulbaires du nerf acoustique vestibulaire. — Ce nerf aborde le bulbe en pénétrant par la fossette latérale, avec le nerf facial. Dans l'épaisseur du bulbe, il passe entre le pédoncule cérébelleux inférieur et la racine descendante du trijumeau. Il arrive ainsi jusqu'au plancher du quatrième ventricule, où ses fibres se divisent en deux ordres de branches, comme les racines postérieures des nerfs rachidiens, c'est-à-dire en branches descendantes et branches ascendantes.

Branches descendantes. — Les branches terminales descendantes du nerf vestibulaire constituent la *racine inférieure* de ce nerf, expression impropre puisque ce sont des fibres terminales. Ces fibres descendent dans le bulbe, jusqu'au point d'entre-croisement des faisceaux sensitifs de la moelle. Cette racine inférieure est analogue aux racines inférieures du cinquième, du neuvième et du dixième nerfs craniens. On peut suivre les fibres de cette racine jusqu'au noyau de Burdach. Ce sont les cylindraxes des neurones qui viennent du ganglion de Scarpa, et qui s'articulent avec les prolongements protoplasmiques des cellules nerveuses du bulbe.

Branches ascendantes. — Les branches ascendantes se terminent dans trois noyaux de substance grise du plancher du quatrième ventricule, noyaux désignés sous les noms de : *noyau dorsal externe*, *noyau dorsal interne* et *noyau de Bechterew.*

Le *noyau dorsal externe*, appelé encore *noyau de Deiters*, est situé sous le plancher du quatrième ventricule, à l'angle ext. de ce plancher. Il est constitué par de grosses cellules multipolaires.

Le *noyau dorsal interne*, ou *noyau triangulaire*, dont les contours sont mal limités, est situé dans l'aile blanche externe. Il est formé de petites cellules triangulaires ou fusiformes. On l'appelle triangulaire, parce que sa coupe a la forme d'un triangle dont la base correspond au plancher du quatrième ventricule.

Le *noyau de Bechterew* est une dépendance du noyau dorsal externe ; il occupe le côté externe et postérieur de ce noyau.

Fibres terminales profondes du nerf vestibulaire. — Nous avons vu les neurones périphériques du nerf vestibulaire, articulés par leurs cylindraxes avec les prolongements protoplasmiques des cellules du bulbe. De ces cellules, qui constituent les neurones centraux, partent des cylindraxes qui se dirigent vers quatre régions différentes, vers le cervelet, vers la formation réticulaire du bulbe, vers le noyau de l'oculo-moteur externe, et vers des points indéterminés de la région du bulbe.

Fibres cérébelleuses. — Ces fibres partent des trois noyaux que j'ai signalés à l'extrémité des branches ascendantes ; elles se rendent sur la face interne du pédoncule cérébelleux inférieur, qu'elles accompagnent dans le cervelet, pour se terminer directement, ou après entre-croisement, dans le noyau du toit et des parties avoisinantes.

Fibres de la formation réticulaire. — Nées des noyaux dorsal interne et dorsal externe, elles s'entre-croisent sur la ligne médiane pour se terminer dans les cellules de la formation réticulaire du côté opposé.

Fibres de l'oculo-moteur externe. — Parties du noyau dorsal interne, mais surtout du dorsal externe, ces fibres se rendent au noyau du sixième nerf cranien, en suivant un trajet transversal ou oblique.

Fibres à terminaison incertaine. — Ces fibres prennent naissance sur le côté interne du noyau dorsal externe, se portent obliquement en avant et en dedans; mais on ne connaît pas leur mode de terminaison.

Neurones des branches descendantes. — Des cylindraxes partent des cellules auxquelles aboutissent les branches descendantes. Ils s'entre-croisent sur la ligne médiane avec ceux du côté opposé et se perdent dans la formation réticulaire du bulbe.

On pense que ces cylindraxes, de même que ceux qui viennent des noyaux dorsal interne et dorsal externe, se redressent dans le bulbe et vont se mêler aux fibres longitudinales du ruban de Reil.

II. — NERFS MOTEURS CRANIENS

Ces nerfs sont au nombre de cinq. Trois sont destinés aux mouvements de l'œil ; ce sont le troisième, le quatrième et le sixième ;

un autre anime les muscles du larynx, le sterno-mastoïdien et le trapèze (le onzième ou spinal); enfin, le cinquième anime les muscles de la langue (le douzième ou hypoglosse).

Tous ces nerfs ont pour origine, dans le bulbe et la protubérance, des noyaux de substance grise qui font suite aux cornes antérieures de la moelle, d'où procèdent les racines motrices des

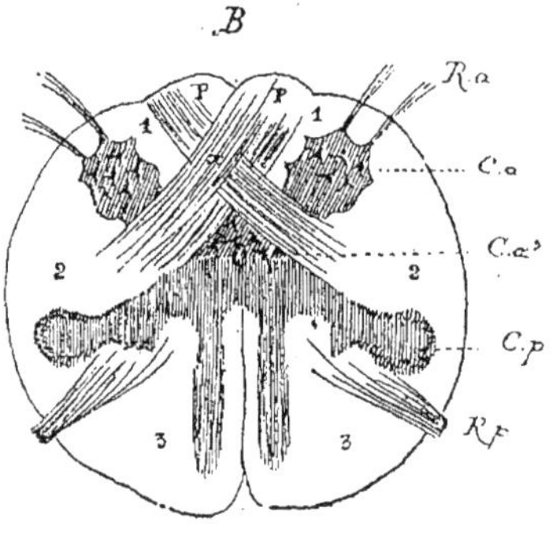

Fig. 438. — Montrant la décapitation de la corne antérieure par l'entre-croisement des cordons latéraux.

B, partie antérieure. — 1, 2, 3, les trois cordons de la moelle. — *Ra*, racines antérieures. — *Rp*, racines postérieures. — *Ca*, corne antérieure. — *Cp*, corne postérieure.

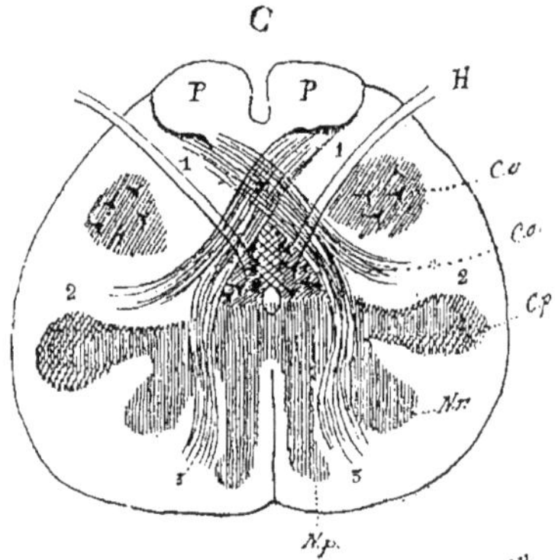

Fig. 439. — Coupe du bulbe au niveau de l'entre-croisement des cordons postérieurs.

1, 2, 3, les trois cordons de la moelle. — *P*, pyramides antérieures. — *Ca*, tête de la corne antérieure séparée. — *Ca*, portion de corne antérieure séparée de la tête. — *Cp*, corne postérieure. — *Nr*, noyau du corps restiforme. — *Np*, noyau des pyramides postérieures.

nerfs rachidiens. Ils sont tous centrifuges et ils se rendent à des muscles.

— *Noyaux d'origine des nerfs craniens moteurs, et noyaux de terminaison des nerfs craniens mixtes.*

Pour bien saisir la description de ces noyaux, il faut se remémorer la description du bulbe rachidien (voy. premier volume).

Les *cornes antérieures* de la moelle sont formées de *cellules motrices* d'où précèdent les racines antérieures, motrices, des nerfs rachidiens; les *racines postérieures sensitives* sont en relation avec les *cornes postérieures*.

La substance grise de la moelle perd sa régularité dans le bulbe, parce qu'elle est détruite par l'entre-croisement des cordons de la moelle.

Cet *entre-croisement* a lieu de telle façon que l'extrémité de chaque corne, c'est-à-dire la *tête*, se trouve séparée de sa base, *décapitée*.

Les cornes de la moelle forment sur toute sa longueur deux

colonnes régulières d'où naissent uniformément les racines antérieures et postérieures des nerfs rachidiens.

Les cordons de la moelle, en s'entre-croisant dans le bulbe, séparent donc la tête des cornes ; il en résulte que chacune des colonnes sensitive et motrice de la moelle se trouve divisée en deux colonnes. Il y a donc *quatre colonnes grises* bulbaires, *deux motrices* formées par la base et la tête de la corne antérieure, *deux sensitives* formées par la base et la tête de la corne postérieure.

De ces quatre colonnes, deux sont rapprochées de la tige du calamus ; elles sont formées par la base de la corne antérieure et de la corne postérieure ; les deux autres, formées par la tête des deux cornes, sont latérales ; il y a une colonne interne *motrice* et une *sensitive*, comme il y a une colonne *latérale motrice* et une *sensitive*.

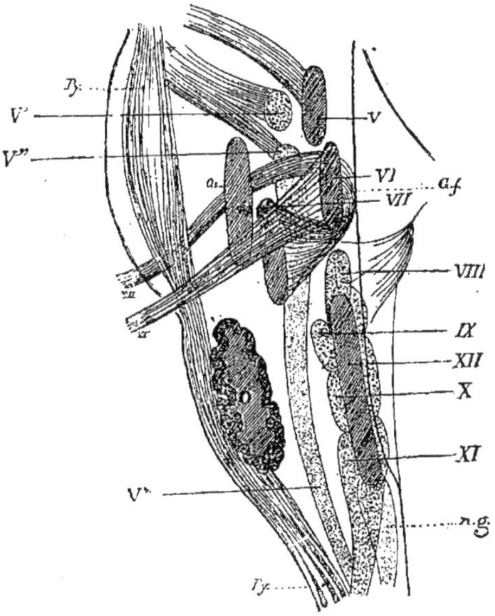

Fig. 440. — Origine et rapports des noyaux d'origine des nerfs bulbaires (d'après Erb).

V, noyau du 3e nerf. — V', racine sensitive du 5e nerf et son noyau. — V'', racine motrice du 5e nerf et son noyau. — VI, noyau du 6e nerf. — VII, noyau du facial d'où part le *fasciculus teres* pour former en *Gf* le *genou* ou *eminentia teres*. — VIII, noyau de l'auditif. — IX, X, XI, noyau des trois nerfs du trou déchiré postérieur. — XII, noyau de l'hypoglosse.

O, olive. — *Py*, pyramides antérieures. — *n, g*, noyau des cordons grêles, *funiculus gracilis*.

Comme les nerfs moteurs craniens sont les homologues des racines motrices des nerfs rachidiens, ils prendront naissance sur les deux colonnes motrices bulbaires qui font suite à la colonne motrice médullaire. Il en est de même des fibres sensorielles et sensitives des nerfs mixtes, homologues des racines sensitives des nerfs rachidiens. Elles se termineront sur les deux colonnes sensitives bulbaires faisant suite à la colonne sensitive médullaire.

Les quatre colonnes grises bulbaires n'ont pas la régularité des colonnes médullaires : elles sont *fragmentées*, divisées en groupes cellulaires qui sont les *noyaux d'origine des nerfs moteurs* craniens, ou les *noyaux de terminaison des fibres sensitives des nerfs mixtes*.

1° Nous verrons en étudiant les nerfs moteurs, c'est-à-dire les trois moteurs de l'œil, le spinal et l'hypoglosse, que leurs *noyaux d'origine* font partie de la colonne grise bulbaire interne, formée par le *prolongement* dans le bulbe, *de la base de la corne antérieure* de la moelle. Cette colonne, fragmentée, donne, de bas en haut, depuis le collet du bulbe jusqu'à l'extrémité antérieure de l'aqueduc de Sylvius, c'est-à-dire dans une étendue de 5 à 6 centimètres : 1° le noyau principal de l'*hypoglosse* ; 2° celui du *moteur oculaire externe* ; 3° celui du *pathétique* ; 4° celui du *moteur oculaire commun*. Sur le prolongement inférieur de cette colonne, le *spinal médullaire* naît en arrière de la colonne antérieure de la substance grise de la moelle.

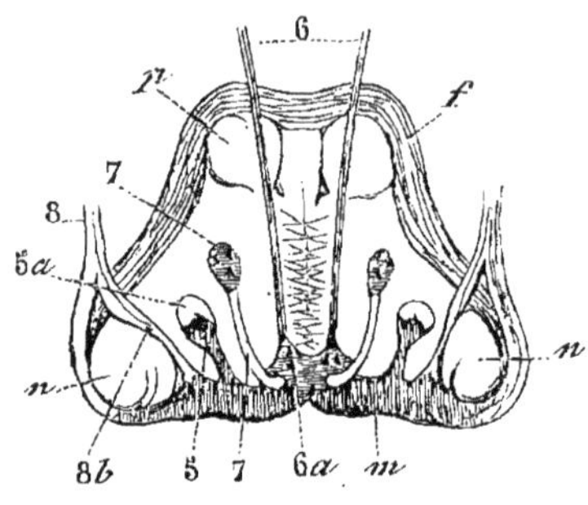

Fig. 441. — Coupe du bulbe au niveau de son union avec la protubérance, montrant les quatre colonnes grises, les deux latérales 5*a* et 7e et les deux centrales en face des n°s 5 et 7 (d'après Mathias Duval).

m, plancher du quatrième ventricule. — *n*, pédoncule cérébelleux inférieur. — *p*, pyramide.
5, colonne grise latérale sensitive prolongeant la corne postérieure de la moelle. — 5*a*, racine sensitive du trijumeau. — 6, moteur oculaire externe. — 6*a*, noyau commun du moteur oculaire externe et du facial. — 7, (en haut), colonne grise motrice formée par le prolongement de la corne antérieure de la moelle. — 7, (en haut), colonne grise motrice formée par le prolongement de la corne antérieure de la moelle. — 7, (en bas), portion verticale de l'anse du facial (fasciculus teres) — 8, auditif.

2° La colonne grise bulbaire formée par la *continuation de la tête de la corne antérieure*, motrice de la moelle, est rejetée dans l'épaisseur du bulbe, à égale distance de sa surface et du raphé médian. On lui donne le nom de *noyau ambigu* ou *noyau antéro-latéral de Stilling*.

Ce noyau, fragmenté en haut, a deux centimètres de longueur ; il commence au point d'entre-croisement des fibres sensitives du bulbe. Du noyau ambigu, partent, de bas en haut : 1° le *spinal bulbaire* ; 2° les racines motrices du *pneumogastrique* ; 3° celles du *glosso-pharyngien* ; 4° le *facial* ; 5° le *masticateur*. Du noyau ambigu, se détache un petit fragment qui forme le noyau accessoire de l'*hypoglosse*.

3° La colonne grise bulbaire, qui est la *continuation de la base de la corne postérieure*, est située en dehors de la colonne motrice formée par la base de la corne antérieure, en dehors de l'aile blanche interne, qui correspond au noyau de l'hypoglosse. Elle forme l'*aile grise*, où se terminent, de bas en haut : 1° la portion sensitive du *pneumogastrique* ; 2° le *glosso-pharyngien* ; 3° l'*acoustique* ; 4° le *nerf intermédiaire de Wrisberg*.

4° Enfin, la colonne formée par la *continuation de la tête de la corne postérieure*, est tout entière destinée aux trois noyaux du *trijumeau sensitif*. Elle s'étend du collet du bulbe au locus cœruleus, situé à côté de l'angle supérieur du plancher du quatrième ventricule.

Structure. — Les noyaux d'origine et les noyaux de terminaison ont la même structure ; ils ne diffèrent que par leurs dimensions.

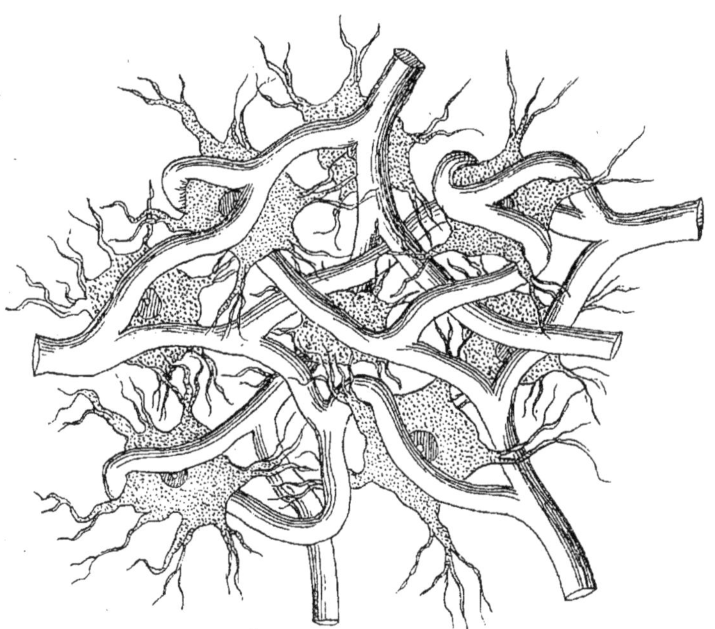

Fig. 442. — Réseau capillaire autour des cellules nerveuses des noyaux d'origine des nerfs.

Ces noyaux sont des agglomérations de cellules nerveuses plongées au milieu d'un lacis de fibrilles, formé principalement par leurs prolongements protoplasmiques. Les cellules et les fibres sont entourées par un réseau de vaisseaux capillaires (fig. 442).

Les *cellules* sont partout les mêmes, à peu d'exceptions près. Ce sont des cellules multipolaires dont les dimensions varient entre 40 μ et 70 μ. Quelques-unes renferment une grande quantité de pigment, comme celles du noyau supérieur du trijumeau sensitif qui forme le *locus cœruleus*, à la partie supérieure du plancher du quatrième ventricale. D'autres ont un pigment jaunâtre comme celles du noyau d'origine du troisième nerf cranien. Ailleurs, comme au noyau du masticateur, les cellules sont sphériques et ont mérité le nom de *cellules vésiculeuses*.

Le *lacis de firiblles* sert de point d'articulation aux fibres nerveuses venues des différentes régions. Ce sont les *relations centrales*, les *connexions centrales*, les *anastomoses profondes des noyaux des nerfs*; je les appellerai *articulations des neurones profonds*.

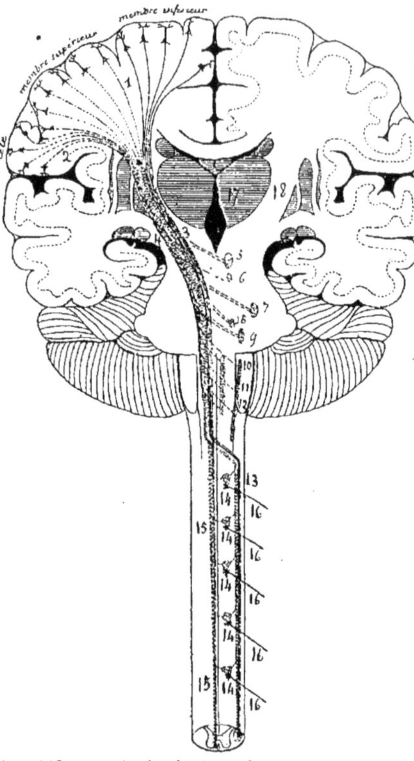

Fig. 443. — Articulation des neurones des noyaux d'origine des nerfs moteurs avec les cylindraxes descendants des régions motrices des circonvolutions (faisceau pyramidal et faisceau géniculé) (d'après van Gehuchten).

1, fibres étendues des circonvolutions fronto-pariétales au membre inférieur. — 2, fibres allant au membre supérieur. — 3, fibres allant aux nerfs craniens. — De 3 à 12, noyaux des nerfs moteurs et de la portion motrice des nerfs mixtes. — 13, faisceau pyramidal croisé. — 14, neurones de ce faisceau en connexion avec les fibres motrices des nerfs rachidiens. — 15, 16, faisceau pyramidal direct.

Chaque noyau d'origine ou de terminaison des nerfs craniens reçoit le sang artériel de deux sources différentes : 1° des *artères médianes* qui naissent du tronc basilaire ou de l'artère spinale antérieure ; 2° des *artères radiculaires* qui proviennent des vertébrales, et plus haut des cérébelleuses, qui pénètrent dans le bulbe avec les nerfs, et qui se terminent au noyau d'origine ou de terminaison, en s'anastomosant avec l'artère médiane par des capillaires, après avoir fourni dans leur trajet une branche collatérale.

Les artères des noyaux des nerfs sont des *artères terminales* qui ne s'anastomosent pas entre elles, si ce n'est par leur réseau capillaire (fig. 446).

Les cellules de *tous les noyaux d'origine des nerfs moteurs s'articulent* par leurs prolongements protoplasmiques : 1° avec les cylindraxes descendant des fibres du *faisceau géniculé* de la voie pyramidale qui transmettent les incitations motrices volontaires aux noyaux d'origine, aux nerfs par conséquent, après s'être entre-croisés sur la ligne médiane ; 2° avec les différentes fibres sensitives qui président aux mouvements réflexes, et sont fournies par

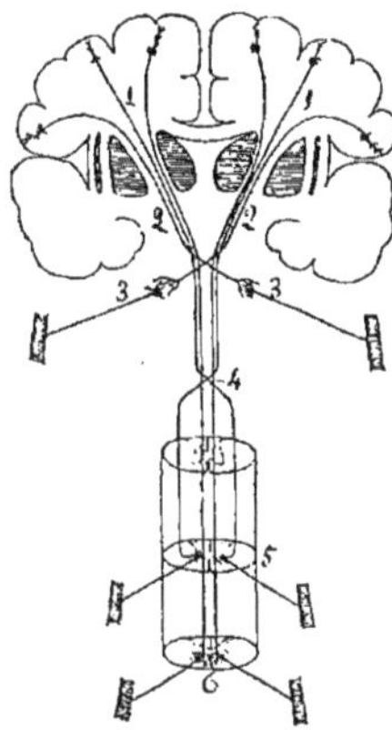

Fig. 444. — Entre-croisement des fibres motrices du faisceau géniculé, se rendant aux cellules d'origine des nerfs moteurs.

1, voie motrice cérébrale. — 2, faisceaux pyramidal et géniculé. — 3, articulation du noyau d'origine d'un nerf cranien moteur émettant des fibres directes, comme celles des nerfs moteurs de l'œil, et recevant les fibres croisées du faisceau géniculé. — 4, entre-croisement des fibres motrices dans le bulbe. — 5, 6, neurone périphérique moteur direct.

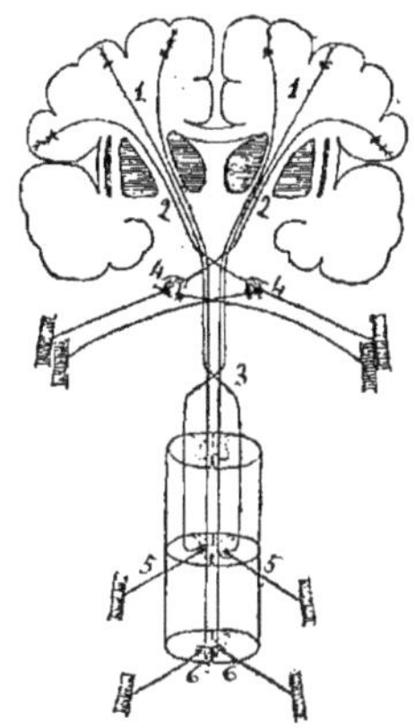

Fig. 445. — Même figure, montrant en 4 certains noyaux d'origine des nerfs moteurs émettant des fibres directes, et d'autres après décussation, ou entre-croisement.

le *ruban de Reil*; 3° elles s'articulent aussi avec des fibres nerveuses faisant partie des *voies optique et acoustique*, et descendant de la région des tubercules quadrijumeaux.

Les *anastomoses profondes* avec les fibres du faisceau géniculé ont lieu également pour la *portion motrice des nerfs mixtes*. Les fibres du faisceau géniculé s'entre-croisent avant de s'articuler avec les neurones des noyaux d'origine.

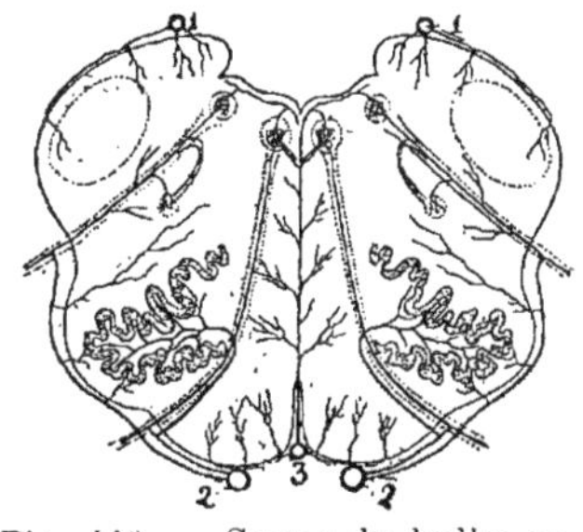

Fig. 446. — Coupe du bulbe au-dessus de sa partie moyenne.

1, artère spinale postérieure. — 2, vertébrale. — 3, spinale antérieure. On voit encore dans cette figure l'hypoglosse et son noyau d'origine, et le glosso-pharyngien avec le noyau de terminaison de ses fibres sensitives, dans l'aile grise et avec le noyau ambigu d'où partent ses racines motrices.

Les *cellules des noyaux de terminaison des fibres sensitives* des nerfs mixtes envoient des filaments à la voie sensitive centrale, c'est-à-dire au ruban de Reil.

Ces fibres sont en grande partie entre-croisées. Cajal a signalé des fibres ascendantes des nerfs mixtes qui ne s'entre-croiseraient pas.

Noyaux d'origine des nerfs moteurs. — Les cellules multipolaires

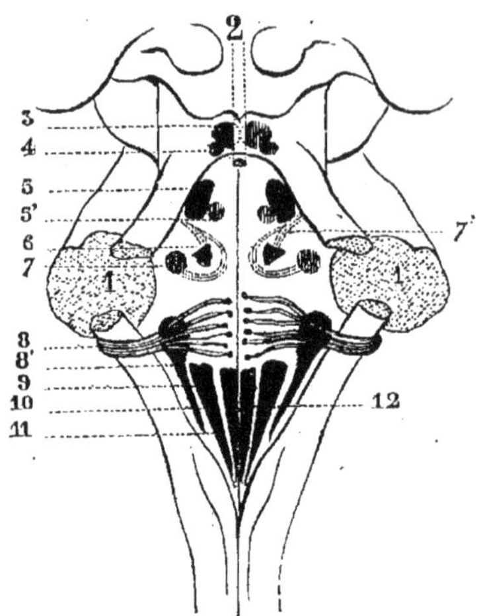

Fig. 447. — Schéma des noyaux des nerfs qui naissent sur le plancher du quatrième ventricule.

1, 1, coupe des trois pédoncules cérébelleux. — 2, aqueduc de Sylvius. — 3, noyau du 3e nerf. — 4, noyau du 4e nerf. — 5, noyau du 5e nerf. — 6, noyau du 6e nerf. — 7, noyau du 7e nerf. — 7', fibres du facial venant du noyau du 7e nerf. — 8, racines postérieures du 8e nerf. — 8', noyau du 8e nerf. — 9, 10, 11, noyau des 9e, 10e et 11e nerfs. — 12, noyau du 12e nerf.

des noyaux d'origine des nerfs moteurs, identiques à celles de la corne antérieure de la moelle, émettent comme elles un cylindraxe qui formera le filament central de la fibre nerveuse motrice. Les nerfs moteurs craniens sont donc formés de fibres nerveuses centrifuges, comme les racines antérieures des nerfs rachidiens.

Articulation des neurones des noyaux d'origine. — Ces cellules nerveuses donnent naissance, d'autre part, à de nombreux prolongements protoplasmiques articulés avec les ramifications du cylindraxe du faisceau géniculé, qui transmet l'incitation des mouvements volontaires venus des circonvolutions cérébrales.

Les fibres du faisceau géniculé, s'entre-croisent sur la ligne médiane, au-dessus des tubercules quadrijumeaux, avant de s'articuler avec les cellules

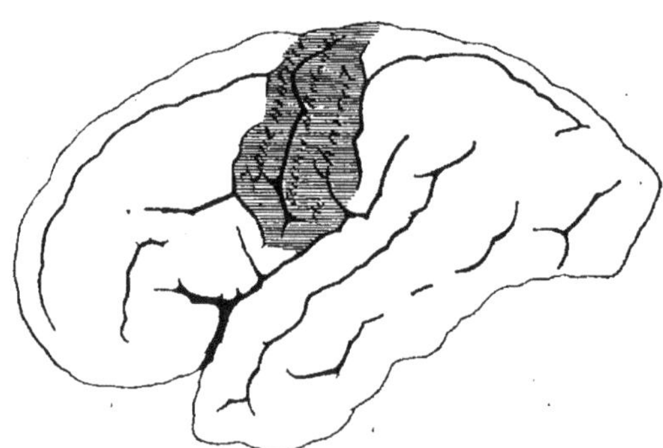

Fig. 448. — Face externe de l'hémisphère. Zone motrice de Charcot autour de la scissure de Rolando. Point de départ des fibres motrices volontaires s'articulant avec les noyaux des nerfs moteurs craniens.

des noyaux d'origine du nerf moteur et des fibres motrices des nerfs mixtes.

Indépendamment des fibres croisées, du faisceau géniculé, les cellules des noyaux d'origine s'articulent aussi avec les neurones de la voie sensitive pour les *mouvements réflexes*. Parmi les fibres sensitives, je citerai le faisceau qui part du tubercule quadrijumeau antérieur, fait partie de la bandelette longitudinale postérieure et relie les fibres optiques et acoustiques aux noyaux d'origine des nerfs moteurs craniens.

Noyaux de terminaison des nerfs sensitifs. — Les noyaux de terminaison des nerfs sensitifs, se trouvant sur le prolongement des cornes postérieures de la moelle, se comportent vis-à-vis des fibres des nerfs sensitifs comme les cornes postérieures elles-mêmes vis-à-vis des racines postérieures des nerfs rachidiens. De même que les racines postérieures des nerfs rachidiens, les faisceaux sensitifs des nerfs mixtes, qui sont leurs homologues, sont pourvus d'un ganglion nerveux.

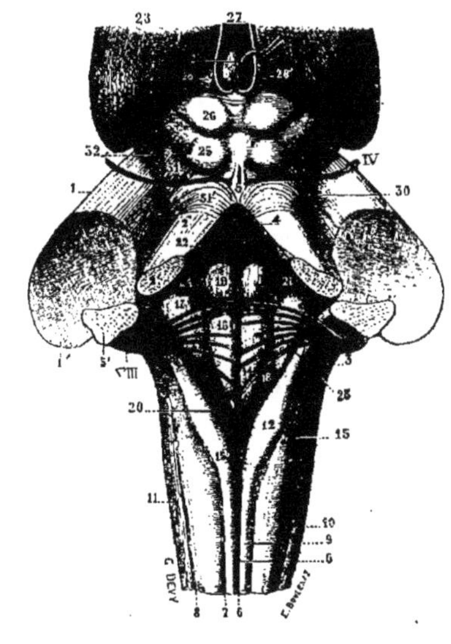

Fig. 449. — Plancher du quatrième ventricule et origine de quelques nerfs craniens (imitée de Testut).

1, 3, 3, pédoncules cérébelleux moyens, supérieurs et inférieurs. — 1', 2', 3', leur coupe. — 4, coupe de la valvule de Vieussens. — 5, frein de cette valvule. — 6, sillon médian postérieur. — 7, sillon intermédiaire postérieur. — 8, sillon collatéral postérieur. — 9, faisceau de Goll. — 10, faisceau de Burdach. — 11, faisceau latéral du bulbe. — 12, renflement mamelonné du bulbe. — 13, corps restiforme. — 14, tige du calamus. — 15, verrou. — 16, aile blanche interne. — 17, aile blanche externe. — 18, aile grise. — 19, eminentia teres ou éminence ronde. — 20, fovea inferior. — 21, fovea superior. — 22, locus cœruleus. — 23, Barbes du calamus ou stries acoustiques. — 24, une strie acoustique aberrante. — 25, tubercules quadrijumeaux postérieurs. — 26, tubercules quadrijumeaux antérieurs. — 27, ventricule moyen. — 28, couche optique. — 28', triangle de l'habénula. — 29, glande pinéale relevée en avant. — 30, sillon latéral de l'isthme. — 31', fibres se rendant à la valvule de Vieussens. — 32, pédoncules cérébraux. — IV, nerf pathétique. — VIII, nerf auditif.

Les ganglions nerveux des faisceaux sensitifs des nerfs mixtes, *ganglion de Gasser* pour le trijumeau, *ganglion géniculé* pour le facial, *ganglions d'Andersch et d'Ehrenritter* pour le glosso-pharyngien, *ganglions jugulaire et plexiforme* pour le pneumo-gastrique, sont identiques aux ganglions rachidiens. Leurs cellules, semblables à celles des ganglions rachidiens, c'est-à-dire bipolaires à l'état fœtal, unipolaires à l'état adulte (voy. *cellules unipolaires*), envoient, comme ces dernières, un long prolongement protoplasmique vers la périphérie et un cylindraxe vers la région bulbo-protubérantielle, de sorte que le tronc du nerf, entre son ganglion et le bulbe, est formé de cylindraxes centripètes, issus du ganglion, et se terminant au bulbe ou à la protubérance.

La terminaison de ces fibres cylindraxiles centripètes se fait de la même manière que celle des racines postérieures des nerfs rachidiens, issus du ganglion rachidien. Chacune de ces fibres n'arrive pas directement à une cellule nerveuse, comme cela a lieu pour les noyaux des nerfs moteurs, mais une fois qu'elle a pénétré dans le bulbe ou la protubérance, elle se divise en branche ascendante et branche descendante, lesquelles aboutissent aux véritables noyaux de terminaison des nerfs sensitifs.

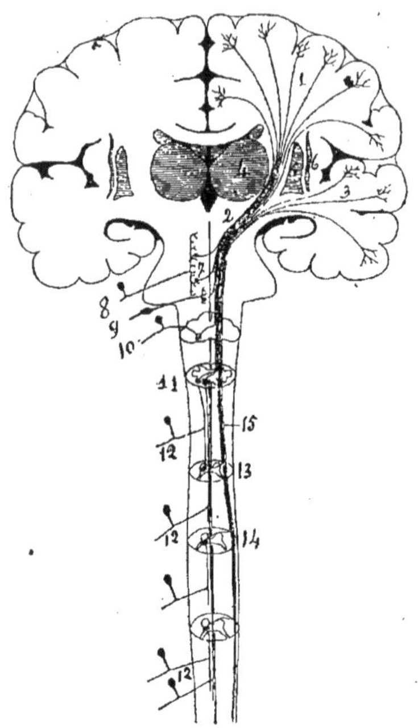

Fig. 450. — Voies sensitives principales des centres nerveux. Articulation des neurones des noyaux de terminaison des nerfs sensitifs avec la voie sensitive ascendante (d'après van Gehuchten).

1, 3, terminaison des fibres sensitives dans les circonvolutions. — 2, condensation des fibres du faisceau sensitif. — 4, noyau caudé. — 5, noyau lenticulaire. — 6, avant-mur. — 7, 8, 9, 10, articulation dans le bulbe des neurones sensitifs centraux avec les neurones sensitifs des nerfs mixtes. — 11, entrecroisement dans le bulbe. — 12, avec les nerfs rachidiens.

Articulation des neurones profonds des noyaux de terminaison des nerfs sensitifs. — Les cellules du noyau de terminaison, qui reçoivent les cylindraxes émanés de leur ganglion, envoient des filaments qui s'entrecroisent sur la ligne médiane et se redressent ensuite pour faire partie du ruban de Reil, voie sensitive centrale. Quelques-unes ne s'entre-croisent pas et montent directement, ainsi que l'a montré Ramon y Cajal. Ces fibres ascendantes donnent des collatérales aux cellules des noyaux d'origine des nerfs moteurs.

Les noyaux d'origine des nerfs moteurs sont les *centres trophiques* de ces nerfs, de sorte que la section d'un nerf moteur produit la dégénération des fibres nerveuses dans le bout périphérique.

Le *centre trophique* des nerfs sensitifs se trouve dans le ganglion annexé à ces nerfs. Si l'on divise le nerf en deçà ou au delà du ganglion, c'est la partie qui ne tient pas au ganglion, qui subit la dégénération nerveuse.

§ 1. — LES TROIS NERFS MOTEURS DE L'ŒIL

(moteur oculaire commun, pathétique, moteur oculaire externe). 3e, 4e et 6e nerfs craniens.

Les mouvements extrêmement précis du globe oculaire et l'élévation de la paupière supérieure, nécessitent une grande activité nerveuse. Ces mouvements se font par l'intermédiaire de trois nerfs moteurs, le 3e, le 4e et le 6e nerfs, exclusivement destinés aux muscles de l'orbite. Le 3e se porte au sphincter pupillaire, au muscle ciliaire et à tous les muscles de l'orbite, le grand oblique et le droit externe exceptés. Ces deux derniers reçoivent chacun un nerf; le pathétique, 4e nerf cranien, va au grand oblique, et le moteur oculaire externe, 6e nerf cranien, se rend au droit externe.

Le noyau d'origine de chacun des nerfs moteurs de l'œil est situé sur le prolongement de la base de la corne antérieure de la substance grise de la moelle épinière.

De leur point d'émergence, ces trois nerfs vont à l'orbite, en passant par le sinus caverneux, où ils reçoivent des filets anastomotiques sensitifs et vaso-moteurs. Ces analogies suffisent pour qu'on doive décrire ces nerfs dans un même article.

Je décris les trois nerfs moteurs de l'œil comparativement, la *méthode comparative* permettant de mieux discerner les analogies et les différences qui existent entre les divers organes.

Dissection des nerfs de l'orbite, 3e, 4e et 6e nerfs craniens. — Prenez un sujet *extrêmement maigre*, sur lequel la préparation sera plus facile, les rameaux nerveux n'étant pas masqués par le tissu graisseux de l'orbite.

Brisez avec précaution la voûte de l'orbite, afin de laisser à peu près intact le périoste orbitaire.

Enlevez les débris osseux, en ayant soin de laisser adhérent un pont osseux formé par l'arcade orbitaire.

Recherchez les nerfs vers la fente sphénoïdale, où ils sont entourés par une gaine de tissu fibreux ; suivez-les vers le sinus caverneux, et préparez leurs anastomoses.

Ensuite, disséquez-les du tronc vers leurs rameaux, en commençant par le pathétique et l'ophtalmique, placés sur un plan supérieur.

Il faut aller lentement pour éviter de diviser des rameaux nerveux.

On rencontre sur un plan supérieur, au-dessous de la voûte orbitaire : 1° le nasal et le pathétique, en dedans ; 2° le frontal, au milieu ; 3° le lacrymal, en dehors. Un peu plus profondément : 1° le moteur oculaire externe en dehors ; 2° le moteur oculaire commun, en dedans ; 3° le ganglion ophtalmique, ses racines et le nerf optique, plus en dedans encore.

Dans cette dissection, on se trouvera bien de fixer les troncs à leur partie postérieure au moyen de fils, d'épingles et d'érignes.

Noyaux d'origine des nerfs moteurs de l'œil.

1° Noyau d'origine du moteur oculaire commun. — Son *noyau d'origine*, découvert en 1846 par Stilling, a été très bien décrit par Mathias Duval en 1880 (*Journal de l'anatomie*). Il a 1 centimètre de longueur et 3 ou 4 millimètres de largeur. Il est situé au-dessous de l'aqueduc de Sylvius, près de son embouchure dans le 3ᵉ ventricule. Les noyaux des deux nerfs, adossés en bas, sont séparés l'un de l'autre en haut, du côté de l'aqueduc.

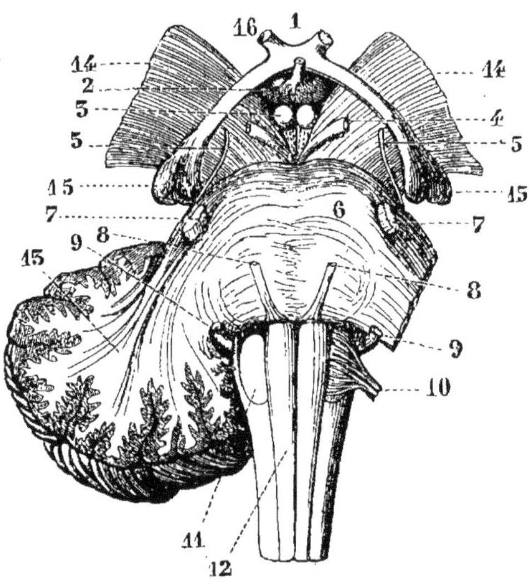

Fig. 451. — Point d'émergence des nerfs craniens.

La structure de ce noyau d'origine a exercé la sagacité d'un grand nombre d'anatomistes.

Structure. — D'après Perlia (*Grafe's Arch.*, 1889), le noyau du 3ᵉ nerf cranien est formé, distinctement, chez le nouveau-né, de plusieurs *noyaux secondaires*, correspondant chacun aux fibres d'innervation d'un muscle de l'orbite. Ces noyaux forment deux groupes, *antérieur* et *postérieur* (fig. 452).

Groupe antérieur. — Le groupe antérieur, le plus petit, le plus rapproché du 3ᵉ ventricule, comprend deux noyaux secondaires, l'un interne et l'autre externe, qui reposent sur la bandelette longitudinale postérieure; ce sont les plus élevés dans la figure (8 et 9).

Groupe postérieur. — On trouve dans ce groupe, et près de la ligne médiane, un noyau à petites cellules (10), appelé noyau d'Edinger et de Westphal; quatre noyaux à cellules volumineuses, deux antérieurs (3), et deux postérieurs (2 et 12). Des deux antérieurs, l'un est *ventral* et l'autre *dorsal*. Il y a de plus un noyau central, impair (11), sur la ligne médiane. Tous ces noyaux sont plus ou moins confondus.

Le moteur oculaire commun a donc 7 noyaux secondaires dans son noyau d'origine, plus un noyau central médian, commun aux deux nerfs; chacun donne naissance à un faisceau nerveux, excepté le noyau central médian et le noyau de Westphal. Il y a donc cinq noyaux donnant naissance aux divers faisceaux du nerf.

Starr a étudié tous les cas connus de paralysie d'un ou plusieurs muscles de l'orbite, et il a constamment trouvé, pour un même muscle paralysé, l'altération du noyau correspondant.

Trajet des racines du 3e nerf cranien dans le pédoncule cérébral. Les racines de ce nerf, parties de leur noyau d'origine, décrivent une courbe à concavité interne jusqu'au point où elles se montrent, au nombre de 10 à 12, au sillon de la face interne du pédoncule cérébral, qui est le point d'émergence du nerf. Dans ce trajet, qui n'a pas plus de 15 millimètres, ces racines croisent les fibres de la *bandelette longitudinale postérieure,* traversent le *noyau rouge* de Stilling et la partie interne du *locus niger*.

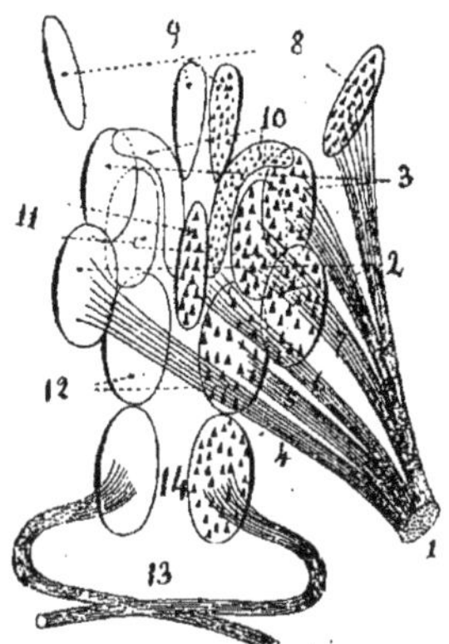

Fig. 452. — Les divers noyaux secondaires du 3e nerf cranien. (Les noyaux indiqués en blanc sont ceux du nerf du côté gauche ; ceux qui ont des cellules sont ceux du côté droit (d'après Perlia).

1, tronc du moteur oculaire commun. — De 4 à 7, faisceaux radiculaires venus des noyaux. — 13, 14, nerf pathétique et son noyau d'origine.

Edinger, Kölliker et Van Gehuchten admettent que les racines

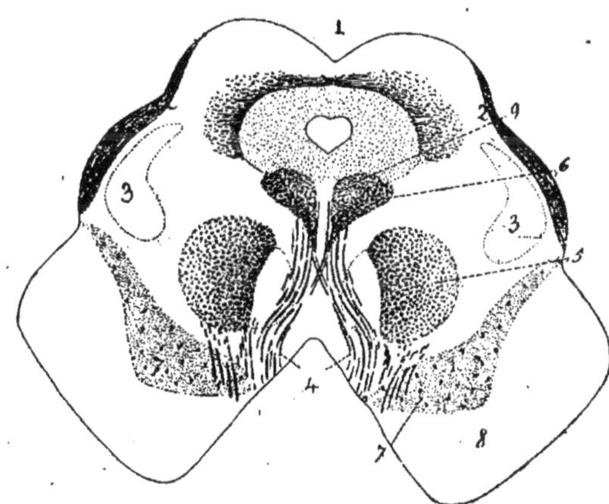

Fig. 453. — Noyau d'origine du 3e nerf cranien (d'après Van Gehuchten).

1, sillon antéro-postérieur séparant les tubercules quadrijumeaux du côté droit de ceux du côté gauche. — 3, ruban de Reil. — 4, en bas, racines du moteur oculaire commun partant du noyau. — 4, en haut, noyau du moteur oculaire commun. — 5, noyau rouge de Stilling. — 6, faisceau longitudinal postérieur. — 7, locus niger de Sœmmering. — 8, coupe du pédoncule.

internes s'entre-croisent avec celles du côté opposé, de sorte que chaque nerf envoie la plus grande partie de ses fibres aux muscles de l'orbite du même côté et une petite partie à ceux du côté opposé.

2° **Noyau d'origine du pathétique** (*nervus trochlearis*). — Ce *noyau d'origine* est petit comme la tête d'une petite épingle (1 millimètre 1/2 environ). Il est situé immédiatement en arrière de celui d'origine de l'oculo-moteur commun, dont il semble faire partie, entre la *bandelette longitudinale postérieure* qui est au-dessous, et la substance grise de l'aqueduc de Sylvius qui est au-dessus. Il correspond à la partie antérieure du tubercule quadrijumeau postérieur. Les cellules qui constituent ce noyau, de 40 à 50 μ, sont répandues, comme celles des noyaux d'origine des autres nerfs moteurs, au milieu d'un *plexus de fibrilles nerveuses* qui se portent dans diverses directions.

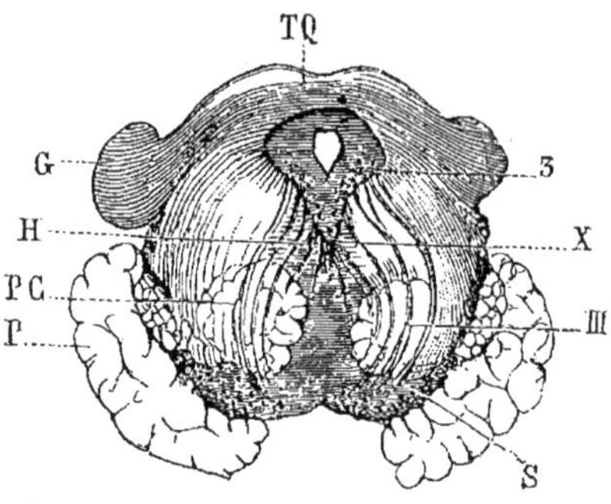

Fig. 454. — Noyau du 3e nerf cranien (d'après Mathias Duval).

G, corps genouillé interne. — 3, noyau d'origine du moteur oculaire commun. — III, racines de ce nerf. — P, pied du pédoncule cérébral. — TQ, tubercules quadrijumeaux antérieurs. — PC, noyau rouge, traversé par les racines du moteur oculaire commun. — H, faisceau longitudinal postérieur. — X, substance grise entourant l'aqueduc de Sylvius. — S, locus niger.

Le rapprochement de ces deux noyaux est tel que quelques auteurs, Mathias Duval, entre autres, ont pu dire : noyau commun du moteur oculaire commun et du pathétique.

Un petit groupe de cellules nerveuses, situé au-dessus du pathétique, dans la substance grise qui entoure l'aqueduc de Sylvius, a été décrit par Westphal en 1891, comme le *noyau principal du pathétique*, qui aurait, de ce fait, deux noyaux.

Trajet du pathétique dans les pédoncules cérébraux. — De ce noyau d'origine partent les fibres du pathétique, qui se dégagent à la partie supérieure du cerveau moyen. Après un trajet de 2 ou 3 millimètres en dehors de son noyau d'origine, ces racines changent de direction et se dirigent en arrière sur une étendue de quelques millimètres, parallèlement à l'aqueduc de Sylvius, puis elles se portent en dedans, et arrivent au sommet de la valvule de Vieussens, où elles deviennent libres. C'est là son *point d'émergence*. Je préfère l'expression *point d'émergence* à celle *d'origine apparente* qui n'a plus aucune signification.

Décussation des pathétiques. — En sortant de la valvule de Vieussens, les deux nerfs s'entrecroisent complètement. Cette décussation complète est certaine, malgré les conclusions contradictoires d'Exner. Il suffit, pour s'en assurer, d'examiner attentivement le cerveau d'un fœtus de sept mois, époque à laquelle le pathétique et ses racines se dessinent en blanc sur la valvule de

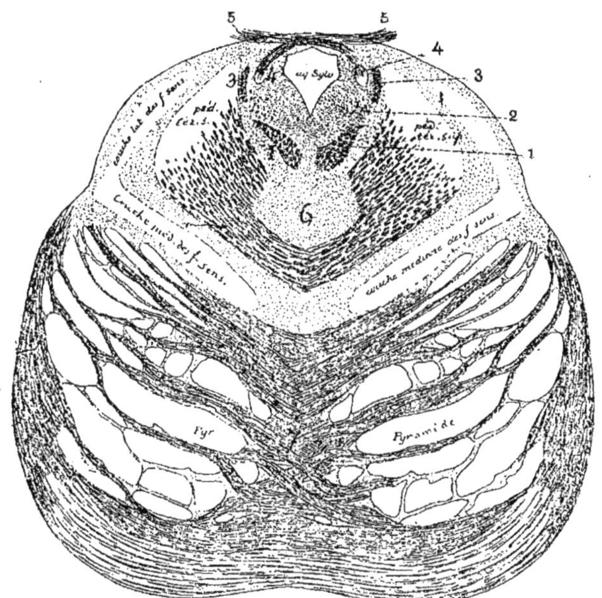

Fig. 455. — Coupe de la protubérance en arrière des tubercules quadrijumeaux postérieurs (Van Gehuchten).

On voit la coupe du faisceau pyramidal dissocié par les fibres transversales de la protubérance, et la coupe des fibres sensitives du ruban de Reil (couche médiane des fibres sensitives), ainsi que la formation réticulaire autour de 6 et la coupe des pédoncules cérébelleux supérieurs. — 1, bandelette longitudinale postérieure. — 2, partie supérieure du locus cœruleus. — 3, racine inférieure du trijumeau sensitif. — 4, 5, pathétique (4ᵉ paire) au-dessus de l'extrémité postérieure de l'aqueduc de Sylvius avec sa décussation complète.

Vieussens, qui est grise. La décussation des pathétiques est encore très visible sur les coupes du cerveau moyen des singes, notamment des *cynocéphales*, qui présentent une grande mobilité des yeux et des nerfs moteurs de l'orbite, très développés (1).

Le pathétique est le seul de tous les nerfs cérébro-spinaux qui ait un entrecroisement complet.

3° **Noyau d'origine du moteur oculaire externe.** — Ce noyau d'origine est situé au niveau de l'*éminentia teres*, ou *éminence ronde*, au-dessus du noyau de l'hypoglosse, dans la colonne grise

(1) Ce rapport entre l'exaltation d'une fonction et l'augmentation de volume de l'organe est une confirmation de cette pensée de Lamarck : « L'habitude développe et perfectionne les organes, la désuétude les réduit et les dégrade. »

interne formée par le prolongement bulbaire de la base de la corne antérieure de la moelle épinière. Ce noyau est situé dans la concavité antérieure que décrit le *fasciculus teres* du facial, en arrière de ce noyau. Il a le volume d'un grain d'orge perlée.

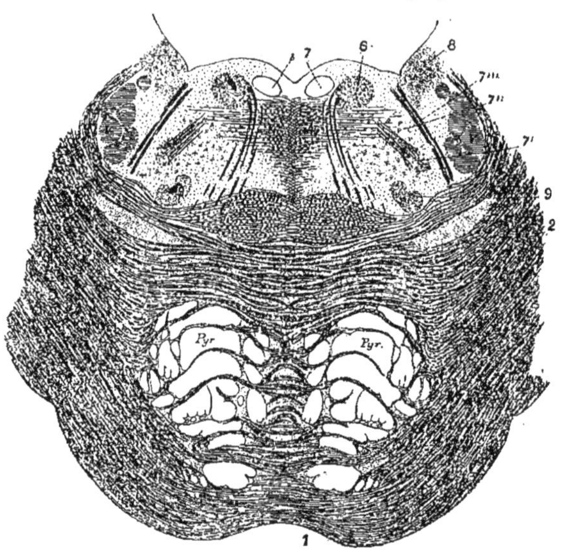

Fig. 456. — Coupe de la protubérance et du plancher du quatrième ventricule au niveau de l'eminentia teres (Van Gehuchten).

Pyr. pyramides antérieures du bulbe divisées en faisceaux par les fibres transversales de la protubérance. — 1, sillon médian et raphé. — 2, fibres transversales. — 3, couche des fibres sensitives spinales, ruban de Reil. — 4, bandelette longitudinale postérieure. — V, racine inférieure du trijumeau. — 6, noyau du 6e nerf cranien. — 7, coupe du facial ascendant c'est-à-dire du *fasciculus teres*. — 7', noyau d'origine du facial. — 7'', ses fibres antéro-postérieures. — 7''', les mêmes après qu'elles ont passé en arrière du noyau du 6e nerf cranien. — 8, noyau d'origine du nerf acoustique. — 9, olive supérieure.

Trajet intra-protubérantiel. — Les racines de ce nerf se portent directement en avant, traversent le corps trapézoïde, le ruban de Reil et la pyramide antérieure. Elles sortent sous le bord de la protubérance, *point d'émergence.*

Articulations des neurones profonds des trois nerfs moteurs de l'œil.

Les cellules qui constituent les noyaux des trois nerfs moteurs de l'œil sont disséminées au milieu d'un réseau de fibrilles qui les mettent en rapport avec des régions plus ou moins éloignées :

a. Avec la zone motrice des circonvolutions fronto-pariétales du cerveau. Le *faisceau géniculé* qui descend de ces régions, avec le faisceau pyramidal, apporte à ces noyaux les *incitations motrices volontaires* (fibres croisées).

b. Avec la voie sensitive centrale, par un certain nombre de collatérales du ruban de Reil (mouvements réflexes).

c. Avec la voie optique et la voie acoustique, par des fibres qui, venues des tubercules quadrijumeaux antérieurs, suivent la bandelette longitudinale postérieure (mouvements réflexes).

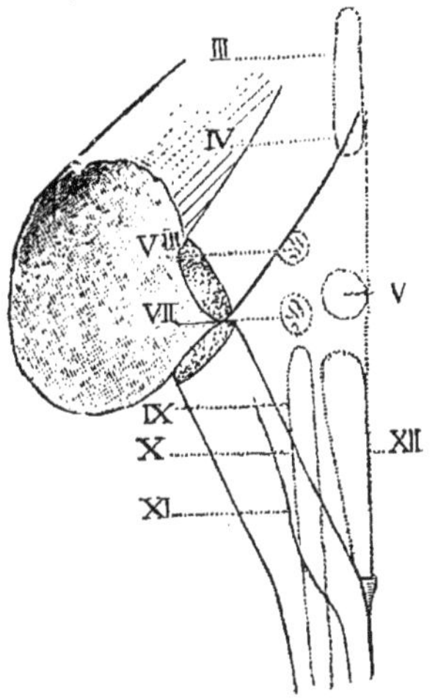

Fig. 457. — Noyaux d'origine des nerfs moteurs craniens, dans l'épaisseur du bulbe (d'après Testut).

III, IV, noyaux d'origine du 3e et du 4e nerfs craniens. — IV, noyau d'origine du 6e. — XII, noyau d'origine de l'hypoglosse. — IX, X, XI, noyau ambigu d'où partent les racines motrices des 9e, 10e et 11e nerfs craniens. — VII, noyau d'origine du facial. — VIII, noyau d'origine du nerf masticateur.

Il est à présumer que la quantité de cylindraxes que le faisceau géniculé apporte aux noyaux d'origine des nerfs moteurs, n'est pas la même pour tous. S'il en était ainsi, tous les nerfs craniens moteurs seraient paralysés dans les lésions cérébrales qui interrompent la continuité des fibres descendantes du faisceau géniculé. Or, il n'en est rien, et si le facial et l'hypoglosse sont paralysés dans la majorité des cas, il n'en est pas de même des nerfs moteurs de l'œil et du spinal, ce qui semble prouver que l'articulation des neurones d'origine de ces nerfs est moins étendue que celles des neurones des nerfs facial et hypoglosse.

Le noyau du 6e nerf cranien reçoit spécialement des fibres des noyaux dorsal interne et dorsal externe du nerf acoustique vestibulaire.

On a signalé (*Klinoff Wratsch*, 1896), des fibres croisées allant du 3e nerf cranien au cervelet, existant probablement aussi pour le 4e et le 6e nerfs craniens.

Connexions réciproques des noyaux d'origine des nerfs moteurs de l'œil.

Le 3e et le 6e nerfs craniens communiquent entre eux ; un faisceau longitudinal part de la partie antérieure du noyau du nerf moteur oculaire externe, se confond avec le bord interne de la bandelette longitudinale postérieure, et s'entrecroise, dans la calotte des pédoncules cérébraux, avec celui du côté opposé, pour se réunir aux filets nerveux qui, partis du noyau du moteur oculaire commun, se rendent au muscle droit interne de l'œil. C'est ainsi que le 6e nerf cranien anime en même temps le droit externe de son

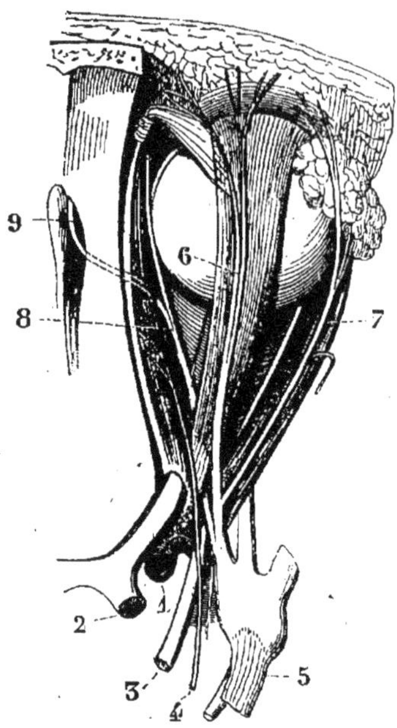

Fig. 458. — Nerfs de l'orbite vus d'en haut.

1, carotide interne. — 2, bandelette optique et chiasma. — 3, moteur oculaire commun. — 4, pathétique. — 5, trijumeau et ganglion de Gasser. — 6, nerf frontal. — 7, nerf lacrymal. — 8, nasal divisé en nasal externe et nasal interne 9.

côté et le droit interne du côté opposé, qui se contractent en même temps dans les mouvements conjugués des yeux. (Mathias Duval (1).

Trajet, rapports et anastomoses et branches collatérales des trois nerfs moteurs de l'œil.

Moteur oculaire commun. — Parti du sillon situé à la face interne du pédoncule cérébral, ce nerf se dirige vers les parties latérales de la lame quadrilatère du sphénoïde, traverse la paroi externe du sinus caverneux et pénètre dans l'orbite, en traversant l'anneau de Zinn, à la partie interne de la fente sphénoïdale. Avant d'aborder la paroi du sinus caverneux, il est situé dans le confluent inférieur du liquide céphalo-rachidien, en dehors du tronc basilaire, entre l'artère cérébrale postérieure qui est en avant, et la cérébelleuse supérieure qui est en arrière.

Quand on enlève un cerveau de la cavité cranienne, ce nerf

(1) Mathias Duval, né le 7 février 1844, à Grasse (Alpes-Maritimes), agrégé en 1872, professeur d'histologie le 11 décembre 1885. Le front large et découvert, de haute taille et de grand air, le geste sobre et distingué, la voix agréable, M. Mathias Duval sait inspirer à tous ceux qui l'approchent la sympathie la plus franche. Sans parler ici de sa valeur scientifique, qui lui vaut tant d'admirateurs, sa politesse comme homme du monde, comme professeur, comme examinateur, qui semble être la première de ses préoccupations, est une manifestation naturelle d'un caractère essentiellement modeste et bienveillant. Cette politesse semble défier les envieux, prouver que le savant n'a pas besoin, pour être remarqué, de se piquer d'insolence et de mauvaise humeur.

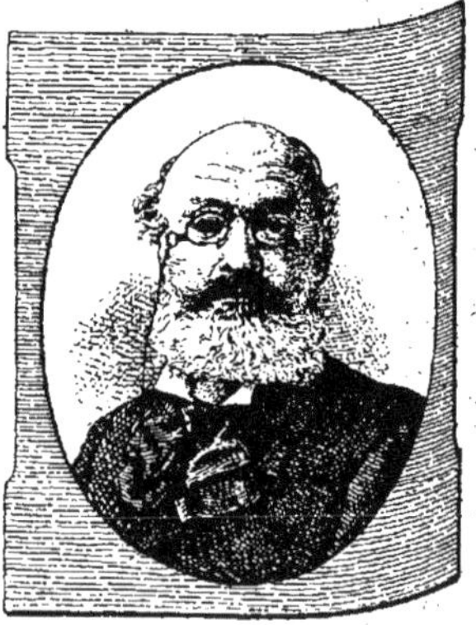

Fig. 459.

s'arrache facilement, à cause du peu de résistance de ses racines.

Pathétique. — Parti du sommet de la valvule de Vieussens, ce nerf contourne la protubérance avec l'artère cérébelleuse supérieure qui marche en sens inverse, dans la fente cérébrale de Bichat. Il est situé au-dessous du feuillet viscéral de l'arachnoïde. Il se place ensuite en dehors du moteur oculaire commun et atteint la paroi externe du sinus caverneux dans laquelle il pénètre, comme le moteur oculaire commun. En pénétrant dans la paroi du sinus, il est situé au-dessous du nerf précédent, puis il le rejoint en avant, étant toujours placé au-dessous. Il sort enfin du sinus caverneux et arrive à la fente sphénoïdale en passant en dehors de l'annean de Zinn.

Moteur oculaire externe. — Ce nerf sort de la pyramide et se place entre la protubérance et la gouttière basilaire ; puis il passe au-dessus du sommet du rocher et il pénètre dans le sinus caverneux, entre le nerf ophtalmique et la carotide interne, en dedans des deux autres nerfs moteurs de l'œil, qu'il croise. Puis il pénètre par la fente sphénoïdale, en traversant l'anneau de Zinn.

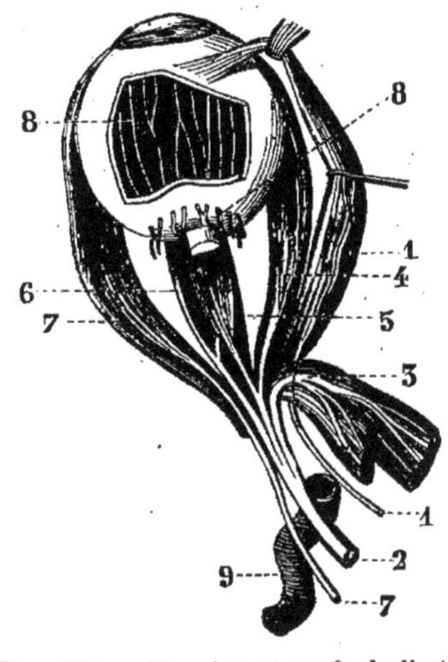

Fig. 460. — Muscles et nerfs de l'œil (côté gauche).

1, pathétique. — 2, moteur oculaire commun. — 3, rameau de ce nerf se rendant aux muscles droit supérieur et releveur de la paupière supérieure. — 4, muscle droit interne. — 5, muscle droit inférieur. — 6, rameau du moteur oculaire commun se rendant au petit oblique. — 7, 7, nerf moteur oculaire externe. — 8, nerfs ciliaires qui traversent la sclérotique, et qui passent ensuite sur la face externe de la choroïde. — 9, artère carotide interne.

Gaines arachnoïdiennes. — En pénétrant dans le sinus caverneux, ou dans la paroi externe, chacun de ces trois nerfs est accompagné par une gaine arachnoïdienne, point de communication entre le feuillet pariétal et le feuillet viscéral de l'arachnoïde.

Anastomoses.— Les trois nerfs moteurs de l'œil sont uniquement moteurs à leur origine. Mais en traversant le sinus caverneux, ils empruntent des rameaux sympathiques au plexus caverneux et des rameaux sensitifs à l'ophtalmique de Willis. Ces trois nerfs portent donc à leurs muscles respectifs des filets originels moteurs pour leur contraction, des filets sensitifs d'emprunt pour leur sensibilité et des filets sympathiques ou vaso-moteurs, d'emprunt également, pour leur nutrition.

L'*anastomose spéciale du pathétique* présente quelques particularités intéressantes. L'ophtalmique lui donne plusieurs rameaux sensitifs. L'un d'eux se détache dans le trajet intracranien du pathétique et se jette dans la dure-mère (filets décrits par Valentin). Un autre rameau de l'ophtalmique se détache en avant du précédent, s'accole au pathétique et s'en sépare bientôt pour se jeter dans le nerf lacrymal. Le premier rameau anastomotique qui se détache de l'ophtalmique naît en avant du ganglion de Gasser; il traverse le pathétique, qui lui forme une boutonnière, puis il se renverse en arrière, il rétrograde, pour se terminer à la tente du cervelet sous le nom de *nerf récurrent d'Arnold* ou *récurrent de la tente du cervelet.*

Terminaison des trois nerfs moteurs de l'œil.

Il y a sept muscles dans l'orbite, six pour les mouvements du globe oculaire, un pour l'élévation de la paupière supérieure. Il existe aussi des muscles intra-oculaires.

Le *moteur oculaire commun* se rend au sphincter papillaire, au muscle ciliaire et à tous les muscles de l'orbite, excepté au grand oblique et au droit externe. Le *pathétique* se rend au grand oblique et le *moteur oculaire externe* au droit externe.

Moteur oculaire commun. — En pénétrant dans l'orbite, il se bifurque.

La *branche supérieure*, qui passe d'abord en dehors du nerf optique, puis au-dessus, se porte à la face profonde du droit supérieur. Avant de se terminer dans ce muscle, elle donne un rameau qui passe sur le bord externe du muscle et se perd dans le releveur de la paupière. Sa branche inférieure plus grosse, se porte en avant et se divise en trois rameaux pour le droit interne, le droit inférieur et le petit oblique.

Du rameau qui va au petit oblique se détache un ramuscule court qui se jette dans le *ganglion ophtalmique*, dont il constitue la *racine motrice*, qui se rend en définitive au sphincter pupillaire (voy. *Ganglion ophtalmique*, plus loin.)

Des recherches expérimentales récentes semblent prouver que les fibres motrices des nerfs ciliaires ne viennent pas directement du moteur oculaire commun, mais du ganglion ophtalmique lui-même. Lorsqu'on coupe le moteur oculaire commun au sortir du pédoncule cérébral, la dégénération des fibres périphériques ne dépasse pas le ganglion.

Pathétique. — De la partie externe de la fente sphénoïdale, ce nerf se porte à la paroi interne de l'orbite en passant entre le périoste de la voûte orbitaire et le releveur de la paupière supérieure qu'il croise. Il se perd dans le muscle grand oblique de l'œil.

Moteur oculaire externe. — De l'anneau de Zinn qu'il traverse, ce nerf se porte directement à la face interne du muscle droit externe auquel il se distribue.

TABLEAU DES NERFS DE L'ORBITE

1° Nerfs moteurs. .	Moteur oculaire commun.	Muscle releveur de la paupière supérieure. — droit supérieur. — droit inférieur. — droit interne. — petit oblique. — constricteur de la pupille. — ciliaire.
	Pathétique.	Muscle grand oblique.
	Moteur oculaire externe.	Muscle droit externe.

(Ces trois nerfs s'anastomosent dans le sinus caverneux avec le grand sympathique et l'ophtalmique.)

2° Nerf de sensibilité spéciale . . .	Optique.
3° Nerf sensitif . .	Ophtalmique. (Voyez le tableau du trijumeau.)
4° Nerf végétatif. .	Grand sympathique.

Fonction des nerfs moteurs de l'orbite.

Les muscles de l'orbite sont destinés à l'élévation de la paupière supérieure et aux divers mouvements du globe oculaire. Je commencerai par le 6e nerf, parce qu'il est le plus simple.

1° Moteur oculaire externe. — Le moteur oculaire externe, dont l'action est la plus simple, porte la pupille en dehors par le muscle droit externe ou *abducteur de l'œil*. Lorsqu'il est paralysé, ce qui est rare, il y a *strabisme interne*.

2° Pathétique (1). — Le pathétique, animant le grand oblique, empêche, avec son congénère le petit oblique du côté opposé, le globe oculaire de suivre le mouvement d'inclinaison de la tête. Si l'on fixe un objet, en inclinant la tête à droite et à gauche, le rapport, entre les rétines et l'objet fixé ne change pas, grâce à ces muscles, et l'image reste unique et droite. Le grand oblique a donc pour action de *maintenir le globe oculaire dans sa position lorsqu'on incline la tête de son côté*.

(1) Le nerf qui anime le grand oblique, a reçu de Willis le nom de *pathétique*, parce qu'il donne à l'œil une expression particulière quand la passion l'anime. Tous les vertébrés ont ce nerf et, sous ce rapport, quelques-uns ont une puissance de regard extraordinaire. Willis dépeint admirablement cette circonstance chez le brochet poursuivant sa proie (Burggraeve.—Histoire de l'anatomie, 3e édition, p. 298).

Le nom de nerf pathétique lui vient, selon Cruveilhier (4e édit. t. III, p, 504), de ce qu'on a considéré le muscle grand oblique comme spécialement destiné à l'expression de l'*amour* et de la *pitié* (origine, πάθητιχός, qui passionne).

Lorsqu'il est *paralysé*, ce qui est fort rare, il n'y a rien d'apparent dans le globe oculaire puisque le grand oblique est à l'état de repos ; mais si le malade incline la tête du côté du muscle paralysé, l'œil accompagne le mouvement de la tête, puisque le grand oblique n'agit pas. Il en résulte une image double, une *diplopie*. Les deux images s'écartent quand on incline la tête du côté paralysé, et elles se rapprochent et se confondent lorsque la tête se redresse. En même temps, la pupille est légèrement déviée en haut et en dehors. Donc la *diplopie*, pendant l'inclinaison de la tête et la *déviation de la pupille* sont les seuls symptômes de la paralysie du 4ᵉ nerf cranien.

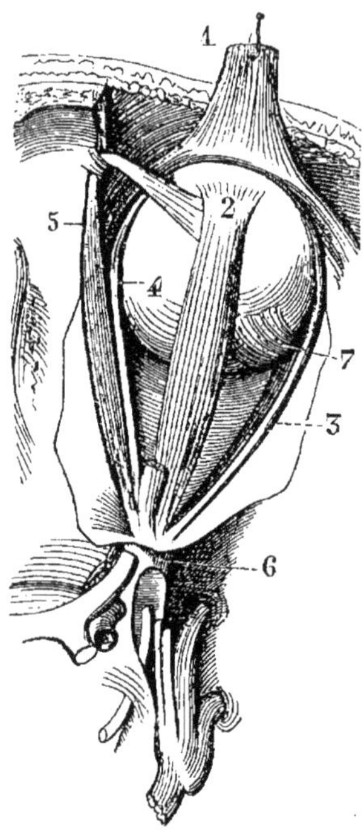

Fig. 461. — Muscles de l'œil.

1, releveur de la paupière supérieure renversé en avant. — 2, droit supérieur. — 3, droit externe. — 4, droit interne. — 5, grand oblique. — 6, anneau de Zinn. — 7, muscle petit oblique.

3° Moteur oculaire commun. — Le moteur oculaire commun élève la paupière supérieure, puisqu'il anime le releveur de la paupière ; il est adducteur, élévateur et abaisseur de la pupille, par les muscles droits supérieur, inférieur et interne. Par le rameau du petit oblique, ce nerf fait tourner le globe oculaire autour de son axe antéro-postérieur, mais celui du côté droit n'agit que lorsqu'on incline la tête du côté gauche, et *vice versa*. Il agit conjointement avec le grand oblique du côté opposé pour maintenir un rapport constant entre un objet fixé et son image sur la rétine. Enfin par la racine courte qu'il fournit au ganglion ophtalmique et qui se répand dans les nerfs ciliaires, il détermine la contraction de la pupille et du muscle ciliaire.

On comprend bien la fonction de ce nerf en examinant la région oculaire d'un sujet dont le 3ᵉ nerf cranien est paralysé. Il faut cependant distinguer les *paralysies complètes* des *paralysies incomplètes*. Dans la paralysie complète, on observe tous les symptômes suivants. Quelques-uns peuvent manquer dans la paralysie incomplète.

Dans la paralysie de ce nerf, on voit : 1° prolapsus de la paupière supérieure (ptosis) ; 2° strabisme externe ; 3° mydryase (dilatation permanente de la pupille); 4° déviation de la pupille en bas et en dehors; 5° diplopie qui se montre quand le malade incline la tête du côté opposé à l'œil paralysé; 6° paralysie de l'accommodation de l'œil.

Dans la vision binoculaire à distance, lorsque le muscle droit externe gauche se contracte, le droit interne droit se contracte également. Dans ce cas, le droit interne droit tire son influence du noyau moteur oculaire commun du côté gauche par des filets spéciaux. Quand, au contraire, fermant un œil, on contracte le droit interne du côté opposé, c'est le noyau propre du moteur oculaire commun qui est le foyer d'innervation.

C'est à Ach. Foville qu'il convient de reporter le mérite d'avoir le premier posé le point de départ de cette étude des mouvements associés des globes oculaires et d'avoir émis, dès 1859, l'idée que les muscles, adducteur d'un œil, et abducteur de l'œil de l'autre côté, devaient recevoir leur influx nerveux d'une même source, de même que deux chevaux attelés sont entraînés tous les deux à la fois à droite ou à gauche par une seule rêne. Il appartenait à Mathias Duval d'en faire la démonstration.

En 1878, Poulin a communiqué à la *Société anatomique* le fait suivant. Il s'agissait d'un homme ayant une paralysie du droit externe de l'œil droit avec inertie du droit interne de l'œil gauche dans la vision binoculaire. A l'autopsie, on a trouvé un tubercule au niveau du nerf moteur oculaire externe du côté droit.

Sensibilité récurrente. — Les trois nerfs moteurs de l'œil ont une sensibilité récurrente qui se manifeste sur le bout périphérique du nerf divisé; elle est fournie par les filets rétrogrades de l'ophtalmique, qui constituent un *neurogame* particulier, dans lequel un seul nerf sensitif se marie avec trois nerfs moteurs. Je fais remarquer que le trijumeau donne la sensibilité récurrente à presque tous les nerfs moteurs craniens.

§ 2. — NERF SPINAL 11° nerf cranien (4° nerf moteur.)

Dissection. — Faites la coupe du pharynx, comme pour la portion cervicale du pneumogastrique, et disséquez d'arrière en avant dans l'épaisseur de la parotide.

Le nerf spinal est double, c'est-à-dire qu'il est séparé en deux parties, et comme l'une naît du bulbe rachidien et l'autre de la moelle, on doit décrire un *nerf spinal bulbaire* et un *nerf spinal médullaire*, simplement accolés dans l'étendue de 2 ou 3 centimètres seulement.

Spinal bulbaire.

Origine. — Le *spinal bulbaire* prend naissance sur les cellules nerveuses de la partie inférieure du *noyau ambigu*, au-dessous des filets moteurs du pneumogastrique. Le noyau ambigu est une colonne fusiforme de substance grise, de 2 centimètres de long, dirigée verticalement et située en dedans de la racine inférieure du trijumeau. Son extrémité inférieure correspond au point d'entre-croisement des cordons sensitifs de la moelle dans le bulbe et sa partie moyenne répond au bec de calamus. Il est formé de cellules multipolaires.

Ces racines se groupent et forment quatre ou cinq petits faisceaux dont le point d'émergence se trouve à la partie inférieure du sillon latéral du bulbe, entre le 10e nerf cranien qui est au-dessus et les racines postérieures du premier nerf cervical qui sont au-dessous.

Trajet. — Les racines du spinal bulbaire se portent directement en dehors, au-dessous de celles du pneumogastrique, puis elles se placent au côté externe de ce nerf, dans le trou déchiré postérieur.

Terminaison. — Au niveau du trou déchiré, il donne un ou deux filets anastomotiques au ganglion jugulaire du pneumogastrique, puis il se réunit à ce nerf au niveau du ganglion plexiforme. A partir de ce point la fusion est si complète, que le scalpel de l'anatomiste est incapable de le suivre. Mais la méthode wallérienne et l'expérimentation nous apprennent que le spinal bulbaire moteur donne au pneumogastrique des filets nerveux qui s'en détachent à des hauteurs différentes pour fournir des rameaux moteurs au larynx, au pharynx, au cœur, etc. (voy. *pneumogastrique*).

Fonctions. — Le spinal bulbaire va aux muscles du larynx par les nerfs laryngés, qui se détachent du pneumogastrique à différentes hauteurs. Cl. Bernard arrachant le spinal d'un côté à son *point d'émergence*, chez le chat, provoque la *raucité de la voix*. S'il arrache les nerfs des deux côtés, l'animal aphone, ne peut plus miauler. Ce nerf est donc le nerf de la voix (voy. *nerfs récurrents*).

Spinal médullaire.

Ce nerf naît dans la portion cervicale de la moelle ; il adhère, pendant un court trajet au spinal bulbaire à la base du crâne, puis il se porte aux parties latérales du cou pour se terminer dans le trapèze et le sterno-mastoïdien.

Origine. — Ce nerf naît dans la partie externe et postérieure de la corne antérieure de la substance grise de la moelle sur une grande étendue, depuis le bulbe jusqu'au cinquième nerf cervical, selon les sujets.

Ces racines croisent plus ou moins obliquement les fibres du cordon latéral de la moelle. Leur *point d'émergence* se trouve à la partie postérieure de ce cordon, en avant des racines postérieures des nerfs cervicaux. Avant de sortir, ces racines parcourent un certain trajet dans la moelle, de sorte que les racines les plus inférieures correspondent au quatrième nerf cervical. C'est que chaque racine, en sortant de la substance grise, traverse la formation réticulaire, puis se coude et devient ascendante dans une étendue d'un à deux centimètres avant d'émerger à la surface de la moelle.

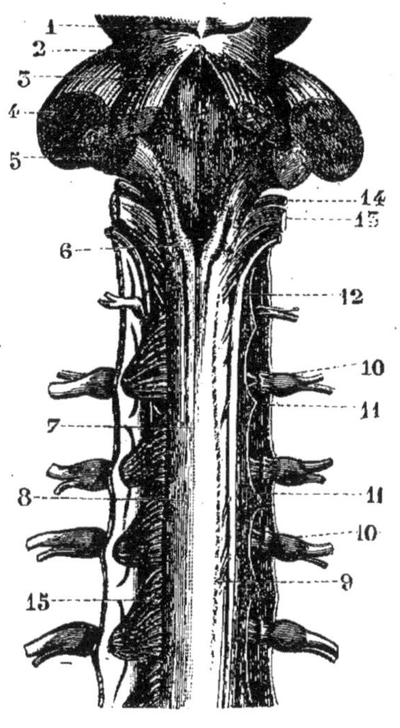

Fig. 462. — Point d'émergence du spinal médullaire. Les racines postérieures des nerfs rachidiens ont été enlevées.

1, tubercules quadrijumeaux postérieurs — 2, faisceau latéral oblique de l'isthme. — 3, pédoncule cérébelleux supérieur. — 4, pédoncule moyen. — 5, pédoncule inférieur. — 6, pyramide postérieure. — 7, sillon médian postérieur et faisceau de Goll. — 8, faisceau de Burdach. — 9, racine médullaire du spinal. — 10, ganglion rachidien (racines postérieures coupées). — 11, 12, ligament dentelé. — 13, pneumogastrique. — 14, glosso-pharyngien. — 15, racines postérieures des nerfs rachidiens.

Trajet et rapports. — Dans le canal médullaire, il est situé entre le ligament dentelé et les racines postérieures des nerfs auxquelles il est accolé. Les fibres, d'autant plus obliques qu'elles sont plus inférieures, convergent vers la base du crâne où elles se réunissent au spinal bulbaire. Dans le trou déchiré, il est situé dans la même gaine que le spinal bulbaire et le pneumogastrique, en avant de la veine jugulaire interne, en arrière du glosso-pharyngien.

Au-dessous du trou déchiré, les deux nerfs spinaux réunis, ayant traversé le trou déchiré postérieur, se séparent, le spinal bulbaire se jetant immédiatement dans le pneumogastrique.

Terminaison. — Le spinal médullaire, se dirigeant en bas et en dehors, passe au-dessous de la parotide, traverse le sterno-mastoïdien à son tiers supérieur, lui donne des rameaux, et se porte au-dessous du trapèze pour se terminer dans ce muscle.

Le spinal médullaire est plus volumineux que le bulbaire. Au sortir de la base du crâne, ce nerf passe au-dessous du ventre postérieur du digastrique et du stylo-hyoïdien, entre la jugulaire interne et l'artère occipitale, puis en arrière de la carotide interne.

Anastomoses. — Ce nerf s'anastomose avec les deux premiers nerfs cervicaux à la partie supérieure du canal rachidien, et avec une branche du troisième nerf cervical dans le cou. Dans le canal rachidien, le spinal médullaire est en contact avec les racines postérieures des deux premiers nerfs cervicaux, surtout du premier.

Dans un travail publié par Trolard dans le *Journal de l'anatomie*, 1896, ce professeur a démontré que l'anastomose n'est qu'apparente et que le spinal ne donne ni ne reçoit aucune anastomose. Dans le cou, le spinal et la branche antérieure du troisième cervical forment un plexus situé au-dessous et dans l'épaisseur du sterno-mastoïdien.

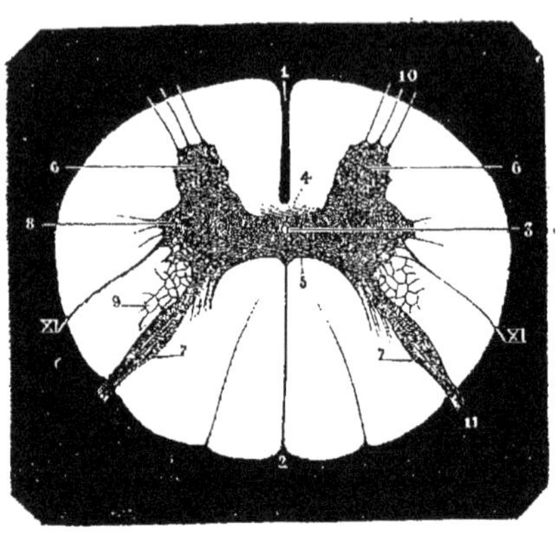

Fig. 463. — Coupe de la moelle au niveau du premier nerf cervical. Origine du spinal médullaire (d'après Schwalbe).

1, 2, sillons médians antérieur et postérieur. — 3, canal de l'épendyme. — 4, commissure blanche antérieure. — 5, commissure grise. — 6, corne antérieure. — 7, corne postérieure. — 8, corne latérale. — 9, formation réticulaire. — 10, racines antérieures du 2e nerf cervical. — 11, racines postérieures. — 12, racines spinales médullaires.

Sensibilité récurrente. — Cl. Bernard a montré que le spinal bulbaire et le spinal médullaire ont une sensibilité récurrente manifeste. Quand on les sectionne dans le crâne, le bout périphérique est sensible. Il emprunte cette sensibilité récurrente à la portion périphérique du deuxième nerf cervical dont quelques filets rétrogradent des nerfs cervicaux vers le spinal.

Le deuxième nerf cervical constitue donc avec le spinal un *neurogame*, ou paire nerveuse physiologique.

Fonction. — Le spinal médullaire était appelé par Ch. Bell *nerf respiratoire supérieur du tronc*. Il sert en effet dans la respiration comme l'a démontré Cl. Bernard. Lorsque le sterno-mastoïdien et le trapèze se contractent, dit Cl. Bernard, ces muscles sont *inspirateurs*, mais seulement dans les grandes inspirations. Les mouvements ordinaires de ces muscles sont sous l'influence des nerfs cervicaux, les grands mouvements d'inspiration sous celle des spinaux dont l'action commence quand celle des nerfs cervicaux est terminée.

Le spinal bulbaire et le spinal médullaire associent leur action dans certains actes respiratoires, tels que l'effort, la voix et le chant. Quand la glotte se ferme dans l'effort, par action du récurrent, branche du spinal bulbaire, le sterno-mastoïdien et le trapèze maintiennent le thorax en dilatation par action du spinal médullaire. Lorsque les muscles du larynx agissent dans le chant, les muscles animés par le spinal médullaire ralentissent le mouvement de retrait du thorax.

§ 3. — HYPOGLOSSE (1)

12e nerf cranien (5e et dernier nerf moteur cranien.)

On ne doit pas dire grand hypoglosse puisqu'il n'y a pas de petit hypoglosse. Ce nerf s'étend du bulbe rachidien aux muscles de la langue. Sa longueur ne dépasse pas 16 à 18 centimètres.

Dissection. — La préparation que nous allons indiquer peut servir pour tous les nerfs de la langue. Ces nerfs sont plus facilement préparés, lorsqu'on les suit depuis leur terminaison jusqu'à leur origine.

Sciez le maxillaire inférieur sur la ligne médiane, détachez les parties molles qui s'insèrent sur sa concavité, et désarticulez le côté correspondant de l'os.

Tirez la pointe de la langue au dehors avec un crochet, une érigne ou des fils.

Vous trouverez l'hypoglosse au-dessus de la grande corne de l'os hyoïde, et le lingual un peu plus haut, sur la face externe de l'hyoglosse.

Suivez ces troncs nerveux jusqu'à leur terminaison, en conservant les rapports, autant qu'il sera possible. Suivez ensuite les mêmes troncs vers leur origine. Il faut ici beaucoup de précaution. On enlèvera avec soin la parotide ; l'artère carotide et la veine jugulaire resteront en place. Une dissection attentive permettra de trouver les branches collatérales du nerf.

On suivra de même le lingual jusqu'au maxillaire inférieur, en enlevant avec soin les ptérygoïdiens.

On trouvera le glosso-pharyngien à la base de la langue ; il sera facile de le suivre jusqu'au trou déchiré.

Origine. — Il a pour origine deux noyaux : l'un principal, l'autre accessoire. Le *noyau principal* existe sur le plancher du quatrième ventricule, au niveau du *trigone de l'hypoglosse* ou *aile blanche interne*, sur une petite colonne de substance grise, aplatie d'avant en arrière, d'une longueur d'un centimètre et demi. Ce noyau est situé contre la tige du calamus ; il est très voisin de celui du côté opposé. Son extrémité inférieure, qui se trouve dans la moelle, est en rapport en dedans avec le canal central de la moelle dans une étendue de 7 à 8 millimètres. Il est formé de

(1) *Découvrir le nerf hypoglosse.* — Par une incision antéro-postérieure de 6 centimètres le long de la grande corne de l'os hyoïde, cherchez le bord inférieur de la glande sous-maxillaire, faites-la relever avec un écarteur ; vous apercevez le tendon moyen du digastrique. Immédiatement au-dessus, vous voyez le nerf hypoglosse qui forme un triangle avec le tendon.

grandes cellules multipolaires de 65 μ environ, situées au milieu d'un lacis de fibrilles. Le *noyau accessoire*, ou noyau de Duval, est représenté par une traînée de substance grise, située dans la formation réticulaire, en dehors et en avant du noyau ambigu. Ce noyau, exactement décrit par Mathias Duval, se trouve sur le trajet de la colonne grise qui fait suite à celle de la tête de la corne antérieure, tandis que le noyau principal fait partie de la colonne qui fait suite à la base de la corne antérieure, colonne d'où partent plus haut les sixième, quatrième et troisième nerfs craniens.

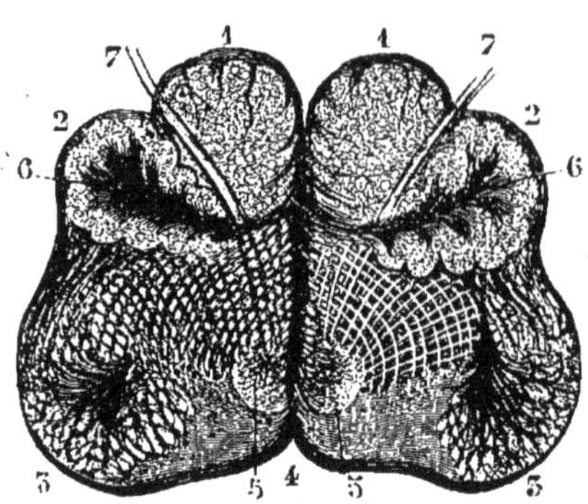

Fig. 464. — Noyau d'origine de l'hypoglosse.

1, pyramide antérieure. — 2, olive. — 3, pédoncule cérébelleux inférieur ou corps restiforme. — 4, calamus scriptorius. — 5, noyau de l'hypoglosse. — 6, fibres émanant de l'olive.

Trajet intra-bulbaire des racines. — Les racines du nerf se portent en avant et un peu en dehors. Le *point d'émergence* du nerf se trouve à la surface du bulbe, dans le sillon qui sépare la pyramide de l'olive.

Il n'y a aucune décussation entre les noyaux de l'hypoglosse, comme l'a démontré Mathias Duval, dont les recherches sont généralement admises (Kölliker, Van Gehuchten, etc.).

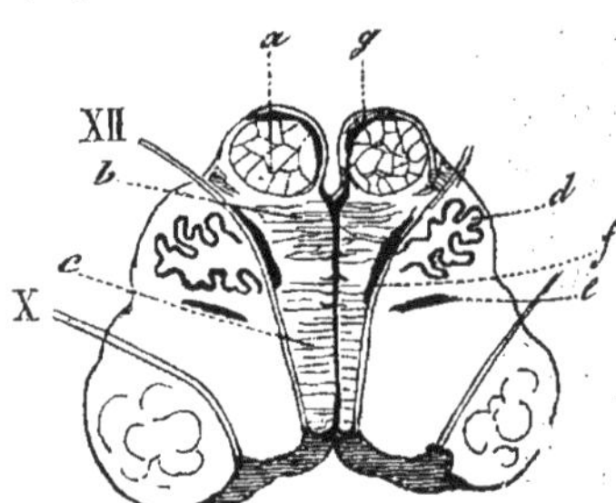

Fig. 465. — Coupe transversale du bulbe rachidien selon la ligne *ee* de la figure.

a, pyramides antérieures. — *b*, partie sensitive des pyramides antérieures. — *c*, faisceau fondamental du cordon antéro-latéral de la moelle. — *d*, olives. — *e*, parolive externe. — *f*, parolive interne. — *g*, fibres arciformes. — X, pneumogastrique. — XII, grand hypoglosse.

Articulations des neurones profonds de l'hypoglosse. — Comme les nerfs moteurs de l'œil précédemment décrits, l'hypoglosse, par ses noyaux, est en rapport avec les fibres de la voie pyramidale, du *faisceau géniculé* principalement, qui apportent à l'hypoglosse les incitations motrices volontaires de la circ. frontale ascendante probablement (voy. *Faisceau pyramidal*).

Il n'est pas facile de constater quelle est la quantité de cylindraxes du faisceau géniculé articulés avec les prolongements des cellules des noyaux d'origine des nerfs moteurs. Il faut, pour s'en faire une idée, s'adresser à la pathologie. Dans l'*hémorragie cérébrale*, qui interrompt généralement la continuité des cylindraxes de la région motrice des circonvolutions, la langue est toujours paralysée et il y a de l'*embarras de la parole*. Cela prouve que les cylindraxes, articulés avec les cellules d'origine du nerf hypoglosse, sont nombreux. De même pour le nerf facial, souvent paralysé également.

Ces noyaux sont en rapport avec les *voies réflexes* par les fibres de la *bandelette longitudinale postérieure*.

Une commissure a été décrite par Meynert et Huguenin entre les deux noyaux de l'hypoglosse, commissure ayant pour effet d'associer, au point de vue fonctionnel, les divers mouvements de la langue.

Trajet. Direction. Rapports. — Dans le crâne, ce nerf est accompagné par une gaine séreuse que lui fournit l'arachnoïde. Au sortir du trou condylien antérieur, l'hypoglosse se dirige en bas et en avant, en décrivant une courbe dont la concavité regarde en avant et en haut.

Dans sa première portion, il passe en arrière des trois nerfs qui sortent par le trou déchiré postérieur et de la carotide interne ; il décrit autour d'eux une courbe à concavité interne.

Il s'anastomose à ce niveau avec plusieurs nerfs et fournit sa *branche descendante*.

Il se porte ensuite parallèlement aux muscles styliens : il recouvre la carotide externe ; il est recouvert par le stylo-hyoïdien et le digastrique, vers la grande corne de l'os hyoïde, au-dessus de laquelle il est situé, et dont il est séparé par un intervalle de 6 à 8 millimètres.

Il gagne la face externe du muscle hyoglosse, au niveau duquel il s'anastomose avec le lingual, puis il passe entre ce muscle et le mylo-hyoïdien.

Au niveau de la grande corne de l'os hyoïde, il donne un filet au muscle thyro-hyoïdien. Plus loin, il fournit celui du génio-hyoïdien.

1° **La branche descendante** se sépare généralement de l'hypoglosse au moment où ce nerf quitte les vaisseaux et nerfs situés au-dessous de la base du crâne (voy. fig. 83).

Elle se porte parallèlement à l'artère carotide primitive jusqu'à la partie moyenne du cou, où elle s'anastomose avec la branche descendante interne du plexus cervical, pour former l'*anse nerveuse de l'hypoglosse*, située au-devant de la carotide primitive et de la jugulaire interne, au-dessous du sterno-mastoïdien et de l'omo-hyoïdien.

De cette anse nerveuse partent de nombreuses ramifications qui constituent le *plexus sous-hyoïdien*, et qui se terminent dans les muscles sterno-thyroïdien, sterno-hyoïdien et omo-hyoïdien.

Parmi les filets qui constituent la branche descendante interne

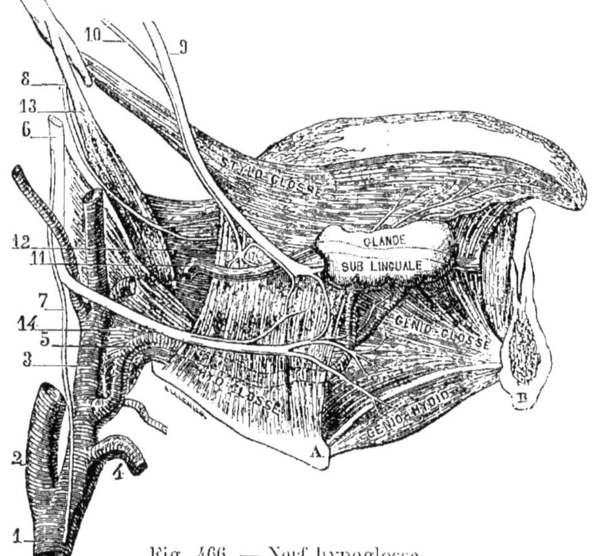

Fig. 466. — Nerf hypoglosse.

1, carotide primitive. — 2, carotide interne. — 3, carotide externe. — 4, thyroïdienne supérieure. — 5, linguale. — 6, nerf hypoglosse. — 7, branche descendante de l'hypoglosse. — 8, nerf glosso-pharyngien. — 9, nerf lingual. — 10, corde du tympan. — 11, canal de Wharton. — 12, ganglion nerveux sous-maxillaire. — 13, muscle stylo-pharyngien. 14, muscle constricteur moyen du pharynx. — A, corps de l'os hyoïde. — B, coupe du maxillaire inférieur sur la ligne.

du plexus cervical, il en existe un qui remonte le long de la branche descendante de l'hypoglosse, et va se terminer dans la langue avec ce tronc nerveux.

2° **Le rameau du thyro-hyoïdien** se détache de l'hypoglosse, au niveau de la grande corne de l'os hyoïde, et se porte en bas et en avant dans le muscle thyro-hyoïdien (voy. fig. 83).

3° **Le rameau du génio-hyoïdien** se jette dans le muscle de même nom, au moment où l'hypoglosse croise la face externe de l'hyo-glosse.

4° **Les branches terminales** forment un bouquet nerveux dans l'épaisseur des muscles de la langue.

Anastomoses. — Le nerf hypoglosse s'anastomose au-dessous du crâne avec le *pneumogastrique*, le *grand sympathique* et l'anse que constituent les branches antérieures des deux premiers *nerfs cervicaux*.

Toutes ces anastomoses se font au moment où l'hypoglosse embrasse, par sa concavité, les nerfs qui passent par le trou déchiré postérieur. Elles sont constituées par plusieurs filaments nerveux, variables quant à leur nombre et à leur longueur. Ils sont, en général, d'une brièveté telle qu'ils peuvent à peine être disséqués.

Fonctions. — L'*hypoglosse* donne les mouvements aux muscles de la langue. Quand on coupe le nerf hypoglosse, les mouvements de la langue sont paralysés du côté correspondant. L'excitation du bout périphérique provoque des mouvements convulsifs dans les muscles correspondants. Le bout périphérique présente une certaine sensibilité, *sensibilité récurrente*, qui lui est fournie par les branches du trijumeau. En coupant ce dernier nerf, on la fait disparaître (Cl. Bernard).

Lorsqu'on pince l'hypoglosse au cou, on constate qu'il est *sensible*, à cause des anastomoses qu'il reçoit du pneumogastrique et des deux premiers nerfs cervicaux.

L'excitation de la *branche descendante* détermine de faibles contractions dans les muscles sous-hyoïdiens, ce qui prouve qu'elle renferme peu de fibres de l'hypoglosse (Wolkmann).

Le *noyau principal* et le *noyau accessoire* paraissent donner naissance à des fibres ayant des fonctions distinctes. Celles qui partent du noyau principal servent probablement aux mouvements de la langue ayant rapport à l'articulation des sons, les autres au mouvement de déglutition. Gubler et Raymond ont observé l'abolition des premiers et la conservation du mouvement de déglutition chez un malade atteint de paralysie glosso-labio-laryngée, dont le noyau principal était seul complètement détruit (*Soc. de biol.*, 12 juillet 1879).

TABLEAU DES BRANCHES DE L'HYPOGLOSSE

Branches collatérales. . .	Branches descendantes. Rameau du thyro-hyoïdien. Rameau du génio-hyoïdien.
Branches terminales . . .	Branches musculaires pour les muscles de la langue.
Anastomoses.	Lingual. Pneumogastrique. Grand sympathique. Nerfs cervicaux.

III. — NERFS CRANIENS MIXTES

J'ai décrit les nerfs sensoriels, doués d'une sensibilité spéciale, et les nerfs moteurs, uniquement formés de fibres centrifuges ou motrices. Il me reste à décrire les quatre *nerfs craniens mixtes*, c'est-à-dire formés de fibres motrices centrifuges et de fibres sensitives centripètes en proportions variables. Les uns, comme le *glosso-pharyngien* et le *pneumogastrique*, sont presque uniquement sensitifs et contiennent une faible proportion de fibres motrices. Le cinquième, *trijumeau*, sensitif en grande partie, a une racine motrice particulière. Enfin, le septième, *facial*, en grande partie moteur, contient une racine sensitive spéciale.

§ 1. — TRIJUMEAU, 5e nerf cranien (1er nerf mixte.)

Le trijumeau est formé par la réunion de deux nerfs, l'un sensitif, plus volumineux, *trijumeau sensitif ;* l'autre moteur, plus petit, *trijumeau moteur*, ou *nerf masticateur*. Les nerfs mixtes étant partie moteur, partie sensitif, je décrirai leur tronc du centre à la périphérie comme les nerfs moteurs.

Trijumeau sensitif.

Le trijumeau sensitif prend naissance dans la peau de la face et du cuir chevelu, par une quantité innombrable de ramifications, qui convergent les unes vers les autres, et forment un tronc commun. Près de sa terminaison, ce tronc présente un ganglion, le *ganglion de Gasser*, puis il s'enfonce dans l'épaisseur de la protubérance annulaire sur les côtés de sa face antérieure, *point de pénétration* (1).

Noyaux terminaux du trijumeau sensitif. — Après avoir pénétré dans l'épaisseur de la protubérance, sur sa partie antérieure et latérale, les fibres du trijumeau sensitif se portent en arrière et en dedans, dans la région de la calotte. Là, elles se divisent en deux branches, l'une ascendante, l'autre descendante.

Au niveau de leur terminaison, on peut les diviser en trois groupes, *inférieur*, *moyen*, et *supérieur*, chacun de ces groupes se rendant à un amas différent de cellules, qui constituent les trois *noyaux de terminaison* du trijumeau sensitif.

Groupe inférieur et noyau terminal inférieur. — Le groupe inférieur des fibres intra-protubérancielles du trijumeau sensitif.

(1) Je recommande aux élèves l'étude du trijumeau. La connaissance exacte de ce nerf est indispensable au médecin et au chirurgien aussi bien qu'au physiologiste.

est nommé par beaucoup d'auteurs *racine inférieure* ou *bulbaire*, et son noyau inférieur est désigné sous le nom de *noyau gélatineux*. Ce groupe, bien décrit par Mathias Duval, en 1877, comprend un énorme faisceau de fibres qui descend en s'amincissant, dans l'épaisseur de la protubérance et du bulbe, pour se terminer au point d'émergence du premier nerf cervical. Ce faisceau est creusé en gouttière sur sa face interne, de sorte que sa coupe a la forme d'un croissant, qui embrasse le noyau inférieur.

En descendant, ce faisceau est situé en dedans du pédoncule cérébelleux inférieur, dont il est séparé, au niveau de la base du bulbe, par les fibres du nerf acoustique cochléaire. Un peu plus bas, ce faisceau est traversé par le glosso-pharyngien et le pneumogastrique.

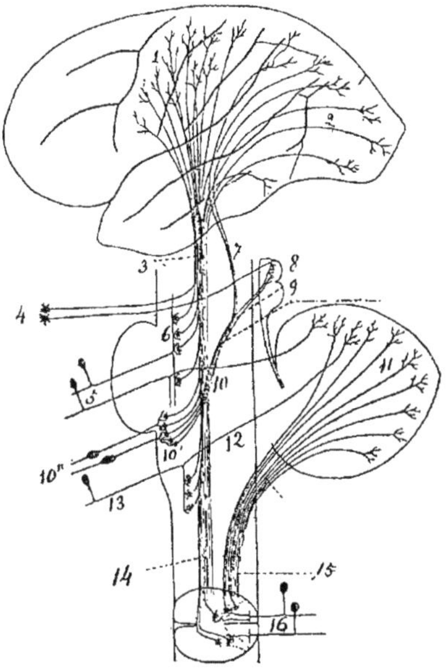

Fig. 467. — Voies sensitives centrales, pour montrer l'articulation des nerfs avec les fibres centrales ascendantes sensitives.

1, 2, 3, terminaison du faisceau sensitif. — 4, fibres optiques. — 5, fibres du trijumeau. — 8, 9, 11, 15, voies sensitives centrales réflexes et faisceau cérébelleux. — 12, 13, neurones des 9e et 10e nerfs craniens, avec une anastomose cérébelleuse. — 14, faisceau de Gowers. — 16, neurones cervicaux. — 17, racine postérieure des nerfs rachidiens et sa branche ascendante anastomosée en 18 avec une cellule motrice de la corne antérieure de la moelle. — 19, neurone moteur périphérique articulé avec les collatérales de la fibre précédente.

Si le groupe de fibres descendantes diminue insensiblement, cela tient à ce que les fibres de ce faisceau se terminent insensiblement, dans toute sa longueur, aux cellules qui constituent le *noyau inférieur* du trijumeau. Ce noyau, appelé encore *noyau gélatineux*, continue la colonne grise formée par la tête de la corne postérieure de la moelle. Il a une forme allongée et s'étend du collet du bulbe au tiers inférieur de la protubérance. Il apparaît en avant du pédoncule cérébelleux inférieur et forme ce que nous avons décrit dans le bulbe sous le nom de *tubercule cendré de Rolando*. Légèrement sinueux, le noyau inférieur est formé de cellules multipolaires de 40 μ en moyenne, disséminées au milieu d'un lacis de fibrilles nerveuses.

Groupe moyen et noyau terminal moyen. — Le groupe de fibres horizontales, improprement nommé *racines moyennes*, se porte directement en arrière, et ses fibres se terminent dans les cellules du noyau terminal moyen.

Ce *noyau moyen*, qui a une hauteur de 3 ou 4 millimètres seulement, et qui est formé de petites cellules nerveuses enfouies dans un lacis de fibrilles, est situé en arrière et au-dessus du noyau inférieur, dont il semble être la continuation. Il est situé exactement sur le trajet d'une ligne transversale, réunissant les deux angles latéraux du 4e ventricule. Ce noyau, appelé quelquefois *noyau sensitif*, est considéré par les uns comme faisant partie du noyau inférieur (Kölliker) et par les autres comme un noyau distinct (Hösel).

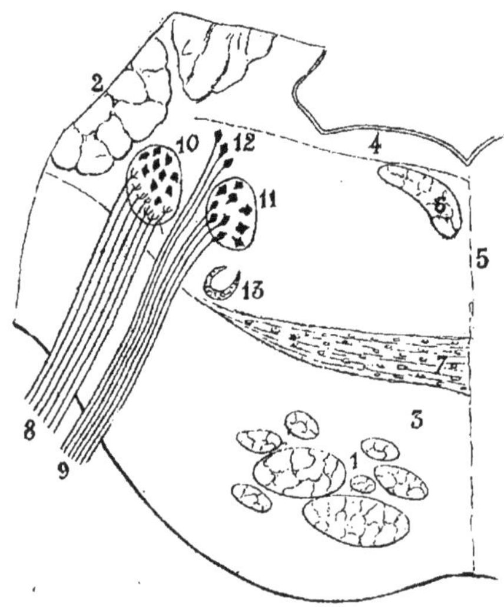

Fig. 468. — Coupe de la moitié droite de la protubérance à sa partie supérieure (d'après Testut).

1, pyramide antérieure. — 2, pédoncule cérébelleux inférieur. — 3, formation réticulaire. — 4, substance grise du plancher du 4e ventricule. — 5, raphé médian. — 6, bandelette longitudinale postérieure. — 7, ruban de Reil. — 8, trijumeau sensitif. — 9, trijumeau moteur. — 10, noyau du trijumeau sensitif. — 11, noyau du nerf masticateur. — 12, cellules d'origine du masticateur.

Groupe supérieur et noyau terminal supérieur. — Le groupe supérieur de fibres, ou *racine supérieure*, se dirige en haut et en arrière, et se termine dans le noyau supérieur situé au *locus cœruleus*, point terminal.

Le *noyau supérieur*, qui forme le locus cœruleus, est situé à la partie supérieure du plancher du 4e ventricule, tout près du pédoncule cérébelleux supérieur, entre ce pédoncule et la *fovea superior*. Il a une longueur de près de 1 cent.

Les cellules de ce noyau sont volumineuses (60 μ), et contiennent, pour la plupart, un pigment abondant.

Articulation des neurones terminaux. — Des noyaux inférieur et moyen, partent des fibres ascendantes, les unes *directes*, les autres *croisées*. Les *fibres directes*, signalées par Cajal, vont se mêler aux fibres du ruban de Reil sans s'entrecroiser. Les *fibres croisées*, décrites par Kölliker, s'entrecroisent avec celles du côté opposé, et se redressent pour devenir longitudinales, et se mêler aux fibres du ruban de Reil, qui les porte au cerveau.

Dans leur trajet ascendant, ces fibres fournissent des collatérales se terminant dans les noyaux ambigu, masticateur et facial.

Trijumeau moteur ou *nerf masticateur*.

Le nerf masticateur, formé de fibres centrifuges, prend naissance sur deux *noyaux d'origine* et se termine dans six muscles : temporal, masséter, ptérygoïdiens interne et externe, mylo-hyoïdien et ventre antérieur du digastrique.

Noyaux d'origine du trijumeau moteur. — Il existe deux noyaux d'origine, un *principal* et un *accessoire*.

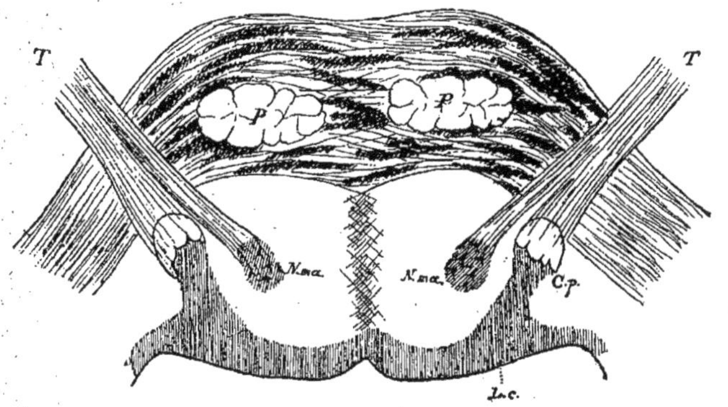

Fig. 469. — Noyaux d'origine du trijumeau.

P, pyramides antérieures. — *T*, trijumeau. — *Cp*, Corne postérieure représentant la racine sensitive du trijumeau et la substance gélatineuse de Rolando. — *Lc*, locus cœruleus. — *Nma*, racine motrice du trijumeau (d'après Raymond).

Noyau principal, ou noyau masticateur. — Ce noyau est formé par une petite colonne de substance grise, de la forme et du volume d'une graine de lin, dirigée verticalement et présentant deux faces latérales ; ce noyau, formé de grandes cellules multipolaires, de 60 μ en moyenne, est situé au-dessus du noyau du facial, sur la continuation de la colonne formée par la tête de la corne antérieure de la moelle épinière au même niveau que le point d'émergence du nerf.

Noyau accessoire. — On a donné ce nom à une sorte de queue qui continue en haut l'extrémité du noyau principal. Cette queue, ou *noyau accessoire*, se porte en avant, jusqu'aux côtés du tubercule quadrijumeau antérieur. Il est formé de cellules volumineuses, 60 μ en moyenne, ayant une forme sphérique si particulière, qu'elles ont reçu de Meynert le nom de *cellules vésiculeuses*. Ce sont des cellules multipolaires très pauvres en prolongements protoplasmiques. Les cellules des deux noyaux sont entourées d'un réseau de fibrilles nerveuses.

Portion encéphalique du trijumeau moteur. — Chacun des deux noyaux donne naissance à un faisceau de fibres, ou *racines* du masticateur, une racine inférieure, naissant du noyau principal, et une racine inférieure, naissant du noyau accessoire.

La *racine inférieure*, ou *directe*, est formée de fibres rapprochées, venant des cellules du noyau masticateur, et formant un faisceau unique qui traverse la protubérance d'arrière en avant.

La *racine supérieure*, ou *descendante*, est formée de fibres échelonnées venant des cellules vésiculeuses du noyau accessoire et se dirigeant en avant et en bas, pour se réunir à la racine inférieure. Elle est située en dehors de l'aqueduc de Sylvius, qu'elle abandonne en arrière, pour se porter en dehors et en avant. Ce faisceau croise les racines du pathétique, au moment où elles viennent de naître de leur noyau.

Articulation des neurones des noyaux d'origine. — Les prolongements protoplasmiques de ces cellules motrices s'articulent avec les arborisations terminales de quelques fibres du faisceau géniculé qui apportent au noyau du masticateur les *incitations motrices volontaires* venues de l'écorce cérébrale, et qui *s'entrecroisent* avant leur articulation. Ils s'articulent également avec les fibres de la voie sensitive (mouvements réflexes).

Un autre entrecroisement existe au niveau du noyau masticateur.

Les racines qui partent de ce noyau sont, pour la plupart, directes, c'est-à-dire qu'elles vont au nerf masticateur du même côté; mais quelques-unes vont au noyau masticateur du côté opposé en s'entrecroisant avec les fibres qui viennent de ce noyau.

Tronc commun du trijumeau et ganglion de Gasser. — En sortant de la protubérance, le nerf masticateur est situé au-dessous du trijumeau sensitif; il tranche par sa blancheur et sa dureté, sur la couleur grisâtre du nerf. Le tronc du trijumeau est donc formé par la réunion de la racine sensitive centripète et de la racine motrice centrifuge sous-jacente. A la racine sensitive sont annexées des fibres sympathiques, centrifuges, venues du bulbe et de la moelle cervicale.

Après un trajet de moins de 2 centimètres la racine sensitive présente un gros ganglion, *ganglion de Gasser*, qui donne au trijumeau la même valeur que les ganglions rachidiens donnent aux racines postérieures de ces nerfs.

Du bord antérieur du ganglion, partent trois branches principales que je décrirai plus loin sous le nom d'*ophtalmique*, de *maxillaire supérieur* et de *maxillaire inférieur*, trois nerfs sensitifs. Quant au nerf moteur, masticateur, il passe au-dessous du ganglion et va mélanger ses fibres au nerf maxillaire inférieur, qui deviendra ainsi un nerf mixte possédant les rameaux moteurs centrifuges du masticateur, et des rameaux sensitifs centripètes du trijumeau sensitif.

Dissection. — Cette dissection est plus facile sur une base de crâne qui a macéré pendant deux ou trois semaines dans une solution d'acide nitrique au cinquantième ; mais on est quelquefois obligé de préparer le trijumeau sans avoir recours à cette opération préalable.

Introduisez la lame d'un scalpel dans le trou de la dure-mère qui reçoit le trijumeau, vers le sommet du rocher et incisez cette membrane en portant l'instrument en dehors et en arrière. Faites la même opération à la partie antérieure du même trou ; relevant ensuite avec une pince le feuillet superficiel de la dure-mère, vous découvrez le ganglion de Gasser et les trois branches qui en émanent. Il devient alors facile de poursuivre les trois branches jusqu'aux orifices qui leur livrent passage.

Si la pièce a macéré dans l'eau acidulée, on trouve sans difficulté les anastomoses que le sympathique envoie au ganglion de Gasser et à l'ophtalmique, de même que celles qui relient ce dernier nerf aux nerfs moteurs de l'orbite.

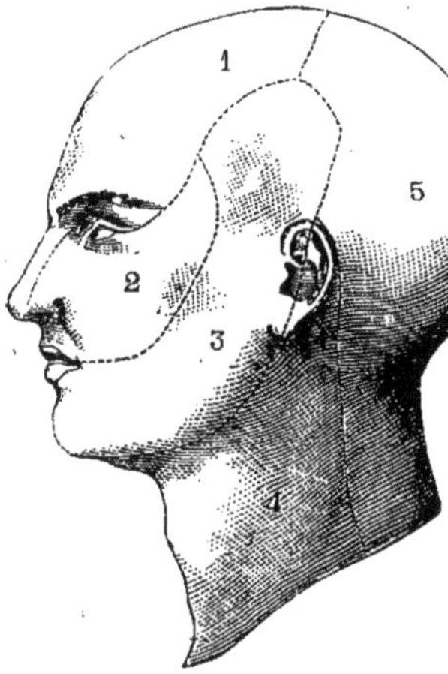

Résumé du nerf trijumeau.

Formé par la réunion du trijumeau sensitif et du trijumeau moteur, le trijumeau fournit le ganglion de Gasser, qui s'anastomose avec le grand sympathique, et donne des filaments à la duremère qui tapisse la fosse sphéno-temporale. Il se divise ensuite en trois branches : ophtalmique, maxillaire supérieur et maxillaire inférieur.

Fig. 470. — Sphère de distribution des trois branches du trijumeau.

1, régions animées par l'ophtalmique. — 2, régions animées par le maxillaire supérieur. — 3, parties animées par le maxillaire inférieur. — 4, régions qui reçoivent les nerfs du plexus cervical superficiel. — 5, parties animées par le nerf occipital.

L'ophtalmique, après s'être anastomosé dans le sinus caverneux avec le grand sympathique et les nerfs moteurs de l'œil, se distribue à la peau du front, de la paupière supérieure, du lobule du nez, à la conjonctive, à la partie antérieure de la muqueuse pituitaire, à la partie antérieure de la dure-mère et à la glande lacrymale.

Par le *ganglion ophtalmique*, il se distribue au globe oculaire.

Le **maxillaire supérieur** se distribue à la peau de la paupière inférieure, de la joue, des parties latérales du nez et de la lèvre supérieure, à la muqueuse de la joue, de la lèvre supérieure, du sinus maxillaire et du canal nasal, de même qu'aux dents et aux gencives de la mâchoire supérieure.

Par le *ganglion sphéno-palatin*, il se distribue à la muqueuse qui avoisine l'orifice de la trompe d'Eustache, à la muqueuse de la partie postérieure des fosses nasales, à la muqueuse du voile du palais et de la voûte palatine, et aux muscles palato-staphylin et péristaphylin interne, par la continuation du grand pétreux superficiel.

Le **maxillaire inférieur**, nerf mixte, se distribue à six muscles : temporal, masséter, ptérygoïdien interne, ptérygoïdien externe, mylo-hyoïdien, ventre antérieur du digastrique. Il se distribue aussi à la muqueuse des deux tiers antérieurs de la langue, aux glandes sous-maxillaire, sublinguale et parotide, aux gencives et aux dents de la mâchoire inférieure, à la muqueuse et à la peau de la lèvre inférieure et du menton, à l'articulation du temporo-maxillaire, et enfin à la peau de la partie antérieure du pavillon de l'oreille et à celle de la région temporale.

Par le *ganglion otique*, il se distribue aux muscles interne du marteau et péristaphylin externe (prolongement du nerf facial) et à la muqueuse du tympan. En outre, les branches terminales du trijumeau s'anastomosent, en un grand nombre de points, avec celles du facial.

(Dans la description du trijumeau, j'étudierai successivement les trois branches, et je ferai suivre l'étude de chacune d'elles de la description du ganglion nerveux qui lui est annexé.)

Le *ganglion de Gasser* (1) est situé dans un dédoublement de la dure-mère, dans une dépression située au-dessus du sommet du rocher. Il recouvre les deux gouttières du rocher dans lesquelles passent les quatre nerfs pétreux.

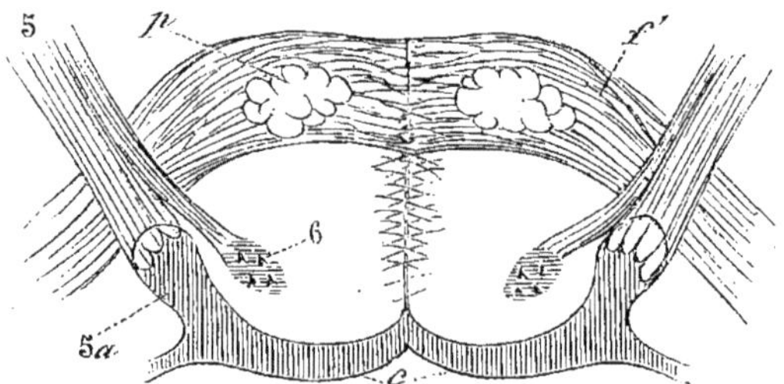

Fig. 471. — Coupe transversale de la protubérance au niveau du trijumeau (d'après Mathias Duval).

p, pyramides antérieures. — *f*, fibres transverses de la protubérance. — 5, trijumeau. — 5*a*, colonne grise accompagnant sa racine descendante. — 6, noyau de la racine motrice. — *c*, substance grise du plancher du quatrième ventricule.

Le ganglion de Gasser a la forme d'un rein. Il a un bord postérieur concave, confondu avec le nerf trijumeau, et un bord antérieur convexe, d'où partent les trois branches. Il est aplati de haut en bas, et son grand axe est dirigé obliquement d'arrière en avant et de dehors en dedans. Il fournit par sa partie externe des rameaux à la dure-mère qui tapisse la fosse sphéno-temporale et le pariétal.

(1) Il est de toute nécessité de connaître exactement la situation du ganglion de Gasser, aujourd'hui surtout, parce que la chirurgie actuelle pénètre audacieusement jusque dans les parties les plus inaccessibles du corps humain. J'ai vu tout dernièrement l'éminent chirurgien Doyen extirper le ganglion de Gasser de la cavité cranienne pour une névralgie faciale intolérable. Il ne faut pas craindre de fouiller dans le crâne et dans l'abdomen. On peut tout oser aujourd'hui, à deux conditions : 1° ne pas léser d'organes importants : 2° ne rien négliger de l'asepsie (c'est-à-dire d'une propreté absolue) du côté des mains du chirurgien, du côté des instruments et des objets de pansement, et du côté de la région à opérer (voy. mon article *Ventre*).

Ces filets, décrits par Cruveilhier, se rendent à la dure-mère de ces régions.

Le ganglion de Gasser a un aspect réticulé; il est formé uniquement par la racine sensitive. La racine motrice passe au-dessous du ganglion, sans se confondre avec lui.

Ce ganglion, avant de se diviser en trois branches, reçoit quelques filets du grand sympathique qui suivent le trajet des branches du trijumeau.

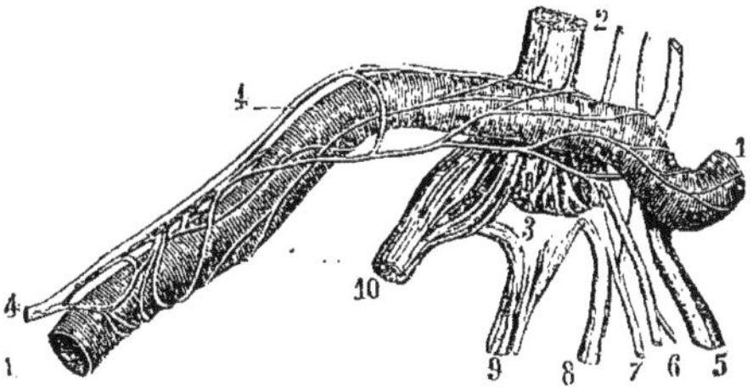

La logique voudrait qu'on décrivît les nerfs sensitifs des ramifications au tronc, mais cette manière de procéder présentant des difficultés insurmontables, je les décrirai du centre à la périphérie, comme les nerfs moteurs.

Fig. 472. — Ganglion de Gasser du côté gauche, et plexus carotidien du grand sympathique (d'après Rüdinger).

1, 1, carotide interne dans le rocher et dans le sinus caverneux. — 2, tronc du nerf trijumeau. — 3, partie antéro-inférieure du ganglion de Gasser. — 4, 4, plexus carotidien du grand sympathique. — 5, troisième nerf cranien. — 6, sixième nerf. — 7, quatrième nerf. — 8, nerf ophtalmique. — 9, maxillaire supérieur. — 10, maxillaire inférieur.

Le ganglion de Gasser fournit trois grandes branches : l'*ophtalmique*, le *maxillaire supérieur* et le *maxillaire inférieur*.

A. — Nerf ophtalmique.

Dissection. — Brisez le crâne, retirez le cerveau, enlevez la voûte orbitaire, comme nous l'avons dit pour le moteur oculaire commun, et allez à la recherche des trois rameaux : lacrymal, frontal, nasal. Vous trouverez le lacrymal dans l'angle supérieur et externe de l'orbite, contre le périoste, et vous suivrez ses divisions jusqu'à la glande lacrymale et la paupière supérieure.

Redoublez de précautions pour le frontal, qui se trouve dans l'épaisseur du périoste, sur la partie moyenne de la voûte de l'orbite. Pour suivre ses ramifications, vous détacherez les parties molles qui recouvrent l'os frontal, vous les rejetterez en bas, et vous ne tarderez pas à rencontrer le nerf frontal au niveau de l'arcade orbitaire. Ensuite, vous disséquerez ce nerf du tronc vers les branches, et vous apercevrez un bouquet nerveux qui se ramifie dans la peau du front et dans la paupière supérieure.

Vous découvrirez le nerf nasal dans l'angle supérieur et interne, vous le suivrez avec le plus grand soin depuis son origine, en arrière de la fente sphénoïdale, jusqu'au trou orbitaire interne antérieur, où il se bifurque. Dans ce trajet, il faut avoir bien soin de conserver la racine longue et grêle du ganglion ophtalmique et un ou deux nerfs ciliaires qui en émanent.

Vous verrez la terminaison du nasal externe vers la racine du nez.

Quant au nasal interne, pour le suivre, vous briserez la lamelle osseuse du frontal qui borde la gouttière ethmoïdale, vous verrez le nerf venu de l'orbite se diriger vers la fente ethmoïdale. Pour découvrir ses deux branches terminales, vous pratiquerez la coupe que nous avons indiquée pour les ramifications du nerf olfactif.

TABLEAU DES BRANCHES DE L'OPHTALMIQUE

- OPHTALMIQUE.
  - Collatérales.
    - Branches anastomotiques pour
      - Moteur oculaire commun.
      - Moteur oculaire externe.
      - Pathétique.
      - Grand sympathique.
    - Nerf récurrent de la tente du cervelet.
  - Terminales.
    - Nasal . . . .
      - Nerf ciliaire.
      - Racine sensitive du ganglion ophtalmique.
      - Nasal externe.
      - Nasal interne.
    - Frontal . . . . . .
      - Frontal interne.
      - Frontal externe.
      - Anastomose avec le nasal.
      - Anastomose avec le rameau orbitaire.
    - Lacrymal . . . . .
      - Lacrymo-palpébral.
      - Temporo-malaire.
- GANGLION OPHTALMIQUE.
  - Racines. . .
    - sensitive. . — Nasal.
    - motrice . . — Moteur oculaire commun.
    - végétative. — Grand sympathique.
  - Branches . .
    - Nerfs ciliaires pour muscle ciliaire, iris, cornée et conjonctive.

Le nerf ophtalmique naît de la partie interne et antérieure du ganglion de Gasser.

Trajet et rapports. — Il se porte dans la paroi externe du sinus caverneux, au-dessous du pathétique et en dehors des deux nerfs moteurs oculaires. Il passe ensuite dans la fente sphénoïdale, où il se divise en trois branches, qui sont, en procédant de dedans en dehors : le *nasal*, le *frontal* et le *lacrymal*.

Anastomoses. — Le nerf ophtalmique s'anastomose au niveau du sinus caverneux : 1° avec le grand sympathique ; 2° avec les trois nerfs moteurs qui traversent le sinus caverneux : moteur oculaire commun, pathétique et moteur oculaire externe.

Avant de traverser la fente sphénoïdale, le nerf ophtalmique fournit les trois branches déjà indiquées.

1° Nasal. — Il passe dans l'anneau de Zinn, au-dessous du releveur de la paupière supérieure et du droit supérieur, se porte en avant et en dedans dans l'orbite, et arrive au trou orbitaire interne antérieur, où il se divise en deux rameaux : le nasal externe et le nasal interne.

Le *nasal externe* suit le même trajet que le tronc, et sort de l'orbite au niveau de la partie interne de l'arcade orbitaire, pour se distribuer à la peau de la région inter-sourcilière et de la racine du nez; il donne aussi des rameaux à la partie interne de la conjonctive, à la caroncule lacrymale et à la muqueuse du sac lacrymal et du canal nasal. Quelques filaments s'anastomosent en descendant avec des filaments du nerf sous-orbitaire.

Le *nasal interne*, ou filet ethmoïdal du rameau nasal de l'ophtalmique, traverse le trou orbitaire interne antérieur, passe sur la lame criblée de l'ethmoïde, au-dessous du bulbe du nerf olfactif, où il donne de petis filets à la dure-mère de cette région (Froment), traverse la fente ethmoïdale et arrive dans les fosses nasales, où il se divise en deux filaments : l'un pour la paroi externe des fosses nasales, l'autre pour la cloison. Celui de la paroi externe se distribue à la muqueuse de la partie antérieure de la paroi externe. L'interne se porte vers la cloison et se distribue à la mu-

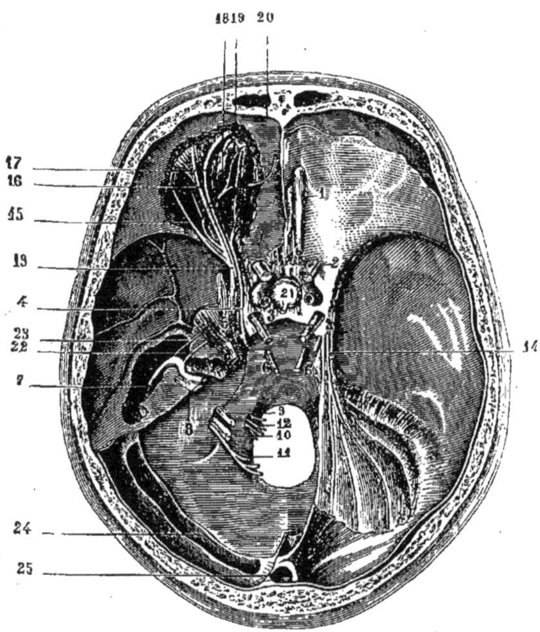

Fig. 473. — Ganglion de Gasser, nerf ophtalmique et nerfs craniens.

1, olfactif. — 2, optique. — 3, moteur oculaire commun. — 4, pathétique. — 5, trijumeau et ses trois branches. — 6, moteur oculaire externe. — 7, facial, dans l'aqueduc de Fallope. — 8, auditif. — 9, glosso-pharyngien. — 10, pneumogastrique. — 11, spinal. — 12, hypoglosse. 13, ophtalmique. — 14, nerf récurrent de la tente du cervelet. — 15, nerf lacrymal. — 16, nerf frontal externe. — 17, nerf frontal interne. — 18, nerf nasal. — 19, nasal externe. — 20, nasal interne. — 21, corps pituitaire. — 22, grand pétreux superficiel. — 23, petit pétreux superficiel. 24, sinus latéral gauche. — 25, pressoir d'Hérophile.

queuse de la partie antérieure. Un filet se détache du rameau externe, traverse le cartilage latéral du nez, et, sous le nom de nerf *naso-lobaire*, va se distribuer au lobule du nez.

Le nasal fournit avant sa bifurcation : 1° la *racine longue* ou sensitive du ganglion ophtalmique, et un ou deux *nerfs ciliaires* qui vont à l'œil sans traverser le ganglion ophtalmique. Ils se mélangent aux nerfs ciliaires venus de ce ganglion.

2° Frontal. — Le nerf frontal pénètre dans l'orbite par la partie externe de la fente sphénoïdale, entre le périoste et le releveur de la paupière supérieure. Au niveau du rebord orbitaire, il se bifurque pour former le frontal interne et le frontal externe.

Le nerf frontal, avant de se bifurquer, s'anastomose avec le nasal externe.

Le *frontal externe*, ou *nerf sus-orbitaire*, sort de l'orbite par le trou sus-orbitaire, et donne des filets supérieurs ou *frontaux* pour la peau du front, et des filets inférieurs ou *palpébraux* pour la peau et la muqueuse de la paupière supérieure.

Le *frontal interne* sort de l'orbite entre le trou sus-orbitaire et la poulie du grand oblique, et se divise à sa sortie de la même manière que le précédent.

Quelquefois, on trouve un troisième nerf frontal qui sort de l'orbite par l'échancrure qui donne insertion à la poulie du grand oblique : c'est le nerf sus-trochléaire d'Arnold.

Les nerfs frontaux donnent aussi quelques rameaux à l'os frontal.

3° **Lacrymal.** — Le nerf lacrymal se porte à la partie externe de la cavité orbitaire, vers la glande lacrymale, au-dessous du périoste et au-dessus du muscle droit externe. Il se bifurque et fournit le nerf *lacrymo-palpébral* et le *temporo-malaire*.

Le premier se distribue à la glande lacrymale, à la peau et à la muqueuse de la partie externe de la paupière supérieure.

Le second traverse le trou de l'apophyse orbitaire de l'os malaire et se divise, dès son origine, en deux filets, temporal et malaire.

Le filet *temporal* passe dans la fosse temporale, s'anastomose avec le nerf temporal profond antérieur, et se distribue à la peau de la partie antérieure de la région temporale.

Le filet *malaire* passe par le trou malaire et se distribue à la peau de la pommette.

Le nerf lacrymal, avant de se terminer, présente des anastomoses : 1° avec le rameau orbitaire du nerf maxillaire supérieur; 2° avec le pathétique.

Le rameau orbitaire sera décrit avec le nerf maxillaire supérieur. L'anastomose du pathétique n'est autre chose qu'un filament d'origine du lacrymal qui part de l'ophtalmique et s'accole au nerf pathétique. Il s'en détache immédiatement après et se réunit au lacrymal.

Ganglion ophtalmique.

Dissection. — On prépare le ganglion ophtalmique comme les nerfs de l'orbite. Il faut apporter le plus grand soin dans cette dissection, qui donne toujours de plus beaux résultats lorsqu'elle est faite sur une tête qui a macéré pendant deux à trois semaines dans l'eau acidulée au centième.

On trouve le ganglion sur le côté externe du nerf optique ; il ne faudra pas le confondre avec un lobule graisseux. On suivra ensuite ses trois racines, qui se portent en arrière vers le moteur oculaire commun, le nasal et le grand sympathique qui accompagne l'artère ophtalmique. On découvrira ensuite ses branches efférentes, qui entourent le nerf optique et pénètrent dans le globe oculaire.

C'est un petit renflement nerveux situé sur le côté externe du nerf optique, à l'union de son tiers postérieur avec ses deux tiers antérieurs. Il est aplati transversalement et mesure à peine 2 millimètres dans son plus grand diamètre.

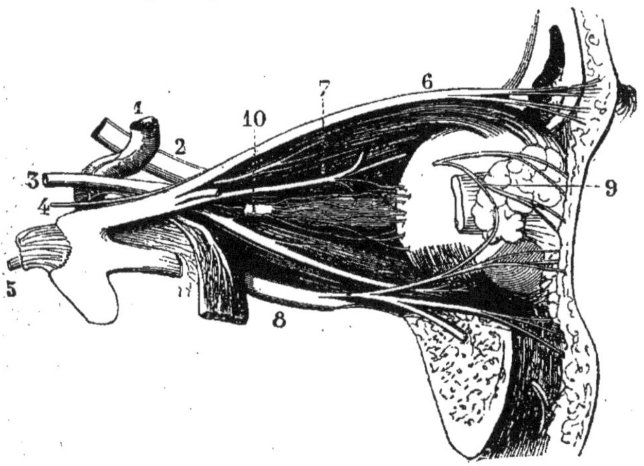

Fig. 474. — Nerfs de l'orbite et ganglion ophtalmique.

1, artère carotide interne. — 2, nerf optique. — 3, nerf moteur oculaire commun. — 4, pathétique. — 5, trijumeau. — 6, frontal. — 7, nasal. — 8, nerf maxillaire supérieur donnant le rameau orbitaire. — 9, terminaison du nerf lacrymal s'anastomosant avec le précédent. — 10, ganglion ophtalmique.

Ce ganglion présente trois branches ou racines :

La *racine motrice*, qui est grosse et courte, vient du rameau du moteur oculaire commun destiné au muscle petit oblique; quelquefois, cette racine est fournie par le moteur oculaire externe.

La *racine sensitive* vient du nasal avant sa bifurcation.

La *racine végétative* vient du plexus caverneux, au niveau de l'artère carotide interne.

Du ganglion partent beaucoup de filets nerveux (branches efférentes), qui se portent au globe oculaire sous le nom de *nerfs ciliaires*. Ces nerfs traversent la sclérotique, se placent entre la sclérotique et la choroïde, et se distribuent au muscle ciliaire, à l'iris, à la conjonctive et à la cornée.

B. — Nerf maxillaire supérieur.

Dissection du maxillaire supérieur et du ganglion de Meckel. — Comme les divisions du nerf maxillaire supérieur parcourent, pour la plupart, des canaux situés profondément dans les os du crâne, la plus grande partie de la préparation devra être faite avec le ciseau et le marteau ; il est donc convenable d'enlever toutes les parties superflues pour pouvoir plus commodément manier la préparation. Il faut, en outre, observer qu'il est avantageux de pouvoir isoler la tête du tronc, en sorte qu'il serait à désirer que les nerfs cervicaux et les nerfs profonds du cou fussent déjà disséqués ; c'est dans cette supposition que nous indiquons les coupes à faire. On commence par mettre à découvert l'artère carotide interne et le ganglion cervical supérieur du grand sympathique, situés profondément à la partie latérale et supérieure du cou, derrière la branche de la mâchoire inférieure ; on recherche de même les nerfs glosso-pharyngien, pneumogastrique et spinal, qui sortent du crâne, par le trou déchiré postérieur ; ces nerfs ne seront cependant pas encore disséqués au net, afin de ne pas couper les filets de communication qui existent entre eux et le nerf grand sympathique ; puis, on enlève la mâchoire inférieure, ainsi que la langue et la partie inférieure du pharynx ; mais on laisse le voile du palais et la partie supérieure du pharynx en rapport avec la tête, que l'on sépare ensuite dans l'articulation occipito-atloïdienne.

Nous supposons qu'on fasse la préparation sur la tête qui a servi à celle du maxillaire inférieur et des nerfs de l'œil. Si l'on avait une tête entière, on extrairait le cerveau, on mettrait à nu le ganglion de Gasser, on enlèverait la paroi supérieure de l'orbite et une portion des os de la tempe, comme cela a été indiqué pour ces préparations-là.

On agrandit ensuite le trou grand rond avec le ciseau et le marteau, pour bien voir le passage du nerf, et l'on va à la recherche de son *rameau orbitaire*, que l'on poursuit au delà de sa bifurcation, jusqu'à l'endroit où ses divisions entrent dans leurs canaux osseux ; on enlève ensuite la plus grande partie de la paroi externe de l'orbite, depuis sa partie postérieure jusqu'à 4 millimètres environ en avant de l'extrémité antérieure de la fente sphéno-maxillaire, en ménageant soigneusement le *filet temporal* du rameau orbitaire, qui, dans ce point-là, passe de l'orbite dans la fosse temporale.

Le *nerf malaire* sera mis à découvert en agrandissant avec le ciseau le canal pratiqué à travers l'os de la pommette ; cette préparation exige beaucoup de soin, afin de ne pas enlever le filet du lacrymal, qui vient s'anastomoser avec lui, ce qui n'a quelquefois lieu que dans l'épaisseur de l'os, en sorte que chacun d'eux a alors son canal osseux particulier ; on vient à la rencontre du nerf par la face antérieure de l'os de la pommette, en agrandissant le trou malaire.

On renverse vers la ligne médiane le globe de l'œil avec ses muscles et ses nerfs, afin de gagner l'espace nécessaire pour ouvrir le canal sous-orbitaire par sa paroi supérieure ; mais on ménagera soigneusement le nerf lacrymal, à cause de son anastomose avec le filet malaire. On peut laisser subsister un pont sur le canal sous-orbitaire, vers son extrémité antérieure, afin de ne pas briser le bord inférieur de l'orbite, mais on agrandira, si l'on veut, le trou orbitaire inférieur pour mieux voir la sortie du nerf. On emporte de même une partie de la table antérieure de la cloison osseuse du sinus maxillaire, afin de découvrir les nerfs *dentaires antérieurs*, et l'on suit les filets de ces nerfs dans leur distribution aux dents antérieures, en ouvrant avec précaution les canaux osseux qu'ils parcourent.

Les nerfs *dentaires postérieurs* sont facilement mis à découvert à la face postérieure de l'os maxillaire supérieur ; on les suit jusqu'aux dents molaires, en enlevant avec précaution la table externe de l'os.

On arrive au *ganglion sphéno-palatin* en suivant les filets inférieurs que le nerf maxillaire fournit avant de donner les dentaires postérieurs. Quelquefois cependant, ce ganglion manque, et les nerfs qu'il doit donner proviennent alors directement des filets descendants.

Pour suivre les *nerfs palatins*, on enlève les muscles ptérygoïdiens le plus près possible de leur attache au sphénoïde ; puis, on ouvre de haut en bas les canaux palatins postérieurs, en emportant plutôt des portions de l'os maxillaire supérieur et de l'os du palais, que des fragments de l'apophyse ptérygoïde, qui, dans cette préparation, est très exposée à se briser à sa base ; si cet accident arrivait, la pièce d'os détachée n'offrirait plus assez de résistance pour permettre d'en emporter des fragments avec le ciseau, et il vaudrait mieux alors enlever en entier l'os détaché, ce qui permettrait même de poursuivre plus commodément la dissection commencée. Les trois nerfs palatins étant mis ainsi à découvert, on suit le *palatin moyen* et le *palatin postérieur* en arrière dans le voile et dans l'amygdale, et l'on dissèque le *palatin antérieur* dans la voûte du palais, au moyen d'une incision qui, de la dernière grosse dent molaire, se dirige en avant ; on renverse de côté et d'autre les lambeaux de la muqueuse du palais, et l'on enlève grain par grain les glandes palatines sur le trajet des rameaux nerveux qui sont ordinairement profondément situés. Les *rameaux nasaux* du grand nerf palatin seront disséqués avec les nerfs nasaux postérieurs.

Pour mettre à découvert les deux rameaux dont se compose le *nerf vidien*, on ouvre le canal qu'il parcourt, en enlevant peu à peu la base de l'apophyse ptérygoïde et en travaillant ensuite dans le corps même du sphénoïde ; mais il faut beaucoup de précautions en maniant le ciseau : car, en le faisant pénétrer trop profondément, on risque de diviser d'un seul coup le nerf, qui est excessivement mou. Quand on a ouvert le canal vidien, le nerf n'est pas encore à découvert ; il y est enveloppé par une gaine membraneuse, et ce n'est qu'après avoir incisé celle-ci que l'on découvre les deux filets dont il se compose. On suit d'abord le *nerf pharyngien* et les *nerfs sphéno-palatins*, qui se détachent du ganglion sphéno-palatin à côté de l'origine du vidien ; puis, on poursuit les deux filets principaux qui composent ce dernier, à travers la substance fibro-cartilagineuse du trou déchiré antérieur, en commençant par le *nerf pétreux*. Cette dissection est difficile, et le fibro-cartilage ne peut être enlevé qu'insensiblement avec le scalpel ; on enlève ensuite la dure-mère qui recouvre le nerf pétreux, et on le suit avec le ciseau dans l'*hiatus de Fallope*. On ouvre l'aqueduc de Fallope jusqu'à l'endroit où le nerf pétreux s'unit au facial ; on ouvre de même le trou auditif interne par sa partie supérieure ; mais on laisse, pour le moment encore, le *nerf facial* et le *nerf auditif* enveloppés par la dure-mère, qui pénètre dans ce trou avec eux, et on ne la fend qu'après avoir mis à découvert tout le trajet du facial à travers l'aqueduc de Fallope, ce qui se fait en enlevant peu à peu la substance osseuse autour de lui, de manière que ce canal soit élargi jusqu'au diamètre de 4 à 6 millimètres ; mais on conçoit que cette préparation exige des soins infinis pour ne pas couper la corde du tympan ou bien le facial lui-même. On poursuit ensuite la *corde du tympan*, en ouvrant la cavité tympanique par sa face supérieure, et l'on enlève en entier la partie antérieure de la cavité glénoïde jusqu'à la fente de Glaser, pour voir la sortie de la corde du tympan.

On poursuit après cela, sur le promontoire de la caisse du tympan, le filet du facial qui va s'anastomoser avec le *rameau de Jacobson ;* ces filets ne sont pas entièrement à nu dans la caisse du tympan, mais renfermés dans des canaux osseux, dont les parois externes sont extrêmement minces, et par conséquent faciles à enlever ; cependant, il est à propos de faire remarquer que le rameau de Jacobson fait souvent de fortes inflexions dans son trajet, en sorte qu'on court le risque de le perdre, si l'on n'y fait pas bien attention. On suit alors en avant le filet qui, du rameau de Jacobson, se porte dans le plexus carotidien.

Après avoir poursuivi le *rameau carotidien* du vidien à travers le fibro-cartilage du trou déchiré antérieur, on ouvre le canal carotidien par sa face externe et dans toute sa longueur ; on trouve alors l'artère carotide entourée par un plexus assez considérable de filets nerveux, qu'il est facile d'isoler de l'artère ; on les suit aisément en bas jusqu'au ganglion cervical supérieur, et en haut, jusqu'au sixième nerf cranien. On dissèque ensuite le ganglion cervical supérieur pour découvrir ses communications avec les nerfs voisins. La préparation de ces filets, qui, du reste, n'appartient directement ni au maxillaire supérieur ni au facial, est ordinairement faite à cette occasion, parce que, disséquant déjà dans la profondeur, le préparateur pourra les mettre aisément à découvert.

Ce n'est qu'à ce moment qu'il convient d'aller à la recherche des *nerfs nasaux*, qui, étant très profondément situés, devront être recherchés en disséquant de dedans en dehors. Pour cela, on divise la tête d'avant en arrière par une coupe qui laisse subsister la cloison des narines du côté où l'on fait la préparation ; on enlève ensuite la membrane muqueuse qui recouvre la cloison du nez ; puis, on casse la cloison elle-même, et on l'emporte par parcelles, de manière à laisser intacte la membrane muqueuse qui la tapisse du côté où la préparation sera faite. On verra alors sur cette membrane le *nerf sphéno-palatin interne* se diriger en diagonale du trou sphéno-palatin vers le canal palatin antérieur, que l'on ouvre avec le ciseau. On ne conserve ensuite de la membrane muqueuse de la cloison qu'une lanière de quelques millimètres de large, qui puisse soutenir le nerf naso-palatin, et l'on en coupe le reste pour voir dans l'intérieur des fosses nasales ; là, on suivra les ramifications des *nerfs nasaux* fournis par le nerf palatin antérieur, en fendant de haut en bas la muqueuse qui tapisse la partie externe de la fosse nasale, en commençant vis-à-vis du ganglion sphéno-palatin, et en suivant successivement les filets qui en partent.

TABLEAU DES BRANCHES DU MAXILLAIRE SUPÉRIEUR
ET DU GANGLION DE MECKEL

MAXILLAIRE SUPÉRIEUR. (Branches.)	Collatérales.	Rameau orbitaire.	
		Racines sensitives du ganglion sphéno-palatin.	
		Nerfs dentaires postérieurs.	
		Nerf dentaire antérieur.	
	Terminales.	Rameaux sous-orbitaires.	
GANGLION DE MECKEL (SPHÉNO-PALATIN).	Racines.	Sensitive . .	Maxillaire supérieur.
			Glosso-pharyngien.
		Motrice . . .	Grand pétreux superficiel.
		Végétative .	Grand sympathique.
	Branches.	Nerf ptérygo-palatin.	
		Nerf sphéno-palatin.	
		Nerfs palatins.	

Branche moyenne du ganglion de Gasser, le nerf maxillaire supérieur prend naissance sur le milieu du ganglion, traverse le trou grand rond, la fosse ptérygo-maxillaire, et arrive sur le plancher de l'orbite. Il pénètre dans le canal sous-orbitaire avec l'artère sous-orbitaire, et se termine au trou sous-orbitaire. Dans la gouttière, le périoste sépare de la cavité orbitaire ce nerf, qui fournit dans son trajet quelques branches collatérales.

Le **rameau orbitaire**, branche collatérale, naît du maxillaire supérieur, dans la fosse ptérygo-maxillaire, va à l'orbite et s'anastomose avec le lacrymal, dont il partage la distribution.

Dans la fosse ptérygo-maxillaire, le nerf maxillaire supérieur donne des *racines sensitives* au ganglion sphéno-palatin.

Les **nerfs dentaires postérieurs** naissent au moment où le maxillaire va traverser la fente sphéno-maxillaire, se dirigent en bas vers la partie postérieure du maxillaire supérieur, et donnent

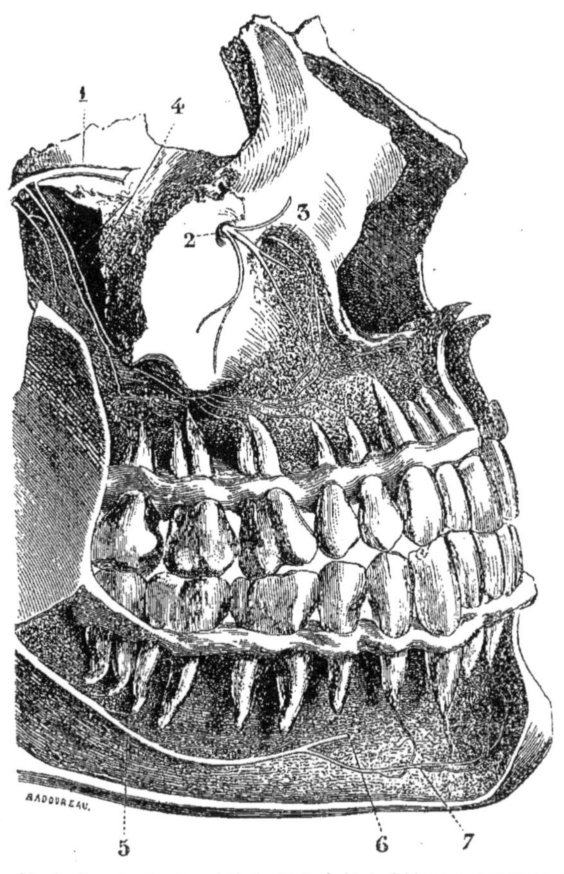

Fig. 475. — Nerfs des dents du côté droit (adulte). L'écorce osseuse a été usée pour montrer les racines des dents et leurs filaments nerveux.

1, nerf maxillaire supérieur. — 2, nerf sous-orbitaire. — 3, nerf dentaire antérieur dans l'épaisseur de l'os. — 4, nerfs dentaires postérieurs dans l'épaisseur de l'os. — 5, nerf dentaire inférieur dans le canal dentaire. — 6, rameau mentonnier coupé. — 7, terminaison du nerf dentaire dans la canine et les incisives (rameau incisif).

des filaments aux racines des molaires, à l'os, aux gencives et à la muqueuse du sinus maxillaire.

Les nerfs dentaires postérieurs se placent dans l'épaisseur de l'os, après avoir traversé les trous du bord postérieur du maxillaire. Ils s'anastomosent au centre de l'os avec les rameaux du dentaire antérieur pour former avec eux le *plexus dentaire*.

Le **nerf dentaire antérieur** naît à l'intérieur du canal sous-orbitaire, et se dirige verticalement en bas vers la canine et les incisives, auxquelles il se distribue. Il parcourt le canal dentaire antérieur, dans l'épaisseur du maxillaire, au-devant du sinus maxillaire. Ce nerf se comporte comme le précédent et donne, en outre, deux filaments à la muqueuse du canal nasal.

Branches terminales. — Ce sont les *nerfs sous-orbitaires* qui donnent la sensibilité à la peau et à la muqueuse de la joue, du nez et de la lèvre supérieure. Ces rameaux sont situés entre le muscle canin et les élévateurs de l'aile du nez et de la lèvre supérieure. Ils descendent du trou sous-orbitaire sous forme de pinceau.

Ganglion sphéno-palatin ou de Meckel.

Découvert en 1749 par Meckel (1), ce ganglion est placé dans la fosse ptérygo-maxillaire ; il est situé contre le trou sphéno-palatin, en dehors de la pituitaire.

Il a trois racines ou branches afférentes.

La *racine motrice* vient du facial, sous le nom de grand nerf pétreux superficiel (voy. *Facial*).

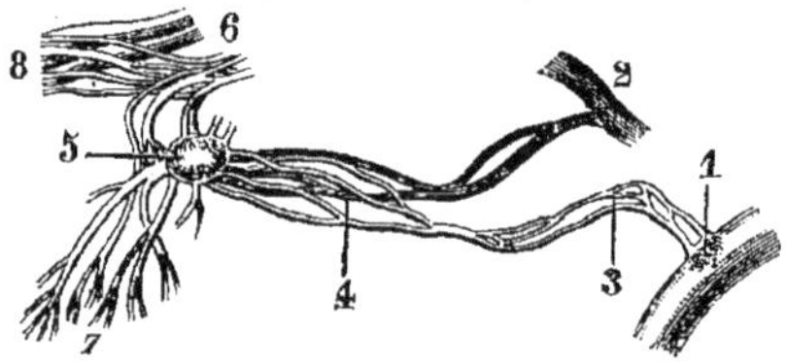

Fig. 476. — Le nerf vidien (d'après Bischoff).

1, ganglion géniculé du facial, donnant naissance au grand pétreux superficiel. — 2, nerf grand sympathique dans le canal carotidien, fournissant le rameau végétatif du nerf vidien. — 3, grand nerf pétreux superficiel. — 4, nerf vidien. — 5, ganglion sphéno-palatin. — 6, 8, nerf maxillaire supérieur. — 7, nerfs palatins.

La *racine sensitive* vient de deux sources : du glosso-pharyngien, sous le nom de petit pétreux profond, interne, et du maxillaire supérieur, au moment où il traverse la fosse ptérygo-maxillaire. La racine venue du glosso-pharyngien s'accole au grand pétreux superficiel, dont elle partage la terminaison.

La *racine végétative* est fournie par le rameau du grand sympathique qui entoure l'artère carotide interne. Cette racine sort du canal carotidien, et se porte vers l'orifice postérieur du conduit vidien avec la racine motrice du ganglion. Là, elles se réunissent et constituent le *nerf vidien*, jusqu'au ganglion sphéno-palatin.

Le nerf vidien est donc un petit tronc nerveux occupant toute la longueur du canal vidien. Ce nerf est formé par la réunion de deux branches, dont l'une, la branche sympathique, est encore appelée *filet carotidien du nerf vidien*, et dont l'autre, le grand pétreux, est encore appelée *filet cranien du nerf vidien*.

(1) MECKEL (Jean-Frédéric), né en 1724, mort en 1774, professeur à Berlin.

Branches efférentes du ganglion. — Elles sont au nombre de trois : supérieure, interne, inférieure.

La branche supérieure, nerf *ptérygo-palatin* ou *pharyngien de Bock*, passe par le conduit ptérygo-palatin et se distribue à la muqueuse qui entoure l'orifice de la trompe d'Eustache.

La branche interne, ou nerf *sphéno-palatin*, traverse le trou sphéno-palatin et se divise en deux rameaux : 1° le nerf *sphéno-palatin interne*, qui descend en bas et en avant, le long de la

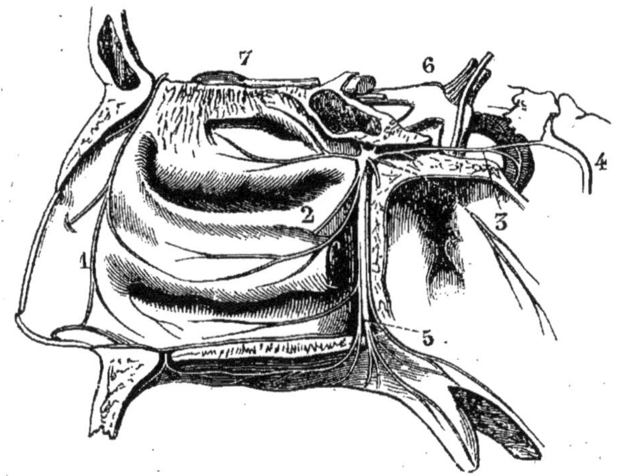

Fig. 477. — Ganglion sphéno-palatin et nerfs de la paroi externe les fosses nasales (côté droit).

1, filet externe du nerf nasal interne. — 2, filet externe du nerf sphéno-palatin, ou nerf nasal postérieur et supérieur. — 3, nerf ptérygo-palatin ou pharyngien. — 4, nerf facial et grand nerf pétreux superficiel. — 5, nerfs palatins. — 6, nerf trijumeau du côté droit soulevé pour montrer sa racine motrice qui passe au-dessous du ganglion de Gasser. — 7, bulbe du nerf olfactif.

cloison, et se jette dans le canal palatin antérieur, pour se terminer à la partie antérieure de la voûte palatine ; 2° le nerf *sphéno-palatin externe*, qui va à la muqueuse des cornets moyen et supérieur.

Les branches inférieures, ou *nerfs palatins*, sont au nombre de trois. Ces nerfs descendent dans le canal palatin postérieur et dans les canaux palatins accessoires, et arrivent à la voûte palatine. Le *palatin antérieur* se dirige en avant et se distribue à la muqueuse de la voûte palatine : il donne, pendant qu'il traverse le canal palatin, un rameau à la muqueuse du cornet inférieur, *nerf nasal postérieur et inférieur*.

Le *palatin moyen* se distribue uniquement à la muqueuse des deux faces du voile du palais.

Le *palatin postérieur* se distribue à la muqueuse du voile du palais et donne des filets aux muscles péristaphylin interne et palato-staphylin.

Francesco Randacio, professeur d'anatomie à l'Université de Palerme, a découvert, en 1863, quatre branches efférentes supérieures dans le ganglion sphéno-palatin.

C'est à Vincenzo Marchesano, de la même Université, que je dois plusieurs dessins photographiques pris sur les préparations de Randacio. Selon ce savant anatomiste, les quatre rameaux partent de la partie supérieure du ganglion : l'antérieur se porte en avant, passe à travers la partie la plus interne de la fente sphénoïdale, et se porte à la partie postérieure des muscles de l'œil, *nervo susfeno orbitale ;* le second se porte dans l'ophtalmique de Willis (cette anastomose pourrait servir à expliquer, d'après Randacio, les mouvements de l'iris, après la section du cinquième nerf), *nervo susfeno cavernoso anteriore;* le troisième se dirige vers le sinus caverneux et se jette dans le plexus caverneux du grand sympathique, *nervo susfeno cavernoso medio;* le dernier, postérieur, qui est volumineux et facile à découvrir, se jette dans le moteur oculaire externe, *nervo susfeno cavernoso postériore.*

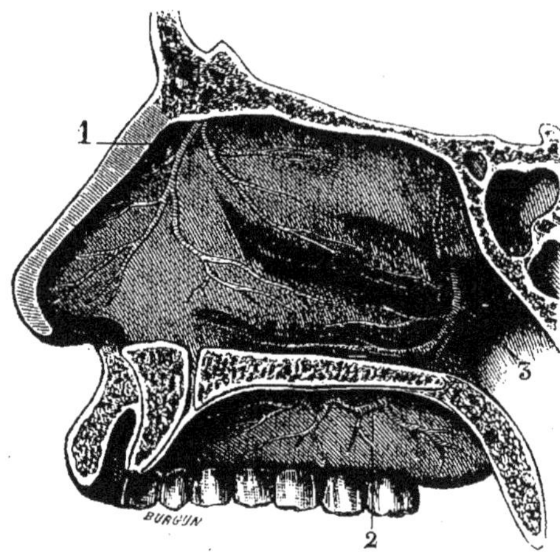

Fig. 478. — Artères accompagnant les branches du ganglion sphéno-palatin.

1, artère nasale antérieure accompagnant le nerf nasal externe. — 2, artère palatine supérieure. — 3, artère sphéno-palatine.

C. — Nerf maxillaire inférieur.

Dissection. — Commencez par rechercher le nerf *temporal superficiel* audevant de l'oreille, là où il passe sur l'arcade zygomatique en accompagnant l'artère temporale, et enlevez la voûte du crâne après avoir abaissé les téguments qui la recouvrent, et surtout en détachant de sa fosse le muscle temporal. Retirez le cerveau, en conservant un bout des nerfs en rapport avec le crâne, à moins que ces préparations n'aient déjà été faites pour la dissection du facial et des nerfs de l'œil. Si le premier de ces nerfs avait déjà été disséqué sur la même pièce, on pourrait facilement le conserver en prenant quelques précautions.

Mettez le *tronc du trijumeau* à découvert, en enlevant la dure-mère qui le tapisse en dehors, et pour faire voir le passage du maxillaire inférieur à travers le trou ovale, agrandissez ce trou avec le ciseau, par sa demi-circonférence externe, de manière à lui donner à peu près 2 centimètres de diamètre. De cette manière, vous verrez, à travers le périoste de la fosse zygomatique, le faisceau antérieur des nerfs.

Séparez le muscle masséter de l'arcade zygomatique, et repliez-le en arrière et en bas ; mais ayez soin de ménager le *nerf massétérin*, qui se rend dans la face interne du muscle en passant entre l'apophyse coronoïde et le col de la mâchoire. Ouvrez ensuite le canal dentaire inférieur, en enlevant la table externe de l'os de la mâchoire ; mais ayez soin de ne pas blesser avec le ciseau le *nerf dentaire* qui parcourt ce canal. Cette préparation sera commencée près du trou mentonnier ; on ouvrira la continuation du canal vers les racines des dents incisives, puis le canal lui-même d'avant en arrière ; le bord antérieur du masséter peut être détaché de la mâchoire, afin de pouvoir continuer à ciseler ; mais il y restera attaché en arrière. L'orifice postérieur du canal sera élargi.

Divisez l'aponévrose temporale là où elle s'insère au bord supérieur de l'arcade zygomatique et au bord postérieur de l'os de la pommette, en ayant grand soin d'endommager le moins possible les filets préparés du facial qui se trouvent dans cette région, et surtout le filet temporal du maxillaire supérieur, qui sort de la fosse temporale vers sa partie antérieure et supérieure pour s'anastomoser avec le facial. Enlevez après cela l'arcade zygomatique par deux traits de scie, dont l'un passera au-devant de la cavité glénoïde, l'autre au point où s'articule l'apophyse zygomatique avec l'os malaire, afin de laisser intacte la plus grande partie de cet os, dans l'intérieur duquel rampe le filet malaire du maxillaire supérieur, qui pourra être disséqué plus tard.

Détachez ensuite le muscle temporal le plus près possible des os de la tempe, afin de conserver les *nerfs temporaux profonds* qui rampent à sa face interne, et abaissez-le vers la mâchoire inférieure ; il ne restera attaché qu'à l'apophyse coronoïde et aux nerfs temporaux. Il faut avoir soin de bien séparer ce muscle du ptérygoïdien externe, qui lui adhère.

Enlevez une portion triangulaire des os de la tempe au moyen de deux traits de scie ; le premier commencera à quelques lignes en arrière du bord externe de l'orbite, et se dirigera vers le trou ovale agrandi ; l'autre se dirigera vers le même trou, et commencera immédiatement au-devant de la cavité glénoïde. Quelquefois, il paraîtra plus avantageux de n'enlever avec la scie que la partie supérieure de la tempe, et d'achever avec le ciseau la coupe vers la base du crâne. Quoi qu'il en soit, on conçoit que ces coupes doivent être faites avec précaution, pour ne pas endommager les nerfs voisins.

Suivez ensuite les branches qui partent du tronc du maxillaire inférieur, en enlevant peu à peu les portions du muscle ptérygoïdien externe qui en recouvrent le trajet, et ne conservez de ce muscle que quelques portions qui resteront attachées aux nerfs qui s'y distribuent. Détachez le ptérygoïdien interne de son attache à la mâchoire inférieure, ce qui permettra de voir le nerf qui s'y rend, en passant à la partie postérieure du ptérygoïdien externe. En même temps, on aura gagné l'espace nécessaire pour disséquer le *lingual* et le *dentaire inférieur*. N'oubliez pas le *rameau myloïdien*, qui part de ce dernier avant qu'il entre dans le canal dentaire : ce rameau est fortement appliqué contre la branche de la mâchoire, où il est retenu par une expansion fibreuse qui transforme en canal complet la gouttière osseuse destinée à lui livrer passage. Pour voir la distribution de ce nerf, il faut détacher de la mâchoire le ventre antérieur du digastrique et le muscle mylo-hyoïdien.

Enfin, pour gagner plus d'espace dans la préparation, divisez la mâchoire inférieure au niveau de la symphyse, et désarticulez-la avec le temporal, en la laissant, toutefois, attachée par la partie externe de la capsule articulaire ; mais ayez bien soin de ne pas couper la *corde du tympan*, qui sort près de la scissure de Glaser pour s'unir au lingual ; elle se trouve à peu de distance en avant et en dedans du condyle et du col de la mâchoire.

Le *ganglion otique* et les filets nerveux qui sont en connexion avec lui seront plus facilement disséqués sur une tête divisée sur la ligne médiane, et sur laquelle on travaillera de dedans en dehors, en enlevant peu à peu tous les os qui se trouvent sur le côté interne du tronc du maxillaire inférieur.

TABLEAU DES BRANCHES DU MAXILLAIRE INFÉRIEUR

MAXILLAIRE INFÉRIEUR. (Branches.)	Trois externes	Nerf massétérin.	Rameau musculaire.
			Rameau articulaire.
			Temporal profond postérieur.
		Nerf buccal	Rameaux cutanés.
			Rameaux muqueux.
			Temporal profond antérieur.
		Nerf temporal profond moyen.	
	Trois internes	Nerf lingual	Glande sublinguale.
			Glande sous-maxillaire.
			Anastomose du dentaire.
		Nerf dentaire inférieur	Nerf myloïdien.
			Nerf mentonnier.
			Nerf incisif.
		Nerf ptérygoïdien.	
	Une supérieure.	Nerf auriculo-temporal	Anastomose avec le facial.
			Rameaux articulaires.
			Rameaux auriculaires.
			Racine sensitive du ganglion otique.
			Rameaux parotidiens.
GANGLION OTIQUE	Racines	Sensitives. — Glosso-pharyngien et auriculo-temporal.	
		Motrice — Petit pétreux superficiel.	
		Végétative. — Grand sympathique.	
	Branches	Nerf du muscle interne du marteau.	
		Nerf du péristaphylin externe.	
		Nerfs de la muqueuse de la caisse du tympan.	

Branche inférieure du ganglion de Gasser, ce nerf se compose d'une portion principale sensitive et de la racine motrice du trijumeau qui passe au-dessous du ganglion, sans se confondre avec lui. Il sort du crâne, en traversant le trou ovale avec l'artère petite méningée, et, à la sortie de ce trou, il fournit un bouquet de nerfs formé de sept branches, qui sont : le *nerf buccal*, le *massétérin* le *temporal profond moyen*, le *dentaire inférieur*, le *lingual*, l'*auriculo-temporal* et le *nerf du muscle ptérygoïdien interne*.

Le maxillaire inférieur est un nerf mixte, dont la portion motrice est constituée par la petite racine du nerf trijumeau. C'est cette portion motrice qui se rend aux muscles masticateurs et qu'on nomme *nerf masticateur*.

Nerf buccal (1). — Parti du maxillaire inférieur, il se porte en avant, passe entre les deux faisceaux du ptérygoïdien externe, sur

(1) *Découvrir le nerf buccal.* — Incision verticale de 6 centimètres le long du bord antérieur du masséter. Écartez en avant la boule graisseuse de Bichat ; découvrez le bord antérieur du masséter et la face externe du buccinateur avec précaution ; vous trouverez le nerf buccal en avant de l'angle formé par le masséter et du buccinateur.

la face externe du buccinateur, et va se terminer à la muqueuse de la joue : il donne un rameau au muscle ptérygoïdien externe, et le nerf *temporal profond antérieur* pour la partie antérieure du muscle temporal.

Nerf temporal profond moyen. — Il glisse le long des parois osseuses, et se dirige en haut vers la fosse temporal où il se

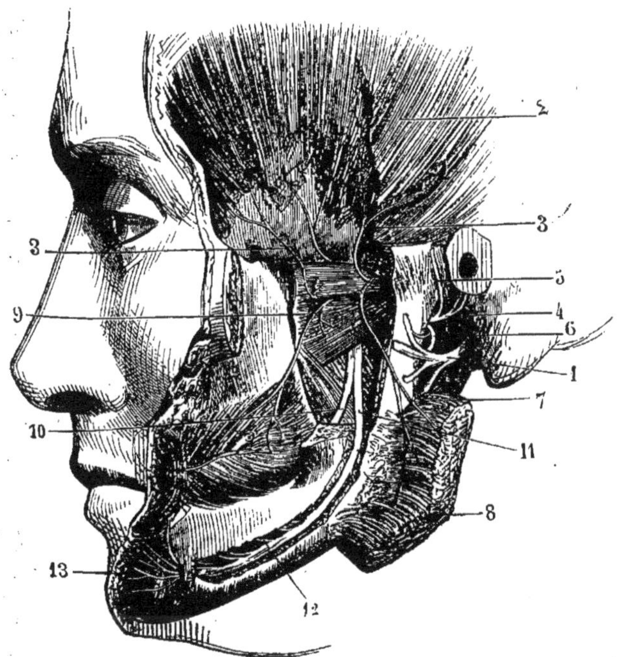

Fig. 479. — Maxillaire inférieur du côté gauche ; anastomose avec le facial.

1, tronc du facial. — 2, muscle temporal. — 3, nerf temporal profond antérieur, branche du buccal. — 3', temporal profond postérieur, branche du massétérin. — 4, auriculo-temporal. — 5, une des branches ascendantes de ce nerf. — 6, anastomose de ce nerf avec le facial. — 7, massétérin. — 8, coupe du muscle masséter renversé. — 9, nerf buccal. — 10, lingual. — 11, dentaire inférieur. — 12, rameaux fournis aux dents par le dentaire. — 13, mentonnier.

distribue à la partie moyenne du muscle temporal. Il est peu développé.

Nerf massétérin (1). — Il va à la face profonde du muscle masséter, en passant dans l'échancrure sigmoïde du maxillaire infé-

(1) *Découvrir le nerf massétérin.* — Incision horizontale de 6 centimètres au-dessous de l'arcade zygomatique ; détachez l'insertion du masséter à l'arcade ; rabattez-le avec précaution, séparez-le du tendon du temporal ; vous verrez l'échancrure sigmoïde du maxillaire, le nerf massétérin et l'artère massétérine qui y passent pour se rendre à la face profonde du masséter.

rieur ; dans son trajet, il donne le nerf *temporal profond postérieur* à la partie postérieure du muscle temporal, et deux rameaux *articulaires* pour l'articulation temporo-maxillaire.

Nerf du muscle ptérygoïdien interne. — Petit nerf qui se rend directement au muscle de ce nom. Quelquefois, il vient du ganglion otique.

Nerf auriculo-temporal ou temporal superficiel (1). — Ce nerf est d'abord contenu dans l'épaisseur de la glande parotide, à laquelle il abandonne quelques filets. Il contourne ensuite le col du condyle et monte vers la fosse temporale, en suivant la direction de l'artère temporale dans sa première portion.

Ce nerf est perforé par l'artère méningée moyenne, au niveau de son origine. Il se termine à la peau de la région temporale.

Il donne, dans son trajet sous-cutané, deux *branches anastomotiques* considérables au nerf facial, des rameaux sensitifs à l'oreille (*nerf auriculaire antérieur*) et des *filets articulaires* à l'articulation temporo-maxillaire. Il donne, en outre, la racine sensitive du ganglion otique.

Nerf dentaire inférieur (2). — Ce nerf descend entre le ptérygoïdien interne, qui est en dedans, et la branche de la mâchoire, qui est en dehors. Il entre dans le canal dentaire, qu'il parcourt jusqu'au trou mentonnier, accompagné par l'artère dentaire et la veine dentaire.

Il se termine au trou mentonnier en donnant le nerf mentonnier et le nerf incisif. Le *nerf mentonnier* sort par le trou mentonnier et se distribue à la peau et à la muqueuse de la lèvre inférieure. Le *nerf incisif* se rend aux incisives et à la canine du côté correspondant (fig. 470).

Branches collatérales. Le nerf dentaire inférieur fournit dans l'os des ramifications pour les dents, le tissu osseux, le périoste, les gencives. Avant de pénétrer dans le canal dentaire, il donne le *nerf myloïdien*, qui suit le sillon myloïdien sur la face interne du maxillaire, et qui se termine au muscle mylo-hyoïdien et au ventre

(1) *Découvrir l'auriculo-temporal.* — Incision verticale de 5 centimètres dans le sillon qui sépare le tragus du condyle du maxillaire. Disséquez attentivement, vous trouverez réunis l'auriculo-temporal, l'artère et la veine temporales superficielles.

(2) *Découvrir le nerf dentaire inférieur.* — Faites une incision courbe de 8 centimètres embrassant l'angle du maxillaire par sa concavité ; découvrez le bord de la branche du maxillaire et l'angle ; détachez le ptérygoïdien interne de ses insertions au maxillaire, pendant qu'un aide soulève l'os. Cherchez avec le doigt l'épine de Spix et prenez garde de vous piquer. Chargez, sur une aiguille courbe, le nerf situé au-dessus de l'épine de Spix.

antérieur du digastrique. Il donne encore un rameau anastomotique au lingual.

Nerf lingual. — Il se dirige en avant et en bas, en décrivant une courbe à concavité antérieure. Ce nerf se place d'abord entre le muscle ptérygoïdien interne et la branche de la mâchoire, et se termine à la muqueuse de la langue. Il fournit des branches terminales et des branches collatérales.

Les *branches terminales* se portent aux deux tiers antérieurs de la muqueuse de la face dorsale, des bords et de la pointe de la langue.

Les *branches collatérales* sont : 1° un *rameau anastomotique* qui se jette dans le dentaire inférieur au moment où celui-ci pénètre dans le canal dentaire ; 2° des filets nerveux qui se rendent aux glandes sous-maxillaire et sublingale.

Dans son trajet, le lingual reçoit la corde du tympan, branche du facial.

Les filets qui se rendent à la glande sous-maxillaire traversent un ganglion nerveux, ganglion sous-maxillaire.

Le *ganglion sous-maxillaire*, annexé au nerf lingual, est situé contre la glande sous-maxillaire, au-dessous du nerf lingual.

Sa *racine sensitive* vient du nerf lingual, sa *racine motrice* vient de la corde du tympan qui abandonne un filet au ganglion, et sa *racine végétative* vient des filets du grand sympathique qui entourent l'artère faciale. Ce ganglion donne des branches qui se portent : les unes à la partie terminale du nerf lingual, les autres dans les parois du canal de Wharton qui passe au-dessous de ce nerf, et d'autres enfin à la glande sous-maxillaire.

Ganglion otique.

Ce petit ganglion est situé au-dessous du trou ovale, en dedans du maxillaire inférieur ; il a trois racines : la *racine motrice* est le petit pétreux superficiel qui vient du facial ; la *racine sensitive*, le petit pétreux profond externe venu du glosso-pharyngien ; la *racine végétative* vient des branches du grand sympathique qui entourent l'artère méningée moyenne. Il reçoit, en outre, une seconde racine sensitive du nerf auriculo-temporal.

Ce ganglion émet deux branches : l'une va au muscle interne du marteau et à la muqueuse de la caisse du tympan ; l'autre se rend au péristaphylin externe.

Fonctions du trijumeau. — Le nerf trijumeau donne : 1° la sensibilité à la peau de la face et de la moitié antérieure du cuir chevelu ; aux muqueuses des cavités de la face (muqueuses conjonctive, pituitive, buccale et tympanique) ; 2° il gouverne les sécrétions des glandes qui versent leurs produits sur ces muqueuses; 3° par le nerf masticateur, il donne le mouvement d'élévation au maxillaire inférieur ; 4° il exerce aussi une action trophique sur les tissus auxquels il se rend, comme l'ont démontré les expériences de Claude Bernard et de Mathias Duval.

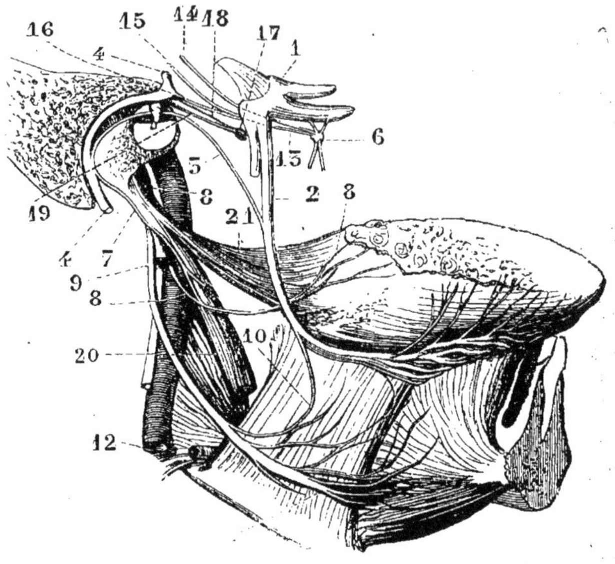

Fig. 480. — Nerfs de la langue, ganglions sphéno-palatin et otique.

1, trijumeau et ganglion de Gasser. — 2, lingual. — 3, corde du tympan. — 4, facial passant dans le trou stylo-mastoïdien. — 6, ganglion sphéno-palatin. — 7, rameau du facial pour le muscle stylo-hyoïdien. — 8, 8, glosso-pharyngien. — 9, 9, grand hypoglosse au-dessus duquel on voit le muscle hyo-glosse qui recouvre l'artère linguale. — 10, anastomoses du lingual et du grand hypoglosse. — 12, artère carotide interne. — 13, grand nerf pétreux superficiel formant le nerf vidien. — 14, rameau du grand sympathique formant le rameau carotidien du nerf vidien. — 15, petit pétreux profond interne du rameau de Jacobson. — 16, ganglion géniculé du facial. — 17, ganglion otique. — 18, petit pétreux profond externe du rameau de Jacobson. — 19, petit pétreux superficiel. — 20, muscle stylo-hyoïdien. — 21, muscle stylo-glosse.

Le 28 juin 1879, MM. Laffont et Joliet ont fait une communication à la Société de biologie sur le *nerf maxillaire supérieur* considéré comme nerf vaso-dilatateur type.

Ces expérimentateurs ont annoncé qu'il y avait dans le nerf maxillaire supérieur des filets vaso-dilatateurs proprement dits, agissant sur les *muqueuses labiale*, *nasale* et *gingivale*.

Quand on coupe le trijumeau à sa sortie de la protubérance, on produit une paralysie intantanée de la sensibilité des parties auxquelles se rend la portion sensitive du trijumeau, et la perte immédiate des mouvements des muscles masticateurs. Magendie, et plus tard Claude Bernard, sectionnant le trijumeau en avant du ganglion de Gasser, c'est-à-dire entre ce ganglion et la périphérie, constatèrent que des troubles trophiques s'ajoutaient à la paralysie de la sensibilité et du mouvement. On crut alors que le trijumeau empruntait ces fibres trophiques aux anastomoses du grand sympathique avec le ganglion de Gasser.

Mais Claude Bernard sectionnant ce nerf entre son point d'émergence et le ganglion, observa les mêmes troubles trophiques, d'où il conclut que ce nerf contenait des fibres trophiques au moment où il sortait de la protubérance.

En 1878, Mathias Duval et Laborde sont parvenus à diviser le trijumeau sensitif, près de son noyau de terminaison, c'est-à-dire dans le bulbe, et, ils ont observé les mêmes troubles de nutrition que Claude Bernard avait signalés après la section du nerf lui-même. Ce sont surtout des troubles trophiques de l'œil et de l'oreille moyenne : immédiatement, insensibilité de la cornée. Le lendemain, opacité de cette membrane ; peu de jours après, formation du pus dans la chambre antérieure de l'œil ; du treizième au quinzième jour, perforation de la cornée, laissant écouler le pus. On ne peut s'empêcher de comparer ce qui se passe dans ce cas à la pleurésie purulente qui se montre chez le chien en extirpant le ganglion cervical supérieur, selon le procédé de Claude Bernard.

Conclusion. — Les fibres trophiques existant dans la racine inférieure du trijumeau sensitif, il est probable que les noyaux des fibres trophiques du trijumeau prennent naissance dans le bulbe ou dans la partie supérieure de la portion cervicale de la moelle.

— Les mêmes auteurs ont présenté en 1889, un mémoire à la Société de biologie, sur la *propagation des névralgies de la tête à celles du cou.*

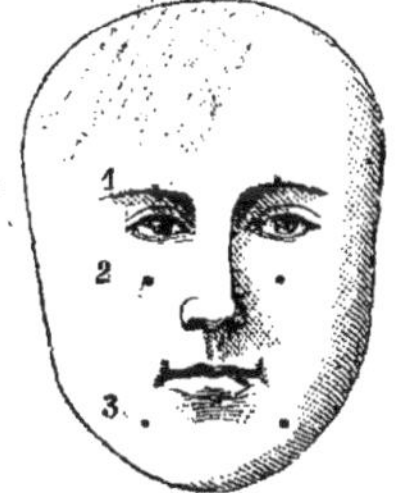

Fig. 481. — Les trois points principaux de la névralgie faciale.

— On observe rarement des *paralysies* de ce nerf ; lorsqu'elles existent, elles sont partielles ou générales, selon que la lésion affecte une partie du nerf ou sa totalité. On observe alors une paralysie de la sensibilité dans la sphère de distribution du nerf. La *névralgie* du trijumeau est, au contraire, très fréquente. Lorsqu'elle affecte la totalité du nerf, une violente douleur se manifeste dans toute la moitié correspondante de la face ; en comprimant avec le bout du doigt certaines régions, on y constate la présence de *points douloureux*, dont les trois principaux sont indiqués dans la figure 466 ; le supérieur s'appelle point sus-orbitaire, le moyen est le sous-orbitaire, et l'inférieur le mentonnier.

La névralgie faciale est souvent très tenace lorsqu'elle siège sur le nerf maxillaire inférieur; elle s'accentue davantage sur quelques rameaux du nerf, comme le dentaire, et plus rarement le buccal. Les douleurs atroces ressenties par les malades nécessitent des opérations très douloureuses, souvent même radicales, l'incision ou l'excision du nerf.

§ 2. — FACIAL, 7e nerf cranien (nerf mixte).

Je n'ai pas hésité à séparer le nerf acoustique cochléaire du nerf acoustique vestibulaire, ni à décrire séparément le spinal bulbaire et le spinal médullaire, mais je ne suis pas suffisamment fixé sur le nerf intermédiaire de Wrisberg, pour imiter Sapolini (*Journal de Méd. de* Bruxelles, 1884) et Amabilino (Il. Pisani, 1898), qui n'hésitent pas à scinder le facial en deux nerfs, le facial *moteur* et le nerf intermédiaire de Wrisberg *sensitif*. Je continuerai donc à considérer le facial comme un nerf mixte ayant une grosse racine motrice et une petite sensitive.

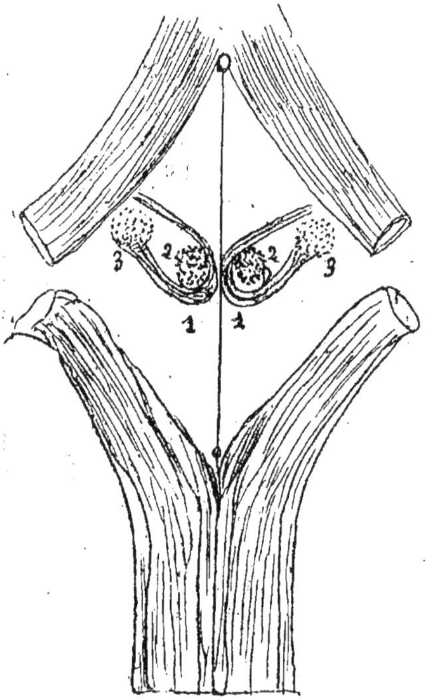

Fig. 482. — Origine du facial.

1, fasciculus teres. — 2, noyau du 6e nerf cranien. — 3, noyau du facial.

Facial (portion motrice).

Le facial est le nerf moteur des muscles peauciers du crâne, de la face et du cou. Il anime aussi les muscles de la chaîne des osselets de l'ouïe, ainsi que les palato-staphylin et le péri-staphylin interne du voile du palais.

Origine. — Son noyau d'origine est situé un peu plus haut que le noyau ambigu, sur son prolongement, un peu au-dessous du noyau du nerf masticateur, en avant et un peu en dehors du noyau du sixième nerf cranien, à la partie inférieure de la protubérance. Ce noyau, aplati transversalement, à la forme d'un pépin de pomme, dont il offre à peu près le volume. Sa partie postérieure, ou dorsale, décrite séparément par Huguenin est formée de cellules plus petites que celles du noyau.

Son *trajet intra-bulbaire*. — Ce nerf décrit un trajet assez compliqué dans le bulbe. Au lieu de sortir directement du bulbe il se porte en arrière et décrit, en montant, une courbe, dont la concavité antérieure embrasse le noyau du sixième nerf cranien, avec lequel il est en contact. Au niveau de cette courbe, il produit, sur le milieu du plancher du quatrième ventricule, près du calamus, une saillie appelée *eminentia teres*, et la portion du nerf qui produit cette saillie est connue sous le nom de *fasciculus teres*. Après avoir embrassé le noyau du moteur oculaire externe, le facial se trouve un peu plus élevé que ce noyau, et il sort de la fossette latérale du bulbe où est son point d'émergence. Pour saisir ces détails, il faut se servir du bulbe du chat qui offre plus de simplicité que celui de l'homme, pour l'étude du facial. C'est sur le chat que Mathias Duval a fait ses études si concluantes.

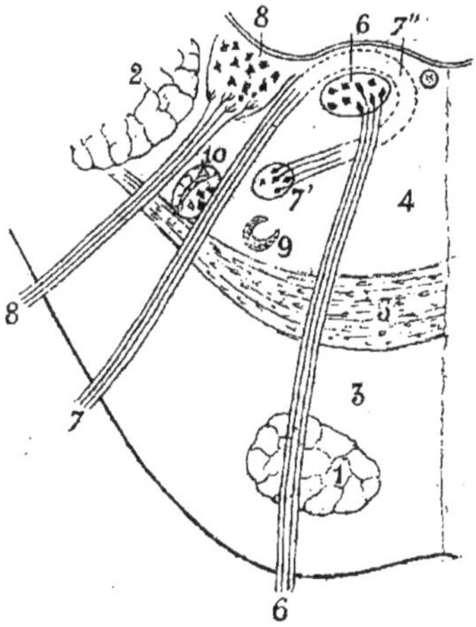

Fig. 483. — Coupe de la moitié droite du bulbe, passant par la partie inférieure de la protubérance.

1, pyramide antérieure. — 2, pédoncule cérébelleux inférieur. — 3. 4, formation réticulaire. — 5, ruban de Reil. — 6, oculo-moteur externe et son noyau d'origine. — 7, nerf facial. — 7'. son noyau d'origine. — 7'', portion moyenne du facial, ou fasciculus teres. — 8, nerf acoustique vestibulaire et son noyau terminal dorsal externe. — 9, olive supérieure. — 10, racine inférieure du trijumeau.

Arrachement du 3e nerf cranien. — D'après quelques auteurs, Mendel, Obersteiner, la partie la plus reculée du noyau du moteur oculaire commun serait le noyau d'origine du facial supérieur. Mendel a constaté qu'en arrachant le 3e nerf cranien on produit la dégénération de son noyau, à l'exception de sa partie postérieure.

Décussation du facial à son origine. — Chez tous les animaux étudiés, les anatomistes ont reconnu que si la plus grande partie des fibres du facial naissent du noyau du même côté, quelques-unes naissent du côté opposé et s'entre-croisent sur la ligne médiane. C'est ce qu'on appelle la *décussation du facial*. On ne l'a pas encore observée chez l'homme.

Selon Nissl et Marinesco, quand on coupe le facial sur le chien ou sur le lapin, on constate une altération (chromatolyse) du noyau d'origine des deux côtés, ce qui prouve la décussation.

Articulations des cellules du noyau d'origine. — Ces cellules s'articulent, par leurs prolongements protoplasmiques avec les cylindraxes du faisceau géniculé de la voie pyramidale (pour les mouvements volontaires). Elles s'articulent également avec les fibres de la voie sensitive centrale, et avec les voies optique et acoustique par des fibres qui, venues du tubercule quadrijumeau antérieur, font partie de la bandelette longitudinale postérieure (pour les mouvements réflexes).

Dissection. — Le *tronc* du nerf facial étant profondément placé dans l'épaisseur de la glande parotide, et ses branches se ramifiant dans cette glande, on ne peut pas arriver du premier coup jusqu'à lui ; il est vrai qu'on pourrait le mettre à nu par une incision profonde de 12 millimètres environ, faite au-devant de l'apophyse mastoïde ; mais on risquerait par là de couper le nerf auriculaire postérieur ; nous préférons donc commencer la dissection par la recherche de la *branche inférieure du facial.* Pour cela, on fait le long du bord de la mâchoire inférieure une incision superficielle, qui s'étend jusque vers la pointe de l'apophyse mastoïde, et une incision verticale le long de la partie latérale du cou. On dissèque les lambeaux de peau pour mettre à découvert le muscle peaucier ; on remarque à travers ce plan musculeux quelques filets nerveux du troisième cervical, qui montent vers l'oreille ; on suit ces filets de bas en haut, en coupant le peaucier en travers sur leur trajet ; l'un de ces rameaux pénètre entre les grains de la parotide, et s'y anastomose avec la branche inférieure du facial, que l'on reconnaît tout de suite à sa direction, en tirant un peu sur elle. C'est ce rameau du facial que l'on suit en arrière, en enlevant peu à peu les grains de la parotide, jusqu'à ce qu'on soit arrivé au *tronc* du nerf. Ou bien encore, après avoir enlevé superficiellement la peau qui recouvre la partie postérieure de la mâchoire inférieure, on distingue, à travers la couche cellulaire sous-cutanée, quelques filets du facial que l'on poursuit en arrière dans la glande ; on parvient plus facilement à reconnaître ces filets si l'on fait glisser la couche sous-cutanée sur les parties profondes. Quoi qu'il en soit, le tronc du facial étant mis à découvert, on dissèque dans l'épaisseur de la parotide dans une direction opposée, c'est-à-dire d'arrière en avant, en poursuivant peu à peu les branches nerveuses, en renversant la glande parotide en avant et en l'enlevant enfin en entier. En mettant à nu le tronc du facial, il faut surtout ménager le *nerf auriculaire postérieur,* qui s'en détache dès sa sortie du trou stylo-mastoïdien, et qui est quelquefois assez profondément situé. Si l'on avait de la peine à trouver ce rameau, on parviendrait à le découvrir en suivant les filets des nerfs cervicaux, qui montent sur l'apophyse mastoïde, et dont l'un s'anastomose avec l'auriculaire postérieur : on tire de temps en temps sur ces nerfs pour en reconnaître d'avance la direction.

A mesure que l'on met à découvert les ramifications du facial, on renverse la peau de la face vers la partie antérieure, ce qui est facilité par une incision verticale au-devant de l'oreille, et une autre qui, de la partie antérieure de l'oreille, va par-dessus l'apophyse zygomatique à l'angle externe de l'œil. On conçoit que ces incisions de la peau doivent être très superficielles.

On suivra ainsi les rameaux du facial et ceux des autres nerfs qui se distribuent dans la face, et que nous avons énumérés. Parmi ceux-ci, on a souvent de la peine à trouver le *rameau malaire* du maxillaire supérieur, parce qu'il est très fin et que le trou malaire n'est pas toujours à la même place ; si l'on ne trouve pas tout de suite ce nerf, on cherche d'abord le trou en faisant glisser les parties molles sur l'os de la pommette avec l'extrémité des pinces ; après avoir tâtonné un peu, on sentira bientôt le trou, et celui-ci une fois trouvé, on le met à découvert pour apercevoir le petit nerf qui en sort. Pour distinguer le *temporal superficiel du maxillaire inférieur* des temporaux du facial, on se rappellera que le premier est situé plus en arrière, tout près de l'artère temporale, et, en tirant sur lui, on verra qu'il contourne le col de la mâchoire, au lieu de s'unir au facial autrement que par des anastomoses.

La portion du facial contenue dans le rocher présente les connexions les plus étroites avec les nerfs trijumeau et glosso-pharyngien ; nous renvoyons le lecteur à la préparation du maxillaire supérieur, qui sera faite en même temps.

TABLEAU DES BRANCHES DU NERF FACIAL

Dix branches collatérales.	Cinq naissent dans l'aqueduc de Fallope.	Grand nerf pétreux superficiel.
		Petit nerf pétreux superficiel.
		Nerf du muscle de l'étrier.
		Rameau anastomotique du pneumogastrique.
		Corde du tympan.
	Cinq naissent au-dessous de l'aqueduc.	Rameau anastomotique du glosso-pharyngien.
		Rameau du digastrique.
		— du stylo-hyoïdien.
		— du stylo-glosse et du glosso-staphylin.
		Nerf auriculaire postérieur.
Deux branches terminales.	Temporo-faciale	Rameaux temporaux.
		— frontaux.
		— orbitaires.
		— sous-orbitaires ou nasaux.
		— buccaux supérieurs.
	Cervico-faciale.	— buccaux inférieurs.
		— mentonniers.
		— cervicaux.

Résumé du nerf facial.

Né sur les parties latérales de la base du bulbe, le facial passe dans le conduit auditif interne, parcourt toutes les inflexions de l'aqueduc de Fallope, présente, sur son trajet dans l'aqueduc, le *ganglion géniculé*, sort par le trou stylo-mastoïdien, traverse la glande parotide et se divise sur la face externe du masséter en deux branches, *temporo-faciale* et *cervico-faciale*. Ces deux branches s'anastomosent entre la face externe du masséter et le prolongement de la parotide pour former le *plexus sous-parotidien*. De ce plexus partent une foule de rameaux qui se portent en divergeant en haut, en avant et en bas, pour se distribuer à tous les muscles peauciers du cou, de la face et de la moitié antérieure du cuir chevelu.

Dans son trajet, le nerf facial fournit dix branches collatérales. Six de ces branches sont destinées à des *muscles*, les nerfs du muscle de l'étrier, du digastrique, du stylo-hyoïdien, du stylo-glosse et du glosso-staphylin, le nerf de la corde du tympan et le nerf auriculaire postérieur. Deux de ces branches constituent les *racines motrices* du ganglion sphéno-palatin et du ganglion otique. Les deux autres *s'anastomosent* avec le pneumogastrique et le glosso-pharyngien.

Les *anastomoses* du facial sont nombreuses, et elles sont toutes fournies par des nerfs *sensitifs*. Sans compter celles du pneumo-gastrique et du glosso-pharyngien, le facial s'anastomose, à l'origine de la branche cervico-faciale, avec le nerf auriculaire du plexus cervical ; à l'origine de la branche temporo-faciale, avec le

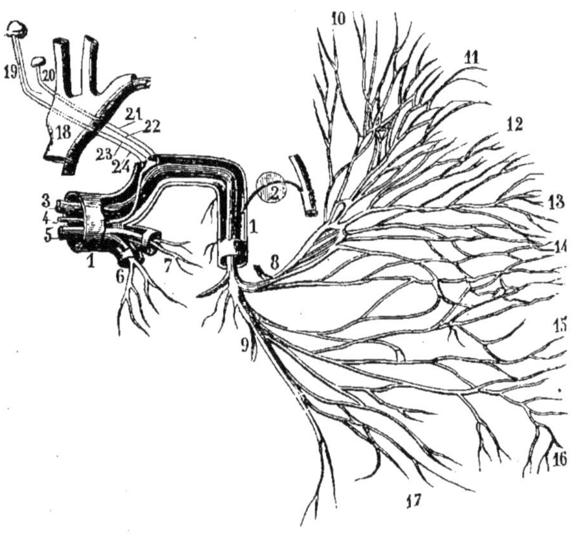

Fig. 484. — Vue générale du nerf facial du côté droit (figure schématique).

1 .1, aqueduc de Fallope, ouvert pour montrer le contenu. — 2, membrane du tympan et corde du tympan vue par transparence et se rendant au lingual. — 3, tronc du nerf facial. — 4, nerf intermédiaire de Wrisberg allant au ganglion géniculé. — 5, nerf auditif. — 6, branche vestibulaire de ce nerf. — 7, branche cochléenne du même nerf. — 8, branche temporo-faciale du facial et extrémité du rameau anastomotique de l'auriculo-temporal. — 9, branche cervico-faciale et extrémité du rameau anastomotique du nerf auriculaire du plexus cervical. — 10, rameaux temporaux. — 11, rameaux frontaux. — 12, rameaux orbitaires et palpébraux. — 13, rameaux sous-orbitaires ou nasaux. — 14, rameaux buccaux supérieurs. — 15, rameaux buccaux inférieurs. — 16, rameaux mentonniers. — 17, rameaux cervicaux. — 18, ganglion de Gasser. — 19, nerf vidien et ganglion sphéno-palatin. — 20, ganglion otique. — 21, petit pétreux profond externe. — 22, petit pétreux superficiel. — 23, petit pétreux profond interne. — 24, grand pétreux superficiel.

nerf auriculo-temporal, et par ses branches terminales, avec un grand nombre de branches terminales du trijumeau.

Description du nerf facial.

Trajet. Direction. Rapports. — Le nerf facial, avant de se terminer, occupe successivement : 1° la cavité cranienne et le conduit auditif interne ; 2° l'aqueduc de Fallope ; 3° la glande parotide. Nous l'examinerons dans ces divers points.

1° Dans la cavité cranienne et dans le conduit auditif interne, le nerf facial est dirigé transversalement en dehors et un peu en bas jusqu'à l'origine de l'aqueduc de Fallope, situé au fond du conduit. Dans ce trajet, il est placé au-dessus du nerf auditif, qui lui forme une gouttière à concavité supérieure. Le nerf intermédiaire de Wrisberg est situé dans la concavité de la gouttière, entre le facial et l'auditif, adhère à ces deux troncs, et ne se confond ni avec l'un ni avec l'autre. Ce petit nerf pénètre aussi dans l'aqueduc de Fallope et se jette dans l'angle postérieur du ganglion géniculé.

D'après Bischoff, il existerait des anastomoses entre le nerf intermédiaire de Wrisberg et les deux paires nerveuses entre lesquelles il est situé, comme on peut s'en assurer en examinant la figure 487, dessinée et gravée d'après une préparation de Bischoff. Nous verrons plus loin qu'on est loin d'être d'accord sur les anastomoses du nerf intermédiaire.

2° Dans l'aqueduc de Fallope, le nerf facial présente des inflexions et un renflement ganglionnaire.

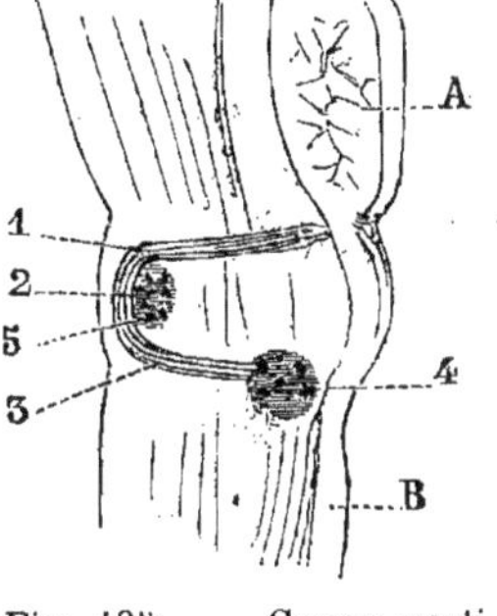

Fig. 485. — Coupe verticale du bulbe rachidien d'un chat montrant le trajet intra-bulbaire du facial.

A, protubérance annulaire. — B, cordons antérieurs de la moelle. — 1, première couche du facial. — 2, fasciculus teres. — 3, deuxième couche du facial. — 4, noyau inférieur du facial. — 5, noyau commun au facial et au moteur oculaire externe (M. Duval).

Comme l'aqueduc lui-même, le nerf facial, à son entrée dans le canal, se porte en avant vers l'hiatus de Fallope, puis il dévie en dehors en suivant une direction transversale, pour devenir vertical jusqu'au trou stylo-mastoïdien, où il se dégage du canal. La première portion, étendue de l'origine de l'aqueduc à l'hiatus de Fallope, a une longueur de 5 millimètres. La seconde portion, horizontale, est de 12 millimètres, et la troisième a une longueur égale.

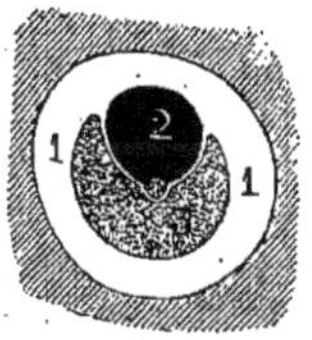

Fig. 486. — Coupe perpendiculaire du conduit auditif interne et des nerfs qui le traversent.

1, 1, cavité du conduit auditif. — 2, coupe du facial. — 3, coupe de l'auditif, ou portion molle de la septième paire formant gouttière. Entre ces deux nerfs, on voit le nerf intermédiaire de Wrisberg.

Dans l'aqueduc, ce nerf est accompagné par l'artère stylo-mastoïdienne qui s'anastomose avec une branche de la méningée moyenne pénétrant par l'hiatus de Fallope, et avec une branche du tronc basilaire ou de l'artère vertébrale, qui pénètre par le conduit auditif interne.

Au niveau du premier coude que forme le nerf facial en arrière de l'hiatus de Fallope, on trouve un renflement de forme triangulaire : c'est le *ganglion géniculé*. Ce ganglion égale le volume d'un grain de millet ; il repose par sa base sur le coude du fascial; il adhère à ce nerf, et son sommet regarde l'hiatus de Fallope. Le ganglion géniculé est composé de tubes nerveux et de cellules nerveuses. Il reçoit le nerf intermédiaire de Wrisberg par son angle postérieur.

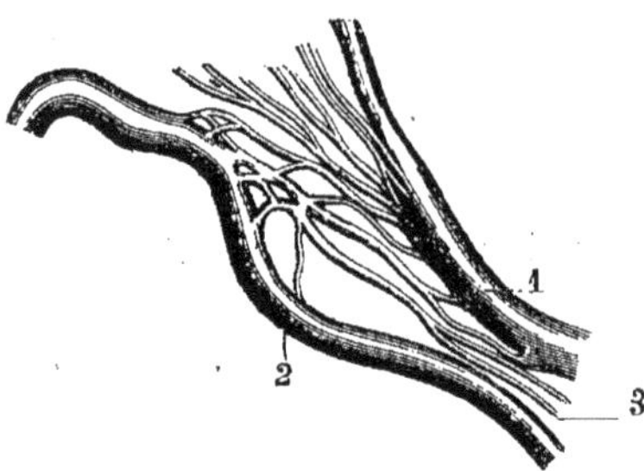

Fig. 487. — Rapports du nerf intermédiaire de Wrisberg, 3, avec l'auditif, 1, et le facial, 2, dans le conduit auditif interne.

3° Dans la parotide, le nerf facial est dirigé obliquement en bas et en avant; il est complètement entouré par la parotide, et se dégage entre le prolongement antérieur de cette glande et la face externe du masséter (fig. 476,9).

Branches terminales. — La branche supérieure, ou *temporo-faciale*, reçoit, au niveau de la glande parotide, une anastomose considérable de l'auriculo-temporal, se dirige en haut et en avant, et forme, par ses anastomoses avec la branche inférieure, le *plexus sous-parotidien*. De ce plexus partent des rameaux *temporaux* pour les muscles auriculaires antérieurs; des rameaux *frontaux* pour le sourcilier et le frontal; des rameaux *orbitaires* pour le muscle orbiculaire des paupières et le pyramidal; des rameaux *sous-orbitaires*, ou *nasaux*, pour les muscles grand et petit zygomatiques, élévateur commun de l'aile du nez et de la lèvre supérieure, élévateur propre de la lèvre supérieure, canin, transverse du nez, et des rameaux *buccaux supérieurs* pour le buccinateur, l'orbiculaire les lèvres et le muscle myrtiforme.

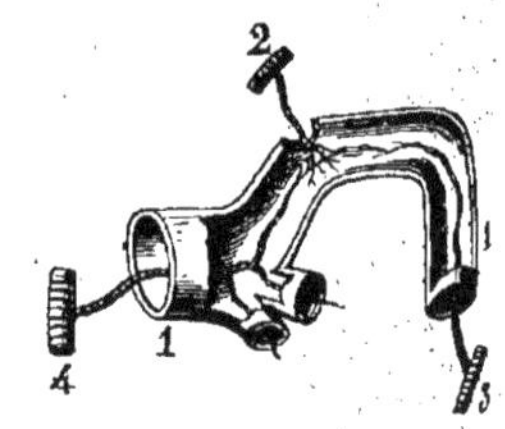

Fig. 488. — Aqueduc de Fallope et artères qui y sont contenues.

1, 1, les deux extrémités de l'aqueduc de Fallope. — 2, branche de la méningée moyenne pénétrant par l'hiatus de Fallope. — 3, artère stylo-mastoïdienne pénétrant par le trou stylo-mastoïdien. — 4, branche de la vertébrale se divisant en rameaux de l'aqueduc de Fallope et rameaux de l'oreille interne; ces derniers passent par deux ouvertures qui conduisent au limaçon et au vestibule.

La branche inférieure, ou *cervico-faciale*, se dirige en bas et en avant, reçoit une anastomose assez considérable du nerf auriculaire, branche du plexus cervical, et se divise en plusieurs espèces de branches: des rameaux *buccaux* inférieurs, pour la partie inférieure du buccinateur et de l'orbiculaire des lèvres; des rameaux *mentonniers* pour les muscles de la houppe du menton, triangulaire des lèvres et carré du menton, et des rameaux *cervicaux* qui se distribuent à la face profonde du muscle peaucier du cou.

Tous les rameaux terminaux du facial s'anastomosent avec la terminaison des branches du trijumeau et forment deux plexus principaux ; le plexus sous-orbitaire, au-dessous du trou du même nom, et le plexus mentonnier, au-dessus du trou mentonnier. Dans tout leur trajet, ces rameaux sont sous-aponévrotiques d'abord, sous-musculaires ensuite.

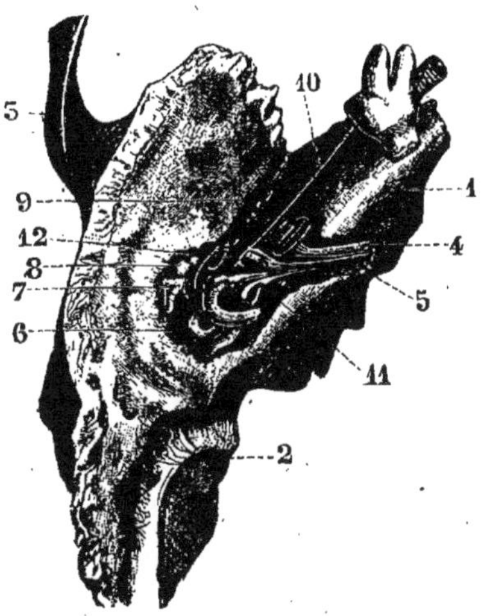

Fig. 489. — Temporal gauche vu par sa face supérieure. La partie supérieure du rocher et la paroi supérieure du conduit auditif interne ont été enlevées pour laisser voir les nerfs facial et auditif.

1, rocher : on voit sur son sommet le ganglion de Gasser et l'artère carotide interne. — 2, gouttière latérale sur la portion mastoïdienne du temporal. — 3, apophyse zygomatique. — 4, nerf auditif (portion antérieure se dirigeant vers le limaçon). — 5, nerf intermédiaire de Wrisberg. — 6, canaux demi-circulaires de l'oreille interne. — 7, enclume. — 8, marteau. — 9, muscle antérieur du marteau. — 10, grand-pétreux superficiel venu du ganglion géniculé du facial 12. — 11, branche postérieure ou vestibulaire du nerf auditif. — 12, ganglion géniculé du facial.

Branches collatérales. — 1° Le *grand nerf pétreux superficiel* prend naissance au sommet du ganglion géniculé, traverse l'hiatus de Fallope, glisse dans la plus interne des deux petites gouttières creusées sur la face antérieure du rocher, au-dessous du ganglion de Gasser, et reçoit dans cette gouttière le petit pétreux profond interne du glosso-pharyngien. Il chemine ensuite dans la substance cartilagieuse du trou déchiré antérieur, et se réunit à un rameau du grand sympathique venu du plexus carotidien, pour former avec lui le *nerf vidien*. Ce nerf va se terminer dans le ganglion sphéno-palatin. Suivant Longet, après avoir traversé ce ganglion, le grand pétreux superficiel se porte aux muscles péristaphylin interne et palato-staphylin, sous le nom de nerf palatin postérieur (fig. 476, 8).

2° Le *petit nerf pétreux superficiel* part de l'angle antérieur du ganglion géniculé, sort aussi par l'hiatus de Fallope, se place dans la plus externe des deux gouttières creusées sur la face antérieure du rocher, au-dessous du ganglion de Gasser, et reçoit dans cette gouttière le petit pétreux profond externe du glosso-pharyngien. Il passe ensuite dans un petit trou spécial, à côté du trou ovale, et se jette dans le ganglion otique. Ces filets, après avoir traversé le ganglion, se portent au muscle interne du marteau et au péristaphylin externe.

3° Le *nerf du muscle de l'étrier* est un petit rameau qui naît du facial dans la portion descendante de l'aqueduc de Fallope et traverse immédiatement la paroi de la pyramide, pour se jeter dans le muscle de l'étrier.

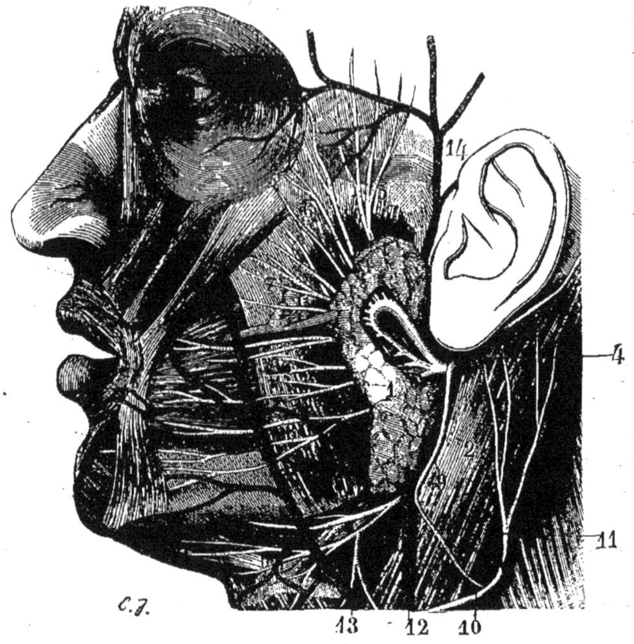

Fig. 490. — Nerf facial, anastomoses avec le plexus cervical.

1, parotide et plexus sous-parotidien du facial. — 2, sterno-mastoïdien — 3, rameaux buccaux supérieurs du facial. — 4, tronc du facial. — 5, rameaux temporaux. — 6, rameaux orbitaires. — 7, rameaux sous-orbitaires. — 8, rameaux buccaux inférieurs. — 9, branche cervico-faciale. — 10, branche cervicale transverse du plexus cervical. — 11, branche auriculaire. — 12, veine jugulaire externe. — 13, veine faciale. — 14, veine temporale superficielle.

4° L'*anastomose du pneumogastrique* est formée par un petit rameau nerveux qui naît du facial au-dessous du trou stylo-mastoïdien et se dirige en dedans vers le pneumogastrique, dans lequel il se jette. Ce rameau s'accole à un autre rameau venu du pneumogastrique en sens inverse, et se place avec lui sur la face antérieure de la veine jugulaire interne, contre la paroi osseuse du trou déchiré postérieur. On désigne ce rameau sous le nom de *nerf de la fosse jugulaire* (fig. 477).

5° La *corde du tympan* part du facial un peu avant sa sortie de l'aqueduc de Fallope, traverse un conduit particulier qui se dirige en avant et en haut, et pénètre dans la caisse du tympan pour se placer à la face interne de la membrane du tympan, entre la couche muqueuse et la couche fibreuse. A ce niveau, ce nerf est situé dans le tiers supérieur de cette membrane, décrit une courbe à con-

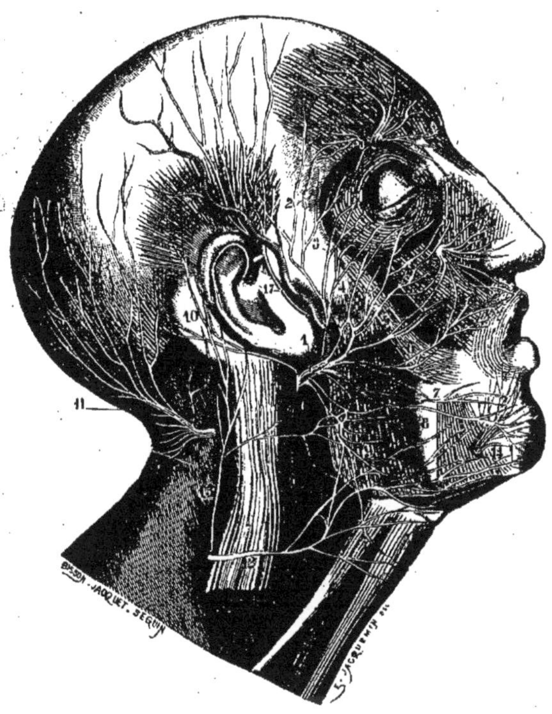

Fig. 491. — Branches terminales du facial; leurs rapports avec le trijumeau, le plexus cervical et le nerf occipital.

1, tronc du facial. — 2, rameaux temporaux. — 3, rameaux frontaux. — 4, rameaux orbitaires. — 5, rameaux sous-orbitaires. — 5', rameaux buccaux supérieurs. — 6, 7, rameaux buccaux inférieurs. — 8, rameaux mentonniers. — 9, rameaux cervicaux. — 10, nerf auriculaire postérieur. — 11, nerf occipital. — 12, branche cervicale transverse du plexus cervical superficiel. — 13, branche auriculaire du même plexus. — 14, nerf mentonnier du trijumeau. — 15, nerf sous-orbitaire, terminaison du maxillaire supérieur (trijumeau). — 16, nerf sus-orbitaire (trijumeau).

cavité inférieure, se place entre le manche du marteau et la grande branche de l'enclume, et sort de la cavité du tympan par un conduit oblique en bas et en avant, et parallèle à la scissure de Glaser. La corde du tympan, après ce trajet curviligne, et sans avoir donné de rameaux sur son trajet, sort au voisinage de l'épine du sphénoïde et se jette aussitôt dans le lingual, avec lequel elle se fusionne. Disons toutefois que Cl. Bernard admettait des anastomoses entre la corde du tympan et les rameaux du grand sympathique qui entourent l'artère méningée moyenne. La corde du tympan, après s'être mêlée aux filets du lingual, se divise en deux parties : elle se rend à la glande sous-maxillaire et à la langue.

6° L'*anastomose du glosso-pharyngien* est un petit rameau qui passe par un petit conduit spécial et qui vient, dans le trou déchiré postérieur, se jeter au-dessous du ganglion d'Andersch, dans le glosso-pharyngien.

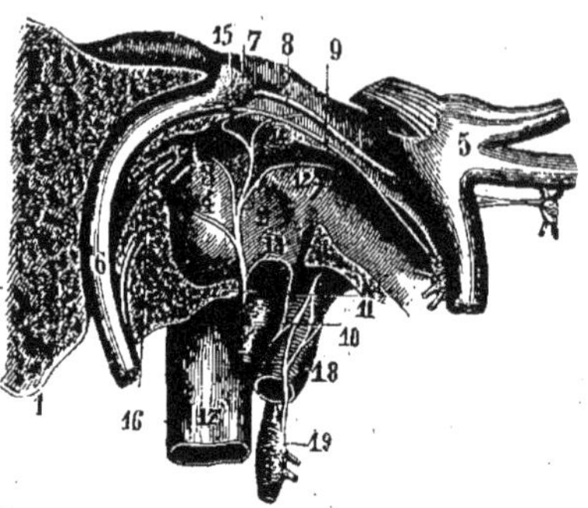

Fig. 492. — Nerf facial et ganglion géniculé du côté droit dans l'aqueduc de Fallope. Nerfs pétreux.

1, apophyse mastoïde. — 2, paroi interne de la caisse du tympan. — 3, fenêtre ovale. — 4, fenêtre ronde. — 5, ganglion de Gasser. — 6, nerf facial sortant par le trou stylo-mastoïdien, et origine de la corde du tympan. — 7, ganglion géniculé. — 8, grand pétreux superficiel. — 9, petit pétreux superficiel. — 10, ganglion d'Andersch (du glosso-pharyngien. — 11, rameau de Jacobson. — 12, nerf de la trompe d'Eustache. — 13, filet carotico-tympanique s'anastomosant avec le plexus carotidien du grand sympathique. — 14, petit pétreux profond interne. — 15, petit pétreux profond externe. — 16, muscle de l'étrier dans la pyramide. — 17, veine jugulaire interne. — 18, artère carotide interne. — 19, ganglion cervical supérieur du grand sympathique.

7° Le *rameau du digastrique* se détache du tronc du facial, immédiatement au-dessous du trou stylo-mastoïdien, et se jette dans le ventre postérieur du digastrique.

8° Le *rameau du stylo-hyoïdien* se comporte de la même façon et se jette dans le muscle de même nom. Il naît quelquefois en même temps que le précédent.

9° Le *rameau du stylo-glosse et du glosso-staphylin* prend naissance à peu près au même niveau, et se porte en avant dans les muscles de même nom. Ce rameau est désigné par quelques auteurs sous le nom de *rameau lingual*.

10° Le nerf *auriculaire postérieur* se détache du facial au-dessous du trou stylo-mastoïdien et se porte en arrière, en croisant la face externe de l'apophyse mastoïde, au niveau de laquelle il reçoit un petit rameau du plexus cervical. Puis, il se divise en plusieurs rameaux, dont les uns se portent en arrière dans le muscle occipital, tandis que les autres se dirigent en haut dans les muscles auriculaires postérieur et supérieur.

Fonction. — Le facial anime tous les muscles peauciers du corps situés au-dessus de la clavicule, c'est-à-dire du crâne, de la face et du cou. Lorsqu'il est *paralysé*, le côté malade est dépouvu d'expression, parce que les muscles qu'il anime ne peuvent plus se contracter.

La première expérience sur l'action motrice du nerf facial est due à Shaw, qui opéra sur des ânes, d'après le conseil de Ch. Bell.

Le facial exerce une action indirecte sur les *organes des sens* situés dans la face, car il anime les muscles qui protègent les appareils des sens ou qui concourent à leur perfection. C'est ainsi que, dans la *paralysie du nerf facial*, les muscles de l'ouïe sont paralysés. Il en est de même du muscle orbiculaire et du muscle de Horner, des muscles qui agissent sur les narines, et des muscles du voile du palais.

Le nerf facial est sensible. Il emprunte sa sensibilité aux rameaux anastomotiques du glosso-pharyngien, du pneumogastrique, de l'auriculo-temporal, du plexus cervical, et aux branches terminales du trijumeau, qui s'anastomosent avec lui sur différents points de son trajet.

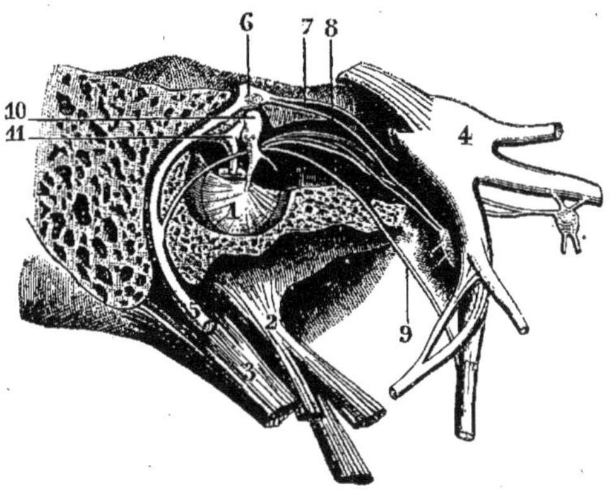

Fig. 493. — Corde du tympan du côté droit, vue par sa face externe.

1, membrane du tympan. — 2, bouquet anatomique de Riolan. — 3, digastrique. — 4, ganglion de Gasser (trijumeau). — 6, ganglion géniculé (facial). — 7, grand pétreux superficiel. — 8, petit pétreux superficiel. — 9, corde du tympan. — 10, marteau. — 11, enclume.

Le facial est le siège d'une *sensibilité récurrente* très manifeste. Cl. Bernard a fait de très nombreuses expériences sur ce nerf. Lorsqu'on coupe le tronc du facial et qu'on pince le bout périphérique du nerf, l'animal pousse des cris de douleur. D'où vient cette sensibilité sur le bout périphérique d'un nerf moteur? Ce sont des filets du trijumeau qui s'anastomosent avec les branches terminales du facial, et qui présentent un trajet récurrent dans le tronc du facial jusqu'au bulbe. Le trijumeau donne donc au facial sa sensibilité récurrente.

Relativement à la corde du tympan, nous ne connaissons pas encore le dernier mot sur sa fonction. De temps en temps une expérience nouvelle vient renverser ce qu'on avait déjà dit sur ce nerf si singulier. Est-il moteur? Est-il sensitif? Est-il sympathique? D'après certains physiologistes, le lingual serait doué de sensibilité tactile, et la corde du tympan serait le nerf du goût (Lussana, de Padoue).

Claude Bernard a expliqué l'action de la corde du tympan sur le goût en admettant qu'elle détermine l'érection des papilles de la langue. Cette action motrice a été niée par Schiff et Lussana.

Vulpian (Société de Biologie, 18 janvier 1873) a fait communiqué le récit d'expériences qui prouvent que ce nerf est moteur.

— Une tumeur intracranienne, une lésion du noyau d'origine du facial, la fracture du rocher, la carie du rocher, les blessures dans la région parotidienne, une forte contusion du nerf facial produite chez l'enfant nouveau-né par l'application du forceps, peuvent amener la *paralysie faciale*. Celle-ci s'observe quelquefois à la suite d'un refroidissement, *a frigore*. Si la cause de la paralysie siège au-dessous du rocher, on dit qu'il y a *paralysie superficielle*, et cette paralysie n'affecte que les branches terminales du nerf. Les muscles du côté sain entraînent ceux du côté malade ; le côté paralysé est absolument immobile, à moins que la paralysie ne soit incomplète. Lorsque la cause de la paralysie réside dans le crâne ou dans le rocher, avant l'origine des rameaux collatéraux qui naissent dans le rocher, la paralysie est dite *profonde ;* elle s'accompagne alors de la paralysie des muscles auxquels se rendent ces rameaux collatéraux : muscles du voile du palais, muscles de l'ouïe.

Gubler a décrit des *paralysies alternes* symptomatiques de lésions de la protubérance. Les lésions des hémisphères produisent l'hémiplégie du corps et celle de la face du côté opposé à la lésion, de sorte que la moitié de la totalité du corps est paralysée. Dans quelques cas, on voit l'hémiplégie faciale d'un côté et celle du corps du côté opposé : c'est là ce qu'on appelle une *paralysie alterne*.

On appelle *paralysie faciale superficielle* celle dont la cause siège au-dessous du crâne, et qui est caractérisée uniquement par la paralysie des muscles de l'expression (paralysie rhumatismale, paralysie *a frigore*). Lorsque la cause de la paralysie réside dans le crâne ou dans le rocher, on l'appelle *paralysie faciale profonde*. Aux symptômes de la précédente s'ajoutent ceux qui sont produits par la paralysie des rameaux naissant dans le rocher.

Dans la plupart des *paralysies faciales*, il est curieux d'observer que trois muscles animés par le facial restent indemnes : l'orbiculaire des paupières, le frontal et le sourcilier. On en a conclu que les fibres animant ces trois muscles devaient naître d'un noyau spécial du facial. On appelle *facial supérieur*, l'ensemble des fibres qui animent ces trois muscles ; le reste du nerf est le *facial inférieur*. On a d'abord cru que le facial recevait des fibres du 6e nerf cranien au contact du facial qui décrit la courbe intrabulbaire, à tel point qu'on appelait ce noyau, noyau commun au 6e et au 7e nerf cranien. On a reconnu plus tard l'erreur de ces interprétations.

La question n'est donc point résolue et l'on ne sait pas encore d'où proviennent les fibres du *facial inférieur*. Marinesco (*Rev. neurol.*, 1898) croit que la totalité des fibres du facial naissent du noyau décrit plus haut et il pense que le facial supérieur naît des cellules postérieures du noyau. Obersteiner et Mendel pensent que les fibres du facial supérieur viennent de l'extrémité postérieure du noyau du moteur oculaire commun. Mendel produit la *dégénération* de la partie postérieure du noyau du 3e nerf cranien en réséquant les trois muscles animés par le facial supérieur sur des lapins et des cobayes. Obersteiner produit la dégénération de la partie antérieure du même noyau, la partie postérieure restant intacte, en arrachant le 3e nerf cranien.

La question n'est donc pas encore résolue.

Nerf intermédiaire de Wrisberg (1).

(racine sensitive du facial).

Noyau de terminaison. — Le nerf intermédiaire pénètre dans la fossette latérale du bulbe avec le facial, c'est là son point de pénétration. Il se dirige en dedans et en arrière vers le plancher du 4e ventricule, à travers le groupe inférieur des fibres terminales du trijumeau. Les cylindraxes constituant le nerf intermédiaire, venus du ganglion géniculé, se divisent comme tous ceux des nerfs sensitifs craniens ou rachidiens, en branche ascendante et branche descendante. Les branches ascendantes se terminent à un petit groupe de cellules nerveuses formant l'extrémité supérieure de l'aile grise, *noyau dorsal*. Les branches descendantes, courtes, se terminent dans un petit groupe de cellules situé à l'extrémité supérieure du noyau solitaire ; c'est le *noyau ventral*. Sapolini a pu les suivre jusqu'au ganglion de Goll.

Ganglion géniculé. — Ce ganglion comme les ganglions rachidiens et les ganglions craniens est formé de cellules bipolaires à l'état fœtal, unipolaires chez l'adulte. (Lenhossek, 1894, His et Martin). Ce nerf est l'homologue d'une racine postérieure du nerf rachidien.

Du ganglion géniculé naissent des fibres centrales cylindraxes analogues aux racines postérieures des nerfs rachidiens, fibres qui se rendent au bulbe rachidien.

Les fibres périphériques se portent en dehors, s'accolent au nerf facial et s'en détachent au-dessus du trou stylo-mastoïdien pour former la corde du tympan.

(1) Wrisberg (Henri-Auguste), né en 1739, mort en 1808, professeur à Göttingue.

Les *articulations des neurones profonds* du nerf intermédiaire sont les mêmes que celles du glosso-pharyngien.

Trajet et rapports. — Entre le ganglion géniculé et la fossette latérale du bulbe, le nerf intermédiaire est situé entre le facial et l'auditif. Il suit le facial et pénètre avec lui dans l'aqueduc de Fallope. Au niveau du premier coude que forme le facial, en arrière de l'hiatus de Fallope, le nerf intermédiaire se confond

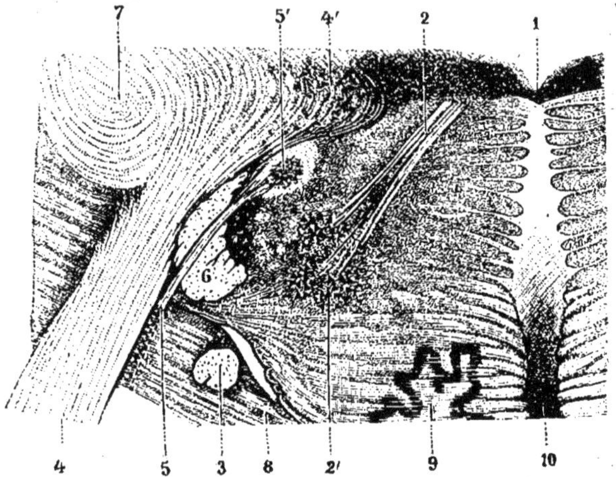

Fig. 494. — Coupe du bulbe passant par le noyau d'origine du nerf intermédiaire de Wrisberg.

1, calamus scriptorius. — 2, racine du facial venant de son noyau d'origine 2'. — 3, tronc du facial. — 4, nerf vestibulaire avec son noyau dorsal externe 4'. — 5, nerf intermédiaire. — 5', son noyau terminal. — 6, racine descendante ou inférieure du trijumeau. — 7, pédoncule cérébelleux inférieur, ou corps restiforme. — 8, partie inférieure de la protubérance annulaire. — 9, olive. — 10, raphé médian.

avec l'angle postérieur du *ganglion géniculé* situé sur le premier coude du facial.

A partir de ce point les anatomistes ne s'accordent pas sur le trajet du nerf intermédiaire. L'opinion de Mathias Duval est généralement adoptée aujourd'hui. Selon le savant professeur, le nerf intermédiaire s'accole au facial et suit son trajet jusqu'à la partie inférieure de l'aqueduc de Fallope. Arrivé là, il abandonne le nerf facial et forme la corde du tympan.

Il résulterait de cet état de choses que la corde du tympan est la continuation du nerf intermédiaire, qui formera un nerf complètement séparé du facial.

Sa terminaison. — Par la corde du tympan, le nerf intermédiaire, *nervus intermedius*, se jette dans le lingual qu'il accompagne jusqu'à la langue pour se terminer aux deux tiers antérieurs de la muqueuse de la face dorsale.

Nature du nerf intermédiaire. — On a donné des interprétations si variées de la corde du tympan, qu'on hésite à émettre une opinion. On en a fait un nerf gustatif (Lussana), un nerf sensitif et sécrétoire (Cl. Bernard), un nerf moteur (Vulpian), un nerf sympathique. Mathias Duval le considère comme faisant suite au nerf intermédiaire, qui ne serait qu'une racine supérieure *erratique du glosso-pharyngien*. D'après les propriétés expérimentales et le mode d'origine du nerf intermédiaire, Mathias Duval considère ce nerf comme faisant partie du glosso-pharyngien qu'il compléterait anatomiquement et physiologiquement. Il donnerait la sensibilité gustative aux deux tiers antérieurs de la muqueuse linguale, d'où il résulterait qu'un seul nerf, le glosso-pharyngien, serait le nerf gustatif. Par ses fibres directes, 9e nerf cranien, il animerait le tiers postérieur de la langue; par ses fibres indirectes, corde du tympan et nerf de Wrisberg, il animerait les deux tiers antérieurs.

Sapolini a apporté différentes confirmations de l'opinion de Mathias Duval. Amabilino, réséquant la corde du tympan, a constaté l'altération des 4/5 des cellules du ganglion géniculé (chromatolyse); il admet que l'intermédiaire, le ganglion et la corde, sont les trois parties constituantes d'un même nerf qui donne la sensibilité gustative aux deux tiers antérieurs de la langue. Cannieu a constaté, sur les poissons osseux, que le groupe de cellules représentant le ganglion géniculé des mammifères envoie ses branches ascendantes dans le noyau terminal du glosso-pharyngien, et ses branches descendantes dans le tronc du glosso-pharyngien au-dessous du crâne.

§ 3. — GLOSSO-PHARYNGIEN, 9e nerf cranien (3e nerf mixte.)

Ce nerf est formé d'une forte proportion de fibres sensitives, et d'une très petite proportion de fibres motrices. Il donne la sensibilité au tiers postérieur de la face dorsale de la langue et contribue aux mouvements du pharynx.

Noyau d'origine de la portion motrice. — Les fibres motrices prennent naissance sur un noyau d'origine qui forme la partie supérieure du noyau ambigu, représentant, à ce niveau, la tête des cornes antérieures de la moelle. De là, ces fibres se dirigent en avant et en dehors, et se mêlent aux fibres sensitives.

Décussation des fibres motrices du glosso-pharyngien. — Selon Cajal, il existe une décussation de quelques-unes de ces fibres motrices.

Noyau de terminaison de la portion sensitive. — Les fibres du glosso-pharyngien pénètrent dans le bulbe par la partie supérieure du sillon latéral, au-dessous de l'acoustique, au-dessus du pneumogastrique ; tels sont le *point d'émergence* des fibres motrices et le *point de pénétration* des fibres sensitives, complètement mêlées, de ce nerf.

Dans l'épaisseur du bulbe, les fibres sensitives se dirigent en arrière, en dedans et en bas, vers le plancher du 4e ventricule, et se divisent, comme celles de tous les nerfs sensitifs, en branche ascendante et branche descendante qui se terminent à deux noyaux distincts, le *noyau de l'aile grise* et le *noyau solitaire*.

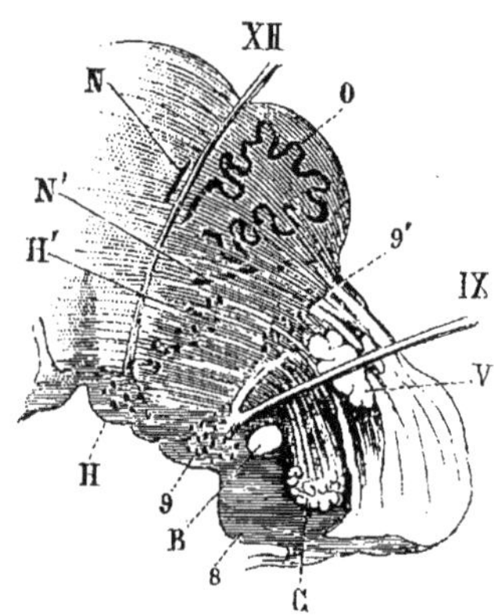

Fig. 495. — Coupe transversale de la moitié droite du bulbe rachidien.

8, noyau de l'acoustique. — 9, noyau sensitif des nerfs mixtes, aile grise. — 9', noyau moteur des mêmes nerfs, noyau ambigu. — V, racine inférieure du trijumeau. — IX, glosso-pharyngien. — XII, hypoglosse. — H, son noyau d'origine. — H', son noyau accessoire, noyau de Duval. — O, olive. — N, parolive interne. — N', parolive externe. — C, pédoncule cérébelleux inférieur.

Noyau dorsal, ou *noyau de l'aile grise*. — Ce noyau de terminaison des fibres sensitives du glosso-pharyngien, assez mal limité, forme la partie moyenne de l'aile grise. Les cylindraxes du glosso-pharyngien, partis des ganglions de ce nerf, s'anastomosent avec les prolongements protoplasmiques des cellules de ce noyau, comme cela a lieu pour tous les nerfs sensitifs. Ce noyau est situé immédiatement au-dessous de celui de l'intermédiaire de Wrisberg.

Noyau solitaire. — Le noyau solitaire est un groupe de cellules nerveuses situé près de l'extrémité supérieure de la *bandelette solitaire*, à peu de distance au-dessous et en avant du noyau dorsal.

La *bandelette solitaire*, ou *faisceau solitaire*, est une petite colonne de substance grise prolongeant la tête de la corne postérieure de la moelle, de 12 millimètres de longueur environ, ayant la forme d'un cône allongé, d'un peu plus d'un millimètre de diamètre à sa base. Les deux bandelettes solitaires sont presque en contact par leur base ; elles s'écartent par leur sommet, en se dirigeant en haut et en dehors, jusqu'à la partie supérieure de l'aile grise. C'est sur le côté externe de cette bandelette, au-dessous des fibres du nerf intermédiaire, que se terminent les fibres sensitives du glosso-pharyngien.

Articulations des cellules des noyaux d'origine. — Les cellules du *noyau moteur* s'articulent par leurs prolongements protoplasmiques avec les cylindraxes venus des régions motrices des circonvolutions, par le faisceau géniculé. Ces cylindraxes, je l'ai déjà dit maintes fois, s'entre-croisent avant d'arriver au noyau des fibres motrices.

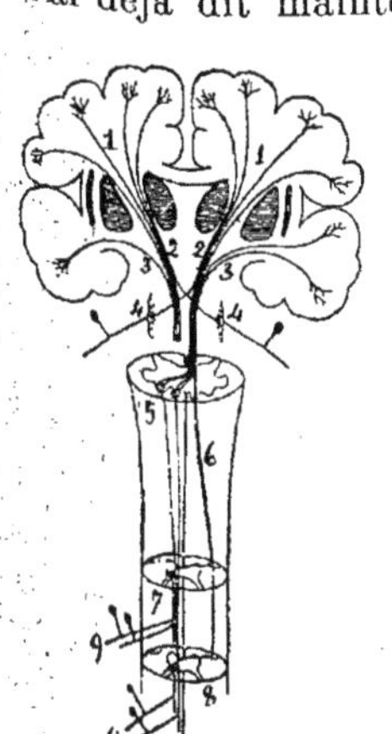

Fig. 496. — Articulation des neurones sensitifs périphériques des nerfs craniens, toujours directs, avec les neurones centraux, toujours croisés (d'après van Gehuchten).

1, 2, 3, cylindraxes ascendants des neurones centraux profonds. — 4, articulation d'un neurone sensitif direct, trijumeau par exemple, avec les neurones centraux croisés. — 5, 6, 7, 8, neurones médullaires.

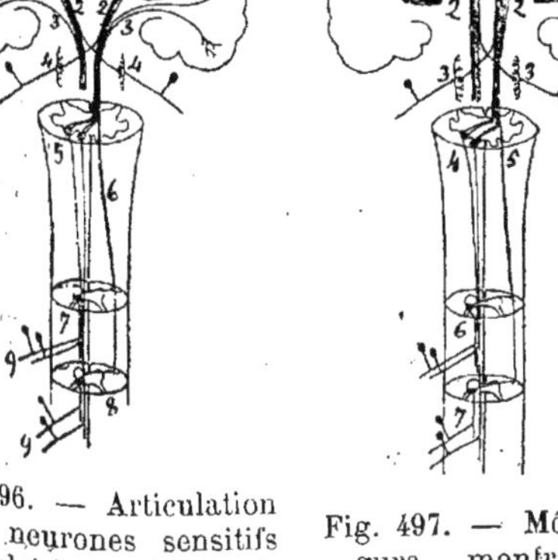

Fig. 497. — Même figure, montrant la succession des neurones centraux articulés au niveau de la couche optique (d'après van Gehuchten).

Les cellules des *noyaux sensitifs*, articulées, par leurs prolongements protoplasmiques, avec les cylindraxes venus des ganglions d'Andersch et d'Ehrenritter, s'articulent par leurs cylindraxes, avec les fibres de la voie sensitive du ruban de Reil. Ces cylindraxes s'entre-croisent sur la ligne médiane avant de devenir ascendants.

Selon van Gehuchten, ces cylindraxes, donnent à leur origine, quelques collatérales aux cellules du noyau principal de l'hypo-glosse.

On suppose qu'il existe des fibres mettant les cellules d'origine du glosso-pharyngien en rapport avec le cervelet, mais elles ne sont pas connues.

Dissection. — On s'y prendra différemment pour préparer la portion de ce nerf située dans le rocher et celle qui est placée au-dessous du crâne.

1° *Dans le rocher.* — On peut arriver à préparer ce nerf, de même que le rameau de Jacobson et les nerfs petits pétreux, au moyen d'une fine gouge et d'un maillet ; mais il faut, pour y arriver, être d'une grande habileté dans le maniement de ces instruments. De plus, on court le risque, à chaque instant, de diviser les nerfs. Il est bien préférable de faire macérer dans l'acide chlorhydrique étendu de moitié d'eau un temporal articulé. Au bout de quelques jours, le scalpel mordant facilement dans le tissu osseux ramolli, on arrive facilement à découvrir le rameau de Jacobson en enlevant la paroi externe de la caisse du tympan. Il est bon de prendre pour point de départ des incisions le trou déchiré postérieur, au niveau du ganglion d'Andersch. En suivant ensuite les ramifications du rameau de Jacobson, on arrive facilement à découvrir toutes ses anastomoses.

2° *Hors du crâne.* — La préparation est sensiblement la même que celle du maxillaire inférieur, de la portion cervicale du pneumogastrique et du ganglion cervical supérieur du grand sympathique.

On commencera la dissection de ces nerfs après avoir achevé celle des nerfs cervicaux, en la faisant du même côté où ces derniers auront été préparés, ce qui facilitera beaucoup le travail. Si cependant on voulait commencer cette préparation sur un sujet encore entier, il faudrait mettre à découvert le sterno-cléido-mastoïdien, en conservant l'anse nerveuse qui l'entoure, le couper à ses attaches inférieures et le rejeter en dehors et en haut, en ayant grand soin de ménager le nerf spinal qui le traverse vers son tiers supérieur. On désarticule la mâchoire inférieure après l'avoir sciée dans sa symphyse, et on l'enlève en laissant la glande sous-maxillaire, la langue et le pharynx en rapport avec le cou. De cette manière, on gagne l'espace nécessaire pour disséquer les troncs nerveux situés sous le bord antérieur du sterno-cléido-mastoïdien, après avoir, toutefois, coupé l'apophyse styloïde à sa base et l'avoir renversée en avant, avec tous les muscles qui s'y insèrent, mais en ménageant les filets nerveux qui entrent dans ces muscles. Il est inutile de donner des règles spéciales pour la dissection des nerfs qui nous occupent ; il suffit de recommander de conserver soigneusement les communications qu'ils ont, soit entre eux, soit avec les nerfs cervicaux. Les branches antérieures des nerfs cervicaux pourront d'ailleurs être en partie enlevées, si elles gênent pendant la préparation.

TABLEAU DES BRANCHES DU GLOSSO-PHARYNGIEN

Branches collatérales :	Quatre au niveau du trou déchiré.	Nerf de Jacobson.
		Anastomose du pneumogastrique.
		— du grand sympathique.
		— du facial.
	Cinq sur son trajet.	Rameau des muscles digastrique et stylo-hyoïdien.
		— du stylo-glosse.
		— carotidiens.
		— pharyngiens.
		— tonsillaires.

Branches terminales. — Rameaux du tiers postérieur de la muqueuse linguale.

Résumé du nerf glosso-pharyngien.

Le nerf glosso-pharyngien, nerf mixte, naît dans le sillon latéral du bulbe, au-dessous de l'auditif, au-dessus du pneumogastrique. Il se *dirige* ensuite en dehors et traverse le trou déchiré postérieur à sa partie interne, dans un conduit ostéo-fibreux particulier. Dans le trou déchiré, il présente un renflement ou *ganglion d'Andersch ;* puis, il décrit une courbe à concavité antérieure et supérieure pour venir se terminer au tiers postérieur de la *muqueuse linguale,* à laquelle il donne la sensibilité.

Dans son trajet, ce nerf *s'anastomose* avec le grand sympathique, le facial et le pneumogastrique. Il fournit des filaments aux muscles digastriques stylo-hyoïdien, stylo-glosse, constricteur moyen du pharynx, stylo-pharyngien et à quelques muscles du voile du palais : péristaphylin interne et palato-staphylin. Il donne la sensibilité, en partie du moins, au détroit du gosier, au pharynx et aux amygdales. Il donne, en outre, quelques filets nerveux au plexus carotidien, et le *nerf de Jacobson,* qui se porte dans la caisse du tympan et se divise en six rameaux, dont trois sont destinés à la muqueuse de la caisse et de la trompe d'Eustache, tandis que les trois autres s'anastomosent avec le grand sympathique dans le canal carotidien et avec le facial à la face antérieure du rocher.

Il est à remarquer qu'il s'anastomose cinq fois avec le *facial,* deux fois sur la face antérieure du rocher, une fois sur le bord postérieur du rocher, deux fois au niveau des muscles digastrique, stylo-hyoïdien et stylo-glosse.

Trajet. Direction. Rapports. — Il se porte vers le trou déchiré postérieur, qu'il traverse, puis il se dirige vers la base de la langue en décrivant une courbe à concavité antérieure.

Nous l'examinerons dans trois portions différentes.

1° *Dans le crâne.* — Les racines du glosso-pharyngien convergent et forment un faisceau triangulaire qui se porte en dehors et en haut vers le trou déchiré postérieur, parallèlement au pneumogastrique. Dans son trajet intracranien, il est accompagné, comme tous les nerfs craniens, par une gaine séreuse que lui forme l'arachnoïde jusqu'au trou déchiré postérieur.

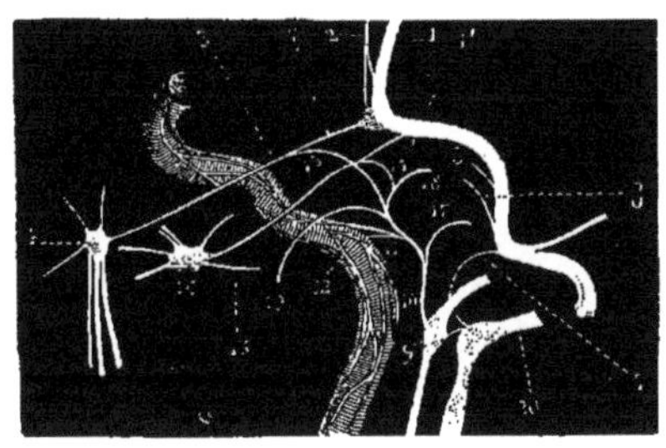

Fig. 498. — Figure schématique montrant les rapports du facial, du glosso-pharyngien et du rameau de Jacobson.

1, facial. — 2, nerf de Wrisberg. — 3, anastomose du grand pétreux superficiel et du petit pétreux profond interne. — 4, ganglion sphéno-palatin, avec l'origine de ses branches efférentes. — 5, grand pétreux superficiel. — 5', portion du facial, dans l'aqueduc. — 6, nerf du muscle de l'étrier. — 7, anastomose du facial et du pneumogastrique. — 8, corde du tympan. — 9, glosso-pharyngien et ganglion d'Andersch. — 10, rameau de Jacobson. — 11, filet carotico-tympanique. — 12, branches carotidiennes du grand sympathique. — 13, petit pétreux profond interne. — 14, petit pétreux profond externe se jetant dans le petit pétreux superficiel. — 15, racine végétative du ganglion otique. — 16, ganglion otique. — 17, filet du rameau de Jacobson destiné à la muqueuse des environs de la fenêtre ronde. — 18, filet de la fenêtre ovale. — 19, filet pour la muqueuse de la trompe d'Eustache. — 20, pneumogastrique.

Des cellules nerveuses isolées ont été observées par Bidder sur les racines de ce nerf. Un peu avant son entrée dans le trou déchiré postérieur, le glosso-pharyngien est pourvu d'un petit ganglion, le *ganglion d'Ehrenritter*.

2° *Dans le trou déchiré.* — Le glosso-pharyngien traverse le trou déchiré postérieur à sa partie la plus interne, dans un petit conduit spécial séparé du pneumogastrique et du spinal par une cloison ostéo-fibreuse dont on voit la partie osseuse sur le squelette. Au sortir du trou, le nerf glosso-pharyngien présente un ganglion beaucoup plus volumineux que le précédent, le *ganglion pétreux* ou *ganglion d'Andersch*.

Le ganglion d'Andersch, décrit vers la fin du XVIIIe siècle par l'anatomiste de ce nom, est ovoïde et situé sur le bord postérieur du rocher, dans une dépression très manifeste, en arrière de l'origine du canal carotidien. Il a une longueur verticale de 2 à 3 millimètres.

3° *Au-dessous du crâne.* — Le glosso-pharyngien passe avec le spinal et l'hypoglosse dans l'interstice celluleux qui sépare l'artère carotide interne de la veine jugulaire interne. Du côté externe de l'artère où il est situé, il passe au côté antérieur, s'applique sur les côtés du constricteur supérieur du pharynx, entre le stylo-pharyngien qui est en dedans, et le stylo-glosse qui est en dehors; enfin, il se place sur la face externe de l'amygdale, et plus loin sous la muqueuse buccale (fig. 480).

Branches collatérales. — 1° Le *rameau de Jacobson* (1), connu depuis le commencement du siècle dernier, part du ganglion d'Andersch au niveau du trou déchiré postérieur, et pénètre de bas en haut dans la caisse du tympan par un conduit particulier. Là, il se place dans un sillon que présente le promontoire, sur la paroi interne de la caisse du tympan, et se divise en six filets, dont trois anastomotiques et trois muqueux (fig. 498).

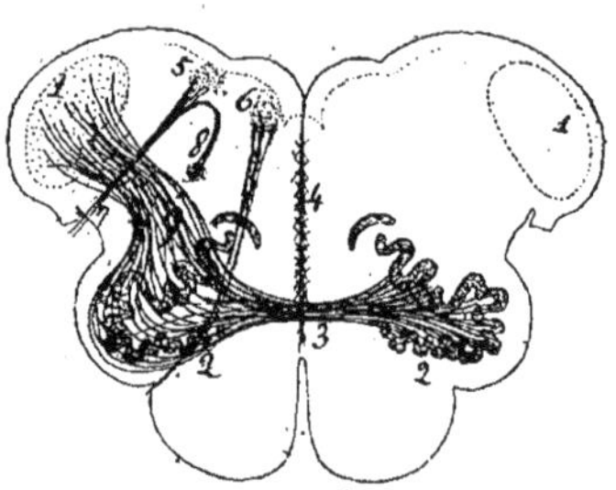

Fig. 499. — Coupe du bulbe au-dessous de sa partie moyenne.

1, pédoncule cérébelleux inférieur ou corps restiforme. — 2, olive du bulbe. — 3, portion du corps trapézoïde. — 4, raphé médian. — 5, aile grise, noyau de la portion sensitive des nerfs mixtes 9e et 10e nerfs crâniens. — 6, noyau principal de l'hypoglosse. — 7, nerf glosso-pharyngien. — 8, noyau ambigu. — 9, corps trapézoïde.

Les filets anastomotiques se portent en avant : l'un, désigné par quelques auteurs sous le nom de *carotico-tympanique*, traverse la paroi postérieure du canal carotidien et se jette sur le grand sympathique qui entoure l'artère carotide interne; les deux autres traversent deux petits orifices au niveau de l'hiatus de Fallope et se jettent, l'un dans le grand nerf pétreux superficiel du facial sous le nom de *petit pétreux profond interne*, l'autre dans le petit pétreux superficiel du facial, sous le nom de *petit pétreux profond externe* (voy. *Nerf facial* et *Rocher*). Ces deux nerfs partagent la distribution des nerfs pétreux superficiels.

Les filets muqueux se portent : l'un en avant, dans la muqueuse de la trompe d'Eustache, les deux autres en arrière, dans la muqueuse de la caisse du tympan, au niveau de la fenêtre ovale et au niveau de la fenêtre ronde.

2° L'*anastomose du pneumogastrique* est constituée par un petit filet qui manque souvent et qui unit ces deux nerfs au moment où le glosso-pharyngien traverse le trou déchiré postérieur.

3° L'*anastomose du grand sympathique* est constituée aussi par un rameau très grêle qui naît au-dessous du ganglion d'Andersch,

(1) Jacobson (Louis), né en 1783, mort en 1843, élève de Cuvier, médecin et naturaliste à Copenhague.

et qui descend verticalement pour se jeter dans le rameau carotidien du grand sympathique.

4° L'*anastomose du facial* a été décrite (voy. *Facial*).

5° Les *rameaux des muscles digastrique et stylo-hyoïdien* naissent du glosso-pharyngien immédiatement au-dessous de la base du crâne, et vont s'anastomoser à la surface de ces muscles avec les rameaux que leur envoie le nerf facial. Ils donnent quelquefois quelques filets au stylo-pharyngien.

6° Le *rameau du stylo-glosse* est un petit rameau nerveux qui va s'accoler à celui que le nerf facial envoie à ce muscle.

7° Les *rameaux carotidiens* sont des filaments nerveux, au nombre de trois ou quatre, qui descendent vers la bifurcation de la carotide primitive, pour former, avec le grand sympathique et le pneumogastrique, le *plexus intercarotidien* (voy. *Grand sympathique*).

8° Les *rameaux pharyngiens* sont des filets nerveux, au nombre de deux ou trois, qui se mélangent sur les côtés du pharynx aux nerfs pneumogastrique, spinal et grand sympathique, pour constituer le *plexus pharyngien* (voy. *Grand sympathique*).

9° Les *rameaux tonsillaires* sont des branches assez déliées, que le glosso-pharyngien abandonne à l'amygdale en passant sur sa face externe. Ces filets se distribuent à la muqueuse de l'amygdale et des piliers du voile du palais.

Branches terminales. — Le nerf glosso-pharyngien se termine dans le tiers postérieur de la muqueuse linguale par un grand nombre de filaments qui s'anastomosent entre eux et constituent le *plexus lingual.*

Parmi ces rameaux, il y en a quelques-uns qui forment une petite couronne nerveuse autour du trou borgne.

Le nerf glosso-pharyngien, à sa terminaison, envoie un rameau anastomotique assez considérable au nerf lingual.

Fonctions. — Chauveau excitant le glosso-pharyngien dans le crâne des animaux, a provoqué des mouvements convulsifs dans le pharynx et le voile du palais. Selon Wolkmann, ce nerf donnerait le mouvement aux muscles stylo-pharyngien, constricteur moyen du pharynx, péristaphylin interne et palato-staphylin.

Le glosso-pharyngien est le point de départ du réflexe qui constitue le 2e temps de la déglutition.

Quand on coupe ce nerf, on constate que la partie postérieure de la langue et les piliers du voile du palais ont perdu leur sensibilité. La base de la langue a perdu, en même temps que la sensibilité tactile, la sensibilité gustative.

Le glosso-pharyngien est faiblement sensible, et, selon Schiff, il perd rapidement son excitabilité. Il est probable que cette faible sensibilité est due à ce qu'une grande partie des fibres de ce nerf sont destinées à la sensibilité gustative.

§ 4. — PNEUMOGASTRIQUE OU NERF VAGUE

10e nerf cranien (4e nerf mixte).

Je fais remarquer que tous les nerfs craniens, se ramifient dans la tête, à l'exception du pneumogastrique, du spinal bulbaire, de l'hypoglosse et du spinal médullaire.

Le pneumogastrique se répand au loin, dans les organes qui constituent les appareils de la respiration, de la digestion et de la circulation. Ses ramifications sont difficiles à suivre vers la terminaison de ce nerf, qui a reçu le nom de *nerf vague*, en raison de sa diffusion, de son extension.

Le pneumogastrique est un nerf mixte, renfermant, à son origine, un grand nombre de fibres sensitives et quelques fibres motrices. Ce nerf se rend au pharynx, au larynx, au cœur, aux poumons, à l'œsophage, à l'estomac, au foie et au plexus solaire. C'est donc le nerf *pharyngo-laryngo-cardio-pneumo-œsophago-gastro-hépato-solaire.*

Noyaux d'origine. — Le noyau d'origine des *fibres motrices* se trouve à la partie moyenne du *noyau ambigu*, entre le noyau moteur du glosso-pharyngien, qui est au-dessus, et le noyau du spinal bulbaire, qui est au-dessous.

Les noyaux des *fibres sensitives* ont la plus grande analogie avec ceux du glosso-pharyngien. Il y a également un noyau solitaire.

Le *noyau dorsal* ou *noyau de l'aile grise*, est confondu avec celui du glosso-pharyngien. Le *noyau solitaire* fait partie de la bandelette solitaire, et il est situé au-dessous du noyau solitaire du glosso-pharyngien.

Des recherches récentes tendraient à faire considérer le noyau dorsal, ou de l'aile grise, comme un noyau moteur. Spiller et Dercum (*Soc. neurol. américaine*) ont trouvé des lésions du noyau dorsal du 10e nerf cranien dans la *sclérose amyotrophique*, maladie qui intéresse le système moteur. Edinger, Bruce, Marinesco et Van Gehuchten pensent que le noyau dorsal, ou de l'aile grise, est un noyau moteur (1).

(1) La partie moyenne de l'aile grise est le siège du *centre respiratoire*, appelé par Flourens *nœud vital*. Une simple piqûre ne suffit pas pour tuer un animal, mais, si la plaie a une petite étendue transversale, l'animal est foudroyé, par arrêt subit des mouvements respiratoires. Si la section porte un peu au-dessus ou au-dessous, la mort est moins instantanée. Les équarisseurs ont recours à ce moyen pour abattre les chevaux.

Trajet des fibres intra-bulbaires. — Les *fibres centrifuges motrices* du pneumogastrique sont les cylindraxes des cellules nerveuses du noyau ambigu; elles décrivent une courbe à concavité antérieure jusqu'au sillon latéral du bulbe, où se trouve leur *point d'émergence*.

Elles présentent une *décussation* partielle, indiquée par Cajal, et analogue à celle du glosso-pharyngien.

Les *fibres centripètes*, ou *sensitives*, parties du sillon latéral du bulbe, qui est leur *point de pénétration*, au-dessous de celles du glosso-pharyngien, gagnent leurs noyaux respectifs, après avoir traversé la racine inférieure du trijumeau et la formation réticulaire. Ces fibres sont les cylindraxes venus des cellules des ganglions du pneumogastrique. Elles sont semblables aux fibres centripètes de tous les nerfs sensitifs, qu'ils soient craniens ou rachidiens. Comme toutes ces fibres sensitives, celles du pneumogastrique, avant de se terminer à leurs noyaux d'origine, se divisent en branche ascendante et branche descendante, la première allant au noyau de l'aile grise, l'autre au noyau solitaire.

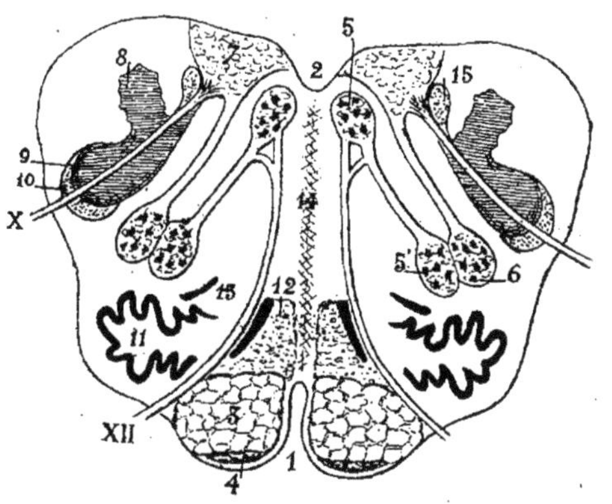

Fig. 500. — Coupe du bulbe rachidien passant par la partie moyenne des olives (d'après Mathias Duval).

1, 2. sillons médians antérieur et postérieur. — 2, tige du calamus scriptorius. — 3, pyramide antérieure. — 4, noyau prépyramidal. — 5, noyau principal de l'hypoglosse. — 5', son noyau accessoire. — 6, noyau ambigu, ou antéro-latéral, noyau moteur des nerfs mixtes. — 7, noyau sensitif des nerfs mixtes, aile grise. — 8, noyau restiforme. — 9, tête de la corne postérieure. — 10, racine inférieure du trijumeau coiffant cette tête. — 11, olive. — 12, faisceau sensitif de la pyramide antérieure, origine du ruban de Reil. — 13, parolives. — 14, raphé médian. — 15, bandelette solitaire. — X, pneumogastrique. — XII, hypoglosse.

Articulation des cellules des noyaux d'origine. — Les cellules du *noyau moteur* s'articulent avec les fibres entre-croisées du faisceau géniculé de la voie motrice volontaire; celles des *noyaux sensitifs* s'entre-croisent sur la ligne médiane et donnent des fibres ascendantes, en se confondant avec celles du ruban de Reil.

Règle générale. — Les muscles périphériques, qui fonctionnent ensemble dans les deux moitiés du corps, comme certains muscles des yeux, ceux de la face, du pharynx, du larynx, etc., sont animés par des nerfs dont les fibres sont entre-croisées au niveau du noyau d'origine dans les centres nerveux : 3e nerf, 7e, 9e, 10e, 11e et 12e. Cependant cet entre-croisement n'a pas été constaté pour les 10e et 11e nerfs (Van Gehuchten).

Fonctions des fibres motrices du pneumogastrique. — L'existence de ces fibres a été signalée par Chauveau, de Lyon, 1862. En excitant ce nerf dans le crâne, il provoquait des contractions musculaires dans les organes où se distribuent les fibres motrices, c'est-à-dire dans le pharynx, le larynx, le voile du palais, l'œsophage et l'estomac. Il ne faudrait pas croire que ces mouvements sont dus au spinal bulbaire, qui se jette dans le pneumogastrique, car ils s'observent de la même manière sur les animaux auxquels on a arraché le spinal par le procédé de Cl. Bernard.

Dissection. — Pour la *portion cervicale* du pneumogastrique, il faut faire la coupe du pharynx, en ayant soin de faire passer le trait de scie un peu en arrière du trou déchiré postérieur. Il faut diriger cette section un peu en avant et en bas ; on en est quitte pour enlever ensuite une portion du corps de l'atlas et de l'axis.

On peut encore préparer le nerf en disséquant profondément l'un des côtés du cou, et en attirant vers l'autre côté, au moyen d'érignes, le larynx et le pharynx.

Pour la *portion thoracique*, on ouvre largement le thorax, on porte en avant, en le maintenant au moyen d'érignes ou de fils, le poumon du côté que l'on veut étudier. Alors on aperçoit le nerf sur les côtés de l'œsophage, en arrière des bronches. On le dissèque, et on suit facilement tous ses rameaux.

Pour la *portion abdominale*, il suffit d'ouvrir l'abdomen et d'enlever le péritoine qui recouvre l'estomac. On voit alors manifestement les rameaux qui vont au foie et au plexus solaire.

Si l'on voulait préparer l'ensemble du pneumogastrique, on enlèverait la paroi thoracique antérieure et la paroi abdominale. Alors on combinerait la dissection indiquée pour les trois régions. Il ne faut pas oublier qu'il faut deux préparations, une pour chaque côté, les deux nerfs n'étant pas complètement semblables.

Dissection des divers rameaux du pneumogastrique et d'une partie du grand sympathique. — Pour la dissection des nerfs dans la poitrine, il faut ouvrir cette cavité après avoir désarticulé les clavicules.

Les filets nerveux qui exigent le plus d'attention pendant la préparation sont :

1° Les *filets pharyngiens* du nerf pneumogastrique, qui naissent à peu près à la hauteur du plexus gangliforme et au-dessus du nerf laryngé supérieur ; on les trouve plus facilement, si l'on tire le pharynx en avant et de côté ; mais il faut se garder de prendre pour un de ces filets le nerf glosso-pharyngien uni au nerf pneumogastrique à sa sortie du crâne, et qui, quoique peu volumineux, l'est cependant beaucoup plus que les filets pharyngiens de ce dernier.

2° Le *rameau auriculaire* du nerf pneumogastrique étant très profondément situé, il est bien difficile de le disséquer autrement que sur une portion de tête, sur laquelle on exécute une coupe spéciale : la coupe la plus avantageuse consiste à diviser le crâne verticalement en travers, immédiatement derrière la veine jugulaire interne, comme pour la coupe du pharynx. On met à découvert tout le trajet de cette veine jusque dans l'intérieur du crâne ; puis, on la fend en long par sa paroi postérieure, et l'on voit alors à travers ses tuniques une légère saillie transversale, due au rameau auriculaire qui passe au-devant de la veine. Ce rameau étant mis à nu, on en trouve aisément l'origine; sa distribution, au contraire, exige l'emploi du ciseau et du marteau, avec lesquels on enlève peu à peu la partie postérieure de l'apophyse mastoïde, jusqu'à l'aqueduc de Fallope.

3° Les *filets cardiaques superficiels*, que le nerf pneumogastrique fournit depuis la partie moyenne jusqu'à la partie inférieure du cou.

4° Le *filet cardiaque superficiel* du ganglion cervical supérieur, auquel viennent s'unir d'autres filets, fournis par le ganglion cervical moyen (s'il existe), et ceux du nerf pneumogastrique. Il descend ordinairement, renfermé dans la gaine de l'artère carotide.

5° Les *rameaux carotidiens* du grand sympathique, et surtout les filets des *nerfs* qui accompagnent les petits vaisseaux, vont aux ganglions otique et sous-maxillaire; il conviendra donc de conserver les artères.

6° Les *nerfs cardiaques profonds*, fournis en avant par les ganglions cervical inférieur et premier thoracique.

7° Dans la poitrine, le *nerf récurrent*, fourni par le nerf pneumogastrique. Ce nerf contourne à gauche la crosse de l'aorte et à droite l'artère sous-clavière, et remonte derrière ces vaisseaux, collé contre l'œsophage, pour se porter au larynx. Il faut surtout ménager les *filets cardiaques*, qui s'anastomosent avec ce nerf. Au reste, le nerf pneumogastrique sera facilement disséqué dans la poitrine, où il donne les plexus pulmonaires et œsophagiens : pour cela, il sera nécessaire de renverser le poumon vers le côté opposé. Les filets nerveux du plexus œsophagien qui se rendent à l'estomac seront disséqués avec la portion abdominale du grand sympathique.

8° On trouve le *plexus cardiaque* en séparant avec précaution la crosse de l'aorte de l'artère pulmonaire, après avoir enlevé préalablement le péricarde; on est même étonné du volume considérable qu'acquièrent ces nerfs en cet endroit; ils ont une couleur grisâtre et un aspect corné. Pour voir leur trajet, il faut diviser l'artère brachio-céphalique et la rejeter à gauche.

Résumé du pneumogastrique.

1° *Dans le cou.* — Le pneumogastrique se dirige verticalement en bas en accompagnant l'artère carotide interne, et plus bas la carotide primitive, en arrière et en dehors de laquelle on le trouve. Dans ce trajet, il est situé en dedans de la veine jugulaire interne et en avant des muscles prévertébraux. Il présente deux ganglions : le *ganglion jugulaire* dans le trou déchiré postérieur, et le *ganglion plexiforme* au-dessous de la base du crâne.

C'est dans ce trajet qu'il fournit les *rameaux pharyngiens* et *laryngés*.

Les premiers se portent dans l'épaisseur des muscles du pharynx, le laryngé supérieur se termine dans la muqueuse du larynx et dans le muscle crico-thyroïdien, tandis que le laryngé inférieur se rend à tous les autres muscles du larynx.

2° *Dans le thorax.* — Le pneumogastrique droit pénètre dans le thorax entre l'artère et la veine sous-clavière, et s'incline ensuite vers la partie droite de l'œsophage. Le gauche pénètre dans cette cavité en passant sur le côté gauche de la crosse de l'aorte, et s'incline ensuite vers l'œsophage.

Dans le thorax, le pneumogastrique fournit les *rameaux œsophagiens* à l'œsophage, les *rameaux pulmonaires* qui concourent à la formation du plexus pulmonaire, et les *rameaux cardiaques* qui concourent à la constitution du plexus cardiaque.

3° *Dans l'abdomen.* — Les pneumogastriques pénètrent dans l'abdomen avec l'œsophage. Celui du côté droit se perd dans la paroi postérieure de l'estomac et dans le *plexus solaire*, tandis que celui du côté gauche se rend à la paroi antérieure de l'estomac et au foie.

Anastomoses. — Ce nerf s'anastomose avec le nerf *facial*, le *glosso-pharyngien*, le *spinal*, l'*hypoglosse*, le *grand sympathique* et les premiers nerfs cervicaux.

La plus importante de ces anastomoses est celle du *nerf spinal*.

Le pneumogastrique, nerf mixte, naît du sillon latéral du bulbe, immédiatement au-dessous du glosso-pharyngien. De là, il se porte en dehors et traverse le trou déchiré. Il se coude aussitôt, et se porte verticalement en bas en traversant le cou, le thorax et l'abdomen.

BRANCHES DU PNEUMOGASTRIQUE	1° Au cou . . .	Nerf pharyngien. — laryngé supérieur. — laryngé inférieur.
	2° Au thorax . .	Nerfs œsophagiens. — cardiaques. — pulmonaires.
	3° A l'abdomen.	Nerfs du foie. — de l'estomac. — du plexus solaire.
	Anastomoses. .	Facial. Glosso-pharyngien. Spinal. Grand hypoglosse. Grand sympathique. Nerfs cervicaux.

Schrœder van der Kolk croit que les cellules d'origine du pneumogastrique reçoivent les fibres du faisceau latéral de la moelle; de plus, les mêmes cellules seraient en connexion avec quelques fibres d'origine du trijumeau.

Nous avons vu que le pneumogastrique est un nerf mixte dès son origine. Dans le trou déchiré postérieur et au-dessous du crâne, il s'anastomose avec des nerfs moteurs ; de sorte qu'il possède au-dessous du crâne une plus grande quantité de fibres motrices, qui s'en détachent plus bas pour donner naissance à des rameaux moteurs. Si on excite le pneumogastrique dans le crâne, avant ses anastomoses avec les nerfs moteurs, on provoque des convulsions dans les muscles *constricteurs supérieur* et *inférieur* du pharynx, dans quelques *muscles du voile du palais*, dans l'*œsophage* et dans l'*estomac*.

Anastomoses. — Dans le trou déchiré postérieur et au-dessous du crâne, le pneumogastrique reçoit des anastomoses du facial, du glosso-pharyngien, du spinal, de l'hypoglosse, du grand sympathique et des nerfs cervicaux.

1° La plus importante de ces anastomoses est celle du *spinal*. Ce nerf, au sortir du crâne, se divise en deux branches : la branche interne se jette en totalité dans le pneumogastrique (fig. 502,5), pour s'en détacher plus loin et concourir à la formation de divers rameaux, dont les principaux sont : le *nerf pharyngien*, les *nerfs laryngé externe* et *laryngé inférieur*.

2° L'anastomose du *facial* est un échange réciproque de fibres nerveuses entre le pneumogastrique et le facial (fig. 502,9 et 10).

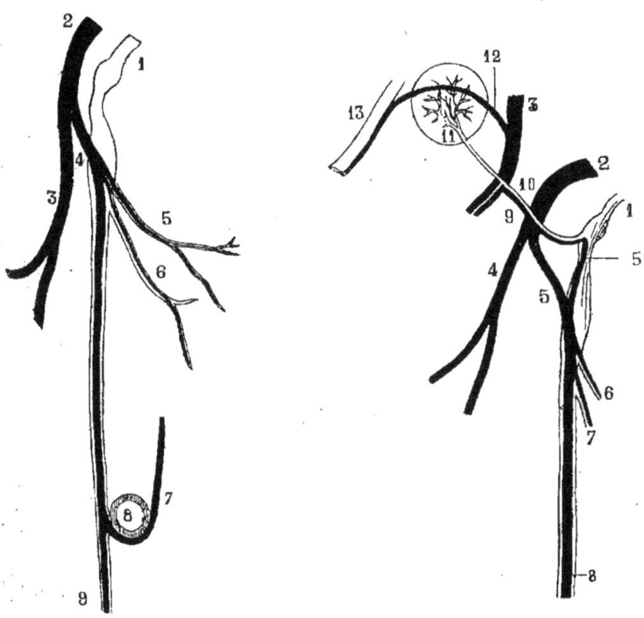

Fig. 501. — Anastomose du pneumogastrique et du spinal (côté droit). Les nerfs noirs sont moteurs, les blancs sont sensitifs.

1, pneumogastrique. — 2, spinal. — 3, spinal médullaire. — 4, spinal bulbaire. — 5, nerf pharyngien formé de filets moteurs, noirs, et de filets sensitifs, blancs. — 6, nerf laryngé supérieur, formé aussi par deux ordres de fibres. — 7, nerf récurrent gauche. — 8, coupe de l'artère sous-clavière embrassée par l'anse du nerf récurrent.

Fig. 502. — Anastomoses du pneumogastrique avec le facial et le spinal (figure schématique) ; les nerfs noirs sont moteurs, les blancs sont sensitifs.

1, pneumogastrique et ses deux ganglions. — 2, spinal. — 3, facial. — 4, spinal médullaire. — 5, spinal bulbaire se jetant dans le pneumogastrique. — 5', rameau anastomotique du facial descendant avec les filets du pneumogastrique. — 6, nerf pharyngien. — 7, nerf laryngé supérieur. — 8, mélange du pneumogastrique et de la branche interne du spinal. — 9, filet moteur envoyé par le facial au pneumogastrique. — 10, rameau auriculaire du pneumogastrique au facial. — 11, membrane du tympan et terminaison du rameau auriculaire. — 12, corde du tympan. — 13, lingual.

Le facial reçoit un filet du pneumogastrique en même temps qu'il lui en envoie un autre. Celui qui vient du pneumogastrique, connu sous le nom de *rameau auriculaire*, se porte en haut et traverse le *canal mastoïdien* du rocher pour se diviser en trois filaments : l'un qui se rend à la membrane du tympan, un second qui se perd dans la peau tapissant le fond du conduit auditif externe (paroi supérieure et postérieure), et un troisième qui traverse l'aqueduc de Fallope pour se jeter dans le tronc du facial (voy. *Facial*).

3° Le *glosso-pharyngien* envoie un petit filament au ganglion jugulaire du pneumogastrique, au moment où il traverse le trou déchiré postérieur.

4° L'*hypoglosse* abandonne quelques filets au ganglion plexiforme du pneumogastrique, au moment où il contourne la face externe de ce ganglion.

5° Le *grand sympathique* s'anastomose avec le ganglion plexiforme par quelques filaments irréguliers que fournit le ganglion cervical supérieur. Ces deux ganglions sont parallèles et presque en contact.

6° Les *nerfs cervicaux* s'anastomosent avec le ganglion plexiforme du pneumogastrique, par quelques ramifications venues de l'arcade que forment en s'anastomosant les deux premiers nerfs cervicaux.

Division. — De son origine à sa terminaison, le nerf pneumogastrique présente à étudier cinq portions : 1° dans le crâne; 2° dans le trou déchiré ; 3° dans le cou ; 4° dans le thorax ; 5° dans l'abdomen.

1° Portion cranienne. — Dans le crâne, les racines de ce nerf forment un faisceau triangulaire dont le sommet correspond au trou déchiré postérieur. Ce faisceau est situé entre le glosso-pharyngien et le spinal. Il a une direction oblique en dehors et en haut.

Il est accompagné par une gaine arachnoïdienne, commune au pneumogastrique et au spinal qui traversent le trou déchiré postérieur.

2° Portion intra-pariétale. — Dans le trou déchiré, le pneumogastrique est situé dans la même gaine ostéo-fibreuse que le spinal, en avant duquel il est situé. En avant de cette gaine, on trouve celle du glosso-pharyngien, et en arrière, celle de la jugulaire interne.

3° Portion cervicale. — Dans le cou, ce nerf a une direction verticale et présente deux renflements ou ganglions. Le supérieur, *ganglion jugulaire*, est situé immédiatement au-dessous du trou; il est peu apparent. L'inférieur, *ganglion plexiforme*, est situé immédiatement au-dessous du précédent. Il a 3 centimètres de longueur.

Dans son trajet cervical, il est situé en dehors et en arrière de l'artère carotide interne et de la carotide primitive, en dedans de la veine jugulaire interne. Il est contenu dans la même gaine que l'artère, en avant des muscles prévertébraux.

Le nerf grand sympathique descend dans le cou parallèlement au pneumogastrique, en dedans duquel il est situé, et dont il est séparé par un intervalle de 5 à 6 millimètres.

Avant de pénétrer dans le thorax, le pneumogastrique droit se porte un peu en avant et passe entre l'artère et la veine sous-clavière, parallèlement au grand sympathique et au phrénique. Celui du côté gauche continue son trajet le long de la carotide primitive, et va se placer sur le côté gauche de la crosse de l'aorte.

4° **Portion thoracique**. — Dans le thorax, le nerf pneumogastrique gauche descend verticalement et s'applique à la face interne du poumon, dont il est séparé par la plèvre médiastine.

Dans ce trajet, il est d'abord parallèle aux artères carotide primitive et sous-clavière gauches, puis il croise perpendiculairement la face gauche de la crosse de l'aorte, pour s'appliquer ensuite sur le côté gauche de l'œsophage jusqu'au diaphragme.

Celui du côté droit, après avoir croisé la direction de l'artère sous-clavière droite, se porte en arrière et en dedans, vers l'œsophage, dont il parcourt le bord droit jusqu'au diaphragme. Le long du couduit œsophagien, les deux nerfs pneumogastriques donnent de nombreuses branches qui s'anastomosent entre elles et entourent complètement l'œsophage.

5° **Portion abdominale**. — Arrivés au diaphragme, les pneumogastriques pénètrent dans la cavité abdominale par l'orifice œsophagien. Celui du côté droit est situé en arrière du cardia, tandis que celui du côté gauche se place en avant.

Chez l'embryon, les deux pneumogastriques sont verticaux et parallèles, et l'estomac a une direction verticale. Plus tard, le pylore se portant à droite, il se fait une torsion du cardia qui porte le pneumogastrique gauche en avant et le droit en arrière. Ce dernier se jette en grande partie dans le *plexus solaire*, dont les nombreuses ramifications entourent le tronc cœliaque. Quelques-unes de ces divisions se distribuent à la face postérieure de l'estomac.

Branches cervicales du pneumogastrique.

Dans le cou, le pneumogastrique fournit plusieurs rameaux : les *rameaux pharyngiens*, le *nerf laryngé supérieur*, le *nerf laryngé inférieur* et quelques *rameaux cardiaques*.

Rameaux pharyngiens. — Ces rameaux, au nombre de deux, trois ou quatre, nés de la partie externe du ganglion plexiforme, se portent immédiatement sur les côtés du pharynx, où ils concourent à former le plexus pharyngien avec des rameaux du glossopharyngien, du spinal et du grand sympathique. Les filets du pneumogastrique vont à la muqueuse et aux muscles constricteur supérieur et constricteur inférieur ; le glosso-pharyngien se porte également à la muqueuse, ainsi qu'aux muscles constricteur moyen et stylo-pharyngien (voy. *Grand sympathique*).

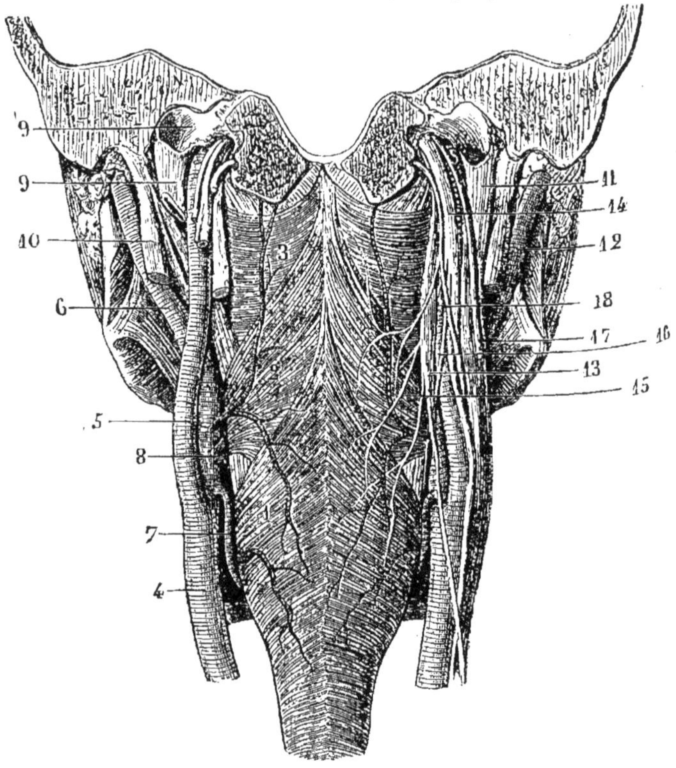

Fig. 503. — Coupe du pharynx, face postérieure du pharynx.

1, constricteur inférieur du pharynx. — 2, constricteur moyen. — 3, constricteur supérieur. — On voit sur les constricteurs l'artère pharyngienne inférieure. — 4, artère carotide primitive. — 5, carotide interne. — 6, carotide externe. — 7, artère thyroïdienne supérieure. — 8, linguale et faciale au-dessus. — 9, veine jugulaire interne gauche. — 9', golfe de la jugulaire interne. — 10, muscle stylo-hyoïdien. — 11, veine jugulaire interne droite. — 12, carotide externe droite. — 13, ganglion cervical supérieur du grand sympathique. — 14, pneumogastrique. — 15, rameau pharyngien du grand sympathique. — 16, nerf laryngé supérieur. — 17, spinal médullaire. — 18, glosso-pharyngien. Les mêmes nerfs sont divisés du côté opposé.

Nerf laryngé supérieur (1). — Né de la partie inférieure et interne du même ganglion, ce nerf se porte en bas et en avant, en décrivant une courbe à concavité antérieure.

(1) *Découvrir le nerf laryngé supérieur*. — Incision antéro-postérieure de 6 centimètres au-dessus du cartilage thyroïde ; incision de la couche musculaire sous-jacente. On aperçoit le nerf qui perfore les parties latérales de la membrane thyro-hyoïdienne.

Il s'applique sur la face externe du pharynx et arrive à la face externe de la membrane thyro-hyoïdienne, au-dessous du muscle thyro-hyoïdien. Là, il traverse cette membrane et se répand, par de nombreux filaments, dans la muqueuse de la partie du larynx située au-dessus de la glotte. Parmi ces rameaux, il en est un qui descend sur la face postérieure du larynx pour s'anastomoser avec un filet du laryngé inférieur, et quelques-uns qui se portent à la muqueuse de la base de la langue, immédiatement en avant de l'épiglotte.

Avant d'arriver à la membrane thyro-hyoïdienne, le nerf laryngé supérieur fournit un petit rameau, *nerf laryngé externe*, qui se porte en bas et en avant dans le muscle crico-thyroïdien, et traverse ensuite la membrane crico-thyroïdienne, pour se distribuer à la muqueuse de la portion sous-glottique du larynx.

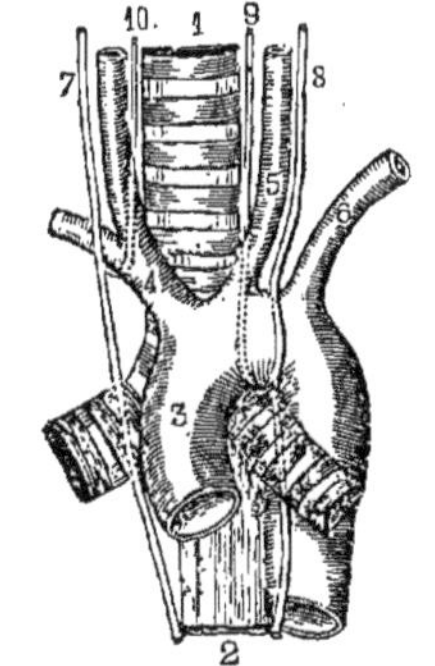

Fig. 504. — Origine des deux nerfs récurrents.

1, trachée. — 2, œsophage. — 3, aorte. — 4, tronc brachio-céphalique artériel. — 5, carotide primitive gauche. — 6, sous-clavière gauche. — 7, pneumogastrique droit. — 8, pneumogastrique gauche. — 9, récurrent gauche. — 10, récurrent droit.

Nerf laryngé inférieur ou récurrent (1). — Cette branche, volumineuse, destinée aux muscles du larynx, est différente à droite et à gauche à son origine, mais sa terminaison est la même pour les deux côtés.

Récurrent droit (2). — Ce nerf vient du pneumogastrique au moment où celui-ci croise l'artère sous-clavière. Il embrasse cette artère en décrivant une courbe concave supérieurement; puis, il se dirige en haut et en dedans vers l'œsophage, en passant en arrière de la carotide primitive droite. Il se place ensuite sur le côté droit de l'œsophage, un peu en arrière de la trachée, passe au-dessous du constricteur inférieur du pharynx, et se divise sur les côtés du larynx, en arrière du cartilage cricoïde, en plusieurs filaments qui vont se distribuer à tous les muscles intrinsèques du larynx excepté le crico-

(1) Les nerfs récurrents ont été découverts par Galien. Il observa le premier que les animaux auxquels il avait lié ou coupé ces nerfs, devenaient presque muets (*Galen. de usu parte*, lib. 7, cap. VI).

(2) *Découvrir le nerf récurrent*. — Incision de 7 centimètres le long du bord antérieur du sterno-mastoïdien en dehors du larynx ; faire écarter ce muscle ; inciser les muscles sous-hyoïdiens, rechercher le corps thyroïde ; le soulever en avant et découvrir ainsi larynx et trachée. Le récurrent droit se trouve en arrière de la trachée, le gauche est en dehors, couché sur l'œsophage. Ne pas le confondre avec le pneumogastrique ou avec le grand sympathique situé en dehors et au-devant desquels vous passez pour chercher le récurrent.

thyroïdien. Parmi ces filaments, on en distingue un qui s'anastomose directement avec un filet descendant du laryngé supérieur.

Récurrent gauche. — Il vient du pneumogastrique au niveau de la crosse de l'aorte ; il embrasse la concavité de la crosse, en décrivant une courbe à concavité supérieure, et remonte dans une direction verticale, en s'appliquant sur le côté gauche de l'œsophage : il accompagne l'œsophage jusqu'au larynx, où il se termine de la même manière que le récurrent droit.

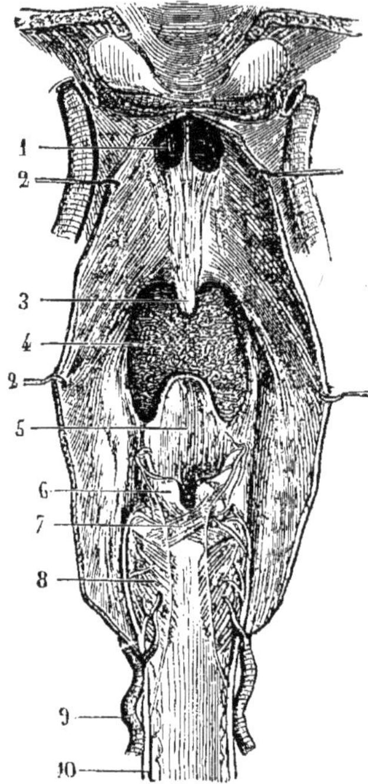

Fig. 505. — Face postérieure du larynx et nerfs du larynx.

1, orifice postérieur des fosses nasales. — 2, bords de la division du pharynx soulevés par des crochets. — 3, luette. — 4, base de la langue. — 5, épiglotte. — 6, cartilage aryténoïde. — 7, muscle ary-aryténoïdien. — 8, muscle crico-aryténoïdien postérieur. — 9, artère thyroïdienne inférieure. — 10, nerf récurrent. Entre 5 et 6, on voit la terminaison du nerf laryngé supérieur. On voit aussi l'anastomose de Galien entre les deux laryngés supérieur et inférieur.

Au niveau du cou, l'œsophage déborde un peu la trachée à gauche ; aussi, le récurrent gauche est-il situé, non pas sur le côté même de l'œsophage, mais en avant de lui, dans le sillon qui sépare ce conduit de la trachée.

Dans leur trajet ascendant, les nerfs récurrents donnent des rameaux à la trachée et à l'œsophage. De plus, à son origine, le récurrent gauche donne des rameaux qui vont se réunir aux filets nerveux constituant les plexus cardiaque, œsophagien et pulmonaire.

En arrière du larynx, comme on le voit dans la figure 505, le récurrent s'anastomose avec le laryngé supérieur, *anastomose de Galien*.

Anastomose de Galien. — Cette anastomose, située de chaque côté de la face postérieure du larynx, unit le laryngé supérieur au récurrent. Elle provient, en totalité, du nerf laryngé supérieur et elle est de nature sensitive (Vulpian et Philipeaux). Selon F. Franck (Acad. des Sc., 1879), les filets de l'anastomose de Galien se terminent dans la muqueuse de la trachée et des grosses bronches. La destruction de l'anastomose de Galien produit l'insensibilité des premières voies aériennes et entraîne consécutivement la stagnation des mucosités donnant lieu à des inflammations plus ou moins étendues des voies respiratoires, bronchite, laryngite, infiltration pulmonaire, etc.

Par les nerfs laryngé supérieur et laryngé inférieur, ou récurrent, le pneumogastrique donne la sensibilité et le mouvement au larynx.

Sensibilité du larynx. — La sensibilité est due au laryngé supérieur, sensibilité exquise, n'ayant aucun rapport avec la sensibilité obtuse du nerf, que l'on excite généralement au-dessous de la naissance du laryngé supérieur.

Mouvement des muscles du larynx. — Les muscles du larynx sont animés par le laryngé externe et le récurrent. Par l'arrachement du spinal bulbaire dans le crâne, on prouve que les nerfs de ces muscles appartiennent au spinal, dont les récurrents sont une émanation.

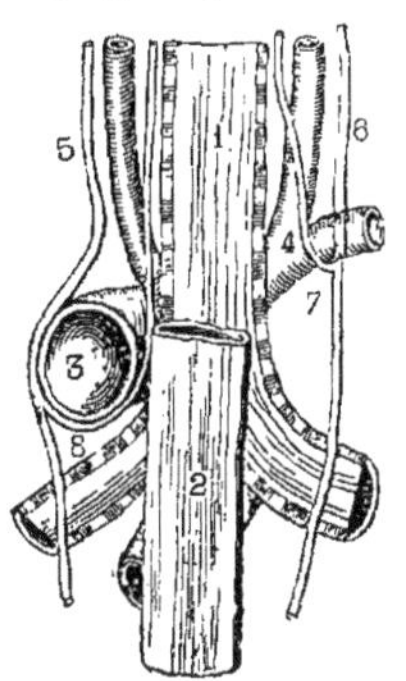

Fig. 506. — Nerfs récurrents. Vue de la face postérieure des bronches, de la trachée et de l'œsophage.

1, trachée. — 2, œsophage, — 3, coupe de l'aorte. — 4. origine de l'artère sous-clavière droite. — 5, nerf pneumogastrique gauche. — 6, nerf pneumogastrique droit. — 7, origine du récurrent droit. — 8, origine du récurrent gauche.

Lorsqu'on excite le bout central du laryngé supérieur coupé, on provoque des mouvements d'expiration, et si l'excitation est énergique et prolongée, l'animal meurt dans un véritable état tétanique, *expiration tétanique*. Voilà pourquoi la coqueluche, névrose du nerf sensitif du larynx, produit des mouvements expiratoires si violents pendant les accès.

Pourquoi un *pendu* ou un *étranglé* meurt-il ? Le vulgaire s'imagine que c'est par obstruction de la trachée artère. Erreur ; dans les plus violents efforts, cette obstruction est impossible. La mort est due à la compression du nerf laryngé supérieur, et à son action respiratoire centripète. La compression de ce nerf amène, par action réflexe, l'arrêt de la respiration et la mort. J'ai interrogé un scélérat condamné à mort pour avoir étranglé un homme ; il m'avoua en avoir étranglé plusieurs, et je compris, au récit de son manuel opératoire, qui consistait à presser vigoureusement les parties latérales du larynx dans une seule main, qu'il comprimait le laryngé supérieur jusqu'à ce que mort s'en suive, ce qui n'est pas long.

Nerf respirateur et nerf phonateur. — Si l'on arrache l'un des spinaux bulbaires à un animal, la voix devient rauque, par paralysie des muscles d'un côté du larynx ; si l'on arrache les deux, l'animal est aphone, mais il respire encore. Si, sur ce même animal aphone, on coupe les deux récurrents, l'animal meurt *suffoqué*. Cette expérience prouve qu'il y a deux nerfs dans un seul récurrent, le *récurrent spinal*, qui va à la plupart des muscles du larynx, et le *récurrent pneumogastrique*, se rendant au crico-aryténoïdien postérieur, qui est fourni par les filets moteurs originels du pneumogastrique. Voilà pourquoi l'on dit que le pneumogastrique est le *nerf respiratoire* du larynx, puisqu'il anime le dilatateur de la glotte, et que le spinal bulbaire est le *nerf phonateur*.

Lorsque la section des deux récurrents a été faite sur un animal vieux, il arrive parfois qu'il continue à respirer. Cela tient à ce que la glotte n'est pas hermétiquement fermée et que le rapprochement des aryténoïdes ossifiés permet un petit passage à l'air de la respiration.

Rameaux cardiaques. — Ces filets nerveux, au nombre de deux ou trois, naissent du pneumogastrique à différentes hauteurs, se dirigent en bas et en dedans, et pénètrent dans le thorax en avant de la crosse de l'aorte et en arrière des troncs veineux brachio-céphaliques, pour venir se jeter dans le plexus cardiaque.

Une excitation faible du pneumogastrique au cou, diminue les *battements du cœur*. On peut le constater en comprimant chez l'homme, la carotide et le pneumogastrique contre les vertèbres cervicales, au niveau du bord antérieur du sterno-mastoïdien. Si l'excitation est forte, le cœur s'arrête en diastole, et

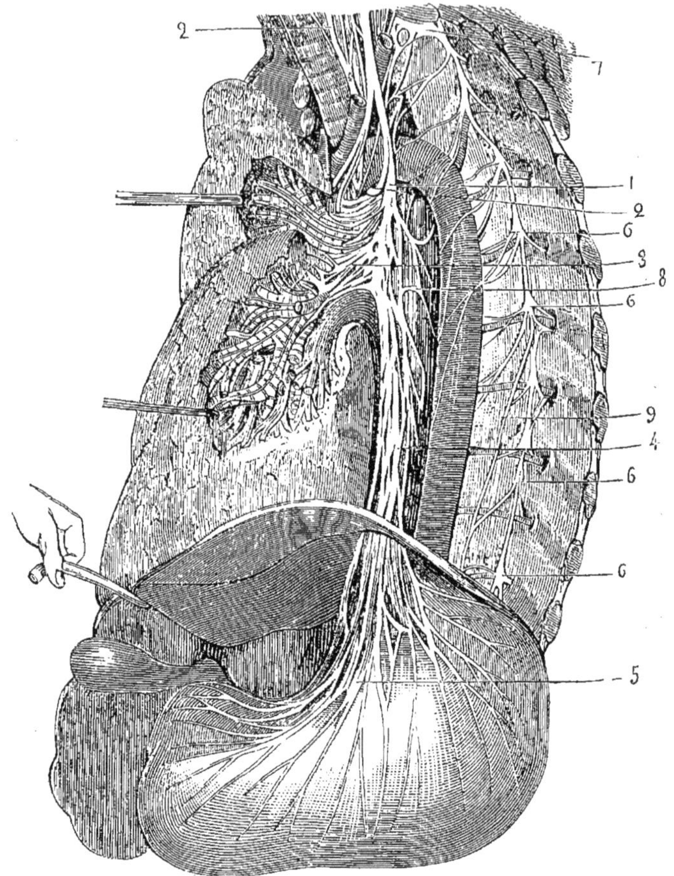

Fig. 507. — Pneumogastrique gauche et grand sympathique.

1, tronc du pneumogastrique au niveau de la crosse de l'aorte. — 2, 2, récurrent gauche. — 3, rameaux pulmonaires se portant sur les divisions bronchiques. — 4, plexus œsophagien. — 5, filets gastriques terminaux du pneumogastrique. — 6, 6, 6, 6, ganglions du grand sympathique. — 7, ganglion cervical inférieur du grand sympathique. — 8, aorte. — 9, nerf petit splanchnique se portant vers le plexus solaire.

l'excitation du nerf du côté droit produit un effet plus marqué que celle du nerf gauche. L'excitation du pneumogastrique sur le cœur peut venir du cerveau, et l'on peut ainsi expliquer la syncope ou la mort survenant à la suite d'émotions morales violentes.

Nerf de Cyon. — Ce nerf, découvert par Ludwig et les frères

Cyon, est confondu, chez l'homme, avec le tronc du pneumogastrique; chez quelques animaux, comme le lapin et le chien, il est séparé du tronc du pneumogastrique, et il peut être découvert à la partie inférieure du cou. Il naît par deux racines sur le laryngé supérieur et sur la portion cervicale du pneumogastrique; il suit ensuite la direction de la carotide primitive, pénètre dans le thorax, s'anastomose avec le premier ganglion thoracique du grand sympathique, et se porte au cœur, dans lequel il pénètre entre les artères aorte et pulmonaire. C'est un nerf modérateur, un nerf d'arrêt du cœur. Viti, en 1883, affirme que le nerf de Cyon, chez l'homme, est remplacé par un filet du laryngé supérieur.

Si l'on excite l'extrémité périphérique du nerf de Cyon divisé, on n'obtient rien, mais l'excitation du bout central est douloureuse et provoque la dilatation des vaisseaux mésentériques et, consécutivement, une diminution considérable de la tension sanguine. Chez les animaux qui ont le nerf de Cyon accolé au pneumogastrique, on observe le même phénomène en électrisant le bout central du pneumogastrique divisé. Le nerf de Cyon est donc un *dépresseur de la circulation*, un nerf *vaso-dilatateur;* son action est réflexe, allant du cœur au pneumogastrique, de ce nerf à la moelle, d'où elle passe dans les *nerfs splanchniques*, branches du grand sympathique qui se distribuent aux vaisseaux abdominaux.

Ramifications thoraciques des pneumogastriques.

Dans son trajet thoracique, l'œsophage fournit des rameaux *cardiaques*, des rameaux *pulmonaires* et des rameaux *œsophagiens*.

Rameaux cardiaques. — Ces rameaux naissent à des hauteurs diverses et très variables. Ils sont au nombre de deux ou trois, et ils se réunissent aux rameaux cardiaques venus de la portion cervicale. Tous ces rameaux se dirigent vers les gros vaisseaux du cœur et s'anastomosent à la base de cet organe avec des rameaux cardiaques du grand sympathique pour former le plexus cardiaque, dont les ramifications se portent dans l'épaisseur du cœur. (Voy. *nerfs du cœur*.)

Rameaux pulmonaires. — Les nerfs pulmonaires naissent au niveau du point où les pneumogastriques croisent la face postérieure des bronches. Ces rameaux, nombreux, se portent vers la bifurcation de la trachée avec des rameaux pulmonaires du grand sympathique pour constituer le *plexus pulmonaire*, dont les ramifications suivent les divisions bronchiques dans l'épaisseur du poumon. Quelques auteurs désignent, sous les noms de *plexus pulmonaire antérieur* et *plexus pulmonaire postérieur*, les branches nerveuses de ces plexus placées en avant et en arrière de la bifurcation de la trachée.

De ces plexus partent quelques rameaux œsophagiens, trachéens et péricardiques.

La sensibilité de la muqueuse des voies respiratoires et la contraction des muscles de Reisseissen sont sous l'influence du pneumogastrique. La section des pneumogastriques au-dessus de l'origine du laryngé supérieur donne une insensibilité complète du larynx, de la trachée et des bronches.

Après avoir coupé les deux nerfs à un animal, fixez un tube à la trachée, et remplissez d'eau la trachée et les bronches ; si vous excitez le bout périphérique des nerfs divisés, vous verrez le liquide monter dans le tube, phénomène qui ne peut se produire que sous l'effet d'une contraction des parois bronchiques.

La section des pneumogastriques produit des désordres vitaux qui amènent lentement la mort par asphyxie : congestion, induration, emphysème, accumulation de mucosités dans les bronches et œdème du poumon.

Rameaux œsophagiens. — Ces rameaux sont formés par de nombreux faisceaux dissociés des pneumogastriques qui se réunissent autour de l'œsophage avec quelques rameaux du grand sympathique. L'ensemble de ces rameaux constitue le *plexus œsophagien*, principalement formé par les pneumogastriques, plexus qui donne de nombreux rameaux aux diverses tuniques qui constituent l'œsophage.

Quand on excite le pneumogastrique dans le crâne, on produit des mouvements dans les parois de l'œsophage, et si l'on coupe le nerf, on entrave la descente du bol alimentaire par paralysie.

Ramifications de la portion abdominale du pneumogastrique.

Dans l'abdomen, le pneumogastrique donne des rameaux gastriques et hépatiques, et des rameaux au plexus solaire.

L'anastomose du pneumogastrique droit avec la partie interne du ganglion semi-lunaire droit constitue une arcade complétée par le nerf grand splanchnique et connue sous le nom d'*anse mémorable de Wrisberg*. Puis il se confond avec le grand sympathique dans le plexus solaire.

Celui du côté gauche se ramifie immédiatement sur toute la face antérieure de l'estomac, à laquelle il se distribue, *rameaux cardiaques*. Ses ramifications terminales se rendent dans le *foie*, *rameaux hépatiques*, en suivant l'interstice de l'épiploon *gastro-hépatique*.

La sensibilité et les mouvements de l'estomac sont sous la dépendance du pneumogasturiqe. Après la section de ces nerfs, l'estomac est incapable de brasser la masse alimentaire.

Le pneumogastrique tient sous sa dépendance la sécrétion du sucre par le foie. Si l'on coupe ce nerf au-dessus du poumon, la production du sucre est diminuée, si on le coupe au-dessous du poumon, cette section est sans action sur le foie. L'excitation du pneumogastrique augmente la production du sucre. Ce nerf a donc sur le foie une action réflexe qui passe du pneumogastrique au bulbe et du bulbe au grand sympathique, pour se rendre au foie.

Fonctions générales du pneumogastrique (1).

Le pneumogastrique est considéré par Cl. Bernard comme établissant le passage entre les nerfs cérébro-spinaux, ou de la vie animale, et le grand sympathique, nerf de la vie végétative. Le pneumogastrique, qui prend ses origines dans les organes splanchniques, peut, par action réflexe, donner lieu à des phénomènes moteurs dans les muscles striés.

Ce nerf présente les actions les plus étranges, sur lesquelles discuteront encore longtemps les physiologistes. Sa sensibilité est *obtuse*. Si on l'excite, il est moins sensible qu'un nerf sensitif ordinaire. Si on le coupe, au cou d'un animal à jeun, celui-ci ne ressent aucune douleur; si l'animal est en pleine digestion, on constate souvent une certaine sensibilité du nerf.

Ce nerf renferme deux espèces de fibres sensitives, la plupart à sensibilité obscure, mais quelques-unes, comme le laryngé supérieur, à sensibilité extrêmement vive.

Section d'un pneumogastrique. — Cette propriété singulière du pneumogastrique, d'être tantôt sensible et tantôt insensible, lorsqu'on l'irrite mécaniquement au cou, n'est point la seule. Nous allons voir que l'action des deux pneumogastriques n'est pas la même. Si l'on coupe le *pneumogastrique gauche*, l'excitation du bout central produit des vomissements, si l'animal est en digestion. L'excitation de son bout périphérique, produit des contractions de l'estomac. Si l'on coupe le *pneumogastrique droit*, l'excitation du bout central produit l'arrêt de la respiration, et celle du bout périphérique, l'arrêt du cœur.

En fait de singularités, je rappellerai encore cette expérience sur les extrémités terminales du pneumogastrique : si l'on excite le plexus solaire sur un animal récemment tué, on observe des mouvements qui agitent le gros intestin, et souvent des mouvements dans les membres et dans le thorax. C'est dans ces régions qu'il faut souvent chercher la cause de certains mouvements convulsifs.

(1) Galien savait que lorsqu'on comprime le pneumogastrique au cou d'un animal, celui-ci s'assoupit et n'a plus de voix. Si on le coupe, ou si l'on y porte une ligature, l'animal devient muet, vomit avec efforts, et meurt au bout de quelques jours (*Morgagni*, *épist. Anat.*, XII, n° 28).

SIXIÈME PARTIE

ANGÉIOLOGIE

L'angéiologie (de angeion ἀγγεῖον, vaisseau et *logos* λόγος, discours) comprend l'étude du système vasculaire.

Le système vasculaire se compose : 1° des organes qui concourent à la circulation sanguine ; 2° de ceux qui déterminent la circulation de la lymphe et du chyle.

Un muscle creux, le *cœur*, reçoit le sang de tous les organes de l'économie par les *veines*. Du cœur, le sang se rend à ces mêmes organes par les *artères*. Celles-ci sont unies aux veines, dans l'épaisseur des tissus, au moyen des *capillaires*. L'ensemble de ces canaux forme un tout continu, *clos* de toutes parts.

Pour compléter le système vasculaire, il faut ajouter que des vaisseaux blancs, contenant la lymphe et le chyle, se dirigent de toutes les parties du corps vers les veines sous-clavières où ils versent leur contenu.

Je décrirai dans l'ordre physiologique, le cœur, les artères, les veines et les lymphatiques. (La structure des vaisseaux a été étudiée dans le premier volume.)

Idée générale de la circulation chez l'homme et dans la série animale. — Le *sang* et la *lymphe* circulent sans cesse dans leurs vaisseaux respectifs.

Le *but de la circulation sanguine* est immense. Le sang est apporté aux organes et aux tissus par les artères. Poussé vers les capillaires par les contractions incessantes du cœur, il préside à la *nutrition* et aux *réactions chimiques* des tissus, par les matières nutritives qu'il a puisées dans l'intestin, et par l'oxygène dont il s'est chargé en traversant le poumon. En même temps, le sang des capillaires, dépouillé de son oxygène, se charge des déchets des tissus. Il revient de toutes parts au cœur droit à l'état de sang veineux, impropre à la nutrition. Le cœur droit l'envoie par *ondées* au poumon, où il rejette, sous le nom d'*haleine*, les déchets gazeux qu'il renferme. En même temps, il se revivifie au contact de l'air. Il prend à l'air de l'oxygène qui se fixe sur les globules rouges auxquels il communique une couleur rouge rutilante. Cet oxygène artérialise le sang et le rend de nouveau apte à la nutrition. Le sang revivifié va du poumon au cœur gauche, qui le lance dans les artères et dans les capillaires. Des organes glandulaires, situés sur le trajet des capillaires, prennent au sang une partie des déchets des tissus qu'ils expulsent au dehors (reins, glandes sudoripares).

Telle est la circulation du sang que l'immortel Harvey publia en 1628 (1) sans avoir eu connaissance des vaisseaux capillaires.

La *circulation lymphatique*, chez l'homme et les mammifères, n'a pas d'organe impulsif analogue au cœur. La lymphe circule par la force dite *vis a tergo* et par les contractions des parois des vaisseaux lymphatiques. La partie liquide du sang, qui a transsudé à travers les parois perméables des capillaires, et qui a servi à la nutrition des éléments anatomiques, est absorbée par les capillaires lymphatiques. Elle remplit les vaisseaux lymphatiques qui

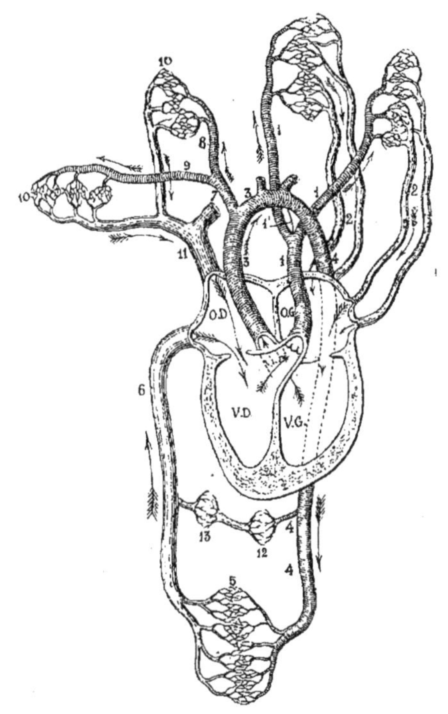

Fig. 508. — Schéma de la circulation du sang après la naissance, chez l'homme. (Les oreillettes et les ventricules sont ouverts, les flèches indiquent le cours du sang.)

1, 1, 1, artère pulmonaire et ses deux branches. — 1', cordon fibreux, vestige du canal artériel. — 2, 2, veine pulmonaire, formant avec les artères la petite circulation. — 3, crosse de l'aorte. — 4, 4, aorte descendante. — 5, réseau capillaire. — 6, veine cave inférieure. — 7, tronc artériel brachio-céphalique. — 8, carotide droite. — 9, artère sous-clavière. — 10, réseau capillaire. — 11, veine cave supérieure. — 12, circulation intestinale. — 13, circulation du foie.

(1) L'histoire de l'anatomie fourmille d'anecdotes, quelques-unes fort piquantes. La Faculté de médecine de Paris, dit Milne Edwards (*Leçons de physiologie*, t. III, p. 35 et 36), se montra particulièrement hostile à la découverte de Harvey, mais elle eut pour défenseur Descartes, qui approuva ces idées nouvelles, et Louis XIV, qui, pour les propager, institua au Jardin des plantes médicinales, en 1673, une *chaire spéciale d'anatomie pour la propagation des découvertes nouvelles*. Cette chaire fut occupée par Dionis, dont les

la portent à la base du cou et qui la déversent sans cesse dans les veines, en même temps que le chyle venu de l'intestin.

La circulation dans la série animale. — Avant de commencer la description des organes de la circulation, il n'est pas sans intérêt de dire quelques mots de la circulation dans la série animale.

Les mammifères et les oiseaux sont les seuls vertébrés ayant un appareil circulatoire perfectionné comme celui de l'homme. A mesure qu'on descend l'échelle de la série animale, on constate que le système circulatoire devient de moins en moins parfait.

Les *reptiles* (tortue, lézard, serpent), et les *amphibiens* (grenouille, crapaud, salamandre), ont une circulation qu'on appelle *incomplète*. Le cœur de ces animaux est pourvu de deux oreillettes, mais il n'a qu'un ventricule dans lequel le sang veineux et le sang artériel se mélangent. On voit quelle différence il y a entre la circulation de ces animaux et celle des mammifères et des oiseaux. Le sang veineux passe en partie dans les tissus sans s'être revivifié au poumon.

Parmi les reptiles, les *crocodiliens* ont cependant deux oreillettes et deux ventricules. Néanmoins leur circulation est également *incomplète*, parce que, chez ces animaux, le mélange du sang veineux et du sang artériel, qui n'a pas lieu dans le cœur comme chez les autres reptiles, se fait comme chez le fœtus des mammifères, entre les artères aorte et pulmonaire, après que l'aorte a fourni les artères de la tête et des membres antérieurs.

La circulation des *poissons* est encore plus imparfaite. Les poissons n'ont qu'une oreillette et un ventricule, c'est-à-dire le cœur droit de l'homme, des mammifères et des oiseaux. L'oreillette reçoit le sang des veines. Elle le lance dans le ventricule; celui-ci l'envoie aux branchies, qui représentent le poumon chez les poissons. Des branchies, le sang revivifié, oxygéné, revient par les veines branchiales, mais au lieu de se rendre dans un cœur gauche qui n'existe pas, elles se jettent dans une sorte d'artère aorte située au-devant de la colonne vertébrale et se ramifiant dans les tissus. On voit donc que, chez les poissons, il n'y a pas mélange du sang artériel et du sang veineux, comme chez les reptiles.

leçons eurent un grand succès et constituèrent la base d'un ouvrage publié en 1694, sous le titre d'*Anatomie de l'homme suivant la circulation*, etc.

On lit dans Flourens (*Histoire de la découverte de la circulation du sang*, p. 39) : Tandis que la Faculté repoussait la circulation, Dionis l'enseignait au jardin du roi : « Je fus choisi pour démontrer, dit Dionis, dans son épître dédicatoire à Louis XIV, à Votre Jardin royal la circulation du sang et les nouvelles découvertes, et je m'acquittai de cet emploi avec toute l'ardeur et toute l'exactitude qui sont dues aux ordres de Votre Majesté... » Ces paroles honorent la mémoire de Louis XIV.

Chez beaucoup d'*invertébrés*, comme les *mollusques* (escargot, huître, etc.), et les *crustacés* (écrevisse, homard, etc.), il y a un *cœur artériel* ou *aortique*. Il est composé d'une oreillette, quelquefois deux, et d'un ventricule. L'oreillette reçoit le sang artérialisé de l'appareil respiratoire, elle l'envoie dans le ventricule qui le lance dans les artères du corps. Chez les mollusques, le sang veineux se rend directement à l'appareil respiratoire, excepté chez quelques *céphalopodes* qui ont une sorte de cœur veineux. On appelle le cœur de ces animaux *cœur aortique* par opposition au *cœur veineux* des poissons.

Chez la plupart des *invertébrés*, il n'y a pas de réseau capillaire et le sang s'épanche dans des espaces appelés *lacunes* (*circulation lacunaire*).

Chez les *insectes* et les *arachnides*, il n'y a pas de cœur. Cet organe est remplacé par un vaisseau contractile. Ce *vaisseau dorsal* fait couler le sang d'arrière en avant; ce liquide passe dans de petits vaisseaux qui s'ouvrent dans la cavité générale du corps. Il revient en arrière, rentre dans le vaisseau dorsal et ainsi de suite.

Les *annélides* n'ont pas de cœur, mais seulement des vaisseaux contractiles qui impriment au sang des mouvements irréguliers à direction non constante.

CHAPITRE PREMIER

CŒUR

Organe central de la circulation, le cœur est un muscle creux, tapissé à l'intérieur par une membrane séreuse, l'*endocarde*, et à l'extérieur par une autre séreuse, le *péricarde*. Cet organe, de structure si complexe, agit comme une pompe foulante, envoyant sans cesse, par ses contractions, le liquide nourricier dans les artères qui le distribuent aux organes et aux tissus.

Dissection. — On ne peut se rendre un compte exact du cœur que si on l'étudie *en place* sur le sujet. Voici la méthode que je recommande.

Il faut bien se garder d'extraire le cœur du sujet :

1° On fait un trou au sternum avec une vrille, à 1 centimètre au-dessus de la base de l'appendice xiphoïde, et l'on enfonce une aiguille, qui va s'implanter à 10 centimètres du sternum au maximum, dans la colonne vertébrale ;

2° Scier ensuite le sternum entre les deuxièmes espaces intercostaux, et faire des deux côtés la section des cartilages costaux correspondants, à leur point d'union avec les côtes ;

3° Enlever avec précaution cette portion du plastron chondro-sternal, puis ouvrir le péricarde sur la ligne médiane, et faire deux lambeaux, au moyen d'une incision horizontale inférieure, lambeaux qu'on maintiendra écartés en même temps que le bord antérieur des poumons.

Cela fait, on constatera que le centre phrénique, et par conséquent la face inférieure du cœur, sont horizontaux et situés à 1 centimètre au-dessus de la base de l'appendice xiphoïde ;

4° Bien examiner les rapports de la face antérieure du cœur avant d'enlever le reste du sternum. On verra que le sillon auriculo-ventriculaire droit est à peu près vertical en arrière du corps du sternum et que l'oreillette droite déborde de 2 à 3 centimètres le bord droit du sternum, ce qu'on démontre en écartant le bord du poumon droit. On constatera également la forme triangulaire du ventricule droit et la situation de l'infundibulum, directement en arrière de la partie moyenne du sternum ;

5° C'est alors qu'il faut sectionner les deuxièmes cartilages costaux, et enlever la poignée du sternum, en laissant sa base réunie aux clavicules, pour ne point déformer la région ;

6° On soulèvera alors la pointe du cœur et l'on constatera que ses quatre cavités sont couchées sur le diaphragme. Le cœur étant soulevé, on se rendra compte de la situation des deux oreillettes et des veines qui s'y rendent. On verra qu'il n'y a pas de veine cave inférieure dans le thorax, à moins qu'on n'exerce une forte traction sur le cœur. On verra également les deux veines pulmonaires gauches, supérieure et inférieure, séparées l'une de l'autre par un intervalle de 1 centimètre, et l'inférieure séparée du diaphragme par un intervalle de 4 centimètres et demi environ.

On voit ainsi que le cœur a la forme d'une pyramide triangulaire à faces antérieure, inférieure et postérieure. Le cœur étant en place, je recommande la coupe suivante, qui est une des plus instructives. On forme un lambeau triangulaire par trois incisions. L'une verticale, partant de l'infundibulum, sera faite à gauche du sillon auriculo-ventriculaire, et comprendra toute l'épaisseur de la paroi du ventricule. Une autre incision partira également de l'infundibulum et se dirigera vers la pointe du cœur, en suivant le sillon interventriculaire antérieur ; enfin une troisième faite le long du bord inférieur du ventricule droit, ira de la partie inférieure de l'incision verticale vers la pointe du cœur sans rejoindre la deuxième. Ces trois incisions faites, renverser le lambeau vers la pointe du cœur. On apercevra alors la valve antérieure de la valvule tricuspide et le pilier antérieur de cette valvule, qui s'attache au sommet du lambeau triangulaire soulevé. On verra également le faisceau arqué, l'éperon de Wolf, qui a une direction verticale et le cône antérieur de Luschka. On constatera que le pilier antérieur, ainsi que la valve de la tricuspide, ont une direction presque horizontale. Si l'on passe le doigt en arrière de la valve découverte, et qu'on l'introduise dans l'oreillette droite, on verra que l'orifice auriculo-ventriculaire est dirigé perpendiculairement à l'axe du cœur. La zone fibreuse formant cet orifice a une lèvre droite *auriculaire*, et une lèvre gauche ventriculaire, et non comme le disent la plupart des auteurs, une lèvre supérieure et une lèvre inférieure. Autrement dit, on voit que la circulation intra-cardiaque est horizontale, de droite à gauche, et non verticale (fig. 509).

Pour voir ensuite la direction exacte du plan des valvules sigmoïdes il faut faire une section de l'artère pulmonaire immédiatement au-dessus de l'infundibulum, puis disséquer la face postérieure de l'infundibulum, la porter en avant et faire une coupe de l'aorte tout à fait à son origine. On verra ainsi que le courant sanguin des deux ventricules est croisé, celui du côté droit se portant à gauche, celui du côté gauche à droite. Le plan de section des valvules sigmoïdes de l'artère pulmonaire regarde en haut et un peu à gauche tandis que celui de l'aorte regarde en haut, mais surtout à droite.

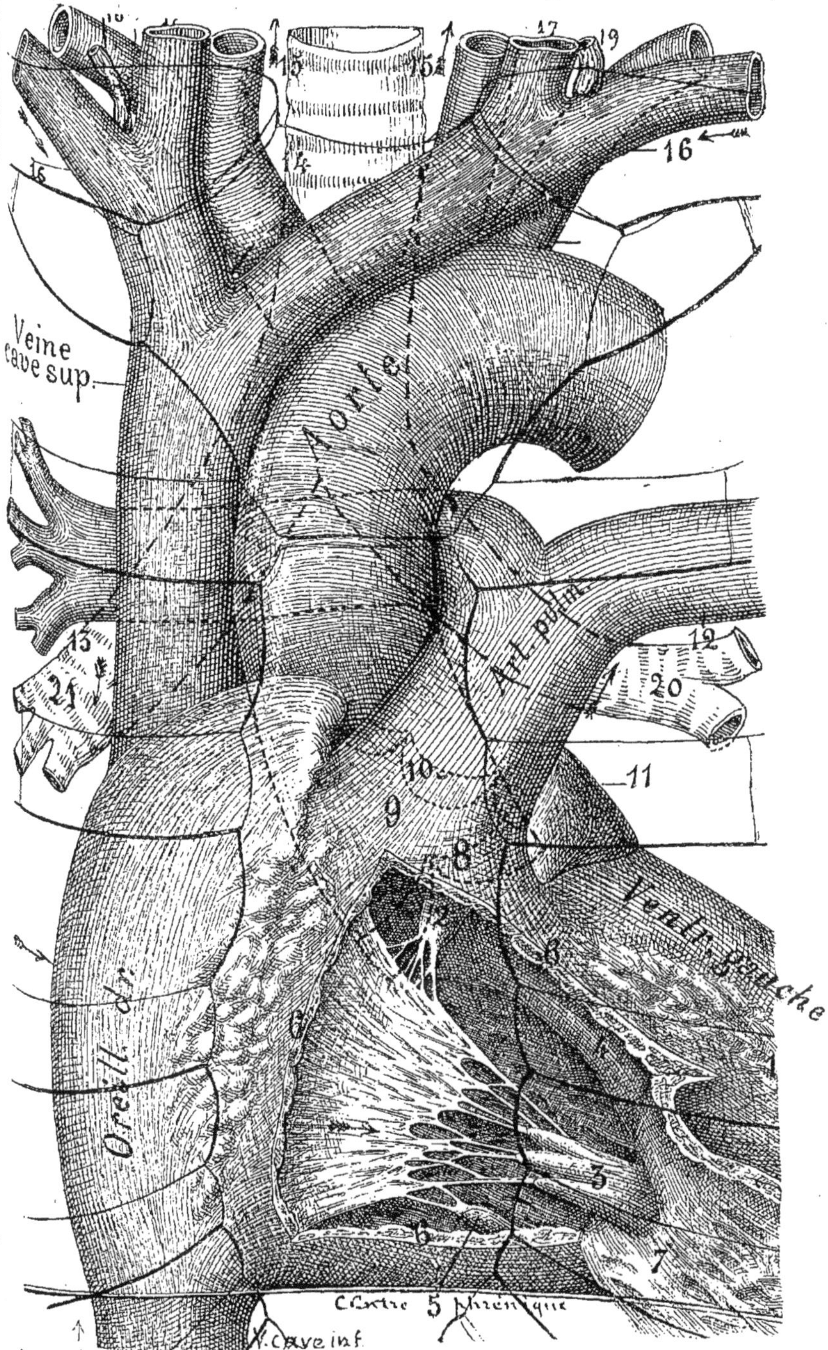

Fig. 509. — Rapports du cœur et des gros vaisseaux avec le plastron chondro-sternal.

1, sillon interventriculaire antérieur (supérieur). — 2, cône artériel de Luschka. — 3, muscle papillaire antérieur du ventricule droit (antérieur). — 4, faisceau arqué du ventricule droit (antérieur). — 5, pilier inférieur. — 6, 6, 6, les trois incisions limitant le lambeau renversé 7. — 8, origine de l'aorte et valvules sigmoïdes. — 9, infundibulum du ventricule droit (antérieur). — 10, origine de l'artère pulmonaire et valvules sigmoïdes. — 11, auricule gauche (l'auricule droite se trouve à droite de l'origine de l'artère pulmonaire 10). — 12, artère pulmonaire gauche. — 13, artère pulmonaire droite. — 14, trachée. — 15, carotides primitives. — 16. troncs veineux brachio-céphaliques. — 17, veine jugulaire interne. — 18, grande veine lymphatique. — 19, canal thoracique. — 20, bronche gauche. — 21, bronche droite.

Préparations diverses du cœur. — La plupart des préparations sur le cœur peuvent indistinctement être conservées dans l'alcool, ou bien être desséchées ; celles, cependant, sur lesquelles on veut faire voir la distribution des fibres musculaires doivent être placées dans ce liquide.

Parmi les préparations sèches, il en est peu qui soient aussi instructives que la séparation du cœur en deux moitiés, l'une artérielle, l'autre veineuse. Pour la faire, on commence par remplir chaque moitié du cœur par de la matière à injection diversement colorée ; puis, peu à peu, on divise la cloison interventriculaire, en se guidant d'après les sillons longitudinaux antérieur et postérieur, et en déroulant successivement les fibres musculaires de la cloison, soit avec le manche du scalpel, soit avec sa pointe. En faisant la première incision sur la face antérieure du cœur, il importe de se rappeler que le ventricule droit recouvre un peu le ventricule gauche, et qu'il ne faut pas, par conséquent, inciser trop à droite, de crainte d'ouvrir ce ventricule, dont les parois sont très-minces. Quand on est arrivé à la base du cœur, on travaille dans le sillon qui sépare l'artère pulmonaire de l'artère aorte, et l'on pousse peu à peu ces deux troncs en sens opposé, de manière à diviser en deux lames la cloison interauriculaire. C'est cette dernière partie de la préparation qui exige le plus de patience et d'adresse : en effet, on n'a qu'à songer au peu d'épaisseur de la membrane qui ferme le trou de Botal, pour se faire une idée de la difficulté de cette dissection. La séparation étant achevée, on fait sécher la pièce ; puis, on monte chacune des moitiés du cœur sur un pied qui s'engrène avec l'autre, de manière qu'étant réunies, les deux moitiés du cœur soient appliquées l'une contre l'autre dans leur situation naturelle, et ne semblent former qu'un seul organe.

La séparation du cœur en deux moitiés est très facile sur un cœur que l'on a fait bouillir dans du vinaigre ; mais l'organe perd beaucoup de son volume par la coction, et il n'est plus possible alors de le tenir dilaté avec de la matière à injection. Néanmoins, on fera bien d'exécuter cette préparation, qui doit être conservée dans le liquide.

ARTICLE PREMIER

CONSIDÉRATIONS GÉNÉRALES

Forme. — Le cœur a la forme d'un cône dont le sommet est dirigé à gauche, contre la paroi thoracique, et dont la base se trouve à droite et un peu en arrière, vers la colonne vertébrale. La base occupe l'espace qui sépare la colonne vertébrale du corps du sternum.

Direction. — Le cœur est dirigé obliquement, de droite à gauche, et un peu d'arrière en avant.

Position (1). — Il est couché sur le diaphragme, et concourt à

(1) J'ai le regret de dire que le cœur est l'organe le moins bien décrit en anatomie descriptive, ce qui tient à ce qu'il est étudié hors du thorax, ou sur des figures qui ne tiennent aucun compte de sa position exacte. Je suis obligé de donner une description du cœur, tel qu'on l'observe sur le cadavre. Je regrette d'être en contradiction avec la plupart des auteurs, mais, avant tout, je veux être exact.

Il résulte des études auxquelles je me livre depuis longtemps : 1° que si on former le médiastin. Comme on sent la pointe du cœur à gauche, on est tenté de croire qu'il est situé à gauche, et la preuve, c'est qu'on frappe toujours à gauche lorsqu'on veut le poignarder. Le cœur est situé au milieu du thorax, en arrière du sternum qu'il déborde à droite et à gauche. Un plan vertical passant par le milieu du sternum, diviserait cet organe à l'union de son tiers droit avec ses deux tiers gauches.

Columbus le premier avait remarqué que le cœur est couché horizontalement sur le diaphragme, ce qu'on a souvent oublié depuis. La forme et la position du cœur avaient été indiquées exactement par Ruysch, (*Thesaur. anat.*, t. IV, n° 96, p. 23, 1724.)

Volume et poids. — Laënnec comparait le volume du cœur à celui du poing de l'individu.

D'après Bouillaud, la largeur du cœur à la base des ventricules serait de 107 millimètres, et l'épaisseur de 52.

Selon Bizot, le cœur de l'adolescent (seize à vingt-neuf ans), aurait, dans la région ventriculaire, 95 millimètres de longueur et 103 de largeur; celui de l'adulte (trente à quarante-neuf ans), 97 et 108 millimètres; celui de l'homme âgé (cinquante à soixante-dix-neuf ans), 105 et 119 millimètres.

Peacock (1854) a constaté une longueur moyenne de 80 millimètres pour le ventricule gauche, et de 91 pour le ventricule droit. Il y aurait donc une différence de 11 millimètres à l'avantage du ventricule droit, tandis que pour Luschka, l'avantage serait de 8 à 11 millimètres pour le ventricule gauche.

Le *poids* du cœur, variable, est, en moyenne, de 175 grammes pour Cruveilhier, de 285 pour Lobstein, de 255 pour Bouillaud, de 301 pour Wolf, de 360 pour Peacock, et de 303, chez les sujets de trente à cinquante ans pour Clendinning, de 324 chez ceux de cinquante à soixante-dix, et de 336 pour les vieillards au delà de soixante-dix ans.

Chez la femme, le poids serait, pour le même auteur, de 266 et de 273 grammes, pour les âges correspondants à ceux qui viennent d'être indiqués.

Que conclure de ces divergences? C'est qu'il est très difficile, impossible même, d'évaluer les dimensions du cœur, qui varient selon l'état de systole ou de diastole où il se trouve au moment de la mort, et selon la quantité de sang qu'il contient. Il est certain que le cœur augmente légèrement de volume chez les vieil-

dédoublé le cœur, il n'y a plus un cœur droit veineux et un cœur gauche artériel, mais un *cœur antérieur veineux* et un *cœur postérieur artériel*. Il n'y a plus une oreillette droite et une oreillette gauche, mais une *oreillette antérieure* et une *oreillette postérieure*, de même qu'un *ventricule antérieur* et un *ventricule postérieur*.

lards, et que la femme a moins de cœur que l'homme (en poids). Relativement au poids, il existe des variétés individuelles, et, dans les chiffres indiqués par les auteurs, il doit entrer quelques cas pathologiques. Du reste, les auteurs ne disent pas s'ils ont complètement isolé l'origine des vaisseaux qui y arrivent et qui en partent.

Je me demande pourquoi on ne mesure que les ventricules, négligeant les oreillettes qui font aussi partie du cœur. Il faut aussi tenir compte des variétés individuelles. Il y a des cœurs petits et des cœurs gros, même à l'état physiologique. Je m'en suis convaincu, récemment encore, en étudiant les rapports du cœur avec la paroi thoracique antérieure.

Moyens de fixité. — Le cœur est libre dans la cavité du péricarde, dans presque toute son étendue. Il est maintenu, à sa base, par les gros vaisseaux et les adhérences qu'ils contractent avec les organes voisins (poumons et organes du médiastin).

ARTICLE II

SURFACE EXTÉRIEURE DU CŒUR (1)

Nous venons de voir que le cœur occupe dans le thorax une situation qui n'est pas faite pour faciliter la description de cet organe.

Il est formé de quatre *cavités*, ou *poches musculaires* se succédant selon le cours du sang qui les traverse.

(1) Depuis un temps immémorial, c'est-à-dire depuis qu'on a pu ouvrir des animaux, on a pu étudier le cœur. De nombreux siècles se sont écoulés sans qu'on ait vu un cœur d'homme. Cet avantage était réservé à Hérophile et à Erasistrate, qui ont, les premiers, disséqué des cadavres humains, quatre siècles avant l'ère chrétienne. Les préjugés de l'époque mirent obstacle aux dissections humaines jusqu'au XIVe siècle de l'ère actuelle. Voici l'idée qu'on se faisait du cœur, organe noble. On pensait que les deux ventricules, séparés par la cloison interventriculaire, avaient deux fonctions distinctes. Le ventricule droit recevait le sang du foie, qui fabriquait ce liquide au moyen du chyle porté au foie par la veine porte. Cette circulation était une simple oscillation du sang.

Le ventricule gauche, dont on avait aussi remarqué les contractions, avait pour fonction de répandre dans le corps, à travers toutes les artères, l'air qui, en traversant le poumon, descendait vers le cœur gauche par les veines pulmonaires, dites artères veineuses. Cet air, qui s'était purifié en traversant le poumon, constituait les *esprits vitaux* et la portion qui se portait au cerveau par la voie des carotides formait les *esprits animaux*. Plus tard, lorsqu'on sut que le système artériel contenait du sang, on s'imagina qu'une partie du sang du ventricule droit passait dans le ventricule gauche à travers des ouvertures supposées, on pensa que ce sang, mélangé aux esprits vitaux, était porté à tous les organes par les artères.

Deux poches, ou *oreillettes*, formant la base, ou partie droite et postérieure du cœur, reçoivent le sang des veines des deux circulations. Deux autres poches, ou *ventricules*, formant la plus grande masse du cœur et communiquant avec les oreillettes par les *orifices auriculo-ventriculaires*, reçoivent le sang des oreillettes et le lancent dans les artères.

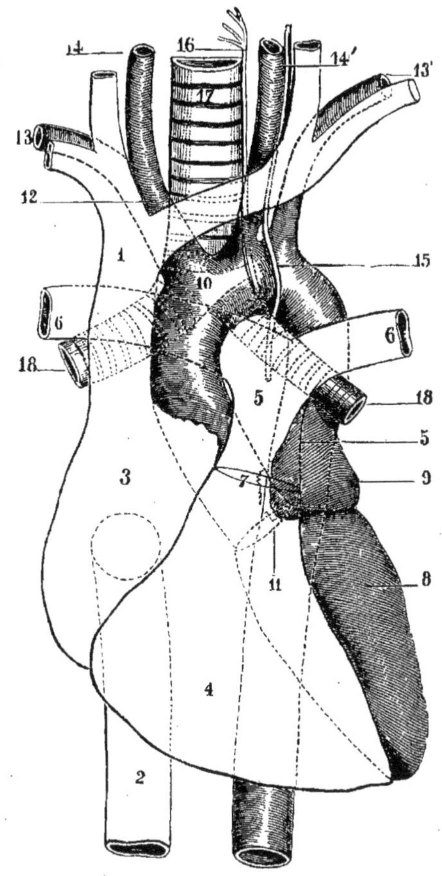

Fig. 510. — Cœur et gros vaisseaux. Les cavités qui contiennent du sang artériel sont foncées. (Ce cœur n'est pas assez couché.)

1, veine cave supérieure. — 2, veine cave inférieure. — 3, oreillette droite. — 4, ventricule droit. — 5, artère pulmonaire. — 5', limite gauche de cette artère recouverte par l'auricule gauche. — 6, 6, branches de l'artère pulmonaire. — 7, orifice artériel du ventricule droit. — 8, ventricule gauche. — 9, oreillette gauche. — 10, crosse de l'aorte. — 11, orifice artériel du ventricule gauche. — 12, tronc artériel brachio-céphalique. — 13, artère sous-clavière droite. — 13', sous-clavière gauche. — 14, carotide primitive droite. — 14', carotide primitive gauche. — 15, nerf pneumogastrique gauche devant la crosse de l'aorte. — 17, nerf récurrent gauche. — 17, trachée-artère. — 18, 18, bronches.

Nous étudierons dans cet article la surface extérieure de ces quatre poches musculaires.

§ 1. — SURFACE EXTÉRIEURE DU CŒUR DANS SA SITUATION NORMALE

On peut considérer trois faces au cœur, dans sa position naturelle : une *face antérieure* ou *sternale*, une *face inférieure* ou *diaphragmatique* et une *face postérieure* ou *vertébrale*.

Face antérieure. — Si, après avoir incisé le péricarde, on observe le cœur dans sa position naturelle, comme dans la planche V, on aperçoit les deux grosses artères, pulmonaire et aorte, émergeant de la base des ventricules. On voit la face antérieure entière du ventricule droit. A gauche de ce ventricule, on observe un sillon qui descend à gauche de la base au sommet, et qui sépare les deux ventricules. Ce sillon, qui contient les vaisseaux coronaires antérieurs, des lymphatiques et des nerfs, plongés dans du tissu adipeux, est le *sillon inter ventriculaire supérieur* (1), *antérieur* des auteurs.

Un autre sillon, le *sillon auriculo-ventriculaire antérieur*, se voit à droite du ventricule, entre sa face antérieure et l'oreillette droite. Ce sillon, analogue au précédent, contient aussi du tissu adipeux, parfois en grande quantité, au centre duquel se trouvent également une artère, la coronaire postérieure, une veine, des lymphatiques et des nerfs.

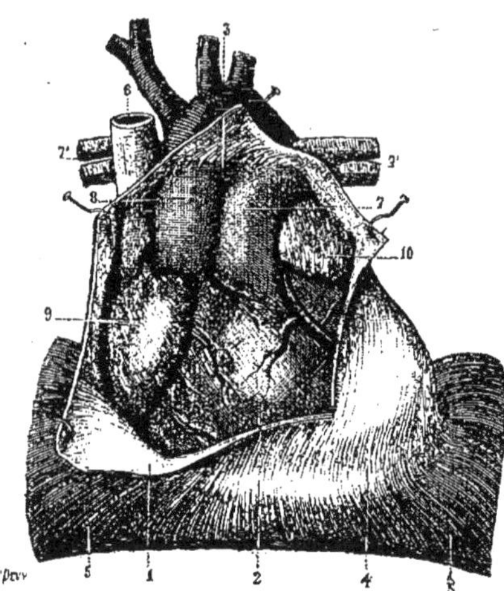

Fig. 511. — Cœur dans le péricarde ouvert (d'après Testut).

1, péricarde incisé. — 2, ventricule droit. — 3, cul-de-sac supérieur du péricarde. — 4, adhérence du sac fibreux au centre phrénique. — 5, fibres du diaphragme. — 6, veine cave supérieure. — 7, artère pulmonaire. — 7', ses branches. — 8, aorte. — 9, oreillette droite. — 10, auricule gauche. (Toutes les figures des ouvrages d'anatomie représentent le cœur dans une position plus ou moins verticale, ce qui est une erreur.)

La partie du cœur située à droite du sillon auriculo-ventriculaire antérieur est l'oreillette droite, dont l'appendice, *auricule droite*, se porte au-devant de l'artère aorte qu'il contourne.

On aperçoit, au-dessus, une grosse veine, la veine cave supérieure, verticale, située à droite de l'aorte et s'abouchant dans l'oreillette droite, à 5 ou 6 centimètres au-dessus du diaphragme.

A gauche du sillon inter-ventriculaire supérieur, ou antérieur, on voit une petite étendue du ventricule gauche qui se trouve en partie cachée par le ventricule droit et son infundibulum.

Quant à l'oreillette gauche, on ne l'aperçoit pas, parce qu'elle est située en arrière du ventricule gauche et des grosses artères qui partent des ventricules. On ne voit de cette oreillette que son prolongement, *l'auricule gauche*, dont l'extrémité libre s'enroule autour de l'artère pulmonaire, comme le fait l'auricule droite autour de l'aorte, mais dans une plus petite étendue. La face antérieure du cœur, dans sa situation normale, est donc formée, dans

(1) J'appelle ce sillon *sillon interventriculaire supérieur*, parce qu'il sépare la partie supérieure des deux ventricules. Il en sera de même du postérieur que j'appelle *sillon interventriculaire inférieur*, parce qu'il repose sur le diaphragme.

Les deux oreillettes sont séparées par le *sillon interauriculaire.* On aperçoit sur l'oreillette droite, une ouverture formée par l'embouchure de la veine cave inférieure, et au-dessous, la veine coronaire qui s'ouvre dans cette oreillette. On voit aussi toutes les veines qui aboutissent aux oreillettes, la veine cave supérieure, les veines pulmonaires, droites et gauches.

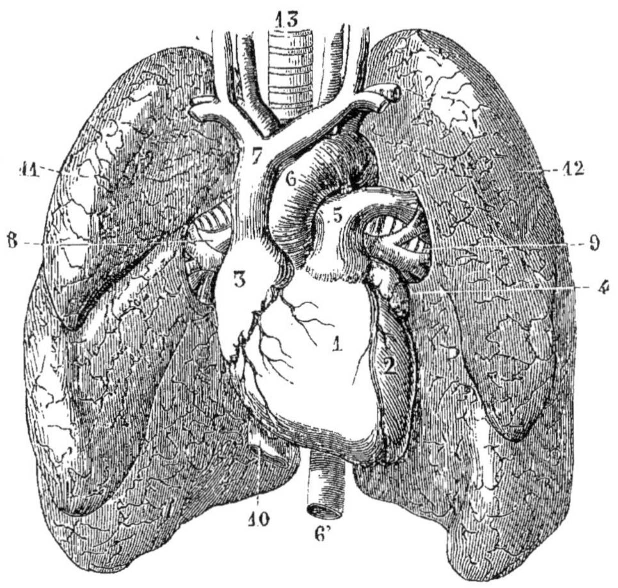

Fig. 512. — Rapports du cœur, des poumons et des gros vaisseaux du médiastin. (Dans cette figure le cœur n'est pas dans sa situation normale.)

1, ventricule droit. — 2, ventricule gauche. — 3, oreillette droite. — 4, oreillette gauche. — 5, artère pulmonaire. — 6, 6, artère aorte. — 7, veine cave supérieure. — 8, branche droite de l'artère pulmonaire. — 9, branche gauche. — 10, veine cave inférieure. — 11, 12, poumons. — 13, trachée-artère.

a. *Surface extérieure des ventricules.* — Les deux ventricules, qui reçoivent en même temps le sang des deux oreillettes, constituent la partie la plus importante du cœur, par le système des valvules situées à leurs orifices. Les deux artères principales du corps naissent de la base des ventricules, celle de la petite circulation, l'artère pulmonaire, du ventricule droit, celle de la grande circulation, l'aorte, du ventricule gauche.

Le cœur étant placé sur une table, l'œil distingue très bien le ventricule droit, qui se trouve affaissé en raison du peu d'épaisseur de ses parois, tandis que le ventricule gauche, à parois très épaisses, conserve sa forme cylindrique naturelle.

Les ventricules, unis par leur sommet, forment la *pointe* du cœur.

En arrière, les deux ventricules sont séparés l'un de l'autre, en deux parties égales, par le sillon inter-ventriculaire postérieur; ils sont séparés aussi des oreillettes par le sillon auriculo-ventriculaire.

En avant, les deux ventricules forment la presque totalité de la

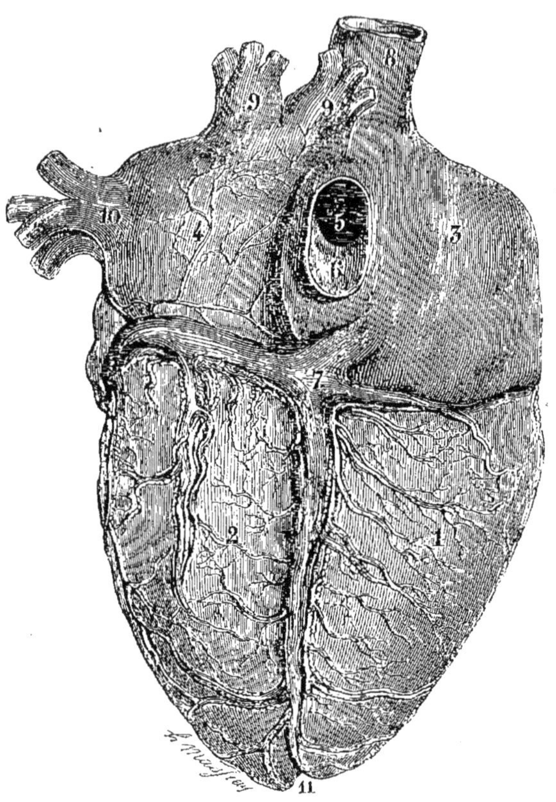

Fig. 513. — Face postérieure du cœur hors du thorax.
(Le cœur est tenu dans la position verticale.)

1, ventricule droit. — 2, ventricule gauche — 3, oreillette droite. — 4, oreillette gauche. — 5, orifice de la veine cave inférieure. — 6, valvule d'Eustachi. — 7, sinus de la veine coronaire au voisinage de son embouchure (on voit les lymphatiques suivre la direction des vaisseaux sanguins). — 8, veine cave supérieure. — 9, 9, veines pulmonaires droites. — 10, veines pulmonaires gauches. — 11, sillon de la pointe du cœur.

face antérieure du cœur puisque les oreillettes sont cachées par les grosses artères qui partent de la base des ventricules. On voit seulement les auricules, prolongements des oreillettes, à droite et à gauche des grosses artères.

La *base* des ventricules, isolés des oreillettes, ne correspond pas exactement, comme dimensions, à la base des oreillettes, puisque les grosses artères partent de la base des ventricules et refoulent en arrière les oreillettes. On peut donc diviser le milieu de la base des ventricules en trois zones : une *zone postérieure*, en rapport avec les oreillettes, et communiquant avec elles par les orifices auriculo-ventriculaires ; une *zone moyenne*, formée par l'orifice de l'artère aorte, située au même niveau que les orifices auriculo-ventriculaires; une *zone antérieure*, comprenant l'origine de l'artère pulmonaire, dont l'ouverture se trouve plus haut que celle de l'aorte puisqu'elle est située au sommet de l'infundibulum du ventricule droit.

Les deux ventricules sont séparés en avant et en arrière par les *sillons inter ventriculaires*.

Le *postérieur* se porte directement de la pointe du cœur au milieu du sillon auriculo-ventriculaire, et passe entre les deux ventricules, divisant la face postérieure en deux parties égales.

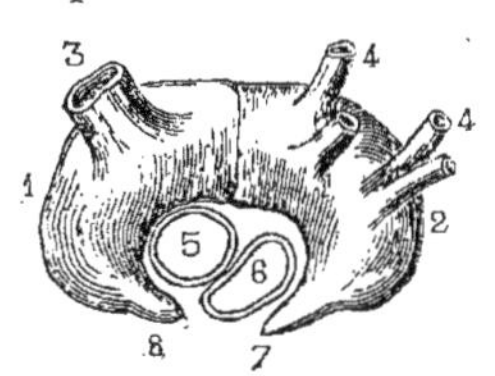

Fig. 514. — Courbe des oreillettes autour des artères aorte et pulmonaire.

1, oreillette droite. — 2, oreillette gauche. — 3, veine cave supérieure. — 4, 4, veines pulmonaires. — 5, coupe de l'artère aorte. — 6, coupe de l'artère pulmonairę. — 7, auricule gauche. — 8, auricule droite.

Parti de la pointe du cœur, comme le postérieur, l'*antérieur* dévie vers la gauche, parce qu'il est refoulé à gauche par l'infundibulum du ventricule droit, au sommet duquel prend naissance l'artère pulmonaire.

b. *Surface extérieure des oreillettes.* — Les oreillettes peuvent être considérées comme des dilatations des veines qu'elles reçoivent. Entre deux révolutions du cœur, elles sont dilatées lentement par le sang qui est amené dans leur cavité par sept affluents veineux, trois pour l'oreillette droite, quatre pour l'oreillette gauche.

Les oreillettes sont deux poches extrêmement irrégulières, auxquelles on ne saurait décrire des faces et des bords sans entrer dans le domaine de la fantaisie. Elles sont affaissées partiellement et ramassées sur elles-mêmes pendant la systole auriculaire, dilatées, sphériques et turgescentes pendant la diastole. Elles sont situées à la base des ventricules. Elles ont une *face antérieure* commune, concave, lisse, qui est recouverte par le péricarde viscéral. Elles décrivent une courbe régulière autour des deux artères qui partent de la base des ventricules. Elles occupent donc un plan postérieur à ces artères, et comme l'aorte et l'artère pulmonaire occupent un certain espace sur les ventricules, il en résulte que les oreillettes ont un diamètre antéro-postérieur beaucoup plus court que celui des ventricules (fig. 514).

La *face postérieure* des oreillettes est divisée en deux parties par le sillon inter-auriculaire, légèrement concave à droite. Cette ace est large. Celle de l'oreillette droite est à peu près couchée sur le diaphragme, mais celle de l'oreillette gauche arrière, s'applique sur les organes qui couvrent la colonne vertébrale. Chaque oreillette offre un prolongement, *auricule*, qui se porte en avant, autour des artères qui partent de la base du cœur.

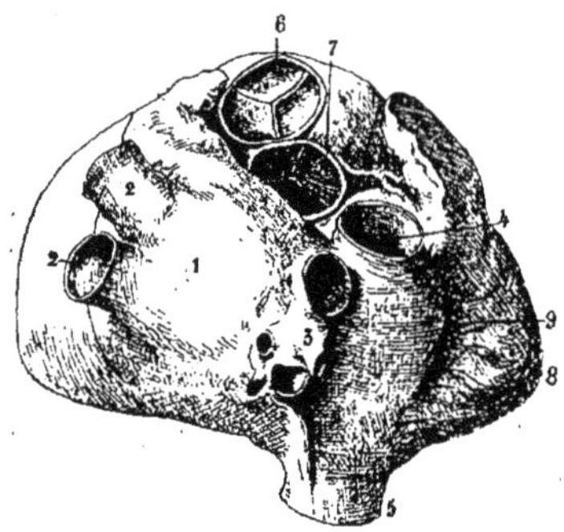

Fig. 515. — Partie supérieure des oreillettes (vues d'en haut).

1, paroi postéro-supérieure de l'oreillette gauche. — 2, 2, veines pulmonaires gauches. — 3, veines pulmonaires droites. — 4, veine cave supérieure. — 5, veine cave inférieure. — 6, valvules sigmoïdes de l'artère pulmonaire. — 7, valvules sigmoïdes de l'aorte. — 8, sulcus terminalis de His. — 9, appendix auricularis postérior de His. (L'auricule droite est située en avant du chiffre 4.)

Les oreillettes ne reçoivent que des veines : les deux veines caves et la veine coronaire se jettent dans l'oreillette droite, les veines pulmonaires dans l'oreillette gauche.

La face postéro-supérieure de l'oreillette droite présente un sillon, une sorte d'encoche presque verticale, à droite de l'ouverture des veines caves. C'est le *sillon terminal*, *sulcus terminalis* de His, visible sur la figure 515. On voit aussi à droite de cette oreillette, en arrière de l'auricule et en dehors du sillon terminal, un prolongement de l'oreillette appelé *appendice auriculaire postérieur*, *appendix auricularis posterior* de His (fig. 515).

ARTICLE III

RAPPORTS DU CŒUR

Je ne connais pas de sujet plus important que celui des rapports des diverses cavités du cœur et de leurs orifices. Si l'étude des altérations inflammatoires et de la dégénérescence du cœur suffit, *approximativement*, au médecin, pour l'étude des affections cardiaques, il n'en est pas de même pour le chirurgien qui doit connaître exactement les rapports précis des diverses régions du cœur, pour savoir quelle est la partie lésée, lorsqu'une blessure intéresse la région. Je passerai rapidement sur les rapports des faces inf. et post. du cœur, pour accorder plus de détails à ceux de la face antérieure.

§ 1. — RAPPORTS DE LA FACE INFÉRIEURE

Cette face est totalement recouverte par le péricarde viscéral; elle repose sur le diaphragme dont elle est séparée par le péricarde pariétal et son sac fibreux.

Chez les sujets dont le foie n'est pas très développé, on peut sentir et même voir, dans la région épigastrique, les battements du cœur transmis à la paroi abdominale par l'estomac distendu. Cette face correspond à une ligne horizontale, étendue d'un côté à l'autre, à un centimètre au-dessous des mamelons, un peu au-dessus de l'appendice xiphoïde.

§ 2. — RAPPORTS DE LA FACE POSTÉRIEURE

Nous avons vu plus haut que la face postérieure du cœur est formée, de droite à gauche, par la face postérieure de l'oreillette gauche et le ventricule gauche. Ces rapports sont faciles à constater. En effet, la partie postérieure de l'oreillette droite est presque adhérente au diaphragme par la brièveté, et mieux par l'absence de la portion sus-diaphragmatique de la veine cave inférieure. Nous savons, d'autre part, que les quatre veines pulmonaires et les artères pulmonaires, suspendent, pour ainsi dire, la paroi postéro-supérieure de l'oreillette gauche.

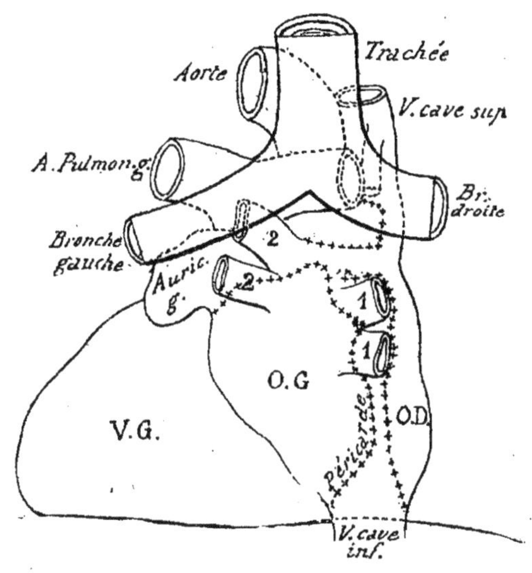

Fig. 516. — Rapports de la base du cœur.

O.D, oreillette droite — O.G., oreillette gauche. — V.G., ventricule gauche. — 1, 1, veines pulmonaires droites. — 2, 2, veines pulmonaires gauches. Les petits points indiquent les organes placés en avant de la trachée et des bronches ; les gros points indiquent le péricarde.

Entre les veines pulmonaires et l'embouchure de la veine cave inférieure, il y a, en moyenne, de 5 à 6 centimètres sur la paroi postérieure des oreillettes. C'est justement cette partie du cœur qui se trouve en rapport avec les organes du médiastin postérieur, situés en avant de la colonne vertébrale.

Lorsqu'on ouvre l'oreillette gauche par sa partie antérieure, on voit sa paroi postérieure soulevée sur la ligne médiane par l'œsophage qui divise cette paroi postérieure en deux moitiés, la droite un peu plus large que la gauche. On voit aussi que les veines pulmonaires qui s'ouvrent à droite et à gauche de cette paroi sont, l'une inférieure, l'autre supérieure et non antérieure et postérieure. (Voy. *Veines pulmonaires*.)

Plus à gauche, la face postérieure du cœur, recouverte par le péricarde et son sac fibreux, est en rapport avec le poumon gauche.

La face postérieure du cœur peut être atteinte par des instruments piquants et par des projectiles, à travers la colonne vertébrale ou le poumon gauche, mais, comme les blessures de la face

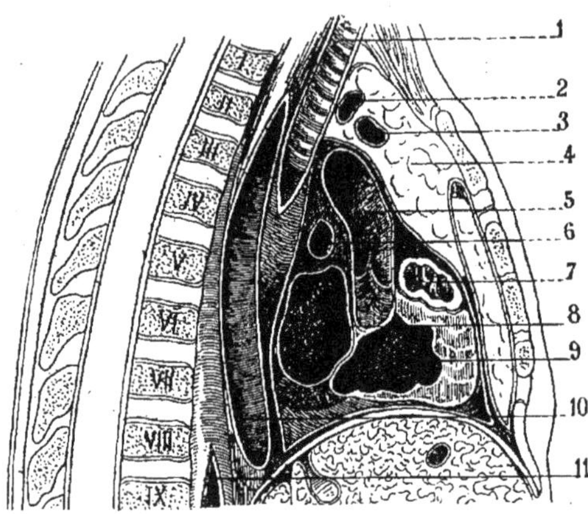

Fig. 517. — Coupe médiane du thorax sur un enfant d'un an et demi (d'après Luschka).

1, trachée. — 2, tronc artériel brachio-céphalique. — 3, tronc veineux brachio-céphalique. — 4, thymus. — 5, portion ascendante de la crosse de l'aorte et ses valvules sigmoïdes. — 6, coupe de la branche droite de l'artère pulmonaire. — 7, auricule droite. — 8, oreillette gauche. — 9, ventricule droit. — 10, œsophage. — 11, aorte descendante ouverte.

postérieure du cœur sont très profondes, et tout à fait inaccessibles aux moyens explorateurs du chirurgien, il en résulte que les rapports de cette face offrent moins d'intérêt que ceux de la face antérieure.

§ 3. — RAPPORTS DE LA FACE ANTÉRIEURE

La face antérieure du cœur est en rapport avec la paroi thoracique, ou, comme on a l'habitude de le dire, avec le *plastron chondro-sternal.* Dans tous les rapports que je vais indiquer ne pas oublier que le sac fibreux du péricarde enveloppe le cœur. Ce rapport est direct sur le corps du sternum, mais au-dessus et de chaque côté, le cul-de-sac de la plèvre et le bord antérieur du poumon recouvrent le cœur dans une étendue variable selon les individus, selon le moment de l'inspiration ou de l'expiration, et selon l'état sain ou malade du poumon. Faisant abstraction, pour le moment, de la lame du poumon qui recouvre le cœur, je m'occuperai des rapports de cet organe comme s'il s'agissait de rapports directs. (Voy. *Plèvre.*)

Pour déterminer la ligne de projection de la face inférieure du cœur, il suffit de chercher avec le doigt le point où bat la pointe du cœur (1) et de mener de ce point une ligne horizontale vers le côté droit. Cette ligne est généralement située à un centimètre au-dessous des deux mamelons.

Mesurer ensuite l'espace qui sépare la pointe du cœur du milieu

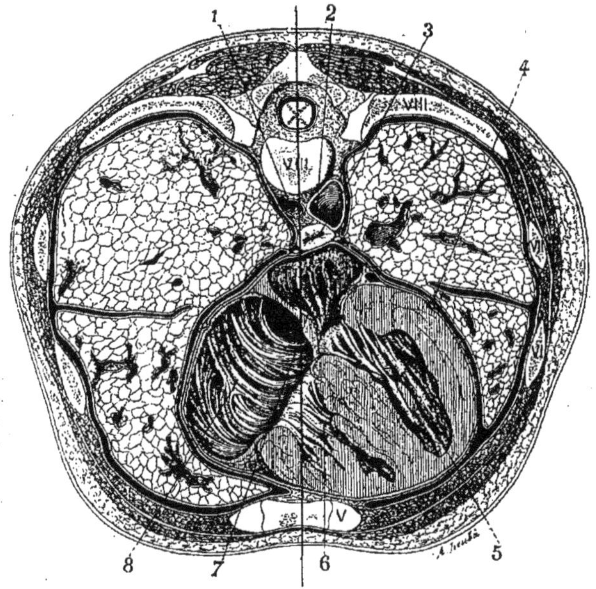

Fig. 518. — Coupe horizontale du thorax d'un nouveau-né, au niveau de la huitième vertèbre dorsale (d'après Luschka).

1, grande veine azygos. — 2, aorte. — 3, œsophage. (Ces trois organes occupent le médiastin postérieur). — 4, nerf phrénique, entre le péricarde et la plèvre. — 5, ventricule gauche. — 6, ventricule droit. — 7, oreillette gauche. — 8, oreillette droite.

On voit dans cette figure, le rapport des poumons avec les organes du médiastin postérieur et avec le cœur. La ligne du milieu indique l'axe du corps.

du sternum. Si l'on prolonge cette ligne de moitié vers le côté droit, on aura la longueur totale du cœur (environ 12 à 14 centimètres).

De l'extrémité droite de cette ligne, tracer une verticale; elle limitera l'oreillette droite.

Enfin, tracer une ligne oblique de la pointe du cœur à la partie interne du deuxième espace intercostal du côté gauche; cette

(1) Vésale rapporte l'exemple d'un cœur dont la pointe était dirigée vers le côté droit, et la base vers le côté gauche; cette observation a été réitérée par divers auteurs. Riolan dit en avoir vu deux exemples : l'un dans le corps de la reine Marie de Médicis. Il s'agissait évidemment d'une inversion des viscères.

ligne suivra approximativement le bord gauche du cœur qui sera compris entre ces trois lignes (fig. 520).

Les gros vaisseaux de la base du cœur sont en rapport avec les deux tiers inférieurs de la première pièce du sternum et avec la moitié supérieure de la deuxième. Ces vaisseaux sont protégés par le sternum excepté la veine cave supérieure qui déborde le ster-

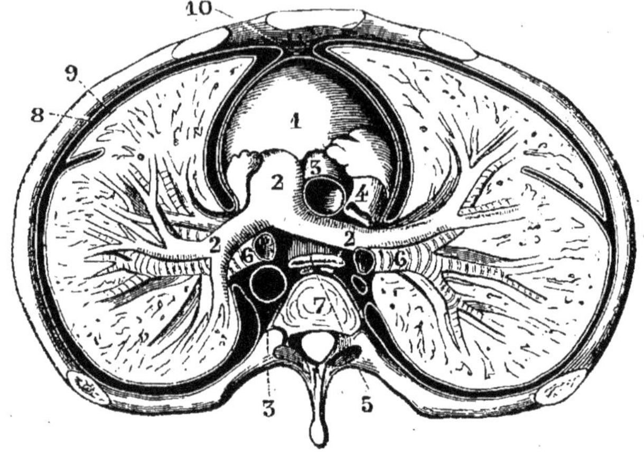

Fig. 519. — Coupe transversale et horizontale du thorax au niveau de la troisième vertèbre dorsale.

1. cœur. — 2. artère pulmonaire. — 3, 3, coupe de l'aorte descendante. — 4, coupe de la veine cave supérieure. — 5, coupe de l'œsophage. — 6, bronches. — 7, corps de la troisième vertèbre dorsale. — 8, feuillet pariétal de la plèvre. — 9, feuillet viscéral de la plèvre. — 10, péricarde.

num à droite, sur une étendue de 1 centimètre et demi à 2 centimètres.

Il ne faut pas oublier que la longueur moyenne du sternum, non compris l'appendice xiphoïde, est de 14 centimètres et demi, en moyenne. La ligne horizontale qui marque les limites de la face inférieure du cœur passe à un centimètre en moyenne, au-dessus de l'appendice xiphoïde, au niveau de l'articulation du cinquième cartilage costal. Nous savons, d'autre part, que la crosse de l'aorte est séparée de la fourchette du sternum par un intervalle de 1 à 2 centimètres. Il reste donc, pour les rapports du cœur et des gros vaisseaux avec le sternum, une étendue de 12 centimètres de hauteur; les 6 centimètres inférieurs pour le cœur, et les 6 centimètres supérieurs pour les gros vaisseaux. Il est bon de noter que la veine cave supérieure a son origine en arrière de la partie droite et supérieure du corps du sternum, et sa terminaison vers le troisième cartilage costal droit, tandis que les grosses artères du cœur occupent l'espace compris entre le troisième cartilage costal et un point situé un peu au-dessus du centre de la première pièce du sternum.

Il résulte de ces diverses mensurations et de ces rapports, que le chirurgien pourra déterminer avec précision les parties blessées par un instrument piquant ou par un projectile. Le sternum, appelé pompeusement le *bouclier du cœur*, n'en est que le *paravent*, bien faible protecteur, car, formé d'un tissu mou, spongieux, il ne saurait être un obstacle à la pointe d'un poignard acéré, ou à un projectile, même animé d'une faible vitesse.

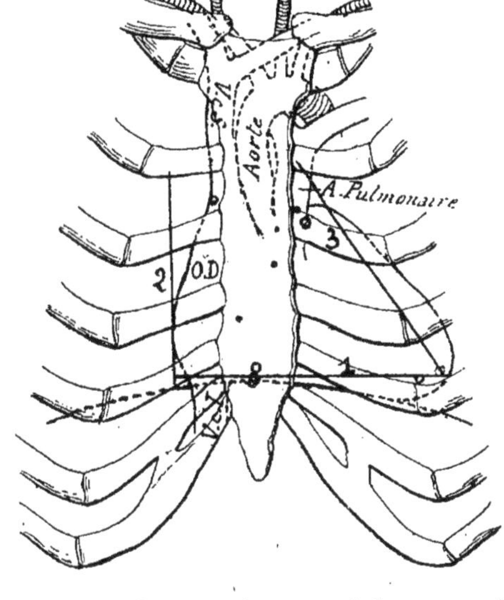

Fig. 520. — Rapports du cœur et des gros vaisseaux avec le plastron sterno-costal.

1, 2, 3, lignes limitant le cœur en bas, à gauche et à droite. Le point noir supérieur indique l'orifice de l'artère pulmonaire. Le second, situé entre les 2es cartilages costaux correspond à l'orifice aortique. — Le 3e, entre les 3es espaces intercostaux, indique la situation de l'orifice auriculo-ventriculaire gauche. Enfin, le plus inférieur correspond à l'orifice auriculo-ventriculaire droit.

Les quatre ronds sont les *foyers d'auscultation* de Jaccoud. Le rond supérieur et gauche est le foyer des bruits de l'orifice pulmonaire ; le supérieur et droit est le foyer des bruits de l'orifice aortique, l'inférieur et gauche celui des bruits de l'orifice mitral et l'inférieur et droit celui des bruits de l'orifice tricuspide. — O. D., oreillette droite. — V. C. S., veine cave supérieure. — V. C. I., veine cave inférieure. On voit les limites du cœur, la crosse de l'aorte et ses vaisseaux, ainsi que les troncs veineux brachio-céphaliques.

Le sternum est la région la plus dangereuse, étant donné les parties importantes qu'il protège : les quatre orifices du cœur et les grosses artères. C'est là que devraient frapper les ignorants qui cherchent le cœur à gauche. C'est en arrière du sternum que se précipitent les torrents sanguins de l'organisme. Je maintiens que tout projectile traversant le sternum produira une blessure *mortelle*.

Le cœur sera directement atteint dans ses ventricules, toutes les fois qu'une plaie pénétrante profonde sera faite à la partie interne des espaces intercostaux gauches, en dehors du corps du sternum. L'étendue du rapport de l'oreillette droite avec la paroi thoracique est plus grande pendant la dilatation de cette cavité.

A droite de cet os, et sur une étendue de 3 centimètres en largeur à la partie inférieure, et de 2 centimètres à la partie supérieure, les blessures seront presque à coup sûr mortelles, puisque l'oreillette droite ou la veine cave supérieure sera blessée, ainsi que la plèvre et le bord antérieur du poumon qui les recouvrent.

Ne pas oublier que les vaisseaux mammaires internes descendent verticalement à 10 millimètres en moyenne des bords du sternum, en croisant la face postérieure des cartilages costaux.

Espace de Traube (1). — On donne ce nom à une petite région de forme triangulaire située en avant du cœur, au niveau de laquelle le péricarde n'est pas recouvert par la plèvre.

Le *sommet* du triangle est situé sur le sternum, un peu en dedans de la deuxième articulation chondro-sternale gauche. Sa base est représentée par la ligne horizontale correspondant à la face inférieure du cœur.

L'espace de Traube comprend la partie sternale des troisième, quatrième, cinquième et sixième cartilages costaux gauches et la partie correspondante du sternum.

Une aiguille enfoncée sur n'importe quel point de ce triangle, pénètre jusqu'au cœur sans rencontrer la plèvre.

Rapports des orifices du cœur. — Les orifices du cœur sont tous en rapport avec le corps du sternum, les deux orifices artériels étant situés un peu plus haut que les deux autres. Le point précis du siège de l'orifice de l'*artère pulmonaire* est le bord gauche du sternum, au niveau du bord supérieur de son articulation avec le troisième cartilage costal. L'*orifice aortique* est situé à un centimètre au-dessous. L'*orifice auriculo-ventriculaire droit* est situé en arrière du sternum, près de son bord droit, au niveau du quatrième espace intercostal. L'*orifice auriculo-ventriculaire gauche* correspond au corps du sternum, près de son bord gauche, au niveau du troisième espace intercostal du côté gauche.

Foyers d'auscultation de Jaccoud. — Les quatre petits ronds marqués sur la figure 520 sont indiqués par Jaccoud comme les *foyers d'auscultation* du cœur. Le point supérieur droit est le foyer des bruits de l'*orifice aortique;* le point supérieur gauche, le foyer des bruits de l'*orifice pulmonaire;* à la partie inférieure du sternum, celui des bruits de l'*orifice tricuspide;* à la pointe du cœur, celui des bruits de l'*orifice mitral.*

Ces diverses mensurations ne doivent être considérées que comme approximatives, étant donné les variétés individuelles et la différence des résultats des divers auteurs qui se sont occupés de la question (Gendrin, Luschka, Giacomini, Haynes, Braune, Merckel). Quoique ces auteurs aient eu recours à des procédés qui paraissent avoir donné des résultats très précis, procédé des

(1) Traube (Louis), professeur à Berlin, né en 1818, mort en 1876.

aiguilles d'acier enfoncées à travers la paroi thoracique, de cordons élastiques traversant le thorax au moyen de longues aiguilles, procédé de photographie, les résultats n'ont pas été concordants, ce qui tient, sans nul doute, aux *variétés individuelles*.

J'ai continué récemment des expériences commencées il y a plus de vingt ans. J'ai pris 15 sujets dans divers amphithéâtres. Une aiguille, enfoncée à la partie interne du deuxième espace intercostal droit, a constamment traversé l'auricule droite entre l'aorte ascendante et la veine cave supérieure. Une autre aiguille enfoncée dans le deuxième espace du côté gauche a traversé l'artère pulmonaire près de son origine.

ARTICLE IV

SURFACE INTÉRIEURE DU CŒUR

L'intérieur du cœur est brillant, lisse et poli. Cet aspect est dû à la présence de l'endocarde, membrane séreuse intérieure du cœur, se continuant d'un côté avec la tunique interne des veines et de l'autre avec celle des artères. Suivant l'ordre adopté pour l'étude de la surface extérieure du cœur, j'examinerai d'abord les cavités ventriculaires, puis les cavités auriculaires.

§ 1. — SURFACE INTÉRIEURE DES VENTRICULES

Les cavités ventriculaires offrent des caractères communs, et des caractères particuliers.

Caractères communs.

Les caractères communs portent sur les ouvertures des ventricules, sur les valvules et sur les colonnes charnues.

1° Ouvertures. — Les deux ventricules présentent, à leur base, l'orifice auriculo-ventriculaire qui les fait communiquer avec l'oreillette correspondante, et l'orifice artériel, dans lequel est lancé le sang pendant la systole du ventricule. Chacune de ces ouvertures est pourvue d'une valvule dont la fonction est de diriger le cours du sang dans le cœur. Les valvules situées entre l'oreillette et le ventricule s'appellent *auriculo-ventriculaires ;* les valvules de l'orifice artériel, ont reçu le nom de valvules *sigmoïdes*.

2° Colonnes charnues. — L'intérieur des ventricules est comme spongieux. Il est rempli de faisceaux musculaires, anastomosés les uns avec les autres, nommés *colonnes charnues*. Il y a trois sortes de colonnes charnues.

1° Celles de *premier ordre*, dont une extrémité est fixée aux parois du ventricule, et dont l'autre donne naissance à un grand nombre de *cordages tendineux* qui se dirigent vers les valvules auriculo-ventriculaires. On les appelle *muscles papillaires* ou *muscles tenseurs des valvules*, ou encore *piliers charnus* du cœur ;

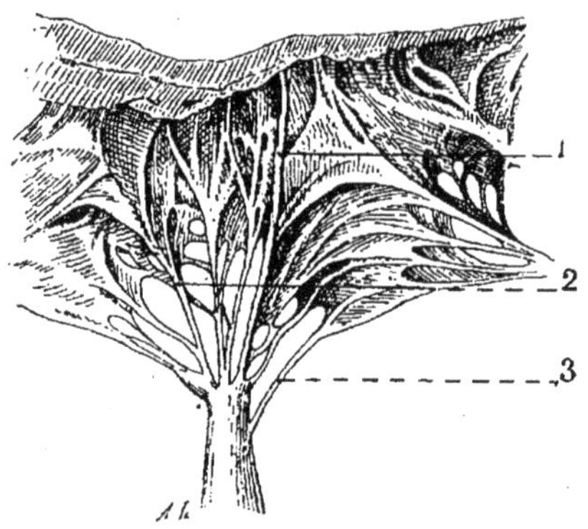

Fig. 521. — Face externe ou pariétale d'une valvule auriculo-ventriculaire et muscle papillaire avec ses cordages tendineux (d'après Marc Sée).

1, faisceau tendineux de premier ordre. — 2, faisceau tendineux de second ordre. — 3, faisceau de troisième ordre.

2° Celles de *second ordre*, dont les deux extrémités sont fixées aux parois des ventricules, et dont la partie moyenne, lisse, est libre de toute adhérence ;

3° Celles de *troisième ordre*, qui diffèrent des précédentes en ce qu'elles adhèrent dans toute leur longueur aux parois ventriculaires, et se dessinent sur ces parois comme si elles y étaient sculptées.

Ces dernières, nombreuses vers le sommet des ventricules, forment, par leur entrelacement, une espèce de *tissu caverneux*.

3° Valvules. — Les *valvules auriculo-ventriculaires* forment deux cylindres membraneux presque horizontaux, dont une extrémité est adhérente au bord de l'orifice auriculo-ventriculaire, et dont l'autre extrémité est découpée en *festons* ou *valves*. Ces valvules ont une face *axiale*, ou *auriculaire*, qui regarde l'oreillette lorsqu'elles s'adossent au moment de la systole ventriculaire, et une face *extérieure* ou *ventriculaire*, qui regarde les parois du ventricule. La surface auriculaire est toujours régulière, lisse et polie. La surface ventriculaire, ainsi que le bord libre des valvules, reçoit l'insertion des nombreux cordages tendineux qui viennent des muscles papillaires.

4° Muscles papillaires. — Les muscles papillaires sont de petits mamelons, ou saillies coniques, implantés sur les parois du cœur. Leur extrémité libre donne naissance aux cordages tendineux qui viennent s'insérer sur le bord libre et sur la face ventriculaire des valvules, en confondant leurs fibres avec celles des valvules. Les cordages tendineux ont été divisés en trois groupes, par Marc Sée, selon qu'ils s'insèrent près du bord adhérent de la valvule, au milieu, ou sur le bord libre (fig. 521).

Les *valvules sigmoïdes* sont au nombre de trois, dans chaque orifice artériel. Ce sont trois replis membraneux qu'on a comparés à de petits nids de pigeon dont la concavité regarde la cavité de l'artère (fig. 522). Ces valvules, de dimensions égales, s'attachent sur la circonférence de l'orifice artériel, et présentent un bord libre qui est appliqué, par le courant sanguin, contre la paroi de l'artère. Lorsque le sang, chassé par le ventricule, cherche à rentrer dans le cœur, par la réaction élastique des artères déjà pleines de sang, ces valvules s'abaissent et viennent au contact par leur bord libre en produisant un léger clapotement (second bruit du cœur).

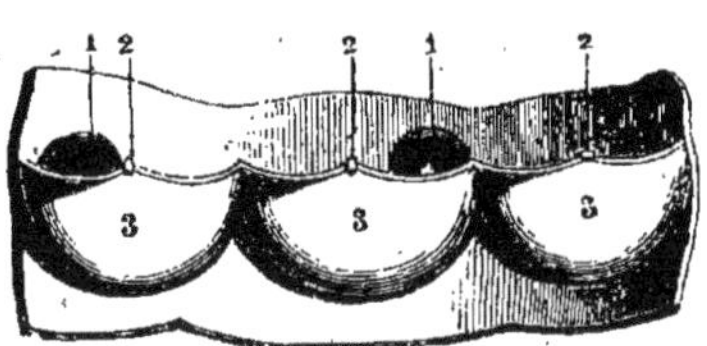

Fig. 522. — Fragment d'aorte étalé pour montrer les valvules sigmoïdes.

1, 1, origine des artères coronaires. — 2, 2, 2, nodules d'Arantius. — 3, 3, 3, convexité des valvules sigmoïdes regardant la cavité du ventricule.

Sur le milieu du bord libre de chaque valvule, il existe un petit noyau fibro-cartilagineux, probablement destiné à rendre plus complète l'occlusion de l'ouverture artérielle. Ces noyaux, plus développés sur les valvules sigmoïdes de l'aorte, sont connus sous le nom de *nodules d'Arantius* (1).

Ceux des valvules sigmoïdes de l'artère pulmonaire sont connus sous le nom de *nodules de Morgagni* (2).

La disposition des valvules sigmoïdes n'est pas la même dans les deux orifices artériels. Dans les deux ouvertures il y a deux valvules latérales, mais la troisième est antérieure dans l'orifice de l'artère pulmonaire, tandis qu'elle est postérieure dans l'orifice aortique. En voici la raison.

Au début de la vie embryonnaire, l'artère aorte et l'artère pulmonaire sont confondues en un seul vaisseau sous le nom de bulbe artériel. Ce vaisseau est pourvu de quatre valvules, antérieure, postérieure et latérales. Lors de la division du bulbe artériel en artère aorte et en artère pulmonaire, les deux valvules latérales

(1) Aranzi, en latin Arantius, naquit à Bologne en 1530. Élève de Vésale, il fut professeur de chirurgie et d'anatomie à Bologne. Il mourut en 1589. Il donna une bonne description du cœur de fœtus. Il décrivit des muscles, l'oreille moyenne, le larynx et les *nodules* des valvules sigmoïdes.

Le nodule, dit d'Arantius, fut représenté pour la première fois, dans le Traité d'anatomie du florentin Vidus Vidius, médecin de François Ier, et professeur au Collège de France, mort à Pise en 1569.

(2) Morgagni (Jean-Baptiste) né en 1682, mort en 1771, élève de Valsalva, professeur à Padoue, créateur de l'anatomie pathologique.

se trouvent divisées de manière à former les valvules sigmoïdes latérales définitives. La valvule antérieure du bulbe artériel forme la valvule sigmoïde antérieure de la pulmonaire, tandis que la valvule postérieure du bulbe forme la valvule sigmoïde postérieure de l'aorte.

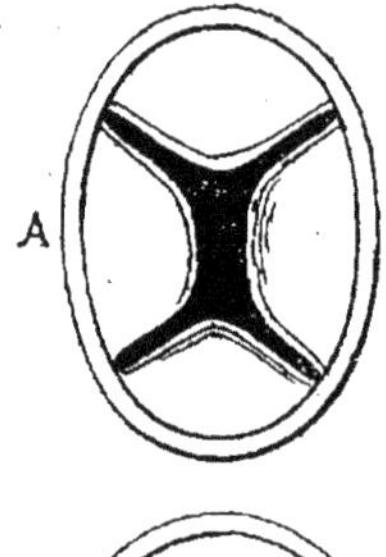

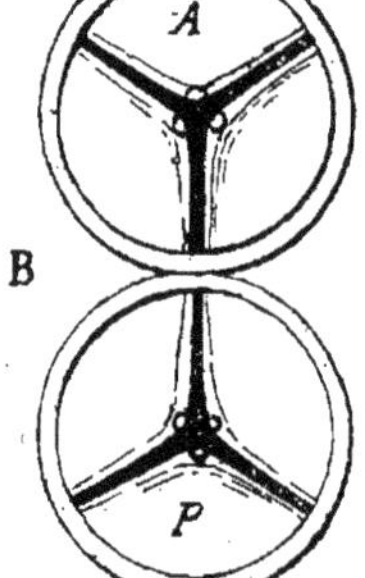

Fig. 523. — Développement des valvules sigmoïdes.

A, les quatre valvules du bulbe artériel chez l'embryon. — B. l'orifice du bulbe, divisé, a formé l'orifice pulmonaire et l'orifice aortique. Les deux valvules latérales s'étant séparées en deux parties égales, il résulte que l'orifice pulmonaire a une valvule antérieure A, et que l'orifice aortique a une valvule postérieure P.

Cloison interventriculaire.

Nous verrons, en étudiant la structure du cœur, que la cloison résulte de l'adossement des deux ventricules. Cette cloison, convexe du côté du ventricule droit, est concave du côté du ventricule gauche, qui fait saillie dans le ventricule droit.

Sa face droite, qui forme la paroi externe du ventricule droit, regarde en bas et à droite, tandis que sa face gauche regarde en haut et à gauche.

La cloison interventriculaire est divisée en deux parties : une *portion musculaire*, plus épaisse du côté de la pointe, où elle mesure souvent un centimètre et demi, et une *portion membraneuse*, située à la base du ventricule, très mince et formée par l'adossement des deux endocardes que sépare une lamelle de tissu conjonctif.

La portion musculaire s'amincit vers sa partie supérieure, où elle se confond avec la portion membraneuse. Cette dernière est mince et acquiert rarement 2 millimètres d'épaisseur. Elle est située immédiatement au-dessous des valvules sigmoïdes de l'artère aorte. De forme et de dimensions très variables, elle offre une largeur d'un centimètre en moyenne, sur un demi centimètre en hauteur. Elle est mince et lisse sur ses deux faces.

La face droite de la portion membraneuse, qui fait partie du ventricule droit, donne insertion à la valve externe de la valvule tricuspide, voisine de la cloison interventriculaire. Sa partie supérieure forme paroi de l'oreillette droite, de sorte qu'une aiguille traversant la partie inférieure de l'oreillette droite, sur cette membrane, pénètre dans le ventricule gauche et non dans l'oreillette gauche.

Caractères particuliers à chaque ventricule.

Les deux ventricules diffèrent l'un de l'autre par l'épaisseur de leurs parois, par leur forme, par leurs valvules, par leurs piliers et par les cordages tendineux.

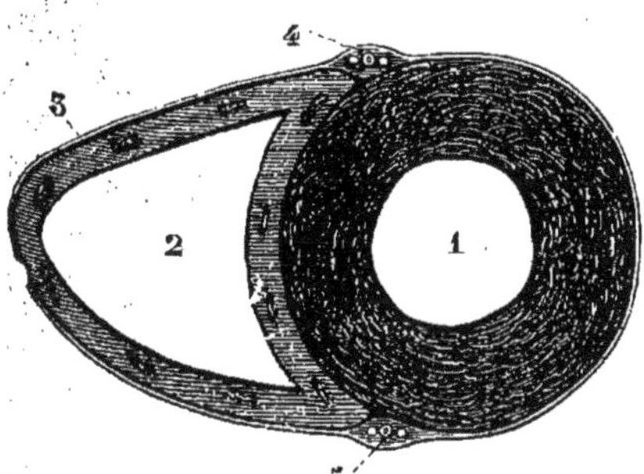

Fig. 524. — Coupe du cœur montrant la forme et l'épaisseur des parois ventriculaires.

1, ventricule gauche. — 2, ventricule droit. — 3, paroi du ventricule droit, trois fois plus mince que celle du gauche. — 4, 5, vaisseaux cardiaques ou coronaires.

Ventricule gauche. — 1° Les parois du ventricule gauche ont 15 millimètres d'*épaisseur*; elles sont trois fois plus fortes que celles du ventricule droit qui n'en ont que 5. Cette différence dans l'épaisseur des parois entraîne une différence dans la *forme* des cavités ventriculaires. Le ventricule gauche a la forme d'un petit baril, à cavité cylindrique, qui fait saillie dans le ventricule droit. Ce dernier, qui a une paroi antérieure très mince et une paroi inférieure couchée sur le diaphrame, a la forme d'un prisme triangulaire à parois antérieure, inférieure et externe.

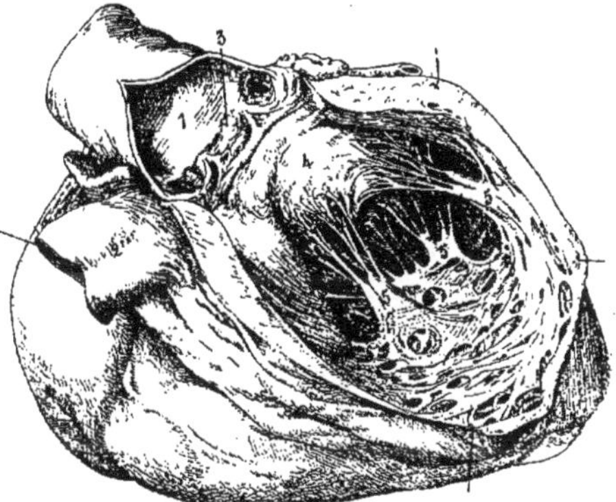

Fig. 525. — Ventricule gauche ouvert en avant pour montrer la valve droite de la valvule mitrale.

1, aorte. — 2, artère pulmonaire déjetée à droite avec l'infundibulum. — 3, valvules sigmoïdes. — 4, valve antérieure de la valvule mitrale. — 5, 5, 5, colonnes charnues de premier ordre.

La *valvule auriculo-ventriculaire* du ventricule gauche, ses *piliers* et ses *cordages tendineux* ont des caractères particuliers.

La valvule fut appelée *mitrale* par Vésale et non par Winslow. Cette comparaison démontre que cette valvule est formée de deux languettes ou valves. Les deux valves ont une direction antéro-postérieure; l'une, la *grande valve*, est située du côté de la cloison inter-ventriculaire, l'autre, la *petite valve*, est située contre la paroi gauche du ventricule gauche. L'ouverture auriculo-ventriculaire, sur laquelle s'insère la valvule destinée à la fermer, a 10 centimètres de circonférence, ou 3 centimètres un quart de diamètre. La grande valve a près de 2 centimètres de longueur, la petite valve a une longueur d'un peu plus de un centimètre. On rencontre, dans l'angle rentrant qui sépare les deux valves, de petites *valvettes accessoires*.

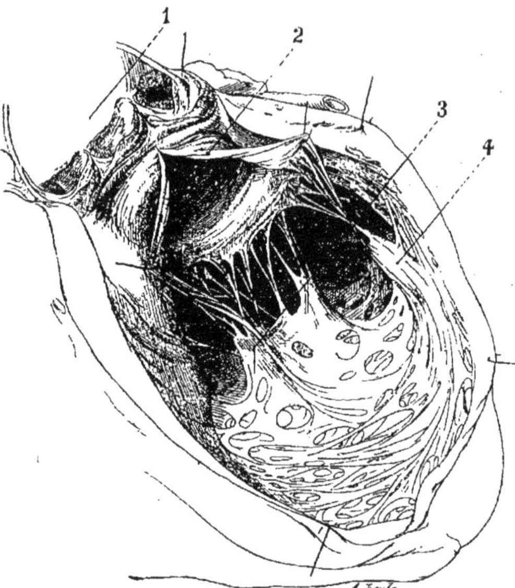

Fig. 526. — Intérieur du ventricule gauche. Face auriculaire de la valve gauche, lisse, de la mitrale. La valve droite a été incisée (d'après Poirier).

1, origine de l'aorte. — 2, valve gauche de la mitrale incisée. — 3, pilier postérieur et ses cordages. — 4, pilier antérieur et ses cordages.

La petite valve reçoit des cordages tendineux, qui s'insèrent sur elle comme sur les autres valvules, c'est-à-dire sur sa face ventriculaire.

La grande valve a ceci de particulier qu'elle est tout à fait lisse sur ses deux faces, et que tous ses cordages tendineux se fixent uniquement sur son bord libre.

Le ventricule gauche n'a que deux muscles papillaires, l'un antérieur, l'autre postérieur. Ces deux muscles prennent naissance en avant et en arrière du ventricule, mais un peu sur le côté externe ; ils sont conformés de telle façon, que l'antérieur convexe s'emboîte dans le postérieur concave pendant la contraction ventriculaire. Les cordages tendineux du pilier antérieur se rendent à la moitié antérieure des deux valves, et de la valvette correspondante, tandis que ceux du pilier postérieur se rendent à la moitié postérieure des deux valves et à la valvette intermédiaire.

N'oublions pas que les orifices auriculaire et artériel du ventricule gauche sont situés au même niveau, et que la valve droite de la mitrale divise naturellement la cavité ventriculaire en une moitié droite ou artérielle et une moitié gauche ou auriculaire.

Lorsque le ventricule se contracte, ses parois se rapprochent de son axe. Les muscles papillaires exercent leur traction sur les valves, mais surtout sur la grande valve qu'ils portent vers la petite, parce que leur insertion se fait un peu en dehors, à gauche, de l'axe du ventricule. La partie supérieure de la cloison interventriculaire et la face correspondante de la grande valve étant complètement lisses, il en résulte un passage libre pour le sang que chasse le ventricule gauche.

Il est admis que le ventricule gauche, chez l'adulte, a une capa-

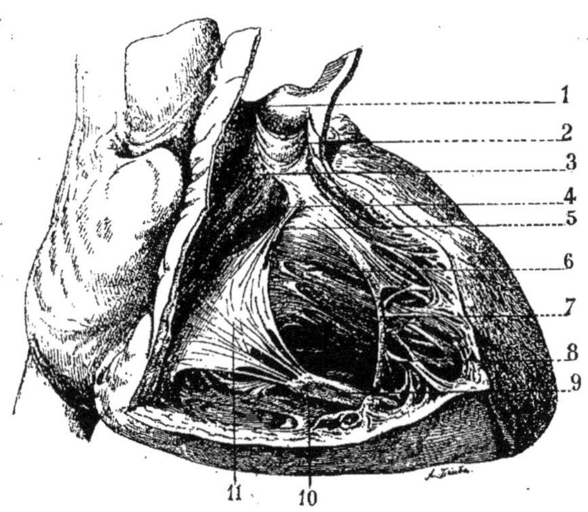

Fig. 527. — Intérieur du ventricule droit dans sa position normale, couché sur le diaphragme, en bonne direction (d'après Poirier).

1, origine de l'artère pulmonaire. — 2, valvule sigmoïde gauche. — 3, infundibulum de Wolff. — 4, éperon de Wolff. — 5, muscle papillaire du cône artériel de Luschka. — 6, cloison interventriculaire. — 7, faisceau courbe. — 8, 10, paroi inférieure du ventricule. — 9, pilier antérieur. — 11, face antérieure de la valve antérieure de la tricuspide.

cité moyenne de 177 centimètres cubes, tandis que celle du ventricule droit est de 195. Ces chiffres devraient être contrôlés.

Ventricule droit. — Comme on peut le voir dans la figure 524, le ventricule droit, dont les parois sont trois fois plus minces que celles du ventricule gauche, est prismatique et triangulaire.

Sa paroi antérieure est en rapport avec le sternum et les cartilages costaux du côté gauche; sa paroi inférieure avec le diaphragme; quant à sa paroi externe ou gauche, elle est convexe et formée par la cloison interventriculaire.

Les *piliers charnus* du ventricule droit sont plus nombreux que ceux du ventricule gauche. Il y a un *pilier antérieur* qui s'implante sur le milieu de la paroi antérieure, plusieurs *piliers inférieurs* sur la paroi inférieure et un ou deux *piliers externes* sur la cloison, ou paroi externe.

La valvule auriculo-ventriculaire est nommée *tricuspide* ou *triglochine*. Elle est formée de trois valves dont chacune correspond à une paroi du ventricule. Il y a donc une valve antérieure, une valve inférieure, une valve externe.

L'orifice auriculo-ventriculaire sur lequel elle est fixée, mesure 12 centimètres de circonférence ou près de 4 centimètres de diamètre, un huitième en moins chez la femme. Cette ouverture à en diamètre, un demi centimètre de plus que celle du ventricule gauche. Il ne faut donc pas s'étonner si la capacité du ventricule droit est plus grande.

La *valve antérieure*, la plus étendue, a la forme d'un quadrilatère. La *valve externe*, la plus petite, est appliquée contre la cloison.

La *valve inférieure*, postérieure des auteurs qui n'étudient pas le cœur dans sa position normale, est située contre la paroi inférieure du ventricule.

Les cordages tendineux de la *valve antérieure* naissent du pilier antérieur, dont le sommet est divisé en deux ou trois mamelons, d'où partent une dizaine de cordages, qui se terminent pour la plupart à la face ventriculaire de la valve antérieure.

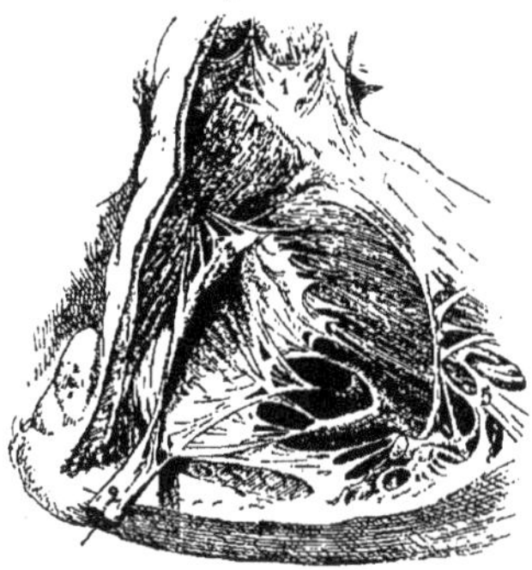

Fig. 528. — Intérieur du ventricule droit.

1, valvules sigmoïdes de l'artère pulmonaire. — 2, muscle papillaire antérieur porté en dehors. — 3, valve antérieure et ses cordages. — 4, muscle papillaire postérieur avec ses cordages. — 5, colonne charnue de second ordre.

Les cordages tendineux de la *valve inférieure* naissent sur les deux ou trois piliers inférieurs dont j'ai parlé précédemment. Les cordages tendineux de ces piliers se perdent sur la face ventriculaire de la valve inférieure et, en partie, sur la valve externe ou septale. La partie antérieure de la valve inférieure reçoit quelques cordages tendineux du pilier antérieur.

La *valve externe* reçoit ses cordages tendineux de petits piliers charnus, ou directement de la cloison. Il existe un petit pilier charnu spécial à la partie postérieure de l'infundibulum de Wolff, décrit sous le nom de *muscle papillaire du cône artériel*, depuis Luschka. Il a moins d'un centimètre de longueur et donne naissance à des cordages tendineux qui se fixent à la partie interne de la valve antérieure.

Dans les angles qui séparent les trois valves, on voit de petites *valvettes accessoires*.

Parmi les colonnes charnues du ventricule droit, on en trouve une de deuxième ordre, constante, en forme d'arc, à concavité antérieure, étendue de la partie supérieure de la cloison interventriculaire à la base du pilier antérieur. Parchappe lui avait donné le nom de courbe inférieure, mais les nouveaux anatomistes, désirant s'immortaliser, lui ont aussi donné un nom : *faisceau arqué* (Testut), *bandelette ansiforme* (Poirier).

Marc Sée a décrit exactement les cordages tendineux, mais il me paraît avoir compliqué le jeu des valvules pendant la systole ventriculaire. Au moment de la systole, les parois antérieure et inférieure du ventricule droit se rapprochent de la cloison et le ventricule se raccourcit.

En même temps, les piliers charnus se contractent ; la valve antérieure et la valve inférieure se trouvent appliquées contre la valve externe, avec laquelle elles entrecroisent pour ainsi dire leurs languettes, d'où séparation complète entre la cavité ventriculaire et la cavité auriculaire. Il reste un cône creux intervalvulaire, en communication avec l'oreillette. L'office des cordages tendineux est de maintenir les valves et de s'opposer à leur renversement dans l'oreillette, au moment de la systole ventriculaire. Le sang du ventricule, pressé de toutes parts pendant la systole, est forcé de fuir par l'artère pulmonaire, puisqu'il ne peut rentrer dans l'oreillette, par suite de l'occlusion par les valvules.

Le ventricule droit présente à sa base un diverticulum, décrit sous le nom d'*infundibulum de Wolff*. Luschka lui donne le nom de *cône artériel*. C'est une sorte de prolongement du ventricule droit qui porte l'orifice de l'artère pulmonaire à une certaine hauteur, à un centimètre et demi environ au-dessus de l'orifice de l'artère aorte. L'infundibulum de Wolff est limité en arrière, du côté de l'aorte, par un faisceau musculaire situé au-devant de l'aorte et connu sous le nom d'*éperon de Wolff*. Cet éperon, qui fait une saillie dans la cavité ventriculaire, se confond, d'une part avec la cloison interventriculaire, d'autre part avec la paroi antérieure du ventricule. Vouloir diviser le ventricule droit, par la valve antérieure de la valvule tricuspide en *chambre antérieure* ou pulmonaire et *chambre postérieure* ou auriculaire, c'est abuser de la description.

Les *valvules sigmoïdes* de l'artère pulmonaire sont identiques à celles de l'aorte, avec cette différence qu'elles sont plus minces, que leur nodule fibro-cartilagineux est plus petit que celui des valvules aortiques, et qu'il y a deux valvules latérales et une antérieure, tandis que celles de l'aorte sont deux latérales et une postérieure.

§ 2. — SURFACE INTÉRIEURE DES OREILLETTES

Rien n'est plus irrégulier que la cavité des oreillettes. Leur forme varie, du reste, à tout instant, puisqu'elles se vident incomplètement et se remplissent sans cesse. Pleines de sang, elles deviennent globuleuses et turgescentes, en même temps que leur paroi s'àmincit considérablement. Si l'on se souvient de leur situation en arrière et à droite des ventricules, de la manière dont les diverses veines y arrivent, et de l'adhérence de ces veines aux organes voisins, il sera facile de se faire une idée de l'intérieur de ces cavités.

Les oreillettes, véritables dilatations des veines, tapissées toutes les deux par l'endocarde, dépourvues de muscles papillaires, et présentant seulement quelques colonnes charnues de deuxième et de troisième ordre, sont séparées par une cloison *interauriculaire*, et présentent, en avant, un prolongement appelé *auricule*, qui tend à embrasser les gros troncs artériels qui partent de la base des ventricules.

Oreillette droite. — Si l'on n'a pas oublié que le ventricule droit est couché sur le diaphragme, et que l'oreillette droite est maintenue contre ce muscle par l'adhérence de la veine cave inférieure au diaphragme, on se fera une juste idée de la cavité de l'oreillette droite. L'oreillette droite présente des colonnes charnues de deuxième ordre, parallèles et régulières sur sa paroi droite. On lui reconnaîtra une *paroi gauche*, presque entièrement formée par l'orifice auriculo-ventriculaire, une *paroi droite*, du côté du poumon droit, une *paroi inférieure* large, diaphragmatique, dans laquelle vient s'ouvrir la veine cave inférieure, une *paroi supérieure* qui reçoit la veine cave supérieure, une *paroi antérieure* d'où naît l'auricule et une *paroi postérieure* ou même *postéro-gauche*, formée par la cloison interauriculaire. On trouve sur la paroi externe de l'oreillette droite des faisceaux charnus parallèles et verticaux, colonnes charnues de 3e ordre entre lesquelles les parois auriculaires sont transparentes.

Oreillette gauche. — Pour voir l'intérieur de l'oreillette gauche je conseille d'enlever les ventricules et d'ouvrir l'oreillette.

Elle est adossée aux organes du médiastin postérieur, dans une étendue de 4 à 5 centimètres, et l'œsophage forme dans sa cavité une saillie verticale qui la divise en deux parties, la moitié droite étant plus large que la gauche. Elle est située en arrière de l'oreillette droite. L'espace qui sépare la partie inférieure du corps du sternum de la colonne vertébrale, espace de 9 à 10 centimètres, est rempli, d'avant en arrière, par l'oreillette droite, par l'oreillette gauche, et par les organes du médiastin postérieur. Sa *paroi droite* un peu antérieure, est formée par la cloison interventriculaire; sa *paroi gauche*, un peu antérieure également, présente l'orifice auriculo-ventriculaire. En avant et à gauche, se trouve l'ouverture de l'auricule gauche. Il n'y a pour ainsi dire pas de *paroi supérieure ;* cette dernière se confond avec la paroi postérieure et est voisine de la branche droite de l'artère pulmonaire. On voit, quand on a ouvert l'oreillette gauche, que sa paroi postérieure est très large et étalée sur les organes du médiastin postérieur. On constate aussi que les quatre veines pulmonaires s'ouvrent sur la paroi postérieure de l'oreillette gauche, et non sur sa paroi supérieure. Les parois de l'oreillette gauche sont partout lisses et unies.

— Examinons maintenant les diverses régions de la cavité des oreillettes, et commençons par l'oreillette gauche, la plus simple.

Oreillette gauche. — 1° On voit à la partie la plus élevée de la paroi postérieure de l'oreillette gauche, les *orifices des quatre veines pulmonaires ;* ceux des deux veines du côté droit s'ouvrent tout près de la cloison interauriculaire ; l'une est supérieure, l'autre inférieure.

Les ouvertures des deux veines pulmonaires du côté gauche sont situées à égale distance de celles-ci et de l'auricule ; il y a aussi une veine gauche supérieure, et une veine gauche inférieure. Toutes ces ouvertures sont dépourvues de valvules et mesurent plus d'un centimètre de diamètre. Lannelongue a signalé entre les deux paires de veines pulmonaires un petit orifice veineux, ou *foramen* à peu près constant.

2° On trouve en avant et en dehors *l'orifice de l'auricule gauche*, avec de nombreuses colonnes charnues, formant un véritable tissu caverneux, à son entrée et dans son intérieur.

3° Rien à signaler de plus, si ce n'est la surface formée par la cloison inter-auriculaire. On observe une dépression peu marquée à la partie moyenne de cette cloison, dépression correspondante à la fosse ovale de l'oreillette droite. Au niveau de cette dépression, on trouve le *repli semi-lunaire*, sorte de croissant dont la concavité regarde en haut, et qui est constitué par le bord antérieur du repli qui a formé le trou de Botal du fœtus. C'est à ce niveau qu'on trouve une petite ouverture mettant en communication les deux oreillettes.

Oreillette droite. — Du côté de l'oreillette droite, on voit l'ouverture de l'auricule, l'orifice de la veine cave supérieure, celui de la veine cave inférieure, celui de la veine coronaire et la face droite de la cloison inter-auriculaire sur laquelle nous trouvons la fosse ovale et le trou de Botal du fœtus.

1° L'*auricule droite* se trouve à la partie antéro-supérieure de l'oreillette. Son ouverture est plus large que celle de l'auricule gauche, et ses parois présentent également un grand nombre de colonnes charnues. Cette auricule, qui recouvre la veine cave supérieure et une partie de l'aorte, correspond à la partie interne du 2e espace intercostal droit, près du sternum.

2e L'*orifice de la veine cave supérieure* est situé à la partie supérieure de l'oreillette droite, un peu au-dessus du milieu de la portion ascendante de la crosse aortique, au niveau de la partie moyenne du deuxième espace intercostal du côté droit. Cet orifice, circulaire, mesure 2 centimètres de diamètre en moyenne, c'est-à-dire le diamètre d'un pouce ordinaire. Il ne possède pas de valvule.

3° L'*orifice de la veine cave inférieure* est situé à la partie inférieure et postérieure de l'oreillette droite, à 3 ou 4 millimètres du diaphragme, ainsi que l'a fort bien indiqué Winslow qui dit, p. 397 (*Exposition anatomique de la structure du corps humain*, 1732) : « elle n'a guère qu'une ligne de hauteur en devant et deux ou trois en arrière » (1). L'ouverture de la veine cave inférieure est très rapprochée de la colonne vertébrale (un centimètre et demi). Cette veine s'ouvre près de la cloison interauriculaire, et l'on trouve à droite de son ouverture, entre elle et l'auricule droite, une sorte de réseau formé par de minces colonnes charnues.

L'orifice de la veine cave inférieure, circulaire comme celui de la veine cave supérieure, mesure en moyenne 3 centimètres de diamètre. Les orifices des deux veines caves sont situés sur le trajet d'une même ligne verticale, de sorte qu'une tige rigide passant par la supérieure arrive dans l'inférieure à travers l'oreillette droite.

Il existe, à l'embouchure de cette veine, une valvule incomplète, la *valvule d'Eustachi*. Cette valvule a la forme d'un croissant situé à la partie antérieure de l'orifice. Cette valvule est formée par l'adossement de la tunique interne de la veine et de l'endocarde, entre lesquels on trouve quelques fibres musculaires.

La valvule d'Eustachi (2) n'a aucun usage après la naissance,

(1) Testut commet une erreur fort grave au sujet de cette veine lorsqu'il lui donne de 15 à 25 millimètres de longueur et lorsqu'il décrit deux portions, avec figure fantaisiste à l'appui, p. 30 et 300, 2e vol. La vérité, ainsi que l'a dit Winslow, est qu'il n'existe pour ainsi dire pas de veine cave inférieure dans le thorax. Cette veine s'ouvre dans l'oreillette aussitôt qu'elle a traversé le diaphragme. Il suffit de soulever le cœur et de plonger le regard au-dessous pour voir que l'oreillette est complètement couchée sur le diaphragme, et qu'il faut exercer une traction en haut sur le cœur pour apercevoir la terminaison de la veine.

(2) Eustachi décrivit la valvule située à la partie antérieure de l'orifice de

elle est le vestige d'une valvule qui joue un grand rôle dans la circulation du fœtus. C'est elle qui se confond avec la partie inférieure de l'ouverture du trou de Botal, de manière à former une gouttière membraneuse qui conduit dans l'oreillette gauche le sang de la veine cave inférieure.

4° L'*ouverture de la veine coronaire*, large d'un centimètre, est située en dedans de l'ouverture de la veine cave inférieure, tout près de la cloison. La valvule de Thébésius, (1) en forme de croissant, est située sur cet orifice. Cette valvule peut fermer complètement l'embouchure de la veine, pendant la contraction de l'oreillette.

On lit dans l'*Anatomie* de Testut, par erreur probablement, que la valvule de Thébésius ne ferme pas complètement l'embouchure de la veine coronaire. Il est sans doute très difficile de s'en assurer *de visu*, mais, logiquement et physiologiquement, on doit considérer l'affirmation de Testut comme une erreur.

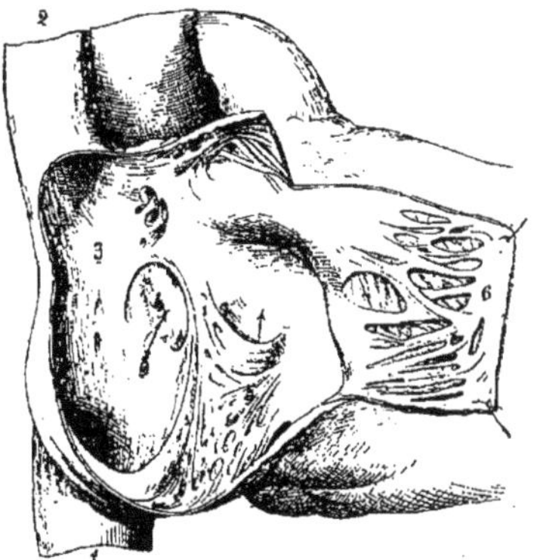

Fig. 529. — Intérieur de l'oreillette droite. Cloison interauriculaire.

1, veine cave inférieure. — 2, veine cave supérieure. — 3, cloison inter-auriculaire. — 4, fosse ovale entourée par l'anneau de Vieussens. — 5, valvule de Thébésius, à bord libre concave à l'embouchure de la veine coronaire. — 6, paroi droite de l'oreillette renversée.

Sans cette occlusion de la veine, le sang veineux de l'oreillette refluerait vers les capillaires du cœur, ce qui nuirait à la nutrition du myocarde. Aucun organe ne reçoit du sang veineux.

5° La *cloison interauriculaire* sépare complètement les deux oreillettes après la naissance, tandis que chez le fœtus, elle est percée d'un trou mettant les deux cavités en communication. Son *épaisseur* ne dépasse pas 4 millimètres à la périphérie, mais elle est très faible au centre, au niveau de la fosse ovale, où elle est transparente et ne dépasse pas 1 millimètre et demi.

Sa direction est telle, que sa paroi droite regarde en avant et en bas et sa paroi gauche en arrière et en haut.

Du côté de l'oreillette droite, on voit, au milieu de la cloison, la *fosse ovale*, dépression de la cloison correspondant au trou de

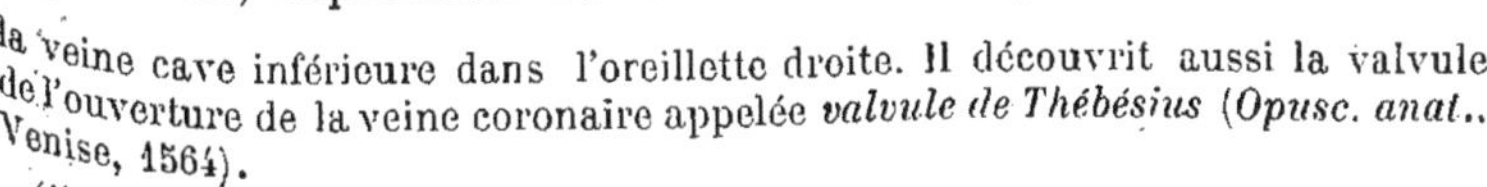
la veine cave inférieure dans l'oreillette droite. Il découvrit aussi la valvule de l'ouverture de la veine coronaire appelée *valvule de Thébésius* (*Opusc. anat.*, Venise, 1564).

(1) Thébésius (Adam-Chrétien), né en 1717, mort en 1758, médecin en Silésie.

Botal du fœtus. Cette dépression est entourée d'un cercle incomplet appelé *anneau* ou *isthme de Vieussens*.

L'*anneau de Vieussens* est situé à la partie supérieure et antérieure de la fosse ovale ; il est à peu près effacé du côté de l'embouchure de la veine cave inférieure. Il renferme des fibres musculaires. Il forme le bord du trou de Botal chez le fœtus.

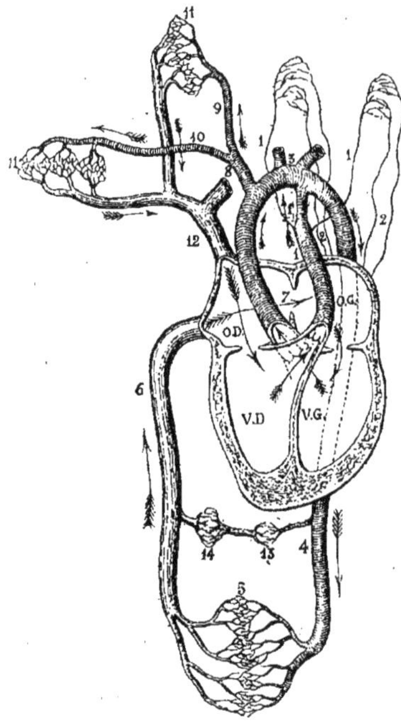

Fig. 530. — Schéma de la circulation du sang chez le fœtus.

1, 1, 1, artère pulmonaire et ses deux branches réduites. — 1', canal artériel versant dans l'aorte le sang de l'artère pulmonaire. — 2, 2, les quatre veines pulmonaires réduites. — 3, crosse de l'aorte. — 4, aorte descendante. — 5, réseau capillaire. — 6, veine cave inférieure. — 7, trou de Botal. — 8, tronc artériel brachio-céphalique. — 9, carotide droite. — 10, sous-clavière. — 11, 11, réseau capillaire. — 12, veine cave supérieure.

La fosse ovale, limitée par l'anneau de Vieussens, est représentée par une mince membrane, appelée *membrane de la fosse ovale*, et formée par l'adossement des deux endocardes entre lesquels on trouve des fibres musculaires et un peu de tissu conjonctif.

En arrière, là où l'anneau de Vieussens fait défaut, cette membrane se continue directement avec la paroi de l'oreillette. Mais en avant, où l'anneau de Vieussens est très marqué, elle passe à gauche de cet anneau pour former avec lui un prolongement de quelques millimètres, prolongement qui communique souvent avec l'oreillette gauche par une petite ouverture, vestige du trou de Botal.

Le *trou de Botal*, connu de Galien, est bordé par l'anneau de Vieussens. Il fait communiquer largement les deux oreillettes chez le fœtus.

J'ai déjà dit quelle disposition anatomique favorise le passage du sang de la veine cave inférieure dans l'oreillette gauche, chez le fœtus. Nous savons qu'après la naissance, la totalité du sang veineux des deux veines caves se mélange dans l'oreillette droite. Mais, chez le fœtus, cette oreillette ne reçoit directement que le sang de la veine cave supérieure; tandis que le sang de la veine cave inférieure est porté à l'oreillette gauche, sans se mélanger à l'autre, par une gouttière membraneuse qui s'étend de l'ouverture de la veine cave inférieure au trou de Botal. A la naissance, au moment où les transformations du cœur s'opèrent, la gouttière membraneuse s'atrophie ; son extrémité gauche se confond avec l'anneau de Vieussens, tandis que son extrémité droite, atrophiée, forme la valvule d'Eustachi. En même temps, la membrane de la fosse ovale, faisant suite à la cloison inter-auriculaire, s'avance vers le côté gauche de l'anneau de Vieussens pour fermer l'ouverture (fig. 531).

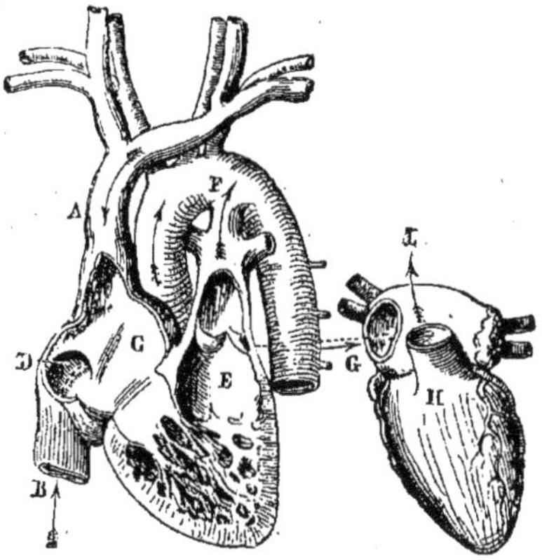

La membrane de la fosse ovale commence à se montrer, à la partie postérieure du trou de Botal, vers le troisième mois de la vie embryonnaire. Elle s'avance graduellement vers l'anneau de Vieussens, de sorte que le trou de Botal se rétrécit insensiblement. Déjà, au huitième mois, le trou se trouve très rétréci, et au moment de la naissance, toute communication entre les oreillettes est interceptée.

Quoiqu'il existe un petit pertuis entre les oreillettes, il ne faudrait pas croire que le sang se mélange. La contraction du cœur produit l'occlusion de ces ouvertures après la naissance.

Fig. 531. — Cœur de fœtus divisé en deux moitiés. Pour comprendre cette figure, il faut faire passer le cœur gauche derrière le cœur droit, et faire correspondre les deux ouvertures D et G. L'oreillette droite et le ventricule droit ont été divisés d'avant en arrière. (Dans cette figure, le cœur n'est pas dans sa situation normale.)

A, veine cave supérieure. — B, veine cave inférieure. — C, oreillette droite. — D, trou de Botal. — E, ventricule droit. — F, canal artériel. — G, ouverture du trou de Botal dans l'oreillette gauche. — H, ventricule gauche. — I, artère aorte.

Le *tubercule de Lower* est un épaississement de la paroi postérieure de l'oreillette entre l'ouverture des deux veines caves. On la rencontre fréquemment chez certains animaux, mais rarement chez l'homme.

ARTICLE V

STRUCTURE DU CŒUR

J'aurai à examiner, dans la structure du cœur, le *myocarde*, c'est-à-dire le tissu même du cœur, et les deux séreuses qui tapissent ses cavités et sa surface, l'*endocarde* et le *péricarde*.

1° Myocarde.

Le muscle cardiaque, myocarde, se compose d'un squelette fibreux, de fibres musculaires, de tissu conjonctif, de vaisseaux et de nerfs.

§ 1. — SQUELETTE FIBREUX DU CŒUR

Ce squelette est formé par quatre anneaux fibreux situés aux orifices artériel et auriculo-ventriculaire. On les appelle *cercles tendineux de Lower*.

Ces anneaux, au nombre de quatre, forment les bords des ouvertures situées à la base des ventricules. Celles des orifices

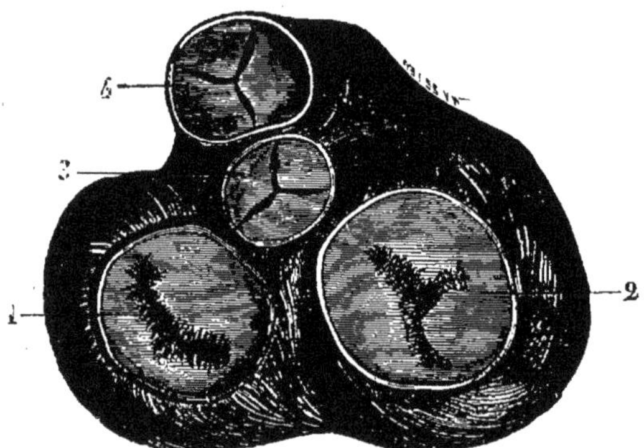

Fig. 532. — Valvules et zones fibreuses de la base des ventricules. (Les valvules sont représentées pendant l'occlusion ; on voit leur face supérieure.)

1, valvule mitrale. — 2, valvule tricuspide. — 3, valvules sigmoïdes de l'artère aorte. — 4, valvules sigmoïdes de l'artère pulmonaire.

auriculo-ventriculaires sont un peu plus épaisses en avant et vers la cloison interventriculaire ; de plus, celle du ventricule droit est plus mince que celle du ventricule gauche. Régulièrement circulaires, ces deux zones donnent attache à un grand nombre de fibres musculaires du cœur, elles envoient aussi un prolongement fibreux membraniforme dans l'épaisseur des valvules auriculo-ventriculaires.

Les anneaux fibreux des orifices artériels ne sont pas régulièrement circulaires ; chaque anneau est la réunion de trois croissants, à concavité dirigée vers l'artère, situés au point d'insertion des valvules. Du reste, elles se comportent comme celles des orifices auriculo-ventriculaires relativement aux fibres musculaires du cœur et aux valvules. On trouve dans leur épaisseur du tissu conjonctif, des fibres élastiques et beaucoup de cellules étoilées (Kölliker).

Y a-t-il un os dans le cœur? L'*os du cœur* n'existe que chez certains mammifères.

On conserve dans les musées l'*os du cœur des cerfs* tués dans les chasses royales (1).

§ 2. — FIBRES MUSCULAIRES DU CŒUR

Les fibres musculaires du cœur sont des *fibres striées* ayant des caractères anatomiques si particuliers qu'on en fait une classe à part.

Direction des fibres du cœur.

Toutes les fibres du cœur partent de la périphérie des zones fibreuses, et y reviennent après avoir formé dans les oreillettes, ou dans les ventricules, des anneaux plus ou moins complets et des anses plus ou moins régulières. Il est extrêmement difficile de débrouiller la texture du cœur et de suivre la direction de toutes les fibres musculaires; cependant, on peut dire, d'une manière générale, que ces fibres s'insèrent par leurs deux extrémités sur les zones fibreuses, que les fibres ventriculaires sont tout à fait séparées des fibres auriculaires au niveau des sillons auriculo-ventriculaires qui entourent les zones fibreuses, et qu'il existe des *fibres propres* à chaque cavité du cœur, oreillette ou ventricule, et des *fibres communes* aux deux cavités de même nom.

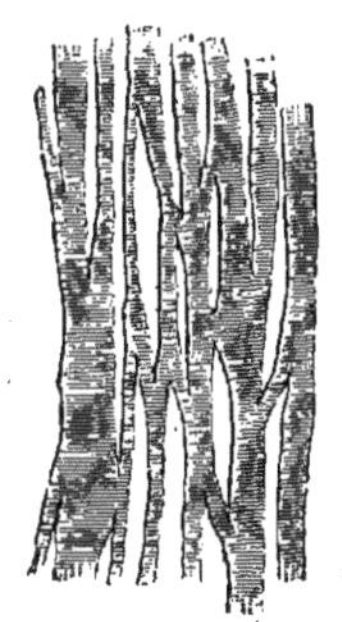

Fig. 533. — Réseau formé par les fibres musculaires du cœur.

1° Dans les oreillettes. — Lorsqu'on regarde les oreillettes du cœur en contraction, on voit manifestement qu'elles se raccourcissent en se portant vers les zones fibreuses, et qu'elles se rétrécissent en même temps, en se serrant contre la cloison inter-auri-

(1) Aristote est l'auteur d'une idée singulière ; il croyait qu'il y avait dans le cœur un os qui formait la base de ce viscère, comme les autres os servent de charpente au corps humain.

L'opinion d'Aristote, sur l'*os du cœur*, a été adoptée par la plupart des anatomistes qui l'ont suivi : Galien le vit dans le cœur d'un éléphant.

Suivant Vésale, l'*os du cœur*, tel que le décrivaient les anciens, n'existe pas chez l'homme, on voit seulement l'extrémité des vaisseaux adhérente au cœur, un peu plus épaisse et plus solide que ne le sont ailleurs les parois de ces vaisseaux (Portal. *Hist. de l'anat. et de la chir.*, t. VI, p. 186, et 187).

Il est à remarquer que chez certains mammifères un petit os se développe au sommet de la cloison interventriculaire et tend à encadrer imparfaitement l'orifice aortique. C'est surtout chez les Ruminants et les Pachydermes qu'on rencontre cette disposition (Milne-Edwards. *Leçons sur la physiologie*, t. III, p. 491).

culaire, de sorte que leur cavité se rétrécit dans tous les sens. Ces deux mouvements nécessitent deux ordres de fibres : des fibres en anse et des fibres circulaires.

Les *fibres en anse* constituent des faisceaux antéro-postérieurs qui occupent la surface interne des oreillettes ; elles sont sous-jacentes à l'endocarde qu'elles soulèvent. Partis de la portion antérieure des zones fibreuses auriculo-ventriculaires, ces fais-

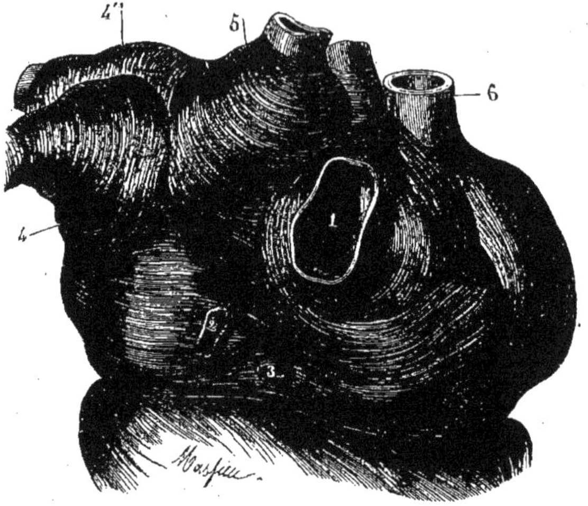

Fig. 534. — Fibres musculaires des oreillettes.

1, orifice de la veine cave inférieure. — 2, 3, coupe de la veine coronaire et d'une de ses branches ; elles pénètrent entre les fibres, pour aller s'ouvrir au-dessous et en dedans de l'embouchure de la veine cave inférieure. — 4, 4', 5, fibres circulaires autour des veines pulmonaires. — 6, veine cave supérieure.

ceaux décrivent des anses qui parcourent la paroi antérieure des oreillettes, en passant sur les côtés de l'embouchure des veines caves et des veines pulmonaires, et qui viennent se terminer à la partie postérieure des mêmes zones fibreuses.

On appelle *muscles pectinés du cœur* les saillies musculaires que forment ces faisceaux à la surface interne de l'oreillette droite.

Les *fibres circulaires* constituent deux plans, un plan profond et un plan superficiel : le plan profond est formé par une mince couche de fibres circulaires, distinctes dans chaque oreillette, et entourant la couche musculaire profonde formée par les fibres en anse. On conçoit que les anneaux offrent des inclinaisons plus ou moins obliques, et quelquefois un entrecroisement avec les anneaux les plus voisins, puisque la plupart de leurs fibres se fixent par leurs deux extrémités aux zones fibreuses auriculo-ventriculaires. Ces fibres sont surtout distinctes autour des embouchures des veines (fig. 534) où Beau, pour les besoins de sa théorie sur les mouvements et les bruits du cœur, leur faisait jouer le rôle de *sphincters*.

Fibres communes. — Le plan superficiel des fibres circulaires, fibres communes des oreillettes, entoure les deux oreillettes ; il est surtout accusé à la face antérieure, où il forme *une bande transversale, étendue entre les deux auricules*, embrassant par sa concavité les artères aorte et pulmonaire, et cachant le sillon inter-auriculaire antérieur.

Cloison inter-auriculaire. — Elle est formée par l'adossement des fibres musculaires propres à chaque oreillette ; on y trouve, de plus, un faisceau qui part de la partie la plus antérieure de la cloison inter-ventriculaire, et qui se porte en arrière et en haut pour constituer l'*anneau* ou *isthme de Vieussens*.

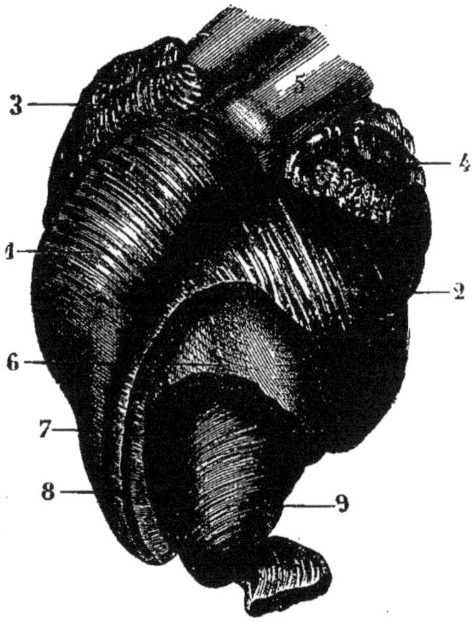

Il y a donc, en résumé, dans chaque oreillette, trois plans de fibres musculaires, qui sont de dedans en dehors : un plan profond tapissé par l'endocarde, formé par les fibres en anse, et donnant naissance aux muscles pectinés dans l'oreillette droite ; un plan moyen formé par des fibres circulaires, accentuées surtout au niveau des orifices veineux ; et un plan superficiel circulaire, commun aux deux oreillettes, et marqué surtout à la face antérieure de ces cavités.

Fig. 535. — Fibres des ventricules. (Une coupe a été faite sur le ventricule gauche, de manière à montrer la partie contenue, 9, des fibres communes, cœur dirigé verticalement.)

1, 2, fibres communes superficielles antérieures. — 3, 4, oreillettes. — 5, artère pulmonaire. — 6, fibres propres du ventricule gauche. — 7, 8, coupe des couches formées par les fibres communes superficielles et par les fibres propres du ventricule gauche. — 9, partie réfléchie ou profonde des fibres communes.

2° Dans les ventricules. — Les ventricules se raccourcissent, et se rétrécissent également pendant leur contraction, en rapprochant leur pointe des zones fibreuses. Ils offrent aussi des fibres circulaires plus ou moins obliques, et des fibres longitudinales ou en anse : de même que les oreillettes, ces cavités possèdent des fibres propres à chaque cavité, et des fibres communes aux deux ventricules.

Fibres propres. — Plus nombreuses dans le ventricule gauche, elles s'insèrent sur les zones fibreuses, artérielle et auriculo-ventriculaire, descendent en décrivant des *anses* qui se rapprochent plus ou moins de la pointe du cœur, et remontent vers les zones fibreuses, où elles se terminent. On conçoit que les extrémités de ces fibres s'insèrent indistinctement sur les deux zones fibreuses du même ventricule. *Elles ne sont apparentes ni à l'extérieur du cœur ni à l'intérieur;* elles sont recouvertes des deux côtés par les fibres communes. Considérées isolément dans chaque ventricule, elles forment à ce ventricule une paroi en forme de cylindre, ouvert du côté de la pointe du ventricule, et terminé, du côté de la base, par les deux zones artérielle et auriculo-ventriculaire.

Fibres communes. — Elles sont très longues; elles forment toutes des anses correspondant plus ou moins exactement au sommet du cœur; la moitié de la fibre est située à la surface extérieure des ventricules, elle est superficielle; l'autre moitié, située à la surface intérieure, est profonde.

Ces fibres naissent à la périphérie des quatre zones fibreuses, au fond des sillons auriculo-ventriculaires, tantôt directement, tantôt par de petits tendons; de là *elles se dirigent toutes vers la pointe du cœur*, en formant une enveloppe commune, une sorte de sac musculeux aux deux ventricules, ainsi que l'a indiqué Winslow. Elles descendent obliquement, de sorte que la plupart des fibres, parties de la base du ventricule droit, arrivent à la pointe du ventricule gauche, tandis que la plupart de celles qui partent de la base du ventricule gauche se portent vers la pointe du ventricule droit. Arrivées à la pointe du cœur, *toutes les fibres se renversent pour former des anses et s'introduisent dans la cavité des ventricules;* celles de la face antérieure du cœur pénètrent ensemble dans le ventricule gauche (fig. 535), en formant un gros faisceau, et d'une manière si régulière que ce renversement des fibres simule, en tourbillonnant, une rosace (fig. 536). Celles de la face postérieure pénètrent plus irrégulièrement dans le ventricule droit, les unes au sommet, et quelques-

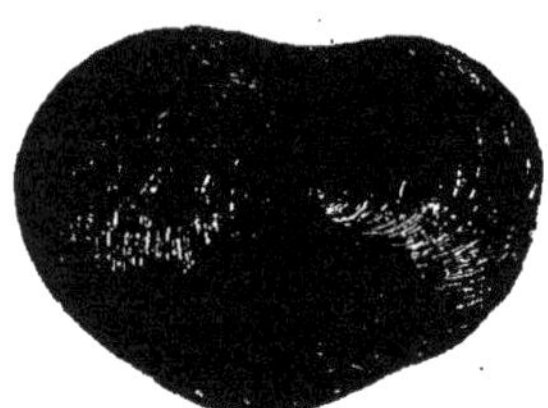

Fig. 536. — Disposition tourbillonnée des fibres superficielles de la pointe du cœur, au moment où elles pénètrent à l'intérieur des ventricules.

unies le long du bord droit du cœur. La manière différente dont ces fibres s'introduisent dans les ventricules explique pourquoi *les fibres antérieures représentent en quelque sorte un muscle unique*, qui se porte, en se rétrécissant, à la pointe du ventricule gauche ; pourquoi la pointe du ventricule gauche descend plus bas que celle du ventricule droit, pourquoi la pointe du cœur se redresse en avant pendant la systole ventriculaire, étant sollicitée par les fibres antérieures. Elle explique aussi pourquoi, le cœur étant dépouillé de l'endocarde et du péricarde, on aperçoit un orifice, un point transparent au sommet du ventricule gauche. La direction générale de toutes ces fibres explique aussi pourquoi le cœur décrit un mouvement de rotation à droite pendant la contraction des ventricules. *Telle est la partie superficielle* des fibres communes des ventricules.

Lower (*Tractatus de corde*, cap. I, Londres, 1669) a dit que les deux ventricules sont unis par des fibres communes qui forment la surface du cœur, et que les fibres pénètrent en se contournant, dans la pointe du cœur, où elles forment les colonnes et les inégalités.

La *partie profonde* des fibres communes, située à l'intérieur des ventricules, remonte vers les zones fibreuses, où elle se termine. Après avoir pénétré, au niveau du sommet du cœur, dans les cavités ventriculaires, les fibres communes se portent sur toutes les parois, qu'elles revêtent : les unes vont se terminer directement aux zones fibreuses, de sorte qu'on pourrait considérer aux zones fibreuses, du côté des ventricules, trois lignes d'insertion concentriques : une ligne extérieure pour la partie superficielle des fibres communes, une ligne intérieure pour leur partie profonde, et une ligne intermédiaire pour l'insertion des fibres propres à chaque ventricule ; les autres donnent naissance aux *muscles papillaires*, et quelques-unes forment des faisceaux entrecroisés, un véritable *réseau musculaire*, à la surface intérieure des ventricules.

Les *muscles papillaires*, ainsi nommés à cause de leur forme, sont formés par des fibres verticales qui terminent une portion des fibres communes à l'intérieur du cœur. Ces fibres, parallèles et entremêlées de quelques fibres transversales, exercent une traction sur les valvules et empêchent leur renversement dans les oreillettes, au moment de l'occlusion des orifices auriculo-ventriculaires, pendant la systole des ventricules.

Cloison interventriculaire (1). — Elle est formée par l'adosse-

(1) Pour Galien et les anatomistes qui lui ont succédé, la cloison interventriculaire contenait de petits trous, à travers lesquels une partie du sang du

ment des fibres propres à chaque ventricule et par une partie des fibres profondes situées du côté de cette cloison. Elle ne présente aucune ouverture. La partie superficielle des fibres communes ne participe nullement à la formation de la cloison, et l'on peut, en les incisant au niveau des sillons inter-ventriculaires, séparer les deux ventricules et montrer isolément un cœur droit et un cœur gauche, ou mieux un *cœur antérieur* et un *cœur postérieur* (1).

Histologie des fibres musculaires du cœur.

Deux espèces de fibres musculaires existent dans le cœur : les *fibres réticulées*, qui en forment la plus grande masse, et une mince couche de fibres musculaires spéciales doublant l'endocarde, connues sous le nom de *fibres de Purkinje*.

Fibres musculaires réticulées. — La disposition en réseau des fibres musculaires du cœur, fut signalée pour la première fois par Leeuwenhoek. Winslow avait tenté de débrouiller l'intrication des divers plans musculaires du cœur, mais Lower et Sénac (1749) le firent avec plus de succès.

Si l'on veut voir, dans toute leur beauté, les fibres réticulées du cœur, il faut examiner, comme le conseillait Leeuwenhoek, la cloison inter-auriculaire du cœur de la grenouille. J'ajoute qu'elle est bien plus nette quand on l'examine après l'avoir fixée par l'acide osmique.

Les fibres du cœur présentent, comme les fibres des muscles volontaires, des stries longitudinales et des stries transversales.

ventricule droit passait, pour se mêler à l'air, et perfectionner les esprits contenus dans le ventricule gauche et le système artériel.

Michel Servet (1553) nia l'existence des ouvertures de la cloison interventriculaire, et le passage du sang du ventricules droit dans le ventricule gauche.

(1) Winslow a montré que les ventricules sont deux muscles qui forment la cloison interventriculaire par leur adossement (*Acad. des Sciences*, 1711). Pour disséquer les fibres du cœur, Sténon conseillait de faire cuire le cœur dans l'eau jusqu'à ce qu'il soit dur.

Il ne faut pas oublier que les fibres du cœur sont à peu près inextricables ; leur direction ne peut être décrite que d'une manière générale ; il ne faudrait donc pas prendre à la lettre les descriptions qu'en donnent les auteurs : ainsi, outre les fibres que nous venons de décrire, il est certain qu'il existe quelques fibres qu'il est impossible de ranger dans l'une de ces catégories. Il est, de même, fort difficile de les séparer par la dissection, en raison des anastomoses de toutes ces fibres entre elles.

Les auteurs divisent les fibres communes aux deux ventricules en *fibres en anse* et en *fibres en huit de chiffre*. Cette distinction ne sert qu'à compliquer inutilement la description ; les fibres communes forment toutes des anses. On conçoit qu'une fibre commune, en pénétrant dans le cœur, se porte sur la paroi opposée, en formant une anse simple ; si elle se porte sur la même paroi, elle subit, à la pointe du cœur, un léger *mouvement de torsion*, qui a fait dire que cette fibre est disposée en huit de chiffre, expression tout à fait impropre.

On y trouve aussi les disques clairs et les disques sombres des muscles striés. Leur contraction est brusque, comme celle des muscles striés, mais elle diffère de celle de ces derniers en ce qu'elle est involontaire. Anatomiquement, elles ont pour caractère de ne point posséder de myolemme et de s'anastomoser de manière à former un réseau. Le tissu musculaire du cœur a donc *pour caractère essentiel de posséder des fibres nues, réticulées.*

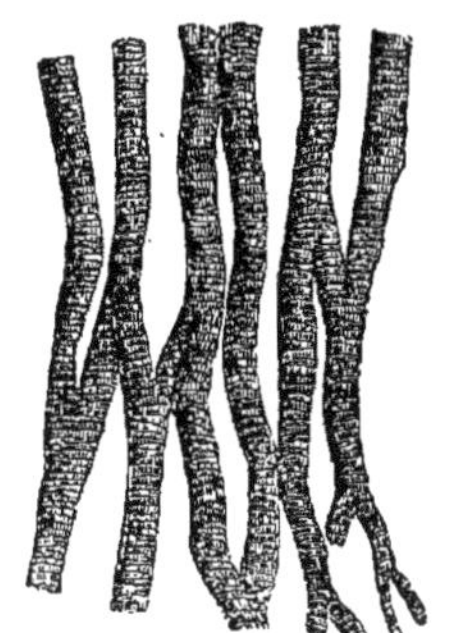

Fig. 537. — Fibres musculaires réticulées du cœur.

Les fibres musculaires du cœur ne diffèrent pas seulement des fibres striées par l'absence du myolemme et par leur disposition en réseau, elles en diffèrent encore en ce qu'elles sont formées de petits segments soudés les uns au bout des autres et connus aujourd'hui sous le nom de *segments de Weissmann.*

En 1861, Weissmann découvrit qu'on peut séparer ces segments en traitant les fibres par le réactif de Moleschott, qui a la propriété de dissoudre les ciments intercellulaires (solution de potasse dans l'eau à 40 p. 100).

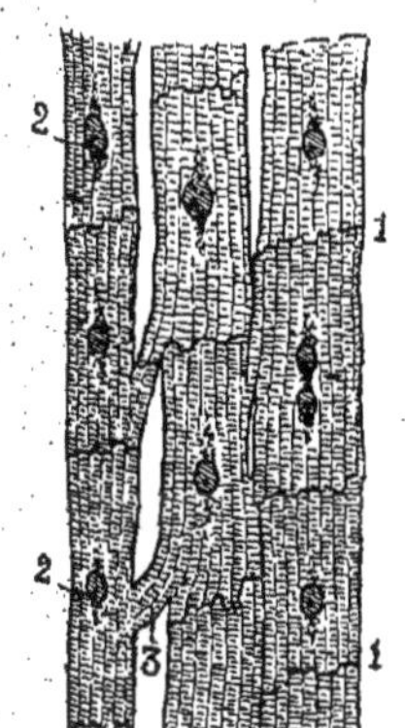

Fig. 538. — Fibres musculaires du myocarde.

1, traits scalariformes. — 2, noyaux des segments de Weissmann entouré de protoplasma granuleux. — 3, anastomoses entre les fibres musculaires.

En 1866, Eberth, poursuivant ses recherches sur la nitratation des tissus, montra que le ciment inter-segmentaire qui unit les segments de Weissmann se laisse colorer en noir aussi bien que le ciment qui unit les cellules épithéliales. Comme les lignes noires, formées par la nitratation, sont irrégulières et représentent, plus ou moins, les marches d'un escalier, cet auteur leur donna le nom de *traits scalariformes.*

Segments de Weissmann et traits scalariformes. — Les *segments de Weissmann* ne sont que des cellules musculaires placées bout à bout et unies par les traits scalariformes. On ne peut pas les séparer les uns des autres sans l'emploi des réactifs. Chaque segment renferme un ou deux noyaux arrondis, entourés d'une petite portion de sarcoplasme. La substance contractile du segment est divisée en petits cylindres ou *colonnettes*, comme dans les muscles striés ordinaires. Chaque colonnette présente la striation des muscles striés.

Les *traits scalariformes* sont dus à ce que les colonnettes de substance contractile cessent à des hauteurs inégales, de sorte que chaque segment de Weissmann représente un petit prisme court, présentant des encoches à ses extrémités

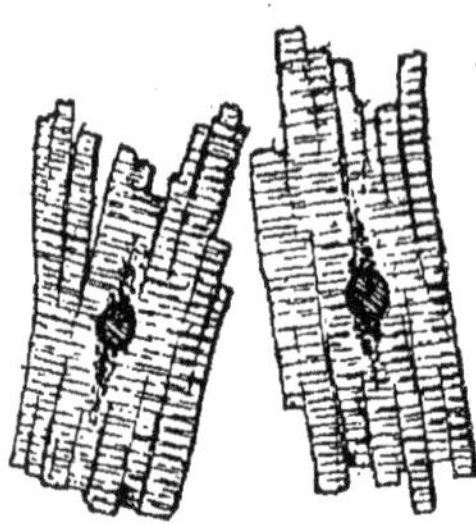

Fig. 539. — Deux segments de Weissmann isolés. On voit les colonnettes musculaires, et au centre le noyau avec les granulations du protoplasma.

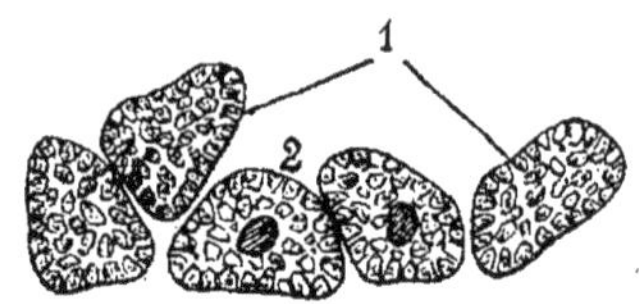

Fig. 540. — Coupe transversale des fibres cardiaques du veau. Gross. 550 (d'après Ranvier).

1, coupe de deux fibres au-dessus ou au-dessous du noyau. — 2, coupe de deux fibres au niveau du noyau.

et contenant au centre un ou deux noyaux. Les *anastomoses* entre les fibres musculaires du cœur ont lieu par des faisceaux de colonnettes qui se portent d'une fibre à l'autre.

Chez la grenouille, les segments de Weissmann sont fusiformes et présentent l'aspect des fibres musculaires lisses.

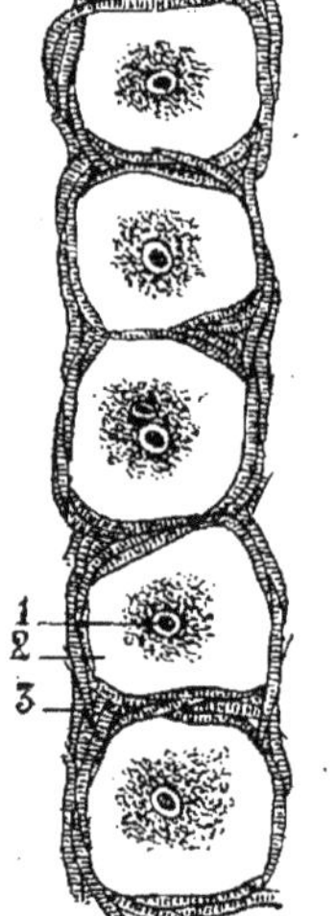

Fig. 541. — Fibres de Purkinje, sous-endocardiques.

1, noyau entouré d'un protoplasma granuleux. — 2, portion claire du protoplasma. — 3, écorce contractile fibrillaire.

Les *fibres de Purkinje* furent découvertes par Purkinje, en 1845, dans les couches profondes de l'endocarde. Elles forment un réseau de fibres musculaires que Purkinje prit d'abord pour un plexus nerveux, et dont il ne reconnut que plus tard la véritable nature. Ces fibres n'existent pas chez l'homme, mais on les observe chez la plupart des animaux : mouton, bœuf, etc. Ces filaments sont formés de cellules placées bout à bout, comme des cellules épithéliales, en une seule rangée pour les fibres les plus fines, en plusieurs rangées, pour les fibres plus volumineuses. Ce sont donc des traînées de cellules, contenant chacune à leur centre un noyau, quelquefois deux. Leur protoplasma, granuleux autour du noyau, clair à la surface de la cellule, présente une écorce contractile formée de fibrilles striées analogue à celle des muscles striés. On peut séparer ces cellules par l'action de la solution de potasse à 40 p. 100.

Les cellules contractiles, qui forment les fibres de Purkinje, se continuent avec les fibres réticulées du myocarde, et l'on observe parfois que des fibres profondes du myocarde sont interrompues par une traînée de cellules qui forment la fibre de Purkinje. Voilà ce qui a fait dire que les fibres de Purkinje ne sont que les fibres du myocarde, dont le développement a été arrêté, et dans lesquelles l'élaboration de la substance musculaire striée s'est formée.

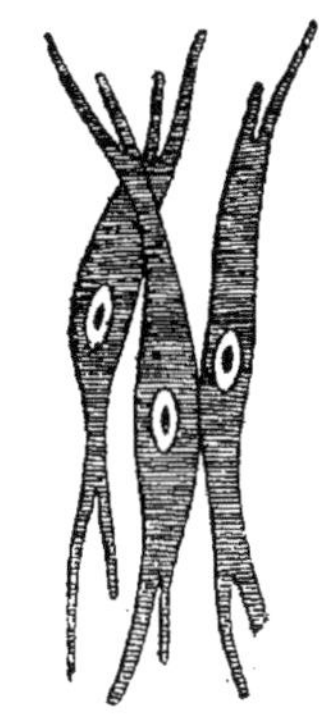

Fig. 542. — Fibres musculaires du cœur de la grenouille.

Les fibres de Purkinje sont appliquées contre la face externe de l'endocarde. Elles sont beaucoup plus abondantes dans les ventricules. Sur le mouton, on les rencontre surtout dans la cloison interventriculaire et sur les muscles papillaires, où elles sont toujours accompagnées de traînées de vésicules graisseuses. Quand on arrache l'endocarde, le réseau des fibres de Purkinje se détache avec lui.

§ 3. — TISSU CONJONCTIF DU MYOCARDE

Le tissu conjonctif du cœur forme deux couches, au-dessous de l'endocarde et au-dessous du péricarde, couches réunies par le tissu conjonctif interstitiel du myocarde.

La *couche sous-péricardique* forme une membrane régulière lâche, doublant le feuillet viscéral du péricarde dans toute son étendue.

La *couche sous-endocardique*, un peu plus dense, fait défaut au niveau des cordages tendineux. Elle est très mince sur les *muscles pectinés* des oreillettes et sur les *trabécules* du ventricule droit. A la partie supérieure de la cloison interventriculaire, les deux endocardes sont adossés et séparés par une mince couche de tissu conjonctif, pour former la *portion membraneuse* de la cloison interventriculaire, portion bien décrite par Peacock et Pelvet. Au niveau de la cloison inter-auriculaire, les deux endocardes, séparés par une mince couche conjonctive et musculaire, forment une membrane transparente qui constitue le fond du *trou de Botal*.

Le tissu conjonctif interstitiel du myocarde entoure les vaisseaux, les nerfs et les fibres musculaires, confondu en dedans et en dehors avec les couches conjonctives sous-péricardique et sous-endocardique. Il forme des cloisons, ou travées, d'épaisseur variable. Les *grandes travées* accompagnent les vaisseaux artériels et veineux, ainsi que les nerfs ; ce sont des gaines vasculo-nerveuses. Les *travées moyennes* entourent les artérioles et principalement les capillaires sanguins et lymphatiques. Les *petites tra-*

vées sont de minces cloisons interstitielles séparant les faisceaux de fibres.

On donne le nom de *logettes périmusculaires* aux dernières divisions du tissu conjonctif, formant une sorte de périmysium interne, et logeant deux ou trois traînées de segments de Weissmann. Autour des vaisseaux capillaires, le tissu conjonctif forme de petits espaces analogues qui ont reçu le nom de *logettes périvasculaires*.

Quand on coupe perpendiculairement à leur direction plusieurs logettes périmusculaires, on aperçoit de petits interstices en forme de fentes, appelés *fentes de Henle*. Quelques auteurs considèrent ces fentes comme des espaces lymphatiques (voy. *Lymphatiques*).

Le tissu conjonctif du cœur se modifie avec l'âge. Formé de fibrilles conjonctives très minces, avec cellules plates, dans les premières périodes de la vie, il devient plus dense avec trame conjonctive plus accentuée chez l'adulte. Dans la vieillesse, le tissu conjonctif est encore plus dense et, sous l'influence des maladies, la prolifération conjonctive peut déterminer la sclérose du myocarde.

§ 4. — VAISSEAUX DU CŒUR

Le cœur possède des vaisseaux propres, sanguins et lymphatiques.

Vaisseaux sanguins. — Il reçoit les deux *artères coronaires*, qui naissent, à droite et à gauche de l'aorte, immédiatement au-dessus du bord libre des valvules sigmoïdes appliquées contre les parois de l'artère, pendant la systole artérielle. Ces artères ne pouvaient naître plus bas, parce qu'elles auraient été obstruées par les valvules au moment de leur redressement. Elles parcourent les sillons du cœur, d'où partent les artérioles qui pénètrent dans le myocarde et dans la portion adhérente des valvules des ventricules.

Les artérioles se terminent par des capillaires dont les mailles, allongées et quadrilatères, sont parallèles à celles des fibres du cœur. Les branches transversales de ces mailles sont plus courtes que dans les muscles striés. De sorte que chaque segment de Weissmann peut être considéré comme enfermé dans un petit panier de capillaires sanguins. Le sang des capillaires passe dans les veines qui portent dans l'oreillette droite le sang qui a servi à la nutrition du cœur.

Les veines du cœur sont nombreuses. La plupart se réunissent et forment une grosse veine, la *veine coronaire*. Les autres, *veines accessoires*, sont nombreuses ; la principale est la *veine de Galien* (voy. *Veines cardiaques*).

La *grande veine coronaire*, dont les affluents accompagnent les artères dans les sillons du cœur, arrive au milieu du sillon auriculo-ventriculaire postérieur, pour se jeter dans l'oreillette droite, près de la cloison interauriculaire. A son embouchure, se trouve la valvule de Thébésius. Un peu avant son embouchure, elle présente une dilatation de 2 centimètres de long environ, appelée *sinus coronaire*. La veine coronaire renferme un grand nombre de valvules ; chaque artère est accompagnée par une seule veine.

Les *veines coronaires accessoires* naissent principalement de la paroi antérieure du ventricule droit et s'ouvrent, par des orifices distincts, dans l'oreillette droite. La principale de ces veines est la *veine de Galien*, qui s'ouvre dans l'oreillette droite, tout près de l'auricule.

Les veines coronaires accessoires ont été décrites par Thébésius, Hyrtl, Krause, Bochdaleck, Lannelongue (1867). On donne aux ouvertures de ces veines dans l'oreillette les noms de *foramina* et *foraminula*. Langer, en 1880, a décrit de petites veines s'ouvrant dans le ventricule droit. (Pour la description des vaisseaux, voy. *Artères coronaires* et *Veines coronaires*.)

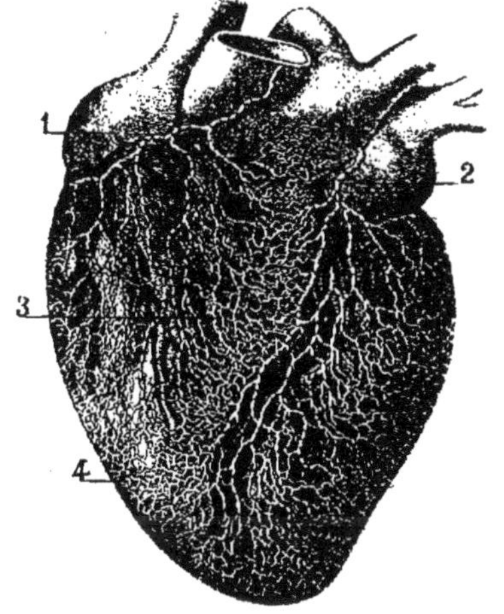

Fig. 543. — Lymphatiques du cœur (d'après Sappey) (face antérieure). Le cœur est dirigé verticalement.

1, tronc lymphatique droit ou postérieur. — 2, tronc lymphatique gauche ou antérieur. — 3, vaisseaux lymphatiques nés du réseau lymphatique 4. — 4, réseau lymphatique du ventricule droit se jetant dans les troncs lymphatiques droit et gauche.

Le *cœur des batraciens* n'a pas de vaisseaux nourriciers. Les faisceaux musculaires sont entrelacés de manière à former un tissu caverneux, une sorte d'éponge baignée par le sang du cœur. Ces faisceaux se nourrissent *par imbibition*.

La même disposition s'observe sur le cœur des mammifères dans les deux premiers mois de *la vie embryonnaire*.

Vaisseaux lymphatiques. — Les vaisseaux lymphatiques du cœur parcourent les sillons du cœur, en accompagnant les veines et les artères. Les vaisseaux venus des ventricules et des oreillettes parcourent les sillons interventriculaires et auriculo-ventriculaires. Ils se jettent dans deux troncs *collecteurs* qui se dirigent vers la crosse de l'aorte et se terminent dans les ganglions situés au-dessous de la crosse.

Les vaisseaux lymphatiques forment deux riches *réseaux*, *sous-*

péricardique et *sous-endocardique*, communiquant entre eux par de nombreuses anastomoses qui traversent l'épaisseur du myocarde. Le réseau sous-péricardique est plus riche à la surface des ventricules. Le réseau sous-endocardique existe dans toute l'étendue de l'endocarde, jusque sur les valvules auriculo-ventriculaires et sur les cordages tendineux, ainsi que l'a démontré Belayeff, en 1886, par l'imprégnation argentique.

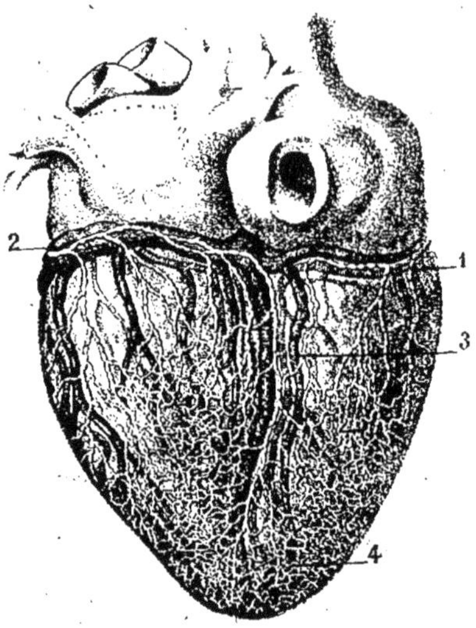

L'*origine des lymphatiques cardiaques* divise les histologistes.

Pour les uns, les lymphatiques naissent dans les espaces conjonctifs qui se continuent avec les canaux lymphatiques (Henle, Schweigger-Seidel, Ranvier et Renaut). Pour d'autres, les interstices musculaires seraient de vrais lymphatiques tapissés d'endothélium (Salvioli, Skwartzoff). En 1897, Nystrom a étudié les lymphatiques par injections et par la méthode de Golgi. Pour cet auteur, les deux premières opinions citées seraient toutes les deux vraies, et il existerait de véritables vaisseaux lymphatiques à parois endothéliales et des voies interstitielles sans parois.

Fig. 544. — Lymphatiques du cœur (d'après Sappey) (face postérieure).

1, tronc lymphatique droit ou postérieur. — 2, ramification auriculo-ventriculaire du tronc lymphatique gauche. — 3, vaisseaux lymphatiques nés du réseau lymphatique 4. — 4, réseau lymphatique de la pointe du cœur se jetant dans les vaisseaux lymphatiques 3.

Les réseaux lymphatiques du myocarde paraissent former deux *territoires*, l'un gauche, comprenant le ventricule *gauche* et la face antérieure du ventricule droit ; l'autre *droit*, comprenant la partie inférieure et postérieure du ventricule droit. Ces deux territoires n'en forment qu'un en réalité, parce qu'ils communiquent largement.

§ 5. — NERFS DU CŒUR

Les nerfs du cœur viennent du plexus cardiaque, situé au-dessous de la crosse de l'aorte, et formé par les nerfs cardiaques du *grand sympathique* et du *pneumogastrique*. Ce dernier nerf porte avec lui des filets du *spinal*. Ils arrivent dans le tissu du cœur en accompagnant les artères coronaires, dont ils prennent le nom : *plexus coronaire droit, plexus coronaire gauche*. Ils sont plus nombreux dans les parois des ventricules, et en particulier dans le ventricule gauche.

On trouve de nombreux *ganglions microscopiques* sur leur trajet, non seulement sur les plexus, mais encore dans l'épaisseur des parois du cœur. Ces derniers, connus sous le nom de *ganglions de Remak*, du nom de l'anatomiste qui les a signalés en 1844, ont été observés chez l'homme et chez les animaux, et étudiés spécialement sur la grenouille. On les trouve dans les parois des oreillettes et des ventricules, mais plus nombreux dans l'épaisseur des cloisons ; ils siègent exclusivement sur les filets nerveux du grand sympathique.

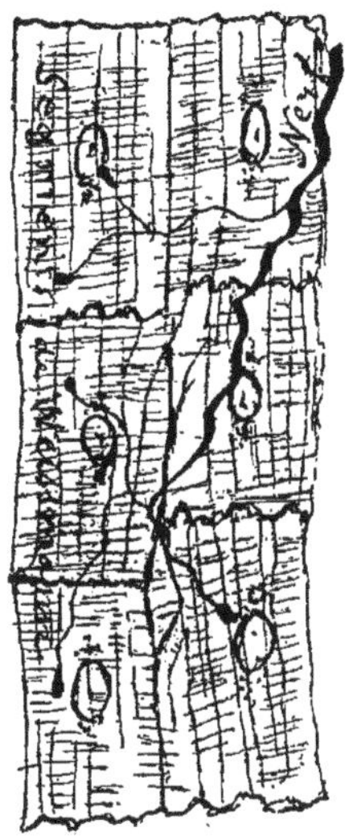

Fig. 545. — Terminaison des nerfs dans les fibres musculaires du myocarde (on voit six segments de Weissmann avec leur noyau et les boutons terminaux des fibres nerveuses).

Les filets nerveux, émergeant des sillons auriculo-ventriculaires, forment, au-dessous du péricarde viscéral, un plexus nerveux qui enveloppe le myocarde ventriculaire comme dans une sorte de filet, nommé *plexus sous-péricardique*. De ce plexus partent des fibres pâles, qui se jettent dans le péricarde, et d'autres fibres qui pénètrent dans les couches externes du myocarde. Il existe également un *plexus sous-péricardique auriculaire*, un peu moins régulier, et les fibres nerveuses se terminent de la même façon. Quelques fibres nerveuses, traversant le myocarde, atteignent l'endocarde où elles forment un *plexus sous-endocardique*, analogue au précédent, et fournissant des filaments terminaux à l'endocarde et aux couches profondes du myocarde.

On sait aujourd'hui que le cœur reçoit des nerfs moteurs et des nerfs sensitifs.

Les *nerfs moteurs*, formés surtout de fibres de Remak, se ramifient en donnant naissance à un riche réseau d'où se détachent les *fibrilles terminales*. Ces dernières se terminent, par de petits renflements de formes variées, à la surface des segments de Weissmann.

Les *nerfs sensitifs*, signalés par Smirnow, sont surtout nombreux dans l'endocarde et le péricarde ; ils se rencontrent aussi dans le myocarde. Il existe, à leurs extrémités tout à fait terminales, un *substratum granuleux* analogue à celui des plaques terminales des muscles striés.

Ganglions. — J'ai déjà dit qu'il existe une grande quantité de ganglions cardiaques dans l'épaisseur du myocarde. La présence de ces ganglions explique les contractions automatiques du cœur qu'on vient d'arracher à un animal.

Parmi les ganglions un peu importants, situés sur le trajet des nerfs dans le tissu du cœur, on en signale trois ayant un certain volume, et dont les noms rappellent les anatomistes qui les ont signalés : le *ganglion de Ludwig* siège dans la paroi de l'oreillette droite ; le *ganglion de Bidder* se trouve près de l'insertion de la valvule mitrale, à la base du ventricule gauche ; le *ganglion de Remak* est situé à l'embouchure de la veine cave inférieure.

Comment fonctionnent les nerfs du cœur ?

Les battements du cœur sont soumis à l'influence de l'*appareil nerveux central* et à celle des *ganglions cardiaques*.

1° Les *ganglions cardiaques* expliquent les contractions automatiques du cœur qu'on vient d'arracher à un animal. Il y a des *ganglions auto-moteurs*, situés probablement sur le trajet des fibres du grand sympathique et commandant à la *systole*.

2° L'*appareil nerveux central* dirige les mouvements du cœur, *dans les conditions normales*, par deux conducteurs ou nerfs, le pneumogastrique et le grand sympathique. Le grand sympathique contient des nerfs *accélérateurs*, le pneumogastrique des nerfs *modérateurs*.

a. **Nerfs accélérateurs**. — Les nerfs accélérateurs proviennent de la moelle cervicale et de la moelle dorsale jusqu'au niveau du 5ᵉ nerf dorsal. Ils forment deux systèmes :

1° Un système cervico-dorsal, émanant de la moitié inférieure de la moelle cervicale et de la moitié supérieure de la moelle dorsale ;

2° Un système bulbo-médullaire supérieur formé de filets qui abordent le pneumogastrique et souvent aussi le sympathique cervical.

Les filets *cervico-dorsaux* se rendent aux ganglions cervical inférieur et premier thoracique, en suivant les rameaux qui font communiquer ces ganglions avec les cinq premiers dorsaux et les cinq derniers cervicaux.

Les rameaux communiquants, venus des nerfs cervicaux, forment un tronc commun, le *nerf vertébral*, qui aborde le premier ganglion thoracique. Les communiquants de la région dorsale remonteraient par les cordons du grand sympathique.

Les filets *bulbo-médullaires* arrivent au plexus cardiaque par la voie du pneumogastrique et souvent du grand sympathique.

Le spinal, en donnant sa branche interne au pneumogastrique, lui transmet également les filets *accélérateurs supérieurs*. Ces filets se rendent au plexus cardiaque, en suivant le tronc du pneumogastrique, ou bien par une voie détournée, en suivant la voie du *laryngé supérieur*, de l'*anastomose de Galien*, et du *récurrent*.

b. **Nerfs modérateurs**. — L'excitation du pneumogastrique dans certaines conditions (excitation très faible) produit l'accélération du cœur, en vertu des fibres accélératrices qu'il renferme. Mais, en règle générale, le *pneumogastrique a une influence suspensive sur les mouvements du cœur*. Il préside à un appareil modérateur du cœur ; c'est un *nerf d'arrêt*.

Effets de l'excitation du pneumogastrique. — 1° L'excitation de ce nerf détermine, si elle est modérée, une prolongation des pauses diastoliques ; si elle est forte, un arrêt en diastole.

2° L'arrêt du cœur, produit par l'excitation du pneumogastrique, ne se prolonge pas au delà d'une certaine limite ; les battements reparaissent pendant l'excitation, si celle-ci est maintenue un certain temps.

3° Il s'écoule toujours un temps assez considérable entre le moment de l'excitation et le moment de la réaction. — La rapidité de la transmission dans les nerfs étant considérable, le retard doit se produire dans l'appareil ganglionnaire.

4° Le *curare* supprime l'action d'arrêt du pneumogastrique : le poison atteint le nerf, non dans son centre bulbaire, mais dans ses extrémités cardiaques. Il en est de même de l'*atropine* et de la *nicotine*.

Le chloroforme, le chloral et la morphine déterminent, suivant les doses, une suppression plus ou moins complète de l'influence modératrice du pneumogastrique.

Provenance des nerfs modérateurs. — Il est probable que les fibres modératrices, contenues dans le tronc du pneumogastrique au cou, sont transmises à ce tronc par le spinal. Car l'arrachement du spinal détermine la dégénération de certaines fibres du pneumogastrique, et supprime son action cardiaque. Toutefois, certains expérimentateurs n'admettent pas ce dernier effet de l'arrachement du spinal.

2° Endocardes.

La membrane lisse, mince et transparente, qui tapisse l'intérieur du cœur porte le nom d'*endocarde*.

Il y a un *endocarde droit* et un *endocarde gauche*. Ils communiquent entre eux, chez le fœtus, au moyen du trou de Botal, mais, chez l'adulte, ils sont indépendants.

Les endocardes ne sont autre chose que la membrane interne modifiée des veines et des artères, qui se continue à travers le cœur.

L'*endocarde droit* fait suite à la tunique interne des veines caves et de la veine coronaire; il tapisse l'oreillette droite en se repliant sur lui-même au niveau de l'embouchure de la veine cave inférieure et de la veine coronaire. Les deux replis qu'il forme représentent deux croissants à concavité supérieure, qui constituent la *valvule d'Eustachi* et la *valvule de Thébésius*. De l'oreillette, l'endocarde passe dans le ventricule droit, qu'il tapisse dans toute son étendue, pour se continuer ensuite avec la membrane interne de l'artère pulmonaire.

Au moment où il pénètre dans le ventricule, il s'adosse à lui-même pour former un repli entre les feuillets duquel s'épanouit une expansion fibreuse de la zone qui borde l'orifice auriculo-ventriculaire. Ce repli constitue la *valvule tricuspide*.

En passant du ventricule dans l'artère pulmonaire, l'endocarde forme trois replis analogues aux précédents, identiques entre eux : ce sont les trois *valvules sigmoïdes*, dans le repli desquelles la zone fibreuse de l'orifice pulmonaire envoie également une expansion.

L'*endocarde gauche* fait suite aux veines pulmonaires, tapisse l'oreillette gauche, passe dans le ventricule gauche, et forme, en se repliant, la *valvule mitrale*. Il tapisse le ventricule gauche et se continue avec la membrane interne de l'aorte, en formant aussi les trois *valvules sigmoïdes*. Comme dans le côté droit, les zones fibreuses de l'orifice auriculo-ventriculaire et de l'orifice aortique envoient un prolongement dans l'épaisseur des valvules.

L'*épaisseur* des endocardes varie selon les régions du cœur. L'endocarde gauche, le plus épais, atteint un demi millimètre dans l'oreillette gauche. Il est, en général, plus épais dans les points où l'effort sanguin est le plus énergique.

Structure. — L'endocarde comprend : 1° une couche endothéliale superficielle; 2° une couche conjonctivo-élastique profonde.

L'*endothélium* est formé d'une seule couche de cellules aplaties, irrégulièrement polygonales, moins allongées que celles des artères, et qu'on peut mettre en évidence par les imprégnations de nitrate d'argent.

La *couche conjonctivo-élastique*, *feuillet connectif*, ou *tissu propre*, est une mince membrane de tissu conjonctif séparée de l'endothélium par de nombreuses fibres élastiques fines, anastoposées en réseau. La *membrane conjonctive* renferme des fibres musculaires lisses, plus abondantes dans l'endocarde gauche. Les cellules plates du tissu conjonctif sont parallèles à la surface endothéliale.

Indépendamment de ces couches, Leydig signale une mince couche homogène, *basement membrane*, au-dessous de l'épithélium, dans l'endocarde des gros mammifères.

Les *fibres de Purkinje*, décrites par cet auteur au-dessous de l'endocarde des ruminants, ont été étudiées par Reichert (1854) ; elles représenteraient un *muscle tenseur de l'endocarde*, dont les faisceaux se fixeraient, d'un côté, à la couche musculaire du cœur, et, de l'autre, à la face profonde de la couche élastique de l'endocarde.

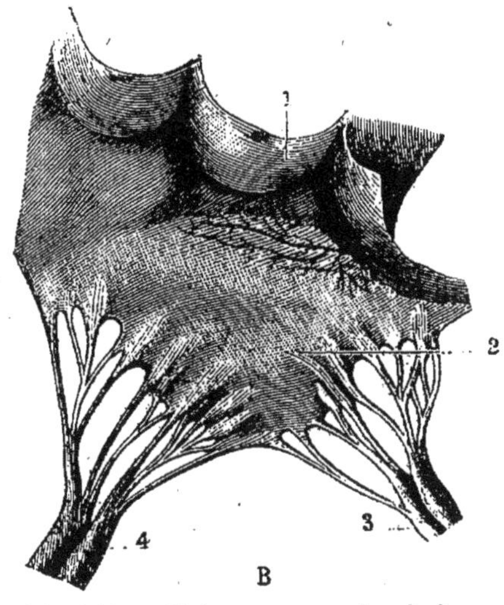

Fig. 546. — Vaisseaux sanguins de la grande valve de la valvule mitrale.

1, valvules sigmoïdes de l'aorte, voisines de la mitrale. — 2, face droite, lisse, de la valve droite. — 3, muscle papillaire antérieur et ses cordages. — 4, muscle papillaire postérieur et ses cordages.

Endocarde valvulaire. — J'ai dit maintes fois que les valvules de la base des ventricules sont des replis formés par un adossement de l'endocarde.

Les valvules sont formées de cinq couches : 1° au centre, d'un feuillet fibreux, émanation des zones fibreuses de la base des ventricules, feuillet contenant, chez l'enfant quelques fibres musculaires vers son bord adhérent ; 2° et 3° de chaque côté du feuillet fibreux, d'une couche conjonctivo-élastique, beaucoup plus épaisse sur la face auriculaire des valvules tricuspide et mitrale et sur la face ventriculaire des sigmoïdes, couche plus épaisse dans les valvules du cœur gauche. Cette couche, du côté de la face ventriculaire des valvules mitrale et tricuspide, se confond avec les cordages tendineux venus des muscles papillaires (sur la valve droite, ou grande valve de la mitrale, ces cordages se rendent au bord libre) ; 4° et 5° d'un feuillet endothélial identique à celui de l'endocarde.

Au niveau de leur bord libre, il n'est plus possible de distinguer les trois couches centrales, qui se confondent en une seule, recouverte d'endothélium. La valvule mitrale est plus épaisse que la valvule tricuspide; les valvules sigmoïdes sont plus minces que les deux autres.

Les *nodules d'Arantius* et de *Morgagni*, situés sur le milieu du bord libre des valvules sigmoïdes, sont fibro-cartilagineux.

Les *cordages tendineux* sont formés de faisceaux tendineux, et revêtus par l'épithélium et une mince couche élastique de l'endocarde. Oehl a décrit, dans l'épaisseur des plus gros cordages tendineux, de petits muscles se continuant par de petits tendons avec les cordages, et directement avec les muscles papillaires. (Pour les vaisseaux et les nerfs de l'endocarde, voyez plus haut les vaisseaux et les nerfs du cœur.)

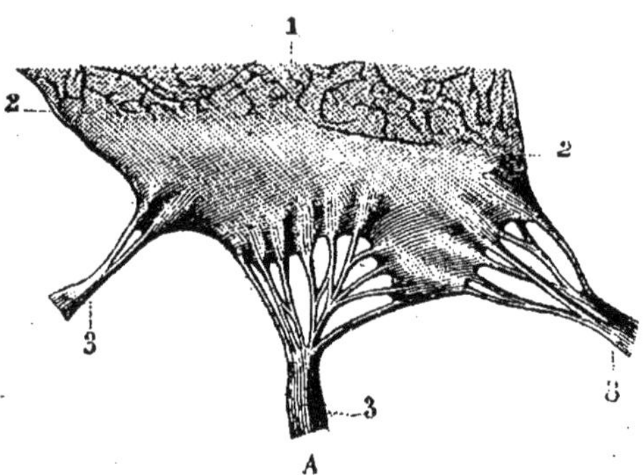

Fig. 547. — Vaisseaux sanguins de la valvule tricuspide.

1, partie adhérente de la valve contenant des fibres musculaires et des vaisseaux. — 2, limite de la portion vasculaire et de la portion fibro-élastique. — 3, 3, 3, muscles papillaires.

Vaisseaux des valvules. — Renaut n'admet pas la présence des vaisseaux dans l'endocarde. On en trouve bien dans le feuillet fibreux des valvules du fœtus, mais ces vaisseaux ne tardent pas à s'atrophier, et, il n'en existe pas chez l'adulte. Luschka a décrit les vaisseaux des valvules : les valvules auriculo-ventriculaires seraient pourvues d'un grand nombre de capillaires, venus du point d'insertion des valvules et des muscles papillaires à travers les cordages tendineux; le bord libre de ces valvules ne serait pas vasculaire. Le même auteur affirme que les valvules sigmoïdes sont vasculaires également chez l'homme; les vaisseaux se termineraient par des anses près du bord libre. Coen, en 1886, prétendit que les valvules auriculo-ventriculaires sont vasculaires, et que les sigmoïdes ne le sont pas. Darier, en 1888, établit en principe qu'il n'existe pas de vaisseaux dans la partie fibro-élastique des valvules. Chez l'enfant, dit cet auteur, la plus grande partie de la valvule est vasculaire; la base seule de la valvule resterait vasculaire chez l'adulte. La divergence des opinions s'explique par le développement vasculaire qui accompagne les lésions pathologiques de longue durée. Récemment, Darier a réfuté (*Presse médicale*, 1898, Les vaisseaux des valvules du cœur) un travail de Weber et Deguy (1898) qui signalaient la présence de vaisseaux sanguins sur les deux valves de la mitrale, et a maintenu son opinion.

On peut décrire, dans la *grande valve de la mitrale*, deux régions distinctes, l'une *musculeuse* et *vasculaire*, voisine de son point d'insertion à la zone fibreuse, l'autre *membraneuse*, sans fibres musculaires et sans vaisseaux. La région musculeuse occupe la sixième partie de la hauteur de la valvule.

Nerfs. — P. Jacques a décrit des filets nerveux rares, sous-endocardiques, sur toutes les valvules de la base des ventricules. L'endocarde est susceptible d'être impressionné par une pression sanguine exagérée ; cette impression est transmise aux centres modérateurs bulbo-médullaires par le *nerf de Cyon* ou *nerf dépresseur de la circulation* (petit filet nerveux accompagnant le cordon sympathique du cou chez le lapin, et aboutissant au pneumogastrique par deux filets au niveau du laryngé supérieur), et le cœur se ralentit. En même temps, on observe une dépression circulatoire générale ; celle-ci ne résulte pas du ralentissement cardiaque, mais bien d'une dilatation réflexe des vaisseaux.

Cl. Bernard a constaté une accélération des mouvements du cœur chez le mouton, chaque fois qu'il touchait l'endocarde avec le thermomètre de ses expériences, ce qui permet de supposer que la sensibilité par contact diffère de la sensibilité par la pression sanguine.

Au-dessous de l'endocarde, on trouve une mince couche du tissu conjonctif qui sépare l'endocarde du myocarde et dans laquelle il existe de nombreux capillaires sanguins et lymphatiques et des filets nerveux.

3° Péricarde.

Le péricarde est la membrane séreuse qui tapisse la face externe du cœur. Cette membrane séreuse est confondue avec un sac fibreux désigné à tort, selon moi, par les auteurs, sous le nom de feuillet fibreux du péricarde. Les auteurs donnent le nom de feuillet séreux à la seule portion du péricarde qui recouvre le cœur. Cette manière de procéder nous paraît illogique : car, en parlant ainsi, on prive la séreuse péricardique d'un feuillet pariétal qui existe réellement et qui fait de cette membrane une séreuse analogue à la plèvre, à l'arachnoïde, etc. Pourquoi, alors, ne pas décrire seulement, sous le nom d'arachnoïde, le feuillet viscéral de cette membrane, et sous le nom d'arachnoïde fibreuse, la dure-mère? Je décrirai la partie fibreuse sous le nom de *sac fibreux du péricarde*, puis la *séreuse* possédant un feuillet viscéral et un feuillet pariétal.

Dissection. — Dans l'ouverture de la poitrine, il faut user de précaution pour ne pas toucher au péricarde. Après avoir examiné le péricarde en position, on le détache avec le cœur, en emportant en même temps les poumons, les gros troncs vasculaires, l'œsophage et la portion du diaphragme à laquelle il adhère en bas.

Pour préparer le péricarde, il faut d'abord l'insuffler. Pour cela, on y fait une petite ouverture et on traverse le sac fibreux avec deux épingles qui passent au-dessus et au-dessous, en laissant libres les extrémités des épingles. On place ensuite un fil sous les quatre bouts des deux épingles, on y fait un nœud coulant, on introduit le tube dans l'ouverture et l'on insuffle, en ayant soin de serrer la ligature dès que le sac est tendu. Par ce moyen, on peut à volonté faire entrer l'air dans le péricarde et l'en faire sortir.

On enlève ensuite soigneusement les portions de plèvre qui recouvrent le péricarde, et l'on emporte tous les ganglions bronchiques qui entourent les racines des poumons et qui adhèrent au péricarde, afin de pouvoir bien isoler chacun des vaisseaux qui entrent dans le sac ou qui en sortent ; mais aux endroits où cette membrane se réfléchit sur les vaisseaux, il faut disséquer avec beaucoup de précaution, parce qu'on y fait facilement des déchirures.

Après avoir étudié l'extérieur du péricarde, on l'incise, afin d'en voir l'intérieur et de bien observer la manière dont il enveloppe l'origine de chaque tronc vasculaire, pour se réfléchir ensuite sur le cœur.

1° *Sac fibreux du péricarde.*

Ce sac a la forme d'un cône, dont la base repose sur le centre phrénique, et dont le sommet se continue avec la tunique externe des gros vaisseaux qui partent de la base du cœur.

La *base*, chez le fœtus, peut être séparée du centre phrénique, auquel elle adhère assez intimement. Chez l'adulte, il y a fusion entre les fibres du sac du péricarde et celles du centre phrénique, de sorte que leur séparation est impossible.

Le *sommet* de ce sac se confond insensiblement avec la tunique externe des artères aorte et pulmonaire. Il se confond aussi avec le tissu cellulaire situé autour des nombreux organes qui avoisinent la bifurcation de la trachée.

La *surface extérieure* du péricarde est en rapport avec la paroi thoracique en avant, les organes du médiastin postérieur en arrière, avec les plèvres et les poumons sur les côtés.

Étendue du péricarde. — En hauteur, le péricarde s'étend d'un centimètre au-dessus de l'appendice xiphoïde jusqu'à 1 ou 2 centimètres de la fourchette du sternum. En largeur, il mesure de 13 à 14 centimètres, et sa plus grande largeur correspond au quatrième espace intercostal.

Capacité du péricarde. — Lorsque, dans une *lésion traumatique* ou une *rupture* du cœur, le sang pénètre dans le péricarde, ce sac fibreux ne se laisse pas distendre au delà d'une certaine limite, et le malade meurt par compression du cœur, dès que la quantité de sang épanché atteint 200 ou 250 grammes environ (Cruveilhier). Mais, lorsqu'un épanchement se forme lentement, le sac fibreux se laisse distendre insensiblement, jusqu'à contenir

2 litres de liquide, comme on le voit dans l'hydro-péricarde et la péricardite à marche lente.

Rapports. — Les rapports du péricarde sont sensiblement les mêmes que ceux du cœur, sauf de légères modifications.

Base ou portion diaphragmatique. — Adhérente au centre phrénique, elle est en rapport, dans toute son étendue, avec le

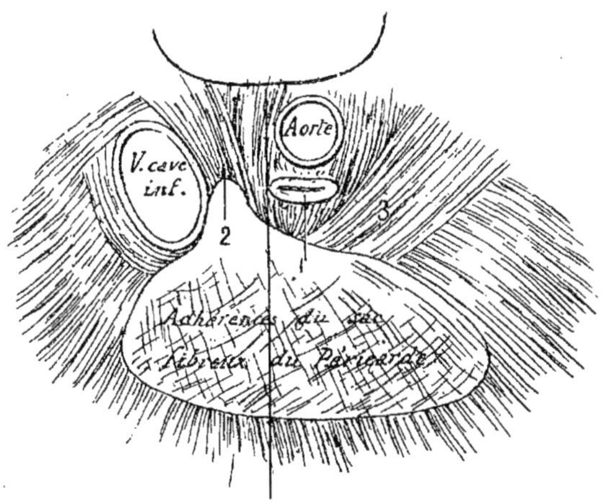

Fig. 548. — Rapports de la base du sac fibreux du péricarde avec le centre phrénique. (La ligne médiane indique l'axe du corps.)

1, œsophage. — 2, ligament phréno-péricardique latéral. — 3, foliole gauche du centre phrénique (d'après Testut).

foie et quelquefois avec l'estomac, vers sa partie gauche, lorsque le foie est peu développé.

Sommet. — Le sommet répond aux gros troncs vasculaires de la base du cœur.

Une partie des fibres du sac fibreux se confond avec celles de la tunique externe des grosses artères et de la veine cave supérieure, les autres formant les ligaments supérieurs du péricarde.

Haller a donné le nom de *corne supérieure* du péricarde à l'extrémité supérieure et antérieure du sac fibreux, située au niveau du milieu de la *poignée* du sternum, en avant de l'origine du tronc artériel brachio-céphalique. Du sommet du sac fibreux partent deux lames fibreuses qui se portent vers la bifurcation de la trachée, et comprennent entre elles la branche droite de l'artère pulmonaire.

Face antérieure. — Les parties latérales de cette face sont recouvertes par le bord antérieur des plèvres et des poumons, le poumon gauche s'avançant moins que le droit, du côté de sa base. Vers la partie supérieure du péricarde, les deux poumons s'avancent jusqu'à la ligne médiane. Au-dessous de ce point, le sac fibreux est en rapport direct avec la paroi thoracique. Ce point, de forme triangulaire, est appelé, en clinique, *zone de matité absolue*. Je l'ai indiqué avec les rapports du cœur sous le nom d'*espace de Traube*. Cette zone occupe une surface de plus de 9 centimètres de haut en bas, et de 9 à 10 en travers. Son côté droit, presque vertical, est situé à un demi-centimètre du bord droit du sternum; son côté gauche, oblique en bas et en dehors se dirige vers la pointe du cœur, et sa base, inférieure, correspond à la partie inférieure du corps du sternum, au centre phrénique.

Cette portion moyenne du sac fibreux est en rapport avec la paroi thoracique et, à sa partie supérieure, avec le thymus. On trouve encore, en avant du sac fibreux, les 2e, 3e, 4e, 5e et 6e cartilages costaux du côté droit, les 2e, 3e, 4e, 5e, 6e et 7e cartilages costaux du côté gauche, les vaisseaux sanguins et lymphatiques mammaires internes et les ganglions présternaux, le triangulaire du sternum, les muscles intercostaux internes. Ces rapports ont lieu par l'intermédiaire du bord antérieur du poumon, excepté pour les 4e, 5e et 6e cartilages costaux du côté gauche. Le lieu d'élection de la *parencentèse* du péricarde est le cinquième espace intercostal gauche, à 6 centimètres à gauche du sternum (Dieulafoy). Ce point peut être dangereux à cause des variations anatomiques. Il serait préférable de ponctionner à 4 centimètres.

Face postérieure. — Le sac fibreux du péricarde enveloppe le cœur en arrière également, depuis le bord supérieur de la quatrième vertèbre dorsale, jusqu'au milieu du corps de la huitième. Il sépare l'oreillette gauche des organes qui remplissent le médiastin postérieur, et il adhère à l'œsophage, à partir de la bifurcation de la trachée. Il est séparé, par une gangue conjonctive lâche, de l'aorte descendante, de la grande veine azygos, du canal thoracique, de l'œsophage, des nerfs pneumo-gastriques et de nombreux ganglions lymphatiques.

Faces latérales. — Les faces latérales, étendues des parties latérales du centre phrénique aux pédicules pulmonaires, sont en rapport avec les plèvres dont elles sont séparées par le nerf phrénique et les vaisseaux diaphragmatiques supérieurs.

Moyens de fixité du sac fibreux. — Le sac fibreux du péricarde dans lequel le cœur se meut librement, est une enveloppe à peu près immobile, maintenue en place par de nombreuses adhérences.

Il n'est mobile que du côté du centre phrénique, mais cette mobilité est des plus limitées, puisque le centre phrénique ne s'abaisse pas plus de 5 millimètres pendant l'inspiration, selon Hasse.

Le péricarde est solidement fixé au centre phrénique par sa

base. Il n'est pas moins adhérent, par son sommet, à la paroi des gros vaisseaux du médiastin. En arrière, il adhère aux organes du médiastin postérieur, et sur les côtés, à la plèvre médiastine.

Ces adhérences ont lieu par l'intermédiaire d'un tissu conjonctif plus ou moins condensé. On le trouve parfois épais et résistant en certains points qui ont été décrits par divers auteurs, sous le nom de *ligaments*.

On décrit quatre ligaments principaux au péricarde : un *ligament phrénique antérieur*, des *ligaments phréniques latéraux*, des *ligaments sternaux antérieurs*, et des *ligaments vertébraux*.

Ligament phrénique antérieur. — Désigné par les auteurs sous le nom de *ligament phréno-péricardique antérieur*, ce ligament est formé par quelques fibres étendues du sac fibreux du péricarde au centre phrénique, et du centre phrénique au sac fibreux. Cet échange de fibres, qui a lieu à la partie antérieure et droite du péricarde, ne mérite pas le nom de ligament.

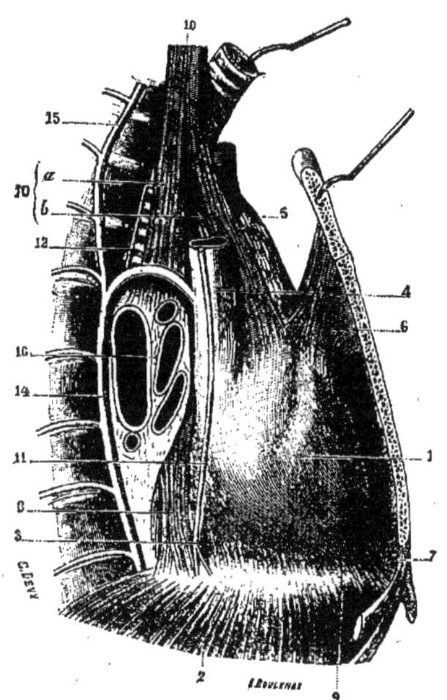

Fig. 549.—Face droite du sac fibreux du péricarde avec ses ligaments (d'après Testut).

1, sac fibreux. — 2, diaphragme. — 3, veine cave inférieure. — 4, veine cave supérieure. — 5, ligament sterno-costo-péricardique. — 7, ligament xipho-péricardique. — 8, ligament phrénique latéral droit. — 9, ligament phrénique antérieur. — 10, ligaments vertébraux : *a*, faisceau postérieur. — *b*. faisceau antérieur de Béraud. — 11, nerf phrénique. — 12, nerf pneumogastrique droit. — 14, veine azygos formant une courbe au-dessus du pédicule du poumon droit. — 15, veine intercostale supérieure droite. — 16, coupe du pédicule du poumon droit.

Ligaments phréniques latéraux. — Il s'agit encore ici d'un échange de fibres entre le péricarde et le centre phrénique, à droite et à gauche du trou que traverse la veine cave inférieure. Les faisceaux fibreux du côté droit mériteraient seuls le nom de ligaments. Partis du bord droit de la veine cave inférieure, adhérant à la tunique externe de la veine cave, ils atteignent le pédicule du poumon. Là, ils se divisent en deux ou trois faisceaux qui se confondent avec les fibres descendantes des ligaments vertébraux. Ces ligaments latéraux sont décrits par les auteurs sous le nom de *ligaments phréno-péricardiques latéraux* ou *ligaments de Teutleben*.

En procédant ainsi, on pourrait décrire des ligaments aortico-péricardiques, trachéo-péricardiques, œsophago-péricardiques, comme l'ont fait du reste quelques auteurs.

Ligaments sternaux antérieurs. — Ces ligaments sont distingués en supérieur et inférieur.

Le supérieur, appelé *sterno-costo-péricardique*, a une forme triangulaire et s'insère sur la poignée du sternum et sur la première articulation sterno-costale, en dedans de l'artère mammaire interne, contre les muscles sterno-thyroïdiens. De ces divers points, le ligament descend en s'amincissant, et se confond avec le sac fibreux du péricarde, en avant de l'aorte ascendante. On a considéré à tort ce ligament comme une expansion de l'aponévrose cervicale moyenne.

L'inférieur, ou *ligament xipho-péricardique*, s'attache à la base de l'appendice xiphoïde et va se fixer à la partie inférieure et antérieure du péricarde, en contractant des adhérences avec le centre phrénique.

Ces ligaments sont décrits par les auteurs sous les noms de *sterno-péricardiques antérieurs* ou *ligaments de Luschka*.

Ligaments vertébraux. — Étudiés par Béraud et Teutleben, ces ligaments sont des lames fibreuses, véritables lames sagittales, s'insérant en haut sur l'aponévrose cervicale moyenne, en avant des premières vertèbres dorsales (3e et 4e), et se jetant sur les gros vaisseaux situés au-dessus du cœur, en constituant deux groupes de faisceaux. Les uns passent en avant de la crosse de l'aorte, les autres en arrière, en se confondant avec le tissu conjonctif des pédicules pulmonaires. Ces ligaments sont généralement décrits sous le nom de *ligaments vertébro-péricardiques*, ou *ligaments de Béraud*.

2° *Séreuse* ou *péricarde séreux*.

Analogue à l'arachnoïde, à la plèvre et à la tunique vaginale, elle est formée de deux feuillets, un feuillet pariétal et un feuillet viscéral. Comme ces membranes, elle représente un sac sans ouverture. Comme elles aussi, la séreuse est recouverte, à sa surface libre, d'un liquide onctueux qui l'humecte et facilite les mouvements du cœur.

Le *feuillet pariétal*, extrêmement mince, est réduit, pour ainsi dire, à sa couche épithéliale, et tapisse la face interne du sac fibreux, dont il est inséparable.

Le *feuillet viscéral* recouvre le cœur ; il tapisse les ventricules, passe sur les sillons auriculo-ventriculaires, laissant au-dessous de lui les vaisseaux, les nerfs et le tissu cellulaire qui y sont contenus. Il recouvre de même le sillon interventriculaire et les organes qu'il contient. Il entoure aussi les deux auricules et tapisse les oreillettes.

Le mode de continuité entre le feuillet viscéral et le feuillet pariétal ne diffère pas de celui de la plèvre au niveau de la racine du poumon, de celui de l'arachnoïde au niveau des nerfs et des vaisseaux qui traversent les trous de la base du crâne.

Si nous prenons la séreuse sur le cœur, nous voyons que le feuillet viscéral recouvre la surface du cœur, sur laquelle il applique les vaisseaux et les nerfs de la pointe à la base.

Vers la base du cœur la séreuse se comporte différemment en avant, en arrière et sur les côtés.

Sinus transverse. — En *avant*, elle passe au-devant de l'artère pulmonaire et de l'aorte et leur forme une gaine commune complète.

A ce niveau, les deux vaisseaux sont séparés par une couche de tissu conjonctif. De chaque côté des vaisseaux, la séreuse recouvre les auricules et la face antérieure des oreillettes. Haller a donné le nom de *sinus transverse* à l'espace séreux situé entre les oreillettes et les gros vaisseaux artériels.

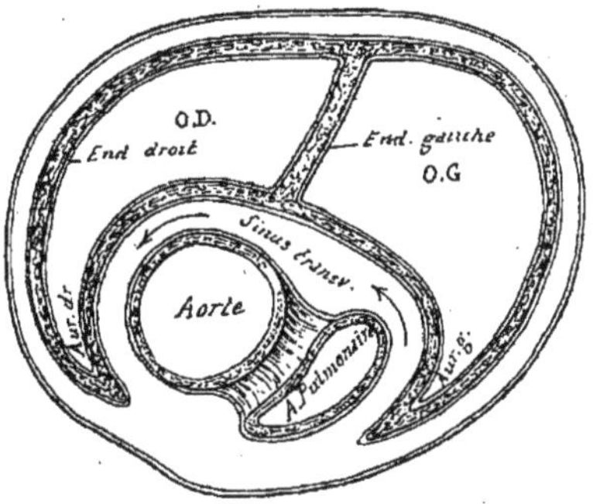

Fig. 550. — Coupe transversale du péricarde, passant par les oreillettes et par les grosses artères. On voit le feuillet pariétal recouvrant le sac fibreux du péricarde, et le feuillet viscéral, recouvrant la surface des deux oreillettes et des auricules. On aperçoit la gaine séreuse qui entoure les artères aorte et pulmonaire, et le sinus transverse qui les sépare des oreillettes.

Gaines. — La séreuse couvre la portion ascendante de la crosse aortique jusqu'à l'origine du tronc artériel brachio-céphalique d'où elle se réfléchit sur le péricarde fibreux pour se continuer avec le feuillet pariétal de la séreuse.

A droite de l'aorte, la séreuse se porte sur la face antérieure de la veine cave supérieure à laquelle elle forme une gaine incomplète, entourant plus de la demi-circonférence antérieure de la veine. Cette gaine n'a pas plus de 2 centimètres de hauteur.

A gauche de l'aorte, la séreuse recouvre l'artère pulmonaire et ses branches, d'où elle se réfléchit pour se continuer avec le feuillet pariétal.

En *arrière*, la séreuse se porte des ventricules sur les oreillettes.

Du côté droit, elle forme une gaine incomplète en avant et sur les côtés de la veine cave inférieure. Du côté gauche, pour apercevoir cette gaine, il faut relever le cœur, et l'écarter du diaphragme.

Sur les côtés, le péricarde revêt les parties antérieure, supérieure et inférieure des veines pulmonaires, et se continue, en haut et en dehors, avec le feuillet pariétal en leur formant une demi-gaine antérieure incomplète.

Il résulte de ces rapports qu'un instrument piquant peut atteindre les veines de la base du cœur, par leur partie postérieure, sans toucher au péricarde.

Diverticules du péricarde. — Le feuillet viscéral, en se réfléchissant des oreillettes sur le feuillet pariétal, forme des *culs-de-sac*, ou *diverticules*, entre les vaisseaux. Tous ces diverticules ont leur ouverture en avant.

Entre les veines pulmonaires droites et les veines pulmonaires gauches, la séreuse s'enfonce profondément en forme de doigt de gant jusqu'à l'œsophage. Ce grand diverticule est appelé *cul-de-sac de Haller;* Haller l'avait bien décrit sous le nom de *prolongement en cæcum*. Il a 4 à 5 centimètres de profondeur. On peut s'en rendre compte en passant les doigts en arrière des oreillettes, au-dessous du cœur.

A droite du cul-de-sac de Haller, la séreuse du cœur s'enfonce pour former trois diverticules superposés. Le plus grand s'insinue entre la face postérieure de la veine cave supérieure et la face antérieure de la veine pulmonaire droite supérieure. Ce cul-de-sac est limité en haut par l'artère pulmonaire droite et en bas par l'oreillette droite. Ce diverticule offre une longueur de 2 centimètres et demi à 3 centimètres.

En dehors de l'oreillette droite, il y a un cul-de-sac d'un centimètre et demi de profondeur entre les deux veines caves.

Il existe un petit diverticule de 12 à 15 millimètres de profondeur, non constant, entre les deux veines pulmonaires droites, et un autre encore moins profond, au-dessous de la veine pulmonaire droite inférieure.

A gauche du cul-de-sac de Haller, on trouve deux diverticules. Le plus profond a 2 centimètres de profondeur; il s'insinue entre les deux veines pulmonaires gauches; l'autre, qui n'a guère plus d'un demi-centimètre, se porte entre l'artère pulmonaire gauche et la veine pulmonaire gauche supérieure.

Il existe encore les deux *diverticules aortiques*, situés de chaque côté de l'aorte, ou mieux au-dessus et au-dessous, immédiatement au-dessus de la gaine commune que la séreuse forme autour des artères aorte et pulmonaire. Les deux diverticules réunis forment, lorsque le péricarde est rempli de liquide, un *croissant* à concavité inférieure et droite, dont chaque extrémité du diverticule latéral était appelée *corne* par Haller. La *corne droite* ou *inférieure* est un diverticule qui s'enfonce à une profondeur de 2 centimètres; elle pénètre entre la concavité de la crosse de l'aorte et la bifurcation de l'artère pulmonaire. La *corne gauche* ou *supérieure* a 3 centimètres de profondeur: elle s'insinue entre l'aorte et le tronc artériel brachio-céphalique qui sont en avant, la veine cave supérieure en arrière, et l'artère pulmonaire droite en bas.

Plis du péricarde. — Des régions spéciales du péricarde ont été décrites sous le nom de *plis*. Theile a signalé le *pli vestigial* du péricarde, petit repli semi-lunaire n'atteignant pas un centimètre de long. Il est formé par des vestiges d'organes embryonnaires; il s'étend du sinus de la veine coronaire à la partie supérieure de l'oreillette gauche près du sinus transverse. Les *plis semi-lunaires*, ou *replis préaortiques*, décrits par Rindfleisch, sont formés par le soulèvement du feuillet viscéral du péricarde sur la partie antérieure de l'aorte. Ces plis, plus grands chez l'adulte et encore plus chez les vieillards, contiennent du tissu conjonctif et des vésicules graisseuses; ils sont étendus en travers, en forme de croissant d'une longueur de un centimètre. Leur hauteur ne dépasse pas un millimètre Leur nombre est variable depuis 2 jusqu'à 4. Ils sont dus aux mouvements incessants de la paroi élastique de l'aorte. Rindfleisch a décrit sous le nom de *vincula aortœ* des points d'hyperplasie conjonctive sur le péricarde, en avant de l'interstice qui sépare l'aorte de la pulmonaire. Comme on ne les voit qu'après l'âge de quarante ans, il est probable qu'ils sont le résultat de lésions pathologiques.

Structure du péricarde. — Le *sac fibreux* a la structure des membranes fibreuses (voy. *Tissu fibreux*).

La *séreuse* est formée d'une couche endothéliale et d'une couche conjonctive élastique. L'*endothélium* est simple, c'est-à-dire qu'il ne renferme qu'une couche de cellules endothéliales à noyau central et à contour polygonal. Elles ont une largeur de 12 à 15 μ et une épaisseur de 2 μ; elles sont unies par un ciment intercellulaire que décèle facilement la nitratation.

Renaut décrit au péricarde des points poreux, situés entre les cellules dans le ciment interendothélial, points poreux qu'il suppose donner passage aux cellules lymphatiques venant des espaces inter-fasciculaires du myocarde et se répandant dans le liquide péricardique. Une *lame vitrée*, de 1 à 2 μ, double la couche endothéliale.

La *couche conjonctivo-élastique* est un mélange d'éléments du tissu conjonctif et de fibres élastiques flexueuses, plus abondantes à la face profonde de cette couche, et plus encore sur le feuillet viscéral.

Une couche de tissu conjonctif lâche, contenant les vaisseaux et les nerfs, sépare le feuillet viscéral du péricarde du myocarde. Elle est à peine distincte sous le feuillet pariétal.

Les *artères* du sac fibreux viennent des artères les plus voisines; des bronchiques et des thymiques en haut; des diaphragmatiques supérieures sur les côtés; des œsophagiennes moyennes, en arrière; des mammaires internes, en avant. Les *veines*, dépourvues de valvules, se rendent dans la grande azygos, dans les diaphragmatiques supérieures, dans la mammaire interne et quelques-unes dans la veine cave supérieure. Les *lymphatiques* se réunissent à ceux du myocarde et se rendent aux ganglions bronchiques. Leurs capillaires sont situés dans la couche conjonctivo-élastique de la séreuse; ils forment un réseau situé entre l'endothélium et le réseau capillaire sanguin. Le sac fibreux en possède quelques-uns, mais la plupart appartiennent à la séreuse.

Les *nerfs*, bien étudiés par P. Jacques, de Nancy, doivent être divisés en deux groupes.

Ceux du feuillet pariétal de la séreuse et du sac fibreux viennent du phrénique, du récurrent droit et du grand sympathique.

Les *nerfs du feuillet viscéral* sont une continuation de ceux du myocarde. Ces nerfs forment deux réseaux plexiformes, profond et superficiel. Le *réseau superficiel*, sous-endothélial, est composé de fines fibrilles anastomosées se terminant par des arborisations présentant des renflements comme ceux d'une chaîne (Dogiel a compté 294 chaines, dans un centimètre carré). Le *réseau profond* occupe la couche conjonctivo-élastique; ses ramifications terminales sont fort irrégulières.

Liquide péricardique. — L'analyse du liquide péricardique a été faite séparément par Lehmann (1) et Gorup-Besanez (1851-1852). Cette analyse, insignifiante par elle-même, n'est pas faite pour inspirer grande confiance, car il n'est guère possible de se procurer une certaine quantité de liquide normal, et l'analyse des deux chimistes offre des différences assez tranchées. Quoi qu'il en soit, sur 1 000 de liquide, il y aurait 963 d'*eau* et 37 de *parties solides* décomposées en : *albumine*, 22; *matières extractives*, 8; *sels*, 7. Dans l'analyse de Lehmann, le chiffre des matières solides ne s'élèverait pas au-dessus de 10.

(1) *Chimie physiologique*, t. II, p. 273.

ARTICLE VI

USAGES DU CŒUR

Le cœur sert à faire circuler le sang. Il agit à la manière d'une *pompe foulante* (1), sans cesse alimentée par le cours régulier du sang veineux, et lançant dans les artères, 70 fois par minute, une *ondée sanguine* évaluée à 180 grammes environ.

Une *pompe vivante*, pompe à soupapes, qui lance plus de 100 000 ondées sanguines en vingt-quatre heures, et dont l'arrêt momentané cause inévitablement la mort, devait être un organe délicat, de structure complexe, ainsi que nous venons de le voir.

Je m'occuperai ici de la partie mécanique de la circulation du sang dans le cœur.

Cette partie mécanique comprend : 1° le cours du sang ; 2° les battements du cœur ; 3° les bruits du cœur.

1° Cours du sang (depuis la naissance). — Si le cœur lance dans les artères 70 ondées par minute, on voit que le temps nécessaire, bien court pour chaque ondée, est un peu inférieur à une seconde. Pendant ce temps si rapide, le sang a traversé le cœur ; le battement et les deux bruits du cœur se sont produits.

Systole et diastole. — La contraction du cœur s'appelle *systole* (de *sustolé*, Συστολή, contraction), et on distingue la systole *ventriculaire* et la systole *auriculaire*. La dilatation du cœur, ou mieux son relâchement, produit par la cessation de la systole, porte le nom de *diastole*, (de *diastolé*, διαστολή, dilatation). Je dis relâchement, parce que la diastole est complètement passive et n'existe que parce que le cœur n'est plus contracté. Il y a aussi une diastole *auriculaire* et une diastole *ventriculaire*.

Pendant ce court espace de temps, de huit à neuf dixièmes de seconde, le sang des veines pénètre dans les deux oreillettes; celles-ci se contractent ensemble pour chasser leur sang dans les ventricules, qui le lancent dans les artères par leur contraction *simultanée*. (C'est Harvey qui a montré le premier la systole alternative des oreillettes et des ventricules.)

Révolution du cœur. — L'ensemble de ces mouvements constitue une *révolution du cœur*. La révolution du cœur se compose

(1) Pour les anciens anatomistes, le cœur était une *pompe aspirante*, attirant, en se dilatant, le sang, les esprits et les humeurs, comme le soufflet d'un forgeron attire l'air. Du ventricule droit, où les veines amenaient le sang, ce liquide était distribué au poumon par l'artère pulmonaire. Ils ne connaissaient pas la circulation du poumon, puisqu'ils admettaient que l'air, tamisé par le poumon, était porté au cœur gauche par les *artères veineuses*, ou veines pulmonaires.

donc de la systole auriculaire, de la diastole ventriculaire, de la systole ventriculaire et du silence qui la suit, silence pendant lequel le sang des veines remplit lentement les oreillettes, car le mouvement du sang est *incessant*. Quelques auteurs appellent le silence *grand silence* et nomment *petit silence* l'intervalle des deux bruits.

Systole et diastole auriculaires. — La *diastole auriculaire*, c'est-à-dire la dilatation des oreillettes, se fait lentement, pendant le silence du cœur, et cette dilatation est produite par le sang des veines pulmonaires et des veines caves qui pénètre dans les oreillettes d'une manière continue, sans secousses. La dilatation des oreillettes ayant acquis un certain développement excite les nerfs des parois auriculaires qui se contractent.

La *systole auriculaire* se fait brusquement, en un clin d'œil. On estime la durée de cette contraction à la cinquième partie de la durée totale de la révolution du cœur, c'est-à-dire moins de deux dixièmes de seconde.

La manière dont se fait la systole auriculaire est facile à comprendre. Les parois des oreillettes compriment le sang qui les distend. Celui-ci doit fuir par les ouvertures de l'oreillette. Il ne peut refluer du côté des veines qui sont toujours pleines. Trouvant une ouverture libre du côté du ventricule, qui vient de se vider, le sang s'y précipite et produit la *diastole ventriculaire*.

Il faut dire, cependant, qu'il existe un léger reflux veineux dans les veines caves, aux environs du cœur, reflux qui se propage jusqu'aux veines jugulaires, dans certaines affections cardiaques, et qu'on nomme *pouls veineux*. Les oreillettes ne se vident qu'en partie, leur adhérence avec les vaisseaux voisins ne permettant pas leur rétraction complète.

Systole et diastole ventriculaires. — La *diastole ventriculaire* est, pour ainsi dire, instantanée, puisqu'elle est produite par l'ondée sanguine chassée brusquement par l'oreillette. Autrement dit, la systole auriculaire et la diastole ventriculaire sont simultanées (1).

(1) Je dois faire remarquer que les oreillettes ne se vident pas complètement pendant la systole auriculaire. Elles n'envoient aux ventricules qu'une partie de leur contenu. On peut s'en assurer chez l'animal vivant. Ce sont surtout les auricules qui se vident, mais la cavité de l'oreillette proprement dite ne se vide que partiellement. Les dispositions anatomiques ne permettent pas aux parois des oreillettes de se rapprocher. Il est impossible que la partie supérieure de l'oreillette antérieure qui se continue avec la cave supérieure, se rapproche de sa partie inférieure qui se continue avec la cave inférieure. De même dans l'oreillette postérieure, dont les parois latérales se continuent avec les veines pulmonaires. Ces veines empêchent les parois latérales de se rapprocher.

Les fibres musculaires des oreillettes du cœur, notamment celles des *muscles*

La *systole ventriculaire* n'est pas brusque comme la systole auriculaire. Elle dure beaucoup plus longtemps que la systole auriculaire, et l'on évalue cette durée aux cinq dixièmes de la révolution cardiaque, c'est-à-dire que la systole ventriculaire prend à elle seule juste la moitié de la durée de la révolution cardiaque.

La systole auriculaire est rapide, parce que le sang est lancé dans le ventricule vide. Si la systole ventriculaire est plus longue, cela tient à la résistance du sang qui remplit les artères, et que l'ondée, lancée par le ventricule, est obligée de refouler pour pénétrer.

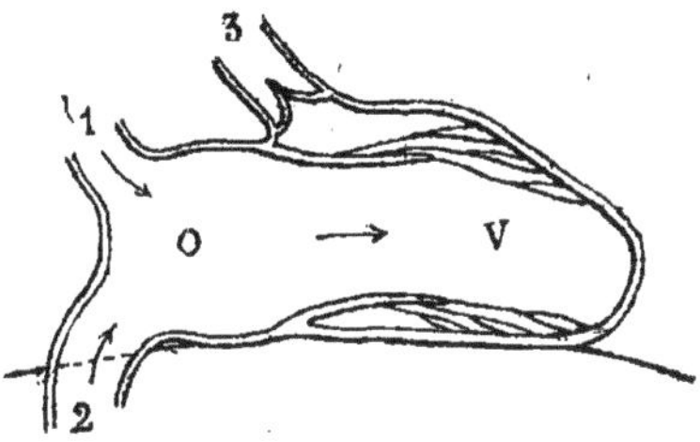

Fig. 551. — Coupe du cœur droit montrant le fonctionnement des valvules au moment de la systole auriculaire. (Orifice tricuspide largement ouvert, orifice pulmonaire fermé).

1, 2, veines caves. — 3, artère pulmonaire. — O, oreillette. — V, ventricule.

Cette résistance de la colonne artérielle est beaucoup plus forte, cela se conçoit, dans l'artère aorte, qui a une grande étendue de distribution, tandis que celle de l'artère pulmonaire est très restreinte. Aussi, l'énergie de contraction des deux ventricules est-elle différente, et se mesure-t-elle par l'épaisseur des parois musculaires des ventricules, qui est 3 fois plus forte dans le ventricule aortique (1).

Pendant la systole ventriculaire, le sang ne peut pas refluer dans les oreillettes parce que les ouvertures auriculo-ventriculaires se

pectinés si vigoureux de l'oreillette antérieure, sont dirigées de telle façon qu'elles attirent à elles les deux ventricules, de sorte que l'orifice auriculo-ventriculaire vient au-devant du sang qui va sortir de l'oreillette. N'est-ce point dans la contraction auriculaire qu'il faut rechercher la cause du choc du cœur?

Il est à remarquer que la réplétion des deux oreillettes se fait par la rencontre de deux courants venant en sens inverse, le courant de la cave supérieure et celui de la cave inférieure pour l'oreillette antérieure, celui des veines pulmonaires droites et gauches pour l'oreillette postérieure. C'est au moment où les deux courants opposés se rencontrent que le courant sanguin devient horizontal dans le cœur. La rencontre de ces courants inverses est-elle fortuite et ne facilite-t-elle pas la circulation cardiaque?

(1) A l'état normal l'élasticité de l'aorte rend tous ces phénomènes inappréciables à l'extérieur, mais, dans les cas d'anévrisme de la crosse et d'insuffisance aortique par exemple, il n'en est pas ainsi, ainsi que l'ont observé Feletti, de Catane (Congrès de Rome, 1895); Bruschini (Congrès de Turin, 1898); Delpeuch (*Presse méd.*, mai 1900) et Frenkel, de Toulouse (*Presse méd.*, nov. 1900). Les malades présentent, par suite de l'hypertrophie du ventricule gauche, de *brèves oscillations de la tête, isochrones aux pulsations artérielles.* Comme Alfred de Musset, mort d'une insuffisance aortique, présentait ce signe d'une manière remarquable, Delpeuch a proposé, avec raison, de l'appeler le *signe de Musset.*

trouvent fermées, obstruées par les *valvules tricuspide* et *mitrale*. Lorsque les parois des ventricules se contractent, les muscles papillaires, d'où partent les cordages tendineux, se contractent également, et tirent les valvules du côté des parois ventriculaires. Ils empêchent le renversement de ces voiles membraneux. Leur contraction est telle que les bords dentelés des valvules s'appliquent l'un contre l'autre, de sorte que les valvules mitrale et tricuspide, dont les valves sont adossées, forment un cône, ou mieux un véritable cordon tendineux, dont l'orifice auriculo-ventriculaire est la base, et les dentelures des valves adossées le sommet (1).

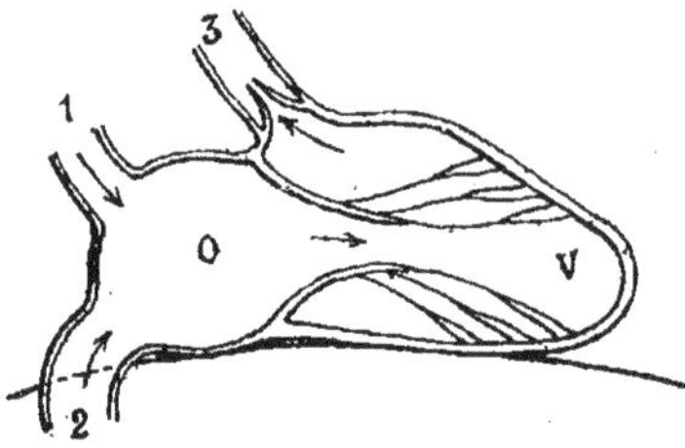

Fig. 552. — Même coupe représentant la position des valvules au commencement de la systole ventriculaire (mêmes chiffres).

Les valvules auriculo-ventriculaires n'agissent donc pas à la manière de soupapes, comme on le croyait autrefois, d'après les théories de Chauveau et Faivre. Elles constituent un petit appareil mobile gouverné par des puissances musculaires (muscles papillaires). Pendant la systole ventriculaire, les parois du ventricule se rapprochent du cône valvulaire hermétiquement fermé, et pressent énergiquement le sang qui est forcé de vaincre l'obstacle fermé par la résistance du sang du côté des artères (théorie de Burdach, généralement admise aujourd'hui).

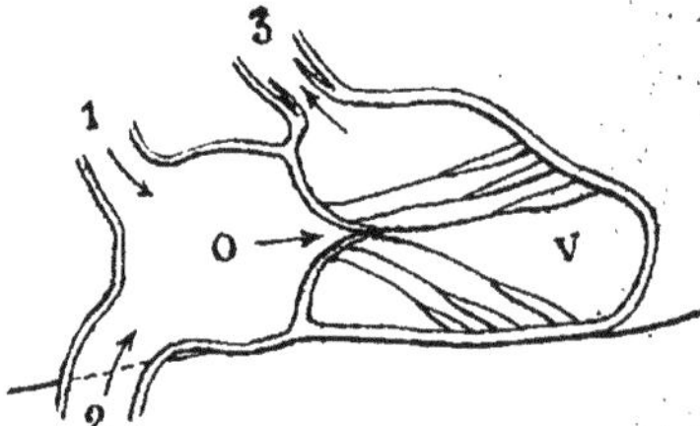

Fig. 553. — Position des valvules pendant la systole ventriculaire. La valvule tricuspide ferme l'oreillette et les valvules sigmoïdes sont appliquées contre les parois artérielles par l'ondée sanguine (mêmes chiffres).

2° Battements du cœur.—Si l'on regarde la poitrine d'un homme maigre, on voit, au niveau du cinquième espace intercostal gauche, un peu en dehors du mamelon, un léger soulèvement de la paroi thoracique, isochrone avec le pouls. Si l'on met le doigt sur le point soulevé, on sent un choc. C'est le *choc* ou *battement du cœur*.

(1) Les valvules du cœur servaient, selon les anciens, celles du ventricule droit à *diriger le cours du sang*, celles du ventricule gauche à *diriger le cours des esprits*. Ils pensaient aussi que les valvules sigmoïdes empêchaient le sang et les esprits de rétrograder des vaisseaux vers le cœur.

La cause de ce battement paraît multiple. Elle est due : 1° à une sorte de projection du cœur produite par l'élasticité de la crosse de l'aorte qui, ne pouvant être redressée par l'effort du sang, réagit et projette le cœur en avant ; 2° au redressement de la pointe du cœur produit par un gros faisceau musculaire de la paroi antérieure du cœur, qui pénètre par la pointe du ventricule gauche et la redresse légèrement en se contractant ; 3° au changement d'état du ventricule qui, de flasque qu'il était, durcit dans sa totalité pour expulser le sang (1).

3° **Bruits du cœur**. — Quand on applique l'oreille sur la *région précordiale*, on entend distinctement deux bruits rapprochés, séparés par un court silence, et qu'on a comparés au tic-tac d'une montre. On les nomme premier bruit et second bruit.

Second bruit. — Je commence par le second à cause de sa simplicité. Le second bruit se produit à la fin de la révolution cardiaque, avant le silence du cœur, pendant que les oreillettes se remplissent. Ce bruit est court, sec, et un peu plus clair que l'autre. On le perçoit très bien vers le milieu du sternum, un peu au-dessous du deuxième cartilage costal.

Le second bruit est produit par l'adossement brusque des valvules sigmoïdes des deux artères aorte et pulmonaire, qui s'abaissent simultanément au moment où l'ondée sanguine, lancée par les ventricules, tend à rentrer dans le cœur par suite de la réaction des artères élastiques. Les valvules sigmoïdes se juxtaposent par leur bord, de manière à fermer complètement la lumière de l'ouverture. Cette occlusion est rendue encore plus complète par l'adossement des trois nodules fibro-cartilagineux qui sont situés au milieu du bord libre des valvules.

Premier bruit. — Le premier bruit se produit pendant la systole ventriculaire. Il est un peu plus long que le second. Ce bruit est le résultat des divers mouvements qui se produisent dans les ventricules. Il est une manifestation sonore du fonctionnement des valvules auriculo-ventriculaires, tendues et tiraillées par les tendons des muscles papillaires, pendant toute la durée de la systole ventriculaire. On admet aussi que le bruit de la contraction des

(1) Harvey eut le rare bonheur de constater la systole ventriculaire et le battement du cœur chez l'homme vivant. Le vicomte de Montgomery, seigneur de la cour du roi d'Angleterre Charles Ier, avait eu le thorax largement ouvert par une blessure grave. Le cœur se voyait à nu au fond d'une large cicatrice. Le jeune Montgomery, qui portait une plaque métallique sur sa poitrine, à l'âge de dix-neuf ans, se laissa examiner par Harvey. Celui-ci, qui a consigné cette observation dans son ouvrage sur la génération, raconte qu'à chaque contraction des ventricules, le cœur se relevait brusquement et venait frapper contre la paroi supérieure du thorax.

parois ventriculaires s'ajoute au bruit valvulaire pour constituer le premier bruit du cœur (1).

Les bruits normaux du cœur sont produits par les tissus du cœur, *bruits solidiens;* les bruits pathologiques, souffles, sont produits par le sang, *bruits liquidiens.*

Du cœur du fœtus.

Les *mouvements du cœur du fœtus* ont lieu comme chez l'adulte, si ce n'est qu'ils sont beaucoup plus fréquents ; il se ralentissent graduellement après la naissance, jusqu'à ce qu'ils aient atteint le chiffre de l'adulte. (Embryon, 100 pulsations ; à la naissance, 140 à 180 ; à un an, 120 à 130 ; à deux ans, 105 à 115 ; à sept ans, 85 à 90.)

Les *bruits* et le *silence* du cœur du fœtus se produisent de la même manière que chez l'adulte. Cependant le cœur du fœtus n'est pas constitué comme celui de l'adulte : il existe un trou, *trou de Botal* (2), dans la cloison inter-auriculaire, qui établit une communication entre les deux oreillettes. Pourquoi le trou de Botal existe-t-il ? Quel est son usage ?

Chez l'adulte, l'oreillette droite reçoit le sang de la grande circulation, l'oreillette gauche reçoit le sang de la petite circulation ; les deux oreillettes se distendent simultanément et d'une façon indépendante (3). Le sang qu'elles envoient dans les ventricules passe ensuite dans les artères, celui du ventricule droit dans l'artère pulmonaire, qui le porte au poumon, celui du ventricule gauche dans l'aorte et ses ramifications.

Chez le fœtus, il n'existe pas de petite circulation, de circulation pulmonaire, parce que le fœtus, plongé comme un poisson dans

(1) Au moment de la mort, le ventricule gauche meurt le premier, *primum moriens* ; l'oreillette droite et la partie voisine des veines caves les dernières, *ultimum moriens.*

Suivant Vésale, on ressuscite pour ainsi dire les mouvements du cœur en soufflant dans les poumons peu de temps après la mort. Portal, t. VI, p. 269.

(2) Botal écrivit un ouvrage (*De viâ sanguinis à dextro in sinistrum cordis ventriculum*, Venise, 1640) qui fut publié après sa mort. On ne connaît ni la date de sa naissance ni celle de sa mort, mais on sait qu'il naquit à Asti (Piémont) et qu'il fut médecin d'Henri III. Mais Arantius, né à Bologne en 1530, professeur d'anatomie à Bologne, où il mourut en 1589, avait donné une très bonne description du trou qui fut appelé plus tard *trou de Botal* (*De humano fœtu operculum*, Venise, 1571).

Botal parla du trou ovale, et s'en appropria la découverte, et l'on sait qu'il est connu aujourd'hui sous le nom de trou de Botal, mais très improprement, puisque Galien en a traité avec plus d'exactitude que Botal lui-même.

(3) C'est Harvey (*De motu cordis*, cap. VI, p. 42) qui a montré comment se fait le passage du sang de la veine cave inférieure dans l'oreillette gauche et celui du ventricule droit dans le canal artériel, chez le fœtus.

un milieu liquide, ne respire pas par le poumon. En conséquence, l'artère pulmonaire et les veines pulmonaires ne charrient pas de sang. Les oreillettes et les ventricules du fœtus fonctionnent néanmoins comme chez l'adulte. Il est nécessaire que ce fonctionnement existe pendant la vie fœtale, afin qu'il puisse se continuer d'une manière régulière après la naissance. S'il en est ainsi, comment l'oreillette gauche se remplit-elle, et que devient le sang du ventricule droit? *L'oreillette gauche reçoit le sang de la veine cave inférieure*, qui ne se mélange pas à celui de la veine cave supérieure comme chez l'adulte; ce sang passe de la veine cave inférieure dans l'oreillette gauche, à travers le trou de Botal (fig. 554,7). Ce passage est facilité par la valvule d'Eustachi, qui se continue avec le bord du trou de Botal, de manière à former une sorte de gouttière membraneuse conduisant le sang dans l'oreillette gauche. Au moment de la naissance, moment où la circulation pulmonaire s'établit, le trou de Botal cesse de fonctionner et s'oblitère. (Voy. *Cloison interauriculaire*.)

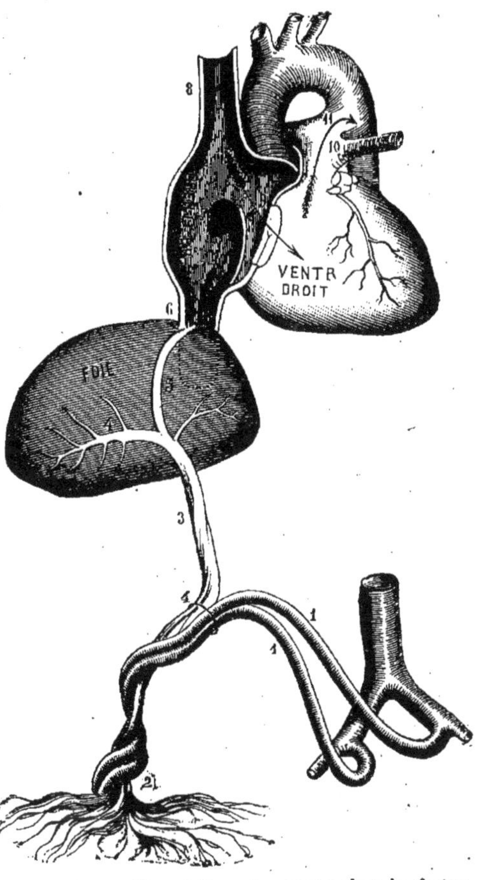

Fig. 554. — Circulation du cœur chez le fœtus. Les deux veines caves et l'oreillette droite sont ouvertes, pour montrer la cloison interauriculaire et le trou de Botal (figure schématique).

1, 1, artères ombilicales portant le sang au placenta. — 2, réseau vasculaire du placenta. — 3, veine ombilicale emportant le sang du placenta. — 4, ombilic. — 4', ramifications de la veine ombilicale dans le foie. — 5, canal veineux d'Aranzi. — 6, veine cave inférieure portant le sang dans le trou de Botal, 7. — 7, trou de Botal portant le sang de la veine cave inférieure dans l'oreillette gauche. — 8, veine cave supérieure se dirigeant vers le ventricule droit, dans la direction de la flèche, 9. — 10, artère pulmonaire. — 11, canal artériel. La flèche indique le courant du sang du ventricule droit à l'aorte, à travers l'artère pulmonaire et le canal artériel.

Pendant la systole ventriculaire, le sang passe dans les artères aorte et pulmonaire, comme chez l'adulte; mais, au lieu de se porter au poumon, celui du ventricule droit pénètre dans l'aorte, en passant par un conduit particulier étendu de la bifurcation de l'artère pulmonaire à la concavité de la crosse de l'aorte, et offrant la structure des artères. Ce conduit est le *canal artériel* (fig. 554, 11). Au moment de la naissance, pendant que la circulation pulmonaire s'établit et que le trou de Botal cesse de fonctionner, on voit se produire l'oblitération du canal artériel.

Le mécanisme par lequel se fait cette oblitération est fort simple. Ce n'est pas par l'organisation d'un caillot, comme le croyait Longet; c'est par suite de l'épaississement spontané des parois du canal. Cet accroissement en épaisseur est dû à la prolifération des éléments de la tunique interne et de la portion interne de la tunique moyenne, qui finissent par obstruer le calibre du canal.

Note importante.

Lorsqu'on diffère totalement des auteurs dans la description d'un organe aussi important que le cœur, on hésite à changer la nomenclature des diverses parties constituant cet organe. Une nouvelle nomenclature s'impose cependant; car si on étudie le cœur en place, on voit que tous les auteurs se sont égarés dans leur description. Ce qui m'a fait hésiter, ce sont surtout les auteurs de pathologie interne qui se servent depuis fort longtemps des expressions maladies du *cœur droit* et du *cœur gauche*, expressions consacrant la plus grande erreur anatomique, attendu que le cœur gauche est le *cœur postérieur* et le cœur droit le *cœur antérieur*. Il faut cependant se rendre à l'évidence.

Ouvrez le thorax, écartez les deux poumons, enlevez les artères aorte et pulmonaire, puis enlevez la paroi supérieure des oreillettes et des ventricules, que voyez-vous ? Vous apercevez quatre cavités reposant sur le diaphragme, les deux oreillettes et les deux ventricules, les oreillettes à droite des ventricules. Les deux oreillettes sont situées l'une en avant, derrière le sternum, l'autre en arrière, séparée de la colonne vertébrale par l'aorte descendante et l'œsophage. Les deux oreillettes sont situées exactement sur la ligne médiane, l'*antérieure* débordant le bord droit du sternum de 2 centimètres à 2 centimètres et demi, la *postérieure* débordant la colonne vertébrale de 2 centimètres à 2 centimètres et demi. *Il y a donc une oreillette antérieure et une oreillette postérieure* et non une oreillette droite et une gauche. Ceci est l'exacte vérité, et l'on commet une erreur anatomique en disant oreillette droite et oreillette gauche.

La cloison interauriculaire est une cloison verticale ayant une face antérieure limitant l'oreillette antérieure et une postérieure limitant l'oreillette postérieure.

Il en est de même des deux ventricules. Reposant tous les deux sur le diaphragme, ils ont une face inférieure séparée par le *sillon interventriculaire inférieur*, et non postérieur, et une face supérieure séparée par le *sillon interventriculaire supérieur* et non antérieur.

Si on examine les *zones fibreuses des orifices auriculo-ventriculaires*, on remarque qu'elles sont placées de champ, que leur lèvre auriculaire regarde à droite et que la lèvre ventriculaire regarde à gauche.

Quant au courant sanguin, celui des deux veines caves est vertical; le courant de ces deux veines se mêle dans l'oreillette antérieure où il devient horizontal, et se porte à gauche dans le ventricule antérieur. Le courant transversal des veines pulmonaires, droite et gauche, se mêle également dans l'oreillette postérieure, d'où il se porte horizontalement dans le ventricule gauche. Le cœur est donc parcouru par deux courants sanguins horizontaux de droite à gauche, un courant veineux antérieur dans le *cœur antérieur* et un courant artériel dans le *cœur postérieur*.

Les deux courants deviennent verticaux et s'entre-croisent pour se porter, celui du cœur antérieur dans l'artère pulmonaire, celui du cœur postérieur dans l'artère aorte.

ARTICLE VII

LE CŒUR MALADE

Il ne me plaît pas de donner une description anatomique d'un organe, sans dire à quoi il sert et comment il devient malade, surtout lorsqu'il s'agit d'un organe de l'importance du cœur.

J'imite ainsi le grand physiologiste Haller, qui faisait toujours suivre ses descriptions de considérations physiologiques et pathologiques.

Connaissance tardive des maladies du cœur. — Les anciens, considérant le cœur comme un organe sacré et dans lequel siégeait l'intelligence, ne pouvaient s'imaginer qu'il pût devenir malade. Aussi les médecins de l'antiquité n'ont-ils pas connu les affections cardiaques. Galien avait trouvé un épanchement du péricarde chez un coq. Mais il ne connut rien de semblable chez l'homme. Le moyen âge ne répandit pas seulement son obscurité sur les sciences anatomiques, mais aussi sur la pathologie. Ce n'est qu'au XVe et au XVIe siècle, au moment de la Renaissance, qu'on commença à faire des autopsies, et il est certain qu'au commencement du XVIIIe siècle, on n'avait aucune notion des maladies du cœur.

Premières observations. — Les premières lésions du cœur furent observées par Malpighi (polypes), par Vieussens (péricardites et affections des valvules) et Valsalva (anévrismes). Le premier *Traité des maladies du cœur*, par Sénac, parut en 1749 et le deuxième, par Corvisart, en 1806.

Laënnec et Bouilland. — Quoique Avenbrugger eut découvert la percussion en 1763, la séméiologie des maladies du cœur était encore bien pauvre. Laënnec et Bouillaud, élèves de Corvisart, leur firent faire un grand pas, Laënnec en leur appliquant le stéthoscope, et Bouillaud en formulant sa fameuse *loi de coïncidence du rhumatisme et de l'endocardite*. La génération médicale qui succéda à Bouillaud ne connaissait que le côté mécanique des lésions cardiaques. Les médecins étaient satisfaits quand ils avaient pu diagnostiquer telle lésion des valvules ou des orifices par tel bruit de souffle.

Mais ils oublièrent que si le cœur agit mécaniquement, à la manière d'une pompe foulante, cet organe est d'une extrême activité. Il est formé d'un tissu spécial, extrêmement délicat, recevant son influx nerveux de sources diverses. Ses nerfs ne lui apportent pas seulement le principe de sa sensibilité et de ses mouvements ; ils sont aussi les intermédiaires entre le cœur et les excitations ou perturbations cérébrales, tant morales que physiques.

Ils ne s'apercevaient pas davantage des altérations du tissu du cœur, semblables à celles des autres tissus, car le cœur peut *s'enflammer* et *dégénérer*. Il peut aussi être soumis aux *influences diathésiques*, et recevoir par le courant sanguin des *germes* ou des *poisons* qui altèrent sa structure.

Myocardite. — Ces idées sont, pour ainsi dire, contemporaines. Actuellement, les lésions du cœur sont mieux connues. Ce sont des inflammations, ou des dégénérations de son tissu. On les nomme *myocardites*, selon l'expression heureuse de Sobernheim.

Son origine. — La *myocardite* n'exclut pas les lésions mécaniques des orifices et des valvules, qu'elle accompagne souvent.

Mais en quoi consiste cette myocardite ? C'est une *sclérose*. Cette sclérose, produisant l'ischémie des tissus, commence-t-elle par la fibre musculaire, le tissu conjonctif ou les vaisseaux ? Les uns ont pensé qu'elle était la conséquence de l'oblitération des artérioles enflammées (Hip. Martin) ; les autres, d'infarctus microscopiques formant des îlots scléreux (Ziègler) ; d'autres, d'une nécrose moléculaire préparant la transformation du tissu conjonctif (Hubert, Huchard, etc.).

Dans les cas où les artérioles étaient indemnes, on admettait une influence spéciale, de nature toxique, ou même une hypertension artérielle. Quoi qu'il en soit, on avait signalé depuis longtemps des inflammations superficielles et des suppurations du myocarde ; on avait noté la myocardite dans les maladies graves, et surtout dans la fièvre typhoïde, la transformation graisseuse ou hyaline des fibres du cœur avec prolifération des noyaux (Virchow) et aussi la dégénérescence cireuse (Zenker).

Tandis que Renaut, de Lyon, affirmait que les fibres musculaires étaient lésées primitivement, Hayem et Landouzy insistaient sur les lésions du tissu conjonctif dans les myocardites aiguës.

La vérité est que le myocarde réagit différemment selon la cause qui en produit l'inflammation. C'est pour cette raison qu'il faut toujours rechercher la cause, sans négliger pour cela la lésion.

Germes et ptomaïnes. — La théorie actuellement dominante est celle qui consiste à accuser *les germes et les poisons qui en dérivent* (ptomaïnes) et dont les effets s'associent. C'est aux découvertes de Pasteur qu'est due l'origine de cette théorie.

Action des microbes. — Il n'est pas douteux que certaines endocardites, péricardites et myocardites sont produites par des germes. Ces microbes n'agissent pas seulement par leur présence, mais par les *ptomaïnes* qu'ils sécrètent, *poisons solubles* pouvant être portés dans tout l'organisme par le courant sanguin. Quoiqu'il soit difficile de faire la part des microbes et de leurs ptomaïnes, dans la genèse de ces affections, il n'en est pas moins vrai que, fréquemment, ils combinent et associent leurs effets.

En résumé, les maladies du cœur sont surtout des lésions des éléments anatomiques qui entrent dans la structure de l'organe central de la circulation, et qui peuvent accompagner ou non les lésions des orifices et des valvules.

— Après ces *considérations générales*, passons en revue les maladies de l'endocarde, du péricarde et du myocarde.

Endocardite. — Bouillaud avait bien admis une endocardite grave qu'il appelait typhique. On crut que les phénomènes typhoïdes étaient dus à une altération du sang par de petites embolies détachées des concrétions valvulaires (Virchow), quand un fait particulier vint ouvrir les yeux des médecins. Il fut publié par le Dr Winge, de Christiana, en 1869.

Chez un homme bien portant, un *cor* arraché s'enflamme et suppure ; cinq jours après, symptômes d'empoisonnement, frissons, fièvre, sueurs, diarrhée et purpura, puis tuméfaction des articulations, premier bruit du cœur sourd et traînant. Mort après vingt-cinq jours. A l'autopsie, végétations et ulcérations des deux endocardes, embolies dans le myocarde, la rate, le rein et le poumon ; végétations et infarctus contenant un grand nombre de microbes ayant pénétré par la plaie. Des cas analogues se sont montrés depuis, et l'on sait aujourd'hui, par l'observation des malades, et par l'expérimentation, que l'*endocardite ulcéreuse* peut être causée par des microbes variés, au cours d'états morbides variables.

— L'importance de l'endocardite ne saurait être contestée. Elle est certainement la mère de la plupart des affections cardiaques, surtout de celles qui sont désignées sous le nom de *lésions organiques* du cœur.

Bouillaud a rendu un immense service en montrant l'influence du rhumatisme sur la genèse de l'endocardite.

On doit regretter de ne point connaître le *microbe du rhumatisme*, car il n'est pas douteux que l'endocardite rhumatismale est provoquée par les germes du rhumatisme, empêtrés dans le treillage formé par les cordages tendineux des valvules qui s'entre-croisent sur leurs faces ventriculaires.

Cette réflexion ne peut manquer d'être suggérée à l'esprit de ceux qui sont au courant des travaux de l'École de Pasteur.

Diverses endocardites. — On distingue aujourd'hui l'*endocardite simple*, bénigne, et des endocardites plus ou moins *graves*, dont quelques-unes sont toujours mortelles.

Toute endocardite a pour siège la région de l'*endocarde valvulaire* qui est le point de localisation spécial de cette inflammation. Elle a une prédilection pour le *ventricule gauche* et elle affecte les valvules sigmoïdes et mitrale, mais beaucoup plus fréquemment cette dernière.

Malheur à celui qui est pris d'endocardite même simple ! S'il n'est pas douteux que quelques endocardites peuvent guérir définitivement, il est certain que, dans un grand nombre de cas, la lésion valvulaire persiste, devient chronique et produit une affection organique du cœur.

Endocardite aiguë. — L'*endocardite simple*, ou *endocardite rhumatismale*, se développe sournoisement, le plus souvent dans le cours de la deuxième semaine du rhumatisme articulaire aigu généralisé. Si le médecin n'ausculte pas soigneusement son malade tous les jours, elle pourra, dans beaucoup de cas, passer inaperçue.

L'endocardite commence par faire disparaître le poli, l'état lisse des valvules, qui prennent un aspect chagriné. Il se développe sur elles de petits mamelons de dimensions variables, généralement sessiles, mais parfois pédiculés et pouvant devenir une source d'*embolies*, détachées par le courant sanguin, et transportées dans les artères du cerveau, de la rate, des reins, des membres, etc.

Au point de vue *histologique*, l'inflammation se traduit par une prolifération des cellules du tissu conjonctif de la valvule, avec légère exsudation fibrineuse. La valvule lésée devient complètement vasculaire par propagation des rares vaisseaux qui se trouvent normalement à son bord adhérent. Mais ces capillaires, quoique nouveaux, sont déjà atteints d'endartérite, et leur lumière s'obstrue rapidement. La lésion n'est pas toujours bornée aux valvules; elle peut s'étendre aux cordages tendineux et aux muscles papillaires.

Si les embolies sont épargnées au malade, l'endocardite peut disparaître et la guérison devenir définitive. Malheureusement, il n'en est pas toujours ainsi, et lorsque le sujet se trouve en état de réceptivité, la lésion devient chronique et les conséquences se montrent tôt ou tard.

L'*état de réceptivité* est une question de *terrain*. Il y a des terrains sur lesquels tout assaut échoue ; il en est d'autres, au contraire, qui sont complètement pénétrables ; question d'hérédité, question de chromatine. Le meilleur terrain est celui qui provient d'une chromatine paternelle et d'une chromatine maternelle irréprochables, exemptes de tares et ne portant avec elles aucun vice diathésique.

Il existe une variété d'endocardite simple que Dieulafoy appelle *emboligène*. C'est une endocardite spéciale dans laquelle la *prolifération* et l'*exsudation valvulaires* sont considérables, produisent de volumineuses *végétations* qui deviennent l'origine fréquente d'embolies.

A côté de ces endocardites, d'une gravité relativement peu considérable, il existe des *endocardites graves* qu'on n'hésite pas à décrire sous le nom de *malignes*. Entrevues par Bouillaud, qui n'en connut pas l'origine, et qu'il désigna sous le nom de typhoïdes à cause de la gravité de l'état général, ces endocardites malignes sont des *endocardites infectieuses*, dues à l'action de microorganismes qui se sont introduits dans l'économie par des effractions de la surface d'une muqueuse, d'une séreuse, de la peau, ou même de l'intérieur des tissus (plaie, écorchure de la peau, érysipèle, furoncle ; avortement, accouchement; lésions des voies urinaires et des voies digestives ; lésions des grandes séreuses et des synoviales; lésions de la muqueuse des voies respiratoires ; ostéo-myélite, etc.).

D'où qu'ils viennent, ces *microbes* sont charriés par le courant sanguin, ils *infectent* le sang. De même que les leucocytes rampent contre la paroi des capillaires avant de la traverser, dans le phénomène de la *diapédèse*, de même les *germes pathogènes*, introduits dans le sang par les effractions signalées plus haut, se trouvent arrêtés dans les mailles du réseau qui forment les cordages tendineux sur la valvule mitrale qui est leur siège de prédilection. Il y a évidemment là quelque chose d'inexpliqué jusqu'à ce jour, et l'on ne peut dire pourquoi les germes se fixent sur l'endocarde. Il est probable que ces germes se fixent aussi sur les parois des vaisseaux valvulaires, puisqu'ils sont altérés dès le moment de la formation.

Il est curieux d'observer que chaque microbe connu jusqu'ici produit une variété particulière d'endocardite infectieuse.

Le *bacille d'Eberth*, qui a une prédilection spéciale pour le myocarde, produit quelquefois l'*endocardite typhique*, qui est le plus souvent consécutive à l'action des microbes de la lésion intestinale de la fièvre typhoïde, comme le colibacille et autres microbes (endocardite typhique secondaire).

Le *bacille de Koch* se rencontre dans les granulations valvulaires de l'*endocardite tuberculeuse*, mais seulement dans le cas de *tuberculose granuleuse aiguë*. Cette endocardite tuberculeuse a pu être produite expérimentalement chez le lapin par injection intraveineuse de cultures de bacilles de Koch, après traumatisme expérimental des valvules.

Le *pneumocoque*, accompagné parfois par le *streptocoque* et par des microbes non classés, produit l'*endocardite pneumonique*, que Netter a pu reproduire chez le lapin, en 1886, par injection intra-veineuse, après lésion expérimentale des valvules.

Le *streptococcus pyogenes*, et le *staphylococcus pyogenes aureus*, isolés ou réunis, ou associés à d'autres microbes, produisent l'*endocardite septicémique*, l'une des endocardites infectieuses les plus fréquentes, et ordinairement consécutive à une plaie suppurée.

Le *gonocoque* peut également produire une *endocardite blennorragique*.

Tous ces microbes pathogènes, sans exception, s'arrêtent aux valvules du cœur, surtout à la mitrale. Ils opèrent différemment, produisant, les uns des végétations volumineuses, les autres des ulcérations. Souvent, l'endocardite est à la fois *végétante et ulcéreuse*, comme on l'observe dans l'*endocardite infectieuse puerpérale*, due à un streptocoque d'une grande virulence.

Endocardite végétante. — Les végétations sont plus ou moins nombreuses, plus ou moins volumineuses, et se développent sur la valvule, sur les cordages, sur les muscles papillaires et jusque sur la portion membraneuse de la cloison interventriculaire. Contenant une grande quantité de microbes, à leur surface, et dans les couches fibrineuses superficielles principalement, parfois même dans leur centre, ces végétations sont formées de *tissu conjonctif embryonnaire*.

Les végétations se ramollissent parfois et forment une bouillie dont les débris, chargés de microorganismes, donnent naissance à une quantité considérable d'*embolies septiques*, qui produisent, dans tous leurs organes, des infarctus suppurés, des abcès miliaires.

Les ulcérations, *endocardite ulcéreuse*, sont de petites plaques jaunes superficielles, s'approfondissant en forme d'ulcère, pouvant produire de petits anévrismes valvulaires, et aboutissant parfois à la perforation complète des valvules. Ces ulcérations peuvent amener la perforation de la portion membraneuse de la cloison interventriculaire, la rupture d'un pilier ou des cordages qui deviennent flottants.

Les *ulcérations des valvules* sont une source constante de germes dont la culture naturelle s'opère dans le lieu même de l'ulcération, ainsi que de *ptomaïnes virulentes* qui empoisonnent le sang et produisent des symptômes graves, variables avec chaque espèce de microbe.

L'ulcération produite par le *bacille d'Eberth* donne les symptômes *typhoïdes*.

Celle du *streptococcus pyogenes* et du *staphylococcus pyogenes aureus* produit un état général ayant les allures de l'*infection purulente*.

On remarque que les ulcérations dues aux streptococcus peuvent être très étendues, tandis que les végétations sont petites et molles avec nombreux *infarctus* ne suppurant que rarement.

Les ulcérations produites par le staphylococcus aureus s'accompagnent d'un grand nombre de végétations petites et molles. Les infarctus, produits par les embolies de cette lésion, suppurent et forment des abcès miliaires, dans la plupart des viscères, ce qui donne lieu à une sorte de *fièvre purulente avec état typhoïde*. Ce microbe, répandu dans le torrent circulatoire, prend généralement sa source dans l'*ostéomyélite* et le *furoncle*.

Endocardite chronique. — L'endocardite chronique succède le plus souvent à l'état aigu, qui n'a pu avoir une solution favorable. Elle peut succéder à l'endocardite simple, comme aux diverses endocardites infectieuses.

Les exsudats de l'état aigu qui épaississaient les valvules et qui étaient produits par une exhalation fibrineuse et la prolifération des corpuscules du tissu conjonctif à l'état d'éléments embryonnaires, se transforment. Ils deviennent durs, scléreux, par le développement d'un tissu conjonctif adulte et produisent l'induration, le durcissement et la rétraction des valvules, ainsi que des cordages tendineux et des muscles papillaires. Les valvules peuvent présenter des perforations produites par l'endocardite ulcéreuse aiguë, et même des déchirures des bords de la valvule.

Ces valvules, raccornies, ne remplissent plus leurs fonctions normales et ne suffisent plus à fermer l'ouverture à laquelle elles sont adaptées. Elles sont *insuffisantes* et la lésion porte le nom d'*insuffisance*.

Les *rétrécissements* des orifices du cœur dépendent rarement de la zone qui les limite. Ils sont produits généralement par les lésions valvulaires de l'endocardite chronique, de sorte qu'il est fréquent de voir l'insuffisance des valvules compliquée de rétrécissement.

Je renvoie le lecteur aux traités de pathologie interne pour l'étude de la symptomatologie en général et des souffles en particulier.

Je ferai seulement remarquer que l'insuffisance des valvules apporte un grand trouble dans le système circulatoire, diminuant la tension du système artériel et augmentant celle du système veineux. Cela se comprend aisément si l'on a présent à l'esprit le mécanisme de la circulation cardiaque. Lorsque le sang, lancé dans les artères par la systole ventriculaire, tend à revenir vers le cœur, il abaisse les valvules sigmoïdes qui produisent le second bruit par leur claquement. S'il rencontre des valvules insuffisantes, il rétrograde en partie dans le ventricule en produisant un *souffle anormal* coïncidant avec le second bruit du cœur. On conçoit le trouble apporté à la fonction du ventricule correspondant, obligé de lancer son ondée sanguine normale avec le supplément du sang qui a rétrogradé de l'artère aorte. Semblable au boulanger et au gymnaste dont les bras s'hypertrophient par l'usage, le ventricule devra employer un surcroît de force d'où résultera une *hypertrophie* de ses parois, *hypertrophie compensatrice*, que Beau appelait *providentielle*. Mais, si providentielle qu'elle soit, elle a des limites, et les troubles circulatoires, localisés d'abord dans le ventricule, se propagent de proche en proche aux quatre cavités du cœur qui s'hypertrophient progressivement jusqu'à former l'hypertrophie totale du cœur appelée *cœur de bœuf*, et compliquant généralement les lésions de l'orifice aortique.

Les troubles circulatoires ne sont pas localisés au cœur, ils se manifestent aussi dans les vaisseaux qui apportent au cœur le sang de tous les organes, d'où réplétion énorme du système veineux, congestions viscérales, hydropisies, hémorragies, etc.

Dans les cas où la lésion de l'orifice aortique est disposée de telle façon qu'elle forme un simple rétrécissement de l'ouverture sans insuffisance des valvules, le sang produit un souffle anormal au moment où il traverse cette ouverture trop étroite. On a alors un *bruit de souffle au premier temps*, coïncidant avec la systole ventriculaire. Pour les raisons précédentes, le rétrécissement s'accompagne, comme l'insuffisance, d'hypertrophie de cœur. D'après ce qui précède, on voit que le rétrécissement et l'insuffisance peuvent coexister.

Mêmes troubles dans les lésions de l'orifice mitral, production d'un bruit de souffle, au moment de la systole ventriculaire, dans le cas de l'insuffisance. Dans le *rétrécissement mitral*, le bruit de souffle se produit au moment où l'oreillette se vide dans le ventricule, par conséquent, un peu avant la systole ventriculaire. C'est pour cela qu'on lui donne le nom de *bruit de souffle présystolique*.

Péricardite. — L'inflammation du péricarde peut être produite par des causes diverses : mais la plus fréquente est le *rhumatisme articulaire aigu généralisé*. Lorsqu'elle complique une maladie, elle est due à l'invasion microbienne et l'on trouve divers microbes dans l'épanchement, le *streptocoque* dans celui de la péricardite qui complique les fièvres éruptives, le *bacille de*

Koch dans celui de la péricardite compliquant la tuberculose, le *staphylocoque* et le *streptocoque*, ainsi que les autres microorganismes de la suppuration dans la péricardite compliquant la pyohémie et la fièvre puerpérale.

Les *grands épanchements* du péricarde exigent la *ponction*, que l'on fait avec l'aiguille n° 2 de l'aspirateur Dieulafoy, dans le cinquième espace intercostal gauche, à 5 centimètres du sternum.

Lorsque la *péricardite chronique* ne s'accompagne pas d'épanchement, il se fait parfois une adhérence complète des deux feuillets du péricarde, par l'intermédiaire des fausses membranes, *symphyse cardiaque*.

Disons quelques mots des lésions du myocarde.

Myocardite. — C'est l'inflammation du tissu propre du cœur entre l'endocarde et le péricarde. Si elle affecte la fibre musculaire, elle est *parenchymateuse* (la plupart des myocardites aiguës), si elle se porte sur le tissu conjonctif, elle est *interstitielle ;* c'est la *sclérose du cœur* (la plupart des myocardites chroniques).

La *myocardite aiguë* est provoquée le plus souvent par le rhumatisme et par les maladies infectieuses (fièvre typhoïde, fièvres éruptives, état puerpéral, diphtérie, etc.). On trouve souvent le microbe dans les parois du cœur et dans le sang ; parfois on ne le rencontre pas parce qu'il agit au moyen de ses toxines ou ptomaïnes virulentes.

Souvent inaperçue, parce qu'elle se montre au cours d'une maladie, elle donne : battements du cœur et pouls faible et irrégulier, affaiblissement et disparition du premier bruit, plus tard aussi du second ; parfois bruit de galop, et même *arythmie* dans les cas graves. Il n'y a pas de douleur. Cette maladie guérit rarement.

La *myocardite aiguë* amène souvent la *dégénérescence graisseuse* de la fibre musculaire, analogue à celle que produisent l'empoisonnement par le phosphore, l'arsenic ou l'alcoolisme chronique, ou bien les lésions valvulaires. Ne pas confondre la *surcharge graisseuse du cœur* due à l'infiltration des éléments adipeux entre les faisceaux charnus du cœur chez les obèses.

La *sclérose du cœur*, myocardite interstitielle, peut être *circonscrite* autour des productions morbides du péricarde, de l'endocarde ou de l'épaisseur des parois du cœur (endocardite et péricardite chroniques, gommes, kystes, etc.). Elle peut être *diffuse* et produite le plus souvent par l'*artério-sclérose des artères coronaires*, vaisseaux propres du cœur (alcoolique, saturnine, brightique).

Son diagnostic est difficile à cause de la variété des symptômes. Palpitations, essoufflement, accès souvent violents, accès d'oppression. Battement du cœur énergique, pouls plein, vibrant ; premier bruit sourd, souvent dédoublé (bruit de galop) ; puis survient l'*asystolie ;* cœur hypertrophié, pointe du cœur portée à gauche. La lésion consiste en ceci : le tissu conjonctif qui sépare les fibres musculaires devient dense, fibrillaire, avec fibres élastiques, le plus souvent autour d'artérioles atteintes d'*endo-péricardite*. Dans la plupart des cas, les îlots sclérosés sont éloignés des artères et celles-ci présentent de l'*endartérite ;* les fibres musculaires sont dissociées, et les segments de Weissmann séparés.

Anévrisme. — L'anévrisme du cœur se montre presque toujours vers la pointe, il est souvent la conséquence d'une diminution de la résistance des parois du cœur produite par la *myocardite* et la sclérose du cœur. Le malade peut mourir subitement, dans ce cas, par *rupture du cœur*.

Il existe aussi de *petits anévrismes valvulaires*, suite d'endocardite ulcéreuse, le plus souvent infectieuse. Lorsque la valvule n'est pas perforée par l'ulcération, il se produit un petit anévrisme dont l'ouverture est toujours située sur la face de la valvule qui reçoit le plus de pression de la part du sang (face artérielle des sigmoïdes, face ventriculaire de la mitrale). Si l'anévrisme se rompt, ce qui s'observe parfois, il y a perforation et souffle systolique si l'anévrisme était mitral; il y a souffle diastolique s'il était sigmoïde.

Hypertrophie. — Le cœur s'hypertrophie quand il se contracte trop souvent et trop vite. Il y a une *hypertrophie simple*, due aux palpitations nerveuses, à la croissance, aux excès, et une *hypertrophie par obstacle mécanique*.

Cette dernière s'observe dans les affections valvulaires; elle est due aux efforts que fait le cœur pour chasser le sang à travers les ouvertures altérées (rétrécissements et insuffisances). Elle peut être due à des anévrismes des gros vaisseaux voisins du cœur et aux lésions de l'aorte, qui diminuent l'élasticité de cette artère.

L'hypertrophie s'accompagne presque toujours de dilatation.

Asystolie. — L'asystolie n'est pas ce que son nom indique, car asystolie veut dire *pas de systole*, donc pas de contraction du cœur, donc *mort*. On appelle ainsi un affaiblissement de la force contractile du cœur produisant les symptômes locaux ordinaires des lésions du cœur et des symptômes vasculaires éloignés, congestions viscérales et hydropisies. Il y a faiblesse des contractions cardiaques et du pouls. La digitale savamment administrée fait merveille dans l'asystolie, comme je l'ai observé maintes fois lorsque j'étais interne de Beau, qui créa le mot *asystolie*.

Angine de poitrine. — C'est une névralgie caractérisée par des accès d'extrême douleur à la région du cœur, s'irradiant en divers sens, mais le plus souvent vers le bras gauche et la main, qui devient d'une grande pâleur. L'angoisse est telle qu'on a donné à cette maladie le nom d'*angor pectoris*. L'accès dure rarement plus de quelques minutes; il reste un engourdissement général, surtout dans le bras gauche. Chez beaucoup de malades, la douleur s'accompagne d'une dyspnée d'intensité variable.

Parfois on n'en trouve pas la cause anatomique. Mais, le plus souvent, elle accompagne les lésions de l'aorte et des artères du cœur. Les artères du cœur sont enflammées (athérome, endartérite, artério-sclérose). Cette *coronarite* produit le rétrécissement des artérioles du cœur et même leur oblitération, d'où *ischémie* du myocarde, produisant l'accès d'angine de poitrine et parfois la mort subite.

Dans quelques cas, les artères coronaires sont saines et on ne trouve que des lésions aortiques, pour expliquer l'explosion de ces accès si douloureux et d'apparence si terrible.

Traitement.— Pendant l'accès, glace, injections hypodermiques de morphine (1 cent.), 2 grammes d'antipyrine à prendre en cachets de 50 centigrammes de quart en quart d'heure. *Entre les accès*, repos physique et moral, éviter toute fatigue et toutes émotion, éviter toute sortes d'excès et surtout bannir de sa table les alcooliques, le thé et le café. Ne pas fumer.

Tumeurs. — On peut observer des *tumeurs du cœur*, des *gommes syphilitiques*, des *tubercules*.

— Le cœur peut être aussi le siège de névroses, c'est-à-dire qu'il peut être malade sans lésion : palpitations nerveuses, palpitations du goitre exophtalmique, pouls lent permanent, et tachycardie paroxystique.

Napoléon Ier avait le pouls lent. On a cité des cas dans lesquels le pouls ne battait que quatorze fois par minute (Appert. *Bull. méd.*, 1899, p. 569).

La *tachycardie* (de ταχύς rapide, et καρδία cœur) est un trouble du rythme cardiaque caractérisé par des pulsations d'une extrême fréquence (200 en moyenne). Ce symptôme revient par crises survenant brusquement et cessant de même. Parfois, le malade peut, par un effort, arrêter la crise. On ne trouve généralement aucune lésion. Le malade peut mourir pendant une crise. On ne connaît aucun traitement.

CHAPITRE II

ARTÈRES (1) ET VEINES

Je décrirai, dans ce chapitre, les vaisseaux de la petite circulation, puis ceux de la grande circulation. La description des artères sera faite avec celle des veines qui les accompagnent. Je crois cette manière de faire plus méthodique et plus facile pour le lecteur (pour les artères et les veines en général, voy. le premier volume).

ARTICLE PREMIER

VAISSEAUX DE LA PETITE CIRCULATION (2)

La petite circulation, ou circulation pulmonaire, commence au ventricule droit, qui envoie au poumon le sang veineux, et se

(1) Hippocrate distinguait les vaisseaux sanguins en veines qui ont de la pulsation et en veines qui n'en ont pas : celles-ci tiraient leur origine du foie, au lieu que les veines qui ont de la pulsation venaient du cœur. (Portal, *Hist. de l'anat. et de la chir.*, t. VI, p. 210.)

Les anciens anatomistes ne connaissaient ni l'hématose, ni les capillaires du poumon. Ils croyaient que le sang passait de l'artère dans les veines, mais ils ignoraient comment, puisque la découverte des capillaires date du XVIIe siècle, longtemps même après la découverte de la grande circulation par Harvey (1628). Ils comparaient le poumon à un amas de laine et, selon eux, l'artère pulmonaire, *veine artérieuse*, apportait au poumon son sang nutritif venu du ventricule droit. Au contact de ce sang, l'air de la respiration arrivait au poumon par les divisions de la trachée et se transformait en *esprits vitaux*, qui descendaient dans le ventricule gauche par les veines pulmonaires. Ils appelaient ces veines *artères veineuses*. Arrivés au ventricule gauche, les esprits vitaux se purifiaient au contact du sang veineux, passant à travers les porosités imaginaires de la cloison interventriculaire. Ces esprits vitaux étaient chassés dans les artères par l'action du ventricule gauche, pour porter la vie aux organes.

(2) Michel Servet, né à Villanueva, en Aragon, et brûlé à Genève le 27 octobre 1553, réfuta, dans un livre intitulé *Christianismi restitutio*, et paru l'année de sa mort, l'erreur des anciens qui croyaient au passage d'une partie du sang du ventricule droit dans le ventricule gauche à travers des trous imaginaires de la cloison interventriculaire. Il dit que *le sang du ventricule droit va aux poumons* par l'artère pulmonaire, que cette artère s'anastomose avec la veine de même nom qui rapporte le sang au ventricule gauche, d'où il sort par l'aorte et se distribue à tout le corps.

Columbus fit les mêmes observations quelques années plus tard, et il dit que cette découverte n'avait été faite par aucun anatomiste avant lui.

Césalpin reconnut de même la circulation pulmonaire et ajoutait : « Le sang, venu du poumon, remplit le ventricule gauche qui l'envoie dans l'aorte. La chaleur naturelle, le sang et les esprits répandus dans tout le corps par l'aorte retournent au cœur par les veines pendant le sommeil ; c'est pour cela que pendant le sommeil les veines sont plus enflées » (Césalpin. *Quæst. peripatet.* Florence, 1569).

termine à l'oreillette gauche, qui reçoit le sang artérialisé dans le poumon au contact de l'air.

§ 1. — ARTÈRE PULMONAIRE

Origine. — L'artère pulmonaire, très volumineuse, a un diamètre de près de 3 centimètres. Elle prend naissance au sommet de l'infundibulum du ventricule droit. Elle est chargée de porter aux poumons le sang veineux qui s'y transforme en sang artériel.

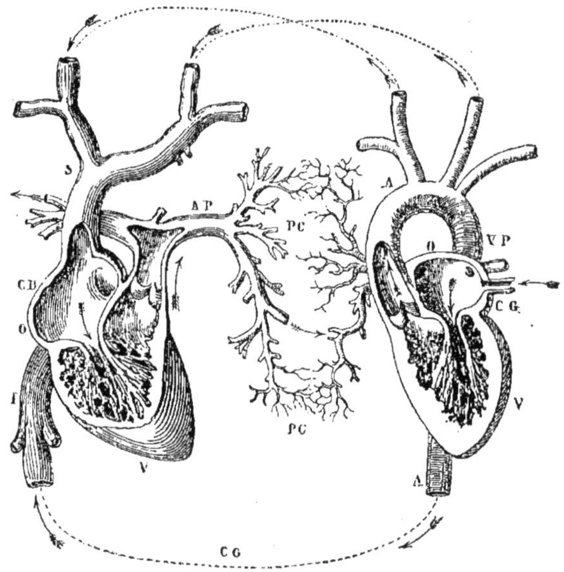

Fig. 555. — Cœur divisé en deux moitiés, montrant la petite circulation dans le poumon gauche, les valvules sigmoïdes, les orifices auriculo-ventriculaires, les gros vaisseaux du cœur et la grande circulation, dont le sang revient en partie par la veine cave supérieure et en partie par la veine cave inférieure. Les flèches indiquent la direction du courant sanguin.

CD, oreillette droite. — CG, oreillette gauche. — PG, poumon gauche. — O, oreillettes. — V, ventricules. — A, A, aorte. — AP, artère pulmonaire gauche. — VP, veines pulmonaires. — S, veine cave supérieure. — I, veine cave inférieure. — PC, petite circulation.

Direction. — Elle se dirige en haut, à gauche et en arrière, et se termine, après 3 ou 4 centimètres de trajet, en se divisant en deux branches chez l'adulte, et en trois branches chez le fœtus. Elle est contenue dans le péricarde dans toute son étendue.

Rapports. — En avant, l'artère pulmonaire est en rapport avec le bord gauche du sternum et la partie interne du deuxième espace intercostal gauche dont elle est séparée par le sac fibreux du péricarde, le bord du poumon gauche et le thymus chez le fœtus; en arrière, avec la portion ascendante de la crosse de l'aorte, autour de laquelle elle s'enroule; à gauche avec l'auricule gauche; à droite, avec la portion ascendante de la crosse de l'aorte, et à son origine avec l'auricule droite.

Les artères pulmonaire et aorte sont contenues dans une gaine commune formée par le péricarde.

La bifurcation de l'artère pulmonaire à angle droit correspond au deuxième cartilage costal, au point d'articulation de la poignée et du corps du sternum, un peu au-dessous de la bifurcation de la trachée.

Branches. — Elle donne deux branches, les artères pulmonaires *droite* et *gauche*.

L'*artère pulmonaire droite*, de 4 à 5 centimètres de longueur, se dirige vers le poumon droit, en formant un angle obtus avec le tronc de l'artère pulmonaire; elle décrit avec ce tronc une demi-spirale qui entoure la portion ascendante de la crosse aortique. Elle passe transversalement au-dessous de la crosse de l'aorte, au-dessus de l'oreillette gauche, puis en arrière de la veine cave supérieure à laquelle elle est adhérente. En arrière elle est en rapport, à sa terminaison, avec la branche droite.

Elle forme le pédicule du poumon, avec les veines pulmonaires, et la bronche correspondante.

L'artère pulmonaire droite est en rapport, en bas, avec l'oreillette gauche dont elle est séparée par un intervalle d'un demi-centimètre environ. Le péricarde séreux recouvre la partie antérieure de cette artère en dedans de l'aorte, et en dehors de la veine cave supérieure.

L'*artère pulmonaire gauche* est plus courte que la droite de toute l'épaisseur de l'aorte. Elle est recouverte en avant par la séreuse du péricarde. Elle se dirige vers le poumon gauche, au-dessus de l'oreillette gauche, en avant de la bronche gauche et au-dessus des veines pulmonaires du même côté. Elle concourt à former le pédicule du poumon gauche.

Chez le fœtus, les deux branches de l'artère pulmonaire étant peu développées, sont, pour ainsi dire, remplacées par le *canal artériel*, qui se transforme, après la naissance, en un cordon fibreux. Ce canal prend naissance au niveau de la bifurcation de l'artère pulmonaire, et se jette immédiatement dans la concavité de la crosse de l'aorte. Il sert, chez le fœtus, à porter le sang de l'artère pulmonaire dans l'artère aorte où les deux sangs se mélangent.

Les deux branches de l'artère pulmonaire d'un adulte peuvent admettre l'index.

§ 2. — VEINES PULMONAIRES

Les veines pulmonaires ramènent à l'oreillette gauche le sang qui a été artérialisé dans le poumon par le contact de l'air.

Il y a deux veines pulmonaires droites, supérieure et inférieure, et deux veines pulmonaires gauches, deux pour chaque poumon. Leur nombre varie; on en trouve quelquefois trois et on peut en rencontrer cinq.

De chaque côté, la veine pulmonaire supérieure est plus oblique et plus grosse que l'inférieure. Elles sont très courtes, car l'espace qui sépare le hile du poumon de l'oreillette gauche ne dépasse pas 2 à 3 centimètres.

Ces veines sont dépourvues de valvules, dans leur trajet et au niveau de leur embouchure dans l'oreillette gauche.

Les anciens anatomistes pensaient que ces vaisseaux étaient destinés à transporter les esprits vitaux.

Rapports. — Les veines pulmonaires font partie du pédicule du poumon, avec la bronche correspondante, l'artère pulmonaire, l'artère bronchique, les lymphatiques, les nerfs et la gaine séreuse que la plèvre fournit à ces divers organes.

L'oreillette gauche, appliquée en arrière contre les organes du médiastin postérieur, est un peu plus rapprochée du poumon droit que du poumon gauche. Les veines pulmonaires gauches ont une portion extra-péricardique d'un centimètre de long environ, et une portion intra-péricardique d'un centimètre et demi. Cette dernière portion traverse le sac fibreux du péricarde et soulève la séreuse qui leur forme une gaine incomplète, gaine parfois commune pour les deux veines.

Les veines pulmonaires droites n'ont pour ainsi dire pas de longueur, elles s'ouvrent directement dans l'oreillette gauche en traversant le péricarde. Elles ont, au plus, un centimètre de longueur. Ces veines passent très souvent directement du poumon droit dans l'oreillette sans pouvoir être mesurées.

Les veines pulmonaires forment la partie inférieure du pédicule du poumon. L'embouchure de la veine droite et inférieure n'est séparée du diaphragme que par un intervalle de 4 centimètres et demi. La supérieure est située à un centimètre plus haut. L'embouchure de la veine pulmonaire gauche et inférieure est séparée du diaphragme par un intervalle de 5 centimètres environ. La supérieure est à un centimètre au-dessus. Pour voir ces veines, il faut soulever le cœur en l'écartant du diaphragme, puis ouvrir l'oreillette gauche.

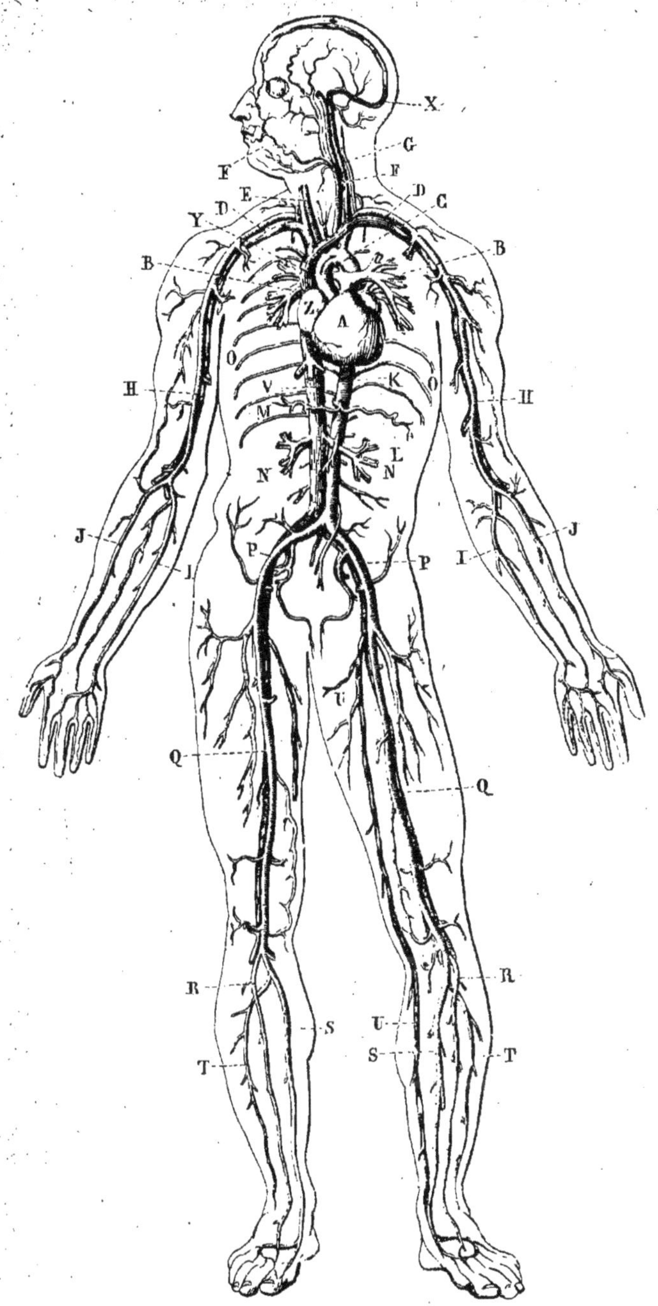

Fig. 556. — Vue d'ensemble du système circulatoire.

A, ventricule droit. — B, ramifications de l'artère pulmonaire. — C, aorte. — D, sous-clavières. — E, carotide primitive droite. — F, faciale et carotide gauche. — G, veine jugulaire. — H, artère humérale. — I, cubitale. — J, radiale. — K, aorte descendante. — L, N, rénales. — M, tronc cœliaque. — O, intercostales. — P, iliaque externe. — Q, fémorale. — R, tibiale antérieure. — S, tibiale postérieure. — T, péronière. — U, veine saphène interne. — V, veine cave inférieure. — X, pressoir d'Hérophile. — Y, veine cave supérieure. — Z, oreillette droite, entre les deux veines caves.

ARTICLE II

VAISSEAUX DE LA GRANDE CIRCULATION

La découverte importante de la grande circulation, faite par l'immortel Harvey, en 1628, donna naissance à des théories médicales plus rationnelles, qui détrônèrent l'empirisme de la médecine galénique (1).

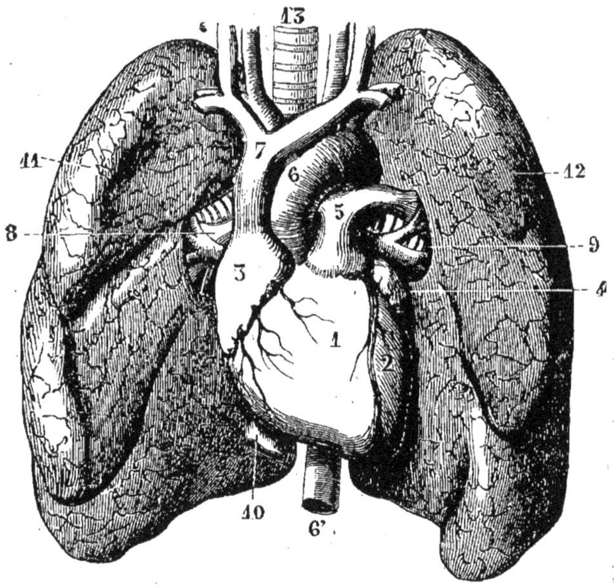

Fig. 557. — Gros vaisseaux du médiastin.

1, ventricule droit. — 2, ventricule gauche. — 3, oreillette droite. — 4, oreillette gauche. — 5, artère pulmonaire. — 6, 6, artère aorte. — 7, veine cave supérieure. — 8, branche droite de l'artère pulmonaire. — 9, branche gauche. — 10, veine cave inférieure. — 11, 12, poumons. — 13, trachée-artère.

Ainsi que je l'ai fait pour la petite circulation, je fais observer qu'Harvey n'eut aucune connaissance des capillaires. Il supposait que les tissus étaient spongieux, poreux, et que le sang filtrait des artères dans les veines par les porosités (2).

Une seule artère, très volumineuse, l'artère aorte, de 2 centimè-

(1) « La gloire que décernent les grandes découvertes se mesure trop souvent au nombre de leurs blasphémateurs. Celle d'Harvey fut complète ; l'Europe entière se déchaîna contre lui et cette guerre impie dura quinze ans ! » (Sappey, *Anatomie*, 2e édition, t. II, p. 697.)

(2) Aubry, l'un des contemporains de Harvey, nous apprend que la publication de son chef-d'œuvre fit diminuer énormément la clientèle médicale de son

tres et demi de diamètre à son origine, distribue le sang artériel, sang revivifié, sang nutritif, venu du ventricule gauche, à tous les organes du corps, excepté au poumon. Ses nombreuses branches se divisent et se subdivisent jusqu'aux capillaires, semblables aux ramifications d'un arbre extrêmement touffu. Du réseau capillaire, qui termine les ramifications des artères, le sang est ramené à l'oreillette droite du cœur par un système de canaux (veines) se jetant les uns dans les autres, et atteignant le cœur par deux troncs veineux, d'un diamètre considérable, les deux veines caves.

— Voici l'ordre que je suivrai dans la description des trois vaisseaux de la grande circulation : 1° *artère aorte* et *veines caves;* 2° *branches collatérales* de l'aorte et veines qui les accompagnent; 3° *branches viscérales* de l'aorte et veines qui les accompagnent; 4° *branches terminales inférieures* de l'aorte et veines correspondantes, branches d'origine de la veine cave inférieure; 5° *branches terminales supérieures* de l'aorte et veines correspondantes, branches d'origine de la veine cave supérieure.

1° Artère aorte (1) et veines caves.

Dissection. — Pour faire une préparation de l'aorte entière, on commence par enlever, sur un sujet injecté au suif, la moitié antérieure du thorax, en se servant d'un costotome pour diviser les côtes. Cette opération préliminaire est nécessaire ; elle permet de manœuvrer plus facilement dans le thorax. On enlève ensuite la paroi abdominale.

Dans le thorax, on commence par appliquer une très forte ligature tout à fait à l'origine de l'aorte, afin d'empêcher l'issue du suif, et on la sépare du cœur, qu'on enlève. On enlève aussi les deux poumons en divisant leur pédicule. Après ces sections, il reste dans le thorax : l'aorte et ses branches, la trachée, les bronches, l'œsophage et l'artère pulmonaire. Ces organes doivent être conservés, si l'on veut préparer les rapports ; on les dissèque avec soin, on enlève la grande quantité de tissu cellulaire qui les entoure, les ganglions lymphatiques et les lambeaux du péricarde qui sont restés adhérents aux vais-

---

auteur. Il paraît, du reste, que les praticiens de son temps faisaient très peu de cas du jugement de cet homme de génie dont le bon sens était si remarquable.

Harvey mourut dans la retraite et dans la pauvreté, pour être resté fidèle à la cause de Charles Ier, dont il avait été le médecin, et qui avait mis libéralement à sa disposition tous les animaux du parc de Windsor pour ses expériences physiologiques et ses recherches anatomiques.

En 1686, Leeuwenhoek refusait encore de croire à la circulation. Dès 1688, il changea d'opinion. Grâce au perfectionnement de ses microscopes, il vit distinctement passer les globules, un à un, des dernières ramifications des artères aux premiers rameaux des veines ; magnifique spectacle qui s'offrit d'abord à l'œil exercé des naturalistes dans la queue du têtard, puis dans la membrane interdigitale de la grenouille, enfin dans les nageoires de l'anguille et d'autres poissons. Il mit ainsi le dernier sceau à la découverte de Harvey (Hœfer, *Histoire de la zoologie*, p. 201).

(1) Le mot aorte vient d'αείρω, je porte, je supporte. Aristote a employé cette expression pour indiquer que le cœur est suspendu à ce vaisseau (Hyrtl).

seaux. On enlève aussi les veines qui recouvrent les troncs artériels, en se conformant aux règles générales que nous avons données pour les injections, c'est-à-dire après avoir lié à la base du cou les jugulaires et les sous-clavières qui verseraient du sang sur la préparation.

On dissèque ensuite la surface de l'aorte en conservant ses branches; on enlève le diaphragme et le foie, en laissant les piliers et l'ouverture aortique de ce muscle, et l'on arrive à la cavité abdominale.

Dans l'abdomen, on commence par retirer les intestins de la manière suivante : on fait deux ligatures assez rapprochées à la partie supérieure du rectum, on coupe l'intestin entre les deux ligatures, on tire en haut le côlon iliaque de la main gauche; pendant que la main droite, armée de ciseaux, coupe le mésocôlon iliaque, on arrache le côlon ascendant, qui est peu adhérent. Au niveau du côlon transverse, on coupe le mésocôlon, puis on arrache le côlon descendant de la paroi profonde de l'abdomen, et l'on se comporte de même avec le cæcum. On soulève le cæcum et l'extrémité inférieure de l'intestin grêle qui s'y jette, et l'on incise de bas en haut toute la longueur du mésentère. A ce moment, on place deux ligatures très rapprochées au commencement de l'intestin grêle, à gauche de l'artère mésentérique supérieure, et l'on coupe entre les deux ligatures l'intestin, qu'on peut ensuite enlever.

Cette même préparation peut servir pour l'étude de tous les organes de la cavité abdominale, elle sert aussi dans les autopsies. Il est inutile de faire observer que les ligatures sont destinées à empêcher les matières de l'intestin de salir la préparation.

On enlève ensuite l'estomac, laissant en place le duodénum; on enlève le foie, en prenant des précautions au moment où l'on détache le bord postérieur de cet organe.

On peut laisser en place le pancréas et le duodénum, qui affectent des rapports avec l'aorte et leurs branches. Il est inutile d'enlever la rate.

On dissèque l'aorte, qu'on sépare du péritoine et du tissu cellulaire qui le recouvre. On débarrasse le pancréas des ganglions et du tissu cellulaire qui l'entourent. Enfin, on divise les branches viscérales de l'aorte abdominale à quelques centimètres de leur origine, afin de montrer nettement leur point d'origine.

Dans cette dissection, il faut avoir soin de faire des ligatures sur les veines qu'on divise afin de ne point salir la préparation.

Si l'on veut conserver les rapports de l'aorte et de la veine cave, on dissèque cette veine, et on laisse autour d'elle une portion de foie, qu'on ne peut enlever complètement sans ouvrir la veine.

§ 1. — ARTÈRE AORTE

L'aorte, artère volumineuse, prend son origine à la base du ventricule gauche, et se termine ordinairement au niveau du disque fibreux qui sépare la quatrième vertèbre lombaire de la cinquième.

Cette artère, venue du ventricule gauche, porte le sang aux capillaires, d'où il retourne à l'oreillette droite par les veines caves.

Trajet et direction. — Elle est d'abord ascendante et se dirige en haut, en avant et à droite, vers la base du sternum, dans une étendue de 8 à 9 centimètres; puis, elle s'incurve, sous le nom de *crosse de l'aorte*, pour se porter en arrière et à gauche sur le côté gauche de la troisième vertèbre dorsale, où elle se courbe de nouveau pour descendre le long du côté gauche de la colonne vertébrale jusqu'à la septième ou huitième vertèbre dorsale. Là, elle gagne insensiblement le milieu de la face antérieure de la colonne vertébrale, sur laquelle elle reste appliquée jusqu'à sa terminaison.

Limite et longueur. — Elle part du ventricule gauche et se termine entre la quatrième et la cinquième vertèbre lombaire. Sa longueur est de 40 à 42 centimètres sur un homme de taille moyenne.

Division. — L'aorte se trouve divisée naturellement en deux portions par le diaphragme : la portion *thoracique* et la portion *abdominale*.

La *portion thoracique* comprend la partie courbe, ou *crosse de l'aorte*, étendue du ventricule gauche au côté gauche de la troisième vertèbre dorsale, et la portion verticale, ou *aorte thoracique descendante*.

Calibre. — Son calibre est de 2 centimètres et demi à son origine et de 2 centimètres à sa terminaison.

A son origine, on observe trois légers renflements situés immédiatement au-dessus de l'insertion des valvules sigmoïdes : ce sont les *sinus de Valsalva* (1). Au moment où la crosse de l'aorte forme un coude en arrière du sternum, elle présente, chez les vieillards surtout, une dilatation (*grand sinus de l'aorte*).

1° Rapports de la crosse de l'aorte. — La crosse présente une *portion ascendante*, étendue de la base du ventricule gauche à la face postérieure de la poignée du sternum, et une *portion horizontale*, et mieux

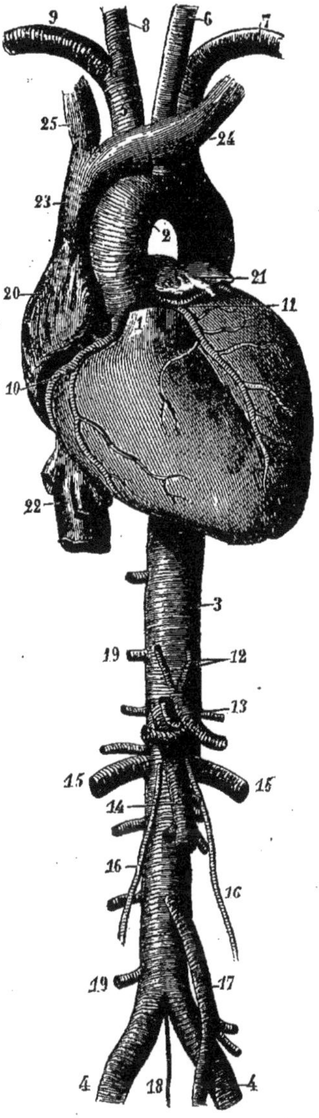

Fig. 558. — Artère aorte.

De 2 à 17, tronc de l'aorte, ses branches collatérales et terminales. — 4, 4, 18, branches terminales inférieures. — 5, 6, 7, branches terminales supérieures.

(1) Valsalva (Antoine), né en 1666, mort en 1723, professeur à Bologne, élève de Malpighi.

antéro-postérieure, allant du sternum au côté gauche de la troisième vertèbre dorsale.

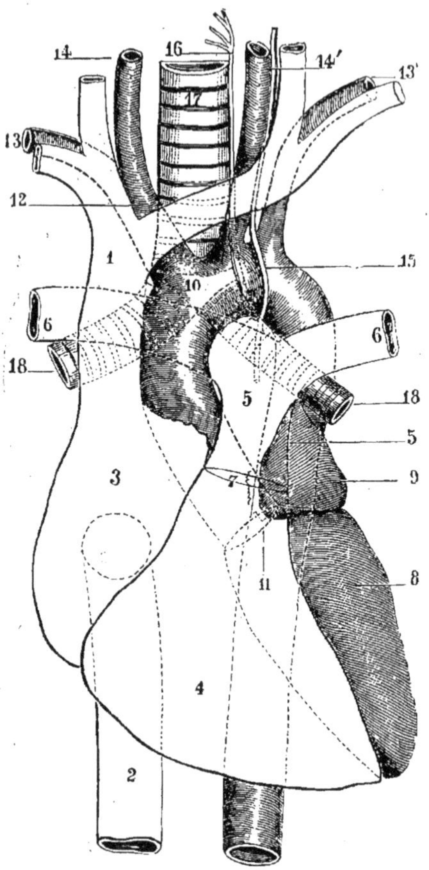

a. *Portion ascendante*. — Dans sa portion ascendante, l'aorte offre une *longueur* de 8 à 9 centimètres ; elle dépasse, en bas, l'origine de l'artère pulmonaire sur une étendue de 1 centimètre et demi, elle la dépasse en haut de toute l'épaisseur de l'aorte, puisqu'elle est à cheval sur la bifurcation de l'artère pulmonaire. Cette portion ascendante décrit une courbe à concavité postérieure, puisque sa partie terminale arrive au contact du sternum, avec intermédiaire du péricarde et que sa partie initiale est en arrière de l'infundibulum du ventricule droit.

A son origine, l'aorte est en rapport, en avant, avec l'infundibulum du ventricule droit, en arrière, avec la concavité des oreillettes, à droite avec l'auricule droite, et à gauche avec l'origine de l'artère pulmonaire et l'oreillette gauche.

Plus haut, au-dessus de l'infundibulum, l'aorte est entourée par la séreuse péricardique qui lui forme une gaine commune avec l'artère pulmonaire.

Fig. 559. — Cœur et gros vaisseaux. Les cavités du sang veineux sont blanches, celles du sang artériel sont foncées (figure schématique).

1, veine cave supérieure. — 2, veine cave inférieure. — 3, oreillette droite. — 4, ventricule droit. — 5, artère pulmonaire. — 5', limite gauche de cette artère recouverte par l'auricule gauche. — 6, 6, branches de l'artère pulmonaire. — 7, orifice artériel du ventricule droit. — 8, ventricule gauche. — 9, oreillette gauche. — 10, crosse de l'aorte. — 11, orifice artériel du ventricule gauche. — 12, tronc artériel brachio-céphalique. — 13, artère sous-clavière droite. — 13', sous-clavière gauche. — 14, carotide primitive droite. — 14', carotide primitive gauche.

Elle est en rapport *en avant*, avec le feuillet pariétal du péricarde, et son sac fibreux, qui se confond avec la tunique externe de l'aorte, à 8 ou 9 centimètres au-dessus de l'orifice aortique du cœur (1). Le sac fibreux du péricarde sépare l'aorte de la partie médiane du sternum. Chez le fœtus, le thymus est interposé entre le sternum

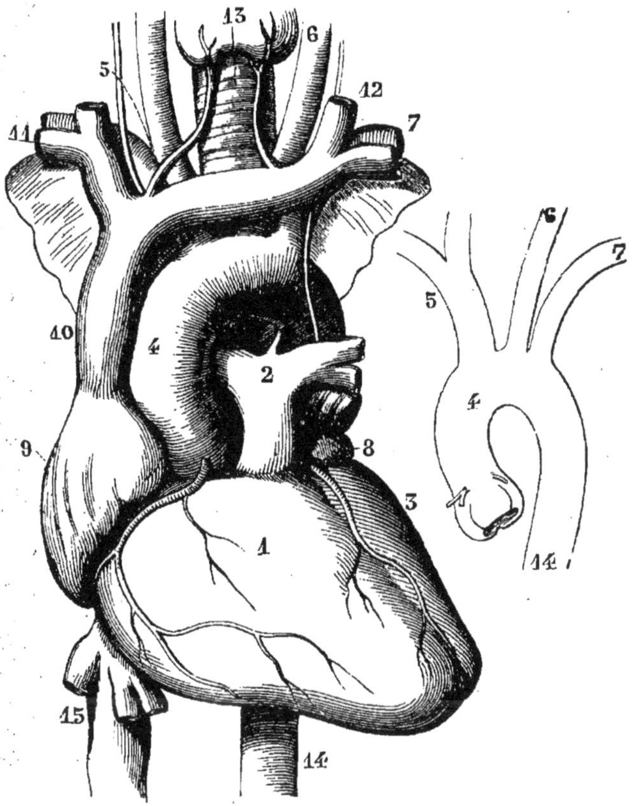

Fig. 560. — Gros vaisseaux du médiastin.

1, ventricule droit. — 2, artère pulmonaire. — 3, ventricule gauche. — 4, crosse de l'aorte. — 5, tronc artériel brachio-céphalique, se divisant en carotide primitive et sous-clavière droite. — 6, carotide primitive gauche. — 7, sous-clavière gauche. — 8, oreillette gauche. — 9, oreillette droite. — 10, veine cave supérieure. — 11, 12, troncs veineux brachio-céphaliques, droit et gauche, formés par la réunion de la jugulaire interne et de la sous-clavière. — 13, trachée-artère. — 14, aorte descendante. — 15, veine cave inférieure et veines sus-hépatiques.

et le sac fibreux. Le rapport sternal est très important à connaître, parce que les anévrismes de la crosse, par leurs battements incessants, usent le sternum, le perforent, et se font jour à l'extérieur.

En arrière, et de bas en haut, la portion ascendante de l'aorte

(1) Le 2 juin 1817, Astley Cooper lia l'aorte abdominale sur un malade, qui survécut 40 heures à l'opération. En 1900, Tillaux, voulant lier l'iliaque primitive, lia l'aorte par erreur.

est en rapport avec l'oreillette droite et le sinus transverse du péricarde qui l'en sépare; puis avec l'artère pulmonaire droite, qui la croise perpendiculairement, et à laquelle elle est unie par une couche de tissu conjonctif serré.

A droite, aussitôt qu'elle a quitté l'auricule droite, elle est en rapport avec la veine cave supérieure qui lui est parallèle, mais qui est située sur un plan un peu postérieur, car l'aorte est située contre le sternum, tandis que la veine cave est recouverte par le bord du poumon droit.

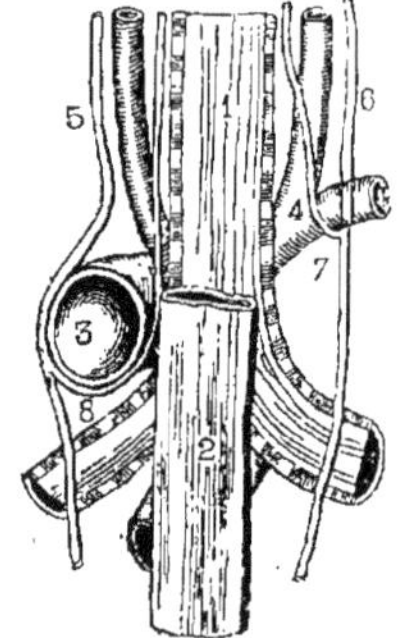

Fig. 561. — Rapports de l'aorte avec le nerf récurrent du côté gauche (figure schématique).

1, face postérieure de la trachée. — 2, face postérieure de l'œsophage. — 3, coupe de l'aorte au-dessus de la bronche gauche. — 4, tronc brachio-céphalique artériel passant au-devant de la trachée. — 5, nerf pneumogastrique gauche. — 6, nerf pneumogastrique droit. — 7, nerf récurrent droit. — 8, nerf récurrent gauche contournant la crosse de l'aorte.

A gauche, l'aorte est en contact direct avec le tronc de l'artère pulmonaire, qui la contourne, en formant à sa gauche, avec l'artère pulmonaire droite, une demi-spirale, comme une liane autour d'un tronc d'arbre.

b. *Portion horizontale*. — Dans sa *portion horizontale*, ou antéro-postérieure, la crosse, s'étant libérée du péricarde, se dirige obliquement d'avant en arrière et un peu de droite à gauche. Elle est entourée d'une couche de tissu conjonctif et de nombreux ganglions lymphatiques. Sa longueur est un peu inférieure à celle de la portion ascendante; elle a de 6 à 7 centimètres.

Légèrement convexe *en haut*, elle donne des artères terminales qui vont à la tête et aux membres supérieurs : ce sont, d'avant en arrière, le tronc brachio-céphalique, la carotide primitive gauche et la sous-clavière gauche.

Sa *face inférieure*, concave, est en rapport, d'avant en arrière, avec l'artère pulmonaire droite, le canal artériel, la bronche gauche, organes sur lesquels elle est à cheval, et avec la courbe du nerf récurrent gauche.

Sa *face gauche* est en rapport avec la plèvre médiastine gauche qui la sépare du poumon gauche, sur lequel elle détermine la formation d'une gouttière. Elle est séparée du poumon par les nerfs phrénique et pneumogastrique du côté gauche. Vers la partie antérieure, elle est en contact avec le tronc veineux brachio-céphalique gauche.

Sa *face droite* est en rapport, d'avant en arrière, avec la trachée, l'œsophage dont elle est séparée par le canal thoracique, avec les autres organes du médiastin postérieur, puis avec le corps de la troisième vertèbre dorsale. Ces rapports sont importants à connaître ; on a vu des anévrismes de l'aorte s'ouvrir dans la trachée, l'œsophage, et même dans le canal rachidien.

Sur les faces inférieure et gauche de la portion antéro-postérieure de la crosse, on trouve le plexus cardiaque. Je fais remarquer que les points du squelette auxquels correspond la crosse

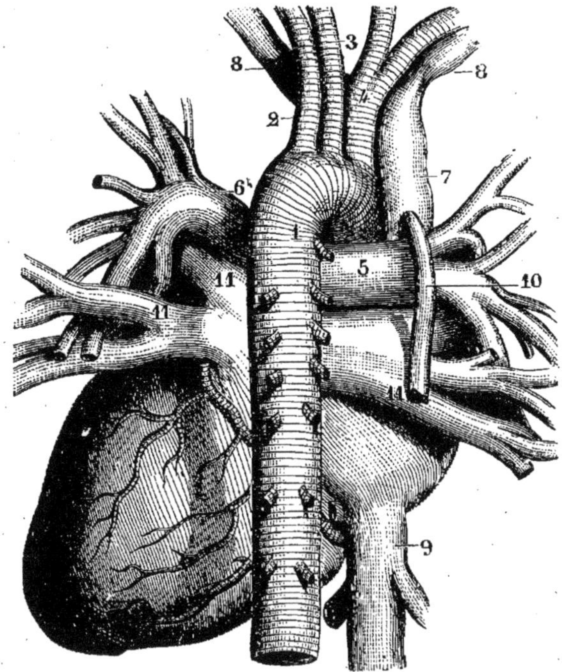

Fig. 562. — Face postérieure du cœur et gros vaisseaux voisins du cœur. Le cœur n'est pas assez couché; la veine 9 est située dans le foie.

1, aorte descendante, avec l'origine des artères intercostales. — 2, artère sous-clavière gauche. — 3, artère carotide primitive gauche. — 4, tronc artériel brachio-céphalique. — 5, artère pulmonaire droite. — 6, artère pulmonaire gauche. — 7, veine cave supérieure. — 8, 8, troncs veineux brachio-céphaliques. — 9, veine cave inférieure avec deux tronçons de veines sus-hépatiques. — 10, grande veine azygos se jetant dans la veine cave supérieure. — 11, 11, 11, veines pulmonaires se portant à l'oreillette gauche.

aortique sont : en avant, le milieu de la poignée du sternum, à 1 ou 2 centimètres au-dessous de la fourchette ; en arrière, le côté gauche de la troisième vertèbre dorsale.

La crosse de l'aorte adhère assez fortement aux organes qui sont en rapport avec elle, organes dont les blesures sont tellement dangereuses, qu'un poignard, planté obliquement en bas, en arrière de la fourchette du sternum, causerait inévitablement une mort rapide par hémorragie. Un grand nombre de ganglions lymphatiques entourent la crosse de l'aorte. Tous ces organes, sont cimentés par un tissu conjonctif assez dense.

2° Rapports de l'aorte thoracique descendante. — Étendue de la troisième à la dixième vertèbre dorsale, ayant une longueur de 14 à 15 centimètres environ sur un homme de moyenne taille, l'aorte suit le côté gauche de la colonne vertébrale, sur laquelle elle se creuse une légère gouttière, puis elle gagne la ligne médiane, et arrive à l'orifice aortique du diaphragme. Dans *ses deux tiers supérieurs*, elle est en rapport : *en avant*, avec le pédicule du poumon gauche et la plèvre, *à gauche*, avec la plèvre gauche, qui la fixe contre la colonne vertébrale.

Dans *son tiers inférieur*, elle est située sur la ligne médiane. Elle est en rapport, *sur les côtés*, avec les plèvres médiastines qui la séparent des poumons, en *avant* avec l'œsophage et les nerfs pneumogastriques qui l'accompagnent, surtout avec celui du côté droit. Elle est séparée du cœur par l'œsophage. Elle est en rapport, *en arrière* avec la colonne vertébrale, les affluents de la grande veine azygos et le canal thoracique.

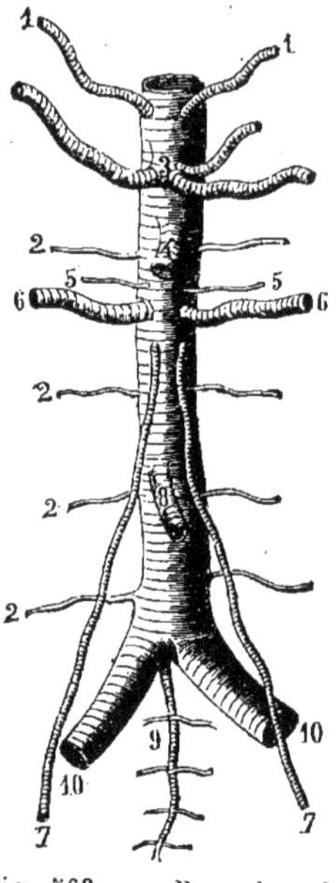

Fig. 563. — Branches de l'aorte abdominale (schéma).

1, A. diaphragmatiques inférieures. — 2, A. lombaires. — 3, tronc cœliaque. — 4, A. mésentérique supérieure. — 5, A. capsulaire moyenne. — 6, A. rénale. — 7, A. spermatique ou utéro-ovarienne. — 8, A. mésentérique inférieure. — 9, A. sacrée moyenne. — 10, A. iliaques primitives.

3° Rapports de l'aorte abdominale. — Étendue de la dixième dorsale à la partie inférieure de la quatrième vertèbre lombaire, dans une étendue de 18 à 20 centimètres, selon le sujet, l'aorte abdominale est couverte de ramifications nerveuses et de ganglions lymphatiques, *ganglions lombaires*. Elle est en rapport *en arrière*, avec les vertèbres, le canal thoracique, l'origine de la veine azygos et les disques intervertébraux ; *en avant*, et de haut en bas, avec le bord postérieur du foie, le corps du pancréas, la troisième portion du duodénum, le mésentère et les autres circonvolutions intestinales. Elle est en rapport *à droite* avec la veine cave inférieure qui lui est parallèle et, *à gauche*, avec le feuillet gauche du mésentère qui se dirige de l'aorte vers le rein gauche.

La *citerne de Pecquet*, origine du canal thoracique, est située entre l'aorte et le pilier droit du diaphragme. On trouve une chaîne de ganglions lymphatiques lombaires située en avant de l'aorte. Une autre chaîne de ganglions lombaires suit le côté gauche de cette artère.

§ 2. — VEINES CAVES

Il y a deux veines caves, la *supérieure* et l'*inférieure*, séparées par l'oreillette droite du cœur, c'est-à-dire par un intervalle de 5 centimètres environ.

Les deux veines caves réunies sont un peu plus courtes que l'aorte puisqu'elles s'étendent de la première articulation chondro-sternale droite au disque fibreux qui sépare le corps de la quatrième vertèbre lombaire de celui de la cinquième.

La région du thorax et la cavité cranienne sont les seules régions où les veines ne suivent pas le trajet des artères. S'il n'y avait qu'une seule veine correspondant à l'aorte pour ramener à l'oreillette droite la quantité considérable de sang veineux venu de toutes les parties du corps, il est à présumer que son énorme volume aurait présenté de sérieux inconvénients.

Tandis que le sang artériel de toutes les parties du corps est distribué par les branches d'une seule artère, l'aorte, le sang veineux revient des organes au cœur par les deux veines caves.

La *veine cave supérieure* porte à l'oreillette droite le sang de toute la portion sus-diaphragmatique du corps, tandis que la *veine cave inférieure* lui apporte celui de la portion sous-diaphragmatique. Il y a donc à distinguer le département veineux de la portion sus-diaphragmatique du corps aboutissant à la veine cave supérieure, et le département de la portion sous-diaphragmatique se rendant à la veine cave inférieure (1).

a. *Veine cave supérieure.*

Cette veine, qui porte à l'oreillette droite le sang de la portion diaphragmatique du corps, est encore appelée *veine cave descendante*. Elle a une longueur moyenne de 6 à 7 centimètres et un diamètre de 2 centimètres.

Formée par les deux troncs veineux brachio-céphaliques, elle commence au premier cartilage costal du côté droit ; elle se termine à la partie supérieure de l'oreillette droite, au niveau de l'articulation chondro-sternale du troisième cartilage costal droit. Elle descend verticalement en arrière et en dehors du bord droit du ster-

(1) Les anciens médecins croyaient que toutes les veines naissaient du foie. La veine cave, qu'ils nommaient *la grande veine* ou *la plus grosse veine* doit son nom à sa grande capacité ; c'est la veine la plus volumineuse de notre corps, la mère de toutes les veines, sauf celles qui viennent de la porte (c'est-à-dire de la veine porte).

Vena cava ; item magna et maxima, veteribus dicta ab ejus cavitatem (Aurelieno vena crassa) vena est amplissima corporis nostri et omnium aliarum mater, quæ a porta non proveniunt (Thomas Bartholin, *Anatomie*, 1665).

num, du deuxième cartilage costal droit et des deux premiers espaces intercostaux. Elle déborde le sternum dans une étendue de 1 centimètre et demi à 2 centimètres. Elle est en rapport avec les vaisseaux mammaires internes droits dont le sépare le cul-de-sac de la plèvre droite et le bord antérieur du poumon droit. Le pédicule du poumon droit est situé en arrière de cette veine.

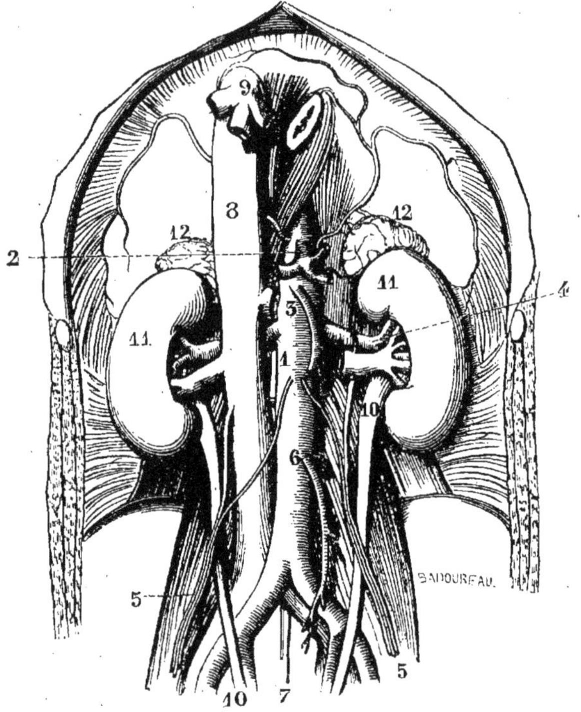

Fig. 564. — Veine cave inférieure.

1, aorte. — 2, tronc cœliaque. — 3, mésentérique supérieure. — 4, rénale. — 5, 5, artère et veines spermatiques. — 6, mésentérique inférieure. — 7, sacrée moyenne. — 8, veine cave inférieure. — 9, veines sus-hépatiques. — 10, 10, uretère. — 11, 11, rein. — 12, 12, capsule surrénale.

Elle est en rapport *à gauche* avec la portion ascendante de la crosse de l'aorte, et *à droite* avec la plèvre médiastine dont elle est séparée par le nerf phrénique droit. En haut et en avant, elle est en rapport avec la partie droite du manubrium. Une aiguille rasant le sternum à la partie interne du deuxième espace intercostal droit passe souvent entre l'aorte et la veine cave.

Dans son tiers inférieur, elle est contenue dans le sac fibreux du péricarde où elle est incomplètement revêtue par le péricarde séreux à sa partie antérieure et droite ; à ce même niveau elle est recouverte par l'auricule droite. La veine cave supérieure est séparée du sternum par un intervalle de 2 centimètres.

b. *Veine cave inférieure.*

La veine cave inférieure, ou *cave ascendante*, qui porte à l'oreillette droite le sang de la portion sous-diaphragmatique du corps, a une longueur de 20 à 22 centimètres, variable selon les sujets.

Formée par les veines iliaques primitives et la veine sacrée moyenne, elle commence au disque intervertébral qui sépare la quatrième de la cinquième lombaire, et se termine à la partie inférieure de l'oreillette droite, immédiatement au-dessus du diaphragme.

La *direction* est verticale, mais, en haut, elle s'incline légèrement à droite pour passer dans le sillon que lui offre le foie.

Son *diamètre* est de 2 centimètres à son origine, de 2 centimètres et demi à sa partie moyenne et de 3 centimètres à sa terminaison. Elle admet le médius et l'annulaire réunis. Elle se dilate brusquement à sa partie moyenne, après réception des veines rénales et à sa partie supérieure après qu'elle a reçu les veines sus-hépatiques. On donne à ces dilatations le nom de *sinus rénal* et de *sinus hépatique*.

Rapports. — Elle est en rapport *en arrière* avec la colonne vertébrale dont elle est séparée par les artères lombaires droites, le pilier droit du diaphragme et, en dehors, par le grand sympathique droit. *En avant*, elle est en rapport avec le mésentère et les circonvolutions de l'intestin. Au niveau de la deuxième vertèbre lombaire, elle est en rapport en avant avec la troisième portion du duodénum, la face postérieure du pancréas, l'origine du tronc de la veine porte, et avec l'hiatus de Winslow dont elle forme la limite postérieure. Puis elle passe dans le bord postérieur du foie où elle reçoit les veines du foie, *veines sus-hépatiques*. Elle adhère intimement au tissu du foie. *A gauche*, elle est en rapport avec l'aorte abdominale dont elle est séparée, en haut, par le pilier droit du diaphragme. *A droite*, elle est en rapport avec le feuillet droit du mésentère qui se dirige vers le rein droit, avec le bord antérieur du psoas, et, un peu plus loin, avec l'uretère et le rein droit.

Elle traverse l'orifice que lui offre le centre phrénique et auquel elle adhère assez intimement. Immédiatement au-dessus du centre phrénique, elle est en rapport à droite avec le ligament phrénique postérieur, ou de Teutleben. Le sac fibreux du péricarde se confond avec la tunique externe de la veine et le péricarde séreux la recouvre en avant et sur les côtés, mais pas en arrière. On trouve autour de cette veine trois ou quatre ganglions lymphatiques recevant les lymphatiques de la face convexe du foie. Entre le diaphragme et le cœur, elle ne mesure pas plus de 4 millimètres.

Je regrette d'être en opposition formelle avec les anatomistes français contemporains. Je me demande comment un anatomiste, comme Testut, a pu décrire une portion thoracique de 25 millimètres de long à la veine cave inférieure. C'est une erreur colossale. La veine cave inférieure se jette dans le cœur au sortir du foie. L'oreillette droite étant couchée sur le diaphragme, comme sur un oreiller, il n'est pas possible qu'il y ait une veine cave inférieure dans le thorax. Du reste, ce que j'affirme, Winslow l'avait affirmé avant moi.

La veine cave ascendante possède deux couches de fibres musculaires lisses, une superficielle longitudinale, superficielle, et une circulaire profonde, comme l'intestin. Mais, à sa partie supérieure, dans ses portions hépatique et diaphragmatique, elle n'a plus de fibres musculaires. A son embouchure, des fibres de l'oreillette l'entourent à la manière d'un sphincter. On trouve la valvule d'Eustachi à sa terminaison (voy. *Oreillettes du cœur*).

BRANCHES DE L'AORTE ET AFFLUENTS DES VEINES CAVES

Considérant comme *branches terminales* les branches artérielles qui se rendent à la tête et aux membres supérieurs, je décris à l'aorte des branches *terminales* et des branches *collatérales*.

Branches terminales.	supérieures.	tronc brachio-céphalique. carotide primitive gauche. sous-clavière gauche.	
	inférieures.	iliaques primitives. sacrée moyenne.	
Branches collatérales.	pariétales (destinées aux parois thoraciques et abdominales).	thoraco-abdominales. diaphragmatiques inférieures.	
	viscérales (destinées aux viscères).	coronaires (nourricières du cœur). bronchiques (nourricières du poumon). médiastines postérieures. œsophagiennes moyennes. capsulaires ou surrénales moyennes. rénales (sécrétion urinaire). spermatiques ou utéro-ovariennes.	
		tronc cœliaque. mésentérique sup. mésentérique infér.	artères de la digestion.

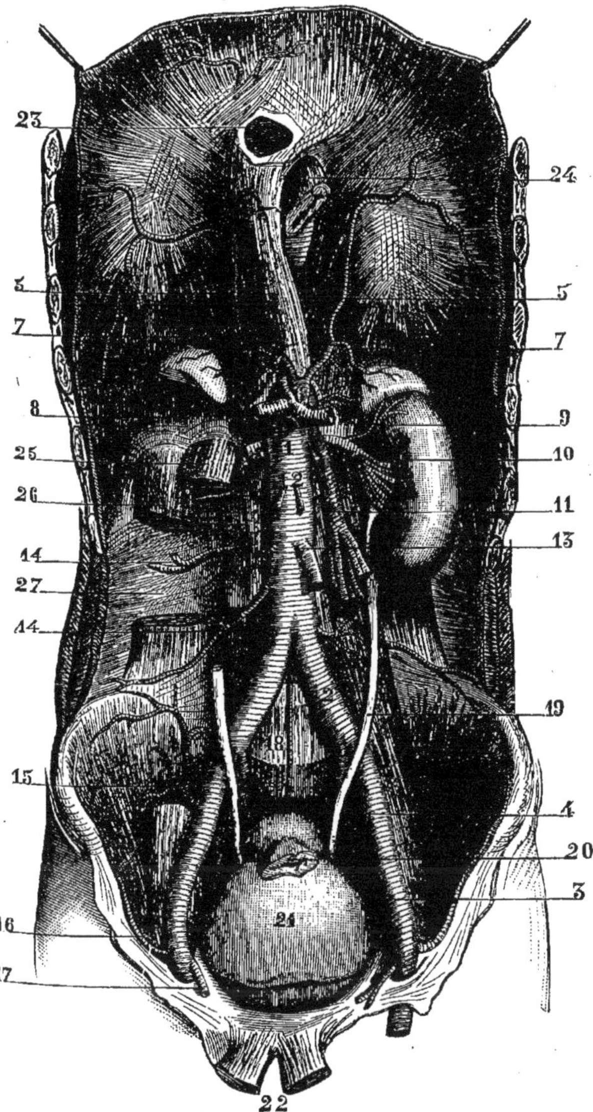

Fig. 565. — Artères de la cavité abdominale et du bassin.

1, aorte. — 2, artère iliaque primitive. — 3, artère iliaque externe. — 4, artère iliaque interne. — 5, 5, artères diaphragmatiques inférieures. — 6, tronc cœliaque et ses trois branches. — 7, 7, artères capsulaires supérieures. — 8, artère capsulaire moyenne. — 9, artère capsulaire inférieure. — 10, artère rénale. — 11, artère mésentérique supérieure. — 12, origine des deux spermatiques. — 13, artère mésentérique inférieure. — 14, 14, artères lombaires. — 15, artère ilio-lombaire. — 16, artère circonflexe iliaque. — 17, artère épigastrique. — 18, artère sacrée moyenne. — 19, uretère. — 20, canal déférent. — 21, vessie. — 22, les deux muscles droits renversés. — 23, veine cave inférieure. — 24, œsophage. — 25, extrémité supérieure du psoas. — 26, carré des lombes. — 27, feuillet moyen de l'aponévrose du muscle transverse en arrière du carré des lombes.

Affluents des veines caves correspondant aux branches de l'artère aorte. — Aux *branches terminales supérieures* correspondent les *troncs veineux brachio-céphaliques* et leurs affluents ; aux *branches terminales inférieures*, les *veines iliaques primitives* et *sacrée moyenne* ; aux *branches collatérales pariétales*, les *veines thoraco-abdominales* et *diaphragmatiques inférieures* ; aux *branches collatérales viscérales*, les *veines coronaires*, *bronchiques*, *médiastines postérieures*, *œsophagiennes moyennes*, *surrénales*, *rénales*, *spermatiques* ou *utéro-ovariennes*, et les *veines splénique* et *mésaraïques*, qui constituent le système spécial de la *veine porte* et se rendent au foie.

Je décrirai : 1° les branches collatérales pariétales et les veines qui les accompagnent; 2° les branches collatérales viscérales et leurs veines; 3° les branches terminales inférieures avec leurs veines ; 4° les branches terminales supérieures et les veines correspondantes.

2° Branches collatérales pariétales de l'aorte et veines qui les accompagnent.

§ 1. — ARTÈRES ET VEINES THORACO-ABDOMINALES

Dissection. — Il est bon d'étudier toutes les artères intercostales d'un côté du thorax. On prend un sujet qui ne présente pas d'adhérences pleurales; on enlève d'un côté toutes les côtes en les sciant près de la colonne vertébrale. (Je suppose qu'on a préalablement enlevé les viscères, en laissant l'aorte et l'œsophage comme il a été dit pour la dissection de l'aorte.) On commence alors la préparation des intercostales par le côté interne de la paroi thoracique. Sur une portion de cette paroi, on laisse la plèvre adhérente, pour montrer qu'elle recouvre les artères vers la partie postérieure. Sur une autre zone on enlève la plèvre en l'incisant d'arrière en avant sur la face interne de deux côtes plus ou moins éloignées ; on arrache la portion de plèvre comprise entre les deux incisions, et l'on met à nu les muscles intercostaux internes, en même temps que la partie postérieure des vaisseaux et nerfs intercostaux. Sur un ou deux espaces, on incise d'arrière en avant le muscle intercostal interne, en le détachant du bord inférieur de la côte. On rejette ce muscle en bas. Cette opération doit être faite avec ménagement. On suit l'artère intercostale, la veine qui est au-dessus et le nerf qui est au-dessous.

On suit avec soin l'artère jusqu'à la partie antérieure de l'espace intercostal, où elle s'anastomose avec des branches de la mammaire interne, qu'on doit étudier en même temps.

Une belle préparation est celle dans laquelle on sépare une moitié du thorax, comprenant la portion thoracique de la colonne vertébrale, la moitié du sternum, la mammaire interne, l'aorte et les intercostales préparées, avec le muscle triangulaire du sternum.

Il ne faut pas négliger d'étudier les rapports différents des artères du côté droit et de celles du côté gauche à leur origine.

Le rameau dorso-spinal de ces artères doit être préparé sur la face postérieure du tronc, comme les branches postérieures des nerfs rachidiens.

Les vaisseaux que je désigne sous le nom de thoraco-abdominaux, sont les branches pariétales fournies par l'aorte aux parois du thorax et de l'abdomen et les veines qui leur correspondent.

1° *Artères thoraco-abdominales.*

Les artères qui se rendent aux parois du thorax sont les *artères intercostales*, et celles qui se rendent aux parois de l'abdomen sont les *artères lombaires*.

Ces artères, formant un système spécial, prennent naissance sur la partie postérieure de l'aorte dans toute son étendue.

Les deux art. des deux espaces correspondants, naissent isolément sur l'aorte, et rarement par un tronc commun.

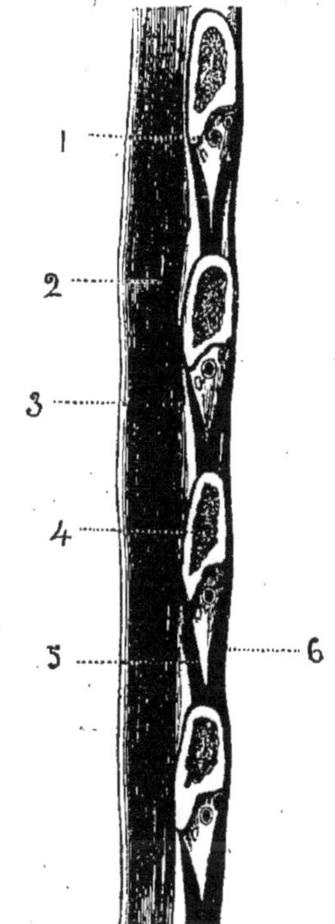

Fig. 566. — Figure schématique montrant la coupe d'une portion de la paroi thoracique.

1, bord inférieur de la côte avec sa gouttière, qui reçoit le nerf et les vaisseaux intercostaux. — 2, coupe des muscles épais qui recouvrent les côtes. — 3, face externe de la paroi thoracique. — 4, tissu spongieux de la côte. — 5, coupe de l'intercostal externe. — 6, coupe de l'intercostal interne.

Artères intercostales. — Les artères intercostales, naissant de l'aorte, sont appelées *intercostales aortiques*, pour les distinguer des *intercostales supérieures* qui sont fournies par la sous-clavière. Elles sont au nombre de 8 ou 9, selon que la sous-clavière en fournit 4 ou 3.

Appliquées d'abord sur le corps de la vertèbre correspondante, elles vont rejoindre leurs espaces intercostaux respectifs, en se dirigeant, les supérieures obliquement en haut, les moyennes transversalement, et les inférieures obliquement en bas. Celles du côté droit, plus longues que les gauches, puisque l'aorte est à gauche de la colonne, passent en arrière des organes du médiastin postérieur ; puis elles pénètrent, les droites comme les gauches, dans l'espace correspondant. Elles suivent le bord inférieur de la côte, protégées par les gouttières costales, de sorte que le trocart qui ponctionne la plèvre dans les *épanchements*, et le bistouri qui pénètre dans la plèvre dans l'opération de l'*empyème*, ne peuvent les blesser. Mais, par surcroît de précaution, on recommande de faire la ponction ou l'incision le long du bord supérieur de la côte.

Vers la partie moyenne de l'espace intercostal, l'artère se bifurque pour s'anastomoser sur les deux bords de l'espace intercostal avec les *artères intercostales antérieures* fournies par la mammaire interne.

Les artères intercostales sont situées, à leur origine, sous la plèvre costale, qui les laisse voir par transparence, en avant du muscle intercostal externe. Vers l'angle postérieur des côtes, elles passent entre les deux muscles intercostaux, accompagnées par une seule veine intercostale, qui est au-dessus, et le nerf intercostal, qui est au-dessous. Elles transportent avec elles de minces filets nerveux sympathiques.

Des *branches* nombreuses naissent de ces artères ; elles fournissent des rameaux musculaires, osseux et cutanés le long de leur trajet. Parmi ces branches, la plus importante est la *dorso-spinale*, qui passe entre les apophyses transverses des vertèbres, et se termine aux muscles et à la peau du dos, et, par un rameau spécial, aux vertèbres et à la moelle épinière. Ce dernier pénètre dans le trou de conjugaison, et se bifurque en fournissant un ramuscule au corps des vertèbres et un autre aux deux faces de la moelle sur laquelle on observe un riche réseau vasculaire.

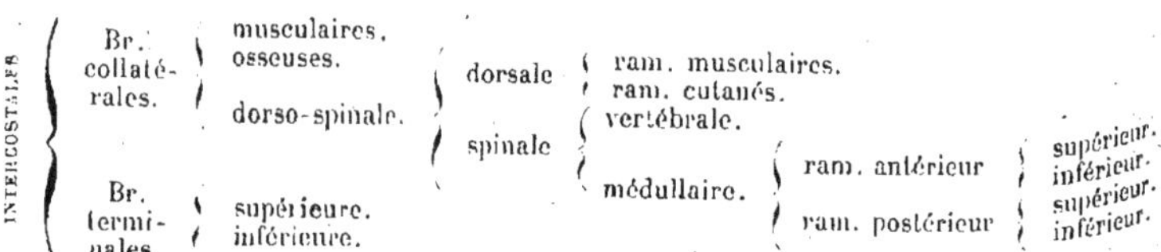

Artères lombaires. — Les artères lombaires continuent la série des artères intercostales aortiques dont elles partagent le mode de distribution. De même qu'il existe moins d'artères intercostales que d'espaces intercostaux, de même, il y a moins d'artères lombaires que de vertèbres lombaires. Il n'y a que trois ou quatre artères lombaires, la première étant située au bord de la douzième côte. Comme pour les artères intercostales, la série des artères lombaires est complétée en bas par une ou deux artères lombaires qui naissent d'artères du voisinage, soit de l'iliaque primitive, soit de l'iliaque interne, soit de l'ilio-lombaire.

Nées de l'aorte comme les intercostales, les lombaires suivent une direction parallèle à celle de ces artères. Celles du côté droit ne diffèrent de celles du côté gauche, qu'en ce qu'elles passent en arrière de la veine cave inférieure.

Les artères lombaires sont logées dans la gouttière que forment les parties latérales du corps des vertèbres lombaires, au-dessous du muscle psoas qui leur forme de petites arcades ; puis elles passent en arrière du muscle carré des lombes, où les rencontre le chirurgien dans les opérations qu'il pratique sur le rein ; puis elles s'insinuent entre les muscles de la paroi abdominale, et se terminent comme les intercostales aortiques, pour s'anastomoser avec les branches collatérales de la mammaire interne et de l'épigastrique.

Comme les artères intercostales, elles donnent une branche dorso-spinale qui se ramifie de la même manière que celles des intercostales, avec cette différence, que le rameau médullaire se termine dans les nerfs de la queue de cheval, et non à la moelle qui n'existe plus au-dessous de la première vertèbre lombaire. Ces artères sont tellement identiques aux intercostales, que le tableau des branches de celles-ci pourrait leur convenir.

2° *Veines thoraco-abdominales.*

Je les diviserai, comme les artères, en *veines intercostales* et *veines lombaires*. Elles constituent un système veineux particulier le système des *veines azygos*, d'un mot grec qui signifie impair, de α privatif, et ζυγός, conjoint.

Il est certain que, si l'aorte était accompagnée d'une veine ayant le même trajet et la même longueur que l'aorte elle-même, les veines thoraco-abdominales se jetteraient dans ce tronc veineux. Mais, comme les *confluents caves* du cœur sont séparés en deux parties par le cœur lui-même, il a fallu qu'une disposition spéciale intervînt, pour déverser le sang des veines thoraco-abdominales.

Nées des capillaires terminaux des artères correspondantes, les veines lombaires et les veines intercostales suivent le trajet des artères de même nom, jusqu'à la colonne vertébrale.

Origine. — A leur origine, toutes ces veines présentent une disposition spéciale qui mérite de nous arrêter un instant.

Elles naissent : 1° par les *veines médullaires* ; 2° par les *veines rachidiennes*. Ces deux espèces de veines se réunissent vers les trous de conjugaison, pour former la *veine dorso-spinale*, l'un des principaux affluents des veines thoraco-abdominales.

Les *veines médullaires* naissent d'un réseau veineux qui entoure la moelle.

Les *veines rachidiennes* forment un riche plexus veineux à la surface de la colonne vertébrale, et à l'intérieur du canal rachidien, d'où leur division en veines extra-rachidiennes et veines intra-rachidiennes.

Veines extra-rachidiennes. — Ces veines forment un riche réseau à la partie postérieure de la colonne vertébrale, autour des apophyses épineuses, des apophyses transverses et des lames ; elles s'anastomosent, par un grand nombre de rameaux, avec les veines intra-rachidiennes postérieures, à travers les ligaments jaunes, et par des rameaux plus nombreux, avec les veines intra-rachidiennes sortant des trous de conjugaison.

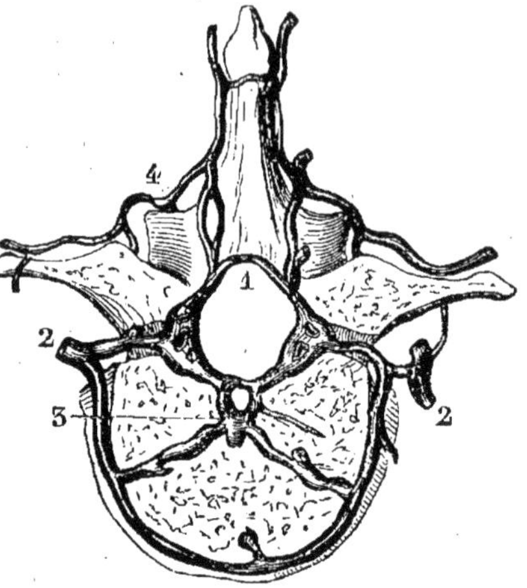

Fig. 567. — Veines rachidiennes. Coupe au niveau d'une des premières vertèbres lombaires.

1, veines intra-rachidiennes communiquant par les trous de conjugaison avec les veines extra-rachidiennes. — 2, coupe des veines intercostales. — 3, sinus veineux de l'intérieur du corps de la vertèbre. — 4, veines extra-rachidiennes postérieures.

Veines intra-rachidiennes. — Elles forment également un plexus veineux très riche, occupant toute la longeur de la colonne vertébrale, depuis le trou occipital jusqu'à la base du coccyx. Ces veines sont situées entre la dure-mère rachidienne et le périoste.

Elles s'anastomosent transversalement et obliquement, de manière à donner naissance à quatre *veines longitudinales*, deux antérieures, qui suivent les côtés des corps vertébraux et deux postérieures, moins distinctes, situées en avant des lames. On voit sortir, par les trous de la face postérieure du corps des vertèbres, les veines de la substance osseuse qui se jettent dans la partie antérieure du plexus veineux intra-rachidien, et qui s'anastomosent, d'autre part, à la surface de la colonne vertébrale, avec les veines extra-rachidiennes.

Trajet. — Les veines intercostales et lombaires, résultant de la fusion des veines cutanées musculaires, médullaires et rachidiennes, suivent le trajet de l'artère correspondante, dans la gouttière costale, le long du bord supérieur de l'artère, jusqu'au moment où elles atteignent la colonne vertébrale. Elles sont accompagnées par les vaisseaux lymphatiques intercostaux et lombaires.

Il est à remarquer qu'une seule veine (1) accompagne l'artère.

(1) Il serait bien difficile de dire pourquoi certaines artères de petit volume n'ont qu'une veine satellite, comme les intercostales, les lombaires et les racines de la veine-porte. A part ces exceptions, il faut savoir que toutes les artères de petit volume ont deux veines satellites (artères des membres au-dessous du coude et du genou, branches des grosses artères). Les grosses artères sont généralement accompagnées par une seule veine, plus superficielle que l'artère. Quelques artères n'ont qu'une veine pour deux artères (artères ombilicales, coronaires et dorsales de la verge). Il n'y a qu'une veine satellite pour les trois artères surrénales.

Les veines intercostales et lombaires possèdent quelques valvules, tant qu'elles sont situées entre les muscles, mais, à leur origine, elles en sont dépourvues.

Terminaison. — Toutes les veines dont il vient d'être question, se terminent de la manière la plus irrégulière, pour former quatre troncs veineux, la grande azygos, la petite azygos, et les troncs droit et gauche des intercostales supérieures.

Grande veine azygos. — La grande azygos s'ouvre sur la face postérieure de la veine cave supérieure, en décrivant une courbe, *crosse de l'azygos*, au-dessus du pédicule pulmonaire droit. Cette crosse veineuse a une longueur de 3 centimètres et demi. Son tronc est situé sur la face antérieure de la colonne vertébrale, à droite du canal thoracique, qui l'accompagne, en arrière et un peu à droite de l'œsophage, dans le médiastin postérieur. Elle traverse le diaphragme, tantôt par l'orifice aortique, tantôt par l'orifice du sympathique droit et même du grand splanchnique.

La grande azygos reçoit les 8 ou 9 dernières veines intercostales du côté droit et les veines lombaires du même côté. Elle reçoit, à quelques centimètres au-dessous de sa terminaison, la petite azygos, et parfois l'un des troncs des veines intercostales supérieures. Tels sont ses principaux affluents. Nous verrons plus loin qu'elle présente de nombreuses anastomoses par l'intermédiaire de ces affluents.

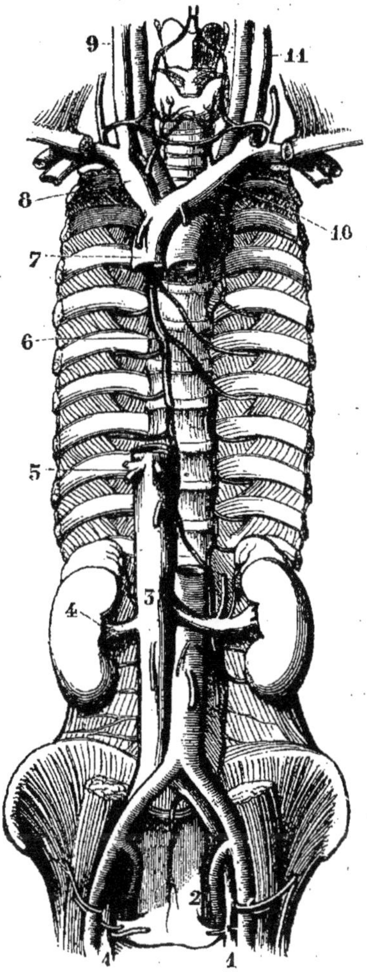

Fig. 568. — Veines caves et veines azygos.

1, vaisseaux iliaques externes. — 2, vaisseaux iliaques internes. — 3, veine cave inférieure. — 4, rein droit. — 5, veine sus-hépatique. — 6, grande veine azygos recevant à gauche la petite azygos. — 7, veine cave supérieure. — 8, tronc veineux brachio-céphalique droit. — 9, veine jugulaire interne et artère carotide du côté droit. — 10, tronc veineux brachio-céphalique gauche. — 11, veine jugulaire interne et artère carotide primitive du côté gauche.

Petite veine azygos.—Appelée aussi *demi-azygos*, elle prend son origine de la même manière que la grande, mais à gauche. Ses affluents sont : les veines lombaires du côté gauche et les veines des quatre ou cinq derniers espaces intercostaux. Contenue, comme la grande azygos, dans le médiastin postérieur, elle croise la face antérieure de la colonne vertébrale, pour se jeter dans la grande azygos.

Tronc droit des veines intercostales supérieures. — Formé par la réunion des veines des deux, trois ou quatre premiers espaces intercostaux droits, il se dirige en dedans, pour se jeter dans l'une des grandes veines avoisinant le pédicule du poumon, sous-clavière, tronc brachio-céphalique, veine cave supérieure, grande veine azygos.

Tronc gauche des veines intercostales supérieures. — Identique à celui du côté droit, ce tronc veineux vient s'ouvrir également dans l'une des veines citées plus haut, mais plus souvent dans la grande ou dans la petite azygos.

Valvules. — Les valvules des quatre troncs qui forment le *système des azygos*, sont rares, mais elles existent. On en rencontre deux ou trois seulement sur le trajet de la grande azygos et une, non constante, à son embouchure. On en trouve également un très petit nombre dans la petite azygos, mais les troncs des intercostales supérieures n'en ont pas (1).

Coup d'œil général sur les vaisseaux thoraco-abdominaux. — La grande analogie existant entre les vaisseaux intercostaux et lombaires justifie leur réunion sous un même titre. Il y a autant d'artères que de vertèbres dorsales et lombaires, par conséquent, 17 en moyenne. L'aorte étant trop courte pour les fournir toutes, puisqu'elle correspond, en haut, à la troisième vertèbre dorsale, et en bas à la quatrième lombaire, et n'en fournissant que 11 à 13 de chaque côté (8 ou 9 intercostales, 3 ou 4 lombaires), on comprend que les intercostales supérieures et les lombaires inférieures doivent être fournies par des artères du voisinage.

(1) Les valvules des veines furent aperçues pour la première fois par Charles Estienne, en 1546 (*La dissect. des parties du corps humain*, Paris, p. 194). Il crut qu'elles avaient pour but d'empêcher le sang de rétrograder vers le foie, de l'engorger et d'y produire des douleurs. Il appela ces valvules *épiphyses*. En 1547, un médecin portugais, Amatus, vit, à Ferrare, les valvules situées à l'embouchure de l'azygos dans la veine cave. Dubois, surnommé Sylvius, professeur d'anatomie à Paris, vit les valvules des jugulaires, des brachiales, des crurales et des azygos. Enfin Fabrice d'Acquapendente dit qu'il a découvert les valvules en 1574 (*De venarum ostiolis*, Padoue, 1603, p. 1). Il les décrivit avec exactitude et il les fit représenter dans des dessins. En somme, c'est à Charles Estienne, qu'on doit attribuer la découverte des *valvules veineuses* qui furent décrites plus tard par Fabrice d'Acquapendente.

On a remarqué que chacune des artères thoraco-abdominales est fidèlement accompagnée par une veine et que les veines se jettent dans le système veineux sus-diaphragmatique en versant le sang qu'elles contiennent dans la veine cave supérieure. Mais il ne faudrait pas croire que les deux *systèmes caves* soient absolument indépendants. Ils communiquent par deux anastomoses principales, d'abord dans la paroi abdominale par l'anastomose des veines épigastriques et mammaires internes, et ensuite par l'anastomose des veines lombaires. En effet, les veines lombaires, dont les dernières appartiennent aux iliaques ou aux branches des iliaques, primitive ou interne, après avoir accompagné les artères lombaires au-dessous des arcades du psoas, sur les côtés du corps des vertèbres, s'ouvrent en partie dans la veine cave inférieure. Avant de franchir les arcades du psoas, ces veines s'anastomosent entre elles, vers les trous de conjugaison, et forment, par ces anastomoses, une *veine lombaire ascendante*, de chaque côté de la colonne vertébrale. Cette veine s'anastomose avec les veines rachidiennes. Telles sont les communications entre les deux *systèmes caves*, supérieur et inférieur.

§ 2. — ARTÈRES ET VEINES DIAPHRAGMATIQUES INFÉRIEURES

Dissection. — On doit préparer ces artères sur un sujet dont les plèvres n'auront pas été ouvertes. Sans cette condition, le diaphragme descend vers la cavité abdominale, et la préparation est difficile à faire. On enlève la paroi abdominale jusqu'aux cartilages costaux et jusqu'au sternum. On retire les viscères et l'on voit alors manifestement l'origine des artères.

Les *artères diaphragmatiques inférieures* naissent de l'aorte, immédiatement après son passage à travers le diaphragme, tantôt séparément, tantôt par un tronc commun; très souvent, elles viennent du tronc cœliaque.

Accompagnées par les nerfs du plexus diaphragmatique inférieur et par des lymphatiques, ces artères glissent sous le péritoine, se ramifient à la face inférieure du diaphragme, et s'anastomosent avec les diaphragmatiques supérieures (branches de la sous-clavière) et les intercostales.

Dans leur trajet, elles fournissent les *œsophagiennes inférieures*, qui vont se distribuer à la partie inférieure de l'œsophage, un *rameau* qui s'anastomose, en formant une arcade au-devant de l'orifice aortique du diaphragme, avec un rameau semblable du côté opposé, de petits rameaux, *hépatiques* et *pancréatiques*, et la *capsulaire supérieure* qui se porte à la capsule surrénale. Tous ces rameaux rampent sous le péritoine.

Les *veines diaphragmatiques inférieures* se réunissent le plus souvent pour se jeter dans la partie antérieure et supérieure de la veine cave inférieure, au-dessous du diaphragme.

Chaque artère diaphragmatique est accompagnée par deux veines pourvues de valvules. Elles suivent le même trajet et affectent les mêmes rapports. Elles reçoivent les *veines capsulaires supérieures*, quand elles existent.

— Après avoir étudié les branches collatérales pariétales de l'aorte et les veines qui leur correspondent, destinées aux parois du thorax et de l'abdomen, nous allons passer à l'étude des branches viscérales et des veines correspondantes.

3° Branches collatérales viscérales de l'aorte et veines qui les accompagnent.

§ 1. — ARTÈRES ET VEINES CORONAIRES

1° *Artères coronaires* (*artères du cœur*).

Ces artères se voient sans préparation : comme elles sont situées au-dessous du feuillet viscéral du péricarde, il suffit, pour les étudier, qu'elles soient injectées.

Les artères coronaires naissent de l'aorte, à 1 centimètre au-dessus de l'orifice aortique. Le point de leur origine est situé immédiatement au-dessus des valvules sigmoïdes, lorsqu'elles sont soulevées par le courant sanguin pendant la systole ventriculaire.

L'artère *coronaire*, ou *cardiaque gauche*, appelée aussi antérieure, naît à gauche de l'aorte, et se porte immédiatement sur la face antérieure du cœur, dans le sillon interventriculaire antérieur, jusqu'à la pointe du cœur, où elle s'anastomose avec celle du côté droit. Elle est entourée par du tissu graisseux, accompagnée par une veine, et recouverte par le feuillet viscéral du péricarde.

Elle fournit : 1° une branche considérable qui se porte dans le sillon auriculo-ventriculaire gauche et s'anastomose à la face postérieure du cœur avec l'artère du côté droit ; 2° un rameau qui s'enfonce dans la cloison interventriculaire ; 3° l'*artère graisseuse de Vieussens*, qui se porte sur les parois de l'artère pulmonaire, au milieu de la graisse qui l'entoure, et s'anastomose avec une branche semblable venue de l'artère du côté droit ; 4° des branches musculaires pour les parois du cœur.

Branches . . . . . . {
Auriculo-ventriculaire gauche.
Artère de la cloison.
Artère graisseuse de Vieussens.
Branches musculaires.

L'artère *coronaire* ou *cardiaque droite*, appelée aussi postérieure, vient de la partie droite de l'origine de l'aorte, se porte dans le sillon auriculo-ventriculaire droit, qu'elle parcourt, arrive à la face postérieure du cœur, et descend dans le sillon interventriculaire postérieur. Elle a des rapports identiques à ceux de l'artère du côté gauche. Elle s'anastomose avec la branche collatérale de l'artère coronaire gauche, à la face postérieure du cœur, et avec la terminaison de cette artère à la pointe. Elle fournit aussi un petit rameau qui va s'anastomoser sur l'artère pulmonaire avec celui de l'autre coronaire, et des rameaux musculaires pour les parois du myocarde. Cette anastomose complète le cercle artériel horizontal qui occupe la base des ventricules ; ce cercle est perpendiculaire au cercle vertical situé sur les deux faces jusqu'à la pointe du cœur.

Les artères coronaires sont les seuls vaisseaux qui alimentent le cœur. Comme ce muscle est d'une activité prodigieuse, ces artérioles sont envahies dès le début de l'*artério-sclérose*. Cette lésion prépare la *myocardite* pour un avenir plus ou moins lointain. L'*endartérite* et la *périartérite* des artères coronaires, en épaississant ces vaisseaux, produisent l'*anémie* du cœur (ischémie) et sont parfois la cause des crises de l'angine de poitrine.

2° *Veines coronaires* (*veines du cœur*).

Le sang artériel, après avoir nourri le myocarde et ses deux membranes séreuses, en traversant les capillaires, passe dans des veinules qui se portent de tous les points du myocarde jusqu'aux sillons du cœur, où se trouvent de petits troncs veineux, affluents de la *grande veine coronaire*.

Grande veine coronaire. — La grande veine coronaire prend naissance à la pointe du cœur et monte le long du sillon interventriculaire antérieur. Arrivée à la base des ventricules, à gauche de l'infundibulum, cette veine se coude à angle droit et forme un demi-cercle dans le sillon auriculo-ventriculaire gauche. Avant de s'ouvrir à la partie postérieure de l'oreillette droite, près de la cloison inter-auriculaire, elle présente un renflement, ou *sinus de la grande veine coronaire*. Ce sinus présente de particulier qu'il renferme une couche de fibres musculaires striées circulaires, se continuant avec les fibres musculaires du cœur.

La grande veine coronaire reçoit plusieurs affluents : 1° dans sa *portion interventriculaire antérieure*, des veinules venant de la paroi antérieure des deux ventricules et de la cloison interventriculaire ; 2° dans sa *portion auriculo-ventriculaire*, des veinules des parois de l'oreillette gauche et du ventricule gauche ; l'une, plus volumineuse, est la *veine du bord gauche du cœur;* 3° au moment de sa terminaison, au niveau même du sinus, la *veine de Marshall*, ou *veine oblique de l'oreillette gauche*, s'ouvrant à la partie supérieure du sinus, et contenue dans le *repli vestigial* du péricarde; 4° une veine venue de la paroi postérieure du ventricule gauche, et se jetant dans la partie externe du sinus, *veine postérieure du ventricule gauche;* 5° la *petite veine coronaire*, qui parcourt d'avant en arrière le sillon auriculo-ventriculaire droit, portant le sang des parties voisines du muscle cardiaque et se jetant dans le sinus à sa terminaison; 6° enfin, la *veine interventriculaire postérieure*, volumineuse, qui monte de la pointe du cœur vers sa base en grossissant et s'ouvre également à la partie inférieure du sinus.

Je fais remarquer que le cœur possède deux artères et une seule veine, et que chaque branche artérielle n'est accompagnée que par une branche veineuse.

La grande veine coronaire s'ouvrant dans l'oreillette droite, il était nécessaire que la *valvule de Thébésius*, située à son embouchure (voy. *Oreillette*) fît l'occlusion de cette embouchure. Si cette occlusion n'avait pas lieu, le myocarde recevrait de l'oreillette droite du sang veineux, ce qui entraverait la circulation et la nutrition du cœur. On trouve aussi des valvules plus ou moins complètes aux ouvertures des affluents dans la veine principale. Des auteurs pensent à tort que la valvule de Thébésius est insuffisante, parce qu'une injection passe facilement de l'oreillette droite du cœur dans la veine. Ce qui est insuffisant, ce n'est pas la valvule, mais le raisonnement, car il est impossible de réaliser le mode de fonctionnement normal de cette valvule, au moyen d'une injection mécanique qui distend les parois de cœur et pénètre dans la veine.

Les veinules renferment des valvules dans l'épaisseur des parois du cœur.

Veines pariétales. — Quelques veines de la surface du myocarde se jettent directement dans l'oreillette droite, au lieu de se jeter dans la grande veine coronaire. Ces *artères pariétales* naissent presque toutes de la paroi antérieure du ventricule droit, passent sur le sillon auriculo-ventriculaire droit, à droite de l'aorte, et s'ouvrent dans l'oreillette droite, un peu au-dessus de ce sillon. La plus importante, par son volume et par son existence constante, est la *veine de Galien* du cœur, qui parcourt le bord droit du cœur et vient s'ouvrir à la base de l'auricule droite. On appelle ces veines *veines cardiaques accessoires* (*venæ cordis minores*).

Veines intra-pariétales. — Les veines intra-pariétales sont de petites veines qui naissent dans l'épaisseur du myocarde et viennent s'ouvrir dans les cavités du cœur; on les appelle aussi *veines de Thébésius* (*venæ cordis minima*).

Les unes s'ouvrent dans l'oreillette droite, surtout du côté de la cloison interauriculaire et près de l'orifice auriculo-ventriculaire.

Quelques-unes se jettent dans l'oreillette gauche.

D'autres, nées dans les parois des ventricules, s'ouvrent dans ces cavités, près de la pointe du cœur (Langer, de Vienne, 1880). Parmi ces veines, quelques-unes seraient des *canaux de sûreté*, naissant des veinules de la grande veine coronaire ou des veines pariétales, et se portant directement aux cavités du cœur à travers le myocarde et l'endocarde (Langer).

Les ouvertures des veines pariétales et intra-pariétales dans le cœur sont connues, depuis Thébésius, sous le nom de *foramina* pour les grandes, et de *foraminula* pour les petites. Le foramen de la veine de Galien s'ouvre à la base de l'auricule droite. Lannelongue a décrit trois *foramina :* l'un en avant de l'extrémité gauche de l'auricule, le deuxième au voisinage de la veine cave supérieure et le troisième près de la valvule de Thébésius. Ces trois ouvertures paraissent réunies par des veines intra-pariétales. Les fibres striées des oreillettes se prolongent dans ces canaux veineux intra-pariétaux sous forme de couche à fibres circulaires.

On appelle *foraminula* les ouvertures des veines intra-pariétales ou veines de Thébésius. Ils sont nombreux dans l'*oreillette droite*, sur la cloison, et près de l'orifice auriculo-ventriculaire. Ils sont plus irréguliers dans l'*oreillette gauche;* ils ont été décrits par Bochdaleck. Les foraminula des *ventricules* sont des espèces de lacunes avoisinant la pointe du cœur; quelques-unes sont des dépressions, mais d'autres conduisent dans des veines intra-pariétales (Langer, 1880).

§ 2. — ARTÈRES BRONCHIQUES, MÉDIASTINES POSTÉRIEURES, ŒSOPHAGIENNES MOYENNES ET VEINES CORRESPONDANTES

1° Les *artères bronchiques*, au nombre de trois, naissent, tantôt séparément, tantôt par un tronc commun sur l'aorte, immédiatement après la crosse. Des trois artères, deux se portent au poumon gauche et une au poumon droit.

Étant destinées à la nutrition du poumon et non à charrier le sang de l'hématose, ces artères fonctionnent avant comme après la naissance. Elles accompagnent les divisions bronchiques jusqu'aux lobules pulmonaires, et se terminent dans l'épaisseur des divisions bronchiques et dans les parois des vaisseaux pulmonaires dont elles forment les *vasa vasorum*. Ce sont donc les *artères nourricières* du poumon. Haller, qui a particulièrement étudié ces artères, a vu celles du côté droit naître fréquemment de la crosse aortique ou de la première intercostale aortique.

Les *veines bronchiques*, au nombre de deux, une pour chaque poumon, naissent des capillaires des artères bronchiques, descendent vers le hile du poumon, dépourvues de valvules, et se jettent, généralement, la droite dans la grande veine azygos, la gauche dans la petite.

2° Les *artères médiastines postérieures* sont de petites artères de volume variable, qui naissent de la face antérieure de l'aorte descendante et qui se perdent dans la plèvre médiastine, dans le sac fibreux du péricarde, dans les ganglions lymphatiques et dans le tissu conjonctif situé au niveau du pédicule du poumon.

Les *veines médiastines postérieures* suivent le trajet des artères et se réunissent en deux petits troncs, qui se jettent dans le tronc brachio-céphalique correspondant. Elles sont dépourvues de valvules.

3° Les *artères œsophagiennes moyennes* naissent de la face antérieure de l'aorte thoracique descendante. En nombre variable (de 4 à 8), elles se rendent vers la partie moyenne de l'œsophage, en s'anastomosant, d'une part, avec les œsophagiennes supérieures venues de la thyroïdienne inférieure, et, d'autre part, avec les œsophagiennes inférieures fournies par la diaphragmatique inférieure et la coronaire stomachique.

Les *veines œsophagiennes moyennes* forment de petits troncs, qui se jettent dans la petite azygos ou dans le tronc gauche des veines intercostales supérieures. Elles n'ont pas de valvules.

— Les artères qui viennent d'être décrites sont les branches viscérales de l'aorte thoracique. Passons à l'étude de celles de l'aorte abdominale, qui sont au nombre de six. Trois de ces artères se rendent à l'appareil génito-urinaire (rénale, capsulaire moyenne, spermatique ou utéro-ovarienne), et les trois autres à la portion sous-diaphragmatique du tube digestif (tronc cœliaque, mésentérique supérieure, mésentérique inférieure).

§ 3. — ARTÈRE ET VEINE RÉNALES OU ÉMULGENTES

Dissection. — Les vaisseaux rénaux se trouvent préparés lorsqu'on a enlevé les intestins et le péritoine ; on devra conserver l'aorte et la veine cave.

Artère rénale. — L'artère rénale, très volumineuse, naît de l'aorte, au niveau de la deuxième vertèbre lombaire, et se porte transversalement au dehors, vers le hile du rein.

Cette artère est quelquefois double ou triple.

L'artère rénale fournit la *capsulaire inférieure* et plusieurs rameaux à l'atmosphère graisseuse du rein. La capsulaire se porte en haut et en dehors, entre la face antérieure du psoas et le péritoine ; elle se jette dans la capsule surrénale, et s'anastomose avec les capsulaires, ou surrénales supérieure et moyenne.

L'artère rénale est située en arrière de la veine rénale et du péritoine, en avant du bassinet, sur la face antérieure de la colonne vertébrale, des piliers du diaphragme et du psoas. Celle du côté droit passe, en outre, en arrière de la veine cave inférieure.

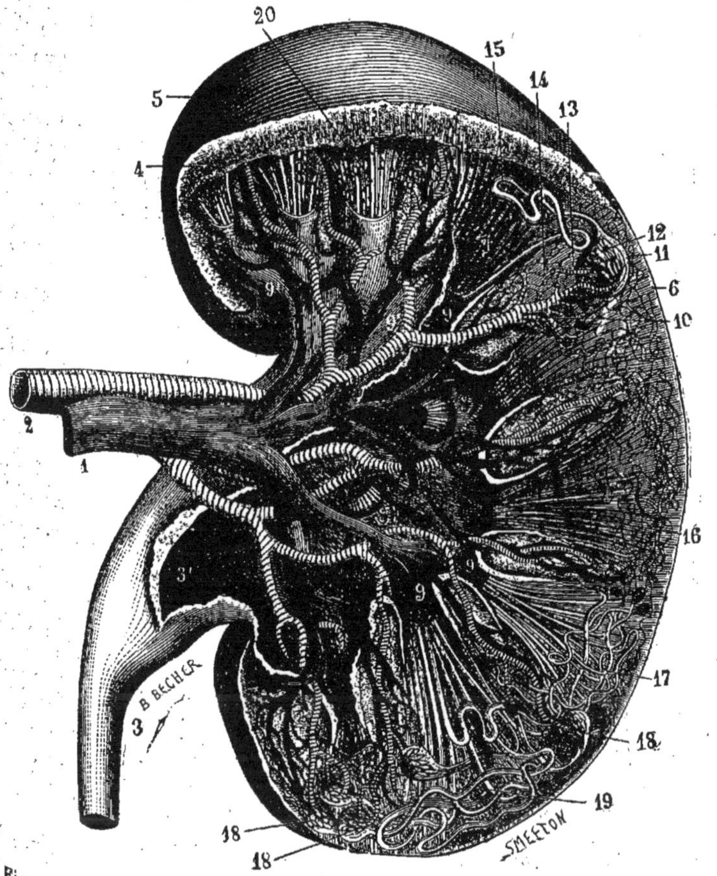

Fig. 569. — Coupe schématique du rein, montrant la structure complète.

1, veine. — 2, artère. — 3, uretère. — 3', bassinet. — 8, 8, mamelon dont le calice a été ouvert. — 9, 9, ouvertures des tubes sur les mamelons. — 11, 12, 18, glomérules du rein et capsules de Bowman. — 15, 17, 19, portion tortueuse des tubes du rein.

Elle est ordinairement un peu plus longue que celle du côté gauche.

Les branches terminales se portent dans le parenchyme rénal; elles se terminent, pour la plupart, par les *glomérules de Malpighi*, qui affectent les rapports les plus intimes avec les tubes urinifères (voy. *Rein*).

Veine rénale. — La veine rénale, également très volumineuse, suit le trajet de l'artère. Elle porte le sang du rein à la veine cave inférieure, qui présente, au niveau de son abouchement, une dilatation appelée *sinus rénal*. Le rein droit, étant situé plus bas que le gauche, la veine rénale est un peu oblique en haut, tandis que la gauche est transversale. La veine rénale et ses divisions sont dépourvues de valvules. Comme la veine cave inférieure est située à droite de la ligne médiane, sur la colonne vertébrale, la veine rénale gauche est un peu plus longue que la droite et elle passe en avant de l'aorte et de l'artère correspondante.

Le péritoine des deux feuillets du mésentère se dirige vers la face antérieure des reins. Il applique les vaisseaux rénaux contre la paroi abdominale postérieure. L'artère et la veine rénale correspondent au bord inférieur de la deuxième vertèbre lombaire. Ces vaisseaux sont aussi en rapport avec les ganglions lymphatiques du rein.

La veine rénale reçoit les veines correspondant aux branches artérielles, c'est-à-dire la veine *capsulaire inférieure* venue de la capsule surrénale, et les *veines adipeuses*, de l'atmosphère graisseuse du rein.

Verneuil (1) a décrit un groupe de veinules sortant du hile du rein, se portant vers les troncs veineux voisins, et pouvant suppléer la circulation de la veine rénale. En 1888, Lejars a décrit sous le nom de *réno-azygo-lombaire*, une anastomose existant très fréquemment et s'étendant de la partie postérieure de la veine rénale à la petite azygos et à une veine lombaire, en se bifurquant. Cette anastomose se rencontrerait plus souvent à gauche.

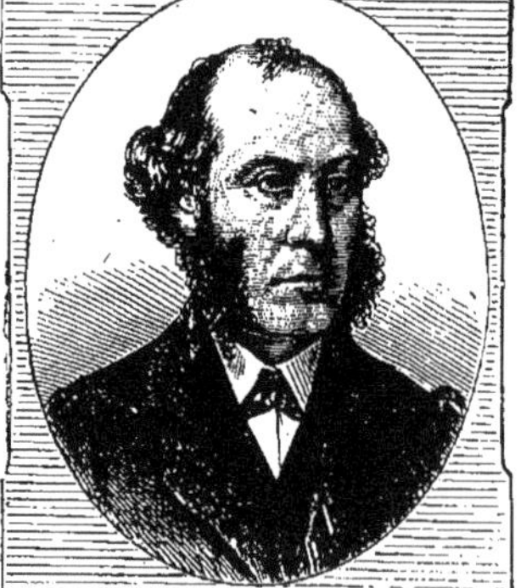

Fig. 570.

§ 4. — ARTÈRE ET VEINE CAPSULAIRE MOYENNE

Artère capsulaire moyenne. — L'artère capsulaire moyenne, ordinairement double, vient de l'aorte, au-dessus de l'origine de la rénale. Elle se porte en arrière et en dehors, dans le tissu conjonctif qui sépare le péritoine des piliers du diaphragme. Elle se ramifie

(1) Verneuil (Aristide-Auguste), né à Paris en 1823, mort en 1895. Agrégé d'anatomie en 1853, professeur de pathologie externe en 1868, professeur de clinique chirurgicale en 1872.

sur les deux faces des capsules surrénales et, avant d'y pénétrer, elle s'anastomose avec la capsulaire supérieure fournie par la diaphragmatique inférieure, et avec la capsulaire inférieure, branche de la rénale.

Veines capsulaires moyennes. — Les veines capsulaires moyennes, dépourvues de valvules, rapportent le sang des artères capsulaires, et se jettent dans la veine cave inférieure, au-dessous des veines diaphragmatiques. Souvent, les veines du côté gauche se jettent dans la rénale.

§ 5. — ARTÈRES ET VEINES SPERMATIQUES

Artère spermatique. — L'artère spermatique, analogue à l'artère *utéro-ovarienne* de la femme, naît de la partie antérieure de l'aorte, au-dessous des rénales.

Chez l'embryon, elle se dirige transversalement en dehors, et se rend au testicule situé dans la région rénale, mais à mesure que le testicule descend, chez le fœtus, l'artère s'allonge, et elle s'allonge encore davantage, lorsque, à la naissance, le testicule descend dans le scrotum.

Ces artères, nées isolément ou par un tronc commun, descendent presque verticalement, entre le péritoine et le psoas, en croisant la direction de l'uretère. Elles arrivent dans la fosse iliaque, en passant, la droite sous la terminaison de l'intestin grêle, la gauche au-dessous du côlon iliaque ; puis elles pénètrent dans le canal inguinal, qu'elles parcourent, en faisant partie du cordon spermatique, qu'elles accompagnent jusqu'aux testicules. Elles sont accompagnées par les lymphatiques du testicule jusqu'aux ganglions lombaires.

Ces artères fournissent de nombreuses *branches collatérales :* 1° une petite artère qui se porte dans la partie inférieure de l'atmosphère graisseuse du rein, et qui a paru constante à Haller ; 2° de petits rameaux urétéraux, et ganglionnaires pour les ganglions lombaires ; 3° quelques rameaux aux éléments du cordon spermatique.

L'artère spermatique finit par deux branches terminales : l'*artère testiculaire* pour le testicule, et l'*artère épididymaire* pour l'épididyme.

Veines spermatiques. — Les veines spermatiques portent à la veine cave inférieure le sang fourni au testicule et à l'épididyme par l'artère spermatique. Ces veines, fort nombreuses, font d'abord partie du cordon spermatique, puis elles parcourent le canal inguinal et passent sous le péritoine de la fosse iliaque, en s'anastomosant entre elles, *plexus pampiniforme*. Elles remontent, en accom-

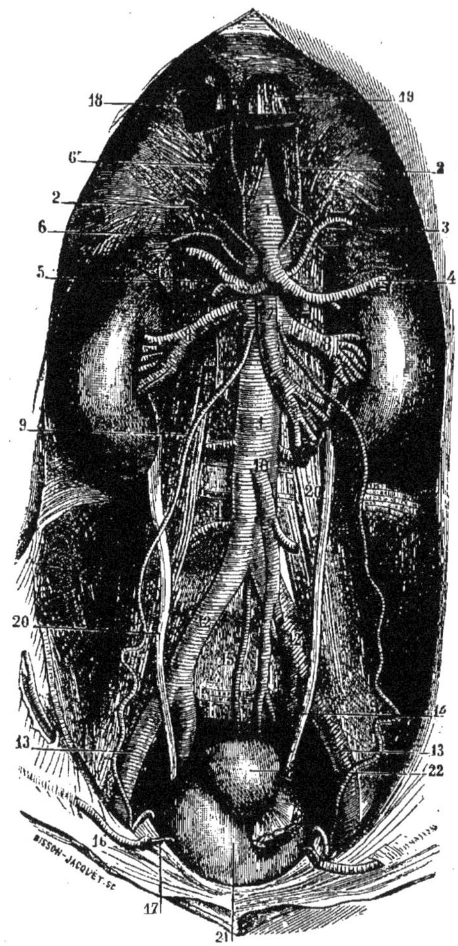

Fig. 571. — Branches de l'aorte abdominale chez l'homme.

1, 1, tronc de l'aorte. — 2, 2, artères diaphragmatiques inférieures. — 3, artère splénique. — 4, artère coronaire stomachique. — 5, artère hépatique. — 6, artère capsulaire moyenne. — 6', rameau de la diaphragmatique inférieure du côté droit. — 7, artère mésentérique supérieure. — 8, 8, artères rénales. — 9, 9, artères spermatiques. — 10, artère mésentérique inférieure. — 11, dernière lombaire. — 12, 12, artères iliaques primitives. — 13, 13, artères iliaques externes. — 14, artère iliaque interne. — 15, artère sacrée moyenne. — 16, artère épigastrique droite. — 17, rameau artériel anastomotique, étendu de l'épigastrique à l'obturatrice. — 18, coupe de la veine cave inférieure. — 19, coupe de l'œsophage. — 20, uretère du côté droit. — 21, vessie. — 22, rectum.

pagnant l'artère de même nom, et en croisant l'uretère ; à ce niveau elles sont sous-péritonéales et situées en avant du psoas.

Les deux veines spermatiques se terminent différemment ; la droite se jette au-dessous des veines rénales, dans la veine cave inférieure, dont elle suit à peu près la direction. La veine spermatique gauche, au lieu de se rendre dans la veine cave comme la droite, se jette dans la veine rénale gauche, de sorte que le sang de la veine spermatique gauche tombe perpendiculairement sur le courant de la veine rénale, ce qui explique pourquoi le courant sanguin de cette veine se ralentit et favorise la formation du varicocèle. La plus grande longueur de la veine spermatique gauche favorise aussi son développement, de même que la compression exercée sur cette veine par le côlon iliaque chargé de matières fécales. Ajoutons que la stase sanguine est encore favorisée par l'absence presque complète de valvules dans ces longues veines.

Les veines spermatiques se trouvent divisées en deux groupes dans le cordon, un *antérieur* situé en avant du canal déférent et de l'artère spermatique, et composé de 5 ou 6 veines, et un *postérieur*, beaucoup plus petit, en arrière du canal déférent et de l'artère déférentielle. En pénétrant dans l'abdomen, après avoir parcouru le canal inguinal, le groupe veineux postérieur se réunit en un seul tronc, qui se rend dans la veine épigastrique, tandis que le groupe veineux antérieur forme la véritable veine spermatique et le plexus pampiniforme. C'est de ce plexus que part un seul tronc, la veine spermatique.

Dans leur trajet, les veines spermatiques reçoivent des veinules des régions qu'elles parcourent (cordon, uretère, psoas, etc.).

Artère utéro-ovarienne. — De même que la spermatique, l'artère utéro-ovarienne suit la migration de l'ovaire, de la région rénale vers le petit bassin. Elle descend entre le psoas et le péritoine, comme l'artère spermatique. Son *origine* a lieu sur l'aorte, comme la spermatique, et sa *terminaison* se fait vers les angles de l'utérus, par une bifurcation : elle fournit une branche interne ou utérine et une branche externe ou tubo-ovarienne. Ces branches se terminent en formant des artères *hélicines* (fig. 572).

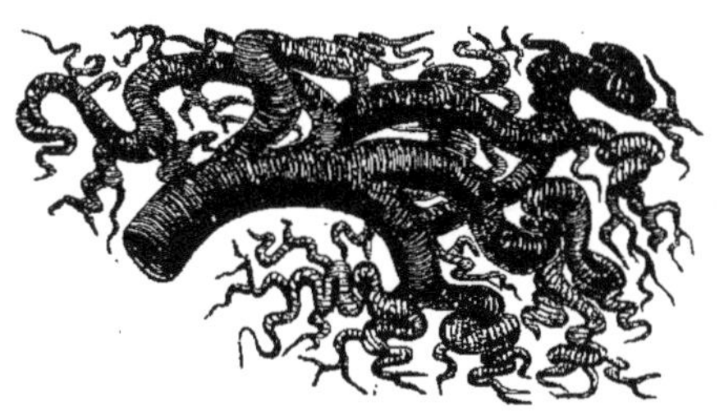

Fig. 572. — Ramifications terminales hélicines; de l'artère utéro-ovarienne, d'après Rouget.

Veines utéro-ovariennes. — Nées de la terminaison de l'artère utéro-ovarienne, les veines utéro-ovariennes forment, comme les veines spermatiques, un plexus pampiniforme qui se fusionne en un seul tronc veineux. Ces deux veines, comme les spermatiques, se terminent différemment; la droite va à la veine cave inférieure et la gauche perpendiculairement à la veine rénale gauche.

§ 6. — ARTÈRES ET VEINES DE LA DIGESTION

Les branches viscérales de l'aorte abdominale se rendent aux viscères abdominaux pour leur distribuer le sang nutritif. Une grande portion du sang va au rein, organe épurateur du liquide sanguin, qui extrait de ce liquide, à mesure qu'il le traverse, les déchets en dissolution dans le sang (1 goutte environ par 2 secondes 1/2). Une petite portion va à l'utérus et à l'ovaire de la femme, et au testicule de l'homme où est formé le sperme. Trois artères considérables vont à la portion sous-diaphragmatique du tube digestif et à ses annexes. Je les appelle les *artères de la digestion* pour bien faire voir la destination spéciale de ces vaisseaux, dont la totalité du sang, qui s'est chargé de la portion nutritive des aliments, se rend dans une veine spéciale, la *veine de la digestion*, la *veine porte*.

Les trois *artères de la digestion* sont : le *tronc cœliaque* qui se rend au foie, au pancréas, à la rate, à l'estomac et au duodénum; la *mésentérique supérieure* qui se distribue à l'intestin grêle et à la moitié droite du gros intestin; la *mésentérique inférieure*, destinée à la moitié gauche du gros intestin.

A. — *Tronc cœliaque.*

Ce nom signifie artère ventrale (de *coylia*, κοιλία, ventre). On appelle encore cette artère *trépied cœliaque* (Haller) ; *tronc opistho-gastrique* (Chaussier).

Dissection. — On enlève les viscères abdominaux, en laissant en place le foie, ou au moins sa partie postérieure jusqu'au sillon transverse, le pancréas et le duodénum.

On dissèque ensuite le tronc cœliaque, en étudiant ses rapports ; on voit l'artère splénique, flexueuse, sur le bord supérieur du pancréas, les branches qu'elle fournit, l'artère hépatique et ses branches. On étudie la coronaire stomachique, la pylorique et les gastro-épiploïques sur l'estomac préalablement séparé.

Impair et médian, le tronc cœliaque naît de l'aorte, immédiatement au-dessous de la diaphragmatique, se porte directement en avant dans une étendue de 10 à 15 millimètres, et aussitôt il se divise en trois branches : hépatique, splénique, coronaire stomachique, qui donnent à leur tour de nombreuses ramifications.

Le tronc cœliaque est en rapport : en haut, avec le lobule de Spigel; en bas, avec le bord supérieur du pancréas; à gauche, avec l'œsophage. Il est entouré par le plexus solaire et par de nombreux ganglions lymphatiques.

Le tronc cœliaque donne trois branches : l'*hépatique*, la *splénique* et la *coronaire stomachique*.

Tronc cœliaque.	Hépatique.	Pylorique. Gastro-épiploïque gauche. Cystique.
	Splénique.	Pancréatiques. Gastro-épiploïque gauche. Vaisseaux courts.
	Coronaire stomachique.	Cardiaques. Gastriques. Œsophagiennes inférieures.

1° Artère hépatique (fig. 571,5). — L'hépatique se porte à droite et un peu en haut, vers le hile du foie. Pendant son trajet qui varie de 6 à 8 centimètres, cette artère croise la partie antérieure de la veine cave et se place en avant de la veine porte, à gauche des canaux biliaires ; elle concourt à la formation du pédicule du foie. Avec la veine porte, elle constitue le bord antérieur de l'*hiatus de Winslow* ; elle est située dans l'épaisseur de l'épiploon gastro-hépatique.

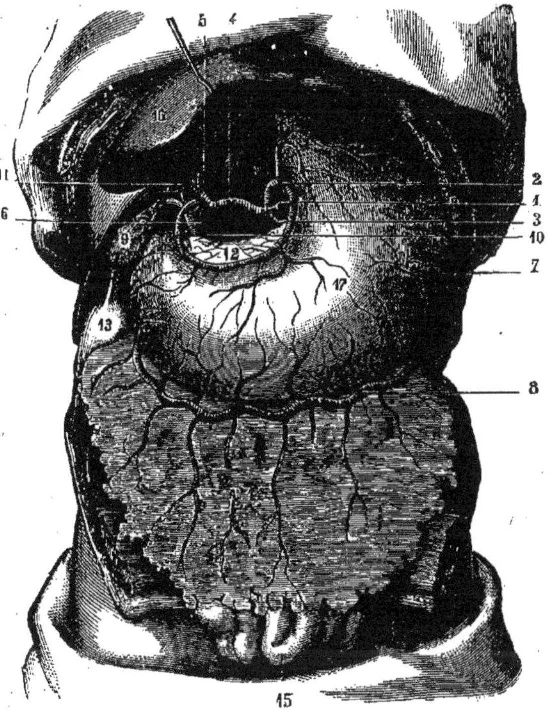

Fig. 573. — Tronc cœliaque et ses branches.

1, tronc cœliaque. — 2, artère coronaire stomachique, donnant l'œsophagienne inférieure. — 3, artère splénique. — 4, artère hépatique. — 5, bifurcation de l'artère hépatique dans le foie. — 6, artère gastro-épiploïque droite. — 7, artère gastro-épiploïque gauche. — 8, artère pylorique. — 9, vésicule biliaire. — 10, conduit cholédoque. — 11, conduit hépatique. — 12, bord supérieur du pancréas. — 13, coude droit du côlon transverse, uni à la vésicule biliaire par une bride accidentelle. — 14, grand épiploon. — 15, intestin grêle. — 16, foie relevé avec un crochet. — 17, estomac.

L'artère hépatique est entourée par les ramifications du plexus hépatique.

Ses *branches terminales*, au nombre de deux, pénètrent dans le hile du foie et se distribuent à ses deux lobes. Elle pénètre dans la capsule de Glisson (voy. *Foie*) avec la veine porte, les canaux biliaires et les nerfs. Elle est entourée, comme tous ces organes, par la capsule de Glisson. Les lymphatiques rampent à l'extérieur de cette capsule.

Elle fournit trois *branches collatérales* : la *pylorique*, la *gastro-épiploïque droite* et la *cystique*, entourées par le plexus nerveux de même nom.

a. *Pylorique* (fig. 573,8). — La pylorique se porte en bas, vers le bord supérieur du pylore, dans l'épaisseur de l'épiploon gastro-hépatique, et donne des branches aux deux faces du pylore. Elle se termine en s'anastomosant avec la *coronaire stomachique*.

b. *Gastro-épiploïque droite* (fig. 573). — La gastro-épiploïque droite se porte en bas, derrière la première portion du duodénum, passe au-devant de la tête du pancréas et vient se terminer à la grande courbure de l'estomac, où elle finit en s'anastomosant avec la gastro-épiploïque gauche. Cette artère fournit, au niveau de la tête du pancréas, la *pancréatico-duodénale*, qui se perd dans le pancréas et dans le duodénum ; puis elle fournit des *rameaux gastriques* aux deux faces de l'estomac, et des *rameaux épiploïques* au grand épiploon.

La *pancréatico-duodénale* se dirige vers le point de réunion de la tête du pancréas avec la deuxième portion du duodénum, et se termine dans ces deux régions, en s'anastomosant avec les artères voisines, c'est-à-dire, celles du duodénum avec la *pylorique* et les artères de l'intestin grêle, celles de la tête du pancréas avec les *pancréatiques* fournies par la splénique et la mésentérique supérieure.

Les *rameaux gastriques* vont aux deux faces de l'estomac et s'anastomosent avec les rameaux gastriques de la *pylorique*, de la *coronaire stomachique* et de la *gastro-épiploïque gauche*.

Les *rameaux épiploïques* sont longs et grêles; ils descendent dans l'épaisseur du feuillet antérieur du grand épiploon, se renversent vers le bord libre de ce repli, et remontent entre les lames du feuillet postérieur pour s'anastomoser avec les *coliques supérieures*, branches de la mésentérique supérieure.

c. *Cystique*. — La cystique se dirige vers la vésicule biliaire; elle donne un rameau à la face inférieure de la vésicule et un rameau à la face supérieure, entre la vésicule et le foie. Ces deux rameaux se perdent dans les parois de la vésicule biliaire.

2° Artère splénique (fig. 577). — La splénique, la plus volumineuse des trois branches du tronc cœliaque, se dirige à gauche en décrivant des flexuosités, et se termine dans le hile de la rate.

Dans son trajet, elle parcourt une gouttière creusée dans le bord supérieur du pancréas, au niveau duquel elle est entourée par un grand nombre de ganglions lymphatiques et de filets nerveux qui se rendent à la rate. Elle est située en arrière de l'estomac, en avant du rein gauche et de la capsule surrénale gauche.

La veine splénique suit la face postérieure du pancréas, au-dessous de l'artère.

L'artère splénique donne trois branches collatérales : les pancréatiques, la gastro-épiploïque gauche et les vaisseaux courts.

a. *Pancréatiques.* — Les pancréatiques se terminent dans le pancréas; elles sont petites, nombreuses, et viennent de la splénique pendant son trajet. Elles se ramifient dans le pancréas et se distribuent aux parois des acini. Elles s'anastomosent avec la pancréatico-duodénale.

b. *Gastro-épiploïque gauche* (fig. 573,7). — Cette artère se dirige en bas vers la grosse tubérosité, gagne la grande courbure de l'estomac, s'anastomose avec la gastro-épiploïque droite et fournit comme elle, des rameaux gastriques et des rameaux épiploïques identiques à ceux de la gastro-épiploïque droite.

c. *Vaisseaux courts.*—Les vaisseaux courts, *vasa breviora,* naissent à la partie supérieure et presque terminale de la splénique; ils sont nombreux, de petit volume, et se portent de dehors en dedans vers la grosse tubérosité de l'estomac, où ils se terminent en s'anastomosant avec les rameaux gastriques et cardiaques.

Les vaisseaux courts, *vasa breviora* des anciens, ne diffèrent pas des autres branches artérielles. Les anciens qui n'avaient aucune idée de la digestion, supposaient que ces vaisseaux étaient chargés de porter à l'estomac un suc spécial fabriqué par la rate pour la digestion des aliments.

3° **Coronaire stomachique.** — La coronaire stomachique, branche antérieure du tronc cœliaque, naît souvent de la partie supérieure du tronc cœliaque. Elle se dirige en haut et à gauche vers l'œsophage, puis descend, pour parcourir la petite courbure de l'estomac dans toute son étendue, entre les feuillets du petit épiploon.

Elle donne trois sortes de rameaux collatéraux :

Des *rameaux cardiaques*, qui se portent en avant et en arrière du cardia, et dans les parois de l'estomac:

Des *rameaux gastriques*, pour les deux faces de l'estomac;

Des *rameaux œsophagiens,* fournis quelquefois par la diaphragmatique inférieure, qui se rendent à la partie inférieure de l'œsophage, et s'anastomosent avec les œsophagiennes moyennes venues de l'aorte.

Les *branches terminales* de la coronaire stomachique s'anastomosent, à la partie supérieure du pylore, avec la pylorique.

B. — *Artère mésentérique supérieure* (fig. 574.)

Dissection. — Pour préparer l'artère mésentérique supérieure, on rejette l'intestin grêle à gauche, on relève le côlon transverse sur la paroi thoracique et l'on incise verticalement le feuillet du péritoine qui se porte de la face droite du mésentère, vers le côlon ascendant. On prend les deux lèvres de l'incision, et l'on détache le péritoine jusqu'à l'intestin grêle d'un côté, et jusqu'au côlon ascendant de l'autre. On voit alors l'artère mésentérique au milieu de la graisse qui remplit le mésentère.

Il faut avoir soin de ménager la veine grande mésaraïque, qui l'accompagne jusqu'à ses moindres ramifications. Il est inutile, lorsqu'on prépare l'artère, de chercher à conserver les chylifères et les nerfs vaso-moteurs qui cheminent sur leur paroi. On étudie alors l'artère et toutes ses branches ; puis on examine de quelle manière celles-ci se perdent dans les tuniques de l'intestin.

Impaire et médiane, cette artère naît de la face antérieure de l'aorte, à 1 ou 2 centimètres au-dessous du tronc cœliaque, et se porte entre les deux feuillets du mésentère en passant en arrière du pancréas, sur le bord inférieur duquel elle forme une échancrure, et en avant du duodénum, qu'elle sépare de l'intestin grêle proprement dit.

Elle est située, à ce niveau, à gauche de la veine grande mésaraïque. Plus bas, elle est située dans le mésentère et décrit une courbe à concavité droite, dont l'extrémité inférieure correspond au cæcum. Elle est entourée par les ramifications du plexus mésentérique supérieur.

A son origine, elle fournit plusieurs petits *rameaux* au pancréas et au duodénum ; plus bas, au-dessous du pancréas, elle fournit une *pancréatico-duodénale*, et les *vasa vasorum* de la veine grande mésaraïque qui l'accompagne.

Elle fournit quelquefois l'hépatique et souvent des branches hépatiques accessoires.

De sa concavité naissent trois branches qui vont à la partie droite du gros intestin : ce sont les coliques droites. De sa convexité naissent un grand nombre de rameaux qui se portent, en suivant le mésentère, dans l'intestin grêle. Après avoir fourni tous ces rameaux, cette artère se termine à l'extrémité inférieure de l'intestin grêle et au cæcum.

Branches collatérales . .	Pancréatiques.
	Duodénales.
	Pancréatico-duodénale.
	Colique supérieure droite.
	— moyenne droite.
	— inférieure droite.
	Branches de l'intestin grêle.

1° Pancréatiques. — Les pancréatiques sont de petites branches que la mésentérique fournit au pancréas, au moment où elle passe dans l'échancrure de son bord inférieur. Elles se distribuent dans le tissu du pancréas, et s'anastomosent avec les pancréatiques de la splénique et de la pancréatico-duodénale.

Ces rameaux sont souvent remplacés par une seule branche de la mésentérique.

2° **Duodénales**. — Les duodénales viennent aussi de l'origine de la mésentérique. Elles se jettent dans la troisième portion du duodénum.

Ces artères, qui manquent souvent, s'anastomosent avec les branches de la pancréatico-duodénale fournie par la coronaire stomachique.

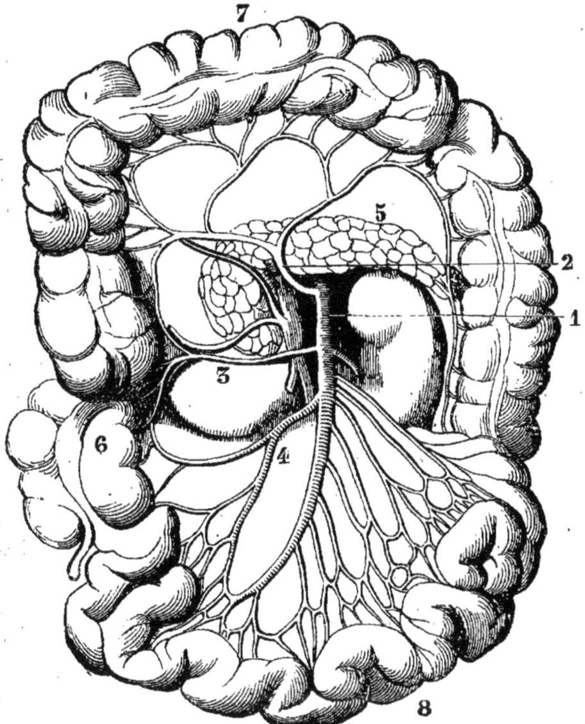

Fig. 574. — Montrant l'artère mésentérique supérieure, la veine grande mésaraïque et le pancréas.

1, artère mésentérique supérieure accompagnée par la veine. — 2, côlique supérieure droite. — 3, colique moyenne. — 4, côlique inférieure. — 5, pancréas. — 6, cæcum. — 7, côlon transverse. — 8, intestin grêle et artères qu'il reçoit.

3° **Pancréatico-duodénale**. — La pancréatico-duodénale est une petite branche que fournit la mésentérique au moment où elle passe entre le pancréas et le duodénum ; elle est moins volumineuse que celle qui vient de la gastro-épiploïque droite, et se perd dans le pancréas et le duodénum, en s'anastomosant, dans le pancréas, avec les autres artères pancréatiques.

4° **Colique supérieure droite** (fig. 574,2). — La colique supérieure droite part isolément de la partie supérieure de la concavité que forme la mésentérique supérieure. Elle glisse sous le péritoine qui s'étend du mésentère au côlon, dans le tissu cellulaire sous-péritonéal ; elle arrive à la face postérieure du côlon, où elle se bifurque. La branche supérieure de la bifurcation suit les parois du côlon ascendant et glisse au-dessous du côlon transverse, pour former, avec la colique supérieure gauche, une anastomose en arcade ou par inosculation. La branche inférieure s'anastomose en arcade avec la colique moyenne, de même que celle-ci s'anastomose avec l'inférieure. De ces anastomoses naissent d'autres branches qui se portent dans les parois du côlon.

5° **Colique moyenne droite.** — La colique moyenne droite (fig. 574,3) prend naissance vers le milieu de la courbe que décrit la mésentérique supérieure ; elle se porte directement en dehors en glissant entre le péritoine et la région lombaire, se bifurque pour s'anastomoser avec les coliques supérieure et inférieure, et forme avec elles des arcades d'où naissent d'autres rameaux qui vont se jeter dans les parois du côlon ascendant.

6° **Colique inférieure droite.** — La colique inférieure droite (fig. 574, 4) nait à la partie inférieure de la concavité de la mésentérique inférieure ; elle se porte en dehors, affecte les mêmes rapports que la colique moyenne, s'anastomose avec la branche inférieure de la même artère et avec la terminaisen de la mésentérique supérieure, pour se terminer dans les parois du cæcum et du côlon ascendant.

7° **Branches intestinales.** — Les branches de l'intestin grêle (fig. 574), au nombre de quinze à vingt, se portent dans l'épaisseur du mésentère vers l'intestin grêle ; elles s'anastomosent entre elles, forment des arcades dès qu'elles naissent des branches et se divisent pour former une nouvelle série d'arcades, et ainsi de suite jusqu'à quatre et cinq séries ; puis ces artères vont se terminer dans les parois de l'intestin grêle par deux branches qui se portent sur les deux faces de l'intestin.

Pour donner une idée de l'étendue de ces arcades, il faut simplement ne pas oublier que la longueur de l'intestin grêle est de 7 à 8 mètres.

C. — *Artère mésentérique inférieure.*

Venue de l'aorte, à 3 ou 4 centimètres au-dessus de sa terminaison, l'artère mésentérique inférieure se porte en bas, en passant au-dessous du péritoine, et décrit une courbe à concavité droite. Accompagnée par le nerf du plexus mésentérique inférieur elle passe en avant du psoas gauche, du carré des lombes et du feuillet antérieur de l'aponévrose du muscle transverse gauche de l'abdomen ; elle croise la crête iliaque gauche, la face supérieure du muscle iliaque, et pénètre dans le mésocôlon iliaque et dans le

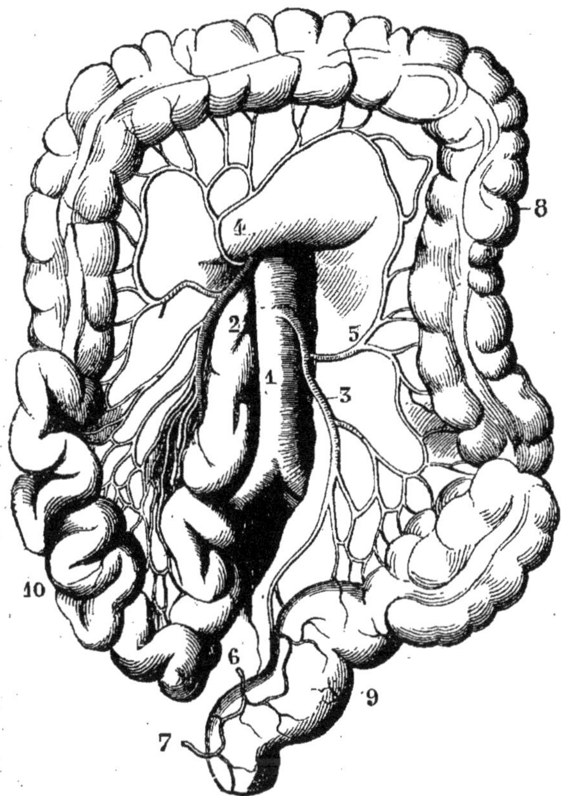

Fig. 575. — Artères mésentériques. L'intestin grêle est rejeté à droite.
1, aorte. — 2, mésentérique supérieure. — 3, mésentérique inférieure avec les trois coliques gauches. — 4, colique droite supérieure. — 5, colique gauche supérieure. — 6, hémorroïdale moyenne. — 7, hémorroïdale inférieure. — 8, côlon descendant. — 9, rectum. — 10, intestin grêle.

mésorectum. Dans son trajet, elle fournit les coliques gauches, et se termine par les hémorroïdales supérieures.

Dissection. — Enlevez l'intestin grêle, écartez du côté gauche le côlon iliaque et descendant, et rejetez le côlon transverse sur la paroi thoracique. Enlevez le feuillet du péritoine situé à gauche de la colonne vertébrale, en le décollant de dedans en dehors, jusqu'au gros intestin. Vous verrez alors la mésentérique inférieure accompagnée par la veine petite mésaraïque.

Branches terminales. . . .	Hémorroïdale supérieure droite. — — gauche.
Branches collatérales . . .	Colique supérieure gauche. — moyenne gauche. — inférieure gauche.

1° **Hémorroïdales supérieures**. — Les hémorroïdales supérieures sont les branches terminales de la mésentérique inférieure; elles se portent de chaque côté de la partie moyenne du rectum; elles donnent des branches nombreuses, qui pénètrent entre les tuniques du rectum pour se terminer à la muqueuse. Ces branches s'anastomosent avec les autres *hémorroïdales*.

2° **Colique supérieure gauche.** — La colique supérieure gauche (fig. 575,5) vient de la mésentérique inférieure; immédiatement après son origine, elle glisse dans le tissu cellulaire sous-péritonéal, entre le péritoine et le muscle transverse, et se bifurque comme celle du côté droit. La branche supérieure va s'anastomoser par inosculation avec la branche supérieure de la colique supérieure droite, au-dessous du côlon. De cette arcade artérielle naissent des rameaux épiploïques qui s'anastomosent, dans l'épaisseur du grand épiploon, avec ceux qui viennent des artères gastro-épiploïques. La branche supérieure s'anastomose avec une branche de la colique moyenne gauche pour former une arcade d'où naissent des rameaux qui se perdent dans le côlon descendant.

3° **Colique moyenne gauche.** — La colique moyenne gauche se comporte comme celle du côté droit. Elle naît souvent d'un tronc commun avec la colique supérieure et se jette dans le côlon descendant.

4° **Colique inférieure gauche.** — (fig. 575,3). Cette artère prend naissance vers le tiers inférieur de la mésentérique ; elle se porte en bas et à gauche dans le tissu cellulaire sous-péritonéal, passe dans le mésocôlon iliaque et s'anastomose avec la branche inférieure de la colique moyenne gauche, pour donner naissance aux rameaux qui se perdent dans l'épaisseur du côlon iliaque.

D. — *Veines portes, veines de la digestion.*

Toutes les veines de l'abdomen se rendent dans la veine cave inférieure. Elles se divisent en deux groupes : l'un, formé par les veines venues de toute la portion sous-diaphragmatique du tube digestif et de ses annexes, constitue la veine porte, qui se jette dans la veine cave inférieure après avoir traversé le foie.

L'autre est formé par les veines des parois de la cavité abdominale et par les veines des organes sécréteurs de l'urine et du sperme, c'est-à-dire des reins et des testicules. Ces veines se jettent dans la veine cave inférieure, sur les différents points de son trajet.

Les veines portes amènent au foie le sang de tous les organes contenus dans la cavité abdominale, excepté des reins. Elles prennent donc le sang de toute la portion sous-diaphragmatique du tube digestif et de ses annexes.

Elles constituent un système veineux spécial sans analogue dans l'économie. La veine porte principale était, avec raison, comparée par les anciens, qui ne connaissent pas les veines portes *accessoires*, à un arbre dont les racines plongent dans l'épaisseur de l'intestin, et dont les branches se ramifient dans le foie.

Dissection. — On suivra les préceptes donnés pour la dissection des artères de la digestion. Si l'on veut injecter la veine porte, il faut se rappeler que cette veine est dépourvue de valvules, et qu'elle peut être injectée de l'une des racines vers le tronc ou du tronc vers les racines. Pour faire cette opération, on renverse l'intestin grêle sur le côté gauche, on déchire le feuillet droit du mésentère, et l'on pousse une injection dans l'un quelconque des rameaux veineux que l'on y rencontre, en se conformant aux règles générales que j'ai données pour les injections. (Voy. *Injections*.)

Origine de son nom. — Les grecs appelaient *portes du foie* le lobe carré et le lobule de Spigel. La veine, située entre les deux, était la veine des portes, *vena portarum*, appelée depuis, par corruption, *vena porta, veine porte*.

La veine porte charrie vers le foie le sang des capillaires des trois artères de la digestion, tronc cœliaque, mésentérique supérieure et mésentérique inférieure. On voit quelle immense surface forment les innombrables capillaires correspondant à l'origine de cette veine.

La grande étendue de cette nappe sanguine sous-péritonéale répandue dans les parois de l'estomac, de l'intestin grêle et du gros intestin, ainsi que dans la rate et le pancréas, fait comprendre avec quelle facilité se produit la transsudation de la partie liquide du sang, c'est-à-dire l'ascite, lorsque quelque obstacle à la circulation de la veine porte augmente la pression sanguine dans ses capillaires.

La veine porte n'amène pas seulement *le sang des artères* auxquelles elle fait suite, mais encore une partie des *éléments du chyle* qu'elle puise dans l'intestin grêle et qu'elle porte au foie, immense laboratoire où se fabrique le *sucre animal* et la *bile*.

Il ne faut pas oublier que les vaisseaux absorbants sont, d'une manière générale, les lymphatiques et les veines. Il en est de même dans l'intestin, avec cette particularité, que les capillaires lymphatiques (chylifères) absorbent tous les éléments du chyle, tandis que les radicules de la veine porte ne prennent pas les matières grasses. L'eau, les sels, les matières albuminoïdes, le glycose, les savons sont absorbés par la veine porte, la graisse par les chylifères. (Hédon, *Précis de physiologie*.)

Indépendamment de cette énorme veine arboriforme, le foie reçoit un grand nombre de petites veines analogues, de sorte qu'il faut distinguer la *veine porte principale* et les *veines portes accessoires*.

1° *Veine porte principale.*

Cette veine offre à étudier des *racines*, un *tronc* et des *branches*.

Racines de la veine porte. — Les racines sont au nombre de trois : la *veine splénique*, la *veine petite mésaraïque*, et la *veine grande mésaraïque*.

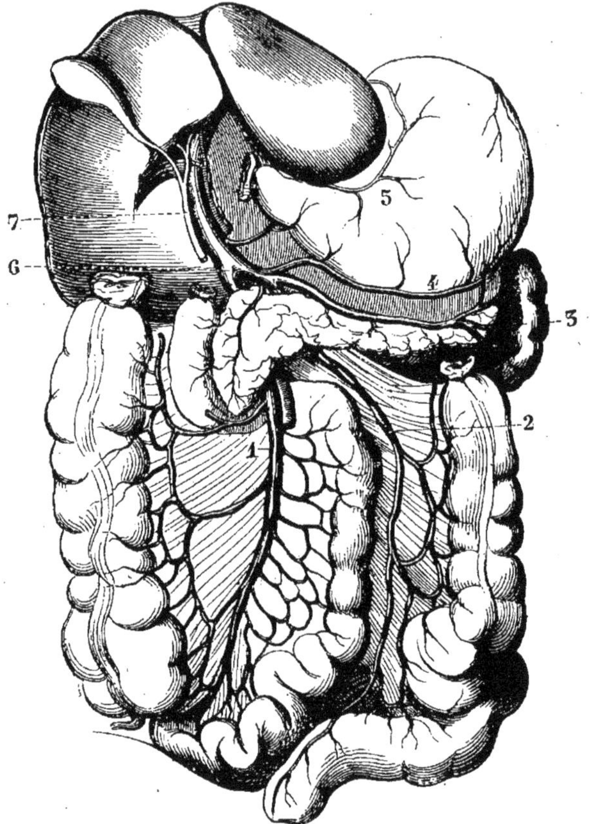

Fig. 576. — Veine porte et ses racines.

1, V. grande mésaraïque. — 2, V. petite mésaraïque. — 3, V. splénique. — 4, gastro-épiploïque gauche. 5, coronaire stomachique. — 6, origine du tronc de la veine porte. — 7, canal cholédoque.

a. *Veine splénique* (fig. 576,3). Elle sort du hile de la rate, se porte sur la face postérieure du pancréas, au-dessous de l'artère splénique et se réunit à la petite mésaraïque après avoir reçu les veines *pancréatiques*, la veine *gastro-épiploïque gauche* et les veines correspondant aux *vaisseaux courts* de l'estomac.

Les veines pancréatiques, gastro-épiploïque gauche et les veines correspondant aux vaisseaux courts suivent toutes le trajet des artères de même nom. Elles présentent leur origine au point de terminaison de ces artères.

La veine splénique se réunit à la petite mésaraïque à 2 ou 3 centimètres à gauche de la grande mésaraïque.

b. *Petite mésaraïque* (fig. 576, 2). Cette veine naît du plexus veineux hémorroïdal situé dans l'épaisseur des tuniques du rectum, et surtout autour de la muqueuse. Elle reçoit les trois *veines coliques gauches*, qui ont le même trajet et les mêmes rapports que

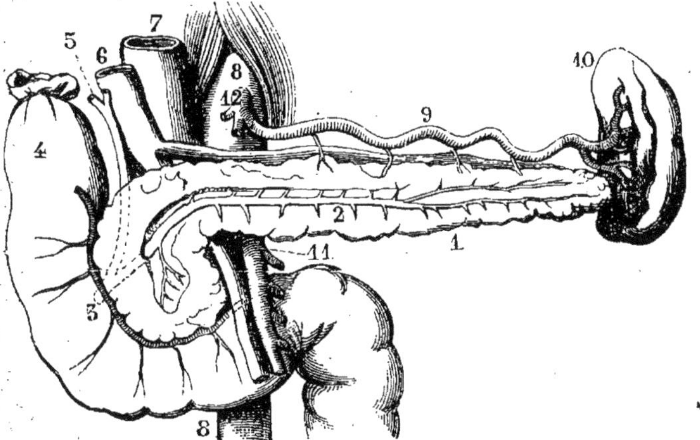

Fig. 577. — Vaisseaux spléniques ; rapports du pancréas et du duodénum avec les gros vaisseaux.

1, pancréas. — 2, canal pancréatique. — 3, embouchure des canaux pancréatique et cholédoque. — 4, duodénum. — 5, canal cholédoque. — 6, tronc de la veine porte. — 7, veine cave inférieure. — 8, 8, aorte. — 9, artère et veine spléniques. — 10, rate. — 11, artère mésentérique supérieure et veine grande mésaraïque. — 12, tronc cœliaque.

les artères de même nom, et se réunit à la veine splénique au niveau de la partie gauche de la deuxième vertèbre lombaire, à deux ou trois centimètres à gauche de la grande mésaraïque.

Au niveau de l'anus, l'origine de la petite mésaraïque communique, par quelques rameaux seulement, avec la honteuse interne, et il n'est pas exact de dire que les veines hémorroïdales moyennes et inférieures se jettent dans la veine hypogastrique. Ces veines suivent le trajet des artères correspondantes, mais vers la quatrième vertèbre lombaire, ces deux vaisseaux se séparent pour se porter, l'artère vers la partie inférieure de l'aorte abdominale, la veine vers la partie moyenne du pancréas, où elle s'anastomose avec la splénique.

Les *veines coliques gauches* présentent le même trajet que les artères de même nom ; elles affectent les mêmes rapports.

Les *hémorroïdes* sont des tumeurs formées par la dilatation de ces veines au niveau de l'anus.

c. *La grande mésaraïque* (fig. 576, 1). Cette veine est située dans le mésentère ; elle se dirige du cæcum vers la deuxième vertèbre lombaire, et reçoit les trois *veines coliques droites*, ainsi que les veines de l'intestin grêle ; elle passe en avant de la troisième portion du duodénum, au-dessous du pancréas, dans l'échancrure qui sépare la tête du corps de cette glande, à droite de l'artère mésentérique supérieure. Cette veine est très volumineuse.

En se réunissant au petit tronc formé par la convergence de la veine splénique et de la veine petite mésaraïque, en arrière du pancréas, cette veine forme le tronc de la veine porte.

Les *veines coliques droites* prennent naissance dans la moitié droite du gros intestin. Leur trajet et leurs rapports sont les mêmes que ceux des artères de même nom (une veine pour chaque branche artérielle) ; la *colique inférieure* vient du cæcum, la *moyenne* vient du côlon ascendant, la *colique supérieure* naît de la partie supérieure du côlon ascendant et de la moitié droite du côlon transverse ; elle communique largement avec la veine colique supérieure gauche.

Ces veines suivent très exactement le trajet des artères correspondantes et de leurs branches. Cependant, la *splénique* est située un peu plus bas que l'artère splénique, sur la face postérieure du pancréas, et elle est droite, au lieu de présenter les flexuosités de l'artère. Nous avons déjà vu que la *petite mésaraïque* abandonne l'artère avant son point de terminaison.

Tronc de la veine porte (fig. 576,6). — Le tronc de la veine porte, situé sous le foie, a une longueur de 7 à 8 centimètres et quelquefois moins. Il commence derrière la tête du pancréas, se dirige presque verticalement, en haut et à droite, pour se terminer au foie.

Chaque artère est fidèlement accompagnée par une seule branche veineuse. Situés entre les deux feuillets du mésentère et le plus souvent, au milieu du tissu graisseux, ces vaisseaux cheminent de bas en haut et d'avant en arrière, jusqu'à l'extrémité supérieure du mésentère.

Le tronc de la veine porte est formé par la réunion des trois racines. La petite mésaraïque passe entre la troisième portion du duodénum et le bord inférieur du pancréas, et se réunit à la veine splénique, un peu à gauche de la ligne médiane du corps. Ces deux veines forment un petit tronc veineux de 2 centimètres de longueur, qui reçoit, un peu à droite de la ligne médiane, la grande mésaraïque, qui a suivi le même trajet que la petite mésaraïque entre la troisième portion du duodénum et le *bord inférieur du pancréas*.

Il existe, au niveau de la deuxième vertèbre lombaire, une ouverture que j'appellerai *hiatus pancréatico-duodénal,* et qui se trouve située à quelques centimètres de l'hiatus de Winslow. Cette ouverture, située exactement *sur la ligne médiane*, est limitée, en haut, par la concavité du crochet que forme le pancréas, et en bas par la troisième portion du duodénum. Plusieurs organes la traversent : l'artère mésentérique supérieure, la veine grande mésaraïque, les trois troncs lymphatiques qui apportent le chyle de l'intestin et la lymphe de la portion sous-diaphragmatique du corps, et le plexus mésentérique supérieur. Un peu à gauche, se trouve la petite mésaraïque. En avant de l'hiatus pancréatico-duodénal, on voit les deux feuillets du péritoine qui forment le mésentère, s'écarter l'un de l'autre et s'étaler pour constituer le feuillet inférieur du mésocôlon transverse.

Rapports. — Le tronc de la veine porte, ainsi constitué par la convergence de ces trois racines, présente les rapports suivants :

La moitié inférieure n'est pas en rapport avec le péritoine, tandis que sa moitié supérieure est contenue dans l'épiploon gastro-hépatique. Dans *sa moitié inférieure* le tronc de la veine porte est en rapport immédiat, en avant, avec la tête du pancréas, la deuxième portion du duodénum et la terminaison des canaux pancréatique et cholédoque. En arrière il est en rapport avec la veine cave inférieure (fig. 577,6).

Sa *moitié supérieure* est située entre les deux feuillets de l'épiploon gastro-hépatique et plus particulièrement dans son bord droit, libre. A ce niveau, il forme le bord antérieur de l'hiatus de Winslow, et il est en contact, par sa face antérieure, avec le canal hépatique, le canal cholédoque, avec l'artère hépatique et le plexus hépatique, situés à gauche du cholédoque.

A sa terminaison dans le foie, la veine porte présente un renflement appelé *sinus de la veine porte*. Elle est accompagnée par les lymphatiques qui sortent du foie.

Branches terminales. — La veine porte se termine par deux branches pénétrant chacune dans le lobe correspondant. Ces branches partent du tronc, presqu'à angle droit, formant avec lui les deux branches transversales d'un T dont la tige serait oblique. Elles pénètrent dans le foie avec l'artère hépatique, les conduits biliaires et les nerfs, tous entourés par la capsule de Glisson (les lymphatiques sont au-dehors de la capsule). Après s'être ramifiée un grand nombre de fois, la veine porte se termine autour des lobules hépatiques auxquels elle livre le sang qu'elle a absorbé dans le tube digestif.

Finalement, les capillaires de la veine porte se continuent avec ceux des veines sus-hépatiques qui versent, dans la veine cave inférieure, le sang si particulier de la veine porte, après qu'il a traversé le foie (1).

2° *Veines portes accessoires.*

Le foie, indépendamment de la veine porte principale, reçoit un grand nombre de petites veines, venues de plusieurs régions, et se terminant dans le foie par des capillaires.

Bichat, mort il y a juste cent ans, considérait la veine porte de l'homme comme étant complètement indépendante du système veineux général, et ne se réunissant à ce système veineux que par les veines sus-hépatiques. A cette époque on ne connaissait que la *veine porte principale*.

La découverte des *veines portes accessoires* date de 1832, époque à laquelle Retzius (2) injecta le réseau veineux qui unit la veine porte à la veine cave. Il montra le *réseau veineux du tissu conjonctif sous-péritonéal*, les anastomoses entre les *veines œsophagiennes* et les *veines gastriques*, et celles des *veines hémorroïdales* avec les veines du petit bassin.

Depuis Retzius, les anatomistes ont augmenté le nombre de ces anastomoses.

Ces veines ont été étudiées en 1859, par Sappey, qui les a divisées en cinq groupes : groupe gastro-hépatique, groupe cystique, groupe nourricier, groupe du ligament suspenseur, et groupe parombilical.

Le *groupe gastro-hépatique* est constitué par plusieurs petites veines qui viennent de la petite courbure de l'estomac et du petit épiploon. La veine pylorique en fait quelquefois partie. Ces veines se terminent dans les lobules du foie voisins du sillon transverse.

Le *groupe cystique* est formé d'une douzaine de veines très courtes, nées dans les parois de la vésicule biliaire et se terminant aux lobules du foie les plus voisins de cette vésicule.

Le *groupe des veinules nourricières* comprend les veinules qui naissent des vasa-vasorum des vaisseaux contenus dans la capsule de Glisson, et des conduits biliaires. Ces veinules traversent la

(1) L'opinion de Galien et celle de tous les anciens sur l'usage de la veine porte, était qu'elle sort du foie pour distribuer dans tout le corps la matière qui doit le nourrir.

— Chez le fœtus, le système de la veine porte communique librement avec le système veineux général par la *veine ombilicale* et le *canal veineux*, qui s'oblitèrent à la naissance.

— Quelques anatomistes donnent le nom de *veine porte hépatique* à la portion de la veine porte contenue dans le foie, réservant au reste de la veine le nom de *veine porte ventrale*. Cette division est due à Winslow.

(2) Retzius (Tidsskrift, för Läkare Pharmac. II. 1, 1832).

capsule de Glisson et se terminent dans les lobules les plus voisins.

Le groupe du ligament suspenseur est formé également de très petites veinules venues de la face inférieure du diaphragme et se rendant au foie entre les deux feuillets du ligament suspenseur : elles se jettent dans les lobules du foie les plus voisins.

Le *groupe parombilical* est constitué par des veinules venues de la région ombilicale, et arrivant au foie par le ligament suspenseur.

— On peut ajouter un sixième groupe, formé par de nombreuses veinules qui vont de la région diaphragmatique au foie en passant entre les deux feuillets du ligament coronaire et des ligaments triangulaires.

Dans ces trois derniers groupes, on trouve des veinules qui, au lieu d'être *afférentes* pour le foie, sont *efférentes*.

Le groupe parombilical et le groupe du ligament suspenseur présentent ceci de particulier, qu'ils s'anastomosent dans la paroi abdominale, avec les veines mammaires internes, épigastriques, et sous-cutanées abdominales. C'est là une nouvelle anastomose entre les deux veines caves, à ajouter à celles que j'ai déjà indiquées en décrivant la veine cave inférieure.

Chez les oiseaux et les reptiles la veine porte et la veine cave inférieure communiquent directement par une anastomose appelée *anastomose de Jacobson*.

Enfin chez le cheval et d'autres mammifères, Cl. Bernard a trouvé des *anastomoses directes* se portant du tronc de la veine porte à la veine cave inférieure, dépourvues également de valvules. Il supposait qu'elles existent aussi chez l'homme (*Note sur une nouvelle espèce d'anastomose vasculaire*, C. r. de l'Ac. des sc. 1850).

Coup d'œil général sur la veine porte.

Nous avons vu que la veine porte correspond bien aux artères du tronc cœliaque et aux deux mésentériques, ainsi qu'à leurs divisions, mais il est à remarquer qu'il n'existe pas de veines correspondant au tronc cœliaque et à l'artère hépatique. Il en résulte que les veines correspondant aux branches de l'artère hépatique et à la coronaire stomachique doivent prendre une direction spéciale pour envoyer leur sang au foie. Toutes ces veines se jettent dans le tronc de la veine porte ou dans l'une de ses racines, dont elles constituent les affluents. Ce sont les veines *pancréatico-duodénales*, la veine *pylorique* (fig. 576,5), les veines *gastro-épiploïques* (fig. 576,4), la veine *cystique*, etc.

Le vaste système de veinules correspondant à l'origine des racines de la veine porte présente des *anastomoses* importantes qui permettent la dérivation du sang de la veine porte lorsqu'elle est obstruée. Les plus importantes de ces anastomoses existent au niveau du rectum, où les hémorroïdales de la petite mésaraïque s'anastomosent avec les hémorroïdales appartenant à d'autres veines. Des anastomoses se rencontrent au niveau du cardia entre la coronaire stomachique et les veines œsophagiennes. Des anastomoses existent aussi entre les veines de la région du cardia et la rénale à travers les capsulaires. On appelle *système de Retzius* l'ensemble de veinules anastomotiques qui font communiquer l'origine des veines mésaraïques avec de petits affluents de la veine cave inférieure (veines duodénales avec les veines capsulaires, veinules de la grande mésaraïque se portant en arrière vers les affluents des spermatiques, veinules des côlons ascendant et descendant, communiquant avec les mammaires internes, les épigastriques et les rénales). Les *anastomoses gastro-capsulaires* et *intestino-spermatiques* ont été signalées par Mariau, de Lyon, 1893. *L'anastomose porto-rénale*, se faisant par des veines directes allant des veines coliques à la veine rénale, a été indiquée par Tuffier et Lejars, 1888.

Il semble que la circulation de cette veine si volumineuse et dépourvue de valvules, doive être difficile. Elle se fait pourtant d'une manière très régulière, et son courant n'a aucune des intermittences qu'avaient signalées les anciens anatomistes, d'après Glisson (1). Indépendamment de la *vis a ergo* qui pousse sans cesse le sang qu'elle contient, les faisceaux musculaires lisses dont ses parois sont pourvues, ainsi que la contraction des muscles abdominaux, concourent puissamment à la circulation de cette veine.

De nombreux nerfs entourent le tronc de la veine porte avant son entrée dans le foie. Lorsqu'un animal est mort par section du bulbe rachidien, si l'on veut prendre la veine porte pour en faire la ligature, l'animal exécute des mouvements très violents dans le tronc et dans les membres postérieurs, au moment où

(1) L'anatomiste anglais François Glisson (*Anatomia hepatis*, etc., cap. 42, Londres, 1654) fit observer que « la veine porte fait fonction d'artère pour le foie, en fournissant le sang destiné à la sécrétion de la bile ». Il ajoute que cette veine a des pulsations presque aussi fortes que celles des artères, pulsations produites par l'action de l'artère hépatique, du nerf hépatique et de la capsule du foie. D'après Glisson, c'est en 1642 qu'il découvrit la capsule qui porte son nom et qui forme une gaine autour de la veine porte dans le foie. Il la croyait charnue et susceptible de contraction.

Needham accrédita si bien l'erreur de Glisson, qu'il donna à la veine porte le nom de *cœur du bas-ventre, cor abdominale*, erreur qui subsista dans les écoles, pendant plus de cinquante ans.

Le premier anatomiste qui prouva l'absence de pulsations dans la veine porte fut Reverhorst (*Dissert. de motu bilis circul.*, p. 5, Leyde, 1692). Un peu plus tard, Cowper et Fanton reconnurent que la capsule de Glisson n'est point musculeuse. Cette erreur était tellement accréditée que Winslow, dans son *Anatomie*, publiée en 1732, avertit son lecteur que « le battement de l'artère cœliaque en impose à ceux qui attribuent un pareil mouvement à la capsule du foie ».

l'on tiraille les nerfs qui entourent la veine (Cl. Bernard, *Leçons sur le syst. nerv.*, 1858, t. I, p. 370).

Cependant, les causes impulsives du sang, que je viens de signaler, sont impuissantes à empêcher la dilatation des veinules situées à l'origine de la petite mésaraïque, puisque cette dilatation produit des varices, ou *hémorroïdes*.

Ce système spécial de circulation des racines de la veine porte vers ses branches ramifiées à l'infini nécessite, pour une circulation régulière, la liberté des voies hépatiques. Mais ces voies se trouvent fréquemment encombrées par des tumeurs intra-hépatiques et sous-hépatiques, ou rétrécies dans leur ensemble, toutes les fois que l'organe hépatique rétracté diminue le calibre de ces vaisseaux, comme on le voit dans la *cirrhose atrophique*, qui amène fatalement une *ascite*. Si la circulation se trouve considérablement ralentie par un obstacle aux orifices du cœur, l'ascite se produit également par transsudation de la sérosité du sang à travers le péritoine, non plus ici parce que les voies hépatiques sont obstruées, mais parce que l'obstacle augmente la tension sanguine dans les racines de la veine porte, d'où ascite et congestion passive du foie.

C'est Boërrhave (*aphorismi de cognoscendis*, etc., aph. 1228, t. IV, p. 163, édit. de 1773) qui, le premier, a attribué la production de certaines hydropisies à un obstacle mécanique au cours du sang. Bouillaud est venu ensuite (*Arch. gén. de méd.*, 1823. Puis Reynaud (*J. hebd. de méd.*, 1829) a écrit sur l'ascite par obstacle à la circulation de la veine porte.

Entre les repas, la veine porte contient uniquement le sang veineux qui lui est apporté par les artères de la digestion. Après la digestion stomacale, au moment où l'absorption intestinale commence, le contenu du sang de la veine porte se modifie par l'introduction d'une grande partie du chyle qui porte au foie les éléments de la formation du sucre et de la bile, qui seront exhalés par les cellules hépatiques au contact des capillaires sanguins.

La veine porte n'amène pas seulement au foie le sang et le chyle, elle est aussi la voie que suivent la plupart des médicaments et des poisons introduits dans le tube digestif, poisons et médicaments qui n'exercent, en général, leur action qu'après avoir traversé le foie. Toutefois, quelques-uns de ces poisons ne dépassent pas le foie, parce qu'ils adhèrent intimement à sa substance qu'ils altèrent souvent. Tels sont les sels de plomb et le phosphore, les premiers déterminant la rétraction du foie, en même temps qu'ils vont produire des dégâts dans les systèmes musculaire et nerveux. Le phosphore, s'arrêtant dans le foie, produit de l'hépatite qui peut servir au diagnostic de l'empoisonnement par le phosphore.

BRANCHES TERMINALES INFÉRIEURES DE L'AORTE

- **Aorte.**
  - **Sacrée moyenne.**
    - Term.
      - Ram. coccygien.
      - Ram. anastomotique avec la sacrée latérale. .
    - Coll. .
      - Ram. osseux.
      - Ram. anastomitiques.
  - **Iliaque primitive.**
    - Se divise en deux br. terminales.
      - Iliaque ext. .
        - Se continue par la fémorale. . . .
          - **Fémorale.**
            - Se continue par la poplitée. . . . . . .
              - **Poplitée.**
                - Br. coll .
                  - Articulaire sup. et int.
                  - — sup. et ext.
                  - — moyenne.
                  - — inf. et int.
                  - — inf. et ext.
                - Br. term.
                  - Tibiale ant.
                    - Collat.
                      - Récurrente tibiale ant.
                      - Malléolaire int.
                      - Malléolaire ext.
                    - Term. | Pédieuse . . .
                      - Term.
                        - Interrosseuse dorsale du premier espace.
                        - Perforante du premier espace.
                      - Collat.
                        - Rameaux internes.
                        - Dorsale du tarse. . .
                          - Ram. ant.
                          - Ram. post.
                          - Ram. ext.
                        - Dorsale du métatarse.
                          - Ram. post.
                          - Ram. ext.
                          - Ram. intero.
                    - Collat.
                      - Périostiques.
                      - Musculaires.
                      - Osseuses.
                  - Tibio-péronière. . .
                    - Term.
                      - Péronière.
                        - Collat.
                          - Musculaires.
                          - Osseuses.
                        - Term.
                          - Antérieure.
                          - Postérieure.
                      - Tibiale post.
                        - Collat.
                          - Musculaires.
                          - Osseuses.
                        - Term.
                          - Plantaire int.
                            - Term.
                              - Collat. int. du gros orteil.
                            - Collat.
                              - Musculaires.
                              - Osseuses.
                          - Plantaire ext.
                            - Ram. musculaires.
                            - Ram. perforants.
                            - Ram. interrosseux.
            - Br. coll.
              - Sous-cutanée abd.
              - Honteuse ext. sup.
                - Ram. pubien.
                - Ram. scrotal.
              - Honteuse ext. inf .
                - Ram. pubien.
                - Ram. scrotal.
              - Fémorale profonde
                - Circonflexe int.
                - Circonflexe ext.
                - Perforantes.
              - Artère du quadriceps.
              - Grande anastomotique.
        - Br. collat. .
          - Epigastrique . . .
            - Branches terminales.
            - Funiculaire.
            - Pubienne.
            - Anastomotique avec l'obturatrice.
          - Circonflexe iliaque. .
            - Abdominale.
            - Iliaque.
      - Iliaque int. .
        - Viscérales (d'avant en arrière).
          - Ombilicale.
          - Vésicale.
          - Vaginale. } (chez la femme).
          - Utérine. } (chez la femme).
          - Hémorroïdale moyenne.
        - Pariétales. . . .
          - Intra-pelviennes.
            - sacrée latérale.
            - ilio-lombaire.
          - Extra-pelviennes.
            - obturatrice.
            - fessière.
            - ischiatique.
            - honteuse interne.

4° Branches terminales inférieures de l'aorte et veines qui les accompagnent.

§ 1. — ARTÈRE ET VEINE SACRÉES MOYENNES

1° Artère sacrée moyenne. — Cette artère continue l'aorte, mais elle est atrophiée, comme les vertèbres, chez les animaux qui n'ont pas de queue.

Dissection. — Pour préparer cette artère, on enlève les viscères du petit bassin sur un sujet injecté. Il est bon d'étudier l'artère sacrée moyenne avec les sacrées latérales et les autres artères du bassin.

Description. — Née de l'aorte, à son point de bifurcation, et quelquefois, de l'une des iliaques primitives, cette artère descend au-devant du corps de la 5e lombaire et au-devant du corps des vertèbres sacrées et coccygiennes. Elle est en rapport : en avant, avec le rectum, et en haut, avec les circonvolutions intestinales; en arrière, avec le sacrum. Elle est accompagnée par une chaîne de ganlions lymphatiques.

Branches. — Cette artère représente une aorte atrophiée. Ses branches, rudimentaires, représentent des artères thoraco-intercostales dont elles continuent la série. Elles sont *terminales, viscérales*, *anastomotiques* et *pariétales*.

Branches terminales. — L'artère sacrée moyenne se termine par trois branches : une *médiane*, très grêle, qui se rend à la glande coccygienne (1), c'est l'*artère coccygienne;* deux *latérales* qui se recourbent au-devant du coccyx et s'anastomosent avec la branche terminale des sacrées latérales, en formant une arcade à concavité supérieure.

Branches viscérales. — Ce sont de nombreux ramuscules qui naissent à différentes hauteurs et se rendent aux parois rectales, où ils s'anastomosent avec les artères hémorroïdales.

Branches anastomotiques. — Ces branches sont fournies par la sacrée moyenne, au point de soudure des vertèbres sacrées; il y en a quatre ou cinq de chaque côté. Elles se portent vers les trous sacrés antérieurs et s'anastomosent, à ce niveau, avec des branches transversales de la sacrée latérale.

Branches pariétales. — L'une est souvent la *dernière artère lombaire*, qui naît de la sacrée moyenne au niveau de la 5e lombaire et se porte transversalement en dehors, complétant en bas la série

(1) La *glande coccygienne*, décrite en 1860 par Luschka, est une petite masse formée de tissu conjonctif, de vaisseaux et de cellules lymphatiques, de la grosseur d'un grain de chènevis. Ce n'est pas une glande, mais le vestige des éléments de la queue atrophiés.

des artères lombaires. Elle a le même trajet et les mêmes ramifications que les autres lombaires.

Les artères pariétales sont des rameaux nés des anastomotiques, au niveau des trous sacrés, et se divisant en ramuscules pour le périoste, la substance osseuse et les nerfs de la queue de cheval.

2° Veine sacrée moyenne. — Une seule veine sacrée moyenne, dépourvue de valvules, accompagne l'artère et va se jeter dans l'une des iliaques primitives, le plus souvent dans la gauche.

Elle naît d'une *veine coccygienne antérieure*, venue du coccyx. Elle accompagne l'artère sacrée moyenne. Dans son trajet, elle s'anastomose, à son origine, avec le plexus hémorroïdal inférieur; plus haut, avec des branches transversales fournies par la sacrée latérale et par des veines osseuses venues du sacrum. Elles reçoit aussi de nombreuses veines qui rampent à la surface du sacrum.

La *dernière veine lombaire*, qui va généralement dans le système des veines azygos, se jette rarement dans la veine sacrée moyenne.

§ 2. — ARTÈRE ET VEINE ILIAQUES PRIMITIVES

1° Artère iliaque primitive. — Cette artère s'étend de la quatrième vertèbre lombaire à la symphyse sacro-iliaque. Son origine et sa terminaison peuvent varier un peu, suivant le point de bifurcation de l'aorte.

Dissection. — L'*iliaque primitive* se trouve naturellement préparée lorsqu'on a retiré les viscères de la cavité abdominale. Il ne reste plus qu'à enlever le péritoine qui la recouvre, et à montrer bien nettement les rapports que l'artère affecte avec la veine. La même préparation sert pour l'*iliaque externe*.

Elle est dirigée de haut en bas, de dedans en dehors et d'arrière en avant. Elle ne fournit aucune branche collatérale, et se bifurque en iliaque externe et iliaque interne. Dans son trajet, elle est recouverte par le péritoine et croisée quelquefois par l'uretère. Elle recouvre la cinquième vertèbre lombaire et la veine iliaque primitive. Celle du côté droit croise d'abord à angle droit la veine iliaque gauche, puis recouvre la droite.

2° Veine iliaque primitive. — La veine iliaque primitive est située au-devant de la cinquième vertèbre lombaire et de la base du sacrum. Elle est formée par la réunion des veines iliaques interne et externe, et se termine à la veine cave inférieure; elle a la même longueur que l'artère.

Elle reçoit une seule branche, la *sacrée moyenne*, qui se jette tantôt dans la veine droite, tantôt dans la veine gauche.

Rapports. — En arrière, les deux veines iliaques primitives sont en rapport avec la cinquième vertèbre lombaire et la base du sacrum. En avant, elles sont en rapport avec les artères de même nom. La veine du côté droit est située à droite de l'artère; à sa partie inférieure, l'artère la recouvre. Celle du côté gauche est croisée à sa partie supérieure par l'artère du côté droit; à sa partie inférieure, elle est située en arrière de l'artère du côté gauche.

§ 3. — ARTÈRE ET VEINE ILIAQUES EXTERNES

Ces deux vaisseaux, continuant l'artère et la veine iliaques primitives, sont étendus de la symphyse sacro-iliaque à l'arcade fémorale, où ils prennent le nom de vaisseaux fémoraux.

1° *Artère iliaque externe.*

Cette artère a une longueur d'environ 10 centimètres. La veine qui l'accompagne est située, au côté interne de l'artère, à son extrémité inférieure et à sa partie postérieure, à l'extrémité opposée. Elle est située avec la veine iliaque externe, sur le bord interne du psoas, où elle fait saillie dans un dédoublement du *fascia iliaca*.

Dans son trajet, elle est recouverte par le péritoine, par le canal déférent qui la croise chez l'homme, le ligament rond et les vaisseaux utéro-ovariens chez la femme; de plus, celle du côté gauche est recouverte par le côlon iliaque, tandis que les anses de l'intestin grêle, à leur terminaison, recouvrent celle du côté droit.

Le nerf génito-crural est accolé à sa partie antérieure. Les trois ganglions iliaques et les vaisseaux lymphatiques sont appliqués contre l'artère iliaque externe.

Elle fournit deux branches : l'épigastrique et la circonflexe iliaque.

1° **Artère épigastrique.** — L'épigastrique (fig. 578,9) naît de l'iliaque externe, à 5 ou 6 millimètres en arrière de l'arcade crurale; quelquefois, elle vient de la fémorale, et pénètre dans l'abdomen par l'anneau crural.

Après son origine, elle se porte en haut et en dedans, en décrivant une courbe à concavité supérieure, qui soulève le péritoine en arrière du canal inguinal. Elle embrasse, chez l'homme, la courbe que décrit le canal déférent en sortant du canal inguinal, et chez la femme, celle que décrit le ligament rond. Elle se porte ensuite en haut et un peu en dedans, en croisant la paroi postérieure du canal inguinal, et sépare la fossette inguinale interne de la fossette inguinale externe. Les vaisseaux lymphatiques épigastriques l'accompagnent.

Toujours située dans le tissu conjonctif sous-péritonéal, elle se dirige en haut et en dedans, atteint la gaine du muscle droit de l'abdomen, qu'elle pénètre, et se ramifie dans ce muscle. Elle s'anastomose, vers la partie moyenne de la gaine du muscle droit, avec la mammaire interne, et dans tout son trajet, avec quelques rameaux des artères lombaires.

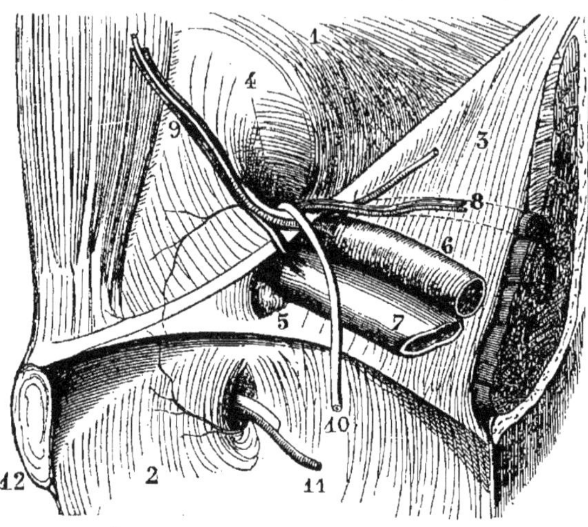

Fig. 578. — Région ilio-inguinale du côté droit, vue par sa face postérieure.

1, fascia transversalis. — 2, muscle obturateur interne. — 3, artère circonflexe iliaque. — 4, orifice péritonéal du canal inguinal. — 5, ganglion lymphatique situé dans l'anneau crural, entre la veine iliaque et le ligament de Gimbernat. — 6, artère iliaque externe. — 7, veine iliaque externe. — 8, vaisseaux spermatiques. — 9, vaisseaux épigastriques et anastomose de l'artère avec l'obturatrice. — 10, canal déférent. — 11, artère obturatrice et son anastomose avec l'épigastrique. — 12, coupe de la symphyse pubienne.

Près de son origine, elle fournit la funiculaire, l'anastomotique de l'obturatrice et la pubienne.

Iliaque externe.	épigastrique. . . .	branches terminales.
		funiculaire.
		pubienne.
		anastomotique avec l'obturatrice.
	circonflexe iliaque.	abdominale.
		iliaque.

La **funiculaire** (fig. 583,16) se dirige en dehors dans une étendue de quelques millimètres, et pénètre dans le canal inguinal par son orifice péritonéal. Elle se distribue aux éléments du cordon, en s'anastomosant avec les honteuses externes.

L'**anastomotique** (fig. 583,11) naît de l'épigastrique, à quelques millimètres de son origine ; elle se porte dans le petit bassin, en croisant la face postérieure de la branche horizontale du pubis, pour s'anastomoser avec l'obturatrice. Ce rameau anastomotique présente des anomalies presque aussi fréquentes que l'état normal.

Ainsi, il est fréquent de voir ce tronc assez volumineux pour faire dire que l'obturatrice ne vient pas de l'iliaque interne, mais bien de l'épigastrique. Dans ce cas, elle naît de l'épigastrique, sur un point très rapproché de l'origine de celle-ci (fig. 585, B, 5), ou sur un point un peu éloigné (fig. 584, A, 5). Il est important de bien signaler ces variétés, car cette artère contracte avec l'anneau crural des rapports dangereux pour l'opération de la hernie étranglée. Voici comment : dans la disposition ordinaire, le rameau anastomotique descend simplement vers l'obturatrice, en s'appliquant à la face interne des vaisseaux iliaques externes ; mais, dans le cas d'anomalie, ce rameau volumineux, s'il naît sur un point un peu élevé de l'épigastrique, descend vers le trou obturateur en passant, soit sur la partie interne de l'anneau fémoral lui-même, soit sur la base du ligament de Gimbernat.

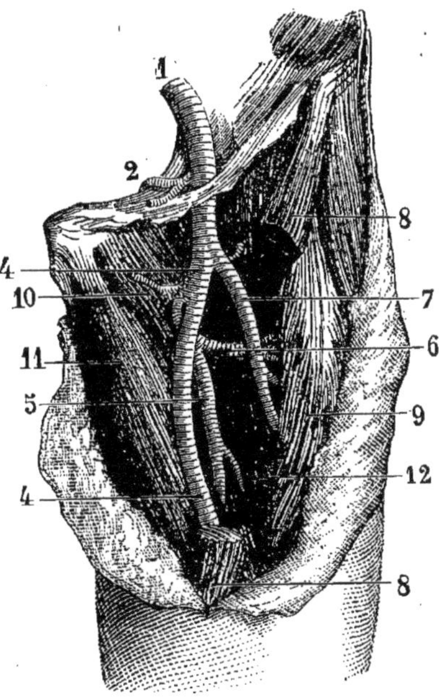

Fig. 579. — Anomalies d'origine de l'obturatrice et de la circonflexe externe de la fémorale.

1, artère iliaque externe. — 2, obturatrice venant d'un tronc commun avec l'épigastrique. — 4, 4, artère fémorale. — 5, fémorale profonde. — 6, circonflexe externe venant de la fémorale. — 7, artère du triceps. — 8, 8, couturier. — 9, droit antérieur. — 10, pectiné. — 11, premier adducteur.

Or, en ce cas, le débridement sur ce ligament aura un danger évident. Heureusement on n'attache plus à ces anomalies la même importance qu'autrefois, car il est bien rare que le ligament de Gimbernat détermine l'étranglement de la hernie crurale. Cette hernie s'étrangle surtout dans un des orifices du *fascia cribriformis*.

Le **rameau pubien** (fig. 583,14), très grêle, se porte sur le bord supérieur de la symphyse pubienne et s'anastomose avec celui du côté opposé.

2° **Circonflexe iliaque**. — La circonflexe iliaque (fig. 578,3) naît à peu près au même niveau que l'épigastrique, puis elle se porte en haut et en dehors, en suivant l'arcade fémorale, le long de son bord postérieur, dans le tissu cellulaire sous-péritonéal. Elle est située dans l'angle que forment par leur réunion le muscle iliaque et la paroi abdominale. Arrivée au niveau de l'épine iliaque antéro-supérieure, elle se bifurque et fournit un rameau iliaque et un rameau abdominal. Dans tout son trajet, elle est accompagnée par les vaisseaux lymphatiques circonflexes iliaques.

Le **rameau iliaque** suit la lèvre interne de la crête iliaque, dans un canal fibreux creusé à l'union du transverse de l'abdomen et de la circonférence du muscle iliaque, et se distribue au muscle iliaque, à l'os coxal et au carré des lombes.

Ce rameau s'anastomose avec les artères lombaires et ilio-lombaire.

Le **rameau abdominal**, au niveau de l'épine iliaque antéro-supérieure, monte dans l'épaisseur de la paroi abdominale, et se distribue aux muscles de cette paroi en s'anastomosant avec les artères lombaires.

2° *Veine iliaque externe.*

Cette veine reçoit les veines *épigastriques* et les veines *circonflexes iliaques*. Ces veines, au nombre de deux pour chaque artère, et pourvues de valvules, se réunissent en un seul tronc avant de se jeter dans l'iliaque externe. Les deux veines épigastriques s'anastomosent dans l'épaisseur du muscle droit avec la veine mammaire interne et avec la sous-cutanée abdominale. D'autre part, celle-ci s'anastomose avec des veines superficielles des parois thoraciques qui se rendent dans l'axillaire. Ce sont ces nombreuses veines anastomosées qui se dilatent si considérablement dans les cas de compression ou d'oblitération de la veine cave inférieure.

Avant sa terminaison dans l'iliaque externe, la veine épigastrique reçoit les *veines funiculaires* et les *veines sus-pubiennes*.

§ 4. — ARTÈRE ET VEINE ILIAQUES INTERNES OU HYPOGASTRIQUES

Les vaisseaux hypogastriques sont situés à la face interne du petit bassin, d'où leurs branches artérielles et leurs affluents veineux s'irradient dans les parois du petit bassin et dans les viscères de cette région.

1° *Artère iliaque interne ou hypogastrique.*

Dissection. — Le tronc de l'iliaque interne se prépare en même temps que celui de l'iliaque externe. On divise en deux moitiés le bassin d'un sujet injecté, en faisant passer la scie sur la ligne médiane. Les viscères étant retirés, les troncs artériels se trouvent préparés.

La *circonflexe iliaque* se trouve préparée sur la même moitié de bassin ; on la suit facilement du côté de la cavité abdominale. Pour observer son rameau abdominal, il suffit de laisser une portion de paroi abdominale adhérente à la préparation.

L'*épigastrique* doit être préparée en renversant la paroi abdominale de haut en bas sur le bassin. On soulève le péritoine à la partie inférieure de l'artère ; on voit les branches collatérales en arrière du fascia transversalis. Plus haut, on ouvre la gaine du muscle droit ; on déchire le muscle, et l'on découvre les anastomoses de cette artère avec la mammaire interne.

Il est difficile d'avoir une préparation complète de toutes les branches de l'hypogastrique. Pour y arriver, on retourne la préparation, on dissèque la fessière et l'ischiatique, comme je le dirai plus loin. Du côté interne, l'autre moitié du bassin étant enlevée, on renverse les viscères. On prépare les artè-

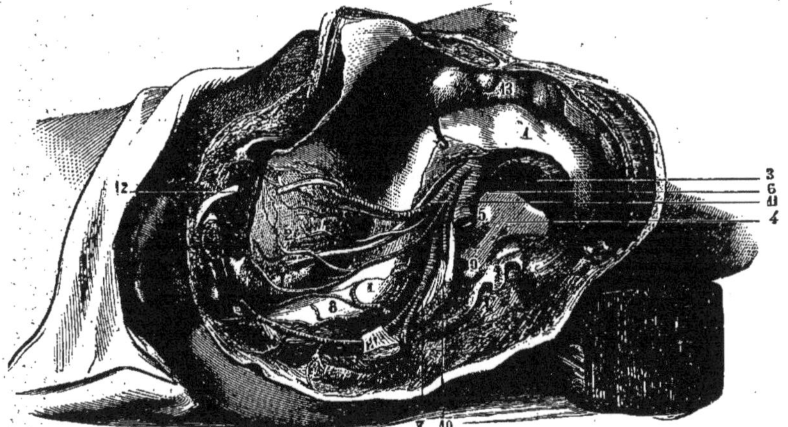

Fig. 580. — Artère iliaque interne du côté gauche, chez l'homme. (Le tronc repose sur un billot ; on a désarticulé l'os coxal du côté gauche et laissé en place le rectum et la vessie.)

1, 1, côlon iliaque, rectum et péritoine relevés avec un crochet. — 2, vessie et canal déférent. — 3, coupe du psoas du côté gauche. — 4, surface auriculaire du sacrum. — 5, artère iliaque externe divisée. — 6, artère iliaque interne et ses divisions. — 7, tronc de la honteuse interne et de la fessière. — 8, artère hémorroïde moyenne. — 9, tronc de l'artère ilio-lombaire. — 10, troncs nerveux du plexus sacré. — 11, uretère gauche. — 12, coupe de la symphyse pubienne. — 13, intestin grêle.

res viscérales, puis on s'occupe de la sacrée latérale et de l'obturatrice. Il suffit d'enlever le péritoine pour découvrir la première. La deuxième se porte dans la cuisse.

Branche terminale interne de l'iliaque primitive, l'iliaque interne naît au niveau de la symphyse sacro-iliaque et se porte verticalement en bas vers la partie supérieure de la grande échancrure sciatique. Elle a une longueur de 2 à 5 centimètres; elle est accompagnée par la veine hypogastrique, qui est placée derrière elle; elle est recouverte par le péritoine et par un grand nombre de ganglions lymphatiques sous-jacents. Elle fournit onze branches chez la femme et neuf chez l'homme.

Ces branches naissent irrégulièrement, tantôt par des troncs séparés, tantôt en se groupant par deux ou trois qui forment un seul tronc; mais ce qui est à peu près constant, c'est de voir l'artère honteuse interne former sa branche terminale.

Toutes ces branches présentent quelques caractères communs. D'abord, elles glissent toutes au-dessous du péritoine et sont accolées, pendant un trajet plus ou moins long, aux parois du bassin ou aux muscles qui les tapissent. Plus bas, elles se réfléchissent, les unes en dedans, vers les viscères (viscérales), les autres en dehors, par des orifices creusés sur les parois du bassin (pariétales extra-pelviennes); d'autres enfin se perdent à la surface interne du bassin (pariétales intra-pelviennes) (voy. le tableau, p. 1006).

A. **Branches viscérales.** — Elles sont au nombre de cinq chez la femme, et de trois chez l'homme. Nous trouvons d'avant en arrière : l'ombilicale, la vésicale, la vaginale, l'utérine et l'hémorroïdale moyenne.

Dissection. — Après avoir divisé en deux parties, avec précaution, un bassin de femme, renversez, vers le côté qui a été enlevé, la vessie, le rectum, l'utérus et le vagin. Si vous pouvez vous procurer le cadavre d'une femme morte en couches, il sera préférable à cause du développement considérable des artères vaginale et utérine. Les organes étant renversés, enlevez le péritoine de haut en bas, depuis les troncs des artères iliaques jusqu'aux viscères. Vous suivrez les branches artérielles depuis leur origine sur l'iliaque interne jusqu'à leur terminaison, sur les viscères.

1° *Ombilicale*. — Cette artère naît de la partie antérieure de l'hypogastrique, se porte en bas et en avant, et se réfléchit vers les parties latérales de la vessie. Elle monte alors sur les parois de la vessie et se porte directement à l'ombilic, en soulevant le péritoine et s'en formant un repli (petite faux du péritoine). Elle passe par l'anneau ombilical et décrit des spirales jusqu'au placenta avec celle du côté opposé et avec la veine ombilicale. Ce sont ces vaisseaux qui constituent le cordon ombilical.

Dans ce trajet, l'artère ombilicale fournit à la vessie une artère vésicale antérieure.

Après la naissance, la portion d'artère comprise entre la vessie et l'ombilic se transforme en cordon fibreux, tandis que l'autre portion, de même que la vésicale antérieure, reste perméable. Robin a fait voir que ce cordon fibreux finit par se détruire aux environs de l'ombilic; on ne trouve plus que quelques fibres élastiques à la place du cordon.

2° *Vésicale*. — La vésicale, plus petite, venue aussi de la partie antérieure de l'iliaque interne, se porte en bas et en avant vers la face inférieure de la vessie; arrivée là, elle se ramifie à cette face inférieure, fournit de nombreux rameaux aux parois de la vessie, et donne en outre, chez l'homme, des branches nombreuses à la prostate, aux vésicules séminales, au rectum, et, chez la femme, au vagin. Elle donne en outre, chez l'homme, une petite branche, l'*artère déférentielle*.

Cette petite artère se porte au testicule en suivant toute la longueur du canal déférent. Elle est accompagnée par le plexus déférentiel du grand sympathique. C'est elle qui alimente le testicule lorsque le courant de la spermatique est supprimé par une opération ou une lésion quelconque.

3° *Vaginale.* — Elle se porte en bas et en avant vers les bords

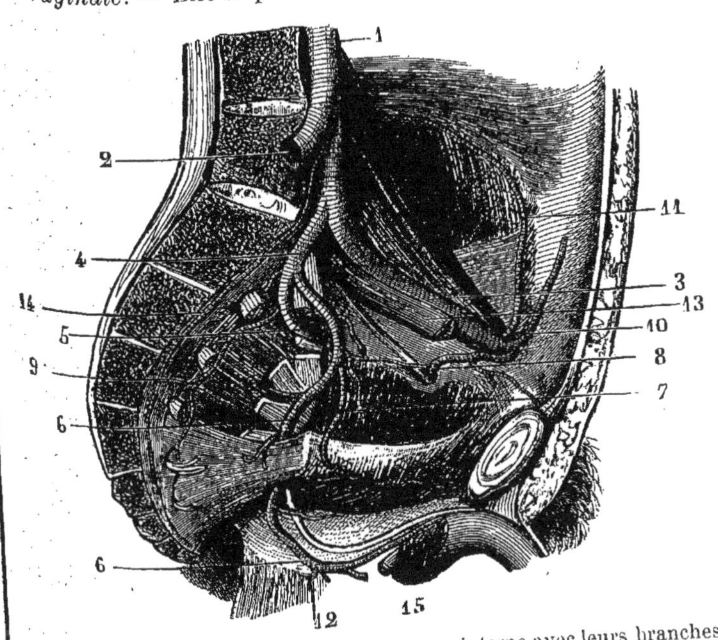

Fig. 581. — Artères iliaque externe et iliaque interne avec leurs branches.

1, aorte. — 2, iliaque primitive droite divisée. — 3, iliaque externe. — 4, iliaque interne ou hypogastrique. — 5, fessière. — 6, 6, honteuse interne. — 7, utérine. — 8, anastomose considérablement développée entre l'épigastrique et l'obturatrice. L'obturatrice est le petit vaisseau étendu entre le trou obturateur et la honteuse interne. On voit au-dessus de ce rameau le nerf obturateur. — 9, sacrée latérale. — 10, épigastrique. — 11, circonflexe iliaque. — 12, origine des hémorroïdales inférieures. — 13, veine iliaque externe. — 14, artère sacrée moyenne. — 15, bulbe et bulbo-caverneux.

du vagin; arrivée là, elle se ramifie aux deux parois de ce canal en s'anastomosant avec les branches artérielles du périnée et de la vessie.

4° *Utérine.* — Cette artère se porte en bas et en dedans; arrivée aux bords du col utérin, elle se ramifie dans le tissu du col, dans la partie supérieure du vagin, et s'anastomose avec l'artère utéro-ovarienne. Elle se termine en formant des hélices (voy. *Utérus*).

5° *Hémorroïdale moyenne* (fig. 580,8). — Cette artère se porte en bas et en dedans, et se ramifie dans la partie moyenne du rectum en s'anastomosant avec les hémorroïdales supérieures et inférieures. Elle est souvent formée de plusieurs rameaux.

B. **Branches pariétales intra-pelviennes.** — Elles sont au nombre de deux : la sacrée latérale et l'ilio-lombaire.

Dissection. — Sur le bassin qui a servi à préparer les artères iliaques interne et externe, vous pouvez faire la préparation de la sacrée latérale et de l'ilio-lombaire. Vous apercevrez la première en enlevant le péritoine au niveau du sacrum ; on la voit descendre le long des parties latérales de cet os et s'anastomoser avec les branches de la sacrée moyenne. Pour suivre l'ilio-lombaire, vous détacherez avec précaution le psoas, vous le rejetterez en bas, de même que le muscle iliaque, que vous détacherez de haut en bas ; il vous sera facile de voir tous les rameaux de cette artère.

1° *Sacrée latérale* (fig. 581, 9). — L'artère sacrée latérale gagne le bord du sacrum et descend obliquement vers le coccyx, en suivant ce bord. Elle se termine en s'anastomosant avec la sacrée moyenne. Dans son trajet, elle donne des rameaux qui s'anastomosent avec des rameaux semblables venus de la sacrée moyenne, et des rameaux osseux au sacrum. Les premiers pénètrent dans les trous sacrés antérieurs et se terminent dans la queue de cheval.

2° *Ilio-lombaire* (fig. 565, 15). — Cette artère se dirige en arrière et en haut, et se divise en deux branches : l'iliaque et la lombaire.

La branche *iliaque* se porte au-dessous du muscle iliaque et se ramifie dans ce muscle et dans l'os coxal.

La branche *lombaire* monte au-dessous du psoas et va fournir la dernière ou les deux dernières lombaires, en se comportant comme les lombaires venues de l'aorte abdominale.

C. **Branches pariétales extra-pelviennes.** — Elles sont au nombre de quatre. Trois sortent du bassin par la grande échancrure sciatique; ce sont : la fessière, l'ischiatique, la honteuse interne. L'autre sort du bassin par le trou obturateur : c'est l'obturatrice.

Dissection. — Le tronc de l'*obturatrice* se trouve découvert lorsqu'on a préparé le tronc des iliaques. Pour disséquer les branches de cette artère, il faut faire la préparation des muscles adducteurs de la cuisse, et enlever avec précaution les attaches supérieures des muscles premier et second adducteurs. On voit l'obturatrice entourer les insertions de l'obturateur externe. Pour les suivre plus loin, on prend une moitié de bassin séparée, et l'on peut arriver alors jusqu'aux petits rameaux, notamment jusqu'au rameau articulaire.

La *fessière* doit être préparée dans la région de la fesse. On dissèque la face superficielle du grand fessier. On fend ce muscle à sa partie moyenne perpendiculairement à la direction de ses fibres. Cette incision doit être faite avec ménagement, afin de ne point diviser l'artère. On détache ensuite lentement une partie de chaque moitié du muscle, de sorte qu'il n'en reste plus que les deux extrémités. On voit alors un bouquet d'artères qui se portent aux deux extrémités de ce muscle, ainsi qu'aux muscles profonds de la fesse. On dissèque avec soin tous ces vaisseaux, puis on peut faire une échancrure sur le bord inférieur du moyen fessier, afin de voir son point d'émergence du bassin. Cette artère est accompagnée par les rameaux du nerf fessier supérieur.

Pour préparer l'*ischiatique*, on fait la même dissection que pour la fessière. De plus, comme cela a été fait sur la préparation de la figure 199, on détache par un trait de scie la partie saillante de l'ischion avec les trois muscles qui s'y insèrent. On renverse ces muscles vers la jambe, et l'on voit une surface formée par le grand adducteur en dedans, la ligne âpre du fémur au milieu, et le vaste interne en dehors. Sur cette surface on voit le grand nerf sciatique, la terminaison de l'artère ischiatique et ses anastomoses avec les perforantes.

Le tronc de la *honteuse interne* est préparé lorsqu'on a disséqué la fessière et l'ischiatique. Pour suivre cette artère dans la fosse ischio-rectale et dans le périnée, il faut deux préparations. Sur la première, on examine le tronc et ses rapports en sacrifiant le périnée. Sur l'autre, on fait la même dissection que pour les muscles du périnée ; on étudie les diverses branches, et l'on poursuit les deux branches terminales dans la verge, en se comportant comme nous l'avons déjà vu pour le périnée et les organes génitaux de l'homme.

1° *Obturatrice* (fig. 583 et 584). — L'artère obturatrice se porte en avant, en suivant les parois du bassin, et passe dans la gouttière sous-pubienne, avec le nerf obturateur, au-dessus de la membrane obturatrice et du muscle obturateur interne. Sortie du bassin, elle donne deux rameaux : l'un interne, qui contourne la partie interne de l'insertion iliaque de l'obturateur externe ; l'autre externe, qui contourne sa moitié externe. Elle se distribue au muscle obturateur externe et aux autres muscles de la région, s'anastomose avec l'ischiatique et les circonflexes, fournit un rameau articulaire qui traverse, avec un rameau semblable de la circonflexe postérieure, l'échancrure ischio-pubienne du sourcil cotyloïdien, chemine dans l'épaisseur du ligament rond et va se terminer dans la tête du fémur.

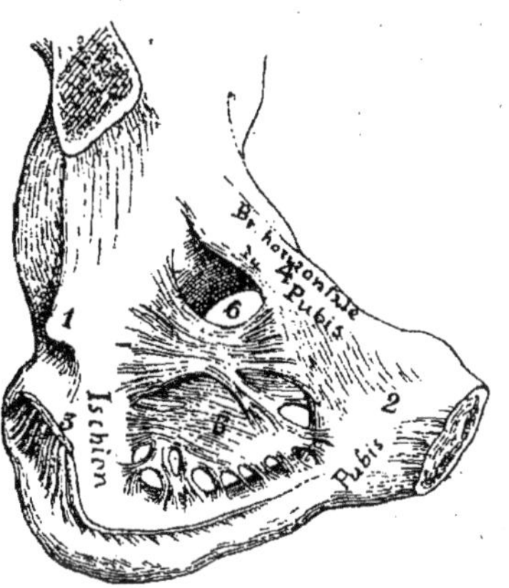

Fig. 582. — Trou obturateur et membrane obturatrice (face interne du trou obturateur du côté gauche).

1, épine sciatique. — 2, face postérieure du pubis. — 3, insertion du grand ligament sacro-sciatique. — 4, branche horizontale du pubis. — 5, membrane obturatrice. — 6, gouttière sous-pubienne pour le passage des vaisseaux et nerf obturateurs.

Dans son trajet, cette artère fournit quelquefois un *rameau iliaque* pour le muscle iliaque, et un *rameau anastomotique*, qui se porte sur la face postérieure de la symphyse pubienne pour s'anastomoser avec un rameau semblable du côté opposé.

Avant de sortir du bassin, l'obturatrice reçoit le rameau anastomotique de l'épigastrique. Lorsque ce rameau est volumineux, on dit que l'obturatrice vient de l'épigastrique (voy. fig. 584, *Artère épigastrique*).

2° *Fessière* (fig. 586,13). — L'artère fessière sort immédiatement du bassin, entre la partie supérieure de la grande échancrure sciatique et le muscle pyramidal.

Elle se réfléchit sur l'échancrure, et se divise en deux branches. La branche *superficielle,* horizontale, se porte entre le grand fessier et le moyen fessier, et se termine dans les muscles grand fessier,

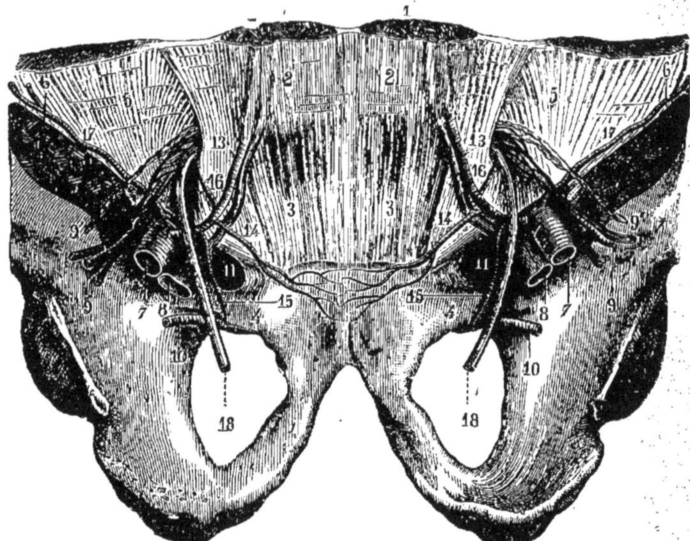

Fig. 583. — Rapports de l'anneau inguinal profond avec les artères du voisinage.

1, 1, coupe des muscles droits. — 2, 2, paroi postérieure de la gaine de ces muscles. — 3, 3, portion de ces muscles directement en rapport avec le péritoine. — 4, 4, branche horizontale du pubis surmontée du ligament de Gimbernat. — 5, 5, face postérieure du fascia transversalis. — 6, 6, coupe du psoas-iliaque. — 7, 7, artère iliaque externe. — 8, 8, veine iliaque externe. — 9, 9, artère et veine spermatiques. — 9', 9', vaisseaux lymphatiques spermatiques. — 10, 10, artère obturatrice. — 11, 11, anneau crural. — 13, 13, repli falciforme limitant l'orifice postérieur du canal inguinal. — 14, 14, rameau pubien de l'artère épigastrique. — 15, 15, anastomose entre l'épigastrique 14 et l'obturatrice 10. — 16, 16, rameau funiculaire de l'épigastrique. — 17, 17, artère circonflexe. — 18, 18, canal déférent.

moyen fessier et tenseur du fascia lata. La branche *profonde* se ramifie entre le moyen et le petit fessier. L'artère fessière fournit, en outre, des branches inférieures, qui se portent à une distance plus ou moins considérable. La fessière s'anastomose avec la circonflexe iliaque, les dernières lombaires, l'ischiatique, et quelquefois avec les circonflexes et les perforantes de la fémorale.

Cette artère présente de grandes variétés.

3° *Ischiatique* (fig. 586, 14). — Cette artère passe au-devant du pyramidal, et sort par l'échancrure sciatique avec le nerf grand sciatique. Elle est peu volumineuse et se ramifie dans les muscles de la couche profonde de la fesse, en fournissant des rameaux transversaux et des rameaux verticaux. Elle envoie un rameau très long et très grêle sur le grand nerf sciatique, qu'il accompagne jusqu'au milieu de la cuisse. Elle s'anastomose avec la fessière, l'obturatrice, les circonflexes, et principalement avec les perforantes. L'ischiatique présente de grandes variétés dans son volume. Tantôt elle est très petite, tantôt volumineuse. Dans certains cas, les anastomoses avec les perforantes sont presque

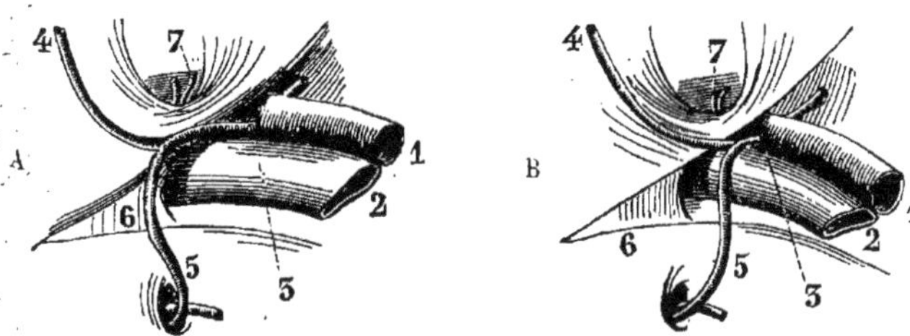

Fig. 584 et 585. — Anomalies d'origine de l'artère obturatrice. Ces figures montrent l'arcade crurale, l'anneau crural et le ligament de Gimbernat du côté droit, vus du côté de l'abdomen.

A. 1, artère iliaque externe. — 2, veine iliaque externe. — 3, tronc commun de l'épigastrique et de l'obturatrice, ayant une longueur de 10 à 12 millimètres. — 4, épigastrique. — 5, obturatrice passant sur le ligament de Gimbernat. — 6, ligament de Gimbernat. — 7, orifice péritonéal du canal inguinal.

B. Dans cette figure, le tronc commun de l'épigastrique et de l'obturatrice est plus court. L'obturatrice, 5, descend en croisant la veine iliaque externe, en dehors du point de l'anneau crural, où se produisent ordinairement les hernies.

invisibles. Chez d'autres sujets, au contraire, elles sont très considérables, comme dans la figure 586.

L'une des anastomoses les plus importantes de cette artère est celle qu'on voit à la partie postérieure du col du fémur, entre l'ischiatique et la circonflexe interne.

4° *Honteuse interne* (fig. 581, 6). — La honteuse interne sort du bassin, au même niveau que la précédente, avec le nerf honteux interne ; elle contourne la face postérieure de l'épine sciatique et rentre dans le bassin par la petite échancrure sciatique. Elle s'applique ensuite à la face interne de l'ischion, dont elle s'écarte fort rarement, et sur laquelle elle est fixée par une lame fibreuse ; puis, elle se porte vers la symphyse pubienne en côtoyant les branches ascendante de l'ischion et descendante du pubis. Arrivée à la symphyse, elle se bifurque en dorsale de la verge et caverneuse.

Rapports. — A son origine, elle croise dans le bassin la face antérieure du muscle pyramidal ; plus loin, elle recouvre l'épine sciatique, et est recouverte par le grand fessier ; dans le bassin, elle est fixée sur l'ischion et sur le muscle obturateur interne par

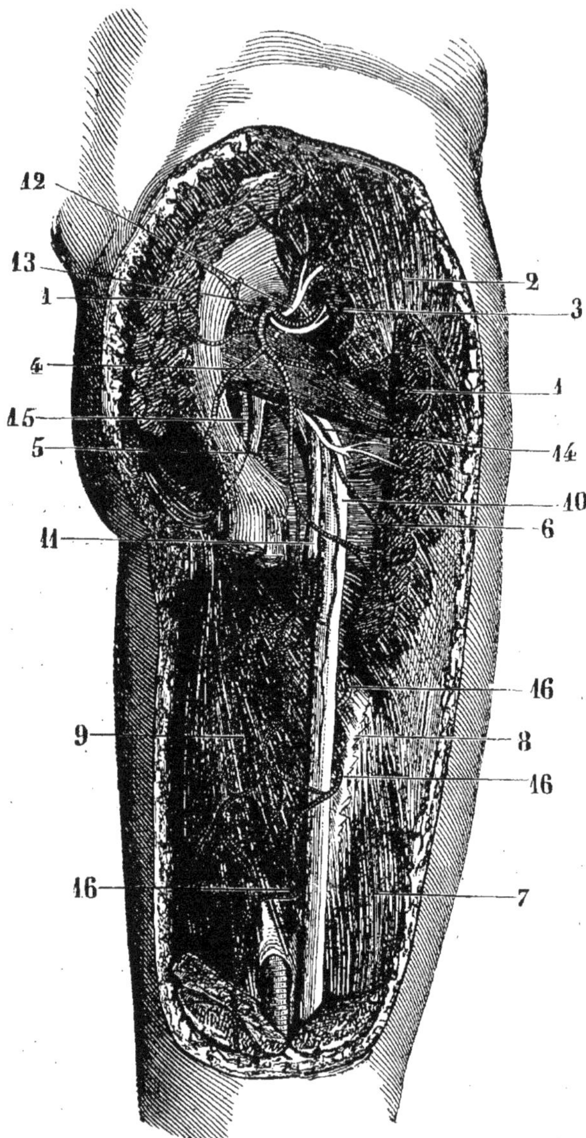

Fig. 586. — Artère fessière, anastomoses avec les perforantes de la fémorale.

1, 1, grand fessier. — 2, moyen fessier. — 3, échancrure faite sur le moyen fessier pour montrer les vaisseaux et nerf fessiers. — 4, pyramidal. — 5, jumeaux et tendon de l'obturateur interne. — 6, carré crural. — 7, courte portion du biceps. — 8, bord postérieur du fémur. — 9, grand adducteur. — 10, nerf grand sciatique. — 11, nerf petit sciatique. — 12, nerf fessier supérieur. — 13, artère fessière. — 14, artère ischiatique. — 15, artère honteuse interne. — 16, 16, 16, artères perforantes.

une aponévrose. Le long de la branche ascendante de l'ischion, elle est contenue entre les deux feuillets du ligament de Carcassonne.

Elle fournit dans son trajet l'hémorroïdale inférieure, la périnéale superficielle et la périnéale profonde.

Elle se termine en donnant deux branches de bifurcation : la dorsale de la verge et la caverneuse.

L'*hémorroïdale inférieure* vient de la honteuse interne, au moment où elle se place à la face interne de l'ischion. Cette branche, peu volumineuse, se porte en dedans en traversant le tissu cellulo-graisseux de la fosse ischio-rectale, et se distribue à la partie inférieure du rectum, où elle s'anastomose avec les hémorroïdales moyenne et supérieures.

La *périnéale superficielle* se porte, en contournant le bord postérieur du muscle transverse, dans le tissu cellulaire sous-cutané, et se dirige d'arrière en avant en se ramifiant. Elle se termine à la peau des bourses et du périnée ; elle s'anastomose avec les honteuses externes.

La *périnéale profonde*, appelée aussi *bulbeuse*, traverse le triangle ischio-bulbaire et se termine dans le bulbe, après avoir fourni des rameaux aux muscles superficiels du périnée.

La *dorsale de la verge* se porte sur le dos de la verge, suit le sillon antéro-postérieur et médian qui est formé par la réunion des corps caverneux, au-dessous de l'aponévrose, et vient se ramifier dans le gland (voy. *Verge*).

La *caverneuse* pénètre dans les corps caverneux, entre les deux racines, et se perd dans l'épaisseur de leur tissu.

Il est à remarquer que le bulbe et le gland reçoivent chacun une artère, et que ces artères s'anastomosent dans l'épaisseur de la paroi de l'urètre, formée de tissu érectile. Or, les corps caverneux recevant une branche indépendante, et les vaisseaux de l'urètre et ceux des corps caverneux ne présentant pas entre eux de larges communications, on conçoit qu'il puisse exister une érection du gland indépendante du corps caverneux.

2° *Veine iliaque interne ou hypogastrique.*

La veine hypogastrique accompagne l'artère du même nom. Elle est située sous le péritoine, en avant du muscle pyramidal et du plexus sacré. Elle reçoit autant de branches veineuses que l'artère fournit de branches artérielles, excepté le veine *hémorroïdale moyenne* et la *veine ombilicale*.

Chacune de ces nombreuses veines est *double* pour chaque artère, et avant de se jeter dans l'hypogastrique, les deux veines se réunissent en une seule. Il y a donc dans le bassin, allant se jeter dans l'hypogastrique, deux *veines vésicales*, deux *vaginales*, deux *utérines*, deux *sacrées latérales*, deux *ilio-lombaires*, deux *ischiatiques*, deux *fessières*, deux *obturatrices* et deux *honteuses internes*.

Ces nombreuses branches veineuses se répétant de chaque côté du bassin, on voit l'énorme quantité de sang veineux contenu dans cette région.

Les veines du bassin sont pourvues d'un grand nombre de *valvules*, de sorte qu'il est très difficile de les injecter des gros troncs vers les petits.

Il est bon de remarquer ici que les veines du périnée augmentent de volume chez le vieillard. Je ferai remarquer aussi leurs nombreuses anastomoses autour du col vésical et de la prostate. Ces anastomoses forment là un vrai tissu érectile qui se prolonge sur les vésicules séminales. En 1855, Rouget a décrit au milieu de ces veines, mélangées de tissu conjonctif, des fibres musculaires lisses qui donnent à ces vaisseaux le caractère des tissus érectiles.

La *veine ombilicale*, qui n'existe que chez le fœtus, ne suit pas la direction des artères ; après avoir traversé d'avant en arrière l'anneau ombilical, elle suit le bord inférieur du ligament suspenseur du foie, et se porte dans le sillon longitudinal de cet organe pour se jeter dans la veine cave inférieure. Depuis le moment où elle croise le sillon transverse du foie jusqu'à la veine cave, elle constitue le *canal veineux*.

La *veine hémorroïdale moyenne*, qui correspond à l'artère de même nom, *se jette dans la veine porte*, comme la plus grande partie des veines du rectum.

— Les vaisseaux *iliaques*, l'artère *sacrée moyenne* et la veine *sacrée moyenne* constituent les *artères du bassin*.

Nous allons passer à l'étude des vaisseaux du membre inférieur : *vaisseaux fémoraux*, *poplités*, *tibio-péroniers*, *tibiaux antérieurs et pédieux*, *tibiaux postérieurs et plantaires*, *et péroniers*.

§ 5. — ARTÈRE ET VEINE FÉMORALES

L'artère fémorale et la veine fémorale ont pour limite supérieure l'arcade crurale et pour limite inférieure la partie inférieure de l'anneau du troisième adducteur ou *canal de Hunter*.

1° *Artère fémorale* ou *crurale*.

Dissection. — Faites une incision étendue de quelques centimètres au-dessus de l'arcade crurale jusqu'au-dessus de la rotule. Aux extrémités de l'incision, pratiquez-en deux autres horizontales. Rabattez les deux lambeaux en dedans et en dehors. Procédez avec ménagement vers la paroi abdominale, où se trouve la *sous-cutanée abdominale*, que vous ferez bien de suivre de son origine à sa terminaison. Agissez de même pour les *honteuses externes*, au-dessous du pubis. Enlevez ensuite l'aponévrose et nettoyez les organes du triangle de Scarpa. Ecartez le couturier en dehors, attirez dans le même sens le droit antérieur avec une érigne, et le tronc de l'*artère fémorale* sera à découvert. Préparez avec soin l'anneau crural et l'anneau du grand adducteur qui lui livrent passage. Procédez ensuite à la dissection des branches importantes, et commencez par l'*artère du quadriceps*.

Pour préparer cette dernière, divisez le droit antérieur un peu au-dessous de l'épine iliaque, et portez-le un peu en dehors ; vous verrez alors des rameaux artériels sur sa face profonde. Suivez ensuite les principales ramifications de cette artère dans l'épaisseur du vaste interne et du vaste externe, à travers des fibres charnues de ces muscles.

La *grande anastomotique*, lorqu'elle vient de la fémorale, se trouve un peu au-dessus de l'anneau du grand adducteur ; on la suit vers le genou en disséquant ses divers rameaux.

Pour préparer la *fémorale profonde*, après avoir enlevé la fémorale superficielle, on détache l'extrémité supérieure du premier et du second adducteurs. On porte ces deux muscles en dehors, et l'artère fémorale profonde se trouve mise à nu au fond de la gouttière formée par les deux muscles renversés et le grand adducteur, situé profondément.

Les *perforantes* de la fémorale profonde seront étudiées par la partie postérieure. On enlèvera le grand fessier et les muscles postérieurs de la cuisse, comme je l'ai dit pour les artères fessière et ischiatique, et l'on verra les perforantes qui traversent de petites arcades formées par les insertions du grand adducteur. On constatera leurs anastomoses entre elles et avec les branches extra-pelviennes de l'hypogastrique.

Enfin, les *circonflexes* de la fémorale profonde réclament une dissection particulière. Il faut séparer le fascia lata et le grand fessier, détacher les insertions trochantériennes des moyen et petit fessiers, ainsi que celles des muscles pelvi-trochantériens. D'un autre côté, on divisera l'extrémité supérieure du droit antérieur et le psoas, puis on pourra suivre les deux circonflexes, qui vont se ramifier autour du col du fémur et des trochanters.

Cette artère commence au moment où elle passe sous l'arcade crurale. Elle se termine à l'anneau du troisième adducteur, où elle prend le nom de *poplitée*. Elle est un peu oblique de haut en bas, d'avant en arrière et de dehors en dedans.

Rapports. 1° *Avec les os*. — Elle repose sur l'éminence ilio-pectinée ; plus bas, sur la tête du fémur, dont elle est séparée par la capsule fibreuse de l'articulation et par quelques fibres du psoas ; plus bas encore, au moment de sa terminaison, elle est en rappport avec la face interne du fémur. On peut la comprimer sur ces divers points.

2° *Avec les muscles*. — A la partie supérieure de la cuisse, elle est située dans le triangle de Scarpa. Elle descend verticalement de la base vers le sommet de ce triangle, reposant dans une gouttière que lui forment principalement le pectiné en arrière et le psoas-iliaque en dehors. Un peu plus bas, au sommet du triangle, elle est recouverte par le couturier, qui croise sa direction, et qu'on a appelé son muscle satellite. Ce muscle est placé en dehors de l'artère à sa partie supérieure, où il constitue le bord externe

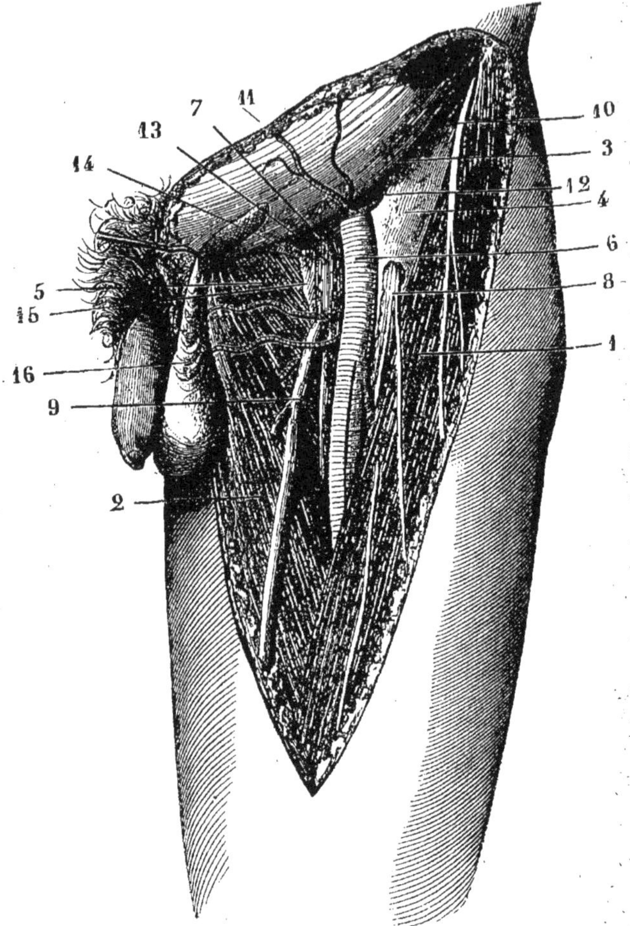

Fig. 587. — Artère fémorale dans le triangle de Scarpa.

1, couturier. — 2, premier adducteur. — 3, arcade crurale. — 4, psoas-iliaque recouvert de son aponévrose. — 5, pectiné. — 6, artère fémorale. — 7, veine fémorale. — 8, nerf crural. — 9, veine saphène interne. — 10, nerf fémoro-cutané. — 11, artère sous-cutanée abdominale. — 12, artère circonflexe iliaque. — 13, anneau crural. — 14, ligament de Gimbernat. — 15, portion du feuillet profond de l'aponévrose fémorale recouvrant le pectiné, formant la paroi postérieure du canal crural, et se confondant avec le ligament de Gimbernat et le ligament pubien. — 16, cordon spermatique, vers lequel se dirigent les artères honteuses externes.

du triangle de Scarpa ; plus bas, il est placé au-devant de ce vaisseau ; plus bas encore, en dedans. Au-dessous du triangle de Scarpa, dans tout le reste de son étendue, l'artère fémorale est située au fond d'une gouttière que forment le vaste interne en avant et les trois adducteurs en arrière. Je ferai remarquer que le second ou moyen adducteur, situé derrière le premier, n'est pas directement en contact avec l'artère.

3° *Avec les aponévroses*. — Depuis son origine jusqu'à sa terminaison, l'artère fémorale est contenue dans la gaine des vaisseaux fémoraux. A sa terminaison, elle est entourée par un canal de dix centimètres de longueur qui fait suite à cette gaine, et qu'on appelle improprement *anneau du troisième adducteur*. Dans le triangle de Scarpa, l'artère n'est séparée de la peau que par le feuillet superficiel de l'aponévrose fémorale et quelques ganglions lymphatiques superficiels.

4° *Avec les vaisseaux*. — La veine fémorale l'accompagne dans toute son étendue. A la partie supérieure, la veine est interne ; plus bas, elle devient postérieure, pour se diriger ensuite vers le côté externe. L'artère fémorale est accompagnée par les vaisseaux lymphatiques profonds qui l'entourent.

5° *Avec les nerfs*. — Le nerf crural, dans le triangle de Scarpa, est séparé de l'artère par la bandelette ilio-pectinée et par l'aponévrose du muscle psoas, dans la gaine duquel ce nerf est situé. Un peu plus bas, avant de sortir du triangle de Scarpa, une branche du nerf crural, le nerf saphène interne, vient s'accoler à l'artère et se placer sur sa face antérieure, qu'elle croise un peu obliquement. Le nerf accessoire du saphène interne lui est aussi accolé dans une partie de son étendue.

Dans son trajet, l'artère fémorale fournit six branches ; cinq naissent dans le triangle de Scarpa, la sixième prend naissance au-dessous. Les premières sont : la sous-cutanée abdominale, les honteuses externes supérieure et inférieure, la fémorale profonde et la musculaire superficielle. La sixième est constituée par la grande anastomotique, ou première articulaire supérieure et interne.

Branches collatérales de la fémorale.	Cinq naissent dans le triangle de Scarpa.	Sous-cutanée abdominale.	
		Honteuse externe supérieure.	Rameau pubien. Rameau scrotal.
		— — inférieure.	Rameau pubien. Rameau scrotal.
		Fémorale profonde	Circonflexe interne. Circonflexe externe. Perforantes.
		Musculaire superficielle ou artère du quadriceps.	
	Une au-dessous. Grande anastomotique ou première articulaire supérieure et interne.		

1° Artère sous-cutanée abdominale. — L'*artère sous-cutanée abdominale* (fig. 587), naît immédiatement au-dessous de l'arcade

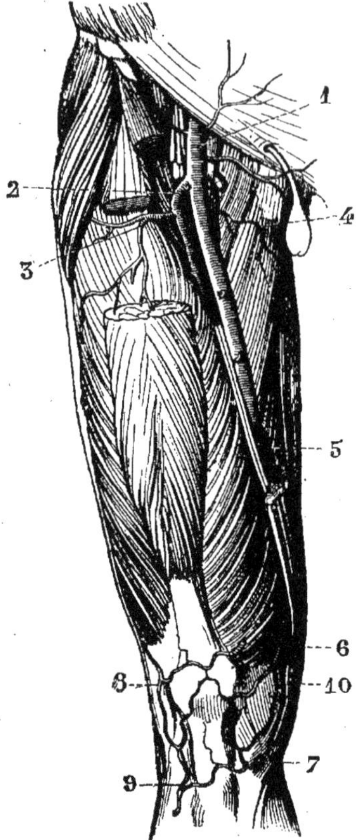

Fig. 588. — Artère fémorale et artères articulaires du genou.

1, artère fémorale et veine fémorale. — 2, artère fémorale profonde. — 3, artère du quadriceps venant d'un tronc commun avec la fémorale profonde. — 4, artère honteuse externe inférieure ; la supérieure est au-dessus. — 5, artère grande anastomotique. — 6, artère articulaire supérieure et interne. — 7, artère articulaire inférieure et interne. — — 8, artère articulaire supérieure et externe. — 9, artère articulaire inférieure et externe. — 10, très riche réseau artériel situé au-devant du genou. On voit aussi, à la partie supérieure, deux artères sans indice : la sous-cutanée abdominale et la honteuse externe supérieure.

fémorale et se porte obliquement en haut et en dedans vers l'ombilic. Elle est située dans le tissu cellulaire sous-cutané (1).

Cette artère présente de grandes variétés de volume ; elle existe chez tous les sujets.

Elle se jette dans les ganglions lymphatiques de l'aine et dans la peau de la région hypogastrique.

2° Honteuse externe supérieure. — La honteuse externe supérieure (fig. 587), est située dans le tissu cellulaire sous-cutané. Elle se porte en dedans, et donne un rameau à la peau qui recouvre le pubis et un rameau à la peau du scrotum et de la verge chez l'homme, de la grande lèvre chez la femme.

3° Honteuse externe inférieure. — La honteuse externe inférieure (fig. 587), venue quelquefois de la fémorale profonde et située sous l'aponévrose, présente la même direction et la même division que la précédente ; elle passe dans la concavité de l'anse que décrit la veine saphène interne au moment où elle se jette dans la veine fémorale. Ces deux artères s'anastomosent largement avec les autres artères du cordon spermatique et du scrotum.

4° Fémorale profonde. — La fémorale profonde (fig. 588, 2) prend naissance à 4 centimètres au-dessous de l'arcade crurale ;

(1) Un certain nombre d'artères sont sous-cutanées comme celle-ci : (honteuses externes, collatérales des doigts et des orteils), artères superficielles du crâne et de la face situées au-dessus d'un plan horizontal passant par la ligne occipitale supérieure et l'arcade zygomatique (occipitale, auriculaire, temporale superficielle, faciale, frontale et nasale externe).

elle se porte en arrière et en bas sur la partie postérieure du premier adducteur. Elle passe également en arrière du second adducteur et en avant du troisième, jusque vers le milieu de la cuisse, où elle traverse l'insertion du grand adducteur au fémur, pour se terminer dans les muscles qui forment le côté supérieur du creux poplité. Elle fournit les *circonflexes* et les *perforantes*.

Dans son trajet, cette artère est dirigée verticalement; elle est située au voisinage du fémur.

La *circonflexe interne*, ou *postérieure*, naît à la partie supérieure de la fémorale profonde, se porte entre le pectiné et le col du fémur, contourne la face postérieure du col et vient se terminer dans la région trochantérienne en une foule de petites branches, dont les unes, ascendantes, se distribuent aux muscles de la région, et dont les autres, descendantes, se terminent dans les muscles postérieurs de la cuisse.

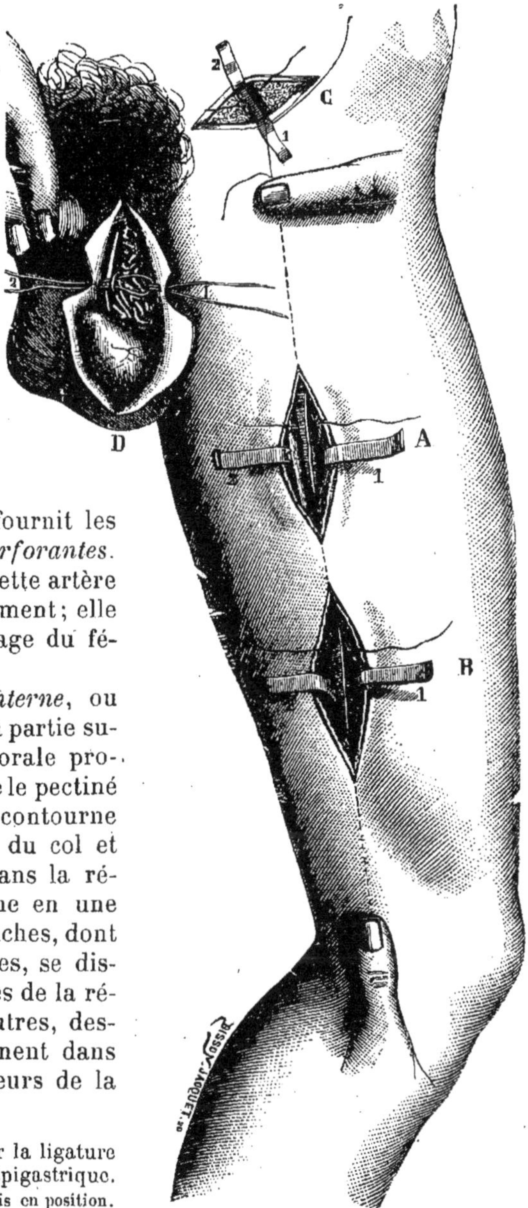

Fig. 589. — Tracé pour la ligature de la fémorale et de l'épigastrique. — 1, 2, les écarteurs sont mis en position. — A, ligature de la fémorale à son tiers moyen. — B, ligature dans le canal de Hunter. — C, ligature de l'épigastrique. — D, opération du varicocèle par le procédé Ricord. La ligne ponctuée indique le trajet de l'incision à donner, de la partie postérieure du condyle interne du fémur à un centimètre en dedans du milieu de l'arcade crurale.

Parmi ces nombreuses branches, on en remarque une, *articulaire*, qui glisse sous le col du fémur et pénètre dans l'articulation en passant sous le pont fibro-cartilagineux formé par le sourcil cotyloïdien et situé au niveau de l'échancrure ischio-pubienne. Cette branche traverse le ligament rond et se termine dans la tête du fémur. On y remarque aussi de nombreuses branches pour le périoste et l'os.

L'artère circonflexe interne s'anastomose à sa terminaison avec l'obturatrice, la première perforante et la circonflexe externe.

La *circonflexe externe*, ou *antérieure*, plus petite, naît à peu près au même niveau. Elle se porte entre le psoas-iliaque et le droit antérieur, et donne une branche pour les muscles tenseur du fascia lata et fessiers ; puis, elle contourne le grand trochanter et se divise en un grand nombre de branches, qui s'anastomosent avec les divisions terminales de la circonflexe postérieure.

Les circonflexes sont fournies quelquefois par le tronc de la fémorale.

Les *perforantes,* au nombre de deux, trois ou quatre, naissent à différentes hauteurs et traversent le muscle grand adducteur au niveau de ses insertions fémorales. Elles se divisent sur la face postérieure du grand adducteur, en arrière du fémur, et s'anastomosent entre elles en formant une série d'arcades. La première perforante, la plus volumineuse, s'anastomose vers le grand trochanter, avec la circonflexe interne et l'ischiatique. Ces nombreuses artères prennent un développement considérable à la face postérieure de la cuisse, lorsqu'on porte une ligature sur le tronc de l'artère fémorale.

5° **Musculaire superficielle.** — La musculaire superficielle ou du quadriceps (fig. 588,3) vient du tronc de la fémorale dans le triangle de Scarpa. Très souvent, elle naît d'un tronc commun avec la fémorale profonde, se porte directement en avant et en bas, et se termine dans les trois portions du muscle quadriceps. Elle donne aussi quelques branches au psoas-iliaque et au tenseur du fascia lata.

Les rameaux les plus considérables se terminent dans le vaste interne.

6° **Grande anastomotique ou première articulaire supérieure et interne.** — La grande anastomotique, ou première articulaire supérieure et interne (fig. 588,6) naît à la terminaison de l'artère fémorale, quelquefois à l'origine de la poplitée ; elle se porte en bas et en avant, au-dessous du grand adducteur, et fournit des branches périostiques pour l'extrémité inférieure du fémur, une branche musculaire pour le vaste interne, un rameau accompagnant le nerf saphène interne, et une branche superficielle se portant à la partie interne et antérieure de la rotule pour concourir à la formation d'un riche réseau artériel qui sera décrit avec les branches de la poplitée. Cette artère est encore désignée sous le nom de première articulaire supérieure et interne.

Anomalies de l'artère fémorale et de ses branches.

Au point de vue chirurgical, on considère comme *tronc de la fémorale* la portion d'artère qui s'étend de l'iliaque externe à l'ori-

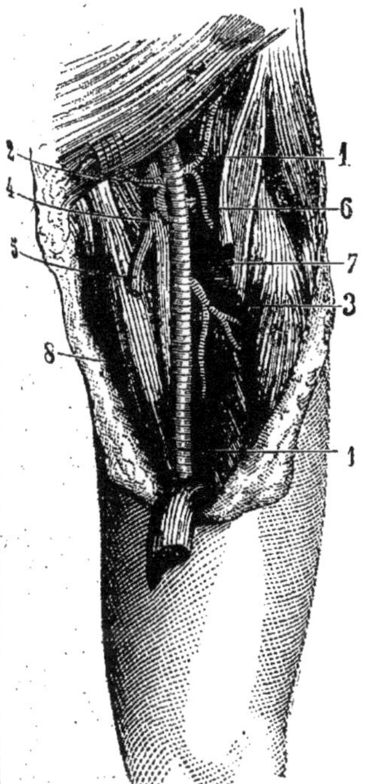

Fig. 590. — Anomalie d'origine des circonflexes.

1, 1', artère fémorale. — 2, tronc commun à l'épigastrique et à la circonflexe interne anormale. — 3, artère du quadriceps. — 4, veine fémorale. — 5, veine saphène interne. — 6, circonflexe externe anormale. — 7, couturier. — 8, premier adducteur.

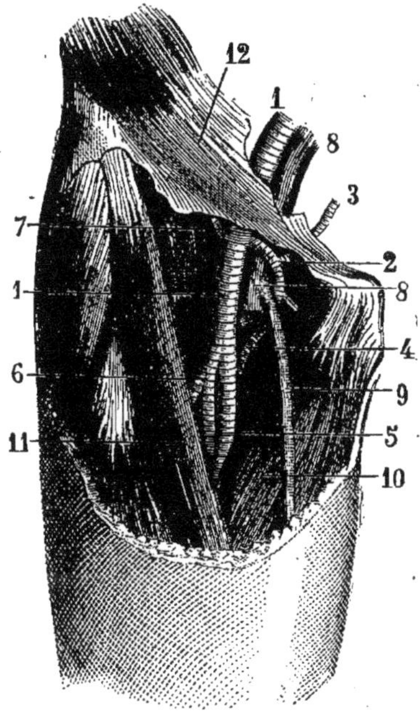

Fig. 591. — Anomalie d'origine de la circonflexe interne.

1, artère iliaque externe. — 1', fémorale. — 2, circonflexe interne anormale. — 3, 4, épigastrique et circonflexe interne venant d'un tronc commun. — 5, fémorale profonde. — 6, circonflexe externe. — 7, circonflexe iliaque. — 8, veine iliaque interne. — 8', veine fémorale. — 9, veine saphène interne. — 10, premier adducteur. — 11, couturier. — 12, arcade fémorale.

gine de la fémorale profonde, et l'on réserve le nom de fémorale superficielle à l'artère fémorale, depuis l'origine de la fémorale profonde jusqu'à l'anneau du grand adducteur. Ordinairement, la fémorale profonde naît à 4 centimètres au-dessous de l'arcade crurale, mais il est fréquent de la voir naître plus haut ou plus bas. Le plus souvent, cette origine a lieu plus haut, et il n'est pas rare de la constater même au-dessus de l'arcade crurale.

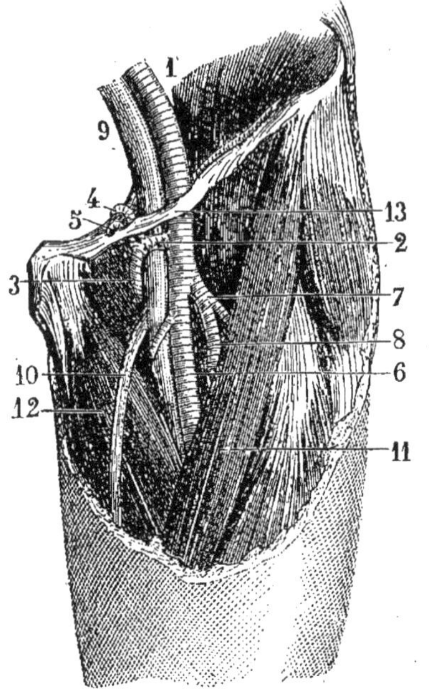

Fig. 592. — Anomalie d'origine de la circonflexe interne.

1, artère iliaque externe. — 2, tronc commun des trois artères suivantes. — 3, obturatrice. — 4, épigastrique. — 5, circonflexe interne anormale. — 6, artère fémorale. — 7, circonflexe externe. — 8, fémorale profonde. — 9, veine iliaque externe. — 10, veine saphène interne. — 11, couturier. — 12, premier adducteur. — 13, arcade crurale.

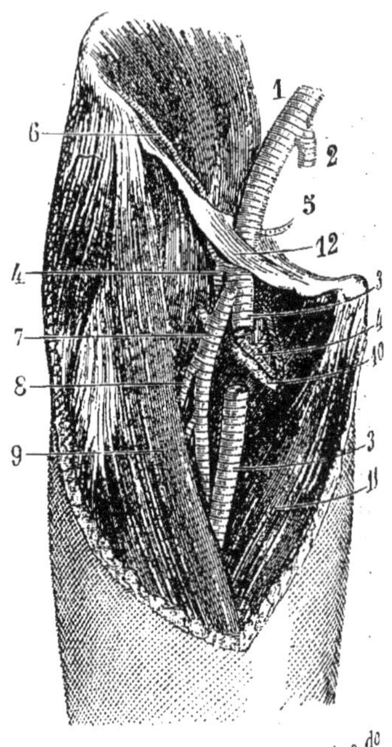

Fig. 593. — Anomalie d'origine de la circonflexe interne.

1, iliaque externe. — 2, iliaque interne. — 3, 3, fémorale. — 4, 4, circonflexe interne anormale. — 5, épigastrique. — 6, circonflexe iliaque. — 7, fémorale profonde. — 8, branche de la fémorale profonde. — 9, couturier. — 10, pectiné. — 11, premier adducteur.

De nombreuses anomalies se rencontrent dans l'origine des branches de la fémorale superficielle et de la fémorale profonde. Ainsi, il n'est pas rare de voir, comme dans les figures 592 et suivantes, les circonflexes naître de la fémorale. Les figures 592 et 593 montrent, en outre, des anomalies de direction relatives à ces artères.

Disons enfin que le tronc de la fémorale peut lui-même manquer ; on l'a vu remplacé par l'artère ischiatique considérablement grossie.

2° *Veine fémorale*

La veine fémorale a les mêmes limites et le même trajet que l'artère fémorale, à laquelle elle est accolée.

A son origine, à l'anneau du 3e adducteur, elle est située en arrière et en dehors de l'artère. Elle contourne l'artère en arrière,

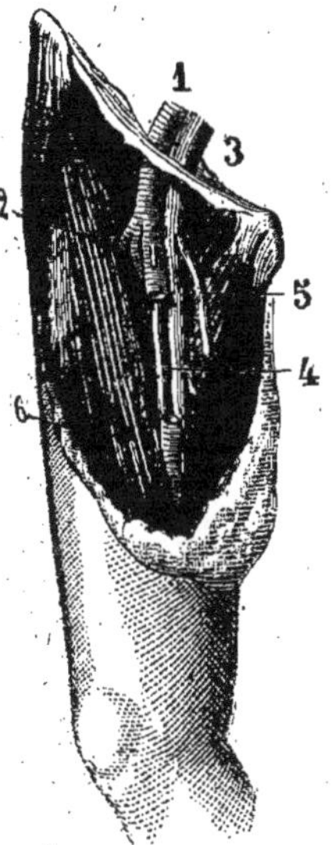

Fig. 594. — Anomalie de la veine fémorale.

1, artère fémorale. — 2, artère du quadriceps. — 3, veine fémorale. — 4, la veine est divisée en deux troncs qui se reconstituent après un trajet de 6 centimètres. — 5, premier adducteur. — 6, couturier.

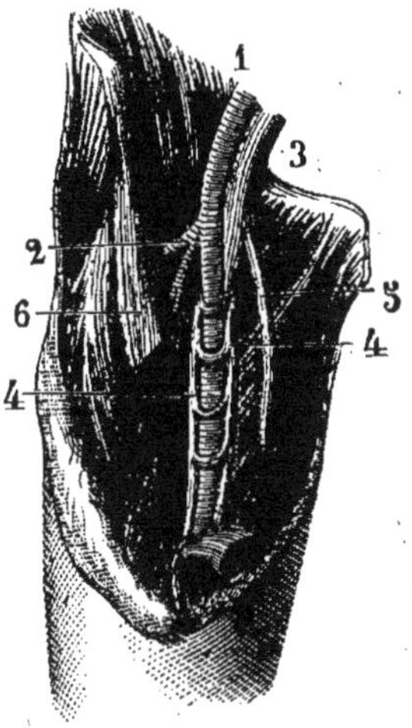

Fig. 595. — Anomalie de la veine fémorale.

1, artère fémorale. — 2, fémorale profonde et artère du quadriceps. — 3, veine fémorale. — 4, deux branches veineuses anormales se réunissant pour former un tronc commun, et anastomosées entre elles par des branches transversales. — 6, couturier.

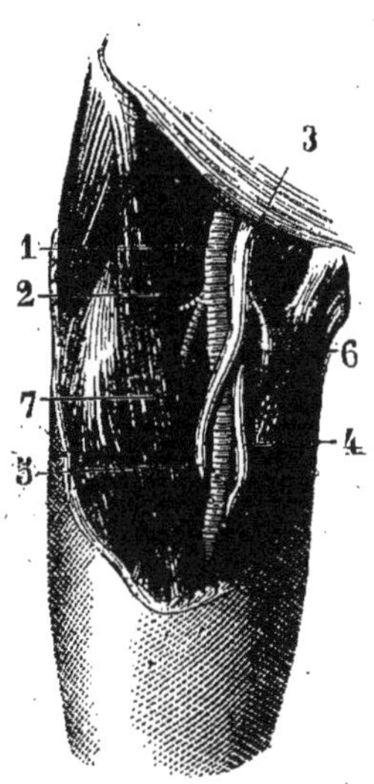

Fig. 596. — Anomalie de la veine fémorale.

1, artère fémorale. — 2, artère du quadriceps. — 3, veine fémorale. — 4, 5, deux branches veineuses anormales se réunissant pour former la veine fémorale. — 6, veine saphène interne. — 7, couturier.

et devient interne à sa partie supérieure. La veine et l'artère sont contenues dans la gaine des vaisseaux fémoraux.

Au point où la veine saphène interne se jette dans la fémorale, celle-ci présente une dilatation appelée *sinus de la veine fémorale*.

Chaque branche de l'artère fémorale est située entre les deux veines qui l'accompagnent. Il y a donc, de bas en haut : deux *veines articulaires supérieures et internes*, deux *veines fémorales profondes* (quelquefois une seule) ; deux veines pour les *circonflexes* et les *perforantes*, branches de la fémorale profonde ; enfin, deux *veines honteuses externes supérieures* et deux *veines sous-cutanées abdominales* qui se jettent dans la saphène interne et non dans la veine fémorale.

Toutes les *veines affluentes* de la veine fémorale possèdent des valvules.

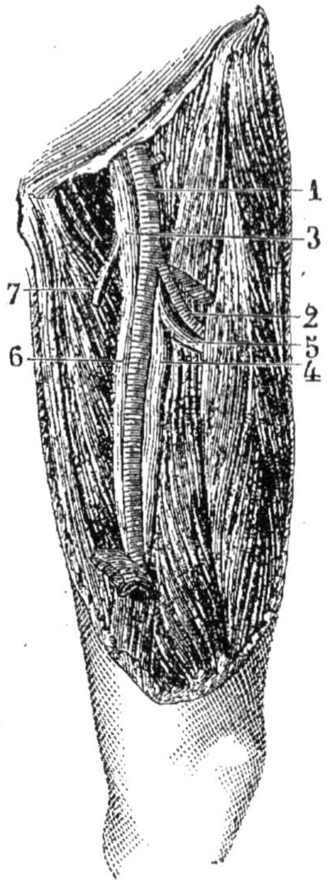

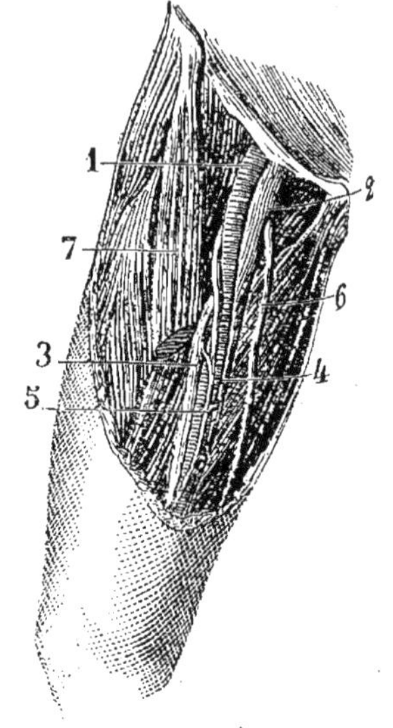

Fig. 597. — Anomalie de la veine fémorale.

1, artère fémorale. — 2, artère du triceps. — 3, veine fémorale. — 4, 6, deux branches veineuses anormales se réunissant pour former la veine fémorale. — 7, veine saphène interne.

Fig. 598. — Anomalie de la veine fémorale.

1, artère fémorale. — 2, veine fémorale. — 3, 4, 5, diverses branches veineuses anormales se réunissant pour former la veine fémorale. — 6, veine saphène interne. — 7, couturier.

La veine fémorale présente de nombreuses anomalies, j'en donne ici quelques exemples.

§ 6. — ARTÈRE ET VEINE POPLITÉES

L'artère et la veine poplitées ont les limites suivantes : en haut la partie inférieure de l'anneau du 3e adducteur ou *canal de Hunter*, en bas l'anneau du soléaire.

1° *Artère poplitée.*

Dissection. — Pour disséquer le tronc de l'*artère poplitée*, faites une incision verticale sur le milieu du creux poplité et deux incisions horizontales aux extrémités de la première, chacune à quatre travers de doigt de l'interligne articulaire. Incisez l'aponévrose, écartez le biceps, le plantaire grêle en dehors, le demi-tendineux, le demi-membraneux et le jumeau interne en dedans, au moyen d'érignes ; enlevez le tissu cellulo-graisseux de la région poplitée. Vous verrez ensuite un gros nerf, que vous attirerez en dehors ; au-dessous de lui, vous trouverez une veine très adhérente à l'artère ; écartez-la dans le même sens. Enfin, vous trouverez l'artère, dont vous étudierez les rapports.

Il faudra procéder autrement pour les branches.

Pour préparer les *jumelles*, détachez l'insertion condylienne du jumeau interne ; séparez ce muscle du soléaire et renversez-le en dehors ; vous verrez les deux jumelles à la face profonde des jumeaux.

Pour suivre les *articulaires supérieures*, il faut diviser le biceps, le demi-membraneux et le demi-tendineux vers le tiers inférieur de la cuisse, et renverser en bas le bout inférieur de ces muscles. Les artères articulaires étant ainsi découvertes, il est facile de les suivre sur le condyle du fémur correspondant.

Les *articulaires inférieures* seront suivies avec ménagement après avoir détaché les jumeaux et le plantaire grêle de leur insertion fémorale ; on les verra glisser sur le muscle poplité, puis s'insinuer entre les os de la jambe et les ligaments latéraux du genou.

Si les artères sont bien injectées et si l'on veut préparer leur réseau terminal, on enlèvera complètement la peau du genou, et l'on verra que six artères convergent vers la rotule : les quatre articulaires de la poplitée, la grande anastomotique de la fémorale et la récurrente tibiale antérieure de la tibiale.

Les *articulaires moyennes* ne peuvent être vues qu'après avoir séparé le genou, comme dans la préparation de l'articulation, et scié verticalement le fémur en deux moitiés latérales par un trait de scie tombant dans l'articulation.

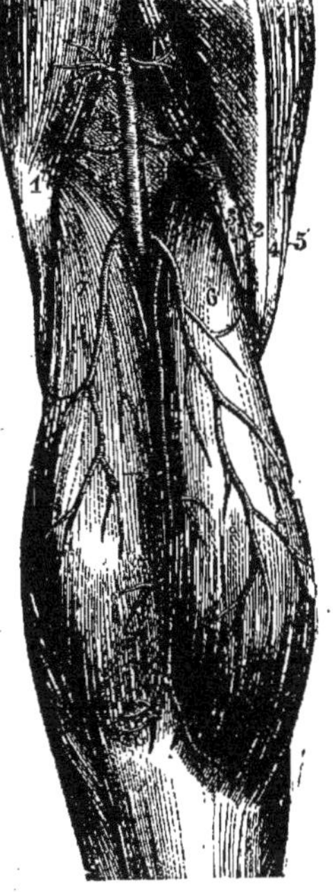

Fig. 599. — Artère poplitée et ses branches.

1, biceps. — 2, demi-membraneux. — 3, demi-tendineux. — 4, droit interne. — 5, couturier. — 6, jumeau interne. — 7, jumeau externe. — 8, artère poplitée et ses branches.

L'artère poplitée est située très profondément dans la région poplitée. Elle prend naissance à l'anneau du troisième adducteur et se termine à l'anneau du soléaire, où elle se bifurque en tibiale antérieure et en tronc tibio-péronier. Dans sa moitié supérieure, elle est oblique de haut en bas et de dedans en dehors ; dans sa moitié inférieure, elle est verticale.

Rapports. — *En avant* et de haut en bas, elle est en contact avec le fémur, le ligament postérieur de l'articulation du genou et le muscle poplité ; *en arrière*, elle est en rapport avec une grande quantité de tissu cellulaire graisseux qui remplit le losange poplité, et avec les muscles qui limitent ce losange : le jumeau interne, en se réunissant à angle aigu au jumeau externe et au plantaire grêle, la recouvre en bas ; le biceps, en s'accolant à angle aigu au demi-tendineux et au demi-membraneux, la recouvre en haut. Il résulte de la direction oblique de la moitié supérieure de l'artère que le demi-membraneux la recouvre immédiatement, et que le biceps n'est pas directement en contact avec elle.

Rapports avec la veine et le nerf. — La veine poplitée suit la direction de l'artère. Elle est située en dehors et la recouvre en partie. Le nerf sciatique poplité interne est situé en dehors de la veine et la recouvre un peu, de sorte que les deux vaisseaux et le nerf sont superposés d'avant en arrière et de dedans en dehors. Le nerf n'accompagne pas les vaisseaux dans toute leur étendue. En effet, dans la moitié supérieure, ils se séparent à angle aigu, le nerf se portant vers le grand nerf sciatique à la partie postérieure de la cuisse, tandis que les vaisseaux se dirigent obliquement en dedans vers l'anneau du troisième adducteur. L'artère poplitée est aussi en rapport avec les ganglions poplités.

L'artère poplitée fournit deux branches terminales au niveau de l'anneau du soléaire : la tibiale antérieure et la tibio-péronière ou tronc tibio-péronier. Dans son trajet, elle fournit plusieurs branches collatérales, au nombre de sept : l'articulaire supérieure et interne, l'articulaire supérieure et externe, l'articulaire moyenne, l'articulaire inférieure et interne, l'articulaire inférieure et externe et les jumelles.

Poplitée.	Branches collatérales. . .	Articulaire supérieure et interne.
		— supérieure et externe.
		— moyenne.
		— inférieure et interne.
		— inférieure et externe.
		Jumelles.
	Branches terminales . . .	Tibiale antérieure.
		Tibio-péronière.

1° Articulaire supérieure et interne. — L'articulaire supérieure et interne, née de la partie supérieure de la poplitée, tantôt isolément, tantôt par un tronc commun avec la suivante, se dirige en dedans et un peu en bas ; elle contourne le condyle interne du fémur au-dessous du vaste interne et se divise en deux rameaux : un rameau profond pour l'extrémité inférieure du fémur et le vaste interne, et un rameau superficiel anastomotique qui se porte au-devant de la rotule, où il s'anastomose avec les autres articulaires. Cette artère passe au-dessous des tendons des muscles demi-tendineux et demi-membraneux. Elle est la *deuxième articulaire supérieure et interne*, lorsqu'on nomme première la grande anastomotique de la fémorale.

2° Articulaire supérieure et externe. — L'articulaire supérieure et externe naît au même niveau que la précédente ; elle se porte en dehors, en avant et en bas, contourne le condyle externe du fémur, en passant au-dessous du biceps, et donne deux rameaux, l'un profond pour l'extrémité inférieure du fémur et le vaste externe, l'autre anastomotique, qui se porte au-devant de la rotule, où il s'anastomose avec les autres articulaires.

3° **Articulaire moyenne**. — L'articulaire moyenne prend naissance à la partie antérieure et moyenne de la poplitée et se divise en un certain nombre de rameaux, qui, traversant d'arrière en avant le ligament postérieur de l'articulation du genou, se distribuent aux parties molles de cette articulation, et surtout à l'extrémité inférieure du fémur. Très souvent, elle naît de la poplitée par plusieurs rameaux.

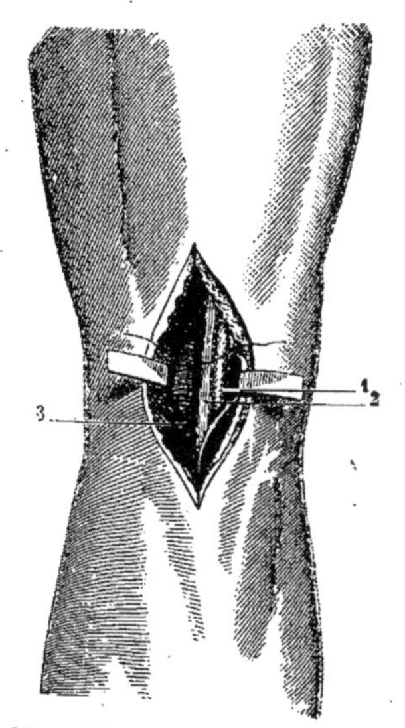

Fig. 600. — Tracé pour la ligature de l'artère poplitée. L'incision doit être faite sur une ligne étendue de la face postérieure de la cuisse au milieu du mollet.

1, nerf sciatique poplité interne. — 2, veine poplitée. — 3, artère poplitée.

4° **Articulaire inférieure et interne**. — L'articulaire inférieure et interne (fig. 582, 4) tire son origine de la partie inférieure de la poplitée, et se porte en dedans en contournant la tubérosité interne du tibia, qu'elle ne quitte pas. Elle passe sous le ligament latéral interne du genou avec le faisceau antérieur du muscle demi-membraneux. Elle donne ensuite des branches profondes au périoste du tibia, et une plus volumineuse à la peau qui recouvre la rotule. Cette dernière s'anastomose avec les autres articulaires, principalement avec l'articulaire inférieure et externe et avec la récurrente tibiale antérieure.

5° **Articulaire inférieure et externe**. — L'articulaire inférieure et externe (fig. 582,3) naît au même niveau que la précédente; elle se porte sous le ligament latéral externe du genou et le tendon du biceps, et contourne la tubérosité externe du tibia. Elle fournit ensuite un rameau profond au périoste du tibia, et un plus volumineux à la peau qui recouvre la rotule.

La rotule est recouverte par un riche réseau artériel que constituent les deux articulaires supérieures, les deux articulaires inférieures, la grande anastomotique et la récurrente tibiale antérieure. Ces artères s'anastomosent toutes entre elles et fournissent des rameaux à la peau, à la rotule, à la bourse séreuse prérotulienne et à la partie antérieure de la synoviale.

6° **Jumelles.** — Les jumelles naissent le plus souvent par un tronc commun, à la partie moyenne et postérieure de la poplitée; la jumelle interne se distribue à la face profonde du jumeau interne, tandis que la jumelle externe se rend à celle du jumeau externe. Un petit rameau accompagne ordinairement le nerf saphène externe entre les deux jumeaux (fig. 580).

2° *Veine poplitée.*

A son origine, près de l'anneau du soléaire, la veine poplitée est située à la partie externe de l'artère à laquelle elle est très adhérente : en haut, elle est située à son côté postérieur. L'adhérence de ces deux vaisseaux est considérable. La veine reçoit comme affluents deux veines ayant le même nom et le même trajet que les branches artérielles de la poplitée. Elles sont pourvues de *valvules*.

§ 7. — ARTÈRES ET VEINES TIBIALES ANTÉRIEURES ET PÉDIEUSES

Les artères et les veines de la jambe sont nombreuses. Les artères sont fournies : en avant, par la tibiale antérieure et ses branches ; en arrière, par le tronc tibio-péronier, la tibiale postérieure, la péronière et leurs branches collatérales.

Les artères de la jambe, tibiale antérieure, pédieuse, tibiale postérieure, plantaire et péronière sont situées entre les deux veines satellites qui les accompagnent.

1° *Artère tibiale antérieure.*

L'artère tibiale antérieure est située au-devant du ligament interosseux, à la région antérieure de la jambe. Elle s'étend de l'anneau du soléaire au bord inférieur du ligament annulaire antérieur du tarse, où elle prend le nom de *pédieuse*. Elle est dirigée obliquement de haut en bas, et un peu de dehors en dedans. Elle est située entre les deux veines tibiales antérieures. Les lymphatiques tibiaux antérieurs l'accompagnent. Le ganglion tibial antérieur est en rapport avec cette artère vers sa partie supérieure.

Art. et veines. Tibiales ant.		
	Collatérales. . .	Artère et veines récurrentes tibiales antérieures.
		Artère et veines malléolaires internes.
		Artère et veines malléolaires externes.
	Terminale . . .	Artère et veines pédieuses.

Dissection. — Pour préparer l'artère tibiale antérieure, faites une incision étendue du tubercule du jambier antérieur, ou de Gerdy, à la partie moyenne et antérieure de l'articulation tibio-tarsienne. Aux extrémités de cette incision, faites-en deux horizontales. Renversez les lambeaux, disséquez la face antérieure des muscles, et pénétrez profondément entre le jambier antérieur et les extenseurs. Ecartez alors les muscles avec des érignes, le jambier antérieur sera porté en dedans et les extenseurs en dehors. Vous verrez alors la tibiale antérieure avec son nerf et ses deux veines satellites, ainsi que les nombreux rameaux qu'elle fournit aux muscles et au tibia.

Vous trouverez la *récurrente tibiale antérieure* tout à fait en haut, se dirigeant vers la rotule, après avoir détaché l'insertion supérieure du jambier antérieur dans une étendue de quelques centimètres.

Vous chercherez les *malléolaires* un peu au-dessus des malléoles, vous les trouverez en écartant les tendons des muscles de la région.

Rapports. — Après son origine, cette artère traverse le ligament interosseux d'arrière en avant à son extrémité supérieure ; elle s'applique à la face antérieure de ce ligament, qu'elle quitte au tiers inférieur de la jambe pour se placer sur la face externe du tibia. Elle est fixée contre le ligament par une mince aponévrose, qui rend quelquefois difficile la recherche du bout supérieur de l'artère dans l'amputation de la jambe. Deux veines tibiales antérieures accompagnent l'artère, qui est située au milieu. Le nerf tibial antérieur l'accompagne aussi. Ce nerf est situé en dehors de l'artère à la partie supérieure, en avant un peu au-dessous de la partie moyenne, et en dedans à la partie inférieure. Dans son trajet, l'artère tibiale antérieure est située au fond de l'interstice celluleux qui sépare le jambier antérieur de l'extenseur commun des orteils en haut, et plus bas, de l'extenseur propre du gros orteil. Le tendon de ce muscle, au niveau de l'articulation tibio-tarsienne, passe dans la même gaine fibreuse que l'artère et les deux veines, au-devant de ces vaisseaux. On trouve quelquefois une mince cloison fibreuse entre le tendon et les vaisseaux.

La tibiale antérieure, qui se continue dans le pied sous le nom de pédieuse, fournit trois branches collatérales : la récurrente tibiale antérieure, la malléolaire interne et la malléolaire externe.

1° Récurrente tibiale antérieure. — La récurrente tibiale antérieure (fig. 601, 2) tire son origine de la tibiale antérieure au niveau de la partie supérieure du ligament interosseux ; elle glisse contre la face externe du tibia, traverse les insertions supérieures du jambier antérieur, et se divise en rameaux périostiques pour le tibia, et en rameaux anastomotiques, qui se portent au-devant de la rotule pour concourir à la formation du réseau artériel formé par les artères articulaires.

2° Malléolaire interne. — La malléolaire interne (fig. 601,5) naît de la tibiale, à 2 ou 3 centimètres au-dessus de l'articulation ;

elle passe au-dessous du tendon du jambier antérieur, se porte en bas et en dedans vers la malléole interne, et se divise à ce niveau en un grand nombre de petits rameaux qui se terminent dans la malléole interne, la partie interne de l'articulation tibio-tarsienne et les parties molles qui l'avoisinent. Elle s'anastomose avec la terminaison des péronières antérieure et postérieure et avec des rameaux de la plantaire interne.

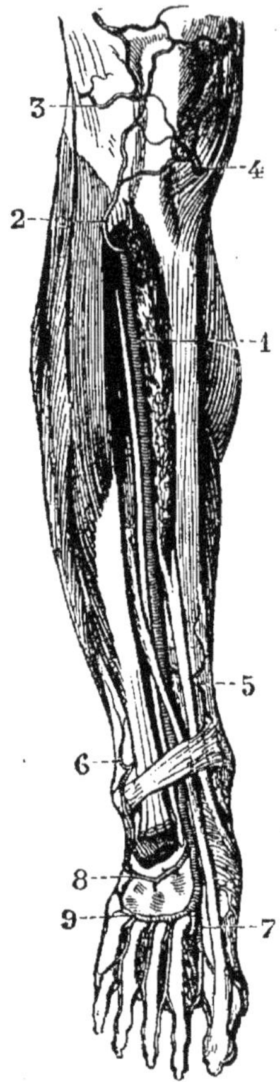

Fig. 601. — Artère tibiale antérieure et artère pédieuse.

1, tibiale antérieure. — 2, récurrente tibiale antérieure. — 3, articulaire inférieure et externe. — 4, articulaire inférieure et interne s'anastomosant avec les articulaires supérieures. — 5, malléolaire interne. — 6, malléolaire externe. — 7, terminaison de la pédieuse traversant l'extrémité postérieure du premier espace interosseux. — 8, dorsale du tarse. — 9, dorsale du métatarse fournissant les perforantes et les interosseuses dorsales.

3° **Malléolaire externe.** — La malléolaire externe (fig. 601,6) prend naissance un peu plus haut que la précédente et se porte en serpentant vers la malléole externe, à laquelle elle se distribue, de même qu'aux parties molles qui l'entourent. Quelques rameaux se portent vers la partie externe du talon. Ces rameaux calcanéens passent au-dessous des tendons des péroniers latéraux, et s'anastomosent avec des branches de la péronière postérieure, de la plantaire externe et de la tibiale postérieure. Quelques-uns de ces derniers s'insinuent entre le tendon d'Achille et l'articulation tibio-tarsienne. L'artère malléolaire, à son origine, passe entre les tendons des muscles extenseurs, qui sont en avant des os, et le ligament interosseux, qui se trouve en arrière ; elle s'anastomose à ce niveau avec la dorsale du tarse venue de la pédieuse, et avec la terminaison des péronières.

La malléolaire externe vient quelquefois de la péronière antérieure. Dans certains cas, elle naît par deux racines, de la péronière et de la tibiale antérieure.

Elle présente de nombreuses variétés sous le rapport de la direction et de la terminaison.

2° *Veines tibiales antérieures.*

Les deux veines tibiales antérieures commencent au ligament annulaire antérieur du tarse ; elles sont situées de chaque côté de l'artère tibiale antérieure avec les lymphatiques tibiaux antérieurs, et elles se terminent à la veine poplitée, dans laquelle elles se jettent après avoir traversé, avec l'artère, la partie supérieure du ligament interosseux.

Leurs *affluents* sont deux veines *malléolaires internes*, deux *malléolaires externes* et deux *récurrentes tibiales*, suivant le trajet des branches artérielles, et principalement les deux *pédieuses*.

§ 8. — ARTÈRE ET VEINES PÉDIEUSES

Les artères du pied sont au nombre de trois : la pédieuse, la plantaire interne et la plantaire externe.

Ces artères sont les branches terminales des artères de la jambe. La pédieuse fournit à la face dorsale du pied, et les plantaires à la face plantaire.

TABLEAU DES ARTÈRES DU PIED

Pédieuse.	Br. terminales.	Artère et veines interosseuses dorsale, du premier espace.	
		Artère et veines perforantes du premier espace	
	Br. collatérales.	Rameaux internes artériels et veineux.	
		Artère et veines dorsales du tarse.	Rameaux antérieurs.
			Rameaux postérieurs.
			Rameaux externes.
		Artère et veines dorsales du métatarse.	Rameaux postérieurs.
			Rameaux externes.
			Rameaux interosseux.

1° *Artère pédieuse.*

Dissection. — Faites une incision transversale au niveau du ligament annulaire antérieur du tarse, et une autre à la racine des orteils ; réunissez ces deux incisions par une autre, suivant l'axe du pied ; renversez les deux lambeaux et enlevez l'aponévrose dorsale du pied. Coupez les tendons de l'extenseur commun des orteils, au niveau de l'articulation tibio-tarsienne, rejetez-en le bout inférieur en avant et en dehors ; détachez de ses insertions postérieures le muscle pédieux, et rejetez-le en avant et en dehors.

Cette artère est située sur la face dorsale du pied. Elle commence au-dessous du ligament annulaire antérieur du tarse, et se termine à l'extrémité postérieure du premier espace interosseux, qu'elle perfore de haut en bas pour s'anastomoser à la plante du pied avec la terminaison de la plantaire externe. Elle se dirige d'arrière en avant et un peu de dehors en dedans.

Rapports. — Elle recouvre les os et les articulations correspondantes. Elle est recouverte par le bord interne du pédieux, qui est son muscle satellite. Elle est côtoyée en dedans par le tendon de l'extenseur propre du gros orteil. Deux veines l'accompagnent ainsi que les lymphatiques pédieux ; l'artère est placée entre les deux veines. Deux aponévroses la recouvrent : l'aponévrose dorsale du

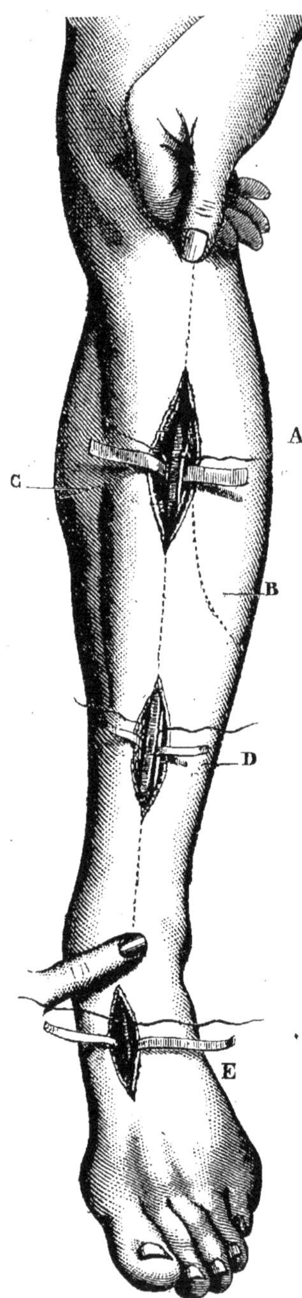

pied et un mince feuillet plus profond qui applique l'artère contre les os. Le nerf tibial antérieur est situé sur son côté interne.

L'artère pédieuse fournit de nombreux rameaux. Sur son bord interne, elle donne plusieurs branches. Sur son bord externe, on voit la dorsale du tarse et la dorsale du métatarse. Enfin, elle donne souvent comme branche terminale l'interosseuse du premier espace.

1° Rameaux internes. — Les rameaux internes sont petits et multiples ; ils se portent sur le bord interne du pied, se distribuent aux parties molles et aux os, et s'anastomosent avec les rameaux internes de la plantaire interne.

2° Dorsale du tarse. — La dorsale du tarse (fig. 603, 8) prend naissance à 2 ou 3 centimètres de l'articulation tibio-tarsienne, et se porte vers le bord externe du pied. Cette artère est appliquée sur les os et les articulations, et fournit de nombreux rameaux : les postérieurs se portent vers la péronière antérieure et la malléolaire externe, les antérieurs se rendent vers les rameaux de la dorsale du métatarse ; ceux qui naissent de la

Fig. 602. — Tracé pour la ligature de la tibiale antérieure et de la pédieuse.

Pour la *tibiale antérieure*, l'incision est faite sur le trajet d'une ligne allant du tubercule de Gerdy au milieu de l'espace inter-malléolaire.

Pour la *pédieuse*, l'incision est faite sur une ligne allant du milieu de l'espace inter-malléolaire à l'intervalle qui sépare les deux premiers orteils.

B est le lambeau de l'amputation de la jambe à lambeau externe.

partie terminale de la dorsale du tarse se portent en dehors et s'anastomosent avec des rameaux de la plantaire externe. Cette artère présente de grandes variétés de volume.

3° **Dorsale du métatarse.** — La dorsale du métatarse (fig. 603, 9), née de la pédieuse avant sa terminaison, se dirige en dehors, en décrivant une courbe à concavité postérieure appelée *arcade dorsale du métatarse*. Elle est placée sous le muscle pédieux, sur les os et les ligaments, au niveau de l'extrémité postérieure des métatarsiens. Elle fournit des rameaux postérieurs peu importants qui se rendent aux parties dures et molles de la région, et s'anastomosent avec la dorsale du tarse. Les rameaux qui naissent de la partie antérieure de cette artère se dirigent vers les trois derniers espaces interosseux, et constituent les *artères interosseuses dorsales* qui fournissent les branches collatérales interne et externe des orteils correspondants. Ces artères interosseuses reçoivent aux deux extrémités de l'espace interosseux, qu'elles recouvrent, deux *artères perforantes* venues de la région plantaire. Les rameaux externes, fournis par la dorsale du métatarse, s'anastomosent sur le bord externe du pied avec les rameaux externes de la plantaire externe.

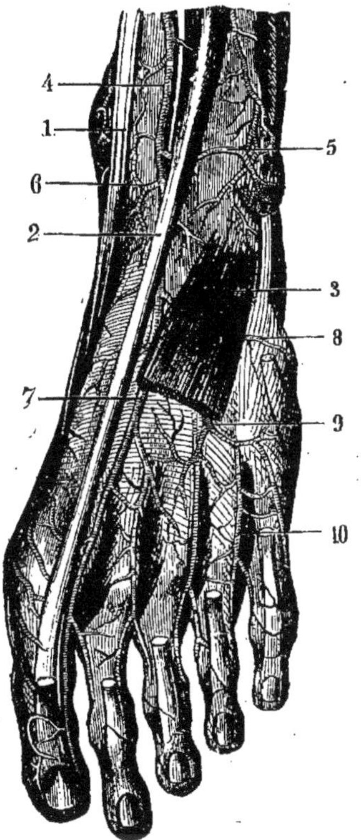

Fig. 603. — Artères de la face dorsale du pied.

1, tendon du jambier antérieur. — 2, tendon du fléchisseur propre du gros orteil. — 3, muscle pédieux. — 4, artère tibiale antérieure à sa terminaison. — 5, malléolaire externe. — 6, malléolaire interne. — 7, pédieuse se terminant par l'interosseuse dorsale du premier espace. — 8, dorsale du tarse. — 9, dorsale du métatarse. — 10, interosseuses dorsales du pied.

4° **Rameau terminal.** — Le rameau terminal (fig. 603, 10) constitue l'*artère interosseuse dorsale* du premier espace. Elle se comporte comme celles qui naissent de la dorsale du métatarse. Ce rameau naît parfois de la dorsale du métatarse.

Quelquefois, son rameau terminal fournit, en outre, la collatérale interne du gros orteil; enfin, dans quelques cas, il fournit uniquement cette collatérale.

2° *Veines pédieuses.*

Ces veines, au nombre de deux, situées de chaque côté de l'artère, affectent les mêmes rapports que celle-ci. Elles ont autant d'affluents qu'il y a de branches artérielles, deux pour chaque branche artérielle : veines *interosseuses* du premier et du deuxième espace interosseux; veines *perforantes* du premier espace; veines *dorsales du tarse* et *dorsales du métatarse* avec leurs petits affluents. Les veines du pied ont des parois très épaisses et contiennent beaucoup de valvules.

§ 9. — ARTÈRES ET VEINES TIBIO-PÉRONIÈRES (fig. 585, 16).

Ces vaisseaux sont très courts ; ils n'ont pas plus de 2 à 3 centimètres de longueur. L'artère est la branche de division postérieure de la poplitée. Elle est accompagnée par deux veines, quelquefois par une seule.

Au-dessous du genou, chaque artère du membre a deux veines satellites, au-dessus du genou, chaque artère est accompagnée d'une seule veine.

1° Artère tibio-péronière. — Cette artère se porte en bas entre le soléaire, qui est situé en arrière, le jambier postérieur et le fléchisseur commun des orteils, qui sont en avant.

Dissection. — Détachez le jumeau interne à son insertion au fémur; détachez le soléaire à la face postérieure du tibia et à la ligne oblique du même os. Lorsque vous approcherez de l'anneau du soléaire, vous redoublerez de précaution. L'anneau étant ouvert, vous renverserez le jumeau interne et le soléaire en dehors : vous apercevrez alors le tronc tibio-péronier, les veines qui l'accompagnent et le nerf tibial postérieur.

L'artère tibio-péronière est située entre les deux veines qui l'accompagnent. Le nerf tibial postérieur est situé en arrière de l'artère.

Elle se termine en se divisant en tibiale postérieure et péronière. Elle donne plusieurs branches collatérales, périostiques, musculaires et osseuse.

Les *branches périostiques* et *musculaires*, irrégulières, se portent dans les muscles et le périoste.

La *branche osseuse* constitue l'artère nourricière du tibia ; elle pénètre dans le trou nourricier de cet os, trou considérable, situé à 2 ou 3 centimètres au-dessous de la ligne oblique du tibia.

2° Veines tibio-péronières. — Elles ont les mêmes limites, les mêmes rapports, et des affluents en nombre double de celui des branches artérielles. Leurs affluents sont des rameaux musculaires et osseux, et notamment les *veines tibio-péronières* et *tibiales postérieures*.

§ 10. — ARTÈRE ET VEINES TIBIALES POSTÉRIEURES

Ces vaisseaux s'étendent de l'anneau du soléaire au ligament annulaire interne du tarse. L'artère est située entre les deux veines.

Dissection. — Vous pourrez employer ici le même procédé que pour l'artère tibio-péronière ou la péronière, à volonté ; celui qui consiste à scier le calcanéum et à tirer en haut le tendon d'Achille me paraît le plus convenable. Il faut ensuite diviser une aponévrose qui applique les vaisseaux de la région postérieure de la jambe contre les muscles profonds.

1° Artère tibiale postérieure (fig. 604,18). — Cette artère, née du tronc tibio-péronier, continue sa direction et se porte verticalement en bas vers la face interne du calcanéum, où elle se bifurque. Elle est accompagnée par le nerf tibial postérieur, qui est superficiel. Un feuillet aponévrotique assez résistant l'applique contre les muscles de la couche profonde.

Elle est en rapport : en avant, avec le jambier postérieur dans ses deux tiers supérieurs, et plus bas, avec le fléchisseur commun des orteils ; en arrière, avec le soléaire dans ses deux tiers supérieurs, et plus bas, avec l'aponévrose et la peau. Il n'est pas facile de sentir les battements de cette artère, parce que l'aponévrose présente une grande épais-

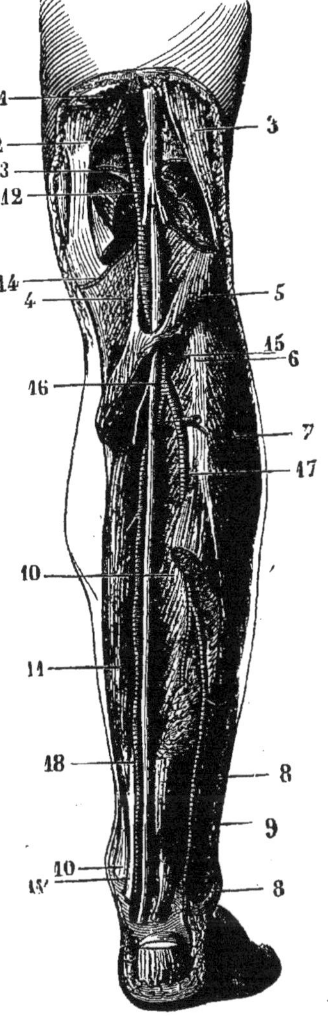

Fig. 604. — Artères poplitée et tibiale postérieure.

1, coupe du demi-tendineux. — 2, demi-membraneux. — 3, biceps. — 4, poplité. — 5, coupe du soléaire à son insertion supérieure ; on voit l'anneau du soléaire traversé par l'artère et le nerf. — 6, face postérieure du péroné, dont on a enlevé le soléaire. — 7, long péronier latéral. — 8, court péronier latéral. — 9, fléchisseur propre du gros orteil. — 10, jambier postérieur. — 10', son tendon. — 11. fléchisseur commun des orteils. — 11', son tendon. — 12, artère poplitée. — 13, artère articulaire supérieure et interne. — 14, artère articulaire inférieure et interne. — 15, artère tibiale antérieure avant son passage à travers le ligament interosseux. — 16, artère tibio-péronière. — 17, artère péronière. — 18, artère tibiale postérieure.

seur au niveau de la moitié inférieure de la jambe. Dans sa portion sous-aponévrotique, cette artère longe le bord interne du tendon d'Achille, dont elle est séparée par un intervalle de quelques millimètres.

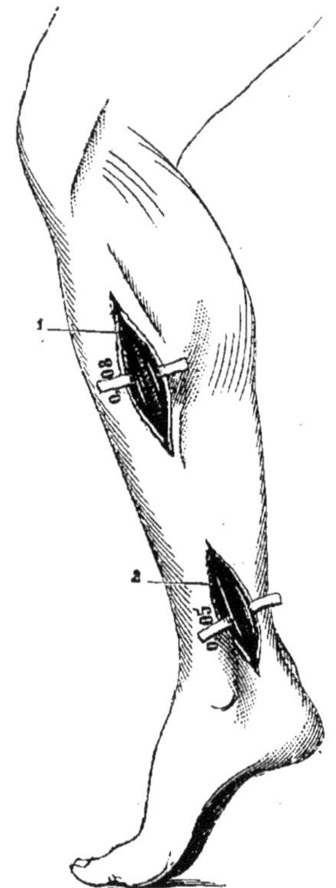

Fig. 605. — Tracé pour la ligature de la tibiale postérieure.

La longueur des incisions est marquée sur la figure, sur le trajet d'une ligne verticale, passant à égale distance du tendon d'Achille et de la malléole interne.

1, ligature au tiers supérieur. — 2, ligature à la partie inférieure.

Au moment où elle va se bifurquer, l'artère tibiale postérieure est située, avec le nerf, dans le tissu cellulaire qui sépare le ligament annulaire interne du tarse des gaines tendineuses des muscles fléchisseur commun des orteils, jambier postérieur et fléchisseur propre du gros orteil.

Les branches musculaires et périostiques qu'elle fournit n'ont pas reçu de noms; elles sont variables quant au volume, au nombre et à l'origine.

L'artère tibiale postérieure se bifurque, à la face interne du calcanéum, en plantaire interne et plantaire externe.

2° Veines tibiales postérieures. — Elles ont les mêmes limites, le même trajet et les mêmes rapports que l'artère. Leurs *affluents* sont les deux veines qui accompagnent les branches artérielles de la tibiale postérieure. Elles ont des parois épaisses, et beaucoup de valvules.

§ 11. — ARTÈRE ET VEINES PÉRONIÈRES (fig. 604,17)

Dissection. — Pour préparer l'artère péronière, faites sur le calcanéum une section verticale qui tombe en avant du tendon d'Achille. Relevez alors le fragment postérieur de cet os avec le tendon d'Achille; séparez le soléaire des muscles profonds, tirez avec force sur les muscles qui constituent le triceps sural, jusqu'à ce que vous soyez arrivé à la ligne oblique. Vous verrez alors l'origine de l'artère péronière dans une étendue de quelques centimètres. Pour la suivre plus loin, vous serez obligé, dans la plupart des cas, de disséquer dans la chair même du muscle fléchisseur propre du gros orteil, situé sur le péroné; dans d'autres cas, vous la trouverez dans l'interstice celluleux qui sépare ce muscle du jambier postérieur.

La *péronière postérieure* sera suivie vers la partie postérieure de l'articulation tibio-tarsienne, sur le talon.

Pour disséquer la *péronière antérieure*, il faudra enlever tous les muscles antérieurs du cou-de-pied, car ces vaisseaux sont tous appliqués contre le squelette.

Née du tronc tibio-péronier, elle se porte en bas et en dehors, puis verticalement vers la partie inférieure de la jambe, en suivant la face postérieure du péroné. Elle est recouverte par le soléaire et, plus bas, par le fléchisseur propre du gros orteil, dans l'épaisseur duquel elle est le plus souvent située; elle recouvre l'extrémité supérieure du jambier postérieur, et plus bas le ligament interosseux. Deux veines l'accompagnent.

Elle fournit des branches *musculaires* et *osseuses* qui n'ont pas reçu de noms particuliers, et qui se distribuent aux muscles voisins et à l'os. Elle se bifurque à la partie inférieure de la jambe, et quelquefois plus haut, en *péronière antérieure* et *péronière postérieure*.

La **péronière antérieure**, branche terminale, se porte vers la partie inférieure du ligament interosseux, qu'elle traverse d'arrière en avant, pour se porter au-devant de l'articulation tibio-tarsienne, où elle s'anastomose avec les malléolaires et la dorsale du tarse. Cette artère fournit quelquefois la pédieuse.

La **péronière postérieure**, branche terminale, se porte directement vers le talon et se perd dans les parties molles de cette région, en s'anastomosant avec des branches venues de la tibiale postérieure, des malléolaires, de la dorsale du tarse et des plantaires.

Les **veines péronières**, au nombre de deux accompagnent l'artère, elles ont pour affluents les veines qui suivent le trajet des branches de l'artère.

§ 12. — ARTÈRES ET VEINES PLANTAIRES

Il y a à la région plantaire deux artères plantaires accompagnées chacune par deux veines plantaires.

1° *Vaisseaux plantaires externes.*

Dissection. — Après avoir enlevé la peau et l'aponévrose de la plante du pied, d'après les règles que j'ai indiquées pour les muscles de cette région, on pratique la *coupe du calcanéum*. Pour cela, on coupe le tendon d'Achille et l'on fait tomber un trait de scie vertical, qui traverse le calcanéum et arrive au-devant de l'insertion des muscles sur les tubercules de cet os, en arrière de l'insertion de l'accessoire du long fléchisseur commun. On porte le fragment postérieur du calcanéum en avant, avec les muscles plantaires superficiels. Comme ceux-ci s'insèrent aussi sur les os qui constituent les bords du pied, on est quelquefois obligé d'avoir recours au scalpel pour achever de les séparer des muscles profonds. Les vaisseaux et les nerfs sont alors découverts, il ne s'agit plus que de les débarrasser du tissu cellulaire qui les entoure.

Si l'on ne veut pas sacrifier le tendon d'Achille, on peut scier le calcanéum obliquement d'arrière en avant et de haut en bas, en plaçant la scie transversalement sur le milieu de la face postérieure de cet os, et en faisant tomber le trait de scie sur le point déjà indiqué.

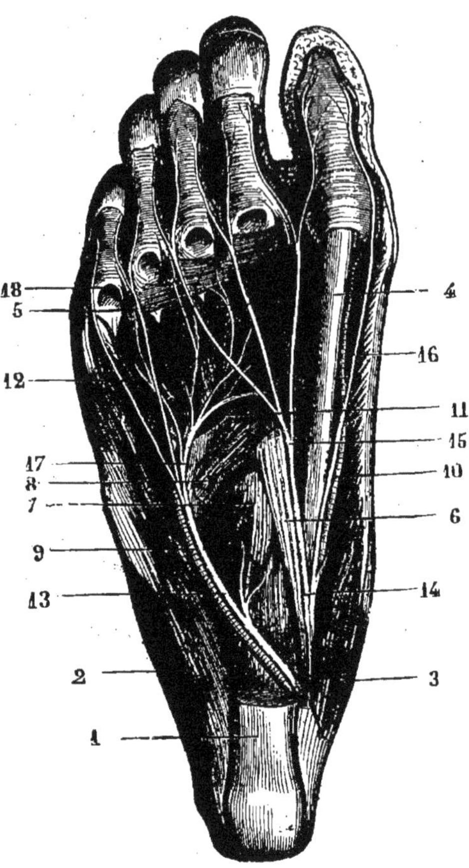

Fig. 606. — Artères et nerfs plantaires. Région plantaire profonde.

1, court fléchisseur plantaire. — 2, abducteur du petit orteil. — 3, abducteur du gros orteil. — 4, fléchisseur propre du gros orteil. — 5, abducteur oblique du gros orteil. — 6, tendon du fléchisseur commun des orteils coupé pour dégager les parties profondes. — 7, accessoire du long fléchisseur commun. — 8, tendon du long péronier latéral, profondément situé avec sa gaine. — 9, artère plantaire externe. — 10, artère plantaire interne. — 11, arcade plantaire. — 12, artères interosseuses plantaires. — 13, nerf plantaire externe. — 14, nerf plantaire interne. — 15, branche superficielle externe du plantaire interne. — 16, branche superficielle interne du même nerf. — 17, le nerf plantaire externe forme une arcade analogue à celle du nerf cubital, et fournit de nombreux rameaux aux muscles interosseux. 18, gaines dont on a extrait les tendons des fléchisseurs.

Artère plantaire externe. — Elle naît de la tibiale postérieure au niveau de la face interne du calcanéum. Elle se porte obliquement en avant et en dehors, entre l'accessoire et le court fléchisseur plantaire; puis elle décrit une courbe à concavité postérieure et interne, *arcade plantaire;* elle va se terminer à l'extrémité postérieure du premier espace interosseux, où elle reçoit la terminaison de la pédieuse. Cette courbe constitue l'arcade plantaire, répondant aux extrémités postérieures des métatarsiens et située entre ces os et toutes les parties molles de la plante du pied.

Dans son trajet, la plantaire externe donne naissance à un grand nombre de branches *musculaires, articulaires* et *osseuses.* Elle fournit les *perforantes* et les *interosseuses plantaires.*

1° **Les branches osseuses et musculaires** se rendent dans les muscles des régions moyenne et externe du pied ; quelques-unes naissent de l'arcade plantaire et se portent aux muscles profonds de la région plantaire. La plantaire externe fournit de nombreuses branches osseuses, pour les divers os du tarse.

2° Les **perforantes**, au nombre de trois, naissent de l'arcade plantaire et se portent sur la face dorsale du pied, où elles se réunissent aux interosseuses dorsales, après avoir perforé la partie postérieure des trois derniers espaces interosseux. La perforante du premier espace est constituée par la pédieuse, qui se porte en sens inverse, c'est-à-dire de haut en bas.

3° Les **interosseuses plantaires** (fig. 606), au nombre de quatre, naissent aussi de l'arcade plantaire et se portent en avant en longeant les espaces interosseux. Avant de se bifurquer, elles fournissent une *branche perforante antérieure*, qui se porte à la face dorsale du pied et s'anastomose avec l'interosseuse dorsale correspondante. Après avoir fourni cette perforante, les artères se bifurquent en collatérale interne et collatérale externe de l'espace interdigital correspondant. Souvent, la première interosseuse fournit la collatérale interne du gros orteil, de même que la collatérale externe du petit orteil vient quelquefois de la quatrième. Les artères collatérales du gros orteil et du petit orteil présentent de nombreuses anomalies d'origine.

Artère et veines plantaires internes.	Terminale . .	Artère et veines collatérales internes du gros orteil.
	Collatérales .	Artère et veines musculaires.
		Artère et veines osseuses.
Artère et veines plantaires externes.	Artère et veines musculaires.	
	Artère et veines perforantes.	
	Artère et veines interosseuses.	

Veines plantaires externes. — Les deux veines plantaires externes ont les mêmes limites, la même direction et les mêmes rapports que l'artère correspondante. Elles reçoivent autant d'*affluents* doubles que l'artère donne de branches.

Leurs parois sont épaisses et elles sont pourvues d'un grand nombre de valvules.

2° *Vaisseaux plantaires internes.*

Moins volumineux que les externes, les vaisseaux plantaires internes se continuent en arrière avec les vaisseaux tibiaux postérieurs, à la face interne du calcanéum.

L'*artère plantaire interne* (fig. 606,10), plus petite que l'externe, se porte directement en avant, entre les muscles de la région interne et ceux de la région moyenne du pied, et se termine dans ces muscles. Dans quelques cas, elle se bifurque et fournit la collatérale interne du gros orteil. Elle donne de nombreux petits rameaux aux muscles et aux os de la région qu'elle parcourt. En dedans, elle s'anastomose avec les rameaux internes de la pédieuse; en dehors, avec la plantaire externe.

Les *veines plantaires internes* ont mêmes limites, même trajet, mêmes rapports : Elles sont épaisses et pourvues d'un grand nombre de valvules.

§ 13. — VEINES SUPERFICIELLES DU MEMBRE INFÉRIEUR

J'ai déjà eu l'occasion de dire plusieurs fois, que les veines superficielles constituent une *voie dérivative*, destinée à recevoir le sang des veines profondes, lorsque celui-ci rencontre quelque obstacle dans son parcours. Cet obstacle est généralement la contraction musculaire, comme on peut s'en rendre compte sur un cheval qui vient de courir.

Les veines superficielles, ou *veines sous-cutanées*, présentent, on le conçoit, de nombreux points de communication avec les veines profondes.

Ces veines sont situées entre la peau et l'aponévrose d'enveloppe des membres, dans la couche sous-cutanée. Elles prennent naissance aux extrémités des membres inférieurs par un plexus très serré, dont les veines convergent les unes vers les autres, de manière à former des troncs veineux qui, après avoir parcouru un long trajet, se jettent dans les veines profondes. Elles sont pourvues de valvules.

Dans l'étude des veines superficielles du membre inférieur, il faut décrire : 1° le *plexus veineux*, origine des troncs veineux; 2° les troncs veineux eux-mêmes, qui sont ici au nombre de deux, la *saphène interne* et la *saphène externe*.

Plexus veineux d'origine. — Ce plexus veineux n'est véritablement connu que depuis la description qu'en a faite Lejars, en 1890 (*Arch. de physiol.*). Ayant eu l'heureuse idée d'injecter les veines du pied par les artères, Lejars fut surpris de constater, sous la peau du pied, tant à la face dorsale qu'à la face place plantaire, un *admirable réseau veineux*. Ce réseau est formé, à la plante du pied, de mailles tellement étroites, qu'il lui a donné le nom de *semelle veineuse*.

Cette semelle occupe toute la face plantaire depuis l'extrémité des orteils. Elle commence sous les orteils par des veines longitudinales antéro-postérieures, qui se rendent à deux ou trois *arcades veineuses* transversales, situées à la racine des orteils. De ces arcades, partent un grand nombre de veines se dirigeant en arrière, et s'anastomosant fréquemment, de manière à former un *réseau*, occupant toute l'étendue de la face plantaire, réseau à mailles longitudinales en avant, à mailles polyédriques vers le milieu de la plante du pied.

Veines marginales. — Du réseau veineux plantaire, sur les deux bords de la plante du pied, partent une dizaine de troncs veineux qui se réunissent, pour former, du côté interne, une veine longitudinale, la *veine marginale interne*, qui constitue l'origine de la saphène interne. Au côté externe, les troncs veineux forment une veine longitudinale analogue, *veine marginale externe.* Le long des bords de la région plantaire, le réseau veineux communique avec les veines profondes par de nombreux petits rameaux perforants.

Au niveau du talon, le réseau de la semelle veineuse de Lejars est formé de mailles transversales limitées par une *arcade veineuse calcanéenne*, réunissant l'extrémité postérieure des deux veines marginales.

Les anastomoses de la semelle veineuse sont si serrées, qu'elles constituent une sorte de tissu érectile, étant donné surtout que les veines sont pour ainsi dire incrustées dans le derme, dont on voit des faisceaux se fixer sur la paroi des veines.

Veines dorsales. — Il existe aussi, à la face dorsale du pied, un riche réseau veineux, qui se termine à l'*arcade veineuse dorsale* du pied. Cette arcade, située vers le milieu du pied, a une concavité postérieure. De son extrémité interne, part la *veine dorsale interne*, origine de la saphène interne. Son extrémité externe donne naissance à la *veine dorsale externe*, origine de la saphène externe.

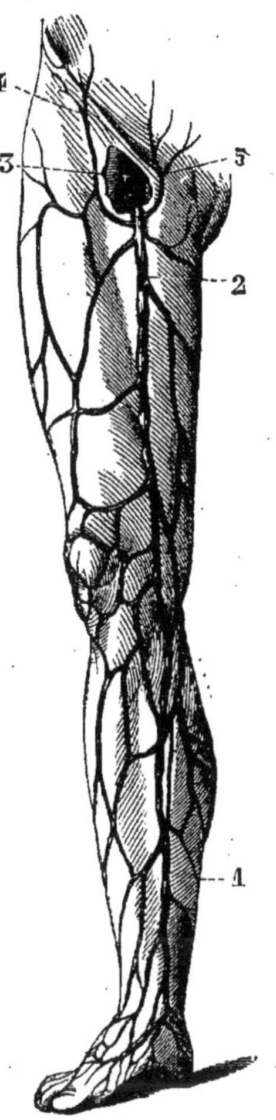

Fig. 607. — Veine saphène interne.

1, tronc de la saphène recevant dans son trajet ascendant de nombreuses collatérales. — 2, tronc de la saphène à la cuisse. — 3, artère et veine fémorales découvertes pour montrer l'embouchure de la saphène interne. — 4, veine circonflexe iliaque. — 5, veine sous-cutanée abdominale.

1° Veine saphène interne (1) (fig. 607). — Cette veine naît à la face dorsale

(1) Le nom de *saphène* a été donné par les Grecs. Ce nom vient de ce qu'elles sont superficielles, de *safès* Σαφής, manifeste, évident. Ambroise Paré fait

du pied, de la *veine dorsale interne* qui fait suite à l'extrémité interne de l'*arcade veineuse dorsale*. Elle se dirige vers la malléole interne, passe en avant de cette saillie osseuse, et reçoit à ce niveau la *veine marginale interne* de la plante du pied. Puis elle remonte le long de la face interne du tibia, passe derrière le condyle interne du fémur qu'elle contourne, et suit la direction du bord interne du couturier jusqu'au sommet du triangle de Scarpa. Arrivée là, la veine abandonne le muscle et se jette dans la veine fémorale, à 2 ou 3 centimètres de l'arcade crurale, immédiatement au-dessous du fascia cribriformis. Au moment où elle se jette dans la fémorale, elle décrit une anse à concavité inférieure, au-dessous de laquelle passe l'artère honteuse externe inférieure. C'est le bord concave de l'aponévrose fémorale, situé au-dessous de l'embouchure de la saphène interne, qu'on appelait improprement *bord falciforme* d'Allan Burns.

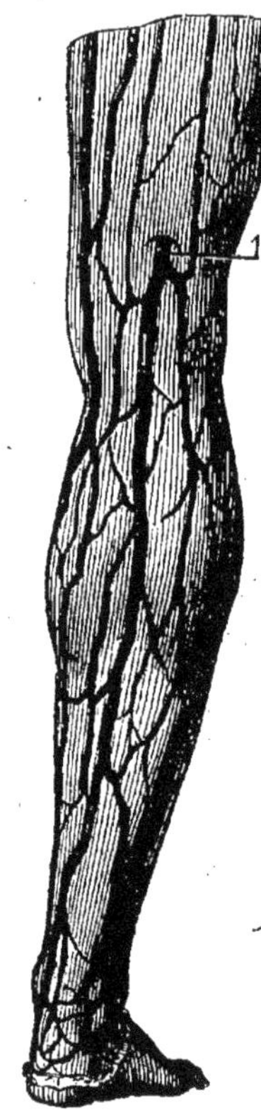

Fig. 608. — Veine saphène interne.

Cette veine reçoit les veines sous-cutanées de la moitié interne de la jambe et de toute la circonférence de la cuisse. Elle reçoit encore, avant sa terminaison, la *veine sous-cutanée abdominale* et *veines honteuses externes*, qui suivent le trajet des artères de même nom dans la plus grande partie de leur étendue. A une petite distance de l'arcade fémorale, la veine sous-cutanée abdominale quitte l'artère et se dirige en dedans et en bas pour se jeter dans la saphène, à son point de terminaison.

Au niveau du pied et de la jambe, la saphène interne (1) communique largement avec les branches de la saphène externe. En quelques points dont le siège est indéterminé, on voit aussi de petites communications entre les veines superficielles et les veines profondes.

La veine saphène interne est accompagnée par un grand

venir ce mot de *saférès*, σαφήνης, manifeste, mais ce mot ne s'emploie que dans la poésie.

(1) *Découvrir la saphène interne au genou et le nerf saphène interne.* — Incision de 7 centimètres, courbe en avant, en arrière du condyle interne du fémur. Soulevez la lèvre interne de l'incision, vous trouverez la veine sur l'aponévrose; mais sur les sujets gras, elle est au milieu de la couche graisseuse sous-cutanée. Le nerf l'accompagne.

nombre de lymphatiques superficiels du membre inférieur, *lymphatiques saphènes internes*, qui abandonnent la veine dans le triangle de Scarpa, pour se jeter dans les ganglions inguinaux inférieurs.

2° Veine saphène externe (1) (fig. 608). — La veine saphène externe naît à la face dorsale du pied, de la *veine dorsale externe* qui fait suite à l'*arcade dorsale*.

Elle se dirige le long du bord externe du pied vers la malléole externe, passe derrière cette malléole, reçoit la *veine marginale externe* de la plante du pied, et remonte ensuite le long de la face postérieure de la jambe, jusqu'au creux poplité, où elle se jette dans la veine poplitée. Elle reçoit les branches veineuses de la partie externe du pied et de la partie postérieure et externe de la jambe. Elle s'anastomose largement avec les branches d'origine de la saphène interne, et, comme celle-ci, elle présente quelques communications avec les veines profondes. Avant de se terminer dans la veine poplitée, elle s'anastomose souvent avec le tronc de la saphène interne.

La veine saphène externe, comme l'interne, est accompagnée par des lymphatiques superficiels, *lymphatiques saphènes externes*, qui traversent l'aponévrose avec la veine, et qui se jettent dans les ganglions poplités.

5° Branches terminales supérieures de l'aorte et veines qui les accompagnent.

Si l'on considère les trois troncs artériels de la convexité de la crosse de l'aorte comme trois branches terminales, la description des artères de la grande circulation se trouve bien simplifiée.

Les trois artères qui naissent de la crosse aortique sont, d'avant en arrière : le *tronc brachio-céphalique*, la *carotide primitive gauche*, la *sous-clavière gauche*. Je décrirai d'abord les troncs brachio-céphaliques, artériel et veineux, puis, dans deux articles distincts, les vaisseaux du membre supérieur et ceux de la tête et du cou.

§ 1. — TRONC ARTÉRIEL BRACHIO-CÉPHALIQUE

Le tronc brachio-céphalique, appelé aussi *tronc innominé*, *artère anonyme*, prend naissance à la partie antérieure de la convexité de la crosse de l'aorte (fig. 609).

(1) *Découvrir la saphène externe et le nerf qui l'accompagne.* — Incision verticale de 7 centimètres au milieu du mollet. Vous trouverez la veine et le nerf sous la peau, mais près du creux poplité, il faut inciser l'aponévrose pour les rencontrer.

Sa *longueur* est de 2 centimètres et demi à 3 centimètres. Son diamètre est de 12 à 15 millimètres.

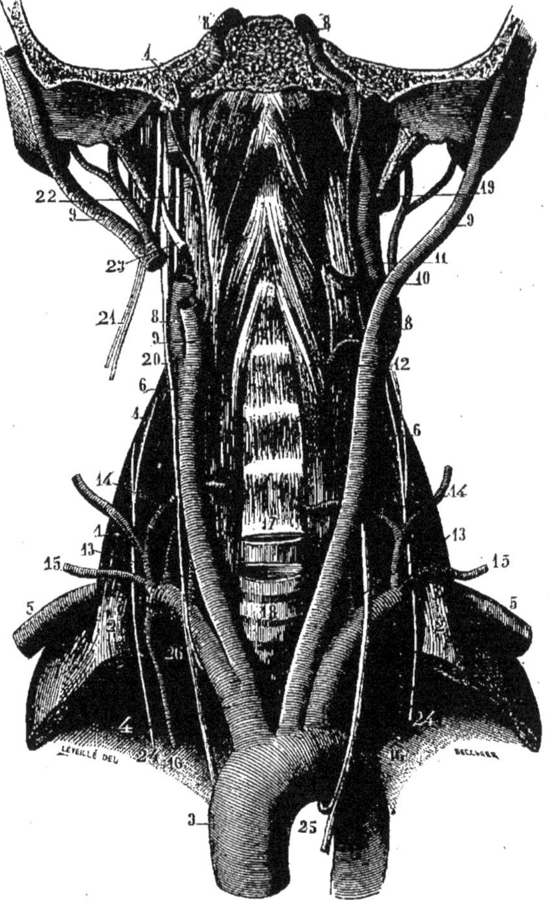

Fig. 609. — Artères naissant de la convexité de la crosse de l'aorte.

1, 1, vertèbres cervicales et muscles prévertébraux. — 2, 2, scalène antérieur. — 3, crosse de l'aorte. — 4, tronc brachio-céphalique. — 5, 5, artère sous-clavière. — 6, 6, carotide primitive. — 8, 8, carotide interne ; à gauche de la figure, cette artère a été réséquée en partie pour montrer les nerfs en rapport avec elle. — 9, 9, carotide externe ; à gauche de la figure, un fragment d'artère a été réséqué pour montrer la direction de la carotide interne. — 10, branche anormale. — 11, pharyngienne inférieure. — 12, thyroïdienne supérieure. — 13, 13, vertébrale. — 14, 14, thyroïdienne inférieure. — 15, 15, scapulaire supérieure. — 16, 16, mammaire interne. — 17, coupe de l'œsophage. — 18, coupe de la trachée. — 19, veine jugulaire interne. — 20, nerf pneumogastrique. — 21, branche externe du spinal. — 22, grand sympathique. — 23, grand hypoglosse. — 24, 24, phrénique. — 25, origine du récurrent gauche sur le pneumogastrique. — 26, origine du récurrent droit.

Sa *direction* est oblique de bas en haut et de dedans en dehors. Il ne fournit pas de branches collatérales, si ce n'est, par exception, la mammaire interne et une thyroïdienne supplémentaire ou *thyroïdienne moyenne de Neubauër*. Il se divise en deux branches : carotide primitive droite et sous-clavière droite.

Le tronc brachio-céphalique est plus ou moins élevé, selon la hauteur à laquelle se trouve la crosse de l'aorte ; quelquefois il dépasse la clavicule.

Rapports. — 1° *En avant.* Le tronc veineux brachio-céphalique droit est parallèle au tronc artériel, en avant et en dehors duquel il est situé. C'est en avant et en dehors du tronc artériel que les deux troncs veineux se réunissent pour former l'origine de la veine cave supérieure. Par l'intermédiaire des troncs veineux, le tronc artériel brachio-céphalique répond aux muscles sterno-thyroïdien et sterno-hyoïdien du côté droit, et à l'articulation sterno-claviculaire droite.

On comprend la grande importance des rapports de cette artère en raison de la gravité des blessures qui peuvent l'atteindre. Elle n'est protégée par le sternum qu'à son origine.

2° *En arrière.* La trachée est en contact avec la face postérieure du tronc brachio-céphalique.

3° *En dehors.* Cette artère, de même que l'origine de la sous-clavière droite, est en contact avec la plèvre droite qui la sépare du sommet du poumon droit.

4° *En dedans.* Par sa face interne, elle est en rapport avec la carotide primitive gauche, dont elle est séparée par un intervalle, dans lequel on aperçoit la face antérieure de la trachée.

Tous ces rapports ont lieu par l'intermédiaire d'une couche de tissu conjonctif.

§ 2. — TRONCS VEINEUX BRACHIO-CÉPHALIQUES

Il y a deux troncs veineux brachio-céphaliques. Ils sont formés, à leur origine, par la fusion de la veine jugulaire interne et de la veine sous-clavière. Ils se dirigent l'un vers l'autre et se fusionnent en arrière du sternum, entre la fourchette sternale et l'articulation sterno-claviculaire, pour former la veine cave supérieure. Or, comme les deux troncs veineux naissent, de chaque côté, au même niveau et que la veine cave supérieure se trouve en arrière de la partie droite du sternum, on comprend que le tronc brachio-céphalique gauche soit plus long que le droit.

1° Tronc brachio-céphalique droit. — Ce tronc veineux a une direction oblique de haut en bas et de dehors en dedans, jusqu'à la veine cave supérieure. Il a 3 centimètres de longueur environ. Il est en rapport : en arrière, avec le tronc artériel brachio-céphalique, qui lui est parallèle ; en avant, avec l'extrémité interne de la clavicule, l'articulation sterno-claviculaire et le sternum; en bas, avec le sommet du poumon ; en haut, avec la couche musculaire de la région sous-hyoïdienne.

2° Tronc brachio-céphalique gauche. — Ce tronc, plus long et moins oblique que celui du côté droit, a de 5 à 6 centimètres. Il se dirige à droite et un peu en bas, et se réunit à angle droit au tronc brachio-céphalique droit. Il est en rapport : en arrière, avec la partie supérieure de la crosse de l'aorte et les trois troncs artériels auxquels elle donne naissance ; en avant, avec la clavicule gauche, le sternum et les muscles qui s'insèrent à ces os.

Les troncs veineux brachio-céphaliques sont entourés par des ganglions lymphatiques.

Il résulte de la position très superficielle des troncs veineux brachio-céphaliques et de la veine cave supérieure, que ces vaisseaux se montrent d'abord et cachent les organes plus profonds, lorsqu'on enlève le sternum d'un sujet.

Anomalies d'origine des branches terminales supérieures de l'aorte.

Nous savons comment naissent, à l'état normal, les trois troncs artériels sur la convexité de la crosse de l'aorte. Un intervalle, de quelques millimètres seulement, sépare ces vaisseaux.

On observe de fréquentes anomalies d'origine de ces trois vaisseaux : tantôt il y a *fusion* des troncs vasculaires, tantôt, au contraire, *multiplication ;* quelquefois, on observe une *transposition* d'origine de ces organes ; dans certains cas, cette dernière anomalie peut se compliquer de la première ou de la deuxième ; enfin, on voit des branches anormales, fournies ordinairement par l'artère sous-clavière, naître de la crosse de l'aorte. Il faut, pour se faire une idée de ces anomalies, regarder attentivement les figures qui accompagnent cet article : elles sont extraites de l'*Atlas* de Richard Quain, 1844 (1).

Premier groupe : *Fusion.* — Il suffit de jeter les yeux sur les figures 610 à 618 pour saisir les variétés qu'on peut rencontrer dans ce groupe.

1° Les trois vaisseaux sont tellement rapprochés, qu'ils sont séparés à leur origine par un simple éperon visible du côté de l'aorte, comme dans les figures 611, 613 et 616.

2° On observe un commencement de fusion, de sorte que l'éperon de séparation n'arrive pas jusqu'à l'origine même des vaisseaux; c'est ce qu'on peut observer pour le tronc brachio-céphalique et la carotide primitive gauche, dans les figures 611, 614 et 615.

(1) *The Anatomy of the arteries of the human body*, by Richard Quain, professor of anatomy in University college. London, 1844.

3° La fusion est plus complète ; ainsi, dans la figure 612, il y a deux troncs brachio-céphaliques, parce que la carotide et la sous-clavière du côté gauche forment, par leur fusion, un tronc artériel brachio-céphalique gauche analogue à celui du côté droit.

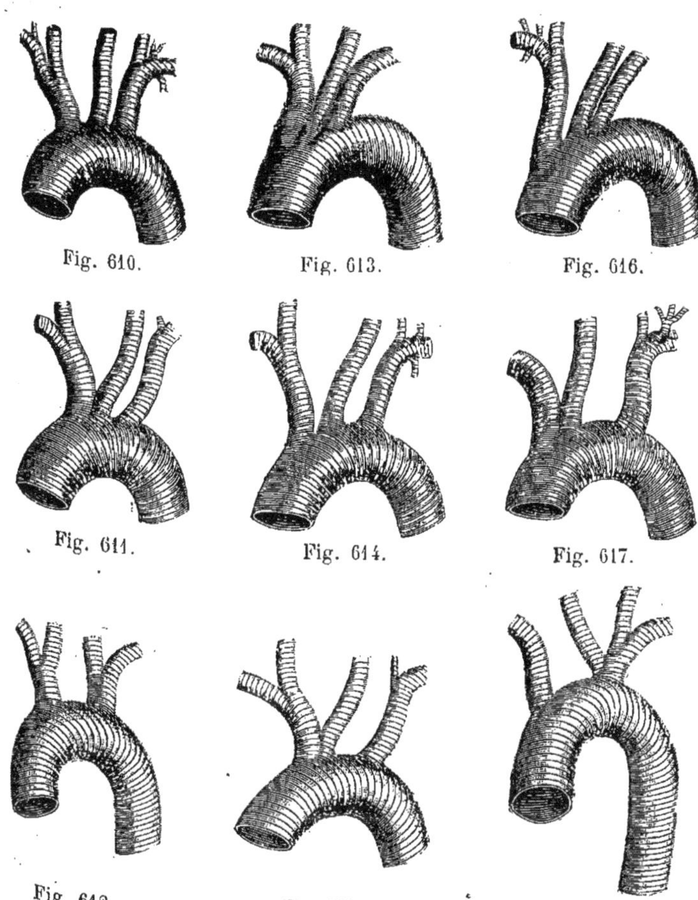

Fig. 610. Fig. 613. Fig. 616.

Fig. 611. Fig. 614. Fig. 617.

Fig. 612. Fig. 615. Fig. 618.

4° La fusion est encore plus complète dans la figure 618, cas fort rare, dans lequel on voit la carotide droite, la carotide gauche et la sous-clavière gauche naître d'un tronc commun.

5° On a vu les quatre vaisseaux naître par un tronc commun, de sorte que l'aorte se divise en aorte ascendante et en aorte descendante ; il n'y a pas de crosse aortique, à proprement parler.

Deuxième groupe : *Multiplication.* — Les troncs artériels du cou et de la tête sont ordinairement au nombre de trois ; la multiplication ne peut s'étendre fort loin. Lorsqu'elle existe, on voit quatre artères ; il n'y a pas de tronc brachio-céphalique, et les deux artères sous-clavière droite et carotide primitive droite, naissent séparément, comme on le voit dans les figures 619 et 620. Dans la figure 619, la carotide droite est la première ; dans la figure 620, c'est la sous-clavière droite.

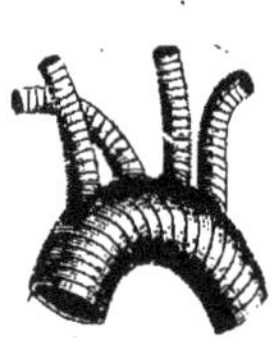

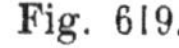

Fig. 619.

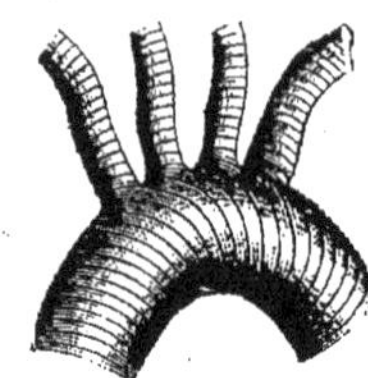

Fig. 620.

Troisième groupe : *Transposition dans l'ordre d'origine de ces vaisseaux.* — Dans ce groupe, les troncs artériels sont disposés

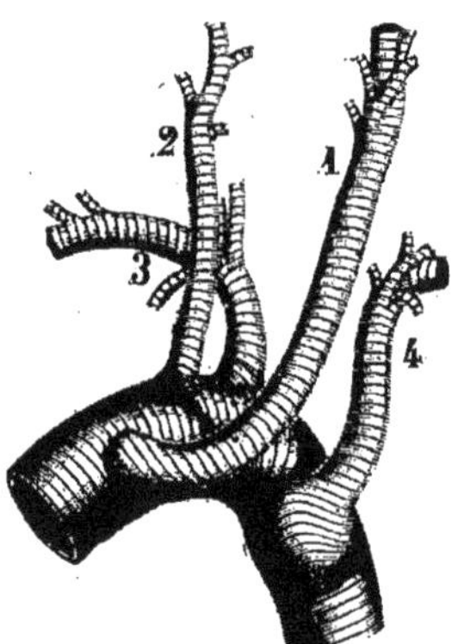

Fig. 621.

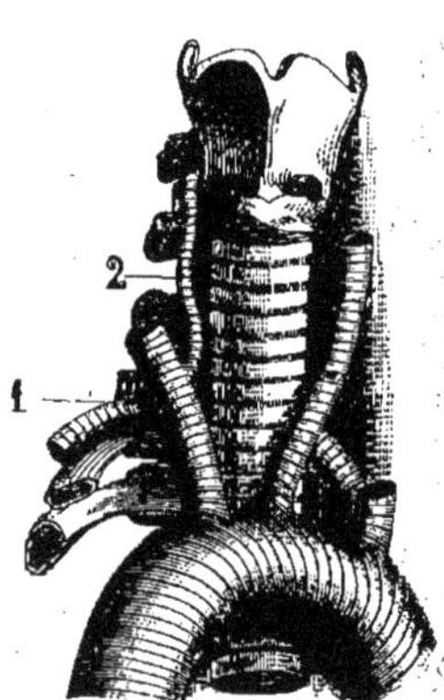

Fig. 622.

dans un ordre différent de l'état normal. Quelquefois, le tronc brachio-céphalique est à gauche et fournit la sous-clavière et la carotide primitive gauches. Dans quelques cas, les deux carotides naissent par un tronc commun, entre les deux sous-clavières, comme dans la figure 625. On voit parfois la carotide primitive gauche sortir la première de la crosse de l'aorte, puis la carotide droite, puis la sous-clavière droite, etc. : cette variété est représentée figure 621. Il n'est pas très rare d'observer que la sous-clavière droite naît à gauche ou tout à fait en arrière de la crosse de l'aorte (fig. 622 et 623). Dans ces cas, le tronc brachio-céphalique manque nécessairement, et l'artère sous-clavière droite passe souvent entre la colonne vertébrale et l'œsophage

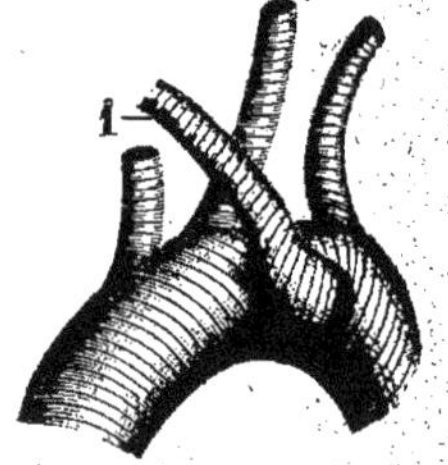

Fig. 623.

(fig. 622 et 628). Enfin, la transposition peut être complète, et les artères du côté gauche naissent en avant, tandis que celles du côté droit se montrent en arrière. Dans la figure 624, qui montre un exemple de ce genre, on voit une anomalie fort curieuse des nerfs récurrents : le droit embrasse l'aorte, tandis que le gauche passe au-dessous du canal artériel ; il faut ajouter que sur ce sujet l'aorte descendait à droite de la colonne vertébrale, et qu'il y avait une transposition des viscères.

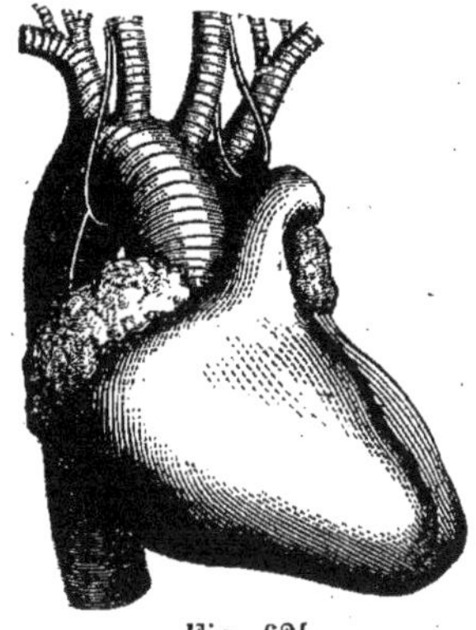

Fig. 624.

Quatrième groupe : *Branches anormales venant de la crosse de l'aorte.* — Il est assez fréquent de voir ces branches, fournies ordinairement par l'artère sous-clavière, naître de la crosse de l'aorte.

Dans les figures 627, 612 et 631, on voit la vertébrale gauche prendre naissance sur la crosse de l'aorte. Les deux vertébrales

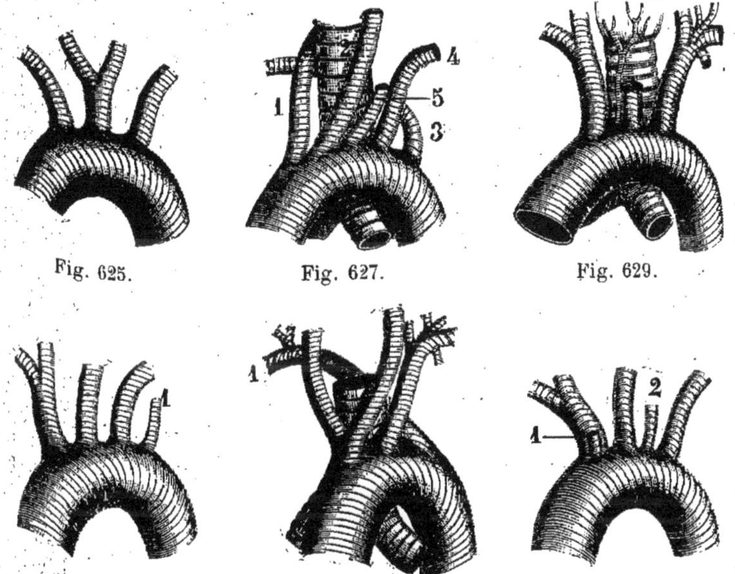

Fig. 625. Fig. 627. Fig. 629.

Fig. 626. Fig. 628. Fig. 630.

naissent de la même artère dans la figure 633. Dans quelques cas, la thyroïdienne inférieure est fournie par l'aorte, indépendamment de la thyroïdienne de Neubauër, comme on le voit dans la figure 629 ; la figure 630 montre un cas dans lequel la vertébrale gauche et la mammaire interne droite viennent de la crosse de l'aorte.

Ces différentes anomalies peuvent se compliquer ; ainsi dans la figure 632, on voit la vertébrale gauche naître de l'aorte en même temps que le tronc brachio-céphalique et la carotide primitive droite sont presque fusionnés. Dans la figure 629, on voit la ver-

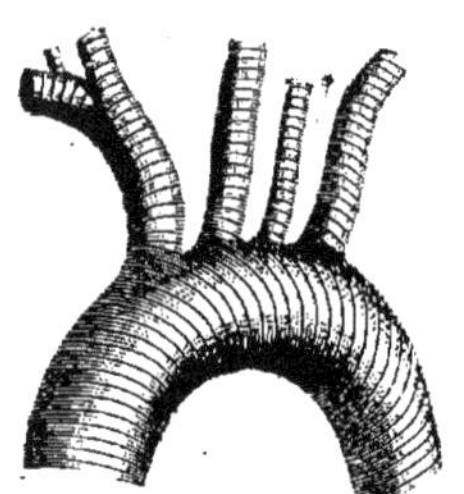

Fig. 631.

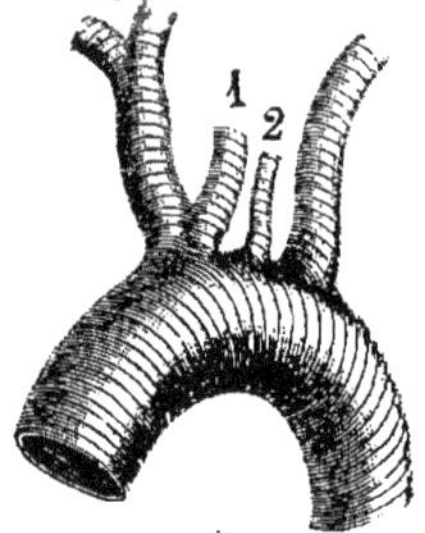

Fig. 632.

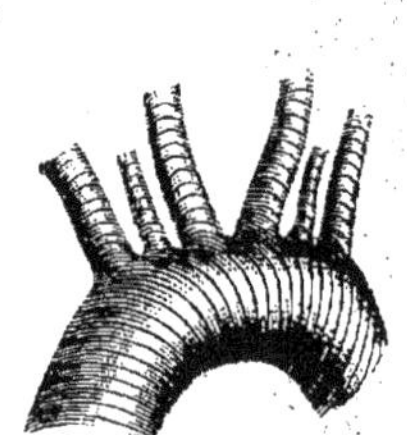

Fig. 633.

tébrale gauche se dégager de la crosse aortique, en même temps que la sous-clavière droite naît à la partie postérieure de la même région, et passe entre l'œsophage et la colonne vertébrale. On pourrait encore citer de nombreux exemples, mais ceux-ci me paraissent suffire. Il ne faut donc pas s'étonner lorsqu'on rencontre une anomalie d'origine des troncs artériels de la tête et du cou. De plus, il faut savoir que, indépendamment des variétés d'origine, on peut observer des variétés de situation, et que, dans quelques cas, les trois gros troncs artériels dont il est question se portent en avant de la crosse (fig. 613 et 616), tandis que, dans d'autres cas, ils émergent tous de la partie postérieure.

1° Artères du membre supérieur.

L'*artère sous-clavière* fournit le sang au membre supérieur. Elle change successivement de nom dans les diverses régions, prend celui d'*axillaire* au niveau de la clavicule, et, plus bas, celui d'*humérale*, au bord inférieur du grand pectoral. Plus bas, au pli du coude, elle se bifurque en radiale et cubitale pour se distribuer à l'avant-bras et à la main.

Je répéterai ici ce que j'ai déjà dit plusieurs fois ; les artères sont les organes qui présentent le plus souvent des anomalies d'existence, de rapports, de direction, de branches, etc. Dans le membre supérieur, on en voit de nombreux exemples : ainsi, l'humérale se bifurque souvent dans son trajet brachial, et même dans le creux axillaire. On voit aussi les artères de la main se remplacer mutuel-

TABLEAU DES ARTÈRES DU MEMBRE SUPÉRIEUR

Artère sous-clavière.

- Se continue par l'axillaire. . . — **Axillaire.**
  - Se continue par l'humérale. . . — **Humérale.**
    - *Br. coll.*
      - *Collatérale interne.*
      - *Collatérale externe.*
      - *Artère du vaste interne.*
      - *Artère du brachial antérieur.*
      - *Artère du biceps.*
    - Br. term.
      - Radiale. .
        - Branches de la portion antibrachiale. . . . .
          - Récurrente radiale antérieure.
          - Transverse antérieure du carpe.
          - Radio-palmaire.
        - Branches de la portion carpienne. . . . .
          - Dorsale du pouce.
          - Collatérale externe du pouce.
          - Interosseuse du premier espace.
          - Interosseuse du second espace.
          - Dorsale du carpe.
        - Br. de la portion palmaire . . .
          - Perforantes.
          - Interosseuses palmaires profondes.
      - Cubitale .
        - Branche de la portion antibrachiale. . . . .
          - Tronc des récurrentes cubitales.
            - Récurrente cubitale antérieure.
            - Récurrente cubitale postérieure.
          - Tronc des interosseuses.
            - Interosseuse antérieure.
              - Interosseuse proprement dite.
              - Artère du nerf médian.
            - Interosseuse postérieure.
              - Interosseuse proprement dite.
              - Récurrente radiale postérieure.
          - Cubitale dorsale du carpe.
          - Transverse antérieure du carpe.
        - Br. de la portion palmaire. . . .
          - Cubito-palmaire.
          - Interosseuses palmaires superficielles.
  - Br. coll.
    - Acromio-thoracique.
    - Thoracique inférieure.
    - Scapulaire inférieure.
    - Circonflexe antérieure.
    - — postérieure.
- Br. collat.
  - Vertébrale.
    - Branche de la portion cervicale. .
      - Spinales.
      - Musculaires.
    - Branche de la portion cranienne. .
      - Spinale antérieure.
      - Spinale postérieure.
      - Méningée postérieure.
      - Cérébelleuses inférieure et postérieure.
      - — — antérieure.
      - Cérébrale postérieure.
  - Thyroïdienne inférieure
  - Intercostale supérieure.
  - Mammaire interne.
    - Branche collat. .
      - Antérieures ou cutanées.
      - Postérieures ou médiastines.
      - Internes ou sternales.
      - Externes ou intercostales antérieures.
    - Branche termin. .
      - Interne ou abdominale.
      - Externe ou costale.
  - Scapulaire supérieure.
  - Scapulaire postérieure.
  - Cervicale profonde.

lement, l'artère radiale être réduite à un petit filet et remplacée par l'artère qui accompagne le nerf médian, etc. Un grand nombre de figures intercalées dans le texte montrent des exemples de ces anomalies.

§ 1. — ARTÈRE ET VEINE SOUS-CLAVIÈRES (fig. 609)

Dissection. — La dissection de l'artère sous-clavière et de ses branches est minutieuse et fort difficile. Pour éviter un article de trop longue haleine, je m'occuperai exclusivement ici de la préparation du tronc et de l'origine des branches ; quant à celles-ci, j'indiquerai leur dissection en parlant de chacune d'elles.

Pour disséquer le tronc de l'*artère sous-clavière*, il faut montrer la plus grande partie de ses rapports, et cependant le dénuder suffisamment pour qu'on puisse l'apercevoir dans toute son étendue.

Si le sujet injecté est encore intact, enlevez la peau de la région pectorale et de la région latérale du cou, depuis la ligne médiane jusqu'à l'acromion. Pour quelques branches, il faudra poursuivre la dissection plus loin. Détachez ensuite le peaucier, les attaches inférieures des muscles sterno-mastoïdien, sterno-hyoïdien et sterno-thyroïdien, et rejetez-les en haut et en dehors. Coupez l'omoplat-hyoïdien par la partie moyenne et renversez-en les deux extrémités.

Enlevez ensuite la paroi antérieure du thorax avec ménagement, pour ne point blesser les vaisseaux. Le couteau devra diviser les cartilages costaux et passer dans l'articulation sterno-claviculaire ; il faut, bien entendu, sacrifier l'artère mammaire interne.

Sciez ensuite la clavicule à sa partie moyenne, divisez le ligament costo-claviculaire et enlevez la moitié interne de la clavicule. En même temps, portez l'épaule en arrière, pour écarter la moitié externe du même os.

Le plus souvent, les veines du cou sont gorgées de sang. Pour éviter de salir la préparation, et aussi pour dégager l'artère, enlevez une portion du tronc veineux brachio-céphalique, de la jugulaire interne et de la sous-clavière, en ayant soin d'appliquer sur le bout qui reste en place une ligature qui empêche le sang de sortir de ces vaisseaux.

Ensuite, il faut dégager l'artère. Dans le thorax, en dedans des scalènes, vous écarterez le sommet du poumon, que vous porterez en bas et en dehors en même temps que la plèvre ; vous débarrasserez la trachée et la carotide primitive du tissu cellulaire qui les entoure, et vous ne conserverez que les organes vasculaires et nerveux, la trachée et l'œsophage. Vous disséquerez au même niveau l'origine des artères qui prennent ordinairement naissance sur la sous-clavière : mammaire interne, intercostale supérieure, vertébrale, thyroïdienne inférieure ; vous constaterez les rapports des nerfs pneumogastrique, phrénique et grand sympathique.

Pour disséquer l'artère entre les scalènes, vous laisserez en place le scalène antérieur avec le nerf phrénique situé sur la face antérieure. Vous enlèverez tout le tissu cellulaire qui entoure l'artère sous-clavière entre les scalènes, et vous séparerez ce vaisseau du plexus brachial.

En dehors des scalènes, c'est-à-dire dans la portion externe de la courbe que décrit l'artère, vous enlèverez l'aponévrose cervicale, l'omoplat-hyoïdien, que vous renverserez en arrière et en dehors ; vous enlèverez le tissu cellulaire qui entoure les nerfs du plexus brachial, vous mettrez à nu les branches artérielles qui naissent à ce niveau, et vous pourrez alors étudier l'ensemble des rapports de l'artère sous-clavière dans toute son étendue.

1° *Artère sous-clavière.*

Trajet. — La sous-clavière décrit une courbe qui embrasse le sommet du poumon et la première côte.

La différence d'origine des deux sous-clavières entraîne une différence de *longueur*, de *direction* et de *rapports*.

Cette artère se termine à son passage sous la clavicule, où elle prend le nom d'*axillaire*.

Rapports et direction. — Sur la première côte, elle passe entre les deux muscles scalènes ; de là sa division, au point de vue de

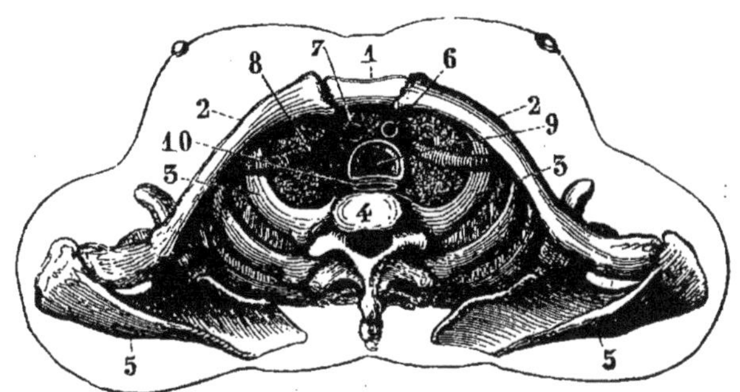

Fig. 634. — Artères sous-clavières passant sur le sommet du poumon.

1, base du sternum. — 2, 2, clavicules. — 3, 3, premières côtes. — 4, corps de la première vertèbre dorsale. — 5, 5, épine de l'omoplate. — 6, coupe de l'artère carotide droite. — 7, coupe de l'artère carotide gauche. — 8, artère sous-clavière sur le sommet du poumon. — 9, trachée. — 10, œsophage.

l'étude de ses rapports, en trois portions : 1° en dedans des scalènes, dans le thorax ; 2° entre les scalènes ; 3° en dehors des scalènes.

1° *En dedans des scalènes* (première portion). — Les deux artères sous-clavières diffèrent : la droite est presque horizontale et courte, la gauche presque verticale et plus longue.

A droite, la sous-clavière est en rapport : en avant, avec l'origine du tronc veineux brachio-céphalique droit que forment à ce niveau la veine jugulaire interne et la veine sous-clavière en se réunissant, et avec l'articulation sterno-claviculaire, dont elle est séparée par les troncs veineux. Elle est séparée de la veine sous-clavière par les nerfs phrénique et pneumogastrique, qui la croisent à angle droit. En arrière, elle est en rapport avec l'apophyse transverse de la septième vertèbre cervicale, dont elle est assez distante, et le nerf récurrent, qui décrit une courbe à concavité supérieure au-dessous de l'artère sous-clavière. Elle se porte ensuite en haut et un peu en dedans. En bas, elle est en rapport avec le poumon et la plèvre. En haut, avec l'espace celluleux qui la sépare de la carotide primitive.

A gauche, l'artère sous-clavière est en rapport : en avant, avec l'origine du tronc veineux brachio-céphalique gauche, qui croise sa direction, et avec la carotide primitive qui se trouve un peu en dedans ; en arrière, avec l'apophyse transverse de la première vertèbre dorsale et de la septième cervicale ; en dehors, avec le poumon et la plèvre ; en dedans, avec la carotide primitive, l'œsophage et la colonne vertébrale. Les nerfs phrénique et pneumogastrique lui sont parallèles ; ils passent en avant. Le nerf grand sympathique est très rapproché de la face postérieure de cette artère.

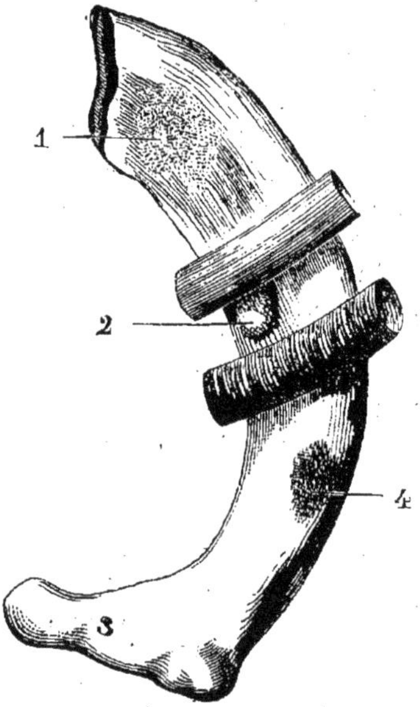

Fig. 635. — Face supérieure de la première côte du côté droit, avec les vaisseaux sous-claviers.

1, insertion du ligament costo-claviculaire. — 2, tubercule du scalène antérieur séparant l'artère sous-clavière, qui est en arrière, de la veine, qui est en avant. — 3, col. — 4, insertion du scalène postérieur.

2° *Entre les scalènes* (deuxième portion) : — L'artère sous-clavière est en rapport : en avant, avec le scalène antérieur qui la sépare de la veine sous-clavière et avec le tubercule de Lisfranc qui lui donne insertion ; en arrière, avec le scalène postérieur et les nerfs du plexus brachial (principalement avec le huitième nerf cervical et le premier dorsal) ; en haut et en arrière, encore avec les nerfs du plexus brachial ; en bas, avec la première côte.

3° *En dehors des scalènes* (troisième portion). — Cette artère est en rapport : en bas, avec la digitation supérieure du grand dentelé et le premier espace intercostal ; en haut, avec l'aponévrose cervicale superficielle, le peaucier et la peau ; en avant, avec la veine sous-clavière et le muscle sous-clavier, qui la séparent de la clavicule ; en arrière, avec les nerfs du plexus brachial.

La *veine sous-clavière* est adhérente à l'artère vers sa terminaison. Les nerfs du plexus brachial, vers la terminaison de l'artère, se portent autour d'elle pour l'enlacer.

Cette artère fournit *sept branches collatérales*, qui naissent irrégulièrement, tantôt isolément, tantôt par plusieurs troncs communs ; on voit, le plus souvent, la plupart de ces branches naître en dedans des scalènes ; quelquefois, les trois externes naissent entre les scalènes ou en dehors.

— Pour lier l'artère sous-clavière, en dehors des scalènes, on fait une incision de 7 centimètres, avec précaution, on cherche avec le doigt l'inser-

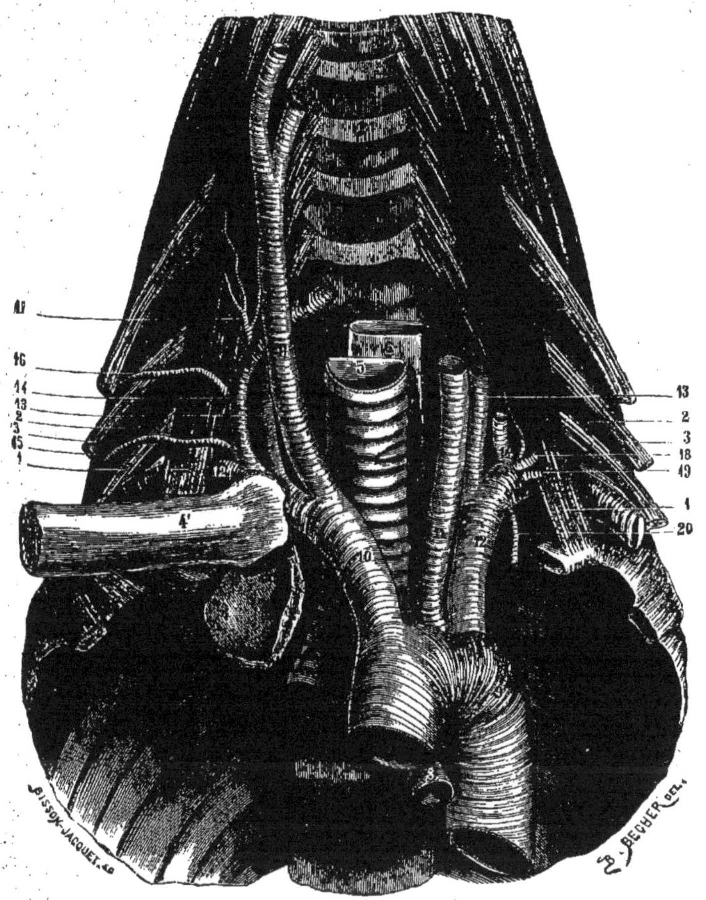

Fig. 636. — Artères sous-clavières et carotides.

1, 1, scalène antérieur. — 2, 2, scalène postérieur. — 3, 3, nerfs du plexus brachial. — 4, fragment de la base du sternum. — 4', extrémité interne de la clavicule droite. — 5, trachée. — 6, œsophage. — 7, bronche droite. — 8, bronche gauche. — 9, crosse de l'aorte. — 10, tronc brachio-céphalique. — 11, carotide primitive gauche. — 12, sous-clavière gauche, beaucoup plus longue que la droite. — 13, 13, artère vertébrale, plus volumineuse que de coutume. — 14, 14, artère thyroïdienne inférieure. — 15, artère scapulaire supérieure. — 16, artère scapulaire postérieure. — 17, artère cervicale profonde. (Ces trois dernières artères naissent anormalement de la thyroïdienne inférieure, au lieu de venir de la sous-clavière droite.) — 18, 19, scapulaires supérieure et postérieure gauches. — 20, origine de la mammaire interne du côté gauche.

tion du scalène sur le tubercule de Lisfranc et l'on charge l'artère qui se trouve immédiatement en arrière du doigt.

7 branches collatérales.	2 ascendantes . . .	Vertébrale. Thyroïdienne inférieure.
	2 descendantes. . .	Intercostale supérieure. Mammaire interne.
	3 externes	Scapulaire supérieure. Scapulaire postérieure. Cervicale profonde.

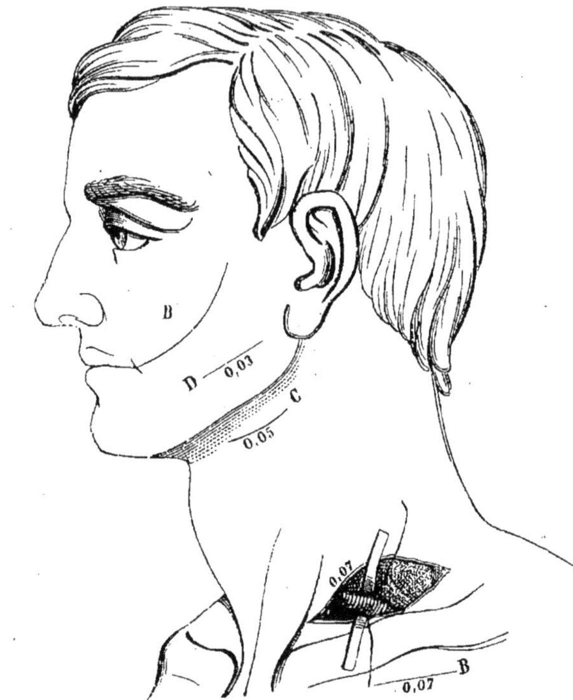

Fig. 637. — Direction et dimensions des incisions pour les ligatures de la sous-clavière, de l'axillaire B, de la linguale C, de la faciale D et pour l'extirpation du maxillaire supérieur B.

1° **Artère vertébrale** (fig. 638). — Elle naît de la partie supérieure de la sous-clavière, passe immédiatement entre les apophyses transverses des sixième et septième cervicales, traverse le trou des six premières vertèbres cervicales, quelquefois des cinq premières seulement, et pénètre dans le crâne par le trou occipital. Elle s'anastomose avec l'artère vertébrale du côté opposé sur la gouttière basilaire, et forme le *tronc basilaire* (fig. 710,2); celui-ci, situé sur la ligne médiane, parvient jusqu'à la lame quadrilatère du sphénoïde, où il se termine par les deux artères cérébrales postérieures.

L'artère vertébrale vient quelquefois de la crosse de l'aorte ; dans certains cas rares, elle naît par deux racines : de l'aorte et de la sous-clavière.

Dans son trajet, l'artère vertébrale présente les *rapports* sui-

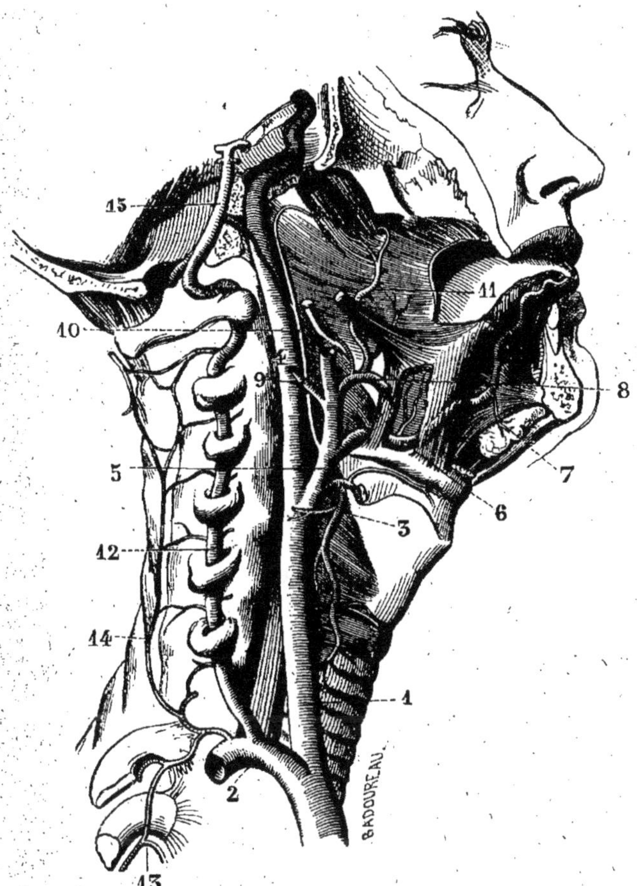

Fig. 638. — Artère vertébrale ; artères sous-clavière et carotides.

1, carotide primitive. — 2, sous-clavière. — 3, thyroïdienne supérieure. — 4, carotide interne traversant en haut le canal carotidien et la gouttière caverneuse. — 5, carotide externe. — 6, linguale. — 7, rameau de la glande sublinguale. — 8, faciale. — 9, occipitale. — 10, pharyngienne inférieure. — 11, palatine inférieure. — 12, vertébrale. — 13, intercostale supérieure. — 14, cervicale profonde. — 15, tronc basilaire.

vants : à son origine, elle passe devant l'apophyse transverse de la septième vertèbre cervicale, en arrière de l'artère thyroïdienne inférieure. Au cou, elle est située entre les muscles intertransversaires, dans les trous des apophyses transverses. Au niveau de l'atlas et de l'axis, elle décrit deux courbures très prononcées :

l'inférieure, convexe en avant et verticale, entre l'atlas et l'axis; la deuxième, horizontale, concave en avant. A ce niveau, l'artère vertébrale contourne la partie postérieure des masses latérales de l'atlas, et pénètre dans le crâne par l'échancrure supérieure de cet os. Dans le crâne, le tronc basilaire est situé entre la gouttière basilaire et la protubérance annulaire.

Elle fournit des branches nombreuses. Dans la région cervicale, elle donne des rameaux qui se rendent aux muscles et à la moelle. Dans le crâne, elle donne naissance aux artères spinales antérieure et postérieure, à une méningée postérieure, aux artères cérébelleuses supérieure et inférieures, et enfin à la cérébrale postérieure.

Branches collatérales.	Portion cervicale.	Spinales.
		Musculaires.
	Portion cranienne.	Spinale antérieure.
		Spinale postérieure.
		Méningée postérieure.
		Cérébelleuse inférieure et postérieure.
		Cérébelleuse inférieure et antérieure.
		Cérébelleuse supérieure.
	Branche terminale.	Cérébrale postérieure.

Les *artères musculaires,* petites aussi, se distribuent aux muscles qui s'insèrent sur les apophyses transverses des vertèbres cervicales.

Les *artères spinales* sont de petits rameaux qui se rendent à la moelle, en passant par les trous de conjugaison correspondants.

a. La *spinale antérieure* (fig. 710,10) naît de la vertébrale à son entrée dans le crâne. Elle se porte sur la face antérieure du bulbe, et s'anastomose avec celle du côté opposé pour former un petit tronc qui descend sur la face antérieure de la moelle jusqu'à sa terminaison. Dans son trajet, ce tronc, un peu flexueux, reçoit les artères spinales qui pénètrent par les trous de conjugaison de la colonne vertébrale, dans les régions cervicale et dorsale.

b. La *spinale postérieure*, née au même niveau, se porte à la partie postérieure du bulbe et de la moelle, comme la précédente. Elle descend, sans s'anastomoser avec celle du côté opposé, de chaque côté du sillon médian postérieur de la moelle. Cette artère est très flexueuse; elle reçoit, comme l'antérieure, de nombreux rameaux spinaux, qui prennent naissance au dehors du canal rachidien et viennent se jeter sur la moelle.

La *méningée postérieure* naît de la vertébrale, à son entrée dans le crâne. Lorsqu'elle naît un peu au-dessous du crâne, elle pénètre par le trou occipital. Cette artère se porte dans la fosse occipitale inférieure, à la face profonde de la dure-mère, à laquelle

elle est destinée. Elle s'anastomose avec la méningée postérieure, branche de la pharyngienne inférieure.

La *cérébelleuse inférieure et postérieure* (fig. 692, 7) naît un peu avant la fusion des vertébrales en tronc basilaire; elle se porte à la partie inférieure et postérieure du cervelet.

La *cérébelleuse inférieure et antérieure* (fig. 692, 6) naît du *tronc basilaire* même, et se porte à la partie antérieure et inférieure du cervelet.

La *cérébelleuse supérieure* (fig. 710, 4), née au même niveau, se perd à la face supérieure du cervelet.

Les artères cérébelleuses recouvrent de leurs ramifications la surface du cervelet; elles sont grêles et très flexueuses. Elles ne pénètrent pas entre les lames et les lamelles du cervelet, comme les artères du cerveau dans les anfractuosités du cerveau.

La *cérébrale postérieure* (fig. 710,3), *branche terminale* du tronc basilaire, se répand à la surface du lobe postérieur du cerveau. Elle forme les côtés postérieurs du polygone artériel de Willis. (Voy. *Vaisseaux des centres nerveux.*)

Dissection de la vertébrale. — On doit disséquer en même temps les deux artères ascendantes : la vertébrale et la thyroïdienne inférieure. On prépare d'abord l'artère sous-clavière, comme je l'ai dit plus haut, Ensuite, on enlève tous les muscles qui recouvrent le côté de la colonne vertébrale sur lequel on opère : scalènes, sterno-mastoïdien, muscles de la nuque, digastrique, stylo-hyoïdien, etc.; on enlève aussi la glande parotide; on divise l'artère carotide primitive vers le milieu de sa longueur; on enlève les carotides interne et externe, enfin toutes les parties situées sur le trajet de l'artère vertébrale : on laisse en place seulement les muscles intertransversaires. La portion cervicale de la vertébrale et la thyroïdienne inférieure se trouvent préparées du même coup.

Pour examiner la portion intra-cranienne, on retire le cerveau avec précaution, on enlève la tente du cervelet, on étudie les ramifications des cérébelleuses, puis on retire le cervelet et l'on examine le tronc basilaire, ainsi que les branches artérielles qui naissent de ce tronc.

2° **Artère thyroïdienne inférieure** (fig. 636, 14). — Elle naît en dedans des scalènes, se dirige en haut et en dedans, et se perd dans le corps thyroïde. Elle fournit dans son trajet des *branches collatérales*, des branches *spinales* qui se portent à la moelle à travers les trous de conjugaison, et des branches *musculaires* pour les muscles voisins. Le principal de ces rameaux musculaires, qui se porte en haut, est appelé *cervical ascendant*.

Les *branches terminales* sont destinées au corps thyroïde : 1° une branche inférieure s'anastomose, sur le bord inférieur de l'isthme du corps thyroïde, avec une semblable du côté opposé; 2° une branche externe se porte sur le bord externe du corps thyroïde et s'anastomose avec une branche de la thyroïdienne supérieure;

3° enfin, une branche postérieure se porte à la face profonde du même organe.

Cette artère naît quelquefois de la carotide primitive, de la crosse de l'aorte ou du tronc brachio-céphalique.

L'artère thyroïdienne naît si souvent d'un tronc commun avec l'artère cervicale transverse, que Marcelin Duval décrivait ce tronc sous le nom d'*artère thyro-cervicale*.

Après son origine, elle décrit une *courbe* qui embrasse, par sa concavité, la carotide primitive, la jugulaire interne et les nerfs grand sympathique et pneumogastrique. A ce niveau, l'artère répond par la convexité de sa courbe à l'artère vertébrale; de sorte que, dans cette région, nous l'avons déjà fait remarquer, trois artères sont en contact : la thyroïdienne, la carotide et la vertébrale. Un peu plus loin, elle décrit une autre courbe concave en haut; à ce niveau, l'artère est située au-dessous du nerf récurrent, qu'elle sépare de la trachée et de l'œsophage.

3° **Artère intercostale supérieure** (fig. 638, 13). — Née de la partie interne de la sous-clavière, elle est située au-devant du col des deux premières côtes, et fournit une branche aux deux ou aux trois premiers espaces intercostaux. Ces branches forment les *premières intercostales* et se comportent, du reste, comme les intercostales aortiques, à la description desquelles je renvoie le lecteur.

Dissection de l'intercostale supérieure. — Pour préparer cette artère, il faut nécessairement sacrifier le tronc de la sous-clavière. Isolez la moitié correspondante du thorax, comme je l'ai dit pour la préparation des intercostales; enlevez la plèvre, ainsi que les muscles intercostaux internes, sur la face interne des trois premières côtes; l'artère intercostale supérieure sera préparée.

4° **Artère mammaire interne** (fig. 636, 20). — Elle naît au-dessous de la première portion de la sous-clavière, en dedans des scalènes, et se porte aussitôt derrière l'extrémité interne de la clavicule, où elle décrit une courbe à concavité inférieure, pour descendre ensuite verticalement en suivant le bord du sternum, dont elle est séparée par un intervalle de 5 à 6 millimètres. Dans ce trajet, elle est située derrière les cartilages costaux, à l'extrémité antérieure des espaces intercostaux, en avant du muscle triangulaire du sternum et de la plèvre. Elle se bifurque au niveau de l'appendice xiphoïde.

Branches collatérales .	Ant., cutanées. Post., médiastines et diaphragmatique sup. Int., sternales. Ext., intercostales antérieures.
Branches terminales. .	Int. abdominale. Ext. costale.

Les *branches antérieures* sont grêles ; elles traversent les insertions fixes du grand pectoral et se distribuent à ce muscle, à la peau et à la glande mammaire.

Les *postérieures* se portent aux organes du médiastin. Parmi ces branches, on remarque la diaphragmatique supérieure. L'artère *diaphragmatique supérieure* prend naissance à la partie supérieure de la mammaire interne. Elle se dirige en bas et en arrière, s'insinue entre la plèvre et le péricarde, s'accole au nerf phrénique et descend avec lui jusqu'au diaphragme, dans lequel elle se termine en s'anastomosant avec les diaphragmatiques inférieures et les intercostales. Elle est accompagnée par deux veines.

Les *branches internes*, très grêles, vont au sternum.

Les *branches externes*, ou *intercostales antérieures*, au nombre de deux pour chaque espace, se portent aux deux bords de l'espace intercostal, perforent le muscle intercostal interne, et s'anastomosent avec les branches de bifurcation des intercostales aortiques, à l'union du tiers moyen et du tiers antérieur de l'espace intercostal, entre les deux muscles intercostaux.

La *branche terminale interne*, ou abdominale, se ramifie dans la gaine du muscle droit et s'anastomose avec la terminaison de l'épigastrique.

La *branche terminale externe*, ou costale, suit le bord des cartilages costaux des six dernières côtes, le long de leur face interne. Elle se termine dans les insertions du diaphragme, et donne, au niveau de chaque espace intercostal, deux *intercostales antérieures* analogues à celles du tronc de la mammaire interne. Ces branches s'anastomosent avec les dernières intercostales aortiques. Elles passent sur la face postérieure des cartilages costaux pour se porter aux espaces correspondants.

Dissection de la mammaire interne. — Pour avoir une bonne préparation de la mammaire interne, il faut la disséquer des deux côtés. D'un côté, sciez le sternum sur la ligne médiane, puis les côtes vers le milieu de leur longueur, après avoir détaché tous les muscles extérieurs de la portion du thorax que vous enlevez. Vous disséquerez l'artère mammaire par sa face postérieure. Pour cela, vous enlèverez la plèvre, vous fendrez seulement le triangulaire du sternum sur le trajet de l'artère, et vous disséquerez les branches intercostales en montrant leurs anastomoses avec les intercostales aortiques.

Sur l'autre côté du thorax, enlevez les pectoraux avec soin, afin de conserver les rameaux antérieurs de la mammaire interne ; enlevez les muscles à la partie antérieure de tous les espaces intercostaux et nettoyez avec soin. On verra alors très distinctement l'artère mammaire. Pour la mieux voir, on pourra enlever un fragment d'un ou de deux cartilages costaux.

En vous plaçant sur le côté qui a été enlevé, portez vos pinces et votre scalpel à l'origine de la mammaire et nettoyez-la. En vous maintenant dans la même position, préparez la diaphragmatique supérieure et les médiastines postérieures. Pour y arriver, vous attirerez le cœur vers vous en le fixant au moyen d'un crochet ; si le poumon vous gêne en s'affaissant, passez une érigne vers le milieu d'un ou de plusieurs des premiers espaces intercostaux et fixez cet organe à la paroi thoracique. Cette précaution sera inutile si vous avez eu soin de ne pas blesser la plèvre, mais il est difficile de ne pas l'ouvrir.

Il faut préparer aussi les branches terminales. La branche abdominale se prépare en disséquant la paroi abdominale, comme si vous vouliez préparer les muscles; puis, ouvrez la gaine du muscle droit, cherchez cette branche à la partie supérieure du muscle, et poursuivez-la en bas en déchirant la masse charnue qui la recouvre. Vous arriverez ainsi aux anastomoses qu'elle présente avec l'épigastrique. Pour préparer la branche externe ou costale, il faudra saisir par dehors un de ses rameaux intercostaux sur les bords des cartilages. En suivant ce rameau d'arrière en avant, vous arriverez sur la branche costale. Pour montrer celle-ci, vous enlèverez avec le scalpel, en prenant beaucoup de précautions, une portion des cartilages costaux qui recouvrent l'artère.

5° Artère scapulaire supérieure ou sus-scapulaire (fig. 639, 2). — L'artère scapulaire supérieure naît de la sous-clavière, ordinairement en dehors de la thyroïdienne, et quelquefois par un tronc commun avec cette artère (*tronc thyro-cervical*). Après son origine, elle se dirige en bas et en dehors en suivant la direction du bord postérieur de la clavicule, dont elle est séparée par un espace de quelques millimètres. Elle parcourt de dedans en dehors la base du triangle sus-claviculaire. Dans ce trajet, elle recouvre la partie externe de la sous-clavière et le plexus brachial; elle est recouverte par l'aponévrose cervicale superficielle et le peaucier; puis, passant au-dessous du trapèze, elle arrive au bord supérieur de l'omoplate et passe au-dessus du ligament coracoïdien qui convertit l'*échancrure coracoïdienne* en trou. Puis elle traverse la fosse sus-épineuse, et, contournant le bord externe, concave, de l'épine de l'omoplate, elle se termine dans la fosse sous-épineuse.

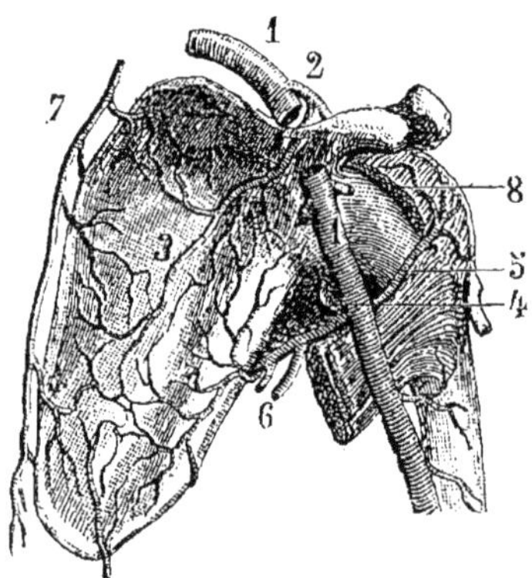

Fig. 639. — Artères scapulaires et axillaire vues en avant.

1, 1, terminaison de la sous-clavière et artère axillaire. — 2, artère scapulaire supérieure (on a enlevé un tronçon de l'artère axillaire pour montrer la scapulaire supérieure. — 3, anastomoses de cette artère avec les autres scapulaires. — 4, artère circonflexe postérieure. — 5, circonflexe antérieure. — 6, scapulaire inférieure. — 7, terminaison de la scapulaire postérieure. — 8, tronçon de l'acromio-thoracique.

Les *branches collatérales* qu'elle fournit se distribuent aux muscles avec lesquels elle est en rapport; les *branches terminales* se terminent dans les muscles sus-épineux et sous-épineux; ces dernières s'étalent à la surface de l'omoplate, où elles s'anastomosent avec les ramifications des deux autres scapulaires (fig. 639).

Dissection de la scapulaire supérieure. — Si vous disséquez isolément l'*artère scapulaire supérieure*, rien de plus simple. Détachez le peaucier et la peau depuis le sterno-mastoïdien, jusqu'à une ligne verticale passant par le bord spinal de l'omoplate. Détachez les insertions du trapèze à la clavicule et à l'omoplate, soulevez le muscle sus-épineux, et vous verrez l'artère au-dessous de lui. Coupez le tendon de ce muscle et écartez-le un peu pour montrer les rameaux qu'il reçoit. Divisez de la même manière le sous-épineux et portez-le un peu en bas. Si vous vouliez voir les anastomoses des artères scapulaires, il faudrait détacher l'omoplate et les disséquer isolément.

De l'échancrure coracoïdienne, suivez l'artère vers son origine. Vous n'aurez, pour la découvrir, qu'à porter en dedans l'omoplat-hyoïdien après avoir enlevé l'aponévrose ; puis, vous nettoierez la région en la débarrassant du tissu cellulaire abondant qu'on y rencontre.

La même dissection peut servir pour disséquer l'*artère scapulaire postérieure*. Pour la préparer, il faut soulever davantage le trapèze ; vous verrez alors l'artère passer directement d'avant en arrière, sur la partie inférieure du scalène postérieur. Vous diviserez avec précaution l'angulaire, vous en rabattrez le bout inférieur, vous diviserez de haut en bas le rhomboïde, vous en renverserez les deux moitiés, et vous verrez la scapulaire sur l'angle et le bord interne de l'omoplate.

6° **Artère scapulaire postérieure ou cervicale transverse** (fig. 669, 7). — Cette artère, encore nommée *cervicale superficielle*, naît isolément, ou d'un tronc commun avec la thyroïdienne, ou avec la scapulaire supérieure. Après son origine, elle est située entre le scalène postérieur et le trapèze, et se dirige vers l'angle supérieur de l'omoplate, après avoir fourni des rameaux musculaires aux muscles voisins. Elle donne deux *branches terminales* : l'une *supérieure*, qui remonte dans les muscles de la partie postérieure du cou ; l'autre *inférieure*, qui étale ses rameaux sur les deux faces de l'omoplate en s'anastomosant avec la scapulaire supérieure et la scapulaire inférieure.

7° **Artère cervicale profonde.** — Cette artère, née de la sous-clavière près de la vertébrale, se dirige en haut, entre le col de la première côte et l'apophyse transverse de la septième cervicale ; elle fournit de nombreux rameaux descendants et transversaux, puis elle remonte en arrière et en dedans jusqu'au niveau de la troisième ou quatrième vertèbre cervicale, entre le grand complexus et le transversaire épineux. Elle se distribue aux muscles du voisinage en s'anastomosant avec les artères voisines.

Dissection de la cervicale profonde. — On prépare cette artère en même temps que la vertébrale et la thyroïdienne inférieure.

Les *veines profondes* se comportent comme celles du membre inférieur, c'est-à-dire qu'elles ont le même trajet, la même direction, la même origine et la même terminaison que les artères ; elles sont aussi au nombre de deux pour chaque artère, et celle-ci est placée au milieu. De même que pour le membre inférieur, les grosses artères, *axillaire* et *sous-clavière*, ne sont accompagnées que par une seule veine. Elles possèdent de nombreuses veinules.

2° *Veine sous-clavière.*

La veine sous-clavière commence à la clavicule et se termine en dedans des scalènes, en se confondant avec la jugulaire interne pour former le tronc veineux brachio-céphalique. Dans tout son trajet, elle est située en avant de l'artère et on lui considère trois portions, comme à l'artère.

En dehors des scalènes, elle est située en avant de l'artère qui la sépare du plexus brachial, et en arrière de la clavicule.

Elle est en rapport en bas avec l'extrémité supérieure du grand dentelé, et en haut, avec l'aponévrose cervicale superficielle et le peaucier. *Au niveau des scalènes*, elle est située sur la première côte, en avant du scalène antérieur qui la sépare de l'artère. *En dedans des scalènes*, la veine sous-clavière repose sur le cul-de-sac supérieur de la plèvre qui la sépare du poumon. Au niveau de leur point de réunion avec la veine jugulaire interne, les veines sous-clavières présentent une paire de valvules.

Les *affluents* de la veine sous-clavière accompagnent les branches artérielles dans leur trajet (deux pour chaque artère), mais à leur terminaison dans la région du cou, elles présentent une terminaison différente. Tandis que les intercostales supérieures se jettent dans les sous-clavières, les troncs veineux brachio-céphaliques ou les azygos, toutes les autres veines s'abouchent dans l'une des jugulaires, ou dans le tronc brachio-céphalique correspondant.

Parmi ces branches veineuses, l'une d'elles mérite une mention spéciale : c'est la *veine vertébrale*. Elle ne vient pas du crâne, comme on pourrait le croire, elle correspond seulement à la portion cervicale de l'artère. Les veines correspondant à la portion intra-cranienne de la vertébrale se jettent dans les sinus de la dure-mère, comme toutes les veines intra-craniennes.

La veine vertébrale, qui commence au-dessous du crâne, occupe, comme l'artère, les trous des apophyses transverses des vertèbres : elle est aplatie contre l'artère dont elle entoure les faces postérieure, interne et externe. Dans les espaces intertransversaires, elle entoure complètement l'artère. Cette veine s'anastomose, entre l'atlas et l'occipital, avec les plexus veineux intra-rachidiens. Elle reçoit dans son trajet la veine condylienne postérieure, des rameaux veineux des muscles voisins, des veines de la moelle et des vertèbres, ainsi que la *veine cervicale profonde*.

La veine vertébrale se jette dans le tronc veineux brachio-céphalique correspondant, en arrière de l'embouchure de la jugulaire interne. On trouve toujours une valvule au niveau de l'embouchure de la vertébale dans le tronc veineux brachio-céphalique.

§ 2. — ARTÈRE ET VEINE AXILLAIRES

1° *Artère axillaire.*

Dissection. — Le grand pectoral a déjà été coupé à ses attaches au sternum et à la clavicule, dans les dissections précédentes. On sépare de même le petit pectoral des côtes, et l'on replie ces deux muscles en dehors, en évitant de couper les *artères thoraciques* qui s'y distribuent, et surtout l'*artère acromiale*, que l'on voit superficiellement sous la peau, dans un espace triangulaire formé par la clavicule, le grand pectoral et le deltoïde. Par cette pré-

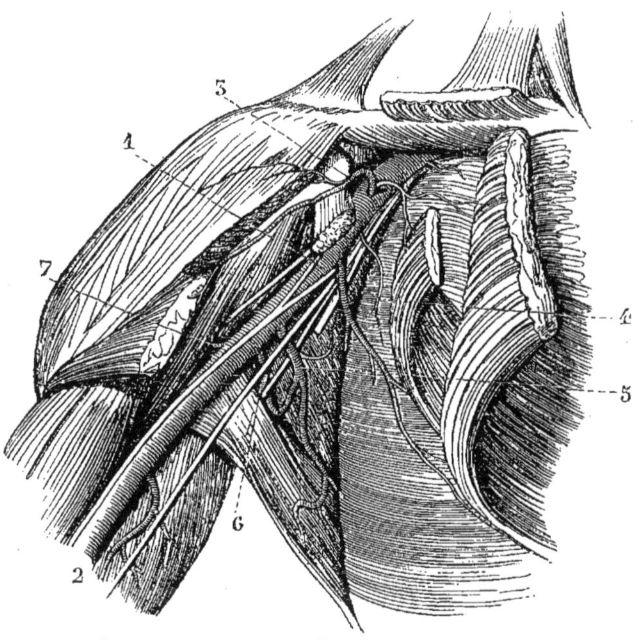

Fig. 640. — Artère axillaire et ses branches.

1, artère axillaire. — 2, artère humérale, accompagnée du nerf médian. — 3, artère acromio-thoracique. — 4, artère thoracique inférieure. — 5, artère scapulaire inférieure. — 6, artère circonflexe postérieure. — 7, artère circonflexe antérieure.

paration, on voit l'*artère axillaire* enveloppée par le plexus brachial, ainsi que les branches qui en partent. On procédera, pour leur dissection, comme pour la préparation des muscles, que l'on sépare les uns des autres, en ne divisant que rarement leurs fibres. Il n'y a guère que le muscle sous-épineux et le deltoïde qui fassent exception : le premier devra quelquefois être coupé en travers sur le trajet de l'*artère scapulaire inférieure*, pour en bien voir la communication avec la scapulaire supérieure, mais souvent il suffit de le soulever ; le deltoïde sera coupé à ses attaches à l'omoplate et porté en avant, afin de voir l'*artère circonflexe postérieure*. On fera bien de laisser ce muscle attaché à la clavicule, pour ne pas trop détruire ses rapports, et afin d'éviter que l'artère qui s'y rend ne soit déchirée par le poids du muscle. On disséquera peut-être avec plus de facilité si l'on divise la clavicule à sa partie moyenne.

L'artère axillaire fait suite à la sous-clavière, prend son nom au niveau de la clavicule, et se termine au niveau du bord inférieur du tendon du grand pectoral. Dirigée obliquement de haut en bas et de dedans en dehors, elle est appliquée contre la paroi antérieure du creux axillaire.

Rapports. — Elle est en rapport : *en avant*, et de haut en bas, avec le muscle sous-clavier, le grand pectoral, le petit pectoral, et plus bas, de nouveau, avec le grand pectoral. *En arrière*, et de haut en bas, avec l'interstice celluleux qui sépare le grand dentelé du sous-scapulaire, avec le sous-scapulaire, le grand dorsal et le grand rond. *En dedans*, avec la partie supérieure du grand dentelé, l'aponévrose et la peau du creux de l'aisselle; *en haut et en dehors*, avec le sous-scapulaire qui la sépare de l'articulation scapulo-humérale ; plus bas, elle se place en dedans du biceps et du coraco-brachial.

La *veine axillaire* est située en avant de l'artère en haut, et en dedans plus bas. Les nerfs du plexus brachial sont situés en dehors et un peu autour d'elle à sa partie supérieure. Vers le milieu de son trajet, elle est située entre les deux racines du nerf médian ; plus bas, enfin, entre le médian et le cubital qui sont en avant, et le radial qui est en arrière.

L'artère axillaire fournit, dans son trajet, cinq *branches collatérales :* l'acromio-thoracique, la thoracique inférieure, la scapulaire inférieure, la circonflexe antérieure et la circonflexe postérieure.

5 branches collatérales . . . . {
Acromio-thoracique.
Thoracique inférieure.
Scapulaire inférieure.
Circonflexe antérieure.
Circonflexe postérieure.

1° Acromio-thoracique (fig. 640,3). — Elle prend naissance à la partie supérieure de l'axillaire et se porte au-dessous de la clavicule, dans l'interstice qui sépare le deltoïde du grand pectoral; elle fournit une *branche acromiale* qui se dirige en dehors vers la partie supérieure du deltoïde, et une *branche thoracique* qui se place entre le grand et le petit pectoral, auxquels elle se distribue. Quelques auteurs décrivent séparément ces deux branches sous les noms d'*acromiale* et de *thoracique*, parce qu'elles peuvent naître isolément.

2° Thoracique inférieure ou mammaire externe (fig. 640). — Elle naît de la partie supérieure de l'axillaire et se porte à la surface externe du grand dentelé, sur lequel elle se ramifie.

Elle se termine dans le grand dentelé, la peau, la glande mammaire et la partie inférieure des muscles pectoraux. Ses branches s'anastomosent avec les intercostales, la branche terminale externe de la mammaire interne et l'acromio-thoracique.

3° **Scapulaire inférieure** (fig. 640,5). — Elle vient de l'axillaire, un peu plus bas que la précédente. Elle est d'abord située sur le

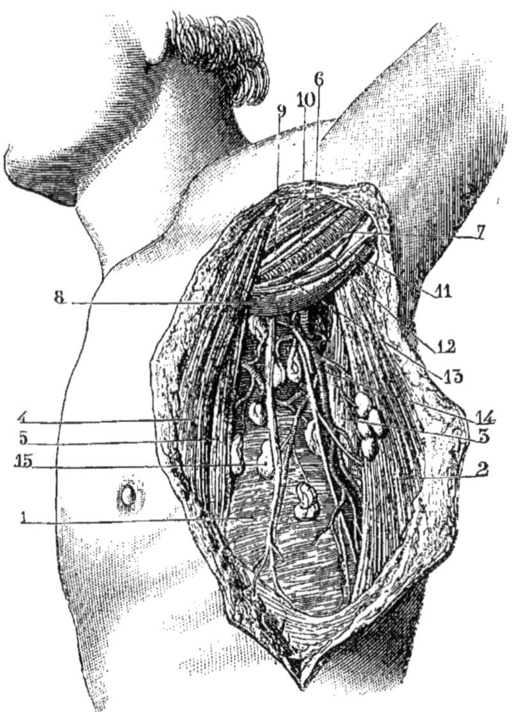

Fig. 641. — Artère scapulaire inférieure et thoracique inférieure.

1, grand dentelé, paroi interne. — 2, grand dorsal, paroi postérieure. — 3, grand rond, paroi postérieure. — 4, grand pectoral, paroi antérieure. — 5, petit pectoral, paroi antérieure. — 6, coraco-brachial et courte portion du biceps. — 7, artère axillaire. — 8, veine axillaire. — 9, nerf musculo-cutané. — 10, nerf médian. — 11. brachial cutané interne. — 12, nerf radial porté un peu en dedans par un fil. — 13, nerf cubital. — 14, artère scapulaire inférieure. — 15, ganglions lymphatiques.

On voit, en outre, dans cette figure, l'artère et la veine thoraciques inférieures et le nerf du grand dorsal.

bord axillaire de l'omoplate ; elle passe, en décrivant des flexuosités, au fond du triangle que limitent le petit rond, le grand rond et la longue portion du triceps brachial, et se ramifie aux deux faces de l'omoplate, où elle s'anastomose avec les scapulaires supérieure et postérieure venues de la sous-clavière. Ces anastomoses sont les voies du rétablissement de la circulation lorsque l'artère sous-clavière est obstruée près de la clavicule par une ligature ou par toute autre cause.

4° Circonflexe antérieure. — La circonflexe antérieure vient de l'axillaire au niveau de sa partie moyenne, et se porte en avant du col chirurgical de l'humérus, qu'elle contourne. Cette artère, d'un volume peu considérable, passe au-dessous de la longue portion du biceps où elle est recouverte par la séreuse. Elle se divise, au niveau de la coulisse, en deux rameaux : ascendant et descendant. Le premier monte jusqu'à la partie supérieure de la coulisse et un peu dans la tête de l'humérus.

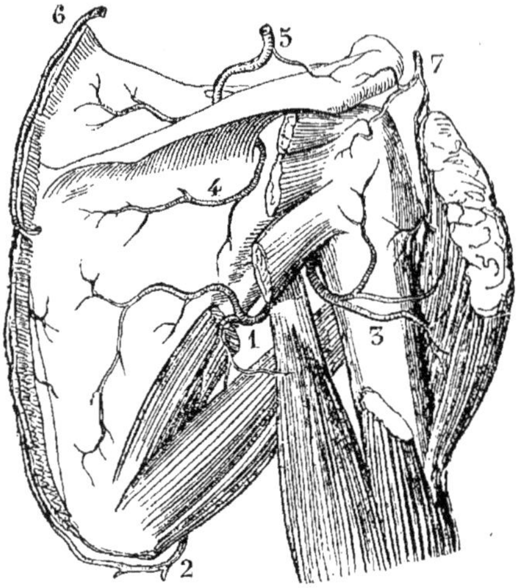

Fig. 642. — Artères scapulaires et circonflexes vues en arrière.

1, artère scapulaire inférieure. — 2, branche inférieure de cette artère. — 3. circonflexe postérieure. — 4, terminaison de la scapulaire supérieure. — 5, scapulaire supérieure. — 6, scapulaire postérieure. — 7, acromiale.

5° Circonflexe postérieure (fig. 640 et 642). — Née au même niveau, cette artère embrasse la partie postérieure du col chirurgical de l'humérus en passant dans un espace quadrilatère, limité par le petit rond en haut, le grand rond en bas, le triceps en dedans et l'humérus en dehors. Elle se divise en un grand nombre de branches qui se distribuent au deltoïde, à l'articulation, à la tête de l'humérus, et s'anastomosent avec la circonflexe antérieure. Un rameau s'anastomose avec le rameau acromial de l'acromio-thoracique. La circonflexe postérieure présente un volume assez considérable. Elle naît quelquefois d'un tronc commun avec la circonflexe antérieure. Elle est accompagnée par le nerf axillaire.

2° *Veine axillaire.*

La veine axillaire commence au bord inférieur du grand pectoral, faisant suite à l'humérale, et se termine à la clavicule où elle se continue avec la sous-clavière. A son origine elle est située en dedans de l'artère et, à sa terminaison elle est en avant. Elle a les mêmes rapports que l'artère à laquelle elle adhère intimement. Elle reçoit autant de paires de veines qu'il y a de *branches artérielles* dans l'artère. Les deux veines acromio-thoraciques, les deux mammaires externes, les deux scapulaires inférieures et les quatre circonflexes sont pourvues de valvules.

§ 3. — ARTÈRE ET VEINE HUMÉRALES OU BRACHIALES

Dissection. — Pour préparer l'humérale, on enlève la peau et l'aponévrose du bras; on sépare les muscles sans rien diviser. Les artères seront préparées lorsqu'on aura séparé l'humérale du nerf médian et des veines qui l'accompagnent, et qu'on aura poursuivi ses branches collatérales à une certaine distance.

1° *Artère humérale.*

Cette artère fait suite à l'axillaire; elle prend son nom au bord inférieur du tendon du grand pectoral, et se termine au pli du coude, où elle se bifurque en *radiale* et *cubitale*. Elle est oblique de haut en bas et de dedans en dehors; son trajet est rectiligne.

Rapports. — 1° *Au bras.* Elle est en rapport : en arrière, avec le triceps et le brachial antérieur; en avant, avec le coraco-brachial et le bord interne du biceps. Ce muscle est le *satellite* de l'artère humérale. Chez les sujets amaigris, il se rétrécit et peut ne plus recouvrir l'artère, qui affecte alors des rapports avec l'aponévrose brachiale. En dehors et de haut en bas, avec le coraco-brachial, l'humérus, puis avec l'interstice celluleux qui sépare le biceps du brachial antérieur; en dedans, avec l'aponévrose et la peau.

2° *Au pli du coude.* Elle est située en dedans du tendon du biceps, sur le brachial antérieur, en arrière de la veine médiane basilique, dont la sépare l'expansion aponévrotique du biceps, et en dehors du nerf médian. L'artère est située contre le tendon; un intervalle de 12 millimètres environ la sépare du nerf médian.

Elle est accompagnée par deux veines humérales, l'une externe, l'autre interne.

Le nerf médian suit le trajet de l'artère humérale; il est externe en haut, antérieur au milieu, interne en bas.

Des *branches* nombreuses, parmi lesquelles cinq ont reçu un nom, naissent de l'humérale : la collatérale interne, la collatérale externe, l'artère du brachial antérieur, l'artère du vaste interne et l'artère du biceps.

Branches collatérales. . . .	Collatérale interne. Collatérale externe. Artère du vaste interne. Artère du brachial antérieur. Artère du biceps.
Branches terminales	Radiale. Cubitale.

1° **Collatérale interne.** — Elle naît de l'humérale à quelques centimètres au-dessus de l'épitrochlée : elle se dirige vers le coude, le long de la cloison intermusculaire interne, et se bifurque. L'une des branches se porte au-devant de l'épitrochlée, donne des rameaux aux muscles épitrochléens et aux parties voisines, puis s'anastomose avec la récurrente cubitale antérieure.

L'autre branche se porte en arrière de l'épitrochlée en suivant le trajet du nerf cubital; elle s'anastomose avec la récurrente cubitale postérieure.

2° Collatérale externe ou humérale profonde (fig. 643,2). — Née de l'humérale à sa partie supérieure, elle se dirige en bas et en dehors dans la gouttière de torsion de la face postérieure de l'humérus; elle est accompagnée par le nerf radial; elle contourne l'humérus, donne des rameaux au triceps, et se termine à la partie externe du coude par une bifurcation analogue à celle de la collatérale interne, en s'anastomosant avec les *récurrentes radiales*. L'une des branches de bifurcation, *profonde*, accompagne le nerf radial entre le long supinateur et le brachial antérieur, et se termine dans les muscles en s'anastomosant avec les *récurrentes radiales*. L'autre, *superficielle*, descend le long de la cloison inter musculaire externe, passe en arrière de l'épicondyle, et s'anastomose avec la *récurrente radiale postérieure*.

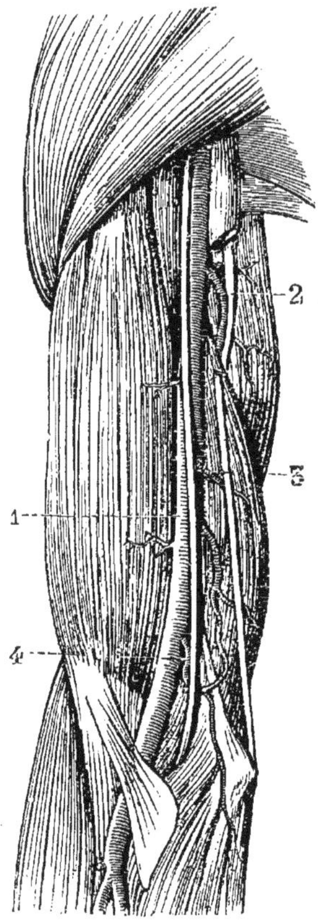

Fig. 643. — Artère humérale.

1, artère humérale. — 2, artère collatérale externe. — 3, artère du brachial antérieur. — 4, artère collatérale interne.

3° Artère du vaste interne. — Cette branche peut naître à différentes hauteurs, presque toujours au-dessous de l'humérale profonde. Elle est unique ou multiple, et pénètre immédiatement dans l'épaisseur du vaste interne en suivant le nerf cubital. Elle descend vers l'épitrochlée en fournissant de nombreux rameaux au triceps; puis, elle vient, entre l'épitrochlée et l'olécrâne, s'anastomoser avec la *récurrente cubitale postérieure*.

4° Artère du brachial antérieur (fig. 643,3). — Unique ou multiple aussi, elle a une origine variable. Quelle que soit cette origine, elle se porte immédiatement dans l'épaisseur du muscle, où elle se ramifie, en s'anastomosant avec la collatérale interne.

On remarque aussi une branche assez volumineuse, l'*artère du biceps*, presque constante, et se terminant dans le biceps.

Indépendamment de ces branches, l'artère humérale fournit un grand nombre de rameaux musculaires et osseux qui n'ont pas reçu de noms particuliers.

2° *Veine humérale.*

La veine humérale est tantôt unique et tantôt double. Elle commence au pli du coude au point de réunion de ses affluents extrêmes et elle se termine au bord inférieur du grand pectoral où elle se continue avec l'axillaire.

Elle reçoit autant de paires de veines, avec des valvules, qu'il y a de collatérales de l'artère. Lorsqu'il y a deux veines humérales, elles communiquent par des anastomoses transversales.

§ 4. — ARTÈRE ET VEINES CUBITALES

Dissection. — C'est toujours par la cubitale qu'il faut commencer l'étude des artères de l'avant-bras.

La dissection de l'artère cubitale dans sa portion antibrachiale présente une grande analogie avec celle de la tibiale postérieure. Après avoir enlevé la peau et l'aponévrose, faites une incision verticale sur l'intersection aponévrotique qui sépare le bord antérieur du cubital antérieur du bord interne du fléchisseur superficiel. Séparez ainsi ces muscles jusqu'à l'épitrochlée, et détachez l'insertion épitrochléenne du muscle cubital. Ensuite, séparez avec le manche du scalpel et le doigt le fléchisseur superficiel du fléchisseur profond ; continuez cette séparation vers la partie supérieure avec le tranchant du scalpel. Alors, d'un coup de scie, faites sauter l'épitrochlée avec le faisceau des muscles épitrochléens. Si quelque fibre résiste, vous vous servirez du scalpel. A ce moment, renversez en bas et en dehors le faisceau des muscles de l'épitrochlée, renversez en arrière le bord antérieur du cubital antérieur : vous aurez la cubitale, l'origine de ses principales branches, ses rapports et l'origine de la radiale. Dans cette préparation, il faut sacrifier les récurrentes cubitales.

Cette dissection met à nu le *tronc des interosseuses* et l'*artère du nerf médian*. Pour préparer l'*artère interosseuse antérieure*, on n'a qu'à écarter les muscles fléchisseur commun profond et fléchisseur propre du pouce ; on voit l'artère sur le ligament interosseux.

Pour préparer l'*interosseuse postérieure* et la *récurrente radiale postérieure*, on peut faire sauter d'un trait de scie l'épicondyle avec les quatre muscles superficiels et postérieurs de l'avant-bras, après avoir préalablement séparé les muscles externes.

Au carpe et à la main, il n'est, pour ainsi dire, pas besoin de préparation ; il faut seulement enlever la peau et l'aponévrose palmaire.

1° *Artère cubitale.*

Les artères cubitale, radiale et leurs branches sont les artères de l'avant-bras.

Branche interne de bifurcation de l'humérale, la cubitale est oblique de haut en bas et de dehors en dedans dans sa moitié supérieure, et verticale dans sa moitié inférieure. Elle s'étend du milieu du pli du coude à la paume de la main, où elle constitue l'*arcade palmaire superficielle*.

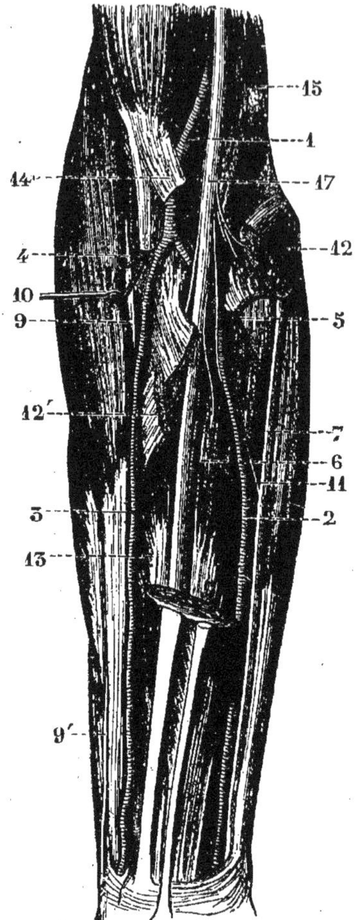

Fig. 644. — Artères et région profonde de l'avant-bras.

1, artère humérale. — 2, cubitale. — 3, radiale. — 4, récurrente radiale antérieure. — 5, tronc des récurrentes cubitales. — 6, artère du nerf médian, très volumineuse; c'est là une des anomalies très fréquentes que l'on rencontre dans les artères du membre supérieur. — 7, nerf cubital. — 9, branche superficielle du nerf radial. — 10, long supinateur, écarté pour laisser voir la branche superficielle du radial. — 11, anastomose rare entre le cubital et le médian. — 12, extrémité supérieure des muscles épitrochléens. — 12', tendon inférieur du même muscle. — 13, fléchisseur profond des doigts. — 14, expansion aponévrotique du biceps. — 15, brachial antérieur. — 17, nerf médian.

Trajet et rapports. — 1° A l'avant-bras et dans sa *portion oblique*, elle passe au-dessous du rond pronateur et du fléchisseur superficiel des doigts, et glisse entre ce dernier muscle et le fléchisseur profond. A ce niveau, elle est croisée par le nerf médian, qui d'interne devient externe.

Dans sa *portion verticale*, elle se dégage de la face profonde du fléchisseur superficiel pour se placer entre ce muscle et le tendon du cubital antérieur, qui est interne; à ce niveau, elle repose sur le fléchisseur profond et est recouverte par l'aponévrose antibrachiale.

2° Au poignet, elle passe en dehors du pisiforme, entre les fibres du ligament annulaire du carpe, sous la peau, qu'elle soulève très manifestement chez quelques individus dont les pulsations sont apparentes.

3° A la paume de la main, elle décrit une courbe à concavité supérieure : c'est l'*arcade palmaire superficielle*, que complète en dehors la *radio-palmaire*, venue de la radiale. L'arcade palmaire superficielle présente de grandes variétés : elle est située ordinairement sous l'aponévrose palmaire, en avant des organes tendineux, musculaires et nerveux de la main, elle correspond au sillon moyen de la paume de la main, sillon appelé *ligne de tête* par les chiromanciens.

Dans son trajet, l'artère cubitale est située entre deux veines cubitales et accompagnée par le nerf cubital, qui occupe son côté interne.

Dans la moitié inférieure de l'avant-bras, le nerf accompagne l'artère, mais dans sa moitié supérieure il s'en écarte à angle aigu, l'artère se dirigeant vers le pli du coude, le nerf en arrière de l'épitrochlée où il prend le nom vulgaire de *petit juif*.

La cubitale donne à l'avant-bras le tronc des récurrentes cubitales, le tronc des interosseuses, la cubitale dorsale et la transverse antérieure du carpe; à la main, elle fournit la cubito-palmaire et les interosseuses palmaires superficielles.

Branches de la cubitale.			
Portion anti-brachiale.	Tronc des récurrentes cubitales.	Récurrente cubitale antérieure.	
		Récurrente cubitale postérieure.	
	Tronc des interosseuses.	Interosseuse antérieure.	Interosseuse a. proprement dite.
			Artère du nerf médian.
		Interosseuse postérieure.	Interosseuse p. proprement dite.
			Récurrente radiale postérieure.
	Cubitale dorsale du carpe.		
	Transverse antérieure du carpe.		
Portion palmaire..	Cubito-palmaire.		
	Interosseuses palmaires superficielles.		

Indépendamment de ces nombreuses branches on en trouve un grand nombre, de petit volume, qui n'ont pas de nom. De même que pour la radiale, il existe ici de nombreuses anomalies d'origine et de volume concernant ces branches. La plus remarquable des anomalies consiste dans le développement exagéré de l'artère du nerf médian, qui peut égaler et même dépasser celui de la radiale. Ces anomalies expliquent la gravité des plaies des artères de la main et l'incertitude du chirurgien, qui, dans ces cas, ne sait trop quelle branche il doit lier.

1° Tronc des récurrentes cubitales. — Il naît de la cubitale immédiatement après son origine; il se porte en dedans et donne naissance à deux branches qui peuvent naître séparément de la cubitale.

L'une de ces branches, la *récurrente cubitale antérieure*, se porte au-devant de l'épitrochlée, en passant entre le brachial antérieur et les muscles épitrochléens, auxquels elle donne des rameaux et s'anastomose avec la terminaison de la collatérale interne.

L'autre branche, la *récurrente cubitale postérieure*, contourne l'extrémité supérieure du cubitus, abandonne pendant ce trajet des rameaux aux parties voisines, et vient se terminer en arrière de l'épitrochlée, où elle s'anastomose avec la collatérale interne, la récurrente radiale postérieure et l'artère du vaste interne. Avant sa terminaison, cette artère traverse l'insertion supérieure du cubital antérieur, et fournit un rameau qui remonte dans le bras vers le nerf cubital.

2° **Tronc des interosseuses.** — Cette artère naît à peu près au même niveau, et se porte vers l'extrémité supérieure de l'espace interosseux, où il se divise, aussitôt après son origine, en deux branches : interosseuse antérieure et interosseuse postérieure.

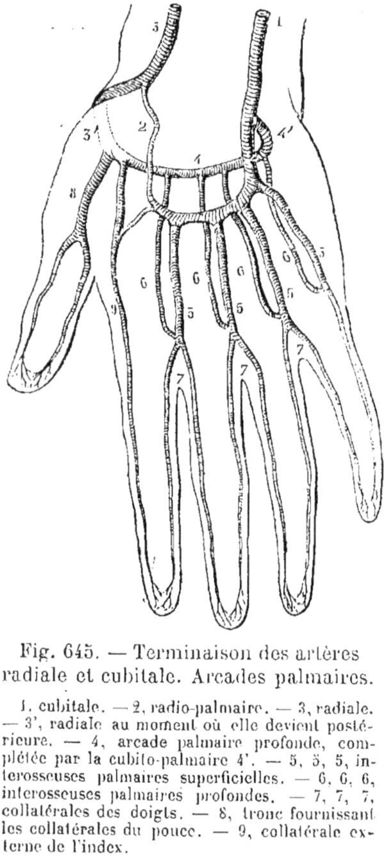

Fig. 645. — Terminaison des artères radiale et cubitale. Arcades palmaires.

1, cubitale. — 2, radio-palmaire. — 3, radiale. — 3', radiale au moment où elle devient postérieure. — 4, arcade palmaire profonde, complétée par la cubito-palmaire 4'. — 5, 5, 5, interosseuses palmaires superficielles. — 6, 6, 6, interosseuses palmaires profondes. — 7, 7, 7, collatérales des doigts. — 8, tronc fournissant les collatérales du pouce. — 9, collatérale externe de l'index.

L'*interosseuse antérieure* descend le long de la face antérieure du ligament interosseux, au fond de l'interstice celluleux qui sépare le fléchisseur commun profond du fléchisseur propre du pouce, et fournit à ces muscles, ainsi qu'aux muscles de la région postérieure, par des rameaux, *artères perforantes*, qui perforent le ligament interosseux. Plus bas, l'artère glisse au-dessous du carré pronateur, fournit un rameau à l'anastomose des transverses antérieures du carpe, et traverse le ligament interosseux à sa partie inférieure pour aller s'anastomoser sur la face dorsale du carpe, avec les artères de cette région. L'interosseuse antérieure fournit, après son origine, l'*artère du nerf médian*, petit rameau qui accompagne ce nerf jusqu'à la paume de la main; dans certains cas, ce rameau est extrêmement développé, presque toujours aux dépens de l'une des artères de l'avant-bras.

L'*interosseuse postérieure* traverse le ligament interosseux à sa partie la plus supérieure, descend entre les deux couches des muscles postérieurs de l'avant-bras, et se termine dans ces muscles. Elle fournit, aussitôt qu'elle a traversé le ligament interosseux, la *récurrente radiale postérieure* (fig. 646,6), branche qui se porte en haut et en dehors, traverse les muscles épicondyliens, auxquels elle donne quelques rameaux entre le cubital postérieur et le court supinateur, et se termine au niveau de l'épicondyle, en s'anastomosant avec la collatérale externe et la récurrente cubitale postérieure.

3° **La cubitale dorsale.** — Cette branche naît de la cubitale, à quelques centimètres au-dessus du carpe, et se porte à la face postérieure du carpe, où elle s'anastomose avec les rameaux de la dorsale du carpe. Son existence n'est pas constante.

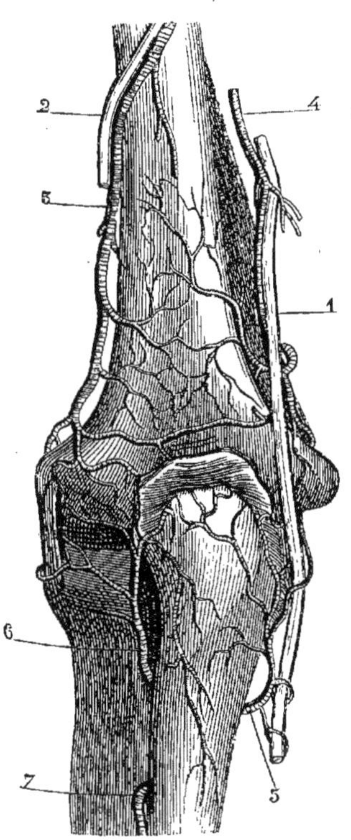

Fig. 646. — Artères du coude (côté gauche) vues par la partie postérieure. Récurrente radiale postérieure.

1, nerf cubital. — 2, nerf médian. — 3, collatérale externe ou humérale profonde. — 4, collatérale interne. — 5, récurrente cubitale postérieure. — 6, récurrente radiale postérieure. — 7, interosseuse postérieure.

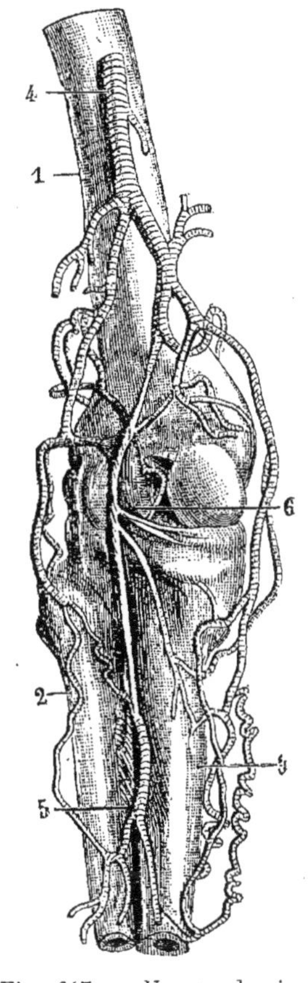

Fig. 647. — Un cas de circulation collatérale ou supplémentaire dans le cas d'oblitération de l'artère humérale.

1, 2, 3, les os. — 4, 5, 6, les vaisseaux.

4° **Transverse antérieure du carpe.** — Cette branche naît un peu plus bas que la précédente et vient s'anastomoser avec son homonyme de la radiale, au niveau du bord inférieur du carré pronateur. Elle reçoit souvent un rameau de l'interosseuse antérieure.

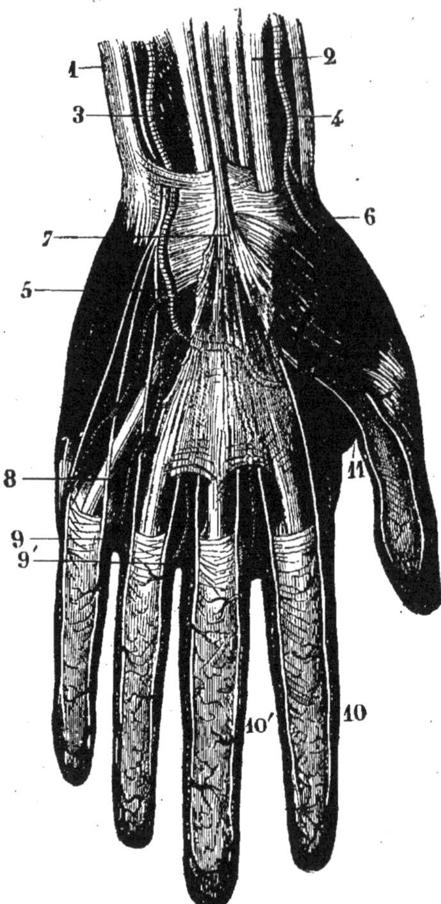

Fig. 648. — Artère palmaire superficielle et région palmaire.

1, cubital antérieur. — 2, grand palmaire. — 3, branche palmaire du nerf cubital. — 4, artère radiale. — 5, artère cubitale formant l'arcade palmaire superficielle en s'anastomosant avec la radio-palmaire, 6. — 7, tendon du petit palmaire et aponévrose palmaire. — 8, artère interosseuse palmaire superficielle. — 9, 9', anastomoses des interosseuses palmaires superficielles avec les interosseuses palmaires profondes. — 10, 10', artères collatérales des doigts. — 11, bifurcation de l'artère première interosseuse dorsale venue du tronc de la radiale.

5° **Cubito-palmaire.** — Née de la cubitale, au-dessous du pisiforme, elle traverse les muscles de l'éminence hypothénar, s'anastomose avec l'arcade palmaire profonde, qu'elle complète, et fournit des rameaux aux muscles qu'elle traverse.

6° **Interosseuses palmaires superficielles** (fig. 648). — Ces artères sont au nombre de trois ou quatre ; elles naissent de la convexité de l'arcade palmaire superficielle, et se portent en bas pour passer sous les arcades fibreuses que leur fournit l'aponévrose palmaire entre les articulations métacarpo-phalangiennes.

Elles donnent des rameaux aux muscles voisins. A la partie inférieure des espaces interosseux, elles s'anastomosent avec les artères palmaires profondes, venues de la radiale, pour se bifurquer ensuite et former les collatérales interne et externe des doigts correspondants.

L'interne, qui ne se bifurque pas, forme la collatérale interne du petit doigt; la suivante se bifurque et fournit la collatérale externe du doigt auriculaire et l'interne de l'annulaire, et ainsi de suite pour les suivantes jusqu'à l'index. Presque toujours, les collatérales du pouce et la collatérale externe de l'index sont fournies par la radiale.

Les artères collatérales sont ordinairement au nombre de deux pour chaque doigt : l'une suit le bord interne, l'autre le bord externe. Elles fournissent des rameaux aux deux faces des doigts et à toutes leurs parties constituantes. Au niveau de la dernière phalange, elles s'anastomosent en formant une arcade à concavité supérieure, arcade située du côté de la pulpe du doigt.

2° *Veines cubitales.*

Les veines cubitales sont valvulaires; chacune des collatérales artérielles est accompagnée par deux veines qui se jettent dans les veines cubitales.

§ 5. — ARTÈRE ET VEINES RADIALES

Dissection. — A l'avant-bras, la préparation de l'artère radiale est des plus simples. Détachez la peau et l'aponévrose de l'avant-bras, écartez le bord antérieur du long supinateur ; l'artère se trouve découverte. Enlevez une lamelle fibreuse qui l'applique sur les muscles profonds, et vous la verrez entre les deux veines radiales, en dedans du nerf radial.

Au carpe, détachez la peau et l'aponévrose de cette région et de toute la face dorsale de la main ; divisez, au niveau de l'articulation radio-carpienne, les tendons qui passent de l'avant-bras sur la face dorsale de la main, en ménageant seulement les tendons de la tabatière anatomique et les radiaux. Enlevez ces tendons, et vous mettrez à nu les branches artérielles que fournit la radiale au niveau du carpe. Dégagez ces branches du tissu cellulaire qui les entoure, et poursuivez sur la face dorsale des doigts les artères collatérales.

A la main, pour disséquer l'*arcade palmaire profonde*, vous couperez tous les tendons et les nerfs qui passent dans la gouttière du carpe, et vous les détacherez avec soin des interosseux et des métacarpiens. Vous couperez tous ces organes au niveau de la racine des doigts. Alors, vous débarrasserez l'arcade palmaire du tissu cellulaire qui l'entoure, vous disséquerez les interosseuses et les collatérales des doigts.

Il est préférable de toujours commencer l'étude des artères de l'avant-bras par la cubitale.

1° *Artère radiale.*

Branche externe de bifurcation de l'humérale, cette artère naît au niveau du pli du coude et se termine à la paume de la main, où elle constitue l'arcade palmaire profonde.

Trajet et rapports. — 1° A l'avant-bras, l'artère radiale est dirigée en bas et en dehors, du milieu du pli du coude vers l'apophyse styloïde du radius.

Dans ce trajet, elle est placée au fond d'une gouttière formée en dedans par le faisceau des muscles épitrochléens et en dehors par le long supinateur, qu'il suffit d'écarter pour apercevoir l'artère. Elle a en dehors d'elle le long supinateur, son muscle satellite, qui la recouvre à sa partie supérieure. Ce muscle s'amincit en bas, et l'artère devient sous-aponévrotique. En dedans et de haut en bas, elle est en rapport avec le rond pronateur et le grand palmaire. En arrière et de haut en bas, la radiale est en rapport avec le court supinateur, le tendon du rond pronateur, le fléchisseur commun superficiel des doigts, le fléchisseur propre du pouce et le carré pronateur. Lorsque le fléchisseur du pouce est charnu jusqu'à l'extrémité inférieure du radius, l'artère n'affecte pas de rapports avec le carré pronateur.

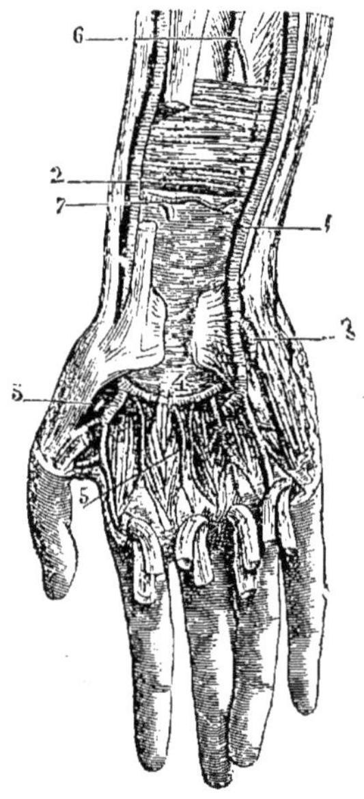

Fig. 649. — Arcade palmaire profonde ; rapports.

1, artère cubitale. — 2, radiale. — 3, cubito-palmaire et arcade palmaire profonde. — 5, 5, interosseuses palmaires profondes. — 6, terminaison de l'interosseuse antérieure. — 7, transverse antérieure du carpe.

A la partie inférieure de l'avant-bras, elle est couchée au fond d'une gouttière limitée par le grand palmaire en dedans, par le long supinateur en dehors, entre l'aponévrose, qui la recouvre et le carré pronateur qui lui forme un coussin. C'est la position superficielle de cette artère qui la fait choisir dans l'exploration du *pouls* (fig. 649).

2° Au poignet, l'artère se dirige obliquement de haut en bas et de dehors en dedans, de l'apophyse styloïde du radius, qu'elle contourne, à la partie supérieure et postérieure du premier espace interosseux; puis, elle perfore cet espace d'arrière en avant.

Dans ce trajet, elle est appliquée contre le scaphoïde et le trapèze au moyen d'une mince aponévrose. Elle est située là au fond de la tabatière anatomique, et recouverte par les tendons qui constituent cette dépression. De plus, l'aponévrose antibrachiale, en se prolongeant dans cette région, lui forme une seconde couche aponévrotique, en sorte qu'à ce niveau il faut inciser la peau et deux aponévroses pour trouver cette artère, située très profondément contre les surfaces osseuses.

3° A la paume de la main, l'artère radiale, après avoir traversé le premier espace interosseux, décrit une courbe à concavité supérieure : c'est l'*arcade palmaire profonde*, qui se place en avant de l'extrémité supérieure des métacarpiens et des interosseux, en arrière des tendons, des vaisseaux et des nerfs de la paume de la main. L'arcade palmaire profonde s'anastomose à sa partie interne avec la cubito-palmaire, qui la complète en venant de la cubitale (fig. 649).

Branches de la radiale.	Portion antibrachiale.	Récurrente radiale antérieure.
		Transverse antérieure du carpe.
		Radio-palmaire.
	Portion carpienne.	Dorsale du pouce.
		Collatérale externe du pouce.
		Interosseuse du premier espace.
		Interosseuse du second espace.
		Dorsale du carpe.
	Portion palmaire.	Perforantes.
		Interosseuses palmaires profondes.

L'artère radiale est située entre les deux veines radiales, qui l'accompagnent. Au niveau de l'avant-bras, elle est accompagnée par la branche antérieure du nerf radial, qui se place à son côté externe.

Dans cette même région, elle est recouverte par un mince feuillet aponévrotique qui l'applique contre les muscles profonds.

Ses *branches* sont nombreuses. Dans sa *portion antibrachiale*, on voit naître trois artères : la récurrente radiale antérieure, la transverse antérieure du carpe et la radio-palmaire. *Au niveau du carpe*, elle en fournit cinq : la collatérale externe du pouce, la dorsale du pouce, l'interosseuse du premier espace, l'interosseuse du second espace et la dorsale du carpe. *Au niveau de la main*, elle donne les perforantes et les interosseuses palmaires profondes.

Indépendamment de toutes les branches que nous allons décrire, la radiale donne de nombreux rameaux qui n'ont pas reçu de nom. Ces branches présentent de fréquentes anomalies d'origine et de volume. Elles offrent tant de va-

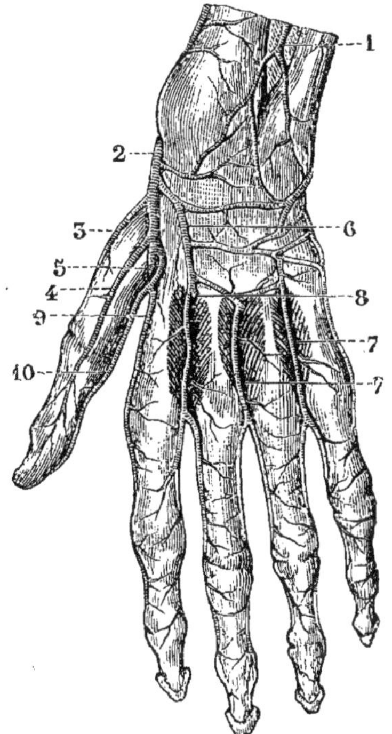

Fig. 650. — Branches collatérales de la portion carpienne de la radiale.

1, terminaison de l'artère interosseuse postérieure de l'avant-bras. — 2, tronc de la radiale. — 3, collatérale externe du pouce. — 4, dorsale du pouce. — 5, radiale perforant l'extrémité supérieure du premier espace interosseux. — 6, dorsale du carpe. — 7, 7, interosseuses dorsales. — 8, origine des perforantes qui se portent à la région palmaire. — 9, 10, collatérales du pouce et de l'index, branches de l'interosseuse du premier espace.

riétés, que certaines branches sont considérées par quelques auteurs comme des anomalies.

1° Récurrente radiale antérieure. — Elle naît de la radiale, immédiatement après son origine. Elle se dirige vers l'épicondyle en traversant les muscles épicondyliens, et s'anastomose avec le rameau antérieur de la collatérale externe de l'humérale et l'artère du brachial antérieur. Dans son trajet, elle donne de nombreux rameaux aux parties voisines.

2° Transverse antérieure du carpe. — Cette branche naît de la radiale,

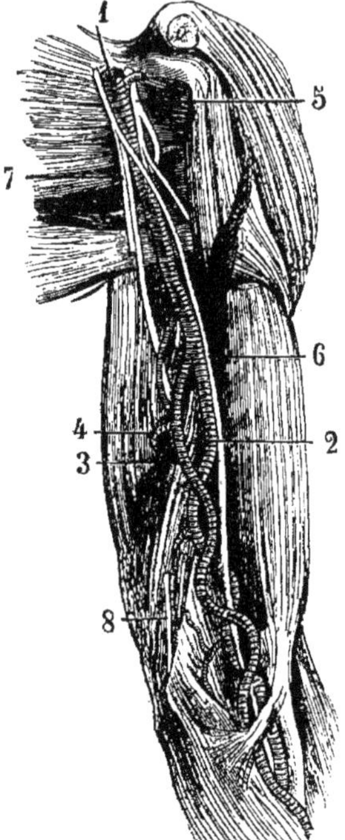

Fig. 651. — Origine de la radiale à la partie supérieure du bras.

1, axillaire. — 2, cubitale. — 3, radiale très flexueuse. Les autres chiffres indiquent des rameaux sans importance ou des nerfs du bras. — 5, musculo-cutané et racine externe du médian. — 6, médian. — 7, brachial cutané interne et racine interne du médian. — 8, cubital.

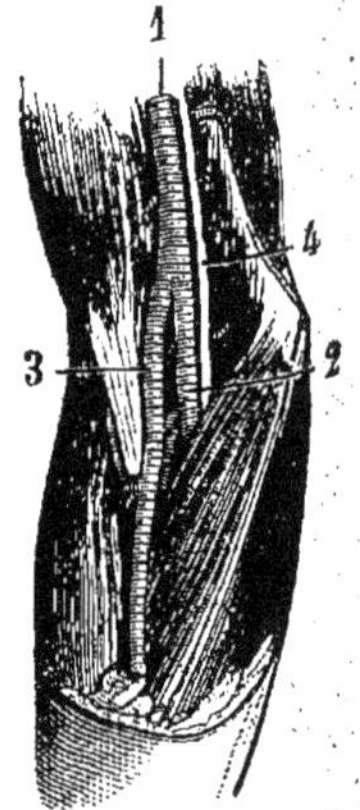

Fig. 652. — Origine de la radiale au tiers inférieur du bras.

1, humérale. — 2, cubitale. — 3, radiale. — 4, médian.

à la partie inférieure de l'avant-bras, et se porte, le long du bord inférieur du carré pronateur, vers un rameau semblable que fournit la cubitale, s'anastomose avec lui et donne des rameaux aux parties voisines : muscles, os, articulations.

3° Radio-palmaire. — De volume variable, cette branche naît au moment où la radiale contourne l'apophyse styloïde du radius ; elle passe au-devant du ligament annulaire, traverse le plus souvent les muscles de l'éminence thénar, auxquels elle fournit des rameaux, et se termine en s'anastomosant avec la terminaison de la cubitale pour compléter l'arcade palmaire superficielle.

4° **Dorsale du pouce.** — Cette artère se dirige sur la face dorsale du premier métacarpien et de la première phalange du pouce, et se termine par des rameaux osseux et anastomotiques qui se portent vers les collatérales du pouce (fig. 650).

5° **Collatérale externe du pouce.** — Analogue à la précédente, ce

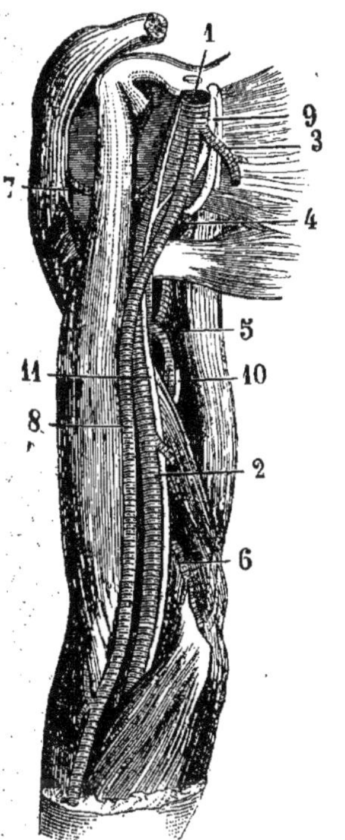

Fig. 653. — Origine de la radiale dans l'aisselle.

1, axillaire. — 2, humérale. — 3, sous-scapulaire. — 4, circonflexe postérieure anastomosée avec l'humérale profonde. — 5, 6, collatérale interne. — 7, humérus. — 9, racine interne du médian. — 10, radial. — 11, médian.

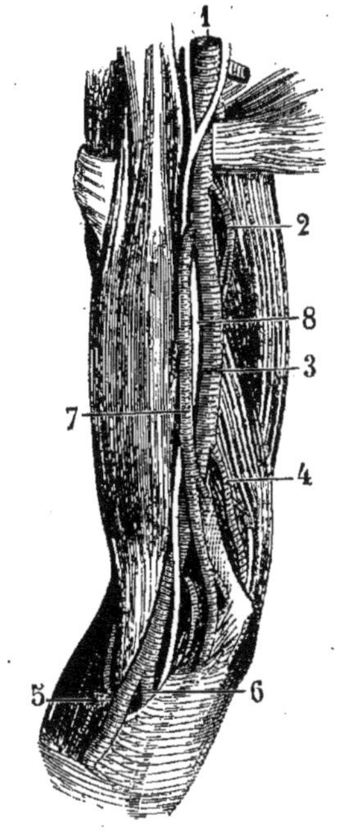

Fig. 654. — Origine de la cubitale au milieu du bras.

1, axillaire. — 2, humérale profonde. — 3, humérale. — 4, collatérale interne. — 5, radiale. — 6, interosseuse antérieure. — 7, cubitale.

petit rameau se porte le long du bord externe du pouce, se distribue aux parties constituantes du pouce et s'anastomose avec la précédente (fig. 650).

6° **Interosseuse du premier espace.** — Cette artère descend le long du premier muscle interosseux dorsal et se divise, au niveau du bord concave qui sépare le pouce de l'index, en deux branches qui sont : la *collatérale interne du pouce* et la *collatérale externe de l'index* (fig. 650).

7° Interosseuse du second espace ou dorsale du métacarpe. — Cette artère manque souvent. Lorsqu'elle existe, elle descend le long du deuxième muscle interosseux dorsal, et se termine, tan-

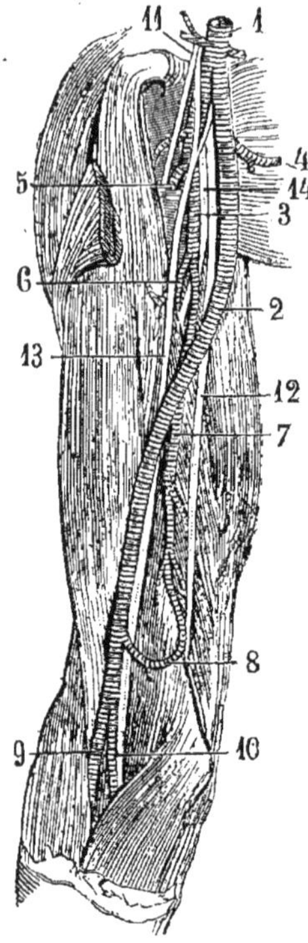

Fig. 655. — Anomalies de quelques br. collatérales de l'axillaire et de l'humérale.

1, artère axillaire. — 2, artère humérale. — 3, tronc commun à plusieurs collatérales. — 4, artère sous-scapulaire. — 5, circonflexes. — 6, humérale profonde. — 7, collatérale interne. — 8, son anastomose avec un rameau anormal de l'humérale. — 9, muscles externes de l'avant-bras. — 10, origine de la radiale et de la cubitale. — 11, apophyse coracoïde. — 12, nerf cubital. — 13, nerf médian. — 14, nerf radial.

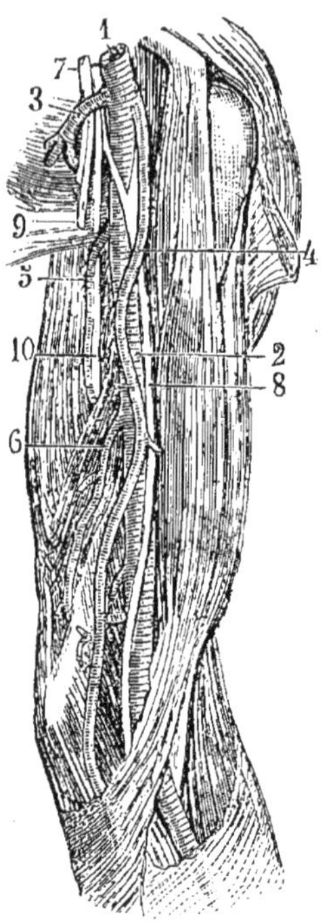

Fig. 656. — Origine de la cubitale dans l'aisselle.

1, axillaire. — 2, humérale. — 3, sous-scapulaire. — 4, cubitale. — 5, humérale profonde. — 6, collatérale interne. — 7, racine interne du médian. — 8, médian. — 9, brachial cutané interne. — 10, cubital.

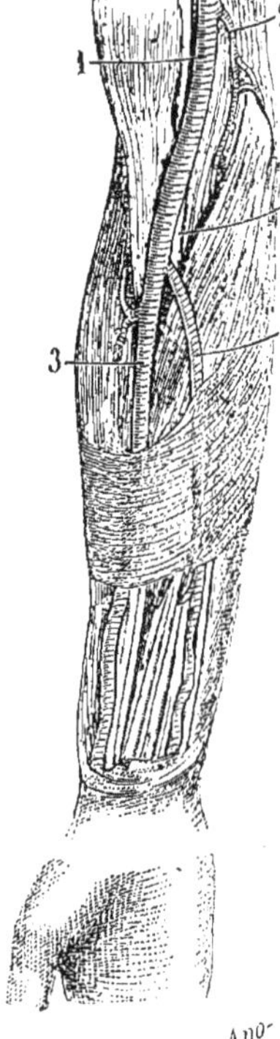

Fig. 657. — Anomalie de situation de la cubitale.

1, humérale. — 2, collatérale interne. — 3, radiale. — 4, cubitale. — 5, nerf médian.

tôt dans ce muscle, tantôt en s'anastomosant avec l'artère interosseuse palmaire de l'espace correspondant, au niveau de l'angle qui sépare l'index du médius, pour former les deux collatérales correspondantes.

8° Dorsale du carpe transverse postérieure du carpe. — Cette branche, la plus considérable, se porte obliquement en bas et en dedans sur la face postérieure du carpe et fournit : 1° de petits *rameaux ascendants*, se terminant dans la partie inférieure des os de l'avant-bras et dans les articulations ; 2° des *rameaux descendants* très grêles, qui descendent vers l'extrémité supérieure des trois derniers espaces interosseux, où ils s'anastomosent avec les perforantes venues de l'arcade palmaire profonde.

Subitement accrus, ces rameaux se portent, sous le nom d'*artères interosseuses dorsales*, le long de la face dorsale des muscles interosseux, et se terminent dans ces muscles.

9° **Rameaux perforants**. — Venus de l'arcade palmaire profonde ils se portent sur la face dorsale de la main en perforant l'extrémité supérieure des muscles interosseux des trois derniers espaces. Ils se jettent dans les artères interosseuses dorsales venues de la dorsale du carpe, dont ils augmentent subitement le volume.

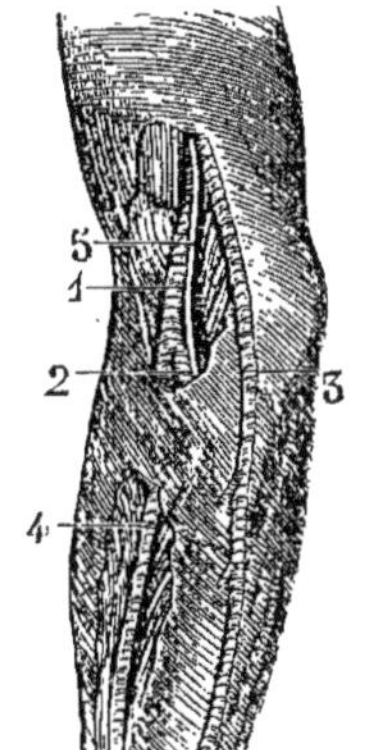

Fig. 658. — Anomalies d'origine et de situation de l'artère cubitale.

1, 2, 3, cubitale. — 4, 5, radiale.

Il n'y a que trois artères perforantes : fournies par l'arcade palmaire profonde, puisque le tronc de la radiale, en traversant d'arrière en avant, le premier espace interosseux, constitue la première perforante.

10° **Interosseuses palmaires profondes**. — Nées de la convexité de l'arcade palmaire profonde, au nombre de trois ou quatre, elles se portent verticalement en bas au-devant des muscles interosseux jusqu'au niveau des articulations métacarpo-phalangiennes, où elles s'anastomosent avec les interosseuses superficielles pour donner les collatérales des trois derniers espaces interdigitaux. Elles fournissent aussi des rameaux aux muscles interosseux, aux métacarpiens et à tous les tissus qui les avoisinent. La plus interne fournit ordinairement la collatérale interne du petit doigt.

Anomalies des artères du membre supérieur.

Plusieurs fois déjà, dans le cours des artères, j'ai eu l'occasion de faire remarquer combien sont fréquentes les anomalies de ces organes. C'est principalement au membre supérieur qu'on les rencontre ; elles y sont si fréquentes, qu'il est très rare de trouver un sujet dont toutes les artères du membre supérieur présentent la disposition accoutumée.

Dans la région de l'épaule et du creux axillaire, les anomalies portent principalement sur les branches, qui ne naissent point à leur place habituelle, qui prennent leur origine par des troncs communs résultant de leur fusion, ou bien venant s'ajouter, sous forme de branches supplémentaires, à celles qui existaient déjà.

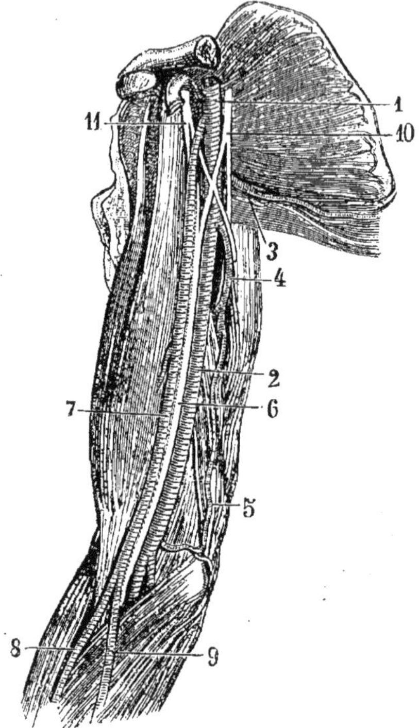

Fig. 659. — Anomalie d'origine de l'interosseuse antérieure (fournie par l'axillaire).

1, axillaire. — 2, interosseuse antérieure. — 3, sous-scapulaire. — 4, humérale profonde. — 5, collatérale interne. — 6, nerf médian. — 7, humérale. — 8, radiale. — 9, cubitale. — 10, racine interne du médian. — 11, racine externe.

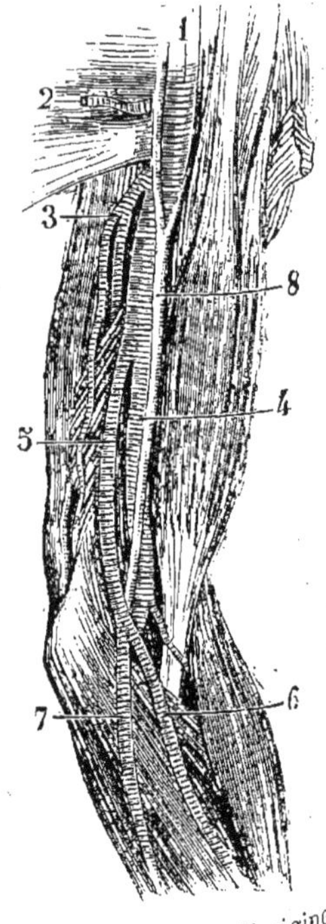

Fig. 660. — Anomalie d'origine de l'interosseuse antérieure (fournie par l'humérale).

1, axillaire. — 2, sous-scapulaire. — 3, tronc anormal des deux collatérales interne et externe. — 4, interosseuse antérieure. — 5, humérale. — 6, radiale. — 7, cubitale. — 8, médian.

La figure 660 est un exemple d'artères collatérales de l'axillaire et de l'humérale naissant par un tronc commun.

C'est surtout dans le bras, l'avant-bras et la main qu'on les observe ; les plus fréquentes consistent, soit dans l'origine prématurée des artères radiale et cubitale ou de quelques-unes de leurs branches, soit dans la terminaison irrégulière de ces deux artères à la main.

Ordinairement, l'artère humérale se bifurque au niveau du pli du coude et quelquefois un peu au-dessous. Lorsque la bifurcation se fait au-dessus, on dit qu'il y a *bifurcation anticipée* de l'humérale ou *origine prématurée* de la radiale et de la cubitale. La bifurcation peut avoir lieu à toutes les hauteurs dans la région du bras (fig. 651 et 653), et même dans l'aisselle, comme dans la figure 654, qui offre quelques autres anomalies relatives aux branches de l'axillaire.

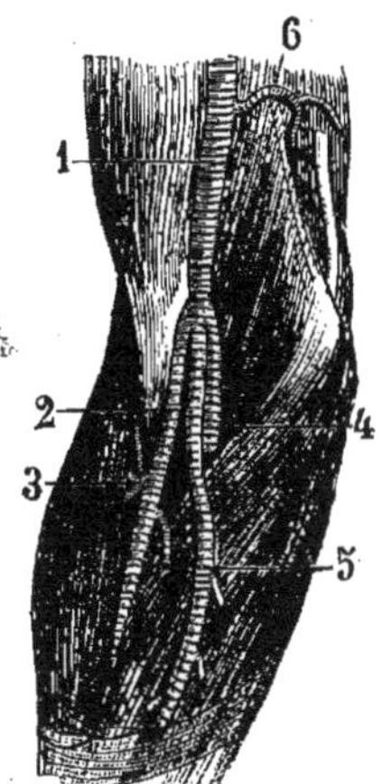

Fig. 661. — Anomalie d'origine de l'interosseuse antérieure (fournie par l'humérale).

1, humérale. — 2, radiale. — 3, récurrente radiale antérieure. — 4, interosseuse antérieure. — 5, cubitale.

Lorsque la bifurcation prématurée a lieu, c'est tantôt la radiale qui paraît procéder de l'humérale (fig. 655 et 659) et tantôt la cubitale comme dans les figures 655 et 656.

Lorsque l'une des artères de l'avant-bras offre une origine anticipée sur l'humérale, le tronc artériel d'où elle provient continue à offrir le trajet et les rapports de l'humérale. L'artère, née ainsi prématurément, offre rarement son trajet accoutumé ; le plus souvent, elle devient sous-cutanée, comme cela est manifeste pour la cubitale dans la figure 655. Ce trajet sous-cutané existe aussi pour la radiale ; dans quelques cas, il est partiel, et l'artère reprend bientôt sa place accoutumée.

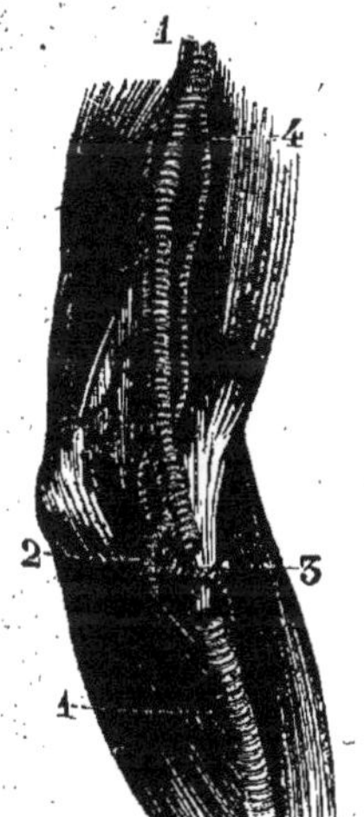

Fig. 662.

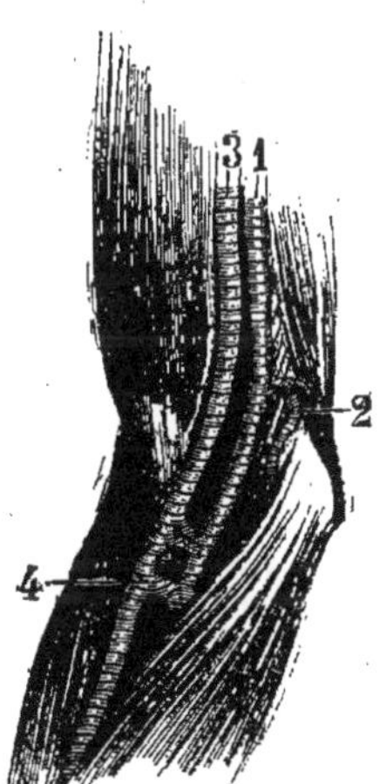

Fig. 663.

On observe quelquefois des anomalies de situation et de rapports relativement aux artères de l'avant-bras, soit que leur origine se fasse normalement, soit qu'elle ait lieu sur un point trop élevé. Les figures 656 et 657 montrent l'artère cubitale située superficiellement. Dans la figure 659, elle est sous-aponévrotique dans une partie de son trajet; dans la figure 660, elle est tout à fait sous-cutanée.

Les anomalies des artères de l'avant-bras portent quelquefois

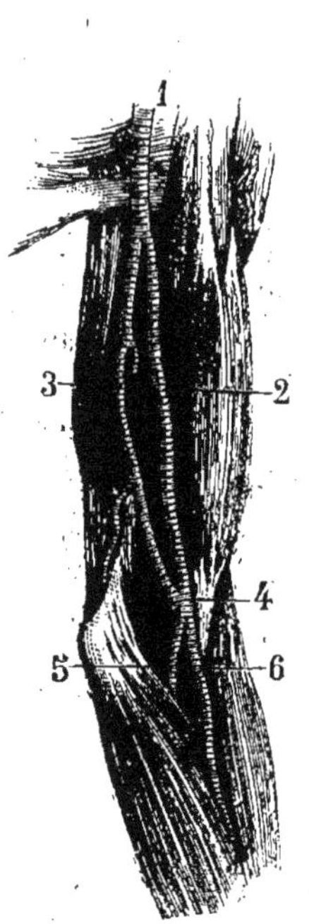

Fig. 664.

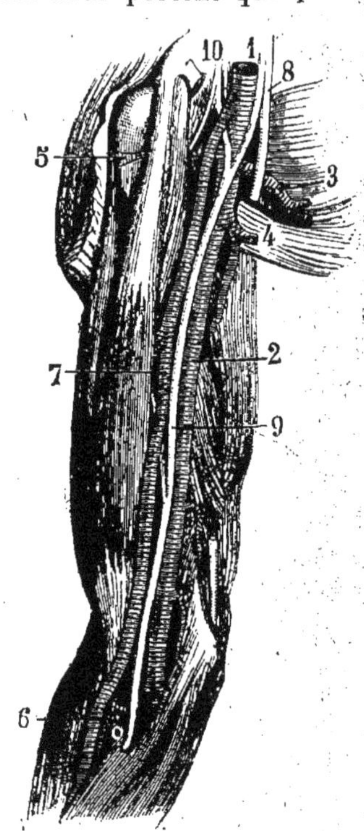

Fig. 665.

sur les branches collatérales de la radiale et de la cubitale. C'est l'artère interosseuse qui en est le siège le plus fréquent. Elle naît plus haut que de coutume, ou bien elle est plus volumineuse, et alors elle se porte jusqu'à la paume de la main, où elle constitue une des anomalies les plus curieuses, et dont la connaissance importe le plus au chirurgien. Dans la plupart de ces cas, comme dans les figures 670 et 673, l'interosseuse fournit les branches artérielles de l'avant-bras, la cubitale et la radiale deviennent superficielles.

Dans la figure 659, où figurent aussi d'autres anomalies, par exemple celle du rapport des vaisseaux artériels avec le plexus brachial, on remarque que l'artère interosseuse naît de l'axillaire, qu'elle descend le long de l'artère humérale, en fournissant les rameaux que celle-ci devrait donner, et qu'elle pénètre dans les collatérales de la radiale et de la cubitale. Dans cette figure, l'humérale fournit la radiale et la cubitale, comme à l'état normal. Dans la figure 660, l'interosseuse vient de la partie moyenne de

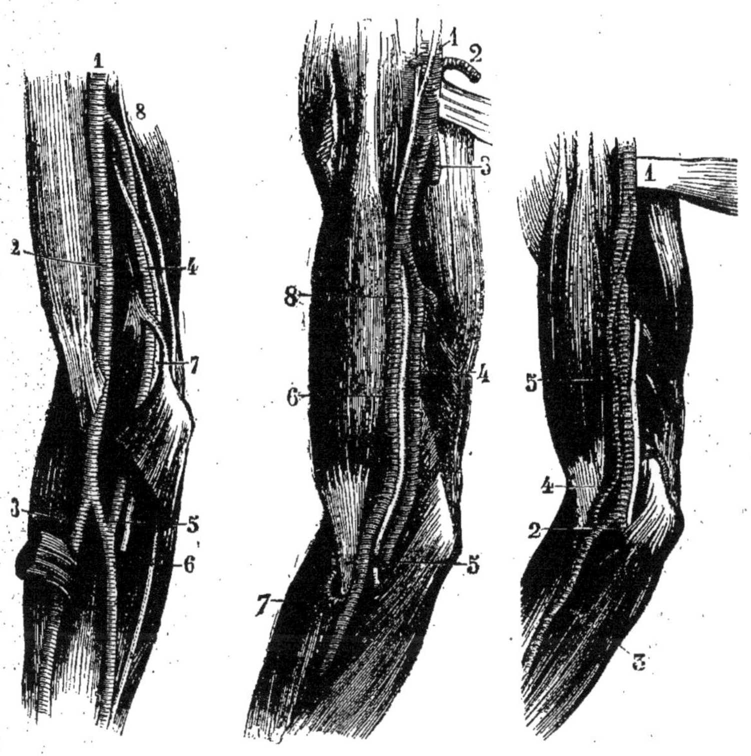

Fig. 666. Fig. 667. Fig. 668.

l'humérale et se dirige vers son siège accoutumé, après avoir fourni les récurrentes radiales et cubitales. Elle est beaucoup plus volumineuse que de coutume, comme dans le cas précédent. Enfin, dans la figure 669 l'interosseuse antérieure, la radiale et la cubitale naissent au même niveau.

Dans les figures 662 et suivantes, on trouvera une variété intéressante d'anomalies artérielles, consistant soit dans une anastomose transversale des deux artères humérales anormales, soit dans un rameau artériel anormal plus ou moins long et volumineux, sorte de *vas aberrans*, partant de l'axillaire ou de l'humérale, et allant se jeter dans la partie inférieure de l'humérale, ou dans l'une des artères de l'avant-bras.

Nous avons vu plus haut que la radiale et la cubitale, nées prématurément, se placent assez fréquemment sous la peau ou sous l'aponévrose. Voici quelques cas où ces artères (radiale fig. 672 et 673) conservent avec le bord interne du biceps les mêmes rap-

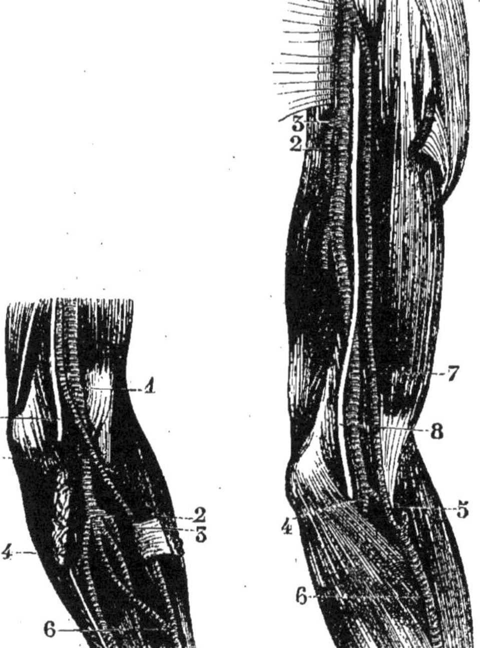

Fig. 669. Fig. 670. Fig. 671.

ports que l'artère humérale, laquelle est accompagnée, comme à l'ordinaire par le nerf médian. La figure 674 est encore un exemple d'artère radiale née sur le trajet de l'humérale et placée superficiellement.

On observe quelquefois une autre variété d'anomalies : l'artère humérale, au lieu d'offrir ses rapports accoutumés avec les muscles, présente certaines particularités. Ainsi, dans la figure 675, l'humérale traverse un faisceau musculaire ; dans la figure 676, la radiale vient de l'axillaire, et le tronc de l'humérale traverse une portion du brachial antérieur : il en est de même dans la figure 676.

Les anomalies artérielles, dont la description précède, sont relatives aux artères du bras et de l'avant-bras. Lorsqu'on considère les artères de la main, on voit qu'elles se montrent encore plus variées et plus nombreuses. Nous avons vu qu'à l'état normal, la main présente deux *arcades palmaires*, superficielle et profonde, dont la formation et les rapports ont été précisés. Il existe une grande variété dans la manière dont les arcades palmaires sont constituées, dans le volume de leurs branches, etc.

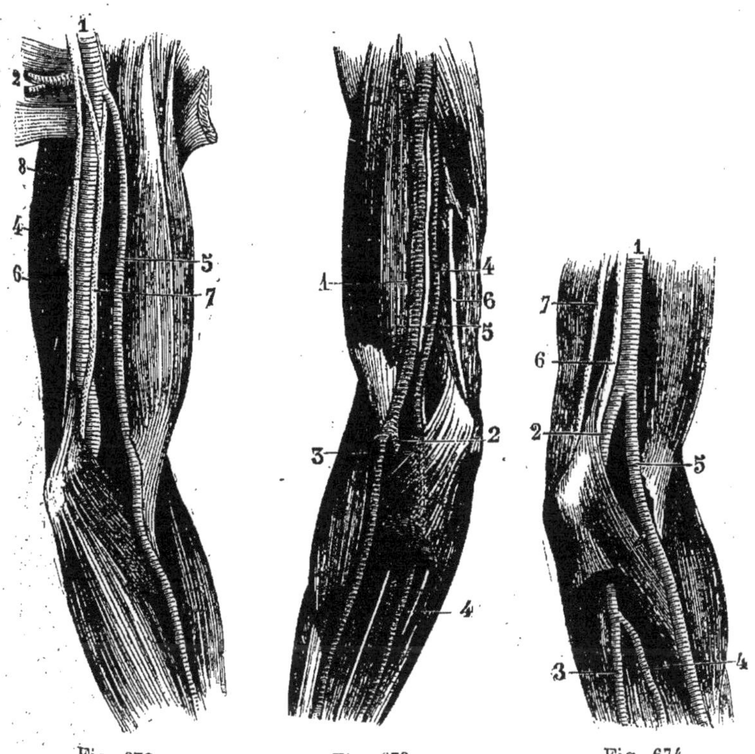

Fig. 672. Fig. 673. Fig. 674.

Dans la figure 678 on voit une arcade palmaire superficielle très volumineuse, formée par la cubitale et une radio-palmaire considérable ; les artères interosseuses palmaires superficielles constituent à elles seules les collatérales des doigts.

Dans la figure 679, c'est le contraire : l'arcade palmaire superficielle est très grêle, et les interosseuses qu'elle fournit se jettent dans les interosseuses profondes, fournies par l'arcade palmaire profonde, et donnent les collatérales des doigts. Les interosseuses profondes sont très volumineuses également dans la figure 662 ; elles donnent à elles seules les collatérales des doigts.

Les figures 681, 682, 683 montrent une grande variété dans

le mode de formation de l'arcade palmaire superficielle, ainsi que dans le volume et la distribution de ses branches descendantes.

Dans la figure 684, on peut constater une anomalie qui s'observe assez rarement ; elle consiste dans la formation de l'arcade

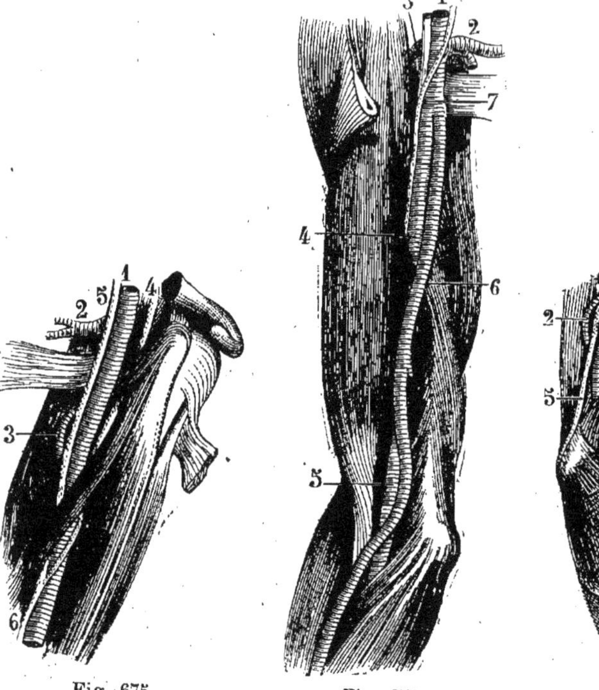

Fig. 675. Fig. 676. Fig. 677.

palmaire profonde par la cubitale ; la radiale est très grêle à sa terminaison.

Une variété très fréquente consiste dans la distribution isolée et inégale de l'artère cubitale et de la radio-palmaire aux doigts, sans que ces deux artères se réunissent pour former l'arcade palmaire superficielle ; cette variété d'anomalies se voit dans les figures 685 et 686.

Il n'est pas rare d'observer un développement anormal des autres branches artérielles que l'on rencontre ordinairement dans la main. C'est ainsi qu'on peut voir dans la figure 687 deux branches artérielles beaucoup plus considérables qu'à l'état normal, l'interosseuse du premier espace et l'interosseuse du second espace.

Enfin, les figures 688 et 689 sont deux exemples du développement exagéré de l'artère du nerf médian, ordinairement si grêle. Cette anomalie est une de celles que l'on doit toujours avoir pré-

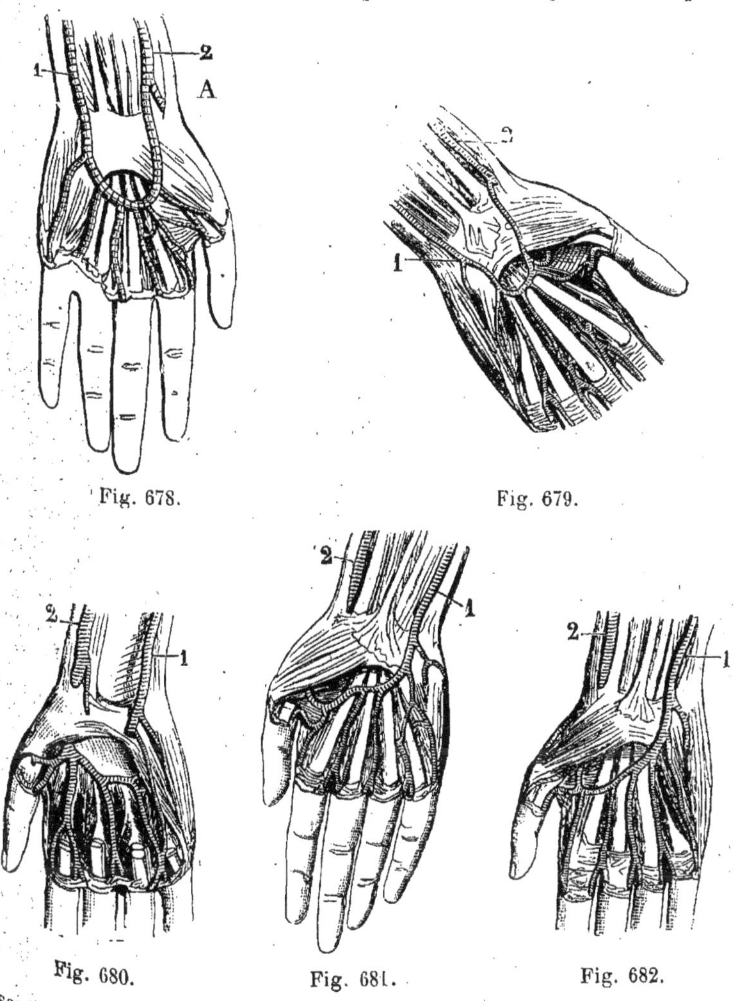

Fig. 678. Fig. 679.

Fig. 680. Fig. 681. Fig. 682.

sentes à l'esprit, lorsqu'on se trouve en présence d'une hémorrhagie artérielle de la main.

Cette dernière variété d'anomalie est très fréquente, on peut même dire la plus fréquente (1).

(1) Toutes les figures représentant les anomalies artérielles du membre supérieur ont été dessinées d'après nature; elles sont extraites de l'*Atlas* de Richard Quain (Londres, 1844).

Nous considérons comme superflu d'indiquer les conséquences pathologiques de ces anomalies, il suffit de les signaler.

Le membre inférieur présente à étudier, en procédant de haut en bas, les artères fémorale, poplitée, tibiale antérieure, tibio-péronière, péronière, tibiale postérieure, pédieuse et plantaire.

Applications des anomalies des artères du membre supérieur à la chirurgie

Les anomalies de ces artères sont si fréquentes, que le chirurgien est souvent embarrassé, dans le cas de plaie artérielle, pour décider s'il s'agit de l'état normal ou d'une anomalie.

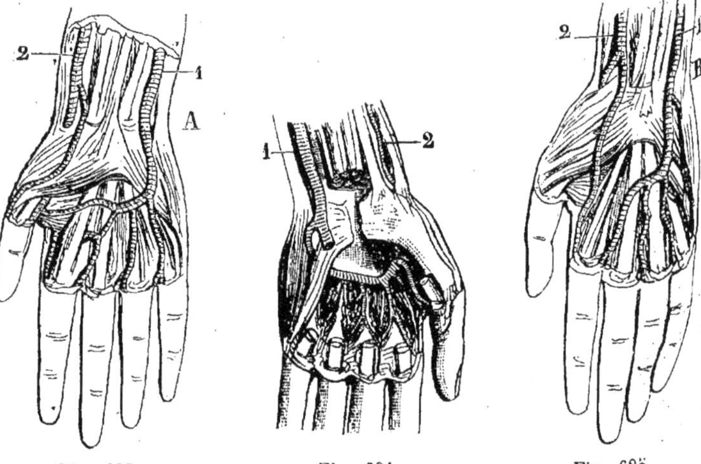

Fig. 683. Fig. 684. Fig. 685.

Mon avis est qu'il est tout à fait inutile d'établir ce diagnostic, parce qu'on peut ériger en principe le procédé suivant : *lier dans la plaie les deux bouts de l'artère blessée*, ou mieux, *liez tout vaisseau qui saigne.*

Comment devra donc se comporter le chirurgien dans le cas de blessure d'une artère de l'avant-bras ou de la main ?

Rien n'est pressé pour pratiquer la ligature. En attendant qu'il fasse ses préparatifs d'antisepsie il charge un aide de faire la compression, soit sur l'artère humérale, soit sur l'artère axillaire. Inutile de dire de quelle manière l'aide doit s'y prendre, la compression de ces artères étant très élémentaire.

Une propreté absolue étant obtenue, du côté de la plaie comme du côté des instruments et des mains du chirurgien, on cherche les deux extrémités divisées du vaisseau, et on y place une ligature. Il est très simple de comprendre que la première ligature doit être jetée sur le bout supérieur, et que le bout inférieur doit être lié ensuite, pour éviter le jet en retour du sang par les anastomoses.

Au lieu de lier l'artère, on peut la tordre, mais pour cela il faut

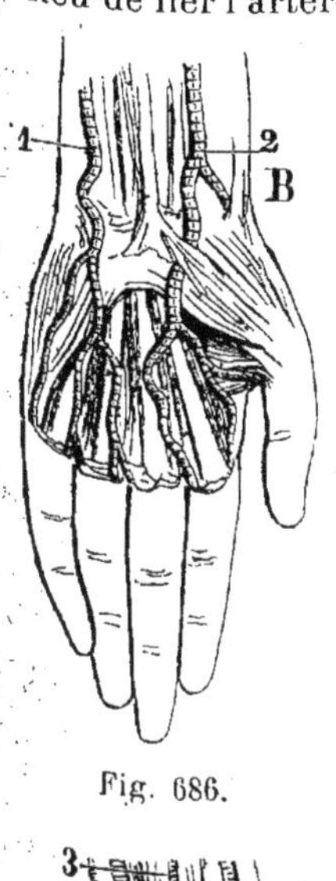

Fig. 686.

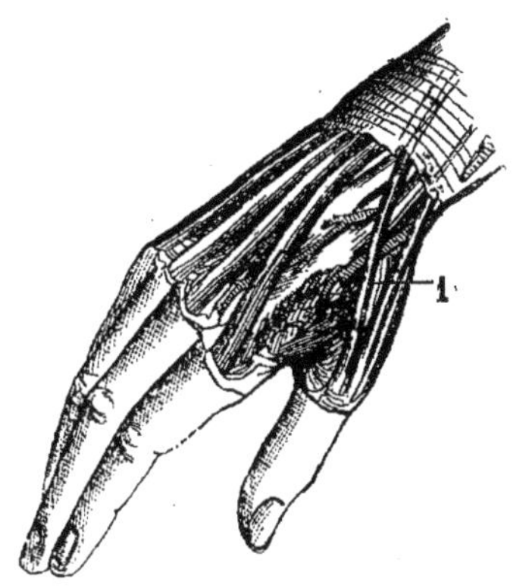

Fig. 687.

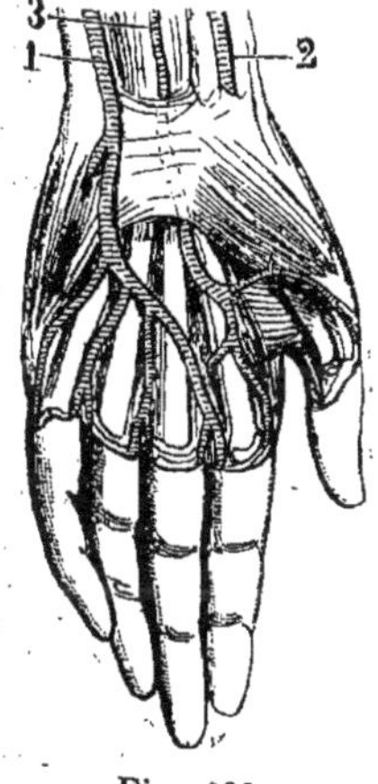

Fig. 688.

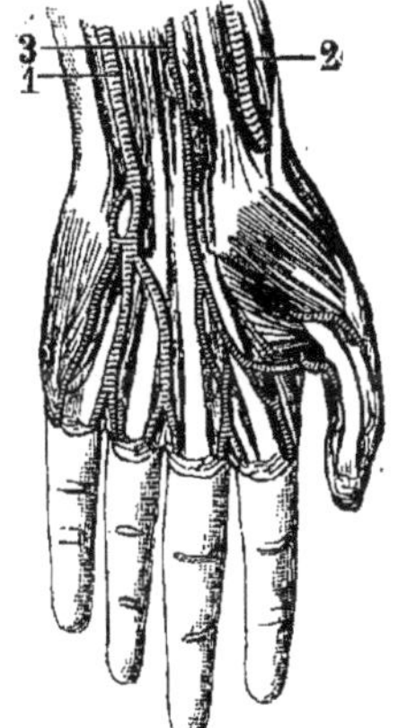

Fig. 689.

avoir soin de la fixer un peu au-dessous de l'extrémité qui doit être tordue.

S'il s'agissait d'une grosse artère, difficile à comprimer, si l'hémorragie était considérable et menaçait les jours du malade, le chirurgien devrait songer avant tout à sauver la vie du blessé, et, sans s'inquiéter de l'asepsie, il devrait faire la ligature ou la torsion au plus vite.

Lorsque les artères de l'avant-bras et de la main sont disposées d'une façon normale, la vitalité des parties molles est parfaitement assurée, mais, dans certains cas d'anomalie, la vascularisation de la peau laisse parfois à désirer. C'est pour cela qu'on doit être extrêmement attentif, et qu'on doit surveiller avec une grande sollicitude les appareils de contention appliqués sur le membre supérieur, dans le cas de fracture des os de l'avant-bras. Il est très fréquent, lorsqu'on place un appareil sur l'avant-bras, si on ne le surveille pas scrupuleusement, de constater, au bout de quelques jours, la présence d'une eschare sur les points comprimés, surtout sur l'extrémité inférieure du radius.

2° *Veines radiales.*

L'artère radiale et ses divisions sont accompagnées par deux veines ayant le même trajet et les mêmes limites que les branches artérielles, les veines sont pourvues de valvules.

§ 6. — VEINES SUPERFICIELLES DU MEMBRE SUPÉRIEUR

Je renvoie le lecteur, pour les généralités, aux veines superficielles du membre inférieur, page 1048.

Les veines superficielles du membre supérieur prennent naissance à la main, comme celles du membre inférieur au pied, avec cette différence que les veines sont rares à la face palmaire et nombreuses à la face dorsale. Ces veines occupent la couche du tissu cellulo-adipeux sous-cutané.

Origine. — Elles commencent par deux petites veines, sur les parties latérales des ongles, et elles forment, sur la face dorsale de chaque doigt, deux *veines collatérales* qui atteignent la racine des doigts, après s'être anastomosées, dans leur trajet digital, par de petites *arcades veineuses* occupant le milieu de la face dorsale des phalanges.

Arrivées à la racine des doigts, ces veines s'anastomosent et, formant de petits troncs veineux analogues aux artères interosseuses dorsales, elles donnent naissance aux veines de l'avant-bras. Rien n'est irrégulier comme le trajet des veines de la face dorsale de la main, comme chacun peut s'en assurer en examinant ses propres mains où elles sont rarement semblables. Dans quelques cas, elles forment une *arcade veineuse dorsale.*

Les *veines de la main* n'ont pas de nom; cependant, les anciens anatomistes qui les saignaient parfois, ont donné le nom de *salvatelle* à la veine collatérale interne du petit doigt.

Le nom de *salvatelle*, ou *hépatique*, lui a été donné parce qu'on supposait que cette veine se rattachait au foie et qu'en la saignant on était utile au foie, point d'origine de toutes les veines (de *salvator*, sauveur).

On a donné le nom de *céphalique du pouce* au petit tronc veineux formé par la réunion de la collatérale interne de l'index et des deux collatérales du pouce.

Le nom de *céphalique* a été donné par les anciens à cette veine et à la céphalique du bras, parce qu'on en pratiquait la saignée dans les maladies de la tête (de κεφαλή, tête).

Les veines de la main, qui sont postérieures, donnent naissance aux veines de l'avant-bras, qui passent en avant. Ces veines sont très variables quant à leur nombre et à leur situation. Le groupe interne, dont une veine est souvent plus volumineuse que les autres, porte le nom de *veine cubitale*. Le groupe externe forme la *veine radiale*.

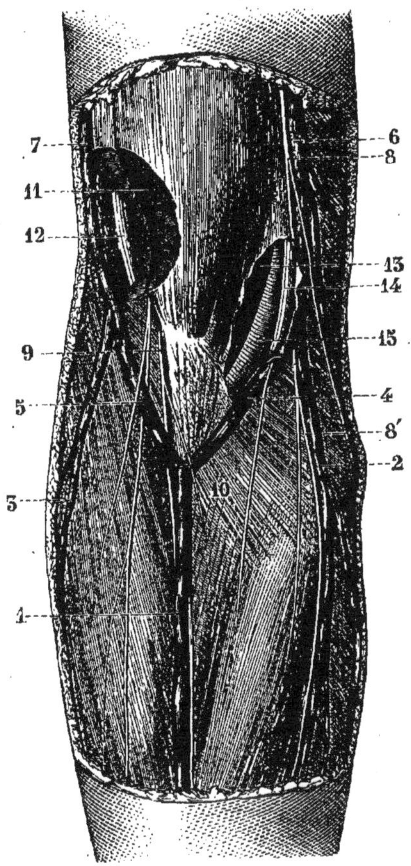

Fig. 690. — Veines superficielles du membre supérieur. En 11 et en 13, on a fait deux ouvertures à l'aponévrose, et l'on a échancré les muscles pour montrer les organes profonds.

1, veine médiane. — 2, veine cubitale. — 3, veine radiale. — 4, veine médiane basilique. — 5, veine médiane céphalique. — 6, veine basilique. — 7, veine céphalique. — 8, 8', nerf brachial cutané interne — 9, portion cutanée du nerf musculo-cutané. — 10, expansion aponévrotique du biceps, dont les fibres s'entre-croisent avec celles de l'aponévrose antibrachiale. — 11, échancrure sur les muscles biceps et brachial antérieur. — 12, nerf radial entre ces muscles et le long supinateur. — 13, bord interne du biceps. — 14, nerf médian. — 15, artère humérale.

Les *veines superficielles de l'avant-bras* font suite aux veines de la main. Elles sont au nombre de trois, la *cubitale*, la *radiale* et la *médiane*.

La *veine cubitale* est ordinairement formée de plusieurs rameaux cutanés qui suivent le bord interne de l'avant-bras. Le principal fait suite à la salvatelle du petit doigt et à la partie interne de l'arcade veineuse dorsale de la main, quand elle existe. Tous ces rameaux se condensent en un tronc unique;

qui s'anastomose avec la *médiane basilique* pour former la *veine basilique*. Ces veines, postérieures à la main, contournent la partie inférieure de l'avant-bras, pour devenir antérieures.

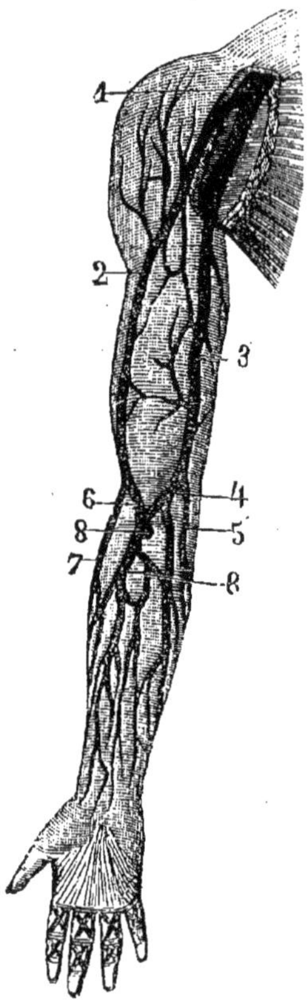

La *veine cubitale* fait suite à plusieurs veines du dos de la main, et à la partie externe de l'arcade veineuse dorsale quand elle existe. Elle contourne le bord externe de l'avant-bras à son tiers inférieur, devient antérieure, reçoit plusieurs veines dans son trajet et arrive au côté externe du pli du coude, où elle s'anastomose avec la médiane céphalique pour former la *veine céphalique* du bras.

La *veine médiane* fait suite à la céphalique du pouce et elle reçoit à son origine, des veines de l'éminence thénar et de la paume de la main. Située, dès son origine, à la face antérieure du membre, elle chemine entre les deux précédentes, et arrive au pli du coude.

Fig. 691. — Veines superficielles du membre supérieur.

1, embouchure de la veine céphalique dans la sous-clavière. — 2, veine céphalique. — 3, veine basilique. — 4, veine médiane basilique. — 5, veine cubitale. 6, veine médiane céphalique. — 7, veine radiale. — 8, veine médiane.

Parvenue au niveau du pli du coude, la médiane se divise en trois branches : une branche interne, *médiane basilique*; une *branche externe*, *médiane céphalique*, et une branche *perforante* qui s'anastomose avec les veines profondes.

Les veines *médiane basilique* et *médiane céphalique* suivent les deux branches du V que forme le biceps avec le long supinateur et le rond pronateur, et vont s'anastomoser, l'interne avec la cubitale pour former la basilique, l'externe avec la radiale pour former la céphalique.

La médiane céphalique est plus profonde que la médiane basilique.

La médiane basilique est plus apparente, parce qu'elle est, pour ainsi dire, située dans l'épaisseur de la peau ; mais elle affecte un rapport dangereux pour la saignée, car elle recouvre l'artère humérale, dont elle n'est séparée que par l'expansion aponévrotique du biceps.

La médiane céphalique est croisée par les rameaux du nerf musculo-cutané, et la médiane basilique par les rameaux du brachial cutané interne.

La *veine céphalique* suit le bord externe du biceps, atteint l'interstice celluleux qui sépare le grand pectoral du deltoïde, et se jette dans l'extrémité supérieure de la veine axillaire, immédiatement au-dessous de la clavicule.

La *veine basilique* est accompagnée par le tronc du nerf brachial cutané interne ; elle parcourt la face interne du bras jusqu'à la partie moyenne, et traverse à ce niveau l'aponévrose brachiale

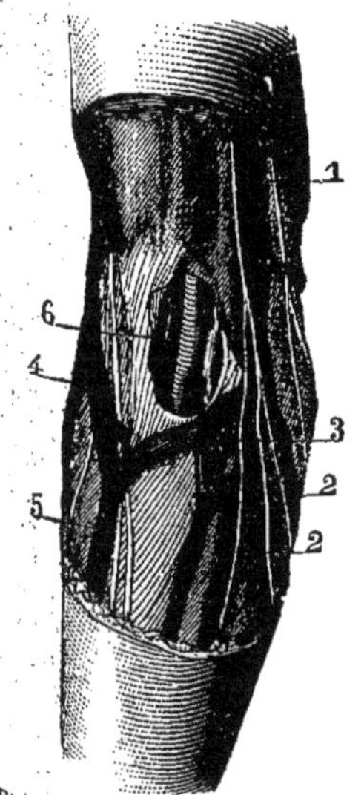

Fig. 692. — Veine cubitale multiple.

1, basilique. — 2, 2, cubitales. — 3, médiane basilique. — 4, médiane céphalique. — 5, médiane. — 6, artère et veine humérales.

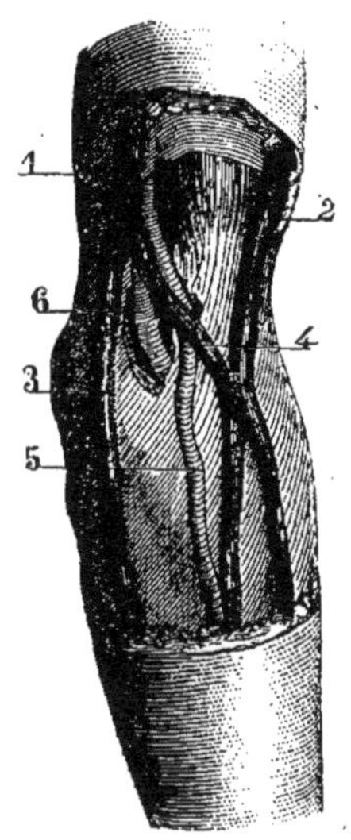

Fig. 693. — Fusion de la médiane et de la radiale ; division prématurée de l'artère humérale.

1, basilique. — 2, céphalique. — 3, cubitale. — 4, médiane basilique (il n'y a pas de médiane céphalique). — 5, artère radiale (sous-cutanée). — 6, artère cubitale (profonde).

avec le nerf. Devenue sous-aponévrotique, elle va se jeter dans la veine axillaire au milieu du creux de l'aisselle.

Le nom de basilique, qui veut dire *royale* (de βασιλικος royal), a été donné par les anciens, parce qu'ils la supposaient reliée au foie, le roi des organes. On l'appelait encore hépatique (A. Paré, t. IV, p. 21).

Pour se faire une idée des veines du pli du coude, on n'a qu'à se présenter la lettre majuscule M dont les cinq extrémités seraient prolongées ; chacun de ces prolongements porterait le nom de la veine correspondante, et les deux branches intermédiaires seraient la médiane céphalique et la médiane basilique.

Les veines du pli du coude sont situées sous la peau, mais il est utile de préciser leur situation exacte : elles sont placées entre l'aponévrose et le tissu graisseux sous-cutané. Il résulte de cette disposition que les veines sont moins apparentes et plus difficiles à saigner chez les sujets gras, et en particulier chez la femme, dont le tissu cellulo-graisseux sous-cutané est plus développé que chez l'homme.

Anomalies des veines du pli du coude.

La description qui précède s'applique aux cas que l'on rencontre ordinairement ; mais il est très fréquent de rencontrer des

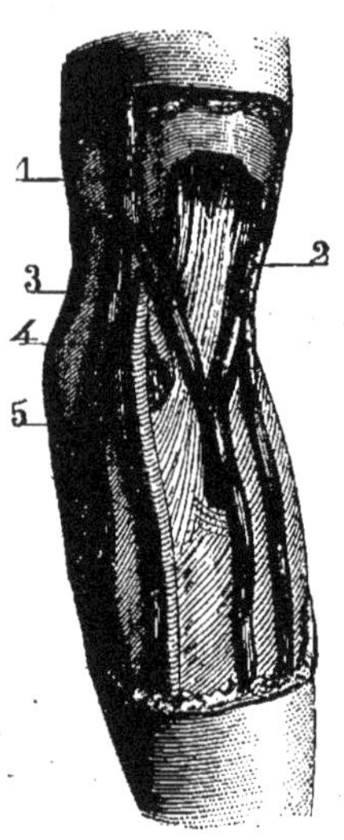

Fig. 694. — Veine cubitale multiple ; l'artère cubitale, superficielle, accompagne une veine cubitale.

1, basilique. — 2, céphalique. — 3, médiane basilique. — 4, 5, cubitales.

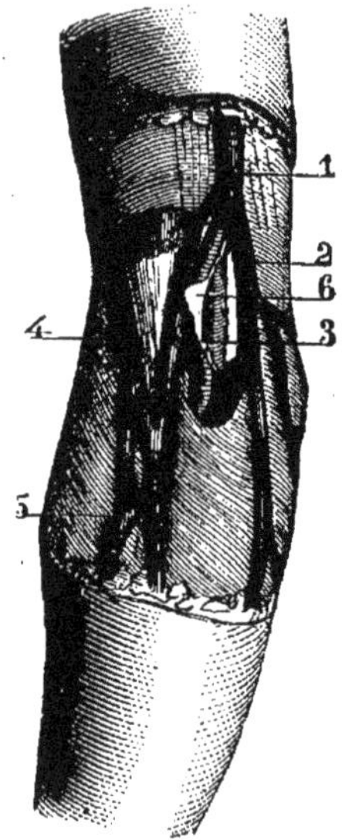

Fig. 695. — La veine médiane basilique est parallèle à l'artère radiale.

1, basilique. — 2, cubitale. — 3, artère cubitale. — 4, médiane céphalique. — 5, médiane unie à la radiale. — 6, feuillet aponévrotique séparant l'artère cubitale de l'artère radiale, qui est sous-cutanée.

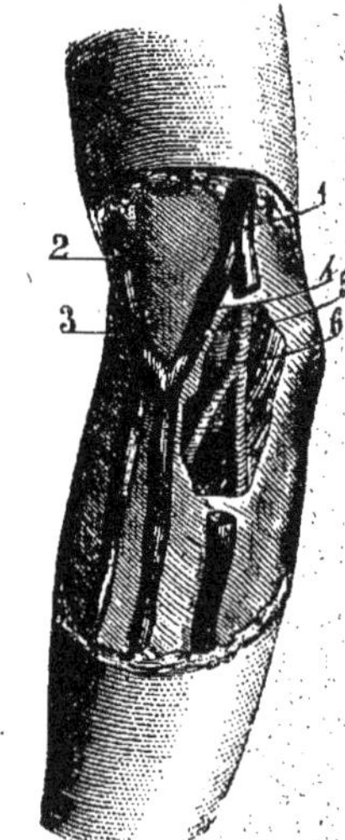

Fig. 696. — La médiane céphalique existe à peine ; la médiane basilique est en dehors des artères ; anomalie artérielle.

1, basilique. — 2, 3, céphalique. — 4, médiane basilique. — 6, artère brachiale donnant la radiale et la cubitale ; l'artère interosseuse est située un peu plus profondément.

anomalies, soit dans le nombre et la position des veines, soit dans les rapports qu'elles affectent avec les artères. Il est rare que les veines de l'avant-bras et de la main offrent exactement la disposition que nous avons mentionnée : ordinairement, ces veines, la cubitale et la radiale surtout, sont multiples ; quelquefois, la médiane est située sur l'un des côtés de l'avant-bras, et elle s'unit sans se diviser, avec les cubitales ou les radiales pour former la basilique ou la céphalique. Les figures 692 à 696 montrent quelques exemples d'anomalies ; dans plusieurs de ces cas, pris sur des pièces naturelles, on voit le rapport des veines avec des artères anormales.

2° Artères de la tête et du cou.

L'*artère carotide primitive* est le tronc artériel d'où partent la plus grande partie des artères du cou et de la tête. Ses deux branches terminales portent le sang, la *carotide externe* au cou et aux parties molles extérieures du crâne, la *carotide interne* aux organes contenus dans la cavité cranienne.

§ 1. — ARTÈRE CAROTIDE PRIMITIVE (fig. 699 et 700). (1)

Dissection. — La portion thoracique de la carotide sera préparée comme l'artère sous-clavière (voy. *Sous-clavière*). Pour la portion cervicale, il suffit de disséquer les muscles latéraux et antérieurs du cou, d'écarter le sterno-cléido-mastoïdien, et de séparer l'artère carotide de la veine jugulaire interne. Dans cette dissection, il faut bien se garder d'enlever l'anse nerveuse de l'hypoglosse. On peut laisser l'omoplat-hyoïdien, qui n'empêche pas d'étudier l'artère. On écartera le corps thyroïde et le muscle sterno-hyoïdien.

Cette artère est située sur les parties latérales du cou, de chaque côté du larynx et de la trachée-artère.

La carotide droite prend son origine au tronc brachio-céphalique ; la carotide gauche, à la crosse de l'aorte. Elles se terminent au niveau du bord supérieur du cartilage thyroïde, où elles se divisent en carotide interne et carotide externe. Au moment de se terminer, elles présentent une légère dilatation ou *sinus*.

L'artère carotide primitive a un trajet direct et ne fournit aucune branche collatérale.

Rapports. — Ses rapports doivent être étudiés dans le thorax et dans le cou. La carotide gauche, à son origine, est seule contenue dans le thorax.

Elle est en rapport, dans le thorax : en arrière, avec la sous-clavière gauche ; en avant, avec l'origine du tronc veineux brachio-céphalique gauche, qui la croise ; en dehors, avec le sommet du poumon gauche ; en dedans, avec la trachée et le tronc brachio-céphalique (fig. 680).

Dans le cou, l'artère carotide est en rapport :

1° *Avec des os* : elle est située au-devant des apophyses transverses des quatre ou cinq dernières vertèbres cervicales.

(1) Les artères *carotides*, ou *carotiques*, mot qui signifie assoupissantes, vient de ce qu'on croyait qu'en les pressant fortement, l'animal s'assoupissait et devenait muet (de Καροω, j'assoupis).

TABLEAU DES ARTÈRES DE LA TÊTE ET DU COU

Carotide primitive (pas de br. coll. ; 2 br. term.)

- **Carotide externe (pour le cou et l'extérieur du crâne).**
  - **7 Br. coll.**
    - **3 viscérales.**
      - Thyroïdienne sup.
        - Br. coll. : Sterno-mastoïdienne. Laryngée supérieure. Laryngée inférieure.
        - Br. term. : Thyroïdienne interne. Thyroïdienne externe. Thyroïdienne postérieure.
      - Linguale.
        - Br. coll. : Rameau sus-hyoïdien. Artère dorsale de la langue. Artère sublinguale.
        - Br. term. : Artère ranine.
      - Pharyngienne inf.
        - Br. coll. : Pharyngiennes. Prévertébrales.
        - Br. term. : Méningée postérieure.
    - **3 pariétales.**
      - Faciale.
        - Br. coll. : Palatine inférieure. Ptérygoïdienne. Sous-mentale. Sous-maxillaire. Massétérine inférieure. Coronaire ou labiale supérieure. Coronaire ou labiale inférieure. Artère de l'aile du nez.
        - Br. term. : Artère angulaire.
      - Auriculaire post.
        - Br. coll. : Stylo-mastoïdienne. Rameaux parotidiens.
        - Br. term. : Branche auriculaire. Branche mastoïdienne.
      - Occipitale.
        - Br. coll. : Sterno-mastoïdienne supérieure. Stylo-mastoïdienne. Rameaux musculaires. Rameau méningé.
        - Br. term. : Branche externe. Branche interne.
  - **2 Br. term.**
    - Temporale superficielle.
      - Br. term. : Frontale. Pariétale.
      - Br. coll. : Transversale de la face. Auriculaire. Articulaires antérieures. Temporale profonde moyenne.
    - Maxillaire interne.
      - Br. term. : Sphéno-palatine.
      - Br. coll.
        - 5 ascendantes : Tympanique. Temporale profonde ant. Temporale profonde post. Méningée moyenne. Petite méningée.
        - 5 descendantes : Palatine supérieure. Dentaire inférieure. Buccale. Massétérine. Ptérygoïdienne.
        - 2 antér. : Alvéolaire. Sous-orbitaire.
        - 2 postér. : Vidienne. Ptérygo-palatine.
- **Carotide interne (pour l'intérieur de la cavité cranienne).**
  - **3 Br. coll.**
    - Rameau carotico-tympanique.
    - Rameau caverneux.
    - Artère ophtalmique.
      - 11 Br. coll. : Lacrymale. Centrale de la rétine. Sus-orbitaire. Ciliaires courtes postérieures. Ciliaires longues postérieures. Musculaire supérieure. Musculaire inférieure. Palpébrale supérieure. Palpébrale inférieure. Ethmoïdale antérieure. Ethmoïdale postérieure.
      - 2 Br. term. : Nasale. Frontale.
  - **4 Br. term.**
    - Cérébrale antérieure.
    - Cérébrale moyenne.
    - Communicante postér.
    - Choroïdienne.

Le *tubercule carotidien*, indiqué par Chassaignac, guide le chirurgien dans la recherche de l'artère. Ce tubercule est la saillie antérieure de l'apophyse transverse de la sixième vertèbre cervicale.

2° *Avec des muscles :* elle est placée en avant des muscles long

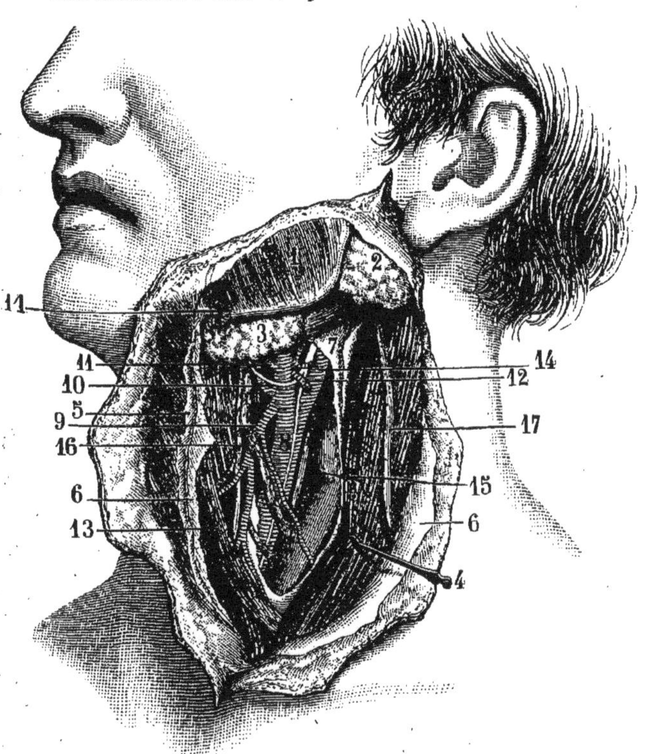

Fig. 697. — Région latérale du cou.

1, masséter. — 2, glande parotide. — 3, glande sous-maxillaire. — 4, sterno-cléido-mastoïdien. — 5, coupe du muscle peaucier. — 6, 6, aponévrose cervicale superficielle. — 7, feuillet fibreux de la gaine des vaisseaux du cou. — 8, carotide primitive. — 9, thyroïdienne supérieure avec un petit rameau anormal descendant. — 10, linguale. — 11, 11, faciale. — 12, branche artérielle anormale. — 13, muscle omoplat-hyoïdien. — 14, carotide interne. — 15, jugulaire interne. — 16, portion de veine faciale se jetant dans la jugulaire interne. — 17, veine jugulaire externe.

du cou et grand droit antérieur, en arrière de l'omoplat-hyoïdien, qui la croise vers sa partie moyenne, et du sterno-mastoïdien, son muscle satellite, qui la croise ; le sterno-hyoïdien la recouvre en bas et la sépare de l'espace triangulaire limité par les deux faisceaux inférieurs du sterno-mastoïdien.

3° *Avec des vaisseaux :* la veine jugulaire interne est située sur sa face externe dans toute son étendue ; ces deux vaisseaux sont contenus dans une même gaine celluleuse, avec le nerf pneumogastrique.

L'artère vertébrale est placée, en arrière et un peu en dehors, dans le canal que lui forment les apophyses transverses des vertèbres cervicales.

L'artère thyroïdienne inférieure, au niveau de la sixième vertèbre

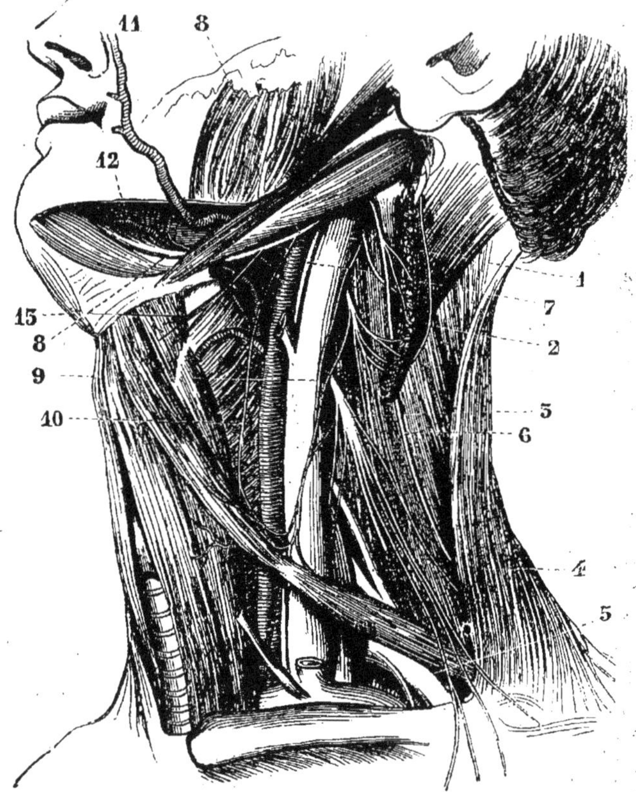

Fig. 698. — Artère carotide primitive et veine jugulaire interne.

1, jugulaire interne. — 2, 3. branches profondes du plexus cervical. — 4, 5. nerfs du plexus brachial. — 6. branche externe du spinal. — 7, pneumogastrique. — 8, hypoglosse. — 9. branche descendante interne du plexus cervical. — 10. branche descendante de l'hypoglosse. — 11, artère faciale. — 12, artère linguale. — 13, nerf du muscle thyro-hyoïdien.

cervicale, se place entre la carotide primitive et la vertébrale, avec lesquelles elle est en contact. Ce point, correspondant au *tubercule carotidien*, est le seul point du corps où trois artères soient superposées. On comprend le danger d'une blessure à ce niveau.

4° *Avec des nerfs :* le nerf pneumogastrique lui est accolé à sa partie postérieure et externe ; il occupe l'angle de séparation de cette artère et de la veine jugulaire interne. Le nerf grand sympathique est situé en arrière de la veine et n'est pas contenu dans la gaine celluleuse qui entoure ces vaisseaux. Il correspond ordinairement à la face postérieure de la jugulaire interne.

Le nerf récurrent est situé en dedans de l'artère, contre l'œso-

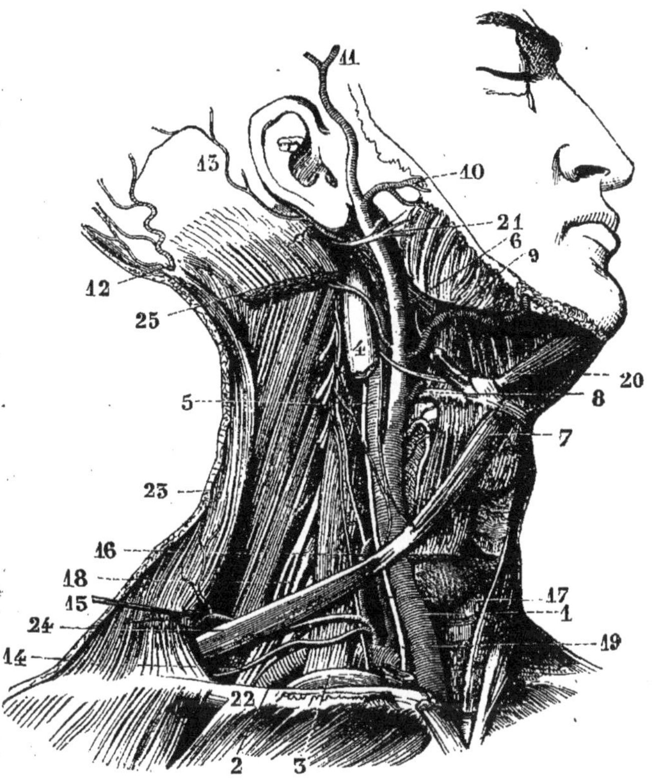

Fig. 699. — Artères de la tête et du cou.

1, artère carotide primitive. — 2, artère sous-clavière. — 3. veine sous-clavière. — 4. veine jugulaire interne coupée. — 5, artère carotide interne. — 6, artère carotide externe. — 7, artère thyroïdienne supérieure. — 8, artère linguale. — 9, artère faciale. — 10, artère transversale de la face. — 11, terminaison du tronc de l'artère temporale superficielle. — 12. artère occipitale. — 13, artère auriculaire postérieure. — 14. artère scapulaire supérieure venant d'un tronc commun avec la scapulaire postérieure et la thyroïdienne inférieure. — 15, bord externe du trapèze soulevé. — 16, artère thyroïdienne inférieure. — 17, artère vertébrale. — 18, nerfs du plexus brachial. — 19, nerf pneumogastrique. — 20. nerf hypoglosse. — 21, nerf facial. — 22, clavicule. — 23, trapèze. — 24, omoplat-hyoïdien. — 25, coupe du sterno-mastoïdien.

phage ; le nerf récurrent gauche croise de bas en haut et de dehors en dedans la face postérieure de la carotide droite, à son origine. L'anse nerveuse, formée par la branche descendante interne du plexus cervical et par la branche descendante de l'hypoglosse, la recouvre à la partie moyenne du cou et l'embrasse dans sa concavité.

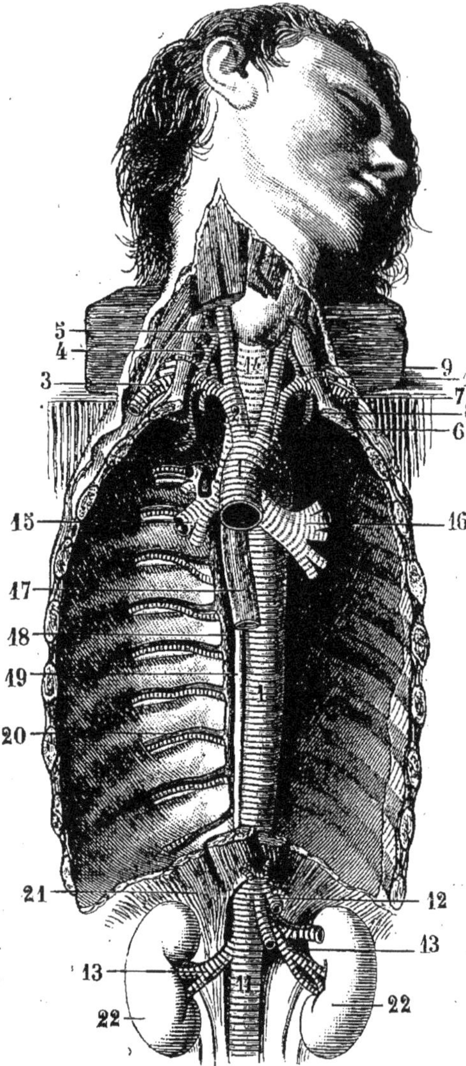

Fig. 700. — Carotide gauche dans le thorax. Aorte et bronches.

1, 1, aorte thoracique. — 2, tronc brachio-céphalique. — 3, sous-clavière droite. — 4, vertébrale. — 5, carotide primitive droite. — 6, carotide primitive gauche. — 7, sous-clavière gauche. — 8, origine de la mammaire interne. — 9, thyroïdienne inférieure. — 10, scapulaire supérieure. — 11, aorte abdominale. — 12, mésentérique supérieure. — 13, 13, rénales. — 14, trachée. — 15, bronche droite. — 16, bronche gauche. — 17, œsophage. — 18, grande veine azygos. — 19, canal thoracique. — 20, veines et artères intercostales. — 21, pilier droit du diaphragme. — 22, 22, reins.

Enfin, l'artère est en rapport en dedans avec la trachée, l'œsophage, le larynx et le pharynx, et en avant avec les lobes latéraux du corps thyroïde. A sa terminaison, l'artère carotide devient superficielle ; elle est recouverte à ce niveau par l'aponévrose cervicale superficielle, le peaucier et la peau. On peut percevoir les battements de l'artère à ce niveau. Ce rapport est très limité ; on l'exagère beaucoup lorsqu'on dissèque la région, car le muscle sterno-mastoïdien tendant à perdre sa forme aplatie, son bord antérieur se porte un peu en arrière et laisse voir une certaine étendue de l'artère.

§ 2. — ARTÈRE CAROTIDE EXTERNE

Les arborisations de la carotide externe se répandent dans les téguments du crâne par les branches terminales, et aux parties molles du cou et de la face par ses branches collatérales.

Dissection. — La carotide externe se distribuant à la plus grande partie du cou et de la tête, on enlève successivement la peau de ces régions, ce qui sera facilité par les coupes préparatoires suivantes : une première incision cutanée s'étend depuis le menton jusqu'à la partie inférieure du cou

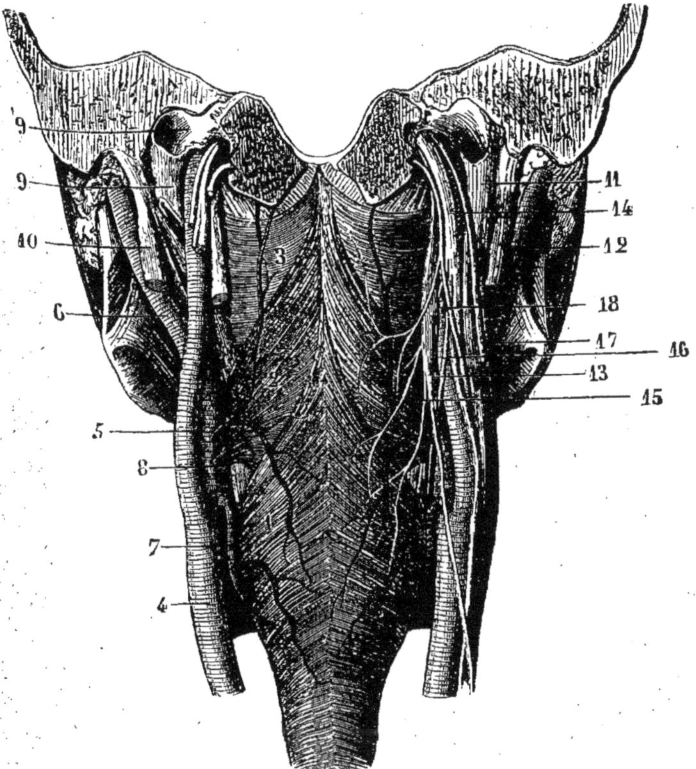

Fig. 701. — Les trois carotides et la face postérieure du pharynx. (Pour montrer tous ces organes, on a fait la coupe du pharynx ; à droite, on voit les artères en rapport avec les nerfs.)

1, constricteur inférieur du pharynx. — 2, constricteur moyen. — 3, constricteur supérieur. On voit, sur les constricteurs, l'artère pharyngienne inférieure. — 4, artère carotide primitive. — 5, carotide interne. — 6, carotide externe. — 7, artère thyroïdienne supérieure. — 8, linguale et faciale, au-dessus. — 9, veine jugulaire interne gauche. — 9', golfe de la jugulaire interne. — 10, muscle stylo-hyoïdien. — 11, veine jugulaire droite. — 12. carotide externe droite. — 13, ganglion cervical supérieur du grand sympathique. — 14, pneumogastrique. — 15, rameau pharyngien du grand sympathique. — 16, nerf laryngé supérieur. — 17, nerf spinal. — 18, glosso-pharyngien. Les mêmes nerfs sont divisés du côté opposé.

(une incision transversale est faite le long de la clavicule) ; une deuxième incision transversale et très peu profonde commence au menton, longe le bord de la mâchoire inférieure, et passe de là jusqu'à la partie inférieure de l'occiput ; une troisième incision, verticale et peu profonde, va depuis l'angle de la mâchoire jusqu'à la tempe, en passant au-devant de l'oreille ; une quatrième, enfin, se dirige transversalement depuis l'oreille jusqu'à l'angle externe de l'œil. On obtient ainsi deux lambeaux carrés, qui seront successivement disséqués, l'inférieur en arrière et le supérieur en avant, et deux lambeaux triangulaires, dont l'inférieur sera disséqué en arrière et en dehors, et le supérieur en avant et en haut.

En détachant la peau de la face et du crâne, il faut avoir soin de l'enlever aussi mince que possible, parce que les artères de ces régions sont situées très superficiellement; il vaut donc mieux, dans ce cas spécial, laisser du tissu cellulaire sur les parties sous-jacentes, qu'il sera facile de mettre au net avec les ciseaux ou le scalpel, après s'être débarrassé de la peau. Les artères qui sont le plus sujettes à être enlevées en même temps que la peau sont : la *transverse de la face*, située sur le muscle masséter, et son rameau qui se dirige vers l'angle externe de l'œil ; les *artères dorsale du nez, frontale, temporale, occipitale* et *auriculaire postérieure*.

On dissèque les artères dans l'ordre suivant :

1° *Thyroïdienne supérieure*. — Elle est recouverte en partie par les muscles omoplat-hyoïdien, sterno-hyoïdien et sterno-thyroïdien, qu'il suffit le plus souvent de préparer proprement en les soulevant sans les couper à leurs attaches.

La *laryngée*, qui est une branche de la thyroïdienne, et qui, quelquefois, provient du tronc de la carotide externe, n'exige pas de préparation spéciale; mais, pour en voir la distribution dans l'intérieur du larynx, il faut ouvrir cet organe en fendant le cartilage thyroïde sur la ligne médiane.

2° *Linguale*. — On divise les muscles mylo-hyoïdien et hyo-glosse sur le trajet de l'artère; puis, on ouvre fortement la bouche et l'on tire la langue en dehors pour la fixer au moyen d'une érigne insérée au front. On enlève alors la membrane muqueuse qui tapisse la face inférieure de la langue, et l'on écarte légèrement les muscles génio-glosse et lingual, pour mettre à découvert tout le trajet de la *ranine*, en travaillant de la pointe de la langue vers sa base, jusqu'à ce qu'on soit arrivé au point où l'artère avait été préparée du dehors. Il ne reste plus alors, pour découvrir facilement les *artères dorsale de la langue* et *sublinguale*, qu'à inciser la membrane muqueuse de la bouche, là où elle s'attache à la mâchoire inférieure, de manière à laisser la glande sublinguale en rapport avec la langue. Il est à observer que l'artère dorsale manque quelquefois. On conseille, pour faciliter la dissection de ces artères, de diviser la mâchoire inférieure dans la symphyse ou des deux côtés de la symphyse : cette coupe ne doit pas être faite si l'on veut préparer plus tard l'artère maxillaire interne, parce qu'alors on aurait trop de peine à ouvrir le canal dentaire inférieur.

3° *Faciale*. — On arrive plus facilement à cette artère dont l'origine est un peu masquée par la mâchoire inférieure, après avoir placé un billot sous la nuque et avoir incliné la tête du côté opposé à celui où l'on fait la préparation. Les muscles digastrique et stylo-hyoïdien, qui cachent en partie l'artère, seront soigneusement disséqués, et leurs rapports avec l'artère étudiés ; plus tard, pour mieux mettre en évidence le trajet de l'artère, on pourra diviser le digastrique à son attache postérieure, et couper avec un ciseau l'apophyse styloïde près de sa base, de manière à la replier en avant avec tous les muscles qui s'y attachent, sans les couper. Afin de sortir l'artère faciale de la gouttière que lui fournit la glande maxillaire, il faut peu à peu renverser l'extrémité postérieure de cette glande vers l'os hyoïde, en ménageant les rameaux qu'elle reçoit. La marche tortueuse de l'artère dans ce point exige quelques précautions pendant la dissection. On ne peut voir, pour le moment, que l'origine de la *palatine inférieure ;* sa terminaison sera étudiée quand on préparera l'artère maxillaire interne. Pour voir toutes les branches de la *sous-mentale*, il suffit de séparer un peu le ventre antérieur du digastrique, du muscle mylo-hyoïdien, sans le couper.

On poursuivra la faciale dans la face, en ayant toujours égard à sa direction flexueuse, afin de ne pas la diviser en travers. Quelquefois on sera obligé de couper des muscles sur son trajet, par exemple le triangulaire. Près de la bouche, cependant, il faut disséquer attentivement, pour ne pas confondre, avec les artères des veines qui pourraient être injectées ; ces veines sont très volumineuses et très multipliées ; on les distingue des artères en ce qu'elles sont placées dans la couche sous-cutanée, tandis que les artères rampent dans la couche musculaire. Sur le nez, il faut enlever la peau avec beaucoup de soin, parce que les artères y sont très superficielles. La préparation de la faciale est, en général, plus facile à faire avec des ciseaux fins qu'avec le scalpel.

4° *Auriculaire postérieure.* — Cette artère, ainsi que les branches suivantes de la carotide externe, sont le plus souvent cachées par la glande parotide. Il faut donc commencer par isoler cette glande dans toute sa circonférence, en la détachant peu à peu des parties voisines, et surtout des artères qu'elle recouvre : on aura soin. toutefois, de ménager les petites *artères parotidiennes*, qui y entrent en nombre indéterminé : on conduira la préparation de manière que la glande ne tienne plus qu'aux rameaux nourriciers, et en avant, à son canal excréteur. Dans cette dissection, deux artères sont facilement divisées : en avant, la *transverse de la face*, et en arrière, l'*auriculaire postérieure*, qui est souvent tout à fait enveloppée par la portion inférieure de la glande. Si, malgré toutes les précautions prises, cette artère avait été divisée et qu'on ne pût plus la retrouver dans l'intérieur de la glande, il faudrait la rechercher derrière l'oreille, que l'on tirerait en avant en la fixant avec une érigne. En enlevant alors avec précaution la peau qui recouvre la partie postérieure du pavillon de l'oreille et l'apophyse mastoïde, on trouvera le réseau superficiel que forme l'artère en cet endroit, et il sera facile alors de parvenir au tronc, qui est souvent assez profondément situé dans le tissu cellulaire qui unit le conduit auditif à l'apophyse mastoïde. Cette artère fournit quelquefois la *stylo-mastoïdienne*.

5° *Artère occipitale.* — Elle est très difficile à suivre dans son trajet entre l'atlas et l'apophyse mastoïde, où elle est profondément située sur la face inférieure de l'occiput. Il faut commencer par diviser le muscle sterno-cléido-mastoïdien dans son milieu, pour le rejeter en haut. (Quelques auteurs conseillent de le couper le plus près possible de ses attaches supérieures, ou bien même d'enlever l'apophyse mastoïde avec le ciseau ou la scie, pour la renverser vers le bas avec le muscle qui s'y insère ; par ces deux procédés, on arrive plus facilement à l'artère, mais on en détruit les rapports). Après avoir replié le sterno-cléido-mastoïdien en haut, on sépare le digastrique de son attache postérieure, et l'on coupe l'apophyse styloïde à sa base pour la replier en bas avec tous ses muscles, si cela n'a pas déjà été fait avant. Le trajet de l'artère est encore recouvert par le splénius et le petit complexus qu'il faut couper le plus près possible de leurs attaches à la tête. Le splénius surtout envoie sur l'artère une quantité de fibres aponévrotiques qui la brident contre l'os, et qu'il faut diviser peu à peu pour arriver jusqu'à elle. Il m'a toujours paru plus facile de découvrir l'artère dans ce trajet, en allant des branches vers le tronc : dès que j'ai mis à découvert une branche principale de l'occipitale, je la suis en débridant la gaine fibreuse avec les ciseaux ; mais il faut faire attention de ne pas couper le tronc aux endroits où il s'en détache un rameau, parce que là il change toujours de direction en formant des flexuosités considérables. Les branches de l'occipitale seront disséquées de manière à faire voir leurs anastomoses avec les autres artères qui rampent sur le crâne. L'*artère stylo-mastoïdienne* est tantôt fournie par cette artère et tantôt par l'auriculaire postérieure ; on ne peut la suivre dans l'aqueduc de Fallope qu'après avoir terminé la dissection des autres artères : la préparation sera faite avec le ciseau et le marteau, comme celle du nerf facial lors de son passage dans le rocher.

6° *Pharyngienne inférieure.* — Elle était cachée par les muscles de l'apophyse styloïde qui ont été renversés en bas ; elle monte entre la carotide externe et l'interne. Les rameaux que cette artère donne à la trompe d'Eustache, à la caisse du tympan et à la dure-mère ne peuvent être suivis qu'après la dissection de toutes les autres artères de la tête. Il convient alors de fendre la tête et le pharynx d'avant en arrière et sur la ligne médiane.

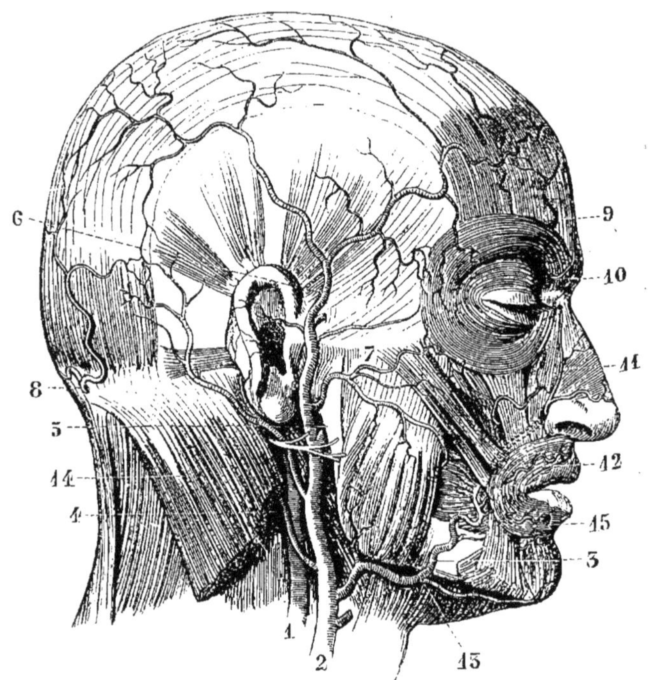

Fig. 702. — Carotide externe, temporale superficielle et artères de la face.

1, artère carotide interne. — 2, artère carotide externe. — 3, artère faciale. — 4, artère occipitale. — 5, bifurcation de la carotide externe en temporale superficielle et maxillaire interne. — 6, artère temporale superficielle et ses deux branches terminales. — 7, artère transversale de la face. — 8, terminaison de l'occipitale. — 9, artère sus-orbitaire. — 11, anastomose de l'artère nasale et de l'artère faciale. — 12, artère coronaire-labiale supérieure. — 13, masséter. — 14, sterno-mastoïdien. — 15, artère coronaire labiale inférieure.

7° *Temporale.* — On commencera par disséquer ses branches superficielles ; pour suivre la branche auriculaire, il faut replier l'oreille en bas et en arrière. On fend l'aponévrose temporale pour mettre à découvert la branche profonde.

8° *Transverse de la face.* — Il faut enlever la peau très superficiellement sur son trajet afin de ne pas couper le tronc ou les branches de cette artère. Son volume varie beaucoup.

9° *Auriculaire antérieure.* — On la dissèque après avoir tiré l'oreille en arrière ; elle est très petite.

Venue de la carotide primitive, la carotide externe prend naissance au niveau du bord supérieur du cartilage thyroïde, et se termine au col du condyle du maxillaire inférieur, où elle se bifurque en maxillaire interne et temporale superficielle.

A son origine, elle est placée en dedans de la carotide interne, puis elle se place au-devant d'elle. (On dit carotide externe, parce que l'artère se termine à l'extérieur du crâne, par opposition à carotide interne, qui signifie artère se terminant à l'intérieur.) Elle est située entre le pharynx et les muscles stylo-hyoïdien et digastrique qui la recouvrent. Au même niveau, l'hypoglosse est placé sur son côté externe. Plus haut, elle est accompagnée par la veine jugulaire externe, et elle traverse la glande parotide de bas en haut.

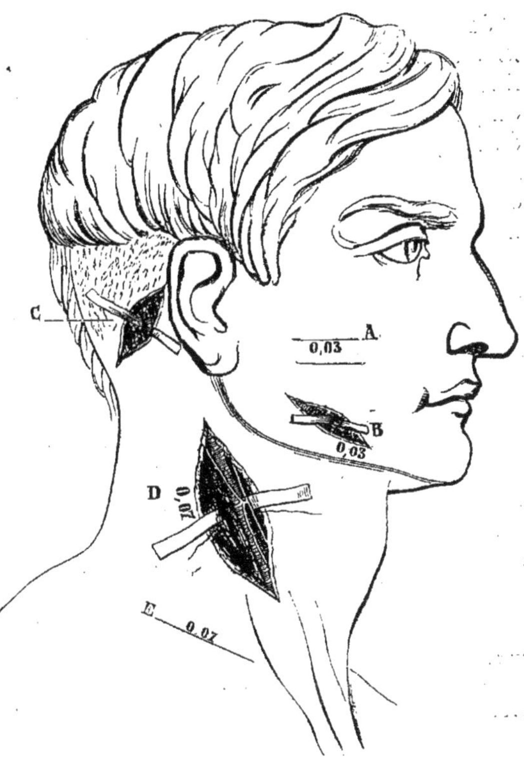

Fig. 703. — Direction et dimension de l'incision pour la ligature des carotides, primitive, interne et externe. Ligature de la faciale et recherche du canal de Sténon. La même incision de 7 centimètres (fig. 703, D), sert à lier l'artère carotide primitive, ainsi que ses deux branches terminales.

La carotide externe fournit *deux branches terminales* : la maxillaire interne et la temporale superficielle, et *six branches collatérales;* trois *antérieures*, la thyroïdienne supérieure, la linguale, la faciale; deux *postérieures* : l'auriculaire postérieure, l'occipitale, et une *interne* la pharyngienne inférieure.

Comme l'indique le tableau général page 1008, la carotide externe donne six branches collatérales et deux terminales. Les collatérales sont : la *thyroïdienne supérieure*, la *linguale* et la *faciale*, qui se dirigent en avant, l'*auriculaire postérieure* et *l'occipitale* qui se portent en arrière, et la *pharyngienne* inférieure qui est interne.

Tandis que la carotide interne ne fournit aucune branche dans le cou, la carotide externe en fournit un grand nombre, et ce caractère est précisément celui qui la fait reconnaître lorsqu'on en fait la ligature.

1° *Thyroïdienne supérieure* (fig. 698).

Cette artère se ramifie dans le larynx et le corps thyroïde. C'est la plus inférieure des branches antérieures de la carotide externe. Elle se porte en avant entre le peaucier et le constricteur moyen du pharynx. Après un trajet d'un centimètre environ au-dessous de la grande corne de l'os hyoïde, elle descend obliquement en bas et en avant vers la corne supérieure du corps thyroïde. Dans cette portion oblique, elle est située entre le pharynx et les muscles omoplat-hyoïdien et sterno-thyroïdien.

Les *branches terminales* s'épuisent dans le corps thyroïde ; elles sont au nombre de trois : l'*externe* descend le long du bord externe de l'organe ; l'*interne* s'anastomose en arcade au bord supérieur de l'isthme du corps thyroïde avec celle du côté opposé ; la *posterieure* se place entre le corps thyroïde et la trachée.

Les *branches terminales* sont la sterno-mastoïdienne et les trois laryngées.

Sterno-mastoïdienne. Elle est petite et se porte vers la partie moyenne du sterno-mastoïdien.

Laryngée supérieure. Cette branche se porte en avant de la membrane thyro-hyoïdienne, où elle s'anastomose avec celle du côté opposé.

Laryngée inférieure. Elle pénètre dans le larynx à travers la membrane crico-thyroïdienne.

Laryngée postérieure. Cette branche se porte à la face postérieure du larynx (voy. *Vaisseaux et nerfs du larynx*).

Elle est placée en arrière des muscles de la région sous-hyoïdienne (voy. *Larynx* et *Corps thyroïde*).

2° *Linguale* (fig. 704).

Les deux artères linguales se portent à la langue, dans l'épaisseur de laquelle elles s'anastomosent par de nombreuses ramifications. L'artère linguale prend naissance à quelques millimètres au-dessus de la précédente, et se dirige vers la langue, en suivant trois directions différentes : 1° de son origine au sommet de la grande corne de l'os hyoïde, elle se porte en avant et en haut, entre le digastrique, le stylo-hyoïdien et l'hypoglosse, qui la recouvrent, et le constricteur moyen du pharynx ; 2° elle est horizontale ensuite et parallèle à la grande corne de l'os hyoïde, au-dessus de laquelle elle est située ; à ce niveau, elle est recouverte par l'hyo-glosse, et elle recouvre le constricteur moyen du

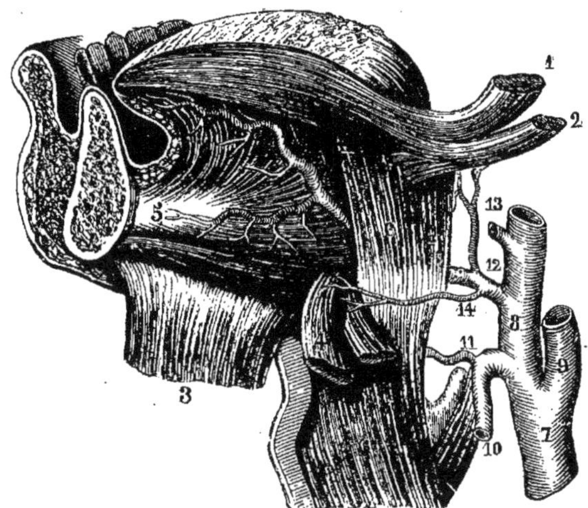

Fig. 704. — Artère linguale.

De 1 à 6, muscles de la langue. — De 7 à 9, artères carotides. — 10, 11, thyroïdienne supérieure et son principal rameau. — 12, tronc de la linguale passant en dedans de l'hyo-glosse 13, rameau dorsal de la langue. — 14, rameau sus-hyoïdien.

pharynx (l'hypoglosse est situé à quelques millimètres un peu plus haut) ; 3° puis, elle se porte en avant et en dedans, à la face inférieure de la langue, entre le génio-glosse, qui est en dedans, et le lingual inférieur, près de la muqueuse.

Branches. L'artère linguale donne trois branches collatérales : rameau sus-hyoïdien, artère dorsale de la langue, artère sublinguale, et se termine par l'artère ranine.

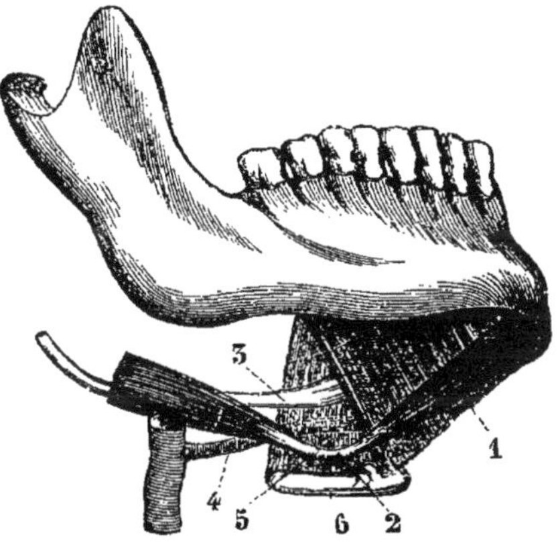

Fig. 705. — Rapports de l'artère linguale. (Figure schématique.)

1, muscle mylo-hyoïdien. — 2, tendon du digastrique. — 3, nerf hypoglosse. — 4, artère linguale. — 5, triangle situé entre l'hypoglosse et le tendon du digastrique. Le muscle hypoglosse formant la surface de ce triangle recouvre l'artère linguale. — 6, os hyoïde.

Rameau sus-hyoïdien. Artériole qui part du tronc de l'artère linguale et qui suit le bord supérieur de l'os hyoïde, pour former une arcade artérielle avec le rameau du côté opposé. La partie moyenne de cette arcade est située entre les muscles génio-glosse et génio-hyoïdien.

PLANCHE VII. — Région de la face et du cou (demi-grandeur).

Reproduction très fidèle d'une pièce anatomique que nous avons préparée pendant l'hiver de l'année 1876 dans le pavillon de dissection de l'enseignement libre à l'École pratique de la Faculté.

1, 2, les deux faisceaux du sterno-cléido-mastoïdien (siège le plus fréquent du torticolis). — 3, omoplato-hyoïdien (insertion bord supérieur de l'*omoplate* et corps de l'*os hyoïde*). — 4, sterno-hyoïdien (face postérieure du *sternum* et corps de l'*os hyoïde*). — 5, trapèze (ligne courbe supérieure de l'*occipital*, raphé médian cervical postérieur, 6ᵉ et 7ᵉ *vertèbres ce vicales* dix premières ou douze *vertèbres dorsales*, et lèvre supérieure de l'épine de l'*omoplate*). — 6, splénius (ligne courbe supérieure de l'*occipital, apophyse mastoïde*, moitié inférieure du raphé médian cervical postérieur; 6ᵉ et 7ᵉ vertèbres cervicales et 6 premières *vertèbres dorsales*). — 7, scalène antérieur (étendu du tubercule de la *première côte* aux tubercules antérieurs des apophyses transverses des 3ᵉ, 4ᵉ, 5ᵉ et 6ᵉ *vertèbres cervicales*; le meilleur *guide*, sensible au doigt pour la ligature de l'artère sous-clavière, pourvu qu'on n'oublie pas de rejeter la tête du côté opposé pour tendre le muscle). — 8, muscle occipital (animé par le nerf facial; inséré à la ligne courbe supérieure de l'*occipital*, et à l'*aponévrose épicranienne;* il attire le cuir chevelu en arrière). — 9, région temporale; une fenêtre a été pratiquée sur l'aponévrose temporale, pour montrer le muscle temporal (animé par la branche motrice du trijumeau; inséré à la *fosse temporale*, deux tiers supérieurs, et à l'apophyse coronoïde du *maxillaire inférieur*. L'aponévrose temporale s'insère à la circonférence de la fosse temporale et au bord supérieur de l'arcade zygomatique). — 10, orbiculaire des paupières (resserre l'ouverture palpébrale, animé par le nerf facial) — 11, orbiculaire des lèvres (resserre l'ouverture buccale; animé par le nerf facial). — 12, masséter (animé par la portion motrice du trijumeau; inséré au bord inférieur de l'*arcade zygomatique*, à la moitié inférieure de la face externe de la branche du maxillaire inférieur et à l'angle du même os). — 13, carré du menton (porte la lèvre inférieure en bas et en dehors; animé par le nerf facial). — 14, triangulaire des lèvres (même action, même nerf). — 15, ventre antérieur du digastrique (abaisse le maxillaire inférieur; animé par le nerf myloïdien, branche du dentaire inférieur). — 16, mylo-hyoïdien (forme le plancher de la bouche; s'étend de la ligne myloïdienne à l'os hyoïde; animé par le nerf myloïdien du dentaire inférieur). — 17, artère carotide externe. Il a été nécessaire de pratiquer sur le sterno-mastoïdien, pour la découvrir, une échancrure qui permet de voir également la carotide interne sur un plan postérieur, la veine jugulaire interne et l'anse nerveuse de l'hypoglosse (le nerf hypoglosse, 12ᵉ nerf, moteur, se rend à tous les muscles de la langue). — 18, artère thyroïdienne supérieure. — 19, artère faciale. La ligne ponctuée indique son trajet sous-maxillaire; on voit, au-dessous, l'origine de l'artère linguale. — 20, artère temporale superficielle (branche terminale de la carotide externe, sous-cutanée, fournit temporale profonde moyenne, transversale de la face, articulaire, et auriculaires antérieures). — 21, branche mastoïdienne du plexus cervical superficiel. — 22, 23, branche auriculaire du même plexus. — 24, branches sus-claviculaires et sus-acromiales. — 25, branche cervicale transverse (les nerfs de 21 à 25, forment le *plexus cervical superficiel*, ils sont tous destinés à la peau). — 26, (spinal, 11ᵉ nerf), spinal médullaire se terminant dans le sterno-mastoïdien et le trapèze spinal bulbaire, moteur, pour les muscles du larynx vocal et le pharynx. — 27, branche du plexus cervical profond se terminant dans le trapèze (toutes les branches du plexus cervical profond, au nombre de dix, sont destinées à des muscles). — 28, nerf auriculo-temporal (branche du nerf maxillaire inférieure (trijumeau), se rend à la peau des régions auriculaire, temporale et frontale). — 29, nerf mentonnier (branche du dentaire inférieur (trijumeau) se rend à la peau et à la muqueuse de la lèvre inférieure et des gencives correspondantes). — 30 nerf sous-orbitaire (terminaison du maxillaire supérieur; donne la sensibilité à la peau des parties latérales du nez, à la peau, à la muqueuse, de la lèvre supérieure et aux gencives correspondantes). — 31, nerf naso-lobaire (terminaison du nasal interne au bout du nez). — 32, nerf frontal interne ou sus-orbitaire (branche du nerf ophtalmique, pour la peau du front, pour la paupière supérieure et la conjonctive). — 33, nerf frontal externe (cette branche se porte aux mêmes régions, un peu en dehors du précédent. — 34, nerf nasal externe (branche de l'ophtalmique, se rendent à la peau de la racine du nez, de la région intersourcilière à la caroncule lacrymale, à la partie interne des paupières et de la conjonctivite, au sac lacrymal et au canal nasal). De 28 à 34, en y ajoutant 39, tous les nerfs appartiennent au trijumeau, ou 5ᵉ nerf. Le trijumeau, 5ᵉ nerf, donne la sensibilité à la peau de la face, aux deux tiers antérieurs du cuir chevelu, et à toutes les muqueuses contenues dans la tête; il donne le mouvement aux muscles masticateurs. — 35, rameaux antérieurs du nerf auriculo-temporal (du trijumeau). — 36, glande parotide (glande en grappe sécrétant la salive parotidienne, très fluide). — 37, canal de Sténon, avec la parotide accessoire sur son trajet (son embouchure se trouve dans la bouche, en face du collet de la deuxième grosse molaire de la mâchoire supérieure). — 38, glande sous-maxillaire (son canal, dit de Warthon, s'ouvre dans la bouche de chaque côté du frein de la langue. Cette glande sécrète la salive sous-maxillaire qui s'épaissit en se refroidissant. — 39, filet palpébral du nerf lacrymo-palpébral. — 40, nerf auriculo-occipital du facial (se rend aux muscles auriculaire postérieur, auriculaire supérieur et occipital. — 41, nerf occipital (branche postérieure du deuxième nerf cervical, se rendant au tiers postérieur du cuir chevelu).

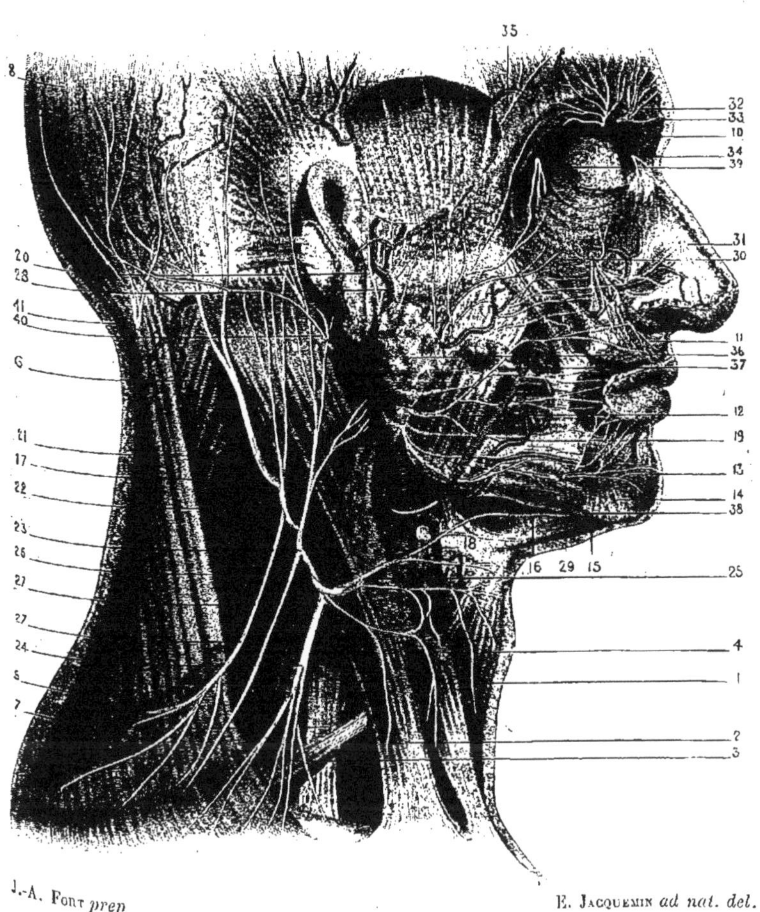

J.-A. Font *prep* E. Jacquemin *ad nat. del.*

PLANCHE VII. — Région latérale de la face et du cou

Artère dorsale de la langue. Née au niveau de la grande corne, elle se porte sur les parties latérales de la base de la langue et au-dessous de la muqueuse, au niveau des papilles caliciformes.

Artère sublinguale. Elle prend naissance au-dessous de l'hypoglosse et se dirige vers la face inférieure de la langue, en dehors du génioglosse. Elle donne au frein un rameau, *artère du filet*, qui s'anastomose avec celui du côté opposé.

Artère ranine. C'est une petite branche qui termine la linguale ; elle se ramifie vers la pointe de la langue, en s'anastomosant avec celle du côté opposé (voy. le tableau des *artères du cou et de la tête*, page 1108).

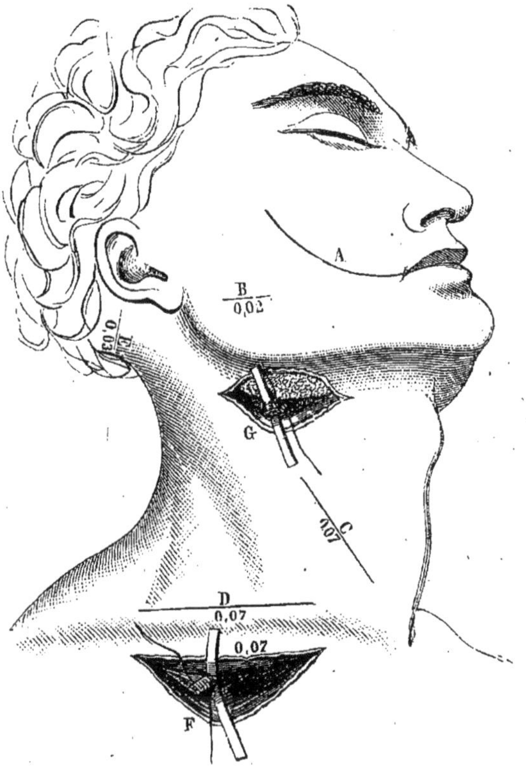

— Les rapports de la linguale sont si précis que la ligature de cette artère est facile pour celui qui possède bien ces rapports. Incision de 5 centimètres le long de la grande corne de l'os hyoïde, recherche du tendon du digastrique et de l'hypoglosse qui est au-dessus; incision de l'hyo-glosse entre les deux ; l'artère est ainsi découverte.

Fig. 706. — Incision pour la ligature de la linguale, et de l'axillaire sous la clavicule.

3° *Artère faciale* (fig. 702,3).

Cette artère naît de la carotide externe un peu plus haut que la précédente, et se dirige vers l'angle interne de l'œil, en croisant obliquement la face.

Dans ce trajet, elle est d'abord placée sur les parties latérales du pharynx, où elle est recouverte par les muscles digastrique et stylo-hyoïdien, le nerf hypoglosse et le peaucier; puis, elle se creuse une gouttière à la partie postérieure de la glande sous-maxillaire, croise la face externe du corps du maxillaire au-devant du masséter et se porte à l'angle interne de l'orbite, en passant entre les divers muscles de la face et dans le sillon qui limite les parties latérales du nez.

Cette artère, volumineuse, fournit un grand nombre de branches musculaires et cutanées, parmi lesquelles celles qui ont reçu un nom se trouvent énumérées dans le tableau des *artères*, (p. 1108).

Les branches de la faciale présentent de nombreuses ramifications. Elles s'anastomosent avec les artères les plus voisines venues du même tronc ou de la maxillaire interne, et fournissent des rameaux aux organes situés sur leur trajet. On peut s'assurer de la grande vascularité des parties molles de la face dans les opérations autoplastiques. Cette grande vascularité existe également dans le périoste : elle explique la facilité avec laquelle se réparent les fractures des os de la face.

Les artères de la face présentent une grande quantité de nerfs vaso-moteurs. Ces vaisseaux passent avec la plus grande facilité de l'état de contraction (pâleur) à celui de dilatation (rougeur).

La *palatine inférieure* monte vers le voile du palais, où elle se distribue, en s'anastomosant avec la palatine supérieure et la pharyngienne inférieure. Dans son trajet, elle est appliquée contre le pharynx.

La *ptérygoïdienne* va au muscle ptérygoïdien interne, au moment où l'artère faciale passe sur le corps du maxillaire; elle pénètre le muscle par sa face interne.

La *sous-mentale*, volumineuse, se porte en avant, le long de la face interne du corps du maxillaire, au-dessous du muscle mylo-hyoïdien, et se perd dans les parties molles de la région sus-hyoïdienne par de nombreuses ramifications qui s'anastomosent, à leur terminaison, avec celles de la dentaire inférieure.

La *sous-maxillaire* naît de la faciale au moment où cette artère passe en arrière de la glande ; elle est formée par deux ou trois petits rameaux qui se perdent dans la glande sous-maxillaire.

La *coronaire supérieure* ou *labiale supérieure* (fig. 702,12), tire son origine de la faciale au niveau des commissures des lèvres, et se porte dans l'épaisseur de la lèvre supérieure, où elle s'anastomose avec celle du côté opposé.

Elle est très rapprochée de la muqueuse labiale et située à quelques millimètres du bord libre de la lèvre, entre les couches musculeuse et glanduleuse.

La *coronaire inférieure*, ou *labiale inférieure* (fig. 702,15), venue du même point, se porte dans la lèvre inférieure, en passant au-dessous du triangulaire des lèvres, et se réunit à celle du côté opposé.

Les deux coronaires forment autour de l'orifice buccal un cercle artériel très flexueux, duquel partent de nombreux rameaux, parmi lesquels on remarque l'*artère de la sous-cloison* du nez, qui part de la coronaire supérieure, et qui se porte au lobule du nez en s'anastomosant avec la suivante.

L'*artère de l'aile du nez* tire son origine de la faciale au niveau de l'aile du nez, et se divise immédiatement en deux rameaux : l'un qui contourne le bord supérieur de l'aile du nez, l'autre, plus petit, qui en parcourt le bord inférieur.

Ces deux rameaux s'anastomosent avec l'artère de la cloison au niveau du lobule du nez, où ces vaisseaux acquièrent un développement considérable chez quelques individus, notamment chez ceux qui font abus des boissons alcooliques.

L'*angulaire* (fig. 701, 11) termine la faciale ; elle parcourt le sillon naso-génien, donne des rameaux aux parties voisines et s'anastomose avec la branche nasale de l'ophtalmique.

4° *Auriculaire postérieure* (fig. 707).

Elle s'étend de la carotide externe à la partie postérieure de l'oreille. Née quelquefois d'un tronc commun avec l'occipitale, elle traverse une partie de la glande parotide, devient sous-cutanée, et contourne la face externe de l'apophyse mastoïde, contre laquelle elle est appliquée. Elle fournit l'*artère stylo-mastoïdienne* qui se porte dans l'aqueduc de Fallope, puis elle se divise en deux branches : l'une postérieure, pour les régions mastoïdienne et occipitale, l'autre antérieure, pour le pavillon de l'oreille.

5° *Occipitale* (fig. 707).

Cette artère naît de la partie postérieure de la carotide externe, au niveau de la linguale, et se dirige vers la région occipitale. Elle est un peu plus volumineuse que la précédente. Elle passe sous le splénius, au niveau de l'apophyse mastoïde, où elle est horizontale. On peut en percevoir les battements en appliquant la pulpe du doigt sur la face externe de l'apophyse mastoïde. Arrivée à la ligne médiane, elle change brusquement de direction, perfore le trapèze, et se porte verticalement en haut sous la peau du crâne, où elle se divise en deux branches principales, d'où partent de nombreuses ramifications. Elle fournit une foule de branches, parmi lesquelles on remarque surtout l'artère sterno-mastoïdienne supérieure, la stylo-mastoïdienne, une méningée et la pariétale.

La *sterno-mastoïdienne supérieure* se perd dans la partie supérieure du muscle de même nom.

La *stylo-mastoïdienne* naît très souvent de l'auriculaire postérieure. Elle se porte dans le trou stylo-mastoïdien et accompagne le nerf facial dans l'aqueduc de Fallope. Dans son trajet, elle

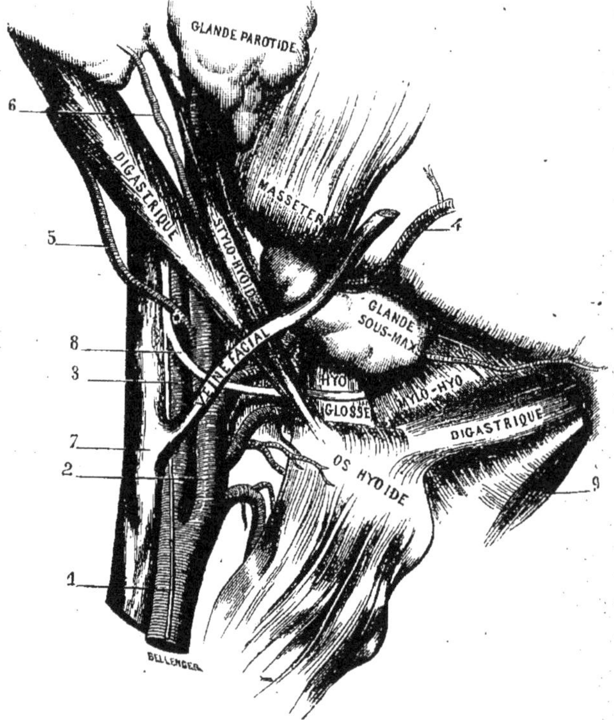

Fig. 707. — Carotide externe et ses branches.

1, artère carotide primitive. — 2, carotide externe. — 3, carotide interne. — 4, faciale. — 5, occipitale. — 6, auriculaire postérieure. — 7, veine jugulaire interne. — 8, nerf hypo-glosse. Il suffit de jeter un coup d'œil sur la figure pour connaître le nom des autres organes.

s'anastomose avec un rameau que l'artère méningée moyenne envoie dans l'hiatus de Fallope. Elle se termine en s'anastomosant à l'extrémité supérieure et interne de l'aqueduc de Fallope avec un rameau de l'artère vertébrale qui passe par le conduit auditif interne.

La *méningée* passe par le trou mastoïdien et se porte à la dure-mère de la région mastoïdienne.

La *pariétale* est une branche de terminaison qui passe par le trou pariétal avec les veines émissaires de Santorini ; elle se termine à la dure-mère.

Les autres branches terminales, très flexueuses, s'anastomosent dans le cuir chevelu, en dehors avec celles de la temporale superficielle et de l'auriculaire postérieure, et en dedans avec celles de l'occipitale du côté opposé.

6° *Artère maxillaire interne* (fig. 708).

Elle se porte vers les parties latérales du pharynx ; elle fournit une *branche pharyngienne* qui se perd dans les parois de ce conduit et dans les muscles prévertébraux, et la *méningée postérieure* qui monte vers le trou déchiré postérieur. Celle-ci pénètre dans le crâne pour se distribuer à la dure-mère des fosses occipitales inférieures, après avoir donné à l'extérieur de petits rameaux qui pénètrent par le trou déchiré antérieur et par le trou condylien antérieur. Ces derniers rameaux sont destinés aussi à la dure-mère.

§ 3. — ARTÈRE MAXILLAIRE INTERNE (fig. 708).

Dissection. — L'artère maxillaire interne est si profondément située que, pour voir tout son trajet, il faut faire aux os et aux parties molles de nombreuses coupes et sacrifier plusieurs vaisseaux superficiels ; c'est ainsi qu'on ouvrira le canal dentaire inférieur et qu'on enlèvera successivement l'arcade zygomatique, la branche montante de la mâchoire inférieure, les os de la tempe, la voûte et la paroi externe de l'orbite, l'arcade orbitaire supérieure, etc. A cet effet, on sépare le muscle masséter de ses attaches à l'arcade zygomatique, en ayant soin de ménager l'artère massétérine, qui se rend dans le muscle en passant entre le condyle et l'apophyse coronoïde de la mâchoire ; on sépare de même, avec précaution, ce muscle de la plus grande partie de ses attaches à la mâchoire inférieure, en ne le laissant adhérer que vers l'angle de cet os. On recherche, au niveau des dents petites molaires, l'artère dentaire inférieure qui sort du trou mentonnier, et l'on enlève le périoste qui recouvre la mâchoire, en suivant le trajet du canal, que l'on ouvre avec le ciseau et le marteau dans toute son étendue. Pendant cette préparation, il faut avoir soin de ne pas faire pénétrer le ciseau trop profondément, sans quoi l'on risque de blesser l'artère. L'orifice postérieur du canal sera largement agrandi, en se gardant toutefois de trop tirailler l'artère massétérine ; puis, si l'on juge qu'on ne risque plus de blesser l'artère dentaire, on coupe la branche de la mâchoire avec une scie à main, introduite entre le masséter et l'os ; la coupe sera oblique et s'étendra depuis l'angle de la mâchoire jusqu'en arrière de la dernière molaire.

On fait aux parties molles du crâne et sur la ligne médiane une incision qui commence un peu au-dessus de la racine du nez et qui se termine à la protubérance occipitale ; les parties molles seront disséquées vers les côtés jusqu'à la hauteur des oreilles, en enlevant en même temps le péricrâne, de manière à dénuder complètement les os. On ouvre le crâne avec la scie et par une section horizontale, en évitant de blesser la dure-mère, surtout dans la région temporale. La calotte du crâne étant enlevée, on incise la dure-mère des deux côtés de la faux du cerveau, et l'on en abaisse les deux lambeaux vers les côtés. L'extraction du cerveau se fait comme nous le dirons en parlant de ce viscère, mais ici l'on dirigera spécialement son attention vers les vaisseaux. Les carotides internes seront divisées à 2 millimètres environ de l'endroit où elles percent la dure-mère.

Un temps assez long s'étant écoulé depuis la mort du sujet jusqu'au moment où l'on retire le cerveau, cet organe est trop ramolli pour être examiné immédiatement ; cette étude ne sera faite qu'après avoir vu le trajet des artères carotide interne et vertébrale. En attendant, on fait durcir le cerveau en le plongeant pendant quelques jours dans un mélange de trois parties d'alcool et d'une partie d'acide nitrique, ou bien dans l'alcool pur (voy. *Cerveau*).

On sépare l'aponévrose temporale de son attache à l'arcade zygomatique, et, moyennant deux traits de scie, on enlève toute l'arcade avec la portion de l'os de la pommette qui dépasse en arrière la face postérieure de l'os maxillaire supérieur. Il faut avoir soin toutefois de ménager l'artériole qui sort par le trou malaire, et qui est ordinairement fournie par l'artère lacrymale, branche de l'ophtalmique.

On comprend ensuite le muscle temporal et les artères qui s'y ramifient dans un lambeau triangulaire à base supérieure ; on le détache en entier du crâne, en enlevant en même temps le périoste, de crainte de blesser l'artère temporale profonde qui entre dans le muscle par son extrémité inférieure. Ce muscle ne restera attaché qu'à l'apophyse coronoïde et à l'artère ; puis on sépare cette apophyse de la branche de la mâchoire avec une scie à main ou avec des tenailles incisives, en évitant de blesser l'artère massétérine. On désarticule enfin la branche de la mâchoire, en laissant attaché au condyle le cartilage articulaire qui reçoit une artériole de la tympanique ; on emporte cette portion de la mâchoire, après avoir coupé près d'elle les fibres du ptérygoïdien externe, et en laissant l'interne en partie attaché au bord inférieur de cet os. Cette portion d'os enlevée, ainsi que les os qu'on coupera successivement, pourront être conservés pour être réappliqués plus tard avec des fils métalliques, si l'on veut conserver la préparation.

Séparez des os la dure-mère qui tapisse la région temporale, jusqu'à ce que vous soyez arrivé au tronc de la méningée moyenne ; cette séparation se fait, soit par de légères tractions, soit en interposant les doigts ou le manche du scalpel. Faites ensuite dans la dure-mère deux incisions, de manière à en obtenir un lambeau triangulaire, renfermant les ramifications de l'artère méningée ; le sommet de ce lambeau correspond au trou sphéno-épineux. Agrandissez peu à peu ce trou avec le ciseau, aux dépens de sa demi-circonférence antérieure et externe, jusqu'à ce qu'il ait le diamètre d'une pièce de cinquante centimes. Détachez avec la scie une portion triangulaire d'os, comprenant la portion écailleuse du temporal et une partie de la grande aile du sphénoïde ; la pointe du triangle correspondra au trou agrandi. La portion d'os est encore adhérente au ptérygoïdien externe ; on coupe ce muscle tout près de son attache au crâne, afin de pouvoir enlever ensuite l'os détaché.

On fait un lambeau de la dure-mère qui tapisse l'étage antérieur du crâne, et dans laquelle se ramifient les branches antérieures de l'artère méningée. On aura soin de conserver cette artériole fournie par l'ophtalmique ; puis, on enfonce la paroi supérieure de l'orbite, on sépare avec le manche du scalpel le périoste qui recouvre en dedans la paroi externe de cette cavité, en se rappelant que l'artère lacrymale envoie en avant un rameau qui traverse l'os de la pommette, et qu'il faut ménager. On enlève ensuite avec le ciseau toute la paroi externe de l'orbite, et l'on divise avec la scie l'apophyse montante de l'os zygomatique, au-dessus de l'endroit où passe l'artère malaire, après avoir refoulé en dedans l'œil et les parties qui l'entourent. Enfin, on détache les parties molles et le périoste qui recouvrent le front et l'arcade orbitaire supérieure jusqu'en dehors de l'échancrure orbitaire, de manière à conserver l'artère frontale, qui se ramifie dans ce lambeau de parties molles. On divise l'arcade orbitaire en dehors de l'artère frontale, de manière à pouvoir enlever en totalité la portion d'os séparée.

Telles sont les coupes nombreuses qu'il faut pratiquer pour apercevoir la plus grande partie de l'artère maxillaire interne. Il nous reste cependant encore à indiquer quelques coupes particulières relatives à différents rameaux ; mais, auparavant, il convient de faire observer que, le ptérygoïdien externe empêchant beaucoup de voir la division de l'artère, il faut peu à peu enlever ce muscle presque en totalité, en n'en conservant que quelques petits paquets isolés qui ne tiendront plus qu'aux artérioles qui s'y rendent. Remarquons encore que la marche de l'artère maxillaire interne est très tortueuse, et qu'on la coupe par conséquent très facilement, si l'on ne dissèque pas avec précaution.

Artère tympanique. — Il faut la suivre à travers la fente de Glaser, au moyen du ciseau.

Artère méningée moyenne. — Sa distribution principale se voit aisément; mais le rameau qu'elle envoie dans le rocher avec le nerf pétreux est très difficile à suivre ; on se conduira, dans cette préparation, comme dans celle du nerf pétreux lui-même. La dissection en est plus aisée sur une tête d'enfant ou sur une portion de tête d'adulte dont les os ont été ramollis par l'immersion dans un mélange d'eau et d'acide nitrique ; mais alors il faut de nouveau laisser dégorger les parties dans l'eau souvent renouvelée, pour enlever l'acide, qui attaquerait les instruments.

Artère dentaire inférieure. — Pour voir son rameau mylo-hyoïdien, il faut scier la mâchoire dans sa symphyse, et la renverser ensuite un peu en haut.

Artère buccale. — On en facilite la dissection en distendant la joue avec de l'étoupe ou du crin introduit dans la bouche.

Artère alvéolaire. — Pour suivre ses rameaux dentaires, il faut enlever la table externe de l'os avec le ciseau ou avec un fort scalpel, en suivant la marche des rameaux artériels, et après avoir abaissé le bord supérieur du buccinateur.

Artère sous-orbitaire. — L'œil étant rejeté en dedans avec les parties qui l'entourent, on ouvre avec le ciseau le canal sous-orbitaire jusqu'à 2 millimètres environ du rebord orbitaire inférieur, puis on dissèque les rameaux que l'artère fournit en sortant par le trou sous-orbitaire ; repoussant ensuite ces rameaux en avant, on incise jusqu'à l'os les parties molles situées en dehors du trou sous-orbitaire, afin de dénuder la fosse canine. Après avoir agrandi le trou vers sa demi-circonférence externe, on ne tarde pas à voir les rameaux que l'artère sous-orbitaire envoie à la muqueuse du sinus maxillaire et aux dents incisives et canine. On poursuit les premiers avec le ciseau, en ayant soin de ne pas déchirer la membrane muqueuse du sinus, qui est extrêmement mince. Cette partie de la dissection se fera surtout vers la face externe et supérieure du sinus. Les rameaux dentaires seront poursuivis immédiatement au-dessous du trou sous-orbitaire : on n'enlèvera que la table externe de l'os.

Artère palatine supérieure et pharyngienne supérieure. — On suit ces artères en ouvrant avec un ciseau bien tranchant, et à petits coups de marteau, les canaux palatin postérieur et ptérygo-palatin, en travaillant entre l'apophyse ptérygoïde externe et l'os maxillaire supérieur. La terminaison des artères dans le palais ne peut pas être aperçue au premier moment ; d'ailleurs, la dissection se fait comme celle des nerfs palatins postérieurs (voy. ces nerfs). On étudiera en même temps la terminaison de l'artère *pharyngienne inférieure*, dont on n'a vu que l'origine pendant la dissection des artères superficielles de la tête.

Artère vidienne. — La paroi externe de l'orbite étant entièrement enlevée, comme nous l'avons dit, le sommet de la fosse zygomatique se trouve bien à découvert ; il suffit donc d'enlever peu à peu avec le ciseau les portions externes de la base de l'apophyse ptérygoïde et de la grande aile du sphénoïde, de manière à ouvrir le canal vidien. Il est presque inutile de faire observer qu'il faut enlever le nerf maxillaire supérieur et les veines qui entourent les artères dans le haut de la fosse zygomatique. Ces organes contribuent à rendre plus difficile encore cette dissection, qui se fait dans un espace si restreint.

Artère sphéno-palatine. — On commence par agrandir le trou sphéno-palatin avec beaucoup de précaution. Dans cette opération, on risque surtout de briser les apophyses ptérygoïdes. On scie (1) ensuite la tête d'avant en arrière, de manière à laisser la cloison du nez du côté où l'on fait la préparation, et l'on enlève de dessus la cloison la membrane muqueuse qui la recouvre ; puis, on cerne avec le ciseau le vomer et la lame perpendiculaire de l'ethmoïde, de manière à pouvoir enlever en entier ces os. Les ramifications de la nasale postérieure, de la palatine descendante et des ethmoïdales peuvent alors être étudiées sur la partie membraneuse de la cloison qui est restée en place. On ouvre le canal incisif pour voir l'artériole qui le traverse et qui va communiquer avec les palatines descendantes, dont on achève alors la dissection. Pour voir les rameaux de la sphéno-palatine, qui se ramifient sur les cornets, on sépare du plancher des fosses nasales la cloison membraneuse qu'on y avait laissée attachée, on replie le lambeau en haut, et l'on va à la recherche du tronc de l'artère, au-dessus de l'extrémité postérieure du cornet moyen.

Branche terminale de la carotide externe, la maxillaire interne se porte du col du condyle du maxillaire au fond de la fosse ptérygo-maxillaire. Elle est dirigée obliquement en dedans, en avant et en haut.

Elle décrit de nombreuses flexuosités, passe entre les deux faisceaux du ptérygoïdien externe, et contracte des rapports, plus ou moins immédiats, avec les nerfs et les autres vaisseaux contenus dans la fosse zygomatique, qu'elle traverse.

Dans son court trajet, qui n'a pas plus de 4 centimètres, elle fournit quinze branches, dont une terminale, la sphéno-palatine, et quatorze collatérales. Toutes ces branches sont indiquées dans le tableau suivant. Cette artère se termine par la *sphéno-palatine*. Elle donne 14 branches collatérales, dont 5 sont ascendantes : la *tympanique*, la *temporale profonde antérieure*, la *temporale profonde postérieure*, la *méningée moyenne*, la *petite méningée*; 5 sont descendantes : la *palatine supérieure*, la *dentaire inférieure*, la *buccale*, la *massétérine*, la *ptérygoïdienne*; 2 sont antérieures : l'*alvéolaire* et la *sous-orbitaire*; et 2 postérieures : la *vidienne* et la *ptérygo-palatine*.

1° Sphéno-palatine. — La sphéno-palatine, ou nasale postérieure, pénètre dans les fosses nasales par le trou sphéno-palatin et se bifurque. La *branche interne* se distribue à la muqueuse de la cloison, et se porte en bas et en avant dans le canal palatin antérieur, pour s'anastomoser, à la voûte palatine, avec la palatine

(1) Avant de scier la tête en deux parties, il faut ouvrir le canal carotidien pour mettre à découvert le trajet de la carotide interne ; sans quoi les parties osseuses, déjà tant affaiblies par la préparation de la maxillaire interne, se briseraient vers le corps du sphénoïde, car elles ne présenteraient plus assez de résistance pour permettre l'ouverture du canal carotidien.

supérieure. La *branche externe* se ramifie dans la muqueuse des cornets et des méats, où elle s'anastomose avec les ethmoïdales. Elle est connue sous le nom d'*artère nasale postérieure.*

2° **Tympanique.** — La tympanique, très grêle, traverse la scissure de Glaser, et se termine à la muqueuse de la caisse du tympan.

3° **Temporale profonde antérieure.** — La temporale profonde antérieure glisse, de bas en haut, sur la partie antérieure de la fosse temporale, et se termine dans la partie profonde et antérieure du temporal, contre la paroi osseuse. Quelques-uns de ses rameaux traversent l'apophyse orbitaire de l'os malaire et s'anastomosent avec des branches de l'artère lacrymale.

4° **Temporale profonde postérieure.** — La temporale profonde postérieure se comporte d'une manière analogue à la partie postérieure du temporal. Elle s'anastomose avec la précédente et avec la temporale profonde moyenne.

5° **Méningée moyenne.** — La méningée moyenne passe, avec deux veines, dans le trou petit rond ; arrivée dans le crâne, elle se place entre la dure-mère et les os, dans les gouttières que l'on trouve sur le pariétal et l'occipital ; elle se ramifie comme ces gouttières, et se termine dans la dure-mère et surtout dans les os.

Elle donne de nombreux rameaux qui se portent : 1° dans l'hiatus de Fallope ; 2° dans l'orbite, par la fente sphénoïdale ; 3° dans la fosse temporale, par de petits pertuis situés sur les grandes ailes du sphénoïde ; 4° à la muqueuse de la caisse du tympan, à travers la paroi supérieure de cette caisse ; 5° au ganglion de Gasser ; 6° à la fosse temporale.

L'artère qui se porte dans l'hiatus suit le trajet du grand nerf pétreux superficiel. Elle est d'un très petit volume, et s'anastomose avec la stylo-mastoïdienne et une branche de la vertébrale, qui accompagnent le nerf facial dans l'aqueduc de Fallope.

Les rameaux de la fente sphénoïdale sont nombreux. Ils naissent de la partie antérieure de la méningée moyenne, et se terminent dans le périoste des parois de l'orbite.

Les petites branches qui se portent dans la muqueuse de la caisse du tympan sont d'un très petit volume ; elles viennent des branches postérieures de la méningée moyenne, traversent une surface criblée située à la base du rocher, sur son bord supérieur, et se jettent dans la muqueuse de la caisse du tympan.

Les rameaux de la fosse temporale traversent de petits orifices situés sur la grande aile du sphénoïde, et s'anastomosent avec l'artère temporale profonde antérieure.

6° **Petite méningée.** — La petite méningée pénètre par le trou ovale, et se distribue à la dure-mère et surtout aux os qui avoisinent ce trou. Cette branche est une des plus petites ; elle manque quelquefois.

7° Palatine supérieure. — La palatine supérieure, artère assez volumineuse, descend le long du canal palatin postérieur. Arrivée à l'orifice inférieur de ce canal, elle se dirige d'arrière en avant, et se distribue au voile du palais, à la muqueuse et aux os de la voûte palatine. Elle s'anastomose en avant avec la terminaison de la sphéno-palatine.

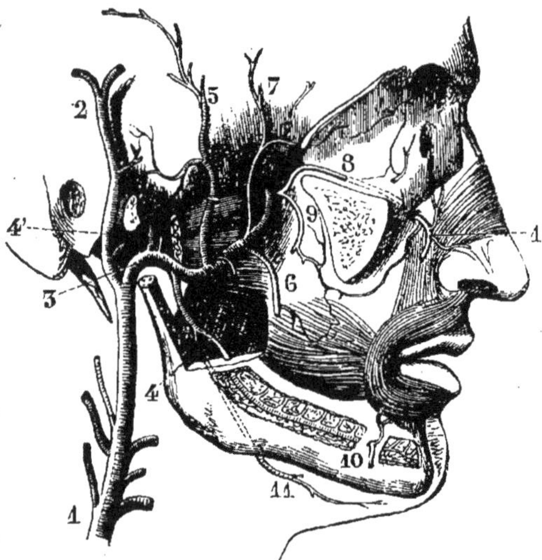

Fig. 708. — Coupe de la face montrant l'artère maxillaire interne.

1, artère carotide externe et ses six branches. — 2, artère temporale superficielle. — 3, artère maxillaire interne. — 4, artère méningée moyenne. — 5, 7, artères temporales profondes, antérieure et postérieure. — 6, artère buccale. — 8, artère sous-orbitaire. — 9, artère alvéolaire. — 10, artère dentaire inférieure.

8° Dentaire inférieure. — La dentaire inférieure (fig. 709,2) se porte dans le canal dentaire, le parcourt dans toute son étendue, donne des rameaux à chaque racine dentaire, au tissu osseux et au périoste. Avant de se terminer aux incisives, l'artère dentaire inférieure fournit un *rameau mentonnier* qui sort par le trou mentonnier et se perd dans la lèvre inférieure.

Au moment où elle pénètre dans le canal dentaire, cette artère donne un rameau, *artère myloïdienne,* qui suit le trajet du nerf myloïdien ; il se porte entre la face inférieure du muscle mylo-hyoïdien et le ventre antérieur du digastrique.

9° Buccale. — La buccale (fig. 708) se porte directement en avant et en bas dans l'épaisseur de la joue, sur la face externe du buccinateur, et se distribue aux muscles, à la peau et à la muqueuse de cette région. A son origine, elle passe entre l'apophyse coronoïde et le ptérygoïdien interne. Elle s'anastomose avec des branches de la faciale.

10° Massétérine. — La massétérine se porte en dehors, sur la face interne du masséter. Elle passe dans l'échancrure sigmoïde du maxillaire inférieur.

11° Ptérygoïdienne. — La ptérygoïdienne, quelquefois multiple, descend et se distribue aux muscles ptérygoïdiens, surtout à l'in-

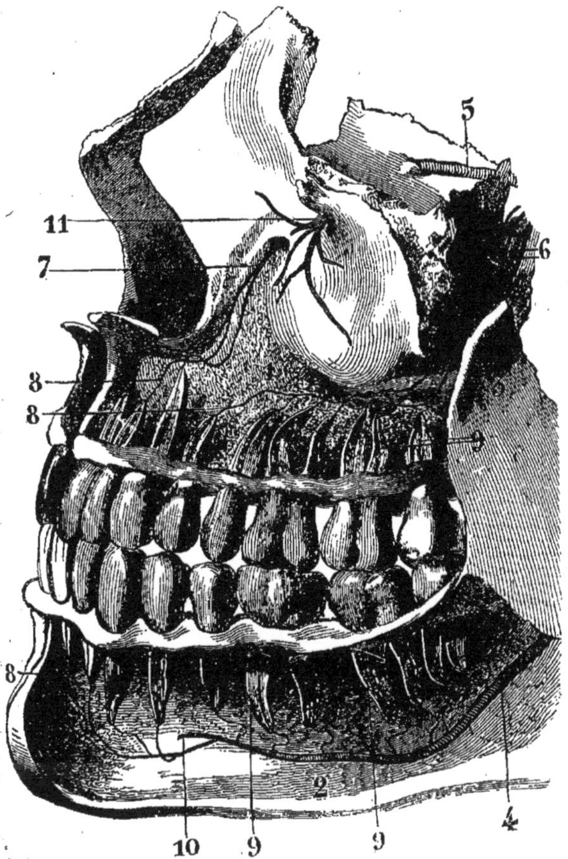

Fig. 709. — Artères sous-orbitaire, alvéolaire et dentaire inférieure (artères des dents).

1, surface grenue du maxillaire supérieur résultant de la décortication de l'os. — 2, surface grenue du maxillaire inférieur. — 3, apophyse coronoïde du maxillaire inférieur. — 4, artère dentaire inférieure. — 5, artère sous-orbitaire. — 6, rameaux de l'artère alvéolaire se rendant aux molaires et passant par les mêmes trous que les nerfs dentaires postérieurs. — 7, rameau de l'artère sous-orbitaire, situé dans le canal du nerf dentaire antérieur (creusé dans la paroi antérieure du sinus maxillaire), et se rendant à la canine et aux incisives. — 8, 8, 8, terminaison des artères dans les racines des dents. — 9, 9, 9, les racines dentaires sont divisées par la moitié pour montrer la cavité dentaire et le vaisseau qui y est contenu. — 10, rameau mentonnier coupé. — 11, terminaison de l'artère sous-orbitaire.

terne. Elle s'anastomose avec le rameau que la faciale fournit à ce muscle.

12° Alvéolaire. — L'alvéolaire (fig. 709) se porte sur le bord postérieur du maxillaire supérieur et s'y ramifie. Quelques-uns de ces rameaux pénètrent dans l'épaisseur de l'os et se distribuent à la muqueuse du sinus maxillaire et aux racines des molaires. Les autres se répandent à la surface du maxillaire supérieur, et se distribuent au périoste, aux gencives et au tissu osseux. L'alvéolaire s'anastomose avec des branches de la sous-orbitaire et de la palatine supérieure.

13° Sous-orbitaire. — La sous-orbitaire (fig. 709) se porte dans la gouttière sous-orbitaire, glisse dans le canal de même nom et se termine au niveau du trou sous-orbitaire, où elle se divise en un grand nombre de branches qui se distribuent à la partie antérieure de la joue, ainsi qu'à la lèvre supérieure.

Dans son trajet, elle fournit un petit rameau qui descend dans un petit canal creusé dans l'épaisseur du maxillaire, en avant du sinus maxillaire, canal dentaire supérieur et antérieur. Ce rameau se rend aux racines des incisives, de la canine correspondante et au canal nasal. Cette artère s'anastomose avec l'alvéolaire et les branches de la faciale.

14° Vidienne. — La vidienne, branche très petite, traverse, d'avant en arrière, le trou vidien et se termine à la muqueuse de l'ouverture de la trompe d'Eustache et du voisinage de cette ouverture.

15° Ptérygo-palatine. — La ptérygo-palatine, ou pharyngienne supérieure, passe par le trou ptérygo-palatin, qu'elle parcourt d'avant en arrière et de dehors en dedans, et se distribue à la muqueuse de la partie supérieure du pharynx.

§ 4. — ARTÈRE TEMPORALE SUPERFICIELLE (fig. 788).

Dissection. — Voyez la dissection de la carotide externe.

Branche de terminaison de la carotide externe, elle s'étend du col du condyle au sommet du crâne. A son origine, elle est contenue dans la glande parotide et placée en arrière du col du condyle, du maxillaire et de l'articulation temporo-maxillaire, en avant du conduit auditif externe.

Elle se porte ensuite en dehors et en haut, entre la peau et l'aponévrose temporale, et se divise en deux branches terminales, l'une antérieure, *frontale*, l'autre postérieure, *pariétale* : ces deux branches sont très flexueuses, se ramifient dans le cuir chevelu, s'anastomosent avec la frontale, l'occipitale, et avec celles du côté opposé.

Dans son trajet, cette artère fournit quatre branches collatérales principales, qui dérivent de nombreuses flexuosités dans l'épaisseur du cuir chevelu (voy. le tableau général des *artères*).

1° La *transversale de la face* (fig. 702,7) se porte en avant au-dessus du canal de Sténon, et se jette dans les parties molles de la moitié supérieure de la joue. Elle s'anastomose avec les branches de la faciale, de la maxillaire interne et un rameau de l'ophtalmique.

2° L'*articulaire* est un petit rameau qui se porte en avant vers l'articulation temporo-maxillaire.

3° Les *auriculaires antérieures* sont nombreuses et peu volumineuses ; elles se portent à la partie antérieure du pavillon de l'oreille.

4° La *temporale profonde moyenne* perfore l'aponévrose temporale, un peu au-dessus de l'arcade zygomatique, et se porte à la partie moyenne du muscle temporal pour s'anastomoser avec la temporale profonde antérieure et la temporale profonde postérieure, branches de la maxillaire interne.

§ 5. — CAROTIDE INTERNE (fig. 701)

Dissection. — La coupe latérale du crâne, telle qu'elle a été pratiquée pour la préparation de l'artère maxillaire interne, sert aussi pour celle de la carotide interne ; il ne reste plus qu'à ouvrir le canal carotidien avec le ciseau, en observant les précautions nécessaires pour empêcher la lésion du vaisseau qui le parcourt. On ouvre ensuite le sinus caverneux, en incisant la dure-mère vers la partie latérale du corps du sphénoïde. On conserve soigneusement les rapports du nerf de la sixième paire avec la carotide, dans l'intérieur du sinus caverneux.

Elle commence au niveau du bord supérieur du cartilage thyroïde et se termine dans le crâne, un peu au-dessus du trou optique.

Elle est destinée à l'encéphale et à l'appareil de la vision.

Trajet et rapports. — A son origine, elle se porte un peu en dehors, de sorte qu'elle est plus externe que la carotide externe. Elle se dirige ensuite vers le pharynx, glisse entre cet organe et la glande parotide, sur la face postérieure de laquelle elle se creuse une gouttière, et arrive à la base du crâne.

Dans son trajet, la veine jugulaire interne est placée sur son côté externe, et, avant d'entrer dans le crâne, l'artère est séparée de la jugulaire interne par les nerfs glosso-pharyngien, pneumogastrique, spinal et grand hypoglosse.

Elle pénètre dans le canal carotidien avec des filets du nerf grand sympathique qui l'entourent, décrit comme ce canal une courbe à concavité inférieure et interne, et plus loin, elle passe sur la lame cartilagineuse qui ferme le trou déchiré antérieur.

Elle se dirige obliquement d'arrière en avant et de bas en haut, dans le sinus caverneux, y décrit deux courbures en forme d'S, une postérieure concave en bas, une antérieure concave en haut. A ce niveau, elle traverse le sang du sinus caverneux et elle est placée en dedans des nerfs moteur oculaire commun, pathétique, ophtalmique et moteur oculaire externe. (Voy. *Sinus caverneux*.)

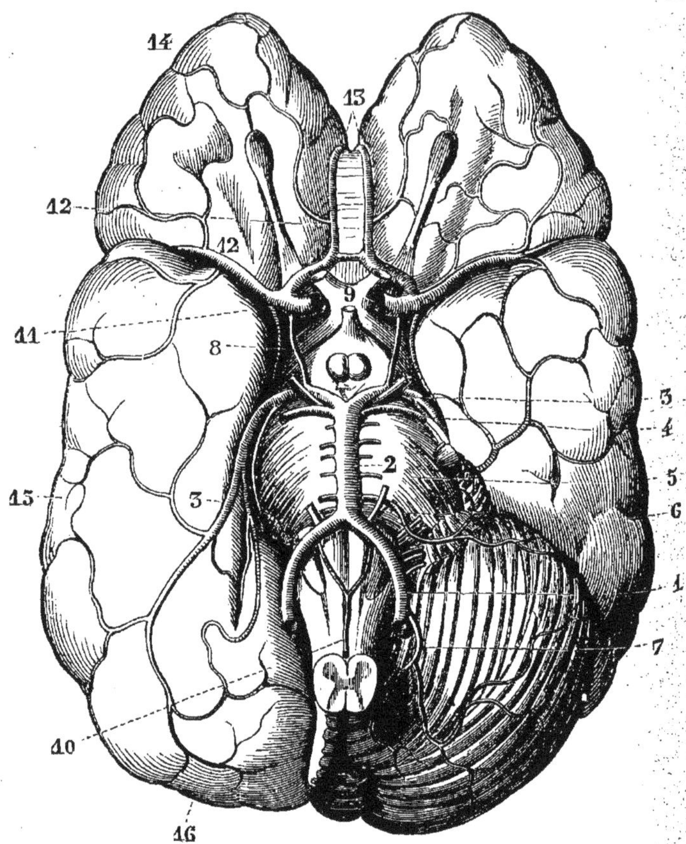

Fig. 710. — Face inférieure de l'encéphale, montrant les artères qui forment l'hexagone de Willis.

1, artère vertébrale. — 2, tronc basilaire. — 3, artère cérébrale postérieure. — 4, artère cérébelleuse supérieure. — 5, protubérance annulaire. — 6, artère cérébelleuse inférieure et antérieure. — 7, artère cérébelleuse inférieure et postérieure. — 8, artère communicante postérieure. — 9, hexagone artériel de Willis. — 10, artère spinale antérieure. — 11, artère cérébrale moyenne pénétrant dans la scissure de Sylvius. — 12, lobe antérieur du cerveau. — 13, artères cérébrales antérieures réunies par la communicante antérieure, située en avant de 9. — 14, lobe antérieur du cerveau. — 15, point de réflexion des artères cérébrales antérieures autour du genou du corps calleux. — 16, lobe postérieur.

Branches terminales. — Arrivée à 3 ou 4 millimètres au-dessus du trou optique, en dehors du nerf optique, l'artère carotide interne se termine en fournissant quatre branches : cérébrale antérieure, cérébrale moyenne, communicante postérieure et choroïdienne.

Un peu avant sa terminaison, elle fournit une *collatérale*, l'ophtalmique.

1° Cérébrale antérieure. — La cérébrale antérieure (fig. 710,13) est située dans la pie-mère, au-dessus du nerf optique. Elle se porte en avant et en dedans vers celle du côté opposé, avec laquelle elle s'anastomose au moyen d'une petite branche, la *communicante antérieure*, puis elle contourne le genou du corps calleux, se place dans le sinus du corps calleux et se termine dans les anfractuosités de la face interne de l'hémisphère cérébral. Ses ramifications concourent à former la pie-mère.

2° Cérébrale moyenne. — La cérébrale moyenne (fig. 710,11) se porte dans la scissure de Sylvius, et s'y ramifie en un grand nombre de rameaux qui s'épuisent dans la portion de pie-mère qui recouvre la face externe de l'hémisphère cérébral. Elle est plus volumineuse que l'artère cérébrale antérieure.

A son origine, cette artère fournit un grand nombre de petits rameaux qui perforent la substance cérébrale en arrière de l'origine du nerf olfactif, d'où le nom d'*espace perforé*, donné à ce point du cerveau.

3° Communicante postérieure. — La communicante postérieure (fig. 710,8), moins volumineuse, se porte en arrière, et se réunit à la cérébrale postérieure venue du tronc basilaire.

4° Choroïdienne. — La choroïdienne, très rapprochée de la communicante postérieure, se porte en arrière et pénètre immédiatement dans le plexus choroïde du ventricule latéral par l'ouverture que présente ce ventricule à ce niveau.

On donne le nom d'*hexagone artériel de Willis* (710,9) à la réunion, à la base du cerveau, des artères de cet organe. Cet hexagone présente deux côtés postérieurs formés par les artères cérébrales postérieures, deux côtés antérieurs par les artères cérébrales antérieures, deux côtés latéraux par les communicantes postérieures; à l'angle que forment, en se réunissant, les deux cérébrales antérieures, on rencontre la communicante antérieure, qui a une étendue de 2 à 3 millimètres, de sorte que cet hexagone a sept côtés! (Voy. *Circulation des centres nerveux.*)

Branches collatérales. — Hors du crâne, l'artère carotide interne ne donne pas de branches. Dans le canal carotidien, elle donne un petit rameau qui perfore la paroi de ce canal pour se porter à la muqueuse de la caisse du tympan. Dans le crâne, elle donne, aux os et à la dure-mère, quelques rameaux qui s'entremêlent avec les rameaux nerveux du grand sympathique pour former le plexus artério-nerveux de Walther, situé dans le sinus caverneux.

Elle fournit, près de sa terminaison, une branche collatérale, l'artère ophtalmique.

§ 6. — ARTÈRE OPHTALMIQUE (fig. 711,2)

Cette artère, née de la carotide interne, en arrière du trou optique, pénètre dans ce trou avec le nerf optique, en dehors duquel elle est située.

Dissection. — Les coupes à faire dans l'orbite ont déjà été indiquées en parlant de l'artère maxillaire interne. On arrive aux divisions de l'artère ophtalmique, après avoir incisé d'avant en arrière le périoste qui tapisse la paroi supérieure de l'orbite ; on en renverse les lambeaux à droite et à gauche, puis, après avoir divisé l'aponévrose qui unit les attaches postérieures des muscles droit supérieur et droit externe, on arrive au tronc de l'arcade ophtalmique. La dissection des branches se fait en enlevant peu à peu la graisse à l'aide du scalpel, ou mieux encore avec des ciseaux bien effilés. Dans cette dissection, on ne conservera que le globe de l'œil avec le nerf optique, les muscles et les artères. On peut, il est vrai, préparer tous les nerfs et les artères en même temps, mais cette préparation est très difficile à faire. On aura soin de ménager jusqu'aux plus petits rameaux artériels, en se gardant toutefois de confondre avec eux des veines qui seraient injectées, comme cela arrive souvent.

Artère lacrymale. — Il faut agrandir le trou malaire, afin de voir le passage du *rameau malaire* dans la face.

L'*artère musculaire supérieure* est ordinairement une des premières artères qu'on dissèque ; comme elle est placée immédiatement sous le périoste, il faut éviter de couper l'artère en fendant celui-ci.

Les *artères ciliaires* ne seront suivies pour le moment que jusqu'à leur entrée dans la sclérotique. Plus tard, on pourra en examiner le trajet dans le globe de l'œil, d'après les procédés indiqués pour la préparation de cet organe.

La *centrale de la rétine* ne sera également suivie que jusqu'au point où elle pénètre dans le nerf optique.

Artères ethmoïdales. — Après avoir un peu agrandi les trous qui leur livrent passage, on en suit la distribution dans le nez, en observant les préceptes qui ont été donnés en parlant de l'artère nasale postérieure.

L'artère ophtalmique pénètre dans l'orbite en passant d'abord à la face supérieure du nerf optique, ensuite à sa face interne.

Dans l'orbite, elle est entourée de tissu cellulo-graisseux et placée au-dessous du muscle droit supérieur. Elle fournit deux branches terminales et onze collatérales.

Artère ophtalmique.	2 branches terminales . .	Nasale.
		Frontale.
	11 branches collatérales. .	Lacrymale.
		Centrale de la rétine.
		Sus-orbitaire.
		Ciliaires courtes postérieures.
		Ciliaires longues postérieures.
		Musculaire supérieure.
		Musculaire inférieure.
		Palpébrale supérieure.
		Palpébrale inférieure.
		Ethmoïdale antérieure.
		Ethmoïdale postérieure.

La *nasale* (fig. 711,8), branche terminale interne de l'ophtalmique, sort de l'orbite vers la partie interne de la base, et se porte à la racine du nez, où elle s'anastomose avec la terminaison de la faciale.

La *frontale* (fig. 711,9), branche terminale externe, passe au-dessous de l'arcade orbitaire et se ramifie dans le muscle frontal, dans l'os et dans la peau de cette région. Elle s'anastomose avec la temporale superficielle.

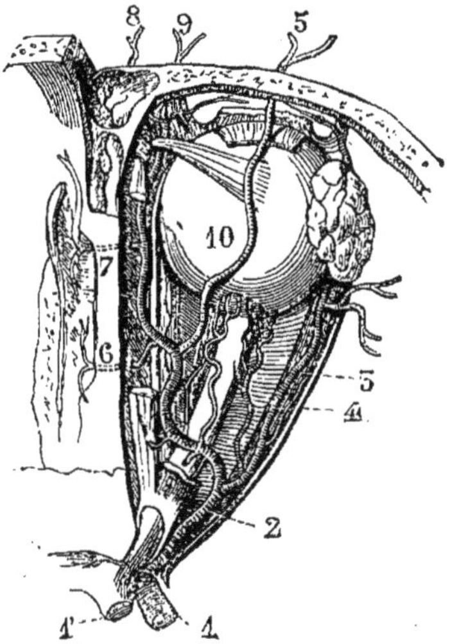

La *lacrymale* (fig. 711,3) naît de l'ophtalmique immédiatement après son entrée dans l'orbite ; elle se porte en haut et en dehors vers la glande lacrymale, à laquelle elle se distribue. Elle fournit un petit rameau, appelé *rameau malaire*, qui traverse le trou malaire.

La *centrale de la rétine* naît au même niveau, et pénètre aussitôt dans un petit canal creusé au centre du nerf optique. Arrivée à la papille de ce nerf, elle se ramifie et se répand dans la rétine.

Chez le fœtus, elle donne un petit rameau qui traverse le corps vitré et se porte au cristallin.

Fig. 711. — Portion de la base du crâne dont on a enlevé la voûte orbitaire du côté droit, pour montrer l'artère ophtalmique.

1, carotide interne. — 2, artère ophtalmique. — 3, lacrymale. — 4, ciliaires courtes postérieures. — 5, sus-orbitaires. — 6, ethmoïdale postérieure. — 7, ethmoïdale antérieure — 8, nasale. — 9, frontale. — 10, globe oculaire.

La *sus-orbitaire* (fig. 711,5) se porte vers la voûte orbitaire et se dirige vers le trou sus-orbitaire, qu'elle traverse pour se perdre dans les parties dures et molles qui surmontent l'arcade orbitaire.

Les *ciliaires courtes postérieures* (fig. 711,4), nombreuses et petites, se portent en groupe autour du nerf optique et pénètrent la sclérotique à sa partie postérieure.

Elles se portent en avant, entre la sclérotique et la choroïde, pour se terminer dans cette dernière membrane.

Les *ciliaires longues postérieures*, au nombre de deux, perforent la sclérotique de chaque côté du nerf optique, et passent entre cette membrane et la choroïde, pour se bifurquer à quelques millimètres en arrière de l'iris et concourir à la formation du grand cercle artériel de l'iris (voy. *Œil*).

La *musculaire supérieure* se porte au-dessus du globe oculaire et se perd dans les muscles qui le surmontent : droit supérieur, releveur de la paupière, etc.

La *musculaire inférieure* se dirige en bas et se comporte d'une façon analogue.

Les deux musculaires fournissent les ciliaires antérieures, qui perforent la sclérotique et complètent le grand cercle artériel de l'iris.

Les *palpébrales supérieure et inférieure* se portent vers l'angle interne de l'œil, et dévient en dehors en décrivant une courbe dont la concavité regarde le bord libre des paupières. Elles sont situées chacune dans la paupière de même nom.

L'*ethmoïdale antérieure* (fig. 711,7) naît de la partie antérieure de l'ophtalmique et traverse le trou orbitaire interne antérieur. Elle passe au-dessus de la lame criblée de l'ethmoïde, où elle abandonne quelques rameaux à la dure-mère et aux trous de la lame criblée, traverse la fente ethmoïdale et se distribue à la partie antérieure de la muqueuse pituitaire.

L'*ethmoïdale postérieure* (fig. 711,6) passe par le trou orbitaire interne postérieur, et se divise sur la lame criblée en une foule de rameaux qui traversent les trous de cette lame pour se terminer à la partie supérieure de la muqueuse pituitaire. Quelques-uns se rendent à la dure-mère qui recouvre la lame criblée.

§ 7. — VEINES DE LA TÊTE ET DU COU

Le sang veineux de la tête et du cou descend vers les troncs veineux brachio-céphaliques, dans lesquels il arrive par deux veines principales de chaque côté : les jugulaires interne et externe. Dans le crâne, les veines étant complètement dépourvues de valvules, le courant sanguin ne rencontre aucun obstacle. La jugulaire interne porte le sang du cerveau et de l'orbite ; elle correspond, par conséquent, à la carotide interne. La jugulaire externe reçoit, d'une manière générale, le sang qui correspond aux branches de la carotide externe.

Dans l'étude des veines de la tête, nous distinguerons celles du crâne et celles de la face.

I. — Veines du crâne.

Il y a dans le crâne trois circulations veineuses : l'une que nous appellerons *intra-cranienne*, une autre *extra-cranienne*, enfin une troisième *intra-pariétale*, c'est-à-dire dans les parois osseuses du crâne.

1° *Veines intra-craniennes.*

La **circulation veineuse intra-cranienne** se fait au moyen de deux espèces de vaisseaux, des *veines* et des *sinus*.

Les *veines* appartiennent à l'encéphale. Nées de tous les points de la substance cérébrale, elles se portent à la surface du cerveau et du cervelet pour concourir, par leurs nombreuses anastomoses à la constitution de la pie-mère.

Ces veines, dépourvues de valvules, sont nombreuses et volumineuses. Elles se rendent toutes dans la seconde espèce de vaisseaux, qui en diffèrent par leur disposition, par leur structure et par leur circulation.

Ces derniers vaisseaux sont connus sous le nom de *sinus de la dure-mère*.

Sinus de la dure-mère.

Les sinus de la dure-mère sont des canaux rigides, destinés à recevoir le sang des veines de l'encéphale, et situés dans l'épaisseur de la dure-mère. Lorsqu'on les divise, ils restent béants.

Ces canaux répondent pour la plupart aux gouttières qui sont creusées à la surface interne du crâne et portent les mêmes noms.

Les plus volumineux d'entre eux sont traversés par des brides fibreuses, destinées probablement à ralentir la rapidité du courant sanguin. Tous ces sinus sont incompressibles et s'anastomosent entre eux ; ils se terminent par un énorme sinus, le sinus latéral, qui constitue, en traversant le trou déchiré postérieur, l'origine de la veine jugulaire interne.

La *forme* des sinus est variable : ceux qui reposent sur des gouttières profondes du crâne sont demi-cylindriques, comme le sinus latéral ; les sinus droit et longitudinal supérieur ont une forme prismatique et triangulaire ; quelques-uns sont très irréguliers, comme le sinus caverneux.

Les sinus sont criblés d'orifices dont la plupart reçoivent le sang des veines de l'encéphale, tandis que les autres, en petit nombre, mais assez volumineux, reçoivent des veines qui font communiquer la circulation veineuse intra-cranienne avec les veines extérieures du crâne. On donne le nom de veine émissaire de Santorini à celle qui communique avec le sinus longitudinal supérieur, au niveau du trou pariétal. Une grosse veine de communication se jette à travers la fente sphénoïdale dans le sinus caverneux : c'est la *veine ophtalmique* (fig. 697), qui s'anastomose avec les veines de la face. On trouve encore la *veine mastoïdienne*, qui traverse le trou mastoïdien, pour se jeter ensuite dans le sinus latéral.

Cette communication explique l'application habituelle de sangsues à la région mastoïdienne, dans le cas de phlegmasie méningo-encéphalique. Elle peut expliquer aussi la méningite qui se développe dans le cours de l'érysipèle de la face ou du cuir chevelu, à travers les parois des veines émissaires.

Structure. — Les sinus de la dure-mère ont une structure toute différente de celle des autres veines. Ils sont formés par une lamelle mince et transparente qui tapisse la dure-mère. Cette lamelle est composée de deux couches : l'une *interne*, formée par un *endothélium simple*, l'autre *externe*, constituée par du *tissu*

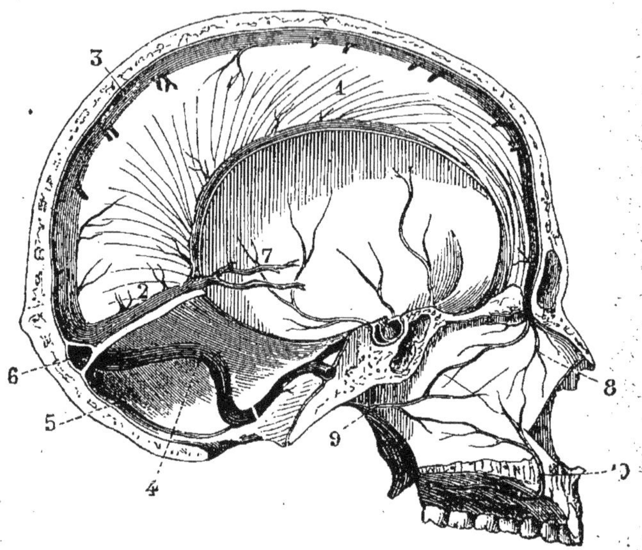

Fig. 712. — Coupe médiane de la tête et de la dure-mère. Sinus de la dure-mère.

1, faux du cerveau. — 2, sinus droit. — 3, sinus longitudinal supérieur. — 4, sinus latéral gauche. — 5, sinus occipital postérieur. — 6, pressoir d'Hérophile, lieu de réunion de plusieurs sinus. — 7, veine de Galien. — 8, petite veine de la cloison des fosses nasales formant, dans quelques cas, l'origine du sinus longitudinal supérieur. — 9, veine nasale postérieure. — 10, veine nasale antérieure se rendant à la voûte palatine.

conjonctif, entremêlé par places de *fibres élastiques fines*. Cette couche se continue sans ligne de démarcation avec le tissu de la dure-mère.

Les filaments qui cloisonnent irrégulièrement certains sinus, comme le sinus longitudinal supérieur et le sinus caverneux, sont formés de tissu fibreux continu à la dure-mère, et recouverts d'une couche mince de tissu conjonctif et d'un épithélium pavimenteux simple.

Il y a quinze sinus, cinq pairs, cinq impairs, c'est-à-dire cinq sur la ligne médiane et dix latéraux, cinq de chaque côté (fig. 712 et 713).

Sinus impairs . . . . . { Longitudinal supérieur.
Longitudinal inférieur.
Droit.
Occipital transverse.
Circulaire ou coronaire.

Sinus pairs. . . . . . . { Caverneux. / Pétreux supérieurs. / Pétreux inférieurs. / Occipitaux postérieurs. / Latéraux. }

1° Le *sinus longitudinal supérieur* (fig. 712,3) prend naissance au niveau de l'apophyse crista-galli ; il suit la gouttière longitudinale supérieure dans l'épaisseur du bord convexe de la faux du cerveau, et se termine au niveau de la protubérance occipitale interne, où il se jette dans le sinus latéral droit, quelquefois dans le gauche, et d'autres fois à droite et à gauche en même temps. Sa coupe a une forme triangulaire.

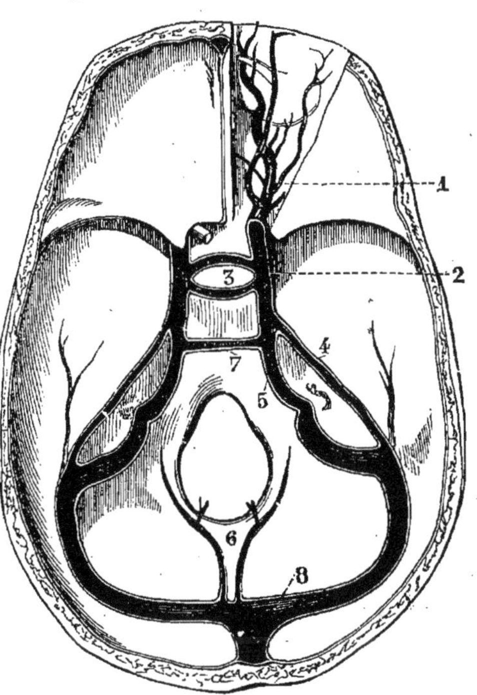

Fig. 713. — Sinus de la dure-mère à la base du crâne.

1, veine ophthalmique. — 2, sinus caverneux. — 3, sinus circulaire. — 4, sinus pétreux supérieur. — 5, sinus pétreux inférieur. — 6, sinus occipitaux postérieurs. — 7, sinus occipital transverse. — 8, sinus latéral.

Il commence à la partie antérieure de la faux du cerveau, par une extrémité effilée, dans laquelle se jette quelquefois une petite veine qui passe par le trou borgne. A mesure qu'on se rapproche de sa partie postérieure, on voit le sinus augmenter de calibre jusqu'au *pressoir d'Hérophile*, où il est très large, et où il communique avec les sinus droit, latéraux et occipitaux.

On donne le nom de *torcular* ou *pressoir d'Hérophile* (1) à la cavité veineuse qui résulte de la convergence des sinus longitudinal supérieur, droit, latéraux et occipitaux postérieurs. Cette cavité correspond à la protubérance occipitale interne.

(1) Le mot *pressoir*, donné par Hérophile, indique qu'il supposait le sang fortement pressé dans l'endroit où se trouvent réunis les quatre plus grands sinus de la dure-mère.

Le sinus longitudinal supérieur reçoit de petites veines appartenant à la dure-mère, quelques veines diploïques, quelques branches veineuses de communication entre les systèmes veineux intra-cranien et extra-cranien, les veines cérébrales de la face interne et de la face externe des hémisphères cérébraux, et la grande veine anastomotique de Trolard, qui existe cinq fois sur six. Parmi toutes ces veines, les seules qui méritent une mention sont les veines méningées et les deux dernières.

Parmi les *veines méningées*, on remarque les méningées moyennes, qui rampent sous la dure-mère et qui mettent en communication le sinus longitudinal supérieur avec les veines situées au-dessous du crâne et donnant naissance à la maxillaire interne.

Les *veines cérébrales*, nées des faces externe et interne des hémisphères, se portent toutes vers le bord supérieur des hémisphères, en s'anastomosant. Elles donnent naissance, à ce niveau, à six ou huit troncs veineux qui s'ouvrent dans le sinus longitudinal supérieur. Ces veines offrent ceci de remarquable : elles semblent se diriger d'avant en arrière; mais, arrivées contre les parois du sinus, elles rétrogradent et se portent d'arrière en avant, dans une étendue de 1 à 2 centimètres, pour s'ouvrir ensuite dans le sinus. Pendant ce trajet rétrograde, elles sont appliquées par l'arachnoïde contre la dure-mère. On voit donc que le courant veineux de ces veines marche en sens inverse du courant du sinus.

La *grande veine anastomotique* de Trolard a été décrite par cet anatomiste en 1868 (*Recherches sur le système veineux de l'encéphale et du crâne*). Elle fait communiquer le sinus pétreux supérieur avec le sinus longitudinal supérieur. Elle occupe la face externe des hémisphères, où elle s'anastomose avec les veines cérébrales voisines ; son extrémité postérieure s'ouvre dans le tiers postérieur du sinus longitudinal ; son extrémité antérieure pénètre dans la partie externe de la scissure de Sylvius, puis elle traverse la dure-mère au-dessous et en arrière de la petite aile du sphénoïde, et glisse d'avant en arrière dans l'épaisseur de cette membrane, pour se jeter dans le sinus pétreux supérieur.

2° Le *sinus longitudinal inférieur* (fig. 713) est situé sur le bord concave de la faux du cerveau ; il naît à la partie antérieure de ce bord et se porte en arrière, en augmentant peu à peu de calibre jusqu'à la tente du cervelet, où il rencontre l'origine du sinus droit dans lequel il se jette.

Il reçoit quelques petites veines de la faux du cerveau, parmi lesquelles une ou deux font communiquer ce sinus avec le longitudinal supérieur. Sa forme est cylindrique, comme celle des veines.

3° Le *sinus droit* (fig. 713, 2) est peu étendu; il est situé au point de réunion de la base de la faux du cerveau et de la face supérieure de la tente du cervelet; il réunit les extrémités postérieures des deux sinus précédents, et présente, par conséquent, une direction antéro-postérieure.

Il reçoit à son extrémité antérieure une veine considérable, venue de l'intérieur du cerveau, la *veine de Galien* (fig. 713, 7), au niveau de laquelle Bichat plaçait son *canal arachnoïdien*. Son extrémité postérieure s'ouvre dans le *pressoir d'Hérophile*.

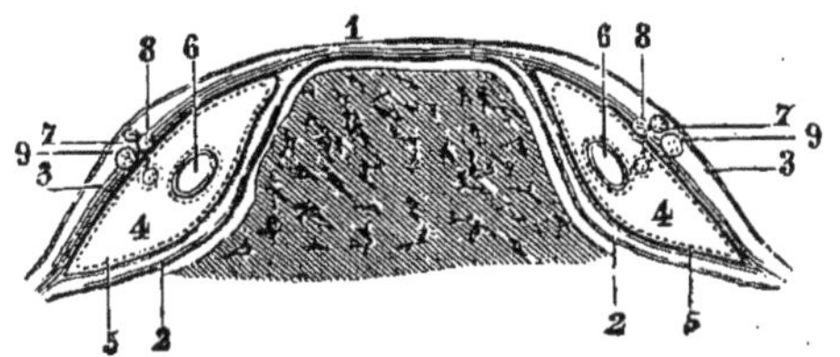

Fig. 714. — Coupe transversale et verticale du corps du sphénoïde, des deux sinus caverneux et des organes qui les traversent (figure schématique).

1, dure-mère sur la fosse pituitaire. — 2, 2, feuillet interne de la dure-mère formant la paroi interne du sinus caverneux. — 3, 3, feuillet externe formant la paroi externe du même sinus. 4, 4, cavité du sinus remplie de sang veineux. — 5, 5, ligne ponctuée représentant la tunique interne ou épithéliale du sinus. — 6, 6, artère carotide interne séparée du sang par la même tunique épithéliale. — 7, 7, nerf pathétique dans la paroi externe du sinus; en dedans de ce nerf se trouve le nerf moteur oculaire commun, dans l'épaisseur de la même paroi. — 8, 8, nerf moteur oculaire externe dans le sang du sinus; il est séparé du sang par la tunique épithéliale du sinus. — 9, 9, nerf ophtalmique dans la paroi externe du sinus.

La veine de Galien naît dans le corps strié et dans la couche optique; elle passe par le trou de Monro, dans l'épaisseur de la toile choroïdienne, au-dessus de la glande pinéale, et se jette dans la partie antérieure du sinus droit, à son point de réunion avec le sinus longitudinal inférieur.

4° Le *sinus occipital transverse* (fig. 714, 7) est très petit et manque souvent : il est situé sur l'apophyse basilaire de l'occipital, et réunit les sinus pétreux inférieurs.

5° Le *sinus coronaire*, ou *circulaire* (fig. 714), situé à la manière d'une couronne tout autour de la fosse pituitaire, sur la circonférence externe du diaphragme de l'hypophyse, communique de chaque côté avec les sinus caverneux.

6° Le *sinus caverneux* (fig. 714, 2 et 715), pair, est situé dans la gouttière caverneuse, sur les côtés de la fosse pituitaire. Il reçoit le sang de l'orbite par la veine ophtalmique; il communique avec le sinus coronaire en dedans et le sinus pétreux supérieur et inférieur en arrière. Ce sinus, constitué comme les autres, par un dédoublement de la dure-mère, a deux parois : une interne, formée par le feuillet interne appliqué contre le sphénoïde; l'autre externe, formée par le feuillet externe.

Le sinus caverneux contient l'artère carotide interne, les nerfs pathétique, moteur oculaire commun, moteur oculaire externe, ophtalmique, et le plexus caverneux du grand sympathique.

La carotide interne traverse le sinus d'arrière en avant, de bas en haut et de dehors en dedans, c'est-à-dire du canal carotidien à l'apophyse clinoïde antérieure ; elle repose sur la paroi inférieure du sinus, et elle est séparée du sang par la membrane interne du sinus qui se réfléchit sur elle.

Le pathétique et l'ophtalmique sont situés dans l'épaisseur de la paroi externe du sinus ; ils sont parallèles et superposés ; le pathétique est au-dessus. Le moteur oculaire commun est situé aussi dans la paroi externe, mais en dedans des deux autres, tandis que le moteur oculaire externe traverse la cavité du sinus, revêtu d'une couche épithéliale, comme l'artère, en dehors de laquelle il est placé. Le plexus caverneux du grand sympathique entoure la carotide interne et fournit des rameaux anastomotiques aux quatre nerfs qui y passent. Les filets de ce plexus, mélangés à de nombreux capillaires artériels venus de la carotide interne, constituent le *plexus artérioso-nerveux* de Walther.

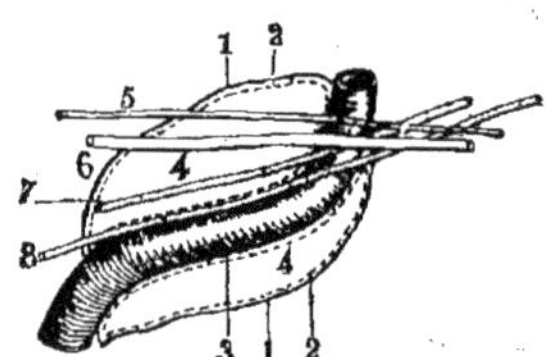

Fig. 715. — Sinus caverneux du côté droit, vu en dehors (figure schématique).

1, 1, dure-mère formant la paroi du sinus. — 2, 2, membrane épithéliale tapissant la dure-mère. — 3, la même membrane se réfléchissant sur l'artère, qu'elle sépare du sang. — 4, 4, cavité du sinus pleine de sang veineux. — 5, nerf pathétique. — 6, nerf ophtalmique. — 7, nerf moteur oculaire commun. — 8, nerf moteur oculaire externe.

Le professeur Trolard, d'Alger, a décrit à la partie inférieure du sinus caverneux une veine, *veine du trou ovale*, qui passe par le trou ovale et se jette dans le plexus ptérygoïdien, origine de la veine maxillaire interne.

7° Le *sinus pétreux supérieur* (fig. 713, 4), pair, est situé sur le bord supérieur du rocher, dans l'épaisseur du bord adhérent de la tente du cervelet. Il communique en arrière avec le sinus latéral, et en avant avec le sinus caverneux. A sa partie moyenne naît la grande anastomotique qui le fait communiquer avec le sinus longitudinal supérieur.

8° Le *sinus pétreux inférieur* (fig. 713, 6), pair, est très court ; il est situé dans la gouttière de même nom, au niveau de la suture pétro-occipitale ; il s'étend du sinus caverneux et du sinus occipital transverse à l'origine de la veine jugulaire interne.

Trolard a décrit avec soin l'extrémité externe de ce sinus. Arrivé à la partie interne du trou déchiré postérieur, il sort du crâne sous la forme d'une veine, passe en avant des trois nerfs qui traversent le trou et se jette dans la jugulaire interne par une ouverture oblique.

9° Le *sinus occipital postérieur* (fig. 713, 6), pair, est situé dans l'épaisseur du bord adhérent de la faux du cervelet ; il est accolé à celui du côté opposé et communique : en haut, avec l'origine du sinus latéral ; en bas, en contournant le trou occipital, avec l'origine de la jugulaire interne. Souvent ce sinus, très peu développé, se perd sur les côtés du trou occipital.

10° Le *sinus latéral* (fig. 713,8), pair, le plus grand de tous, reçoit le sang de tous les autres sinus ; il commence à la protubérance occipitale interne, se continue dans la gouttière latérale, et vient se terminer au trou déchiré postérieur, où il forme la veine jugulaire interne.

Ce sinus communique, à son origine, avec les sinus longitudinal supérieur, droit et occipitaux postérieurs ; à sa terminaison, avec le sinus pétreux supérieur. Nous venons de voir que le sinus pétreux inférieur s'ouvre dans l'origine de la veine jugulaire interne.

Le sinus latéral droit est plus volumineux que le gauche, lorsque le sinus longitudinal supérieur communique avec lui.

2° *Veines extra-craniennes.*

La **circulation veineuse extra-cranienne** (fig. 716) se compose de veines nombreuses, s'anastomosant entre elles dans le tissu cellulaire sous-cutané du crâne, et communiquant, comme il a déjà été dit, par un certain nombre d'anastomoses, avec la circulation intra-cranienne.

Ces veines forment trois groupes : un postérieur ou *veines occipitales*, un latéral ou *veines temporales* superficielles, et un antérieur ou *veines frontales*.

Les troncs de ces veines se portent dans la direction des artères correspondantes, mais elles ne présentent pas, comme celles-ci des flexuosités. Elles se jettent, tantôt dans la jugulaire interne, le plus souvent dans la jugulaire externe, excepté la veine frontale, qui se rend constamment dans la veine faciale.

3° *Veines intra-pariétales.*

La **circulation veineuse intra-pariétale** du crâne comprend les veines méningées, les veines des os et les veines qui font communiquer les circulations veineuses intra-cranienne et extra-cranienne.

Les *veines méningées* accompagnent les artères méningées. Deux veines méningées moyennes passent dans le trou petit rond, l'une en avant de l'artère, l'autre en arrière. Leurs divisions sont placées entre la dure-mère et les os du crâne ; quelques-unes communiquent en haut avec le sinus longitudinal supérieur. En bas, les veines méningées moyennes se jettent dans le *plexus ptérygoïdien* ou *zygomatique*, origine de la veine maxillaire interne.

Les veines des os, *veines diploïques*, ne sont autre chose que les canaux veineux que nous avons déjà étudiés avec les vaisseaux des os du crâne. (Voy. *Ostéologie*.) Ces canaux, indépendants dans chaque os avant l'ossification des sutures, communiquent avec ceux des os voisins après cette ossification. En même temps, par suite des progrès de l'âge, leur calibre augmente.

Comme les veines de l'extérieur du crâne, les canaux diploïques, au nombre de six de chaque côté, forment trois groupes : canaux frontaux, canaux pariétaux et canaux occipitaux. Les *canaux frontaux*, au nombre de deux de chaque côté du frontal, ont un trajet descendant ; ils s'anastomosent entre eux et, par des pertuis que l'on trouve sur les deux faces du frontal, ils communiquent avec des veines du périoste et de la dure-mère. Ils se terminent, vers les arcades orbitaires, dans les veines sus-orbitaires. Les *canaux pariétaux*, au nombre de deux, descendent sur les côtés du crâne, ils communiquent, à la face interne des os, avec les veines méningées par de petits pertuis qu'on remarque au fond des gouttières osseuses, et, à la face externe, avec les veines temporales profondes. Les *canaux occipitaux*, analogues aux canaux frontaux, et au nombre de deux également, communiquent entre eux dans leur trajet descendant ; ils s'anastomosent avec les sinus latéraux à la surface interne des os, et avec les veines occipitales à la surface externe. Ces canaux se terminent en grande partie dans les veines occipitales.

La structure des canaux diploïques est la suivante : ils sont tapissés par une membrane analogue à celle des sinus de la dure-mère. Cette membrane est formée, du côté de la cavité, par un *épithélium pavimenteux simple*, et du côté de la paroi osseuse, par une mince couche de *tissu conjonctif* adhérent à la substance de l'os. Ces canaux veineux, qui restent béants lorsque l'os est divisé, se montrent principalement dans les os plats du crâne, où ils constituent les *canaux de Breschet ou de Dupuytren ;* on les trouve aussi dans le corps des vertèbres, sur leur face postérieure, où ils s'ouvrent pour communiquer avec les veines intra-rachidiennes. Dans les os longs, le sang revient en partie par des veines nombreuses, parmi lesquelles quelques-unes, situées dans l'épaisseur des épiphyses, affectent exactement la structure des canaux veineux du crâne.

Des *veines de communication* se portent des veines intra-craniennes aux veines extra-craniennes, qu'elles font communiquer. Voici les principales, au nombre de neuf, d'après Trolard : 1° le golfe de la veine jugulaire ; 2° la veine ophtalmique ; 3° la veine mastoïdienne ; 4° le sinus pétreux inférieur ; 5° les veines condyliennes postérieures ; 6° les veines émissaires de Santorini ; 7° la veine du trou ovale ; 8° les canaux diploïques qui viennent d'être décrits, et qui établissent de nombreuses communications avec les deux systèmes veineux intra-cranien et extra-cranien ; 9° le sinus pétro-occipital.

Ce dernier, le sinus pétro-occipital, décrit par Trolard, est situé à l'extérieur du crâne, dans le bord inférieur de la suture pétro-occipitale. Il communique par son extrémité externe avec des veines qui avoisinent le trou condylien antérieur ; par son extrémité interne, il se termine le plus souvent dans le sinus caverneux, en traversant le trou déchiré antérieur.

II. — Veines de la face (fig. 716).

Les veines de la face correspondent aux artères maxillaire interne, carotide interne, carotide externe. Nous y comprendrons aussi la veine ophtalmique.

Les *veines superficielles* de la face sont extrêmement nombreuses et volumineuses ; elles forment sous la peau un réseau très riche, dont les branches sont fréquemment anastomosées.

La principale est la **veine faciale**, qui se dirige au milieu du front vers la jugulaire externe. Cette veine, au niveau du front, s'appelle *frontale* ou *préparate* (fig. 716,5) ; elle est impaire et médiane, et se termine à une arcade veineuse qui occupe la racine du nez. De cette arcade part, en suivant le sillon qui sépare le nez de la joue, la même veine qui prend le nom de *veine angulaire ;* au niveau de l'aile du nez, elle prend le nom de *faciale* proprement dite, passe entre les muscles zygomatiques, et se porte en bas en croisant l'artère. Elle arrive au-devant du masséter, croise la face externe du corps du maxillaire, en avant de l'artère faciale, se creuse une gouttière sur la face externe de la glande sous-maxillaire, et va se jeter dans l'une des jugulaires interne ou externe.

Cette veine s'anastomose, à son origine, et par la préparate, avec les veines temporales ; au niveau de la veine angulaire, elle communique avec plusieurs branches de la veine ophtalmique. La phlébite de la veine faciale se propage facilement à la veine ophtalmique et aux sinus de la dure-mère ; cette possibilité rend très grave le pronostic des furoncles et anthrax de la face.

Elle reçoit toutes les veines correspondant aux branches de l'artère faciale, les veines du nez, celles du canal nasal et du sac lacrymal, ainsi que la veine buccale.

Les *veines profondes* sont situées dans les cavités de la face : fosses nasales, bouche, pharynx, fosse ptérygoïde et cavité orbitaire.

La plupart de ces veines correspondent aux artères de ces cavités et vont se jeter dans la veine maxillaire interne, qui suit le trajet de l'artère.

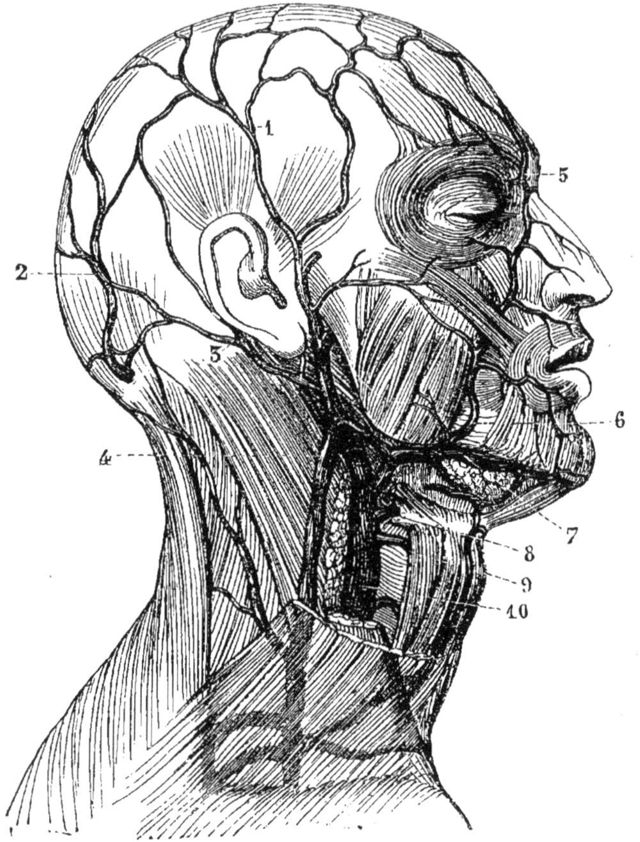

Fig. 716. — Veines jugulaires interne et externe réunies par une anastomose transversale. On a enlevé la partie supérieure du peaucier et la portion inférieure du sterno-mastoïdien.

1, branche de la veine temporale superficielle. — 2, veine occipitale. — 3, veine auriculaire postérieure. — 4, veine jugulaire externe. — 5, veine préparate. — 6, veine faciale. — 7, veine sous-mentale. — 8, veine linguale. — 9, veine thyroïdienne supérieure. — 10, veine jugulaire intern.

Le tronc de la **veine maxillaire interne** naît d'un plexus veineux formé par la veine du trou ovale, le plexus ptérygoïdien et le plexus alvéolaire, puis elle traverse la fosse zygomatique en suivant l'artère, et vient se réunir à la temporale superficielle au niveau du col du condyle, pour former l'origine de la jugulaire externe.

La **veine pharyngienne inférieure** se jette directement dans la jugulaire interne. Il en est de même des **veines linguales**.

La **veine ophtalmique** (fig. 558), située dans la cavité orbitaire, reçoit les veines de même nom que les branches artérielles. Elle communique largement en avant avec la veine faciale, et le tronc se jette en arrière dans les sinus caverneux.

Parmi les branches veineuses qui se jettent dans ce tronc, il y en a quelques-unes qui diffèrent des artères. C'est ainsi qu'aux artères ciliaires courtes postérieures et longues postérieures correspondent les *vasa vorticosa* ou *veines choroïdiennes* (voy. *Vaisseaux de l'œil*).

III. — Veines du cou.

Les veines principales du cou, ou *jugulaires*, sont au nombre de quatre : antérieure, postérieure, interne et externe. La *veine vertébrale* et les *veines thyroïdiennes*, situées également dans le cou, ont été décrites ailleurs.

La **jugulaire antérieure** (fig. 716) est impaire et médiane, quelquefois double ; elle vient de la peau et des muscles sus-hyoïdiens et sous-hyoïdiens ; elle se dirige en bas vers le bord antérieur du sterno-mastoïdien, passe au-dessous de ce muscle, et vient se jeter dans la veine sous-clavière en dedans de la jugulaire externe. Elle reçoit quelquefois la linguale.

La **jugulaire postérieure** appartient au système des veines rachidiennes. Elle prend naissance au niveau de l'atlas et de l'occipital, s'anastomose, au niveau de l'apophyse épineuse de l'axis, avec celle du côté opposé, pour s'en séparer immédiatement après, et descend vers la septième vertèbre cervicale. Là, elle passe entre l'apophyse transverse de cette vertèbre et la première côte, et se jette dans le tronc veineux brachio-céphalique.

La **jugulaire externe** (fig. 716) naît de la temporale superficielle et de la maxillaire interne, reçoit quelquefois dans son trajet la linguale, la faciale et la pharyngienne inférieure, et va se jeter dans la sous-clavière, en arrière de la clavicule.

Dans son trajet, elle est d'abord située dans l'épaisseur de la glande parotide, où elle s'anastomose par un rameau transversal avec la jugulaire interne ; puis elle se place entre le peaucier et le sterno-mastoïdien, dont elle est séparée par l'aponévrose cervicale. Au moment de s'ouvrir dans la veine sous-clavière, elle traverse l'aponévrose cervicale. Cette veine est apparente sous la peau.

Son volume est variable, et les branches qu'elle reçoit se jettent souvent dans la jugulaire interne.

La **jugulaire interne** (fig. 716) est la plus profonde et la plus volumineuse des jugulaires. La droite est souvent plus volumineuse que la gauche, à cause du volume plus grand du sinus latéral droit qu'elle reçoit.

Cette veine commence au trou déchiré postérieur, par une dilatation connue sous le nom de golfe de la jugulaire.

Elle se porte directement en bas, et vient se réunir à la veine sous-clavière pour former le tronc veineux brachio-céphalique. Dans son trajet, cette veine est située en dehors de la carotide interne, et plus bas, en dehors de la carotide primitive ; elle partage les rapports de ces vaisseaux. Elle reçoit non seulement tous les sinus de la dure-mère, et par conséquent les veines de l'encéphale, mais encore, assez souvent, les diverses veines qui viennent de l'extérieur du crâne et de la face et se jettent ordinairement dans la jugulaire externe.

Au moment où elle se jette dans la sous-clavière, elle est entourée aussi de faisceaux fibreux qui la maintiennent béante lorsqu'on la divise à ce niveau.

La disposition de ces veines, au milieu du tissu fibreux de la partie inférieure du cou, explique pourquoi, pendant les opérations qui se pratiquent dans cette région, on peut voir l'air pénétrer dans les veines jugulaires. Elle explique aussi pourquoi, pendant l'inspiration, le sang, aspiré par le thorax qui se dilate, se précipite avec force vers le cœur.

TABLE DES MATIÈRES

DU DEUXIÈME VOLUME

PREMIÈRE PARTIE

OSTÉOLOGIE

CHAPITRE PREMIER

DES OS EN GÉNÉRAL

CHAPITRE II

DES OS EN PARTICULIER

DEUXIÈME PARTIE

DISSECTION, PRÉPARATION DES SUJETS, PRÉPARATION DES PIÈCES SÈCHES

CHAPITRE PREMIER

CHAPITRE II

CHAPITRE III

TROISIÈME PARTIE

MYOLOGIE ET APONÉVROLOGIE

CHAPITRE PREMIER

CHAPITRE II

MUSCLES ET APONÉVROSES DU COU 305

CHAPITRE III

MUSCLES EXTÉRIEURS DU TRONC ET APONÉVROSES

CHAPITRE IV

MUSCLES INTÉRIEURS DU TRONC 381

CHAPITRE V

CHAPITRE VI

QUATRIÈME PARTIE

ARTHROLOGIE

CHAPITRE PREMIER

CLASSIFICATION DES ARTICULATIONS

CHAPITRE II

DES ARTICULATIONS EN PARTICULIER

CINQUIÈME PARTIE

NÉVROLOGIE

CHAPITRE PREMIER

NERFS RACHIDIENS

SIXIÈME PARTIE

ANGÉIOLOGIE

CHAPITRE PREMIER

CŒUR

CHAPITRE II

ARTÈRES ET VEINES

ÉVREUX, IMPRIMERIE DE CHARLES HÉRISSEY

Paul POIRIER, Professeur agrégé à la Faculté de médecine

QUINZE LEÇONS D'ANATOMIE PRATIQUE

Recueillies par FRITEAU et JUVARA

4e édition

Un volume in-18 avec 86 figures dans le texte. . . 4 fr.

THÉRAPEUTIQUE CHIRURGICALE

ET

CHIRURGIE JOURNALIÈRE

Par **G. PHOCAS**

Professeur agrégé à la Faculté de Lille,
Chirurgien de l'hôpital St-Sauveur,
Chirurgien en chef du Sanatorium de Saint-Pol-sur-Mer,
Membre correspondant de la Société de Chirurgie de Paris.

Avec 108 figures dans le texte.

Un volume in-8 écu . . . . 8 fr.

Dr A. CHIPAULT

THÉRAPEUTIQUE DE LA SCOLIOSE

CHEZ LES ADOLESCENTS

Un volume in-18 jésus, avec 67 figures . . . . . . 4 fr.

TRAITÉ DES VARICES DES MEMBRES INFÉRIEURS

ET DE

LEUR TRAITEMENT CHIRURGICAL

Par Ch. **RÉMY**

Un volume in-8 cavalier, avec 56 figures et 2 planches . 7 fr. 50

BEURNIER, Chirurgien des hôpitaux

NOTIONS D'ANATOMIE

DE PHYSIOLOGIE ET DE PATHOLOGIE

APPLIQUÉES A L'ORTHOPÉDIE

Un volume in-8 avec figures. . . . . 7 fr. 50

ÉVREUX, IMPRIMERIE DE CHARLES HÉRISSEY

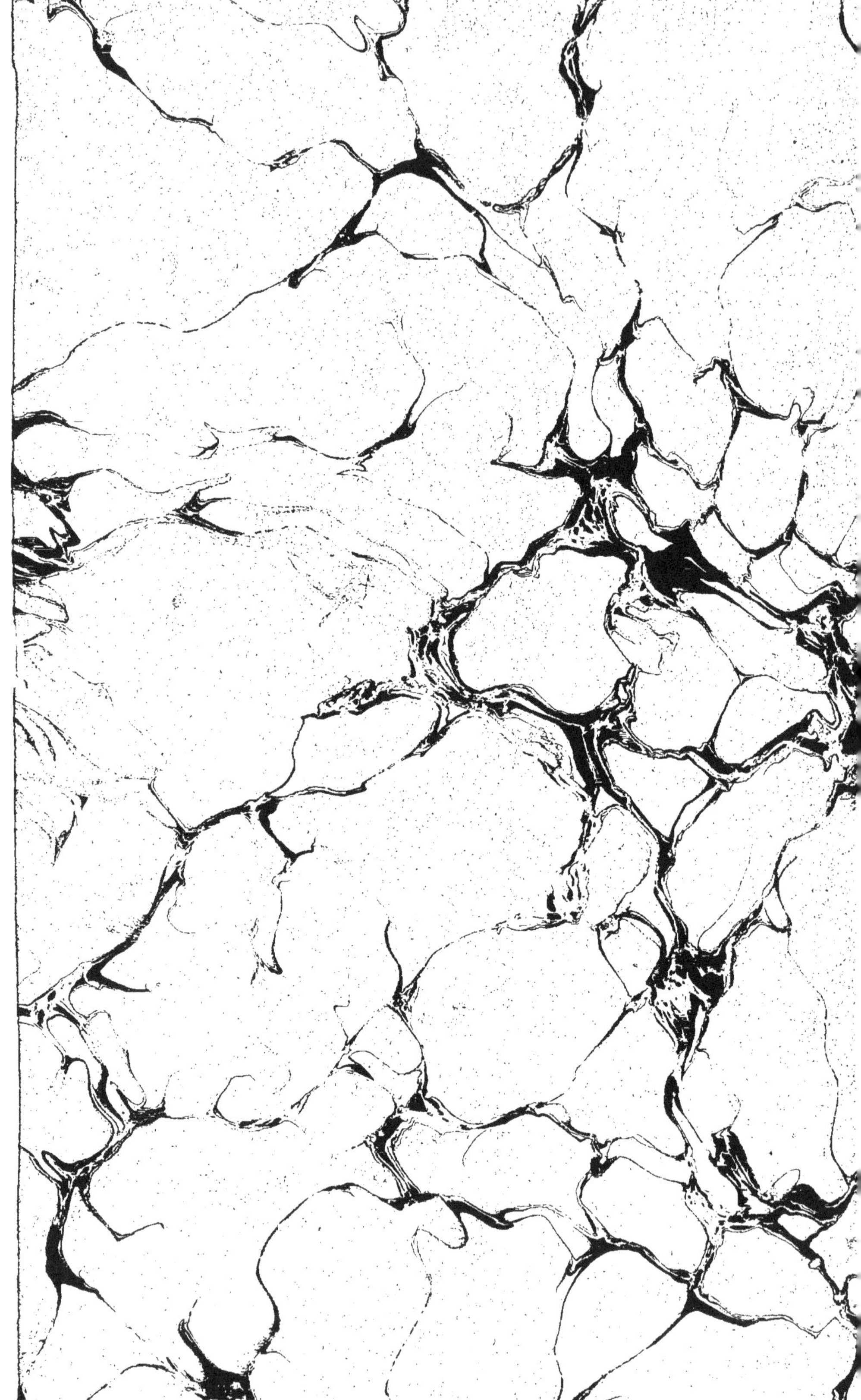

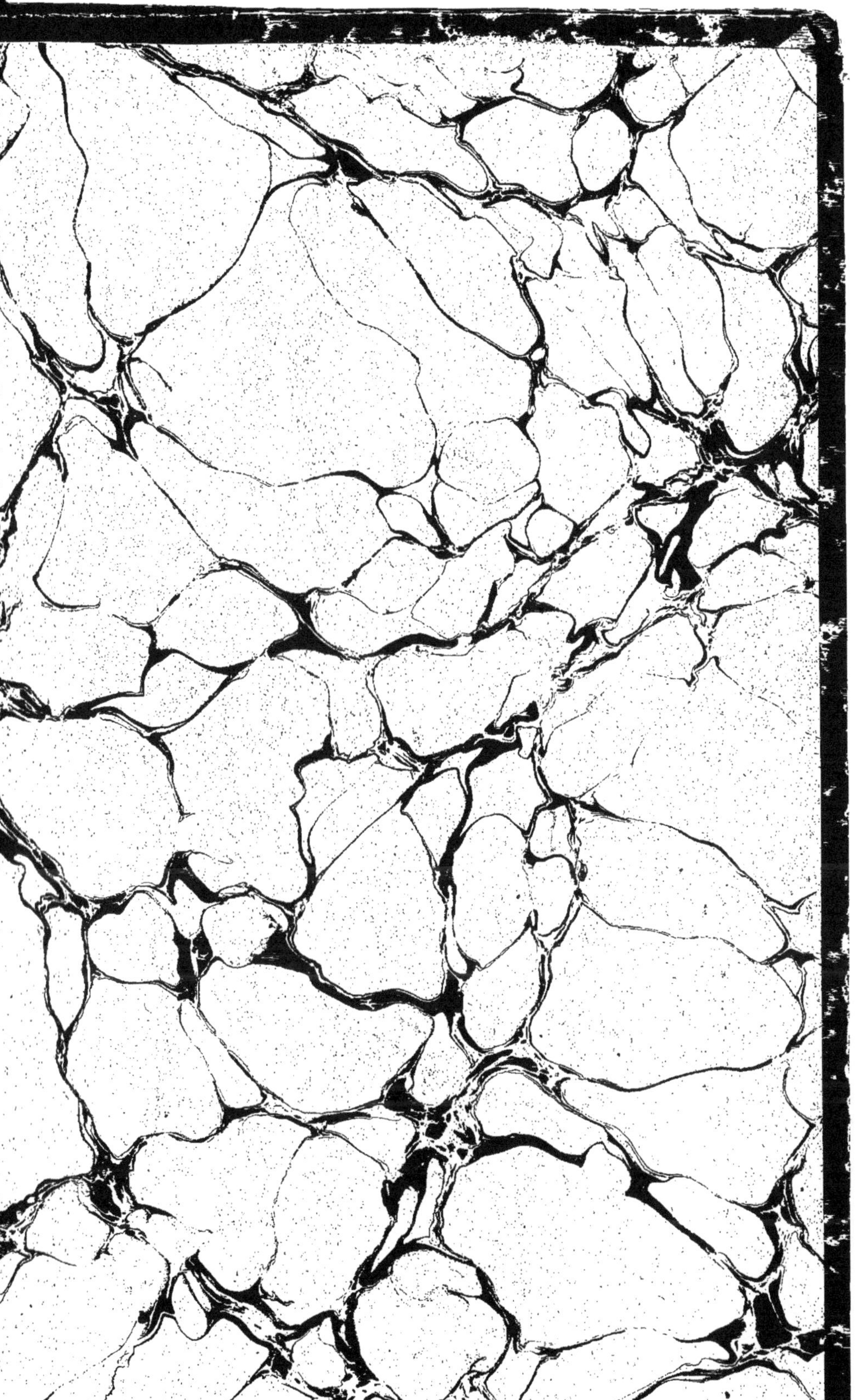

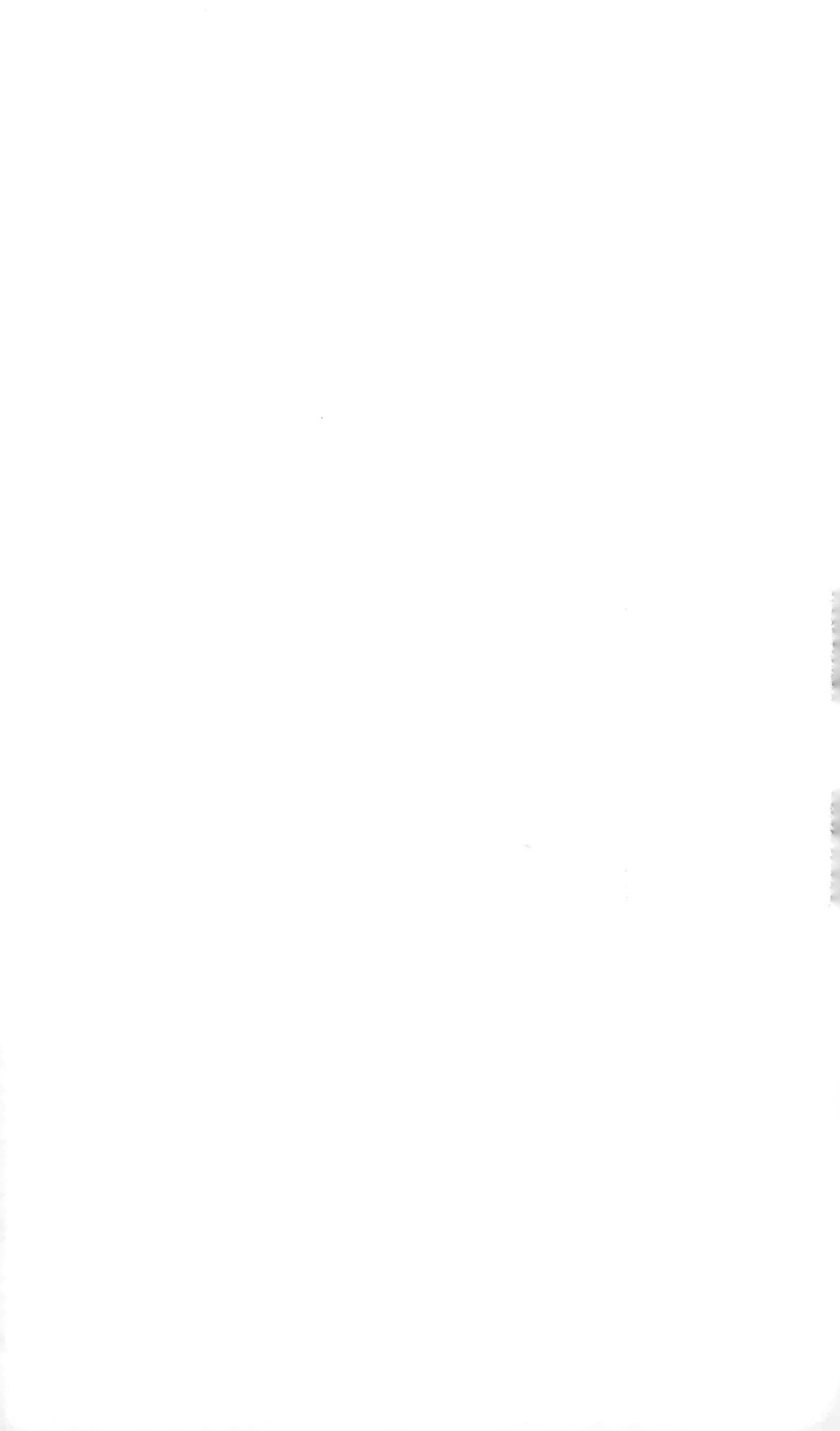

www.ingramcontent.com/pod-product-compliance
Ingram Content Group UK Ltd.
Pitfield, Milton Keynes, MK11 3LW, UK
UKHW011957240726
13965UKWH00001B/1